M.

Mabuela, v. Vesica urinae.
Maccus, v. Stultus.
1) Macer, cra, crum. | Mager, Klein, Dünn. Сухій, Сухощавый, Худый, Худощавый, Тонкій.
2) Maceratio. | Die Maceration, Das Maceriren, Die Einweichung, Einwässerung. Размачиваніе.
Machaera, v. Penis.
3) Machaerion, Machaeris (μαχαιρα, das Schwert; мечь). | Ein chirurgisches Messer. Хирургическій ножъ.
4) Machaon, μαχαων. | Ein Sohn Aesculap's. Махаонъ, сынъ Эскулапа.
5) Machaonicus. | Von Machaon herrührend, Machaonisch. Происходящій отъ Machaon, Махаоническій.
6) Machina, Machinamentum, Machinatio, Machine, Machane. | Eine Maschine, Ein Werkzeug. Машина, Орудіе.
7) Machina clysmatica pro fumo tabaci. | Die Tabaksrauchklystiermaschine. Машина или Аппаратъ для впусканія табачнаго дыма въ задній проходъ.
Machina corporis humani, v. Corpus humanum.
Machina humana, v. Corpus humanum.
8) Machina hydraulica. | Hydraulische Maschine. Идравлическая машина.
Machina microcosmica, v. Corpus humanum.
9) Machina ope ignis s. vaporum mota. | Dampfmaschine. Паровая или огненная машина.
10) Machina pro embrocatione. | Die Maschine zum Tropfbad. Машина для капельной или накапывательной ванны.
11) Machina pro gibbositate spinae dorsi. | Die Maschine zum Rückenbuckel. Машина для спиннаго горба.
Machina terebrandis ossibus inserviens, v. Terebra pro perforatione ossium.
Machinamentum, v. Machina.
Machinatio, v. Machina et Mechanismus.
Machine, v. Machina.
12) Machlos, μαχλος. | Unkeusch, Geil. Похотливый.
Machlosyne (v. Machlos) = Nymphomania.
13) Machlotes (v. Machlos). | Die Geilheit, bes. der Weiber. Похотливость особенно у женщинъ.
14) Macia, Macor, Macror, Marcor, Macredo, Macritudo, Macritas. | Magerheit, Magerkeit. Сухощавость, Сухость, Изнуреніе тѣла. Vid. Tabes.
Macies ecliptica, v. Hectica nervosa.
Macies nervosa, v. Hectica nervosa.
15) Macis, flores macis. | Muskatblüthen. Мушкатный цвѣтъ.
Macor, v. Macies.
16) Macrauchen (macros et auchen). | Langhals. Длинная шея.
Macredo, v. Macies.
Macritas, v. Macies.
Macritudo, v. Macies.
17) Macrobiosis, Macrobiotes (v. Macrobius). | Das lange Leben. Долгая жизнь.
Macrobiotes, v. Macrobiosis.
18) Macrobiotica (v. Macrobius). | Die Makrobiotik, Die Anweisung zur Erreichung eines langen Lebens. Наука о продолженіи жизни, Продлить жизнь, — Макробіотика.
19) Macrobius (macros et bios). | Langlebend. Долгоживущій.
20) Macrocephalus (macros et cephale) s. Capito. | Der Dickkopf, Grosskopf. Имѣющій большую голову, Длинноголовый, Головачъ.
21) Macrocosmica. | Dinge, welche zur Aussenwelt, zum Makrokosmus gehören, Aussendinge. Принадлежащія къ Macrocosmus.
22) Macrocosmicologia (macrocosmos et logos). | 1) Die Lehre vom Makrokosmos. Наука о Macrocosmos. 2) = Mineralogia.
23) Macrocosmos, Macrocosmus (macros et cosmos). | Die Welt im Allgemeinen, als Gegensatz zum Mikrokosmos, Die Aussenwelt. Большой міръ, въ противуположности къ Microcosmos или человѣку, почитаемому малымъ міромъ.
Macrocosmus, v. Macrocosmos.

24) **Macroglossa**, Paraglosse, Glossomegistes, Hypertrophia linguae, Lingua praelonga, Inflatio linguae, Prolapsus linguae. | Vergrösserung, Vorfall der Zunge. Неестественно великій языкъ, Высовывающійся изъ рта, Выпаденіе языка.

25) **Macronosia** (macros et nosos). | Die langwierige, chronische Krankheit. Продолжительная, хроническая болѣзнь.

26) **Macrophallicus** (v. Macrophallus). | Den Makrophallus betreffend. Принадлежащій къ Macrophallus.

27) **Macrophallus** (macros et phallus). | Eine zu grosse männliche Ruthe. Излишне длинный мужескій дѣтородный удъ.

28) **Macrophyllus** (macros et phyllon, das Blatt; листъ) s. grandifolius. | Grossblättrig. Длиннолистный.

29) **Macropnoea** (v. Macropnous). | Das tiefe und langsame Athmen. Глубокое и медленное дыханіе.

30) **Macropnoos**, Macropnous (macros et pnoe). | Wer lang und tief athmet. Кто глубоко и медленно дышетъ.

Macropnous, v. Macropnoos.

31) **Macropodus** (macros et pes). | Grossfüssig. Длинноногій.

32) **Macropterus** (macros et pteryx). | Grossflüglicht. Длиннокрылый.

Macror, v. Macies.

Macrorhynchus (macros et rhynchus), v. Macrorrhynchus.

33) **Macrorrhynchus** (macros et rhynchus). | Mit grossem Schnabel, Mit grosser Schnauze. Длиннымъ носомъ или рыломъ.

34) **Macros**, *μακρος*. | Ausgedehnt, Lang. Длинный, Пространный.

35) **Macrosceles** (macros et scelos). | Der od. Das Langbein, Lange Schenkel habend. Имѣющій длинныя бедра.

36) **Macroscii** (macros et scia). | Die nördlichen Völker. Сѣверные народы.

37) **Macrosia**, Macrosis (v. Macros). | Die Verlängerung, Vergrösserung, Lange Dauer einer Krankheit. Продленіе, Продолжительность болѣзни.

38) **Macrotes** (v. Macros). | Die Länge. Длина.

39) **Macroticus** (v. Macrotes). | Durch eine übermässige Länge entstanden. Происходящій отъ излишней длины.

Macrourus, v. Macrurus.

40) **Macrurus** (macros et ura). | Lang geschwänzt, Langschwänzig. Длиннохвостый.

41) **Macula**. | Der Fleck, Flecken. Пятно.

42) **Macula** artificialis. | Gekünstelter Fleck. Искуственное пятно.

Macula flava retinae, v. Limbus luteus retinae.

43) **Macula** gangraenosa. | Brandfleck. Омертвѣлое пятно.

Macula hepatica, v. Chloasma.

Macula hepatica, v. Chloasma pseudoporrigo.

44) **Macula** lata. | Der breite Fleck. Широкое пятно (родъ рожи).

Macula margaritacea, v. Paralampsis.

45) **Macula** materna, matricalis. | Muttermaal. Родимое пятно. Vid. Naevus maternus.

Macula scorbutica, v. Spilosis scorbutica.

Macula semipellucida, v. Caligo.

Macula venerea, v. Spilosis syphilitica.

Macula volatica, v. Erythema.

Maculae ante oculos, v. Marmarygae.

46) **Maculae** corneae. | Flecken der Hornhaut, Hornhautflecken. Пятна на роговой оболочкѣ.

Maculae corneae arcuatae, v. Gerontoxon.

47) **Maculae** corneae opacae. | Die undurchsichtigen Flecken der Hornhaut. Непрозрачныя пятна на роговой оболочкѣ.

48) **Maculae** corneae margaritaceae, Margarita, Perla, Paralampsis. | Die perlförmigen Flecken der Hornhaut. Бѣлыя, Блестящія пятна на роговой оболочкѣ.

49) **Maculae** corneae semipellucidae. | Die halbdurchsichtigen Flecken der Hornhaut. Полупрозрачныя пятна на роговой оболочкѣ.

Maculae corneae transparentes, v. Maculae corneae.

50) **Maculae** cutaneae vel cutis. | Die Hautflecken. Пятна на кожѣ.

51) **Maculae** gangraenosae. | Die Brandflecken. Омертвѣлыя пятна.

Maculae hepaticae, v. Chloasma.

Maculae maternae, matricales, v. Naevi materni.

52) **Maculae** scorbuticae. | Die Scharbocksflecken. Скорбутныя, Цынготныя пятна.

Maculae solares, v. Lentigo.

53) **Maculae** unguium s. Flores, s. Nubeculae unguium, Mendacia. | Nagelflecken. Пятна на ногтѣ.

54) **Maculae** venereae. | Die venerischen Flecken. Венерическія, любострастныя пятна.

Maculae volaticae, v. Erythema.

55) **Maculatus**. | Gefleckt. Пятнистый.

56) **Maculosus**. | Voller Flecken. Весь въ пятнахъ, исполненный пятенъ.

Madaroma, v. Madarosis.

57) **Madarosis** (*μαδαροω*, kahl sein od. machen; дѣлать плѣшивымъ) s. Deplumatio, Ptilosis, Psilosis, Milphae, Milphosis, Milthosis. | Das Ausfallen der Haare (bes. auf dem Kopfe), Augenbraunen od. Augenwimpern. Потеря бровей или рѣсницъ. Vid. Alopecia.

58) **Madaroticus** (v. Madarosis). | Die Madarosis betreffend, davon herrührend. Происходящій отъ Madarosis.

Madema = Madaroma, Madarosis.

Madesis, Madisis = Madarosis.

Madidus, v. Ebrius.

59) **Madrepora.** | Sternkoralle. Звѣздчатой коралъ.

60) **Madrepora** oculata. | Augenkorall, Weisser Korall. Бѣлой, Звѣздчатой коралъ.

61) **Maea**, Maeas, *μαια*, *μαιας* (*μαω*, befassen; хватаю за что). | Die Hebamme. Повивальная бабка.

Maeandri cerebri, v. Gyri cerebri.

62) **Maeeia**, Maeia, Maieia (v. Maea, *μαιευω*, entbinden; разрѣшить отъ бремени). | Die Entbindungskunst. Повивальное искуство, Акушерство.

63) **Maeeuma** (v. Maeeia). | Das bei der Entbindung Herausgebrachte (Kind, Mola etc.). Рожденное разрѣшеніемъ, дитя и проч.

64) **Maeeusis** (v. Maeeuma). | Die Entbindung Разрѣшеніе отъ бремени.

65) **Maeeuter** (v. Maeeia). | Der Geburtshelfer. Родовспомогатель, Акушеръ.

66) **Maeeutricus** (v. Maeeuter). | Zur Geburtshülfe gehörig. Принадлежащій къ акушерству.

67) **Maeeutria** (v. Maeeuter). | Die Hebamme. Повивальная бабка.

Maeror, v. Moeror.

Maetius, v. Penis.

Maga, v. Saga.

68) **Magdaleon**, Magdaleones, Magdalia (*μαζω*, v. Magma). | 1) Die Brodkrume. Крошка. 2) Die daraus geformten Pillen, Bissen etc. Дѣланныя изъ ней пилюли, Катышки и проч.

Magellanicus, v. Drimys Winteri.

69) **Magia** (v. Magus), Magice, Ars, Disciplina magica. | Die Magie, Zauberei, Zauberkunst. Магія, Волхвованіе, Чародѣйство.

Magia excantatoria, v. Incantatio.

Magia incantatoria, v. Incantatio.

Magia infamis, v. Necromantia.

Magice, v. Magia.

Magisterium bismuthi, v. Bismuthum subnitricum.

Magisterium plumbi, v. Plumbum carbonicum.

Magisterium zinci ustum, v. Zincum oxydatum album.

Magistralia medicamenta, v. Formulae magistrales.

70) **Magma** (*μαζω*, kneten; мѣсить). | Der Teig, jede geknetete Masse, Dicke Salbe. Тѣсто, всякая густая мазь, Остатокъ послѣ выжатія какаго либо вещества.

Magna arteria, i. q. Aorta.

71) **Magnanimitas**, Magnitudo animi. | Grossmuth, Grossmüthigkeit, Grossherzigkeit, Grosssinn, Seelengrösse. Великодушіе.

72) **Magnes**, Ferrum magnes attractorium. | Der Magnet. Магнитъ.

73) **Magnes** armatus. | Der armirte, bewaffnete Magnet. Оправленный магнитъ.

Magnes luminaris, v. Phosphorus.

74) **Magnesia**, Magnesia usta, Terra amara, talcosa, muriatica. | Bittererde, Talkerde, Bittersalzerde, Magnesia, Gebrannte Magnesia. Магнезія, Горькая, Тальковая земля, Пережженная магнезія.

Magnesia aërata, v. Magnesia carbonica.

Magnesia alba, v. Magnesia carbonica.

75) **Magnesia** borussica s. Prussias magnesiae. | Blausaure Talkerde. Синильнокислая магнезія.

Magnesia calcinata, v. Magnesia usta.

76) **Magnesia** carbonica, Carbonas magnesiae, Magnesia alba s. aërata, Subcarbonas magnesiae, Carb. magnesium, Magnesia salis amari. | Kohlensaure Magnesia, Kohlensaure Talkerde, Weisse Magnesia. Углекислая магнезія.

Magnesia muriatica, v. Murias magnesiae.

Magnesia nigra, v. Manganum oxydatum nativum.

Magnesia pura, v. Magnesia usta.

Magnesia salis amari, v. Magnesia carbonica.

Magnesia salis amari usta, v. Magnesia usta.

77) **Magnesia** sulphurica, Sulphas magnesiae, Sal amarum, Sal Seidlitzense, Sal Saidschützense, Sal Ebsomense, Sal anglicum, Sal catharticum. | Schwefelsaure Magnesia, Bittersalz, Seidlitzer Salz, Saidschützer Salz, Ebsomer Salz, Englisches Salz. Сѣрнокислая магнезія, Горькая соль.

78) **Magnesia** usta, Magnesia sal. amari usta, Magnesia pura (Oxyd. magnesii), Magnesia calcinata. | Reine Talkerde. Магнезія пережженная, сженная.

Magnesia vitriariorum, v. Manganum oxydatum nativum.

Magnesium, v. Manganum.

79) Magnesius. | Magnetisch. Магнетическій.

80) Magnetismus (v. Magnes), Magnetismus mineralis. | Magnetism, Magnetismus, Tellurischer oder Mineralischer, oder Mineral-elektrischer Magnetismus. Магнетизмъ.

81) Magnetismus animalis. | Animalischer Magnetismus, Thierischer Lebensmagnetismus, Organischer Magnetismus, Menschenmagnetismus, Anthropomagnetismus, Mesmerismus. Животный магнетизмъ.

82) Magnetologia (magnes et logos), Philosophia magnetica, Ars magnesia. | Magnetologik, Die Lehre von den Wirkungen des Magneten. Ученіе о дѣйствіяхъ магнита.

Magnetismus mineralis, v. Magnetismus.

83) Magnetometrum (magnes et metrum). | Das Magnetometer, Eine Vorrichtung zur Ausmittelung der Kraft eines Magnets. Снарядъ для измѣренія силы магнита.

Magnificentia, v. Ostentatio.

84) Magniloquentia. | Grosssprecherei, Aufschneiderei. Велерѣчіе.

Magnitudo animi, v. Magnanimitas.

Magnitudo corporis, v. Statura.

Magnitudo objecti apparens, v. Angulus opticus.

85) Magnium, Magnesium, Talcium, Magnium. Магній.

86) Magnolia glauca. | Graugrüne Magnolie. Магнолія синезеленая.

87) Magnolia grandiflora. | Grossblühende Magnolie. Магнолія великоцвѣтная.

Magnus venter, v. Rumen.

88) Magus, μαγος. | Ein Magier. Магикъ.

Maia = Maea.

89) Majanthemum bifolium, Convallaria bifolia. | Einblatt. Майникъ двулистный, Майскіе цвѣты.

Maieia = Maeeia.

Maieusis, v. Maeensis.

Maieuter, v. Maeeuter.

Maieuticus, v. Maeeuticus.

Majorana, v. Origanum majorana.

90) Majores, Patres, Priores, Superiores. | Vorfahren. Предки, Прародители.

Makrobiotica, v. Macrobiotica.

Mala, v. Gena, Maxilla, et Maxilla superior.

Mala braccica, v. Testiculi.

Mala brachica, v. Testiculi.

91) Malabathri, Conchae sylvestres. | Indianisches Blatt. Листы малабатра.

Malabatrum, v. Malabathri.

Malache, Maloche = Malva.

Malachne = Malagma.

92) Malacia (Malacos), Pica malacia. | Gelüste der schwangern Frauen, Abgeschmackte Gelüste. Желанія, Прихоти беременныхъ (ѣсть вещи не употребляемыя въ пищу).

93) Malacia africanorum. | Dreckfressen der Neger. Прихоть негровъ къ употребленію въ пищу кала.

Malacia vaccarum, v. Cachexia ossifraga.

Malacissatus, v. Mollis.

94) Malacopterus (malacos et pteryx). | Mit weichen Flügeln versehen, Weichflügelicht. Мягкокрылый.

95) Malacos, μαλακος. | Weich, Weichlich. Изнѣженный.

96) Malacosarcos (malacos et sarx). | Wer ein sehr schlaffes, zartes Muskelfleisch hat. Кто имѣетъ мягкое, нѣжное мышичное волокно. Vid. Mollis.

Malacosteon (malacos et osteon) = Osteonsarcosis.

Malactica (v. Malacos) = Emollientia.

Malae, v. Genae.

97) Malagma (μαλασσω, erweichen; смягчать). | Ein erweichendes Mittel. Смягчающее средство = Cataplasma.

98) Malandria (v. Malis). | Die Mauke der Pferde. Подсѣдъ (у лошадей).

99) Malapterurus electricus, silurus electricus. | Der Zitterwels. Электрическій сомъ.

Malaria, i. q. Febris paludosa.

100) Malaris. | Malar-, Zu den Backen gehörig. Ланитный.

Malas ferri, v. Extr. ferri pomatum.

101) Malaxatio (μαλασσω, v. Malagma). | Das Erweichen, bes. das Kneten, Weichkneten der Pflaster, Malaxiren. Размягченіе, особ. смѣшаніе и стираніе пластирной массы.

102) Malaxis cordis. | Auflockerung, Mürbheit, Erweichung, Erschlaffung des Herzens. Мягкость сердца.

Malaxis unguium, v. Mollities unguium.

103) Malaxis ventriculi, Gastromalacia, perforatio ventriculi spontanea, Gastrobrosis, Diabrosis ventriculi, Degeneratio ventriculi pulposa s. gelatinosa, Deliquium ventriculi paralyticum, Resolutio ventriculi autopeptica, Gastropathia, Pseudophlogosis ventriculi colliquativa. | Erweichung des Magens, Gallertartige Auf-

lockerung des Magengrundes. Мягкость желудка.

Malefica, v. Saga.

Maleficia, v. Maleficium.

Maleficia magica, v. Maleficium.

104) Maleficium, Maleficia, Maleficia magica, Fastinatio. | Zauberei zum Nachtheile Anderer. Волшебство ко вреду другихъ, злодѣяніе.

Maleficium ligaminis, v. Nodatio.

105) Maleolens. | Uebelriechend. Худопахучій, Зловонный.

Males, v. Sal.

Malia = Malis.

Malicorium, v. Granatum.

106) Malignitas. | Malignität, Bösartigkeit. Злоба, Злое свойство. Vid. Typhus paralyticus.

107) Malignitas morbi. | Die Bösartigkeit einer Krankheit. Злое свойство болѣзни.

108) Malignus. | Böse, Bösartig. Злый, Злокачественный.

Malignus morbus, v. Morbus malignus.

109) Malis (μαλις, v. Malacos) s. Malis hypodermatitis, Lancisii passio bovina. | 1) Der Rotz der Pferde. Сапъ у лошадей. 2) = Malandria. 3) Beulen vom Insektenstiche, Insektengeschwulst. Опухоль отъ насѣкомыхъ.

Malismus, v. Malis.

Malitas, v. Malum.

110, a) Malleoli, Claviculi pedis, Tali, Taleoli, Nodi caviculae pedis, Rosetae, Cavillae, Cavillae domesticae, Caviculae, Sphyra, Sphyrae, Sphyria, Pezae. | Knöchel, Fussknöchel, Fussknötlein, Engkel, Knorren. Лодыжки.

Malleolus, v. Malleus et Talus.

110, b) Malleolus externus s. fibulae, Basis fibulae. | Der äussere Knöchel oder Aeussere Fussknöchel. Наружная лодыжка.

Malleolus, v. Malleus et Talus.

Malleolus externus ulnae, v. Processus styliformis ulnae.

111, a) Malleolus internus s. tibiae. | Der innere Knöchel od. Innere Fussknöchel. Внутренняя лодыжка.

111, b) Malleus, Malleolus, Ossiculum malleolo assimilatum s. malleum referens, s. Malleolo aut femoris ossi comparatum. | Malleus, Hammer, Hämmerlein, Gehörhammer. Молотокъ, Маленькая косточка въ слуховой кости.

112) Malleus farciminosus, farciminum, Cachexia lymphatica farciminosa. | Hautwurm, Wurm des Pferdes, Fliegender Hautwurm, Springwurm, Hundswurm, Schnurwurm, Wurmbeulen, Hühnerarsch, Der Ungenannte. Шишки, Опухоли послѣ сапа.

113) Malleus humidus, Ozaena maligna contagiosa Veith. | Pferderotz, Rotz, Rotzigkeit, Hirn-, Lungen-, Rücken-, Sternrotz, Hauptsichtigkeit, Hauptmörtig. Сапъ, Лошадиный сапъ.

Malleus pedis, v. Malleolus.

Malpighii mucus, v. Mucus Malpighianus.

114) Malpigia glabra. | Glatte Malpigie, Barbadiskirsche. Малпигія гладкая.

115) Malpigia punicifolia. | Granatblättrige Malpigie. Малпигія гранатолистная.

116) Maltha, Malthe, μαλθα, μαλθη. | Bergtheer. Густая нефть, Деготь горный, Морской воскъ.

Malthacisticus (v. Malthacos). | Von (zu grosser) Weichheit (eines Theiles) herrührend. Происходящій отъ мягкости, нѣжности (какой либо части).

Malthacos = Malacos.

Malthactica = Malactica.

Malthaxis, v. Malaxatio.

117) Maltum. | Malz. Солодъ.

118) Malum, μαλον. | Der Apfel. Яблоко. Vid. Melon.

119) Malum, Malitas. | Das Uebel. Зло.

Malum caducum, v. Epilepsia.

Malum coxarium, v. Ischias.

Malum divinum, v. Epilepsia.

Malum granatum, v. Processus xiphoideus et cartilago thyreoidea.

Malum granatum testiculorum, v. Trochanter major.

Malum heracleum, v. Epilepsia.

Malum hypochondriacum, v. Hypochondria.

Malum hystericum, v. Hysteria.

Malum ischiadicum, v. Ischias.

120) Malum mortuum. | Das todte Uebel, Der Todtenbruch. Мертвая болѣзнь или сыпь.

Malum punicum, v. Processus xiphoideus.

Malum venereum, v. Syphilis.

121) Malus. | Der Apfelbaum. Яблонь.

122) Malus clavorum impactus, Male clavos impingere equo. | Der Schmerz vom Hineingehen der Nägel in das Fussbein, Beschlagen der Pferde. Заковка.

Malus mitis, v. Pyrus malus.

Malus sylvestris, v. Pyrus malus.

123) Malva. | Malve. Мальва.

124) Malva alcea. | Alceenmalve, Rosenpappel, Siegmarskraut, Studentenblume. Просфирка дикая.

Malva arborea, v. Althea rosea.

Malva hortensis, v. Althea rosea.

125) **Malva** mauritanica. | Mauritanische Malve. Мальва Мавриціева, Зинзиверъ мавриціевъ.

126) **Malva** moschata. | Bisammalve. Мальва мушкатная.

Malva rosea, v. Althea rosea.

127) **Malva** rotundifolia. | Rundblätterige Malve oder Pappel, Käsepappel, Gänsepappel. Просфирки, Калачики, Присвирничка круглолистая, Зинзиверъ калачики.

128) **Malva** sylvestris vulgaris. | Waldod. Wilde Malve, Rosspappel. Просфирки, Рожа, Грудинишникъ, Зинзивей, Зинзиверъ лѣсной.

Malva vulgaris, v. Malva sylvestris.

129) **Malvacea.** | Malvenartige. Просфирочныя.

130) **Malvaceae**, Columniferae. | Malvenartige Pflanzen. Пучковатыя растѣнія.

Malvaviscum, v. Althea.

Mamilla, v. Mammilla.

131) **Mammae**, Mamillae, Mammillae, Ubera, Utres, Minae, Munifices, Papillae, Fabae. | Brüste, Zitzen. Титьки, Груды.

132) **Mamalia.** | Säugthiere, Säugethiere. Млекопитающія или сосцекормящія.

133) **Mammarius.** | Zur (weiblichen) Brust gehörig. Принадлежащій къ титькѣ, Сосцевый.

134) **Mammatus** (v. Mamma). | Mit Brüsten versehen. Съ грудями (снабженный).

135) **Mammea** americana. | Amerikanischer Mammeybaum. Титишникъ Американскій.

136) **Mammilla**, Mamilla, Mamula, Papilla, Uber. | Brustwarze, Zitze, Wärzlein der Brust. Сосецъ, Грудный сосокъ.

Mammillae medullares, v. Processus mammillares cerebri.

137) **Mammillaris.** | Die (weiblichen) Brüste betreffend, Brust- od. Zitzenförmig. Сосцевый.

138) **Mammosus.** | Mit grossen Brüsten versehen. Съ большими титьками (снабженный).

Mammula, diminut. a Mamma, v. Mammilla.

Manati, v. Sirenia.

139) **Manatus** australis, Trichechus, Manatus. | Die Seekuh, Der südliche Manat. Морская корова.

Manciola, v. Manicula.

Mandibula, v. Maxilla et Maxilla superior.

Mandibula inferior, v. Maxilla.

Mandibula superior, v. Maxilla superior.

140) **Mando**, Manducus, Manducator, Manduco. | Einer, der tüchtig kauet, Ein starker Esser. Кто сильно жуетъ, Ѣдунъ. Vid. Edax.

Mandragora officinalis, v. Mandragora vernalis.

141) **Mandragora** vernalis, officinalis, Atropa mandragora. | Alraun. Мужеской корень, или Покрикъ, Адамова голова, Мандрагоръ, Сонное зѣлье, Покринъ.

Manducatio, v. Masticatio.

Manducator, v. Mando.

Manducatorii musculi, i. q. Masseteres.

Manduco, v. Mando.

Manducus, v. Mando.

142) **Mane.** | 1) Der Morgen. Утро. 2) Früh, Morgens. Поутру, Рано.

143) **Manes.** | Die Manen, Die Seelen der Verstorbenen. Души, Тѣни умершихъ.

144) **Manganesium**, Magnesium, Manganium. | Das Mangan, Braunsteinmetall. Марганецъ.

145) **Manganesium** hyperoxydatum, Manganesium oxydatum nativum, Magnesia vitriariorum. | Braunsteingrau, Braunsteinerz, Weichmangan, Pyrolusit. Марганецъ, Окисленный марганецъ.

Manganesium oxydatum nativum, v. Manganesium hyperoxydatum.

146) **Manganitis** potassae, Chamaeleon minerale. | Mineralischer Chamaeleon. Минеральный хамелеонъ.

Manganum, v. Manganesium.

147) **Manganum** oxydatum nativum, Magnesia vitriariorum, Oxydatum mangani nativum, Oxydum magnesii nigr. nativ., Magnesia nigra, Oxydum magnesii nigrum, Magnesium oxyd. nativ., Magnesium nigrum. | Mangan, Braunstein, Schwarzes Manganoxyd. Окисленный марганецъ.

148) **Mania** (μαινω, fut. μανω; rasend machen; дѣлать бѣшеннымъ) s. Mania delirans, Delirium chronicum, maniacum. | Die Tollheit, Fieberloser Irrwahn, Chronische Wuth. Бѣшенство, Неистовство, Бѣшенное сумашествіе, Ярость, Помѣшательство ума.

149) **Mania** s. delirium ex zelotypia. | Irrwahn aus Eifersucht. Помѣшательство ума отъ ревности.

Mania a potu, v. Delirium tremens.

150) **Mania** acuta. | Akuter Irrwahn. Острое сумашествіе.

Mania catholica, v. Mania universalis.

Mania delirans, v. Mania.

151) Mania desipiens. | Unsinnigkeit. Безсмысленность.

Mania erotica = Erotomania.

Mania errabunda s. salvatica, v. Melancholia errabunda.

152) Mania ex desperatione salutis aeternae. | Wahnsinn aus Verzweiflung an ewiger Seligkeit. Помѣшательство ума изъ отчаянія на спасеніе свое (на царство небесное).

153) Mania ex superbia et ambitione. | Wahnsinn aus Stolz und Ehrgeiz. Помѣшательство ума отъ гордости и честолюбія.

Mania ex taedio vitae, v. Melancholia anglica.

Mania ex temulentia, v. Delirium tremens.

154) Mania febrilis. | Fieberhafter Wahnsinn. Лихорадочное помѣшательство ума.

Mania furens, v. Mania furibunda.

155) Mania furibunda s. Mania furens, Furor. | Die Raserei. Ярое, неистовое помѣшательство ума, Помѣшательство ума съ бѣшенствомъ сопряженное, Ярость.

156) Mania metamorphosica. | Wahnsinn, in welchem die Kranken glauben, in irgend ein Thier verwandelt zu sein. Помѣшательство ума съ представленіемъ, быть превращеннымъ въ безсловесныхъ животныхъ.

157) Mania mitis, mussitans. | Stille Wuth, Stiller Wahnsinn. Тихое, Кроткое помѣшательство ума.

Mania mussitans, v. Mania mitis.

158) Mania non delirans. | Wuth ohne Verkehrtheit. Ярость безъ помѣшательства ума.

159) Mania partialis, Monomania, delirium fixum. | Fixer Wahnsinn. Частное или однопредметное помѣшательство ума.

Mania potatorum, v. Delirium tremens.

Mania proprie sic dicta, v. Mania universalis.

160) Mania superstitiosa, Delirium religiosum. | Religiöser Wahnsinn. Помѣшательство ума отъ ложныхъ о религіи понятій, Сумашествіе религіозное.

Mania sylvatica, v. Mania errabunda.

161) Mania universalis, catholica, Mania proprie sic dicta. | Allgemeiner Wahnsinn. Общее помѣшательство ума.

162) Maniacus s. Maniodes (v. Mania). | Wahnsinnig, Tobsüchtig, Rasend. Сумашедшій, Ума лишенный, Бѣшеный.

163) Manica Hippocratis. | Ein Spitzbeutel, Filtrirsack. Родъ цѣдила.

Manicae Hippocratis, v. Conchae narium.

Manicae Hippocratis nasi, v. Conchae.

164) Manicula, Manciola. | Kleine Hand, Händchen. Ручка.

165) Manifestatio vitae. | Lebensoffenbarung. Явленіе или обнаруживаніе жизни.

166) Manifestus, a, um. | Offenbar, Augenscheinlich. Явный.

167) Maniluvium. | Ein Handbad. Ручная ванна.

Maniodes, v. Maniacus.

168) Manipulatio. | Die Manipulation, Der Handgriff. Ухватки, Рукодѣйствіе, Уловки, Хватка, Ручный пріемъ.

169) Manipulatio dorsalis. | Dorsalmanipulation. Дѣйствіе наружною поверхностью руки, Рукодѣйствіе спинное.

170) Manipulatio volaris. | Volarmanipulation. Дѣйствіе ладонною частью руки, Рукодѣйствіе ладонное.

171) Manipulus. | Eine Handvoll. Горсть, Пучокъ, Пучечикъ, Пясть, т. е. сколько можно захватить рукою.

172) Manna. | Manna. Манна.

173) Manna cannellata s. cannulata. | Röhrenmanna. Манна въ трубочкахъ.

174) Manna calabrina. | Kalabrische Manna. Манна калабрійская.

Manna depurata, v. Manna tabulata.

175) Manna electa. | Auserlesene Manna. Отборная манна.

176) Manna in granis, selecta. | Manna in mehr od. weniger losen Körnern. Манна зернистая.

177) Manna in lacrymis. | Manna in Thränen. Манна чистѣйшая.

178) Manna in sordibus, crassa. | Ordinäre Manna. Манна неочищенная.

Manna metallorum, v. Hydrargyrum chloratum.

Manna selecta, v. Manna in granis.

179) Manna siciliana. | Sicilische Manna. Манна сицилійская.

180) Manna tabulata s. depurata. | Gereinigte, tafelförmige Manna. Манна въ таблицахъ.

Manna thuris, v. Thus.

181) Manometrum. | Das Manometer. 1) (Manos et metrum.) Ein Luftdichtigkeitsmesser. Измѣритель густоты, тонкости воздуха. 2) (Manus et metrum.) Ein Handmesser. Орудіе для измѣренія объема руки.

182) Manos, μανος. | Dünn, Lose, Schlaff. Тонкій, Рѣдкій, Слабый.

183) Manotes (v. Manos). | Die Dünn-

heit, Schlaffheit. Тонкость, Рѣдкость, Слабость, Неплотность.

184) Manoticus (v. Manotes). | Von Dünnheit oder Schlaffheit herrührend. Причиняемый излишнимъ утонченіемъ, орѣдѣніемъ.

Mansorii, Musculi, i. q. Masseteres.

Mansuetudo, v. Lenitas.

185) Mantia, Mantica, Mantice, μαντεια (v. Mantis). | Die Wahrsagerkunst, Wahrsagerei. Ворожба.

Mantice, v. Divinatio.

186) Mantis (μηνυω, μαννω; anzeigen, berichten; донести; μαω, betasten, untersuchen; касаюсь, хватаю за что, ищу чего, стремлюсь). | Der Wahrsager, Die Wahrsagerin. Гадатель, Ворожея. Vid. Vates.

Manuinspex, v. Chiromanta.

187) Manubrium. | Die Handhabe. Рукоятка, Черешокъ.

188) Manubrium mallei, Processus s. Pars tenuior, s. Cauda, Pedunculus s. Petiolus, s. Pediculus mallei, Processus mallei primus s. major, s. inferior, s. instar caudae reflexae. | Manubrium des Malleus, Handgriff oder Griff, oder Heft, oder Stiel, oder Fortsatz, od. Handhabe des Hammers. Рукоятка молотка.

189) Manubrium sterni, Ansa, Jugulum, Os primum pectoris, Pars superior s. Pars suprema sterni, Furcula superior, Sternum. | Manubrium des Sternums, Griff oder Handgriff, oder Gefäss, oder Handhabe, oder Kehle, oder Oberes Gäblein des Sternums, Erstes od. Oberes Brustbein. Рукоятка грудины.

190) Manus, Manus extrema s. summa, Cheir, Acrocheir, Chir, Instrumentum instrumentorum. | Die Hand. Рука, Ручная кисть. Vid. Brachia.

191) Manus christi. | Perlenzucker. Перловой сахаръ.

192) Manus dextra, Dextra, Dextera. | Rechte Hand. Правая рука, Десница.

Manus extrema, v. Manus.

Manus hepatis, v. Vena portae.

Manus jecoris, v. Vena portae.

Manus inferiores, v. Pedes.

193) Manus ossea. | Knöcherne Hand. Кисть ручная.

Manus parva majori adjutrix, v. Pollex.

194) Manus prona. | Vorwärts gekehrte Hand. Хребтомъ обороченная рука.

195) Manus sinistra. | Linke Hand. Лѣвая рука, Шуйца, Шуй.

Manus summa, v. Manus.

196) Manus supina. | Rückwärts gekehrte Hand. Ладонью обороченная рука.

Manus vola, v. Superficies volaris manus.

Manustupratio, v. Masturbatio.

Mappa ventris, v. Omentum magnum.

197) Maransis (μαραινω, v. Marasmus). | Das Welkmachen, Schwächen, Das Welkwerden, Schwachwerden. Обезсиливаніе, Ослабленіе, Приведеніе въ слабость, Блеклость. Vid. Marasmus senilis.

198) Maranta. | Marante. Маранта.

199) Maranta arundinacea. | Rohrartige Marante. Маранта тростяная.

Maranta galanga, v. Alpinia galanga.

200) Marasmodes (v. marasmus et eidos). | Marasmusähnlich, Marasmatisch, Von Marasmus herrührend. Происходящій отъ истощенія.

201) Marasmopyra (marasmus et pyr). | 1) Zehrfieber. Изнурительная лихорадка. 2) Ein den Marasmus begleitendes Zehrfieber. Изнурительная лихорадка, сопровождающая старческое истощеніе.

202) Marasmus (μαραινω, fut. μαρανω; welk und schlaff machen, entkräften; истощать, обезсилить) s. Marasmus senilis, s. senum, Atrophia senilis, maransis, Morbus frigidus. | Auszehrung der Alten, Marasmus. Старческое изнуреніе или истощеніе.

Marasmus infantilis, v. Paedatrophia.

Marasmus juvenilis = Tabes dorsalis.

Marasmus senilis, v. Marasmus.

Marasmus senum, v. Marasmus.

Marathrum, i. q. Foeniculum.

Maraugia = Marmarygae.

Marcasita, v. Bismuthum.

203) Marcescens. | Verwelkend. Увядающій.

204) Marchantia conica. | Kegelförmige Marchantia, Sternlebermoos. Марханція коническая.

205) Marchantia polymorpha. | Vielgestaltige Marchantia od. Sternlebermoos. Лепесточница, Марханція или перепонка многообразная.

Marcor, v. Macies, Languor et Marasmus.

206) Margarita (μαρω, v. Marmarygae). | 1) Die Perle. Жемчугъ. 2) Perlmutter. Перламутъ. 3) = Macula corneae margaritacea.

207) Margaritaceus. | Perlmutterartig, Perlgrau. Перловидный.

Margaritae, v. Margarita.

Margaritae oculi, v. Uritides.

208) Marginalis. | Randständig. Краевый, Краелистный.

209) **Marginatus.** | Eingefasst. Окрашенный.

210) **Margines.** | Die Ränder. Края. Vid. Labia.

211) **Margines** s. Latera, s. Sinus, s. Assequentia linguae. | Seitenränder der Zunge. Боковые края языка.

212) **Margines** (s. Limbi, s. Extrema) palpebrarum, Entrichomata. | Ränder der Augenlieder, Augenwimperränder, Augenliederränder. Края вѣкъ.

Margines anteriores ossis occipitis, v. Margines petrosi ossis occipitis.

Margines cervicis, v. Labia cervicis.

213) **Margines** hepatis. | Ränder der Leber. Края печенки.

Margines inferiores ossis occipitis, v. Margines petrosi ossis occipitis.

214) **Margines** lambdoidei ossis occipitis, s. Margines superiores ossis occipitis. | Lambdoideische Ränder des Occipitalknochens, Obere Ränder des Occipitalknochens. Ламбдообразные или верхніе края затылочной кости.

215) **Margines** laterales. | Seitenränder. Края боковые.

216) **Margines** lienis. | Ränder der Milz. Края селезенки.

Margines mammillares ossis occipitis, v. Margines mastoidei ossis occipitis.

217) **Margines** mastoidei s. mammillares ossis occipitis, Margines medii ossis occipitis. | Mastoideische Ränder des Occipitalknochens, Untere Seitenränder oder Zitzenränder, oder Mittlere Ränder des Occipitalknochens. Края сосцевидные затылочной кости.

Margines medii ossis occipitis, v. Margines mastoidei ossis occipitis.

Margines orbitae, v. Arcus superciliares.

218) **Margines** pelvis. | Beckenränder. Края таза.

219) **Margines** petrosi ossis occipitis, s. anteriores, s. inferiores ossis occipitis. | Petröse Ränder des Occipitalknochens, Untere oder Vordere Felsenränder des Occipitalknochens. Края каменистые затылочной кости.

220) **Margines** s. Latera, s. Costae scapulae. | Ränder des Schulterblattes. Края лопатки.

Margines superiores ossis occipitis, v. Margines lambdoidei ossis occipitis.

221) **Margo.** | Der Rand. Край, Берегъ, Окраина.

222) **Margo** s. Supercilium cavitatis articularis. | Ambe, Ambon, Gelenkrand, Gelenkkranz. Суставный край.

Margo accessorius acetabuli, v. Labrum cartilagineum acetabuli.

Margo acetabuli, v. Labrum cartilagineum acetabuli.

Margo acutus cordis, v. Margo anterior cordis.

Margo alveolaris maxillae inferioris, i. q. Limbus alveolaris maxillae inferioris.

223) **Margo** anterior inferior hepatis. | Unterer vorderer Rand der Leber. Нижній передній край печенки.

Margo arcus cruralis inferior posterior, v. Ligamentum inguinale internum.

Margo brevior cordis, v. Margo anterior cordis.

224) **Margo** coronalis ossis bregmatis. | Koronalrand des Scheitelknochens, Kranzrand od. Stirnrand, od. Kronenrand des Scheitelbeins. Край вѣнечный тѣмянной кости.

Margo crassior cordis, v. Margo posterior cordis.

Margo dentalis maxillae inferioris, v. Limbus alveolaris maxillae inferioris.

Margo glandis, v. Corona glandis.

Margo inferior maxillae inferioris, v. Basis maxillae inferioris.

225) **Margo** infraorbitalis. | Unterer Rand der Augenhöhle. Край подъочный.

226) **Margo** lambdoideus ossis bregmatis, Margo posterior s. occipitalis ossis bregmatis. | Lambdoideischer Rand des Scheitelknochens, Hinterer Rand od. Hinterer Hauptrand des Scheitelknochens. Ламбдообразный край тѣмянной кости.

227) **Margo** lienis crenatus s. cristatus. | Aeusserer und vorderer eingekerbter oder Zackichter Rand der Milz. Наружный или передній зазубренный край селенки.

Margo lienis cristatus, v. Margo lienis crenatus.

228) **Margo** lienis obtusus. | Hinterer innerer od. Stumpfer Rand der Milz. Тупой край селезенки.

Margo major cordis, v. Margo posterior cordis.

229) **Margo** malaris ossis zygomatici. | Malarrand des Backenknochens, Unterer Rand des Jochbeins. Нижній край ланитной кости.

Margo maxillae inferioris, v. Limbus alveolaris maxillae inferioris.

230) **Margo** maxillaris ossium zygomaticorum. | Maxillarrand der Backenknochen, Innerer hinterer Rand der Jochbeine. Челюстный или внутренній нижній край ланитной кости.

Margo minor cordis, v. Margo anterior cordis.

Margo obtusus cordis, v. Margo posterior cordis.

Margo occipitalis ossis bregmatis, v. Margo lambdoideus ossis bregmatis.

231) **Margo** orbitalis. | Augenhöhlenrand. Край надъглазный, надъочный.

232) **Margo** pelvis. | Beckenrand. Край таза.

233) **Margo** posterior, major, crassior obtusus, s. rotundus cordis. | Hinterer, grösserer, dickerer, stumpfer Rand des Herzens. Заднiй край сердца.

Margo posterior glandis, v. Corona glandis.

Margo posterior ossis bregmatis, v. Margo lambdoideus ossis bregmatis.

Margo posterior scapulae, v. Basis scapulae.

Margo rotundus cordis, v. Margo posterior cordis.

234) **Margo** sagittalis. | Sagittalrand des Scheitelknochens, Pfeilrand. Край стрѣлообразный тѣмянной кости.

235) **Margo** semicircularis. | Semicirkulärer Rand. Край полукруглый.

236) **Margo** sphenoidalis ossis zygomatici. | Sphenoidalrand des Backenknochens. Край основный ланитной кости.

Margo superior maxillae inferioris, v. Incisura sigmoidea maxillae inferioris.

Margo superior nasi, v. Radix nasi.

Margo superior ossis pubis, v. Crista ossis pubis.

237) **Margo** superorbitalis. | Oberer Rand der Augenhöhle. Край верхнiй глазной впадины.

Margo supremus ossis ilei, v. Crista ilei.

238) **Margo** temporalis ossis bregmatis. | Temporalrand des Scheitelknochens. Височный край тѣмянной кости.

239) **Margo** temporalis ossis zygomatici. | Temporalrand des Backenknochens. Край височный ланитной кости.

Margo tenuior cordis, v. Margo anterior cordis.

240) **Margo** ulnaris. | Ulnarrand. Локтевый край.

241) **Margos**, μαργος, μαργης. | Dumm, Wahnsinnig. Глупой, Сумасшедшiй.

242) **Marinus**. | Zum Meere gehörig, darin befindlich. Морскiй.

Marisca, v. Condylomata.

243) **Marisca** haemorrhoidalis. | Hämorrhoidalgewächs. Мариска, Наростъ, Шишка похожая на мясо (прост. люд. чижи)

Mariscae, v. Haemorrhoides mariscosae.

244) **Maritimus**. | Am Meere od. an der See befindlich. Приморскiй.

245) **Marmarygae** (μαρω, μαρμαιρω, μαρμαρυσσω, funkeln, flimmern; свѣтить, сверкать), Marmaryge, Maculae ante oculos volitantes. | Das Funkeln, Flimmern, Flecken vor den Augen. Искры предъ глазами, Сверканiе, Блистанiе очей, Искры въ очахъ. Vid. Photopsia.

246) **Marmor**, μαρμαρος. | Der Marmor. Мраморъ.

Marmorata aurium, v. Cerumen.

Marmorygae = Marmarygae.

Marmotta, v. Arctomys marmotta.

247) **Marrubium** | Andorn. Шандра.

Marrubium album, v. Marrubium vulgare.

248) **Marrubium** nigrum, Ballote. | Schwarzer Andorn. Черная шандра.

249) **Marrubium** peregrinum. | Fremder Andorn. Шандра чужестранная.

250) **Marrubium** vulgare, album, prasium. | Gemeiner weisser Andorn. Шандра бѣлая.

Mars, v. Ferrum.

Mars solubilis, v. Ferrum tartaricum.

251) **Marsipion**, Marsupium, Marsypium (μαρσιπιον, dimin. a μαρσιπος, ein Beutel, Sack; кошелёкъ, мѣшокъ). | Eine kleine Tasche, Ein Beutel. Малый карманъ, Кошелёкъ.

252) **Marsupialia**. | Beutelthiere. Животныя съ кошелькомъ.

Marsupialis-musculus, v. Obturator internus.

Marsupium, v. Musculi gemelli et scrotum.

Marsupium epiploicum, v. Omenta.

Marsupium musculosum, v. Dartos.

Marum verum, v. Teucrium marum.

253) **Mas**, genit. maris. | Männlich, Männlichen Geschlechts. Мужескiй. Vid. Vir.

254) **Mas** effeminatus. | Weibmann, Weibischer Mann. Женоподобный мужъ.

Masca, v. Saga.

255) **Maschale**, μασχαλη. | Die Achselhöhle, Die ganze Biegung unter der Schulter, Axilla. Подмышка, Пазуха.

256) **Maschalister**, Vertebra axillaris. | Achselwirbel. Второй шейный позвонокъ.

257) **Maschaloncus** (maschale et oncus). | Die Achselbeule. Опухоль подкрыльцовыхъ железъ.

258) **Masculinus**. | Männlich. Мужескiй.

259) **Masculus**. | Männlich. Мужескiй.

Masda, v. Maza.

Masesis = Massesis.

260) **Massa** (μασσω, kneten; мѣсить). |

Die Masse, Ein Teig. Масса, Составъ, Тѣсто, Тольца. Vid. Materia.

Massa cerebri, v. Substantia cerebralis.

Massa cornea Jacoba Sylvii, v. Musculus accessorius flexoris longi digitorum pedis.

261) Massa injectoria s. pro injectione anatomica. | Injectionsmasse. Составъ или смѣсь для наливанія сосудовъ, Инъiекцiонная масса.

Massa ligamentosa cuboideo-navicularis, v. Massa ligamentosa inter os naviculare et cuboideum.

262) Massa ligamentosa inter os naviculare et cuboideum, Massa ligamentosa naviculari-cuboidea s. cuboideo-navicularis, Ligamentum interosseum scaphoideo-cuboideum. | Ligamentöse Masse des skaphoideischen und kuboideischen Knochens des Tarsus, Zwischenknochenband od. Zwischenband des Kahn- und Würfelbeins, Navikular-kuboideisches Fettligament. Связка межкостная или связочное существо ладьеобразной или кубовидной кости.

Massa ligamentosa naviculari-cuboidea, v. Massa ligamentosa inter os naviculare et cuboideum.

Massa linguae, v. Substantia linguae.

Massa medullaris cerebri, v. Substantia medullaris cerebri.

Massa nervosa, v. Substantia nervosa.

Massa organica, v. Materia organica.

263) Massa pilularum. | Die Pillenmasse. Пилюльная масса.

Massa pro injectione anatomica, v. Massa injectoria.

Massa sanguinea, v. Sanguis.

Massa subalbida cerebri, v. Massa subflava cerebri.

264) Massa subflava s. subalbida cerebri, Substantia subflava s. flava, s. media, s. intermedia cerebri. | Gelbliche Masse oder Substanz des Gehirns, Mittelsubstanz des Gehirns, Dritte mittlere Hirnsubstanz. Существо желтоватое мозга.

265) Massema, Massesis, Mastesis (μασσαομαι, kauen; жевать). | Das Kauen. Жеванie.

Massesis, v. Massema.

266) Masseter (v. Massema), Massiter, Musculus masseterus s. masseterius, s. mansorius, s. mandibularis, s. mandibularis externus, s. molitor, s. manducatorius, s. mansorius primus, s. masticatorius, s. lateralis maxillae inferioris, s. zygomato-maxillaris, s. zygo-cantho-maxillaris. | Masseter, Kaumuskel, Käumuskel, Kiefermuskel, Unterer Kaumuskel, Kaumäuslein, Müller, Kinnbackenmäuslein, Essendes Mäuslein, Grosser od. Aeusserer Kaumuskel. Жевательная, Жующая, Жвачная мышица.

267) Massetericus (v. Masseter). | Was zum Masseter oder Kauen gehört. Принадлежащiй къ жевательной мышицѣ или жеванiю.

Massiter, v. Masseter.

268) Mastalgia (mastos et algos). | Der Schmerz in den Brüsten. Боль грудей, титекъ.

Mastelcosis, v. Masthelcosis.

Mastesis = Massesis.

269) Masthelcosis (mastos et helcosis). | Eine Vereiterung, Verschwärung in der weiblichen Brust. Рана, нагноенiе, изъязвленiе на груди или на титькѣ.

Masthos = Mastos.

270) Masticatio (v. Massesis), Manducatio, Commanducatio. | Kauen, Käuen, Zerkauung od. Kauen der Speisen, Mastikation, Mandukation. Жванiе, Жеванiе, Жвачка.

Masticatio difficilis, v. Bradymasesis.

271) Masticatoria (v. Massema). | Die Kaumittel. Жевательныя средства. Vid. Apophlegmatizantia.

Mastiche = Mastix.

272) Masticus (v. Mastos). | Die weiblichen Brüste betreffend. Принадлежащiй къ грудямъ.

273) Mastitis (v. Mastos). | Die Entzündung der weiblichen Brüste. Воспаленiе грудей, титекъ. Vid. Mastodynia inflammatoria.

274) Mastix, Mastiche. | Der Mastix. Мастика.

275) Mastix electa. | Auserlesener Mastix. Мастика отборная.

276) Mastix in sordibus. | Ordinärer Mastix. Мастика нечищенная.

277) Mastocarcinoma (mastos et carcinoma). | Der Brustkrebs. Ракъ груди, титьки.

278) Mastodes, Mastoides, Mastoideus (v. Mastos). | Zitzenförmig. Сосцевидный, Сосцеобразный, Титькообразный.

279) Mastodynia (mastos et odyne). | Der Schmerz in den Brüsten. Боль въ грудяхъ, въ титькахъ.

280) Mastodynia agalastica. | Schmerz der Brüste ohne Milchabsonderung. Боль въ титькахъ безъ отдѣленiя молока.

281) Mastodynia apostematosa, abscessus mammarum. | Eiterung der Brüste. Нарывъ, Нагноенiе грудей, титекъ.

282) Mastodynia butyrosa. | Schmerzen der Brüste mit butterartiger Verdikkung der Milch. Боль въ грудяхъ съ масленистымъ сгущенiемъ молока.

Mastodynia cancrosa, v. Mastodynia scirrhosa.

283) **Mastodynia** carbunculosa. | Brustkarbunkel. Огненный вередъ титекъ.

284) **Mastodynia** cruenta. | Blutgeschwulst an den Brüsten. Кровавая опухоль грудей.

285) **Mastodynia** emphysematica, Tumor flatuosus mammarum. | Windgeschwulst der Brüste. Воздушная опухоль грудей, титекъ.

286) **Mastodynia** fungosa, Cancer mammae fungosus. | Der Brustschwamm. Грибъ груди.

287) **Mastodynia** gravidarum. | Schmerz in der Brust der Schwangern. Боль въ грудяхъ беременныхъ.

288) **Mastodynia** hydatidosa. | Wassergeschwulst der Brüste. Пузырчатая опухоль груди или титьки.

289) **Mastodynia** inflammatoria, Mastitis, Inflammatio mammarum. | Entzündung der Brüste. Воспаленіе грудей, титекъ.

290) **Mastodynia** lactea. | Böse Brust mit Milchabsonderung. Боль въ грудяхъ съ отдѣленіемъ молока.

291) **Mastodynia** lupiosa. | Eine unschmerzhafte Geschwulst der Brüste. Опухоль грудей безъ боли.

292) **Mastodynia** nervosa, | Nervöser Schmerz der Brüste. Нервная боль грудей, титекъ.

293) **Mastodynia** papillaris. | Brustwarzenschmerz. Боль грудныхъ сосковъ.

294) **Mastodynia** polygala, Sparganosis. | Schmerzen der Brüste von Ueberfluss an Milch. Боль въ грудяхъ отъ накопившагося въ нихъ молока.

295) **Mastodynia** portentosa. | Schmerz der Brüste mit Geschwulst derselben. Боль грудей или титекъ съ опухолью.

296) **Mastodynia** puberum. | Schmerz in den Brüsten vor der Mannbarkeit. Боль въ грудяхъ до возмужалости.

297) **Mastodynia** puerperalis. | Schmerz in den Brüsten der Wöchnerinnen. Боль въ грудяхъ родильницъ.

298) **Mastodynia** scirrhosa, cancrosa, scirrhus, s. Cancer mammae verus. | Brustkrebs. Ракъ груди или титьки.

299) **Mastodynia** scrophulosa, Cancer mammae scrophulosus. | Skrophelknoten in den Brüsten. Золотушная опухоль груди.

300) **Mastodynia** syphilitica, Cancer mammae venereus. | Venerische Brustgeschwulst oder Venerische Brustschmerzen. Венерическая опухоль или боль въ грудяхъ.

Mastodynia thromboides, v. Lactis concretio.

301) **Mastodynia** ulcusculosa. | Geschwüre an den Brüsten. Маленькія язвы на грудяхъ.

Mastoides, v. Mastodes.

Mastoideus, v. Mastodes.

302) **Mastoncus** (mastos et oncus). | Die Geschwulst der Brustwarze oder der Brust selbst. Опухоль сосковъ женскихъ грудей или самыхъ титекъ.

303) **Mastopathia** (mastos et pathos). | Das Leiden der weiblichen Brüste. Страданіе, болѣзнь женскихъ грудей.

304) **Mastopathicus**. | Von Mastopathia herrührend. Происходящій отъ Mastopathia.

305) **Mastorrhagia** (mastos et rhage). | Eine Blutung aus den weiblichen Brüsten. Кровотеченіе изъ грудей, титекъ.

306) **Mastorrhagicus**. | Von Mastorrhagia herrührend. Происходящій отъ Mastorrhagia.

307) **Mastos**, Mastus (*μαω*, *μαομαι*, Verlangen nach Etwas, Suchen nach Etwas; стремлюсь, ищу чего). | Die (weibl.) Brust, Brustdrüse, Brustwarze. Женская грудь, Титька.

308) **Mastozoon** (mastos et zoon). | Ein Säugethier. Млекопитающее животное.

Mastrubator, v. Mastuprator.

309) **Mastuprator**, Mastupratus, Masturbator. | Onanist, Onanit. Рукоблудникъ.

Mastupratus, v. Mastuprator.

310) **Masturbatio**, Mastupratio, Manustupratio, Onania, Onanismus. | Masturbation, Manustupration, Onanie, Onanismus, Selbstbefleckung, Selbstbeflecken. Рукоблудіе, Самерастлѣніе.

Masturbator, v. Mastuprator.

Mastrupatio, v. Masturbatio.

311) **Mater**, Genitrix, Genetrix, Procreatrix. | Mutter. Мать. Vid. Matrix et Uterus.

312) **Mater** dura (Dura mater) s. meninx, Membrana dura cerebri, Membrana cerebri dura ambiens s. crassa, s. cuticularis, s. dermatodes, s. prima. | Harte Hirnhaut, Dicke oder Feste Hirnhaut, Harte Haut des Gehirns, Festes Hirnhäutlein. Твердая или жесткая оболочка мозга, Твердая мать.

313) **Mater** perlarum, Nacra perlarum. | Perlmutter. Перламутъ.

Mater pia, v. Pia mater.

Matercula, v. Matrona.

314) **Materia**, Materies, Massa, Moles, Maza. | Materie, Stoff, Materielle od. Körperliche, od. Irdische Stoffe, Urstoffe,

Masse. Матерія, Вещество, Овеществленность.

Materia acidifiabilis, v. Principium oxygenabile.

Materia aetherea, v. Aether.

315) Materia albuminosa, Lympha coagulabilis. | Eiweissstoff, Koagulable od. Gerinnbare Lymphe. Бѣлковатое вещество, Сгущаемая пасока.

Materia caloris, v. Caloricum.

Materia caseosa foetus, v. Vernix caseosa.

316) Materia chirurgica. | Chirurgische Heilmittellehre. Хирургическое веществословіе.

317) Materia cocta. | Gekochte Materie. Сваренная матерія. Vid. Crisis excretoria.

Materia contagiosa, v. Contagium.

318) Materia critica. | Kritische Materie. Критическая матерія.

319) Materia cruda. | Rohe Materie. Сырая матерія.

320) Materia electrica, Fluidum electricum. | Elektrische Materie, Elektrisches Fluidum. Электрическое вещество.

321) Materia febrilis. | Die Fiebermaterie. Лихорадочное вещество, Лихорадочная матерія.

322) Materia fibrosa, Principium fibrosum. | Faserstoff, Faseriger Stoff, Fiberine, Fiberöser Theil. Волокнистое вещество.

323) Materia fibrosa animalis. | Animalischer Faserstoff. Животное волокнистое вещество.

324) Materia flava bilis. | Gelbe Materie der Galle. Желтое вещество желчи.

Materia glutinosa, v. Colla.

Materia inflammabilis, v. Phlogiston.

325) Materia lucis. | Licht, Lichtmaterie. Вещество свѣта. Vid. Photogenium.

326) Materia magnetica. | Magnetische Materie. Магнетическая матерія.

327) Materia medica. | Arzneimittellehre, Heilmittellehre. Матерія медика, Врачебное веществословіе.

328) Materia morbosa, peccans, morbifica. | Die schädliche Krankheitsmaterie. Вредная, болѣзнотворная, вредоносная матерія.

Materia nervea, v. Liquidum nerveum.

329) Materia odora animalis. | Animalischer od. Thierischer Riechstoff. Пахучее животное начало или пахучая животная матерія.

330) Materia s. Massa, s. Substantia organica. | Organische Materie oder Substanz, Organischer Stoff. Органическое вещество, Органическая матерія.

331) Materia ossium. | Knochenmasse, Knochenmaterie, Knochenstoff. Существо или Матерія кости. Vid. Terra ossium.

332) Materia perlata. | Perlmaterie. Жемчужное вещество.

333) Materia perspirabilis, Materies perspirationis. | Perspirable oder Ausdünstungsmaterie. Испаряемая матерія, Испаряющееся вещество.

334) Materia perspirabilis retenta. | Die zurückgehaltene Ausdünstungsmaterie. Удержанная, остановленная испарина.

335) Materia prima, Panspermium. | Universal der Welt, Proteus. Первая матерія.

336) Materia puriformis, Humor puriformis. | Eiterartiger Stoff. Гнойная жидкость.

337) Materia rheumatica. | Rheumatische Materie. Ревматическая матерія.

Materia urinosa, v. Uricum.

Materia vegeto-animalis, v. Colla.

338) Materialis. | Materiell. Вещественный.

339) Materialismus. | Materialismus. Матеріализмъ.

340) Materialista. | Materialist. Матеріалистъ.

341) Materialitas. | Materialität. Вещественность.

Materies, v. Materia.

Materies cerebri externa, v. Substantia corticalis cerebri.

Materies nutritionis, v. Alimentum.

Materies perspirationis, v. Materia perspirabilis.

Mathemata, v. Scientia mathematica.

Mathematica coelestis, v. Astronomia.

Mathesis, v. Scientia mathematica.

Matres cerebri, v. Meninges.

342) Matricaria. | Mutterkraut. Маточница, Маточная трава.

343) Matricaria chamomilla, Chamomilla vulgaris. | Kamillen-, Mutterkraut, Gemeine, Aechte Kamille, Feldkamille. Обыкновенная ромашка, Романова трава.

Matricaria parthenium, v. Pyrethrum parthenium.

Matricus, i. q. Bucco.

Matrimonium, v. Conjugium.

344) Matrisylva, Matersylva, Hepatica stellata. | Wohlriechender Waldmeister. Печеночный мохъ или звѣздчатый печеночникъ.

Matrix, v. Uterus et Vagina.

345) Matrona aetate gravis, Graea, Matercula. | Matrone, Alte Frau, Mütterchen. Матушка.

346) Maturans. | Reif machend. Созрѣвающій.

347) **Maturantia.** | Reif machende Mittel. Созрѣвающія средства.

348) **Maturatio.** | Das Reifwerden. Созрѣванie. Vid. Maturitas.

349) **Maturatus.** | Frühzeitig, Frühreif. Скорозрѣлый, Скороспѣлый.

350) **Maturitas**, Maturatio. | Die Reife. Зрѣлость, Созрѣванie.

351) **Maturitas** corporis. | Körperreife. Зрѣлость тѣла.

352) **Maturus.** | Reif. Зрѣлый.

Matutinalis, v. Matutinus.

353) **Matutinus.** | Früh, Früh geschehen. Утренній.

354) **Maurus**, *μαυρος*. | Schwach, Matt. Слабый, Усталый.

Maurus nigra, v. Baccae mori.

355) **Maxilla**, Mala, Mandibula, Gamphele, Siagon, Gnathos. | Kiefer, Kinnbacke, Kinnlade, Kiefel. Челюсть. Vid. Maxilla inferior.

356) **Maxilla** inferior s. Maxilla, Os maxillare inferius, Gena inferior, Mandibula, Mandibula inferior, Faux. | Unterkiefer, Unterkieferbein od. Knochen, Unterer Kiefer od. Kinnbacken, od. Kinnladenknochen, Unteres Kinnbackenbein, Untere Kinnlade, Unterkinnbacken, Unterkinnlade, Unterste Kinnbacke, Unterkiefer, Untermaxille. Нижняя челюсть.

357) **Maxilla** superior, Malas, Mandibula, Mandibula superior, s. Os maxillare, s. Malae, s. Malarum, s. Maxillare superius, s. Mandibulare superius, s. Palati majus, s. Palati anterius, s. Magnum maxillae superioris, s. Mandibulae superioris, s. Tertii paris ossium faciei, s. Tertium maxillae superioris. | Oberkiefer, Oberes Kinnbackenbein, Obere Kinnlade, Oberer Kinnladenknochen, Oberkinnlade, Backenbein, Kinnladenknochen, Kieferbein, Oberkieferbein, Oberkieferknochen, Kinnbackenknochen, Grosser Knochen des obern Kiefers, Bein des dritten Paares od. des obern Kinnbackens, Drittes Bein des obern Kinnbackens. Верхняя челюсть.

358) **Maxillaeformis.** | Kinnbackenförmig. Челюстевидный.

Mays vulgaris, v. Zea mays.

359) **Maza**, *μαζα*. | 1) Eine Teigmasse aus Mehl und Milch od. Oel. Тѣсто изъ муки и молока или масла. 2) = Placenta. Vid. Materia.

Mazalysis, v. Mazolysis.

Mazalyticus, v. Mazolyticus.

360) **Mazicus** (Maza). | Den Mutterkuchen betreffend. Принадлежащій къ послѣду.

361) **Mazischesis** (maza et ischesis). | Die Verhaltung, Das Zurückbleiben des Mutterkuchens. Задержанie послѣда.

362) **Mazischeticus.** | Von Mazischesis herrührend. Происходящій отъ Mazischesis.

363) **Mazocacothesis** (maza, cacos et thesis). | Die üble Lage des Mutterkuchens. Худое положенie послѣда.

364) **Mazocacotheticus.** | Von Mazocacothesis herrührend. Происходящій отъ Mazocacothesis.

365) **Mazolysis** (maza et lysis). | Die Lösung des Mutterkuchens. Отдѣленie послѣда.

366) **Mazolyticus.** | Von Mazolysis herrührend. Происходящій отъ Mazolysis.

367) **Mazopathia** (maza et pathos). | Das Leiden, welches von der Nachgeburt herrührt. Болѣзненное состоянie происходящее отъ послѣда.

368) **Mazopathicus.** | Von Mazopathia herrührend. Происходящій отъ Mazopathia.

Mazos = Mastos.

369) **Meatus** (*ειμι*, gehen; ходить). | Ein Gang, Eine Oeffnung. Проходъ, Дира, Каналъ. Vid. Ductus, Gressio et Canalis.

Meatus acusticus, v. Meatus auditorius.

Meatus arterialis, v. Ductus Botalli.

370) **Meatus** auditorius s. acusticus, Meatus auditorius externus, Porus acusticus, Orificium meatus auditorii externi, Introitus meatus auditorii, Scaphus, Alvarium. | Aeusserer Gehörgang, Gehörgang, Aeussere Oeffnung des Gehörs. Слуховый, слышательный проходъ.

371) **Meatus** auditorius cartilagineus, Pars s. Portio cartilaginea s. cartilaginosa meatus auditorii externi, Porus acusticus cartilagineus. | Knorpeliger Gehörgang, Knorpeliger Theil des äussern Gehörgangs, Aeusserer Gehörgang. Хрящевой, Слуховой проходъ.

372) **Meatus** auditorius externus. | Aeusserer Gehörgang. Наружной, слуховой проходъ. Vid. Meatus auditorius.

373) **Meatus** auditorius imperforatus. | Verschlossener Gehörgang. Преграждeнie слуховаго прохода.

374) **Meatus** auditorius internus. | Innerer Gehörgang. Внутренній слуховой проходъ.

375) **Meatus** auditorius osseus. | Knöcherner Gehörgang. Костяный слуховой проходъ.

Meatus bilarius, v. Ductus hepaticus.

Meatus bilis, v. Ductus biliarii.

Meatus bilis ex jecore, v. Ductus hepaticus.

Meatus capreolaris, v. Sinus acusticus.

376) **Meatus** (s. Pori) choledochi. | Gallengänge. Желчные протоки.

Meatus cirri, v. Tubae Fallopianae.
Meatus cochlearis, v. Sinus acusticus.
Meatus cysticus, v. Ductus cysticus.
Meatus exiles testis, v. Vasa Graafiana seminaria.
377) **Meatus** narium. | Der Nasengang. Носовой проходъ.
Meatus opticus, v. Nervus opticus.
Meatus pituitae, v. Canalis lacrymalis membranaceus.
Meatus Ricini, v. Foramen Ricianum.
Meatus seminales, v. Tubae Fallopianae.
Meatus seminalis, v. Canalis deferens spermaticum.
Meatus seminarii, v. Tubae Fallopianae.
Meatus seminarius, v. Corpus Highmori.
Meatus torticosus, v. Sinus acusticus.
Meatus urinarii, v. Ureteres.
Meatus urinarius, v. Urethra.
Meatus vesiculae bilis, v. Ductus choledochus.
Mechane, v. Machina.
378) **Mechanica**, Ars s. Disciplina mechanica, Phoronomia. | Mechanik. Механика.
379) **Mechanicus.** | Der Mechaniker, Mechanisch. Механикъ, Механическій.
380) **Mechanismus**, Machinatio. | Mechanismus. Механизмъ, Механисмъ.
Mechanopoeta = Mechanopoeus.
Mechanopoetica = Mechanurgia.
381) **Mechanopoeus** (mechane et ποιεω, v. Poesis). | Ein Instrumentenmacher. Инструментальный мастеръ.
382) **Mechanurgia** (mechane et ergon). | 1) Die Instrumentenmacherkunst. Искуство дѣлать инструменты. 2) Das Wirken durch Maschinen und Instrumente, Die Manualchirurgie. Хирургическія операціи, Производимыя руками и машинками.
383) **Mechanurgos** (v. Mechanurgia). | 1) = Mechanopoeus. 2) Wer durch Maschinen und Instrumente wirkt, Ein Wundarzt. Дѣйствующій посредствомъ машинокъ и инструментовъ, Хирургъ.
Mechoacanna alba, v. Convolvulus mechoacanna.
Mechoacanna nigra, v. Convolvulus jalappa.
384) **Mecon**, μηκων. | 1) Der Mohn, Mohnkopf. Макъ. 2) = Meconium.
385) **Meconicus** (v. Mecon et Meconium). | 1) Von Kindspeche herrührend. Причиняемый первороднымъ каломъ. 2) Mekonsauer, Mekonsäure enthaltend. Меконнокислый, Меконную или маковую кислоту содержащій.
386) **Meconiologia** (meconium et logos). | Die Lehre von 1) dem Kindspeche, 2) den Eigenschaften des Opium. Ученіе 1) о перворожденномъ калѣ, 2) о свойствахъ опій.
Meconion, v. Meconium.
387) **Meconium** (v. Mecon). | 1) s. Meconion, Papaverculum, Purgamenta infantis. | Mekonium, Kindspech, Heidenkoth, Schwarze Renne. (Дѣтскій) Первородный калъ. 2) Der Mohnsaft. Маковый сокъ.
388) **Medea**, Mezea, Meza, μηδεα, μεζεα. | 1) Die Geschlechtstheile, besonders die männlichen. Дѣтородныя части, мужескія. 2) = Aphrodisiaca.
Medeitis, v. Aedoeoitis.
Medela, v. Curatio.
389) **Media** nox. | Mitternacht. Полночь.
Mediale, v. Medium.
Medianum, v. Mediastinum, Medium et Mesenterium.
390) **Mediastinitis** (Mediastinum). | Die Entzündung des Mittelfells. Воспаленіе грудной преграды. Anterior, des vordern Theiles. Передней ея части. Posterior vel postica, des hintern Theiles desselben. Задней ея части. Vid. Pleuritis mediastini.
391) **Mediastinum**, Hymen diaphratton, Hymenes diaphrattontes, Membrana thoracem intersepiens, Membranae thoracem intersepientes, Mediastinus, Discretorium, Discrimen, s. Diribitorium, s. Intersepimentum, s Dissepimentum thoracis, Medianum. | Mediastinum, Mittelfell, Mittelwand, Mittelhaut, Scheidewand der Brust, Brustscheidewand. Грудная преграда, Перегородка, Перепонка, Грудное средостѣніе, Средостѣніе.
392) **Mediastinum** anterius s. pectorale, Cavum mediastini anterius. | Vorderes Mittelfell. Передняя грудная преграда или передняя промежность грудной преграды.
Mediastinum auris, v. Membrana tympani.
Mediastinum cerebri, v. Falx.
Mediastinum dorsale, v. Mediastinum posterius.
Mediastinum pectorale, v. Mediastinum anterius.
393) **Mediastinum** posterius s. dorsale, Cavum mediastini posterius. | Hinteres Mittelfell. Задняя грудная преграда или задняя промежность грудной преграды.
Mediastinum ventriculorum lateralium cerebri, v. Septum ventriculorum lateralium cerebri.

Mediastinus, v. Mediastinum.
394) Medicago arborea. | Baumartiger Schneckenklee. Люцернъ древесный, Медунка древесная.
395) Medicago circinata. | Französische Luzerne, Spanischer Schneckenklee. Люцернъ кудреватый, Медунка кудреватая.
396) Medicago sativa. | Gemeiner Schneckenklee, Luzerne, Blauer ewiger Klee. Медунка обыкновенная, Люцернъ.
Medicamenta, v. Pharmaca.
397) Medicamenta composita. | Zusammengesetzte Mittel. Сложенныя лекарства или средства.
398) Medicamenta externa. | Aeusserliche Arzneimittel. Наружныя лекарства.
399) Medicamenta interna. | Innerliche Arzneimittel. Внутреннія лекарства.
400) Medicamenta localia s. topica. | Oertliche od. Aeusserliche Mittel. Мѣстныя или наружныя лекарства.
401) Medicamenta mechanice agentia. | Mechanisch wirkende Mittel. Лекарство дѣйствующія механическимъ образомъ.
402) Medicamenta prophylactica. | Präservativmittel. Предохранительныя средства.
403) Medicamenta simplicia. | Einfache Arzneimittel. Простыя лекарства.
404) Medicamenta suppuratoria. | Eiterbefördernde Mittel. Лекарства нагноенію способствующія.
405) Medicamentum. | Arzneimittel. Лекарство.
Medicamentum ventrifluum, v. Catharticum.
Medicamina, v. Pharmaca.
406) Medicamina ventriflua. | Abführende Mittel. Слабительныя лекарства.
Medicaster = Agyrta.
407) Medici antiquiores. | Die alten Aerzte. Древніе медики.
408) Medici recentiores. | Die neuen, neueren Aerzte. Новѣйшіе медики.
409) Medicina, Medendi scientia. | Die Heilkunde, Heilwissenschaft, Arzneikunde. Медицина, Медицинская или Врачебная наука.
410) Medicina clinica. | Die praktische Medicin. Практическая медицина.
411) Medicina forensis s. judiciaria, s. legalis. | Die gerichtliche Medicin, Gerichtliche Arzneikunde. Судебная медицина.
412) Medicina gymnastica. | Die Anweisung durch Leibesübung die Gesundheit zu erhalten oder wiederherzustellen. Часть Діэтетики, преподающая правила объ упражненіяхъ тѣлесныхъ пособствующихъ здоровью.
Medicina judiciaria, v. Medicina forensis.
Medicina legalis, v. Medicina forensis.
Medicina mentis, v. Logica.
413) Medicina politico-forensis s. publica. | Staatsarzneikunde. Государственная медицина, Медицина въ отношеніи къ государству.
414) Medicina practica, Ars medica. | Die Heilkunst, Praktische Medicin. Практическая медицина.
Medicina publica, v. Medicina politico-forensis.
415) Medicina theoretica. | Theoretische Medicin od. Heilkunde. Медицина теоретическая.
Medicina veterinaria, v. Ars veterinaria.
416) Medicinalis. | Die Arznei oder den Arzt betreffend, Aerztlich. Врачебный, Лекарственный, Медицинскій.
417) Medicus. | Arzt. Лекарь, Врачь.
418) Medicus circularis. | Kreisarzt. Уѣздный, окружный медикъ.
419) Medicus dentiducus. | Zahnarzt. Зубной врачь.
Medicus forensis, v. Medicus legalis.
420) Medicus imperitus, circumforaneus. | Quacksalber. Шарлатанъ. Vid. Circulator.
421) Medicus legalis, forensis. | Der gerichtliche Arzt. Судебный врачь.
422) Medicus obstetricius. | Geburtshelfer, Entbinder, Entbindungsarzt. Акушеръ, Родовопомогатель, Повивальщикъ.
423) Medicus ocularis. | Augenarzt. Глазной врачь.
424) Medicus peritus. | Ein erfahrener Arzt. Опытный медикъ.
425) Medicus veterinarius. | Der Veterinärarzt. Ветеринарный медикъ.
Medicus vulnerarius, v. Chirurgus.
Medietas, v. Medium.
Medinensis vena, v. Vena medinensis.
426) Mediocris. | Mittelmässig. Посредственный, Средственный.
427) Mediocritas. | Mittelmässigkeit. Посредственность.
Meditamen, v. Meditatio.
Meditamentum, v. Meditatio.
428) Meditatio, Meditamen, Meditamentum, Meditatus. | Das Meditiren, Nachdenken. Размышленіе, Разсужденіе.
Meditatus, v. Meditatio.
429) Meditullillium, Lamina secun-

da, Substantia s. Medulla; intermedia, Medium calvariae discrimen, Commissura, Diploma. | Mittelsubstanz, Markzellen der Hirnschädelknochen, Hirnschädelbeinmark, Hirnschädelmark. Ноздреватое существо, или мозгъ или средостѣнный жиръ между бляшками костей черепа. Vid. Medium et Substantia spongiosa ossium.

Meditullium ossium, v. Medulla.

430) Medium, Meditullium, Mediale, Medianum, Medietas. | Mitte, Mittel, Mitteldıng. Средина, Средство.

Medium calvariae discrimen, v. Meditullillium.

Medium furculae inferioris, v. Processus xiphoideus.

Medium musculi, v. Venter musculi.

Medius venter, i. q. Thorax.

431) Medorrhoea (medea et rhoea). | Ein Schleimfluss aus den Geschlechtstheilen. Истеченіе слизы изъ дѣтородныхъ частей.

Medorrhoea feminarum, v. Leucorrhoea benigna.

Medorrhoea feminarum acuta, contagiosa, maligna, v. Leucorrhoea venerea acuta.

Medorrhoea intestini recti, v. Proctorrhoea saniosa.

Medorrhoea urethrae, v. Gonorrhoea acuta virorum.

Medos = Medea.

432) Medulla, Myelos. | Das Mark. Костной мозгъ, Сердцевина.

433) Medulla bovis. | Rindsmark. Говяжій мозгъ.

Medulla calvariae, v. Substantia cerebralis.

Medulla cerebri, v. Substantia medullaris cerebri.

Medulla crinis, v. Succus crinis.

Medulla dorsalis, v. Medulla spinalis.

Medulla intermedia, v. Meditullillium.

434) Medulla nervorum, Substantia medullaris s. interior medullaris et albicans, s. alba et medullaris, s. media et intima arborum medullae similis, Fibrillae, s. Fibrae nerveae, s. Filamenta nervorum. | Nervenmark, Marksubstanz der Nerven, Breiartige od. Eigene, od. Innere, od. Weisse, od. Breiartige, markige und mehr od. weniger weissliche Substanz der Nerven, Markfädchen od. Eigenthümliche Markfaden, od. Markige Faden der Nerven. Мозговина, нервная мягкость.

435) Medulla oblongata, Pars cephalica, s. Extremum cephalicum, s. Principium medullae spinalis, Bulbus rhachiticus, Bulbus rhachiticus superior, Extremitas s. Cauda cerebri. | Verlängertes Hirnmark od. Mark, Eigentliches verlängertes Mark, Schädel- od. Kopftheil, od. Kopfende, od. Anfang des Rückenmarks, Markknopf, Oberer Markknopf, Markknollen, Schwanz des Hirns. Продолговатый мозгъ. Vid. Medulla spinalis.

436) Medulla (s. Meditullium) ossium. | Knochenmark, Beinmark, Mark, Knochenfett. Костной мозгъ.

437) Medulla pili. | Mark des Haares. Жирно-слизистая влага въ волосахъ.

Medulla renum, v. Substantia medullaris renum.

Medulla spinae, v. Medulla spinalis.

438) Medulla spinalis s. dorsalis, Nucha, Cerebrum longum s. oblongatum, s. oblongum, Corda spinalis, Spinae medulla, Sextus nervus, s. Sextum nervorum syzygium, Cauda, s. Caudex dorsalis, s. Spinae, Funis argenteus, Fistula sacra, Medulla oblongata, Myelos rhachitis s. notiaeos, s. diauchenios, s. psoites, Aeon, Rhachetron. | Rückenmark, Rückmark, Rückgratmark, Verlängertes Hirn od. Hirnmark. Становная жила, Становная мозговая жила.

439) Medullaris. | Medullar. Костомозговой.

440) Megalocardia (megas et cardia). | Das Leiden an einem zu grossen Herzen. Страданіе отъ непомѣрно большаго сердца.

441) Megalocardiacus. | Von Megalokardia herrührend. Происходящій отъ Megalocardia.

442) Megalocoelia (megas et coelia). | 1) = Intestina crassa. 2) Ein zu grosser Unterleib. Весьма большой животъ.

Megalocosmus, v. Macrocosmus.

443) Megalophonia (megas et phone). | Eine volle, starke Stimme. Сильный голосъ.

Megalophonos, v. Clamator.

Megalopsia, v. Suffusio amplians.

444) Megalosplanchnus (megas et splanchnon). | Wer grosse Eingeweide hat. Имѣющій большія внутренности.

445) Megas, μεγας, fem. μεγαλη, genit. μεγαλου | Gross. Большой, Великій.

446) Meiosis, Meosis, Miosis, Myosis, μειωσις, μυοσις (μειον, kleiner; малый). | Die Verkleinerung einzelner Theile. Непомѣрная малость частей.

Meiracion, v. Juvenis.

Mejurus, Meurus, Miurus = Myurus.

447) Mel, μελι | Der Honig. Медъ.

448) Mel album. | Weisser Honig, Lippenhonig, Lindenhonig. Бѣлый медъ.

449) Mel anthosatum. | Rosmarinhonig. Медъ розмаринный.

450) Mel commune, crudum. | Gewöhnlicher, ordinärer Honig. Простой медъ.

Mel crudum, v. Mel commune.

451) Mel despumatum. | Abgeschäumter Honig. Медъ вынѣненный, очищенный.

452) Mel oxycocci. | Moosbeerhonig. Медъ клюквенный.

453) Mel rosarum. | Rosenhonig. Розовый медъ.

454) Mel virginis s. virgineum. | Jungfernhonig. Бѣлѣйшій медъ.

Mela, v. Mele et Tonsillae.

455) Melaena, μέλαινα (v. Melas), s. Morbus niger, Morbus niger Hippocratis, Nigrae dejectiones, Dysenteria splenica, Enterorrhagia chronica. | Die schwarze Krankheit, Schwarze Ruhr. Черная немочъ или болѣзнь. Vid. Fluxus spleniticus.

456) Melaena cruenta, Enterorrhagia chronica. | Schwarzer Blutfluss aus den Därmen. Испражненіе черной крови низомъ.

457) Melaena simulata. | Unächte, Verstellte schwarze Krankheit. Черная немочь притворная.

458) Melaena spuria. | Falsche schwarze Krankheit. Черная немочь ложная.

459) Melaenicus. | Von Melaena herrührend. Происходящій отъ Melaena.

Melaenorrhagia, v. Melanorrhagia.

460) Melaleuca. | Kajeputbaum. Чернобѣлка.

461) Melaleuca leucodendron. | Kajeput, Wahrer Kajeputbaum. Настоящая чернобѣлка, Каепутъ.

Melampodium (melas et podion) = Helleborus niger.

462) Melampyrum arvense. | Acker-Kuhweizen, Wachtelweizen, Ackerbrand. Марьянникъ или огнецвѣтникъ полевый.

463) Melampyrum nemorosum. | Hain-Kuhweizen, Blauer Kuhweizen, Tag und Nacht. Иванъ да марья, огнецвѣтникъ дубровный.

464) Melampyrum pratense. | Wiesen- und Wald-Kuhweizen, Gelber Wiesenbrand. Марьянникъ или огнецвѣтникъ луговый.

465) Melanagoga (melas et ago). | 1) Mittel, die einen schwarzen Stuhlgang machen. Средства черную матерію низомъ испражняющія. 2) Mittel, die (vermeintliche) schwarze Galle abführen. Лекарства гонящія черную желчь.

466) Melanchlorus (melas et χλωρος, v. Chlorosis). | 1) = Melasicterus. 2) Wer an Schwarzsucht leidet. Страждущій болѣзнію, называемою Melasicterus. Vid. Icterus niger.

Melanchola, v. Atrabilis.

467) Melancholia (melas et chole) s. Athymia, Amentia, s. Deliratio partialis. | Trübsinn, Schwermuth, Fixer Wahnsinn, Tiefsinn. Меланхолія, Задумчивость, Печальное, мрачное ума помѣшательство.

Melancholia alibilis, v. Atra bilis.

Melancholia alimentaria, v. Atra bilis.

468) Melancholia amatoria, Erotomania, Amor insanus, Furor amatorius. | Der verliebte Wahnsinn, Die Liebeswuth. Меланхолія отъ любви или влюбленныхъ.

469) Melancholia anglica, s. Mania ex taedio vitae. | Die Melancholie der Engländer od. aus Lebensüberdruss. Меланхолія Англичанъ, Умапомѣшательство отъ опостылости жизни, Сплинъ.

470) Melancholia daemonica, Daemonomania. | Die Teufelsbesitzung. Меланхолія, когда больному кажется, что въ немъ сидитъ нечистый духъ.

471) Melancholia enthusiastica. | Die enthusiastische Melancholie. Меланхолія неистовая, съ изступленіемъ.

Melancholia fanatica, v. Melancholia religiosa.

Melancholia febrilis = Delirium melancholicum.

472) Melancholia errabunda, Sylvestris, Hydroleros, Leucomoria. | Der rastlose Wahnsinn, Die unstäte Melancholie. Уединенная задумчивость, Меланхолія со склонностію скрываться въ лѣсахъ и пустыняхъ.

Melancholia flatuosa, v. Hypochondria.

473) Melancholia furens. | Die Wuth. Ярость.

Melancholia misanthropica, v. Melancholia moesta.

474) Melancholia moesta, misanthropica. | Tiefsinn, Wahnsinnige Schwermuth. Меланхолія отъ ненависти къ людямъ.

475) Melancholia moria, Amentia activa. | Aberwitz, Habituelle Albernheit. Глупость, Дурачество всегдашнее.

Melancholia nervea, v. Hypochondria.

476) Melancholia nugax. | Der Wahnwitz, Die wahnsinnige Narrheit. Веселое, Забавное дурачество.

Melancholia placida equorum, v. Vesania equorum.

477) Melancholia religiosa. | Fanatismus, Habituelle Schwärmerei. Всегдашній, Фанатизмъ, Религіозная ме-

ланхолія, Помѣшательство отъ ложныхъ понятій о религіи.

Melancholia saltans, v. Scelotyrbe, tarantismus.

Melancholia sylvestris, v. Melancholia errabunda.

Melancholia universalis, v. Delirium.

Melancholia uterina, v. Furor uterinus et Nymphomania.

478) **Melancholici** s. Homines melancholici s. atrabiliarii. | Melancholische Personen, Melancholici, Melancholiker, Schwarzgallige Personen. Меланхолическіе, Черножелчные.

479) **Melancholicus** (v. Melancholia). | Melancholisch. Причиненный, Страждущій меланхоліею.

Melanchroa = Melasicterus.

Melanchrous — Melanchlorus.

Melanicterus = Melasicterus.

Melanochrous, Melanochrus = Melasicterus.

Melanorrhagia (melas et rhage) = Melaena.

Melanorrhizon (melas et rhiza), i. q. Helleborus niger.

480) **Melanosis** (v. Melas, μελανοω, fut. —ωσω, schwarz machen; дѣлаю чернымъ) s. Carcinoma melanoticum. | 1) Das Schwarzwerden, z. B. pulmonum, viscerum, der Lungen od. der Eingeweide. Чернота, Черновика, напр. Pulmonum, Viscerum, легкихъ, внутренностей. 2) Die schwarze Pigmentbildung, Die Bildung schwarzer Massen in irgend einem Eingeweide. Образованіе черной матеріи въ какойлибо внутренности.

481) **Melanosmegma** (melas et smegma). | Schwarze Seife. Черное мыло.

Melanothrix, v. Atricapillus.

Melansis = Melanosis.

482) **Melanteria** (Melas). | Die Metallschwärze. Чернота Металловъ.

483) **Melas**, μελας, fem. μελαινα, genit. μελανος. | 1) Schwarz. Черный. 2) Schwarzer Flecken, Schwarzgefleckter Aussatz. Черное пятно, Проказа съ черными пятнами. Vid. Morphaea nigra.

484) **Melasicterus** (melas et icterus). | Die Schwarzsucht. Черная желтуха, Желтуха съ темножелтою или черною кожею. Vid. Icterus niger.

Melasicterus hepaticus, v. Icterus niger.

485) **Melasma** (v. Melas) s. Ecchymoma malasma. | Der schwarze Fleck, Altersfleck, der besonders bei Greisen an Händen und Füssen entsteht. Черное пятно, бывающее особ. у старыхъ людей на рукахъ и на ногахъ.

Melasmos, v. Nigredo.

486) **Melasse**. | Mellasse oder Mutterlauge (vom Zucker). Сахарная патока.

487) **Melastoma** grossularoides. | Stachelbeerartiger Schwarzschlund. Черноустникъ или черноустъ крыжовникоподобный.

488) **Melastoma** theaezans. | Theeartiger Schwarzschlund. Чаюподобный, черноустникъ.

489) **Melatrophia** (melas et atrophia). | Die Abmagerung der Glieder. Истощеніе, изнуреніе членовъ.

490) **Mele**, Mela, μηλη (μαω, suchen nach Etwas; ищу чего). | Die Sonde, Das Untersuchungsstäbchen. Зондъ, Щупъ.

491) **Meleagris**, Gallopavo. | Der Truthahn, Kalekutischer, Welscher Hahn, Puter. Индѣйскій пѣтухъ.

Melech, v. Sal.

492) **Meles** vulgaris, Taxus vulgaris, Ursus meles. | Gemeiner Dachs. Обыкновенный барсукъ или Язвикъ.

493) **Melia** azadirachta. | Grossblätteriger Zederach, Nembaum. Ясенка великолистная, Ацедерахъ, Ложное винное дерево.

494) **Melia** azederach. | Glatter Zederach. Ацедерахъ, Зедрахъ, Цедрахъ.

Melicera (mel et cera) = Ceria, v. Favus et Synovia.

Meliceria = Hydrarthrus et Synovia.

495) **Meliceris** (μελι, Honig, Медъ, et κηρος; v. Cera) s. Melliforium. | Die Honiggeschwulst. Медовая опухоль, Медовый мѣшечный наростъ, Медовикъ.

496) **Meliceron**, Melicerum, μελι. ηρον (v. Meliceris). | Der Wachsbau der Bienen. Сотъ.

497) **Melicraton**, Melicratum (μελι, Honig, Медъ, et κεραννυμι, v. Crasis). | Das Melikrat, Ein Getränk aus Wasser und Honig. Смѣшеніе изъ меда и воды.

498) **Melilotus**. | Steinklee. Донникъ.

499) **Melilotus** caerulea, Trifolium melilotus caerulea. | Blauer Steinklee, Schabziegerklee, Siebenzeit. Донникъ синій.

500) **Melilotus** officinalis, Trifolium melilotus officinalis. | Aechter, Gelber Steinklee, Melilote. Донникъ или Буркунъ врачебный.

501) **Melissa**. | Melisse. Мелисса, Пчельница.

Melissa calamintha, v. Thymus calamintha.

Melissa citrata, v. Melissa officinalis.

502) **Melissa** grandiflora, Thymus grandiflorus. | Grossblumige Melisse. Мелисса великолистная.

Melissa nepeta, v. Thymus nepeta.

503) **Melissa** officinalis, citrata, Ci-

tronella. | Officinelle Melisse, Citronen-Gartenmelisse. Мелисса, маточная трава, Маточникъ, Пчельникъ медовка, Напочная трава.

Melissa turcica, v. Dracocephalum moldavica.

504) Melittis, Melissophyllum. | Melissenblätteriges Immen - oder Honigblatt. Медолистникъ или Медо-древникъ.

Mellagines, v. Extracta liquida.

Mellago graminis, v. Extr. gram. liquidum.

Mellago taraxaci, v. Extr. taraxaci liquidum.

Mellicratum, v. Melicraton.

Mellitum de acetate cupri, v. Oxymel aeruginis.

505) Melodia, Melodinum, Modulatio, s. Modulamen, s. Modulamentum vocis s. sonorum. | Die Melodie. Мелодія, Сладкопѣніе.

Melodinum, v. Melodia.

506) Meloe. | Oelkäfer. Масляика.

Meloe cichorii, v. Mylabris cichorii.

507) Meloe majalis. | Vergoldeter Maiwurm. Майка.

508) Meloe majalis melle conditus, Conditum vermium majalium. | Eingemachte Maiwürmer. Конфектъ изъ майскъ.

509) Meloe proscarabeus. | Gemeiner Maiwurm. Обыкновенная майка.

Meloe vesicatorius, v. Cantharis officinalis.

510) Melolontha vulgaris, Scarabaeus melolontha. | Gemeiner Maikäfer. Майскій жукъ.

511) Melon, Malum, μηλον. | 1) Der Apfel. Яблоко. 2) Eine runde, weibliche Brust, Eine runde Wange. Круглая женская грудь, Круглая щека. 3) Das Apfelauge, Melonenauge. Выпаденіе райка сквозь рану роговой оболочки.

512) Melos, μελος. | Ein Glied. Членъ.

513) Melosis (μηλοω, fut. —ωσω, sondiren, kunstmässig untersuchen; изслѣдовать посредствомъ чего). | Das Sondiren. Изслѣдованіе раны или повреждепія посредствомъ зонда.

514) Melotis, Melotris (v. Mele). | Eine kleine Sonde, Auch ein Ohrlöffel. Малый зондъ, Уховертка.

Membra, v. Artus.

Membra genitalia, v. Genitalia.

Membra inferiora, v. Pedes.

Membra naturalia, v. Genitalia.

Membra pudenda, v. Genitalia.

515) Membrana. | Membran, Haut. Перепонка, Обволочка, Оболочка, Цлѣва, Плена, Плева, Плева, Плѣнка, Покровъ, Покрывало.

Membrana abdominis, v. Peritonaeum.

Membrana abdominis interior, v. Peritonaeum.

516) Membrana adiposa, Tunica adiposa, Membrana adiposa cellulosa, Tela cellulosa, subcutanea, Paniculus adiposus, Pinguedo, Adeps. | Fetthaut, Fettbalg. Жирная, Сальная перепонка или плева.

Membrana adiposa cellulosa, v. Membrana adiposa.

517) Membrana (s. Fascia, s. Capsula) adiposa renum. | Kapsel der Nieren. Сумочка или жирная перепонка почекъ.

Membrana agnina, v. Amnion.

Membrana allantois, v. Allantoides et Vesicula umbilicalis.

Membrana amnios, v. Amnion.

Membrana amphiblestroides, v. Hyaloidea.

Membrana ante collum matricis, v. Hymen.

518) Membrana (s. Meninx, s. Tunica) arachnoidea s. arachnoides, Tunica mucosa s. telae arachnoideae similis, Minex media, Involucrum cerebri tertium. | Arachnoidea, Spinnwebenhaut, Schleimhaut, Schleimhäutchen. Паутинная или Паутинѣ подобная оболочка мозга, или среднее покрывало мозга. Vid. Hyaloidea et Capsula lentis.

Membrana arachnoides, v. Capsula lentis et Membrana arachnoidea.

Membrana (s. Tunica) aranea s. aranealis, s. araneiformis, s. araneosa, v. Capsula lentis.

Membrana aranealis, v. Hyaloidea.

Membrana araneiformis, v. Hyaloidea.

Membrana arenosa, v. Capsula lentis.

Membrana articuli carpi, v. Ligamentum capsulare carpi.

Membrana auditus, v. Membrana tympani.

519) Membrana caduca s. decidua Hunteri, Pars uterina placentae, Placenta uterina s. succenturiata, Subplacenta. | Hunter'sche Haut od. Membran, Hinfällige od. Vierte Haut des Eies, Gebärmuttertheil oder Mütterlicher Theil des Mutterkuchens, Gebärmutterplacenta, Uterusplacente. Отпадающая гунтерова перепонка.

520) Membrana capsularis. | Kapselmembran od. Kapselligament. Сумошная перепонка или связка

Membrana capsularis articuli tarsi, v. Ligamentum capsulare articulationis tarsi

Membrana capsularis brachii, v. Ligamentum capsulare ossis brachii.

Membrana capsularis capituli fibulae, v. Ligamentum capsulare capituli.

521) Membrana capsularis cartilaginum costarum, v. Ligamenta capsularia cartilaginum costarum.

Membrana capsularis cubiti, v. Ligamentum capsulare cubiti.

Membrana capsularis diarthrosis carpi, v. Ligamentum capsulare carpi.

Membrana capsularis diarthrosis tarsi, v. Ligamentum capsulare articulationis tarsi.

Membrana capsularis extremitatis capsularis claviculae, v. Ligamentum capsulare scapulae.

Membrana capsularis extremitatis sternalis, claviculae, v. Ligamentum capsulare claviculae et sterni.

Membrana capsularis femoris, v. Ligamentum capsulare femoris.

Membrana capsularis genu, v. Ligamentum capsulare genu.

Membrana capsularis humeri, v. Ligamentum capsulare ossis brachii.

Membrana capsularis maxillae inferioris, v. Ligamentum capsulare articulationis maxillaris.

Membrana capsularis ossis cuneiformis et metatarsi primi, v. Ligamentum capsulare ossis metatarsi hallucis.

Membrana capsularis ossis metacarpi pollicis, v. Ligamentum capsulare ossis metacarpi pollicis.

Membrana capsularis ossis metacarpi quinti, v. Ligamentum capsulare ossis metacarpi quinti.

Membrana capsularis ossis pisiformis, v. Ligamentum capsulare ossis subrotundi.

Membrana capsularis sacciformis, v. Ligamentum capsulare inferius cubiti.

Membrana capsularis tali et calcanei, v. Ligamentum capsulare tali.

Membrana carnosa, v. Dartos.

522) Membrana carpi communis. | Ligamentöse Membran des Karpus. Общая связка запястья.

Membrana carpi communis dorsalis, v. Ligamentum dorsale carpi commune.

Membrana carpi communis volaris, v. Ligamentum volare carpi commune.

Membrana cellularis, v. Membrana cellulosa.

523) Membrana (s. Tunica) cellulosa s. cellularis. | Zellige Haut, Zellhaut, Cellularhaut, Cellulöse Haut, Löcherförmige Haut. Клѣтчатая плева. Vid. Tela cellulosa.

Membrana cellulosa nervorum, v. Vagina interna nervorum.

Membrana ceratodes, v. Cornea.

Membrana ceratoides, v. Cornea.

Membrana ceratois, v. Cornea.

Membrana cerebri choroides, v. Pia mater.

Membrana cerebri localis, v. Pia mater.

Membrana cerebri mollis, v. Pia mater.

Membrana cerebri propria, v. Pia mater.

Membrana cerebri secundaria, v. Pia mater.

Membrana cerebri tenuis, v. Pia mater.

Membrana cerebri vasculosa, v. Pia mater.

Membrana cerebri venosa, v. Pia mater.

Membrana chorii retiformis, v. Chorion spongiosum.

Membrana chorion, v. Chorion.

Membrana circumossalis, v. Periosteum.

Membrana communis, v. Fascia renum.

524) Membrana communis carpi dorsalis. | Dorsalmembran des Karpus. Связка общая запястья тыльная.

Membrana communis et exterior renum, v. Membrana externa renum.

Membrana communis funiculi umbilicalis, v. Vagina funiculi umbilicalis.

Membrana communis musculorum, v. Tunica communis musculorum.

Membrana communis oculi, v. Retina.

Membrana communis pulmonum, v. Membrana externa pulmonum.

Membrana communis ventriculi et intestinorum, v. Tunica externa ventriculi et intestinorum.

Membrana connectens testem et epididymidem, v. Corpus Highmori.

Membrana corcirum plexus, v. Pericardion.

Membrana cordis, v. Pericardion.

525) Membrana cordis externa et interna. | Aeussere und innere Haut des Herzens. Внѣшняя или внутренняя перепонка сердца.

Membrana cornea, v. Cornea.

Membrana corporis, v. Corium.

Membrana costalis, v. Pleura.

Membrana costas succingens, v. Pleura.

Membrana crassa, v. Chorion spongiosum.

Membrana crassa cerebri, v. Mater dura.

Membrana crassa et mucosa funiculi umbilicalis, v. Vagina funiculi umbilicalis.

Membrana crassa oris interni, v. Membrana oris.

Membrana crassior nervorum, v. Vagina externa nervorum.

Membrana crystallina, v. Capsula lentis.

Membrana crystalloidea, v. Capsula lentis.

Membrana crystalloides, v. Capsula lentis.

Membrana cuticularis cerebri, v. Mater dura.

526) **Membrana** cutis carnosa, Panniculus carnosus s. nervosus, s. adiposus, Cutis musculosa, Musculus membranaceus. | Fleischhaut, Fleischfell. Мясистая оболочка или перепонка.

527) **Membrana** Demuriana, Tunica propria, s. Vagina humoris aquei. | Demurianische Membran. Собственная перепонка водяной влаги.

Membrana decidua Hunteri, v. Membrana caduca Hunteri.

Membrana dentis externa, v. Tapetum alveoli.

Membrana discoides, v. Capsula lentis.

Membrana duplex nervorum, v. Vaginae nervorum.

528) **Membrana** dorsalis communis tarsi. | Dorsalmembran des Tarsus. Связка общая пятки тыльная.

Membrana dura cerebri, v. Mater dura.

Membrana dura cerebri ambiens, v. Mater dura.

Membrana epicrania, v. Galea aponeurotica capitis.

Membrana exterior crassa nervorum, v. Vagina externa nervorum.

529) **Membrana** externa dentium, Tapetum alveoli. | Aeussere Haut der Zähne, Beinhaut der Zahnhöhlen. Надкостная наружная плева зубныхъ ямокъ.

530) **Membrana** externa (s. communis) pulmonum, Tunica externa pulmonum, Velamentum externum pulmonum. | Aeussere Haut der Lungen. Наружная плева или перепонка легкихъ.

531) **Membrana** externa (s. communis et exterior, s. pinguis) renum, Tunica externa s. exterior renum, Capsula renis, Perinephros. | Aeussere Haut, Fascia der Nieren, Fettes od. Lockeres Zellgewebe od. Kapsel der Niere od. der Nieren, Nierenband. Наружная или общая перепонка почекъ.

Membrana extima, v. Fascia renum.

Membrana farciminalis, v. Allantoides.

532) **Membrana** fenestrae rotundae s. tympani secundaria, Tympanum secundarium s. minus. | Membran des runden Fensters, Nebentrommelfell, Zweites Trommelfell. Перепонка круглаго окошка тимпана.

Membrana gangliorum, v. Tunicae gangliorum.

Membrana gemina nervorum, v. Vagina nervorum.

Membrana glandosa canthi majoris, v. Caruncula lacrymalis.

Membrana glandulae, v. Tunica glandulae.

Membrana glandulosa crinis, v. Bulbus crinis.

533) **Membrana** (s. Tunica) hepatis extima. | Leberhaut, Aeussere Leberhaut. Наружная перепонка печенки.

Membrana hyaloidea, v. Hyaloidea.

Membrana impropria vesicae urinariae, v. Tunica externa vesicae urinariae.

Membrana interior tenuior nervorum, v. Vagina interna nervorum.

534) **Membrana** interna. | Innere Haut. Внутренняя перепонка.

535) **Membrana** interna dentium. | Innere Haut der Zähne, Beinhaut des Zahnes. Надкостная плева зубовъ.

Membrana interna oris, v. Membrana oris.

536) **Membrana** interna renum, Membrana propria s. propria et interna renis, s. renum, Tunica interna renum s. propria renibus, Tegumen proprium renis s. renum. | Innere Haut, Eigene od. Eigenthümliche, od. Eigentliche Haut, od. Eigener Ueberzug der Nieren. Внутренняя или собственная перепонка почекъ.

Membrana interossea cubiti, v. Ligamentum interosseum cubiti.

537) **Membrana** interossea cruris, Ligamentum membranaceum s. interosseum cruris, Septum interosseum s. Longitudinale interosseum. | Zwischenknochenband oder Zwischenknochenmembran, od. Haut des Unterschenkels, Sehnenhaut zwischen dem Schienbein und Wadenbein. Связка или перепонка межкостная голени или берцовыхъ костей. Vid. Ligamentum interosseum cruris.

Membrana interspinalis, v. Ligamenta interspinalia vertebrarum.

Membrana juncturae capsularis pedis, v. Ligamentum capsulare articulationis tarsi.

Membrana laryngis, v. Tunica laryngis.

Membrana lenticularis, v. Capsula lentis.

Membrana lentiformis, v. Capsula lentis.

Membrana lentis, v. Capsula lentis.

Membrana ligamentis tendinum digitorum communis, v. Vagina tendinum flexorum digitorum.

538) **Membrana** ligamentosa commu-

nis tendinum digitorum. | Ligamentöse, gemeinschaftliche Membran der Fingerflechsen. Общая связочная перепонка сухихъ жилъ пальцевъ.

Membrana ligamentosa vesicae urinariae, v. Tunica externa vesicae urinariae.

Membrana maxillae articularis, v. Ligamentum capsulare articulationis maxillaris.

Membrana medullaris, v. Periosteum internum.

539) Membrana mucosa. | Muköse Membran, Schleimige Haut. Слизистая, мокротная оболочка.

540) Membrana mucosa articulationis genu, Ligamentum mucosum articulationis genu. | Muköse Membran des Kniegelenkes, Schleimiges Band od. Schleimband des Kniegelenkes. Слизистая перепонка состава колѣна.

Membrana mucosa carpi, v. Ligamenta mucosa membranae synovialis articuli carpi.

Membrana mucosa nasi, v. Membrana Schneideriana.

Membrana mucosa tympani foetus, v. Membrana pulposa tympani foetus.

541) Membrana nictitans, Palpebra tertia. | Blinzhaut, Blinzhäutchen, Drittes Augenlied. Перепонка сверкающая.

Membrana obliqua cubiti, v. Chorda transversalis cubiti.

Membrana obturans foraminis thyreoidei ossium coxae, v. Ligamentum obturans pelvis.

Membrana obturans foraminis thyreoidei ossium pubis, v. Ligamentum obturans pelvis.

Membrana obturatoria, v. Ligamentum obturans pelvis.

Membrana obturatrix, v. Ligamentum obturans pelvis.

542) Membrana (s. Tunica) oculi. | Augenhaut, Augapfelhaut. Глазная оболочка.

Membrana orbicularis ventriculi, v. Valvula pylori.

543) Membrana oris, Membrana s. Tunica oris communis, Tunica capacitatis oris, Membrana crassa oris interni s. totam oris cavitatem investiens, s. interna oris, Involucrum oris. | Mundhaut, Haut oder Gemeinschaftliche Haut, od. Schleimhaut, od. Innere Haut des Mundes, Membran od. Inwendige Haut der Mundhöhle, Dickes Häutlein der innern Höhle des Mundes. Общая перепонка рта.

Membrana oris communis, v. Membrana oris.

Membrana ossis, v. Periosteum.

Membrana ossium sterni, v. Membrana sterni.

Membrana ovi cribrosa, v. Chorion spongiosum.

Membrana ovi exterior, v. Chorion spongiosum.

Membrana ovi media, v. Chorion.

Membrana ovi secunda, v. Chorion.

Membrana ovi tenuis, v. Amnion.

Membrana ovi tertia, v. Chorion.

544) Membrana (s. Tunica) palati, Membrana uvularis s. palatina, s. pituitaria posterior, Membrana pulposi palati, Palatum molle. | Gaumenhaut, Weicher Gaumen, Pulpose Gaumenmembran. Нёбная перепонка.

Membrana palatina, v. Membrana palati.

545) Membrana papillaris nervosa. | Unterste Haut der Zunge. Сосковатая перепонка.

Membrana papillosa nasi, v. Membrana Schneideriana.

Membrana phacoidea, v. Capsula lentis.

Membrana pinguis intestinorum, v. Mesenterium.

Membrana pinguis renum, v. Membrana externa renum.

Membrana pituitaria nasi, v. Membrana Schneideriana.

Membrana pituitaria posterior, v. Membrana palati.

Membrana pituitaria Schneideri, v. Membrana Schneideriana.

Membrana placentae reticularis s. villosa, v. Chorion spongiosum.

Membrana pleuritica, v. Pleura.

Membrana propria et interna renis, v. Membrana interna renum.

Membrana propria renum, v. Membrana interna renum.

Membrana propria sterni, v. Membrana sterni.

Membrana pulposa palati, v. Membrana palati.

546) Membrana pulposa tympani foetus s. Lamina mucosa tympani foetus, Epidermis s. Mucus, s Gelatina tympani foetus. | Pulpöser Ueberzug des Tympanum des Fötus, Kindsohrhäutlein, Oberhäutchen des Paukenfelles des Fotus. Кожица тимпана зародыша.

547) Membrana pupillaris s. Wachendorfiana. | Pupillarhaut oder Membran, Augensternhaut, Lichtslochhaut od. Häutlein, Haut des Sehlochs, Wachendorf'sche Haut. Зѣничная перепонка.

Membrana renum adiposa, v. Fascia renum.

Membrana reticularis, v. Hyaloidea.

Membrana reticularis in auriculae orificio apposita, v. Valvula Eustachiana.

Membrana reticularis Malpighii, v. Mucus Malpighianus.

548) **Membrana** reticularis Malpighii s. Corpus reticulare linguae. | Mittlere Haut der Zunge. Средняя перепонка языка, сѣтчистая плева.

Membrana retiformis, v. Chorion spongiosum.

549) **Membrana** Ruyschii, Pseudomembrana sanguinis. | Ruyschische oder Pseudomembran des Blutes. Руйшіева перепонка.

550) **Membrana** sanguinis. | Blutmembran. Кровяная плева.

551) **Membrana** Schneideriana s. pituitaria Schneideri, s. mucosa, s. papillosa nasi, Tunica pituitaria nasi. | Schneider'sche Haut, Nasenhaut, Schleimhaut od. Rotzhaut, od. Riechhaut, od. Schleimhäutlein der Nase, Geruchshaut od. Geruchsmembran. Шнейдерова или мокротная, или внутренняя перепонка носа, возгривая плева въ ноздрахъ.

552) **Membrana** serosa. | Seröse Membran oder Haut. Сывороточная перепонка или оболочка.

Membrana serosa et adiposa, v. Omentum magnum.

553) **Membrana** sterni s. propria sterni, s. ossium sterni. | Membran des Sternum, Eigene Haut des Brustbeins. Собственная перепонка грудной кости.

Membrana subcartilaginea, v. Ligamentum subcartilagineum.

Membrana subcartilaginea ossium sesaminorum pollicis, v. Ligamentum transversum ossium sesaminorum pollicis.

Membrana subcostalis, v. Pleura.

Membrana succingens, v. Pleura.

554) **Membrana** synovialis articuli genu, Ligamentum capsulare genu. | Synovialmembran des Kniegelenkes, Kapselligament des Knies. Членосоставная перепонка или сумочная связка колѣна.

555) **Membrana** synovialis communis ossium carpi. | Synovialmembran der Karpusknochen. Членосоставная перепонка общая запястья.

Membrana tendinosa, v. Aponeurosis.

Membrana tendinosa vesicae urinariae, v. Tunica externa vesicae urinariae.

Membrana tenuis cerebrum involvens, v. Pia mater.

Membrana thoracem intersepiens, v. Mediastinum.

Membrana totam oris cavitatem investiens, v. Membrana oris.

Membrana transversa cubiti, v. Chorda transversalis cubiti.

556) **Membrana** tympani, Tympanum, Myringa, Myrinx, Septum membraneum, s. Mediastinum, s. Diaphragma, s. Hymen, s. Operimentum, s. Tegumentum auris, Membranula conchae s. tympani, Meninx, Membrana auditus. | Membran des Tympanum, Trommelfell, Trommelhaut, Trommelhäutlein, Trommel, Paukenfell, Pauke, Ohrenhäutlein, Membranische Wand oder Scheidewand des Ohres. Барабанная перепонка, Литаврная, Тимпанная, Барабанова плева въ ушахъ.

Membrana tympani secundaria, v. Membrana fenestrae rotundae.

Membrana urinaria, v. Allantoides.

Membrana uvularis, v. Membrana palati.

Membrana vaginae praetensa, v. Hymen.

Membrana vaginalis, v. Periglottis.

557) **Membrana** vaginalis dorsi manus. | Vaginalmembran des Handrückens. Перепонка влагалищная тыльной поверхности руки.

558) **Membrana** vaginalis dorsi pedis. | Vaginalmembran des Fussrückens, Sehnenscheide des Fussrückens. Влагалищная перепонка тыльной поверхности ноги.

Membrana Wachendorfiana, v. Membrana pupillaris.

559) **Membranaceus.** | Häutig, Hautähnlich, Aus einer Haut bestehend. Перепончатый.

560) **Membranae.** | Membranen, Häute. Перепонки, Плевы.

Membranae annulorum atlantis, v. Ligamenta obturatoria cervicis.

Membranae arcuum atlantis, v. Ligamenta obturatoria cervicis.

Membranae arteriae venalis, v. Valvulae mitrales.

Membranae arteriarum, v. Tunicae arteriarum.

Membranae articulares, v. Atria cordis.

Membranae capsulares, v. Ligamenta capsularia.

Membranae capsulares juncturae ossis occipitis cum atlante, v. Ligamenta capsularia capitis.

Membranae capsulares ossium tarsi, v. Ligamenta capsularia ossium tarsi.

Membranae capsulares phalangum digitorum, v. Ligamenta capsularia phalangum digitorum manus.

Membranae capsulares phalangum digitorum pedis, v. Ligamenta capsularia phalangum digitorum pedis.

Membranae capsulares processuum

obliquorum, v. Ligamenta capsularia vertebrarum.

Membranae carnosae, v. Tunicae musculosae.

561) Membranae (s. Tunicae) cerebri s. cerebrum velantes, Membranae internae cerebri, Meninges, Meninges cerebri, Tegumenta s. Integumenta, s. Involucra, s. Involucra propria, s. Velamenta cerebralia, s. cerebri. | Gehirnhäute, Hirnhäute, Gehirn- od. Hirnbedeckungen, od. Hullen, Cerebralbedeckungen, Hirnhäutlein, Häutlein des Hirns, Eigene Häute od. Decken des Hirns, Membranen des Gehirns, Meningen. Мозговыя оболочки или плевы.

Membranae cerebrum velantes, v. Membranae cerebri.

Membranae cordis, v. Valvulae cordis.

Membranae durae meningis, v. Lamellae durae meningis.

Membranae epiploicae, v. Omenta.

562) Membranae fibrosae. | Fibröse Häute od. Membranen, Faserhäute. Перепонки волокнистыя.

563) Membranae fibrosae mucosae. | Fibrös-muköse Häute oder Membranen. Перепонки волокнисто-слизистыя.

564) Membranae fibrosae-serosae. | Fibrös-serose Häute od. Membranen, Serösfaserige Häute. Перепонки волокнисто-сывороточныя.

565) Membranae foetus. | Membranen des Fötus. Зародышева оболочка.

Membranae janitrices, v. Valvulae cordis.

Membranae internae cerebri, v. Membranae cerebri.

Membranae interspinales, v. Ligamenta interspinalia vertebrarum.

Membranae ligamentosae palati, v. Velum palati.

566) Membranae (s. tunicae) medullae spinalis. | Rückenmarks = (od Mark) Häute od. Hüllen des Rückenmarks. Перепонки или оболочки становой жилы.

Membranae mitrales, v. Valvulae mitrales.

Membranae molles atque laxae tendinum, v. Sacci mucosi.

Membranae mucilaginosae, v. Sacci mucosi.

567) Membranae mucosae. | Schleimhäute. Слизистыя перепонки. Vid. Sacci mucosi.

Membranae musculares, v. Tunicae musculosae et Vaginae musculorum.

Membranae musculorum communes, v. Vaginae musculorum.

Membranae musculosae, v. Tunicae musculosae.

Membranae nervorum, v. Vaginae nervorum.

Membranae oesophagi, v. Tunicae oesophagi.

Membranae ovi, v. Tunicae ovi.

Membranae oculi, v. Tunicae oculi.

Membranae propriae musculorum, v. Vaginae musculorum.

568) Membranae renum, Tunicae s. Involucra renum. | Nierenhäute, Membranen od. Häute, oder Bedeckungen, oder Hüllen, oder Decken, oder Pergaments-Häutlein der Nieren. Почечныя перепонки.

569) Membranae seroso-mucosae. | Serös-muköse Häute oder Membranen. Перепонки сывороточно-слизистыя.

Membranae succingentes, v. Pleura.

570) Membranae synoviales. | Synovialhäute, Synovialmembranen. Перепонки членосоставныя.

Membranae thoracem intersepientes, v. Mediastinum.

Membranae uteri, v. Tunicae uteri.

Membranae venarum, v. Tunicae venarum.

Membranae ventriculi et intestinorum, v. Tunicae ventriculi et intestinorum.

Membranae vesicae urinariae, v. Tunicae vesicae urinariae.

571) Membranosus. | Membranös. Перепончатый.

572) Membranula, Membranulum. | Häutchen, Häutlein. Плевочка, перепоночка, Маленькая оболочка.

Membranula conchae, v. Membrana tympani.

Membrana coronae ciliaris, v. Zona ciliaris.

Membrana lunata vaginae, v. Hymen.

573) Membranula semilunaris conjunctivae s. Plicula, s. Plica semilunaris, s. Plica lunata, s. Lunula conjunctivae. | Semilunarmembran der Conjunktiva, Halbmondförmige Falte oder Membran, oder Mondförmiges Fältchen der Conjunktiva. Перепонка или складочка соединительной плевы.

Membranula tympani, v. Membrana tympani.

Membranulae alatae ac veluti cartilagineae saepius carnosae cristae pullorum similis, v. Nymphae.

Membranulae nervorum, v. Vaginae nervorum.

Membranulae venarum, v. Valvulae venarum.

Membranulum, v. Membranula.

574) Membrum. | Glied. Членъ. Vid. Penis.

Membrum emusculatum, v. Angos.
Membrum genitale, v. Penis.
Membrum muliebre, v. Clitoris.
Membrum seminale, v. Penis.
575) Membrum virile, Penis, Coles, Priapus. | Männliches Glied, Männliche Ruthe. Дѣтородный мужескій удъ. Vid. Penis.
Membrum virorum, v. Penis.
576) Memoria, Recordatio, Recordatus. | Gedächtniss, Erinnerungsvermögen oder Erinnerungskraft. Припамятованіе, Воспоминаніе.
Memoria artificialis, v. Ars mnemonice.
Memoria artificiosa, v. Ars mnemonice.
Memoriae defectus, v. Immemoria.
Memoria deleta, v. Amnesia.
577) Men, $\mu\eta\nu$, genit. $\mu\eta\nu o\varsigma$. | Der Monat. Мѣсяцъ.
Menagoga = Emmenagoga.
Menakan, v. Titan.
Mendacia, v. Maculae unguium.
578) Mendacitas. | Lügenhaftigkeit. Склонность ко лжи.
Mendosus, v. Vitiosus.
Mendum, v. Vitium.
579) Meninges (v. Meninx) s. Meninges cerebri s. Matres, s. Omenta cerebri, Eilamides. | Die Meningen, Hirnhäute. Покрывала общаго чувствилища или мозга, Оболочка мозга. Vid. Membranae cerebri.
Meninges cerebri, v. Meninges et Membranae cerebri.
580) Meningeus (v. Meninx), | Zu einer Hirnhaut gehörig. Принадлежащій къ покрываламъ мозга.
Meningion, diminut. a Meninx.
581) Meningitis (v. Meninx). | Die Hirnhautentzündung. Воспаленіе покрывалъ мозга.
Meningo-gastrica, v. Febris biliosa simplex.
Meningo-cysticus, v. Hydrocephalus meningeus partialis.
582) Meningophylax (meninx et phylax). | Ein Instrument zur Verhütung von Hirnverletzungen bei Trepanationen, Der Hirnschirmer. Хирургическій инструментъ для защищенія мозга отъ повреждденія при просверленіи онаго.
583) Meningorrhoea (meninx et rhoea). | Das Austreten von Blut od. einer andern Feuchtigkeit zwischen den Hirnhäuten. Накопленіе крови или другой жидкости между мозговыхъ перепонокъ.
Meningorrhoea aquosa, v. Hydrops meningum.
Meningorrhoea chirurgica, v. Meningorrhoea traumatica.
584) Meningorrhoea cruenta, Haematencephalon. | Blutergiessung im Gehirn. Изліяніе крови въ мозгѣ.
585) Meningorrhoea traumatica s. chirurgica. | Ein Extravasat. Изліяніе какой нибудь жидкости или крови въ мозгѣ.
586) Meningosymphysis (meninx et symphysis). | Die Verwachsung der Hirnhäute mit einander od. mit dem Schädel. Сращеніе мозговыхъ плевъ между собою или съ черепомъ.
587) Meningosymphyticus. | Von Meningosymphysis herrührend. Происходящій отъ Meningosymphysis.
588) Meninx, $\mu\eta\nu\iota\gamma\xi$, genit. $\mu\eta\nu\iota\gamma\gamma o\varsigma$. | Eine jede Haut, bes. aber die Hirnhaut. Всякая перепонка, особенно мозговая. Vid. Membrana tympani.
Meninx articularis, v. Mater dura.
Meninx crassa, v. Mater dura.
Meninx dermatodes, v. Mater dura.
Meninx dura, v. Mater dura.
Meninx prima, v. Mater dura.
Meninx tenuis, v. Pia mater.
Menis, v. Ira.
Menischesis = Menoschesis.
589) Menischeticus. | Die Menoschesis betreffend. Принадлежащій къ Menoschesis.
590) Menisciformis. | Halbmondförmig. Полулунный.
591) Meniscus ($\mu\eta\nu\iota\sigma\kappa o\varsigma$, diminut. a $\mu\eta\nu\eta$, der Mond; луна). | Der Meniskus, Eine halbmondförmige Knorpellage zwischen einigen Gelenken. Полулунный, Междусоставный хрящъ.
Meniscus maxillae inferioris, v. Cartilago interarticularis articulationis maxillaris.
592) Menispermeae. | Mondsamenartige Gewächse. Луннносѣменныя растѣнія.
Menispermium, v. Pirotoxinum.
593) Menispermum. | Mondsame. Луннoсѣменникъ.
Menispermum cocculus, v. Menispermum lacunosum.
594) Menispermum crispum. | Krauser Mondsamen. Лунносѣменникъ кудрявый.
595) Menispermum lacunosum, Menispermum suberosum, Cocculus. | Fischkörner- od. Kokkelskörnerstrauch, Fischmondsame. Плодъ кукольвана.
596) Menispermum palmatum, Cocculus palmatus, Columba. | Handförmiger Mondsame, Columbapflanze. Лунносѣменникъ щетинистый, Корень колумбы.
597) Menispermum peltatum. | Schild-

förmiger Mondsame. Луннос̂ѣменникъ щитовый.

Menispermum suberosum, v. Menispermum lacunosum.

598) Menolipsis (mensis et lipsis). | Das (zu frühe) Ausbleiben der Menstruation. (Слишкомъ раннее) остановленіе мѣсячныхъ кровей.

599) Menorrhagia (μηνες, v. mensis et rhoea). | Der Mutterblutfluss od. Blutgang. Слишкомъ обильное мѣсячное очищеніе. Vid. Menstruatio.

Menorrhagiae mariscis, v. Haemorrhoides uteri.

600) Menorrhoea (μηνες, v. mensis et rhoea). | 1) Eine zu lange anhaltende und zu oft wiederkehrende Menstruation. Долгопродолжающееся и часто возвращающееся мѣсячное очищеніе. 2) = Menorrhagia, v. Menstruatio.

601) Menorrhoea decolor, Intemperies humida uteri. | Die missfarbige Menstruation. Блѣдное мѣсячное очищеніе.

602) Menoschesis (μηνες, v. mensis et schesis). | Die Verhaltung der Menstruation. Остановленіе мѣсячнаго очищенія.

Menostasia, v. Menostasis amenorrhoea et Suppressio mensium.

603) Menostasis, Menostasia (μηνες, v. mensis et stasis). | Das Stehenbleiben der Menstruation. Остановленіе мѣсячнаго очищенія.

604) Menoxenia (μηνες, v. mensis et ξενος; fremd, fremdartig; чужій, разнородный). | Die unregelmässige Menstruation. Неправильное мѣсячное очищеніе.

605) Mens. | Die Seele, Der Wille, Verstand, Muth, Die Gesinnung, Gedanken, Das Gedächtniss. Душа, Умъ, Разумъ, Мысль, Намѣреніе, Чувство, Хотѣніе, Мнѣніе, Память, Воспоминаніе. Vid. Animus, Natura, Propositio, Ratio, Spiritus et Vis repraesentiva.

Mens aequa, v. Aequitas animi.

Mens bona, v. Ratio humana.

Mens humana, v. Ratio humana.

Menses, v. Menstruatio.

606) Menses aberrantes, devii. | Monatsreinigung durch ungewöhnliche Orte. Мѣсячное очищеніе въ необыкновенныхъ мѣстахъ.

607) Menses decolores. | Missfarbige Menses. Мѣсячное очищеніе блѣднаго цвѣта.

Menses devii, v. Menses aberrantes.

608) Menses irregulares. | Unordentlicher Monatsblutfluss. Неправильное мѣсячное очищеніе.

Menses muliebres, v. Menstruatio.

609) Menses suppressi s. obstructi. | Verhaltung der Monatsreinigung. Прерваніе или запоръ мѣсячнаго очищенія. Vid. Menstruatio suppressa.

610) Mensis, μην (μηνη, μηνας; der Mond; луна). | Der Monat. Мѣсяцъ. Vid Menstruatio.

Mensium emansio, retentio, v. Amenorrhoea emansionis.

Mensium remansio, defectus, v. Amenorrhoea.

Menstrua, v. Menstruatio.

Menstrua alba, v. Fluor albus.

611) Menstruatio, Menses, Menses muliebres, Mensis, Lunaria, Menstrua, Menstruum, Menorrhagia, Menorrhoea, Metrorrhagia menstrua, Purgatio menstrua s. mulierum, Purgationes menstruae, Sanguis menstruus, Fluxus menstruus s. sanguinis menstrui, s. menstruorum, s. menstrualis, s. mensium, s. mensium muliebrium, s. muliebris, s. muliebris menstrui, s. lunaris, Profluvium muliebre s. genitale mulierum, Effluvium menstruorum, Cursus menstruorum s. menstrui, Tributum menstruum s. lunare, Consuetudo menstrua, Catamenia, Catamenion, Fluxus catameniorum s. mensium, Emenia, Gynaeceia, Gynaecia. | Menstruation, Monatsfluss oder Zeit, oder Monatliche Zeit, Monatliches, Monatsreinigung, Monatliche Reinigung, Die Regeln, Monatliches Geblüt, Monatlicher Blutgang oder Fluss, od. Blut, od. Blutfluss, od. Zeit, Monatlicher Tribut, Blume, Blümchen, Monatsblume, Ordinäres od Periode, Veränderung der Weiber, Weiblicher Gang, Blutgang od. Fluss, od. Blutfluss, od. Tribut, Frauenzeit, Catamenien, Katamenien. Мѣсячное очищеніе, Мѣсячное кровоочищеніе или кровотеченіе, Регулы, Періодическое очищеніе, Кровотеченіе или очищеніе или мѣсячныя крови у женскаго пола.

612) Menstruatio anomala. | Anomale Menstruation. Неправильное мѣсячное очищеніе.

613) Menstruatio cessans. | Die aufhörende Menstruation. Прекращающееся мѣсячное очищеніе.

Menstruatio difficilis, v. Menstruatio dolorifica.

614) Menstruatio dolorifica s. difficilis. | Die schmerzhafte, mit Beschwerden verbundene Monatsreinigung. Болѣзненное очищеніе мѣсячное, сопряженное съ болью.

Menstruatio immodica, v. Menstruatio nimia.

Menstruatio impedita, v. Amenorrhoea et Suppressio mensium.

615) Menstruatio incompleta, parca. | Die zu geringe Monatsreinigung. Недо-

статочное мало текущее мѣсячное кровоочищеніе.

616) Menstruatio nimia, profusa, immodica. | Die übermässige Monatsreinigung. Чрезмѣрное появленіе мѣсячнаго очищенія, Чрезмѣрныя мѣсячныя крови.

Menstruatio obstructa, v. Menstruatio retenta.

Menstruatio parca, v. Menstruatio incompleta.

Menstruatio profusa, v. Menstruatio nimia.

617) Menstruatio retenta, obstructa. | Die zurückgehaltene Monatsreinigung. Приостановившееся мѣсячное очищеніе.

618) Menstruatio suppressa. | Die unterdrückte Monatsreinigung. Остановленное, Прекращенное мѣсячное очищеніе.

Menstruorum retentio, v. Menstruatio retenta.

Menstruorum suppressio, v. Menstruatio suppressa.

619) Menstruum. | Das Menstruum, Ausziehmittel. Растворяющее средство. Vid. Menstruatio, Sanguis menstruus, et Succus gastricus.

Menstruum mulierum, v. Menstruatio.

Menstruum philosophorum, v. Mercurius philosophorum.

Menstruum universale, v. Mercurius philosophorum.

Menstruum ventriculi, v. Succus gastricus.

620) Menstruus, a, um. | Monatlich, Einen Monat dauernd. Мѣсячный.

621) Mensura. | Ein Mass, Quart. Мѣра, Мензурка.

622) Mensura stannea. | Ein zinnernes Mass. Мензурка оловянная.

623) Mensura vitrea. | Ein gläsernes Mass. Мензурка стеклянная.

Mensurae, v. Dimensiones.

Mensurae pelvis, v. Dimensiones pelvis.

624) Mensurae quadrans. | Ein Quartier. Четвертая часть мѣры.

Menta = Mentha et Mentula, v. Penis.

625) Mentagra (mentum et agra). | Der Kinnaussatz, Kieferaussatz, Das Grindkinn, Die Kinnflechte, Bartflechte. Проказа подбородка, Сыпь на бородѣ.

626) Mentha, Menta. | Die Münze. Мята.

627) Mentha aquatica. | Wassermünze. Мята водяная.

628) Mentha arvensis. | Ackermünze. Мята полевая.

629) Mentha auricularia. | Gehörmünze. Мята ушковая.

630) Mentha cervina. | Hirschmünze. Мята оленняя или темнобурая.

631) Mentha crispa. | Krausemünze. Мята кудрявая или душистая.

632) Mentha crispata. | Glatte Krausemünze. Мята кудроватая.

633) Mentha piperita. | Pfeffermünze. Мята перечная или Англиская.

634) Mentha pulegium. | Poleymünze, Gemeiner Poley, Flohkraut. Мята сердечная, Пулей, Полей, Блохогонка.

635) Mentha rotundifolia. | Rundblätterige Münze, Pferdemünze. Мята широколистая, Кругловистная.

636) Mentha sativa. | Zahme Münze. Мята.

637) Mentha sylvestris. | Wilde Münze, Waldmünze, Wilder Balsam. Мята лѣсная.

638) Mentha viridis. | Grüne Münze. Мята зеленая.

Mentigo (veter), v. Crusta lactea.

Mentobicorneus = Musculus geniohyoideus.

Mentula, Menta = Penis.

Mentula clitoris, v. Clitoris.

Mentula muliebris, v. Clitoris.

639) Mentulagra (mentula et agra). | Schmerzhafte Erektionen des Penis oder der Klitoris. Болѣзненныя напряженія мужескаго дѣтороднаго уда или Клитора.

640) Mentum, Barbamentum, Genium, Genion, Anthereon. | Das Kinn. Подбородокъ. Vid. Spina externa maxillaris.

641) Menyanthes. | Zotenblume. Вахта.

642) Menyanthes trifoliata, Trifolium fibrinum. | Dreiblätterige Zotenblume, Bitterklee, Biberklee, Fieberklee. Вахта трилистная, или трилистникъ водяной, Бобровица, Стрѣла, Павунъ, Бобровникъ.

Meosis = Meiosis.

643) Mephiticus. | Mephitisch. Мефитическій, Удушливый, Вредоносный (о воздухѣ).

Mephitis inflammabilis, v. Gas hydrogenium.

Mephitis muriatica, v. Gas muriaticum.

Mephitis nitrosa, v. Gas nitrosum.

644) Mephitis putorius, Viverra putorius. | Gestreiftes Stinkthier. Хорь.

Mephitis urinosa, v. Gas ammoniacale.

645) Meramaurosis (meros et amaurosis). | Eine unvollkommene Amaurose. Несовершенный глазной тускъ.

646) Meramauroticus. | Von Mera-

maurosis herrührend. Происходящій отъ Meramaurosis.

647) Meranaesthesia, Meranaesthesis (meros et anaesthesis). | Eine partielle (bloss örtliche) Unempfindlichkeit. Мѣстная нечувствительность.

648) Meranaestheticus. | Von Meranaesthesis herrührend. Происходящій отъ Meranaesthesis.

649) Meratrophia (meros et atrophia). | Die Abmagerung, Das Dünnwerden eines einzelnen Theiles. Истощеніе, Изнуреніе члена. Vid. Aridura.

650) Meratrophicus. | Von Meratrophia herrührend. Происходящій отъ Meratrophia.

651) Mercurialia. | Merkurialmittel. Ртутныя средства.

652) Mercurialis, e. | Merkurial, Merkurisch. Относящійся къ меркурію, Ртутный.

653) Mercurialis. | Bingelkraut. Пролѣска, Куръ зелье, Пролеска.

654) Mercurialis annua. | Jähriges Bingelkraut, Merkuriuskraut, Schweisskraut. Пролѣска одполѣтная.

655) Mercurialis perennis. | Ausdauerndes Bingelkraut, Waldbingelkraut, Rauchblattbingelkraut, Hundskohl. Пролѣска многолѣтняя, Дубровникъ.

656) Mercurialismus. | Merkurialkrankheit. Меркуріальная, Ртутная болѣзнь.

Mercurius, v. Hydrargyrum.

657) Mercurius alcalisatus. | Laugensalziger Quecksilberkalk oder Oxyd. Самосѣвшаяся ртуть. Vid. Hydrargyrum oxydatum rubrum.

Mercurius calcinatus, v. Hydrargyrum oxydatum rubrum.

658) Mercurius cinereus. | Aschgrauer Quecksilberkalk. Сѣрая, Ртутная окись.

Mercurius cinereus Blockii, v. Mercurius cinereus Edinburgensis.

659) Mercurius cinereus Edinburgensis s. Blockii. | Block's aschgrauer Quecksilberkalk. Сѣрая ртутная окись Блока.

Mercurius cinereus moscati, v. Hydrargyrum oxydulatum.

Mercurius cosmeticus, v. Hydrargyrum ammoniato - muriaticum oxydatum praecipitatum.

Mercurius dulcis, v. Hydrargyrum chloratum.

Mercurius flavus, v. Hydrargyrum oxydatum flavum.

660) Mercurius gummosus Plenkii. | Plenk's gummöses Quecksilber. Пленковъ ртутный препаратъ, Клей ртутный Пленкісвъ.

661) Mercurius mellitus. | Honig-Quecksilberkalk. Ртуть съ медомъ.

Mercurius moscati, v. Hydrargyrum oxydulatum.

Mercurius nitrosus, v. Hydrargyrum nitricum oxydulatum.

662) Mercurius philosophorum, Menstruum philosophorum s. universale, Spiritus vitae, Aqua coeliaca Lullii s. sapientiae. | Merkur der Philosophen, Das (vergeblich gesuchte) Auflösungsmittel aller Körper. (Мнимое) растворяющее средство всѣхъ тѣлъ.

663) Mercurius phosphoratus. | Phosphorsaures Quecksilber. Фосфорнокислая ртуть.

Mercurius praecipitatus albus, v. Hydrargyrum ammonio - muriaticum.

Mercurius praecipitatus flavus, v. Hydrargyrum oxydatum flavum.

Mercurius praecipitatus niger, v. Hydrargyrum ammoniato - nitricum oxydatum.

Mercurius praecipitatus per se, v. Mercurius calcinatus per se et Hydrargyrum oxydatum rubrum.

Mercurius praecipitatus ruber, v. Hydrargyrum oxydatum rubrum.

664) Mercurius saccharatus. | Zuckeriger Quecksilberkalk. Осахаренная ртуть.

Mercurius solubilis, v. Hydrargyrum oxydulatum.

Mercurius solubilis Hahnemanni, v. Hydrargyrum ammoniato-nitricum oxydulatum.

Mercurius sublimatus corrosivus, v. Hydrargyrum bi - chloratum.

Mercurius vitae, v. Oxydum stibii gryseum.

Mercurius vivus, v. Hydrargyrum.

Merda, v. Faeces.

665) Meremphracticus. | Von Meremphraxis herrührend. Происходящій отъ Meremphraxis.

666) Meremphraxis (meros et emphraxis). | Die theilweise, partielle Verstopfung. Мѣстный запоръ, Засореніе одного органа или одной части.

Meri, v. Oesophagus.

667) Mericus (Meros). | Blos zu einem od. einzelnen Theilen gehörig. Принадлежащій къ одной части только.

668) Meridrosis (meros et hidrosis). | Der partielle Schweiss, Das Schwizzen an einzelnen Stellen. Мѣстный потъ.

669) Meridroticus. | Von Meridrosis herrührend. Происходящій отъ Meridrosis.

Merimne, v. Cura.

670) Merisma (μερίζω, fut. ισω; thei-

len, zutheilen; дѣлю). | Das Abgetheilte, Zugetheilte, Der Theil, Antheil. Часть, Участокъ.

671) Merisma botrytis. | Traubenförmiger Staudenschwamm.

672) Merisma cinereum. | Aschgrauer Staudenschwamm.

673) Merisma flavum, Clavaria fastigiata, Clavaria coralloides. | Gelber Staudenschwamm, Korallenschwamm, Ziegenbart. Грибъ рогатой, Сморчокъ бѣлый, Желтый дубинникъ.

674) Merobalineum, Merobalneum (meros et balneum). | Ein topisches Bad, Ein Gliedbad. Ванна для одной только части тѣла.

675) Merocele (meros et cele). | Ein Schenkelbruch. Бедренная грыжа. Vid. Hernia cruralis et Hernia inguinalis externa.

676) Merocelicus. | Von Merocele herrührend. Происходящій отъ Merocele.

Merocoxalgia = Coxalgia.

677) Meropia (meros et ops). | Eine theilweise Verdunkelung des Gesichts. Частное потемнѣніе глаза = Hemiopia.

Merorhexis, v. Merorrhexis.

Merorixis, v. Merorrhexis.

Merorrhexis (meros et rhexis) = Merocele.

678) Meros, μερος. | Der Theil, Einzelner Theil, Das Glied. Часть, Участокъ, Членъ.

679) Meros, μηρος | Der Schenkel, Die Hüfte, Der Hüftknochen. Бедро, Бедренная кость. Vid. Femur et Os femoris.

680) Merulius cantharellus, Agaricus cantharellus. | Gemeiner gelber, essbarer Pfefferling, Pfifferling, Cantharelle, Eierschwamm, Rehling. Лисочка, Желтая, Олениекъ, Опенекъ, Опенюкъ.

Merulius destruens, v. Merulius lacrymans.

681) Merulius lacrymans s. destruens. | Thränender, zerstörender Aderschwamm, Holzschwamm, Hausschwamm. Лисочка слезная или жилистый грибъ.

682) Merus. | Rein, Unvermischt. Чистый, Безпримѣсный.

683) Merycismus (μηρυκιζω, fut. ισω; wiederkäuen; снова жевать, пережевывать). | Das Wiederkäuen. Отрыганіе жвачки. Vid. Ruminatio.

684) Merycologia (v. merycismus et logos). | Die Lehre vom Wiederkäuen. Ученіе объ отрыганіи жвачки.

Mesaeraeum, v. Mesenterium.

Mesaraeon, v. Mesenterium.

Mesaraeum = Mesenterium.

685) Mesaraicus (v. Mesaraeum). | Was zum Gekröse gehört. Принадлежащій къ Брыжейкѣ, Брыжеечный.

686) Mesembrianthemum. | Zaserblume. Деляникъ.

687) Mesembrianthemum copticum. | Koptische Zaserblume. Деяникъ египетскій.

688) Mesembrianthemum crystallinum. | Eispflanze, Eiskraut, Krystallene Zaser- od. Mittagsblume. Деяникъ хрустальный, Деяникъ кристаловидный.

689) Mesembrianthemum edule. | Essbare Zaserblume, Hottentottenfeige. Деяникъ ядомый.

690) Mesembrianthemum nodiflorum. | Knotige Zaserblume, Arabisches Kalikraut. Деяникъ узлоцвѣтный.

691) Mesembrianthemum trifolium. | Asterblätterige Zaserblume. Деяникъ звѣздолистный.

692) Mesemphracticus. | Von Mesemphraxis herrührend. Происходящій отъ Mesemphraxis.

693) Mesemphraxis (mesenteron et emphraxis). | Die Ueberfüllung und Verstopfung des Gekröses. Засореніе брыжеечныхъ железъ или брыжейки.

694) Mesenterelcosis (mesenterium et helcosis). | Geschwüre od. Verschwärung des Gekröses. Язва брыжейки.

695) Mesentericus (v. Mesenterium). | Zum Mesenterium gehörig. Принадлежащій къ брыжейкѣ, Брыжеечный.

Mesenterion, v. Mesenterium.

696) Mesenteriolum appendiculae s. vermiculare. | Gekrös des wurmförmigen Anhanges. Брыжейка червообразнаго привѣска.

Mesenteriolum vermiculare, v. Mesenteriolum appendiculae.

697) Mesenteritis (v. Mesenterium) s. Inflammatio mesenterii, Enteritis mesenterica. | Gekrösentzündung. Воспаленіе брыжейки.

698) Mesenterium (mesos et enteron), Mesaraeum, Mesenterion, Mesenteron, Mesenteria, Medium intestinum, Medianum, Membrana pinguis intestinorum, Lactes, Epichordes. | Mesenterium, Gekrös, Gekröse, Gekrösmantel. Брыжейка.

Mesentericum crassum, v. Mesocolon.

Mesenteron, v. Mesenterium.

Meseraeum, v. Mesaraeum.

699) Mesmerismus. | Mesmerthum, Mesmerismus, Naturmagnetismus. Месмеризмъ, Животный, Естественный магнетизмъ.

Mesocaecum, v. Mesocoecum.

700) Mesocephalum (mesos et ce-

phalon), Protuberantia cerebralis. | Mesocephalum, Mittelgehirn, Hirnanschwellung. Средній мозгъ или бугорокъ мозга.

701) **Mesocoecum** (mesos et coecum), Ligamentum coecale s. ileocoecale. | Mesocökum, Mesocäkum, Gekröse des Blinddarms, Blinddarmgekröse. Брыжейка непроходной кишки.

702) **Mesocolon** (mesos et colon) s. Mesenterium crassum. | Mesokolon, Gekröse des Grimmdarms, Grimmdarmgekröse. Толстая брыжейка.

703) **Mesocranium**, Mesocranon (melos et cranium). | Der Scheitel. Темя, Макушка. Vid. Bregma.

Mesodme = Mediastinum.

Mesodmitis (v. Mesodme) = Mediastinitis.

Mesogastrica regio, v. Mesogastrium.

704) **Mesogastricus** (v. mesos et gaster). | Was mitten auf dem Bauche oder auch auf dem Magen sich befindet. Что находится на срединѣ брюха или также на желудкѣ.

705) **Mesogastrium** (v. Mesogastricus), Regio mesogastrica s. gastrica, s. umbilicalis, Regio media abdominis. | Mesogastrium, Mesogastrische Gegend oder Region, Mittelbauch, Gegend des Mittelbauchs od. des Magens, od. des Nabels, Mittlere Gegend des Bauches, Mittelbauchsgegend, Mittlere Abtheilung des Bauches, Nabelrevier, Nabelgegend, Bauchmitte. Средняя или пупочная strона брюха.

706) **Mesoglossus** (mesos et glossa). | Was mitten, in, an, od. unter der Zunge ist. Что находится въ срединѣ языка или возлѣ или между онаго = Genioglossus. Бродоязычная мышица.

707) **Mesolobicus** (mesos et lobus). | Zwischen den Lappen. Между долями.

Mesomerion, v. Perinaeum.

708) **Mesomphalium**, Mesomphalum (mesos et omphalos). | 1) Die Mitte des Nabels. Средина пупа. 2) Der Nabel selbst. Самый пупъ. Vid. Acromphalum.

Mesomphalum, v. Acromphalum.

Mesophryon (mesos et ophrys) = Glabella.

709) **Mesopleura**, Mesopleuria (mesos et pleura). | Die Zwischenrippenräume. Межреберныя мѣста. Vid. Intervalla intercostalia.

Mesopleuria, v. Intervalla intercostalia.

710) **Mesopleurii** (mesos et pleura). | Die Zwischenrippenmuskeln. Междуреберныя мышицы.

Mesoraeum, v. Mesaraeum.

711) **Mesorectum** (mesos et rectum). | Mesorektum, Gekröse des Mastdarms, Mastdarmgekröse. Часть брюшины, заключающая въ складкахъ своихъ заднюю кишку.

712) **Mesos**, μεσος. | Mitten, Mitten inne. Средній.

713) **Mesoscelocele** (mesoscelon et cele). | Der Mittelfleischbruch. Грыжа срамнопроходной промежности = Hernia perinaei.

Mesoscelon, Mesoscelos (mesos et scelos) = Perinaeum.

714) **Mesoscelophyma** (mesoscelon et phyma). | Die Mittelfleischbeule. Опухоль находящаяся на срамнопроходной промежности.

Mesoscelos, v. Perinaeum.

715) **Mesothenar** (mesos et thenar). | Der Mesothenar, Mittelklopfer. Часть мышицъ abductoris et flexoris pollicis brevis.

716) **Mespilus**. | Mispel. Кизильникъ.

717) **Mespilus** cotoneaster. | Quittenmispel. Кизечникъ.

718) **Mespilus** germanica. | Gemeine od. Deutsche Mispel, Mespeln, Nespeln, Vesperln. Чашка, Чашки, Чашковое дерево.

719) **Mespilus** monogyna, Crataegus monogyna. | Einweibiger Weissdorn. Боярышникъ одноженный.

720) **Mespilus** oxyacantha, Crataegus oxyacantha. | Weissdorn, Mehldorn, Mehlbeerstrauch. Боярышникъ.

721) **Mespilus** pyracantha. | Feuerdornmispel, Feuerbusch. Кизильникъ красноигольный.

722) **Meta**, μετα. | 1) Mitten, Mitten zwischen, Mitten inne, Nach. Съ, Между, По.

723) **Metabasis** (μετα et βαινω; v. Basis). | Der Uebergang von einer Heilart zu einer andern. Переходъ отъ употребленія одного какого либо лекарства къ употребленію другаго.

724) **Metabole** (μεταβαλλω, verändern; перемѣнять). | Die Veränderung (Der passive Uebergang aus einem Zustand in den andern), z. B. einer Krankheit. Перемѣна, напр. погоды, болѣзни. Vid. Transfiguratio.

Metacarpiaeus, v. Hypothenar magnus.

Metacarpicus, v. Hypothenar magnus.

Metacarpicus Winslowii, v. Hypothenar magnus.

Metacarpion, v. Metacarpus.

Metacarpium, v. Metacarpus.

725) **Metacarpus** (meta et carpus), Metacarpion, Metacarpium, Postbrachiale, Postcarpium, Palma, Pectus s. Pecton, s.

Anthereon, s. Torus, s. Phalanges manus. | Metakarpus, Mittelhand. Пясть.

726) **Metachoresis** (meta et *χωρος*, der Raum; мѣсто). | Der Uebergang von einer Stelle in die andere, Die Ortsveränderung. Перемѣна мѣста.

727) **Metacinesis** (*μετα* et cinesis). | Die Versetzung an einen andern Ort. Перенось въ другое мѣсто.

728) **Metacondyli** (*μετα* et condylus). | Die Fingergelenke, zunächst unter den Nägeln. Послѣдніе пальцовъ составы, покрытые ногтями.

729) **Metalla.** | Metalle. Металлы.

730) **Metalla** ignobilia. | Unedle Metalle. Простые металлы.

731) **Metalla** nobilia. | Edle Metalle. Драгоцѣнные металлы.

732) **Metallage**, Metallaxis (*μεταλλασσω*, umändern; передѣлать, перемѣнять). | Die Umänderung, Veränderung, bes. der Form. Передѣлываніе.

733) **Metallicus** (v. Metallum). | Metallisch, Metallartig, Durch Metall oder metallische Dämpfe verursacht. Металлическій, Причиняемый металлами или металлическими парами.

734) **Metallographia** (metallum et graphe). | Die Beschreibung der Metalle. Описаніе металловъ.

735) **Metalloidum** (metallum et eidos). | Ein metallähnlicher Körper, Metalloid, Die Grundlage eines Kali. Подобное металлу, Металлоподобный, Металлоидъ, Металлическое основаніе щелочей.

736) **Metallum**, *μεταλλον*. | Das Metall, Ein Bergwerk. Металлъ, Руда.

737) **Metallurgia** (metallum et ergon, v. Chirurgia). | Die Metallurgie, Metallbereitung. Металлургія, Родословіе, Искуство добывать руду изъ ископаемыхъ.

738) **Metallurgicus.** | Metallurgisch. Металлургическій, Рудословный.

739) **Metallurgus** (v. Metallurgia). | Der Metallurg, Wer Metalle zu Gute macht. Металлургъ, Рудословъ.

740) **Metamorphopsia** (metamorphosis et ops) s. visus defiguratus. | Die Metamorphopsie, Das Ungestaltsehen, Ein Gesichtsfehler, wobei die Gegenstände in ihrer Gestalt od. Grösse verändert erscheinen. Недостатокъ зрѣнія, Когда предметы представляются въ другой фигурѣ и величинѣ какъ они дѣйствительны. Vid. Suffusio metamorphosis.

741) **Metamorphosis** (*μεταμορφοω*, fut. *ωσω*; in eine andere Form bringen; измѣнять). | Die Metamorphose, Umgestaltung, Umformung. Превращеніе, Перемѣна, Преобразованіе.

742) **Metamorphosis** vitae. | Metamorphose des Lebens. Перемѣна жизни.

Metapedion, v. Metatarsus.

Metaphrenon, v. Dorsum.

743) **Metaphrenum** (meta et phren). | Der obere Theil des Rückens. Верхняя часть спины или хребта.

744) **Metaphysica** (meta et physica), Metaphysice, Philosophia prima s. speculatrix, s. supernaturalis, s. transnaturalis, Sapientia idealis, Ideologia. | Metaphysik, Hauptwissenschaft, Ideologie, Höhere Physik. Метафизика.

Metaphysice, v. Metaphysica.

Metapodium (meta et podion) = Metatarsus.

745) **Metaptosis** (*μεταπτοω*, sich gänzlich verändern; перемѣнятыя). | 1) Die plötzliche Veränderung einer Krankheit in eine andere, Die Umwandlung. Превращеніе болѣзни въ другую вообще. 2) Die gänzliche Umänderung einer Krankheit in eine entgegengesetzte od. doch in eine Krankheit von ganz anderer Natur. Превращеніе болѣзни въ другую съ перемѣною сущности оной.

746) **Metaschematismus** (*μετασχηματιζω*, verändern, eine andere Form geben; перемѣнять, дать другую форму). | Die Umgestaltung oder Umformung einer Krankheit (ohne Veränderung des allgemeinen Charakters). Превращеніе болѣзни въ отношеніи ея формы (не перемѣняя сущности).

747) **Metastasis** (*μεθιστημι*, umstellen, umsetzen; переносить). | Die Umsetzung einer Krankheit, Die Versetzung einer Krankheit, Die Versetzung od. Absetzung einer (krankhaften) Materie. Перенось болѣзни или матеріи отъ одного въ другое мѣсто, Переходъ общей болѣзни въ мѣстную.

748) **Metastasis** critica. | Kritische Versetzung. Рѣшительный, Критическій перенось.

749) **Metastasis** lactea s. lactis. | Eine Milchversetzung. Млечный перенось.

750) **Metastasis** mala. | Eine böse Versetzung. Худой перенось.

751) **Metastaticus** (v. Metastasis). | Metastatisch, Durch Metastase entstanden. Переносный, Причиняемый переносомъ болѣзни.

752) **Metasyncrisis** (meta et syncrisis). | Bei Galen eine durch die Kunst bewirkte Hautausleerung, welche die Stelle der vergebens erwarteten Krise vertreten soll. У Галена: искуствомъ произведен-

ное испражненіе кожи на мѣсто напрасно ожиданнаго рѣшенія болѣзни.

753) Metatarseus. | Zum Metatarsus gehörig. Принадлежащій къ плюснѣ.

Metatarsion, v. Metatarsus.

Metatarsium, v. Metatarsus.

754) Metatarsus (meta et tarsus), Metatarsion, Metatarsium, Metapedion, Metapedium, Metapodium, Pedion, Pedium, Planta s. Pectus, s. Pectusculum, s. Praecordium, s. Solium, s. Solea, s. Solum, s. Campus, s. Pecten, s. Vestigium, s. Planum pedis. | Metatarsus, Mittelfuss. Плюсна.

Metatesia, v. Monstra per situm abnormem.

755) Metathesis (μετατιθημι, umsetzen, umstellen an einen andern Ort; переносить на другое мѣсто). | Die Versetzung, Umsetzung, bes. einer Krankheitsform, auf eine weniger wichtige Stelle. Переводъ или Отводъ болѣзненной формы или причины изъ одной части на другую менѣе важную.

756) Metaxarchicus (meta s. μεταξυ, zwischen; между et archos). | Zwischen dem Mastdarme und andern Theilen liegend. Лежащій между заднимъ проходомъ или прямою кишкою и сосѣдственными частями.

757) Metempsychosis (μετεμψυχοω, fut. ωσω; die Seele in einen andern Körper übergehen lassen; переселить души) s. Transmigratio animarum, Empsychosis. | Die Seelenwanderung, Umseelung, Der Seelenwechsel. Переселеніе душъ.

Metene, v. Vesica urinae.

758) Meteora (v. Meteorismus). | Die Meteore, Lufterscheinungen. Метеоры, Воздушныя явленія.

759) Meteoricus. | Meteorisch. Метеорическій.

760) Meteorismus (μετεωριζω, in die Höhe heben; вздувать вверхъ). | Aufblähung oder Auftreibung des Unterleibes. Вздутіе или пученіе или надменіе живота, Вздутіе или надменіе живота отъ вѣтровъ.

761) Meteorismus biliosus. | Die gallige Auftreibung des Unterleibes. Желчное (отъ желчи происходящее) вздутіе живота.

762) Meteorismus diffusus. | Die allgemeine Auftreibung des Unterleibes. Повсюдное вздутіе живота.

763) Meteorismus gastricus. | Gastrische Auftreibung des Unterleibes. Гастрическое вздутіе живота.

Meteorismus hystericus, v. Meteorismus nervosus.

764) Meteorismus mucosus. | Die schleimige Auftreibung des Unterleibes. Слизистое вздутіе живота.

765) Meteorismus nervosus, hystericus. | Die krampfhafte, nervöse Auftreibung des Unterleibes. Нервное вздутіе живота.

766) Meteorismus physconiosus. | Auftreibung des Unterleibes in Folge von Krankheiten der Baucheingeweide. Вздутіе живота отъ болѣзней внутренностей.

767) Meteorismus plethoricus. | Die von Blutkongestionen herrührende Auftreibung des Unterleibes. Вздутіе живота отъ накопленія крови.

768) Meteorismus purulentus. | Eiterartige Auftreibung des Unterleibes. Вздутіе живота гноевидное.

769) Meteorismus putridus. | Die faulige Auftreibung des Unterleibes. Гнилое вздутіе живота.

770) Meteorismus stercoraceus. | Auftreibung des Unterleibes in Folge von Kothanhäufungen. Вздутіе живота отъ накопленія кала.

771) Meteorismus traumaticus. | Auftreibung des Unterleibes in Folge von Verletzungen. Вздутіе живота въ послѣдствіи поврежденій.

Meteorismus ventriculi, v. Tympanites ventriculi.

772) Meteorismus verminosus. | Auftreibung des Unterleibes in Folge von Würmern. Вздутіе живота отъ глистъ.

773) Meteorologia (meteoron et logos). | Die Meteorologie, Witterungs- od. Wetterlehre, od. Wetterkunde. Метеорологія, Наука о воздушныхъ явленіяхъ или о погодѣ.

774) Meteoron (v. Meteoros). | Ein Meteor, Eine Lufterscheinung. Метеоръ, Воздушное явленіе.

775) Meteoros (v. meta et αιρω, αειρω; aufhängen, aufheben; поднимать). | Sich hoch hebend. Поднимающійся высоко — Sublimis.

776) Methe, μεθη (μεθυ, Wein, Meth; вино, медъ; μεθυω, trunken machen; опьянѣваю). | Die Trunkenheit. Пьянство.

777) Methemerinus (meta et ἡμερα, der Tag; день). | Täglich, Täglich vorkommend. Ежедневный.

Febris methemerina = Febris quotidiana.

778) Methodici (v. Methodus). | Die Methodiker. Методики.

779) Methodicus (v. Methodus). | Methodisch. Методическій, Сообразный съ какою либо методою.

780) Methodus, μεθοδος (meta et ὁδος, der Weg; путь). | Die Methode,

Das Handeln nach gewissen Grundsätzen od. Regeln. Метода, Методъ, Поступленіе по извѣстнымъ правиламъ.

Methodus activa = Cura radicalis.

781) Methodus adstringens. | Die adstringirende Heilmethode. Метода вяжущая.

782) Methodus aegyptiaca. | Die ägyptische Methode. Египетскій способъ, или Египетская метода.

783) Methodus alterans s. Specifica. | Die specifische Heilmethode. Метода измѣняющая или специфическая.

784) Methodus analytica. | Analytische Methode. Разлагательный методъ.

Methodus anatomica, v. Anatomia.

785) Methodus antagonistica s. revellens. | Die antagonistische Heilmethode. Метода антагонистическая.

786) Methodus antidota s. antivenosa. | Die antidotische Methode. Способъ леченія ядовъ противоядами.

Methodus antiphlogistica, v. Methodus debilitans.

787) Methodus antiseptica. | Die antiseptische Methode. Противугнилостный способъ.

Methodus antivenosa, v. Methodus antidota.

Methodus arte concepta, v. Methodus artificialis.

788) Methodus artificialis, Methodus arte concepta. | Die künstliche Methode. Искуственная метода.

Methodus Celsiana, v. Apparatus parvus.

789) Methodus chirurgica. | Die chirurgische Heilmethode. Хирургическая метода.

790) Methodus Cirilli. | Cirill's Methode. Кирилловъ способъ леченія.

Methodus cum magno apparatu, v. Cystotomia cum magno apparatu.

791) Methodus curandi s. curativa. | Die Heilungsmethode. Способъ леченія, Врачебный методъ или способъ врачеванія.

792) Methodus debilitans, antiphlogistica. | Die schwächende Heilmethode. Ослабляющая противувоспалительная метода, Уменьшающая силу дѣйствія.

793) Methodus derivans. | Die ableitende Methode. Метода отвлекающая.

Methodus desobstruens, v. Methodus resolvens.

794) Methodus detrahens, evacuans. | Die ausleerende Heilmethode. Метода испражняющая.

795) Methodus diaphoretica. | Die diaphoretische Heilmethode, Beförderung der Hautsekretion. Метода умножающая испареніе кожи, Потогонная.

796) Methodus discutiens. | Die zertheilende Methode. Метода разбивающая, разрѣшающая, Способъ разбивающій или разрѣшающій.

797) Methodus diuretica. | Die diuretische Heilmethode, Die Methode, die Nierenabsonderung zu befördern. Метода мочегонная, Мочегонительная, умножающая отдѣленіе почекъ.

798) Methodus endermica (endermique). | Die endermische Methode. Накожная метода.

Methodus evacuans, v Methodus detrahens.

799) Methodus excitans. | Die excitirende Heilmethode. Возбуждающая метода.

800) Methodus exspectativa. | Die exspectative, abwartende Methode. Выжидающая метода, Выжидающій способъ.

801) Methodus expectorans. | Die expectorirende Heilmethode, Die Methode, die Lungenabsonderung zu befördern. Метода умножающая харкотну.

Methodus formulas medicas conscribendi, v. Ars formulas medicas conscribendi.

Methodus franconiana, v. Apparatus altus.

Methodus fratris Jacobi, v. Cystotomia lateralis.

802) Methodus gastrica. | Die gastrische Methode, Beförderung der Absonderung des Darmkanals. Метода гастрическая, Умножающая отдѣленіе кишечнаго канала.

Methodus guidoniana, v. Apparatus parvus.

803) Methodus humectans. | Die Feuchtigkeit vermehrende Methode. Метода овлажающая.

804) Methodus inductiva. | Die induktive Methode. Метода сводная.

805) Methodus Mariana, v. Cystotomia cum apparatu magno.

806) Methodus medendi. | Die Heilungsart, Heilmethode. Метода или способъ леченія или врачеванія.

807) Methodus medendi per salivationem. | Die Heilungsmethode durch den Speichelfluss. Метода или способъ леченія слинотеченіемъ.

808) Methodus nutriens. | Die ernährende, nährende Methode. Питающій методъ.

809) Methodus per exstinctionem. | Die Tilgungsmethode, Die Heilungsmethode durch die Vernichtung oder Tilgung (des

Giftes od. Contagiums). Метода леченія уничтоженіемъ (яда или заразы).

810) Methodus politica. | Heilungsmethode durch Ergreifung polizeilicher Massregeln. Способъ леченія полицейскій, Полицейская предосторожность.

811) Methodus praeservativa. | Die Präservativmethode. Предохранительный методъ или способъ леченія.

812) Methodus purgans. | Die purgirende Heilmethode. Проносный способъ леченія.

813) Methodus relaxans. | Die erschlaffende Heilmethode. Метода ослабляющая.

814) Methodus resolvens s. desobstruens. | Die auflösende od. eröffnende Methode. Метода разрѣшающая, растворяющая.

815) Methodus restaurans. | Die restaurirende Heilmethode. Метода возстановляющая.

Methodus revellens, v. Methodus antagonistica.

816) Methodus revulsiva. | Die revellirende Methode. Отводящая метода.

817) Methodus roborans. | Die stärkende Heilmethode. Укрѣпляющая метода.

818) Methodus sanandi. | Die Heilungsmethode. Способъ или методъ леченія или лечебный или врачебный.

Methodus secandi, v. Anatomia.

819) Methodus sedativa. | Die besänftigende Methode. Успокоивающая метода.

820) Methodus sialagoga. | Die Methode, die Speichelabsonderung zu befördern. Метода умножающая отдѣленіе слюны.

Methomania (methe et mania) = Dipsamania.

821) Methydricus (metha et hydor). | Von abnormer Beschaffenheit des Wassers in der Linsenkapsel herrührend. Происходящій отъ болѣзненнаго состоянія стекловидной жидкости.

822) Methysticus (v. Methe). | Den Rausch betreffend, davon herrührend, denselben bewirkend. Опьяняющій, пьяный, причиняемый пьянствомъ или Злоупотребленіемъ спиртовыхъ напитокъ.

823) Metopantralgia (metopantron et algos). | Der Stirnhöhlenschmerz. Боль въ лобной пазухѣ.

824) Metopantralgia catarrhalis, Catarrhus, sinus frontalis. | Stirnhöhlenkatarrh. Катарръ лобной пазухи.

825) Metopantralgia impletoria. | Anfüllung, Verstopfung der Stirnhöhle. Боль лобной пазухи отъ скопленія въ оной какой либо влаги.

826) Metopantralgia inflammatoria, Metopantritis, Inflammatio sinus frontalis. | Entzündung der Stirnhöhle. Воспаленіе слизистой перепонки, Одѣвающей лобныя пазухи.

827) Metopantralgia suppuratoria, Abscessus sinus frontalis. | Eiterung der Stirnhöhle. Нагноеніе лобной пазухи.

Metopantritis, v. Metopantralgia inflammatoria.

828) Metopantron, Metopantrum (metopon et antrum). | Die Stirnhöhle. Лобная пазуха.

Metopion, v. Glabella.

829) Metopon, Metopum (meta et ops). | Die Stirn. Лобъ, Чело. Vid. Frons.

830) Metoposcopia (metopon et scope). | Die Stirnschau, Untersuchung der Stirn in physionomischer Hinsicht. Челогаданіе, Изслѣдованіе чела въ физіономическихъ отношеніяхъ.

831) Metosis. | Falsch statt Meiosis od. Myosis. Неправильно на мѣсто Meiosis или Myosis.

832) Metra, μήτρα. | Die Gebärmutter. Матка. Vid. Uterus.

833) Metralgia (metra et algos). | Der Gebärmutterschmerz. Боль матки.

834) Metralgicus. | Von Metralgie herrührend. Происходящій отъ боли матки.

835) Metranastrophe (metra et anastrophe). | Die Umkehrung der Gebärmutter mit einem Prolapsus derselben, Die Umstülpung der Gebärmutter. Выворотъ матки съ выпаденіемъ оной. Vid. Prolapsus uteri inversi.

836) Metranastrophicus. | Von Metranastrophe herrührend. Происходящій отъ Metranastrophe.

837) Metratresia (metra et atresia). | Eine abnorme Verschliessung der Gebärmutter. Противоестественное затвореніе матки.

838) Metratreticus, Metratretus. | Von Metratresia herrührend. Происходящій отъ Metratresia.

Metrelcosis, v. Metrhelcosis.

Metrelosis, v. Metrhelosis.

839) Metremphracticus. | Von Metremphraxis herrührend. Происходящій отъ Metremphraxis.

840) Metremphraxis (metra et emphraxis). | Der Uterusinfarkt, Die Verstopfung der Gebärmutter. Засореніе матки. Vid. Infarctus uteri.

841) Metrenchyta, Metrenchytes

3*

(metra et enchyta). | 1) Die Mutterspritze. Маточный сифонъ. 2) Muttermittel. Маточныя средства.

842) Metreurysma (metra et eurysma). | Eine (krankhafte) Ausdehnung der Gebärmutter. Противоестественное расширеніе матки.

843) Metreurysmaticus. | Von Metreurysma herrührend. Происходящій отъ Metreurysma.

844) Metrhelcosis (metra et helcosis). | Ein Gebärmuttergeschwür. Язва матки.

845) Metricus (metra). | Den Uterus betreffend. Принадлежащій къ маткѣ, маточный.

846) Metritis (Metra), Hysteralgia inflammatoria, Hysteritis, Inflammatio uteri. | Die Gebärmutterentzündung. Воспаленіе матки.

847) Metritis chronica occulta. | Die chronische verborgene Mutterentzündung. Хроническое воспаленіе матки.

Metritis occulta, v. Metritis chronica.

Metritis purulenta, v. Leucorrhoea purulenta.

848) Metrocampsis (metra et campsis) | Die Umbeugung der Gebärmutter. Наклоненіе, Заворачиваніе матки. Vid. Hysterhelosis.

849) Metrocarcinoma (metra et carcinoma). | Der Mutterkrebs. Ракъ матки.

Metrocele (metra et cele) = Hysterocele, v. Hernia uterina.

Metrocelides (mater et celis) = Naevi materni.

Metroloxia (metra et loxos) = Hysteroloxia.

850) Metroloxicus. | Von Metroloxia herrührend. Происходящій отъ Metroloxia.

Metromania (metra et mania) = Nymphomania.

851) Metromanicus. | Von Metromania herrührend. Происходящій отъ Metromania.

852) Metron, Metrum, μέτρον (μετρέω, messen; мѣрлю). | Das Mass, Messinstrument. Мѣра.

853) Metronanodes (metra et nanodes). | Von einer zu kleinen Gebärmutter herrührend. Причиняемый весьма малою маткою.

854) Metropolypus (metra et polypus) polypus s. cercosis uteri, Physconia uteri polyposa. | Mutterpolyp, Fleischpolyp der Mutter. Полипъ матки или маточный.

Metroproptosis (metra et proptosis) = Hysteroptosis s. prolapsus uteri.

855) Metroptosis (metra et ptosis). | Der Muttervorfall. Выпаденіе матки.

856) Metroptoticus. | Von Metroptosis herrührend. Происходящій отъ Metroptosis.

Metrorhexis, v. Metrorrhexis.

857) Metrorrhagia (metra et rhage), Haemorrhagia uteri, Hysterorrhagia, Sanguifluxus uterinus. | Mutterblutsturz, Blutfluss der Gebärmutter. Маточное кровотеченіе. Vid. Menstruatio et Haemorrhagia uteri.

Metrorrhagia haemorrhoidalis, v. Haemorrhoides uteri.

Metrorrhagia lochialis, v. Lochia.

Metrorrhagia puerperia, v. Lochia.

858) Metrorrhagicus. | Von Metrorrhagia herrührend. Происходящій отъ Metrorrhagia.

859) Metrorrhecticus. | Von Metrorrhexis herrührend. Происходящій отъ разрыва матки.

860) Metrorrhexis (metra et rhexis). | Der Gebärmutterriss, Mutterriss, Die Zerreissung der Gebärmutter. Разрывъ матки. Vid. Ruptura uteri.

861) Metrorrhoea (metra et rhoea). | Ein Ausfluss von Blut, Schleim etc. aus dem Uterus. Истеченіе крови, слизи и проч. изъ матки.

862) Metrorrhoicus. | Von Metrorrhoea herrührend. Происходящій отъ Metrorrhoea.

863) Metrosteresis (metra et steresis). | 1) Exstirpation des Uterus. Изсѣченіе матки. 2) Der Mangel der Gebärmutter. Недостатокъ матки.

864) Metrostereticus. | Von Metrosteresis herrührend. Происходящій отъ Metrosteresis.

Metrotomia (metra et tome) = Hysterotomia.

865) Metrotomicus. | Die Metrotomia betreffend. Относящійся къ Metrotomia.

Metrotomus = Metrotomicus.

866) Metroxylon. | Sagopalme. Саговникъ.

867) Metroxylon Ruffia, Sagus Ruffii. | Ruffische Sago-Zapfenpalme. Саговая пальма Мадагаскара или Руффійская.

868) Metroxylon sagus, Sagus Rumphii. | Molukkische Sago- od. Zapfenpalme. Молюкская саговая пальма.

869) Metroxylon viniferum, Sagus Raphia. | Sago-Zapfenpalme. Винценосная саговая пальма или Саговникъ Рафія.

Metrum, v. Metron.

870) Metus, Timor, Pavor, Formido,

Formidatio, Reformidatio. | Furcht, Befürchtung. Страхъ, Боязнь.

Metus mortis, v. Timor mortis.

871) Meum. | Bärwurz. Медвѣдка.

872) Meum athamanticum, Aethusa meum. | Officinelle Bärwurz, Bärenfenchel. Укропъ медвѣжій, Покрынникъ аптечный или медвѣжій корень.

873) Meum foeniculum, Anethum foeniculum, Foeniculum vulgare. | Fenchel-Bärwurzel, Gemeiner Fenchel. Укропъ или Копръ волоскій или Италіанскій.

874) Meum mutellina, Phellandrium mutellina. | Alpenbärwurzel. Альпійскій покрынникъ.

Mezereum, v. Daphne mezereum.

875) Miamma, Miansis, Miaria, Miasma, Miasmos (μιαινω, v. Miasma). | Die Verunreinigung, Befleckung. Нечистота, Запятнаніе, Оскверненіе.

876) Miasma (μιαινω, unrein machen, beschmutzen; дѣлать нечистымъ, осквернять). | Das Miasma, Der (in der Luft sich entwickelnde) Krankheitsstoff. Болѣзнотворное (въ воздухѣ имѣющееся) вещество, Прилипчивость, Повѣтріе.

877) Miasma epidemicum. | Das epidemische Miasma. Прилипчивость повальная.

878) Miasmaticus (v. Miasma). | Durch Miasma entstanden, Miasmatisch. Причиняемый прилипчивостью, Прилипчивый.

879) Mica. | Ein Krümchen, Brocken. Крохи, Крошка, Крошечка.

880) Mica s. Micula panis albi. | Semmelkrumen. Крошка изъ булки, Мякишь бѣлаго хлѣба.

881) Micania officinalis. | Mikanie. Миканія.

882) Micans. | Schimmernd. Сверкающій, Меркающій.

Micatio cordis et arteriarum, v. Systole.

883) Micrencephalicus. | Durch Mikrocephalon entstanden. Причиняемый весьма малымъ мозгомъ.

884) Microcephalion, Microcephalum, Microcephalon, Micrencephalon (micros et encephalon). | Ein zu kleines Gehirn. Весьма малый мозгъ.

885) Microcephalicus (v. Microcephalon). | Von einem kleinen Kopfe herrührend. Происходящій отъ Microcephalon.

886) Microcephalon (v. Microcephalos) s. Microcephalum. | Ein zu kleiner Kopf. Весьма малая голова.

887) Microcephalos, Microcephalus (micros et cephale). | Einen kleinen Kopf habend. Малоголовый.

888) Microchronometrum (micros et chronometrum). | Ein Mikrochronometer, Ein Werkzeug zur genauen Messung sehr kleiner Zeiträume. Микрохронометръ, Орудіе для измѣренія весьма малыхъ временъ (частей времени).

889) Microcosmicus (v. Microcosmus). | Den Mikrocosmus betreffend. Относящійся къ Microcosmus.

890) Microcosmographia (microcosmus et graphe), v. Anthropologia et Physiologia.

891) Microcosmologia (microcosmus et logos). | Die Lehre vom Mikrocosmus. Ученіе о Microcosmus.

892) Microcosmus (micros et cosmos). | Der Mikrokosmus, Die kleine Welt, Das einzelne lebende Individuum, bes. der Mensch. Малый міръ, Человѣкъ.

893) Micrographia (micros et graphe). | Die Beschreibung sehr kleiner Gegenstände. Макрографія, Описаніе мѣлкихъ предметовъ.

894) Micrologia (micros et logos). | Die Mikrologie, Pedanterie, Der Kleinlichkeitsgeist. Педантство.

895) Micrometrum (micros et metrum). | Das Mikrometer, Ein Werkzeug zum Messen sehr kleiner Dinge. Микрометръ, Орудіе для измѣренія мѣлкихъ предметовъ.

896) Micropeza (Musca) cellaris. | Die Essigfliege. Погребная муха.

897) Microphaes (micros et phaos). | Durch Gewohnung an schwaches Licht entstanden. Происходящій отъ привычки переносить малый свѣтъ.

898) Microphonia (micros et phone). | Eine sehr (kleine) feine, schwache Stimme. Весьма тонкій, слабый голосъ.

899) Microphonus. | Mit sehr feiner Stimme begabt. Имѣющій весьма тонкій голосъ.

Microphthalmia (v. Microphthalmus) = Atrophia oculi.

900) Microphthalmus (micros et ophthalmos). | 1) Wer kleine Augen hat. Имѣющій малые глаза. 2) = Microphthalmia.

901) Microphyllus s. parvifolius. | Kleinblätterig. Мѣлколистный.

Micropsia, v. Suffusio extenuata.

902) Micropsychia (v. Micropsychos). | Die Kleinmüthigkeit. Малодушіе.

903) Micropsychos (micros et psyche). | Kleinmüthig. Малодушный.

904) Micropterus (micros et pterys). | 1) Kleinflügelicht. Мѣлкокрылый. 2) Kleinflossig. Мѣлкоперый.

Micropyle, v. Foramen.
905) Microrchis (micros et orchis). | Ein männliches Subjekt mit sehr kleinen Hoden. Имѣющій весьма малыя ядра.
906) Microrrhizos (micros et rhiza). | Kleinwurzelig, Mit kleinen Wurzeln. Мѣлкокоренный.
907) Micros, μικρος. | Klein. Малый.
908) Microscopium (micros et scope), Engyscopium, Vitrum majorativum. | Das Mikroskop, Vergrösserungsglas. Микроскопъ, Увеличительное стекло.
909) Microscopium solare. | Sonnenmikroskop. Солнечный микроскопъ.
910) Microsphyctus (micros et sphygmus). | Wer einen kleinen Puls hat. Имѣющій малый пульсъ.
911) Microsplanchus (micros et splanchnon). | Wer kleine Eingeweide hat. Имѣющій малыя внутренности.
912) Microstomata, Ostracia. | Kleinmäuler, Panzerfische. Малоустныя, Кузовоки.
913) Microtes (v. Micros). | Die Kleinheit. Малость.
914) Microtrophia (micros et trophe). | Eine geringe, spärliche Nahrung. Слабое, малое питаніе.
915) Microtrophus (v. Microtrophia). | 1) Spärlich, Schlecht genährt. Мало, Худо питанный. 2) Wenig nährend. Малопитательный.
916) Mictio (μιγω, μιγγω; mingo, harnen; мочить), v. Excretio urinae.
Mictio involuntaria s. inopportuna, v. Enuresis.
Mictus, v. Excretio urinae.
Mictus eruentus s. Sanguineus, v. Haematuria vera.
917) Mictus cruentus vermiformis, Lumbricorum mictus. | Wurmförmiger Blutklumpenabgang aus der Harnröhre. Кровавое мочеиспражненіе червообразное.
Mictus involuntarius, v. Enuresis et Incontinentia urinae.
Mictus lumbricorum, v. Mictus eruentus vermiformis.
Micula panis, v. Mica panis.
918) Migma (μιγνυμι, mischen; смѣшивать). | Das Gemisch, Die Mixtur. Смѣсь, Микстура.
Migrana (Migraine), v. Hemicrania.
919) Miles, itis. | Der Soldat. Воинъ, Солдатъ.
920) Miliare. | Frieselblatter. Просовидная сыпь.
921) Miliaria, Febris miliaris, Purpura miliaris, Exanthema miliare. | Wahrer Friesel, Die Frieseln, Das Frieselfieber, Frieselexanthem. Просовидная сыпь, Прособразный лишай.
922) Miliaria alba. | Weisser Friesel. Просовидная сыпь съ прыщами, имѣющими бѣлую окружность.
923) Miliaria aquosa s. crystallina. | Der Perlfriesel. Просовидная сыпь съ пузырками наполненными кристальною влагою.
Miliaria crystallina, v. Miliaria aquosa.
924) Miliaria febrilis, acutà, Febris s. Pyrexia miliaris primaria, idiopathica, essentialis, critica. | Das primäre, idiopathische, essentielle, kritische Friesel- oder Hirsenfieber. Первоначальная, идіопатическая, критическая просовидная сыпь съ лихорадкою.
Miliaria livida, v. Miliaria violacea.
925) Miliaria lenticularis. | Linsenähnlicher Friesel. Просовидная сыпь съ чечевицеобразными прыщами.
926) Miliaria non febrilis, chronica. | Der chronische Friesel. Просовидная сыпь безъ лихорадки, хроническая.
Miliaria papillaria, v. Miliaria papulosa.
927) Miliaria papulosa, papillaria. | Das papulöse Frieselexanthem, Frieselknötchen. Просовидная сыпь прыщеватая, Пузырчатая.
928) Miliaria purpura, Febris purpura miliaris Hahnemanni. | Purpurfriesel, Rother Hund. Просовидная сыпь пурпуровая. Vid. Miliaria rubra.
929) Miliaria purulenta. | Eiterfriesel. Просовидная сыпь съ гноевидною лимфою.
Miliaria putrida, v. Miliaria violacea.
930) Miliaria rubra, purpura. | Rother Friesel. Просовидная сыпь съ прыщами окруженными краснымъ какъ бы воспаленнымъ кольцомъ.
931) Miliaria secundaria critica. | Das sekundäre, kritische Frieselfieber. Послѣдственная, критическая просовидная сыпь съ лихорадкою.
932) Miliaria violacea, livida, putrida. | Bläulicher oder Blutiger Friesel. Просовидная сыпь фіолетовая.
Miliolum, v. Milliolum.
933) Militaris, e. | Die Soldaten od. das Kriegswesen betreffend, Soldatisch, Militärisch. Военный, Воинскій.
934) Milium. | 1) Hirse. Пшено, Просо. 2) Der Frieselausschlag. Просовидная сыпь.
935) Milium palpebrarum. | Das Hirsenkorn der Augenlieder. Просовидный бугорокъ на вѣкахъ.
Milium solis, v. Lithospermum.

Millefolium, v. Achillea millefolium.

936) Millepedes aselli. | Die Kelleresel, Kellerwurm, Tausendfüsse. Обыкновенныя мокрицы, Стоноги. Vid. Armadillo vulgaris.

937) Millepedes praeparati, Aselli. | Zubereitete Kelleresel. Приготовленные стоноги.

938) Millepedes recentes. | Frische Kellerwürmer. Стоноги свѣжіе.

939) Milliolum. | Das Hirsenkorn am Augenliede. Просовидный бугорокъ на вѣкахъ.

Milo-hyoidens, v. Mylo-hyoideus.

Milphae, Miltosis, Milphosis, μιλφαι, μιλφωσις = Madarosis.

Miltos = Minium.

Miltosis = Madarosis.

940) Mimice, μιμικη, μιμησις (μιμεομαι, nachahmen; подражать). | Die Mimik. Мимика.

Mimosa catechu, v. Acacia catechu.

Mimosa nilotica, v. Acacia nilotica.

Mimosa senegal, v. Acacia senegal.

Mina, Mna = unc. xvj.

Minae, v. Mammae.

Minctio, v. Excretio urinae.

Minctura, v. Excretio urinae.

941) Minera. | Erz, Bergstufe. Руда, Ископаемое, Рудокопня.

942) Mineralia, Fossilia subterranea. | Mineralien, Mineralkörper, Mineralische Körper, Mineralische Substanzen, Erden, Untererdgewächse, Fossilien, Unterirdische Körper. Минералы, Ископаемыя.

Mineralia larvata, v. Petrefacta.

943) Mineralogia (minera et logos). | Mineralogie, Die Lehre von den Mineralien. Минералогія, Ученіе объ ископаемыхъ.

Minex arachnoidea, v. Membrana arachnoidea.

Minex media, v. Membrana arachnoidea.

944) Minister. | Gehülfe, Assistent, Aufwärter, Diener. Служитель, Помощникъ, Услужникъ.

Minium, v. Plumbum hyperoxydulatum.

945) Minium rubrum. | Sandix, Mening. Сурикъ.

Minythosis, v. Meiosis.

Mioliolum, v. Milium.

Miosis, v. Meiosis.

Mirabilis dichotoma et longiflora, v. Mirabilis jalappa.

946) Mirabilis jalappa, dichotoma et longiflora. | Wunderblume. Чудоцвѣтъ ялапь.

Mirabilis peruviana, v. Jalappa.

Mirach = Epigastrium.

947) Miraculum, Mirum, Thauma. | Wunder. Чудо, Диво.

948) Miratio, Miratus. | Verwunderung, Wundern. Удивленіе.

Miratus, v. Miratio.

949) Mirobalani. | Mirobalanen. Миробаланы.

950) Mirobalani bellíricae. | Bellirische Mirobalanen. Миробаланы беллирійскіе.

951) Mirobalani chebulae. | Grosse schwarzbraune Mirobalanen. Миробаланы большія.

952) Mirobalani citrinae, luteae, flavae. | Gelbe Mirobalanen. Миробаланы желтыя.

953) Mirobalani emblicae. | Aschfarbene Mirobalanen. Миробаланы сѣрые.

Mirobalani flavae, v. Mirobalani citrinae.

954) Mirobalani indicae s. nigrae. | Indianische oder Schwarze Mirobalanen. Миробаланы Индійскіе.

Mirobalani luteae, v. Mirobalani citrinae.

Mirobalani nigrae, v. Mirobalani indicae.

Mirocele, v. Hernia cruralis.

Mirum, v. Miraculum.

955) Misanthropia (v. Misanthropus). | Misanthropie, Menschenhass, Menschenfeindschaft. Ненависть къ людямъ, Мизантропія.

956) Misanthropus, μισεω, μυσαω, μυσαιτω; hassen; ненавидѣть). | Ein Misanthrop, Wer Menschen hasst. Мизантропъ, Нелюдъ, Страждущій мизантропіею.

Miseratio, v. Misericordia.

957) Miserere. | Das Miserere, Kothbrechen. Рвота каломъ, Изверженіе кишечныхъ нечистотъ ртомъ. Vid. Ileus.

Miserere mei, v. Ileus.

958) Misericordia, Miseratio. | Mitleid, Barmherzigkeit. Милосердіе, Сострадательность.

959) Misogamos (misos et gamos). | Heirathsscheu, Ehefeind. Брака боящійся.

960) Misogynus (misos et gyne). | Ein Weiberfeind. Имѣющій ненависть къ женскому полу, женоненавистникъ.

961) Misogynicus (v. Misogynus). | Durch Hass zum weiblichen Geschlechte entstanden. Происходящій отъ женоненависти или ненависти къ женскому полу.

962) Misopsychia (misos et psyche). | Ein Trübsinn mit Lebensüberdruss. Меланхолія съ опостылостію жизни.

963) Misoptochos (misos et πτωχος, ein Armer; бѣдный) = Arthritis.

964) Misos (μισω, μιαινω, beschmutzen; пятнаю, оскверняю). | Der Abscheu, Hass. Отвращеніе, Ненавистъ.

965) Misozoëticus (misos et zoë). | Aus Lebensüberdruss entstanden. Происходящій отъ опостылости жизни.

966) Missio sanguinis. | Blutentziehung, Aderlass. Кровопусканіе.

Mistio, Mistura, Mistus = Mixtura.

967) Misy. | Gelber Atramentstein. Желтый, чернильный камень.

968) Mitella, μιτρον (dim. a Mitra). | Eine Armbinde, Armschlinge, Scherpe, Ein Tragband. Поддерживающая верхнюю конечность повязка, Шарпъ.

Mitella quadrangularis, v. Suspensorium quadrangulare.

969) Mithridatium s. Mithridatium Damocratis. | Mithridat. Митридатъ (Противоядное лекарство имъ изобрѣтенное).

970) Mitigans. | Beruhigend, Besänftigend. Умягчающій, Укротительный, Укрощающій.

971) Mitigatio. | Beruhigung. Укрощеніе.

972) Mitis, e. | Gelind, Mild, Sanft. Кроткій, Смирный, Тихій.

973) Mitra. | Die Binde, besonders Kopfbinde, Mütze. Повязка, особ. головная, Колпакообразная шапка, Колпакъ, Коническая шляпа.

974) Mitra capitalis Hippocratis, Fascia capitis reflexa. | Die Mütze des Hippokrates, Der Schaubhut. Повязка колпакообразная (Иппократа).

Mitra Hippocratis, v. Capellina.

975) Mitra mulierum seu Starkii. | Weibermütze, Haubenförmige Binde. Вязанный, сѣтчатый колпакъ.

976) Mitra vulgaris. | Die Kopfbinde, Eine Art Mütze, Der Schaubhut. Коническая шляпа, Колпакъ.

977) Mitralis, e. | Mitral-, Mützenförmig. Митровидный, Митрообразный.

Mixis, v. Mixtio.

978) Mixopyos, μιξοπυος (μισγω, μιγνυμι, mischen, et pus). | Mit Eiter untermischt. Смѣшенный съ гноемъ.

979) Mixtio, Mixtus, Mixtura, Synthesis (μισγω, misceo, mischen; мѣшать). | Mischung, Vermischung, Zusammensetzung. Смѣсь, Смѣшиваніе, Смѣшеніе.

980) Mixtura, Mistura, Mixtio, Mistio, Crama, Croma, Chrama. | Mixtur. Смѣшеніе, Смѣсь, Микстура.

Mixtura ammoniaci, v. Lac ammoniaci.

Mixtura camphorae, v. Mixtura camphorata.

981) Mixtura camphorata, Julapium camphoratum, Mixtura camphorae. | Kampfermixtur. Смѣшеніе камфорное.

Mixtura Hulmiana, v. Mixtura kalino-sulphurica.

982) Mixtura kalino-citrata, s. Potio Riveri. | River's Tränkchen. Смѣшеніе изъ лимонокислаго кали, Риверіево питье.

983) Mixtura kalino-sulphurica s. Hulmiana. | Hulm's Tränkchen. Микстура сѣрнистое-кали или Гульміяново питье.

984) Mixtura moschi, v. Julapium moschati.

985) Mixtura natroso-tartarica s. Pulvis aërophorus Vogleri. | Vogler's luftentwickelndes Pulver, Brausepulver. Микстура виннокаменно-кислаго натра или Шипучая микстура, Шипучій порошокъ.

986) Mixtura oleosa, Linctus oleosus. | Oelige Mischung. Масленный лизунецъ.

987) Mixtura oleoso-balsamica, Balsamum vitae Hoffmanni. | Oelige, balsamische Mischung, Hoffmann's Lebensbalsam. Жизненный бальзамъ Гофманновъ.

988) Mixtura pyri-tartarica, Mixtura simplex, Mixtura pyro-tartarica camphorata. | Brenzlich-weinsteinsaure Mixtur oder Tinktur. Смѣшеніе простое камфорное.

Mixtura pyro-tartarica camphorata, v. Mixtura pyro-tartarica.

989) Mixtura sulphurica acida, Liquor acidus Halleri, Aether sulphuricus acidus, Elixir acidum Halleri, Acidum sulphuricum alcoholisatum. | Saure, Schwefelsaure Mixtur, Haller's saures Elixir. Галлеровъ кислый эликсиръ.

Mixtura vulneraria acida, v. Aqua vulneraria Thedenii.

990) Mixtus. | Gemischt. Смѣшенный.

991) Mneme, μνημη (μνεω, μναω, μνημη, sich erinnern; припомнить). | Das Gedächtniss. Память.

Mnemoneuticus = Mnemonicus.

992) Mnemonicus (μνεω, v. Mneme). | Zum Gedächtniss, zur Erinnerung gehörig. Принадлежащій къ памяти, къ воспоминанію.

Mnium hygrometricum, v. Funaria hygrometrica.

993) Mobilis. | Beweglich. Подвижный.

994) Mobilitas. | Beweglichkeit. Движимостъ. Vid. Inconstantia.

Mobilitas musculorum, v. Hypercinesis et Motus musculorum.

995) Mochlia, Mochleusis (μοχλος, der Hebel, рычагъ; μοχλεω, wirken durch den Hebel, подвигать что посредствомъ рычага). | Das Einrichten von Verrenkungen. Вправленіе вывихнутыхъ костей.

996) Mochlicus (v. Mochlia). | Das Bewegen, Heben betreffend. Относящійся къ движенію, къ подниманію.

997) Mochthos, μοχθος. | Die schwere Arbeit, Das schwere Leiden. Тяжелая работа, Тяжелое страданіе.

Modalitas, v. Modus.

Moderantia, v. Moderatio.

998) Moderatio, Temperantia, Modestia, Moderantia, Temperatio, Temperies. | Mässigkeit, Einschränkung. Умѣреніе, Умѣренность.

999) Modestia. | Bescheidenheit. Скромность. Vid. Moderatio.

1000) Modestus. | Bescheiden. Скромный.

1001) Modificatio. | Modification. Измѣненіе, Видоизмѣненіе, Модификація, Ограничиваніе, Умѣриваніе.

Modiolus, v. Corona trepani.

1002) Modiolus cochleae, s. Nucleus, s. Columella, s. Pyramis, s. Conus, s. Pars intima cochleae. | Modiolus der Kochlea, Kernachse, Spindel, Pyramide, Walze der Schnecke. Пирамидка улитки.

Modulamen sonorum, v. Melodia.

Modulamen vocis, v. Melodia.

Modulamentum sonorum, v. Melodia.

Modulamentum vocis, v. Melodia.

Modulatio sonorum, v. Melodia.

Modulatio vocis, v. Melodia.

1003) Modus, Modalitas. | Mass, Umfang, Ziel, Art, Weise, Modalität. Образъ, Способъ, Мѣра, Размѣръ, Цѣль, Предѣлъ.

Modus cerebri, v. Protuberantia annularis cerebri.

1004) Modus progressivus. | Die progressive Art. Образъ поступательный.

Modus vitae, v. Forma vitae.

Moenchia sativa, v. Camelina sativa.

Moenia dentium, v. Alveoli dentium.

1005) Moeror, Maeror. | Gram, Harm, Abgrämen, Abhärmen. Печаль, Прискорбіе.

Moestitia, v. Tristitia.

1006) Mogilalos (mogis et λαλειν, v. Lalia). | Schwer redend, Stammelnd. Заика.

1007) Mogis, μογις. | Mit Mühe, Kaum. Съ трудомъ, Едва.

1008) Mogos, μογος. | Die Mühe, Arbeit, Der Schmerz, Kummer, Das Leiden. Работа, Трудъ, Тягость, Бѣдствіе, Болѣзнь.

1009) Mola. | 1) μυλη. Die Mühle. Мѣльница. 2) Das Mondkalb, Mondkind, Die Klumpfrucht. Моля, Заносъ, Мясный клубъ или наростъ, Ложный плодъ, Ложное зачатіе. Vid. Patella.

Mola aërosa, v. Mola ventosa.

1010) Mola aquosa. | Wassermola. Водяный клубъ.

Mola botryoïdes = Mola racemosa.

1011) Mola calcarea. | Die Kalkmole. Заносъ или Клубъ или Наростъ известковый.

1012) Mola carnea s. carnosa. | Die Fleischmole. Мясный клубъ или заносъ или наростъ.

1013) Mola cornea. | Die Hornmole. Роговый клубъ или заносъ.

1014) Mola crinata. | Die Haarmole. Волосяный клубъ или заносъ.

1015) Mola cruenta. | Blutmole. Кровавый клубъ или наростъ.

Mola carnosa, v. Mola carnea.

1016) Mola dissimilaris. | Die mannigfaltige (verschiedene Theile enthaltende) Mole. Клубъ или заносъ разнородный.

Mola genu, v. Patella.

1017) Mola hydatidea. | Die Blasenmole. Мясный клубъ или наростъ пузырчатый.

1018) Mola figurata. | Die (vermeintliche) belebte, verschiedene Gestalt habende Mole. Мясный клубъ или заносъ (мнимое) оживленный.

Mola intestinorum, v. Colica polyposa.

Mola praegnans, v. Mola vera.

Mola racemosa, v. Mola vesicularis.

1019) Mola spuria. | Falsche Mole. Клубъ или заносъ ложный.

1020) Mola tendinosa. | Die Flechsenmole. Клубъ или Наростъ или Заносъ сухожильный.

1021) Mola ventosa s. aërosa. | Windmole. Воздушный клубъ или наростъ.

1022) Mola vera, Germen falsum, Graviditas molaris. | Wahre Mole. Мясный клубъ или заносъ истинный.

1023) Mola vesicularis s. racemosa. | Die Traubenmole. Мясный клубъ или наростъ похожій на виноградную кисть.

Molares, v. Dentes molares.

1024) Molaris (v. Mola, Myle). | Was zu einer Mühle gehört. Принадлежащій къ мѣльницѣ, Дѣйствующій подобно мѣльницѣ.

Moldavica, i. q. Melissa turcica.

1025) Moleculae. | Molekülen, Moleküls. Малѣйшія частицы.

Moles, v. Materia et Volumen.

Moles gangliformis, v. Ganglion Gasseri.

Moles rudis indigestaque, Ovid., v. Chaos.

1026) Molestia. | Missvergnügen, Beschwerlichkeit, Verdruss. Скука, Тяжесть, Печаль, Неудовольствіе.

1027) Molestus. | Beschwerlich. Тягостный.

Molibdaena, v. Molybdaena.

1028) Molimina (plur. a molimen). | Bemühungen, Triebe, Bestreben. Усилія, Позывы, Начатки, Припадки, Предначинанія.

Molimina abortus, v. Colica abortiva.

1029) Molimina haemorrhoidalia, Dispositio haemorrhoidalis. | Hämorrhoidaltriebe oder Zufälle. Предвѣстники или усилія къ гемороідальному теченію, или Геморойные, Почечуйные припадки.

1030) Molimina menstrualia s. menstruorum, s. ad menstruationem, s. menstruationis. | Menstrualtriebe od. Zufälle. Предвѣстники, усилія, позывы къ маточному очищенію.

1031) Molimina (s. Conatus) naturae. | Bemühungen oder Bestreben der Natur. Стремленія, подвиги природы.

Molities, v. Mollitia.

Molitudo, v. Mollitia.

Molliculus, v. Mollis.

Mollientia, v. Emolientia.

1032) Mollis, Molliculus, Effeminatus, Mulieratus, Malacissatus, Malacosarcus, Philomalacos. | Ein Weichling. Изнѣженный человѣкъ.

1033) Mollis, e, adj. | Weich, Biegsam, Zart, Sanft. Мягкій, Гибкій, Изнѣженный, Нѣжный.

1034) Mollitia, Mollities, Mollitudo, Effeminatio, Ecthelynsis. | Weichheit, Weichlichkeit. Мягкость, Нѣжность, Изнѣженность.

1035) Mollities. | Erweichung. Умягченіе. Vid. Mollitia.

1036) Mollities s. Carnificatio ossium, Malacosteon, Osteosarcosis. | Die Knochenerweichung. Мягкость костей.

1037) Mollities s. Malaxis unguium. | Nagelerweichung, Weichheit der Nägel. Мягкость ногтей.

1038) Mollities viscerum. | Die Erweichung der Eingeweide. Мягкость внутренностей.

Mollitudo, v. Mollitia.

Mollopes, v. Molops et Vibices.

1039) Mollusca. | Weichthiere, Weichwürmer. Мягкія животныя. Vid. Verruca carnea.

1040) Molluscum. | Eine Schwammgeschwulst. Губчатая опухоль.

Molopes (Vibices, Enchymoma, Sugillationes), v. Molops.

Molospermum peloponnesiacum, v. Ligusticum peloponnesiacum.

1041) Molops, μώλωψ, genit. —ωπος, —opis. | Eine Strieme, Blutstrieme, Schwiele von Schlägen. Рубецъ, Шарамъ отъ удара или побоевъ. Vid. Vibex.

1042) Moluccella laevis. | Glatter Trichterkelch, Syrische Molukke. Молуцелла гладкая.

Mollucense lignum, v. Ricinus.

1043) Molybdaena. | Molybdän, Reissblei, Wasserblei. Молибденъ. Vid. Plumbago.

1044) Molybdites (v. Molybdos). | Von Blei, Bleiern. Свинцовый.

1045) Molybdos, μόλυβδος. | Blei. Свинецъ.

Molyne (μολύνω, v. Molynsis) = Anus.

1046) Molynsis (μολύνω, beschmuzzen; замарать). | 1) Die Besudelung, Verunreinigung. Запачканіе, Замарываніе. 2) = Miasma.

1047) Momentaneus. | Kurz, Von kurzer Dauer. Маловременный, Мгновенный.

1048) Momentum. | Moment, Einfluss, Beweggrund, Umstand, Beschaffenheit, Minute. Моментъ, Обстоятельство, Важность, Сила вещи, Минута.

1049) Momordica. | Balsamapfel. Дерябка.

1050) Momordica balsamina. | Gemeiner Balsamapfel, Wunderapfel. Любовныя яблоки.

1051) Momordica charantia. | Gurkenartiger Balsamapfel, Bitter-Springgurke, Papak. Огурцевидная папари.

1052) Momordica elaterium, Cucumis asininus. | Eselsbalsamapfel, Eselsgurke, Springgurke, Wilde Gurke. Огурецъ ослиный или лошаковъ, Элатеръ, Сокъ ослинаго огурца, Бальзамовое дерево.

1053) Momordica purgans. | Purgirender Balsamapfel. Дерябка проносная.

1054) Monacha (μοναχη, v. Monachus). | Die Nonne. Монахиня.

1055) Monachus (monos et εχω). | Der Mönch. Монахъ.

Monae, i. q. Nates.

1056) Monadelphia (monos et adelphia). | Die Monadelphie (16. Linn. Kl.), Pflanzen mit verwachsenen Staubfäden, Einbrüderige, Einbrüderschaft. Однобратство (16 кл. Лин. растѣнія, коихъ тычинки срослись вмѣстѣ въ одинъ пучокъ).

1057) Monadelphus (v. Monadelphia). | Einbrüderig. Однобратный.

1058) Monades. | Monaden. Монада.

1059) **Monandria** (monos et andria). | Die Monandrie, Einmännige, Die erste Linn. Klasse, Pflanzen mit einem Staubfaden. Одномужіе, Первый Лин. кл. растѣній, имѣющихъ одну тычинку.

1060) **Monandricus** (v. Monandria). | Einmännig. Одномужескій.

1061) **Monandrus** (v. Monandria). | Einmännig. Одномужный.

1062) **Monangiae** (monos et angion). | Pflanzen mit einfachen Samenkapseln. Однопокрывальныя.

1063) **Monarcha**, *μοναρχης* (monos et *αρχω*, v. Archeus). | Der Alleinbeherrscher, Monarch. Монархъ, Самовластитель.

1064) **Monarchia** (v. Monarcha). | Die Monarchie, Alleinherrschaft. Монархія.

Monarchiae corporum, v. Regna naturae.

1065) **Monarda.** | Monarde. Монарда.

1066) **Monarda didyma.** | Vierfadige, Scharlachrothe Monarde. Монарда двойчатая.

1067) **Monarda fistulosa.** | Röhrichte Monarde. Монарда дудчатая.

1068) **Monarda punctata.** | Getüpfelte Monarde. Точечная монарда.

1069) **Monas**, *μονας*, genit. —*αδος*, —adis. | Die Einheit. Единица, Недѣлимое.

1070) **Monemeros** (monos et hemera). | Was für einen Tag gilt. Что только на одинъ день.

1071) **Moneres** (*μοναω*, v. Monos). | Einsam, Die Einsamkeit liebend. Уединенный, Любящій уединеніе.

1072) **Moneria trifolia.** | Dreiblätterige Monerie. Монерія трилистная.

1073) **Moniliformis.** | Rosenkranzförmig. Монистовидный, Четковидный.

Monitum, v. Prophetia.

Monoceros, v. Ceradoton monoceros.

1074) **Monocerus** (monos et ceras). | Einhornig. Однорогій.

1075) **Monoclinae**, Monoclini (monos et cline). | Zwitterblumen. Одноложные (цвѣты).

1076) **Monoclinia** s. Flores monoclinii. | Geschlechtsvereinigung. Одноложіе.

1077) **Monocoelicus** (monos et coelos). | Vom Dasein nur einer Herzkammer herrührend. Зависящій, происходящій отъ существованія одного только желудочка сердца.

Monocolon (monos et colon), v. Intestinum coecum.

Monocolum, v. Intestinum coecum.

1078) **Monocotyledones** (monos et cotyledon), Plantae monocotyledoneae. | Pflanzen mit einem Samenlappen, Monokotyledonen. Растѣнія односѣменнодольныя, Однопласчатыя.

Monoculum, v. Monocolon.

1079) **Monoculus** (monos et oculus). | Die einäugige Binde. Бинтъ одноокій или для одного глаза.

Monodon, v. Ceradoton monoceros.

Monodon monoceros, v. Ceradoton monoceros.

1080) **Monoecia** (monos et *οικος*, Haus, Wohnung; домъ). | Einhäusige. Однодомство. (Cl. Linn. 21.)

Monoëmeros, v. Monemeros.

1081) **Monogamia** (monos et gamos). | Einehige, Eine Unterabtheilung der 19. Linn. Kl. Однобрачіе, Подраздѣленіе 19 Лин. кл.

1082) **Monogamus** (v. Monogamia). | Einehelich. Однобрачный.

1083) **Monographia** (monos et graphe). | Die Monographie, Beschreibung oder Abhandlung eines einzelnen Gegenstandes. Монографія, Описаніе или сочиненіе объ одномъ только предметѣ.

1084) **Monogynia** (v. Monogynus). | Die Monogynie, Einweibige. Одноженство.

1085) **Monogynus** (monos et gyne). | Einweibig. Одноженный.

1086) **Monohemera** (v. Monemeros) scil. Affectio vel Febris. | Ein eintägiges Fieber. Лихорадка или болѣзнь продолжающаяся одинъ только день.

1087) **Monomania** (monos et mania). | Eine blos auf einen Gegenstand gerichtete Tollheit, Die sogenannte fixe Idee mit Anfällen von Tobsucht. Частное или одно-предметное ума помѣшательство. Vid. Mania partialis.

1088) **Monomaniacus.** | An Monomanie leidend. Страждущій мономаніею.

1089) **Mononycha** (monos et onyx). | Einhufige Thiere. Однокопытныя животныя.

Monopagia (monos et *παγω*, *πηγω*, v. Pagos), v. Hemicrania.

Monopegia = Monopagia.

1090) **Monopetalus** (monos et petalon). | Einblätterig, Mit einem Blumenblatte. Однолепестный.

Monophagia (monos et *φαγεω*, v. Aphagia) = Monositia.

Monophthalmus (monos et ophthalmus), v. Monoculus.

1091) **Monophyllus** (monos et phyllon). | Einblätterig. Однолистный. Vid. Gamophyllus.

1092) **Monopodius**, Monopus (monos

et πους, v. Pes). | Einfüssig, Mit einem Fusse. Съ одною ногою.

1093) Monopterus (monos et pteryx). | Einflügelicht, Einflossig. Одноперый, Однокрылый.

1094) Monopyrenus (monos et pyren). | Mit einem Kerne versehen. Съ однимъ только зерномъ.

1095) Monorchis (monos et orchis, plur. Monorchides), Monorchita, Spado. | Monorchis, Wer nur Einen Hoden hat. Имѣющій одно только ядро или яйцо.

Monorchita, v. Monorchis.

1096) Monos, μονος. | Nur Einer, Einer allein. Одинъ, Единственный.

1097) Monositia (monos et sitos). | Das nur einmalige Essen des Tages. Кушанье одинъ разъ въ сутки.

1098) Monospermus (monos et sperma). | Einsamig, Nur mit einem Samenkorn. Односѣмянный.

Monostylon, v. Monogynus.

1099) Monotropa, Hypopitys. | Ohnblatt, Fichtenspargel. Вертляница гладкая, Уединеница подсосонная.

1100) Mons veneris, Hebe. | Venusberg, Schamberg, Schooshügel. Венерина гора, Лобокъ.

1101) Monstra bicorporea. | Zweileibige Missgeburten. Двутѣлые уроды.

1102) Monstra per defectum, Atelia. | Missgeburten mit Mangel ganzer Glieder. Уроды недостаточествующіе въ цѣлыхъ членахъ, съ недостаткомъ частей.

1103) Monstra per deformitatem. | Missgeburten durch Ungestaltheit. Уроды съ безобразія.

1104) Monstra per excessum, Polymelia. | Missgeburten mit überzähligen Gliedern. Уроды съ излишними частями или избыточествующими членами.

1105) Monstra per situm abnormem, Metathesia. | Missgeburten durch abnorme Lage der Theile. Уроды съ необыкновеннымъ положеніемъ частей.

1106) Monstrositas. | Monstrosität. Уродливость, Уродство.

1107) Monstrosus. | Ungestaltet, Monströs. Безобразный, Уродливый, Чудовищный.

1108) Monstrum. | Ungeheuer, Missgeburt. Чудовище, Уродъ.

1109) Montanus. | Auf Bergen befindlich oder wohnend. Горній, растущій на горахъ.

Monthos = Onthos.

Monticuli hepatis, v. Porta.

Monticulus, v. Vermis superior cerebelli.

Monticulus carnosus, v. Caput galli gallinacei.

Monycha, v. Mononycha.

Monyx = Mononychos, v. Mononycha.

1110) Mora, Baccae mori nigrae. | Schwarze Maulbeere. Черныя шелковичныя или тутовыя ягоды.

Mora, v. Retardatio.

Mora vitae, v. Duratio vitae.

1111) Moralitas. | Moralität, Sittlichkeit. Нравоученіе, Нравственность.

1112) Morbi absolute insanabiles. | Absolut unheilbare Krankheiten. Совершенно неизлѣчимыя болѣзни.

1113) Morbi absolute lethales. | Absolut tödtliche Krankheiten. Неизбѣжно смертельныя или сущія смертоносныя болѣзни.

1114) Morbi accessorii. | Hinzukommende Krankheiten. Болѣзни съ другими соединяющіяся.

1115) Morbi acquisiti, adventitii. | Erworbene Krankheiten. Нажитыя, пріобрѣтенныя болѣзни.

1116) Morbi activi. | Aktive Krankheiten. Дѣятельныя болѣзни.

1117) Morbi acuti. | Hitzige Krankheiten. Острыя болѣзни.

Morbi acuti decidui, v. Morbi subacuti.

1118) Morbi acutissimi. | Höchst hitzige Krankheiten. Весьма скоротечныя болѣзни, Болѣзни самыя острѣйшія.

Morbi adventitii, v. Morbi acquisiti.

1119) Morbi aestivi. | Sommerkrankheiten. Лѣтнія болѣзни.

1120) Morbi aetatis virilis. | Krankheiten des männlichen Alters. Болѣзни мужескаго возраста.

1121) Morbi aetatum. | Krankheiten des Alters. Болѣзни возраста.

Morbi anathymiontes, v. Anathymion.

1122) Morbi ancipites. | Zweifelhafte Krankheiten. Сомнительныя болѣзни.

1123) Morbi animi. | Gemüthskrankheiten, Geisteszerrüttungen, Seelenstörungen. Душевныя болѣзни. Vid. Alienatio mentis.

1124) Morbi annui. | Jahrskrankheiten. Годовыя болѣзни.

1125) Morbi anomali, irregulares. | Unregelmässige, Anomale Krankheiten. Неправильныя болѣзни.

Morbi anomali periodici, v. Morbi periodici irregulares.

Morbi antiqui, v. Morbi inveterati.

Morbi archigeni = Morbi acuti.

1126) Morbi artificum. | Krankheiten der Künstler. Болѣзни ремесленныхъ людей.

1127) Morbi autumnales. | Herbstkrankheiten. Осеннія болѣзни.

1128) Morbi breves. | Kurzdauernde Krankheiten. Болѣзни краткія, кратковременныя, краткое время продолжающіяся.

1129) Morbi celati. | Verhehlte Krankheiten. Утаеваемыя болѣзни.

1130) Morbi chronici, diuturni. | Chronische, Langwierige Krankheiten. Хроническія, долговременныя, долгое время продолжающіяся болѣзни.

1131) Morbi cohaerentiae. | Krankheiten des Zusammenhanges. Болѣзни соединенія.

1132) Morbi complicati. | Verwickelte Krankheiten. Сопряженныя болѣзни.

1133) Morbi congeniti, connati. | Angeborne Krankheiten. Врожденныя болѣзни.

1134) Morbi congrui. | Angemessene Krankheiten. Болѣзни свойственныя нѣкоторому возрасту или полу.

Morbi consensuales, v. Morbi sympathici.

1135) Morbi contagiosi. | Ansteckende Krankheiten. Заразительныя болѣзни.

1136) Morbi continentes, continui. | Anhaltende Krankheiten. Непрерывныя болѣзни.

Morbi continui, v. Morbi continentes.

1137) Morbi continui remittentes. | Anhaltend-remittirende Krankheiten. Непрерывно-послабляющія болѣзни.

Morbi connati, v. Morbi congeniti.

Morbi corrupti, v. Morbi spurii.

1138) Morbi cutanei. | Hautkrankheiten. Накожныя болѣзни.

Morbi dentium, v. Odontopathia.

1139) Morbi detrimentosi. | Schädliche Krankheiten. Губительныя болѣзни.

Morbi deuteropathici, v. Morbi secundarii.

Morbi dispersi, v. Morbi sporadici.

1140) Morbi dissimulati. | Verheimlichte, Verhehlte Krankheiten. Утаеваемыя, скрываемыя болѣзни.

Morbi diuturni, v. Morbi chronici.

1141) Morbi dubii, occulti, obscuri. | Zweifelhafte, Verborgene, Dunkle Krankheiten. Сомнительныя, скрытныя болѣзни.

1142) Morbi endemici. | Endemische, Einheimische Krankheiten. Эндемическія, одномѣстныя болѣзни.

1143) Morbi epidemici. | Epidemische Krankheiten, Seuchen. Повальныя болѣзни.

1144) Morbi epizootici. | Epizootische Krankheiten. Эпизоотическія болѣзни.

1145) Morbi eruditorum. | Krankheiten der Gelehrten, Болѣзни ученыхъ.

1146) Morbi evolutionis. | Krankheiten der Entwickelung. Болѣзни (органическаго) развитія.

1147) Morbi exacerbantes. | Exacerbirende, An Stärke zunehmende Krankheiten. Болѣзни порами усиливающіяся.

Morbi exquisite acuti, v. Morbi simpliciter acuti.

1148) Morbi externi. | Aeussere Krankheiten. Внѣшнія, наружныя болѣзни.

Morbi exquisiti, v. Morbi veri.

1149) Morbi febriles. | Fieberhafte Krankheiten. Лихорадочныя болѣзни.

1150) Morbi feminini. | Krankheiten der Weiber, Weiberkrankheiten. Болѣзни женскія.

Morbi ficti, v. Morbi simulati.

1151) Morbi fixi. | Festsitzende, Fixe Krankheiten. Неподвижныя, постоянныя болѣзни.

1152) Morbi fluidorum. | Krankheiten der flüssigen Theile. Болѣзни жидкостей, влагъ.

Morbi genuini, v. Morbi veri.

Morbi graves, v. Morbi magni.

1153) Morbi gravidarum. | Krankheiten der Schwangern. Болѣзни беременныхъ.

1154) Morbi hereditarii. | Erbliche Krankheiten. Наслѣдственныя болѣзни.

1155) Morbi hiemales. | Winterkrankheiten. Болѣзни зимою господствующія.

1156) Morbi idiopathici. | Idiopathische, Eigenleidige Krankheiten. Идіопатическія болѣзни, отъ мѣстныхъ причинъ происходящія.

1157) Morbi immateriales. | Krankheiten ohne Materie. Болѣзни невещественныя.

1158) Morbi imputati. | Angeschuldigte Krankheiten. Болѣзни вмѣняемыя.

1159) Morbi incongrui. | Nicht angemessene Krankheiten. Необычайныя болѣзни.

1160) Morbi infantum. | Kinderkrankheiten. Дѣтскія болѣзни.

1161) Morbi insanabiles. | Unheilbare Krankheiten. Неизлѣчимыя болѣзни.

1162) Morbi intercurrentes. | Zwischenlaufende Krankheiten. Случайно протекающія болѣзни.

1163) Morbi intermittentes s. periodici. | Aussetzende, Wechselnde, Periodische Krankheiten. Перемѣжающіяся періодическія болѣзни.

1164) Morbi interni. | Innere Krankheiten. Внутреннія болѣзни.

1165) Morbi inveterati, antiqui. | Eingewurzelte, Veraltete Krankheiten. Застарѣлыя, закоренѣлыя болѣзни.

1166) Morbi irregulares. | Unregelmässige Krankheiten. Неправильная болѣзни. Vid. Morbi anomali.

1167) Morbi juvenum. | Krankheiten der Jünglinge. Болѣзни юношей.

1168) Morbi lactantium. | Krankheiten der Stillenden. Болѣзни питающихъ грудью.

1169) Morbi larvati. | Verlarvte Krankheiten. Болѣзни скрытыя, маскированныя, ненастоящія, подложныя.

1170) Morbi legitimi, veri. | Aechte Krankheiten. Истинныя болѣзни.

1171) Morbi lethales. | Tödtliche Krankheiten. Смертельныя болѣзни.

1172) Morbi leves, parvi. | Leichte Krankheiten. Легкія болѣзни.

1173) Morbi locales, topici. | Lokale, Oertliche Krankheiten. Мѣстныя болѣзни.

1174) Morbi longi. | Langwierige Krankheiten. Медлительныя болѣзни.

1175) Morbi magni, graves. | Schwere Krankheiten. Тяжкія болѣзни.

1176) Morbi maligni. | Bösartige Krankheiten. Злыя, Злокачественныя болѣзни.

1177) Morbi masculini. | Krankheiten der Männer. Болѣзни мущинъ или мужескія.

1178) Morbi materiales. | Krankheiten mit Materie. Болѣзни съ веществомъ.

Morbi mentales, v. Morbi animi.

1179) Morbi nervosi. | Nervenkrankheiten. Нервныя болѣзни.

1180) Morbi nervosi cum materia. | Materielle Nervenkrankheiten. Вещественно-чувственно-жильныя или Нервныя болѣзни.

1181) Morbi nervosi sine materia. | Nicht materielle, Reine Nervenkrankheiten. Невещественно-чувственно-жильныя или Нервныя болѣзни.

Morbi obscuri, v. Morbi dubii.

Morbi occulti, v. Morbi dubii.

1182) Morbi ominosi. | Bedenkliche Krankheiten. Сомнительныя болѣзни.

1183) Morbi pandemici s. populares. | Volkskrankheiten. Повсемѣстныя, Народныя болѣзни.

1184) Morbi parturientium. | Krankheiten der Gebährenden. Болѣзни родильницъ.

Morbi parvi, v. Morbi leves.

1185) Morbi passivi. | Passive Krankheiten. Страждущія болѣзни.

1186) Morbi per accidens lethales. | Zufällig tödtliche Krankheiten. Болѣзни случайно смертельныя.

1187) Morbi peracuti. | Sehr hitzige Krankheiten. Весьма острыя болѣзни.

1188) Morbi periculosi. | Gefährliche Krankheiten. Опасныя болѣзни.

1189) Morbi periodici s. typici, regulares. | Regelmässige Krankheiten. Правильныя, урочныя болѣзни. Vid. Morbi intermittentes.

Morbi periodici, erratici, v. Morbi periodici irregulares.

1190) Morbi periodici irregulares, anomali, erratici, vagi. | Unregelmässige Krankheiten. Неправильныя болѣзни.

Morbi periodici vagi, v. Morbi periodici irregulares.

1191) Morbi pertinaces. | Hartnäckige Krankheiten. Упорныя болѣзни.

1192) Morbi pestilentes. | Pestkrankheiten. Чумныя болѣзни.

1193) Morbi pilorum. | Haarkrankheiten. Болѣзни волосъ.

1194) Morbi pneumocardiaci. | Affektion oder Krankheiten der Brustorgane. Болѣзни грудныхъ органовъ.

Morbi populares, v. Morbi pandemici.

1195) Morbi primarii, protopathici. | Ursprüngliche Krankheiten. Первоначальныя болѣзни.

Morbi protopathici, v. Morbi primarii.

1196) Morbi psychici. | Psychische Krankheiten. Психическія, душевныя болѣзни.

1197) Morbi pubertatis. | Krankheiten der Mannbarkeit. Болѣзни возмужалости.

Morbi pueriles, v. Morbi pueritiae.

1198) Morbi pueritiae, pueriles. | Krankheiten der Knaben. Болѣзни отроческіе или отроковъ.

1199) Morbi puerperarum. | Krankheiten der Kindbetterinnen. Болѣзни родильницъ.

1200) Morbi recidivi s. recidivantes. | Rückfälle. Возвращающія или отрыгательныя, или возвратныя, или возвраты болѣзни.

Morbi refractarii, v. Morbi pertinaces.

1201) Morbi regulares. | Regelmässige Krankheiten. Правильныя болѣзни.

1202) Morbi remittentes. | Nachlassende Krankheiten. Послабляющія болѣзни.

Morbi repercussi, v. Morbi retropulsi.

1203) Morbi retrogradi. | Zurückgetretene Krankheiten. Внутрь скрывшіяся болѣзни.

1204) Morbi retropulsi, repercussi. | Zurückgetriebene Krankheiten. Внутрь вогнанныя болѣзни.

1205) Morbi revocati. | Wiedererzeugte Krankheiten. Вновь произведенныя болѣзни.

1206) Morbi salubres. | Heilsame Krankheiten. Цѣлительныя, спасительныя болѣзни.

1207) Morbi sanabiles. | Heilbare Krankheiten. Излѣчимыя болѣзни.

Morbi sanguinis, v. Haematopathia.

1208) Morbi secundarii, deuteropathici. | Nachfolgende, Abgeleitete Krankheiten. Вторичныя, послѣдующія болѣзни.

1209) Morbi seminales. | Samenkrankheiten. Болѣзни сѣмени.

Morbi senectutis, v. Morbi senum.

Morbi seniles, v. Morbi senum.

1210) Morbi senum, seniles, senectutis. | Krankheiten der Alten od. der Greise. Болѣзни старцевъ.

1211) Morbi sexus. | Geschlechtskrankheiten. Болѣзни пола.

1212) Morbi simplices. | Einfache Krankheiten. Простыя болѣзни.

1213) Morbi simpliciter exquisite acuti. | Gemeinhitzige Krankheiten. Простыя острыя болѣзни.

1214) Morbi simulati, ficti. | Vorgeschützte, Verstellte Krankheiten. Притворныя, подложныя болѣзни.

1215) Morbi sine materia. | Immaterielle Krankheiten od. ohne Materie. Болѣзни безъ вещества, невещественныя.

1216) Morbi solidorum. | Krankheiten der festen Theile. Болѣзни твердыхъ частей.

1217) Morbi sporadici s. dispersi. | Sporadische, Einzelne Krankheiten. Частныя или особенныя болѣзни.

1218) Morbi spurii corrupti. | Falsche, Unächte Krankheiten. Ложныя, не настоящія, спорченныя болѣзни.

1219) Morbi stationarii. | Stehende Krankheiten. Постоянныя болѣзни.

1220) Morbi subacuti, Acuti decidui. | Halbhitzige, Nicht sehr hitzige Krankheiten. Болѣзни довольно острыя, довольно скоротечныя, подходящія къ острымъ.

1221) Morbi successionis. | Folgende Krankheiten. Болѣзни послѣдующіи за другими.

1222) Morbi suppressi. | Unterdrückte Krankheiten. Болѣзни угнетенныя.

1223) Morbi sympathici s. consensuales. | Sympathische, Konsensuelle Krankheiten. Сочувственныя болѣзни.

Morbi typici regulares, v. Morbi periodici regulares.

Morbi topici, v. Morbi locales.

1224) Morbi unguium. | Nagelkrankheiten. Болѣзни ногтей.

1225) Morbi universales. | Allgemeine Krankheiten. Общія болѣзни.

1226) Morbi vagi. | Herumschweifende Krankheiten. Блуждающія непостоянныя болѣзни.

1227) Morbi venerei. | Venerische, Syphilitische Krankheiten. Венерическія любострастныя болѣзни.

1228) Morbi veri, genuini, exquisiti. | Wahre, ächte, vollkommene, ausgebildete Krankheiten. Настоящія, истинныя, сущія, совершенныя болѣзни.

Morbi vernaculi, v. Morbi endemici.

1229) Morbi verni. | Frühlingskrankheiten. Весеннія болѣзни.

1230) Morbi vetularum. | Krankheiten der Betagten, der alten Weiber. Болѣзни старухъ.

1231) Morbi virginum. | Krankheiten der Jungfern. Болѣзни дѣвицъ.

1232) Morbi virulenti. | Giftige Krankheiten. Ядовитыя болѣзни.

1233) Morbi vitae generum. | Krankheiten der verschiedenen Lebensarten. Болѣзни разныхъ родовъ жизни.

1234) Morbidus, a, um. | Krank, Siech, Krankmachend, Ungesund. Больный, Немощный, Нездоровый, Болѣзнотворный.

1235) Morbilli, Rubeola vulgaris. | Masern. Корь.

Morbilli ignei, v. Febris scarlatina.

1236) Morbilli ovium. | Masern der Schafe. Корь овецъ.

1237) Morbus. | Eine Krankheit. Болѣзнь, Немощь, Недугъ. Vid. Aegritudo.

1238) Morbus acutus, acutissimus, v. Morbi acuti, acutissimi etc.

1239) Morbus adventitius. | Eine zugezogene, erworbene Krankheit. Случайная болѣзнь.

1240) Morbus aestivus. | Eine Sommerkrankheit. Лѣтная болѣзнь.

1241) Morbus aetatis. | Krankheit des Alters. Болѣзнь возраста.

Morbus ampullaceus, v. Pemphigus.

1242) Morbus anceps. | Eine zweifelhafte Krankheit. Сомнительная болѣзнь.

Morbus anglicus, v. Rhachitis.

Morbus anomalus, v. Morbus irregularis.

Morbus animi, v. Morbi animi.

1243) Morbus anteponens, anticipans. | Eine vorsetzende Krankheit. Болѣзнь съ ускоряющимъ пароксизмомъ.

Morbus anticipans, v. Morbus anteponens.

Morbus aphrodisius, v. Lues venerea.

Morbus aphrodisius, v. Syphilis.

Morbus archigenus = Morbus acutus.

Morbus arcuatus, v. Icterus flavus.

Morbus articularis, v. Arthritis.

Morbus artificum, v. Morbi artificum.

Morbus attonitus, v. Apoplexia.

Morbus atypicus, v. Morbus irregularis.

1244) Morbus aulicus. | Krankheit der

höhern Stände. Болѣзнь придворныхъ, высшаго званія людей.

Morbus autumnalis, v. Morbi autumnales.

1245) Morbus benignus. | Eine gutartige Krankheit. Добрая, неопасная, доброкачественная болѣзнь.

Morbus brevis, v. Morbi breves.

Morbus bullosus, v. Pemphigus verus.

Morbus caducus, v. Epilepsia.

Morbus carbuncularis s. carbunculosus, v. Anthrax.

Morbus cardiacus, v. Cardialgia.

Morbus castrensis, v. Febris hungarica.

Morbus chronicus, longus, v. Morbi chronici.

Morbus cirrorum, v. Plica polonica.

Morbus coeliacus, v. Coeliaca et Fluxus coeliacus.

Morbus coeruleus, v. Coerulosis vera.

Morbus coeruleus neonatorum, v. Coerulosis.

Morbus comitialis, v. Epilepsia.

Morbus complicatus, v. Morbi complicati.

Morbus compositus, v. Morbi compositi.

Morbus congenitus, v. Morbi congeniti.

Morbus consensualis, v. Morbi sympathici.

Morbus contagiosus, virulentus, v. Morbi contagiosi.

1246) Morbus contagiosus in distans. | Ansteckende Krankheit in einer Entfernung. Болѣзнь заражающая въ нѣкоторомъ разстояніи.

1247) Morbus contagiosus per contactum. | Ansteckende Krankheit durch Berührung. Болѣзнь заражающая только прикосновеніемъ.

Morbus continuus s. continens, v. Morbi continentes.

Morbus coxarius, v. Ischias.

Morbus crimensis, v. Lepra taurica.

Morbus cucullus, v. Tussis convulsiva.

1248) Morbus cum materia. | Materielle Krankheit, Krankheit mit Materie. Болѣзнь вещественная.

Morbus daemonicus, v. Epilepsia.

Morbus deificus, v. Epilepsia.

1249) Morbus detrimentosus. | Eine schädliche Krankheit. Вредная болѣзнь.

Morbus deuteropathicus, v. Morbi secundarii.

Morbus dissimulatus, v. Morbi dissimulati.

Morbus divinus, v. Epilepsia.

Morbus endemicus, v. Morbi endemici.

Morbus epidemicus, v. Morbi epidemici.

Morbus epidemicus malignus, v. Raphania.

Morbus exquisite acutus, v. Morbus acutus.

Morbus externus, v. Morbi externi.

Morbus febrilis, v. Febris.

1250) Morbus fiens. | Eine erst werdende Krankheit, Eine Krankheit im Werden. Начинающаяся болѣзнь.

Morbus fixus, v. Morbi fixi.

Morbus fluidorum, v. Morbi fluidorum.

Morbus frigidus, v. Marasmus senilis.

Morbus gallicus, v. Syphilis.

Morbus gallicus boum, v. Cachexia boum tuberculosa.

Morbus glandulosus equorum benignus, v. Adenitis equorum.

Morbus glandulosus malignus equorum, v. Adenitis equorum.

Morbus haemorrhoidalis, v. Haemorrhois.

Morbus herculeus, v. Epilepsia et Lepra nodosa.

Morbus hiemalis, v. Morbi hiemales.

Morbus hispanicus, v. Lues venerea et syphilis.

Morbus idiopathicus, v. Morbi idiopathici.

1251) Morbus ignoratus. | Eine unerkannte Krankheit. Сврытая, Неизвѣстная болѣзнь.

Morbus indicus, v. Lues venerea.

Morbus infantilis, v. Eclampsia puerilis et Morbi infantum.

Morbus insanabilis, v. Morbi insanabiles.

1252) Morbus insidiosus. | Eine trügerische Krankheit. Обманчивая болѣзнь.

Morbus insputatus, v. Epilepsia.

Morbus intercurrens, v. Morbi intercurrentes.

Morbus intermittens, v. Morbi intermittentes.

Morbus internus, v. Morbi interni.

Morbus intestini tenuioris, v. Ileus.

Morbus inveteratus, v. Morbi inveterati.

Morbus irregularis, v. Morbi irregulares.

Morbus ischiadicus, v. Ischias.

Morbus italicus, v. Syphilis.

Morbus lateralis acutus, v. Pneumonia.

Morbus lazari, v. Lepra nodosa.

Morbus lethalis, v. Morbi lethales.

Morbus longus, v. Morbus chronicus.

Morbus lunaticus, v. Epilepsia.

Morbus maculosus, v. Petechiae.
Morbus maculosus haemorrhagicus Werlhofii, v. Petechianosis.
Morbus maculosus Werlhofii, v. Petechianosis.
1253) **Morbus** magnus. | Eine ernste, schwere Krankheit. Трудная, тяжкая болѣзнь. Vid. Epilepsia.
Morbus major, v. Epilepsia.
Morbus malignus, v. Morbi maligni.
Morbus mensalis, v. Epilepsia.
1254) **Morbus** mercurialis, Hydrargyrosis. | Merkurialkrankheit. Ртутная болѣзнь, происходящая отъ чрезмѣрнаго употребленія ртути.
Morbus metallorum, v. Colica saturnina.
Morbus mucosus, v. Spissitudo frigida.
1255) **Morbus** nauticus, Nausea marina, Vomitus navigantium. | Die Seekrankheit. Морская болѣзнь.
Morbus neapolitanus, v. Lues venerea.
Morbus niger, v. Haematemesis et Melaena.
Morbus pallidus, v. Chlorosis et Icterus albus.
Morbus pandemicus, v. Morbi pandemici.
Morbus particularis, localis, topicus, v. Morbi locales.
Morbus pedicularis, v. Phthiriasis.
Morbus pemphigodes, v. Pemphigus verus.
1256) **Morbus** per se lethalis. | Eine an und für sich tödtliche Krankheit. Болѣзнь самостоятельно смертельная.
Morbus peracutus, v. Morbi peracuti.
1257) **Morbus** periodicus. | Eine periodische Krankheit. Періодическая, урочная болѣзнь.
Morbus phlyctaenoides, v. Pemphigus verus.
Morbus phoeniceus, v. Lepra nodosa.
Morbus popularis, silesiacus, v. Raphania.
Morbus porcinus, v. Urticaria porcellana.
1258) **Morbus** postponens. | Eine nachsetzende Krankheit. Болѣзнь съ замедляющимъ пароксизмомъ.
Morbus primarius, v. Morbi primarii.
Morbus protopathicus, v. Morbi primarii.
Morbus puerilis, v. Eclampsia puerilis et Morbi infantum.
Morbus quotidianus, v. Amphimerinus.
Morbus recidivus, v. Morbi recidivi.
1259) **Morbus** refractarius. | Eine hartnäckige Krankheit. Упорная болѣзнь.
Morbus regius, v. Icterus flavus.
Morbus regularis, v. Morbi regulares.
Morbus retrogradus, v. Morbi retrogradi.
Morbus retropulsus, v. Morbi retropulsi.
Morbus ruber Cayennensis, v. Lepra Cayennensis.
1260) **Morbus** ructuosus. | Die Rülpssucht. Болѣзнь рыготная, Отрыжки, Болѣзненное рыганіе.
Morbus russicus, v. Catarrhus epidemicus.
Morbus sacer, v. Epilepsia.
Morbus saltatorius, v. Scelotyrbe.
Morbus salutaris, v. Morbi salutares.
Morbus sanabilis, v. Morbi sanabiles.
Morbus scelestus, v. Epilepsia.
Morbus scrophulosis, v. Morbus scrophulosus.
1261) **Morbus** scrophulosus, Adenosis, Vitium scrophulosum, Cacochymia scrophulosa. | Skrophelkrankheit, Skrophelschwäche, Kropfgicht, Skrophelsucht. Золотуха, Золотушная скрофилозная болѣзнь. Vid. Scrophulosis.
Morbus secundarius, v. Morbi secundarii.
Morbus seleniacus, v. Epilepsia.
Morbus senum, v. Morbi senum.
Morbus sexus, v. Morbi sexus.
Morbus siamensis, v. Febris flava americana.
Morbus sibiricus, v. Febris ataxo-adynamica.
Morbus simulatus, v. Morbi simulati.
Morbus sine materia, v. Morbi sine materia.
Morbus solidorum, v. Morbi solidorum.
1262) **Morbus** solstitialis. | Eine durch den Sonnenstich entstandene Krankheit. Болѣзнь происходящая дѣйствіемъ солнечнаго удара.
Morbus sonticus, v. Epilepsia.
Morbus spasmodicus cerealis, v. Raphania.
Morbus sporadicus, v. Morbi sporadici.
Morbus spurius, v. Morbi spurii.
Morbus St. Valentini, v. Epilepsia.
Morbus stationarius, v. Morbi stationarii.
1263) **Morbus** sthenicus. | Sthenische Krankheit. Стеническая болѣзнь.
Morbus strangulatorius, v. Angina polyposa, gangraenosa et maligna.
Morbus subacutus, v. Morbi subacuti.
Morbus sympathicus, v. Morbi sympathici.
1264) **Morbus** tictodochialis. | Eine den Findelhäusern eigene Krankheit. Болѣзнь свойственная воспитательнымъ домамъ.
Morbus topicus, v. Morbus particularis.

Morbus typicus, v. Morbus regularis.

Morbus universalis, v. Morbi universales.

Morbus vagus, v. Morbi vagi.

Morbus verminosus, v. Vermitio.

Morbus vernalis, v. Morbi verni.

Morbus vesicularis, v. Pemphigus verus.

Morbus virgineus, v. Cachexia virginea et Chlorosis.

Morbus viridellus, v. Epilepsia.

Morbus viridellus Paracelsi, v. Epilepsia.

Morbus virulentus, v. Morbus contagiosus.

Morbus vitae generum, v. Morbi vitae generum.

Morbus vitriolatus, v. Epilepsia.

1265) Morchela esculenta, Phallus esculentus. | Essbare Spitzmorchel, Löcherige Morchel. Сморчокъ, Сморчокъ кухонный.

1266) Mordax. | Beissend, Stechend, Scharf einschneidend. Ѣдкій, Острый, Угрызающій, Згучій.

Mordices, v. Dentes.

Morganianae conchae, v. Conchae narium superiores.

1267) Moria (μωρος, blödsinnig, fade; глупый) s. Morosis. | Die Einfalt, Der Blödsinn. Дурачество, Глупость. Vid. Fatuitas et Stultitia.

1268) Moribundus, Moriens, Morituriens, Seminex, Psychorages. | Ein Sterbender. Умирающій.

Moriens, v. Moribundus.

Moringa zeylanica, v. Hyperanthera moringa.

Morio, v. Stultus.

1269) Morion, μοριον, μορια. | 1) Der (kleine) Theil od. Antheil. (Малая) часть. 2) Die Unterabtheilung, Species. Подраздѣленіе. 3) Das Zeugungsglied, besond. das männliche. Дѣтородный удъ, особ. мужескій. Diminut. a meros.

Morituriens, v. Moribundus.

1270) Morocomium (moria et κομεω, v. Nosocomium). | Das Irrenhaus, Narrenhaus. Домъ сумашедшихъ или ума лишенныхъ.

Morodochium (moria et δεχομαι, v. Doche), v. Morocomium.

Morologium, v. Philosophia moralis.

Morologus, v. Stultus.

Morosis (μωρος, v. Moria), v. Fatuitas, Moria et Stultitia.

1271) Morositas, Animus morosus. | Mürrisches Wesen. Угрюмость, Суровость.

1272) Morosus (v. Morosis). | Mürrisch, Murrkopf. Угрюмый, Упрямый.

1273) Morphaea alba, Vitiligo alba, Lepra maculosa alba, Leuce. | Der weissharichte Aussatz, Die weisse Räude, Mehlflecken, Weissgefleckter Aussatz. Бѣлая проказа, Бѣлыя пятна на кожѣ, Проказа или проказъ съ бѣлыми пятнами. Vid. Alphus et Lepra alba.

Morphaea nigra, v. Melas.

1274) Morphe, μορφη. | Die Gestalt, Form. Видъ, Образъ, Форма.

1275) Morphium (v. Morphe). | Das Morphium (ein kalisches Princip im Opium). Морфій (Алкалоидъ опія), Морфинъ.

1276) Morphium aceticum. | Essigsaures Morphium. Уксусокислый Морфей.

1277) Morphium sulphuricum. | Schwefelsaures Morphium. Сѣрокислый Морфей.

1278) Morphographia (morphe et graphe). | Die Beschreibung der äussern Form. Описаніе наружнаго вида.

1279) Morphologia (morphe et logos). | Die Lehre von den Formen der Naturkörper. Ученіе о формахъ естественныхъ тѣлъ.

1280) Morphonomia (morphe et nomos). | Die Lehre von den Gesetzen der Formbildung. Ученіе о законахъ образованія формы.

Morphotheoria = Morphonomia.

Morphotomia (morphe et tome) = Anatomia generalis.

1281) Morpio s. Pediculus pubis. | Die Filzlaus. Площица.

Morpiones, plur. a Morpio.

1282) Mors, Mortalitas, Nex, Obitus, Letum, Lethum, Defunctio, Defunctus, Exanimatio, Finis vitae, Fatum, Pausa, Pausis, Thanatos, Sarcophagus. | Der Tod, Die Pause. Смерть.

1283) Mors apparens, Pseudothanatos. | Der Scheintod. Обмираніе, Мнимая смерть. Vid. Asphyxia.

1284) Mors ex combustione, Incensio. | Die Verbrennung. Сгорѣніе человѣка.

Mors imperfecta, v. Asphyxia.

Mors morbosa, v. Mors praeternaturalis.

1285) Mors naturalis, senilis. | Der natürliche Tod. Естественная смерть.

Mors opinata, v. Asphyxia.

1286) Mors per efamationem. | Der Hungertod. Голодная смерть.

1287) Mors praeternaturalis s. morbosa. | Der widernatürliche, krankhafte Tod. Неестественная смерть.

Mors putativa, v. Asphyxia.

Mors senilis, v. Mors naturalis.

Mors spuria, v. Asphyxia.

1288) Mors subita. | Der plötzliche Tod. Внезапная, скоропостижная смерть.

1289) **Mors vera.** | **Der wahre Tod.** Истинная смерть.

1290) **Mors violenta.** | **Gewaltsamer Tod.** Насильственная смерть.

Mors violenta absoluta, v. Mors violenta perfecta.

1291) **Mors violenta imperfecta.** | **Der unvollkommene, ungewisse gewaltsame Tod.** Несовершенная насильственная смерть.

1292) **Mors violenta perfecta s. absoluta.** | **Der gewisse, gewaltsame Tod.** Совершенная, вѣрная, насильственная смерть.

1293) **Morsuli, Morselli, Tabulae.** | **Morsellen.** Сосульки, Конфекты, Морселлы.

1294) **Morsuli antimoniales s. Trochisci stibiati.** | **Spiesglas-Morsellen oder Plätzchen.** Сурмяныя сосульки или конфекты.

1295) **Morsuli contra vermes.** | **Wurmmorsellen.** Сосульки или конфекты отъ глистовъ.

1296) **Morsuli imperatoris.** | **Kaisermorsellen.** Царскія сосульки, Царскіе конфекты.

1297) **Morsus.** | **Der Biss, Das Beissen.** Укушеніе, Угрызеніе. Vid. Dentes.

1298) **Morsus animalium venenatorum.** | **Der Biss giftiger Thiere.** Укушеніе, угрызеніе ядовитыхъ животныхъ.

1299) **Morsus canis rabidi.** | **Der Biss eines tollen Hundes.** Укушеніе, угрызеніе бѣшенной собаки.

Morsus diaboli, v. Succisa pratensis.

Morsus diaboli tubarum Fallopii, v. Fimbriae tubariae Fallopianarum.

Morsus gallinae, v. Stellaria media.

Morsus rabiosi canis, v. Morsus canis rabidi.

Morsus ranae = Hydrocharis.

1300 **Morsus serpentium.** | **Schlangenbiss.** Угрызеніе змѣевъ.

Morsus stomachi, v. Cardialgia.

1301) **Morsus viprinus.** | **Vipernbiss.** Укушеніе, угрызеніе ехидны.

Morta, v. Pemphigus verus.

Mortalia dentium, v. Alveoli dentium.

1302) **Mortalitas.** | **Mortalität, Sterblichkeit.** Смертность. Vid. Mors.

1303) **Mortariola s. Cavernae.** | **Die Zahnhöhlen.** Луночки, Ямки зубныя. Vid. Alveoli.

1304) **Mortarium.** | **Mörser.** Иготь, Ступка, Иготка.

1305) **Mortarium aurichalceum.** | **Ein messingener Mörser.** Ступка изъ желтой мѣди.

1306) **Mortarium lapideum.** | **Steinerner Mörser.** Каменная ступка.

1307) **Mortarium vitreum.** | **Gläserner Mörser.** Стеклянная ступка.

1308) **Mortificatio.** | **Das Absterben.** Помертвѣніе. Vid. Sphacelus.

1309) **Mortuus.** | **Eine Leiche, Ein todter Körper.** Трупъ, Мертвое тѣло.

1310) **Mortuus arte medicatus.** | **Mumie.** Мумія.

1311) **Morum, Morum palpebrae internae, Phadarodes, Phadarosis, Thymus, Trachoma carunculosum.** | **Die Maulbeergeschwulst der innern Haut der Augenlieder, Die warzichte Augenliederrauhigkeit.** Опухоль подобная тутовой ягодѣ на внутренной поверхности вѣка.

Morum palpebrae internae, v. Morum.

1312) **Morus.** | 1) **Der Maulbeerbaum.** Шелковица. 2) = **Morum et Stultus.**

1313) **Morus alba.** | **Weisser Maulbeerbaum.** Бѣлая шелковица, Шелковичникъ, Шелковичное дерево.

1314) **Morus indica.** | **Indischer Maulbeerbaum.** Индѣйская шелковица.

1315) **Morus nigra.** | **Schwarzer Maulbeerbaum, Maulbeere.** Тутовое дерево, Тутъ, Черная шелковица, Шелковичныя или Тутовыя ягоды.

Morus papyrifera, v. Broussonetia papyrifera.

1316) **Mos, Ethos.** | **Sitte.** Нравъ, Обычай. Vid. Voluntas.

1317) **Moschardina.** | **Mundkügelchen.** Трохиски для рта.

Moschata nux, v. Nux moschata.

1318) **Moschatus.** | **Moschusartig.** Мушкатный.

1319) **Moschus,** μοσχος. | **Der Moschus, Bisam, Das Bisamthier.** Мскусъ, Москусъ, Кабарга, Кабардинская струя, Мускусъ восточный.

1320) **Moschus artificialis.** | **Künstlicher Bisam.** Искуственный мскусъ.

1321) **Moschus bengalensis.** | **Bengalischer Bisam.** Бенгальскій мскусъ.

1322) **Moschus cabardinus, sibiricus, russicus.** | **Kabardinischer, Sibirischer, Russischer Bisam.** Кабардинскій, Сибирскій мскусъ.

1323) **Moschus ex vesicis.** | **Bisam ausser den Beuteln.** Мскусъ внѣ мѣшечковъ.

1324) **Moschus in vesicis.** | **Bisam in Beuteln.** Мскусъ въ мѣшечкахъ.

Moschus moscoviticus, v. Moschus sibiricus.

1325) **Moschus moschiferus.** | **Wahres Bisamthier, Bisambock, Bisamreh.** Обыкновенная кабарга.

Moschus orientalis, v. Moschus tunguinensis.

Moschus russicus, v. Moschus cabarbardinus.

Moschus sibiricus, v. Moschus cabardinus.

Moschus tibetinus, v. Moschus tunguinensis.

1326) Moschus tunguinensis, tibetinus, orientalis. | Tunguinischer, Tibetinischer, Orientalischer Bisam. Восточный, Тункинскій, Китайскій мскусъ.

1327) Motacilla alba. | Gemeine Bachstelze. Бѣлая или сѣрая трясогузка.

1328) Motacilla luscinia. | Die Nachtigall, Philomele. Соловей.

1329) Motacilla troglodytes. | Zaunschlüpfer, Zaunkönig, Mausekönig. Крапивникъ.

Motamen, v. Motos.

Motatio, v. Motus.

1330) Mote, Moton, Motos, μοτος, μοτη (μοω, μαω, anfassen; хватаю). | Gezupfte Leinwand, Charpie. Корпія.

1331) Motio, Motorium, Ratio movendi, Motus. | Bewegungsgrund, Aufregung. Причина побудительная, Побужденіе, Волненіе. Vid. Motus.

Motorium, v. Motio.

Motos, v. Mote.

1332) Motus, Motio, Motatio, Motamen, Commotio, Permotio. | Bewegung. Движеніе. Vid. Motio.

1333) Motus absolutus. | Absolute Bewegung. Абсолютное, собственное движеніе.

1334) Motus acceleratus. | Beschleunigte Bewegung. Возрастающее движеніе.

1335) Motus aequabilis, uniformis. | Gleichförmige Bewegung. Равномѣрное движеніе.

1336) Motus animalis. | Animalische, Thierische Bewegung. Жизненное, животное движеніе. Vid. Motus voluntarius.

1337) Motus animi s. mentis. | Gemüthsbewegung. Душевное возмущеніе.

1338) Motus antiperistalticus. | Antiperistaltische Bewegung. Противообразное, Противочервообразное, Противостоятельное движеніе.

1339) Motus auctus. | Vermehrte Bewegung. Усиленное, Умноженное движеніе.

1340) Motus automatici. | Automatische Bewegungen. Автоматическое движеніе.

1341) Motus centralis. | Centralbewegung. Центральное движеніе.

Motus circularis sanguinis, v. Circulatio sanguinis.

Motus circulatorius sanguinis, v. Circulatio sanguinis.

1342) Motus communis. | Gemeinschaftliche Bewegung. Общее движеніе.

1343) Motus compositus. | Zusammengesetzte Bewegung. Сложное движеніе.

Motus compressorius, v. Motus peristalticus.

Motus convulsivi, v. Convulsiones.

1344) Motus cordis praeternaturalis. | Innormale, Gestörte Bewegung des Herzens. Неправильное, не естественное движеніе сердца.

1345) Motus cordis perennis. | Die immerwährende Bewegung des Herzens. Безпрерывное движеніе сердца.

1346) Motus curvilineus. | Krummlinige Bewegung. Криволинейное движеніе.

Motus inaequabilis, v. Motus variatus.

1347) Motus inaequabiliter acceleratus. | Ungleichförmig beschleunigte Bewegung. Движеніе не равномѣрно возрастающее.

1348) Motus inaequabiliter retardatus. | Ungleichförmig verminderte Bewegung. Движеніе не равномѣрно уменьшающееся, уменьшенное.

Motus infundibuliformis, v. Rotatio.

1349) Motus intestinus. | Die Bewegung der Bestandtheile der Säfte unter sich. Внутреннее движеніе частицъ между собою.

1350) Motus involuntarius. | Unwillkührliche Bewegung. Несамопроизвольное, не произвольное, не отъ боли зависящее движеніе.

Motus localis, v. Locomotio.

1351) Motus mechanicus. | Mechanische Bewegung. Механическое движеніе.

Motus mentis, v. Motus animi.

1352) Motus mixtus. | Vermischte Bewegung. Смѣшенное движеніе.

1353) Motus muscularis s. musculorum. | Muskelbewegung, Muskularbewegung. Движеніе мышечное или мышицъ. Vid. Myocynesis.

1354) Motus naturae. | Naturbewegung. Движеніе натуры.

1355) Motus naturalis. | Die natürliche Bewegung. Естественное движеніе.

1356) Motus organici. | Organische Bewegungen. Органическое движеніе.

Motus oscillatorius, v. Oscillatio.

1357) Motus peristalticus s. compressorius, s. vermicularis, s. testudineus, Peristole. | Peristaltische Bewegung, Wurmförmige Bewegung. Червообразное движеніе.

1358) Motus perversus. | Verkehrte Bewegung. Превратное движеніе.

1359) Motus progressivus. | Progressive Bewegung, Fortschreitende Bewegung. Поступательное движеніе.

1360) Motus proprius. | Eigene Bewegung. Собственное движеніе.

1361) Motus rectilineus. | Geradlinige Bewegung. Прямолинейное движеніе.

1362) Motus relativus. | Relative Bewegung. Относительное движеніе.

1363) Motus retardatus. | Verminderte Bewegung. Движеніе уменьшающееся.

1364) Motus retrogradus. | Rückbewegung. Обратное движеніе.

1365) Motus simplex. | Einfache Bewegung. Простое движеніе.

Motus testudineus, v. Motus peristalticus.

1366) Motus undulatorius. | Wellenförmige Bewegung. Вольнообразное движеніе.

Motus uniformis, v. Motus aequabilis.

1367) Motus uniformiter acceleratus. | Gleichförmig beschleunigte Bewegung. Движеніе постоянно или равномѣрно возрастающее.

1368) Motus uniformiter retardatus. | Gleichförmig verminderte Bewegung. Движеніе постоянно или равномѣрно уменьшающееся.

1369) Motus variatus, inaequabilis. | Veränderte, Ungleichförmige Bewegung. Движеніе неравномѣрное, перемѣнное.

Motus vermicularis, v. Motus peristalticus.

1370) Motus voluntarius s. animalis. | Willkührliche Bewegung, Nervenbewegung. Произвольное, Самопроизвольное движеніе.

1371) Moxa. | Moxa. Мокса (Прижиганіе хлопчатою бумагою).

Mucago, v. Mucus.

Mucago de gummi arabico, v. Mucilago gummi arabici.

Muccedo, v. Mucus.

Mucedo, v. Mucus.

1372) Mucilaginosa. | Schleimige Mittel. Слизистыя, клейкія средства.

1373) Mucilaginosus. | Schleimig. Слизистый, Клейкій.

1374) Mucilago. | Schleim. Слизь, Клейкая жидкость, Кисель. Vid. Mucus.

1375) Mucilago gummi arabici, Mucilago acaciae, Mucilago mimosae, Mucago de gummi arabico. | Der Schleim des arabischen Gummi. Слизь или клей арабійской камеди.

Mucilago juncturarum, v. Synovia.

1376) Mucilago mercurialis Plenkii. | Plenk's Merkurialschleim. Клей ртутный Пленкіевъ.

Mucilago mimosae, v. Mucilago gummi arabici.

1377) Mucilago sem. cydoniorum. | Quittenschleim. Кисель, слизь квитовыхъ сѣмянъ.

1378) Mucilago sem. lini. | Leinsamenschleim. Слизь льняныхъ сѣмянъ.

1379) Mucor. | Der Schimmel. Плѣсень, Плѣсня. Vid. Mucus.

1380) Mucor aquosus. | Wässeriger Kopfschimmel. Плѣсень водянистая.

1381) Mucor elegans. | Zierlicher Kopfschimmel. Плѣсень изящная, отборная.

1382) Mucor mucedo. | Gemeiner Kopfschimmel. Плѣсень слизкая.

Mucor narium, v. Mucus narium.

Mucor septicus, v. Aethalium flavum.

Mucositas, v. Viscíditas.

1383) Mucro. | Die Spitze, Das äusserste Ende, Der borstenförmige Stachel. Остроконечіе, Острый конецъ, Остріе, Жальцо. Vid. Apex.

Mucro cordis, v. Apex cordis.

Mucro humeri, v. Acromion.

Mucro sterni, v. Corpus sterni.

1384) Mucronatus. | Stechend, Borstenstachelig, Borstenstumpfdornig. Колючій, Жалоносный, Жаловидный, Остроконечный.

1385) Mucus, μυκος, Mucus, Mucilago, Mucago, Mucedo, Muccedo, Mucor, Mucosus humor, Pituita, Phlegma, Fleuma, Blena, Blenna, Glenna. | Schleim, Thierschleim. Слизь, Животная слизь, Клейкая мокрота или матерія или влага, Клейкость, Возгри.

1386) Mucus Malpighianus, Corpus reticulare s. mucosum, Reticulum, Reticulum mucosum s. cutaneum, Rete mucosum s. Malpighianum, s. Malpighii, s. miraculosum, Membrana reticularis Malpighii, Corpus dictyoides, Malpighii mucus, s. Corpus dictyodes. | Malpigh'scher Schleim, Malpighi's muköser Körper oder Schleimhaut od. Netz, Schleimhaut, Netzförmiges od. Schleimichtes Gewebe, Netzförmiges od. Schleimichtes Wesen, Schleimnetz, Schleimhäutchen, Netzhäutchen, Netzförmiger Körper der Haut, Malpighianisches Netz, Schleimgewebe der Haut. Сѣточка слизистая Мальпигіева.

1387) Mucus narium, Mucor s. Pituita, s. Lympha muculenta narium, Blenna. | Nasenschleim, Rotz. Возгри.

Mucus tympani foetus, v. Membrana pulposa tympani foetus.

1388) Mugil cephalus. | Die Meeräsche, Grosskopf, Harder. Обыкновенный головель.

Mulctus cruentus, v. Lac cruentum.

Muliebria, v. Genitalia mulierum et Vulva.

1389) Muliebrositas, Philogynia. |

Weiberliebe, Frauenliebe. Любовь къ женскому полу.

1390) Muliebrosus, Mulierarius, Muliercularius, Mulierosus, Philogynaeos, Philogynaex, Philogynes, Philogynos. | Weiberfreund. Любитель женскаго пола.

Mulier, v. Femina.

1391) Mulier suffocata. | Eine hysterische Frau. Истерическая женщина.

Mulierarius, v. Muliebrosus.

Mulieratus, v. Mollis.

Mulierculariuѕ, v. Muliebrosus.

Mulierosus, v. Muliebrosus.

Mulomedicina, i. q. Veterinaria s. Ars veterinaria.

Mulomedicus, v. Hippiatros.

Mulsum, i. q. Hydromel.

1392) Mulsus, a, um. | Was mit Honig vermischt ist. Медовый, медомъ разведенный, подслащенный.

1393) Multangularis. | Vieleckig. Многоугольный.

Multangulus id.

1394) Multiarticulatus. | Vielgliederig. Многосуставчатый.

1395) Multibibus. | Säufer. Пьяница.

1396) Multiceps. | Vielköpfig. Многоголовый.

1397) Multifidus spinae, Musculus spinatus s. sacro-spinalis. | Multifides des Rückgraths, Vieltheiliger Rückgrathsmuskel, Vielfacher Muskel oder Vielfacheingekerbter Muskel des Rückgraths, Vielfachgetheilter Rückgrathsmuskel. Мышица многораздѣльная спины, или выправляющая позвоночный столбъ, или спинная, междуспинная.

1398) Multifidus. | Vielgetheilter, Vielfachgetheilter. Многораздѣльный.

1399) Multiflorus. | Vielblüthig, Vielblühender. Многоцвѣтный.

Multiloquus, v. Garrulus.

Multinubentia, v. Polygamia.

1400) Multipara parturiens. | Eine Mehrgebärende, Mehrgebärerin. Часто родившая.

Multitudo, v. Plethora.

Multivorantia, v. Polyphagia.

Multivorus, v. Polyphagus.

1401) Multungula. | Vielhufer. Многокопытныя.

1402) Mulus. | Das Maulthier. Мулъ.

1403) Mumia, Mumia vera s. sepulcrorum, Mumia caro. | Wahre Mumie, Menschenmumie, Todtengräbermumie. Мумія.

Mumia caro, v. Mumia.

1404) Mumia persica nativa, Ambra nigra. | Schwarzer Amber. Амбра черная.

Mumia sepulcrorum, v. Mumia.

Mumia vera, v. Mumia.

Mumps, v. Angina parotidea.

1405) Munctio, Emunctio, Excretio muci narium. | Schneuzen, Schnäuzen, Ausschnaupen, Ausschnäuzen. Сморканіе.

Mundanus, v. Cosmicus.

1406) Mundatio s. Purificatio ossium. | Knochenpräparation, Knochenreinigung und Zubereitung. Очищеніе и приготовленіе костей.

1407) Mundificantia, Mundificativa. | Reinigende Mittel. Средства очищающія.

1408) Munditia, Munditiae, Mundities. | Reinlichkeit. Чистота, Опрятность.

Munditiae, v. Munditia.

Mundities, v. Munditia.

1409) Mundus, Universitas rerum, Universitas, Universum. | Welt, Weltall, Universum. Міръ, Свѣтъ, Вселенная.

Mungos, v. Ophiorrhiza mungos.

Munifices, v. Mammae.

Munimentum castitatis, v. Hymen.

1410) Murex ramosus. | Die astige Stachelschnecke. Багряника или иглистая улитка вѣтьвистая.

1411) Muria. | Die Salzlake. Разсолъ.

Murias ammoniae, v. Ammoniacum muriaticum.

Murias ammoniae depuratus, v. Ammoniacum muriaticum depuratum.

Murias ammoniaco-ferricum, v. Ammoniacum muriaticum martiatum.

Murias ammonii purus, v. Ammoniacum muriaticum depuratum.

Murias ammonii et ferri, v. Ammoniacum muriaticum martiatum.

Murias antimonii, v. Liquor stibii muriatici.

Murias auri, v. Aurum muriaticum.

Murias auri natronatus, v. Aurum muriaticum natronatum.

Murias aurico-natricum, v. Aurum muriaticum.

Murias barytae, v. Baryta muriatica.

Murias baryticus, v. Baryta muriatica.

Murias calcicum, v. Calcaria muriatica.

Murias calcis, v. Calcaria muriatica.

Murias calcis oxygenati, v. Calcaria muriatica.

Murias ferri, v. Ferrum muriaticum oxydatum crystallisatum.

Murias ferri ammoniacalis, v. Ammoniacum muriaticum martiatum.

Murias ferri liquidus, v. Liquor ferri muriatici oxydati.

Murias ferricum, v. Ferrum muriaticum oxydatum crystallisatum.

Murias ferro-ammoniacale, v. Ammoniacum muriaticum martiatum.

Murias hydrargyri, v. Hydrargyrum muriaticum corrosivum.

Murias hydrargyri acerrimum, v. Hydrargyrum muriaticum corrosivum.

Murias hydrargyri corrosivum, v. Hydrargyrum muriaticum corrosivum.

Murias hydrargyri mitis, v. Hydrargyrum muriaticum mite.

Murias hydrargyri oxydulati, v. Hydrargyrum muriaticum mite.

Murias hydrargyri oxygenati et ammoniati, v. Hydrargyrum ammonio-muriaticum.

Murias hydrargyricus corrosivus, v. Hydrargyrum muriaticum corrosivum.

Murias hydrargyro-ammoniacale, v. Hydrargyrum ammonio-muriaticum.

Murias hydrargyro-ammoniacalis insolubilis, v. Hydrargyrum ammonio-muriaticum.

Murias hydrargyro-ammoniacal. solutus, v. Liquor hydrargyri muriatici corrosivi.

Murias hydrargyri dulcis, v. Hydrargyrum muriaticum mite.

Murias hydrargyr. oxygenatus, v. Hydrargyrum muriaticum corrosivum.

Murias hydrargyr. oxydulatus praeparatus, v. Hydrargyrum muriaticum mite.

Murias hydrargyrosum, v. Hydrargyrum muriaticum mite.

Murias kali, v. Kalium chloratum.

Murias lixivae, v. Kalium chloratum.

Murias magnesiae, v. Magnesia muriatica.

Murias oxydi hydrargyri ammoniacalis, v. Hydrargyrum ammoniato-muriaticum oxydatum praecipitatum.

Murias oxydi hydrargyri corrosivus, v. Hydrargyrum bi-chloratum.

Murias oxyduli hydrargyri mitis, v. Hydrargyrum chloratum.

Murias oxyduli stibii, v. Liquor stibii muriatici.

Murias oxyduli stibii liquidus, v. Liquor stibii muriatici.

Murias oxygenatus stibii, v. Liquor stibii muriatici.

Murias potassae, Chloruretum potassii, Sal digestivum Sylvii, Kali muriaticum, v. Kalium chloratum.

Murias potassae hyperoxygenatus, Chloras potassae, Murias potassae oxygenatus, Kali muriaticum hyperoxygenatum, v. Kali chloricum.

Murias potassae oxygenatus, v. Kali chloricum.

Murias sodae, v. Natrium chloratum.

Murias sodae depuratus, v. Natrum muriaticum depuratum.

Murias stibii, v. Liquor stibii muriatici.

Murias stibiosum, v. Liquor stibii muriatici.

1412) Murias strychnini. | Salzsaures Strychnin. Солянокислый Стрихнинъ.

1413) Muriaticus. | In Salzlake eingemacht, Salzig. Соленный, Солсноватый.

1414) Muricatus. | Bestachelt, Weichstachelig. Тупоигольчатый колючковый.

1415) Murinus. | Mäusegrau. Мышиный.

1416) Murmur, Murmuratio, Murmuritium. | Das Murmeln, Murren, Gemurmel. Журчаніе, Жужжаніе.

1417) Murmur s. Strepitus aurium. | Ohrensausen. Шумъ, Жужжаніе въ ушахъ.

Murmur intestinale, v. Borborygmus.

Murmura, v. Susurrus aurium.

Murmura ventris, v. Borborygmus.

1418) Murmurandus, Murmurator. | Murmler. Ропчущій.

Murmuratio, v. Murmur.

Murmurator, v. Murmurandus.

Murmuritium, v. Murmur.

1419) Mus, *μυς*, genit. *μυος*, muris (*μυω*, kleine (schnelle) Bewegungen machen; дѣлать малыя движенія). | Die Maus. Мышь.

1420) Mus, Musculus. | Hausmaus. Домовая мышь.

1421) Mus rattus. | Die Hausratte, Ratze. Крыса.

1422) Mus sylvaticus. | Feld-, Waldmaus. Большая полевая мышь.

Mus transversus prostatae, v. Musculus vesicae.

1423) Musa, *μουσα* (*μαομαι*, sinnen auf Etwas; мыслить о чемъ). | Die Musa, Muse. Муза.

1424) Musca. | Die Fliege. Муха.

1425) Musca carnaria. | Die Fleischfliege. Плевокъ или мясная муха.

1426) Musca (s. Micropeza) cellaris. | Die Essigfliege. Погребная муха.

1427) Musca domestica. | Die Stuben- od. Hausfliege. Избная или горничная муха.

1428) Musca (Tephritis) putris. | Die Quarkfliege. Сырная муха.

1429) Musca vomitoria. | Die Schmeissfliege. Рвотная муха.

Muscae caput, i. q. Myocephalum.

1430) Muscari comosum, Hyacinthus comosus. | Schopfhyacinthe. Гіацинтъ косматый.

1431) Muscari moschatum, Hyacinthus muscari. | Muskatenhyacinthe. Гіацинтъ мушкатный.

1432) Musci. | Moose. Мхи.

1433) Musci frondosi. | Laubmoose. Лиственные мхи.

1434) Musci hepatici. | Lebermoose. Печеночные мхи.

1435) Musculosus, Lacertosus, Torosus, a, um. | Muskulös. Мускуловатый.

1436) Musculi, Myes, Tori, Lacerti. | Muskeln, Muskuln, Mäuslein, Mäuschen. Мускулы, Мышицы, Мышцы.

1437) Musculi abdominales, Musculi abdominis, Musculi epigastrici. | Abdominalmuskeln, Unterleibsmuskeln. Брюшныя мышицы.

Musculi abdominis, v. Musculi abdominales.

Musculi abdominis laterales, v. Musculi abdominis lati.

1438) Musculi abdominis lati s. laterales. | Breite Muskeln des Abdomen, Seitenmuskeln des Bauches. Брюшныя мышицы широкія или боковыя.

1439) Musculi abducentes, Musculi abductores. | Abducirende Muskeln, Abziehende Mäuslein, Abziehmuskeln, Abziehende Muskeln, Abführende Muskeln, Abziehermuskeln. Отводящія мыщицы.

1440) Musculi accessorii. | Accessorische Muskeln. Прибавочныя мышицы.

1441) Musculi adducentes, Adductores. | Adducirende Muskeln, Anziehmuskeln, Anziehende Muskeln, Anzieher, Anziehende Mäuslein. Мышицы приводящія. Vid. Adductores.

Musculi adducentes femoris, v. Adductores femoris.

Musculi amatorii, v. Musculi obliqui oculi.

1442) Musculi ani. | Aftermuskeln. Мышицы задняго прохода.

1443) Musculi antagonistae. | Antagonistische Muskeln. Противодѣйствующія мышцы, соперницы.

Musculi anuli-tendino-phalangei, i. q. Musculi lumbricales manus.

Musculi arytaeno-epiglottei, v. Musculi arytaenoidaei obliqui.

Musculi arytaenoidaei cruciformes, v. Musculi arytaenoidaei obliqui.

1444) Musculi arytaenoidaei s. arytenoidaei. | Arytänoideische oder Giesskannenförmige Muskeln. Черпалообразныя мышицы.

Musculi arytaenoidaei minores, v. Musculi arytaenoidaei obliqui.

1445) Musculi arytaenoidaei obliqui s. minores, s. cruciformes, Musculi arytaenoepiglottei s. crico-arytaenoidaei superiores. | Arytaenoideische Muskeln, Giesskannenmuskeln, Schiefe oder Schräge Muskeln der Schnepfknorpel, Schiefe Muskeln des giesskannenförmigen Knorpels. Мыщицы косыя черпалообразныя, или пирамидальнаго хряща или Черпалообразнаго хряща.

Musculi arytenoidaei, v. Musculi arytaenoidaei.

1446) Musculi atlantici capitis. | Atlantische Muskeln des Kopfes. Мышицы головныя Атланта.

Musculi auriculae, v. Musculi auris externi.

Musculi auriculae posteriores, v. Musculi retrahentes auriculae.

Musculi auriculae postici, v. Musculi retrahentes auriculae.

1447) Musculi auris. | Ohrmuskeln, Muskeln des Ohrs, Ohrenmäuslein, Mäuslein des Ohrs. Мышицы ушныя.

Musculi auris externae, v. Musculi auris externi.

1448) Musculi auris externi s. auris externae, s. auriculae. | Aeussere Muskeln des äusseren Ohrs. Мышицы ушныя внѣшнія.

1449) Musculi auris interni s. auris internae, Musculi ossiculorum auditus. | Innere Ohrenmuskeln, Muskeln des innern Ohrs, Muskeln der Gehörknöchelchen. Мышицы ушныя внутреннія.

Musculi auris internae, v. Musculi auris interni.

1450) Musculi bicaudati s. bicornes. | Zweischwänzige Muskeln. Мышицы двурогія или двуголовныя, двуглавныя.

Musculi bicornes, v. Musculi bicaudati.

1451) Musculi biventres s. digastrici. | Zweibäuchige Muskeln. Мышицы двубрюшныя, двучревныя.

1452) Musculi bronchiales, Fibrae musculares transversae s. Lineae rubellae transversae fibrarum pulmonum. | Muskulöse Querfibern der Luftröhre. Поперечныя мышечныя волокна вѣтьвей дыхательнаго горла.

Musculi canthomoplato-brachiales, v. Musculi teretes.

1453) Musculi capitis. | Kopfmuskeln. Головныя мышицы.

Musculi cephalo-cantho-costales, v. Musculi infracostales.

1454) Musculi cervicales s. cervicis, Musculi colli posteriores. | Nackenmuskeln, Genickmuskeln, Hintere Halsmuskeln. Мышицы шеи заднія.

Musculi cervicis, v. Musculi cervicales.

Musculi ciliares, v. Processus ciliares.

1455) Musculi colli. | Halsmuskeln. Шейныя мышицы.

Musculi colli posteriores, v. Musculi cervicis.

1456) Musculi compositi. | Zusammengesetzte Muskeln. Сложенныя мышицы.

Musculi condylo-radiales externi, v. Supinatores.

1457) Musculi congeneres s. socii, Agonistae. | Gleichwirkende Muskeln. Союзныя содѣйствующія въ смежности лежащія мышицы.

1458) Musculi constrictores. | Konstriktoren, Zusammenziehende Muskeln. Сжимательныя, Сжимающія мышицы.

1459) Musculi costales breves s breviores, | Kurze Rippenmuskeln. Мышицы реберныя короткія.

Musculi costales breviores, v. Musculi costales breves.

1460) Musculi costales longi s. longiores. | Lange Rippenmuskeln. Мышицы реберныя длинныя.

Musculi costales longiores, v. Musculi costales longi.

1461) Musculi cranii s. cutis cranii. | Muskeln der Hirnschale oder Hirnschalenhaut. Мышицы черепа.

Musculi crico-arytaenoidaei, v. Musculi crico-arytaenoidei.

1462) Musculi crico-arytaenoidei s. crico-arytaenoidaei. | Krikoarytänoideische Muskeln, Ring- und Schnepfknorpelmuskeln, Ring- und Giesskannenförmige Mäuslein, Ringgiessbeckenmuskeln. Мышицы колчато-черпаловидныя.

Musculi crico-arytaenoidei superiores, v. Musculi arytaenoidaei obliqui.

1463) Musculi cutis. | Hautmuskeln. Мышицы кожи.

Musculi cutis cranii, v. Musculi cranii.

Musculi dentati costales, v. Musculus serratus dorsi.

Musculi depressores, v. Musculi deprimentes.

Musculi depressores costarum proprii, v. Musculi infracostales.

1464) Musculi deprimentes, Musculi depressores. | Deprimirende Muskeln, Niederziehende oder Niederdrückende Muskeln, Niederdrücker, Erniedriger. Мышицы осаждающія.

1465) Musculi descendentes. | Absteigende Muskeln. Мышицы нисходящія.

Musculi digastrici, v. Musculi biventres.

Musculi dorsales, v. Musculi dorsi.

1466) Musculi dorsi s. dorsales, s. dorsum moventes, s. rhachitae, s. rhachidei. | Rückenmuskeln. Спинныя, Хребетныя мышицы.

Musculi dorsum moventes, v. Musculi dorsi.

1467) Musculi elevatores. | Levatoren, Heber, Aufhebende Muskeln. Подъемлющія, Приподнимающія мышицы.

Musculi epigastrici, v. Musculi geniculares.

1468) Musculi extendentes, Extensores. | Extendirende Muskeln, Ausstrekkende Muskeln, Ausstreckmuskeln, Ausstrecker, Streckmuskeln, Strecker. Мышицы разгибающія, Протягивающія, Растягивающія.

1469) Musculi extremitatum inferiorum. | Muskeln der untern Extremitäten oder Gliedmassen. Мышицы нижнихъ конечностей.

1470) Musculi faciei. | Gesichtsmuskeln. Мышицы лица.

Musculi fidicinales quatuor digitorum ad pollicem, v. Musculi lumbricales manus.

Musculi flexores, v. Flexores.

1471) Musculi frontales. | Frontalmuskeln, Stirnmuskeln. Лобныя, Лбовыя мышицы.

Musculi gastrocnemii, v. Gastrocnemius.

1472) Musculi gemelli, Musculi gemini s. gemini femoris, s. marsupialis externi, Marsupium, Musculus tubero-retro-trochanterious s. ischio-spino-trochantericus. | Gemellen, Zwillingsmuskeln, Ausgehöhlter Muskel, Beutelmuskel. Мышицы двойнишныя или близнецы лядвей. Vid. Gastrocnemius.

Musculi gemini, v. Musculi gemelli.

Musculi gemini femoris, v. Musculi gemelli.

Musculi genibus inhaerentes, v. Musculi geniculares.

1473) Musculi geniculares s. genibus inhaerentes, s. epigunides. | Kniemuskeln. Мышицы колѣна.

1474) Musculi glutaei, Musculi glutei, Musculi glutii, Natium autores. | Glutäen, Gesässmuskeln, Hinterbackenmuskeln, Ballenmuskeln, Ballenmäuslein. Ягодичныя, Мякотныя, Окорочныя, Сѣдалищныя мышицы.

Musculi glutei, v. Musculi glutaei.

Musculi glutii, v. Musculi glutaei.

Musculi helicaei, v. Musculi helicis.

1475) Musculi helicis, | Musculi helicaei s. helicis exterioris. | Helixmuskeln, Muskeln der Ohrleiste oder der äusseren Leiste des Ohrs. Мышица завытка ушнаго.

Musculi helicis exterioris, v. Musculi helicis.

1476) Musculi humeri. | Schultermuskeln. Плечевыя, Плечныя мышицы.

1477) Musculi incisivi, Cowperi. | Incisivmuskeln der Ober- und Unterlippe, Schneidemuskeln, Schneidezähnmuskeln.

Мышицы врѣзывающія или разсѣкающія Ковперовы.

1478) Musculi incisivi inferiores Cowperi, Elevatores labii inferioris. Мышицы врѣзывающія или разсѣкающія Ковперовы нижнія.

1479) Musculi incisivi superiores Cowperi, Depressores labii superioris, Musculi incisorii medii. | Mittlere einschneidende Muskeln, Obere Schneidezähnmuskeln. Мышицы врѣзывающія или разсѣкающія Ковперовы верхнія.

Musculi incisorii medii, v. Musculi incisivi superiores Cowperi.

1480) Musculi infracostales s. depressores costarum proprii, s. subcostales, s. cephalo-cantho-costales. | Infrakostalmuskeln, Herabziehende Muskeln der Rippen, Muskeln unter den Rippen, Unterrippenmuskeln, Innere sägeförmige Muskeln. Мышицы осаждающія ребра.

Musculi intercervicales, v. Musculi interspinales cervicis.

1481) Musculi intercostales. | Interkostalmuskeln, Zwischen-Rippenmuskeln, Muskeln zwischen den Rippen, Eigentliche Zwischen-Rippenmuskeln. Мышицы межреберныя, Междуреберныя.

Musculi intercostales exteriores, v. Musculi intercostales externi.

1482) Musculi intercostales externi s. exteriores, Musculi inter-latero-costales. | Aeussere Zwischen-Rippenmuskeln. Мышицы межреберныя внѣшнія или наружныя.

Musculi intercostales interiores, v. Musculi intercostales interni.

1483) Musculi intercostales interni s. interiores, Musculi inter-pleuro-costales. | Innere Zwischen-Rippenmuskeln. Мышицы межреберныя внутреннія.

Musculi inter-latero-costales, v. Musculi intercostales externi.

Musculi intermetacarpiaci, v. Musculi interossei manus.

Musculi intermetatarsei, v. Musculi interossei pedis.

1484) Musculi interossei manus s. intermetacarpiaci, s. metacarpo-latero-phalangici. | Zwischenknochenmuskeln der Hand, Mittelhandmuskeln, Mittelhandzwischenmuskeln, Zwischenmuskeln der Hand. Межкостныя мышицы руки.

1485) Musculi interossei pedis s. intermetatarsei, s. metatarso-latero-phalangei. | Zwischenknochenmuskeln des Fusses, Mittelfussmuskeln, Mittelfusszwischenmuskeln, Zwischenmuskeln des Fusses. Межкостныя мышицы ноги.

Musculi inter-pleuro-costales, v. Musculi intercostales interni.

1486) Musculi interspinales. | Interspinalmuskeln. Междуспинныя, Междухребетныя мышицы.

1487) Musculi interspinales cervicis s. colli, s. Cowperi, Musculi interspinosi colli, s. spinosi parvi colli, s. intercervicales. | Interspinalmuskeln des Nackens, Zwischenmuskeln des Nackens, Kleine Stachelmuskeln des Nackens. Мышицы остистыхъ отростковъ шеи.

Musculi interspinales colli, v. Musculi interspinales cervicis.

Musculi interspinales Cowperi, v. Musculi interspinales cervicis.

1488) Musculi interspinales s. interspinosi dorsi. | Interspinalmuskeln des Rückens, Zwischendornmuskeln des Rükkens. Мышицы междуспинныя хребта.

Musculi interspinales supernumerarii, v. Musculi spinales cervicis.

Musculi interspinosi colli, v. Musculi interspinales cervicis.

Musculi interspinosi dorsi, v. Musculi interspinales dorsi.

Musculi intertracheliani, i. q. Musculi intertransversales colli.

1489) Musculi intertransversales s. intertransversarii colli, Musculi transversales parvi colli. | Intertransversalmuskeln des Nackens, Zwischenquermuskeln des Halses, Kleine Quermuskeln des Halses. Мышицы поперечныхъ отростковъ шеи.

1490) Musculi intertransversales dorsi. | Intertransversalmuskeln des Rückens, Zwischenquermuskeln oder Kleine Quermuskeln, oder Muskeln zwischen den Querfortsätzen des Rückens. Мышицы поперечныхъ отростковъ спины.

Musculi intertransversarii colli, v. Musculi intertransversales colli.

Musculi intrinseci linguae, v. Musculus lingualis.

1491) Musculi intervertebrales. | Intervertebralmuskeln, Zwischenwirbelmuskeln. Мышицы междупозвоночныя.

1492) Musculi involuntarii. | Unwillkührliche Muskeln. Непроизвольныя мышицы.

Musculi ischio-pubo-protastei, v. Musculi transversi perinaei.

Musculi labiales, v. Musculi oris.

Musculi labiorum, v. Musculi oris.

1493) Musculi laryngis. | Larynxmuskeln, Luftröhrenkopf- oder Kehlkopfmuskeln, Kehlmuskeln. Мышицы гортани.

1494) Musculi laterales. | Seitenmuskeln, Lateralmuskeln. Боковыя мышицы.

Musculi levatores, v. singul. Levator.

1495) **Musculi** linguae s. linguales. | Zungenmuskeln. Язычныя мышицы.

Musculi linguales, v. Musculi linguae.

1496) **Musculi** lumborum. | Lendenmuskeln. Поясничныя мышицы.

1497) **Musculi** lumbricales. | Lumbrikalmuskeln, Spulmuskeln, Regenwurmförmige Muskeln. Мышицы червообразныя.

1498) **Musculi** lumbricales manus, Musculi vermiformes s. vermiculares, s. fidicinales, s. Adductores quatuor digitorum ad pollicem, s. sub-carpi phalangaei, s. phalangaei parasiti, s. palmi tendino-phalangei, s. anuli tendino-phalangei, Flexores primi internodii digitorum. | Lumbrikalmuskeln der Hand, Regenwurmförmige oder Spulwurmförmige Handmuskeln, Spulmuskeln oder Wurmförmige Muskeln, oder Mäuslein der Hand, Beuger des ersten Gelenkbeins der Finger. Червообразныя мышицы руки или ручныя.

1499) **Musculi** lumbricales pedis, Musculi vermiculares s. vermiformes, s. phalangaei parasiti pedis, s. planta-tendophalangei, Flexores primi internodii digitorum pedis s. quatuor primi internodii pedis. | Lumbrikalmuskeln des Fusses, Wurmförmige oder Spulwurmförmige Muskeln des Fusses, Spulmuskeln der Fusssohle, Regenwurmförmige Fussmuskeln, Beuger des ersten Zwischengelenks der Zehen. Мышицы червообразныя ножныя.

1500) **Musculi** mandibularii s. mandúcatorii, s. masticatorii, s. manducentes, s. mansores. | Kaumuskeln, Käumuskeln, Kiefermuskeln, Muskeln des Unterkiefers oder der untern Kinnbacke, Unterkiefermuskeln. Жевательныя, Жеванію служащія, Жвачныя мышицы.

Musculi manducatorii, v. Musculi mandibularii.

1501) **Musculi** manus. | Handmuskeln. Ручныя мышицы.

Musculi marsupialis externi, v. Musculi gemelli.

Musculi masticatorii, v. Musculi mandibularii.

1502) **Musculi** menti. | Kinnmuskeln. Мышицы подбородка.

1503) **Musculi** mixti. | Vermischte Muskeln. Смѣшенныя мышицы.

1504) **Musculi** narium s. nasi. | Muskeln der Nase. Носовыя мышицы.

1505) **Musculi** obliqui. | Schiefe Muskeln. Косыя мышицы.

1506) **Musculi** obliqui abdominales. | Schiefe Abdominalmuskeln, Schräge Bauchmuskeln, Schräge Mäuslein des Unterleibs. Косыя мышицы брюха.

1507) **Musculi** obliqui capitis. | Schiefe Kopfmuskeln. Косыя мышицы головы.

1508) **Musculi** obliqui oculi, Musculi amatorii, Circumactores s. Rotatores oculi, Opifices circumductionis. | Schiefe Augenmuskeln, Schräge Augenmuskeln, Rollmuskeln des Auges. Косыя мышицы глаза или любовныя или любовь изъявляющія.

Musculi oblivionis, v. Musculi oculi recti.

Musculi obturatorio-trochanterici, v. Obturatores.

1509) **Musculi** occipitales. | Hinterhauptmuskeln. Мышицы затылочныя.

Musculi occipitales minores, v. Musculi retrahentes auriculae.

1510) **Musculi** oculi. | Augenmuskeln. Глазныя, очныя мышицы.

Musculi oculi oblongi, v. Musculi oculi recti.

1511) **Musculi** oculi recti s. oblongi, s. optico-bulbosi recti, s. primi quatuor oculum moventes, s. oblivionis. | Gerade Augenmuskeln, Gerades Mäuslein des Augapfels. Прямыя глазныя мышицы.

1512) **Musculi** oculorum. | Augenmuskeln, Augenmäuslein. Глазныя очныя мышицы.

Musculi optico-bulbosi recti, v. Musculi oculi recti.

1513) **Musculi** oris, Musculi labiorum s. labiorum, s. oris et labiorum. | Mundmuskeln, Lippenmuskeln, Muskeln der Lippen, Mund- und Lippenmäuslein, Mäuslein der Lefzen. Губныя мышицы.

Musculi oris et labiorum, v. Musculi oris.

Musculi ossiculorum auditus, v. Musculi auris interni.

1514) **Musculi** ossis hyoidei. | Zungenknochenmuskeln, Muskeln des Zungenbeins. Мышицы язычной кости.

1515) **Musculi** palati s. veli palatini et uvulae, s. uvulae. | Gaumenmuskeln, Muskeln des weichen Gaumens und des Zäpfleins, Muskeln des Gaumenvorhanges und Zäpfleins. Мышицы нёбной занавѣски язычка, Язычковыя.

1516) **Musculi** palmares. | Palmarmuskeln, Hohlhandmuskeln, Muskeln der flachen Hand. Мышицы ладони или ладонныя.

1517) **Musculi** papillares, Carunculae papillares cordis. | Papillarkarunkeln, Fleischige Zapfen, Fleischzapfen, Warzenförmige Muskeln, Warzenmuskeln des Herzens. Сосковидныя мышки сердца.

1518) **Musculi** pectinati atrii cordis

dextri. | Kammförmige Muskelbündel in dem rechten Herzatrium. Гребенчатые мышечные пучечки правого предсердія.

1519) Musculi pectoris. | Brustmuskeln. Грудныя мышицы.

Musculi pedem et digitos pedis moventes, v. Musculi pedis.

1520) Musculi pedis s. pedis extremi, s. pedem et digitos pedis moventes, s. pedis et digitorum, Musculi tarsi et digitorum pedis, Musculi tarsum et crus moventes. | Fussmuskeln, Fuss- und Zehenmuskeln, Muskeln der Fusswurzel und der Zehen, Unterbeinmuskeln, Muskeln des Unterschenkels und des Fusses. Ножныя мышицы.

Musculi pedis et digitorum, v. Musculi pedis.

Musculi pedis extremi, v. Musculi pedis.

1521) Musculi pedum. | Fussmuskeln, Beinmuskeln. Ножныя мышицы.

1522) Musculi penis. | Muskeln des Penis oder der männlichen Ruthe. Мышицы дѣтороднаго мужескаго уда.

1523) Musculi pennati. | Gefiederte Muskeln. Мышицы перистыя (острымъ угломь стекающіяся).

Musculi pennati simplices, v. Musculi semipennati.

1524) Musculi peronei s. peronaei. | Peroneen, Peronäen, Wadenbeinmuskeln, Röhrenmuskeln. Мышицы малоберцовыя.

Musculi phalangaei parasiti pedis, v. Musculi lumbricales pedis.

1525) Musculi pharyngis. | Pharynxmuskeln, Schlundmuskeln, Schlundkopfmuskeln, Rachenmuskeln. Мышицы глотки.

Musculi postici corrugatores, v. Musculi retrahentes auriculae.

Musculi primi quatuor oculum moventes, v. Musculi oculi recti.

1526) Musculi prostatici laterales. | Seitenmuskeln der Vorsteherdrüse. Мышицы предстательной желѣзы.

Musculi prostatici superficiales, v. Musculus vesicae.

1527) Musculi pterygoidei s. alares, s. pterygo-cantho-mandibulares. | Pterygoideische Muskeln, Flügel- oder Flügelförmige Muskeln, Flügelmäuslein. Мышицы крылообразныя или Крылообразнаго отростка.

1528) Musculi quadrigemini. | Vierlinge, Vierköpfige Muskeln des Schenkels. Мышицы четырсглавыя бедра.

1529) Musculi radiales s. radii. | Radialmuskeln, Armspindelmuskeln. Лучевыя мышицы.

Musculi radiales externi, v. Extensores radiales carpi.

Musculi radii, v. Musculi radiales.

1530) Musculi recti capitis. | Gerade Kopfmuskeln. Прямыя мышицы головы.

1531) Musculi recti oculi. | Gerade Augenmuskeln. Прямыя глазныя мышицы.

1532) Musculi respirationis. | Respirationsmuskeln, Athmungsmuskeln. Мышицы дыхательныя, Дыханію служащія.

1533) Musculi retrahentes auriculae. | Retrahirende Ohrenmuskeln, Rückwärtszieher oder Zurückzieher, oder Hintere Muskeln des äussern Ohrs. Заднія мышицы ушка.

Musculi rhachidei, v. Musculi dorsi.

Musculi rhachitae, v. Musculi dorsi.

1534) Musculi rhomboidei s. rhomboides. | Rhomboideische Muskeln, Rautenmuskeln, Rautenförmige Muskeln. Ромбоивидныя, Ромбоидальныя мышицы.

Musculi rotatores, v. Rotatores.

Musculi rotundi, v. Musculi teretes.

Musculi scaleni, v. Scaleni.

1535) Musculi semipennati s. pennati simplices. | Halbgefiederte Muskeln, Einfachgefiederte Muskeln. Мышицы полу-перистыя.

Musculi socii, v. Musculi congeneres.

Musculi supraspinales, v. Musculi spinales cervicis.

1536) Musculi spinales cervicis (Musculi interspinales supernumerarii s. supraspinales). | Spinalmuskeln oder Dornmuskeln des Nackens. Междуспинныя, Междухребетныя мышицы.

Musculi spinosi parvi colli, v. Musculi interspinales cervicis.

Musculi spinoso-costales, v. Musculus serratus dorsi.

1537) Musculi sternocostales. | Brustrippenmuskeln. Грудиоребериыя мышицы (вергейновы).

Musculi subcostales, v. Musculi infracostales.

1538) Musculi superciliorum. | Muskeln der Augenbraunen. Мышицы бровей.

Musculi supercostales, v. Levator costarum.

1539) Musculi tarsi. | Tarsusmuskeln. Плюсненныя мышицы.

Musculi tarsi et digitorum pedis, v. Musculi pedis.

Musculi tarsum et crus moventes, v. Musculi pedis.

1540) Musculi teretes s. rotundi, s. canthomoplato-brachiales. | Teresmuskeln, Runde oder Rundliche Muskeln,

Runde oder Rundliche Armmuskeln. Мышицы кругловатыя.

1541) Musculi thoracis. | Thoraxmuskeln. Мышицы груди или туловища.

1542) Musculi thyreo-arytaenoidei s. Thyreo-arytaenoidei, s. Constrictor glottidis major. | Thyreo-arytaenoideische Muskeln, Schild-Schnepfknorpelmuskel, Oberer Seitenmuskel der Luftröhre, Schild- und Giesskannenförmige Knorpelmäuslein, Oberer Seitenmuskel der Kehle, Schildgiessbeckenmuskel, Grosser zusammenziehender Kehlmuskel. Мышицы щитообразнаго и пирамидальнаго хряща.

Musculi thyreo-arytenoidei, v. Musculi thyreo-arytaenoidei.

1543) Musculi thyreo-epiglottici s. thyroepiglottidaei, Musculus thyro-epiglottideus s. thyro-epiglotteus, Depressor epiglottidis. | Thyreo-epiglottische Muskeln, Schildkehldeckelmuskeln, Niederzieher des Kehldeckels. Мышицы щитообразнаго и надгортаннаго хряща.

Musculi thyro-epiglottidaei, v. Musculi thyreo-epiglottici.

1544) Musculi thyreo-hyoidei. | Thyreo-hyoideische oder Schildzungenbeinmuskeln. Мышицы щитообразнаго хряща и подъязычной кости.

1545) Musculi tibiales s. tibiei, s. tibiaei. | Tibialmuskeln, Schienknochen- oder Schienbeinmuskeln, Beinmuskeln. Мышицы большеберцовыя.

Musculi transversales dorsi inferiores, v. Musculi transverso spinosi dorsi.

Musculi transversales parvi colli, v. Musculi intertransversales colli.

1546) Musculi transversi perinaei s. transversi, s. triangulares perinaei, s. ischio-pubo-protastei. | Quermuskeln des Perinäums oder des Mittelfleisches, Dammmuskeln, Quermuskeln des Mittelfleisches, Quere Mittelfleischmuskeln. Мышицы срамнопроходной промежности.

1547) Musculi transversi urethrae. | Quermuskeln der Harnröhre. Мышицы поперечныя мочеиспускательнаго ствола.

Musculi transverso-costales, v. Levator costarum.

1548) Musculi transverso-spinosi dorsi, Musculus semi-spinatus, Musculi transversales dorsi inferiores. | Kleiner Quermuskel des Rückens. Мышицы спинныя поперечныя.

Musculi triangulares perinaei, v. Musculi transversi perinaei.

1549) Musculi tricornes. | Dreischwänzige Muskeln, Dreihörnichte Muskeln. Триглавныя мышицы.

Musculi ulno-dorso-phalangei pollicis, v. Extensores pollicis.

Musculi uteri, v. Liquor uteri rotundi.

Musculi uvulae, v. Musculi palati.

Musculi veli palatini et uvulae, v. Musculi palati.

Musculi vermiculares pedis, v. Musculi lumbricales pedis.

Musculi vermiculares quatuor digitorum ad pollicem, v. Musculi lumbricales manus.

Musculi vermiformes quatuor digitorum ad pollicem, v. Musculi lumbricales manus.

Musculi vermiformes pedis, v. Musculi lumbricales pedis.

1550) Musculi vertebrales. | Vertebralmuskeln, Wirbelmuskeln. Мышицы позвоночныя.

Musculi vitales, v. Musculi voluntarii.

1551) Musculi voluntarii s. vitales. | Willkührliche Muskeln. Произвольныя мышицы.

1552) Musculi zygomatici s. zygomatico-labiales. | Zygomatische Muskeln, Jochbein- oder Jochmuskeln, Wangenmuskeln, Malarmuskeln. Мышицы скуловыя.

Musculi zygomatico-labiales, v. Musculi zygomatici.

1553) Musculus, μυς, Lacertus, Caro, Nervus, Mys. | Muskel, Muskul, Mäuslein, Maus, Fleischmuskel. Мышица, Мышка, Мышца.

Musculus abducens carpo-phalangeus auricularis, v. Abductor digiti minimi manus.

Musculus abducens carpo-phalangeus minimi digiti, v. Abductor digiti minimi manus.

Musculus abducens digiti minimi manus, v. Abductor digiti minimi manus.

Musculus abducens digiti minimi pedis, v. Abductor digiti minimi pedis.

Musculus abducens humeri, v. Musculus latissimus dorsi.

Musculus abducens indicis, v. Abductor indicis.

Musculus abducens labiorum, v. Levator anguli oris.

Musculus abducens maxillae inferioris, v. Musculus pterygoideus internus.

Musculus abducens maxillae inferioris, v. Musculus pterygoideus externus.

Musculus abducens oculi, v. Musculus oculi abducens.

Musculus abducens oris, v. Distortor oris.

Musculus abducens pollicis, v. Abductores breves pollicis manus.

Musculus abducens pollicis pedis, v. Abductor pollicis pedis.

Musculus abductor, v. Abductor.

Musculus abductor digitorum, v. Musculus accessorius flexoris longi digitorum pedis.

Musculus accelerator, v. Accelerator.

1554) Musculus accessorius flexoris longi digitorum pedis, Musculus pediosus s. abductor digitorum, Caro accessoria s. quadrata, Caro quadrata Sylvii, Massa carnea Jacobi Sylvii, Caput secundum flexoris longi digitorum pedis, Musculus plantaris verus. | Accessorischer Muskel des langen Flexors der Zehen, Fleischichte Masse des Jacob Sylvius, Viereckiger Fusssohlenmuskel, Nebenmuskel des langen Flexors der Zehen, Rechter Fusssohlenmuskel. Мышица прибавочная сгибающей длинной мышицы персти ноги.

Musculus accessorius sacrolumbaris, v. Musculus cervicalis descendens.

Musculus acromio-cleido-brachialis, v. Deltoideus.

Musculus acustico-mallearis, i. q. Laxator tympani minor.

Musculus acusticus mallearis, v. Laxator tympani minor.

Musculus adducens, v. Adductor pollicis.

Musculus adducens alius transversus pedis, v. Adductor pollicis pedis.

Musculus adducens auriculae ad anteriora, v. Musculus attrahens auris.

Musculus adducens bibitorius, v. Musculus adducens oculi.

Musculus adducens hallucis, v. Adductor pollicis pedis.

Musculus adducens humeri, v. Pectoralis.

Musculus adducens laetitiae, v. Musculus adducens oculi.

Musculus adducens metatarso-sesamo-phalangeus, v. Adductor pollicis pedis.

Musculus adducens metatarso-phalangeus hallucis, v. Adductor pollicis pedis.

Musculus adducens nasi, v. Compressor naris.

1555) Musculus adducens oculi, Adductor oculi, Musculus rectus-interior oculi s. bibitorius, s. laetitiae, s. orbito-intus-scleroticus. | Adducirender Augenmuskel, Gerader Beiwärtszieher, Zuzieher des Auges, Inwärts- oder Einwärtszieher, Adducirender, anziehender Muskel des Auges, Innerer, gerader Muskel des Augapfels, Versoffener Muskel. Мышица прямая глаза внутренная или питсйная.

Musculus adducens orbito-intus-scleroticus, v. Musculus adducens oculi.

Musculus adducens pedis extremi, v. Musculus tibialis posticus.

Musculus adducens tarso-metatarso-phalangeus hallucis, v. Adductor pollicis pedis.

Musculus adductor, v. Adductor.

Musculus adeno-pharyngeus, v. Constrictor pharyngis inferior.

Musculus alveolo-labialis, v. Buccinator.

Musculus amatorius, i. q. Musculus abducens oculi.

Musculus ambiens vesicam, v. Detrusor urinae.

1556) Musculus anconaeus externus s. internus, Musculus brachialis externus s. brachiacus externus, Caput externum tricipitis. | Aeusserer Ankonaeus, Aeusserer Höckermuskel, Aeusserer Armmuskel. Мышица локотнаго или локтеваго отростка или Самолокотная.

1557) Musculus anconaeus internus s. externus, Extensor brevis cubiti, Caput breve s. internum tricipitis. | Innerer Ankonäus, Innerer Höckermuskel, Kurzer Ausstreckmuskel. Короткая часть треглавой мышицы.

1558) Musculus anconaeus longus, Extensor longus cubiti, Caput longum tricipitis, Musculus anconaeus magnus. | Langer Ankonäus, Grösster Höckermuskel, Langer Ausstreckmuskel des Vorderarms. Длинная часть треглавой мышицы.

1559) Musculus anconaeus parvus quartus, Musculus angonaeus s. angoneus, s. cubitalis Riolani, s. condylo-anconaeus, s. epicondylo-cubitalis. | Kleiner Ankonäus, Knorrenmuskel, Muskel am Ellenbogenknorren, Höckermuskel od. Kleiner Höckermuskel, Ellenbogenvorsatzmuskel. Мышица локтеваго отростка малая.

Musculus angonaeus, v. Musculus anconaeus parvus.

Musculus angoneus, v. Musculus anconaeus parvus.

Musculus angularis scapulae, v. Levator scapulae et Musculus teres major.

Musculus angulo-scapulo-humeralis, v. Musculus teres major.

Musculus anischio-vulvo-clitorideus, v. Constrictor vaginae.

Musculus annularis oris, v. Musculus orbicularis labiorum.

1560) Musculus anomalus maxillae superioris, Musculus rhomboideus maxillae superior s. narium lateralis, s. maxillo-nasalis. | Anomaler Muskel des Oberkiefers, Ungewöhnlicher Muskel des Oberkiefers. Мышица ромбоидальная верхняя.

Musculus anomalus maxillo-nasalis, v. Musculus anomalus maxillae superioris.

Musculus anterior auriculae, v. Musculus attrahens auris.

Musculus anthelico-tragicus, v. Antitragicus.

Musculus antithenar, v. Antithenar.

Musculus antitragi, v. Antitragicus.

Musculus antitragicus, v. Antitragicus.

Musculus anulo-syndesmo clitorideus, v. Constrictor vaginae.

Musculus aorticae, v. Fibrae circumflexae dextrae superiores.

Musculus aperiens palpebram rectus, v. Levator palpebrae superioris.

Musculus aponeurotico-helicaeus, v. Musculus attollens auris.

Musculus aponeuroticus bicipitis, v. Musculus aponeuroticus coracoradialis.

Musculus aponeuroticus femoris, v. Tensor vaginae femoris.

Musculus arcado-temporo-maxillaris, v. Musculus temporalis.

1561) Musculus articularis genu, Musculus subcruralis. | Artikularmuskel des Knies, Seltener Kniegelenkmuskel. Составная мышица колѣна.

Musculus articularis orbitae sinisterior, i. q. Corrugator superciliorum.

Musculus articuli et utrique labro communis, v. Platysma myoides.

1562) Musculus aryepiglotticus. | Aryepiglottischer Muskel. Мышица черпалообразнаго хряща и надъ глотки. Vid. Aryepiglotteus.

Musculus arytaena-epiglotticus, v. Aryepiglotteus.

Musculus arytaenoideus major, v. Musculus arytaenoideus transversus.

Musculus arytaenoideus transversalis, v. Musculus arytaenoideus transversus.

Musculus arytaenoideus transversus, v. Transversalis musculus arytaenoideus major.

1563) Musculus arytaenoideus transversus. | Querer Giessbeckenknorpelmuskel. Поперечная черпаловиднаго хряща мышица.

1564) Musculus atlanticus capitis anticus, Musculus rectus capitis anticus, s. anterior minor, s. parvus, Musculus rectus capitis internus minor s. annuens Cowperi, s. transversus sphenoccipitalis brevis, trachelo-basilaris parvus s. trachelo-suboccipitalis. | Vorderer Atlantikus des Kopfes, Vorderer Kopf- und Trägermuskel, Vorderer, kleiner, gerader Kopfmuskel. Мышица прямая головы передняя.

1565) Musculus atlanticus capitis lateralis, Musculus rectus capitis lateralis s. capitis transversalis anterior primus s. transversorius anterior primus, s. trachelo-atloido-basilaris, s. transverso-occipitalis lateralis, s. mastoido atloideus. | Atlantikus des Kopfes zur Seite, Gerader Muskel oder Gerader Seitenmuskel des Kopfes, Seitenkopf- und Trägermuskel. Мышица прямая головы боковая.

1566) Musculus atlanticus capitis posticus externus, Musculus obliquus minor s. obliquus superior capitis, s. transverso-postoccipitalis, s. trachelo-atloido-occipitalis, s. atloido-submastoideus. | Hinterer, äusserer Atlantikus des Kopfes, Kleinerer, schiefer Kopfmuskel, Oberer, schräger Kopfmuskel, Hinterer, äusserer Kopf- und Trägermuskel, Kleiner, schräger Muskel des Kopfes. Мышица косая меньшая головы.

1567) Musculus atlanticus capitis posticus internus, Musculus rectus minor s. rectus parvus capitis, s. rectus capitis posticus minor, s. tubero-atloido-occipitalis, s. spinoso-occipitalis brevior, s. proximus, s. atloido-occipitalis. | Hinterer, innerer Kopf- und Trägermuskel, Kleiner, gerader Hintermuskel des Kopfes, Gerader, hinterer, kleinerer Kopfmuskel. Мышица прямая головы меньшая или малая.

Musculus atloido-occipitalis, v. Musculus atlanticus capitis internus.

Musculus atloido-submastoideus, v. Musculus atlanticus capitis posticus externus.

Musculus attollens auriculae, v. Musculus attollens auris.

1568) Musculus attollens auris, Musculus attollens auriculam s. auriculae, Musculus superior auriculae s. auricularis superior externus, Elevator auris s. auris externae, Musculus aponeurotico-helicaeus s. temporo-conchinaeus. | Attollirender Ohrenmuskel, Aufheber, Aufhebender Muskel des Ohrs, Aufzieher des Ohrs, Oberer Ohrenmuskel, Oberes Ohrenmäuslein, Heber des Ohrs. Мышица подьемлющая ушко.

Musculus attollens humeri, v. Deltoideus.

Musculus attollens labii superioris, i. q. Levator labii superioris.

Musculus attollens linguae, v. Mylopharyngeus.

1569) Musculus attollens oculi, Musculus rectus superior oculi s. superbus, s. elatus, s. sub optico spheni-scleroticus, Elevator s. Admirator oculi. | Attollirender Augenmuskel, Oberer, gerader Aufhebemuskel des Augapfels, Heber des Augapfels, Hoffärtiger Muskel, Erhebender, oberer, gerader Muskel des Augapfels, Aufwärtszieher des Augapfels. Мышица прямая верхняя глаза.

Musculus attollens ossis hyoidei, v. Genio-hyoideus.

Musculus attollens scapulae, v. Levator scapulae.

Musculus attollens temporalis, v. Musculus temporalis.

1570) Musculus attrahens auris, Musculus anterior auriculae, Adductor auris, Musculus adducens auriculae ad anteriora s. novus conchae proprius s. zygomatico-helicaeus, s. zygomatico conchaeus. | Attrahirender Ohrenmuskel, Vorzieher oder Anziehender Muskel des Ohrs, Vorwärtszieher des Ohrs, Vorderer Ohrmuskel, Vorderes Ohrmäuslein. Передняя мышица уха.

Musculus auriculae, v. Musculi retrahentes auriculae.

Musculus auricularis superior externus, v. Musculus attollens auris.

Musculus auris a mamillari processu proficiscens, v. Musculi retrahentes auriculae.

Musculus auris externus, v. Levator tympani minor.

1571) Musculus auris externus alter, Musculus Folii, s. Mallei externus, s. anterior, s. obliquus auris, s. minimus auris, s. Processus minimi mallei, s. spinoso-mallearis, s. sphenisalpingo-mallearis, Ligamentum auris internum. | Folianischer Muskel, Schiefer Hammermuskel. Мышица косая уха.

Musculus auris internae externus, v. Laxator tympani minor.

Musculus axoido-atloideus, v. Epistrophicus atlantis.

Musculus axoido-occipitalis, v. Epistrophicus capitis.

1572) Musculus azygos Morgagni. | Der Morganische, ungepaarte Muskel. Морганова безпарная, одинокая мышица.

1573) Musculus basioglossus. | Grundmuskel der Zunge, Grund- und Zungenbeinmäuslein. Коренноязычная или основательноглазная мышица. Vid. Basioglossus.

Musculus bibitorius, v. Musculus adducens oculi.

1574) Musculus biceps. | Zweiköpfiger Muskel. Двуглавая или двуглавная мышица. Vid. Biceps.

Musculus biceps brachii, v. Musculus coracoradialis.

Musculus biceps cruris, v. Biceps cruris.

Musculus biceps externus cubiti, v. Musculus gemellus.

Musculus biceps femoris, v. Biceps femoris.

Musculus biceps internus, v. Musculus coracoradialis.

Musculus biceps manus, v. Musculus coracoradialis.

Musculus bicornis, v. Extensores radiales carpi.

Musculus bicornis pollicis, v. Abductor longus pollicis manus.

Musculus bicornis radii, v. Musculus radialis externus.

1575) Musculus biventer. | Zweibäuchiger Muskel. Двубрюшная, двучревная мышица.

Musculus biventer maxillae, v. Musculus digastricus maxillae.

Musculus brachiacus, v. Brachialis.

Musculus brachiacus s. Brachialis externus, v. Triceps cubiti.

Musculus brachiacus externus, v. Musculus anconaeus externus.

Musculus brachiacus internus, v. Brachialis.

Musculus brachialis, v. Brachialis.

Musculus brachialis externus, v. Musculus anconaeus externus.

Musculus brachicus externus, v. Musculus anconaeus externus.

Musculus brachicus internus, v. Brachialis.

1576) Musculus brevis s. palmaris cutaneus. | Kurzer Hohlhandmuskel, Kleiner, flacher Handmuskel, Kurzer Muskel der flachen Hand. Мышица ладони короткая или подкожная.

Musculus bronchialis, v. Sterno-thyreoideus.

Musculus bronchius, v. Musculus sterno-thyreoideus.

Musculus buccae, v. Buccinator.

Musculus buccinator, v. Buccinator.

Musculus bulbo-cavernosus, v. Accelerator urinae.

Musculus bulbo-syndesmo-cavernosus, i. q. Accelerator urinae.

Musculus bulbosus urethrae, v. Musculus superficialis penis.

Musculus bursalis, v. Obturator internus.

Musculus calcaneo-dorso-phalangaeus, v. Extensor brevis digitorum pedis.

Musculus calcaneo-infraphalanginianus, v. Flexor brevis digitorum pedis.

Musculus calcaneo-metatarso-phalangeus digiti minimi pedis, v. Abductor digiti minimi pedis.

Musculus calcaneo-phalangeus communis, v. Flexor brevis digitorum pedis.

Musculus calcaneo-phalangeus digiti minimi pedis, v. Abductor digiti minimi pedis.

Musculus calcaneo-phalangeus pollicis, v. Abductor pollicis pedis.

Musculus calcaneo-phalangetticus communis, v. Extensor brevis digitorum pedis.

Musculus calcaneo-planta-phalangeus, v. Flexor brevis digitorum pedis.

Musculus calcaneo-supra-phalangettianus, v. Extensor brevis digitorum pedis.

Musculus calcaneo-supra-unguicularis, v. Extensor brevis digitorum pedis.

Musculus calcis major, v. Musculus soleus.

Musculus calcis minor, v. Musculus plantaris.

Musculus caninus, v. Levator anguli oris.

Musculus capitis obliquus inferior, v. Epistrophicus atlantis.

Musculus capitis obliquus major, v. Epistrophicus atlantis.

Musculus capitis obliquus minor, v. Musculus capitis obliquus superior.

1577) **Musculus** capitis obliquus superior s. minor. | Oberer oder Kleiner, schiefer Kopfmuskel. Косая мышица головная верхняя или меньшая.

Musculus capitis rectus magnus, v. Epistrophicus capitis.

Musculus capitis rectus major, v. Epistrophicus capitis.

Musculus capitis rectus posticus major, v. Epistrophicus capitis.

Musculus capitis superficialis, v. Epistrophicus capitis.

Musculus caput concutiens, v. Flexor vertebrae primae super secundum.

Musculus carneus nasi, v. Compressor naris.

Musculus carnosus colli vesicae, v. Sphincter vesicae.

Musculus carpi brevior, v. Extensor carpi radialis brevis.

Musculus carpicus, v. Musculus cutaneus carpi.

Musculus carpo-metarcarpeus minimi digiti, v. Adductor digiti minimi.

Musculus carpo-metacarpicus, v. Musculus opponens pollicis.

Musculus carpo-palma-phalangeus pollex, v. Flexor brevis pollicis.

Musculus carpo-palmaris, v. Musculus cutaneus carpi.

Musculus carpo-phalangeus pollicis, v. Flexor brevis pollicis.

Musculus carpo-phalangeus secundus digiti minimi, v. Flexor brevis digiti minimi.

Musculus carpo-phalangicus pollicis, v. Musculus opponens pollicis.

Musculus carpo-subphalangeus pollicis, v. Abductor brevis pollicis manus.

Musculus Casserii, v. Laxator tympani minor.

Musculus catenae, i. q. Musculus tibialis anticus.

Musculus cavernoso-bulbosus, i. q. Accelerator urinae.

Musculus ceratioglossus, v. Musculus chondroglossus.

Musculus cerato-pharyngeus magnus, v. Cerato-pharyngeus.

Musculus cerato-pharyngeus minor, v. Musculus chondropharyngeus.

Musculus cerato-pharyngeus parvus, v. Musculus cerato-pharyngeus minor.

Musculus cerato-pharyngo-occipitalis, v. Constrictor pharyngis medius.

1578) **Musculus** cervicalis capitis anticus, Musculus rectus capitis anticus major, s. rectus capitis internus major, s. transverso-sphenoccipitalis anticus longus, s. trachelo-sub-occipitalis. | Cervikalmuskel des Kopfes nach vorn, Vorderer, grösserer, gerader Kopfmuskel oder Vorderer Nackenmuskel, Vorderer Halsmuskel des Kopfs, Innerer, vorderer, grösster, gerader Kopfmuskel. Мышица прямая или выйная головы большая.

1579) **Musculus** cervicalis descendens s. cervicalis descendens Dimerbrockii, s. transversalis gracilis, s. transversalis collateralis colli, s. accessorius sacrolumbaris, s. transversalis colli lateralis, s. costa-transversalis humilis. | Absteigender Cervikal- oder Nackenmuskel, Herabsteigender Nacken- oder Genickmuskel, Nakkenmuskel, Abwärtssteigender Halsmuskel. Мышица шейная выйная или низходящая.

Musculus cervicalis descendens Dimerbrockii, v. Musculus cervicalis descendens.

Musculus cervico-dorso-costalis, i. q. Musculus serratus posticus superior.

Musculus cervico-dorso-mastoideus, v. Splenius capitis.

Musculus cervico-dorso-scapularis, v. Musculus rhomboides inferior.

Musculus cervico-mastoideus, v. Splenius capitis.

1580) **Musculus** chondroglossus, Musculus hyo-chondroglossus s. ceratioglossus, s. corniculo-lingualis. | Chondroglossus, Schmaler Seitenmuskel der Zunge, Knorpel-Zungenmusklein. Мышица хрящеязычная.

1581) **Musculus chondropharyngeus**, Musculus ceratopharyngeus minor. | Chondropharyngeus, Schmaler Seitenmuskel des Schlundes, Kleiner Keratopharyngeus. Мышица хрящеглотная. Vid. Chondropharyngeus.

Musculus cerato-staphylinus, v. Cerato-staphylinus.

Musculus ciliaris, v. Stratum internum palpebrarum.

Musculus ciliaris Albini, v. Stratum internum palpebrarum.

Musculus circumagens interior oculi, v. Musculus obliquus superior oculi.

Musculus circumagens oculi, v. Musculus obliquus inferior oculi.

1582) **Musculus circumflexus palati**, Tensor veli palatini, Musculus spheno-salpingo-staphylinus, s. salpingo staphylinus externus, s. peristaphylinus externus, s. spheno-pharyngeus, s. pterygo-palatinus, s. spheno-pterygo-palatinus, s. pterygo-staphylinus, s. pterygo-staphylinus externus, s. novus tubae Eustachianae, s. palato-salpingeus, s. tubae novus, s. petro-salpingo-pterygo-palatinus. | Cirkumflexormuskel des Gaumens, Umschlagener oder Umgebogener Gaumenmuskel, Flügel- und Gaumenmäuslein, Gaumenspanner, Spannender Muskel des Gaumenvorhanges, Umschlungener Gaumenmuskel. Мышица обвивающаяся около нёбной занавѣски.

Musculus claudens nasi, v. Compressor naris.

1583) **Musculus cleido-mastoideus** s. Mastoideus anterior. | Schlüsselknochenwarzenmuskel. Мышица сосцевидная передняя или ключицы и сосцевиднаго отростка.

Musculus cleido-sterno-cutaneus faciei, v. Platysma myoides.

Musculus cleido-sterno-cutaneus faciei, i. q. Platysma myoides.

Musculus clitoridis, v. Erector clitoridis.

Musculus clitoridis inferior latus et planus, v. Constrictor vaginae.

Musculus cnemo-dactyleus, v. Extensor longus digitorum pedis.

Musculus coccygeus, v. Spinoso-coccygeus.

Musculus coccygeus s. coccygeus anterior, i. q. Spinoso-coccygeus.

Musculus coccygeus anterior, v. Musculus coccygeus.

Musculus coccygeus posterior, v. Spinoso-coccygeus et Sacro-coccygeus.

Musculus coccygio-analis, v. Sphincter ani externus.

Musculus coccygio-cutanea sphincter, v. Sphincter ani externus.

Musculus coccygis, v. Spinoso-coccygeus.

Musculus collateralis penis, v. Erector penis.

1584) **Musculus complexus** s. Musculus complexus major, Musculus trigeminus s. compositus, s. transverso-mesoccipitalis, s. trachelo-occipitalis, s. dorso-trachelo-occipitalis. | Komplexus des Nackens, Durchflochtener Muskel, Flechtmuskel, Grosser durchflochtener Muskel, Umschliessendes Mäuslein des Kopfes, Dreifacher oder Zusammengeflechteter Muskel des Kopfes. Мышица обьемлющая, Обнимающая.

Musculus complexus major, v. Musculus complexus.

Musculus complexus minor, v. Trachelo-mastoideus.

Musculus complexus minor, i. q. Trachelo-mastoideus.

Musculus compositus occipitalis, v. Musculus complexus.

Musculus compressor naris, v. Compressor naris.

Musculus concho-anthelicaeus, v. Musculus transversus auriculae.

Musculus concho-anthelix, v. Musculus transversus auriculae.

Musculus concho-helicaeus, v. Musculus transversus auriculae.

Musculus concho-helicaeus, v. Musculus helicis minor.

Musculus concho-helix, v. Musculus helicis minor.

Musculus concho-tragicus, v. Tragicus.

Musculus condylo-achillaeus biventer, v. Gastrocnemius.

Musculus condylo-anconaeus, v. Musculus anconaeus parvus.

Musculus condylo-calcaneus biventer, v. Gastrocnemius.

Musculus condylo-carpiacus internus, v. Flexor ulnaris carpi.

Musculus condylo-dorso-phalangeus, v. Extensor digitorum communis.

Musculus condylo-metacarpicus internus, v. Flexor radialis carpi.

Musculus condylo-palma-phalangeus, v. Flexor sublimis digitorum.

Musculus condylo-palmaris, v. Musculus latescentis chordae.

Musculus condylo-phalangeus auricularis, v. Extensor digiti minimi.

Musculus condylo-post-tibialis, v. Popliteus.

Musculus condylo-radialis internus quadratus, v. Pronator inferior.

Musculus condylo-radialis internus rotundus, v. Pronator superior.

Musculus condylo-radio-metacarpiaeus, v. Extensores radiales carpi.

Musculus condylo-ulno-metacarpiaeus, v. Extensor ulnaris carpi.

Musculus constringens nasi, v. Compressor naris.

Musculus constrictivus vesicae, v. Sphincter vesicae.

Musculus constrictor cunni, pharyngis etc., v. Constrictor.

1585) Musculus constrictor minor glottidis. | Kleiner zusammenziehender Kehlmuskel. Мышица сжимающая гортаннаго отверстія меньшаго.

Musculus constrictor palpebrae utriusque, v. Musculus orbicularis palpebrarum.

Musculus constrictorius, v. Sphincter.

Musculus contrahens communis baccarum labiorumque, v. Buccinator.

Musculus coraco-brachiacus, v. Musculus coraco-brachialis.

1586) Musculus coraco-brachialis s. coraco-brachiacus, s. coraco-brachicus, Musculus coracoideus, s. perforatus humeri, s. perforatus Casserii, s. coraco-humeralis. | Korakobrachialis, Hakenarmmuskel, Hakenmuskel, Krähenschnabelmuskel, Durchbohrter Muskel des Oberarms, Durchgebohrter Achsenmuskel, Durchbohrter Muskel des Kasserius, Rabenschnabelmuskel des Arms, Rabenschnabelarmmuskel, Rabenmäuslein. Мышица вороньяго носа лопатки и плечевой кости.

Musculus coraco-brachicus, v. Musculus coraco-brachialis.

Musculus coraco-humeralis, v. Musculus coraco-brachialis.

Musculus coraco-hyoideus, v. Musculus omo-hyoideus.

Musculus coracomoplato-radieus biceps, v. Musculus coracoradialis.

Musculus coraco-pectoralis, v. Musculus serratus anticus.

1587) Musculus coraco-radialis, Musculus biceps brachii s. biceps manus, s. biceps internus, s. radio-scapularis, s. scapulo-coraco-radialis, s. coracomoplato-radieus biceps, s. scapulo-radialis pisciculus. | Korakoradialis, Zweibäuchiger od. Zweiköpfiger Armmuskel, Zweiköpfiger Muskel oder Zweiköpfiges Mäuslein des Arms, Beuger des Vorderarms, Rabenschnabelbogenröhrenmuskel oder Zweiköpfiger Beuger, oder Speichenbeuger. Мышица двуглавая плеча.

Musculus coracoideus humeri, v. Musculus coraco-brachialis.

Musculus corniculo-lingualis, v. Musculus chondroglossus.

Musculus corrugator superciliorum, v. Corrugator superciliorum.

Musculus costo abdominalis, v. Musculus obliquus descendens.

Musculus costo-basio-scapularis, v. Musculus serratus magnus.

Musculus costo-cantho-scapularis, v. Musculus serratus magnus.

Musculus costo-clavicularis, v. Subclavius.

Musculus costo-clavio-humeralis, v. Pectoralis.

Musculus costo-coracoideus, v. Musculus serratus anticus.

Musculus costo-hyoides, v. Musculus omo-hyoideus.

Musculus costo-ileo-puberalis, v. Musculus obliq. descendens.

Musculus costo-lumbileo-linearis transversus, v. Musculus transversalis abdominis.

Musculus costo-subclavius, v. Subclavius.

Musulus costo-transversalis humilis, v. Musculus cervicalis descendens.

Musculus costo-xiphoideus, v. Musculus triangularis sterni.

1588) Musculus cremaster. | Hodenmuskel. Подьемница, подьемлющая ядра мышица.

1589) Musculus crico-arytaenoideus lateralis, Musculus crico-latero-arytaenoideus. | Innerer oder Seiten-kriko-arytänoideischer Muskel, Seitenringgiessbekkenmuskel, Hinterer Seitenmuskel der Kehle oder Luftröhre. Мышица боковая перстневиднаго и пирамидальнаго хряща.

1590) Musculus crico-arytaenoideus posterior s. posticus, Dilatator glottidis posterior, Musculus crico-creto-arytaenoideus. | Hinterer kriko-arytänoideischer Muskel, Hinterer erweiternder Kehlmuskel, Hinterer breiter Muskel der Luftröhre. Мышица кольцеобразнаго и пирамидальнаго хряща задняя.

Musculus crico-arytaenoideus posticus, v. Musculus crico-arytaenoideus posterior.

Musculus crico-creto-arytaenoideus, v. Musculus crico-arytaenoideus posterior.

Musculus crico-latero-arytaenoideus, v. Musculus crico-arytaenoideus lateralis.

Musculus crico-pharyngaeus, v. Musculus crico-pharyngeus.

1591) Musculus crico-pharyngeus s. crico-pharyngaeus. | Krikopharyngeus, Schlundmuskel vom Ringknorpel. Мышица перстневиднаго хряща и глотки.

1592) Musculus crico - thyreoideus, Dilatator glottidis anterior. | Krikothyreoideus, Ring- und Schildknorpelmuskel, Vorderer Erweiterer der Stimmritze. Мышица перстневиднаго и щитообразнаго хряща.

Musculus crico-thyro-pharyngeus, v. Constrictor pharyngis inferior.

1593) Musculus crotaphita s. crotaphites, s. temporalis. | Schläfemuskel od. Temporalmuskel. Височная, Скивотная мышица. Vid. Musculus temporalis.

Musculus crotapho-coronoideus, v. Musculus temporalis.

Musculus cruralis, v. Cruralis.

Musculus crureus, v. Cruralis.

Musculus cubitaeus internus, v. Flexor ulnaris carpi.

Musculus cubitalis externus, v. Extensor ulnaris carpi.

Musculus cubitalis gracilis, v. Musculus latescens chordae.

Musculus cubitalis internus, v. Flexor ulnaris carpi.

Musculus cubitalis Riolani, v. Musculus anconaeus parvus.

Musculus cubitaeus externus, v. Extensor ulnaris carpi.

Musculus cubiteus externus, v. Extensor ulnaris carpi.

Musculus cubiteus internus, v. Flexor ulnaris carpi.

Musculus cubito-carpieus, v. Flexor ulnaris carpi.

Musculus cubito-metacarpiaeus pollicis, v. Abductor longus pollicis manus.

Musculus cubito-phalangettianus, v. Flexor profundus digitorum.

Musculus cubito-radio-submetacarpeus pollicis, v. Abductor longus pollicis manus.

Musculus cubito-radialis, v. Pronator inferior.

Musculus cubito - sub - metacarpeus pollicis, v. Abductor longus pollicis manus.

Musculus cubito - supra - metacarpieus, v. Extensor ulnaris carpi.

Musculus cubito-supra-phalangettianus, v. Extensor major pollicis.

Musculus cubito-supra phalangetticus, v. Extensor indicis et Extensor major pollicis.

Musculus cubito-supra-phalangeus pollicis, v. Extensor brevis pollicis.

Musculus cucullaris, v. Cucullaris.

Musculus cutaneo-superciliaris, v. Corrugator superciliorum.

1594) Musculus cutaneus carpi s. carpieus, s. carpo-palmaris, Caro quadrata manus, s. musculosa quadrata. | Vierekkichter Fleischmuskel der Hand. Четыреугольная мясистая мышица руки.

Musculus cutaneus colli, v. Platysma myoides.

Musculus cutaneus et circularis, v. Sphincter ani internus.

Musculus cuticulosus, v. Sphincter ani internus.

Musculus cutis frontis, v. Musculus frontalis.

Musculus cutis menti et inferioris labii, v. Levator menti.

Musculus deltiformis, v. Deltoideus.

Musculus deltoideus, v. Deltoideus.

Musculus dentatus anticus, v. Musculus serratus magnus.

Musculus dentatus anticus minor, v. Musculus serratus anticus.

Musculus dentatus pectoris, v. Musculus serratus pectoris.

Musculus depressor, v. Depressor.

Musculus depressor labii superioris, v. Musculus deprimens alae nasi.

Musculus depressor palpebrae inferioris, v. Depressor palpebrae inferioris.

1595) Musculus deprimens alae nasi, Depressor alae nasi, Depressor proprius nasi, Constrictor alae nasi ac Depressor labii superioris, Constrictor Cowperi s. alarum nasi, s. alae nasi, Depressor labii superioris proprius, Musculus myrtiformis s. pinnarum, dilatator proprius labii superioris arctandis naribus communis, s. incisivo-pinnalis, s. maxillo-alveoli-nasalis. | Deprimirender Muskel des Nasenflügels, Niederzieher oder Hinunterzieher, oder Niederdrückender Muskel des Nasenflügels, Niederziehmuskel des Nasenflügels, Zusammenziehender Muskel der Nasenlöcher, Zusammenzieher der Nasenflügel, Myrtenförmiger Muskel der Nase. Мышица осаждающая ноздру или верхнюю губу.

1596) Musculus deprimens anguli oris, Depressor anguli oris s. labiorum, s. labiorum communis, s. Musculus triangularis, s. pyramidalis menti, s. mento, s. genio - cantho - labialis, s. submaxillolabialis. | DeprimirenderMuskel des Mundwinkels, Niederzieher oder Niederziehmuskel des Mundwinkels, Dreieckichter Lippenmuskel, Niederdrückendes Mäuslein der Lippen, Pyramidenmuskel des Kinnes, Pyramiden- oder Dreieckichter Kinnmuskel, Niederdrückender Muskel am Winkel des Mundes. Мышица осаждающая уголъ рта.

Musculus deprimens biventer, v. Digastricus.

1597) Musculus deprimens s. Depressor labii, s. labri inferioris proprius, Musculus quadratus menti s. mentalis, s. mento-meso-labialis, s. mento-labialis. | Deprimirender Muskel der Unterlippe, Niederzieher oder Niederziehmuskel, od. Niederdrückender Muskel der Unterlippe, Niederdrücker der Unterlefze, Viereckichter Kinnmuskel, Kinnmuskel oder Muskel des Kinns. Мышица осаждающая нижнюю губу.

Musculus deprimens labri inferioris proprius, v. Musculus deprimens labii inferioris proprius.

1598) Musculus deprimens oculi, Depressor oculi, Musculus rectus oculi inferior s. humilis, s. suboptico-sphenoscleroticus. | Deprimirender Augenmuskel, Niederwärtszieher des Augapfels, Unterer, gerader Muskel des Augapfels, Gerader Niederziehmuskel des Augapfels, Niederdrückender Augenmuskel, Niederzieher oder Niederdrücker des Auges, Demüthiger Muskel, Demuthsmuskel. Мышица прямая глаза нижняя или осаждающая глазъ.

Musculus deprimens ossis hyoidei, v. Sterno-hyoideus.

Musculus detrahens auris, v. Detractor auris.

Musculus detrahens quadratus, v. Platysma myoides.

Musculus detrusor urinae, v. Detrusor urinae.

Musculus diaphragmaticus, v. Diaphragma.

Musculus diaphragmatis magnus, v. Pars costalis diaphragmatis.

Musculus diaphragmatis major, v. Pars costalis diaphragmatis.

Musculus diaphragmatis minor, v. Pars lumbalis diaphragmatis.

Musculus diaphragmatis parvus, v. Pars lumbalis diaphragmatis.

1599) Musculus digastricus s. biventer maxillae, s. maxillae inferioris | Zweibäuchiger Muskel oder Digastrikus, oder Niederzieher des Unterkiefers. Мышица двубрюшная нижней челюсти. Vid. Digastricus.

Musculus dilatans nasi, v. Musculus pyramidalis nasi.

Musculus dilatator nasi, v. Levator labii superioris alaeque nasi.

Musculus dorsalis magnus, v. Musculus latissimus dorsi.

Musculus dorsalis maximus, v. Musculus latissimus dorsi.

Musculus dorsi-lumbo-costalis, v. Musculus serratus dorsi posticus inferior.

Musculus dorso-basis-scapularis, v. Musculus rhomboides inferior.

Musculus dorso-costalis, v. Musculus serratus dorsi posticus superior.

Musculus dorso-lumbo-sacro-humeralis, v. Musculus latissimus dorsi.

Musculus dorso-scapularis, v. Musculus rhomboides inferior.

Musculus dorso-subacromialis, v. Cucullaris.

Musculus dorso-trachaeus, v. Splenicus colli.

Musculus dorso-trachelo-occipitalis, v. Musculus complexus.

Musculus dorso-trachelo-occipitalis, v. Biventer cervicis.

Musculus dorso-tracheleus, v. Biventer cervicis.

Musculus Eustachianus, v. Musculus tensor tympani.

Musculus elatus oculi, v. Musculus attollens oculi.

Musculus elevator, v. Levator.

Musculus epicondylo-cubitalis, v. Musculus anconaeus parvus.

Musculus epicondylo-cubito-supra-metacarpieus, v. Extensor ulnaris carpi.

Musculus epicondylo-supra-metacarpieus, v. Extensor carpi radialis brevis.

Musculus epicondylo-radialis, v. Supinator brevis.

Musculus epicondylo-supra-pharyngeus communis, v. Extensor digitorum communis.

Musculus epicranius, v. Epicranius.

Musculus epistaphylinus, v. Azygos uvulae.

Musculus epistaphylinus, v. Azygos uvulae.

Musculus epistrochlo-cubito-carpieus, v. Flexor ulnaris carpi.

Musculus epistrophico-occipitalis capitis, v. Epistrophicus capitis.

Musculus epitrochlo-carpo-palmaris, v. Musculus cutaneus carpi.

Musculus epitrochlo-coroni-phalangeus, v. Flexor sublimis digitorum.

Musculus epitrochlo-metacarpicus, v. Flexor radialis carpi.

Musculus epitrochlo-palmaris, v. Musculus latescentis chordae.

Musculus epitrochlo-phalangeus, v. Flexor sublimis digitorum.

Musculus epitrochlo-radialis, v. Pronator superior.

Musculus erector, v. Erector.

Musculus extensor, v. Extensor.

Musculus exterior auris, v. Laxator tympani minor.

Musculus exterior oculi, v. Musculus obliquus inferior oculi.

Musculus extra-pelvio-trochantericus, v. Obturator externus.

Musculus fallopianus, v. Musculus pyramidalis abdominis.

Musculus fasciae femoris, v. Sartorius.

Musculus fasciae latae, v. Tensor vaginae femoris.

Musculus femoraeus, v. Cruralis.

Musculus femoris quartus, v. Pectineus.

Musculus femoro-calcaneus, v. Gastrocnemius.

Musculus femoro-popliteus, v. Popliteus.

Musculus femoro-tibialis, v. Cruralis.

Musculus femur flectentium quartus, v. Pectineus.

1600) **Musculus** fibulaeus s. abducens, s. peroneo-tarseus, s. tibio-peroneo-tarseus. | Stiefelförmiger Muskel. Мышица малоберцово-пяточная.

Musculus flexor brevis etc., v. Flexor etc.

1601) **Musculus** frontalis, Musculus frontis s. cutis frontis, s. fronto-verticalis, s. fronto-superciliaris, s. Pars epicranii carnea anterior, Substantia musculosa frontis. | Frontalmuskel, Stirnmuskel, Stirnbeinmäuslein, Stirnmäuslein. Мышица лобная.

Musculus frontalis verus, v. Corrugator superciliorum.

Musculus frontis, v. Musculus frontalis.

Musculus fronto-nasalis, v. Compressor naris.

Musculus fronto-superciliaris, v. Musculus frontalis.

Musculus fronto-verticalis, v. Musculus frontalis.

1602) **Musculus** gastrocnemius s. gastrocnimius externus, Caput externum gastrocnemii. | Aeusserer Kopf des Zwillingsmuskels, Aeusserer Zwillingsmuskel. Мышица икроножная или двойнишняя наружная.

1603) **Musculus** gastrocnemius internus s. caput internum gastrocnemii, Musculus gastrocnimius internus. | Innerer Kopf des Zwillingsmuskels, Innerer Zwillingsmuskel. Икроножная двойнишная мышица внутренняя.

Musculus gastrocnimius internus, v. Musculus gastrocnemius internus.

Musculus gastrocnimius externus, v. Musculus gastrocnemius externus.

Musculus gemellus, v. Gastrocnemius.

1604) **Musculus** gemellus s. gemellus major, s. biceps externus cubiti. | Grosser Zwillingsmuskel des Ellenbogens. Двойнишная сугубая мышица.

Musculus gemellus externus, v. Gastrocnemius.

Musculus gemellus major, v. Musculus gemellus.

Musculus geminus epiglottidis levator, v. Hyo-epiglotteus.

Musculus genio-cantho-labialis, v. Musculus deprimens anguli oris.

Musculus genio-glossus, v. Genioglossus.

1605) **Musculus** genio-hyoideus. | Kinnzungenknochenmuskel. Мышица подбородка и подъязычной кости.

Musculus genio-pharyngeus, v. Genio-pharyngeus.

Musculus glosso-epiglottideus, v. Hyo-epiglotteus.

Musculus glosso-palatinus, v. Glosso-staphylinus.

Musculus glosso-pharyngeus, v. Glosso-pharyngeus.

Musculus glosso-staphylinus, v. Glosso-staphylinus.

Musculus glosso-uvularis, v. Glosso-staphylinus.

Musculus glutaeus, v. Glutaeus.

Musculus gluto-femoralis magnus, v. Glutaeus magnus.

Musculus gluto-trochantericus parvus, v. Glutaeus minor.

Musculus gluto-trochantericus medius, v. Glutaeus medius.

Musculus gracilis anterior, v. Rectus cruris.

1606) **Musculus** gracillimus oculi s. trochlearis, s. trochlearis secundus, s. rectus quintus oculi, s. maxillo-scleroticus. | Nebenmuskel des oberen schiefen Augenmuskels. Мышица прямая глаза пятая.

Musculus graphioides, v. Digastricus.

1607) **Musculus** helicis. | Helixmuskel. Мышица ушнаго завитка; major, Grosser Helixmuskel; Мышица ушнаго завитка большая.

1608) **Musculus** helicis minor s. concho-helicaeus, s. concho-helix. | Kleiner Helixmuskel. Мышица ушнаго завитка меньшая.

Musculus helico-antitragicus, i. q. Antitragicus.

Musculus hippicus, v. Musculus tibialis anticus.

Musculus humero-cubitalis, v. Brachialis.

Musculus humero-supra-radialis, v. Supinator longus.

Musculus humero-supra-metacarpicus, v. Extensor carpi radialis longus.

Musculus hyo-ceratoglossus, v. Ceratoglossus.

Musculus hyo-ceratopharyngeus, v. Ceratopharyngeus.

Musculus hyo-chondroglossus, v. Musculus chondroglossus.

Musculus hyo-chondro-glossus, v. Hyo-glossus.

Musculus hyo-epiglotteus, v. Hyoepiglotteus.

Musculus hyo-glosso-basi-pharyngeus, v. Constrictor pharyngis medius.

Musculus hyo-glossus, v. Hyoglossus.

Musculus hyoideus alter, v. Stylochondro-hyoideus.

1609) Musculus hyoidis ossis. | Zungenbeinmuskel. Мышица язычной кости.

Musculus hyo-pharyngeus, v. Constrictor pharyngis medius.

1610) Musculus hyo-thyreoideus. | Schildzungenbeinmuskel. Мышица язычной кости щитообразнаго хряща.

Musculus hypoglossus, i. q. Basioglossus.

Musculus hypothenar, v. Hypothenar.

Musculus hypseloglossus, v. Basioglossus.

Musculus ileo-aponeurosi-femoralis, v. Tensor vaginae femoris.

Musculus ileo-cotylo-poplitaeus, v. Rectus auris.

Musculus ileo-fascialis, v. Tensor vaginae femoris.

Musculus ileo-praetibialis, v. Semimembranosus.

Musculus ileo-praetibialis, v. Sartorius.

Musculus iliaco-trochantericus, v. Iliacus.

Musculus iliacus, v. Iliacus.

Musculus ilii sacri femoralis, v. Glutaeus magnus.

Musculus ilio-costalis, v. Musculus quadratus lumborum.

Musculus ilio-cotylo-poplitaeus, v. Rectus cruris.

Musculus ilio-creto-tibialis, v. Sartorius.

Musculus ilio-ischii trochantericus, v. Glutaeus minor.

Musculus ilio-lumbo-costalis, v. Musculus quadratus lumborum.

Musculus ilio-lumbo-costo-abdominalis, v. Musculus obliquus ascendens abdominis.

Musculus ilio-pubo-costo-abdominalis, v. Musculus obliquus descendens.

Musculus ilio-rotans, v. Rectus cruris.

Musculus ilio trochantericus, v. Glutaeus medius, minor et Iliacus.

Musculus ilio-trochantericus magnus, v. Glutaeus medius.

Musculus ilio-trochantericus parvus, v. Glutaeus minor.

Musculus immersus scapulae, v. Subscapularis.

Musculus incisivo-pinnalis nasalis, v. Musculus deprimens alae nasi.

1611) Musculus incisivus. | Schneidezahnmuskel.

Musculus incisivus inferior, v. Levator menti.

Musculus incisivus magnus, v. Levator labii superioris.

Musculus incisivus mentalis, v. Levator menti.

Musculus incisivus superior, v. Levator labii superioris.

Musculus incisurae auris, v. Musculus transversus auriculae.

Musculus incisurae auris majoris, v. Musculus meatus auditorii.

Musculus incisurae auris novus, v. Musculus meatus auditorii.

Musculus incisurae majoris meatus auditorii, v. Musculus meatus auditorii.

Musculus indicatorius, v. Extensor indicis.

Musculus indignatorius, v. Musculus oculi abducens.

Musculus inferior oculi, v. Musculus obliquus inferior oculi.

Musculus inferior tricipitis, v. Caput magnum tricipitis.

Musculus infra-scapularis, v. Subscapularis.

Musculus infraspinatus, v. Infraspinatus.

Musculus infraspino-brachialis, v. Infraspinatus.

Musculus internus auris, v. Tensor tympani.

Musculus internus auris Eustachii, v. Tensor tympani.

Musculus internus mallei, v. Tensor tympani.

Musculus interosseus externus primus, v. Abductor indicis.

Musculus intimus abdominis, v. Musculus transversalis abdominis.

Musculus intra-pelvio-trochantericus, v. Obturator internus.

Musculus involvens vesicam, v. Detrusor urinae.

Musculus ischio-basio-trochantericus, v. Musculus quadratus femoris.

Musculus ischio-cavernosus, v. Erector penis.

Musculus ischio-cavernosus clitoridis, v. Erector clitoridis.

Musculus ischio-cavernosus penis, v. Erector penis.

Musculus ischio-clitorideus, v. Erector clitoridis.

Musculus ischio-coccydeus, v. Spinoso-coccydeus.

Musculus ischio-creto-tibialis, v. Musculus semitendinosus.

Musculus ischio-femoralis, v. Adductores femoris.

Musculus ischio-femoro-peroneus, v. Biceps cruris.

Musculus ischio-peroneus, v. Biceps cruris.

Musculus ischio-popliti-tibialis, v. Semimembranosus.

Musculus ischio-pubio-femoralis, v. Caput magnum tricipitis.

Musculus ischio-spino-trochantericus, v. Musculi gemelli.

Musculus ischio-sub-tibialis, v. Musculus semitendinosus.

Musculus ischio-trochantericus, v. Musculus quadratus femoris.

Musculus keratoglossus, v. Ceratoglossus.

Musculus labiorum clitorideus, v. Constrictor vaginae.

Musculus labri superioris arctandis naribus communis, v. Musculus deprimens alae nasi.

Musculus largus abdominis, v. Musculus transversalis abdominis.

Musculus lateralis maxillae inferioris, v. Masseter.

1612) **Musculus** latescentis chordae s. cubitalis gracilis, s. condylo-palmaris, s. epitrochlo-palmaris. | Dünner Ellenbogenmuskel. Мышица локтевая тонкая.

1613) **Musculus** latissimus colli. | Breiter Halsmuskel. Мышица шейная широкая. Vid. Platysma myoides.

1614) **Musculus** latissimus dorsi, s. dorsalis magnus, s. maximus, s. abducens humeri, s. spinoso-costo-brachialis, s. lumbo-humeralis, s. dorso-lumbo-sacro-humeralis, Axiscalptor, Anitersor. | Breitester Rückenmuskel, Breitestes Mäuslein des Rückens, Breiter oder Grosser Rükkenmuskel, Sehr breiter Rückenmuskel. Широкая хребетная или спинная мышица.

Musculus lati tendinis, v. Tensor vaginae femoris.

Musculus latus ani, v. Levator ani.

Musculus latus colli, v. Platysma myoides.

Musculus laxator tympani, v. Laxator tympani.

Musculus levator etc., v. Levator.

Musculus libidinosus penis, v. Erector penis.

1615) **Musculus** lingualis, Musculi intrinseci linguae | Lingualis, Zungenmuskel, Eigener oder Eigentlicher Zungenmuskel, Innerlicher Muskel der Zunge. Язычная мышица.

Musculus lividus, v. Pectineus.

1616) **Musculus** longissimus s. longus dorsi, s. semispinatus, s. sacrileo-lumbo-dorsalis, s. lumbo-dorso-tracheliaeus. | Längster Rückenmuskel, Langer Rückenmuskel, Innerer Rückgrathsstrecker. Мышица длинная или найдолжайшая хребетная.

1617) **Musculus** longus s. rectus abdominis, s. xiphoi-costo-puberalis, s. sterno-puberalis, s. pubio-sternalis. | Gerader Abdominalmuskel, Gerader Bauchmuskel, Gerades Mäuslein des Bauches. Длинная или прямая брюшная мышица.

1618) **Musculus** longus colli s. somato-vertebralis colli, s. praedorso-atloideus, s. praedorso-cervicalis. | Langer Halsmuskel, Langes Halsmäuslein. Длинная шейная мышица.

Musculus longus dorsi, v. Musculus longissimus dorsi.

Musculus longus femoris, v. Sartorius.

Musculus lumbalis, v. Musculus quadratus et Psoas magnus.

Musculus lumbaris externus, v. Musculus quadratus lumborum.

Musculus lumbaris internus, v. Psoas magnus.

Musculus lumbaris parvus, v. Psoas parvus.

Musculus lumbileo-costo-linearis obliquus, v. Musculus obliquus ascendens abdominis.

Musculus lumbo-abdominalis, v. Musculus transversalis abdominis.

Musculus lumbo-costalis, v. Musculus sacro-lumbalis.

Musculus lumbo-costalis, v. Musculus serratus dorsi posticus inferior.

Musculus lumbo-costo-tracheliaeus, v. Musculus sacro-lumbalis.

Musculus lumbo-dorso-spinalis, v. Spinalis dorsi.

Musculus lumbo-dorso-spinosus, v. Spinalis dorsi.

Musculus lumbo-dorso-tracheliaeus, v. Musculus longissimus dorsi.

Musculus lumbo-humeralis, v. Musculus latissimus dorsi.

Musculus lumbo-ilio-abdominalis, v. Musculus transversalis abdominis.

1619) **Musculus** lumbricalis. | Lumbrikalmuskel, Spulförmiger Muskel, Regenwurmmuskel. Мышица червообразная.

Musculus major obliquorum oculi, v. Musculus obliquus superior oculi.

Musculus major oculi, v. Musculus obliquus superior oculi.

Musculus major ventriculi cordis, v. Fibrae circumflexae dextrae superiores.

Musculus majoris processus mallei, v. Tensor tympani.

Musculus mallei anterior, v. Musculus auris externus alter.

Musculus mallei externus, v. Musculus auris externus alter.

Musculus mallei-superpinnalis, v. Compressor naris

Musculus mandibulae hyoideus, v. Stylo-hyoideus.

Musculus mandibularis, v. Musculus masseter.

Musculus mandibularis, v. Masseter.

Musculus mandibularis externus, v. Masseter.

Musculus mandibularius externus, v. Musculus masseter.

Musculus mandibulo-hyo-mastoideus, v. Digastricus.

Musculus manducatorius, v. Masseter.

Musculus manducatorius, v. Musculus masseter.

Musculus mansorius, v. Masseter.

Musculus mansorius primus, v. Masseter.

Musculus margini-supra-scapulo-trochitericus, v. Musculus teres minor.

Musculus marsupialis, v. Obturator internus.

1620) Musculus masseter s. mandibularis, s. mandibularis externus, s. manducatorius. | Masseter, Unterer od. Aeusserer Kaumuskel, Kaumuskel od. Kiefermuskel im engern Sinne. Жевательная, жующая, жвачная, жвачкѣ служащая мышица.

Musculus masseterius, v. Masseter.

Musculus masseterus, v. Masseter.

Musculus masticatorius, v. Masseter.

Musculus mastoideo-conchaeus, v. Musculi retrahentes auriculae.

Musculus mastoideo-genicus, v. Digastricus.

Musculus mastoideus, v. Sterno-cleido-mastoideus.

Musculus mastoideus anterior, v. Musculus cleido-mastoideus.

Musculus mastoideus externus, v. Musculus sterno-mastoideus.

Musculus mastoideus lateralis, v. Trachelo-mastoideus.

Musculus mastoideus posterior, v. Splenicus colli.

Musculus mastoido-atloideus, v. Musculus atlanticus capitis lateralis.

Musculus mastoido-hygenicus, v. Digastricus.

Musculus mastoideus, v. Sterno-cleido-mastoideus.

Musculus mastoideus anterior, v. Sterno-cleido-mastoideus.

Musculus mastoideus posterior, v. Splenicus capitis.

Musculus maxillaris, v. Buccinator.

Musculus maxillo-alveoli-nasalis, v. Musculus deprimens alae nasi.

Musculus maxillo-cantho-labialis, v. Levator anguli oris.

Musculus maxillo-labialis, v. Levator labii superioris.

Musculus maxillo-labii nasalis, v. Levator labii superioris alaeque nasi.

Musculus maxillo-palpebralis, v. Musculus orbicularis palpebrarum.

Musculus maxillo-scleroticus, v. Musculus gracillimus oculi.

Musculus maxillo-superpinnalis, v. Compressor naris.

1621) Musculus meatus auditorii s. incisurae auris novus, s. incisurae auris majoris, s. incisurae majoris meatus auditorii. | Gehörgangsmuskel, Muskel des knorpeligen Gehörganges. Мышица слуховаго прохода.

Musculus medius tricipitis, v. Caput breve tricipitis.

Musculus membraneus, v. Membrana cutis carnosa.

Musculus membranosus femoris, v. Tensor vaginae femoris.

Musculus mento-cantho-labialis, v. Musculus deprimens anguli oris.

Musculus mento-labialis, v. Musculus deprimens labii inferioris proprius.

Musculus mento-meso-labialis, v. Musculus deprimens labii inferioris proprius.

Musculus meso-glossus, v. Genioglossus.

Musculus meso-superciliaris, v. Corrugator superciliorum.

Musculus metacarpeus, v. Adductor digiti minimi.

Musculus metacarpo-phalangeus, v. Musculus opponens pollicis.

Musculus metacarpo-phalangeus index, v. Abductor indicis.

Musculus metacarpo-phalangeus pollicis, v. Abductor pollicis.

Musculus metatarso-phalangeus digiti minimi, v. Flexor brevis digiti minimi pedis.

Musculus metatarso-phalangeus hallucis, v. Musculus transversus pedis.

Musculus metatarso-sesamoideus transplantaris, v. Musculus transversus pedis.

Musculus milo-glossus, v. Mylo-pharyngeus.

Musculus minimus auris, v. Musculus auris externus alter.

Musculus minor et dextrae inferiores, v. Fibrae circumflexae dextrae superiores.

Musculus minor oculi, v. Musculus obliquus inferior oculi.

Musculus mola-lingualis, v. Mylo-pharyngeus.

Musculus mola-molaris, v. Buccinator.

Musculus molitor, v. Masseter.

1622) Musculus multifidus spinae. | Vielgetheilter Rückgrathsmuskel. Мышица спинная многораздѣльная.

Musculus mylo-glossus, v. Mylo-pharyngeus.

Musculus mylo-hyoideus, v. Mylo-hyoideus.

Musculus mylo-pharyngeus, v. Mylo-pharyngeus.

1623) Musculus myrtiformis. | Myrthenförmiger Muskel. Миртообразная мышица.

Musculus myrtiformis nasi, v. Musculus deprimens alae nasi.

Musculus myrtiformis nasi, v. Compressor naris.

Musculus nares aperiens, v. Levator labii superioris alaeque nasi.

Musculus narium lateralis, v. Musculus anomalus maxillae superioris.

Musculus nasalis, v. Musculus rhinaeus.

Musculus nasalis labii superioris, v. Deprimens septi mobilis narium.

Musculus nasalis septo-labialis, v. Deprimens septi mobilis narium.

Musculus nasi alus abducens, v. Levator labii superioris alaeque nasi.

1624) Musculus nasi myrtiformis s. oblique adscendens. | Myrthenförmiger Muskel der Nase. Мышица носовая, миртообразная.

1625) Musculus nasi oblique descendens. | Schräger Muskel der Nase. Косая носовая мышица.

Musculus nasi oblique adscendens, v. Musculus nasi myrtiformis.

Musculus naso-bulbosus, v. Musculus obliquus inferior oculi.

Musculus naso-labialis, v. Deprimens septi nobilis narium.

Musculus naso-palpebralis, v. Musculus orbicularis palpebrarum.

Musculus naso-pinno-labialis, v. Levator labii superioris alaeque nasi.

Musculus nauticus, v. Musculus tibialis posticus.

Musculus novus auris, v. Laxator tympani minor.

Musculus novus conchae proprius, v. Musculus attrahens auris.

Musculus novus tubae, v. Musculus circumflexus palati.

Musculus novus tubae Eustachianae, v. Musculus circumflexus palati.

1626) Musculus obliquus s. oblique adscendens abdominis, s. obliquus internus, s. inferior, s. parvus, s. obliquus alter, s. interior, s. minor abdominis, s. lumbileo-costo-linearis obliquus, s. ilio-abdominalis, s. ilio-lumbo-costo-abdominalis. | Aufsteigender Abdominalmuskel, Innerer, Schiefer oder Kleiner schiefer, od. Innerer schräger Bauchmuskel, Schiefaufsteigendes Bauchmäuslein. Мышица косая брюха или брюшная внутренняя.

Musculus obliquus alter, v. Musculus obliquus adscendens abdominis.

Musculus obliquus adscendens abdominis, v. Musculus obliquus adscendens abdominis.

Musculus obliquus auris, v. Musculus auris externus alter.

Musculus obliquus capitis major, v. Musculus obliquus inferior capitis.

Musculus obliquus capitis minor, v. Musculus obliquus superior capitis.

Musculus obliquus descendens, v. Musculus obliquus descendens.

1627) Musculus obliquus descendens abdominis, s. oblique descendens, s. obliquus superior, s. obliquus descendens major, s. exterior, s. obliquus major magnus, s. obliquus externus abdominis, s. costo-ileo-puberalis, s. costo-abdominalis, s. ilio-pubo-costo-abdominalis. | Absteigender Abdominalmuskel, Aeusserer schiefer Bauchmuskel, Aeusserer schräger od. Grosser schiefer Bauchmuskel, Schiefabsteigender Muskel des Bauches. Мышица косая брюха или брюшная верхняя или наружняя.

Musculus obliquus descendens exterior, v. Musculus obliquus descendens.

Musculus obliquus descendens major, v. Musculus obliquus descendens.

1628) Musculus obliquus descendens nasi. | Schiefer, herabsteigender Muskel der Nase. Мышица носовая низходящая.

Musculus obliquus externus abdominis, v. Musculus obliquus descendens.

Musculus obliquus ilio-abdominalis, v. Musculus obliquus adscendens abdominis.

Musculus obliquus inferior, v. Musculus obliquus adscendens abdominis.

1629) Musculus obliquus inferior s. major capitis. | Unterer od. Grosser schiefer Kopfmuskel. Мышица косая головы большая или нижняя.

1630) Musculus obliquus inferior

oculi s. circumagens, s. volvens exterior, s. inferior, s. obliquus inferus, s. minor, s. naso-bulbosus. | Unterer, schiefer Augenmuskel oder Rollmuskel des Augapfels. Мышица косая глаза нижняя.

Musculus obliquus inferus oculi, v. Musculus obliquus inferior oculi.

Musculus obliquus interior, v. Musculus obliquus adscendens abdominis.

Musculus obliquus internus, v. Musculus obliquus adscendens abdominis.

Musculus obliquus longus oculi, v. Musculus obliquus superior oculi.

Musculus obliquus magnus, v. Musculus obliquus descendens.

Musculus obliquus major, v. Musculus obliquus descendens.

Musculus obliquus major capitis, v. Musculus obliquus inferior capitis.

Musculus obliquus major oculi, v. Musculus obliquus superior oculi.

Musculus obliquus minor abdominis, v. Musculus obliquus adscendens abdominis.

Musculus obliquus minor capitis, v. Musculus atlanticus capitis posticus externus.

Musculus obliquus minor capitis, v. Musculus obliquus superior capitis.

Musculus obliquus oculi inferior, v. Musculus obliquus inferior oculi.

Musculus obliquus oculi major, v. Musculus obliquus oculi superior.

Musculus obliquus oculi minor, v. Musculus obliquus oculi inferior.

Musculus obliquus oculi patheticus, v. Musculus obliquus oculi superior.

Musculus obliquus oculi superior, v. Musculus obliquus superior oculi.

Musculus obliquus oculi trochlearis, v. Musculus obliquus superior oculi.

Musculus obliquus parvus, v. Musculus obliquus adscendens abdominis.

Musculus obliquus superior, v. Musculus obliquus descendens.

1631) Musculus obliquus superior s. minor capitis. | Oberer od. Kleiner, schiefer Kopfmuskel. Мышица косая головы меньшая или верхняя.

Musculus obliquus superior capitis, v. Musculus atlanticus capitis posticus externus.

1632) Musculus obliquus superior oculi s. obliquus longus s. patheticus, s. trochlearis, s. trochleae, s. circumagens inferior, s. obliquus major s. superior, s. major s. major obliquorum, s. optico-trochleo-bulbosus, s. optico-trochleo-scleroticus, Trochleator. | Oberer, langer, schiefer Augenmuskel, Grosser, schiefer Muskel des Augapfels, Grösseres Schiefmäuslein mit der Rolle, Liebesmuskel, Pathetischer Muskel. Мышица косая глаза верхняя.

Musculus obturator, v. Obturator.

1633) Musculus occipitalis, Musculus occipitis s. occipitii, s. supercilium retrahens, s. occipito-verticalis. | Occipitalmuskel, Hinterhauptsmuskel, Hinterer Muskelbauch des Oberschädelmuskels, Hinterhauptsmäuslein. Мышица затылочная.

Musculus occipitis, v. Musculus occipitalis.

Musculus occipito-dorso-subacromialis, v. Cucullaris.

Musculus occipito-dorso-clavi-subacromialis, v. Cucullaris.

Musculus occipito-frontalis, v. Epicranius.

Musculus occipito-spinoso-acromialis, v. Cucullaris.

Musculus occipito-verticalis, v. Musculus occipitalis.

1634) Musculus oculi abducens, Abductor oculi, Musculus rectus oculi exterior s. externus, s. indignatorius, s. indignabundus, s. iracundus, s. amatorius, s. orbito-extus-scleroticus. | Abducirender Augenmuskel, Auswärtszieher des Augapfels, Gerader Abziehmuskel des Augapfels, Aeusserer, gerader Muskel des Augapfels, Abziehendes Augenmäuslein, Abziehender Muskel des Auges, Zorniger Muskel, Abzieher des Auges. Мышица прямая глаза наружная или презирающая, негодующая, злобственная внѣшняя глазъ отводящая.

Musculus oculi rectus amatorius, v. Musculus oculi abducens.

Musculus oculi rectus externus, v. Musculus oculi abducens.

Musculus oculi rectus indignabundus, v. Musculus oculi abducens.

Musculus oculi rectus indignatorius, v. Musculus oculi abducens.

Musculus oculi rectus iracundus, v. Musculus oculi abducens.

Musculus oculi rectus orbito-extus-scleroticus, v. Musculus oculi abducens.

Musculus oesophagi, v. Tunica muscularis oesophagi.

Musculus oesophageus, v. Constrictor pharyngis.

1635) Musculus omo-hyoideus, s. Septimus et octavus propriorum ossis referentis, s. quartus hyoidis, s. quarti paris ossis hyoidis ad linguae motum destinatorum, s. quarti paris ossis hyoidis, s. coraco-hyoideus, s. coraco-hyoides, s. coraco-hyoideus, s. costo-hyoides, s. omoplato-hyoideus, s. retractor ossis hyoidei, s. scapulo-hyoideus. | Omohyoideus, Rückwärtszieher des Zungenbeins, Schulterzungenbeinmuskel, Coraco-hyoideus, Schulterblattmuskel des Zungenbeins, Schulterblatt-Zungenbeinmuskel, Rabenschnabelzungenbeinförmiges Mäuslein, Rabenschnabel-Kehlbeinmäuslein, Viertes oder Rabenschnabel- und Zungenbeinpaar der Muskeln des Zungenbeins, Muskel zwischen dem Schulterblatte und Zungenbeine. Мышица вороньяго отростка или лопатки и подъязычной кости.

Musculus omoplato-hyoideus, v. Musculus omo-hyoideus.

1636) Musculus opponens. | Opponirender Muskel. Мышица противуполагающая.

Musculus opponens ossis metacarpi minimi digiti, v. Adductor digiti minimi.

1637) Musculus opponens pollicis, s. primus illorum duorum musculorum, qui pollicis primo ossi famulantur, aut pars ejus cum secundo, Decimus una cum undecimo, Pars thenaris, Primi internodii pollicis flexor secundus cum primo aut parte ejus, Pars flexoris primi et secundi ossis pollicis, Flexor primi internodii pollicis, Pars flexoris primi et secundi ossis pollicis, s. Musculus metacarpo-phalangeus s. carpo-metacarpicus, s. carpophalangicus pollicis. | Opponirender Muskel des Daumens, Gegensteller, Entgegenstellender oder Entgegengesetzter, oder Opponens, od. Entgegensteller od. Gegenmuskel des Daumens. Мышица противуполагающая большаго пальца.

Musculus optico-tarsaeus palpebrae superioris, v. Levator palpebrae superioris.

Musculus optico-trochleo-bulbosus, v. Musculus obliquus superior oculi.

Musculus optico-trochleo-scleroticus, v. Musculus obliquus superior oculi.

Musculus orbicularis circularis, v. Musculus orbicularis labiorum.

1638) Musculus orbicularis labiorum, s. Moles carnea musculosa tamen quae utrumque labium format, Musculus orbicularis s. tertius labiorum circularis quartum labiorum par constringens, Constrictor s. Sphincter labiorum, Corrugatoris s. Protrusoris interior ordo, Orbicularis oris, Sphincter oris, Musculus annularis, s. Constrictor oris. | Orbikularmuskel der Lippen, Schliesser oder Ringmuskel, oder Schliessmuskel des Mundes, Runder Schliessmuskel der Lippen, Ringförmiger Muskel der Lippen, Mundschliesser, Zusammenziehender Muskel der Lippen, Zusammenzieher der Lefzen, Kreisrundes oder Zuschnürmäuslein der Lefzen. Мышица круглая или круговая, или кругловидная губная, или устная, или сжимающая ротъ.

Musculus orbicularis latus cum ciliari, v. Musculus orbicularis palpebrarum.

Musculus orbicularis major, v. Stratum externum palpebrarum.

Musculus orbicularis minor, v. Stratum internum palpebrarum.

Musculus orbicularis oculi, v. Musculus orbicularis palpebrarum.

Musculus orbicularis oris, v. Musculus orbicularis labiorum.

Musculus orbicularis palpebrae major, v. Musculus orbicularis palpebrarum.

1639) Musculus orbicularis palpebrarum, s. Musculus orbicularis oculi, s. orbicularis latus cum ciliari, s. orbicularis palpebrae major, s. Sphincter palpebrarum s. oculi, Duo palpebrarum musculi, Musculus palpebrarum primus orbicularis s. exterior, qui totum oculum ambit, Musculi claudentes palpebras s. semicirculares, s. Duo palpebrarum clausores, Musculus constrictor palpebrae utriusque, s. maxillo-palpebralis, s. naso-palpebralis. | Orbikularmuskel der Augenlieder, Ring- od. Schliessmuskel der Augenlieder, Augenliedschliesser, Rundlicher Muskel der Augenlieder, Schliessmuskel der Augenspalte, Kreismuskel oder Ringförmiger Muskel der Augenlieder, Augenschliesser, Rundes oder Kreisförmiges Mäuslein der Augenlieder. Мышица кругловидная вѣкъ.

Musculus orbicularis vaginae, v. Constrictor vaginae.

Musculus orbito-maxillo-labialis, v. Levator labii superioris.

Musculus orbito-supra-palpebralis, v. Levator palpebrae superioris.

Musculus palatinus, v. Glosso-staphylinus.

Musculus palato-glossus, v. Glosso-staphylinus.

Musculus palato-pharyngeo-staphylinus, v. Musculus pharyngo-palatinus.

Musculus palato pharyngeus, v. Musculus pharyngo-palatinus.

Musculus palato-staphylinus, v. Azygos uvulae.

Musculus palato-salpingeus, v. Musculus circumflexus palati.

Musculus palato-uvulae, v. Azygos uvulae.

Musculus palato-uvularis, v. Azygos uvulae.

1640) Musculus palmaris s. palmaris longus. | Handsehnen- od. Handflechsenspanner, Langer, flacher Handmuskel, Flacher, langer Muskel der Hand, Grosser oder Langer Muskel der flachen Hand,

Flaches Handmäuslein. Мышица ладони длинная.

1641) Musculus palmaris brevis s. palmaris cutaneus, s. cutaneus carpi, s. carpicus, s. carpo-palmaris, s. epitrochlo-carpo-palmaris, Caro quadrata manus, s. Musculosa quadrata. | Kurzer Hohlhandmuskel, Kleiner, flacher Handmuskel, Kurzer Muskel der flachen Hand, Viereckichter Fleischmuskel der Hand. Мышица короткая или подъкожная ладони.

Musculus palmaris cutaneus, v. Musculus brevis.

Musculus palmaris longus, v. Musculus palmaris.

Musculus palpebrae, v. Levator palpebrae superioris.

Musculus parvus nasi, v. Compressor naris.

Musculus patheticus, v. Musculus obliquus superior oculi.

Musculus patientiae, v. Musculus levator scapulae.

Musculus pectineus, v. Pectineus.

Musculus pectoralis internus, v. Musculus triangularis sterni.

Musculus pectoralis major, v. Pectoralis major.

Musculus pectoralis minor, v. Serratus anticus minor.

Musculus pedicus, v. Extensor brevis digitorum pedis.

Musculus pedicus internus, v. Flexor brevis digitorum pedis.

Musculus pediosus, v. Musculus accessorius flexoris longi digitorum pedis.

Musculus penem erigens, v. Erector penis.

1642) Musculus perforans. | Durchbohrender, Spaltender Muskel, Durchbohrer, Spalter. Прободающая, просверливающая мышица.

Musculus perforans digitorum, v. Flexor profundus digitorum.

Musculus perforans digitorum pedis, v. Flexor longus digitorum pedis.

1643) Musculus perforatus. | Durchbohrter, Gespaltener Muskel. Прободенная, просверленная мышица.

Musculus perforatus Casserii, v. Musculus coraco-brachialis.

Musculus perforatus digitorum, v. Flexor sublimis digitorum.

Musculus perforatus humeri, v. Musculus coraco-brachialis.

Musculus perforatus pedis, v. Flexor brevis digitorum pedis.

Musculus peristaphylinus, v. Musculus circumflexus palati.

Musculus peristaphylinus externus, v. Musculus circumflexus palati.

Musculus peristaphylinus internus, v. Levator veli palatini.

Musculus peristaphylo-pharyngeus, v. Musculus pharyngo-palatinus.

Musculus perodactyleus, v. Flexor longus digitorum pedis.

Musculus perodactyleus pedis, v. Flexor longus digitorum pedis.

Musculus peronaeus anticus, v. Musculus peronaeus secundus.

Musculus peronaeus brevis, v. Musculus peronaeus secundus.

Musculus peronaeus brevis posticus, v. Musculus peronaeus tertius.

Musculus peronaeus longus, v. Musculus peronaeus primus.

Musculus peronaeus longus posticus s. posticus, v. Musculus peronaeus primus.

Musculus peronaeus parvus, v. Musculus peronaeus tertius.

1644) Musculus peronaeus primus s. longus, s. posticus, s. longus posticus. | Erster od Längerer, od. Hinterer Wadenbeinmuskel. Мышица длинная малаго берца или мало-берцовая.

1645) Musculus peronaeus secundus s. brevis, s. anticus, s. semi-fibulaeus, s. peroneo-supra-metatarseus magnus. | Zweiter od. Kurzer, od. Vorderer Wadenbeinmuskel. Мышица короткая, малая берца или малоберцовая.

1646) Musculus peronaeus tertius s. parvus, s. brevis posticus, Musculus peronaeo-supra metatarseus parvus. | Dritter oder Kleiner Wadenbeinmuskel. Мышица малоберцовая третья или малая.

Musculus peroneo-dorso phalangaeus, v. Extensor longus pollicis pedis.

Musculus peroneo phalangetticus, v. Flexor longus hallucis.

Musculus peroneo-phalangeus hallucis, v. Flexor longus hallucis.

Musculus peroneo-planta-phalangaeus, v. Flexor longus hallucis.

Musculus peroneo-supra-metatarseus, v. Musculus peronaeus secundus.

Musculus peroneo-supra-metatarseus magnus, v. Musculus peronaeus secundus.

Musculus peroneo-supra-metatarseus parvus, v. Musculus peronaeus tertius.

Musculus peroneo-supra-phalangetticus communis, v. Extensor longus digitorum pedis.

Musculus peroneo-supra-phalangetticus pollicis, v. Extensor longus pollicis pedis.

Musculus peroneo-supra-unguicularis, v. Extensor longus pollicis pedis.

Musculus peroneo-tarseus, v. Musculus fibulaeus.

Musculus peroneo-tibia-supra-phalangetticus communis, v. Extensor longus digitorum pedis.

Musculus peroneus, v. Musculus peronaeus.

Musculus petro-salpingo-pterygo-palatinus, v. Musculus circumflexus palati.

Musculus petro-salpingo-spheno-pharyngeus, v. Petro-pharyngeus.

Musculus petro-salpingo-staphylinus, v. Levator veli palatini.

Musculus petro-salpingo-uvularis, v. Levator palatini veli.

Musculus phalangettianus indicis, v. Extensor indicis.

Musculus phalangetticus communis, v. Extensor brevis digitorum pedis.

Musculus pharyngeus multiceps, v. Constrictor pharyngis superior.

1647) Musculus pharyngo-palatinus s. palato-pharyngeus, s. pharyngo-staphylinus, s. staphylino-pharyngeus, s. thyreo-staphylinus, s. thyro-palatinus cum hypero, s. palato-pharyngeo, s. pharyngo-staphylinus, s. thyro-pharyngeo, s. thyro-pharyngo-staphylinus, s. peristaphylo-pharyngeus. | Pharyngopalatinus, Gaumenschlundkopfmuskel, Gaumenschlundmuskel, Schlundkopfgaumenmuskel, Gaumenrachenmuskel. Мышица глотки и нёбной занавѣски.

Musculus pharyngo-staphylinus. v. Musculus pharyngo-palatinus.

Musculus pinnarum dilatator proprius nasi, v. Musculus deprimens alae nasi.

Musculus planta-tendo-phalangei, v. Musculi lumbricales pedis.

Musculus plantaris, v. Plantaris.

Musculus plantaris verus, v. Musculus accessorius flexoris longi digitorum pedis.

Musculus platysmamyodes, v. Platysma myoides.

Musculus poplitaeus s. popliteus, v. Popliteus.

Musculus popliti-tibialis, v. Popliteus.

Musculus poplito-tibialis, v. Popliteus.

Musculus posterior penis, v. Erector penis.

Musculus post-tibiaeo-tarseus, v. Musculus tibialis posticus.

Musculus prae-dorso-atloideus, v. Musculus longus colli.

Musculus prae-dorso-cervicalis, v. Musculus longus colli.

Musculus prae-lumbo-puberalis, v. Psoas parvus.

Musculus prae-lumbo-trochantericus, v. Psoas magnus.

Musculus primus brachium moventium, v. Pectoralis.

Musculus primus humeri, v. Pectoralis.

Musculus procerus, v. Musculus pyramidalis nasi.

Musculus processus minimi mallei, v. Musculus externus alter.

Musculus processus minoris mallei, v. Laxator tympani minor.

Musculus profundus digitorum, v. Flexor profundus digitorum.

1648) Musculus profundus perinaei s. tubero-urethralis, s. prostaticus inferior, Elevator s. Ejaculator urethrae, Levator prostatae. | Tiefliegender, vorderer, oberer Dammmuskel oder Muscul des Perinäum. Мышица глубокая срамно-проходной промежности.

Musculus pronator, v. Pronator.

Musculus proprius auris externae, v. Musculi retrahentes auriculae.

Musculus prostaticus inferior, v. Musculus profundus perinaei.

Musculus prostaticus superior, v. Compressor prostatae.

Musculus protrusor urinae, v. Detrusor urinae.

Musculus psoas, v. Psoas.

Musculus pterno-dactyleus pedis, v. Flexor brevis digitorum pedis.

Musculus pterygo-anguli maxillaris, v. Musculus pterygoideus internus.

Musculus pterygo-colli maxillaris, v. Musculus pterygoideus externus.

1649) Musculus pterygoideus externus s. exterior, s. minor, s. parvus, s. Musculus abducens maxillae inferioris s. pterygo-colli maxillaris. | Aeusserer, Kleiner pterygoideischer oder flügelförmiger Muskel. Мышица внѣшняя или наружная крылообразнаго отростка.

1650) Musculus pterygoideus internus, inferior, major, magnus, s. Musculus abducens maxillae inferioris s. pterygo-anguli maxillaris, Masseter internus. | Der innere oder grosse pterygoideischer oder flügelförmiger Muskel, oder Hinterer, unterer Kaumuskel. Мышица внутренняя крылообразнаго отростка.

Musculus pterygo-palatinus, v. Musculus circumflexus palati.

Musculus pterygo-staphylinus, v. Azygos uvulae.

Musculus pterygo-staphylinus externus, v. Musculus circumflexus palati.

Musculus pterygo-syndesmo-staphylo-pharyngeus, v. Constrictor pharyngis superior.

Musculus pterygo-staphylinus, v. Musculus circumflexus palati et Levator palatini veli.

Musculus pubio-coccygeo-vesicalis, v. Sphincter vesicae.

Musculus pubio-coccygeo-anularis, v. Levator ani.

Musculus pubio-femoralis, v. Pectineus.

Musculus pubio-praetibialis, v. Gracilis.

Musculus pubio-prostaticus, v. Compressor prostatae.

Musculus pubio-sternalis, v. Musculus longus abdominis.

Musculus pubio-umbilicalis, v. Musculus pyramidalis abdominis.

Musculus pubischio-coccygeus ani, v. Levator ani.

Musculus pubo-bregma-tibialis, v. Gracilis.

Musculus pubo-linearis, v. Musculus pyramidalis abdominis.

Musculus pubo-prostateus, v. Compressor prostatae.

Musculus pubo-trochantericus, v. Pectineus.

Musculus pubo-umbilicalis, v. Musculus pyramidalis abdominis.

1651) **Musculus** pyramidalis abdominis, Musculus Fallopianus s. succenturiatus, s. succenturiatus recti, s. pubo-linearis, s. pubo-umbilicalis, s. pubio-umbilicalis. | Pyramidalmuskel des Abdomen, Pyramidenbauchmuskel, Pyramidenförmiger Bauchmuskel, Pyramidenmuskel, Zugespitztes Mäuslein des Unterleibs. Мышица пирамидальная брюха.

Musculus pyramidalis cum socio, v. Levator labii superioris alaeque nasi.

Musculus pyramidalis femoris, v. Musculus pyriformis femoris.

Musculus pyramidalis menti, v. Musculus deprimens anguli oris.

1652) **Musculus** pyramidalis nasi s. dilatans nasi, s. procerus, s. pars musculi epicranii per nasi dorsum excurrens. | Pyramidalmuskel, Pyramidenmuskel der Nase. Пирамидняя, пирамидѣ подобнэя носовая мышица. Vid. Compressor naris.

Musculus pyramidalis palpebrarum, v. Levator palpebrae superioris.

Musculus pyramidalis pollicis, v. Adductor pollicis.

Musculus pyramido-stapedaeus, v. Stapedeus.

1653) **Musculus** pyriformis. | Birnförmiger Muskel. Грушевидная, Грушеобразная, четверодвойнишная мышица.

1654) **Musculus** pyriformis femoris s. iliacus externus, s. pyramidalis femoris, s. sacrileo-retro-trochantericus, s. sacro-trochantericus, s. sacro-ileo-trochantericus. | Pyriformis des Oberschenkels, Birnmuskel, Birnförmiger oder Birnähnlicher Muskel des Oberschenkels, Aeusserer Darmbeinmuskel, Pyramidenförmiger Schenkelmuskel. Мышица пирамидальная бедренная.

1655) **Musculus** quadratus femoris s. tubero-intertrochantericus, s. ischio-basio-trochantericus, s. tuber-ischio-trochantericus. | Quadratus des Oberschenkels, Viereckiger Schenkelmuskel oder Muskel, oder Vierseitiger Lendenmuskel. Мышица квадратная лядвей или бедровая.

Musculus quadratus genae, v. Platysma myoides.

1656) **Musculus** quadratus lumborum s. quadratus abdominis, s. lumbalis, s. lumbaris externus, s. triangularis lumborum, s. spinileo-costalis, s. ileo-costalis, s. ileo-lumbo-costalis. | Quadratus der Lenden, Viereckiger Lenden- od. Bauchmuskel, Viereckiger Muskel der Lenden, Viereckiger Hüftenmuskel. Мышица поязничная наружная или квадратная.

Musculus quadratus mentalis, v. Musculus deprimens labii inferioris proprius.

Musculus quadratus menti, v. Musculus deprimens labii inferioris proprius.

Musculus quadratus pedis, v. Musculus transversus pedis.

Musculus quarti paris ossis hyoidei, v. Musculus omo-hyoideus.

Musculus quarti paris ossis hyoidei, v. Musculus omo-hyoideus.

Musculus quarti paris ossis hyoidei ad linguae motum destinatorum, v. Musculus omo-hyoideus.

Musculus quartus hyoidis, v. Musculus omo-hyoideus.

Musculus radiaeus externus, v. Extensores radiales carpi.

Musculus radiaeus internus, v. Flexor radialis carpi.

Musculus radialis longior, v. Extensor carpi radialis longus.

Musculus radialis, v. Flexor radialis carpi.

Musculus radialis externus, v. Extensores radiales carpi.

Musculus radialis externus brevis, v. Extensor carpi radialis brevis.

Musculus radialis externus longus, v. Extensor carpi radialis longus.

Musculus radialis internus, v. Flexor radialis carpi.

Musculus radieus internus, v. Flexor radialis carpi.

Musculus radio-palma-phalangeus pollicis, v. Flexor longus pollicis.

Musculus radio-phalangetticus pollicis, v. Flexor longus pollicis.

Musculus radio-scapularis, v. Musculus coracoradialis.

Musculus retractor ossis hyoidei, v. Musculus omo-hyoideus.

Musculus recto-cutaneo-sphincter, v. Sphincter ani internus.

1657) **Musculus** rectus. | Gerader Muskel. Прямая мышица.

Musculus rectus abdominis, v. Musculus longus abdominis.

Musculus rectus annuens Cowperi, v. Musculus atlanticus capitis anticus.

Musculus rectus bulbi oculi abducens, v. Musculus rectus bulbi oculi externus.

Musculus rectus bulbi oculi adducens, v. Musculus rectus bulbi oculi internus.

Musculus rectus bulbi oculi admirator, v. Musculus rectus bulbi oculi superior.

Musculus rectus bulbi oculi attollens, v. Musculus rectus bulbi oculi superior.

Musculus rectus bulbi oculi bibitorius, v. Musculus rectus bulbi oculi internus.

Musculus rectus bulbi oculi deprimens, v. Musculus rectus bulbi oculi inferior.

1658) **Musculus** rectus bulbi oculi externus s. abducens, s. indignatorius. | Aeusserer gerader Augenmuskel. Мышица прямая, глазная наружная.

Musculus rectus bulbi oculi humilis, v. Musculus rectus bulbi oculi inferior.

Musculus rectus bulbi oculi indignatorius, v. Musculus rectus bulbi oculi externus.

1659) **Musculus** rectus bulbi oculi inferior s. deprimens, s. humilis. | Unterer gerader Augenmuskel. Мышица прямая глазная нижняя.

1660) **Musculus** rectus bulbi oculi internus s. adducens, s. bibitorius. | Innerer gerader Augenmuskel. Мышица прямая глазная внутренняя.

Musculus rectus bulbi oculi superbus, v. Musculus rectus bulbi oculi superior.

1661) **Musculus** rectus bulbi oculi superior s. attollens, s. superbus, s. admirator. | Oberer gerader Augenmuskel. Мышица прямая глазная верхняя.

1662) **Musculus** rectus capitis anterior major. | Grösserer, vorderer, gerader Kopfmuskel. Мышица прямая передняя головы большая.

1663) **Musculus** rectus capitis anterior minor. | Kleinerer, vorderer, gerader Kopfmuskel. Мышица прямая передняя головы меньшая.

Musculus rectus capitis anterior parvus, v. Musculus atlanticus capitis anticus.

Musculus rectus capitis anticus, v. Musculus atlanticus capitis anticus.

Musculus rectus capitis anticus major, v. Musculus cervicalis capitis anticus.

Musculus rectus capitis internus major, v. Musculus cervicalis capitis anticus.

Musculus rectus capitis internus minor, v. Musculus atlanticus capitis anticus.

1664) **Musculus** rectus capitis lateralis. | Seitlicher gerader Kopfmuskel. Мышица прямая головы боковая.

Musculus rectus capitis lateralis, v. Musculus atlanticus capitis lateralis.

Musculus rectus capitis posticus minor, v. Musculus atlanticus capitis posticus internus.

Musculus rectus capitis transversalis anterior primus, v. Musculus atlanticus capitis lateralis.

Musculus rectus femoris internus, v. Gracilis.

Musculus rectus humilis oculi, v. Musculus deprimens oculi.

Musculus rectus interior oculi, v. Musculus adducens oculi.

Musculus rectus minor capitis, v. Musculus atlanticus capitis posticus internus.

Musculus rectus oculi exterior, v. Musculus oculi abducens.

Musculus rectus oculi inferior, v. Musculus deprimens oculi.

Musculus rectus palpebrarum, v. Levator palpebrae superioris.

Musculus rectus parvus capitis, v. Musculus atlanticus capitis posticus internus.

1665) **Musculus** rectus posterior capitis major et minor. | Grosser, rechter, hinterer, gerader Kopfmuskel. Мышица прямая, задняя головы большая и меньшая.

Musculus rectus quintus oculi, v. Musculus gracillimus oculi.

Musculus rectus superior oculi, v. Musculus attollens oculi.

Musculus rectus transverso-sphenoccipitalis anticus longus, v. Musculus cervicalis capitis anticus.

Musculus retrahens auriculam, v. Musculi retrahentes auriculae.

Musculus rhinaeus, Pars levatoris labii superioris alaeque nasi.

Musculus rhomboides, v. Musculus rhomboideus.

Musculus rhomboides magnus, v. Musculus rhomboideus inferior.

Musculus rhomboides major, v. Musculus rhomboideus inferior.

Musculus rhomboides minor, v. Musculus rhomboides superior.

Musculus rhomboides parvus, v. Musculus rhomboides superior.

1666) **Musculus** rhomboides superior s. minor, s. parvus. | Oberer, kleiner, rhomboideischer Muskel. Мышица ромбоидальная верхняя.

1667) **Musculus** rhomboideus. | Rhomboideischer od. Rautenförmiger Muskel, Rautenmuskel. Ромбоидальная, Четыреугольная мышица.

1668) **Musculus** rhomboideus inferior s. major, s. magnus, s. spinoso-basio-scapularis, s. dorso-basio-scapularis, s. dorso-scapularis, s. cervico-dorso-scapularis. | Unterer, grosser, rhomboideischer Muskel. Мышица ромбоидальная нижняя.

Musculus rhomboideus maxillae superioris, v. Musculus anomalus maxillae superioris.

Musculus risorius novus, v. Risorius.

Musculus rotulianus, v. Rectus cruris.

1669) **Musculus** sacer s. transversalis, s. spinosus, s. transverso-spinosus lumborum. | Grosser Stachelmuskel der Lenden. Поперечная полсничная мышица.

Musculus sacrileo-lumbo-costo-transversalis, v. Musculus sacrolumbalis.

Musculus sacrileo-lumbo-dorsalis, v. Musculus longissimus dorsi.

Musculus sacro-caudaeus, v. Sacro-coccygeus.

Musculus sacro-coccygeus, v. Spinoso-coccygeus.

Musculus sacro-femoralis, v. Glutaeus magnus.

1670) **Musculus** sacro-lumbalis s. sacro-lumbus, s. lumbo-costalis, s. sacrileo-lumbo-costo-tracheliaeus. | Sakrolumbalmuskel, Breiter Kreuzmuskel des Rückens, Lendenheiligbeinmuskel, Lendenrippenmuskel, Aeusserer Rückgrathstrecker, Heiliges Lendenmäuslein. Крестцово-поясничная мышица.

Musculus sacro-spinalis, v. Multifidus spinae.

Musculus salpingo-mallearis, v. Tensor tympani.

Musculus salpingo-palatinus, v. Levator palatini veli.

Musculus salpingo-staphylinus, v. Levator palatini veli.

Musculus salpingo-staphylinus externus, v. Musculus circumflexus palati.

Musculus salpingo-staphylinus internus, v. Levator palatini veli.

Musculus santorini, v. Musculus risorius novus.

Musculus sartorius, v. Sartorius.

Musculus scalenus etc., v. Scalenus et Musculus triangularis cervicis.

Musculus scandularius, v. Parathenar.

Musculus scapho-subphalangeus pollicis, v. Abductores breves pollicis manus.

Musculus scapularis, v. Cucullaris.

Musculus scapularis, v. Serratus magnus.

Musculus scapulo-brachio-anconaeus triceps, v. Triceps cubiti.

Musculus scapulo-coraco-radialis, v. Musculus coraco-radialis.

Musculus scapulo-costalis, v. Serratus magnus.

Musculus scapulo-humeralis, v. Musculus teres major.

Musculus scapulo-humero-olecraneus, v. Triceps cubiti.

Musculus scapulo-hyoideus, v. Musculus omo-hyoideus.

Musculus scapulo-radialis, v. Musculus coraco-radialis.

Musculus scapulo-trochieus, v. Subscapularis.

Musculus secundus auris, v. Musculi retrahentes auriculae.

Musculus secundus proprius auriculae, v. Musculi retrahentes auriculae.

Musculus sedem attollens, v. Levator ani.

Musculus sedem rursum trahens, v. Levator ani.

Musculus semifibulaeus, v. Musculus perinaeus secundus.

Musculus semi-interosseus indicis, v. Abductor indicis.

Musculus semi-interosseus pollicis, v. Antithenar.

Musculus semi-membraneus, v. Semimembranosus.

Musculus semi-membranosus, v. Semimembraneus.

Musculus semi-interosseus pollicis, v. Flexor brevis pollicis.

Musculus seminervosus, v. Musculus semitendinosus.

1671) **Musculus** semispinalis cervicis s. spinalis cervicis, s. spinalis colli, s. spinoso-transversalis colli, s. spinatus, s. transverso-spinosus colli. | Semispinalis oder Halber Stachelmuskel, oder Dornmuskel des Nackens, Ausstreckmuskel des Genicks, Wirbelspitzenhalsmuskel, Ausstrecker des Halsmuskels, Grätiges Mäuslein. Мышица полуспинная шейная.

1672) **Musculus** semispinalis dorsi. | Halbdornmuskel od. Halbstacheliges Mäuslein des Rückens, Halber od. Kleiner Stachelmuskel des Rückens. Мышица полуспинная полухребетная.

Musculus semispinatus, v. Musculus

longissimus dorsi et transverso-spinosi dorsi.

1673) **Musculus** semitendinosus s. seminervosus, tubero-subinio-tibialis semitendinosus, s. ischio-creti-tibialis, s. ischio-subtibialis. | Semitendinosus, Halbflechsiger oder Halbsehniger, oder Halbnerviger, oder Halbspannaderiger Muskel, Halbnerviges Mäuslein, Halbsehniger Schenkelmuskel. Мышица полусухожильная.

Musculus septimus et octavus proprium ossis referentis, v. Musculus omohyoideus.

1674) **Musculus** serratus anticus s. minor, s. superior minor, s. anticus minor, s. pectoralis minor, s. dentatus anticus minor, s. coraco-pectoralis, s. costo-coracoideus. | Kleiner Brustmuskel. Мышица зубчатая или зарубленная передняя, или меньшая.

Musculus serratus anticus minor, v. Musculus serratus anticus.

1675) **Musculus** serratus dorsi s. Musculi dentati s. spinoso-costales. | Serratus des Rückens, Sägeförmiger oder Sägemuskel, oder Gesägter Muskel des Rückens. Мышица зубчатая хребетная.

1676) **Musculus** serratus dorsi posticus superior s. cervico-dorso-costalis, s. dorso-costalis. | Hinterer, oberer Serratus oder Sägeförmiger Muskel des Rückens. Мышица зубчатая задняя верхняя.

1677) **Musculus** serratus magnus s. major, s. inferior, s. major anticus, s. dentatus anticus major, s. scapularis, s. costocantho-scapularis, s. costo-basio-scapularis, s. scapulo-costalis. | Grosser, sägeförmiger oder gezackter Muskel, Grosser Sägemuskel oder Gekerbter Muskel, Vorderer, grosser Sägemuskel, Grosser, vorderer, gesägter Muskel. Мышица зубчатая большая.

1678) **Musculus** serratus pectoris s. dentatus pectoris. | Serratus der Brust, Sägemuskel oder Gesägter, oder Gekerbter Muskel. Зубчатая, зазубренная, зарубленная мышица груди.

1679) **Musculus** serratus posticus inferior s. dorso-lumbo-costalis, s. lumbocostalis. | Hinterer, unterer Serratus oder Sägeförmiger Muskel des Rückens. Мышица зубчатая, задняя нижняя хребетная.

Musculus serratus posticus superior, v. Musculus serratus dorsi posticus superior.

1680) **Musculus** spinalis dorsi. | Dornmuskel des Rückens. Спинная хребетная мышица.

Musculus solaris, v. Soleus.

Musculus solearis, v. Soleus

Musculus soleus, v. Soleus.

Musculus somato-vertebralis colli, v. Musculus longus colli.

Musculus spheni-salpingo-mallearis, v. Musculus auris externus alter.

Musculus sphenoido-mallearis, v. Tensor tympani.

Musculus spheno-palatinus, v. Levator palatini veli.

Musculus spheno-pharyngeus, v. Levator palatini veli.

Musculus spheno-pharyngeus, v. Musculus circumflexus palati.

Musculus spheno-pharyngeus, v. Pterygo-pharyngeus.

Musculus spheno-pterygo-palatinus, v. Musculus circumflexus palati.

Musculus spheno-salpingo-pharyngeus, v. Salpingo-pharyngeus.

Musculus spheno-salpingo-staphylinus, v. Musculus circumflexus palati.

Musculus spheno-staphylinus, v. Levator palatini veli.

Musculus sphincter, v. Sphincter.

Musculus spinalis cervicis, v. Musculus semispinalis cervicis.

Musculus spinalis cervicis, v. Musculus spinoso-transversalis colli.

Musculus spinalis colli, v. Musculus semispinalis cervicis.

Musculus spinatus, v. Multifidus spinae.

Musculus spinatus colli, v. Musculus semispinalis cervicis.

Musculus spinileo-costalis, v. Musculus quadratus lumborum.

Musculus spinileo-subcephalo-tibialis, v. Sartorius.

Musculus spino-axoido-trachelo-atloideus, v. Epistrophicus atlantis.

Musculus spino-axoido-occipitalis, v. Epistrophicus capitis.

Musculus spino-pubio femoralis, v. Adductor longus femoris.

Musculus spinoso-basio-scapularis, v. Musculus rhomboides inferior.

Musculus spinoso-coccygaeus, v. Spinoso-coccygeus.

1681) **Musculus** spinoso-coccygeus s. coccygeus, s. coccygis, s. coccygaeus, s. triangularis coccygis, s. spinososacer et spinoso-coccygeus, s. ischiococcygeus, s. sacro-coccygeus, Levator coccygis. | Spinoso-Coccygeus, Steissknochenmuskel, Steissbeinmuskel, Schoossteissbeinmuskel, Hinterer Steissmuskel. Мышица вихрецовой косточки или кончикова, вихрецова хвостикова.

Musculus spinoso-costo-brachialis, v. Musculus latissimus dorsi.

Musculus spinoso-mallearis, v. Musculus auris externus alter.

Musculus spinoso-occipitalis biventer, v. Biventer cervicis.

Musculus spinoso-occipitalis brevior, v. Musculus atlanticus capitis posticus internus.

Musculus spinoso-occipitalis brevis, v. Epistrophicus capitis.

Musculus spinoso-occipitalis latus, v. Splenius capitis.

Musculus spinoso-occipitalis proprior, v. Epistrophicus capitis.

Musculus spinoso-occipitalis proximus, v. Musculus atlanticus capitis posticus internus.

Musculus spinoso-sacer, v. Spinoso-coccygeus.

Musculus spinoso-sacro-coccygeus, v. Musculus spinoso-coccygeus.

Musculus spinoso-transversarius, v. Epistrophicus atlantis.

1682) Musculus spinoso-transversalis colli s. spinalis cervicis, s. transversalis colli. | Ausstreckender Halsmuskel. Мышица шейная поперечная.

Musculus spinoso-transversarius colli, v. Splenius colli.

Musculus spinosus lumborum, v. Musculus sacer lumborum.

Musculus splenius, v. Splenius colli.

Musculus splenius colli inferior, v. Splenius colli.

Musculus splenius superior, v. Splenius capitis.

Musculus spongioso-bulbosus, v. Accelerator urinae.

Musculus stapedis, v. Stapedius.

Musculus staphylinus, v. Azygos uvulae.

Musculus staphylino-pharyngeus, v. Musculus pharyngo-palatinus.

Musculus stapidaeus, v. Stapedius.

Musculus stapidis, v. Stapedius.

Musculus sterno-clavio-humeralis, v. Pectoralis.

Musculus sterno-cleido-brachialis, v. Pectoralis.

Musculus sterno-cleido-broncho-crico-thyreoideus, v. Sterno-thyreoideus.

Musculus sterno-cleido-hyoideus, v. Sterno-hyoideus.

1683) Musculus sterno-cleido-mastoideus. | Sternokleidomastoideus. Мышица грудины и сосцевиднаго отростка. Vid. Sterno-cleido-mastoideus.

Musculus sterno-cleido-thyreoideus, v. Sternothyreoideus.

Musculus sterno-costalis, v. Musculus triangularis sterni.

Musculus sterno-humeralis, v. Pectoralis.

1684) Musculus sterno-hyoideus. | Brust- und Zungenknochenmuskel. Мышица грудины и подъязычной кости. Vid. Sterno-hyoideus.

1685) Musculus sterno-mastoideus s. mastoideus externus, Nutator capitis anterior. | Brustbein- oder Brustknochenwarzenmuskel. Мышица грудины и сосцевиднаго отростка.

Musculus sterno-puberalis, v. Musculus longus abdominis.

1686) Musculus sterno-thyreoideus s. bronchius. | Brustbeinschildmuskel. Мышица грудины и щитообразнаго хряща.

Musculus stylo-cerato-hyoideus, v. Stylo-hyoideus.

Musculus stylo-ceratoides, v. Stylohyoideus.

Musculus stylo-glossus, v. Styloglossus.

1687) Musculus stylo-hyoideus. | Griffelzungenmuskel. Мышица шиловиднаго отростка и подъязычной кости.

Musculus stylo-pharyngeus, v. Stylopharyngeus.

Musculus stylo-thyro-pharyngeus, v. Stylo-pharyngeus.

Musculus subacromio-clavi-humeralis, v. Deltoideus.

Musculus subacromio-humeralis, v. Deltoideus.

Musculus subclavicularis, v. Subclavius.

Musculus subclavius, v. Subclavius.

Musculus subcruralis, v. Musculus articularis genu.

1688) Musculus subcutaneus. | Unterhautmuskel. Мышица подкожная.

Musculus subcutaneus colli, v. Platysma myoides.

Musculus sublimis digitorum, v. Flexor sublimis digitorum.

Musculus submaxillo-labialis, v. Musculus deprimens anguli oris.

Musculus submaxillo-cutaneus, v. Levator menti.

Musculus submersus, v. Musculus subscapularis.

Musculus sub-optico-spheni-scleroticus, v. Musculus attollens oculi.

Musculus sub-optico-spheno-scleroticus, v. Musculus deprimens oculi.

Musculus subpoplitaeus, v. Popliteus.

Musculus sub-pubio-creti-tibialis, v. Gracilis.

Musculus sub-pubio-femoralis, v. Caput breve tricipitis.

Musculus sub-pubio-trochantericus, v. Obturator internus.

Musculus subscapularis, v. Subscapularis.

Musculus subscapulo-brachialis, v. Subscapularis.

Musculus subscapulo-trochinicus, v. Subscapularis.

Musculus subscapulo-trochitericus, v. Infraspinatus.

Musculus subspino-scapulo-trochitericus, v. Infraspinatus.

Musculus succenturiatus, v. Musculus pyramidalis abdominis.

Musculus superbus oculi, v. Musculus attollens oculi.

Musculus supercilium retrahens, v. Musculus occipitalis.

1689) Musculus superficialis s. transversalis, s. transversus penis, s. transversalis urethrae, Levator ani parvus s. externus. | Oberflächlich liegender, hinterer und unterer Muskel des Hintern. Мышица задняго прохода поверхняя или подъемлющая заднiй проходъ малая.

Musculus superior auriculae, v. Musculus attollens auris.

Musculus superior mallei, v. Laxator tympani minor.

Musculus superior oculi, v. Musculus obliquus superior oculi.

Musculus superior rotundus clitoridis, v. Erector clitoridis.

Musculus superior tricipitis, v. Adductor longus femoris.

Musculus superscapularis inferior, v. Infraspinatus.

Musculus supinator, v. Supinator.

Musculus supra-maxillo-labialis, v. Levator anguli oris.

Musculus supra-scapularis superior, v. Supraspinatus.

Musculus supra-scapulo-trochitericus, v. Musculus teres minor.

Musculus supra-scapulo-trochitericus, v. Supraspinatus.

Musculus supra-scapulo-trochitericus parvus, v. Supraspinatus.

Musculus supra-scapulo-trochitericus magnus, v. Infraspinatus.

Musculus supraspinatus, v. Supraspinatus.

Musculus supra-spino-brachialis, v. Supraspinatus.

Musculus supra-spino-scapulo-trochitericus, v. Supraspinatus.

Musculus suralis, v. Soleus.

Musculus sympheso-glossus, v. Genio-glossus.

Musculus symphyseo-ischio-femoralis, v. Adductores femoris.

Musculus symphysio-hyo-mastoideus, v. Digastricus.

Musculus tarso-metatarso-phalangeus, v. Abductor pollicis pedis.

Musculus tarso-phalangeus, v. Flexor brevis hallucis.

Musculus tarso-phalangeus digiti minimi, v. Flexor brevis digiti minimi pedis.

Musculus tarso-sesamo-phalangeus, v. Flexor brevis hallucis.

1690) Musculus temporalis s. temporaneus, Musculus crotaphites s. attollens temporalis, s. crotapho-coronoideus, s. temporo-maxillaris, s. arcado-temporo-maxillaris, Masseter. | Temporalmuskel, Schläfemuskel, Oberer Kaumuskel, Schlafbeinmuskel, Schlafbeinmäuslein. Височная, скивошная мышица.

Musculus temporaneus, v. Musculus temporalis.

Musculus temporo-conchinaeus, v. Musculus attollens auris.

Musculus temporo-maxillaris, v. Musculus temporalis.

Musculus tensor, v. Tensor.

Musculus teres, v. Musculus teres major.

Musculus teres columellae, v. Azygos uvulae.

1691) Musculus teres major s. teres, s. angularis scapulae, s. angulo-scapulo-humeralis, s. scapulo-humeralis. | Grösserer Teres- oder runder Muskel. Мышица кругловатая большая.

1692) Musculus teres minor s. supra-scapulo-trochitericus-minor, s. margini-supra-scapulo-trochitericus. | Der kleinere Teres- od. runde Muskel. Мышица кругловатая меньшая.

Musculus tertius labiorum circularis, v. Musculus orbicularis labiorum.

Musculus testicondus, v. Cremaster.

Musculus testiculi, v. Cremaster.

Musculus testis, v. Cremaster.

Musculus tetragonus, v. Platysma myoides.

Musculus thenar, v. Thenar.

Musculus thoracico-abdominalis, v. Diaphragma.

Musculus thoraco-maxillo-facialis, v. Platysma myoides.

1693) Musculus thyreo-arytaenoideus. | Thyreoarytänoideischer Muskel od. Schild- und Giesskannenförmiger Knorpelmuskel, Schild- und Giessbeckenmuskel. Мышица щитообразнаго и черпаловиднаго хряща.

1694) Musculus thyreo-epiglotticus, Depressor epiglottidis. | Schildkehldeckelmuskel, Niederzieher des Kehldeckels. Мышица щитообразнаго и надгортаннаго хряща.

Musculus thyreo-hyoideus, v. Hyothyreoideus.

Musculus thyreo-palatinus, v. Musculus pharyngo-palatinus.

1695) Musculus thyreo-pharyngeus s. thyro-pharyngaeus, s. thyro-pharyngeus. | Thyreo-Pharyngeus, Schlundmuskel vom Schildknorpel. Мышица щитообразнаго хряща и глотки. Vid. Musculus pharyngo-palatinus.

Musculus thyreo-pharyngo-staphylinus, v. Musculus pharyngo-palatinus.

Musculus thyreo-staphylinus, v. Musculus pharyngo-palatinus.

Musculus thyro-adenoideus, v. Constrictor pharyngis inferior.

Musculus thyro-arytaenoideus, v. Musculus thyreo-arytaenoideus.

Musculus thyro-epiglotteus, v. Musculi thyreo-epiglottici.

Musculus thyro-epiglottideus, v. Musculi thyreo-epiglottici.

Musculus thyro- et crico-pharyngeus, v. Constrictor pharyngis inferior.

Musculus thyro-hyoideus, v. Hyothyreoideus.

Musculus thyro-pharyngaeus, v. Musculus thyreo-pharyngeus.

Musculus thyro-pharyngeus, v. Musculus thyreo-pharyngeus.

Musculus thyro-pharyngeus et cricopharyngeus, v. Constrictor pharyngis inferior.

Musculus thyro-staphylinus, v. Musculus pharyngo-palatinus.

Musculus tibiaco-achillaeus, v. Soleus.

Musculus tibiaco-dorso-phalangaeus, v. Extensor longus digitorum pedis.

1696) Musculus tibialis anticus s. catenae, s. hippicus, s. tibio-supra-tarseus. | Vorderer Tibial- od. Schienknochen-, od. Schienbein-, od. Beinmuskel. Мышица большаго берца передняя.

1697) Musculus tibialis posticus s. nauticus, s. adducens, s. tibio-subtarseus, s. adductor pedis extremi. | Hinterer Tibial- od. Schienbein-, od. Schienknochen-, oder Beinmuskel, Schwimmmuskel, Schiffermuskel. Мышица большаго бедра задняя.

Musculus tibio-calcaneus, v. Soleus.

Musculus tibio-peroneo-tarseus, v. Musculus fibulaeus.

Musculus tibio-peronei-calcaneus, v. Soleus.

Musculus tibio-phalangetticus communis, v. Flexor longus digitorum pedis.

Musculus tibio-planta-phalangeus, v. Flexor longus digitorum pedis.

Musculus tibio-subtarseus, v. Musculus tibialis posticus.

Musculus tibio-supra-tarseus, v. Musculus tibialis anticus.

Musculus tibio-tarseus, v. Musculus tibialis posticus.

Musculus tibio-tarso-metatarseus, v. Musculus tibialis anticus.

Musculus trachelo-angulo-scapularis, v. Levator scapulae.

Musculus trachelo-atloido-basilaris, v. Musculus atlanticus capitis lateralis.

Musculus trachelo-atloido-occipitalis, v. Musculus atlanticus capitis posticus externus.

Musculus trachelo-basilaris major, v. Musculus cervicalis capitis anticus.

Musculus trachelo-basilaris parvus, v. Musculus atlanticus capitis anticus.

Musculus trachelo-costalis, v. Musculus triangularis cervicis.

Musculus trachelo-mastoideus, v. Trachelo-mastoideus.

Musculus trachelo-occipitalis, v. Musculus complexus.

Musculus trachelo-scapularis, v. Levator scapulae.

Musculus trachelo-suboccipitalis, v. Musculus cervicalis capitis anticus.

Musculus trachelo-suboccipitalis, v. Musculus atlanticus capitis anticus.

Musculus tracheo-pharyngeus, v. Constrictor pharyngis inferior.

Musculus tragi, v. Tragicus.

1698) Musculus transversalis abdominis s. transversus, Musculus intimus s. largus abdominis, s. costo-lumbileo-linearis transversus, s. lumbo-abdominalis, s. lumbo-ileo-abdominalis. | Querabdominalmuskel, Querbauchmuskel, Quermuskel des Unterleibes, Quermäuslein des Bauchs, Dritter oder Innerer, oder Querer, oder Querliegender Bauchmuskel. Мышица поперечная брюха.

1699) Musculus transversalis s. transversarius cervicis, s. Musculus transversalis colli s. transversalis colli magnus, s. transverso-transversarius colli. | Transversalmuskel der Querfortsätze, Querhalsmäuslein, Grosser Quermuskel des Halses, Quernackenmuskel des Halses, Halsquermuskel. Мышица шейная поперечная.

Musculus transversalis collateralis colli, v. Musculus cervicalis descendens.

Musculus transversalis colli, v. Musculus transversalis cervicis et spinoso-transversalis colli.

Musculus transversalis colli lateralis, v. Musculus cervicalis descendens.

Musculus transversalis colli magnus s. transverso-transversalis colli, v. Musculus transversalis cervicis.

Musculus transversalis gracilis, v. Musculus cervicalis descendens.

Musculus transversalis lumborum, v. Musculus sacer lumborum.

Musculus transversalis pedis, v. Musculus transversus pedis.

Musculus transversalis s. transversus penis, v. Musculus superficialis penis.

Musculus transversalis urethrae, v. Musculus superficialis penis.

Musculus transversarius cervicis, v. Musculus transversalis cervicis.

Musculus transversarius capitis anterior primus, v. Musculus atlanticus capitis lateralis.

Musculus transverso-mastoideus, v. Trachelo-mastoideus.

Musculus transverso-mesoccipitalis, v. Musculus complexus.

Musculus transverso-occipitalis lateralis, v. Musculus atlanticus capitis lateralis.

Musculus transverso-postoccipitalis, v. Musculus atlanticus capitis posticus externus.

Musculus transverso-scapularis, v. Levator scapulae.

Musculus transverso-spinosus lumborum, v. Musculus sacer lumborum.

Musculus transversus abdominis, v. Musculus transversalis abdominis.

1700) **Musculus** transversus auriculae, Fibrae carneae transversae a gibbo conchae in anthelicem, s. quae in conversa conchae parte, Musculus incisurae auris, concho-helicaeus s. concho-anthelicaeus, s. concho-anthelix. | Quermuskel des Ohrs, Quergelegener Muskel des Ohreinschnittes, Querer Ohrmuskel, Zwerchmuskel od. Quermuskel des äussern Ohrs. Мышица поперечная уха или ушка.

Musculus transversus mandibulae, v. Mylo-hyoideus.

Musculus transversus nasi, v. Compressor naris.

1701) **Musculus** transversus s. transversalis pedis, Musculus transversus pedis s. transversus plantae pedis, s. quadratus pedis, s. metatarso-sesamoideus transplantaris, s. metatarso-phalangeus hallucis, Adductor brevis s. minor pollicis pedis, caput breve, s. transversale, Adductoris hallucis scandalarius. | Quermuskel des Fusses, Quermuskel der Sohle oder der grossen Zehe, Kleiner, abziehender Muskel der grossen Zehe, Kürzerer, querliegender Kopf des Adduktors der grossen Zehe, Dachdecker, Quergelegener Kopf des anziehenden Muskels der grossen Zehe, Quermuskel oder Kleiner Quermuskel der Fusssohle. Мышица поперечная ножная или приводящая большой перстъ ноги короткая.

1702) **Musculus** transversus perinaei profundus. | Tiefliegender, vorderer, oberer Dammmuskel oder Muskel des Perinäums. Мышица поперешняя срамнопроходной промежности глубокая.

1703) **Musculus** transversus perinaei superficialis. | Oberflächlicher Dammmuskel oder Muskel des Perinäums. Мышица поперешняя срамнопроходной промежности поверхняя.

Musculus transversus plantae pedis, v. Musculus transversus pedis.

Musculus transversus sphenoccipitalis brevis, v. Musculus atlanticus capitis anticus.

Musculus transversus spinosus colli, v. Musculus semispinalis cervicis.

Musculus trapesius, v. Cucullaris.

Musculus trapezius, v. Cucullaris.

Musculus triangularis brachii, v. Deltoideus.

Musculus triangularis capitis, v. Splenius colli.

1704) **Musculus** triangularis cervicis s. trachelo-costales, s. costo-tracheliaei, s. intercostales accessorii, s. Musculus scalenus. | Rippenhalter, Ungleichdreieckiger Muskel, Ungleichdreiseitiger Muskel des Halses, Ungleichseitig dreieckiger Muskel, Langer Heber der oberen Rippen. Мышица трiугольная шейная или лѣсничная.

Musculus triangularis coccygis, v. Spinoso-coccygeus.

Musculus triangularis humeralis, v. Deltoideus.

Musculus triangularis latus, v. Splenius capitis.

Musculus triangularis lumborum, v. Musculus quadratus lumborum.

Musculus triangularis menti, v. Musculus deprimens anguli oris.

1705) **Musculus** triangularis sterni, Musculus sterno-costalis s. pectoralis internus s. costo-xiphoideus. | Triangulärer Muskel des Sternums, Brustbeinmuskel, Innerer Brustmuskel, Dreieckiger Muskel des Brustbeins, Brustbeinrippenmuskel. Мышица груднореберная. — Мышица треугольная грудная.

Musculus triangularis urethrae, v. Accelerator urinae.

Musculus tri-femoro-rotans, v. Adductores femoris.

Musculus triceps brachii, v. Triceps cubiti.

Musculus triceps cruralis, v. Adductores femoris.

Musculus triceps cubiti, v. Triceps cubiti.

Musculus triceps femoris, v. Adductores femoris.

Musculus trigeminus occipitalis, v. Musculus complexus.

Musculus tri-scapulo-humero-olecraneus, v. Triceps cubiti.

Musculus trochantinus, v. Iliacus.

Musculus trochlaris, v. Musculus gracillimus oculi.

Musculus trochleae, v. Musculus obliquus superior oculi.

Musculus trochlearis, v. Musculus obliquus superior oculi.

Musculus trochlearis secundus, v. Musculus gracillimus oculi.

Musculus tuber-ischio-trochantericus, v. Musculus quadratus femoris.

Musculus tubero-atloido-occipitalis, v. Musculus atlanticus capitis posticus internus.

Musculus tubero-femoro-tibialis biceps, v. Biceps cruris.

Musculus tubero-inter-trochantericus, v. Musculus quadratus femoris.

Musculus tubero-retro-trochantericus, v. Musculi gemelli.

Musculus tubero-subinio-tibialis semitendinosus, v. Musculus semitendinosus.

Musculus tubero-urethralis, v. Musculus profundus perinaei.

Musculus tubio-subinio-tibialis-semimembranosus, v. Semimembranosus.

Musculus tympano-mallearis, v. Laxator tympani minor.

Musculus ulnaris, v. Flexor ulnaris carpi.

Musculus ulnaris externus, v. Extensor ulnaris carpi.

Musculus ulnaris internus, v. Flexor ulnaris carpi.

Musculus ulno-palma-phalangaeus, v. Flexor profundus digitorum.

Musculus ulno-phalangaeus index, v. Extensor indicis.

Musculus urethrae, v. Accelerator urinae.

Musculus vastus, v. Vastus.

Musculus vertebro-ileo-trochantericus, v. Psoas magnus.

1706) Musculus vesicae, Musculus transversus prostatae, Musculi prostatici superficiales s. laterales. | Harnblasenmuskel, Muskel der Harnblase, Quermuskel der Vorsteherdrüse, Seitenmuskel der Vorsteherdrüse. Мышица мочеваго пузыря.

Musculus vesicae excretivus, v. Detrusor urinae.

Musculus villosus, v. Tunica intima ventriculi et intestinorum.

Musculus virilis testis, v. Cremaster.

Musculus volvens, v. Musculus obliquus inferior oculi.

Musculus xiphoi-costo-puberalis, v. Musculus longus abdominis.

Musculus zygo-cantho-maxillaris, v. Masseter.

Musculus zygomatico-conchaeus, v. Musculus attrahens auris.

Musculus zygomatico-helicaeus, v. Musculus attrahens auris.

Musculus zygomatico-tarsaeus palpebrae inferioris, v. Depressor palpebrae inferioris.

Musculus zygomaticus magnus, v. Musculus zygomaticus major.

1707) Musculus zygomaticus major s. magnus. | Grosser oder Grösserer zygomatischer Muskel od. Grösserer Jochbein-, od. Joch-, od. Wangenmuskel. Мышица скуловая большая.

1708) Musculus zygomaticus minor s. parvus. | Kleiner zygomatischer od. Jochbein-, od. Joch-, od. Wangen-, od. Malarmuskel. Мышица скуловая меньшая.

Musculus zygomaticus parvus, v. Musculus zygomaticus minor.

Musculus zygomato-maxillaris, v. Masseter.

1709) Muscus. | Moos. Мохъ, Мхи.

Muscus acaciae, v. Parmelia prunastri.

Muscus arboreus, v. Parmelia prunastri.

Muscus capillaceus major, v. Polytrichum commune.

Muscus clavati, v. Lycopodium clavatum.

Muscus corallinus, v. Corallina officinalis.

Muscus cranii humani, v. Parmelia omphalodes.

Muscus helminthochortos, v. Sphaerococcus helminthochortos.

Muscus islandicus, v. Lichen islandicus.

1710) Muscus marinus. | Flechtenkoralle, Korallenmoos. Морской мохъ.

Muscus pyxidatus, v. Cladonia coccifera et Cladonia pyxidata.

Muscus terrestris, v. Lycopodium clavatum.

Muscus vulgaris, v. Hypnum triquetrum.

1711) Museum (Musa). | Museum. Музей.

1712) Museum anatomicum, Thesaurus anatomicus, Supellex anatomica. | Anatomisches Museum, Anatomisches Kabinet. Анатомической музей.

1713) **Museum** zoologium. | Zoologisches Museum. Зоологическій музей.
1714) **Musica** (Musa), Ars musica, Musice, Musurgia. | Musik, Tonkunst. Музыка.
Musice, v. Musica.
1715) **Mustela** erminea. | Hermelin. Горностай.
1716) **Mustela** foina. | Hausmarder, Steinmarder. Каменная куница.
Mustela lutra, v. Lutra vulgaris.
1717) **Mustela** martes. | Marder, Edelmarder. Лѣсная куница.
1718) **Mustela** zibellina. | Der Zobel. Соболь.
Musurgia, v. Musica.
Mutabilitas mentis, v. Inconstantia.
Mutacismus, v. Blaesitas.
1719) **Mutatio**, Mutatus, Inmutatio, Commutatio, Permutatio, Conversio. | Veränderung. Перемѣненіе, Перемѣна.
1720) **Mutatio** colorum. | Farbenverwandlung. Цвѣто-превращеніе.
Mutatus, v. Mutatio.
1721) **Muticus**. | Grannenlos, Ungegrannt, Unbewehrt. Безвершинный, Безоружный, Тупогольчатый.
1722) **Mutilatio**. | Verstümmelung. Увѣчье.
1723) **Mutitas**. | Stummheit. Нѣмота. v. Alalia.
Muto, v. Penis.
Mutonium, v. Penis.
Mutunus, v. Penis.
1724) **Mutus**. | Stumm. Нѣмой.
Mya margaritifera, v. Unio margaritifera.
Myagrum sativum, v. Camelina sativa.
1725) **Myasthenia** (mus et asthenia). | Die Muskelschwäche. Мышечная слабость.
1726) **Myasthenicus**. | Von Myasthenia herrührend. Происходящій отъ Myasthenia.
1727) **Myca**, Myce, μυκη (μυκω, μυκαω, brüllen; рыкать, ревѣть). | Das Brüllen, Laute Stöhnen. Ревѣніе, Рыканіе.
1728) **Myces**, μυκης, genit. μυκητος. | Der Pilz. Грибъ.
1729) **Mycetes** (v. Myces), Fungi. | Pilze, Schwämme. Грибы.
1730) **Mycetologia** (myces et logos). | Die Lehre von den Pilzen oder Schwämmen. Грибословіе.
1731) **Mychmus**, Mychthismus, Mygmus (μυω, μυζω, eine kleine Oeffnung [mit dem Munde] machen; смыкаю ротъ). | Das Stöhnen oder tiefe Seufzen. Стонъ, Глубокое дыханіе. = Respiratio suspiriosa.

Mychthismus, v. Mychmus.
Myclophthisis = Myelophthisis.
1732) **Myclos**, μυκλος, μυλχος. | Geil, Sehr fruchtbar. Похотливый, Весьма плодотворный.
1733) **Mycodes** (mycos et eidos). | Schwammig, Pilzig. Губчатый.
Mycologia, v. Mycetologia.
1734) **Mycologicus**. | Die Mykologie betreffend. Относящійся къ Mycologia.
1735) **Mycos**, μυκος. | 1) Der Schleim. Слизь. 2) = Myca.
1736) **Mycosis** (v. Myces). | Ein schwammichtes Fleischgewächs. Губчатый (мясный) наростъ.
1737) **Mycter** (plur. Mycteres). | Ein Nasenloch. Ноздра. Vid. Nasus.
Mycteres (v. Mycter), v. Foramina nasi et Nasus.
1738) **Mycterious** (v. Mycter). | Von der innern Nase herrührend. Происходящій отъ ноздрей.
1739) **Mycterophonia** (mycter et phone) s. Naseitas, Vox nasalis. | Näseln, Nasenstimme, Nasensprache, Durch die Nase reden. Голосъ исходящій носомъ (въ носъ говорить).
1740) **Mydesis**, Mydosis (μυδω, μυδαω, fut. —ησω, faulen durch Feuchtigkeit, modern; портиться отъ влажности и сырости). | Die faulichte Vereiterung der Augenlieder. Нагноеніе (гнилое) глазныхъ вѣкъ.
1741) **Mydon**, μυδων (μυδαω, v. Mydesis). | Schwammige, faulige Fleischauswüchse in Geschwüren. Наращеніе гнилаго, губчатаго мясистаго вещества въ язвахъ.
Mydosis, v. Mydesis.
1742) **Mydriasis** (αμυδρως, dunkel; темный) s. Platycoria. | Die krankhafte Erweiterung der Pupille. Противоестественное, неправильное расширеніе зѣницы.
Mydriasticus, v. Mydriaticus.
1743) **Mydriaticus**, Mydrioticus. | Von Mydriasis herrührend. Происходящій отъ Mydriasis.
1744) **Myeliticus**. | Von Myelitis herrührend. Происходящій отъ Myelitis.
1745) **Myelitis** (v. Myelos), Inflammatio medullae spinalis, Spinitis, Spinodorsitis, Rhachialgitis. | Entzündung des Rückenmarkes und seiner Häute. Воспаленіе становой жилы.
1746) **Myelomycetes** (myelos et myca), Myelomyci. | Kernschwämme. Трюфельники или Ядрогрибники.
1747) **Myelophthisis** (myelos et phthisis). | Die Rückendarre. Спинная сухота. Vid. Tabes dorsalis.

Myelos, v. Medulla.

1748) Myelos, $\mu\upsilon\epsilon\lambda o\varsigma$. | Das Mark, besonders Rückenmark. Костной мозгъ, собств. спинной мозгъ.

Myelos diauchenios, v. Medulla spinalis.

Myelos notiaeos s. psoites, v. Medulla spinalis.

Myelos rhachites, v. Medulla spinalis.

1749) Myenergia (mys et energia). | Die Muskelkraft. Сила мышицъ или мышечная.

1750) Myenergicus. | Von Myenergia herrührend. Происходящій отъ Myenergia.

Myes, v. Musculi.

Mygmus, v. Mychmus.

1751) Myia, $\mu\upsilon\iota\alpha$. | Die Fliege. Муха.

1752) Myiocephalon, Myocephalon, Myocephalum (myia et cephale). | Der Fliegenkopf, Ein kleiner Vorfall der Iris durch die Kornea, von der Grösse eines Fliegenkopfes. Выпаденіе райка, представляющее мушью голову.

1753) Myiodeopsia, Mydesopsia (myiodes et ops), Visus muscarum. | Das Mückensehen. Видѣніе мушекъ.

1754) Myiodes (myia et eidos). | Fliegenartig. Муховидный.

1755) Myitis, genit. Myitidis, Mys. | Die Muskelentzündung. Воспаленіе мышицъ.

1756) Mylabris cichorii, Meloe cichorii. | Cichorien-Reizkäfer. Пупырчатка цикорная.

1757) Myle, $\mu\upsilon\lambda\eta$. | 1) Die Mühle od. Die Backenzähne. Мѣльница, Коренной зубъ. 2) Mola, ein Mondkalb. Мясный наростъ или клубъ, Заносъ.

1758) Mylicus. | Von Myle herrührend. Происходящій отъ Myle.

Myloglossus (myle et glossa) = Mylo-hyoideus.

Mylo-hyoidaeus Fallopii, v. Mylohyoideus.

Mylo-hyodes (myle et hyodes), v. Mylo-hyoideus.

1759) Mylo-hyoideus (myle et hyoides), Mylo-hyoidaeus Fallopii, s. Mylohyoides, s. Mylo-hyoideus, Musculus transversus mandibulae s. mandibulae hyoideus. | Mylohyoideus, Kieferzungenbeinmuskel, Quermuskel des Kiefers, Querunterkiefermuskel, Breiter Zungenbeinmuskel, Kiefer- und Kehlbeinmäuslein, Aeusserer Zungenbeinmuskel. Мышица коренныхъ зубовъ и подъязычной кости или поперечная челюсти.

Mylo-pharyngaeus, v. Mylo-pharyngeus.

1760) Mylo-pharyngeus (myle et pharynge) s. Mylo-pharyngaeus, Musculus mylo-glossus, s. Mola lingualis, s. Mylo-glossus, s. Attollens linguae. | Mylopharyngeus, Schlundmuskel vom Unterkiefer, Kieferschlundkopfmuskel. Часть верхней сжимающей глотку мышицы.

Myluodes, v. Mylo-hyodes.

Myocephalitis (mys et cephale), v. Myositis cephalica.

Myocephalum, v. Myiocephalon.

Myocinesis, v. Motus musculorum.

1761) Myocoelialgia (mys, coelia et algos). | Bauchmuskelschmerz. Боль брюшныхъ мышицъ. Vid. Coeliaglia muscularis.

Myocoelialgia rheumatica, v. Rheumatismus abdominis muscul.

1762) Myocoeliitis (mys et coelia) s. Myositis abdominalis, Coelitis muscularis. | Der entzündliche Bauchmuskelschmerz, Entzündung der Bauchmuskeln. Воспалительная боль или воспаленіе брюшныхъ мышицъ.

1763) Myocoeliitis epigastrica. | Entzündlicher Muskelschmerz in der Herzgrube. Воспалительная боль мышицъ въ ложечкѣ.

Myocoeliitis hepatica, v. Myocoeliitis hypochondriaca dextra.

1764) Myocoeliitis hypochondriaca dextra s. hepatica. | Entzündlicher Bauchmuskelschmerz in der Lebergegend. Воспалительная боль мышицъ въ правомъ подреберіи.

1765) Myocoeliitis hypochondriaca sinistra s. splenitica. | Entzündlicher Bauchmuskelschmerz in der Milzgegend. Воспалительная боль мышицъ въ лѣвомъ подреберіи.

Myocoeliitis splenitica, v. Myocoeliitis hypochondriaca sinistra.

Myocoeliitis suppuratoria, v. Abscessus abdominis externus.

Myocoelitis, v. Myocoeliitis.

1766) Myodes (mys et eidos). | 1) Mausähnlich. Мышевидный. 2) Muskelähnlich, Muskelförmig. Мышицеподобный.

Myodesopsia, v. Myiodeopsia et Suffusio myodes.

1767) Myodynamiometrum (myodynamis et metrum). | Myodynamiometer, Muskelkraftmesser. Орудіе для опредѣленія силы мышицы.

1768) Myodynamis (mys et dynamis). | Die Muskelkraft. Мышичная сила.

1769) Myodynia (mys et odyne). | Der Muskelschmerz. Боль мышицъ = Rheumatismus.

Myodynia abdominalis, v. Coelialgia muscularis.

Myodynia inflammatoria, v. Myositis.

Myodynia pectoralis, v. Pleurodyne muscularis.

Myodynia rheumatica, v. Rheumatismus verus

1770) Myodynia violenta. | Muskelschmerz von Verletzung. Боль мышицъ отъ повреждений.

1771) Myogaster (mys et gaster). | Der Muskelbauch, Der mittlere, dickere Theil eines Muskels. Средина или брюшка мышицы.

1772) Myogastricus (mys et gaster). | 1) Einen Bauchmuskel betreffend. Принадлежащій къ брюшной мышицѣ. 2) Einen Muskelbauch betreffend. Относящійся къ брюшкѣ мышицы.

1773) Myographia (mys et graphe). | Die Beschreibung der Muskeln. Описаніе мышицъ.

Myoides-platysma, v. Musculus latissimus colli.

1774) Myologia (mys et logos), Sarcologia, Mysiologia. | Myologie, Muskellehre, Fleischlehre, Sarkologie. Міологія, Мыщесловіе, Наука о мышицахъ.

1775) Myonarcosis (mys et narcosis). | Die Stumpfheit oder Trägheit der Muskeln. Тупость мышицы, Вялость въ движеніи оныхъ.

1776) Myonosos (mys et nosos). | Eine Muskelkrankheit. Болѣзнь мышицъ.

Myonusi, v. Myonosos.

1777) Myopalmus (mys et palmus). | Das Sehnenhüpfen. Подергиваніе сухихъ жилъ или вздрагиваніе мышицъ. Vid. Subsultus tendinum.

1778) Myopathia (mys et pathos). | Das Muskelleiden, Erkranken der Muskeln. Болѣзненное состояніе, Страданіе мышицъ.

1779) Myopathicus. | Von Myopathia herrührend. Происходящій отъ Myopathia.

1780) Myopia, μυωπια (v. Myops). | Die Kurzsichtigkeit. Близорукость.

Myopias = Myops.

Myopiasis = Myopia.

1781) Myopicus. | Myopisch, Von Myopia herrührend. Причиняемый близорукостью.

Myopiosis, v. Myopiasis.

1782) Myops, μυωψ (μυω, v. mus et ops). | Ein Kurzsichtiger. Близорукій, страждущій близорукостью.

Myopus = Myops.

Myorhexis, v. Myorrhexis.

1783) Myorrhexis (mys et rhexis). | Die Zerreissung eines Muskels. Разрывъ мышицы. Vid. Disruptio musculorum.

1784) Myosis, Miosis, Mesosis (μυω, v. Mys) s. Phthisis pupillaris. | Die bleibende Verengerung der Pupille. Сжатіе и малая подвижность зѣницы.

1785) Myositis, Myitis (Mys), Rheumatismus phlegmonosus, Phlegmasia myoica, Myodynia inflammatoria. | Muskelentzündung, Entzündlicher Muskelschmerz. Воспаленіе мышицъ.

Myositis abdominalis, v. Myocoelitis.

Myositis capitis, v. Myositis cephalica.

1786) Myositis cephalica, capitis, Myocephalitis, Cephalitis muscularis. | Die Entzündung der Kopfmuskeln. Воспаленіе головныхъ мышицъ.

Myositis lappula, v. Echinospermum lappula.

1787) Myosotis. | Vergissmeinnicht. Незабудка.

1788) Myosuros, Myosurus. | Mauseschwanz. Мышехвостъ, Мышиякъ.

1789) Myosurus minimus. | Kleinster Mauseschwanz. Мышехвостъ или мышій хвостъ или мышиякъ маленькой или малѣйшій.

Myotilitas, v. Vis musculosa.

Myotome, v. Myotomia et Praeparatio musculorum.

1790) Myotomia (mys et tome). | Die Zerlegung der Muskeln. Раздробленіе мышицъ. Vid. Praeparatio musculorum.

1791) Myracopum (myron et acopum). | Eine Salbe gegen die Müdigkeit. Мазь отъ усталости.

1792) Myrica cerifera. | Wachsbringender Gagel, Virginischer Wachsbaum. Мирика восконосная, Восковое дерево.

1793) Myrica gale. | Gemeiner Gagel, Myrtengagel, Brabantische Myrte, Dorfmyrte. Пахучка сухоягодная, Мирика обыкновенная.

Myringa, v. Membrana tympani.

Myrinx, v. Membrana tympani.

1794) Myriophyllum spicatum. | Aehrenförmiges Federkraut. Водоперица или Водопѣрица колосистая.

1795) Myrisma, Myrismus, Myroma, Myrosis (v. Myron, μυριζω, μυροω; fut. ισω, ωσω; schmieren, balsamiren; мазать, намазать). | Das Einsalben, Einschmieren, Die Schmierkur. Намазываніе, Помазаніе.

1796) Myristica. | Muskatnuss. Пахучка, Мушкатный орѣхъ.

1797) Myristica moschata. | Aechte Muskatnuss. Мушкатный орѣхъ.

1798) Myristica officinalis. | Officineller Muskatbaum. Пахучка, Дерево мушкатное.

1799) Myrmecia, Myrmeciae (v. Myrmex). | Ameisenwarzen. Муравьиныя бородавки.

1800) Myrmeciasis, Myrmeciasmus, Myrmecismus (v. Myrmex, μυρμηκιαω, μυρμηκιζω; ein Kriebeln haben; имѣть чувство какъ будто муравьи ползаютъ по тѣлу). | 1) Das Jucken und Kriebeln wie von Ameisen, Das Ameisenkriechen. Чувство какъ будто муравьи ползаютъ по тѣлу. 2) Myrmekiasis: Die Kriebelkrankheit. Злая корча; Raphania, v. Formicatio.

Myrmeciasmos, v. Formicatio et Myrmeciasis.

Myrmecismus, v. Formicatio et Myrmeciasis.

1801) Myrmecium, Myrmedon, μυρμηκιον, μυρμηδων. | Der Ameisenhaufen. Куча муравьевъ.

Myrmekiasis, v. Myrmeciasis.

1802) Myrmex, μυρμηξ. | Die Ameise. Муравей.

Myrmica, v. Formica rubra.

Myrobalani, v. Mirobalani.

1803) Myrobalanus (myron et balanus). | Die Myrobalane. Миробаланъ. Vid. plur. Mirobalani.

Myroma = Myrisma.

1804) Myron (μυρω, triefen von Oel; теку, каплю). | 1) Die aus vielen Pflanzen ausflies-enden balsamischen Massen. Всякій текущій изъ деревъ благовонный сокъ. 2) Alles zum Einsalben taugliche Oel und Fett. Всякое для вмазыванія служащіе (благовонное) масло, Елей, Миро, Мазъ, Бальзамъ.

1805) Myropola (myron et πωλεω, verkaufen; продавать). | Der Balsamkrämer. Продавецъ мази или бальзама.

Myrosis, v. Myrisma.

1806) Myrospermum pedicellatum, Myroxylon peruiferum. | Peruvianischer Balsambaum. Перуанникъ: Перувіянское бальзамное дерево.

1807) Myrospermum toluiferum, Toluifera balsamum. | Tolubalsambaum. Бальзамосѣменица толутанская или толутанскаго бальзама дерево.

Myroxylon peruiferum, v. Myrospermum pedicellatum.

1808) Myrrha, Myrrhe, Murrha, Gummi myrrhae, Myrrha rubra s. pinguis. | Myrrhe, Rothe Myrrhe. Мирра, Смирна.

1809) Myrrha in granis s. lacrimis. | Myrrhe in Thränen oder in Körnern. Мирра или смирна зернистая.

1810) Myrrha in sordibus. | Rohe, ungereinigte Myrrhe. Мирра или смирна нечищенная.

Myrrha pinguis, v. Myrrha.

Myrrha rubra, v. Myrrha.

1811) Myrrha selecta. | Auserlesene Myrrhe. Мирра или смирна отборная.

1812) Myrrhis. | Süssdolde. Мастьникъ.

1813) Myrrhis aromatica, Chaerophyllum aromaticum. | Gewürzhafter Kälberkropf. Бутенъ или мастьникъ пряный.

1814) Myrrhis aurea, Chaerophyllum aureum. | Goldgelbsamiger Kälberkropf. Кервель золотоцвѣтный.

1815) Myrrhis bulbosa, Chaerophyllum bulbosum. | Knolliger Kälberkropf, Rübenkerbel, Pimperlimpimp. Бутенъ ѣдомый.

1816) Myrrhis hirsuta, Chaerophyllum hirsutum. | Rauchhaariger Kälberkropf. Бутенъ шерстистый.

1817) Myrrhis odorata, Scandix odorata. | Wohlriechender Süssdolde, Spanischer Kerbel. Бутенъ душистый или пахучій.

1818) Myrrhis temula, Chaerophyllum temulum. | Berauschender Kälberkropf. Бутенъ или мастьникъ пьянный.

1819) Myrtiformis, Myrtodes (myrton, myrtus et forma). | Myrtenförmig, Myrtenblattförmig, Myrtenbeerenförmig. Миртообразный, Миртовому листу подобный.

Myrtilus margaritifera, v. Avicula margaritifera.

Myrtocheilae, v. Nymphae.

1820) Myrtocheilides (myrton et χειλος, die Lippe; губа), v. Nymphae.

Myrtoides = Myrtiformis.

Myrtodes (myrtus et eidos) = Myrtiformis.

1821) Myrton, μυρτον. | 1) Eine Myrtenbeere. Миртовая ягода. 2) = Clitoris.

Myrtum, v. Clitoris et Nymphae.

1822) Myrtus. | Die Myrte. Миртъ. Vid. Clitoris.

1823) Myrtus acris, Myrtus caryophyllata, Calyptranthes caryophyllata. | Nelkenmyrte. Гвоздичникъ.

Myrtus caryophyllatus, v. Myrtus acris.

1824) Myrtus caryophyllus, Caryophyllus aromaticus, Eugenia caryophyllata. | Gewürznelkenbaum. Гвоздичникъ.

1825) Myrtus cauliflora. | Stammblühende Myrte. Миртъ стеблецвѣтный.

1826) Myrtus communis. | Gemeine Myrte, Gerbermyrte. Мирта благовонная, Миртовое дерево, Миртовый кустъ.

1827) Myrtus jambos, Eugenia jambos. | Gemeiner Jambosbaum, Malabarische Pflaume. Гвоздичное дерево Малабарское.

1828) Myrtus malaccensis, Eugenia malaccensis. | Malakkischer Jambosbaum. Миртъ Малакскій или Гвоздичница Малакская.

1829) Myrtus pimenta. | Nelkenpfeffer, Gewürzmyrte. Миртъ пряный, индейскій, Миртовая ягода. Vid. Baccae pimentae.

1830) Mys, μυς, genit. μυος (μυω, kleine, schnelle Bewegungen machen; дѣлать малыя движенія: смыкать глаза). | 1) Die Maus. Мышь. 2) = Musculus.

Mysiologia, v. Myologia.

1831) Mysis, μυσις (μυω, v. Mys). | Das Schliessen der Augen u. s. w. Сомкнутіе глазъ или рта.

1832) Mystax, μυσταξ, μασταξ (μασταζω, fut. αξω; kauen; жевать) s. Barbula adstricta, Granus. | Knebelbart, Schnurrbart. Усы.

1833) Mysteria s. Secreta naturae. | Naturmysterien, Naturgeheimnisse. Мистеріи, Тайности природы.

Mystericus, v. Mysticus.

1834) Mysterion, Mysterium. | Mysterie, Geheimniss. Таинство, Тайна.

Mysterium, v. Mysterion.

1835) Mystica. | Mystik. Мистика.

1836) Mysticismus. | Mysticismus. Мистицизмъ.

1837) Mysticus, Mystericus. | Mystiker, Mystisch. Мистикъ, Мистическій, Таинственный.

Mytilus cygneus, v. Anodonta cygnea.

1838) Myurus (mys et ura). | Mauseschwänzchenartig. Мышехвостый. Pulsus myurus. | Ein kleiner, sehr schwacher, schneller Puls. Обсѣченный, Малый, весьма слабый и скорый пульсъ.

1839) Myxa, μυξα. | 1) Der Schleim, bes. der Nasenschleim. Возгря, слизь. 2) = Mycter.

Myxa myxaria, v. Sebesten.

Myxae, v. Sebestenae.

1840) Myxodes (myxa et eidos). | Schleimartig. Слизи подобный.

1841) Myxorrhoeus (myxa et ρεω, v. Rhoea). | An Schleimfluss oder Katarrh leidend. Страждущій слизетеченіемъ или Катарромъ.

1842) Myxosarcoma (myxa et sarcoma). | 1) Ein schwammiges, schleimiges Fleischgewächs, Ein Schleimpolyp (in der Nase). Губчатый, слизистый, Мясный наростъ. 2) = Sarcocele.

Myxoter, μυξωτηρ = Mycter, v. Nasus.

Myxoteres, v. Foramina nasi.

N.

Nacra perlarum, v. Mater perlarum.

Naevi, v. Naevus.

Naevi materni, nativi, v. Naevus maternus.

1843) Naevus. | Maalzeichen. Знакъ, пятнона тѣлѣ.

1844) Naevus maternus s. matricalis, Macula materna, Signa, nota infantum, s. genitiva, Lupus varicosus. | Muttermaal, Anmaal. Родимое пятно.

1845) Naja, Cobra de cabello, Cobrado de cabello. | Die Brillenschlange, Gekrönte Schlange. Очковая змѣя.

Naja tripudians, v. Vipera naja.

1846) Najades. | Najaden. Наиды.

Nana, v. Nanus.

1847) Nanodes (v. Nanus). | Zwergartig, Zwerg. Малорослый, Карликъ.

1848) Nanus (νανος, klein, zwergartig; малорослый), Pumilio, Pumilo, Pumilis, Pygmaeus. | Zwerg, Knirps. Карла, Карликъ. Nana; Zwergin. Карлица.

Naphae, v. Flores naphae.

1849) Naphtha, Napta, ναφθα, ναφθας, ναπτα. | Eine sehr feine, flüchtige, entzündliche Flüssigkeit, besonders das feinere Petroleum, Die feineren Aetherarten. Весьма тонкая летучая жидкость; Нефть.

Naphtha aceti, v. Naphtha acetica.

Naphtha aceti martiata, v. Spiritus acetico-aethereus martiatus.

1850) Naphtha acetica, Aether aceticus, Naphtha aceti. | Essignaphtha, Essigäther. Уксусная нефть или Эфиръ.

1851) Naphtha montana. | Bergnaphtha. Горный деготъ.

Naphtha muriatica, v. Aether muriaticus.

Naphtha nitrica, v. Aether nitricus.

1852) Naphtha petrolei s. Bitumen naphtha. | Erd- oder Bergnaphtha. Каменное масло.

Naphtha salis, v. Aether muriaticus.

Naphtha urinae, v. Aether urinae.

Naphtha vitrioli, v. Aether sulphuricus.

1853) Napiformis. | Rübenförmig. Рѣповидный.

Napta = Naphtha, v. Natta.

Нару, v. Sinapi.
1854) Narca, Narce (ναρκαω, fut. ησω; betäuben; усыплять, обаявать). | Die Betäubung, Erstarrung. Обаяніе, Онѣменіе.
1855) Narcissus. | Narcisse. Нарциссъ, Наркисъ.
1856) Narcissus jonquilla. | Jonquille. Нарцисъ желтый.
1857) Narcissus poeticus. | Weisse Narcisse, Weisse Sternblume. Нарцисъ бѣлый.
1858) Narcissus pseudo-narcissus. | Gemeine, unächte Narcisse, Gelbe Sternblume. Обыкновенный, простый, дикій, луговой нарцисъ.
Narcissus sylvestris, v. Narcissus pseudo-narcissus.
1859) Narcosis (ναρκοω, v. Narca). | Die Betäubung, Fühllosigkeit. Обаяніе, Нечувствительность, Онѣменіе, Оглущеніе.
1860) Narcotica (ναρκοω, v. Narca), Hypnotica, Somnifera, venena obstupefacientia, Narcotismus (Apoplexia narcotica), Mephitica. | Narkotische, betäubende, schlafmachende Mittel, Betäubende Gifte, Gifte fürs Nervensystem. Усыпительныя, наркотическія, усыпляющія, Одуряющія, Обаявающія лекарства.
1861) Narcoticus. | Betäubend. Усыпительный, Усыпляющій.
Narcotina, v. Narcotinum.
1862) Narcotinum. | Narkotin. Наркотинъ.
Narcotismus, v. Narcotica.
1863) Nardus, ναρδος. | Die Narde. Нардъ.
1864) Nardus celtica, Spica celtica. | Celtische Narde. Трава нардъ.
Nardus indica, v. Spica indica.
1865) Nardus montana. | Bergnarde. Горній нардъ или бѣлоусъ.
Nares, v. Cavitates narium, Foramina nasi et Nasus.
Nares externae, v. Foramina nasi.
Nares internae, v. Cavitas et cavitates narium.
Naris, v. Nasus.
Nartheca = Narthecium.
1866) Narthecium, Narthecа, Narthex, ναρθηξ, ναρθηκιον. | 1) Eine Salben- oder Balsambüchse, Eine Büchse mit wohlriechenden Dingen. Коробка или банка для мазей и лекарствъ. 2) Eine eigene Art Ferula, aus deren Stamme man dergleichen Büchsen fertigte. Особенный родъ ферулы, изъ коей такія коробки сдѣлались. 2) Eine Schiene, Beinlade. Лубокъ, Жина.
1867) Narthecium ossifragum. | Anthericum ossifragum, Beinbrech-Aehrenlilie. Паучникъ костеломный.
Narthex = Narthecium.
Narvallus vulgaris, v. Ceratodon monoceros.
Nasa, Nasda, Nassa, v. Nasta, Nata, Natta.
Nasalia, v. Errhinum.
Nasalis (musculus) labii superioris, v. Deprimens septi mobilis narium.
Nasatus, v. Naso.
1868) Nascalia. | Mutterzäpfchen. Шарики или маточныя кольца (вкладываемыя въ шейку матки).
1869) Nascentia, Nativitas. | Das Geborenwerden. Рожденіе, Рождество.
Naseitas, v. Mycterophonia.
Nasiloquus, v. Mycterophonia.
Nasitas, v. Psellismus nasitas.
Nasitis postica, v. Angina nasalis.
1870) Naso, Nasatus, Bene nasatus. | Grossnase, Grossnasiger Mensch. Носатый, Имѣющій большой носъ.
1871) Nasta, Nasda, Nassa, Nasas, Nata, Natta, Najota (v. Nastos). | Ein grosses Fleischgewächs, bes. am Nacken, so dass es auf dem Rücken hinunter hängt; Eine Speckbeule, Ein Rückengewächs. Мѣшечная опухоль, мясный наростъ или мышка на спинѣ.
1872) Nastos, ναστος (νασσω, ναττω, ναζω; fut. ναξω; schwappen machen, ganz voll füllen, fest ausstopfen; наполняю набываю). | Ganz voll, Gedrängt voll, Gedrungen. Крѣпко сдавленный, Стѣсненный, Набитый, Полный, Плотный, Крѣпкій.
1873) Nasturtium. | Brunnenkresse. Гулявникъ, Настурцій, Брункрессъ.
1874) Nasturtium amphibium, Sisymbrium amphibium. | Land-Wasserkresse, Ranke, Wasserrettig. Гулявникъ водоземный.
Nasturtium aquaticum, v. Nasturtium officinale.
Nasturtium indicum, v. Tropaeolum minus.
1875) Nasturtium officinale s. aquaticum, Sisymbrium nasturtium. | Officinelle, gemeine Brunnenkresse, Wasserkresse. Гулявникъ, водяная рѣжуха, Брупъкресъ, Брункресъ, Крессъ водяный, Жеруха, Рыжуха, Бронкресъ.
1876) Nasturtium palustre. | Sumpfkresse, Sumpfranke. Гулявникъ болотный.
Nasturtium petreum, v. Chrysosplenium alternifolium.
Nasturtium pratense, v. Cardamine pratensis.
1877) Nasturtium sylvestre. | Wald-

kresse, Waldranke, Wassersenf. Гулявникъ, Гулявникъ, Гулявникъ лѣсный.

Nasum, v. Nasus.

1878) Nasus, Nasum, Nares, Naris, Organon olfactus s. odoratus, s. olfactorium, Instrumentum odoratus s. olfactus, s. odorandi, Emunctorium cerebri, Promontorium faciei, Mycter, Mycteres, Rhis, Rhin, Myxoter. | Nase, Nasen, Geruchsorgan, Geruchorgan, Geruchswerkzeug, Riechorgan, Riechwerkzeug, Organ des Riechens oder des Geruchsinnes, oder des Geruchs. Носъ.

1879) Nasus artificialis. | Eine künstliche Nase. Искуственный носъ.

Nasus cartilagineus, v. Cartilagines narium.

Nasus internus, v. Cavitas narium.

Nasutulus, v. Nasutus.

1880) Nasutus, Nasutulus. | Eine grosse Nase habend. Носатый, Носастый.

Nata, v. Nasta.

Natalicia, v. Nativitas.

1881) Natalis. | Die Geburt betreffend, Angeboren. Рождественный, до рожденія надлежащій, Природный.

1882) Natans. | Schwimmend. Плавающій.

1883) Natatio, Natatus. | Das Schwimmen. Плаваніе.

1884) Natatores. | Schwimmvögel. Плавающія птицы.

Natatus, v. Natatio.

1885) Nates, Clunes, Clunis, Gluti, Glutia, Ephedrana, Sedilia, Regiones natium, Ischia. | Hinterbacken, Gesäss. Задняя часть тѣла, Задница, Ягодица.

1886) Nates s. Eminentiae superiores, s. Natulae, s. Clunes, s. Gluti cerebri. | Vordere Erhabenheiten oder Backen des Gehirns, Gehirnhinterbacken, Hirnhinterer. Мозговыя ягодицы или задницы, Бугорки въ мозгѣ Ягодицами называемые.

Natis, v. Trochanter major.

Natium authores, v. Musculi glutaei.

1887) Nativitas, Natalicia, Genitura. | Nativität, Das Geborenwerden. Рожденіе, Рождество. Vid. Nascentia.

1888) Nativus, a, um. | Nativ, Gediegen, Angeboren. Самородный, Природный, Родимый.

1889) Natrium, Natronium, Sodium. | Natrium, Natronmetall. Натрій.

1890) Natrium chloratum, Natrum muriaticum, Sal communis s. chloruretum sodii, Sal culinare, Sal gemmae, Murias sodae depuratus, Sal marinum. | Chlornatrium, Salzsaures Natron, Kochsalz, Steinsalz, Meersalz. Хлористый натрый, Поваренная соль, Солекислая сода.

1891) Natrium sulphuratum. | Schwefelnatrium. Натрій осѣрный, сѣрнистый.

1892) Natrix. | Die Natter, Schnacke. Обыкновенный ужъ.

Natron, v. Natrum.

Natronium, v. Natrium.

1893) Natrum, Natron, Natrium oxydatum, Alcali minerale, Anatron, Nitrum antiquorum, Aphronitrum Baurach. | Das Natrum. Натръ, Сода углекислая, нечистая, Соль щелочная, изкопаемая, рудокопная, самородная.

1894) Natrum aceticum, Terra foliata tartari crystallisabilis, Acetas s. Acetis sodae. | Essigsaures Natron, Krystallisirbare, geblätterte Weinsteinerde. Уксусокислый натръ, Соль щелокоуксусная.

1895) Natrum ammoniato-phosphoricum. | Phosphorsaures Natron-Ammoniak. Аммяко-фосфорнокислый натръ.

1896) Natrum bi-carbonicum, Natrum carbonicum perfecte saturatum s. acidulum. | Doppeltkohlensaures Natron, Neutrales oder Säuerliches, kohlensaures Natrum. Дву-углекислый натръ.

1897) Natrum boracicum, Borax, subboras sodae, Natrum subboracicum, Boras sodae, Borax raffinata, Borax veneta. | Boraxsaures Natron, Borax, Raffinirter Borax. Борнокислый натръ, Бура, Борокислая сода.

1898) Natrum borussicum s. Prussias sodae. | Blausaures Natrum. Синильнокислый натръ.

1899) Natrum carbonicum, Soda, Natrum subcarbonicum, Subcarbonas natricus s. sodae, Alcali minerale aëratum s. alcali fixum minerale aëratum, s. minerale mite. | Kohlensaures Natrum, Einfach kohlensaures Natron, Basisch-kohlensaures Natron, Mildes, luftsaures Mineralalkali. Углекислый натръ, Углекислая сода очищенная, Слабая или угольною кислотою напитанная сода.

Natrum carbonicum acidulum, v. Natrum bi-carbonicum.

1900) Natrum carbonicum crystallisatum, Natrum subcarbonicum, Carbonis sodae alcalinus crystal. siccatus, Carbonas sodae alcalinum, Sal sodae depurat., Subcarbonas sodae purificata, subdeutocarbonas sodii, Sal alcali minerale carbonicus, Carbonas sodae, Subcarbonas natricum crystallisat., soda aërata, Soda. | Krystallisirtes, kohlensaures Natrum. Углекислый натръ кристализованный, Минеральная щелочная соль, Сода, Углекислая сода, Полу-углекислая сода.

Natrum carbonicum neutrale, v. Natrum bicarbonicum.

Natrum carbonicum perfecte saturatum, v. Natrum bicarbonicum.

1901) Natrum causticum s. Alcali min. causticum, s. Lapis caust. mineral. | Aezzendes Natrum, Mineralischer Aetzstein. Ѣдкій натръ, Ѣдкая сода.

1902) Natrum chloricum, Chloretum sodae, Natrum oxychlorinicum s. oxyhalogenatum, s. muriaticum hyperoxygenatum, chloras natricus. | Chlorsaures, oxychlorinsaures, oxyhalogenirtes, überoxydirsalzsaures Natrum. Хлорокислый натръ, хлориновая сода.

1903) Natrum hydratum siccum, Alcali minerale causticum, Soda pura. | Trocknes Natronhydrat, Aetzendes Mineralalkali, Aetzende Soda. Гидратъ натра, Ѣдкій натръ, Ѣдкая сода.

Natrum muriaticum, v. Natrium chloratum.

Natrum muriaticum hyperoxygenatum, v. Natrum chloricum.

1904) Natrum nitricum, Nitras sodae, Nitrum cubicum, Nitrum rhomboidale. | Salpetersaures Natron, Kubischer Salpeter, Rhomboidal-Salpeter. Азотнокислый или селитрокислый натръ, Кубическая или ромбоидальная селитра.

Natrum oxychloricum, v. Natrum chloricum.

Natrum oxychlorinicum, v. Natrum chloricum.

Natrum oxyhalogenatum, v. Natrum chloricum.

1905) Natrum phosphoricum, Phosphas s. subphosphas sodae, s. natricum, Alcali minerale phosphoratum, Sal mirabile perlatum. | Phosphorsaures Natron, Phosphorsaures Mineralalkali. Фосфорнокислый натръ, Фосфорнокислая сода.

Natrum subboracicum, v. Natrum boracicum.

Natrum subcarbonicum, v. Natrum carbonicum et Natrum carbonicum crystallisatum.

Natrum sulphuratum, v. Sulphuratum sodae.

1906) Natrum sulphuricum s. vitriolatum, Sulphas sodae, Soda vitriolata, Deuto-sulphas sodii, Alcali minerale vitriolicum s. vitriolatum, Sal-mirabile Glauberi. | Schwefelsaures Natrum, Glaubersalz, Glauber's Wundersalz. Сѣрнокислый натръ, Сѣрнокислая сода, Глауберова соль, Гуджиръ.

Natrum sulphuricum crystallisatum, v. Natrum sulphuricum.

Natta, v. Nasta.

1907) Natura, Physis. | Die Natur, Beschaffenheit. Натура, Природа, Естество. Vid. Genitalia et Vulva.

1908) Natura, Ingenium, Mens. | Das Naturell. Природное свойство.

1909) Natura divina, Deitas, Divinitas. | Göttliche Natur. Божественность.

Natura hidrosa, v. Sudor.

Natura hominis, v. Natura humana.

1910) Natura humana s. hominis. | Menschliche Natur, Natur des Menschen, Menschheit. Естество, Природа человѣческая.

1911) Natura morbi. | Die Natur einer Krankheit. Свойство болѣзни.

Naturabilia, v. Res naturales.

Naturabilis, e, v. Naturalis, e.

Naturale, v. Pudenda.

Naturalia, v. Genitalia, Pudenda et res naturales.

1912) Naturalis, e, Naturabilis, e. | Natürlich. Природный, Естественный, врожденный.

1913) Naturalismus. | Naturalismus, Naturismus. Натурализмъ, Естественность.

1914) Naturalista | Naturalist, Naturist. Естествоиспытатель.

1915) Nausea, *ναυσια, ναυτια, ναυσιασις* (*ναυσιαω*, Ekel und Erbrechen verursachen; причинять тошноту и рвоту). | Der Ekel, Eckel (eig. die Schiffskrankheit). Тошнота. Vid. Cacositia et Fastidium.

Nausea marina, v. Morbus nauticus.

Nauseabundus, v. Nauseosus.

1916) Nauseosus (v. Nausea). | Ekelig, Ekelhaft, Ekel erregend, An Ekel leidend. Отвратительный, Производящій тошноту, Страждущій тошнотою.

Nauseus, v. Nauseosus.

Nausiasis, v. Nausea.

1917) Nauta, Navita, *ναυτης, ναυτις* (*ναυς, ναυω*; v. Navis). | Der Schiffer, Die Schifferin. Корабельщикъ, Шкиперъ.

Nauticus morbus, v. Morbus nauticus.

Nautiodes = Nauseosus.

Navicula, v. Fossa navicularis labiorum pudendi muliebris.

1918) Navicularis, e. | Navikular, Kahnförmig, Schiffsförmig. Кораблевидный, Ладѣшный, Лодкѣ или Ладьи подобный.

1919) Navis, *ναυς* (*ναω ναυω*; schwimmen; плавать). | Das Schiff. Корабль. Vid. Vulva.

Navitas, v. Gravitas.

Neaera, v. Neiaera.

Neanis, v. Puella.

Neaniscos, i. q Juvenis.

1920) Neapolis. | Neapel. Неаполь

1921) **Neapolitanus.** | **Neapolitanisch.** Неаполитанскій.

Neapolitanus morbus, v. Lues venerea.

Nearon syringodes, v. Penis.

1922) Nebula, νεφέλη. | Der Nebel. Туманъ, Облако. Vid. Caligo et Nubes.

Nebulo, v. Nequam.

1923) Necadicus (v. Necas). | Durch Leichen verursacht. Причиняемый трупами.

1924) Necas, νεκας, genit. αδος. | Ein Leichenhaufen. Куча труповъ.

1925) Necessitas, Necessitudo. | Die Nothwendigkeit. Необходимость, нужда, надобность, потребность.

Necessitudo, v. Necessitas.

Necessitudo, v. Propinquitas.

1926) Necrologus (necros et logos). | Der Nekrolog, Die Lebensbeschreibung vor Kurzem Verstorbener. Некрологъ, Историческое описаніе о недавно умершихъ, Жизнеописаніе умершихъ.

1927) Necromantia (necros et mantis), Necyomantia. | Die Nekromantie, Beschwörung und Befragung der Todten. Некромантія, Мертво-волхвованіе.

1928) Necromanticus, Negromanticus, Nigromanticus, Necyomantes. | Nekromant, Geisterbanner oder Beschwörer. Мертвоволхвователь.

1929) Necromantis, Negromantia, Nigromantia, Necyomantia, Nicromantia, Magia infamis. | Nekromantie, Negromantie, Nigromantie, Geisterbeschwörung. Мертвоволхвованіе.

Necrophobia (necros et phobos), v. Timor mortis.

1930) Necros, Necys, νεκρος, νεκυς. | Todt, Der Todte, Leichnam. Мертвый, Умершій, Трупъ.

1931) Necrosis, νεκρωσις (νεκροω, fut. ωσω; absterben machen, tödten; умерщвлять). | Das Absterben, Brandigwerden, Der trockne Brand (bes. der Knochen). Омертвѣніе, Помертвѣлость, Мертвость (особ. кости).

Necrosis cerealis, v. Necrosis sicca.

Necrosis dentium, v. Odontalgia cariosa.

Necrosis infantilis, v. Noma.

Necrosis senum, v. Gangraena sicca.

1932) Necrosis sicca cerealis ustilaginea, Gangraena cerealis sicca, Ergotismus gangraenosus. | Der trockne, tostische Kornbrand. Головня сухая хлѣбная.

Necrosis ustilaginea s. ustilaginosa, v. Necrosis sicca cerealis.

1933) Nectar, νεκταρ, genit. —αρος. | Der Nektar, Göttertrank. Нектаръ, Питіе боговъ.

1934) **Nectaria.** | **Nektarien, Honigbehälter.** Медовые сосуды.

1935) Nectarilyma. | **Saft- oder Honigsaftdecke.** Нектарочистилище.

1936) Nectarium (Nectar). | 1) Der Honigbehälter, Ein Honigwerkzeug. Нектарникъ, Медовникъ, Медовикъ. 2) = Helenium.

1937) Nectarostigma. | Saft- oder Honigsaftmaal, oder Zeiger. Нектарная язвинка.

1938) Nectarotheca (nectar et theca). | Saft- oder Honigsaftbehälter. Нектарохранилище.

Necyomantes, v. Necromanticus.

Necyomantia, v. Necromantia.

1939) Nedyia, νηδυια (v. Nedys). | Die Eingeweide, bes. Magen und Gedärme. Внутренности, особенно желудокъ и кишки.

1940) Nedys, νηδυς, genit. νηδυος. | Der Unterleib, bes. Magen und Gedärme, Auch Mutterleib. Брюхо, Чрево. Vid. Venter, Ventriculus.

1941) Nefrens. | Zahnlos. Беззубый. Vid. Edentulus.

1942) Negativus. | Negativ, Verneinend. Отрицательный.

1943) Negligentia, Indiligentia, Inobservantia, Incuria. | Nachlässigkeit. Нерадѣніе, Нераченіе.

Negotium parturitionis, v. Parturitio.

Negromantia, v. Necromantia.

Negromanticus, v. Necromanticus.

Negundo fraxinifolium, v. Acer negundo.

1944) Neiaera, Neira, νειαιρα, νειρα. | Der Unterleib bei Thieren, Hinterleib. Животъ у животныхъ.

1945) Nelumbium speciosum. | Prächtige Nelumbe, Indische Seerose. Нелюмбо или многолепестникъ красивый.

1946) Nenemia (ne et ανεμος, der Wind; вѣтеръ). | Ein ruhiges, heiteres Wetter. Хорошая, свѣтлая погода.

Nenuphar, v. Nymphaea alba.

1947) Neogala (neos et gala), Lac recens, novum. | Die erste Milch nach der Entbindung. Молоко въ первые дни послѣ родовъ.

1948) Neogalacticus (v. Neogala). | Von Neogala herrührend. Происходящій отъ Neogala.

Neogalicus, v. Neogalacticus.

Neogenitus, v. Infans recens.

1949) Neognos (neos et γενος, v. Genus). | Neugeboren, Ein neugebornes Kind. Новорожденный, Новорожденный младенецъ. Vid. Infans recens.

1950) **Neos**, νεος. | Neu, Frisch, Jugendlich. Новый, Свѣжій, Недавній, Молодой. Vid. Nevus.

1951) **Neotericus**, νεωτερικος (Neos). | 1) Der Jüngling. Юноша. 2) Einer, der in neuerer Zeit gelebt hat oder noch lebt. Живый или Живущій въ новѣйшее время. 3) Wer zu sehr jedem Neuen anhängt. Склонный къ новому или къ новостямъ.

1952) **Neoterismus**, νεωτερισμος (νεωτεριζω, fut. —ισω; Neuerungen machen; производить новости). | 1) Die Erneuerung. Поновленіе. 2) Die Neuerungssucht. Склонность къ новостямъ или Новизнамъ.

1953) **Neothia**, Nidus avis, Ophris nidus avis. | Vogelnest-Ophris. Птичье гнѣздо, Дѣтская трава, Младенчица гнѣздичная.

Neothia spiralis, v. Spiranthes autumnales.

1954) **Neottia** latifolia ophris ovata. | Breitblätterige Neotie, Zweiblätterige Ophris. Младенчица листоличная.

Nepa, v. Genista.

1955) **Nepenthes**, νηπενθες (νη, ne et πενθος, v. Pathos). | Ein Getränk od. Kraut, welches den Kummer verscheuchen sollte. Питье или трава которая отгоняетъ печаль.

1956) **Nepenthes** destillatoria. | Ceylanische Kannenstaude, Bandura. Кротовикъ цейланскій.

1957) **Nepenthes** phyllamphora. | Molukkische Kannenstaude. Кротовикъ Молукскій.

1958) **Nepeta**. | Katzenmünze. Котовикъ, Мята кошечья.

1959) **Nepeta** cataria. | Gemeine Katzenmünze. Обыкновенный котовикъ, Кошечья трава или кошечья мята.

1960) **Nepeta** citriodora. | Citronenartig riechende Katzenmünze. Котовикъ цитронопахучій, или лимонопахучій.

1961) **Nepeta** scordalis. | Gamanderartige Katzenmünze. Кротовикъ критскій.

1962) **Nephela**, Nephele (v. Nephos). | 1) Der Nebel, Die Wolke. Туманъ, Облако. 2) = Nephelium.

1963) **Nephelicus**. | Vom Nephelium herrührend. Происходящій отъ Nephelium.

1964) **Nephelium**, νεφηλιον (v. Nephela), Nephele, Nubecula. | Ein kreideweisser, undurchsichtiger Fleck der Hornhaut. Облачное, дымчатое, полупрозрачное, мѣлоцвѣтное пятно на роговой плевѣ. Vid. Macula corneae semipellucida.

1965) **Nephelodes** (nephele et eidos), Nebulosus, Nubilosus. | Nebelig, Wolkig. Облачный, Туманный.

1966) **Nephos**, νεφος (νεφω, νειφω, νιφω; netzen, feuchten; смачивать, орошать). | Die Wolke. Облако.

1967) **Nephralgia** (nephros et algos). | Der Nierenschmerz, Das Nierenweh. Боль въ почкахъ отъ зараждающагося въ нихъ песка).

1968) **Nephralgia** arthritica. | Gichtischer Nierenschmerz. Боль въ почкахъ ломотная.

Nephralgia calculosa, v. Calculus renalis.

Nephralgia inflammatoria, v. Nephritis.

1969) **Nephralgia** plethorica. | Nierenschmerz von Blutkongestionen. Боль въ почкахъ отъ накопленія крови въ оныхъ.

1970) **Nephralgia** rheumatica. | Rheumatischer Nierenschmerz. Боль въ почкахъ ревматическая.

Nephralgia scirrhosa, v. Scirrhus renum.

1971) **Nephralgia** spasmodica. | Nierenkrampf. Корча въ почкахъ.

1972) **Nephralgia** spuria. | Falscher Nierenschmerz. Боль въ почкахъ ложная.

1973) **Nephralgia** vera. | Nierenschmerz. Боль въ почкахъ.

1974) **Nephralgicus**. | Von Nephralgia herrührend. Происходящій отъ Nephralgia.

1975) **Nephrapragmonia** (nephras et apragmonia). | Die Unthätigkeit der Nieren. Недѣятельность почекъ.

1976) **Nephrapragmonicus**. | Von Nephrapragmonia herrührend. Происходящій отъ Nephrapragmonia.

1977) **Nephrelcosis** (nephros et helcosis). | Ein Nierengeschwür, Eine Nierenvereiterung. Язва въ почкахъ.

1978) **Nephrelcoticus**. | Von Nephrelcosis herrührend. Происходящій отъ Nephrelcosis.

1979) **Nephremphraxis** (nephros et emphraxis). | Die Verstopfung und Ueberfüllung der Nierengefässe. Засореніе почекъ.

Nephrendis, v. Edentulus.

Nephri, v. Renes.

1980) **Nephricus** (v. Nephros). | Die Nieren betreffend. Происходящій отъ почекъ.

Nephridion, v. Pinguedo renalis.

1981) **Nephrites** (v. Nephros). | Der erste Lendenwirbel. Первый поясничный позвонокъ.

1982) **Nephritica** (v. Nephriticus). |

Nierenmittel. Средства противъ почечныхъ болѣзней.

1983) Nephriticus (v. Nephros). | Von den Nieren, Von Nierenschmerzen herrührend, An demselben leidend. Происходящій отъ почекъ или боли въ почкахъ, Оною страждущій.

1984) Nephritis, Nephralgia inflammatoria, Inflammatio renum. | Nierenentzündung. Воспаленіе почекъ.

1985) Nephritis calculosa. | Nierenentzündung von Steinen. Воспаленіе почекъ отъ камней.

1986) Nephrocele (nephros et cele). | Der Nierenbruch. Почечная грыжа. Vid. Hernia renalis.

1987) Nephrolithiasis (nephros et lithiasis). | Die Nierensteinkrankheit. Страданіе отъ почечнаго камня. Vid. Calculus renalis.

Nephrometra, v. Fascia renum.

1988) Nephroncus (nephros et oncus). | Nierengeschwulst. Опухоль почекъ.

1989) Nephropyosis (nephros et pyosis). | Niereneiterung, Nierenabscess. Язва, нагноеніе въ почкахъ.

1990) Nephrorrhagia (nephros et rhage). | Ein Nierenblutfluss. Кровотеченіе изъ почекъ. Vid. Haematuria renalis.

1991) Nephros, νεφρος. | Die Niere. Почка.

1992) Nephrotomia (nephros et tome). | Der Nierenschnitt, Nierensteinschnitt. Сѣченіе, разсѣченіе, раздробленіе почекъ, Вырѣзываніе камня изъ почки.

Nepion, v. Embryo.

1993) Nequam, Nebulo, Nugo, Nugax, Nugator, Nugatorius, Nugigerulus. | Ein Taugenicht. Негодяй, Непотребный, Негодный.

1994) Nequitia, Nequities. | Nichtswürdigkeit. Непотребство, Бездѣльничество.

1995) Nerium, Nerion. | Lorbeerrosen, Oleander. Олеандеръ, Олекандеръ, Пуховникъ.

Nerium antidysentericum, v. Wrightia antidysenterica.

1996) Nerium oleander. | Gemeiner Oleander. Пуховникъ, Олеандеръ.

1997) Nervi, Neura, Latores. | Nerven, Spannadern. Нервы, Чувствительныя, чувственныя жилы. Vid. Ligamenta et Tendines.

1998) Nervi abducentes. | Abducirende oder Aeussere Augennerven. Нервы отводящіе.

1999) Nervi accessorii. | Accessorische Nerven. Нервы прибавочные.

Nervi acustici, v. Par acusticum nervorum.

2000) Nervi alveolares s. dentales maxillae superioris. | Alveolarnerven des Oberkiefers, Zahnnerven des Oberkiefers. Зубные нервы верхней челюсти.

Nervi arteriaci, v. Nervi arteriarum.

2001) Nervi arteriarum, Nervi arteriaci, Nervi molles. | Arteriennerven, Schlagadernerven, Weiche Nerven. Нервы артерій или мягкіе.

Nervi auditorii, i. q. Nervi acustici.

Nervi auditorii, v. Par acusticum nervorum.

2002) Nervi auriculares. | Aurikularnerven. Ушные нервы.

2003) Nervi axillares. | Axillar- oder Achselnerven. Раменные нервы или чувственныя жилы.

2004) Nervi brachiales s nervi majores. | Brachialnerven, Armnerven, Grosse Armnerven, Nervenstämme des Arms. Плечевые нервы.

Nervi capitis, v. Nervi encephali.

Nervi cardiaci, v. Nervi cordis.

Nervi cartilaginei, v. Ligamenta cartilaginea.

Nervi cerebrales, v. Nervi encephali.

Nervi cerebri, v. Nervi encephali.

Nervi cerebrini, v. Nervi encephali.

2005) Nervi cervicales, Nervi nuchae s. cervicis. | Cervikalnerven, Hals- oder Nackennerven. Шейные нервы.

Nervi cervicis, v. Nervi cervicales.

2006) Nervi ciliares. | Ciliarnerven, Irisnerven, Haarnerven, Blendungsnerven. Рѣсничные нервы.

Nervi colligantes, v. Ligamenta.

Nervi colligati, v. Ligamenta.

2007) Nervi compositi. | Zusammengesetzte Nerven. Нервы сложные.

Nervi copulativi, v. Ligamenta.

2008) Nervi cordis s. cardiaci. | Herznerven. Нервы сердца.

Nervi costales, v. Nervi dorsales.

2009) Nervi cutanei s. cutis. | Hautnerven. Подкожные нервы.

Nervi cutis, v. Nervi cutanei.

Nervi dentales maxillae superioris, v. Nervi alveolares maxillae superioris.

2010) Nervi dentium. | Zahnnerven. Зубные нервы.

Nervi diaphragmatici, v. Nervi phrenici.

Nervi diaphragmatis, v. Nervi phrenici.

2011) Nervi digitales manus. | Digitalnerven der Hand, Fingernerven. Нервы перстныя руки.

2012) **Nervi** digitales pedis. | Digitalnerven des Fusses, Zehennerven, Fusszehennerven. Нервы перстныя ноги.

2013) **Nervi** dorsales s. costales, s. intercostales. | Dorsalnerven, Rückennerven, Rippennerven, Interkostalnerven. Спинные, Хребетные, Межреберныя нервы.

2014) **Nervi** dorsales digitales pedis. | Dorsalnerven des Fusses. Тыльные перстные нервы ноги.

2015) **Nervi** dorsales digitorum manus. | Dorsalnerven der Finger, Dorsalfingernerven, Handrückennerven der Finger. Нервы тыльные пальцовъ руки.

2016) **Nervi** dorsales digitorum pedis. | Dorsalnerven der Zehen, Dorsalzehennerven, Fussrückennerven der Zehen, Rükkenzehennerven, Zehennerven des Fussrückens. Нервы тыльные перстовъ ноги.

2017) **Nervi** encephali s. cerebri, s. cerebrales, s. capitis. | Gehirnnerven, Hirnkopf- oder Schädelnerven, Cerebralnerven, Nerven des Schädeleingeweides. Нервы головные или черепомозговые.

2018) **Nervi** extremitatum inferiorum. | Nerven der untern Extremitäten oder Gliedmassen. Нервы нижныхъ конечностей.

2019) **Nervi** faciales. | Facialnerven, Gesichtsnerven, Antlitznerven. Нервы личные или лица.

Nervi gastrici, v. Nervi ventriculi.

2020) **Nervi** gastro-epiploici s. Plexus nervorum, Gastro-epiploicus. | Gastroepiploische Nerven oder Nervenplexus. Нервы желудочно-сальничные.

2021) **Nervi** (s. Rami) hypogastrici. | Hypogastrische Nerven, Beckennerven, Beckenäste. Нервы подчревные или нижебрюшные, или нервы таза.

2022) **Nervi** infrascapulares s. scapulares inferiores, s. scapulares interni. | Untere Schulternerven. Нервы подлопаточные или нижніе лопатки.

2023) **Nervi** inguinales. | Inguinalnerven. Нервы паховыя.

Nervi intercostales, v. Nervi dorsales.

Nervi intercostales magni, v. Nervi sympathici.

2024) **Nervi** intestinales. | Intestinalnerven, Gedärmenerven. Нервы кишекъ или кишечные.

2025) **Nervi** labiales. | Labialnerven, Lippennerven. Нервы губные.

2026) **Nervi** labiales inferiores, Rami labiales inferiores, Rami tertii paris quinti. | Unterlippennerven, Unterlippnerven, Untere Lippennerven, Gesichtsäste der Unterkiefernerven. Нервы губные нижніе.

2027) **Nervi** labiales superiores, Rami labiales superiores nervi infraorbitalis. | Oberlippennerven, Oberlippnerven, Lippenzweige des Infraorbitalnerven. Нервы губы или губные верхніе.

2028) **Nervi** laryngei. | Laryngeische Nerven, Stimm- oder Kehlkopfsnerven. Нервы гортанные.

2029) **Nervi** linguae s. linguales. | Zungennerven. Нервы язычные.

Nervi linguales, v. Nervi linguae.

Nervi lumbales, v. Nervi lumbares.

2030) **Nervi** lumbares s. lumbales. | Lumbarnerven, Lendennerven. Поясничные нервы.

Nervi majores, v. Nervi brachiales.

2031) **Nervi** malares. | Malarnerven, Wangennerven. Ланитные нервы.

2032) **Nervi** maxillares. | Maxillarnerven, Kiefernerven, Kinnbackennerven. Нервы челюстные.

Nervi mediati, v. Nervi mixti.

Nervi medullae spinalis, v. Nervi spinales.

Nervi meseraici, v. Nervi mesenterici.

2033) **Nervi** mesenterici s. meseraici. | Mesenterische Nerven, Gekrösnerven. Нервы брыжеечные.

2034) **Nervi** mixti s. mediati. | Gemischte Nerven. Смѣшенные нервы.

2035) **Nervi** molles. | Weiche Nerven. Мягкіе нервы. Vid. Nervi arteriarum.

2036) **Nervi** musculares. | Muskelnerven. Нервы мышицъ.

2037) **Nervi** musculo-cutanei. | Muskelhautnerven. Нервы мышечно-кожные.

Nervi narium, v. Nervi nasales.

2038) **Nervi** nasales, Nervi narium. | Nasalnerven, Nasennerven. Нервы носовые.

2039) **Nervi** nasales anteriores, superiores s. spheno-palatini. | Vordere, obere Nasennerven. Верхніе, передніе носовые нервы.

2040) **Nervi** nasales posteriores, medii et inferiores. | Hintere, mittlere und untere Nasennerven. Нервы носовые задніе, средніе и нижніе.

Nervi nasales spheno-palatini, v. Nervi nasales anteriores superiores.

2041) **Nervi** nasales superficiales s. cutanei superiores et inferiores. | Obere und Untere, oberflächliche Nasennerven oder Hautnerven der Nase. Носовые нервы поверхніе.

Nervi nuchae, v. Nervi cervicales.

2042) **Nervi** occipitales. | Occipitalnerven, Hinterhauptsnerven. Нервы затылочные.

2043) **Nervi** oculi-motorii. | Bewegungsnerven des Auges. Нервы глаза или (очи) движущіе.

2044) **Nervi oculorum.** | **Augennerven.** Нервы глазные.

2045) **Nervi omentales.** | **Netznerven.** Нервы сальничные.

2046) **Nervi pectorales s. thoracici.** | Pektoralnerven, Brustkastennerven, Brustnerven. Грудные нервы.

2047) **Nervi penis s. pudendi.** | Penisnerven, Nerven der männlichen Ruthe, Ruthennerven, Schamnerven. Нервы мужескаго дѣтороднаго уда.

2048) **Nervi pharyngei s. pharyngis.** | Pharyngeische Nerven, Schlund-Kopfnerven, Schlundnerven, Rachennerven. Нервы глоточные.

Nervi pharyngis, v. Nervi pharyngei.

2049) **Nervi phrenici s. diaphragmatis, s. diaphragmatici.** | Phrenische Nerven, Zwerchfellnerven, Zwerchmuskelnerven. Нервы грудобрюшной преграды.

2050) **Nervi plantares.** | Plantarnerven, Fusssohlennerven, Sohlennerven. Нервы подошвенные.

Nervi plantares digitales, v. Nervi plantares digitorum pedis.

2051) **Nervi plantares digitorum s. digitales pedis.** | Plantarnerven der Zehen, Zehenäste der Plantarnerven, Plantardigitalnerven oder Sohlennerven der Zehen. Подошвенные нервы ножныхъ перстовъ или вѣтьви перстныя подошвенныхъ нервовъ.

2052) **Nervi pollicares.** | Pollikar- od. Daumennerven. Нервы большаго пальца.

2053) **Nervi pterygoidei.** | Pterygoideische Nerven, Gaumenflügel- oder Flügelnerven, oder Nerven der Gaumenflügelmuskeln. Нервы мышицъ крылообразныхъ отростковъ.

2054) **Nervi pudendales.** | Pudendalnerven, Schamnerven. Нервы дѣтородныхъ частей.

Nervi pudendi, v. Nervi penis.

2055) **Nervi pulmonales s. pulmonis.** | Lungennerven. Нервы лёгочные.

Nervi pulmonis, v. Nervi pulmonales.

2056) **Nervi pylorici.** | Pylorische Nerven, Pförtnernerven. Нервы желудочнаго исхода.

2057) **Nervi radiales.** | Radialnerven. Нервы лучевые.

2058) **Nervi recurrentes s. retrogradi, s. reversivi, s. recursivi.** | Recurrirende, zurücklaufende, zurückkehrende, zurückgehende Nerven. Нервы возвращающіеся.

Nervi recursivi, v. Nervi recurrentes.

2059) **Nervi renales s. renis.** | Renalnerven oder Nierennerven. Нервы почечные.

Nervi renis, v. Nervi renales.

Nervi retrogradi, v. Nervi recurrentes.

Nervi reversivi, v. Nervi recurrentes.

2060) **Nervi sacrales.** | Sakralnerven, Kreuz- oder Kreuzknochen-, oder Kreuzbein-, oder Heiligbeinnerven. Нервы крестцовые.

2061) **Nervi scapulares.** | Skapularnerven. Нервы лопаточные.

Nervi scapulares inferiores, v. Nervi infrascapulares.

Nervi scapulares interni, v. Nervi infrascapulares.

2062) **Nervi spermatici.** | Spermatische Nerven, Samennerven. Нервы сѣменные.

2063) **Nervi spinales s. medullae spinalis, s. vertebrales, s. vertebrarum.** | Rükkenmarknerven, Rückennerven, Wirbelnerven, Rückgrathsnerven, Spinalnerven. Нервы хребетно-мозговые или хребетные.

2064) **Nervi splanchnici.** | Eingeweidenerven. Нервы утробные.

Nervi stomachales, v. Nervi ventriculi.

Nervi stomachici, v. Nervi ventriculi.

2065) **Nervi subcutanei colli.** | Subkutannerven des Halses, Hauthalsnerven. Нервы подкожныя или поверхныя шеи.

2066) **Nervi superficiales.** | Superficialnerven, Oberflächliche Nerven. Нервы поверхные.

2067) **Nervi supraclaviculares.** | Supraklavikular- od. Schlüsselbeinnerven. Нервы надключевые или ключевые.

Nervi suprajugales, v. Nervi zygomatici.

2068) **Nervi temporales.** | Temporalnerven, Schläfe- oder Schlafnerven. Нервы височные.

Nervi thoracici, v. Nervi pectorales.

2069) **Nervi trunci.** | Rumpfnerven. Нервы туловища. Vid. Nervi spinales.

2070) **Nervi ulnares.** | Ulnarnerven. Нервы локтевые.

2071) **Nervi uterini.** | Uterusnerven, Uterinische oder Gebärmutter-, od. Bärmutternerven. Нервы маточные.

2072) **Nervi vaginae s. vaginales.** | Vaginalnernen, Mutterscheidennerven. Нервы маточнаго рукава.

Nervi vaginales, v. Nervi vaginae.

2073) **Nervi vasorum.** | Gefässnerven. Нервы сосудовъ.

2074) **Nervi venarum.** | Venennerven. Нервы венъ.

2075) **Nervi ventriculi s. gastrici, s. stomachales, s. stomachici.** | Magennerven. Нервы желудочные или желудка.

Nervi vertebrales, v. Nervi spinales.

Nervi vertebrarum, v. Nervi spinales.

Nervi vesicae, v. Nervi vesicales.

2076) Nervi vesicales s. vesicae. | Vesikalnerven, Harnblasen- oder Blasennerven. Нервы мочеваго пузыря.

2077) Nervi volares digitorum s. digitales. | Volarnerven der Finger-, Volarfingernerven. Нервы перстовъ ладонные.

2078) Nervi zygomatici s. suprajugales. | Zygomatische Nerven, Jochnerven. Нервы ланитные.

2079) Nervina. | Nervenstärkende Mittel. Нервныя средства.

2080) Nervoso-venosum. | Nervig geadert. Жилисто-сосудистый.

2081) Nervosus. | Genervt, Gerippt, Die Nerven angehend. Нервный, Жилистый, Жиловый, до нервовъ касающійся. Vid. Robustus.

2082) Nervus (νευρον, νευρα, νευρια; alles stark Gespannte, die Sehne am Bogen, die Sehnen der Muskeln, die Muskeln selbst; тетива, жила, сухая жила, струна, мышица). | Der Nerv. Нервъ, Чувствительная, чувственная жила. Vid. Musculus et Penis.

2083) Nervus abducens, Nervus indignatorius s. motorius, s. externus, s. oculo-muscularis externus, s. ocularis externus. | Abducirender Nerv, Aeusserer Muskelnerv des Auges, Aeusserer Augennerv, Abziehender Nerv des Auges. Нервъ глазъ отводящій.

2084) Nervus accessorius s. socius nervi cruralis, Nervus accessorius Winslovii. | Accessorischer Nerv der Kruralnerven. Прибавочный бедренный нервъ.

2085) Nervus accessorius s. Willisii, s. spinalis ad par vagum accessorius, Nervus recurrens Willisii s. recurrens octavi paris superior, s. Par undecimum, Nervus intermedius, Nervus spinalis accessorius, Nervus motorius capitis. | Accessorischer Nerv des Willis, Beinnerv, Rückenmarksbeinnerv, Nackenrückennerv, Eilftes Hirnnervenpaar. Нервъ прибавочный (присоединяющійся, приступный) виллизіевъ.

Nervus accessorius Winslovii, v. Nervus accessorius.

2086) Nervus acusticus s. auditorius, Par octavum. | Gehörnerv oder Achtes Hirnnervenpaar. Нервъ слуховый, слышательный, слышанію служащій. Vid. Nervus mollis.

Nervus ad par vagum accessorius, v. Nervus accessorius Willisii.

Nervus adscendens, v. Ramus recurrens nervi vagi.

2087) Nervus alveolaris s. maxillaris inferior, s. maxillae inferioris. | Zahnhöhlennerv oder Eigentlicher Unterkiefernerv. Нервъ зубный нижней челюсти.

Nervus ambulatorius, v. Nervus vagus.

Nervus anastomaticus nervi quinti, v. Nervus Vidianus.

Nervus anonymus, v. Nervus quintus.

Nervus articularis, v. Nervus axillaris.

Nervus Aschianus, v. Nervus infraoccipitalis.

Nervus auditivus, v. Par acusticum nervorum.

Nervus auditivus internus, v. Nervus auricularis anterior.

Nervus auditorius, v. Nervus mollis.

2088) Nervus auricularis anterior s. temporalis superficialis, s. auditivus internus. | Vorderer Aurikularnerv. Нервъ ушный, передній.

Nervus auricularis externus profundus, v. Nervus auricularis posterior.

Nervus auricularis inferior, v. Nervus auricularis principalis.

Nervus auricularis magnus posterior, v. Nervus auricularis principalis.

Nervus auricularis occipitalis, v. Nervus auricularis posterior.

2089) Nervus auricularis posterior s. occipitalis, s. externus profundus. | Hinterer Aurikularnerv. Нервъ ушный задній.

2090) Nervus auricularis principalis s. auricularis inferior. | Vornehmster Ohrnerv. Нервъ ушній задній.

2091) Nervus axillaris, Nervus circumflexus humeri, Nervus articularis. | Axillarnerve, Achselnerv, Umschlungener Nerv des Oberarms. Нервъ крыльцовый или составной.

2092) Nervus biventericus. | Zweibäuchiger Nerv. Нервъ двубрюшный.

Nervus brachialis medius, v. Nervus medianus.

Nervus brachiorum, v. Nervus ulnaris.

Nervus brachii sextus, v. Nervus cutaneus internus longus.

2093) Nervus buccalis s. buccinatorius. | Backennerv. Нервъ ланитный.

Nervus buccalis internus, v. Nervus buccinatorius.

2094) Nervus buccinatorius, Nervus buccalis internus. | Buccinatorischer Nerv, Backennerv, Trompetermuskelnerv, Bakkenmuskelnerv. Нервъ ланитный.

Nervus cardiacus longus, v. Nervus cardiacus superficialis.

2095) Nervus cardiacus magnus, Nervus cardiacus medius s. profundus. | Grosser Herzennerv, Mittlerer, grosser Herznerv, Tiefer Herznerv. Нервъ сердечный, Большой или средній или глубокій.

Nervus cardiacus medius, v. Nervus cardiacus magnus.

Nervus cardiacus profundus, v. Nervus cardiacus magnus.

2096) Nervus cardiacus superficialis, Nervus cardiacus superficialis supremus s. superior, Nervus cardiacus longus. | Flacher Herznerv, Oberer oder Oberster, od. Oberflächlicher, oder Langer Herznerv. Нервъ сердечный, Поверхній или верхній.

Nervus cardiacus superficialis supremus, v. Nervus cardiacus superficialis.

Nervus cardiacus superior, v. Nervus cardiacus superficialis.

Nervus cerebri quintus usque decimus, v. Nervus vagus.

2097) Nervus cerebri septimus s. paris septimi, Par nervorum cerebri septimum. | Siebenter Hirnnerv, Siebentes Gehirnnervenpaar. Седьмая пара мозговыхъ нервовъ.

Nervus circumflexus, v. Nervus axillaris.

Nervus circumflexus humeri, v. Nervus axillaris.

Nervus clavae similis, i. q. Nervus olfactorius.

2098) Nervus clitorideus s. clitoridis. | Klitorisnerv, Nerv des Kitzlers. Нервъ клитора.

Nervus clitoridis, v. Nervus clitorideus.

2099) Nervus cochleae. | Kochlearnerv, Nerv der Schnecke. Нервъ улитки.

Nervus communicans faciei, v. Nervus facialis.

Nervus consensorius medius capitis, v. Nervus quintus.

Nervus consensorius parvus capitis, v. Nervus facialis.

Nervus consensualis magnus, v. Nervus intercostalis.

Nervus consentiens magnus capitis, v. Nervus vagus.

Nervus costalis, v. Nervus intercostalis.

2100) Nervus cruralis, Nervus cruralis magnus s. medius, s. anticus, s. anterior, Nervus femoralis s. femoralis magnus, s. anterior. | Kruralnerv, Schenkelnerv, Vorderer oder Mittlerer, od. Kleinerer Schenkelnerv, Grosser Nerv des Schenkels oder Oberschenkels, Kleinerer Beinnerv. Нервъ голенный или бедренный. Vid. Nervus obturatorius.

Nervus cruralis anticus, v. Nervus cruralis.

Nervus cruralis internus, v. Nervus obturatorius.

Nervus cruralis magnus, v. Nervus cruralis et ischiadicus.

Nervus cruralis medius, v. Nervus cruralis.

Nervus cruralis parvus, v. Nervus obturatorius.

Nervus cruralis posterior, v. Nervus obturatorius et ischiadicus.

Nervus cruralis posticus, v. Nervus ischiadicus.

Nervus cruris, v. Nervus obturatorius.

Nervus cubitalis, v. Nervus ulnaris.

2101) Nervus cubitalis, ulnaris. | Ulnarnerv, Ellenbogennerv. Нервъ локтевый.

Nervus cubito-digitalis, v. Nervus ulnaris.

Nervus cutaneus brachii, v. Nervus cutaneus medius brachii.

2102) Nervus cutaneus cruralis anterior et exterior. | Aeusserer Hautnerv des Schenkels. Нервъ наружный голенный подкожный.

2103) Nervus cutaneus dorsi pedis anterior s. pedalis cutaneus, Nervus peroneus anterior externus s. peroneus superficialis. | Vorderer Hautnerv des Fusses, Vorderer, äusserer Verbindungsnerv, Oberflächlicher Wadenbeinnerv. Нервъ подкожный ноги передній или поверхній малоберцовый.

2104) Nervus cutaneus externus brachii s. Musculo-cutaneus, s. cutaneus externus et radialis, s. perforans Casserii. | Aeusserer Hautnerv des Arms, Aeusserer Muskelnerv des Arms, Muskelhautnerv des Arms. Нервъ подкожно-мышковый, наружный.

Nervus cutaneus externus et radialis, v. Nervus cutaneus externus.

2105) Nervus cutaneus femoris. | Kutannerv oder Hautnerv des Schenkels. Нервъ подкожный бедренный.

Nervus cutaneus femoris internus et anterior pedis, v. Nervus cutaneus femoris longus.

2106) Nervus cutaneus femoris longus s. internus et anterior pedis, Nervus saphenus. | Langer, innerer, vorderer Hautnerv des Oberschenkels. Нервъ подкожный бедренный, длинній внутренній, передній.

2107) Nervus cutaneus femoris posterior minor s. internus, Nervus cutaneus femoris posterior, superior s. cutaneus glutaeus inferior. | Innerer oder Kleinerer, oberer und Hinterer, unterer Hautnerv des Oberschenkels. Нервъ подкожный бедренный задній, меньшій.

Nervus cutaneus femoris posterior,

superior, v. Nervus cutaneus femoris posterior minor.

2108) Nervus cutaneus femoris posterior superior major s. externus femoris, Nervus cutaneus posterior genu. | Aeusserer oder Grosser, Hinterer und Oberer Hautnerv des Oberschenkels, Hautnerv des Knies. Нервъ подкожный бедренный заднiй большой.

Nervus cutaneus glutaeus inferior, v. Nervus cutaneus femoris posterior minor.

2109) Nervus cutaneus humeri superior. | Aeusserer und Oberer Hautnerv des Oberarms. Нервъ подхожный плечевый верхнiй.

2110) Nervus cutaneus internus s. cutaneus ulnaris. || Innerer Kutannerv, Kurzer, innerer Hautnerv. Нервъ подкожный локтевый внутреннiй.

Nervus cutaneus internus basilicus, v. Nervus cutaneus medius brachii.

2111) Nervus cutaneus internus, longus, Nervus brachii sextus s. cutaneus medius. | Mittlerer Kutannerve, Langer, innerer Hautnerve des Arms. Нервъ подкожный внутреннiй длинный.

2112) Nervus cutaneus internus minor brachii s. cutaneus ulnaris. | Innerer Kutan- oder Hautnerv, Kleiner, innerer oder Kurzer, innerer Hautnerv des Arms. Нервъ локтевый подкожный или подкожнiй внутреннiй, меньшiй.

2113) Nervus cutaneus lateralis faciei. | Seitenhautnerv des Gesichts. Нервъ личный боковый.

Nervus cutaneus longus, v. Nervus saphenus.

2114) Nervus cutaneus longus s. internus et anterior pedis, Nervus saphenus. | Langer Kutannerv, Rosennerv. Нервъ подкожный длинный внутреннiй.

2115) Nervus cutaneus longus posterior cruris s. tibiae. | Langer, hinterer Kutannerv des Unterschenkels. Нервъ подкожный заднiй длинный голени.

Nervus cutaneus longus posterior tibiae, v. Nervus cutaneus longus posterior cruris.

2116) Nervus cutaneus longus volae manus. | Langer Hautnerv der flachen Hand. Нервъ подкожнiй длинный ладонный.

Nervus cutaneus medius, v. Nervus cutaneus internus longus.

2117) Nervus cutaneus medius brachii, Nervus cutaneus internus longus brachii, Nervus cutaneus brachii s. cutaneus internus, s. subcutaneus basilicus. | Mittlerer Kutan- oder Hautnerv des Arms, Innerer Hautnerv der ältern Anatomen, Langer, innerer Hautnerv des Arms. Нервъ подкожный плечевый среднiй.

Nervus cutaneus posterior cruris, v. Nervus peroneus superficialis.

Nervus cutaneus posterior genu, v. Nervus cutaneus femoris posterior superior major.

2118) Nervus cutaneus posterior inferior externus primus s. suralis. | Aeusserer, erster, hinterer und Unterer Hautnerv des Unterschenkels oder Wadennerv. Нервъ подкожный заднiй нижнiй (бедра).

Nervus cutaneus posterior inferior suralis, v. Nervus cutaneus posterior inferior externus primus.

Nervus cutaneus radialis, v. Nervus musculo-cutaneus.

Nervus cutaneus ulnaris, v. Nervus cutaneus internus minor brachii.

2119) Nervus cysticus. | Cystischer Nerv, Gallenblasennerv. Нервъ желчнаго пузыря.

2120) Nervus dentalis. | Zahnnerv. Нервъ зубной.

Nervus divisus, v. Nervus trigeminus.

2121) Nervus dorsalis externus s. radialis digitorum manus. | Aeusserer Dorsalfingernerv od. Radialfingernerv. Нервъ тыльный наружный или лучевый перстный.

2122) Nervus dorsalis internus, s. ulnaris digiti manus. | Dorsalnerv der Finger oder Innerer Dorsalfingernerv. Нервъ тыльный внутреннiй или локтевый перстный.

2123) Nervus dorsalis pedis exterior. | Dorsalnerv des Fusses, Aeusserer Nerv des Fussrückens. Нервъ тыльный ноги наружный.

Nervus dorsalis ulnaris digiti manus, v. Nervus dorsalis internus.

Nervus durus, v. Nervus facialis.

2124) Nervus ethmoidalis s. proprie nasalis. | Ethmoidalnerv, Riechbein- od. Siebbeinnerv. Нервъ собственно носовый.

2125) Nervus facialis, Nervus communicans faciei, Nervus durus s. Sympathicus parvus, s. minor, s. consensorius parvus capitis, s. vagus, Portio dura, s. Nervus primus septimi paris, Nervus septimus s. octavus, s. Par septimum. | Facialnerv, Gesichtsnerv, Antlitznerv, Verbindungsnerv des Gesichts, Kommunicirender Gesichtsnerv, Harter Nerv, Harter Gehörnerv, Kleiner Mitleidungsnerv, Kleinster, sympathischer Antlitznerv, Harte Portion oder Erster Nerv des 7ten Paars, Siebenter Hirnnerv, Achter Hirnnerv. Нервъ лица или личный.

2126) **Nervus** facialis inferior. | Unterer Gesichtsnerv. Личный нижній нервъ.

2127) **Nervus** facialis infimus s. quartus. | Unterster Gesichtsnerv. Нервъ личный самый нижній или четвертый.

Nervus facialis magnus, v. Nervus facialis medius.

2128) **Nervus** facialis medius s. magnus. | Mittlerer oder Grosser Gesichtsnerv. Нервъ личный средній или большой.

Nervus facialis quartus, v. Nervus facialis infimus.

2129) **Nervus** facialis superior. | Oberer Gesichtsnerv. Нервъ личный верхній.

Nervus femoralis, v. Nervus cruralis.

Nervus femoralis anterior, v. Nervus cruralis.

Nervus femoralis magnus, v. Nervus cruralis.

Nervus fistularis, v. Penis.

Nervus fistulosus, v. Penis.

2130) **Nervus** frontalis, Nervus superciliaris, supraorbitalis s. supratrochlearis, s. frontalis major. | Frontalnerv, Stirnnerv, Augenbraunennerv. Нервъ лобный или надъочный.

Nervus frontalis exterior, v. Nervus supratrochlearis.

Nervus frontalis major, v. Nervus frontalis.

Nervus frontalis minor, v. Nervus supratrochlearis.

Nervus ganglionaris, v. Nervus intercostalis.

Nervus gangliosus, v. Nervus intercostalis.

Nervus genito-cruralis, v. Nervus inguinalis.

2131) **Nervus** glosso-pharyngeus, Ramus glosso-pharyngeus s. lingualis paris octavi, Nervus hypoglossus minor s. hypoglossus minimus, Portio parva s. anterior, s. Ramus primus nervi sympathici medii, Nervus lingualis pneumo-gastrici, Truncus minor nervi vagi. | Glossopharyngeischer Nerv, Zungenschlundnerv, Zungenschlundkopfnerv, Kleinerer oder Hinterer Zungennerv, Erstes Paar des verlängerten Markes, Zungennerv des achten oder des herumschweifenden Paars, Nerv der Zunge und des Schlundes, Kleines oder Vorderes Stück des mittleren sympathischen Nerven. Нервъ языкоглоточный.

Nervus glutaei maximi, v. Nervus glutaeus superior.

2132) **Nervus** glutaeus inferior s. profundus. | Unterer, tiefer, kleiner Gesässnerv. Нервъ ягодничній нижній.

Nervus glutaeus profundus, v. Nervus glutaeus inferior.

2133) **Nervus** glutaeus superior s. glutaei maximi. | Oberer, grösserer Gesässnerv. Нервъ ягодничній верхній.

Nervus gracilis femoris, v. Nervus obturatorius.

2134) **Nervus** gustatorius, Nervus hypoglossus s. hypoglossus externus, s. hypoglossus major, Nervus sublingualis s. lingualis medius, s. lingualis magnus, s. lingualis, s. linguae motorius, s. linguae motus perficiens, s. linguam reflectens, s. loquens, s. gustatorius tertius, Par complexum. | Gustatorischer Nerv, Geschmacksnerv, Drittes Paar der Geschmacksnerven, Zungennerv, Aeusserer oder Mittler, oder Unterer, oder Grosser Zungennerv, Zungenfleischnerv, Zungenmuskelnerv, Zungenpaar, Nervenpaar unter der Zunge, Aeusserlicher oder Grösster Nerv unter der Zunge, Bewegungsnerv der Zunge. Нервъ язычный средній или подъязычный или подъязычный большой или наружный, или вкусный или вкусу служащій. Vid. Nervus maxillae inferioris.

Nervus gustatorius tertius, v. Nervus gustatorius.

Nervus harmonicus magnus capitis, v. Nervus vagus.

2135) **Nervus** hepaticus. | Lebernerv. Печеночный нервъ.

Nervus hypoglossus, v. Nervus gustatorius.

Nervus hypoglossus externus, v. Nervus gustatorius.

Nervus hypoglossus major, v. Nervus gustatorius.

Nervus hypoglossus minimus, v. Nervus glosso-pharyngeus.

Nervus hypoglossus minor, v. Nervus glosso-pharyngeus.

Nervus ileo-hypogastricus, v. Nervus ilio-hypogastricus.

Nervus ileo-inguinalis, v. Nervus ilio-inguinalis.

2136) **Nervus** ilio-hypogastricus, Nervus ileo-hypogastricus. | Iliohypogastrischer Nerv, Hüftbeckennerv. Нервъ подвздошно-подчревный.

2137) **Nervus** ilio-inguinalis, Nervus ileo-inguinalis, Nervus inguinalis externus. | Ilioinguinalnerv, Hüftleistennerv, Aeusserer Inguinalnerv. Нервъ подвздошно-паховый.

Nervus indignatorius, v. Nervus abducens.

Nervus inframaxillaris, v. Nervus maxillaris inferior.

2138) **Nervus** infraoccipitalis s. suboccipitalis, s. occipitalis, s. infraspinalis, Nervus Aschianus s. subcervicalis vertebralis. | Hinterhauptnerv, Nerv unter dem Hinterhaupte. Нервъ затылочный или подзатылочный.

2139) Nervus infraorbitalis. | Infraorbitalnerv, Nerv unter der Augenhöhle, Unteraugenhöhlennerv. Нервъ подъочный.

Nervus infraspinalis, v. Nervus infraoccipitalis.

2140) Nervus inguinalis s. inguinalis internus, s. pudendus externus, s. spermaticus externus, s. genito-cruralis. | Innerer Inguinalnerv. Нервъ паховый или паховый внутренній, или срамный наружный.

Nervus inguinalis, v. Nervus spermaticus externus.

Nervus inguinalis externus, v. Nervus ilio-inguinalis.

Nervus inguinalis internus, v. Nervus inguinalis et spermaticus externus.

Nervus innominatus, v. Nervus quintus.

2141) Nervus intercostalis s. intercostalis maximus, s. costalis, s. sympathicus, s. sympatheticus, s. sympathicus magnus s. maximus, s. sympathicus maximus s. consensualis magnus, s. magnus harmonicus corporis, s. gangliosus, s. ganglionaris, s. vertebralis, s. trisplanchnicus. | Interkostalnerv, Grösster Interkostal- oder Zwischenrippen-, oder Rippen-, oder Sympathetischer, oder Sympathischer, oder Mitleidungsnerv, Sympathischer Nerv, Ganglienuerv, Wirbelnerv, Trisplanchnischer Nerv. Нервъ межреберный или междуреберный, или сочувственный большой.

Nervus intercostalis anterior, v. Nervus splanchnicus.

Nervus intercostalis cervicalis, v. Pars cervicalis nervi intercostalis.

Nervus intercostalis maximus, v. Nervus intercostalis.

Nervus intermediens, v. Nervus accessorius Willisii.

Nervus internus et anterior cutaneus pedis, v. Nervus cutaneus longus pedis.

Nervus internus et anterior pedis, v. Nervus saphenus.

Nervus interosseus anterior, v. Ramus profundus nervi mediani.

2142) Nervus interosseus cruris. | Zwischennerv des Unterschenkels, Nerv des Zwischenbandes des Unterschenkels. Нервъ междукостлиный голени.

2143) Nervus ischiadicus s. sciaticus, s. ischiaticus, s. cruralis posterior, s. posticus, s. magnus. | Ischiadischer Nerv, Hinterer oder Grosser Schenkelnerv, oder Grösserer Hüftennerv, Hüftennerv, Gichtnerv, Sitzbeinnerv, Grosser Beinnerv, Gesässner. Нервъ сѣдалищный, надвертлюжный, проходный.

Nervus ischiadicus cruralis, v. Nervus tibialis.

Nervus ischiadicus cruralis internus, v. Nervus tibialis.

Nervus ischiaticus, v. Nervus ischiadicus.

2144) Nervus lacrymalis, Ramus lacrymalis rami primi paris quinti. | Lakrymalnerv, Thränennerv, Thränenast oder Thränendrüsenast des ersten Hauptastes des fünften Paares. Нервъ слезной железы.

Nervus laryngeus adscendens, v. Nervus laryngeus inferior.

2145) Nervus laryngeus inferior s. adscendens, s. recurrens, s. recurrens Galeni. | Unterer, aufsteigender, zurücklaufender oder zurückgehender Stimm- oder Kehlkopfnerv. Нервъ гортанный нижній или возвращающійся.

Nervus laryngeus recurrens, v. Nervus laryngeus inferior.

2146) Nervus laryngeus superior. | Oberer Stimm- od. Kehlkopfsnerv. Нервъ гортанный верхній.

Nervus laryngis inferior, v. Ramus recurrens nervi vagi.

Nervus latus, v. Chorda Achillis.

Nervus linguae motorius, v. Nervus gustatorius.

Nervus linguae motus perficiens, v. Nervus gustatorius.

Nervus lingualis, v. Nervus gustatorius.

Nervus lingualis magnus, v. Nervus gustatorius,

Nervus lingualis medius, v. Nervus gustatorius.

Nervus lingualis pneumogastrici, v. Nervus glosso-pharyngeus.

Nervus linguam reflectens, v. Nervus gustatorius.

Nervus loquens, v. Nervus gustatorius.

Nervus magnus harmonicus corporis, v. Nervus intercostalis.

Nervus male impar dictus, v. Ligamentulum caudae equinae medium.

2147) Nervus marginalis maxillae inferioris, Nervus subcutaneus maxillae inferioris. | Marginalnerv des Unterkiefers, Randnerv des Unterkiefers, Unterkieferrandnerv, Unterkieferhautnerv. Нервъ краевый нижней челюсти.

2148) Nervus massetericus. | Kiefermuskelnerv. Нервъ жевательный. Vid. Ramus massetericus nervi trigemini.

2149) **Nervus maxillaris inferior, Ramus quinti paris nervorum cerebri tertius, s. inferior, s. posterior, Nervus inframaxillaris s. gustatorius.** | Unterer Maxillarnerv, Dritter oder Unterer, oder Hinterer Hauptast des fünften Paares, Unterkiefernerv, Unterkieferzweig des dreiastigen Nerven. Нервъ челюстный нижній или нижнечелюстный.

2150) **Nervus maxillaris superior, Ramus quinti paris nervorum cerebri secundus s. medius, Nervus syngeneticus.** | Oberer Kiefernerv, Zweiter oder Mittlerer Hauptast des fünften Paares, Oberkiefernerv, Oberkieferzweig des dreiastigen Nerven. Нервъ челюстный верхній или верхнечелюстный.

Nervus maximus, v. Nervus intercostalis.

2151) **Nervus meatus auditorii externi inferior et superior.** | Nerven des Gehörganges. Нервъ слуховаго прохода.

2152) **Nervus medianus, Nervus brachialis medius s. muscularis, s. axillaris.** | Mediannerv, Mittelarmnerv, Mittlerer Armnerv, Mittelnerv des Arms; Muskelnerv, Speichennerv, Achselnerv. Нервъ средній или мышковый, или крыльцовый.

Nervus medinensis, v. Dracunculus.

2153) **Nervus mentalis, Continuatio, s. Ramus externus, s. Ramus mentalis rami alveolaris maxillae inferioris.** | Mentalnerv, Kinnnerv, Kinnast des dreigetheilten Nerven, Grösserer oder Aeusserer Ast oder Fortsetzung des Alveolarnerven des Unterkiefers. Нервъ подбородка.

Nervus minor capitis, v. Nervus facialis.

Nervus mixtus, v. Nervus quintus.

2154) **Nervus mollis s. auditorius, s. acusticus, s. Portio mollis nervi acustici s. paris septimi nervorum cerebri.** | Weicher Gehörnerv oder Weicher Nerv, Weicher Theil des Gehörnerven, Gehörnerv, Eigentlicher Gehörnerv, Hörnerv, Weiche Portion des siebenten Gehirnnervenpaares. Слуховой нервъ, Настоящій слуховой нервъ, Мягкій нервъ, Мягкая часть слуховаго нерва.

Nervus motorius capitis, v. Nervus accessorius Willisii.

Nervus motorius externus, v. Nervus abducens.

Nervus motorius medius oculi, v. Nervus oculi motorius.

Nervus muscularis, v. Nervus medianus.

Nervus muscularis obliquus superior, v. Nervus patheticus.

Nervus musculi obliqui superioris oculi, v. Nervus patheticus.

Nervus musculo-cutaneus, v. Nervus cutaneus externus.

2155) **Nervus musculo-cutaneus s. cutaneus externus, s. cutaneus radialis s. perforans Casserii.** | Muskelhautnerv, Aeusserer Hautnerv oder Kutannerv des Arms. Нервъ подкожно-мышковый или подкожной наружный.

Nervus musculo-cutaneus externus, v. Nervus musculo-cutaneus.

2156) **Nervus mylo-hyoideus.** | Mylohyoideischer Nerv, Mahlzahnzungenbeinnerv, Oberer Nerv des Zungenbeins, Kieferzungennerv, Zungenbeinkiefernerv, Zungenknochenkiefernerv. Нервъ челюстноязычный, или Нервъ верхней подъязычной кости.

Nervus nasalis, v. Nervus naso-ciliaris.

2157) **Nervus naso-ciliaris, Nervus nasalis s. naso-ocularis, s. Ramus internus s. inferior rami primi nervi quinti.** | Nasociliarnerv, Nasennerv, Nasenaugennerv, Augenknoten und Nasenast oder Nasenaugenast, oder Nasenast, oder Aeusserer oder Kleinerer Nasennerv, oder Innerer, oder Nasenzweig des Augenastes des fünften Nervenpaares. Нервъ носовый.

Nervus naso-ocularis, v. Nervus naso-ciliaris.

2158) **Nervus naso-palatinus, Nervus palatinus s. pterygo-palatinus, s. odonto-palatino-nasalis.** | Nasopalatinnerv, Nasenaugennerv, Gaumennerv. Нервъ крылонёбный.

Nervus naso-palatinus scarpae, v. Nervus septi narium.

Nervus obturator, v. Nervus obturatorius.

2159) **Nervus obturatorius s. obturator, s. tertius femoris, s. cruris, s. cruralis, s. cruralis posterior, s. cruralis parvus, s. cruralis internus, s. gracilis femoris.** | Obturatorischer Nerv, Obturatornerv, Hüftlochnerv, Hüftbeinlochnerv, Verstopfender Nerv, Nerv des eiförmigen Loches oder des Beckenlochs, Zustopfnerv, Kurzer Schenkelnerv, Verstopfungsnerv, Kleiner Schenkelnerv, Hinterer oder Dritter Nerve des Schenkels, Stopfnerv, Dritte Spannader des Schenkels, Beckenlochnerv, Innerer und vorderer Schenkelnerv. Нервъ запирательной или Нервъ дыры безъименной кости.

2160) **Nervus occipitalis.** | Hinterhauptsnerv, Nerv unter dem Hinterhaupte. Нервъ затылочный. **Vid. Nervus infra-occipitalis.**

Nervus octavus, v. Nervus facialis.

Nervus ocularis communis, v. Nervus oculi motorius.

Nervus ocularis externus, v. Nervus abducens.

Nervus oculi internus, v. Nervus oculi motorius.

2161) **Nervus oculi motorius** s. oculi motorius communis, s. oculo-motorius, s. oculi motor communis, s. internus, s. opticus, s. oculo-muscularis, s. oculo-muscularis communis, s. ocularis communis, s. motorius medius oculi. | Bewegungsnerv des Auges, Augenmuskelnerv, Gemeiner Muskelnerv des Auges. Нервъ глазъ или очи движущій.

Nervus oculi motorius communis, v. Nervus oculi motorius.

Nervus oculi motorius internus, v. Nervus oculi motorius communis.

Nervus oculo-motorius, v. Nervus oculi motorius.

Nervus oculo-motorius-communis, v. Nervus oculi motorius.

Nervus oculo-muscularis, v. Nervus oculi motorius.

Nervus oculo-muscularis abducens, v. Nervus oculo-muscularis externus.

Nervus oculo-muscularis communis, v. Nervus oculi motorius.

2162) **Nervus oculo-muscularis externus** s. abducens, Par sextum. | Aeusserer Augenmuskelnerv, Sechstes Hirnnervenpaar. Нервъ отводящій, глазной мышковый наружный. Vid. Nervus abducens.

Nervus oculo-muscularis superior, v. Nervus patheticus.

Nervus odonto-palatino-nasalis, v. Nervus naso-palatinus.

Nervus odoratorius, v. Nervus olfactorius.

2163) **Nervus olfactorius**, Par primum nervorum cerebri, Caruncula simillima capitibus mammillarum, s. mammillarum papillis haud absimilis, Cornu simile capitibus mammillarum, Caruncula mammillaris, Canalis a naribus ad cerebrum admodum brevis, Tertium par nervorum e cerebro erumpentium, Olfactus organo subserviens processus nervis similis, Primum par nervorum descendentium ad nares, Ductus nerveus a media cerebri magnitudine ad supremam narium partem, Nervus odoratorius s. qui olfactus organon dicitur, Octavum par nervorum cerebri, Prima nervorum, qui intra cranium oriuntur, conjugatio; Processus mammillaris s. papillaris cerebri, Primum nervorum par olfactorium, Organon olfactorium, Tuberculum vaccarum mammis simile, Organon s. Instrumentum odorandi s. odoratus, Additamentum subtilius, Caruncula, Alba mollisque substantia nervis non absimilis, Productio procera, s. Processus medullaris, Osphreticus porus cerebri. | Olfaktorischer Nerv, Riechnerve, Riechnerv, Geruchnerv, Geruchsnerv, Geruchsnerve, Erstes Nervenpaar, Erstes Paar des Gehirn- und Schädelnerven, Geruchsspannader, Zitzenförmiger od. Dutenförmiger Fortsatz od. Verlängerung, Warzenförmiger Fortsatz des Gehirns, Brustwarzenfortsatz od. Warzenfortsatz der vordern Lappen des grossen Gehirns. Нервъ обонятельный или обонянію служащій.

Nervus ophthalmico-frontalis, v. Nervus orbitalis.

2164) **Nervus opticus** s. primum par, s. prima conjugatio, s. primum conjugium, s. prima syzygia nervorum cerebri, Par secundum s. opticum, s. visorium, Secunda conjugatio nervorum cerebri, Nervus visorius, Porus, Porus opticus vel meatus opticus, Vena optica. | Optischer Nerv, Sehnerv, Sehenerv, Gesichtsnerv, Erstes Paar oder Paar der Gesichtsspannader, Hohle und runde Nerve oder Spannader des Auges, Zweites Paar der Nerven des verlängerten Marks oder der Hirnnerven, od. der Gehirn- und Schädelnerven, Paar der Sehnerven, Gesichtsgang, Zweites Hirnnervenpaar. Нервъ зрительный или зрѣнію служащій.

2165) **Nervus orbitalis** s. orbitarius, Ramus primus s. superior, s. ophthalmicus, s. ophthalmico-frontalis, s. ophthalmicus Willisii, s. orbitarius, s. orbitalis nervi quinti. | Orbitalnerv, Erster Hauptast, Augenast, Augenhöhlenast, Augenhöhlen- und Hirnast, Augennerv des Willis, Oberer oder Oberster Ast, Augennerv, Augenzweig des Gehirnnervs. Нервъ надъочный или Нервная вѣтьвь 5и пары, или Нервъ глазный Виллизіевъ.

Nervus orbitarius, v. Nervus orbitalis.

2166) **Nervus palatinus** s. pterygo-palatinus, s. odonto-palatino-nasalis, s. naso-palatinus, s. gutturo-palatinus. | Palatinischer oder Gaumennerv, Gaumenast des fünften Gehirnnerven, Nasengaumennerv. Нервъ нёбной или крылонёбной.

2167) **Nervus (s. Ramus) palatinus** anterior major. | Vorderer, grösster Gaumennerv oder Grosser, vorderer Gaumenzweig. Нервъ нёбной передній большой.

2168) **Nervus palatinus minimus** exterior, Ramus externus s. minor. | Aeusserer oder Kleinerer Gaumennerven oder Gaumenzweig. Наружный или меньшій нёбный нервъ.

2169) **Nervus palatinus posterior** minor, Ramus palatinus medius s. internus. |

Hinterer, kleinerer Gaumennerv od. Mittlerer und innerer Gaumenzweig. Нервъ нёбный задній меньшій.

2170) Nervus palpebralis s. palpebrarum. | Palpebralnerv, Augenliedernerv, Augenliedsnerv, Nerv der Augenlieder. Нервъ глазныхъ вѣкъ.

Nervus paris septimi, v. Nervus cerebri septimus.

2171) Nervus patheticus s. trochlearis, s. trochleatorius, s. trochleator, s. quartae conjugationis, s. quartus, Par nonum s. nervorum exilium, Nervus patheticus oculorúm, s. Musculi obliqui superioris oculi, s. muscularis obliquus superior, s. oculo-muscularis superior aut minor, Par cerebrale quartum, Combinatio sexta nervorum cerebri, Par octavum nervorum cerebri. | Pathetischer Nerv, Viertes Paar der Gehirnnerven, Paar der feinen Nerven, Neuntes Paar der Nerven, Nerv des obern, schrägen Augenmuskels, Sechster Gehirnnerv, Rollnerv, Rollmuskelnerv, Schiefer Muskelnerv, Oberer, kleinster Augenmuskelnerv, Nerv des obern, schiefen Augenmuskels, Vierter Hirnnerv, Achtes Nervenpaar, Rollennerve. Нервъ страсть изъявляющій или страстный, или сострадательный.

Nervus patheticus oculorum, v. Nervus patheticus.

Nervus pedalis cutaneus, v. Nervus cutaneus dorsi pedis anterior.

2172) Nervus penis dorsalis s. superior. | Oberer od. Rückennerve der männlichen Ruthe, Oberer Schamast. Нервъ верхній мужескаго дѣтороднаго уда.

2173) Nervus penis inferior. | Unterer Penisnerv oder Unterer Schamast. Нижній нервъ мужескаго дѣтороднаго уда.

Nervus penis superior, v. Nervus penis dorsalis.

2174) Nervus perinaei. | Perinäumnerv, Dammnerve. Нервъ срамнопроходной промежности.

Nervus perforans Casserii, v. Nervus cutaneus externus.

Nervus peronaeus, v. Nervus peroneus.

2175) Nervus peroneus s. peronaeus, s. ischiaticus minor, s. ischiaticus peronaeus, s. ischiaticus externus, s. poplitaeus externus, s. sciaticus externus, s. sciaticus peronaeus, s. tibialis anterior, s. cruralis posterior. | Peroneischer Nerv, Wadenbeinsnerve, Fussröhrennerve, Wadenbeinnerv, Wadennerve, Aeusserer Hüftnerve oder Kniekehlnerve, Wadenbeinhüftsnerve, Vorderer Schienbeinsnerve, Hüft- und Röhrennerve, Wadenknochennerv. Нервъ мало-берцовый.

Nervus peroneus anterior externus, v. Nervus cutaneus dorsi pedis anterior.

2176) Nervus peroneus cutaneus, Nervus cutaneus posterior cruris. | Peroneischer Kutannerv, Hinterer Hautnerv des Unterschenkels, Wadenbeinhautnerv. Нервъ малоберцовый подкожный.

2177) Nervus peroneus profundus s. muscularis. | Tiefer Muskelnerv des Fusses. | Нервъ малоберцовый глубокій.

2178) Nervus peroneus superficialis s. peroneus anterior externus, s. cutaneus dorsi pedis anterior, s. pedalis cutaneus, s. cutaneus pedalis anterior. | Hautnerv des Fussrückens, Vorderer, äusserer, oberflächlicher Wadenbeinnerv. Нервъ малоберцовый поверхній или передній наружній.

2179) Nervus petrosus superficialis. | Superficieller, petröser Nerv, Oberflächlicher Felsennerv. Нервъ каменистый поверхній.

2180) Nervus phrenicus s. diaphragmaticus, s. septi transversi, s. secundus corporis, s. parvus corporis, s. parvus harmonicus corporis, s. quadragesimus sextus, s. quadragesimus tertius. | Phrenischer Nerv, Zwerchfellsnerv, Zwerchfellnerv, Zwerchmuskelnerv. Нервъ грудо-брюшной преграды.

2181) Nervus plantaris externus s. minor, Ramus tibialis exterior. | Aeusserer oder Kleinerer Plantarnerv oder Aeusserer Schienbeinast. Нервъ подошвенный наружный.

2182) Nervus plantaris internus s. major, Ramus tibialis anterior. | Innerer oder Grösserer Plantarnerv, oder Innerer Schienbeinast. Нервъ подошвенній внутренній.

Nervus plantaris major, v. Nervus plantaris internus.

Nervus plantaris minor, v. Nervus plantaris externus.

Nervus pneumo-gastricus, v. Nervus vagus.

2183) Nervus pollicis dorsalis radialis s. externus ulnaris, s. internus. | Der äussere und innere Daumennerv des Handrückens. Нервъ большаго пальца тыльный (лучевый).

2184) Nervus pollicis volaris radialis s. externus ulnaris, s. internus. | Aeusserer und innerer Pollikar- oder Daumennerve der flachen Hand. Нервъ большаго пальца ладанный (лучевый).

Nervus poplitaeus internus, v. Nervus tibialis.

Nervus primus septimi paris, v. Nervus facialis.

Nervus profundus subcutaneus colli medius, v. Nervus superficialis colli.

Nervus proprie nasalis, v. Nervus ethmoidalis.

2185) Nervus pterygo-palatinus s. spheno-palatinus. | Pterygopalatinischer Nerv, Flügelgaumennerv, Keilbeingaumennerv, Gaumennerv. Нервъ крыло-нiо̂бный или нiо̂бный.

2186) Nervus pterygoideus s. pterygoideus internus, s. posterior. | Pterygoideischer Nerv, Flügelnerv, Gaumenflügelnerv oder Nerv des innern Gaumenflügelmuskel. Нервъ мышицъ крылообразныхъ отростковъ внутреннiй.

2187) Nervus pterygoideus externus s. anterior. | Aeusserer od. Vorderer Gaumenflügelnerv, Nerv des äussern Gaumenflügelmuskels. Нервъ мышицъ крылообразныхъ отростковъ наружный.

Nervus pudendus externus, v. Nervus inguinalis.

Nervus pulmonalis, v. Nervus vagus.

Nervus quartae conjugationis, v. Nervus patheticus.

Nervus quartus, v. Nervus patheticus.

Nervus quartus brachii, v. Nervus ulnaris.

Nervus qui olfactus organon dicitur, v. Nervus olfactorius.

2188) Nervus quintus, Par quintum nervorum cerebralium, Nervus trigeminus s. trimellus, s. divisus, s. mixtus, s. sympatheticus medius, s. sympathicus medius, s. consensorius medius capitis, Nervus anonymus s. innominatus, Par divisum s. gustatorium, s. balneare, s. trium funiculorum, Societas gustatoria. | Fünfter Gehirnnerv oder Hirnnerv, Fünftes Nervenpaar, Dreiastiger oder Dreigetheilter, oder Getheilter, oder Gemischter Nerv, Paar der Drillingsnerven, Paar der Geschmacksnerven, Mittlerer Mitleidungsnerv, Dreifacher Nerv. Нервъ тройничный или пятая пара мозговыхъ нервовъ.

Nervus quintus brachii, v. Nervus ulnaris.

2189) Nervus radialis s. quartus brachii, s. tertius brachialium, s. quartus crassissimus brachii, s. brachialis quintus, s. brachialium posterior, s. muscularis, s. muscularis spiralis. | Radialnerv, Speichennerv, Spindelnerv, Vierter oder Dritter, oder Vierter, dicker, oder Fünfter, oder Hinterer Armnerv, Muskelnerv. Нервъ лучевый.

2190) Nervus recurrens s. recurrens Galeni, v. Nervus laryngeus inferior, Ramus recurrens nervi vagi et Nervus Vidianus.

Nervus recurrens octavi paris superior, v. Nervus accessorius Willisii.

Nervus recurrens Willisii, v. Nervus accessorius Willisii.

2191) Nervus saphenus s. cutaneus longus, s. internus et anterior pedis. | Saphenischer Nerv, Rosennerv, Langer oder Innerer, vorderer Hautnerv des Fusses. Нервъ подкожный внутреннiй.

2192) Nervus suprascapularis s. scapularis, s. scapularis superior, s. scapularis exterior. | Oberer Schulternerv, Oberschulterblattnerv, Schulternerv. Нервъ подълопаточный или лопаточный.

Nervus scapularis, v. Nervus suprascapularis.

Nervus scapularis exterior, v. Nervus suprascapularis.

Nervus scapularis superior, v. Nervus suprascapularis.

Nervus sciaticus, v. Nervus ischiaticus.

Nervus sciaticus cruralis, v. Nervus tibialis.

2193) Nervus septi narium, Nervus naso-palatinus s. naso-palatinus scarpae, s. palatinus anterior. | Nasenscheidewand, Nasengaumennerv, Vorderer Gaumennerv, Нервъ носово-нiо̂бный или нiо̂бный передній.

Nervus septimus, v. Nervus facialis.

Nervus sextus, v. Nervus abducens et Medulla spinalis.

Nervus siagoneticus, v. Nervus maxillaris superior.

Nervus socius nervi cruralis, v. Nervus accessorius.

2194) Nervus spermaticus externus s. inguinalis, s. inguinalis internus. | Aeusserer Samenstrang- od. Leistennerv. Нервъ сѣменный наружный.

2195) Nervus spermaticus internus. | Innerer Samennerv. Нервъ сѣменный внутреннiй.

Nervus spheno-palatinus, v. Nervus pterygo-palatinus.

Nervus spinalis, v. Nervus accessorius Willisii.

Nervus spinalis ad par vagum accessorius, v. Nervus accessorius Willisii.

2196) Nervus splanchnicus s. splanchnicus magnus s. major, s. superior, s. intercostalis anterior, s. collateralis. | Splanchnischer Nerv, Grosser oder Grösserer, oder Haupteingeweidenerv, Eingeweidenerv, Vorderer oder Seitwärtsgelegener Interkostalnerv. Утробный или межреберный передній нервъ.

2197) Nervus splanchnicus minor s. inferior, s. accessorius. | Kleinerer, Unterer, hinzukommender oder Nebeneingeweidenerv. Нервъ меньшій утробный.

2198) **Nervus** splanchnicus superior s. minor superior, s. Wrisbergii. | Oberster od. Kleiner, oberer Eingeweidenerv. Утробный верхній нервъ.

2199) **Nervus** styloideus s. stylo-hyoideus. | Styloideischer Nerv, Griffelnerv, Griffelzungenknochennerv, Zungenbeinnerv. Нервъ шиловидный.

Nervus stylo-hyoideus, v. Nervus styloideus.

Nervus subcervicalis vertebralis, v. Nervus infra-occipitalis.

Nervus subcutaneus basilicus, v. Nervus cutaneus medius brachii.

2200) **Nervus** subcutaneus s. superficialis colli. | Subkutannerv des Halses, Hauthalsnerv, Hautnerv des Halses. Нервъ подкожный или поверхній шеи.

2201) **Nervus** subcutaneus malae s. temporalis superficialis. | Backenhautnerv, Wangenhautnerve, Hautnerv des Backens oder der Wangen. Нервъ скуловой подкожный.

Nervus subcutaneus maxillae inferioris, v. Nervus marginalis maxillae inferioris.

Nervus subcutaneus temporalis superficialis, v. Nervus subcutaneus malae.

Nervus sublimis, v. Nervus superficialis.

Nervus sublimis nervi mediani, v. Nervus superficialis nervi mediani.

Nervus sublingualis, v. Nervus gustatorius.

Nervus suboccipitalis, v. Nervus infraoccipitalis.

Nervus superciliaris, v. Nervus frontalis.

2202) **Nervus** superficialis s. sublimis nervi mediani. | Superficialnerv oder Oberflächlicher Ast des Mediannervs. Нервъ поверхный нерва средняго.

2203) **Nervus** superficialis colli s. profundus subcutaneus colli medius. | Superficialer Halsnerv, Oberflächlicher Halsnerv, Flacher Halsnerv, Mittlerer Hauthalsnerv. Нервъ поверхній или средній подкожный шеи.

2204) **Nervus** supraorbitalis s. frontalis major. | Supraorbitalnerv, Eigentlicher Stirnnerv. Нервъ надъочный или собственно лобный. Vid. Nervus frontalis.

2205) **Nervus** suprascapularis s. scapularis, s. scapularis superior, s. scapularis exterior. | Oberer Scapular- od. Schulternerv, Oberschulterblattnerv, Schulternerve. Нервъ надълопаточный.

2206) **Nervus** supratrochlearis s. frontalis minor, s. exterior. | Supratrochlearnerv, Oberrollnerv, Innerer Rollnerv. Нервъ лобный меньшій. Vid. Nervus frontalis.

Nervus sympatheticus, v. Nervus intercostalis.

Nervus sympatheticus medius, v. Nervus quintus.

Nervus sympathicus, v. Nervus intercostalis.

Nervus sympathicus magnus, v. Nervus intercostalis.

Nervus sympathicus maximus, v. Nervus intercostalis.

Nervus sympathicus medius, v. Nervus quintus et Nervus magnus.

Nervus sympathicus minor, v. Nervus facialis.

Nervus sympathicus parvus, v. Nervus facialis.

2207) **Nervus** temporalis. | Temporal- oder Schläfenerv. Нервъ височный.

2208) **Nervus** temporalis profundus externus et internus s. anterior. | Aeusserer und innerer, tiefer Schläfenerv. Нервъ височный глубокій наружный и внутренній или передній.

2209) **Nervus** temporalis superficialis s. auricularis anterior. | Oberflächlicher Schläfenerv. Нервъ височный поверхній.

Nervus tertius femoris, v. Nervus obturatorius.

2210) **Nervus** tibialis s. tibicus, s. sciaticus cruralis, s. ischiadicus cruralis, s. ischiadicus cruralis internus, s. poplitaeus internus, s. Nervus tibialis posticus. | Tibialnerv, Schienknochen- od. Schienbeinnerv, Hüftnerv des Unterschenkels, Hüft- und Schienbeinnerv, Innerer Hüft- und Schienbeinnerv, Innerer Kniekehlnerv, Hinterer Schienbeinnerv. Нервъ большаго берца.

Nervus tibialis posticus, v. Nervus tibialis.

Nervus tibicus, v. Nervus tibialis.

Nervus trigeminus, v. Nervus quintus.

Nervus trimellus, v. Nervus quintus.

Nervus trisplanchnicus, v. Nervus intercostalis.

Nervus trochlearis, v. Nervus patheticus.

Nervus trochleator, v. Nervus patheticus.

Nervus trochleatorius, v. Nervus patheticus.

2211) **Nervus** ulnaris s. cubitalis, s. quartus, s. quintus, s. brachii, s. brachialium, s. Nervus cubito-digitalis. | Ulnarnerv, Ellenbogennerv, Vierter oder Fünfter Armnerv. Нервъ локтевый.

Nervus umbilicalis, v. Funiculus umbilicalis.

2212) **Nervus** vagus s. ambulatorius, s. sympathicus medius, s. consentiens magnus capitis, s. harmonicus magnus capitis, s. pulmonalis, s. pneumogastricus, Par nervorum cerebri vagum, Conjugatio nervorum cerebri quinta s. sexta, s. septima, s. octava, Par nervorum cerebri quintum, sextum, septimum, octavum, Portio posterior paris octavi, Par nervorum cerebri nonum s. decimum, Nervus cerebri quintus usque decimus. | Vager Nerv, Herumschweifender od. Umschweifender, od. Umherschweifender, od. Abweichender, od. Mittlerer, sympathischer, od. Mittlerer Mitleidungs- od. Stimm-, od. Lungen-, od. Lungenmagennerv, Fünftes od. Sechstes, od. Siebentes, od. Achtes, od. Neuntes, od. Zehntes Gehirnnervenpaar, od. Fünfter, Sechster, Siebenter, Achter, Neunter od. Zehnter Gehirnnerv. Нервъ скитающійся или сочувственный средній, или легочно-желудочный, или чувствительный. Vid. Nervus facialis.

Nervus vertebralis, v. Nervus intercostalis.

2213) Nervus Vidianus s. pterygoideus, s. recurrens, s. anastomaticus nervi quinti. | Vidianischer Nerv, Vidischer Nerv, Nerv des Flügelknochenkanals, Verbindungsnerv, Zurücklaufender Verbindungsnerv, Flügelnerv. Нервъ Видіевъ или возвращающійся. Vid. Nervus pterygoideus.

Nervus visorius, v. Nervus opticus.

Neura, v. Nervi.

2214) Nesteie, νηστηιη. | 1) Das Fasten. Воздержаніе отъ пищи. 2) Der Leerdarm. Тощая кишка.

2215) Nesticus (v. Nesteie). | Den Leerdarm betreffend. Зависящій отъ тощей кишки.

Nestis, v. Jejunum.

2216) Neuralgia (neuron et algos). | Der Nervenschmerz. Нервная боль, Невралгія. Vid. Rheumatismus neuralgicus.

Neuralgia faciei, v. Prosopalgia Fothergilli.

2217) Neuralgia frontalis, supraorbitalis, ophthalmodynia. | Ein Schmerz des Supraorbitalnerv. Боль нерва надъочнаго.

2218) Neuralgia pedalis, Pedionalgia | Nervöses Fussweh. Нервная боль ноги.

Neuralgia supraorbitalis, v. Neuralgia frontalis.

2219) Neuroasthenia (neuron et asthenia). | 1) Die sogenannte Nervenschwäche oder zu grosse Thätigkeit der Nerven. Нервная слабость или весьма большая дѣятельность нервовъ. 2) Bei neueren Pathologen: die wirkliche Nervenschwäche oder zu geringe Thätigkeit der Nerven. У новѣйшихъ патологовъ: дѣйствительная нервная слабость или весьма малая дѣятельность нервовъ. Vid. Debilitas nervosa.

2220) Neurempodismus (neuron et empodismus). | Die Unterdrückung der Nerventhätigkeit. Угнѣтеніе дѣятельности нервовъ.

2221) Neurempodisticus. | Von Neurempodismus herrührend. Происходящій отъ Neurempodismus.

Neurhymen, v. Neurymen.

Neurhymen Reilii, v. Vagina interna nervorum.

2222) Neuricus (v. Neuron). | Von den Nerven herrührend. Происходящій отъ нервовъ.

Neurilema, v. Neurilyma et Vagina interna nervorum.

2223) Neurilemmitas (v. Neurilyma). | Entzündung der Nervenscheiden. Воспаленіе влагалища нервовъ.

2224) Neurilyma (neuron et ειλυμα, Bedeckung, Hülle, Kleidung; покрывала) s. Neurilema. | Das Neurilem, Die Nervenscheide oder Nervenhülle. Влагалище нервовъ.

2225) Neuriticus. | Von Neuritis herrührend. Происходящій отъ воспаленія нервовъ.

2226) Neuritis (v. Neuron). | 1) Die Nervenentzündung. Воспаленіе нервовъ. 2) = Neuralgia.

Neuritis chronica, v. Rheumatismus neuralgicus.

2227) Neuroblacia (neuron et βλαχος, schlaff, unthätig; недѣятельный, вялый). | Die Unempfindlichkeit der Nerven, Wirkliche Nervenschwäche. Нечувствительность нервовъ.

2228) Neurochondrodes (Ligamentum) (neuron et chondrodes). | Ein festes, knorpelartiges Band. Связка хрящеватая.

Neurodes (febris) = Neuropyra.

2229) Neurodynia (neuron et odyne). | Der Nervenschmerz. Нервная боль.

2230) Neurogamia (neuron et gamos). | Der thierische Magnetismus. Животный магнетизмъ. Vid. Cataphora magnetica.

Neurolema, v. Neurilyma.

2231) Neurologia (neuron et logos). | Die Neurologie, Nevrologie, Nervenlehre. Ученіе или Наука о нервахъ, Нервологія.

2232) Neurometastasis (neuron et metastasis). | Die Versetzung eines Krankheitsstoffes auf die Nerven. Переносъ болѣзненнаго вещества на нервы.

2233) Neurometastaticus. | Von Neurometastasis herrührend. Происходящій отъ Neurometastasis.

2234) Neuron, νευρον, νευρα. | Der Nerv. Нервъ. Vid. Nervus.

2235) Neuronosos, Neuronusos. | Eine Nervenkrankheit. Нервная болѣзнь.

2236) Neuropathia (neuron et pathos). | Ein Nervenleiden. Нервное страданіе.

2237) Neuropathicus. | Von Neuropathia herrührend. Происходящій отъ Neuropathia.

2238) Neuropyra, Neuropyretos (neuron et pyr). | Ein Nervenfieber. Нервная лихорадка.

2239) Neuroscirrhus (neuron et scirrhus), Tumor nervosus, Ganglion s. Steatoma nervosum. | Die harte Nervengeschwulst. Твердая нервная опухоль.

2240) Neurosis cardiaca, Erethismus cordis, Spasmus cordis, Cardiospasmus, Asthma cardiacum. | Krampfsucht oder Krampf, oder Erhöhte Sensibilität, oder Irritabilität des Herzens. Судорожное раздраженное состояніе сердца, Возвышенная раздражительность или чувствительность сердца.

2241) Neurosthenia (neuron et sthenia). | Die zu grosse Thätigkeit der Nerven. Весьма большая дѣятельность нервовъ.

2242) Neurothlipsis (neuron et thlipsis). | Der Nervendruck, Der Druck auf einen Nerven. Давленіе нервовъ.

2243) Neurothlipticus. | Von Neurothlipsis herrührend. Происходящій отъ Neurothlipsis.

2244) Neurotica scil. remedia (v. Neuron). | Mittel gegen Nervenkrankheiten. Средства отъ нервныхъ болѣзней.

2245) Neuroticus (v. Neuron). | Die Nerven betreffend. Относящійся къ нервамъ.

2246) Neurotomia (neuron et teme).| 1) Die anatomische Zerlegung und Untersuchung der Nerven. Раздробленіе, разсѣченіе, приготовленіе, препарованіе анатомическое нервовъ. 2) Die kunstgemässe Zertrennung eines Nerven. Искусственное прирѣзываніе нервовъ. 3) Bei den Alten: die Verletzung einer Flechse. У древнихъ: поврежденіе сухой жилы. Vid. Praeparatio nervorum.

2247) Neurotomus (v. Neurotomia).| Der Neurotom, Der, welcher die Nerven zerschneidet, präparirt. Тотъ кто анатомически изслѣдываетъ или препарируетъ нервы, Раздробляющій нервы.

Neurymen (neuron et hymen) = Neurilyma.

Neusis, v. Numen.

Neuta, v. Neutha.

2248) Neuter, ra, rum. | Keiner von beiden, Geschlechtslos. Средній, Безпольній.

2249) Neutha, Neuta (bei Paracelsus). | Die Haut, die bei der Geburt die Ohren, die Augen bedeckt. Плевочка закрывающая уши или глаза зародыша.

2250) Neutralisatio. | Neutralisation. Приведеніе въ среднее состояніе.

Nev, v. Neu.

Nex, v. Mors.

Nexus immobilis, v. Synarthrosis.

Nexus nervorum opticorum, v. Decussatio nervorum opticorum.

Nexus ossium, v. Conjunctio ossium.

Nexus ossium mobilis, v. Diarthrosis.

Nexus stamineus oculi, v. Corpus ciliare.

2251) Nicandra physalodes, Atropa physalodes. | Schotenartige Nikandra. Никандра или Псинки (Жидовскія вишни).

Nictas, v. Nictatio.

2252) Nicotiana. | Tabak. Табакъ, Тобакъ.

2253) Nicotiana fumaria. | Rauchtabak. Курительный табакъ.

2254) Nicotiana glutinosa. | Klebriger oder Soldatentabak. Клейкій тобакъ.

2255) Nicotiana paniculata. | Rispenförmiger Tabak, Jungfertabak. Бакунъ.

2256) Nicotiana tabacum. | Gemeiner oder Virginischer Tabak. Табакъ, Тютюнъ, Тобакъ.

Nicromantia, v. Necromantia.

2257) Nictatio, Nictos, Palpebratio. | Blinzeln, Blinzen, Blinken, Blinkern, Nicken, Wimmern, Wimpern, Zwinkeln der Augen, Augenblicken, Augenblinzeln, Augenwimpern. Миганіе.

Nictitatio, v. Nictatio.

Nidorosa dyspepsia, v. Ructus.

2258) Nigella. | Schwarzkümmel. Чернушка.

2259) Nigella arvensis. | Wilder Schwarzkümmel oder Ackernigelle. Чернушка полевая.

2260) Nigella damascena. | Damascener oder Französischer Schwarzkümmel, Damascener Nigelle, Gretchen im Busch. Чернушка дамаская.

2261) Nigella sativa. | Gemeiner, Zahmer, Officineller Schwarzkümmel, Gartennigelle, Nardensamen. Чернушка.

2262) Nigredo, Nigritio, Nigritudo, Nigror, Fuscitas, Pulligo, Melasmos. | Schwärze. Чернота, Черность.

2263) Nigredo cutis. | Schwarze Haut. Черная кожа.

2264) Nigredo dentium. | Schwarze Zähne. Черные зубы, Чернота зубовъ.

2265) Nigricans. | Schwärzlich. Чернѣющій, Черноватый.

Nigrita, v. Aethiops.

Nigrities ossium = Necrosis.

Nigritio, v. Nigredo.

Nigritudo pulmonum, v. Melanosis.

Nigrogenium, v. Asoticum.
Nigromantia, v. Necromantia.
Nigromanticus, v. Necromanticus.
Nigror, v. Nigredo.
Nigrum oculi, v. Pupilla.
2266) Nihil, Nihilum, Nil. | Nichts. Ничто (ничего).
Nihilum, v. Nihil.
2267) Nihilum album, Pompholyx. | Weisses Nichts. Помфоликсъ.
2268) Nihilum griseum, Tutia, Cadmia fornacum. | Graues Nichts, Grauer Ofenbruch. Туція.
Nil, v. Nihil.
2269) Nimius. | Sehr oder Zu gross, Sehr oder Zu viel, Excessiv. Чрезмѣрный.
2270) Ninsi, Nisi, Ninzin. | Ninsin. Нинзинъ.
Nirlus, v. Rubeola variolodes.
2271) Nisus, Nixus. | Anstrengung, Nisus. Напряженіе, Сильное стараніе.
2272) Nisus formativus, Vis plastica s. formativa. | Bildungstrieb, Bildender Trieb, Bildende Thätigkeit oder Kraft, Bildungskraft, Bildendes oder Bildungsvermögen der Natur, Bildendes Leben, Plastische Kraft oder Lebenskraft, Lebenstrieb, Lebensnisus. Образовательная сила, Образовательное стремленіе.
2273) Nisus vitalis. | Lebenstrieb, Lebensnisus. Жизненное стремленіе или усиліе.
2274) Nitens. | Glänzend. Блестящій, Лоснящійся, Свѣтящій.
2275) Nitidus. | Glänzend, Schimmernd. Лоснящійся. Свѣтлый.
2276) Nitor. | Glanz, Schimmer. Блескъ. Nitoris expers. | Matt. Тусклый.
Nitras ammoniacus cum oxydo hydrargyroso, v. Hydrargyrum ammoniato-nitricum oxydatum.
Nitras argenti crystallisatum, v. Argentum nitricum crystallisatum.
Nitras argenti fusus, v. Argentum nitricum fusum.
Nitras argenti in Crystallos concreti, v. Argentum nitricum crystallisatum.
Nitras argenticus crystallisatus, v. Argentum nitricum crystallisatum.
Nitras bismuthi, v. Bismuthum subnitricum.
Nitras bismuthi praecipit., v. Bismuthum nitricum praecipitatum.
Nitras calcium depuratum, v. Kali nitricum.
Nitras hydrargyri in crystall. concretus, v. Hydrargyrum nitricum oxydulatum.
Nitras hydrargyri liquida, v. Liquor hydrargyri nitrici.
Nitras hydrargyrosus et hydrargyricus, v. Hydrargyrum nitricum oxydulatum.
Nitras kali, v. Kali nitricum.
Nitras lixiviae, v. Kali nitricum.
Nitras potassae, v. Kali nitricum.
Nitras sodae, v. Natrum nitricum.
Nitras strychnini, v. Strichnium nitricum.
Nitrogenium, v. Azot.
Nitrum, νιτρον, v. Kali nitricum.
2277) Nitrum antimoniatum. | Spiessglanzsalpeter. Селитра сурьмяная.
Nitrum argenti, v. Argentum nitricum.
Nitrum argenti fusum, v. Argentum nitricum fusum.
2278) Nitrum crudum. | Roher Salpeter. Сырая селитра.
Nitrum crystallisatum, v. Kali nitricum.
Nitrum cubicum, v. Natrum nitricum.
2279) Nitrum depuratum, Potassinum nitricum purificatum. | Gereinigter Salpeter. Селитра очищенная или чищенная, или литрованная.
Nitrum fixum, v. Kali carbonicum.
Nitrum flammans, v. Ammoniacum nitricum.
Nitrum lunae, v. Argentum nitricum fusum.
Nitrum rhomboidale, v. Natrum nitricum.
2280) Nitrum tabulatum, Lapis s. Sal prunelae. | Getäfelter Salpeter, Mineralkrystall. Селитра въ плиточкахъ или плавленная.
2281) Niveus. | Schneeweiss. Снѣжный.
2282) Nix, genit. nivis. | Der Schnee. Снѣгъ. Nives capitis. | Graue Haare. Сѣдые волосы.
Nix antimonii, v. Flores antimonii.
Nixus, v. Nisus.
Noctambulae, v. Noctambuli.
Noctambulatio, v. Somnambulismus.
2283) Noctambuli, Noctambulones, Noctambulae, Somnambuli, Somnambulones, Hypnobatae, Lunatici. | Nachtwandler, Nachtwanderer, Nachtgänger, Schlafwandler, Mondsüchtige. Лунатики.
Noctambulismus, v. Somnambulismus.
Noctambulo, v. Noctambulus.
Noctambulones, v. Noctambuli.
Noctambulus, v. plur. Noctambuli.
Noctegersia, v. Somnambulismus.
Noctiluca, v. Phosphorus.
Noctisurgium, v. Somnambulismus.
2284) Nodatio, Ligatura, Ligatura magica, Maleficium ligaminis, Anaphrodisia magica, Ligatura Macassarorum. | Nestelknüpfen, Verknüpfung. Неспособ-

ность къ сонтію причиняемая чародѣйствомъ.

2285) **Nodi** arthritici. | Gichtknoten. Узловатыя затвердѣнія составоломнаго рода.

2286) **Nodi** calcarii. | Gichtkalkknoten. Узловатыя наращенія известковыя.

Nodi caviculae pedis, v. Malleoli.

2287) **Nodi** funiculi s. venae umbilicalis, Nodi spurii funiculi umbilicalis, Varices venae s. funiculi umbilicalis. | Nabelschnurknoten, Variöse Ausdehnungen der Nabelvene, Falsche Knoten oder Blaue Aderknoten, oder Ausbeugungen, oder Aderkröpfe, oder Kröpfe der Nabelschnur. Узлы пуповины или пупочной вены.

2288) **Nodi** lactei. | Milchknoten. Узловатыя затвердѣнія въ женскихъ грудяхъ (остающіяся послѣ молочныхъ нарывовъ).

Nodi nervorum, v. Ganglia.

2289) **Nodi** pulmonum. | Knoten in den Lungen. Затвердѣнія въ лёгкихъ.

Nodi spurii funiculi umbilicalis, v. Nodi funiculi.

Nodi spurii umbilicalis, v. Nodi funiculi.

2290) **Nodosus.** | Knollig, Knotig. Узловатый.

Nodularia, v. Corallina.

Noduli nervorum, v. Ganglia.

2291) **Nodulus.** | Knötchen. Узелокъ.

2292) **Nodulus** Arantii s. Globulus Arantii, Globulus s. Parva cartilago, s. Caro valvularum aortae et arteriae pulmonalis, Nodulus Morgagni. | Aranzi's Nodulus, Knorpeliges Knötchen, Knorpeliges Knöpfchen, Gerstenkornförmiges Höckerchen der Valvuln der Aorte. Узелкы Моргагновы.

Nodulus ligamenti lateralis hyothyreoidei, v. Cartilago triticea.

Nodulus Morgagnianus, v. Nodulus valvularum aortae et arteriae pulmonalis.

Nodulus Morgagnii, v. Nodulus Arantii.

Nodulus Morgani, v. Nodulus Arantii.

Nodulus tendineus aortae et arteriae pulmonalis, v. Nodulus valvularum aortae et arteriae pulmonalis.

2293) **Nodulus** valvularum aortae et arteriae pulmonalis, Nodulus Morgagnianus s. tendineus, s. Parva pupilla, s. Papillula, s. Tuberculum valvularum aortae et arteriae pulmonalis. | Nodulus in den Valvulen der Aorte und Lungenarterie, Knötchen oder Cellulöses, oder Linsenförmiges, Knorpeliges oder Kleines, Schnichtes Knötchen und gleichsam Tendo, oder Pyramidenförmige Erhabenheit, oder Knorpeliges, fast konisches Körperchen, oder Knorpeliges Kügelchen, oder Rundliches, härtliches Knöpfchen, oder Kleines Wärzlein, oder Kleine Warze, oder Runder Kopf der halbmondförmigen Klappen der Aorta und Lungenarterie. Узелокъ Моргагновъ. Vid. Nodulus Arantii.

2294) **Nodus.** | Der Knoten. Узелъ. Vid. Articulatio, Condylus, Ganglion et Nodulus.

2295) **Nodus** chirurgicus. | Der chirurgische Knoten. Хирургическій узелъ.

Nodus hystericus, v. Globus hystericus.

2296) **Nodus** osseus. | Der Knochenknoten. Наростъ костный.

2297) **Nodus** vitalis. | Der Lebensknoten. Жизненный узелъ.

2298) **Noema**, νοημα, —ατος, —atis (νοεω, fut. νοησω, sehen, bemerken; видѣть, примѣтить). | Gedanke, Gesinnung, Entschluss, Vorhaben. Мысль, Намѣреніе.

2299) **Noesis** (νοεω, v. Noema). | Das Denken. Мышленіе.

2300) **Nolentia**, Nolitia, Noluntas. | Das Nichtwollen. Нехотѣніе.

Noli me tangere s. Noli tangere, v. Impatiens et Cancer apertus.

Nolitia, v. Nolentia.

Noluntas, v. Nolentia.

2301) **Noma**, Nome (v. Nomos), Stomacace, Stomacacea, Stomato-malacia putrida, Cheilocace, Ulocace, Labii pseudocancer, Gangraena acutissima caseosa s. pulposa, Ulitis septica, Gangraena oris interni, Necrosis infantilis. | Wasserkrebs, Mundfäule, Skorbutischer Brand des Mundes, Fäulige Mundhöhlenerweichung, Kinderbrand, Todtenwurm. Злокачественная разъѣдающая язва (во рту), Омертвѣлость у дѣтей. Vid. Herpes exedens et Stomacace scorbutica.

Noma infantum, v. Cancer aquaticus oris.

2302) **Nomas**, νομας, plur. νομαδες, Nomades. | Der Nomade. Кочующій пастухъ. Vid. Stomacace scorbutica.

Nome, v. Noma.

2303) **Nomen** (ονομα, v. Onoma). | Der Name. Имя.

2304) **Nomen** familiae s. ordinis (Bot.). | Familien- oder Ordnungsname. Имя семейства или порядка.

2305) **Nomen** genericum s. generis. | Geschlechtsname. Имя родовое или рода.

2306) **Nomen** specificum s. speciei. | Speciesname, Name der Species. Имя видовое или вида, или порода.

2307) **Nomenclatio**, Nomenclatura. | Die Nomenklatur, Benennung oder Nennung mit Namen. Номенклатура, Именованіе, Именованіе, Называніе по имени.

2308) **Nomos**, *νομος* (*νεμω*, nehmen, nehmen lassen, vertheilen, weiden; раздаю, удѣляю, пасу). | 1) Das Gesetz, Die Norm. Законъ, Обычай, Обыкновеніе, Постановленіе. 2) Die Weide. Пастбище.

2309) **Nonconductores.** | Nichtleiter. Непроводники.

2310) **Noologia** (noos et logos). | Die Lehre vom Verstande. Ученіе объ умѣ.

Noos, *νοος*, v. Nus.

2311) **Norma.** | Norm. Правило, Образецъ.

2312) **Normalis**, e, Artios. | Normal. Нормальный, Правильный.

2313) **Nosema**, *νοσημα* (*νοσεω*, krank sein; быть больнымъ). | Die Krankheit. Болѣзнь.

2314) **Nosematicus** (v. Nosema). | Krank, Von Krankheiten herrührend. Больный, Происходящій отъ болѣзней.

Noseuma = Nosema.

Noseumaticus = Nosematicus.

2315) **Nosocomia**, Nosocomis (v. Nosocomium). | Die Krankenpflege. Попеченіе о больныхъ.

2316) **Nosocomium**, *νοσοκομειον* (nosos et *κομεω*, pflegen, Kranke warten; имѣть попеченіе о больныхъ) s. Nosodochium, Valetudinarium. | Krankenhaus, Lazareth. Больница.

Nosocomium militare, v. Chirurgia militaris.

2317) **Nosocomus** (v. Nosocomium). | Der Krankenverpfleger, Krankenwärter. Попечитель больнаго, ходящій за нимъ, Больничникъ.

Nosodochium, v. Nosocomium.

2318) **Nosogenesis** (nosos et genesis) s. Nosogenia. | Die Entstehung und Ausbildung der Krankheit. Происхожденіе болѣзни.

2319) **Nosogeneticus**, Nosogenicus. | Die Nosogenesis betreffend. Къ Nosogenesis относящійся.

2320) **Nosologia** (nosos et logos). | Die Nosologie, Krankheitslehre. Нозологія, Ученіе о болѣзняхъ, Болѣзнесловіе.

2321) **Nosonomia** (nosos et nomos). | Die Lehre von den Naturgesetzen, nach denen die Krankheiten sich ausbilden. Ученіе о законахъ природы, по коимъ образуются болѣзни.

2322) **Nosopoeticus**, Nosopoeus (nosos et poesis). | Krankheit machend oder erregend. Производящій болѣзнь.

2323) **Nosos**, *νοσος*. | Die Krankheit, Der Fehler, Das Laster. Болѣзнь, Недостатокъ, Порокъ.

2324) **Nostalgia** (*νοστος*, die Rückkehr, Zuhausekunft; возвращеніе на родину; et algos) s. Nostomania, Nostrassia, Philopatridomania, Patopatridalgia. | Heimweh, Heimsucht. Тоска по родинѣ или по отчизнѣ, Домоболіе.

2325) **Nostalgicus.** | Von Nostalgia herrührend. Происходящій отъ Nostalgia.

2326) **Nostoc** commune, Tremella nostoc. | Gemeine Nostokgallerte, Gemeine Glasgallerte, Erdblume, Himmelsblume. Возгрица, Хмара, Дрожалка возгривая.

2327) **Nostomania** (*νοστος*, v. Nostalgia et Mania). | Eine Verstandesverwirrung wegen Heimweh. Помѣшательство ума отъ тоски по родинѣ. Vid. Nostalgia.

Nostrassia, v. Nostalgia.

Notae genitivae, v. Naevus.

Notae hieroglyphicae, v. Hieroglyphicae notae et Lineae fatales.

Notae infantum, v. Naevus.

Notae maternae, v. Naevi.

2328) **Notalgia** (notos et algos). | Der Rückenschmerz. Боль въ спинѣ.

2329) **Nothus**, *νοθος*. | Falsch, Unächt. Ненастоящій, Поддѣльный.

Notialgia, v. Notalgia.

2330) **Notio**, Conceptus, Idea. | Begriff. Понятіе.

2331) **Notos**, *νωτος*, plur. *νωτα*. | Der Rücken. Спина. Vid. Dorsum et Spina dorsi.

Notiometrum, v. Hygrometrum.

Noutechnia, v. Mnemonice.

2332) **Novacula**, Culter tonsorius. | Schermesser, Scheermesser, Rasirmesser. Бритва.

2333) **Novem**, *εννεα*. | Neun. Девять.

2334) **Nox**, *νυξ*, genit. noctis. | Die Nacht. Ночь.

2335) **Nubecula.** | Ein Wölkchen. Облачко. Vid. Caligo.

Nubecula corneae, v. Nephelium.

Nubeculae unguium, v. Maculae unguium.

2336) **Nubes.** | Die Wolke. Облако. Vid. Caligo.

2337) **Nubiformis.** | Wolkig. Облаковидный, Въ видѣ облаковъ.

2338) **Nuces.** | Nüsse. Орѣхи.

2339) **Nuces** avellanae. | Haselnüsse. Орѣхи.

2340) **Nuces** behen, Glandes unguentariae, Balani myrepsicae s. myristicae. | Behennüsse, Oelnüsse. Бены (Орѣхи).

Nuces catharticae americanae, v. Semen ricini majoris.

Nuces barbadenses, v. Semen ricini majoris.

2341) Nuces s. Fabae cacao. | Kakaobohnen, Kakaonüsse, Chokoladebohnen. Орѣхи какао.

2342) Nuces cocos. | Kokusnüsse. Орѣхи кокосовые.

Nuces coryli, v. Nuces avellanae.

2343) Nuces cupressi s. cypressi, s. Galbuli. | Cypressennüsse. Орѣхи кипарисные.

2344) Nuces juglandis immaturae et maturae. | Die unreifen und reifen Wallnüsse oder Welsche Nüsse. Орѣхи грецкіе или волоскіе, незрѣлые и зрѣлые.

2345) Nuces moschatae s. myristicae. | Muskatnüsse. Орѣхи мушкатные.

Nuces myristicae, v. Nuces moschatae.

2346) Nuces pistaciae. | Pistaciennüsse. Орѣхи фисташковые.

2347) Nuces vomicae. | Krähenaugen, Brechnüsse. Чилибуха, Кучеляба.

Nucha, v. Cervix, Medulla spinalis et Regio occipitalis inferior.

Nuciositas, v. Myopia.

Nucistae, v. Nuces moschatae.

2348) Nuclei cembrae. | Zirbelnüsse. Кедровые орѣхи.

2349) Nuclei cerasarum. | Kirschkerne. Ядра вишневыя.

Nuclei ossei, v. Puncta ossificationis.

2350) Nuclei persicorum. | Pfirsichkerne. Ядра персиковыя.

2351) Nuclei pineae s. Pineoli, s. Pigneoli. | Pinienkerne. Ядра кедровыя.

Nuclei pistaciae, v. Nuces pistaciae.

Nuclei pyramidis, v. Prolongationes medullares.

2352) Nucleus. | Der Kern (einer Nuss). Ядро, Зерно орѣха.

Nucleus cochleae, v. Modiolus cochleae.

2353) Nucleus (s. Pulpa) dentis. | Zahnkern, Zahnkeime. Зубной зачатокъ или Зубная мякоть.

2354) Nucleus furunculi. | Der Kern des Blutschwärs. Стержень.

Nucleus ossificationis, v. Punctum ossificationis.

Nucleus testiculi, v. Corpus Highmori.

Nucula, v. Ossicularium.

2355) Nuculae aquaticae, Tribuli aquatici. | Wassernüsse. Рогашки, чилимы, Водные орѣхи.

2356) Nuculae saponariae, Sapindi. | Seifennüsse. Мыльные орѣхи.

Nuculaneum, v. Drupa monopolypyrena.

2357) Nudi s. Gymnospermi. | Nackte Samen. Голосѣменныя.

2358) Nuditas. | Nacktheit, Nacktsein. Нагота.

2359) Nudus. | Nackt. Голый, Нагій.

Nugator, v. Nequam.

Nugatorius, v. Nequam.

Nugax, v. Nequam.

Nugigerulus, v. Nequam.

Nugipoliloquides, v. Garrulus.

Nugo, v. Nequam.

2360) Numeri, arithmi. | Zahlen. Числа.

2361) Numen, Nutamen, Nutatio, Neusis. | Nicken. Киваніе.

2362) Numerus. | Die Zahl. Число.

Numerus ternarius, v. Trias.

Nuphar s. Nenuphar luteum, v. Nymphaea lutea.

2363) Nus, νοος, νους. | Das Gemüth, Der Verstand, Die Vernunft. Умъ, Разумъ. Vid. Ratio.

Nusos = Nosos.

Nutamen, v. Numen.

2364) Nutans. | Ueberhängend. Повислый, Низвислый, Колеблющійся.

Nutatio, v. Claudicatio anatina et Numen.

Nutator capitis, v. Sterno-cleido-mastoideus.

Nutator capitis anterior, v. Musculus sterno-mastoideus.

Nutricatio, v. Nutritio.

Nutricatus, v. Lactatus.

Nutricium, v. Lactatus.

Nutriens, v. Alibilis.

2365) Nutrientia. | Ernährende Mittel, Nahrungsmittel. Питательныя средства.

Nutrimen, v. Alimentum.

Nutrimenta, v. Alimenta.

Nutrimentum, v. Alimentum.

2366) Nutritio, Nutricatio, Nutritus, Alitura. | Ernährung, Nutrition. Питаніе.

Nutrix, v. Lactans.

2367) Nutus. | Winken. Киваніе.

2368) Nux. | Nuss. Орѣхъ.

Nux balistae, v. Talus.

Nux indica, v. Nux moschata.

Nux moschata, v. plur. Nuces moschatae.

2369) Nux spuria. | Falsche Nuss. Ложный орѣхъ.

Nux vomica, v. Nuces vomicae.

2370) Nychthemeron, νυχθημερον (nyx et hemera). | Tag und Nacht, Eine Zeit von 24 Stunden. Сутки.

2371) Nyctagineae. | Nachtblumen. Ночью цвѣтущія растѣнія.

2372) Nyctalopia (v. Nyctalops). | Die Tagblindheit, Das Nachtsehen. Дневная слѣпота.

2373) Nyctalops (nyx et ops). | Der Tagblinde. Одержимый дневною слѣпотою.

Nyctanthes sambae, v. Jasminum sambae.

2374) Nyctobasis et Nyctobatesis (nyx et βαινω, βατεω, gehen, wandeln; идти). | Das Nachtwandeln. Снохожденіе. Vid. Somnambulismus.

Nyctobatesis, v. Nyctobasis.

Nyctolopia, v. Nyctalopia.

2375) Nyctotyphlosis, Coecitas nocturna, Dysopia tenebrarum, Amblyopia crepuscularis. | Die Nachtblindheit. Ночная слѣпота. Vid. Hemeralopia.

Nygma = Nyxis.

2376) Nympha, νυμφα, νυμφη. | Die Braut, Junge Ehefrau, Nymphe. Невѣста, Молодая жена, Дѣвица, Нимфа. Vid. Clitoris.

2377) Nymphae (v. Nympha), Labia interna s. minora pudendi s. pudendorum, Labia interna s. minora, Alae, Alae muliebres minores s. parvae, s. internae, Alatae ac veluti cartilagineae saepius carnosae cristae pullorum similes membranulae, Crista, Cristae clitoridis s. vulvae, Nymphae cristatae, Colliculi vaginae, Carunculae prominulae in cervicis uteri orificio s. cuticulares, Myrtum, Myrtocheilae, Myrtocheilides, Clitoris, Epideris, Cercosis. | Nymphen, Innere Lefzen oder Lippen, oder Schamlefzen, oder Flügel, oder Schamflügel, oder Schamlippen, Kleine Lefzen oder Schamlefzen, oder Schamlippen, oder Flügel, Kleinere Schamlefzen, Wasserlefzen, Harnleiter, Wasserlippen, Wassernymphen, Flügel, Schamlefzen, Kämme der weiblichen Ruthe, Jungfernblätter, Jungferhäutlein, Jungfernblättlein. Меньшія губы (женскаго дѣтороднаго уда) или сережки. Vid. Labia interna pudendi.

Nymphae cristatae, v. Nymphae.

2378) Nymphaea. | Seerose. Кувшинчикъ.

2379) Nymphaea alba, Nenuphar. | Weisse Seerose oder Seeblume, Weisse Wassernymphe oder Seemumel. Кувшинчикъ бѣлой или водяной лапушникъ, Водяныя маковки, Лататье, Кубышечки, Кувшинцы озерные.

2380) Nymphaea lutea, Nuphar, s. Nenuphar luteum. | Gelbe Seerose, Gelbe Mumel. Кувшинчикъ желтый.

Nympharum sectio, v. Nymphotomia.

Nymphes, v. Pygmaei.

2381) Nymphoea, Typus. | Das Grübchen in der Unterlippe. Ямка, ямочка на нижней губѣ.

2382) Nymphomania (nympha et mania), Furor uterinus, Metromania, Melancholia uterina, Hysteromania, Andromania. | Mutterwuth, Manntollheit. Бѣшенство матки, Мужененстовство.

2383) Nymphoncus (nympha et oncus). | Die krankhafte Geschwulst der kleinen Schamlefzen oder der Klitoris. Опухоль меньшихъ губъ или клитора.

2384) Nymphotomia (nympha et tome). | Die Nymphotomie, Nymphenverschneidung, Das Wegschneiden eines Theiles der (krankhaft vergrösserten) kleinen Schamlefzen oder der Klitoris. Обрѣзаніе части меньшихъ губъ или крайней плоти Клитора, Укорочeніе Клитора.

2385) Nystagmus, Nystaxis, νυσταγμα, νυσταγμος, νυσταξις, νυσταζω, fut. —ασω; nicken, einnippen; кивать). | Eigentlich das Nicken, Einnippen, d. h. das krankhafte Zucken in den Augenliedern, Das Blinken mit den Augen, Die Augapfelzuckung. Судорожное, непроизвольное движеніе глазныхъ вѣкъ, райка или всего глазнаго яблока, миганіе.

2386) Nythos, νυθος, νυθης. | Stumpf, Stumm. Тупой, Нѣмой.

2387) Nyx, νυξ, genit. νυκτος. | Die Nacht. Ночь.

2388) Nyxis (νυσσω, fut. νυξω, stechen, spornen; колю, толкаю). | Das Stechen, Der Einstich. Укалываніе.

O.

2389) Oaricus (v. Oarion). | Die Eierstöcke betreffend. Происходящій отъ яичниковъ.

2390) Oarion, ωαριον. | 1) Das Eichen. Яичко. 2) = Ovarium.

2391) Oaritis (v. Oarion). | Die Eierstocksentzündung. Воспаленіе яичниковъ.

Obauditio, v. Cophosis.

Obauditus, v. Cophosis.

2392) Obdormitio s. Stupor artuum. | Einschlafen der Glieder, Taubwerden der Glieder. Онѣмѣніе членовъ.

2393) Obesitas, Pinguetudo. | Fettheit, Fettigkeit. Отучнѣніе, Тучность.

Obesitas colli, v. Struma adiposa.

Obesitas morbosa, v. Adiposis et Obesitas nimia.

2395) Obesitas nimia, Adiposis, Adeliparia, Obesitas morbosa, Plethora obesa, Polysarcia, Pimelosis, Physconia adiposa,

Polypionia. | Die Fettsucht, Fettigkeit, Krankhafte Fettigkeit. Чрезмѣрная болѣзненная тучность.

Obesitas viscerum, v. Physconia adiposa.

Obex ilei, v. Valvula Bauhini.

2395) Objectum. | Objekt, Gegenstand. Предметъ.

Obiratio, v. Ira.

2396) Obitus, Decessus, Exitus, Exitus vitae, Excessus, Excessus vitae, Discessus e vita, Psychoragia. | Das Sterben, Entschlafen. Смерть, Кончина.

Obitus, v. Mors.

Oblectatio, v. Voluptas.

2397) Obliquitas. | Schiefe. Косвенность.

2398) Obliquitas dentium. | Das Schiefstehen der Zähne. Кривое, Косвенное расположеніе зубовъ.

Obliquitas uteri, v. Hysteroloxia.

2399) Obliquus. | Schief. Косый, Косвенный.

2400) Oblivio, Oblivium, Immemoria, Lethe. | Vergessenheit. Забвеніе, Забытіе.

Oblivio iners, v. Lethargus.

Oblivium, v. Oblivio.

Oblobium, v. Antilobis.

2401) Oblongus. | Länglich. Продолговатый.

Obmutescentia, v. Aphonia.

Obortus, v. Origo.

Obscoena, v. Partes obscoenae.

Obscoenitas, v. Partes obscoenae.

2402) Obscuratio corneae. | Verdunkelung der Kornea. Потемненіе роговой плевы.

2403) Obscuritas. | Dunkelheit, Finsterniss. Темнота, Мрачность.

2404) Obscurus. | Dunkel. Темный.

Obsequentia, v. Obsequium.

2405) Obsequium, Obsequentia. | Nachgiebigkeit. Покорность, Угожденіе.

2406) Observatio. | Beobachtung, Bemerkung. Наблюденіе, Примѣчаніе.

2407) Obsessus. | Ein Besessener. Бѣсноватый, Бѣсный.

2408) Obsoletus, a, um. | Alt, Veraltet. Неупотребительный, вышедшій изъ употребленія.

Obsonium, v. Opsonium.

Obstetricia ars, v. Ars obstetricia.

Obstetricium, v. Ars obstetricia.

2409) Obstetrix. | Eine Hebamme. Повивальная бабка.

Obstinatio, v. Pertinacia.

Obstipa cervix, v. Caput obstipum.

Obstipatio alvi, v. Obstructio alvi.

2410) Obstipatio, viae angustatio, angustia parietum s. solidi. | Verengerung der Wände der Gefässe. Суженіе стѣнъ сосудовъ.

2411) Obstipitas, Caput s. Collum obstipum, Cervix obstipa, Torticollis, Cephalexia. | Schiefer, steifer, Krummer Hals oder Kopf. Кривая шея, неподвижность, искривленіе, сведеніе шеи къ одной сторонѣ.

2412) Obstipitas adnuens. | Der nach vorn gerichtete, schiefe Hals. Искривленіе шеи къ передн.

2413) Obstipitas dolorosa, spuria. | Die unächte Steifheit oder Schiefstehung des Halses. Ложное искривленіе шеи.

2414) Obstipitas gibbosa. | Krümmung des Nackens. Искривленіе затылка.

2415) Obstipitas lateralis. | Der seitwärts gerichtete, schiefe Hals. Искривленіе шеи на одну какую либо сторону.

2416) Obstipitas ossaria. | Schiefer Hals von Knochenübel. Искривленіе шеи отъ болѣзней костей.

2417) Obstipitas paralytica. | Lähmung des Halses, Schiefer Hals von Lähmung. Искривленіе шеи отъ паралича.

2418) Obstipitas renuens. | Der nach hinten gerichtete, schiefe Hals. Искривленіе шеи къ зади.

2419) Obstipitas senilis. | Der schiefe Hals bei Greisen. Искривленіе шеи у старцевъ.

2420) Obstipitas spasmodica, Tetanus collaris. | Der Halsstarrkrampf, Die Halsstarre. Судорожная неподвижность шеи; Искривленіе шеи судорожное.

Obstipitas spuria, v. Obstipitas dolorosa.

2421) Obstipitas vera. | Der ächte, schiefe Hals. Настоящая кривая шея.

2422) Obstipitas violenta, Trachelophyma s. Bronchocele, s. Dysphagia s. Angina devia. | Schwerbeweglichkeit des Halses von gewaltthätiger Verletzung. Неподвижность или Искривленіе шеи въ слѣдствіе насильственныхъ поврежденій.

2423) Obstructio, Infarctus, Angustatio humoralis ab stagnatione. | Verstopfung. Завалъ, Засореніе, Инфарктъ.

2424) Obstructio alvi, Adstrictio, Suppressio, Coprostasia, Obstipatio alvi, alvus suppressa, segnis, clausa, astricta. | Leibesverstopfung, Hartleibigkeit. Запоръ брюха или низомъ.

Obstructio ductus salivalis stenoniani, v. Stenostegnosis.

Obstructio pseudoperipneumonica, v. Pneumonia pituitosa.

Obstructio pulmonum pituitosa, v. Orthopnoea pituitosa.

Obstructio pulmonum pituitosa chronica, v. Asthma humidum.

Obstructio pulmonum pituitosa febrilis, v. Pneumonia pituitosa.

Obstructiones viscerum, v. Infarctus.

2425) **Obstruentia.** | Verstopfende Mittel. Средства засореніе или запоръ причиняющія.

2426) **Obtundentia.** | Lindernde Mittel. Смягчительныя, укрощающія средства.

2427) **Obturamentum.** | Ein Pfropf, Stöpsel. Пробка.

2428) **Obturator** (scil. musculus). | Obturator, Verstopfer. Мышица запирающая, запирательная, заслоняющая, закупоривающая.

2429) **Obturator** externus, Musculus extrapelvio-trochantericus. | Aeusserlicher Verstopfer. Мышица запирающая наружная.

2430) **Obturator** internus, Musculus marsupialis s. bursalis, s. intrapelvio-trochantericus, s. sub-pubo-trochantericus. | Innerer Obturator, Innerer Verstopfer, Taschenmuskel, Beutelmuskel. Мышица запирательная внутренняя или сумочная.

2431) **Obturatores**, Rotatores femoris, Musculi obturatorio-trochanterici. | Obturatoren, Hüftbeinlochmuskeln, Schenkelroller, Verschliessende od. Verstopfende Muskeln, Verstopfungsmuskeln, Zustopfende Mäuslein. Мышицы запирающія, запирательныя.

2432) **Obtusio**, Hebetudo. | Stumpfheit. Тупость.

2433) **Obtusus.** | Stumpf. Тупый.

Obtutus, v. Spectus.

2434) **Obvolventia.** | Einhüllende Mittel. Оболакивающія средства.

Occasionalismus, v. Systema occasionale.

Occipitium, v. Occiput et Regio occipitalis.

2435) **Occiput**, Occipitium, Cotis, Inion. | Hinterkopf, Hinterhaupt. Затылокъ, Задняя часть головы. Vid. Os occipitis et Regio occipitalis.

2436) **Occultans.** | Das Versteckmittel. Средство скрывающее.

Ocelli, v. Oculi.

2437) **Ochema**, ὀχημα (ὀχέω, fut. —ησω; führen, tragen, fortschaffen; движу впередъ, веду, ношу). | 1) Das Fuhrwerk, Fahrzeug. Повозка, Колесница. 2) Ein flüssiges oder trockenes Vehikel eines Arzneimittels. Жидкое или сухое воспринимающее средство.

Ocheteomata, v. Foramina nasi.

2438) **Ocheus**, ὀχεύς (ἔχω, haben, halten, tragen; имѣть, держать). | Der Hodensack. Мошонка.

2439) **Ochlos**, ὄχλος. | Der grosse Haufen, Das Volk, Der Pöbel. Толпа людей, Народъ, Чернь.

2440) **Ochra**, ὤχρα, s. Lil. | Gelberde, Ochergelb, Ocher, Oker. Охра, Желтая земля.

2441) **Ochraceus.** | Ochergelb. Охряный.

2442) **Ochrea.** | Tute. Трубка, Ножны.

2443) **Ochriasis** (ὠχριάω, blass sein; быть блѣднымъ). | Die (gelbliche) Blässe des Gesichts. (Желтоватая) блѣдность лица.

2444) **Ochropyra** (ochra et pyretos). | Das gelbe Fieber. Желтая лихорадка. Vid. Febris flava.

2445) **Ochros**, ὠχρός. | Blassgelb, besonders von der Gesichtsfarbe. Блѣдный, желтоватый, блѣдно-желтоватый.

Ochrus pallida, v. Latyris ochrus.

Ochthe, v. Ochthos.

2446) **Ochthodes**, ὀχθώδες (ochthos et eidos). | Ein Geschwür mit harten, kallösen Rändern. Язвы имѣющія мозолистыя краи.

2447) **Ochthos**, ὄχθος. | Der Rand, Die Erhöhung. Край, Возвышеніе.

2448) **Ocimum.** | Das Basilicum. Базиликъ.

2449) **Ocimum** basilicum, citratum. | Gemeines Basilikum, Basilienkraut. Базиликъ, Василикъ, Василева трава.

Ocimum citratum, v. Ocimum basilicum.

2450) **Ocimum** minimum. | Kleines Basilikum oder Basilienkraut. Базиликъ малый.

2451) **Oclasis**, Oclasma, Hoclasis, Hoclasma. | Niederkauern. Приклоненіе верхнею половиною тѣла.

Oclasma, v. Oclasis.

Ocothea pichurim, v. Persea pichurim.

Ocrea, v. Crista tibiae et pes hippocampi minor.

2452) **Octaedron** (octo et hedra). | Das Oktaeder, Ein Körper mit 8 Flächen. Осмиплощадникъ, Осмигранникъ.

2453) **Octamenos** (octo et μην, v. Mensis). | Achtmonatlich. Восемь-мѣсячный.

Octamenos partus, v. Partus octimestris.

2454) **Octandria** (octo et andria). | Achtmännige, Die 8. Lin. Kl. der Pflanzen mit 8 Staubfäden. Восмимужіе, 8ая Лин. кл. растѣній, имѣющихъ восемь тычинокъ.

Octimestris partus, v. Partus octimestris.

2455) Octo, οκτω. | Acht. Восемь.

Octopus moschatus, v. Eledone moschata.

Octopus vulgaris, v. Eledone octopodia.

2456) Ocularis. | Die Augen betreffend. Глазный, Очный.

Ocularius, id.

2457) Oculi, Ocelli, Organa visus s. visoria, Visoria, Cubicula visus, Lumina, Portae solis. | Augen, Sehorgane, Gesichtsorgane. Глаза, Очи. Vid. Gemmae.

2458) Oculi acuti. | Ein scharfes Gesicht. Острое зрѣніе.

Oculi atricolores, v. Oculi nigri.

Oculi caerulei, v. Oculi caesii.

2459) Oculi caesii s. glauci, s. caerulei, s. coerulei. | Blaue Augen. Голубые глаза.

Oculi cancrorum, v. Lapides cancrorum.

2460) Oculi choropi. | Gelbe Augen. Желтые глаза.

2461) Oculi cineracei. | Graue Augen. Сѣрые глаза.

Oculi coerulei, v. Oculi caesii.

Oculi expressio, v. Ophthalmoptosis.

2462) Oculi flavi. | Gelbe Augen. Желтые глаза.

2463) Oculi fulvi s. rufi. | Dunkelrothe Augen. Темно-красные глаза.

2464) Oculi fusci s. spadicei. | Dunkelbraune Augen. Глаза темносѣрые, бурые.

Oculi glauci, v. Oculi caesii.

Oculi gramiosi, v. Epiphora sebacea.

Oculi libidine marcidi, v. Oculi morsicantes.

2465) Oculi morsicantes s. libidine marcidi, Lumina marcidula. | Verliebte, Schmachtende Augen. Томные, влюбленные глаза.

2466) Oculi nigri s. nigricolores, s. atri, s. atricolores. | Schwarze Augen. Черные глаза.

Oculi nigricolores, v. Oculi nigri.

Oculi rufi, v. Oculi fulvi.

Oculi spadicei, v. Oculi fusci.

2467) Oculi virides. | Grüne Augen. Зеленые глаза.

Oculista, v. Ophthalmiater.

2468) Oculus. | Das Auge. Глазъ, Око. Vid. Rudimentum foetus.

2469) Oculus artificialis. | Ein künstliches Auge. Искуственный глазъ.

Oculus coesius, v. Glaucoma.

Oculus duplex, v. Binoculus.

Oculus elephantinus, v. Hydrophthalmia.

Oculus genu, v. Patella.

Oculus lacrymalis, v. Epiphora primaria.

Oculus leporinus, v. Lagophthalmus.

Oculus nocturnus, v. Hemeratyphlosis.

2470) Oculus purulentus. | Eiterauge. Гноеточивость глазъ. Vid. Hypopyon et Blepharophthalmia purulenta.

Oculus purulentus Warei, i. q. Blepharoblennorrhoea.

Oculus scapulae, v. Spina scapulae.

Oculus simplex, v. Monoculus.

Ocymum, v. Ocimum.

2471) Oda, ωδη. | Das Singen, Der Gesang, Die Ode. Пѣніе, Ода.

2472) Odaxesmus, οδαξησμος (οδαζω, οδαξω, beissen, ein Gefühl von Brennen verursachen; кусать, свербить, причинять зудъ) = Odontiasis.

Odaxismus, v. Odaxesmus et Dentitio difficilis.

2473) Odaxismus posterior. | Das zweite Zahnen, Der Zahnwechsel. Вторичное прорѣзываніе зубовъ, Перемѣненіе зубовъ.

2474) Odaxismus prior. | Das erste Zahnen. Первое прорѣзываніе зубовъ.

2475) Odin, ωδιν, ωδις, genit. —ινος, —inis (ωδιναω, fut. —ησω, et οδινω, fut. —ινω; Geburtsschmerzen haben; имѣть боль во время родовъ). | Die Wehen, Geburtsschmerzen. Боли, потуги во время родовъ.

2476) Odinicus (v. Odin). | Von den Wehen herrührend. Происходящей отъ болей родовъ.

Odis = Odin.

2477) Odium, Simultas, Simultates. | Hass. Ненависть.

2478) Odmalea (v. Odme). | Stark od. Uebelriechend. Зловонный.

2479) Odme, οδμη. | Der Geruch. Запахъ.

Odmodea = Odmalea.

Odontagogum = Odontagra.

2480) Odontagra (dens et agra, v. Odus et Agra). | Die Zahnzange. Зубные щипцы, Клещи для выдергиванія зубовъ, Зуборватель.

2481) Odontalgia (odus et algos), Odontagra, Odontitis, Dolor dentium. | Zahnweh, Zahnschmerzen. Зубная боль, Зубоболеніе.

2482) Odontalgia arthritica. | Der arthritische Zahnschmerz. Ломотная зубная боль.

2483) Odontalgia cariosa, Caries s. Necrosis dentium. | Beinfrass der Zähne. Зубная гниль, Костоѣда зубовъ.

2484) Odontalgia consensualis. | Der konsensuelle Zahnschmerz. Зубная боль сочувственная.

2485) Odontalgia gravidarum. | Der Zahnschmerz der Schwangern. Зубная боль беременныхъ.

2486) Odontalgia hysterica, spasmodica. | Der hysterische, krankhafte Zahnschmerz. Истерическая или судорожная зубная боль.

2487) Odontalgia inflammatoria, odontitis. | Zahnentzündung. Воспаленіе зубовъ.

2488) Odontalgia intermittens. | Der periodische, intermittirende Zahnschmerz. Періодическая, перемѣжающаяся зубная боль.

Odontalgia spasmodica, v. Odontalgia hysterica.

2489) Odontalgicus (v. Odontalgia). | Von Zahnschmerzen herrührend. Происходящій отъ зубной боли.

Odontes, v. Dentes.

Odontharpaga = Odontagra.

Odontholithus, v. Odontolithus.

2490) Odontiasis (ὀδοντιαω, zahnen, Zähne bekommen; получить зубы, прорѣзываются зубы). | Das Zahnen, Das Schwerzahnen. Полученіе (трудное), Прорѣзываніе зубовъ. Vid. Dentitio.

Odontiasis morbosa, v. Dentitio difficilis.

2491) Odontica (v. Odonticus). | Zahnmittel oder Mittel gegen Zahnschmerzen. Средства отъ зубной боли.

2492) Odonticus (v. Odus). | Die Zähne betreffend, davon herrührend. Происходящій отъ зубовъ.

2493) Odontitis (odus). | Die Zahnentzündung, Der Zahnschmerz von Entzündung des Zahnes. Воспаленіе зубовъ, Воспалительная зубная боль отъ воспаленія зубовъ. Vid. Odontalgia et Odontalgia inflammatoria.

2494) Odontodes, odontoideus (odus et eidos). | Zahnförmig. Зубовидный.

Odontogenia, v. Formatio dentium.

2495) Odontoglyphis, Odontoglyphon (odus et γλυφω, meisseln, schnizzen; вырѣзывать). | Die Zahnfeile, Der Zahnmeissel. Инструментъ для соскобливанія виннаго камня съ зубовъ. Vid. Dentiscalpium.

Odontoideus, v. Odontodes.

2496) Odontolithus (odos et lithos). | Speichelzahnstein, Zahnstein. Винный камень, наростающій на зубахъ. Vid. Tartarus dentium.

2497) Odontopathia (odus et pathos) morbi dentium. | Krankheiten der Zähne. Болѣзни зубовъ.

Odontophya, v. Dentitio difficilis.

Odontophyia (odus et φυω, v. Physis) = Odontiasis.

Odontosmegma (odus et smegma) = Odontotrima.

2498) Odontotherapia (odus et therapia). | Die Zahnheilkunde, Zahnarzneikunde. Наука о лѣченіи зубныхъ болѣзней.

Odontotrimma (odus et trimma) = Dentifricium.

2499) Odor, odos, odoratus, olfactus. | Geruch. Запахъ.

2500) Odor cadaverosus. | Kadaveröser Geruch, Leichengeruch. Трупный запахъ.

Odor caprinus, v. Odor hircinus.

2501) Odor hircinus s. caprinus. | Bocksgeruch. Запахъ козлиный, Козломъ вонючій.

2502) Odoramentum. | Ein Riechmittel. Пахучое средство.

2503) Odoramentum liquidum. | Ein flüssiges Riechmittel. Жидкое пахучее средство.

2504) Odoramentum siccum. | Riechpulver. Пахучій порошокъ, нюхательное средство.

2505) Odorans. | Riechend. Пахучій, душистый.

2506) Odoratio, Odoratus, Olfactus. | Geruchsinn, Geruch, Geruchsart, Geruchsvermögen, Riechsinn, Riechen. Обоняніе, Чувство обоняніе.

Odoratus, v. Odor et Odoratio.

Odoriferum, i. q. Odoramentum.

Odos, v. Odor.

Odous, v. Processus odontoideus epistrophei.

2507) Odus, ὀδους, genit. ὀδοντος. | Der Zahn. Зубъ.

2508) Odyne, ὀδυνη (ὀδυω, ὀδυνω; Schmerz, Gram verursachen; причинять боль, печаль). | Der Schmerz. Боль. Vid. Dolor.

Odynema, v. Odyne.

2509) Odynicus (v. Odyne). | 1) Schmerzhaft. Больной. 2) Von Schmerz herrührend. Происходящій отъ боли.

2510) Oeconomia animalis, Oeconomia corporis animalis. | Animalische, thierische Oekonomie. Животная экономія. Vid. Physiologia.

Oeconomia corporis animalis, v. Oeconomia animalis.

2511) Oeconomicus. | Oekonomisch, Sparsam. Экономическій, Бережливый.

2512) Oedaleus (v. Oedema). | Geschwollen, Gedunsen. Опухлый, Надутый.

Oedalicus = Oedaleus.

2513) Oedema, οἰδημα, οἰδμα, οἰδος (οἰδαω, οἰδεω; fut. οἰδησω; schwellen;

опухать), Phlegmatia. | Oedem, Wassergeschwulst, Wässerige Geschwulst. Отёкъ.

2514) Oedema aquosum. | Die wässerige Hautgeschwulst. Водяная опухоль кожи, Кожная водяная болѣзнь.

2515) Oedema articulare. | Gelenködem. Отекъ въ составахъ.

Oedema calidum palpebrarum, v. Blepharophthalmia erysipelatosa.

2516) Oedema capitis. | Hautgeschwulst des Kopfes. Отекъ головы.

Oedema concretum, v. Scleriasis neonatorum.

Oedema cruentum, v. Sugillatio.

2517) Oedema erysipelatodes s. erysipelatosum. | Die rothlaufartige Hautgeschwulst. Отекъ рожистый или съ рожею сопряженный.

Oedema flaccidum, v. Oedema serosum.

Oedema fugax, v. Anathymiasis.

2518) Oedema funiculi spermatici, Hydrocele funiculi spermatici universalis. | Wassersucht des Samenstranges. Водяная болѣзнь сѣменнаго канатика.

2519) Oedema lacteum, puerperarum, Phlegmatia alba dolens s. Scelalgia, s. Sceloncus, s. Leucophlegmatia puerperarum. | Weisse Schenkelgeschwulst (Zellgewebeverhärtung) der Wöchnerinnen. Бѣлая, болящая опухоль на бедрѣ родильницъ.

2520) Oedema lymphaticum. | Die lymphatische Hautgeschwulst. Пасочная кожная опухоль.

2521) Oedema oculi. | Hautwassergeschwulst des Auges. Отекъ глазъ.

2522) Oedema palpebrarum, Leucophlegmatia palpebrarum. | Oedem der Augenlieder. Отекъ вѣкъ.

2523) Oedema pedum. | Oedem der Füsse, Fusshautgeschwulst. Водяная или холодная опухоль ногъ.

2524) Oedema pericranii. | Das unter der Beinhaut des Schädels sitzende Oedem. Отекъ подъ надчерепною плевою, надчерепной плевы.

2525) Oedema phlegmonodes. | Die entzündliche Hautgeschwulst. Воспалительный отекъ, воспалительная водяная опухоль.

Oedema puerperarum, v. Oedema lacteum.

Oedema pulmonum, v. Hydrops pulmonum.

2526) Oedema saccatum. | Die beutelige Hautgeschwulst. Мѣшечная, кожная водяная опухоль.

2527) Oedema scirrhodes. | Die harte Hautgeschwulst. Твердая кожная водяная опухоль, Отекъ съ окрѣплостію.

2528) Oedema scroti aquosum, Hydroscheon diffusum, Hydrops anasarca scroti, Hydrocele dartos. | Wassersucht des Hodensackes, Wässerige Geschwulst des Hodensackes. Отёкъ или водяная опухоль мошонки.

2529) Oedema scroti calidum, oedoitis scrotalis. | Entzündung des Hodensackes. Воспаленіе мошонки.

Oedema scroti cruentum, v. Haematocele oedematosa.

2530) Oedema scroti purulentum. | Eitergeschwulst des Hodensackes. Гноевидная опухоль мошонки, или опухоль мошонки отъ изліянія въ клетчатую плеву ея гноя.

2531) Oedema scroti urinosum, Oscheocele s. hydrocele urinosa, urocele. | Harngeschwulst des Hodensackes. Опухоль мошонки отъ изліянія мочи въ клетчатую плеву.

2532) Oedema serosum, flaccidum. | Die seröse Hautgeschwulst. Сывороточная, кожная водяная опухоль.

Oedema spasticum, v. Anathymiasis.

2533) Oedema urinosum. | Die Harnhautgeschwulst. Отекъ отъ изліянія мочи.

2534) Oedema uteri, Scleroma uteri aquosum, Hydrometra cellulosa. | Oedematöse Anschwellung der Mutter. Отекъ матки, скопленіе воды въ клетчатомъ сплетеніи матки.

Oedema vulvae, v. Episioncus oedematosus.

Oedematia = Oedema.

2535) Oedematia frigida, lenta. | Die kalte Hautgeschwulst. Холодный отекъ.

Oedematia lenta, v. Oedema frigidum.

2536) Oedematicus. | Von Oedema herrührend. Происходящій отъ Oedema.

2537) Oedematischesis (oedema et ischesis). | Die Verhaltung, Zurückhaltung, Die Zurücktreibung eines Oedems. Вогнаніе внутрь водяной опухоли.

2538) Oedematischeticus. | Von Oedematischesis herrührend. Происходящій отъ Oedematischesis.

2539) Oedematodes (oedema et eidos). | Einem Oedem ähnlich. Похожій на отёкъ.

2540) Oedematostrophe (oedema et strophe), Oedemastrophia. | Das Zurücktreten eines Oedems. Вогнаніе, скрытіе внутрь отёка.

2541) Oedematostrophicus. | Von Oedematostrophe herrührend. Происходящій отъ Oedematostrophe.

2542) Oedematosus. | Oedematös. Отекистый, сопряженный съ отёкомъ, опухлый,

Oedemischesis = Oedematischesis.
Oedemischeticus = Oedematischeticus.
Oedemosarca (oedema et sarx) = Oedema scirrhodes.
Oedes, v. Humor aqueus.
Oekonomie, v. Oeconomia.
2543) **Oenanthe.** | Die Rebendolde. Кропило.
2544) **Oenanthe crocata.** | Safrangelbe Rebendolde, Gelber Wasserfilipindel. Кропило шафранное.
2545) **Oenanthe fistulosa.** | Röhrige Rebendolde. Кропило дудчатое.
2546) **Oenanthe phelandrium**, Phelandrium aquaticum. | Wasserfenchel, Rossfenchel, Pferdesamen. Омежникъ, или укропъ конскій или водяный.
2547) **Oenelaeum** (oenus et elaeon). | Ein Getränk aus Oel und Wein. Питье изъ масла и вина.
2548) **Oenodes** (oenus et eidos). | Weinartig, Weinähnlich. Подобный вину.
2549) **Oenogala** (oenus et gala). | Die Weinmolken, Ein Getränk aus Wein und Milch. Винная сыворотка, Питье изъ вина и молока.
Oenoides = Oenodes.
Oenoleum = Oenelaeum.
Oenomania, v. Delirium tremens.
2550) **Oenomel** (oenus et meli), Oenomeli. | Der Weinmeth, Honigwein. Медъ съ виномъ.
Oenostagma (oenus et stegma) = Spiritus vini.
2551) **Oenothera.** | Nachtkerze. Ослинникъ.
2552) **Oenothera biennis**, Onagra, Rapunculus. | Zweijährige Nachtkerze, Gelbe, französische Rapunzel. Ослиная нога, или трава, Ослово зелье.
Oenothicus, v. Oenothionicus.
2553) **Oenothionicus** (oenus et thion). | Schwefelweinsauer. Сѣрновинокислый.
2554) **Oenus**, οινος. | Der Wein. Вино.
2555) **Oesophageus** (v. Oesophagus). | Die Speiseröhre betreffend. Принадлежащій къ пищепріемному горлу.
2556) **Oesophagismus** (v. Oesophagus), 1) = Oesophagitis, 2) = Dysphagia, 3) = Oesophagospasmus.
2557) **Oesophagitis** (v. Oesophagus), Angina oesophagea. | Entzündung der Speiseröhre. Воспаленіе пищепріемнаго горла.
2558) **Oesophagopathia** (oesophagus et pathos). | Ein Leiden der Speiseröhre. Страданіе пищепріемнаго горла.
2559) **Oesophagopathicus.** | Von Oesophagopathia herrührend. Происходящій отъ Oesophagopathia.
2560) **Oesophagorrhagia** (oesophagus et rhage). | Eine Blutung aus der Speiseröhre. Кровотеченіе изъ пищепріемнаго горла. Vid. Haematemesis.
2561) **Oesophagorrhoea** (oesophagus et rhoea). | Eine Ausscheidung von Blut und andern Säften aus der Speiseröhre. Отдѣленіе крови и другихъ соковъ изъ пищепріемнаго горла.
2562) **Oesophagos**, Oesophagus, οισοφαγος (οιω, οιζω; fut. οισω, tragen; приносить et φαγω, essen; ѣсть) s. Gula, Stomachus, Via stomachi et ventris, Guttur, Fistula cibaria, Pharynx, Arteria, Fistula vel infundibulum ventriculi, Meri, Vesci, Brochus, Isthmus, Laemos, Laucania, Leucania. | Oesophagus, Speiseröhre, Speiserohr, Schlund, Schlunddarm, Magenschlund, Gurgel, Speisegang, Magenmund, Kehle, Rachen, Speisekanal. Пищепріемное горло, Естественный каналъ.
2563) **Oesophagospasmus** (oesophagus et spasmos). | Speiseröhrenkrampf. Судороги, корчи пищепріемнаго горла.
Oesophagus, v. Oesophagos.
Oesophagus succenturiatus, v. Pharyngocele.
Oestromania (oestrus et mania) = Nymphomania.
Oestrum veneris, v. Clitoris.
2564) **Oestrus**, οιστρος. | 1) Die Bremse. Оводъ. 2) Oestrus venereus. | Die heftige Begierde nach etwas, bes. beim Vieh zur Begattung. Ужасное стремленіе животныхъ къ случкѣ. 3) = Clitoris.
2565) **Oestrus bovis.** | Ochsenbremse. Оводъ воловый.
2566) **Oestrus equi.** | Pferdebremse. Оводъ лошадиный.
2567) **Oestrus ovis.** | Schafbremse, Stirngrübler, Nasenbremse. Овечій оводъ.
Oestrus venereus, v. Oestrus.
2568) **Oesypus**, Oesypa, Oesypum (lana succida, sordida, vellus succidum). | Die schmutzige Wolle, Das Wollenfett. Немытая, грязная шерсть; Жаръ содержащійся въ такой шерсти.
2569) **Officialis**, e (Officium). | Das Amt, Den Dienst betreffend. Должностный, До должностей касающійся.
2570) **Officina.** | Apotheke, Barbierstube. Аптека, Цырюльня.
Officina pharmaceutica, v. Apotheca.
2571) **Officinalis**, e. | Officinal. Аптекарскій, Находимый въ Аптекахъ.
2572) **Officium.** | Die Pflicht, Der Dienst, Das Amt, Die Gefälligkeit. Долж-

ность, Долгъ, Обязанность, услуга, одолженіе.

Officium spiritus ducendi, v. Actus respirationis.

2573) Offensio, Dysthesis, Dysthymia. | Unwille. Оскорбленіе, Досажденіе.

Ogla, v. Oogala.

Oides, v. Humor aqueus.

2574) Oikos (εικω, οικεω; wohnen; жить, обитать). | Das Haus, Die Wohnung, Die Familie. Домъ, Жилище, Комната; семейство.

Oktaedron, v. Octaedron.

2575) Olea. | Oelbaum. Маслина.

Olea adusta, v. Olea empyreumatica.

2576) Olea aetherea, volatilia, essentialia, destillata, stillatitia. | Aetherische, flüchtige, destillirte Oele. Эфирныя, Эѳирныя, летучія, существенныя или перегнанныя масла.

2577) Olea cocta. | Gekochte Oele. Масла варенныя.

Olea destillata, v. Olea aetherea.

2578) Olea Europea. | Europäischer Oelbaum, Olivenbaum. Масличина Европейская, Оливковое дерево.

2579) Olea empyreumatica, foetida, adusta. | Empyreumatische Oele. Пригорѣлыя, вонючія масла.

Olea essentialia, v. Olea aetherea.

2580) Olea expressa. | Ausgepresste Oele. Выжатыя масла.

Olea fixa, v. Olea pinguia.

Olea foetida, v. Olea empyreumatica.

2581) Olea fragrans. | Wohlriechender Oelbaum. Маслина пахучая.

2582) Olea infusa. | Infundirte Oele. Настоенныя масла.

2583) Olea pinguia, fixa, unguinosa. | Fette Oele. Жирныя, постоянныя, тучныя масла.

Olea unguinosa, v. Olea pinguia.

Olea volatilia, v. Olea aetherea.

2584) Olecranarthrocace (olecranon et arthrocace). | Die Ellenbogengelenkverderbniss, Dasselbe im Ellenbogengelenk, was Koxalgia im Hüftgelenk. То самое въ локотномъ суставѣ, что и произвольное хромание имѣющее мѣсто въ составѣ вертлуга.

2585) Olecranon, ωλεκρανον, ολεκρανον (ωλην, ωλενη; der Ellenbogen; локоть; ολος, ουλος, ωλος; krumm, gebogen; кривый) s. Olecranum, Ancon, Processus anconaeus s. anconeus ulnae, Caput cubiti, Tuberositas ulnae, Cubitus, Cybiton, Pars cubiti gibbera, Gibber, Giber, Gibbus, Exterior cubiti protuberantia s. gibbositas, Processus posterior s. externus, s. major partis superioris ulnae, Rostrum externum s. posterius, Glans s. Corona, s. corona posterior, Additamentum uncatum ulnae, Vertex cubiti, Eminentia magna magnae extremitatis ulnae, Patella fixa, Olecranum fixum, Acrolenium. | Olekranum, Ellenbogenknorren, Ellenbogenhöcker, Hinterer Fortsatz oder Hakenförmiger Knorren, oder Auswendiger Fortsatz, od Schnabel, od. Grosse Rauhigkeit, oder Grosser Höcker, od. Höcker, oder Grosse Erhebung, oder Höckerfortsatz, oder Grosser, oberer od. Hinterer Fortsatz, oder Kopf, Aeusserer Fortsatz, Grösste Ecke oder Gipfel, od. Haken der obern Extremität der Ulna. Локтевый, Самолокотный, Локотный отростокъ.

Olecranum, v. Olecranon.

Olecranum fixum, v. Olecranon.

Olecranum mobile, v. Patella.

Olene, ωλενη, ωλην = Ulna.

Olera, v. sing. Olus.

2586) Olethros, ολεθρος (ολεω, ολλυμι; verderben, untergehen; гублю). | Das Verderben, Der Tod. Погибель, Смерть.

Oletum humanum, v. Faeces.

2587) Oleum. | Das Oehl, Oel. Масло.

2588) Oleum abrotani. | Stabwurzöl. Масла божьяго дерева.

2589) Oleum absinthii. | Wermuthöl. Масло полынное.

2590) Oleum aethereum, Oleum destillatum. | Aetherisches Oel, Flüchtiges Oel, Destillirtes Oel. Эфирное, Летучее, Перегнанное масло.

2591) Oleum aethereum amygdalarum amararum. | Aetherisches Bittermandelöl. Перегнанное масло горькаго миндаля.

2592) Oleum aethereum succini. | Aetherisches Bernsteinöl. Масло перегнанное янтарное.

2593) Oleum anethi. | Dillöl. Масло укропное.

2594) Oleum angelicae. | Angelikenöl. Масло дягельное.

2595) Oleum animale. | Thierisches Oel. Животное масло.

2596) Oleum animale aethereum, Oleum pyro-animale depuratum, Oleum animale Dippelii, Oleum cornu cervi rectificatum, Oleum empyreumaticum cornu cervi rectificatum. | Rektificirtes, ätherisches Thieröl, Dippel's thierisches Oel, Dippelisches Oel, Dippel's Thieröl. Дипнеліево животное масло.

Oleum animale Dippelii, v. Oleum animale aethereum.

2597) Oleum animale foetidum, Oleum pyro-animale, Olèum cornu cervi vel cornu cervi foetidum. | Thieröl, Knochenöl, Hirschhornöl, Thierbrandöl. Масло пригорѣлое или вонючее - животное.

2598) Oleum anisi. | Anisöl. Масло анисное.

2599) Oleum anisi stellati s. Badiani. | Sternanisöl. Масло бадіанное.

2600) Oleum anisi sulphuratum, Balsamum sulphuris anisatum. | Schwefelhaltiges Anisöl, Geschwefelter Anisbalsam. Бальзамъ сѣро - анисный.

2601) Oleum anthelminticum Schaberti. | Das Schabertische Wurmöl. Шабертово противоглистное масло.

2602) Oleum anthos. | Rosmarinöl. Масло розмариновое.

Oleum antimonii, v. Liquor stibii muriatici.

2603) Oleum asphalti. | Asphaltöl, Erdharzöl, Judenpechöl. Масло смолы жидовской, или смолы горной.

2604) Oleum aurantiorum corticum. | Pomeranzschalenöl. Масло померанцовой корки.

Oleum ammoniatum, v. Linim. ammoniatum.

2605) Oleum amygdalarum. | Mandelöl. Миндальное масло.

2606) Oleum amygdalarum amararum. | Bitteres Mandelöl. Масло горько - миндальное.

Oleum amygdalarum amararum aethereum, v. Oleum aethereum amygdalarum amararum.

2607) Oleum amygdalarum amararum expressum. | Das gepresste Bittermandelöl. Масло горько миндальное выжатое.

2608) Oleum amygdalarum dulcium. | Süsses Mandelöl. Масло сладко - миндальное.

2609) Oleum amygdalarum dulcium sine igne. | Ohne Feuer bereitetes Mandelöl. Масло сыро - миндальное.

2610) Oleum amygdalae nanae. | Zwergmandelöl. Масло бобовниковое.

Oleum badiani, v. Oleum anisi stellati.

Oleum balsami, i. q. Opobalsamum.

2611) Oleum balsami copaivae. | Kopaivebalsamöl. Масло копайскаго бальзама.

2612) Oleum bergamoti, Oleum aethereum aurantii corticis. | Bergamotöl. Бергамотъ, масло померанцовой корки.

2613) Oleum betulinum s. moscoviticum, Oleum rusci, Balsamum lithuanicum, Oleum empyreumaticum ex epidermide betulae. | Birkenöl, Birkenrindenöl, Lithauischer Balsam - Dogged, Doggied, Schwarzer Degen. Деготь.

2614) Oleum betulae albae. | Birkenöl. Березовый деготь.

2615) Oleum cacao, Oleum concretum e seminibus cacao, Oleum e fructu cacao, Butyrum cacao. | Kakaobutter oder Oel. Масло какаовое или шеколадное.

2616) Oleum cajeput. | Cajeputöl. Масло каепутное или кайепутовое.

2617) Oleum calami aromatici. | Kalmusöl. Масло ирное или Ирнаго корня.

Oleum calippi, v. Oleum palmae.

2618) Oleum camphoratum, Solutio camphorata oleosa. | Kampheröl. Масло камфорное.

2619) Oleum canabinum s. Cannabis sativae. | Hanföl. Масло конопляное.

2620) Oleum cardamomi. | Kardamomöl. Масло кардамонное.

2621) Oleum carvi. | Kümmelöl, Mottenkümmelöl. Масло тминное.

2622) Oleum caryophyllorum s. Caryophyllorum aromaticorum. | Nelkenöl, Gewürznägleinöl. Масло гвоздичное.

2623) Oleum castorei. | Bibergeilöl. Масло бобровое.

2624) Oleum cerae. | Wachsöl. Масло восковое.

2625) Oleum Chaberti. | Chabertsöl. Хабертово, Шабертово масло.

2626) Oleum chamomillae. | Kamillenöl. Масло ромашковое, ромашныхъ цвѣтовъ или ромашное.

2627) Oleum chamomillae Romanae. | Römisches Kamillenöl. Масло римско-ромашковое или ромашное.

2628) Oleum chamomillae vulgaris. | Gemeines Kamillenöl. Масло просто ромашковое или ромашное.

Oleum cicinum, v. Oleum infernale.

2629) Oleum (seminis) cinae. | Wurmsamenöl. Масло цитварное, цитварнаго сѣмени.

2630) Oleum cinnamomi. | Zimmetöl. Масло коричное, Масло корицы.

2631) Oleum citri. | Citronenöl. Масло лимонное.

2632) Oleum coctum. | Gekochtes Oel. Варенное масло.

2633) Oleum colocynthidis. | Koloquintenöl. Масло колоквинтное.

Oleum concretum e seminibus cacao, v. Oleum cacao.

2634) Oleum coriandri. | Korianderöl. Масло кишнецовое.

2635) Oleum cornu cervi. | Hirschhornöl. Масло оленьяго рогу.

Oleum cornu cervi foetidum, v. Oleum animale foetidum.

Oleum corni cervi rectificatum, v. Oleum animale aethereum.

2636) Oleum corticum aurantiorum. | Pomeranzenschalenöl. Масло померанцовой корки.

2637) Oleum coryli s. Corylinum, s.

Heracleum. | Haselnussöl, Haselöl. Масло орѣховое.

2638) Oleum crotonis Tiglii. | Krotonöl. Кротоновое или проносное масло.

2639) Oleum costi dulcis. | Süsses Kostusöl. Масло сладкокостусное.

2640) Oleum cubebae s. Cubebarum. | Kubebenöl. Масло кубебное.

2641) Oleum cucurbitae peponis. | Kürbiskernöl. Масло тыквенныхъ семянъ.

2642) Oleum cumini. | Kümmelöl. Масло кминное.

2643) Oleum de cedro vel corticum citri. | Cedroöl, Cedro. Цедра, масло лимонной корки.

Oleum de senega, v. Oleum palmae.

Oleum destillatum, v. Oleum aethereum.

Oleum destillatum amygdalarum amararum, v. Oleum aethereum amygdalarum amararum.

Oleum dulce, v. Oleum expressum.

Oleum e fructu cacao, v. Oleum cacao.

2644) Oleum empyreumaticum. | Empyreumatisches Oel. Эмпиревматическое, пригорѣлое масло.

Oleum empyreumaticum cornu cervi rectificatum, v. Oleum animale aethereum.

2645) Oleum empyreumaticum Chaberti. | Das Chabert'sche Wurmöl. Шабертово пригорѣлое масло.

2646) Oleum empyreumaticum ex epidermide betulae. | Birkenrindenöl. Деготь.

2647) Oleum Euphorbii. | Euphorbienöl. Масло Эвфорбное.

2648) Oleum Euphorbiae lathyridis s. Oleum cataputiae minoris. | Springkörneröl. Проносное масло Китайскихъ орѣшковъ.

2649) Oleum expressum, pingue, dulce, fixum, unguinosum. | Fettes, ausgepresstes Oel. Масло выжатое, жирное.

2650) Oleum filicis maris. | Farrenkrautwurzelöl. Противоглистное папоротниковое масло.

Oleum fixum, v. Oleum expressum.

2651) Oleum florum aurantiorum, Oleum naphae, Oleum neroli. | Pomeranzenöl. Масло померанцовыхъ цвѣтовъ, Нероли.

2652) Oleum foeniculi. | Fenchelöl. Масло волоско-укропное.

2653) Oleum formicarum. | Ameisenöl. Масло муравейное.

2654) Oleum galangae. | Galangenöl. Масло галганное.

2655) Oleum Galbani. | Galbanöl. Масло Галбанное.

2656) Oleum guaiaci s. Ligni sancti. | Guaiaköl. Масло бакаутное.

Oleum heraclinum, v. Oleum corylinum.

2657) Oleum hyoscyami. | Bilsenöl. Масло блекотное или листовъ белены.

2658) Oleum hyperici. | Johanneskrautöl. Масло звѣробойное.

2659) Oleum hyssopi. | Isopöl. Масло исоповое.

2660) Oleum jasminum. | Jasminöl. Масло ясминное.

Oleum jecinoris aselli, v. Oleum jecoris aselli.

2661) Oleum jecoris s. jecinoris aselli, s. Morrhuae. | Stockfischleberfett od. Oel, Bergerleberthran. Жиръ трески; Бергерская печеночная ворвань.

2662) Oleum infernale s. cicinum. | Höllenöl. Адское, проносное масло (e sem. Jatrophae curcas).

2663) Oleum infusum. | Aufgegossenes Oel. Настоенное масло.

Oleum juglandis, v. Oleum nucum juglandium.

2664) Oleum juniperi e baccis. | Wachholderbeerenöl. Масло ягодоможжевельное.

2665) Oleum juniperi e ligno. | Wachholderholzöl. Масло древоможжевельное.

2666) Oleum lateritium seu philosophorum. | Ziegelstein- oder Philosophenöl. Масло кирпичное.

2667) Oleum laurinum. | Lorbeeröl. Масло лавровое.

2668) Oleum lauro-cerasi. | Kirschlorbeeröl. Масло лаврово-вишневое.

2669) Oleum lavendulae. | Lavendelöl. Масло лавандное.

Oleum ligni et baccarum juniperi, v. Oleum juniperi e baccis et e ligno.

2670) Oleum lauri baccarum. | Lorbeeröl. Масло ягодо-лавровое.

2671) Oleum ligni rhodii. | Rosenholzöl. Масло древо-розовое.

2672) Oleum ligni. | Sassafras, Sassafrasöl. Масло сассафрасное.

2673) Oleum lini. | Leinöl. Масло льняное.

2674) Oleum lini sulphuratum, Balsamum sulphuris. | Schwefelhaltiges Leinöl. Масло (льняное) сѣрнистое или сѣрное; Бальзамъ сѣрный.

2675) Oleum lithanthracis. | Steinkohlenöl. Масло каменнаго угля.

2676) Oleum macis. | Muskatblüthenöl. Масло цвѣтомушкатное.

2677) Oleum majoranae. | Majoranöl. Масло маіоранное.

Oleum martis, v. Liquor ferri muriatici oxydati.

2678) Oleum masticlies s. Mastichinum. | Mastixöl. Масло мастичное.

2679) Oleum melissae citrinae. | Melissenöl. Масло мелисное.

2680) Oleum menthae crispae. | Krausemünzöl. Масло мятное или мяти кудривой.

2681) Oleum menthae piperitae. | Pfeffermünzöl. Масло перечно-мятное, или мяти перечной.

2682) Oleum millefolii. | Schafgarbenöl. Масло тысячелистное.

Oleum morrhuae, v. Oleum jecoris aselli.

Oleum myristicae, v. Oleum nucis moschatae.

Oleum naphae, v. Oleum flor. aurantiorum.

2683) Oleum napi s. napinum. | Rapsoder Rüpsenöl. Масло рѣпное.

Oleum neroli, v. Oleum florum aurantiorum.

Oleum nucis juglandis, v. Oleum nucum juglandium.

2684) Oleum nucis moschatae myristicae, Nucistae. | Muskatnussöl. Масло орѣхо-мушкатное.

Oleum nucistae, v. Oleum nucis moschatae.

2685) Oleum nucum behen. | Behennussöl. Масло бегенныхъ орѣховъ.

2686) Oleum nucum juglandium s. nucis juglandis. | Walnussöl. Масло грецкихъ орѣховъ или волоско-орѣховое.

2687) Oleum olivarum. | Baumöl, Olivenöl. Масло оливковое, масло деревянное, Олива.

2688) Oleum olivarum album. | Weisses Baumöl. Масло оливное, Прованское.

2689) Oleum origani cretici. | Kretisches Dostenöl od. Wohlgemuthsöl. Масло критодушичное.

2690) Oleum origani vulgaris. | Gemeines Dostenöl. Масло обыкновенной душицы.

2691) Oleum ovorum. | Eieröl. Масло яичное.

2692) Oleum palmae, Oleum de senega, Oleum calippi. | Palmöl. Масло пальмовое.

Oleum palmae Christi, v. Oleum ricini.

2693) Oleum papaveris. | Mohnöl. Масло маковое.

2694) Oleum persicorum. | Pfirsichsöl. Масло персиковое.

Oleum petrae, v. Petroleum.

2695) Oleum petrae album, Naphta, Oleum petrolei. | Weisses Steinöl. Нефть бѣлая.

2696) Oleum petrae nigrum. | Schwarzes Steinöl. Нефть черная.

2697) Oleum petrae rubrum. | Rothes Steinöl., Нефть красная.

Oleum philosophorum, v. Oleum lateritium.

2698) Oleum picis. | Pechöl. Масло дегтевое.

2699) Oleum pinchoen. | Brechöl. Масло рвотное.

Oleum pineo-laricis s. pini-laricis, v. Terebinthina veneta.

Oleum pingue, v. Oleum expressum.

2700) Oleum pini. | Fichtenöl. Масло сосновое.

2701) Oleum piperis. | Pfefferöl. Масло перечное.

2702) Oleum purgans, catarthicum. | Purgiröl. Масло проносное.

Oleum pyro-animale, v. Oleum animale foetidum.

Oleum pyro-animale depuratum, v. Oleum animale aethereum.

Oleum pyro-lithanthracis, v. Oleum lithanthracis.

2703) Oleum ricini, de palma s. Palmae, s. Christi de kerva. | Ricinusöl, Purgirkörneröl. Масло клещевинное.

2704) Oleum rosarum. | Rosenöl. Масло розовое.

2705) Oleum rosmarini. | Rosmarinöl. Масло розмариновое.

Oleum rusci, v. Oleum betulinum.

2706) Oleum rutae. | Rautenöl. Масло рутное.

2707) Oleum sabinae. | Sevenöl, Savenöl, Sevenbaumöl, Sadebaumöl. Масло сабинное или донскаго или козачкаго можжевельника.

2708) Oleum salviae. | Salbey- oder Salveyöl. Масло шалфейное.

2709) Oleum saponis. | Seifenöl. Масло мыльное.

2710) Oleum satureiae. | Satureyöl. Масло чебровое.

2711) Oleum serpilli. | Quendelöl. Масло траво-богородское фиміямное.

2712) Oleum sesami orientalis s. sesaminum. | Sesamöl. Масло кунжутное.

2713) Oleum sinapis. | Senföl. Масло горчичное.

2714) Oleum spicae. | Spicköl. Масло спиковое.

2715) Oleum succini. | Bernsteinöl. Масло янтарное.

2716) Oleum succini albi. | Weisses Bernsteinöl. Масло бѣлоянтарное.

2717) Oleum succini rubri. | Rothes Bernsteinöl. Масло красно-янтарное.

Oleum sulphuratum, v. Oleum lini sulphuratum.

2718) Oleum tanaceti. | Rheinfarnöl. Масло пижмовое.

2719) Oleum tartari empyreumaticum s. foetidum. | Brenzliches oder Stinkendes Weinsteinöl. Пригорѣлое или вонючее масло виннаго камня.

Oleum tartari per-deliquium, v. Liquor kali carbonici.

2720) Oleum terebinthinae s. pini sylvestris, s. Spiritus terebinthinae. | Terpentinöl. Скипидаръ.

2721) Oleum terebinthinae sulphuratum, Balsamum sulphuris terebinthinatum s. Rulandi, Aetheroleum terebinthin. sulphuratum. | Schwefelhaltiges Terpentinöl, Terpentinöliger Schwefelbalsam. Скипидаръ сѣрнистый, Бальзамъ сѣрный, Руландовъ или сѣро-скипидарный.

2722) Oleum thymi. | Thymianöl. Масло травофиміямное.

Oleum unguinosum, v. Oleum expressum.

2723) Oleum valerianae. | Baldrianöl. Масло бальдріянное или маунное.

2724) Oleum vini. | Weinöl. Винное масло.

Oleum vitrioli, v. Acidum sulphuricum concentratum.

Oleum vitrioli dulce, v. Aether sulphuricus.

2725) Oleum zedoariae. | Zitweröl. Масло цитварное.

2726) Oleum zingiberis s. Zinziberis. | Ingweröl. Масло имбирное.

Olfactus, v. Odor et Odoratio.

Olfactus abolitus, v. Olfactus obtusus.

Olfactus alienus, v. Olfactus depravatus.

2727) Olfactus depravatus s. alienus. | Fehlerhafter Geruch. Превратное обоняніе.

2728) Olfactus obtusus, abolitus. | Schlechter, mangelnder Geruch. Худое обоняніе или недостатокъ обонянія.

2729) Olibanum, Gummi olibani, Thus. | Weihrauch. Ладонъ.

2730) Olibanum americanum. | Amerikanischer Weihrauch. Ладонъ Американскій.

2731) Olibanum electum. | Auserlesener Weihrauch. Ладонъ отборный.

2732) Olibanum in sordibus. | Roher, ungereinigter Weihrauch. Ладонъ нечищенный.

2733) Olibanum sylvestre, Thus vulgare. | Gemeiner Weihrauch, Waldrauch. Ладонъ обыкновенный.

2734) Oligaemia (oligos et haema). | Der Blutmangel. Недостатокъ крови.

Oligidria (oligos et hidros) = Ischidrosis.

2735) Oligoblennia (oligos et blenna). | Der Schleimmangel. Недостатокъ слизи, Уменьшившееся отдѣленіе слизи.

2736) Oligocholia (oligos et chole). | Gallenmangel. Недостатокъ или уменьшившееся отдѣленіе желчи.

2737) Oligochylia (oligos et chylos). | Der Speisensaftmangel. Уменьшенное приготовленіе питательнаго сока.

2738) Oligochymia (oligos et chymos). | 1) Der Saftmangel. Недостатокъ соковъ. 2) Oligaemia.

2739) Oligocopria (oligós et copros). | Ein zu geringer Kothabgang. Малое испражненіе кала.

2740) Oligodacrya (oligos et dacry). | Der Thränenmangel. Недостатокъ или уменьшенное отдѣленіе слезъ.

2741) Oligogalactia, Oligogalia (oligos et gala). | Der Milchmangel. Уменьшенное отдѣленіе молока.

Oligohaemia, v. Oligaemia.

Oligohidria, v. Oligidria.

2742) Oligopionia (oligos et pion). | Der Fettmangel. Уменьшенное отдѣленіе жира.

2743) Oligopsychia (oligos et psyche). | Die Geistesschwäche. Слабоуміе.

2744) Oligos, ὀλιγος. | Wenig. Немногій, малый.

2745) Oligosialia (oligos et sialon). | Der Speichelmangel. Уменьшенное отдѣленіе слюны.

2746) Oligospermaticus. | Von Oligospermia herrührend. Происходящій отъ Oligospermia.

2747) Oligospermia (oligos et sperma). | Der Samenmangel. Уменьшенное отдѣленіе сѣмени, малосѣменность.

Oligospermicus = Oligospermaticus.

2748) Oligotrophia (oligos et trophe). | Die mangelhafte Ernährung. Худое питаніе тѣла.

2749) Oligotrophus (v. Oligotrophia). | Wenig nährend. Мало питательный.

Oliguresia, v. Oliguresis.

2750) Oliguresis, Oliguresia (oligos et uresis). | Die krankhaft verminderte Harnabsonderung. Малое отдѣленіе мочи.

2751) Oliva, Olea, ἐλαια. | Die Olive, Oelbaumfrucht. Оливка, Маслина.

2752) Olivaceus. | Olivengrün. Оливный, Оливковый.

2753) Olla. | Ein Topf. Горшокъ.

Ollula, v. Reticulum.

Olor, i. q. Odor.

Olula, v. Reticulum.

2754) Olus (genit. eris). | Küchenkraut, Kohl. Огородное зеліе, Овощь.

2755) Omagra (omos et agra). | Die Schultergicht. Ломота въ составѣ плеча.

Omalgia (omos et algos) = Omarthrocace.

2756) Omarthrocace (omos et arthrocace). | Eine Schultergelenkkrankheit, Schultergelenkentzündung, dasselbe was Koxalgia im Hüftgelenke. Болѣзнь или воспаленіе въ составѣ плеча; то самое, что Coxalgia въ суставѣ вертлуга.

2757) Omasum, Omasus. | Dritter Magen, Der Psalter. Третій желудокъ у рогатыхъ животныхъ жвачныхъ. Vid. Echinus.

Omen, v. Ominosum.

2758) Omenta (plur. ab omentum) epiploa, Membranae epiploicae, Sacci epiploici, Marsupium epiploicum, Operimenta intestinorum, Sacculus adiposus, Dertron rete, Reticulum, Hymen pimelodes, Sagene, Zorab. | Netze, Netz, Netzhafte Säcke, Netzhäute. Сальники, Сальникъ.

Omenta cerebri, v. Meninges.

Omenta parva, v. Appendices epiploicae.

2759) Omentalis, e. | Zum Netze gehörig. Сальничный.

2760) Omentitis (v. Omentum) epiploitis, Inflammatio omentorum. | Netzentzündung. Воспаленіе сальника.

Omentula parva, v. Appendices epiploicae.

2761) Omentum, Epiploon, Reticulum, v. plur. Omenta et Omentum magnum.

2762) Omentum colicum, Omentum Halleri. | Kolonnetz, Netz des Grimmdarms oder des dicken Darms, Grimmdarmnetz. Сальникъ ободошной кишки.

Omentum gastro-colicum, v. Omentum magnum.

2763) Omentum gastro-hepaticum, Epiploon parvum s. minus, Omentum minus s. hepatico-gastricum, pars hepatica s. Portio tertia omenti, Portio inferior s. profunda omenti, Omentum minus hepatico-gastricum, Ala s. paries inferior, s. Folium minus omenti. | Gastrohepatisches Netz, Kleines Netz, Magen- und Lebernetz, Leber- und Magennetz. Сальникъ малый или меньшій.

Omentum Halleri, v. Omentum colicum.

Omentum hepatico-gastricum, v. Omentum gastro-hepaticum.

2764) Omentum magnum, Epiploon, Omentum s. Epiploon magnum, Pars intestinalis omenti, Portio epiploi a colo descendens, Omentum majus s. gastrocolicum, Rete, Reticulum, Zirbus, Mappa ventris, Zirbus adipinus, Peritonaeum duplicatum, Membrana serosa et adiposa, Gangamon. | Grosses Netz, Grösseres Netz, Sack des Netzes, Magen- und Dickdarmnetz. Сальникъ большой.

Omentum majus, v. Omentum magnum.

Omentum minus, v. Omentum gastro-hepaticum.

Omentum minus hepatico-gastricum, v. Omentum gastro-hepaticum.

Omentum ossium, v. Periostineum.

Omentum parvum, v. Omentum gastro-hepaticum.

Ominatio, v. Ominosum.

2765) Ominosum, Omen, Ominatio. | Ominös, Etwas Künftiges anzeigend. Предвѣщательный что нибудь.

2766) Omma, ομμα (οπτω, sehen; видѣть). | Das Auge. Глазъ.

Omma, v. Visio.

Omnivorus, v. Pamphagus.

Omoalgia, v. Omalgia.

Omocotyle (omos et cotyle), v. Cavitas glenoidalis scapulae.

Omohyoides (musculus) (omos et hyoideus), v. Musculus omohyoideus.

2767) Omoplata (omos et plate). | Ein Schulterblatt. Лопатка. Vid. Scapula.

2768) Omos, ωμος. | Die Schulter. Плечо. Vid. Humerus et Scapula.

2769) Omotocia (ωμος, unreif, roh; сырой, незрѣлый et tocos). | Das Fehlgebären, Zufrühgebären. Выкидышъ, Преждевременные роды.

Omphacias, v. Omphacium.

2770) Omphacium (ὀμφαξ). | Der Wein oder Saft aus unreifen Trauben. Сокъ незрѣлаго винограда.

2771) Omphalelcosis (omphalus et helcosis). | Ein Nabelgeschwür. Язва на пупкѣ.

2772) Omphalicus (v. Omphalus). | Den Nabel betreffend. Принадлежащій, относящійся къ пупку.

2773) Omphalitis (Omphalus). | Eine Entzündung des Nabels. Воспаленіе сосудовъ пупочныхъ.

Omphalium, diminut. ab Omphalus.

2774) Omphalocele (omphalus et cele) s. Hernia umbilicalis. | Der Nabelbruch. Пупочная грыжа.

Omphalodes verna, v. Cynoglossum omphalodes.

2775) Omphalolysis (omphalus et lysis). | Die Zerreissung der Nabelschnur. Разрывъ пупочнаго канатика.

2776) Omphalolyticus. | Von Omphalolysis herrührend. Происходящій отъ Omphalolysis.

2777) Omphalomantia (omphalus et

mantia). | Die Vorhersagung der Hebammen aus den Knoten der Nabelschnur. Предсказываніе повывальныхъ бабокъ по узелкамъ имѣющимся на пуповинѣ новорожденнаго младенца.

2778) Omphaloncus (omphalus et oncus). | Eine Nabelgeschwulst. Опухоль на пуповинѣ.

Omphalophyma (omphalus et phyma) = Sarcomphalus.

2779) Omphalorrhagia (omphalus et rhage). | Ein Nabelblutfluss, Blutung aus den Nabelgefässen. Кровотеченіе изъ пупка.

Omphalos, v. Omphalus et Umbilicus.

2780) Omphalotomia (omphalos et tome). | 1) Der Nabelschnitt. Вскрытіе, перерѣзываніе пупка. 2) Das Abschneiden des Nabelstranges. Отрѣзываніе пупочнаго канатика.

2781) Omphalospasmus (omphalos et spasmos) s. umbilicus retractus. | Der Nabelkrampf. Корча въ пупкѣ.

2782) Omphalus s. Omphalos, ὀμφαλός. | Der Nabel. Пупъ, пупокъ.

2783) Omphax, ὄμφαξ. | Roh, Unreif. Сырой, Незрѣлый.

Omuodes = Omohyoideus.

Onagra, v. Oenothera biennis.

2784) Onania, Onanismus. | Onanie, Selbstbefleckung, Selbstschwächung. Онанія, Рукоблюдіе, Саморастлѣніе. Vid. Masturbatio.

Onchotomia, v. Oncotomia.

2785) Oncodes (oncus et eidos). | Geschwollen, Geschwulstähnlich. Опухлый, Опухоли подобный.

2786) Oncos, Oncus, Oncosis, ογκος, ογκωσις (ογκοω, aufschwellen machen, auftreiben; опухать). | Die (harte) Geschwulst, Anschwellung. Опухоль (твердая) всякаго рода. Vid. Tumor.

Oncoses, plur. ab Oncosis.

Oncosis, ογκωσις, v. Oncos.

2787) Oncothlipsis (oncos et thlipsis). | Ein durch Geschwulst verursachter Druck. Давленіе какой либо опухоли, оною причиняемое.

2788) Oncothlipticus. | Von Oncothlipsis herrührend. Происходящій отъ Oncothlipsis.

2789) Oncotomia (oncos et tome). | Die Oeffnung einer Geschwulst oder eines Abscesses. Вскрытіе опухоли или нарыва.

Oncus, v. Oncos.

Oneirocriticus, v. Conjector somniorum.

Oneirodes, v. Somnians.

2790) Oneirodynia (v. odyne et oneiros). | Das krankhafte, schwere, ängstliche Träumen. Болѣзненное, непріятное сновидѣніе.

2791) Oneirogmus, ονειρωγμος (ονειρωσσω, lebhaft träumen oder eine Pollution haben; вижу во снѣ). | 1) Ein lebhafter Traum. Сонъ. 2) Eine Pollution im Traume. Сѣмяиспражненіе во снѣ.

Oneirogmus, v. Somnium.

Oneirogonos, v. Pollutio.

Oneirogonorrhoea, v. Pollutio.

2792) Oneirologia (oneiros et logos). | 1) Die Lehre von den Träumen. Ученіе о снѣ. 2) Die Traumdeuterei. Толкованіе сновъ.

Oneiromantes, v. Conjector somniorum.

2793) Oneiromantis (oneiros et mantis). | Der Traumdeuter. Толкователь сновъ.

2794) Oneiron, Oneiros, ονειρος, ονειρον, οναρ. | Der Traum. Сонъ, сновидѣніе.

Oneiropoles, v. Conjector somniorum.

Oneiroptes, v. Conjector somniorum.

Oneiros, v. Oneiron et Somnium.

Oneiroxis, v. Somnium.

Onir, v. Oneir.

Onirogones, v. Pollutio.

2795) Oniscus, ονισκος. | Ein kleiner Esel. Малый оселъ.

Oniscus armadillo, v. Armadillo vulgaris.

Oniscus asellus, v. Armadillo vulgaris.

2796) Onobroma corymbosum, Carthamus corymbosus, Cordopatum corymbosum, Doldentraubiger Saflor. Желтяница щитковатая.

2797) Onobrychis sativa, Hedysarum onobrychis. | Esparsette, Rother, ewiger, spanischer Klee, Süssklee. Ослобѣсникъ сѣяльный, Пѣтушьи гребешки или Еспарсетъ.

Onoeirogmus, v. Pollutio.

2798) Onoma, ονομα. | Der Name. Имя, Названіе.

2799) Onomacletor (onoma et κλητωρ. | Der Namengeber. Имениодатель.

Onomatocletor = Onomacletor.

2800) Onomatologia (onoma et logos). | Die Namenbildung, Nomenklatur. Именоданіе.

2801) Onomatopoesis (onoma et poesis). | Das Namenmachen, Die Namenbildung. Составленіе именъ.

2802) Ononis. | Hauhechel. Стальникъ.

Ononis arvensis, v. Ononis spinosa.

Ononis natrix, v. Ononis pinguis.
2803) **Ononis pinguis**, Ononis natrix. | Gelbe oder Natterhauhechel. Хелшапикъ.
2804) **Ononis spinosa**, Resta bovis. | Dornige Hauhechel, Ochsenbrech. Стальникъ, Стальникъ полевый.
2805) **Onopordon** s. Onopordum. | Krebsdistel. Татарникъ.
2806) **Onopordon acanthium**, Carduus tomentosus, Spina alba. | Gemeine Krebsdistel, Frauendistel, Eselsdistel, Krampfdistel. Татарникъ колючій.
2807) **Onos**, *ονος*. | Der Esel. Оселъ.
2808) **Onosma echioides**, Anchusa lutea. | Natterkopfartige Botwurz. Воловій языкъ или желтая Анхуза.
2809) **Onta**, *οντα* (plur. ab *ὤν*, *ουσα*, *ον*; genit. ontos, ens). | Die Dinge, Wesen. Существа.
2810) **Onthos**, *ονθος*. | Der Mist, Koth. Пометъ, Навозъ, калъ, грязь.
2811) **Ontographia** (onta et graphe). | Die Beschreibung der Dinge. Описаніе существъ.
2812) **Ontologia** (onta et logos), Ontosophia, Philosophia prima, Scientia catholica. | Ontologie, Grundlehre, Grundwissenschaft, Grundweisheit, Hauptwissenschaft, Erste Philosophie, Die Lehre von der Entstehung und Fortdauer der Dinge. Онтологія, Существословіе.
Ontosophia, v. Ontologia.
Onus s. sarcina ventris = Embryo.
Onyches, v. Ungues.
2813) **Onychexallacticus**. | Die Onychexallaxis betreffend. Принадлежащій къ Onychexallaxis.
2814) **Onychexallaxis** (onyx et exallaxis). | Die Ausartung oder Krankhafte Veränderung der Nägel. Перерожденіе, Болѣзненное измѣненіе ногтей.
Onychia, v. Panaritium.
Onychia maligna, v. Tinea humida unguium.
2815) **Onychicus** (v. Onyx). | Die Nägel betreffend, dazu gehörig. Происходящій отъ ногтей.
Onychion, diminut. ab Onyx.
2816) **Onychismus** (v. Onychister). | 1) Das Nagelabschneiden. Обрѣзаніе ногтей. 2) Das genaue, sorgfältige Prüfen. Точное акуратное изслѣдованіе.
2817) **Onychister** (v. Onyx, *ονυχιζω*, fut. —*ισω*; 1) die Nägel, den Huf beschneiden; ногти обрѣзать; 2) bösartig kratzen; ногтями отрывать; 3) mit den Nägeln genau prüfen; ногтемъ точно изслѣдовать). | Der Nagelabschneider. Обрѣзывающій ногти.
2818) **Onychisterion** (v. Onychister). | Eine Nagelscheere oder jedes andere Werkzeug zum Beschneiden der Nägel. Ножницы или другое орудіе для обрѣзыванія ногтей.
Onychium = Onychion.
2819) **Onychodes**, Onychoides (onyx et eidos). | 1) Nagelförmig. Ногтевидный, подобный ногтю. 2) Onyxartig, Dem Onyx ähnlich. Ониксу подобный.
Onychogryphosis, Onychogryposis, Onychogryptosis (onyx et gryphosis) = Gryphosis.
2820) **Onychonosi**, Onychonusi (onyx et nosos). | Die Krankheiten der Nägel. Болѣзни ногтей.
Onychophthore, v. Onycophthora.
Onychophyma, v. Onycophyma.
2821) **Onychoptosis** (onyx et ptosis). | Das Abfallen der Nägel. Выпаденіе ногтей. Vid Rejectio ungulae.
2822) **Onycophthora**, Onycopthoria (onyx et phthora). | Das Verderbniss der Nägel. Порча ногтей.
2823) **Onycophyma**, Onychophyma (onyx et phyma). | Die Nagelgeschwulst, Der Nagelauswurf, Knollnagel. Наростъ на ногтѣ.
Onyma = Onoma.
Onyrodynia, v. Oneirodynia et Insomnium.
2824) **Onyx**, *ονυξ*, genit. *ονυχος*; Onychis et Onycis. | 1) Der Nagel (an einem Finger oder Zehe). Ноготь. 2) Eine nagelförmige Eitersammlung zwischen den Hornhautblättchen. Накопленіе (ногтю подобнаго) гноя между пластиночками роговой оболочки. 3) Der Edelstein Onyx. Ониксъ, Драгоцѣнный камень. Vid. Unguis.
2825) **Oodeocele** (oodes et cele). | Der Bruch am eiförmigen Loche. Грыжа въ овальной дырѣ.
2826) **Oodes**, Ooides, *ωοειδης*, *ωωδης* (oon et eidos). | Eiförmig. Яйцу подобный, яйцеобразный.
2827) **Oon**, *ωον*. | Das Ei. Яйцо.
Oophora, v. Ovaria.
2828) **Oophoritis** (v. Oophoron). | Entzündung der Eierstöcke. Воспаленіе яичниковъ.
2829) **Oophoron** (oon et *φερω*). | Der Eierstock. Яичникъ.
Ooria, v. Ovaria.
2830) **Opacus**. | Matt, Dunkel. Темный.
2831) **Ope**, *οπη*. | Die Oeffnung, Das Fenster. Отверстіе, Окно.
2832) **Operarium**. | Stosskammer. Рабочая комната.
2833) **Operatio**. | Operation, Wirkung. Операція, Врачебное рукодѣйствіе, Дѣяніе, Производство.

2834) **Operatio** chemica. | Chemische Operation oder Verrichtung. Химическая операція или дѣйствіе.

2835) **Operatio** chirurgica. | Eine chirurgische Operation. Хирургическая операція.

2836) **Operatio** instrumentalis. | Instrumentaloperation, Verrichtung mit Instrumenten. Рукодѣйствіе или операція посредствомъ инструментовъ.

2837) **Operatio** manualis. | Manualoperation, Verrichtung mit den Händen. Рукодѣйствіе одиѣми руками.

Opercula, v. Palpebrae.

2838) **Operculum.** | Deckel, Deckelchen. Крышечка, Покрышка, Крышечекъ.

Operculum arteriae asperae, v. Larynx.

2839) **Operculum** branchiale. | Kiemendeckel. Жаберная крышечка.

Operculum cannae laryngis, v. Epiglottis.

Operculum cannae pulmonum, v. Epiglottis.

Operculum cartilagineum maxillae inferioris, v. Cartilago interarticularis articulationis maxillaris.

Operculum cutis, v. Epidermis.

Operculum ilei, v. Valvula Bauhini.

2840) **Operculum** papillarum. | Der Brustwarzendeckel, Das Brustwarzenhütchen. Покрывало или крышка тытечныхъ сосковъ.

Operimenta intestinorum, v. Omenta.

Operimentum, v. Omentum.

Operimentum auris, v. Membrana tympani.

Operimentum cannae pulmonis, v. Epiglottis.

Operimentum praetensum, v. Peritonaeum.

Operimentum rimae, v. Epiglottis.

Operimentum rimulae, v. Epiglottis.

Opertorium cannae pulmonis, v. Epiglottis.

Opertorium rimae, v. Epiglottis.

Opertorium rimulae, v. Epiglottis.

2841) **Ophiasis** (v. Ophis). | Das Ausfallen der Haare auf einzelnen (schlangenförmigen) Streifen auf dem Kopfe. Выпаденіе волосъ съ головы, представляющее мѣстами извилистыя лысины. Vid. Alopecia.

2842) **Ophides**, Ophidia, Ophidii (plur. ab Ophidium). | Schlangen. Змѣй.

Ophidion, Ophidium, diminut. ab Ophis.

2843) **Ophioglossum** vulgatum. | Gemeine Schlangenzunge, Natterzünglein, Eiblatt, Natterzunge, Otterzunge. Змѣевый языкъ, Змѣиной язычокъ.

2844) **Ophiorrhiza** (ophis et rhiza). | Schlangenwurzel. Корнезмѣй.

2845) **Ophiorrhiza** mungos serpentium. | Indianische Schlangenwurzel. Мунгосъ корень индійскій, змѣиный, горькій, ядоборный.

2846) **Ophioxylum** serpentinum. | Bitterschlangenholz, Marderwurzel. Змѣедревъ горькій.

2847) **Ophis**, *οφις*, genit. *οφιως*, *οφιος*; Ophios, Ophis. | Die Schlange. Змѣй.

Ophris, Nidus avis, v. Neottia, Nidus avis.

Ophris ovata, v. Neottia latifolia.

Ophris spiralis, v. Spiranthes autumnalis.

2848) **Ophrys**, *οφρυς*. | Die Augenbraune. Брови.

2849) **Ophryticus** (v. Ophrys). | Die Augenbraunen betreffend, dazu gehörig. Принадлежащій къ бровямъ, Происходящій отъ бровей.

Ophthalmalgia (ophthalmos et algos) = Ophthalmodynia.

2850) **Ophthalmalgicus.** | Die Ophthalmalgia betreffend. Принадлежащій къ Ophthalmalgia.

2851) **Ophthalmia**, *οφθαλμια* (ophthalmos). | 1) Die Augenkrankheit, Das Augenübel. Болѣзнь, Страданіе глаза. 2) Eine (äussere) Augenentzündung. Воспаленіе (наружное) глаза.

2852) **Ophthalmia** abdominalis. | Augenentzündung von Abdominalreitzen. Воспаленіе глазъ отъ брюшныхъ болѣзней.

2853) **Ophthalmia** acuta. | Die akute, hitzige Augenentzündung. Острое воспаленіе глазъ.

2854) **Ophthalmia** aegyptiaca, Contagiosa, asiatica, bellica, Catarrhalis bellica. | Die ägyptische Augenentzündung. Египетское воспаленіе глазъ.

2855) **Ophthalmia** angularis. | Augenwinkelentzündung. Воспаленіе занимающее только глазные углы.

2856) **Ophthalmia** arthritica. | Die arthritische Augenentzündung. Ломотное воспаленіе глазъ.

2857) **Ophthalmia** biliosa. | Die gallichte Augenentzündung. Желчное воспаленіе глазъ.

2858) **Ophthalmia** catarrhalis. | Die katarrhalische Augenentzündung. Простудное воспаленіе глазъ.

2859) **Ophthalmia** chronica. | Chronische Augenentzündung. Хроническое воспаленіе глазъ.

2860) **Ophthalmia** epizootica. | Augenseuche, Augenstäupe. Повальное воспаленіе глазъ (у скота).

2861) Ophthalmia exanthematica. | Die exanthematische Augenentzündung nach zurückgetretenen Ausschlägen. Воспаленіе глазъ отъ переноса накожныхъ сыпей.

2862) Ophthalmia externa, visibilis. | Die äusserliche Augenentzündung. Наружное воспаленіе глазъ.

2863) Ophthalmia febricosa, intermittens. | Die intermittirende Augenentzündung. Воспаленіе глазъ перемѣжающееся.

Ophthalmia fungosa, v. Fungus oculi.

2864) Ophthalmia gastrica. | Die gastrische Augenentzündung. Гастрическое воспаленіе глазъ.

2865) Ophthalmia glandularis, adenophthalmia. | Entzündung der Augendrüsen. Воспаленіе глазныхъ желѣзъ.

2866) Ophthalmia glandulosa neonatorum. | Die Augenliederentzündung der Neugeborenen. Воспаленіе глазныхъ вѣкъ у новорожденныхъ.

2867) Ophthalmia gonorrhoica. | Der Augentripper, Die tripperartige Augenentzündung. Перелойное воспаленіе глазъ.

2868) Ophthalmia habitualis. | Die habituelle Augenentzündung. Привычное воспаленіе глазъ.

Ophthalmia humida, v. Hygrophthalmia.

2869) Ophthalmia interna. | Die innere Augenentzündung. Внутреннее воспаленіе глазъ.

2870) Ophthalmia ischuriosa. | Augenentzündung von verminderter Harnabsonderung. Воспаленіе глазъ отъ уменьшеннаго отдѣленія мочи.

2871) Ophthalmia lunatica equorum. | Mondblindheit. Слѣпота по мѣсяцу; глаза лунатическія.

2872) Ophthalmia membranacea. | Entzündung der Augenhäute. Воспаленіе глазныхъ оболочекъ.

2873) Ophthalmia mucíflua puerperarum. | Die milchähnliche Schleimabsonderung der Augen im Kindbette. Слизистое млековидное истеченіе изъ глазъ у родильницъ.

2874) Ophthalmia neonatorum. | Augenentzündung der Neugebornen. Воспаленіе глазъ у новорожденныхъ.

Ophthalmia notha, v. Ophthalmia palpebralis.

2875) Ophthalmia palpebralis, notha, Blepharophthalmia, Blepharitis, Inflammatio palpebrarum. | Entzündung der Augenlieder. Воспаленіе глазныхъ вѣкъ.

2876) Ophthalmia phlyctaenodes, phlyctaenae corneae. | Eine Ophthalmie mit Wasserbläschen der Hornhaut. Воспаленіе глазъ съ пупырниками, Пупырки на роговой перепонкѣ.

2877) Ophthalmia pecorum epizootica. | Augenseuche, Augenstäupe. Воспаленіе глазъ эпизоотическое или повальное (у скота).

Ophthalmia pruriginosa, v. Psorophthalmia.

Ophthalmia puriformis, v. Blepharophthalmia purulenta.

2878) Ophthalmia purulenta. | Die eiterige Augenentzündung. Гноеточивое воспаленіе глазъ.

2879) Ophthalmia rheumatica. | Die rheumatische Augenentzündung. Ревматическое воспаленіе глазъ.

2880) Ophthalmia sanguinea. | Augenentzündung in Folge von Blutkongestionen. Воспаленіе глазъ отъ накопленія крови.

2881) Ophthalmia scorbutica. | Die skorbutische Augenentzündung. Цынготное воспаленіе глазъ.

2882) Ophthalmia scrophulosa. | Die skrophulöse Augenentzündung. Золотушное воспаленіе глазъ.

Ophthalmia sicca, v. Xerophthalmia.

2883) Ophthalmia syphilitica. | Die syphilitische, venerische Augenentzündung. Венерическое воспаленіе глазъ.

2884) Ophthalmia tenebricosa. | Augenentzündung mit Gesichtsverdunkelung. Воспаленіе глазъ съ потемненіемъ зрѣнія.

Ophthalmia tuberculosa, v. Tarsophyma.

2885) Ophthalmia varicosa, Cirsophthalmia. | Varikosität des Augapfels. Воспаленіе глазъ съ напряженными сосудами.

2886) Ophthalmia variolosa. | Augenentzündung von Blattergift. Оспенное воспаленіе глазъ.

Ophthalmia venerea, v. Ophthalmia syphilitica.

2887) Ophthalmia violenta. | Die gewaltsame Augenentzündung. Насильственное воспаленіе глазъ.

2888) Ophthalmiater, Ophthalmiatros, Ophthalmiatrus (ophthalmos et iatros). | Der Augenarzt. Глазный врачь.

2889) Ophthalmiatria (v. Ophthalmiatros). | Die Augenheilkunde. Врачеваніе глазныхъ болѣзней.

2890) Ophthalmiatricus. | Zur Ophthalmiatria gehörig. Принадлежащій къ Ophthalmiatria.

2891) Ophthalmica (v. Ophthalmicus). |

Augenmittel. Средства отъ глазныхъ болѣзней.

2892) Ophthalmicus, ὀφθαλμικος (v. Ophthalmos). | Die Augen betreffend, davon herrührend. Принадлежащій къ глазамъ, происходящій отъ глазъ.

Ophthalmidion, dimin. ab Ophthalmos.

2893) Ophthalmitis (Ophthalmos). | Die wahre (innere) Augenentzündung. Воспаленіе глазъ (внутреннее).

2894) Ophthalmiticus. | Die Ophthalmitis betreffend. Принадлежащій къ Ophthalmitis.

2895) Ophthalmoblennorrhoea (ophthalmos et blennorrhoea). | Der Augenschleimfluss, Augentripper. Перелойное воспаленіе глазъ.

2896) Ophthalmobrachytes (ophthalmos et brachytes). | Die Verkürzung der Augenaxe. Укороченіе глазной оси.

1897) Ophthalmobrachyticus. | Die Ophthalmobrachytes betreffend, davon herrührend. Принадлежащій къ Ophthalmobrachytes отъ оной происходящій.

2898) Ophthalmocarcinoma (ophthalmos et carcinoma). | Der Augenkrebs. Глазной ракъ.

2899) Ophthalmocarcinomaticus s. Ophthalmocarcinomatosus. | Das Ophthalmokarcinoma betreffend. Принадлежащій къ Ophthalmocarcinoma.

Ophthalmocele (ophthalmos et cele) = Ophthalmoptosis.

2900) Ophthalmocelicus. | Ophthalmocele betreffend. Принадлежащій къ Ophthalmocele.

Ophthalmodinia, v. Ophthalmodynia.

2901) Ophthalmodynia (ophthalmos et odyne), Neuralgia frontalis. | Der Augenschmerz. Глазная боль.

Ophthalmoiater, v. Ophthalmiatros.

Ophthalmoiatria, Ophthalmoiatrice, v. Ophthalmiatria.

2902) Ophthalmolyma, genit.—atis (ophthalmos et lyma). | Eine Verderbniss, Zerstörung des Augapfels. Растройство глаза или глазнаго яблока.

Ophthalmolymantericus, v. Ophthalmolymanterius.

2903) Ophthalmolymanterius, Ophthalmolymanticus Ophthalmolymicus. | Die Ophthalmolyma betreffend. Принадлежащій къ Ophthalmolyma.

Ophthalmolymasis = Ophthalmolyma.

Ophthalmolyme = Ophthalmolyma, Ophthalmolymicus = Ophthalmolymanterius.

2904) Ophthalmomacrosis (ophthalmos et macrosis). | Die Vergrösserung des Augapfels. Увеличеніе глазнаго яблока.

2905) Ophthalmomacrotes (ophthalmos et macrotes). | Die übermässige Grösse des Augapfels. Слишкомъ большой глазъ, неумѣренное увеличеніе глаза.

2906) Ophthalmomacroticus. | Von Ophthalmomakrotes herrührend. Происходящій отъ Ophthalmomacrotes.

2907) Ophthalmoncus (ophthalmos et oncus). | Eine Augengeschwulst. Опухоль глаза.

2908) Ophthalmonosologia (ophthalmos et nosologia). | Die Lehre von den Augenkrankheiten. Ученіе о глазныхъ болѣзняхъ.

Ophthalmophantoma, v. Phantoma.

2909) Ophthalmophtharsis (ophthalmos et phtharsis). | Eine Verderbniss des Augapfels. Растройство глаза. 2) = Ophthalmophthisis.

2910) Ophthalmophtharticus. | Von Ophthalmophtharsis herrührend. Происходящій отъ Ophthalmophtharsis.

2911) Ophthalmophyma (ophthalmos et phyme). | Geschwulst am Augapfel. Наростъ, опухоль на глазѣ.

2912) Ophthalmoplegia (ophthalmos et plegia). | Die Lähmung des Augapfels. Онѣмѣніе, параличь глазнаго яблока (глазныхъ мышицъ).

2913) Ophthalmoponia (ophthalmos et ponos). | Ein Augenleiden. Страданіе глазъ.

2914) Ophthalmoptosis (ophthalmos et ptosis). | Ein Vorfall des Augapfels. Выпаденіе глазнаго яблока изъ глазной впадины, Выступленіе глаза. Vid. Exophthalmia.

2915) Ophthalmorrhagia (ophthalmos et rhage). | Eine Blutung aus der Augenhöhle. Кровотеченіе изъ глаза или глазной впадины.

2916) Ophthalmorrhoea (ophthalmos et rhoea). | Der Augenfluss, Ergiessung am Auge (externa), oder im Auge (interna). Изліяніе крови или гноя или изъ вокругъ глаза (externa), или въ глазъ (interna).

2917) Ophthalmos, ὀφθαλμος (ὀπτω, ich sehe; вижу). | Das Auge. Глазъ.

2918) Ophthalmoscopia (ophthalmos et scope). | Die Augenschau, Untersuchung des Auges. Изслѣдованіе, Осматриваніе глаза.

2919) **Ophthalmostatum** (ophthalmos et στατος, v. Stasis). | Ein Augenhalter, Ein Ophthalmostat; Speculum oculi. Глазное держало.

2920) **Ophthalmosteresis** (ophthalmos et steresis). | 1) Der Verlust eines oder beider Augen. Лишеніе одного или обоихъ глазъ. 2) Der Mangel der Augen. Недостатокъ глазъ.

2921) **Ophthalmostereticus.** | Von Ophthalmosteresis herrührend. Происходящій отъ Ophthalmosteresis.

2922) **Ophthalmotherapeuticus.** | Die Ophthalmotherapia betreffend. Принадлежащій къ Ophthalmotherapia.

2923) **Ophthalmotherapia** (ophthalmos et therapia). | Die Augenheilkunde. Ученіе о врачеваніи глазныхъ болѣзней.

2924) **Ophthalmoxysis** (ophthalmos et xysis). | Die Skarifikation des Auges. Насѣченіе (поверхностныхъ сосудовъ) глаза.

2925) **Ophthalmoxyster**, Ophthalmoxysterion (v. ophthalmos et xyster). | Der Augenkratzer, Ein Werkzeug zur Skarifikation der Augen. Инструментъ для произведенія насѣченія сосудовъ глаза.

2926) **Opiana**, Opianum (v. Opium). | Das Opian, Narkotin, Derosnesches Salz. Опіанъ, Наркотинъ.

2927) **Opiatum.** | Ein Opiat. Опіятъ.

2928) **Opifex.** | Handwerker, Künstler. Художникъ, Ремесленникъ.

Opifices circumductionis, v. Musculi obliqui oculi.

2929) **Opificia.** | Die Werkstatt, Werkstätte. Мастерская, Работная комната или изба.

Opificium mirificum Gagliardi, v. Substantia reticularis ossium.

Opinio, v. Conjectura et Propositio.

2930) **Opiologia** (opium et lego). | 1) Das Einsammeln des Opiums. Собираніе опія. 2) Die Lehre vom Opium. Ученіе объ опіи.

2931) **Opisma**, Opismus (v. Opos, ὀπίζω, fut. ὀπισω; Pflanzensäfte eindikken; сгустить соки растѣній). | Das Einsammeln oder Auffangen und Eindicken von Pflanzensäften. Собираніе и сгущеніе растительныхъ соковъ.

2932) **Opisthe**, ὀπισθε. | Hinten, Nach hinten. Назади, Сзади.

2933) **Opisthenar**, ὀπισθεναρ (opisthe et thenar). | Der Rücken der Hand. Тылъ, тыльная поверхность руки.

2934) **Opisthocephalon** (opisthe et cephale). | Der Hinterkopf. Затылокъ.

2935) **Opisthocranion** (opisthe et cranion). | Der Hinterkopf, Hinterhauptsbein. Затылокъ, Затылочная кость. Vid. Os occipitis.

2936) **Opisthocyphosis** (opisthe et cyphosis). | 1) Cyphosis. 2) Opisthotonus. Столбнякъ задній.

Opisthotonus, ὀπισθοτονος (opisthe et tonus) = Tetanus posticus.

2937) **Opium**, ὀπιον (diminut. ab opos). | Opium, Mohnsaft. Опій, Маковый сокъ, Сонное зелье.

Opium depuratum, v. Extr. opii.

2938) **Opium indicum**, orientale. | Ostindisches Opium. Опій восточный.

2939) **Opium levanticum**, turcicum s. thebaicum. | Lewantisches, Türkisches oder Thebaisches Opium. Опіумъ или Опій Левандской - Турецкой, Сонное зелье, Сокъ турецкаго или большеголоваго мака.

Opium orientale, v. Opium indicum.

Opium thebaicum, v. Opium levanticum.

Opium turcicum, v. Opium levanticum.

Opobalsamum verum, v. Balsamum de Mecca.

Opocele (ope et cele) = Opodeocele.

2940) **Opodeldoc**, Opodeldoch. | Opodeldoch. Оподельдокъ. Vid. Linimentum saponato - camphoratum.

2941) **Opodeocele** (ope eidos et cele), Hernia foraminis ovalis, ovalaris obturatoria. | Bruch am eirunden Loch, Eilochbruch. Грыжа овальнаго отверстія.

2942) **Opopanax** (opos et panax). | Der Panaxgummi. Опопанаксъ.

Opopanax chironium, v. Ferula opopanax.

2943) **Opos**, ὀπος. | Ein von selbst ausfliessender milchartiger Pflanzensaft. Сокъ, самъ по себѣ истекающій изъ растѣній. Vid. Succus.

Oppilatio, v. Obstructio.

Oppilatio telae cellulosae neonatorum, v. Stipatio tel. c. n.

2944) **Oppletio.** | Die Ueberladung des Magens. Обремененіе желудка.

Opportunitas, v. Dispositio.

2945) **Opportunitas morbosa.** | Die Empfänglichkeit für eine Krankheit. Болѣзненное предрасположеніе.

2946) **Opportunus** ad morbum. | Empfänglich für eine Krankheit. Расположенный къ какой либо болѣзни.

2947) **Oppositus.** | Gegenüberstehend. Сопротивный, противуположенный.

Oppressio, v. Anxietas.

Oppressio cordis, v. Anxietas cordis.

Oppressio pectoris, v. Anxietas pulmonalis.
Oppressio respirationis, v. Orthopnoea respiratoria.
2948) Oppressio virium. | Unterdrückung der Kräfte. Угнѣтеніе силъ. Vid. Debilitas spuria.
2949) Ops, οψ, genit. opos. | 1) Die Stimme. Голосъ. 2) = Opsis, v. Vox.
2950) Ops, ωψ, genit. ωπος. | Das Gesicht, Auge. Глазъ, Лице, Зрѣніе.
Opseonusi, v. Opsionusi.
2951) Opsionusi (opsis et nosos). | Die Krankheiten des Sehvermögens. Болѣзни зрѣнія.
2952) Opsis, οψις (οπτω, sehen; видѣть). | Das Sehen, Das Gesicht, Die Ansicht. Зрѣніе, Видъ, Явленіе, Лице, Глазъ, Смотрѣніе. Vid. Visio.
2953) Opsomanes (v Opsomania). | Ein leidenschaftliches Leckermaul. Страстный лакомникъ.
2954) Opsomania (ópson et mania). | Die Verrücktheit aus Leckerei oder mit Leckerei. Сумашествіе отъ лакомства или съ лакомствомъ.
2955) Opson, οψον (εψω, εψεω; kochen; варить). | Das gekochte (und gebratene), bes. Fleisch und Fisch. Варенное, приваръ.
2956) Opsonium, οψωνιον (v.Opson). | Das Gemüse, Zugemüse. Зелень.
2957) Optesis, οπτησις (οπταω, οπτεω; fut. —ησω; braten; жарить). | Das Braten. Жаренье.
2958) Optica, Optice, οπτικη (v. Opticus). | Optik, Sehlehre, Sehkunst, Die Lehre vom Sehen. Оптика, Наука о зрѣніи и свѣтѣ.
Optice, v. Optica.
2959) Opticus (v. Optos). | 1) Zum Sehen gehörig, Optisch. Принадлежащій къ зрѣнію, Оптичный.
2960) Optilos, Optilus, οπτιλος. | Das Auge. Глазъ.
Optio, v. Voluntas.
2961) Optos, οπτος (οπτω, sehen; видѣть). | Gesehen. Видѣнный.
Ora, v. Aperturae.
Ora colli uteri, v. Aperturae orificii uterini.
Ora hepatis, v. Porta.
Ora ossium, v. Os uteri.
Oraclum, v. Oraculum.
2962) Oraculum, Oraclum. | Orakel. Оракулъ.
Orasis, v. Horasis.
Orbes cartilaginosi tracheae, v. Annuli tracheae.
2963) Orbicularis. | Kreisrund, Zirkelrund, Tellerförmig. Кругловатый, Округлый, Шаровидный, Круглый, Кругообразный.
Orbicularis oris, v. Musculus orbicularis labiorum.
Orbiculae, v. Rotulae.
2964) Orbiculus. | Ein kleiner Kreis oder Zirkel, Ein Tellerchen. Кружокъ, Тарелочка.
2965) Orbiculus ciliaris, Ligamentum s. Intestinum ciliare, Circulus ciliaris, Ligamentum iridis, Musculus s. membrana, s. Plexus ciliaris, Annulus cellulosus oculi s. ciliaris. | Ciliarkreis, Ciliarring, Ciliarkranz, Haarring, Weisser Ring, Sternband, Sternkreis, Strahlenband, Strahlengeflecht, Strahlenförmiger Zirkel oder Strahlenring, Zellenförmiger Ring des Auges. Рѣсничный кружокъ.
Orbiculus membranosus, v. Valvula Bauhini.
Orbiculus nasi, v. Apex nasi.
2966) Orbis. | Kreis, Rundung. Кругъ, Шаръ.
Orbis genu, v. Patella.
2967) Orbita oculi, Arcula, Pelvicula, Conchus, Concha, Cavitas, Cavea, Cavum, Capsa, Caverna s. Foramen oculi, Fovea orbitalis. | Augenhöhle, Augengrube, Augenleise. Глазная полость или впадина.
Orbita ossis brachii, v. Trochlea ossis brachii.
2968) Orbitalis. | Orbital. Къ глазной впадинѣ-принадлежащій.
Orbum, v. Intestinum caecum.
Orchas, genit. Orchadis = Orchita.
2969) Orchea, ορχεα, ορχεος. | Der Hodensack. Мошонки. Vid. Scrotum.
Orcheacatabasis, v. Orchidocatabasis.
Orcheacatabaticus, v. Orchidocatabaticus.
Orchemphraxis, v. Orchidemphraxis.
Orcheocatabasis, v. Orchidocatabasis.
Orcheocatabaticus, v. Orchidocatabaticus.
2970) Orcheocele, 1) (orchea et cele). | Der Hodensackbruch. Мошоночная грыжа. 2) (Orchis et cele). | Die Hodengeschwulst. Опухоль яичекъ. Vid. Oscheocele testicularis.
2971) Orcheocele acuta, orchitis, Inflammatio testiculorum, Hernia humoralis, Testiculus inflammatus. | Entzündliche Hodengeschwulst, Entzündung der Hoden, Sandklos, Sandhode. Воспаленіе или воспалительная опухоль яичекъ.
2972) Orcheocele aquosa, Hydror-

chis, Hydrops testiculi. | Wassersucht des Hodens. Водяная болѣзнь яичекъ.

2973) Orcheocele carnosa, Sarcocele testiculi. | Fleischbruch. Мясная грыжа.

2974) Orcheocele scirrhosa, Scirrhocele, Scirrhus testiculi, Testiculus scirrhosus. | Krebshode. Скиръ или скиррозное отвердѣніе яичекъ.

2975) Orcheotomia (orchis et tome). | Das Wegschneiden eines oder beider Hoden, Das Kastriren. Вырѣзываніе яичекъ, Кастрація.

2976) Orcheotomus (orchis et tome).| Wer oder Womit man kastrirt. Кто вырѣзываетъ яйца или Орудіе, которымъ онѣ вырѣзываются, Кто выкладываетъ животныхъ.

Orcheus, v. Scrotum.

Orchi, v. Tarsi.

2977) Orchicus (Orchis). | Die Hoden betreffend. Происходящій отъ яичекъ, Принадлежащій къ онымъ.

2978) Orchideae. | Stendel, Orchideen, Orchisgewächse. Ядрышники, Яичкообразныя растѣнія.

2979) Orchidemphraxis (orchis et emphraxis). | Eine Ueberfüllung und Verstopfung der Hodengefässe. Переполненіе и засореніе сосудовъ яичекъ.

Orchides, v. Testiculi.

2980) Orchideus (Orchis).| 1) Hodenförmig. Яичкообразный. 2) Orchisartig, Orchisähnlich. Ятрышковый.

2981) Orchidocatabasis (orchis et catabasis). | Das Hinabsinken der Hoden aus dem Unterleibe in den Hodensack. Спущеніе яичекъ чрезъ брюшное кольцо въ мошонку.

2982) Orchidocatabaticus. | Von Orchidokatabasis herrührend. Происходящій отъ Orchidocatabasis.

2983) Orchidocele (orchis et cele).| Eine Hodengeschwulst. Опухоль яичекъ.

2984) Orchidoncus (orchis et oncus).| Die Hodengeschwulst. Опухоль яичекъ.

Orchidotomia, v. Orcheotomia.

Orchidotomus, v. Orcheotomus.

Orchiocele, v. Orchidocele.

Orchioncus, v. Orchidoncus.

2985) Orchis, ορχις, genit. ορχεως et ορχιδος. | 1) Der Hoden. Яичко. 2) Die Orchis, Knabenkraut. Ятрышникъ. 3) = Orchita.

2986) Orchis. | Knabenkraut. Ятрышникъ.

2987) Orchis bifolia, Plantanthera bifolia. | Zweiblätteriges Knabenkraut. Ядрушки, яичка, Дѣтская трава, Кокушкины слезы, Бѣлый сатиръ, Кокушница двулистая, Ребьячи мудышки.

Orchis hircina, v. Himantoglossum hircinum.

2988) Orchis latifolia. | Breitblätteriges Knabenkraut, Stendel, Händleinwurzel. Ятрышникъ широколистный, Кокушница широколистая.

2989) Orchis maculata. | Gefleckte Knabenkraut, Stendel, Gefleckte Händleinwurzel. Ятрышникъ пестрый, Кокушкины слезы, Кокушница пятнстая.

2990) Orchis mascula. | Männliches Knabenkraut oder Stendel. Ятрышникъ мужескій.

2991) Orchis militaris. | Grosses Knabenkraut, Stendel. Ятрышникъ солдатскій.

2992) Orchis morio. | Kleines, Weibliches Knabenkraut, Salap-Orchis. Ятрышникъ дремликъ.

2993) Orchis ustulata. | Kleines, angebranntes Knabenkraut, Stendel. Ятрышникъ прижженный.

2994) Orchita, Orchites (v. Orchis).| Orchiten, Verschiedene hodenähnliche Früchte. Разные яичкообразные плоды.

2995) Orchitis (Orchis). | Entzündung der Hoden. Воспаленіе яичекъ. Vid. Orcheocele acuta.

Orchitomia, v. Orchidotomia.

Orchitomus, v. Orchidotomus.

2996) Orchos, ορχος. | 1) Die Reihe, Baumreihe. Рядъ, Рядъ деревъ. 2) = Tarsus.

Orchotomia, v. Orcheotomia.

Orchotomus, v. Orcheotomus.

Orcus, v. Loca infera.

Ordeolum, v. Hordeolum.

2997) Ordines. | Ordnungen. Порядки.

2998) Ordo. | Ordnung, Reihe. Порядокъ, Разрядъ, Рядъ.

Ordo corrugatoris, v. Musculus orbicularis labiorum.

2999) Ordo naturae. | Naturordnung. Порядокъ натуры или природы.

3000) Ordo naturalis. | Die natürliche Ordnung. Порядокъ естественный.

Ordo protrusoris interior, v. Musculus orbicularis labiorum.

Oreillon, v. Angina parotidea.

Oreoselinum, v. Selinum oreoselinum.

3001) Orexis, ορεξις, genit. —εως, —ιος, —ios, —is (ορεγω, ορεγομαι; v. Anorexia). | Das Verlangen nach Etwas, besond. der (gesunde) Appetit zum Essen. Позывъ (особ.) на ѣду.

Organ, v. Organon.

Organa chylopoea, v. Organum concoctorium.

3002) Organa corporis, Partes organicae s. instrumentales, s. officiales, s. Instrumenta corporis, Organismi partiales. | Organe des Körpers, Organische Theile. Органы, Органическія части тѣла, Орудія тѣла.

3003) **Organa** excretoria, Viae excretionis, Excernicula, Colatoria, Emunctoria | Exkretionsgebilde, Exkretionsorgane, Aussonderungsorgane, Exkretionswege, Ausscheidungsorgane, Ausleerungsorgane oder Wege, Kolatorien, Egestionsorgane. Органы непраздничтельныя.

3004) **Organa** executoria, Instrumenta executionis. | Vollziehende Organe. Органы совершающіе.

Organa genitalia, v. Genitalia.

3005) **Organa** lacrymalia, Viae lacrymales. | Thränenorgane, Thränenwege. Слезные органы.

Organa manducationis, v. Apparatus manducatorius.

Organa masticationis, v. Apparatus manducatorius.

3006) **Organa** motus, Instrumenta motus. | Bewegungsorgane od. Werkzeuge, od. Instrumente. Органы движенія.

Organa nutritoria, v. Organum concoctorium.

3007) **Organa** reproductiva. | Reproduktive Organe. Органы воспроизводительные.

Organa respirationis, v. Organum respirationis.

3008) **Organa** secretoria. | Secernirende Gebilde oder Organe, Sekretionsorgane, Sekretionsgebilde, Abscheidungsorgane, Absonderungsorgane. Органы или Орудія отдѣлительные.

3009) **Organa** sensoria s. sensualia. | Sinnesorgane, Sinnorgane, Sinneswerkzeuge. Органы чувствъ.

Organa sexualia, v. Partes genitales.

Organa urinae, v. Viae urinae.

Organa uropoëtica, v. Viae urinae.

3010) **Organa** vegetativa. | Vegetativsorgane. Органы прозябательные.

Organa visus, v. Oculi.

Organa visoria, v. Oculi.

3011) **Organicus** (v. Organon), Organisatus. | Organisch, Organisirt. Органическій, Орудный, Стройный.

3012) **Organisatio**. | Organisation. Организація, Строеніе, Устроеніе.

3013) **Organisatus**, a, um. | Organisirt. Организованный. Vid. Organicus.

Organismi partiales, v. Organa corporis.

3014) **Organismus** (Organon). | Organismus. Организмъ.

3015) **Organismus** animalis. | Animalischer, Thierischer Organism. Животный организмъ.

Organochemia (organon et chemia) = Zoochemia.

3016) **Organogenia** (organon et genesis). | Die Organenbildung, Ausbildung der Organe. Образованіе органовъ.

3017) **Organognosia**, Organognostice (organon et gnosis. | Die Erkenntniss und Unterscheidung organischer Körper. Распознаніе органическихъ тѣлъ.

3018) **Organographia** (organon et graphe). | Die Beschreibung der Organe. Органографія, описаніе органовъ или орудій.

3019) **Organologia** (organon et logos). | 1) Die Lehre von den Werkzeugen, z. B. chirurgischen. Наука объ орудіахъ, напр. хирургическихъ. 2) Die Lehre von den Organen des lebenden Körpers und ihren Verrichtungen. Ученіе объ органахъ живаго тѣла и ихъ отправленіяхъ.

Organomia, v. Organonomia.

3020) **Organon**, Organum, *ὄργανον*, s. Instrumentum. | Ein Werkzeug, Organ. Органъ, Орудіе. Vid. Logica.

Organon auditorium, v. Auris.

3021) **Organon** auditus. | Gehörorgan. Слуховый органъ. Vid. Auris.

3022) **Organon** auditus ossium. | Knöchernes Gehörwerkzeug. Слуховый органъ костяной, костяное орудіе слуха.

3023) **Organon** concoctorium s. chylificatorium, Organa nutritoria, Organa s. Viscera chylopoea s. chylopoetica, Systema chylopoeticum s. digestionis. | Verdauungsorgane, Verdauungssystem, Darmsystem, Dauungssystem, Digestionssystem. Органъ (или органы) пищеваренію служащій.

Organon odorandi, v. Nervus olfactorius.

Organon odoratus, v. Nasus et Nervus olfactorius.

Organon olfactorium, v. Nasus et Nervus olfactorius.

Organon olfactus, v. Nasus.

3024) **Organonomia** (organon et nomos). | Eine Darstellung der Gesetze des organischen Lebens. Показаніе, объясненіе законовъ органической жизни.

Organopoeus (organon et poesis) = Mechanopoeus.

Organum, v. Organon.

Organum chylificatorium, v. Organon concoctorium.

3025) **Organum** cogitationis, Cogitatorium. | Denkorgan. Органъ помышленія.

3026) **Organum** gustus, Gustatorium. |

Geschmackorgan, Geschmackwerkzeug Органъ вкуса.

Organum olfactus, v. Nasus.

3027) Organum respirationis, Organa respirationis s. pneumatica, Respiramen. | Respirationsorgan od. Organe, Athmungswerkzeuge. Органъ или Органы дыханія или дыхательные.

Organum sensorium internum, v. Sensorium.

3028) Organum tactus. | Der Sinn des Gefühls. Органъ осязанія.

3029) Organum visorium s. visus, Visorium. | Sehorgan. Органъ зрѣнія, зрительный.

Organum visus, v. Organum visorium.

3030) Orgasmus, ὀργασμος (ὀργαω, ὀργαζω, treiben, starke Triebe haben; имѣть сильные позывы). | Eine heftige Kongestion nach wichtigen Theilen, Die zu schnelle Bewegung der Säfte, Die Wallung. Волненіе или сильное стремленіе, движеніе крови или соковъ къ одному мѣсту.

3031) Orgasticus. | Orgastisch, Den Orgasmus betreffend. Отъ Orgasmus происходящій, къ оному принадлежащій.

3032) Orgicus (ὀργη, der Zorn; гнѣвъ). | Vom heftigen Zorn herrührend. Происходящій отъ сильнаго гнѣва.

3033) Orgya, Hexapoda. | Die Maaslänge oder Klafterlänge. Сажень.

3034) Orichalcum, Aurichalcum. | Messing. Желтая мѣдь.

Oricilla mula, v. Lobus auris.

3035) Orientalis. | Morgenländisch. Восточный.

Orificia arteriosa ventriculorum cordis, v. Ostia arteriosa ventriculorum cordis.

Orificia auricularia ventriculorum cordis, v. Ostia venosa ventriculorum cordis.

Orificia narium, v. Aperturae nasus.

Orificia uteri, v. Aperturae orificii uterini.

Orificia vasorum, v. Oscula vasorum.

Orificia ventriculi tertii cerebri, v. Aperturae ventriculi tertii cerebri.

Orificium, v. Apertura.

3036) Orificium ani, Ostium ani, Orificium ventris inferius. | Oeffnung des Afters oder Mastdarms. Заднепроходное отверстіе.

Orificium anterius canalis orbitarii, v. Foramen infraorbitale.

Orificium dextrum, v. Pylorus.

Orificium epiploicum, v. Foramen Winslowii.

Orificium exterius canalis pro chorda tympani, v. Apertura interna canalis chordae tympani.

Orificium inferius, v. Pylorus.

Orificium meatus auditorii externi, v. Meatus auditorius.

Orificium meatus auditorii internum, v. Sinus acusticus.

Orificium sinistrum, v. Cardia.

Orificium superius, v. Cardia.

3037) Orificium (s. Ostium) urethrae. | Oeffnung der Harnröhre. Отверстіе мочеиспускательнаго канала.

Orificium uteri, v. Os uteri.

Orificium uteri externum, v. Apertura externa orificii uterini.

Orificium uteri inferius, v. Apertura externa orificii uterini et Os uteri externum.

3038) Orificium uteri internum s. superius. | Innerer, oberer Muttermund, Innere Mutteröffnung, Innere Mutterhalsöffnung, Das obere Mundloch der Gebärmutter. Внутреннее маточное отверстіе. Vid. Apertura interna orificii uterini.

Orificium uteri superius, v. Orificium uteri internum.

3039) Orificium venae coronariae cordis magnae. | Mündung der grossen Kranzvene des Herzens. Отверстіе большей вѣнечной вены сердца.

3040) Origanum. | Dosten. Душица.

3041) Origanum creticum. | Kretischer Dosten, Spanischer Hopfen. Душица материнка.

3042) Origanum dictamnus. | Kretischer Diptam, Diptamdosten. Маиранъ критскій.

3043) Origanum heracleoticum. | Griechischer Dosten, Wintermajoran. Греческій Маіоранъ.

3044) Origanum majorana. | Majoran, Wurstkraut. Маеранъ, Маіоранъ, Маиранъ.

3045) Origanum marum. | Pfefferkraut, Duftiger oder Filzdosten. Кошечій Маіоранъ.

3046) Origanum vulgare. | Gemeiner oder Brauner Dosten, Wohlgemuth, Wilder Majoran. Душица обыкновенная, Материнка, Душица пустая.

3047) Originalis, e, Originarius, a, um. | Ursprünglich. Начальный, Первородный.

Originarius, a, um, v. Originalis, e.

3048) Origo, Ortus, Obortus, Primordium, Exortus, Exorsus. | Ursprung, Entstehung. Начало, Происхожденіе.

3049) Origo s. Ortus s. Exortus arteriarum. | Ursprung der Arterien. Начало артерій.

3050) Origo musculi. | Ursprung eines Muskels. Начало мышцы.

3051) Origo s. Ortus, s. Principium nervi. | Ursprung oder Wurzel, oder Anfang, oder Centralende eines Nerven. Начало нерва.

Origo prima nervi intercostalis, v. Pars cephalica nervi intercostalis.

3052) Origo s. Ortus venarum. | Ursprung der Venen. Начало венъ.

Oris fatuitas, v. Sapor fatuus.

3053) Orleana, Terra orleana, Rouca, Uruca, Arnotta, Aschiote. | Orlean, Ruku. Красныя сѣмена Орлеанскія (Bixa).

Ornamenta foliacea tubarum Fallopii, v. Fimbriae tubarum Fallopianarum.

3054) Ornans. | Das Ziermittel. Средство украшающее.

3055) Ornis, ορνις, genit. ορνιθος. | Der Vogel. Птица.

3056) Ornithogalum (ornis et gala).| Die Vogelmilch. Птицемлечникъ, Орнитогалъ.

3057) Ornithogalum arvense. | Ackervogelmilch, Behaarte Vogelmilch. Птицемлечникъ полевой.

3058) Ornithogalum luteum. | Gelbe Vogelmilch. Птицемлечникъ желтый, Птичье молоко желтое.

3059) Ornithogalum nutans. | Ueberhängende Vogelmilch. Птицемлечникъ низвислый или повислый.

3060) Ornithogalum pratense, stenopetalum. | Schmalblätterige Vogelmilch. Птицемлечникъ или Орнитогалъ луговый.

Ornithogalum stenopetalum, v. Ornithogalum pratense.

3061) Ornithogalum umbellatum. | Doldenförmige Vogelmilch. Орнитогалъ зонтичный.

3062) Ornitholithus (ornis et lithos).| Eine Versteinerung von Vögeln. Окаменѣлая птица.

3063) Ornithologia (ornis et logos).| Die Lehre von den Vögeln. Орнитологія, Птицесловіе, Наука о птицахъ, Естественная исторія птицъ.

Ornithologicus = Ornithologus.

3064) Ornithologus. | Ornitholog, Sich mit Vögeln beschäftigend. Орнитологъ, Птицесловъ.

3065) Ornithopus perpusillus. | Kleiner Vogelfuss. Птиценожка малая, Птичьи ножки малыя.

Ornithopodium = Ornithopus.

Ornus europaea, v. Fraxinus ornus.

Ornus manifera hortulanorum, v. Fraxinus rotundifolia.

3066) Orobanche major. | Grosse Sommerwurzel. Заразиха большая или солнечная, львиный хвостъ.

3067) Orobanche ramosa. | Aestige Sommerwurzel, Hanftod. Заразиха вѣтьвистая.

3068) Orobodes, Oroboides (orobus et eidos). | Erbsenähnlich, Erbsenartig, Nach Art mehliger Hülsenfrüchte. (Urina orboides s. orobodes. | Ein Harn mit mehlichtem Bodensatz.) Подобный гороху (или состоящему болѣе изъ муки) стручковому плоду. (Urina orobodes. Моча съ мучнистымъ отсѣдомъ.)

3069) Orobus, οροβος. | Eine mehlichte Hülsenfrucht, Die Kichererbse. Сочевичникъ, Стручковый плодъ.

3070) Orobus tuberosus. | Knollige Walderbse, Bergerbse. Сочевичникъ шишковитый.

3071) Orobus vernus. | Frühlingswald-, —bergerbse. Сочевичникъ весенній, Горно горошникъ весенній.

3072) Orognosia (oros et gnosis).| Die Bergkunde, Gebirgskunde. Наука о горномъ дѣлѣ.

3073) Orographia (oros et graphe).| Die Gebirgslehre, Beschreibung der Gebirge. Описаніе горъ.

3074) Oros, ορος. | Der Berg, Das Gebirge, Auch der Rücken des Fusses. Гора. Vid. Orrhos et Serum sanguinis.

3075) Orphanotropheum. | Waisenhaus. Сиротскій домъ.

Orrhochezia (orrhos et chezia) = Diarrhoea serosa.

5076) Orrhodes (orrhos et eidos). | Molkig, Molkenähnlich. Сывороточный, Водянистый.

3077) Orrhorrhoea (orrhos et rhoea).| Ein wässerichter Ausfluss. Водянистое истеченіе.

3078) Orrhos, Oros, ορρος, ορος. | Der wässerige Bestandtheil der Milch, Molken. Водянистая часть створожившагося молока, Сыворотка. Vid. Serum sanguinis, Raphe scroti et Perinaeum.

Orrhopygion, v. Os coccygis.

Orrochezia, v. Orrhochezia.

3079) Orthocolon (orthos et colon).| Die Steifheit eines Gliedes (wobei das Glied gestreckt ist). Неподвижность, прямое направленіе члена.

3080) Orthognampsia (orthos et γναμπτω, fut. —ψω; biegen, krümmen; сгибать, кривить). | Eine Unbiegsamkeit des Rumpfes. Несгибаемость туловища, Отвердѣніе спины.

3081) Orthognampticus, Orthognamptos. | Die Orthognampsia betreffend. Принадлежащій къ Orthognampsia.

3082) Orthopaedeon (v. Orthopaedia). | Ein orthopädisches Institut. Ортопедическій институтъ.

3083) Orthopaedia (orthos et pais). | Die Orthopädie, Geraderichtungskunst verwachsener, junger Leute. Ортопедія,

(Искуство поправлять искривленія и увѣчія тѣла молодыхъ людей).

3084) **Orthopaedicus**, Orthopedicus. | Die Orthopaedia betreffend, Orthopädisch. Ортопедическій, Къ Orthopaedia относящійся, къ оной принадлежащій.

Orthopedicus, v. Orthopaedicus.

3085) **Orthopnoea** (orthos et pnoea), Suffocatio, Strangulatio, Praefocatio, Pnix, Pnigmus, Angor, Apnoea. | Stickung, Erstickungszufälle, Strangulationsapparat, Athemlosigkeit. Отдышка, Задышка, Весьма трудное дыханіе, Задыханье.

3086) **Orthopnoea** anginosa. | Halsstickung. Отдышка отъ какого либо препятствія въ шеѣ.

3087) **Orthopnoea** asthmatica, Asthmorthopnoea. | Bruststickung. Отдышка грудная, Происходящая отъ болѣзней въ груди.

3088) **Orthopnoea** cardiaca decepti-va. | Herzstickung. Отдышка отъ болѣзней сердца.

3089) **Orthopnoea** convulsiva, Asthma convulsivum, Convulsio thoracis s. laryngis. | Krampfhafte, Convulsivische Engbrüstigkeit. Отдышка судорожная, Судорожное удушье.

Orthopnoea cynanchica, v. Angina polyposa.

Orthopnoea erethica, v. Orthopnoea spastica.

Orthopnoea febricosa, v. Asthma febricosum.

Orthopnoea hydrothoracica, v. Dyspnoea hydrothoracica.

3090) **Orthopnoea** hypochondrica. | Krampfige Stickung. Отдышка ипохондрическая.

3091) **Orthopnoea** hysterica, s. Suffocatio s. Pnix hysterica, Refrigeratio flatuosa, Praefocatio s. Strangulatio uterina, Asthma uterinum, caducum matricis. | Krampfige Stickung (der Weiber). Отдышка истерическая, судорожная (у женщинъ).

Orthopnoea irritabilis, v. Orthopnoea spastica.

Orthopnoea paralytica, v. Catarrhus suffocativus.

Orthopnoea physothoracica, v. Emphysema pectoris.

3092) **Orthopnoea** (obstructio pulmonum) pituitosa, Blennothorax, Blennorhoea bronchiorum. | Schleimbrust. Отдышка слизистая отъ накопленія слизи въ груди.

Orthopnoea pituitosa febrilis, v. Pneumonia pituitosa.

Orthopnoea pneumatica, v. Emphysema pectoris.

Orthopnoea pseudoperipneumonica, v. Pneumonia pituitosa.

Orthopnoea pyothoracica, v. Pyosis pectoris.

3093) **Orthopnoea** respiratoria, vera, Oppressio respirationis. | Athemstickung. Отдышка настоящая.

3094) **Orthopnoea** scorbutica. | Skorbutische Stickung. Отдышка цынготная.

Orthopnoea spastica infantum, v. Asthma acutum periodicum Millari.

3095) **Orthopnoea** spastica irritabilis erethica. | Krampfstickung. Отдышка судорожная раздражительная.

Orthopnoea torpida, v. Catarrhus suffocativus.

Orthopnoea tussiculosa, v. Tussis convulsiva.

Orthopnoea vera, v. Orthopnoea respiratoria.

3096) **Orthopnoicus**, Orthopnous, Orthopnus. | Die Orthopnoea betreffend, davon herrührend. Происходящій отъ Orthopnoea.

3097) **Orthoptera** ulonata. | Geradflügler, Heuschrecken. Прямокрылыя, Саранчи.

3098) **Orthos**, ορθος. | Aufrecht, Gerade. Прямый.

3099) **Orthosia**, Orthosis, ορθωσις (orthos; ορθοω, fut. ωσω; gerade richten, strecken; правлю, управляю). | Das Geraderichten, Strecken. Выпрямливаніе.

Orthosomata, v. Percae.

3100) **Orthostadia** (v. Orthostadias). | Das Aufrechtstehen. Прямостояніе.

3101) **Orthostadias**, Orthostadius (orthos et σταω, σταζω, ἱστημι, v. Stasis). | Aufrecht, Gerade stehend, Auch ein Kranker, welcher das Bett noch nicht zu hüten braucht. Прямо стоящій, Также больной, не лежащій еще въ постели.

Orthysteroptoma (orthos et hysteroptoma) = Prolapsus uteri non inversi.

3102) **Orthysteroptosis** (orthos et hysteroptosis). | Die Bildung des Orthysteroptoma. Образованіе Orthysteroptomatis.

Ortus, v. Origo.

Ortus arteriarum, v. Origo arteriarum.

Ortus nervi, v. Origo nervi.

Ortus ossium, v. Generatio ossium.

Ortus venarum, v. Origo venarum.

3103) **Orycter**, Oryctes (ορυσσω, v. Oryctos). | Der Gräber, Scharrer, Aufscharrer. Копатель.

3104) **Oryctochemia** (oryctos et chemia). | Oryktochemie, Die chemische Untersuchung der Fossilien. Химическое изслѣдованіе ископаемыхъ.

3105) **Oryctogenia** (oryctos et γενω,

v. Genus). | Die Oryktogenie; 1) Die Erzeugung der Fossilien. Происхожденіе ископаемыхъ. 2) Die Lehre davon. Ученіе о томъ.

3106) Oryctognosia (oryctos et gnosis). | Die Oryktognosie, Die Kenntniss (Lehre von der Erkenntniss) der Fossilien. Наука (часть минералогіи) объ изслѣдованіи ископаемыхъ, Oриктогнозія.

Oryctographia, v. Petrographia.

3107) Oryctologia (oryctos et logos).| Die Lehre von den Fossilien. Ориктологія, Наука объ ископаемыхъ. = Mineralogia.

3108) Oryctologicus (oryctos et logos).| 1) Die Oryktologie betreffend. Принадлежащій къ Oryctologia. 2) (oryctos et λεγω) Fossilien sammelnd. Собирающій ископаемыя.

3109) Oryctometria (oryctos et μετρεω, v. Metrum). | Die Oryktometrie, Die Lehre vom Messen der Fossilien. Ориктометрія, Наука объ измѣреніи ископаемыхъ.

3110) Oryctos (ορυσσω, fut. —υξω; graben, aufscharren; рыть, вырывать). | Gegraben. Рытый.

3111) Oryza. | Reis. Рисъ.

3112) Oryza sativa. | Gewöhnlicher, gebräuchlicher Reis. Сарачинское пшено, Рисъ.

3113) Os (genit. oris), Bucca, Hiatus, Hiatus oris, Osculum, Stoma, Peristoma, Peristomium. | Mund, Maul. Ротъ, Уста. Vid. Apertura, Cavitas oris et Facies.

3114) Os (genit. ossis). | Knochen, Bein, Gebein. Кость.

Os acromii, v. Acromion.

Os adcubitale, v. Radius.

Os adjutorium, i. q. Os brachii.

Os alaeforme, v. Os sphenoidale.

Os amium, v. Os sacrum.

Os amplum, v. Os sacrum.

Os anchae, v. Os femoris.

Os anonymum, v. Os coxae.

Os arcuale, v. Os frontis, temporum et zygomaticum.

Os arcuatum, v. Os temporum.

Os auris, v. Os temporum.

Os azygos, v. Os sphenoidale.

3115) Os balenae. | Fischbein, Fischbeinstab. Китовый усъ, Китовый прутъ.

3116) Os balenae cum annexa spongia s. cum spongia. | Fischbeinsonde oder Fischbeinstäbchen mit angebundenem Schwamm. Щупъ или прутъ китовый или фишбейнъ-зондъ съ привязанною къ нему губкою.

Os balistae, v. Talus.

Os basilare, v. Os occipitis, sacrum et sphenoidale.

Os bicorne, v. Os hyoides.

Os brachiale, v. Os humeri.

Os brachiale octavum, v. Os hamatum.

Os brachii, v. Os humeri.

Os breve genu, v. Patella.

Os calaminum, v. Processus styliformis ossis temporum.

Os calcanei, v. Calcaneus.

Os calcaris, v. Calcaneus.

Os calcis, v. Calcaneus.

3117) Os capitatum s. magnum, s. maximum, s. crassissimum, s. septimum carpi. | Kopfknochen des Karpus, Knochen mit dem Köpfchen, Grosses oder Grösstes Bein der Handwurzel, Kopfichtes Bein, Kopfbein. Кость или косточка головчатая.

Os carpi cartilaginosum, i. q. Os lenticulare carpi.

Os carpi tertium, v. Os triangulare carpi.

Os cartilagineum carpi, v. Os lenticulare carpi.

Os cartilaginosum genu, v. Patella.

Os caudae, v. Os coccygis.

Os cavernosum, v. Os ethmoidale.

Os cephalicum proprium, v. Os frontis.

Os cervicis uteri, v. Vulva.

Os clavale, v. Processus styliformis ossis temporum.

Os claviculae, v. Talus.

Os clavium, v. Ileum et Os sacrum.

Os clunium, v. Ileum et Os sacrum.

Os cotyloides carpi, v. Os scaphoides carpi.

3118) Os coccygis s. Ossa coccygis, Coccyx, Coccyx os, Os s. Ossa cuculi s. caudae, Cauda, Vertex ossis sacri, Spina sacra, Epiphysis ossis sacri, Spondylium, Acumen ossis sacri, Os ultimum spinae dorsi mobile, Os amium, Osanum, Orchopygion, Uropygium. | Coccyxknochen, Kukkuksbein oder Beine, Kuckuksknochen, Schwanzbein od. Beine, Schwanzknochen, Steissbein oder Beine, Steisschen, Bürzelbein oder Beine, Bürzelknochen, Bürzel, Eisbein, Starrknochen, Beweglicher Endknochen des Rückgraths. Вихрецъ, Хвостецъ, Копчикъ, Кость копчикова или хвостцовая.

Os coccyx, v. Os coccygis.

Os cochleare, v. Ossiculum orbiculare auris.

Os cogitationis, v. Os frontis.

Os colatorii, v. Os sphenoidale.

Os colutorii, v. Os ethmoidale.

Os conjugale, v. Os zygomaticum.

Os coronale, v. Os frontis.

3119) Os coxae s. coxarum, s. coxale, s. ilium, s. ischii, s. coxendicis, s. pelvis, s. laterale pelvis, s. anonymum, s. innominatum, Os sacri ossis lateribus commissum, Coxendix. | Hüftknochen, Hüftbein, Darmbein, Beckenknochen, Schlossbein, Seitenbeckenknochen, Seitenknochen oder Seitenbein, oder Seitenwandbein des Beckens, Knochen an der Hüfte, Ungenanntes Bein oder Knochen, Dreibein. Подвздошная, Кострешная, Неименованная, безъименная кость. Vid. Ileum et Os femoris.

Os coxale, v. Os coxae.

Os coxarium, v. Os coxae.

Os coxendicis, v. Os coxae et Os ischii.

Os crassissimum carpi, v. Os capitatum carpi.

Os cribratum, v. Os sphenoidale.

Os cribriforme, v. Os ethmoidale.

Os cribrosum, v. Os ethmoidale.

Os cristatum, v. Os ethmoidale.

Os cruris, v. Os femoris.

Os cubiforme, v. Os cuboides.

Os cubiforme carpi, v. Os multangulare majus carpi.

Os cubiti inferius, v. Ulna.

3120) Os cuboides s. cuboideum, s. cubiforme, s. cubicum, Os cyboides s. quadratum, s. grandinosum, s. multiforme, s. polymorphon, s. tesserae. | Kuboideischer Knochen des Tarsus, Würfelknochen, Würfelförmiger Knochen, Würfelbein. Кость кубовидная или кубическая.

Os cuboides carpi, v. Os multangulare majus carpi.

Os cuboideum, v. Os cuboides.

Os cuculi, v. Os coccygis.

Os cuneiforme, v. Os hamatum, sphenoidale et triangulare carpi.

Os cuneo-comparatum, v. Os sphenoidale.

Os cymbae, v. Os scaphoides tarsi.

Os cymbam referens, v. Os scaphoides tarsi.

Os cymbiforme, i. q. Os scaphoideum tarsi.

Os digiti annularis, v. Os metacarpi quartum.

Os digiti medii, v. Os metacarpi tertium.

Os digiti minimi, v. Os metacarpi quintum.

Os Dionysisci, v. Processus zygomaticus ossis frontis.

Os disciforme genu, v, Patella.

Os durum, v. Os temporum.

Os ensiforme, v. Sternum.

3121) Os ethmoidale, ethmoideum, s. ethmoides, Os cribrosum s. cribriforme, s. spongoides, s. spongiosum, s. spongiforme, s. foraminulentum, Colum, Os colatorii, Cribrum, Colatorium, Os isthmoides s. cavernosum, s. cristatum, Ethmos. | Ethmoidalknochen, Riechbein, Siebbein, Siebknochen. Решетчатая, решетообразная, решету подобная кость.

Os ethmoides, v. Os ethmoidale.

Os ethmoideum, v. Os ethmoidale.

Os externum spinae dorsi, v. Os sacrum.

Os externum tarsi, v. Os tertium tarsi.

Os extra ordinem carpi, v. Os lenticulare carpi.

3122) Os femoris s. cruris, s. fenestratum, s. coxae, Femur, Femen, Coxa, Crus, Os genu, Agis os anchae, Meros. | Schenkelknochen, Schenkelbein, Oberschenkelknochen oder Bein, Schenkel, Oberschenkel, Dickes Bein. Бедренная кость. Vid. Os ischii.

Os fenestratum, v. Os femoris et pubis.

Os fibrosum, v. Os occipitis.

Os foraminulentum, v. Os ethmoidale.

Os frontale, v. Os frontis.

3123) Os frontis s. frontale, s. coronale, s. arcuale, s. inverecundum, s. puppis capitis, s. sincipitis, s. sensus communis, s. cogitationis, s. cephalicum proprium. | Stirnknochen, Stirnbein, Kronbein, Kronenbein, Kranzbein, Unverschämtes Bein, Bein des Hinterschiffs, Vorderhauptsbein. Кость лобная или лбинная, или вѣнечная.

Os fundi uteri, v. Collum uteri.

Os furcale, v. Clavicula.

Os genae, v. Os zygomaticum.

Os genu, v. Os femoris et Patella.

Os gladioli, v. Sternum.

Os grandinosum, v. Os cuboides.

Os gulae, v. Os hyoides.

Os gutturis, v. Os hyoides.

Os hallucis, v. Os metatarsi pollicis.

3124) Os hamatum s. unciforme, s. cuneiforme, s. uncinatum, s. recurvum, s. brachiale octavum. | Hakenknochen des Karpus, Keilbein od. Hakenförmiges, od. Keilförmiges, oder Gekrümmtes Bein der Handwurzel, Hakenbein. Кость удчатая, клинообразная или клиноподобная.

Os hieron, v. Os sacrum.

3125) Os humeri s. brachii, s. brachiale, Brachium, Humerus, Armus, Ulna, Adjutorium s. Canna brachii, Parvum brachium, Brachion. | Oberarmknochen, Arm- oder Achselbein, Oberarmbein, Schulterknochen, Armknochen, Achselknochen, Achsel, Achselbein, Oberarmröhre, Bein des Arms oder des obern Arms. Плечевая, Плечная кость. Vid. Scapula.

3126) Os hyoides s. yoides, s. hyoideum, s. V literae imagini comparatum, s. V referens, s. ypsiloides, s. hypsiloides, s. lambdoides, s. Λ imaginem exprimens, s. linguae, s. linguale, s. gutturis, s. gulae, s. laude, s. laudii, s. morsus Adami, s. bicorne, Fulcrum s. Assessor linguae, Ossa linguae, Parastates, Pharyngethron. | Zungenknochen, Zungenbein, Zungenbeine, Kehlenbein, Lingualknochen. Подъязычная кость.

Os hyoideum, v. Os hyoides.

Os hyoideum medium, v. Corpus ossis hyoidei.

Os hypopion, v. Os zygomaticum.

Os hypsiloides, v. Os hyoides.

Os ileum, v. Ileum.

Os ileum, v. Os coxae et Ileum.

Os ilii, v. Ileum.

Os incisivum, v. Os intermaxillare.

Os inconjugatum, v. Os sphenoidale.

Os incudi simile, v. Incus.

Os indicis, v. Os metacarpi secundum.

Os inferius ventriculi, v. Pylorus.

Os infundibuliforme, v. Infundibulum cochleae.

Os innominatum, v. Os coxae.

3127) Os intermaxillare s. incisivum, s. palati, s. maxillare interius, s. labiale. | Intermaxillarknochen, Zwischenkieferbein, Zwischenkieferknochen, Zwischenkiefer, Zwischenknochen der Oberkinnlade, Schneidezahnknochen, Vorderkiefer oder Einschneidebein. Кость междучелюстная.

Os internum tarsi, v. Os primum tarsi.

Os inverecundum, v. Os frontis.

3128) Os ischii s. ischium, s. coxae, s. coxendicis, s. femoris, s. pyxis ossis coxae. | Sitzstück der Hüftknochen, Sitzknochen, Gesässknochen, Gesässbein. Сѣдалищная, Заднепроходная кость. Vid. Os cochae.

Os ischium, v. Os ischii.

Os isthmoides, v. Os ethmoidale.

Os jugale, v. Os zygomaticum.

Os jugulare, v. Clavicula et Os zygomaticum.

Os juguli, v. Clavicula.

Os Λ imaginem exprimens, v. Os hyoides.

Os labiale, v. Os intermaxillare.

3129) Os lacrymale s. unguis, s. secundum, s. secundi paris maxillae superioris. | Thränenknochen, Thränenbein, Nagelknochen oder Bein. Слезотечная или ногтеобразная кость.

Os lambdae, v. Os occipitis.

Os lambdoides, v. Os hyoides et Os occipitis.

Os lambii, v. Os hyoides.

Os lapideum, v. Os temporum.

Os lapidosum, v. Os temporum.

Os laterale pelvis, v. Os coxae.

Os latum, v. Os sacrum.

Os latum humeri, v. Scapula.

Os laudae, v. Os occipitis.

Os laude, v. Os hyoides et Os occipitis.

Os lenticulare, v. Os pisiforme.

3130) Os lenticulare s. lentiforme carpi, Os subrotundum s. orbiculare, s. extra ordinem, s. pisiforme, s. rectum, s. cartilaginosum, s. quartum carpi. | Lentikulärknochen des Karpus, Rundlicher Knochen, Rundliches oder Rundes Bein, Rundes Handwurzelbein, Knochen ausser der Reihe, Erbsenbein, Erbsförmiger oder Erbsenförmiger, oder Erbsenähnlicher, odre Linsenförmiger Knochen des Karpus. Кость кругловатая или гороховидная.

Os lentiforme carpi, v. Os lenticulare carpi.

Os lepidoides, v. Os temporum.

Os linguae, v. Os hyoides.

Os linguale, v. Os hyoides.

Os lithoeides, i. q. Os petrosum.

Os lithoides, v. Os temporum et Pars pyramidalis ossis temporum.

Os lumbare, v. Ilium et Os sacrum.

Os lunare carpi, v. Os semilunare carpi.

3131) Os lunatum s. semilunare. | Mondknochen. Полулунная кость.

Os lunatum carpi, v. Os semilunare carpi.

Os lus, v. Lus.

Os magnum carpi, v. Os capitatum carpi.

Os magnum maxillae superioris, v. Maxilla superior.

Os magnum tarsi, v. Os primum tarsi.

Os majus tarsi, v. Os primum tarsi.

Os malae, v. Os zygomaticum.

Os malae superius, v. Maxilla superior.

Os malare, v. Os zygomaticum.

Os malarum superius, v. Maxilla superior.

Os mali, v. Os zygomaticum.

Os malum, v. Os zygomaticum.

Os mandibulae superioris, v. Maxilla superior.

Os mandibulare superius, v. Maxilla superior.

Os maxillae superioris undecimum, v. Vomer.

Os maxillare inferius, v. Maxilla.

Os maxillare interius, v. Os intermaxillare.

Os maxillare superius, v. Maxilla superior.

Os maximum carpi, v. Os capitatum carpi.

Os maximum tarsi, v. Os primum tarsi.

Os medium tarsi, v. Os secundum tarsi.

Os memoriae, v. Os occipitis.

Os mendosum, v. Os temporum.

3132) Os metacarpi primum s. pollicis. | Erster Metakarpusknochen des Daumens. Кость пястная персти большая.

3133) Os metacarpi quartum s. digiti annularis. | Vierter Metakarpusknochen oder des Ringfingers. Кость пястная перста четвертаго.

3134) Os metacarpi quintum s. digiti minimi. | Fünfter Metakarpusknochen oder des kleinen Fingers. Кость пястная перста малаго или мизинца.

3135) Os metacarpi secundum s. indicis. | Zweiter Metakarpusknochen oder des Zeigefingers. Кость пястная перста указательнаго.

3136) Os metacarpium tertium digiti medii. | Dritter Metacarpusknochen oder des Mittelfingers. Кость пястная перста средняго.

Os metatarsi hallucis, v. Os metatarsi primum.

3137) Os metatarsi primum s. hallucis. | Metatarsusknochen der grossen Zehe. Кость плюсневая перваго или большаго пальца.

3138) Os metatarsi quartum. | Vierter Metatarsusknochen. Кость плюсневая перста четвертаго.

3139) Os metatarsi quintum. | Fünfter Metatarsusknochen. Кость плюсневая пятаго или малаго перста.

3140) Os metatarsi secundum. | Zweiter Metatarsusknochen. Кость плюсневая перста втораго.

3141) Os metatarsi tertium. | Dritter Metatarsusknochen. Кость плюсневая перста третьяго.

Os minus tarsi, v. Os secundum tarsi.

Os morsus Adami, v. Os hyoides.

3142) Os multangulare majus carpi, Os cubiforme s. trapezoides, s. trapezium, s. trapezion, s. rhomboides, s. cuboides, s. quintum carpi. | Erster, grösserer, multangulärer Knochen des Karpus, Tisch, Ungleichvierseitiges Bein der Handwurzel. Кость многоугольная большая.

3143) Os multangulare minus carpi, Os trapezium s. trapezoides, s. pyramidale, s. trapezium minus, s. sextum carpi. | Zweiter, Kleiner, multangulärer Knochen des Karpus, Tischförmiges oder Pyramidenförmiges Bein der Handwurzel. Кость многоугольная меньшая.

Os multiforme, v. Os cuboides et sphenoidale.

3144) Os naviculare s. scaphoideum. | Kahnknochen. Кость ладьеобразная или ладѣйная.

Os naviculare carpi, v. Os scaphoides carpi.

Os naviforme, v. Os scaphoides tarsi.

Os naviforme carpi, v. Os scaphoides carpi.

Os nervale, v. Os zygomaticum.

Os nervosum, v. Os occipitis.

Os nuciforme, v. Talus.

Os occipitale, v. Os occipitis.

Os occipitii, v. Os occipitis.

3145) Os occipitis s. occipitii, s. occipitale, Occiput, Pars occipitalis ossis basiliaris, Os tertium s. quartum, s. sextum cranii, Os basillare s. basilare, s. lambdoides, s. lambdae, s. laudae, s. laude, s. prorae, s. puppis, s. memoriae, s. pyxidis, s. pyxis, s. nervosum, Inion, Inon, Opistocranion, Cotis, Os fibrosum s. pelvicephalicum. | Occipitalknochen, Hinterhauptsknochen, Hinterhauptsbein, Hinteres oder Hinterhauptstück des Grundbeins, Grundbein, Gebein des Vorderschiffs oder des Hinterhaupts, Viertes Bein oder Bein des Hinterhaupts, Schiffschnabel-, Gedächtnissbein, Nervenbein. Затылочная кость.

Os orbiculare, v. Ossiculum orbiculare auris.

Os orbiculare carpi, v. Os lenticulare carpi.

Os orbiculare Sylvii, v. Ossiculum orbiculare auris.

Os palati, v. Os sphenoidale, Pars horizontalis ossis palatini et Os intermaxillare.

Os palati anterius, v. Maxilla superior.

Os palati majus, v. Maxilla superior.

Os palatinum anticum, v. Processus palatinus maxillae superioris.

Os paxillare, v. Os sphenoidale.

Os pectinis, v. Os pubis.

Os pectoris, v. Sternum.

Os pelvi-cephalicum, v. Os occipitis.

Os pelvis, v. Os coxae.

Os penis, v. Os pubis.

Os petrosum, v. Os temporum et Pars pyramidalis ossis temporum.

Os piriforme carpi, v. Os lenticulare carpi.

Os pixidis, v. Os pyxidis.

Os pollicis, v. Os metacarpi primum.

Os polyforme, v. Os sphenoidale.

Os polymorphon, v. Os cuboides et Os sphenoidale.

Os praeruptae rupi assimilatum, v. Os temporum.

Os primaticum, v. Os triangulare carpi.

Os primum carpi, v. Os scaphoides carpi.

Os primum pectoris, v. Manubrium sterni.

3146) Os primum s. maximum, s. magnum, s. majus, s. internum tarsi. | Der erste, Grosse, Innere Knochen des Tarsus. Кость пяточная первая или большая.

Os procubitale, v. Ulna.

Os prorae, v. Os occipitis.

3147) Os pubis s. pectinis, s. penis, s. fenestratum, s. pudibundum, Pecten, Epischion. | Schoosstück des Hüftknochens, Schamstück od. Schambeinstück des Hüftknochens, Schamknochen, Schambein, Schoosknochen, Schoosbein, Schlossbein, Schlussbein, Vorderes Hüftbein. Лобовая или лонная, гребешная, лобковая или надъ̀тородная кость.

Os pudibundum, v. Os pubis.

Os pubis capitis, v. Os frontis.

Os puppis, v. Os occipitis.

Os pyramidale, v. Os triangulare carpi.

Os pyramidale carpi, v. Os multangulare minus carpi.

Os pyxidis, v. Os occipitis.

Os pyxis, v. Os occipitis.

Os pyxis ossis coxae, v. Os ischii.

Os quadratum, v. Pars horizontalis ossis palatini, Os cuboides et Os zygomaticum.

Os quartum carpi, v. Os lenticulare carpi.

Os quartum cranii, v. Os occipitis.

Os quintum carpi, v. Os multangulare majus carpi.

Os rectum carpi, v. Os lenticulare carpi.

Os recurvum, v. Os hamatum.

Os rhomboides carpi, v. Os multangulare majus carpi.

Os rotundum genu, v. Patella.

Os sacri ossis lateribus commissum, v. Os coxae.

3148) Os sacrum s. sacrum magnum, s. latum, s. amplum, s. lumbare, s. clunium, s. clavium, s. externum spinae dorsi, s. basilare, Vertebra magna, Subvertebrum, Subvertebra, Coccyx perforatus s. tertius, Vetula, Osamium, Osanum, Os hieron. | Kreuzknochen, Kreuzbein, Creuzbein, Heiliges Bein, Heiligbein, Heilgebein, Grosses Bein, Grundbein, Breites Bein, Unbewegliches Bein, Unbeweglicher Endknochen des Rückgraths, Schaufelförmiges Bein. Крестецъ или крестцовая кость.

Os sacrum magnum, v. Os sacrum.

Os saxeum, v. Os temporum.

3149) Os scaphoides s. Scaphoideum ossis carpi, naviculare, s. naviforme, s. cotyloides, s. primum carpi. | Skaphoideischer Knochen des Karpus, Kahnbein, Kahnförmiger oder Nachenförmiger, oder Schiffähnlicher Knochen der Handwurzel. Косточка ладьсобразная или ладѣйная, или рѣпчатая запястья.

3150) Os scaphoides s. Scaphoideum ossis tarsi, naviculare, s. naviforme, s. cymbiforme, s. cymbae, s. cymbam referens. | Skaphoideischer Knochen des Tarsus, Kahn- od. Nachenförmiger Knochen, Kahnbein oder Knochen, Schifflein der Fusswurzel. Ладьсобразная косточка пятки.

Os scaphoideum, v. Os naviculare.

Os scaphoideum carpi, v. Os scaphoides carpi.

Os scaphoideum tarsi, v. Os scaphoides tarsi.

Os scapulae, v. Scapula.

Os scapulae minus, v. Clavicula.

Os scapularum, v. Scapula.

Os scapularum verticillatum, v. Scapula.

Os scutiforme genu, v. Patella.

Os secundi paris maxillae superioris, v. Os lacrymale.

Os secundum, v. Os lacrymale.

Os secundum carpi, v. Os semilunare carpi.

Os secundum genae supernae, v. Ossa papyracea.

3151) Os secundum s. minus, s. medium társi. | Der zweite, mittlere, kleinste Knochen des Tarsus. Косточка пяточная вторая.

Os semilunare, v. Os lunatum.

3152) Os semilunare s. lunare, s. lunatum, s. secundum carpi. | Semilunärer Knochen des Karpus, Halbmondförmiges Bein oder Halbmondförmiger Knochen, oder Mondbein der Handwurzel. Косточка полулунная запястья.

Os sensus communis, v. Os frontis.

3153) Os sepiae. | Weisses Fischbein. Кость волосатки, каракатицы или чернильной рыбы.

3154) Os sepiae ustum, Carbo ossis sepiae. | Gebranntes weisses Fischbein. Жженная кость волосатки.

Os septimum carpi, v. Os capitatum carpi.

Os sesamoideum maximum, v. Patella.

Os sextum carpi, v. Os multangulare minus carpi.

Os sextum cranii, v. Os occipitis.

Os sincipitis, v. Os frontis.

Os sphaenoideum, v. Os sphenoidale.

Os sphecoides, v. Os sphenoidale.

Os sphecoideum, v. Os sphenoidale.

Os spheno-occipitale, v. Os basilaris.

3155) Os sphenoidale s. sphenoides, s. sphenodes, s. sphenoideum, s. sphaenoideum, s. sphoenoideum, s. cuneiforme, s. cuneo comparatum, s. paxillare, s. baxillare, Baxillum, Cavilla, Os alaeforme s. sphecoides, s. sphecoideum, s. vespiforme, s. pólymorphon, s. polyforme, s. multiforme, s. inconjugatum, s. basilare, s. colatorii, s. cribratum, s. palati, s. azyges. | Sphenoidalknochen, Keilknochen, Keilbein, Keilförmiges Bein, Flügelknochen, Flügelbein, Flügelförmiger Knochen, Wespenbein, Wespenförmiges Bein, Vielförmiges oder Vielgestaltetes Bein, Bodenbein, Grundbein, Fussbein, Pflockbein,

Durchseigbein, Gaumenbein, Flügelstück od. Vorderes Stück des Grundbeins, Keilbeinstück des Grundbeins. Кость основная, основая, клинообразная, многовидная, многообразная.

Os sphenodes, v. Os sphenoidale.

Os sphenoides, v. Os sphenoidale.

Os sphenoideum, v. Os sphenoides.

Os spongiforme, v. Os ethmoidale.

Os spongiosum, v. Os ethmoidale.

Os spongoides, v. Os ethmoidale.

Os squamiforme, v. Os temporum.

Os squamosum, v. Pars squamosa ossis temporum.

Os squamosum, v. Os temporum.

Os stapedi simile, v. Stapes.

3156) Os sterni. | Brustbein. Грудина или грудная кость. Vid. Sternum.

Os sublinguale, v. Os hyoides.

Os suboculare, v. Os zygomaticum.

Os subrotundum carpi, v. Os lenticulare carpi.

Os superius, v. Cardia.

Os Sylvii, v. Ossiculum orbiculare auris.

Os temporale, v. Os temporum.

3157) Os temporum s. temporale, lapideum, s. lapidosum, s. saxeum, s. petrosum, s. lithoides, s. lepidoides, s. squamosum, s. squamiforme, s. durum, s. mendosum, s. praeruptae rupi assimilatum, s. auris, s. tymparum, s. arcuale, s. armale, Crotaphus, Corrhes, Corre. | Schläfeknochen, Schläfebein, Schläfenknochen oder Bein, Steinichtes oder Felsiges, oder Schuppenförmiges, od. Mangelhaftes Bein, Seitenwand, Schwibbogen. Кость височная.

Os tertii paris ossium faciei, v. Maxilla superior.

Os tertium cranii, v. Os occipitis.

Os tertium maxillae, v. Ossa papyracea.

Os tertium maxillae superioris, v. Maxilla superior.

3158) Os tertium s. externum tarsi. | Dritter Knochen des Tarsus. Третья пяточная косточка.

Os tesserae, v. Os cuboides et Talus.

Os tibiae, v. Tibia.

Os tincae s. tinchae, v. Os uteri externum.

Os trapezion carpi, v. Os multangulare majus carpi.

Os trapezium carpi, v. Os multangulare majus et minus carpi.

Os trapezium minus carpi, v. Os multangulare minus carpi.

Os trapezoides carpi, v. Os multangulare minus carpi.

Os trapezoides carpi, v. Os multangulare majus carpi.

3159) Os triangulare carpi s. triquetrum, s. cuneiforme, s. prismaticum, s. pyramidale, Os carpi tertium. | Triangulärer Knochen des Karpus, Dreieckiger Knochen oder Dreieckiges Bein, oder Keilbein der Handwurzel. Косточка запястья трегранная клиновидная пирамидальная.

Os triquetrum, v. Os triangulare carpi.

Os tymparum, v. Os temporum.

Os ultimum spinae dorsi mobile, v. Os coccygis.

Os unciforme, v. Os hamatum.

Os uncinatum, v. Os hamatum.

Os unguis, v. Os lacrymale.

3160) Os (s. Ora, s. Orificium, s. Ostium, s. Osculum) uteri s. Os uterinum. | Uterusmund, Gebärmuttermund, Muttermund. Маточное отверстіе, устье или рыльце матки.

3161) Os (s. Osculum, s. Orificium) uteri externum, Apertura orificii uteri externi, Orificium uteri inferius, Os tincae, Os tinchae. | Aeusserer oder Rechter, oder Unterer Muttermund, Aeussere Mutterhalsöffnung, Schleihenmaul, Rose, Krone, Aeusseres Mundloch der Gebärmutter, Mutterschloss. Внѣшнее маточное отверстіе или устье матки. Vid. Apertura externa orificii uterini.

3162) Os (s. Orificium) uteri internum s. superius. | Der innere oder obere Muttermund, Die innere Mutterröhrenöffnung oder innere Mutterhalsöffnung, Das obere Mundloch der Gebärmutter. Внутреннее маточное отверстіе или устье матки.

Os uterinum, v. Os uteri.

Os V literae imagini comparatum, v. Os hyoides.

Os V referens, v. Os hyoides.

Os ventriculi, v. Scrobiculus cordis.

Os verius, v. Cavum oris posterius.

Os vespiforme, v. Os sphenoidale.

Os vomeris, v. Vomer.

Os xyphoides, v. Sternum.

Os ypsiloides, v. Os hyoides.

Os yoides, v. Os hyoides.

3163) Os zygomaticum s. zygomatis, s. jugale, s. conjugale, s. jugulare, s. malae, s. malum, s. mali, s. malare, s. genae, s. suboculare, s. hypopion, s. nervale, s. arcuale, s. quadratum. | Backenknochen, Apfelbein, Wangenbein, Backenbein, Jochbein. Скуловая, яремная кость.

Os zygomatis, v. Os zygomaticum.

Osamium, v. Os coccygis.

Osanum, v. Os coccygis et Os sacrum.

Oscealis, v. Oschiocele.

Oscedo, v. Aphthae et Oscitatio.

Osche, Oscheon, Oscheos, v. Oschos et Scrotum.

Oscheocarcinoma, v. Oschocarcinoma.

Oscheocele, v. Oscheocele.

3164) **Oscheocele aquosa, Hydrocele scroti vera, Saccata, Cystica, Hernia scroti aquosa, Hydroscheon, s. Hydrops scroti saccatus.** | Sackwasserbruch, Balgwasserbruch, Sackwassersucht des Hodensackes, Wahrer, Aechter Wasserbruch. Мѣшечная мошоночная грыжа, Настоящая водяная грыжа.

3165) **Oscheocele chronica.** | Kalte Hodengeschwulst. Опухоль мошонки.

3166) **Oscheocele cirsohydropica, Hygrocirsocele.** | Wässeriger Aderbruch. Водяная грыжа венознаго сплетенія яичекъ.

Oscheocele congenita, v. Oscheocele vaginalis.

3167) **Oscheocele cruenta, Haematocele, Hernia sanguinea, Haematoscheum.**| Blutbruch. Кровавая грыжа.

3168) **Oscheocele enterohydropica, Hydroënterocele.** | Darmwasserbruch. Кишечная водяная грыжа.

3169) **Oscheocele epiplohydropica, Hydroëpiplocele.** | Wassernetzbruch. Водяно-сальничная грыжа.

3170) **Oscheocele flatulenta, Pneumatocele, Physocele, Hernia scroti ventosa, Emphysema scroti.** | Skrotalwindbruch. Воздушная грыжа, Воздушная опухоль мошонки.

3171) **Oscheocele hydatidosa, Hydatidocele, Hydrocele hydatinosa.** | Wasserblasenbruch. Водяно-пузырчатая грыжа.

Oscheocele notha v. Oscheocele spuria.

3172) **Oscheocele oedematosa, Hydrocele scroti spuria, diffusa.** | Falscher Wasserbruch, Wasserbruch des Zellgewebes. Водяная грыжа ложная, Водяная опухоль клетчатой плевы мошонки.

3173) **Oscheocele purulenta, Empyocele.** | Eiterbruch. Гнойная грыжа.

Oscheocele sarcomatica, v. Pseudorcheocele sarcomatica.

3174) **Oscheocele seminalis, Spermatocele.** | Samengefässbruch. Грыжа семянныхъ сосудовъ.

3175) **Oscheocele spuria, notha.** | Falscher Skrotalbruch. Ложная мошоночная грыжа.

3176) **Oscheocele testicularis, Orcheocele, Testiculus tumidus, Intumescentia et induratio testiculi.** | Hodengeschwulst. Опухоль яичекъ.

Oscheocele urinosa, v. Oedema scroti urinosum.

3177) **Oscheocele vaginalis, congenita, Elytrocele virorum, scrotalis.** | Scheidenhautbruch, Angeborner Hodensackbruch. Грыжа или Опухоль влагалища яичка или врожденная мошоночна грыжа.

3178) **Oscheocele varicosa, Varicocele, Hernia varicosa, Cirsocele, Cirsoscheum.** | Krampfaderbruch. Киловидное растяженіе венознаго плетенія яичекъ.

3179) **Oscheocele vera, Hernia scrotalis, Bubonocele completa.** | Hodensackbruch, Skrotalbruch. (Настоящая) мошоночная грыжа.

Oscheon, Oscheos, v. Oschos et Scrotum.

Oscheoncus, v. Oschoncus.

Oscheophyma, v. Oschophyma et Hernia scrotalis.

Oscheophyma aquosum, v. Hydrocele scrotalis.

Oscheos, Osche, Oscheon, v. Oschos et Scrotum.

3180) **Oschitis** (v. Oschos). | Die Hodensacksentzündung. Воспаленіе мошонки.

3181) **Oschocarcinoma, Carcinoma scroti** (v. Oschos et Carcinoma). | Der Hodensackskrebs. Ракъ мошонки.

3182) **Oschocele** (oscheos et cele). | Der Hodensackbruch, Hernia scrotalis. Мошоночная грыжа.

3183) **Oschoncus** (v. Oschos et Oncus). | Die (feste) Hodensacksgeschwulst. Опухоль (твердая) мошонки.

3184) **Oschophyma** (v. Oschos et Phyma). | Die (weiche und wässerige) Hodensacksschwellung. (Мягкая) опухоль мошонки.

3185) **Oschos**, *οσχος, οσχεος, οσχεον, οσχη, ωσχη, ωσχος*. | Der Hodensack, Auch Zweig, Sprosse. Мошонка, Отрасль. Vid. Scrotum.

3186) **Oscillatio, Motus oscillatorius, Vibratio, Vibramen, Vibratus.** | Oscillation, Schwingung, Vibration. Маханіе, Колебаніе, Качаніе, Сотрясеніе, Дрожащее, Сотрясательное движеніе (упругихъ тѣлъ).

3187) **Oscillatio s. Vibratio penduli.** | Schwingung oder Vibration des Pendels. Размахъ маятника.

Oscillum, v. Osculum.

3188) **Oscitatio, Oscedo, Chasme, Chasmos.** | Gähnen, Hogähnen. Зѣваніе, Зѣвота. Vid. Chasmus.

3189) **Oscula s. Ostiola, s. Orificia vasorum, Epistomia.** | Gefässmündungen. Устья, Отверстія сосудовъ.

Oscula testis, v. Vasa Graafiana seminaria.

3190) **Osculatio, Exosculatio, Basiatio, Suaviatio, Saviatio.** | Küssen, Küssung. Цѣлованіе, Лобзаніе.

3191) **Osculum, Oscillum.** | Mündchen, Mäulchen. Ротокъ, Устьецо. Vid. Os.

3192) Osculum, Basium, Suavium, Savium. | Der Kuss. Поцѣлуй.

Osculum uteri, v. Os uteri.

Osculum uteri externum, v. Os uteri externum.

Oscus, v. Scrotum.

Osmagoma, v. Osmazoma.

Osmazoma, v. Osmozoma.

3193) Osme, οσμη, οσμη. | Der Geruch. Запахъ.

Osmedysphoria, v. Osmium.

3194) Osmium (v. Osme). | Das Osmium. Осмъ.

3195) Osmodysphoria (v. Osme et Dysphoria). | 1) Die Unerträglichkeit eines oder mehrerer bestimmter Gerüche. Нетерпимость благоуханія. 2) Das Unvermögen, einen oder mehrere bestimmte, oder überhaupt alle Gerüche zu ertragen. Неспособность сносить запахи.

3196) Osmodysphoricus (v. Osmodysphoria). | Osmodysphorie betreffend, daran leidend, davon herrührend. Происходящій отъ Osmodysphoria, принадлежащій къ оной.

3197) Osmonosi, Osmonusi, Morbi olfactus (v. Osme et Nosos). | Die Krankheiten des Geruchs, Geruchskrankheiten. Болѣзни обонянія.

3198) Osmonosologia (v. Osme et Nosologia). | Die Lehre von den Geruchskrankheiten. Наука или Ученіе о болѣзняхъ обонянія.

Osmonusi, v. Osmonosi.

3199) Osmozoma, genit. —ae (v. Osme et zomos). | Das Osmozom, Die Osmozome. Осмазонъ.

3200) Osmunda lunaria, Botrychium lunaria. | Mondraute, Gemeiner Traubenfarren. Богородицына рутка, Чистоустъ полумѣсячный, Башмачокъ Богородицынъ.

3201) Osmunda regalis. | Königstraubenfarren, Königliche Osmunde. Чистоустъ царскій.

Osmunda spicant, v. Lomaria spicant.

Osphalgia, v. Osphyalgia.

Osphialgia, v. Osphyalgia.

3202) Osphrasia, Osphresia, Osphresis (οσφραινω, —οζω, riechen, stark riechen; пахну, запахъ издаю или имѣю). | Das Riechen, Riechvermögen, Der Geruch. Нюханіе, Обоняніе, Запахъ.

3203) Osphresiologia (v. Logos et Osphresis). | Die Lehre vom Geruch, Geruchs- oder Riechlehre. Ученіе объ обоняніи.

Osphresis (genit. ios, is), v. Osphrasia.

Osphyalges (v. Osphys et Algos) = Osphyalgicus.

3204) Osphyalgia (v. Osphys et Algos) = Coxalgia. | Das Lendenweh, Hüftweh. Боль поясничная. Vid. Lumbago.

3205) Osphyalgicus (Osphyalgia). | 1) An Osphyalgia leidend, dazu geneigt etc. Страждущій поясничною болью. 2) Davon herrührend. Отъ такой боли происходящій.

Osphyes, v. Regiones lumbares.

3206) Osphys, οσφυς. | Die Hüfte. Coxa, Бедро, Лядвія.

3207) Osphytis, Osphyalgia acuta (v. Osphys, eigentl. also = Osphyitis. | Eine Entzündung der Theile in und am Hüftgelenke. Воспаленіе клетчатой плевы лежащей на подвздомной кости.

3208) Ossa, Ossua. | Knochen, Beine, Gebeine, Knöcherne Theile. Кости.

3209) Ossa s. Ossicula auditus s. aurium. | Ohrknochen, Gehörknöchelchen, Gehörknochen, Gebeine des Gehörs, Gehörknöchlein, Gehörbeinlein, Kleine Gehörknochen, Hörknöchelchen. Слуховыя косточки.

Ossa alaria, v. Processus pterygoideus.

Ossa ampla, v. Ossa plana.

Ossa arcualia = Ossa bregmatis et = Ossa temporum.

Ossa aurium, v. Ossa auditus.

3210) Ossa bregmatis s. verticis, s. verticalia, s. lateralia, s. parietalia, s. paria, s. jugalia, s. syncipitis, s. arcualia, s. nervalia, s. rationis, s. cogitationis. | Scheitelknochen, Scheitelbeine, Wirbelknochen, Wirbelknochen oder Beine, Gewandbeine, Oberhauptsbeine, Wandknochen od. Beine, Seitenknochen oder Beine, Seitenwandknochen od. Beine, Hauptblatt, Blättchensbeine, Bogen-, Nerven-, Vernunft-, Gedankenbeine. Тѣменныя кости.

3211) Ossa carpi. | Die Handwurzelknochen. Кости запястья.

Ossa caudae, v. Os coccygis.

Ossa coccygis, v. singul. Os coccygis.

Ossa cogitationis, v. Ossa bregmatis.

Ossa colcoidea, v. Ossa sphenoidalia tarsi.

Ossa composita, v. Ossa mixta.

Ossa conchylia inferiora nasi, v. Conchae.

Ossa coxae. v. Ossa innominata.

3212) Ossa cranii. | Die Hirnschaalknochen. Кости черепа.

3213) Ossa crassa. | Dicke Knochen. Кости толстыя.

Ossa cubiformia, v. Ossa cuboidea.

3214) Ossa cuboidea s. cubiformia. | Würfelichte Knochen. Кости кубовидныя.

Ossa cuculi, v. Os coccygis.

3215) Ossa cuneiformia. | Keilförmige Knochen oder Beine. Клиновидныя, клинообразныя кости.

3216) Ossa cylindracea s. cylindrica, Ossa longa. | Cylindrische Knochen, Lange Knochen, Röhrenknochen. Кости длинныя или цилиндрическія.

Ossa digitorum manus, v. Phalanges digitorum manus.

Ossa digitorum pedis, v. Phalanges digitorum pedis.

Ossa dissimilaria, v. Ossa imparia.

3217) Ossa faciei, Ossa maxillae in genere. | Gesichtsknochen, Gesichtsbeine, Antlitzbeine oder Knochen, Facialknochen, Knöcherne Grundlage des Gesichts, Antlitztheil der Kopfknochen. Кости лица.

Ossa fungosa, v. Conchae narium.

Ossa fungosa superiora ossis ethmoidei, v. Conchae narium.

Ossa fusi, v. Vertebrae.

Ossa genae, v. Ossa zygomatica.

Ossa graniformia, v. Cornua superiora ossis hyoidei.

Ossa hyoidea lateralia, v. Cornua ossis hyoidei.

Ossa hyoidea lateralia inferiora, v. Cornua inferiora ossis hyoidei.

3218) Ossa imparia s. dissimilaria. | Ungepaarte Knochen. Кости непарныя.

3219) Ossa innominata s. coxae. | Die unbenannten Knochen, Hüftknochen. Безъименныя, непменованныя кости. Vid. Ossa sphenoidalia tarsi.

3220) Ossa ischii. | Sitzknochen. Сѣдалищныя кости.

Ossa jugalia, v. Ossa bregmatis et zygomatica.

3221) Ossa lacrymalia s. unguis. | Thränenknochen, Nagelknochen. Слезотечныя или слезныя, или ногтеобразныя кости.

Ossa lata, v. Ossa plana.

Ossa lateralia, v. Ossa bregmatis.

Ossa linguae, v. Os hyoides.

Ossa longa, v. Ossa cylindracea.

Ossa malae, v. Ossa zygomatica.

3222) Ossa manus s. manus extremae. | Handknochen, Knochen oder Beine der Hand. Кости руки или Ручной кости.

Ossa manus extremae, v. Ossa manus.

Ossa maxillae in genere, v. Ossa faciei.

3223) Ossa maxillaria superiora. | Oberkieferknochen. Кости челюстныя верхнія.

Ossa maxillae superioris, v. Conchae.

Ossa maxillae superioris quarta, v. Ossa nasi.

Ossa maxillae superioris quinta, v. Ossa nasi.

Ossa maxillae superioris secunda, v. Ossa nasi.

Ossa maxillae superioris sexta, v. Ossa palatina.

3224) Ossa metacarpi. | Die Mittelhandsknochen. Кости запястья.

3225) Ossa metatarsi. | Metatarsusknochen, Knochen des Mittelfusses. Кости плюсневыя.

3226) Ossa mixta s. composita, s. multangula, s. polyedrica. | Vermischte Knochen, Zusammengesetzte oder Vieleckige Knochen. Смѣшанныя или многообразныя кости.

Ossa multangula, v. Ossa mixta.

Ossa multangula carpi, v. Ossa multangularia carpi.

3227) Ossa multangularia s. multangula carpi. | Multanguläre Knochen des Karpus, Vielwinkelige oder Vieleckichte, od. Viereckichte Knochen des Karpus. Кости многоугольныя запястья.

Ossa multiformia, v. Ossa mixta.

Ossa nasalia, v. Ossa nasi.

3228) Ossa nasi s. nasalia, Ossicula nasi, Ossa nasi propria, Ossa maxillae superioris quarta s. quinta, s. secunda. | Nasenknochen, Nasenbeine, Eigene Knochen oder Beine, oder Gebeine der Nase, Vierter Oberkieferknochen. Кости носовыя.

Ossa nasi propria, v. Ossa nasi.

Ossa nervalia, v. Ossa bregmatis.

Ossa olfactoria inferiora nasi, v. Conchae.

Ossa orbiculata, v. Vertebra.

Ossa palati, v. Ossa palatina.

Ossa palati minora, v. Ossa palatina.

Ossa palati posteriora, v. Ossa palatina.

3229) Ossa palatina, Ossa palati s. quarti paris maxillae superioris, s. palati minora, s. palati posteriora, s. maxillae superioris sexta, s. quinta propria, s. secunda. | Gaumenknochen, Gaumenbeine, Viereckichte Knochen. Кости нёбныя.

3230) Ossa papyracea s. plana, s. superficies orbitoria essis ethmoidei, Tertium maxillae os, Secundum os genae supernae, Facies externae s. laterales, s. Laminae papyraceae, s. Partes papyraceae, s. Planae ethmoidei. | Papierne Knochen, Papierknochen, Papierbeine, Papierplatten, Papierne Flächen, Augenhöhlenwände oder Ebene oder Platte Beine oder Knochen, oder Platte Knochen oder Augenplatten, oder Seitenflächen, oder Aeussere Flächen, oder Glatte oder Papierne Beine des Ethmoidalknochens. Кости или косточки, или пластинки бумажныя или бумагѣ подобныя.

3231) Ossa paria s. similaria. | Gepaarte gleiche Knochen. Парныя кости. Vid. Ossa bregmatis.

Ossa parietalia, v. Ossa bregmatis.

3232) Ossa pedis extremi. | Fussknochen im engern Sinne, Knochen des Unterfusses oder Vorderfusses, Beine der Füsse. Кости ноги или стопы.

3233) Ossa pelvis. | Beckenknochen, Beckenbeine. Кости таза.

3234) Ossa plana s. lata, s. ampla. | Flache Knochen, Breite Knochen. Плоскія или широкія кости. Vid. Ossa papyracea.

Ossa polyedrica, v. Ossa mixta.

3235) Ossa quadrilatera. | Viereckige Knochen. Кости четыреугольныя.

Ossa quarti paris maxillae superioris, v. Ossa palatina.

Ossa quinta propria, v. Ossa palatina.

Ossa Rasete, v. Carpus.

Ossa rationis, v. Ossa bregmatis.

3236) Ossa rotunda. | Rundige Knochen. Кости круглыя.

Ossa secunda maxillae, v. Ossa palatina.

3237) Ossa (s. Ossicula) sesamodea s. sesamoidea, s. sesamina, s. tendinum. | Sesamknöchelchen, Sesamknochen, Sesambeinchen oder Beine, Gelenkbeinchen od. Beine, Gleichbeinlein od. Beine, Gleichbeine, Rollknochen, Linsenknochen oder Beine, Linsenähnliche Beine, Sehnenknöchelchen oder Beinchen, oder Beine, Flechsenbeine. Кости сесамовидныя или сочевицѣ подобныя.

Ossa sesamoidea, v. Ossa sesamodea.

Ossa spongiosa, v. Conchae narium.

Ossa spongiosa inferiora nasi, v. Conchae.

Ossa spongiosa nasi, v. Conchae.

Ossa spongiosa ossis ethmoidei, v. Conchae narium.

Ossa syncipitis, v. Ossa bregmatis.

3238) Ossa sphenoidalia s. sphenoidea, s. cuneiformia, s. innominata, s. cuboidea tarsi. | Sphenoideische Knochen des Tarsus, Keilbeine des Hinterfusses, Keilförmige Knochen. Кости основныя или клиновидныя, многообразныя.

Ossa supranumeraria, v. Ossa Wormiana.

3239) Ossa tarsi. | Knochen der Fusswurzel. Кости пятки.

3240) Ossa temporum. | Die Schläfebeine, Schläfeknochen. Кости височныя.

Ossa tendinum, v. Ossa sesamodea.

Ossa tertia maxillae superioris, v. Conchae narium.

Ossa tertia nasi, v. Conchae.

3241) Ossa totius pedis, Extremitates inferiores, Pedes sceleti. | Untere Extremitäten oder Enden, oder Gliedmasen des Skelets oder Gerippes, Sämmtliche Fussknochen. Кости нижнихъ конечностей.

Ossa triangularia, v. Ossa Wormiana.

Ossa triangularia Paracelsi, v. Ossa Wormiana.

Ossa triquetra, v. Ossa Wormiana.

Ossa triticea, v. Cornua superiora ossis hyoidei.

Ossa turbinata, v. Conchae narium.

Ossa turbinata nasi, v. Conchae.

Ossa turbinata ossis ethmoidei, v. Conchae narium.

Ossa turbinata secunda narium, v. Conchae mediae narium.

Ossa unguis, v. Ossa lacrymalia.

Ossa vertebrata, v. Vertebra.

Ossa verticalia, v. Ossa bregmatis.

Ossa verticis, v. Ossa bregmatis.

3242) Ossa (s. Ossicula) Wormiana s. triquetra, s. saturarum, s. triangularia, s. triangularia Paracelsi, s. supranumeraria. | Worm'sche Knochen, Worm's Beinchen oder Knochen, Zwickelbeine oder Beinchen, Zwischenbeinchen, Zwischenknochen, Nahtknochen, Dreickige Knochen, Schlussknochen. Треграныя или треугольныя, или Ворміевы косточки.

3243) Ossa zygomatica s. jugalia, s. genae, s. malae. | Backenknochen, Backenbeine, Wangenbeine, Jochbeine. Кости скуловыя, ланитныя, яремныя.

3244) Osseus. | Beinern, Knöchern. Костяный.

Ossicula aurium, v. Ossa auditus.

Ossicula auditus, v. Ossa auditus.

Ossicula Bertini, v. Cornua sphenoidalia.

Ossicula humiliora ossis hyoidei, v. Cornua inferiora ossis hyoidei.

Ossicula nasi, v. Ossa nasi.

3245) Ossicula musculorum Artedii. | Fleischgräten (bei den Fischen). Рыбьи кости между-мышечныя.

Ossicula saturarum, v. Ossa Wormiana.

Ossicula sesamina, v. Ossa sesamodea.

Ossicula sesamoidea, v. Ossa sesamodea.

Ossicula spongiosa, v. Conchae narium.

Ossicula triangularia, v. Ossa Wormiana.

Ossicula triangularia Paracelsi, v. Ossa Wormiana.

Ossicula triquetra, v. Ossa Wormiana.

Ossicula triticea, v. Cornua superiora ossis hyoidei.

Ossicula Wormiana, v. Ossa Wormiana.

3246) Ossicularium, Nucula. | Die Beinfrucht. Орѣшекъ.

3247) **Ossiculum.** | Knöchelchen, Knöchlein, Beinchen, Beinlein. Косточка.

Ossiculum denti molari comparatum, v. Incus.

Ossiculum grandius ossis hyoidei, v. Corpus ossis hyoidei.

Ossiculum incudi comparatum, v. Incus.

Ossiculum lus, v. Lus.

Ossiculum malleolo aut femoris ossis comparatum, v. Malleus.

Ossiculum malleolo assimilatum, v. Malleus.

Ossiculum malleum referens, v. Malleus.

Ossiculum maximum ossis hyoidei, v. Corpus ossis hyoidei.

Ossiculum medium ossis hyoidei, v. Corpus ossis hyoidei.

3248) **Ossiculum** orbiculare auris s. lenticulare, s. orbiculare, s. Sylvii, s. orbiculare Sylvii, s. quartum auris, s. ovale, s. semilunare, s. subrotundum, s. subrotundum ovale, s. quintum, s. rotundum, s. squamae lupi piscis simile, s. sesamo-simile, s. Os cochleare, Cochlear, Globulus stapedis osseus, Capitulum staphae, Lenticulus, Epiphysis cruris longioris incudis. | Orbikularknöchelchen des Ohrs, Linsenbein, Kleiner, runder Knochen des Sylvius, Rundes, linsenförmiges Knöpfchen des Inkus, Kleinster Knochen des Skelets, Runder oder Halbmondförmiger, oder Dritter Gehörknochen, Rundliches Knöchelchen, Rundlichter Knochen des Sylvius, Viertes Gehörknöchelchen, Linsenbeinchen, Kleiner, runder Knochen, Linsenförmiges Beinchen, Kleines, rundes Knöchelchen, Halbkugelförmiges od. Ovales Knöpfchen, oder Knöpfchen des Inkus, Rundlichtes Bein des Ohres. Круглая или Сильвiева, или Шарообразная, или Шароподобная (слуховая) косточка.

Ossiculum orbiculare Sylvii, v. Ossiculum orbiculare auris.

Ossiculum ovale, v. Ossiculum orbiculare auris.

Ossiculum quartum auris, v. Ossiculum orbiculare auris.

Ossiculum quintum, v. Ossiculum orbiculare auris.

Ossiculum rotundum, v. Ossiculum orbiculare auris.

Ossiculum semilunare, v. Ossiculum orbiculare auris.

Ossiculum sesamo-simile, v. Ossiculum orbiculare auris.

Ossiculum squamae lupi pisci simile, v. Ossiculum orbiculare auris.

Ossiculum subrotundum, v. Ossiculum orbiculare auris.

Ossiculum subrotundum ovale, v. Ossiculum orbiculare auris.

Ossiculum Sylvii, v. Ossiculum orbiculare auris.

3249) **Ossificatio**, Osteogenia, Osteogenesis, Generatio ossis. | Die Ossifikation, Verknöcherung, Erzeugung der Knochen, Knochenwerdung. Окостенѣнiе, Зарожденiе кости, Перемѣненiе въ кость.

3250) **Ossificatio** s. Induratio ossea uteri. | Knochenartige Mutterkonkretionen. Костяное отвердѣнiе матки.

3251) **Ossificatus.** | Verknöchert. Окостенѣлый.

Ossificationes in corde, v. Cardiostosis.

3252) **Ossifragus.** | Knochenzerbrechend. Костеломный.

Ossifragus lapis, i. q. Osteocolla.

Ossua, v. Ossa.

3253) **Ostagra**, Osteagra (v. Osteon et agra). | Die Knochenzange, Kornzange u. dergl., Ein Instrument zur Ausziehung, zur Elevation der Knochen. Щипцы, Инструментъ для извлеченiя кусочковъ кости, отдѣленныхъ нагноенiемъ, Глоточныя щипцы.

3254) **Ostalgitis** (v. Ostealgia). | Eine Knochenentzündung mit heftigen, bohrenden Schmerzen. Воспаленiе костей съ жестокою болью.

3255) **Ostaricus** (v. Ostarion). | Die Gehörknöchelchen betreffend, dazu gehörig, davon herrührend etc. Происходящiй отъ слуховыхъ косточекъ.

3256) **Ostarion**, Ostarium (v. Osteon). | 1) = Ossiculum, Ein Knöchelchen. Косточка. 2) Bei einigen Neueren ein Gehörknöchelchen. Слуховая косточка.

Osteagra = Ostagra.

3257) **Ostealgia** (v. Osteon et Algos). | Der (kalte) Knochenschmerz. Боль костей. Vid. Osteocopus.

3258) **Ostempyesis**, Ostempyosis (v. Osteon et Empyesis). | Ein Abscess im Innern des Knochens, Eine Knocheneiterung, Ein Knochenabscess. Язва кости.

Ostempyosis = Ostempyesis.

3259) **Ostentatio**, Ostentus, Magnificentia. | Ostentation, Grossthun. Хвастовство.

Ostentus, v. Ostentatio.

3260) **Ostentum**, Portentum, Prodigium. | Wunderzeichen. Чудо, Чудное явленiе.

3261) **Osteocachecticus** (v. Osteocachexia). | Osteokachexie betreffend, daran leidend, davon herrührend. Происходящiй отъ худаго качества костей.

3262) **Osteocachexia** (v. Osteon et

Cachexia). | Eine schlechte Beschaffenheit der Knochen. Худое (болѣзненное) качество костей.

3263) Osteocele (v. osteon et cele).| Eine knochenartige Verhärtung eines od. beider Hoden. Хрящевое отвердѣніе шулятъ.

3264) Osteoclasis (v. osteon et clasis). | Ein Knochenbruch. Переломъ кости.

3265) Osteoclasticus (v. Osteoclasis). | Osteoklasis betreffend, davon herrührend etc. Причиняемый переломомъ кости.

3266) Osteocolla (Lapis). | Beinbruchstein, Kalkstoff, Sprudelstein, Beinwell, Beinwelle, Beinbruch. Остеоколъ, Костоломный камень.

3267) Osteocopus, Ostocopus (Dolor) (v. osteon et copos) s. Ostealgia.| Bei Hippokrates, Galen u. A.: Ein schwerer, drückender Knochenschmerz; jetzt bes. von venerischen Knochenschmerzen, gewöhnlich mit dem Zusatz Dolor, z. B. Dolores osteocopi. Боли костей, особ. Венерическія.

3268) Osteodiclicus (v. osteon et diclis). | Die Verknöcherueg der Klappen (in den Venen) betreffend, davon herrührend. Происходящій отъ окостенѣнія заслоночекъ (венъ).

3269) Osteodynia (v. osteon et odyne). | Der (heisse) Knochenschmerz. Боль кости.

3270) Osteogangraena (osteon et gangraena) cancer s. Gangraena ossis, Exostosis maligna, Caries cancrosa. | Der feuchte Knochenbrand, Knochenwurm, Beinkrebs, Knochenfäule. Влажный антоновъ огонь костей.

3271) Osteogenia (v. osteon et γενω, v. Genus, Genesis). | 1) Die Erzeugung und Ausbildung der Knochen. Зарожденіе кости; превращеніе чего въ кость. 2) Die Lehre davon. Наука о томъ. Vid. Generatio ossium et Ossificatio.

3272) Osteogenicus (v. Osteogenia). | Die Knochenbildung betreffend, dazu gehörig, davon herrührend etc. Происходящій отъ Osteogenia. Vid. Generatio ossium et Ossificatio.

3273) Osteolithus (v. osteon et lithos) xylosteon. | Eine Knochenversteinerung, Ein Osteolith. Окаменѣлыя кости (различныхъ земныхъ животныхъ).

3274) Osteologia (v. osteon et λεγω, sagen, lehren, lesen, auflesen; lego, colligo; говорить, сказывать, учить). | Die Knochenlehre, Beinlehre, Osteologie; bei den Griechen gewöhnlich; Das Auflesen (Aufsammeln) der Knochen, z. B. nach dem Essen oder nach der Verbrennung von Leichen. Ученіе о костяхъ, Остеологія, У Грековъ, Собраніе костей преимущ. по сожженію трупа.

3275) Osteologia recens. | Die frische Knochenlehre. Наука о свѣжихъ костяхъ.

3276) Osteologia sicca. | Die trockne Knochenlehre. Наука о сухихъ костяхъ.

3277) Osteomalacia (v. osteon et malacos). | Das Weichwerden der Knochen. Размягченіе костей. Vid. Osteosarcosis universalis.

3278) Osteon, οστεον, Os. | Der Knochen. Кость.

3279) Osteoncus (v. osteon et oncus). | Die Knochengeschwulst, Knochenanschwellung. Опухоль кости.

3280) Osteonecrosis (Ossium) (v. osteon et necrosis) s. Caries sicca. | Der trockne Knochenbrand. Костоѣдъ сухой. Vid. Necrosis.

3281) Osteonosi, Osteonusi, Morbi ossium (v. osteon et nosos). | Die Knochenkrankheiten. Болѣзни костей.

Osteonusi, v. Osteonosi.

Osteopedion (v. osteon et paedion) = Lithopaedion, v. Graviditas perennis calculosa.

3282) Osteoparectama, genit. 'atis (v. osteon et parectama). | Eine übermässige Ausdehnung eines oder mehrerer Knochen. Непомѣрное растяженіе одной или множайщихъ костей (въ членосоединеніи).

3283) Osteoparectasis (v. osteon et parectasis). | Die Knochenausdehnung, Die Bildung des Osteoparektama. Растяженіе кости.

3284) Osteoparectaticus (Osteoparectama). | Osteoparektama oder Osteoparektasis betreffend, dazu gehörig, damit behaftet, davon herrührend etc. Отъ Osteoparectama происходящій, къ оному принадлежащій, одержимый онымъ.

3285) Osteophthoria (v. osteon et phthora). | Die Knochenverderbniss, Der sogenannte Winddorn. Вѣтренная ость.

3286) Osteophyma (v. osteon et phyma). | Die Auftreibung eines Knochens (weiche oder doch lockere), Knochengeschwulst. Вспуханіе и отолстѣніе кости.

3287) Osteophyma articulare. | Der Gelenkauswuchs. Костяный наростъ въ составѣ.

3288) Osteophymaticus (v. Osteophyma). | Osteophyma betreffend, davon herrührend etc. Происходящій отъ Osteophyma.

Osteopleuria, v. Pleurostosis.

Osteopleuricus, v. Pleurostoticus.

3289) **Osteoporosis** (v. osteon et porosis, porus etc.). | Die Knochenauflockerung mit Verhärtung und Bröcklichwerden ihrer Masse. Рыхлость, ломкость костей.

3290) **Osteoporoticus** (v. Osteoporosis). | Osteoporosis betreffend, daran leidend, dieselbe bewirkend, davon herrührend. Отъ Osteoporosis происходящій, къ оной принадлежащій.

3291) **Osteopsathyrosis.** | 1) (v. Osteopsathyrotes). Das Locker-, Mürbe- und Zerbrechlichwerden der Knochen. Рыхлость и ломкость костей. 2) (v. osteon et psathyrosis) = Osteopsathyrotes.

3292) **Osteopsathyrotes** (v. osteon et psathyrotes). | Die Lockerheit und Mürbigkeit (Zerbrechlichkeit) der Knochen. Ломкость костей.

3293) **Osteopyr** (v. osteon et pyr). | 1) = Ostitis. 2) Der Knochenbrand. Омертвѣніе кости.

3294) **Osteosarcoma** (v. osteon et sarcoma). | Die Knochenfleischgeschwulst. Мясовидный костяный нарость, Мясокостная опухоль. Vid. Osteosarcosis partialis.

3295) **Osteosarcosis** (v. osteon et sarcosis). | Die Verwandlung der Knochen in eine fleischähnliche Masse, Knochenerweichung. Размягченіе кости, Когда одна или множайшія кости перерождаются въ мясистое существо = Osteomalacia.

3296) **Osteosarcosis** partialis, Osteosarcoma, Caries carnosa. | Fleischknochengeschwulst. Мясо-костяная опухоль.

3297) **Osteosarcosis** universalis, Osteomalacia. | Die allgemeine Knochenerweichung. Всеобщее смягченіе или размягченіе костей.

3298) **Osteoscirrhus** (v. osteon et scirrhus), Exostosis vera. | Das Knochengewächs, Der Knochenscirrhus. Костяный нарость = Tophus.

Osteosis = Ostosis.

3299) **Osteosteatoma** (v. osteon et steatoma), Exostoses steatomatodes. | Die Knochengeschwulst, Ein speckartiger Knochenauswuchs. Жирокостная или мясокостная опухоль кости.

3300) **Osteotylus** (v. osteon et tylus) s. Callus ossium. | Die Knochenschwiele, Knochenwucher, Beinfleisch, Knochennarbe. Костяная мозоль.

3301) **Ostia** arteriosa ventriculorum cordis, Orificia arteriosa ventriculorum cordis. | Arteriöse Ostien der Herzenventrikel, Schlagaderöffnungen der Herzkammern. Отверстія артерійныя желудочковъ сердца.

Ostia narium anteriora, v. Foramina nasi.

3302) **Ostia** tubarum Fallopii s. Aperturae, s. Orificia, s. Extremitates tubarum Fallopii. | Ostien der Fallopischen Röhren. Отверстія Фаллопіевъ трубъ.

3303) **Ostia** urethrae. | Ostien der Urethra, Mündungen der Harnröhre. Отверстія мочеиспускательнаго канала.

3304) **Ostia** venosa ventriculorum cordis, Orificia auricularia ventriculorum cordis. | Venöse Ostien der Herzventrikel, Oeffnungen der Vorkammern des Herzens. Отверстія крововозвратныя или венныя желудочковъ сердца.

Ostia ventriculi tertii cerebri, v. Aperturae ventriculi tertii cerebri.

Ostiarius, v. Duodenum et Pylorus.

Ostigo (veter), v. Crusta lactea.

Ostiola cordis, v. Valvulae cordis.

Ostiola glandularum Meibomii, v. Ductus Meibomii.

Ostiola vasorum, v. Oscula vasorum.

Ostiola venarum, v. Valvulae venarum.

Ostium, v. Apertura, Foramen et Orificium.

3305) **Ostium** s. orificium arteriosum. | Arteriöse Oeffnung. Отверстіе артерійное.

3306) **Ostium** cutaneum urethrae. | Aeusseres Ostium der Urethra. Наружное отверстіе мочеиспускательнаго канала.

Ostium dextrum, v. Pylorus.

Ostium duodenale, v. Pylorus.

Ostium inferius, v. Pylorus.

Ostium pyloricum, v. Pylorus.

Ostium recti, v. Anus.

Ostium superius, v. Cardia.

Ostium urethrae, v. Orificium urethrae.

Ostium uteri, v. Os uteri et vagina.

3307) **Ostium** venosum (s. orificia). | Venöse Oeffnung. Отверстіе крововозвратное или венное.

Ostium ventrale dextrum, v. Pylorus.

Ostium ventriculi, v. Cardia.

Ostium ventriculi duodenale, v. Pylorus.

Ostium ventriculi oesophageum, v. Cardia.

3308) **Ostium** vesicale urethrae. | Inneres Ostium der Urethra. Внутреннее отверстіе мочеиспускательнаго канала.

Ostium Winslowii, v. Foramen Winslowii.

3309) **Ostitis** (v. Osteon et vgl. Iritis). | Die Knochenentzündung. Воспаленіе кости.

Ostocopus = Osteocopus.

3310) **Ostodes**, Ostoides (v. osteon et

εἰδος). | Knochenartig, Knochenförmig. Костообразный, Костоподобный.

Ostologia = Osteologia.

3311) Ostosis (v. Osteon). | Die Verknöcherung, Die Knochenbildung, ursprüngliche oder sekundäre. Окостенѣніе, Зарожденіе кости.

3312) Ostracoderma (animalia) (plur. ab Ostracodermus). | Die Schalthiere, Thiere mit festen Schalen statt der äussern Haut. Животныя черепокожныя.

3313) Ostracodermata (v. Ostracodermus). | Die Austerschalen u. dgl. Раковины устричныя, и проч.

3314) Ostracodermus (v. ostracon et derma). | Mit einer harten, festen Haut oder mit einer Schale (statt der Haut) versehen. Снабженный (вмѣсто кожи) твердою скорлупою или черепомъ.

3315) Ostracon, οστρακον. | Ein gebranntes Gefäss, Ein Scherben. Черепокъ, Преимущественно глиняваго сосуда.

3316) Ostrea (v. Ostracon, wegen der Schalen). | Die Auster. Устрица.

3317) Ostrea edulis. | Die gemeine, essbare Auster. Обыкновенная или снѣдная устрица.

3318) Ostreophagus (v. ostrea et φαγω). | Austern essend, Austern fressend, davon lebend. Устрицоѣдъ, Питающійся съ устрицами.

Ostreum = Ostrea.

3319) Ota, ωτα (plur. ab ους, genit. ωτος; der ως, das Ohr; ухо). | Die Ohren. Уши.

3320) Otagra (ota et agra). | 1) Der Ohrenzwang. Боль въ ушахъ. 2) Ein (am Ohr gebrauchtes) Marterinstrument. Орудіе, коимъ причиняютъ боль въ ушахъ.

3321) Otalgia (v. ως, ota et algos), Dolor s. Spasmus aurium. | Der Ohrschmerz, Ohrenzwang, Die Otalgie. Боль ушей, или въ ушахъ.

3322) Otalgia ab intrusis. | Ohrenschmerz in Folge von fremden Körpern. Боль ушей отъ впавшихъ въ оныя разныхъ тѣлъ, насѣкомыхъ и проч.

3323) Otalgia arthritica. | Arthritischer Ohrenschmerz. Боль ушей ломотная.

3324) Otalgia dentaria. | Ohrenschmerz in Folge eines kariösen Zahnes. Боль ушей отъ костоѣда зуба.

Otalgia hysterica, v. Otalgia nervosa.

Otalgia inflammatoria, v. Otitis.

3325) Otalgia nervosa, hysterica. | Nervöser, hysterischer Ohrenschmerz. Боль ушей истерическая, нервная.

3326) Otalgia plethorica. | Plethorischer Ohrenschmerz oder Ohrenschmerz in Folge von Blutkongestionen. Боль ушей отъ полнокровія или отъ накопленія крови.

3327) Otalgia purulenta. | Eiterung im Ohr. Боль ушей отъ нагноенія, накопленія гноя въ оныхъ.

3328) Otalgia rheumatica. | Rheumatischer Ohrenschmerz. Боль ушей ревматическая или отъ простуды.

3329) Otalgica (v. Otalgia). | Mittel gegen Ohrenschmerz, Ohrmittel. Лекарства противъ боли ушной.

3330) Otenchyta, Otenchytes (v. ota et enchyta). | Eine Ohrspritze. Трубка для вспрыскиванія жидкостей въ ухо.

3331) Otenchyta (remedia) (v. ota et enchytos). | Arzneimittel, welche in die Ohren gespritzt werden. Лекарства для вспрыскиванія въ уши.

3332) Otia (remedia) (v. Oticus). | Ohrmittel. Средства отъ ушныхъ болѣзней.

3333) Oticus (v. Ota). | Die Ohren betreffend, dazu gehörig. Принадлежащія къ уху.

3334) Otites, ωιτης. | 1) Ohrähnlich. Ухоподобный. 2) = Oticus, Otites (Digitus). | Der Ohrfinger. Мизинецъ.

3335) Otitis (v. Ota) s. Otalgia inflammatoria. | Die innere Ohrentzündung. Воспаленіе уха внутреннее или внутреннихъ частей уха.

Otium, v. Quies.

3336) Otoglyphis, Otoglyphon (v. ota et glyphis). | Der Ohrlöffel. Уховертка.

3337) Otorrhagia (v. ota et rhagia). | Ein Ohrblutfluss. Кровотеченіе изъ уха.

3338) Otorrhoea (ota et rhoea). | Der Ohrfluss, Das Ohrenlaufen, Die Otorrhöe. Слизеистеченіе или гноетеченіе изъ уха.

3339) Otorrhoea purulenta, pyorrhoea aurium, fluxus aurium purulentus. | Eiterfluss aus den Ohren. Гноетеченіе изъ уха.

3340) Otorrhoea serosa, lymphatica puriformis. | Seröser Ohrenfluss. Истеченіе водянистое, гноевидное изъ уха.

3341) Ototechnos (aus ως, v. ota et τεχνη, Kunst; искуство), Auditus pulsans. | Klopfen im Ohr. Стуканіе въ ушахъ. Vid. Pulsatio aurium.

Oule, Oulorrh, v. Ule, Ulorrh.

Oulorrhagia, v. Ulorrhagia.

3342) Ova. | Eier. Яйца.

3343) Ova avium. | Vogeleier. Птичьи яйца.

Ova cynosura, v. Ova subventanea.

3344) Ova dura. | Harte Eier. Крутыя яйца.

3345) Ova ex feminis. | Weibereier. Женскія яйца.

3346) Ova gallinacea. | Hühnereier. Куриныя яйца.

3347) Ova Graafiana, Ovula Graafiana, Vesiculae ovarii s. testis muliebris, s. Graafianae, s. rotundae, Sinus s. Ova, s. Bullae rotundae, s. Hydatides ovarii. | Graafische Bläschen oder Eierchen, Eierchen oder Eichen, oder Bläschen des Eierstockes, Eier. Женскія яички или Граафіевы пузырки.

Ova hypenemia, v. Ova subventanea.

3348) Ova mollia. | Weich gesottene Eier. Яйца во смятку свареныя.

Ova rotunda, v. Ova Graafiana.

3349) Ova subventanea s. Cynosura, Zephyria, Hypenemia. | Windeier. Жировыя яйца.

Ova zephyria, v. Ova subventanea.

3350) Ovalis s. ellipticus. | Oval oder Elliptisch. Овальный, яицевидный, яйцеобразный, Круглопродолговатый.

3351) Ovaria (v. Ovarium), Testes s. Testiculi muliebres, s. foeminei, Vesicaria, Oaria, Oophora. | Ovarien, Eierstöcke, Geilen, Weibliche Hoden, Geburtsgeilen der Weiber. Яичники.

3352) Ovarium (v. Oarion), Germen. | Der Eierstock, Fruchtknoten. Яичникъ.

Ovarium Nabothi, v. Ovula Nabothi.

Ovarium novum et verum, v. Ovula Nabothi.

Ovarium secundarium, v. Ovula Nabothi.

3353) Ovarium tumidum, Physconia ovariorum. | Eierstockgeschwulst. Опухоль яичниковъ.

3354) Ovatus. | Eiförmig. Яицеобразный. Vid. Ovalis.

3355) Oviductus (Ovium). | Der Oviduktus. Яичный (птичный) проходъ.

3356) Ovipara. | Eierlegende Thiere. Яйценосящія животныя.

Oviparum, v. plur. Ovipara.

3357) Ovis argali. | Argalischaf, Argali. Аргали (овца).

Ovis aries, v. Capra ovis.

3358) Ovis musimon. | Muflonschaf, Muffethier. Дикой баранъ.

3359) Ovula. | Eierchen. Яички.

Ovula Graafiana, v. Ova Graafiana.

3360) Ovula Nabothi s. Nabothiana, Folliculi rotundi et oblongi, Vesiculae s. Bullae rotundae cervicis uteri, Vesiculae seminales mulierum, Corpora globosa, Corpuscula globosa, Glandulae s. Hydatides cervicis uteri, Ovarium Nabothi s. novum et verum, s. secundarium. | Nabothische Eier oder Eierchen, Runde oder Länglichrunde Säckchen, Bläschen, Wasserbläschen, Schleimsäcke, Schleimbälge, Körnerbälge im Mutterhalse und äussern Muttermunde. Женскіе сѣменные пузырки или яичники.

Ovula Nabothiana, v. Ovula Nabothi.

3361) Ovulum. | Das Eichen. Яичко.

3362) Ovum (v. Oon), Oon, Conceptum, Conceptus, Cyema. | Ei, Ey. Яйцо. Vid. Uterus.

3363) Ovum foetus. | Das Ei des Fötus. Зародышевое яйцо.

Ovum hystericum, v. Clavus.

3364) Ovum integrum, crudum, recens. | Ein neugelegtes, rohes, frisches Ei. Яйцо недавно снесенное, сырое, свѣжее, совершенно свѣжее.

Oxalas potassae acidulus, v. Kali bioxalicum.

3365) Oxalis. | Sauerklee. Кислица.

3366) Oxalis acetosella, Acetosella oxytriphyllum, Trifolium acetosum, Alleluia, Alleluila, Luiula. | Gemeiner Sauerklee, Bachklee, Bachampfer, Herzklee, Kukuckklee, Hasenklee, Hasenkohl, Aleluia. Кислица обыкновенная, Ородинецъ, Заячья капуста, Кислица щевельная.

3367) Oxalis corniculata. | Gehörnter Sauerklee. Кислица рожечная.

3368) Oxalis stricta. | Steifer, aufrechter Sauerklee. Кислица сжатая.

Oxalium, v. Kali bi-oxalicum.

3369) Oxalme (v. oxos et halme), Muria acida. | Eine Brühe (Sauce) aus Essig und Salz, bes. zum Kohl. Смѣсь изъ уксуса и соленой воды.

3370) Oxelaeum (v. oxos et elaeon). | Eine Brühe (Sauce) aus Essig und Oel. Смѣшеніе уксуса и деревяннаго масла.

3371) Oxidium (diminut. v. Oxos). | Eine dünne (leichte, schwache) Säure. Слабая, разведенная кислота.

3372) Oxodes (v. Oxos, vgl. εἶδος). | Säuerlich, Essigartig, Bei einigen Neueren auch von Säuren herrührend, z. B. Diarrhoea oxodes soll bedeuten ein Durchfall von Säure in den ersten Wegen. Происходящій отъ Кислоты.

3373) Oxos, ὄξος (v. Oxys) | Der Essig. Уксусъ.

3374) Oxyaphe, Oxyaphia (v. oxys et haphe). | Ein sehr grosses (zu starkes) Gefühl, Ein sehr lebhaftes Gefühlsvermögen. Осязаніе слишкомъ чувствительное.

3375) Oxybolia (v. oxys et bole). | Ein zu schneller, zu frühzeitiger Samenabgang. Слишкомъ раннее изверженіе сѣмени.

3376) Oxybolicus (v. Oxybolia). | Oxybolie betreffend, damit behaftet, davon herrührend. Причиняемый слишкомъ раннимъ изверженіемъ сѣмени.

Oxycarbonas zinci impurus praeparatus, v. Oxydum zinci impurum.

Oxychloretum stibii, v. Stibium submuriaticum oxydatum.

Oxycinesis, v. Lentor musculorum.

Oxycocci baccae, v. Baccae oxycocci.

Oxycoccos s. oxycoccus, v. Vaccinium oxycoccus.

Oxycoccos palustris, v. Vaccinum oxycoccos.

Oxycoia, v. Oxyecoia.

3377) Oxycratum (v. oxys et crasis). | Das Oxykrat, Ein Gemisch aus Essig (Honig) und Wasser. Смѣсь изъ виннаго уксуса и воды.

3378) Oxycroceum (Emplastrum) (v. oxys et crocus). | Das sogenannte Oxykroceumpflaster aus Galbanum und ähnlich mit Essig und Krokus. Названіе мази, пластыря, состоящихъ изъ уксуса, шафрана, смолы и проч.

Oxycum, v. Oxygenes.

3379) Oxydatio (v. Oxydum). | Die Oxydation, Säuerung, Das Oxydiren, Die Oxydirung (bis zu einem bestimmten höheren Grade). Окисленіе.

3380) Oxydatus. | Oxydirt. Окисленный, Перекисленный.

3381) Oxydercea (Remedia), Oxydorcea, Oxydercica (v. oxys et δέρκω, sehen; видѣть). | Mittel zur Verstärkung des Sehvermögens. Средства къ изощренію зрѣнія.

3382) Oxydercia, Oxydorcia (v. Oxydercea). | Das scharfe Gesicht, Die Scharfsichtigkeit. Острое зрѣніе.

Oxydercica, v. Oxydercea.

3383) Oxydulatio (v. Oxydatio). | Die Oxydulirung, Die Säuerung bis zu einem bestimmten niedern Grade. Закисленіе, Окисленіе.

3384) Oxydulatus. | Oxydulirt. Закисленный, Недокисленный, Несовершенно-окисленный.

3385) Oxydulum (v. Oxydum). | Das Oxydul, Unvollkommene Oxyd. Слабый окисель, Закись.

Oxydulum arsen. album, v. Arsenicum album.

Oxydulum ferri fuscum, v. Oxydum ferri rubrum.

Oxydulum ferri nigrum, v. Ferrum oxydulatum nigrum.

Oxydulum hydrargyri ammoniacale, v. Hydrargyrum oxydulatum nigrum.

Oxydulum hydrargyri Hahnem., v. Hydrargyrum oxydulatum nigrum.

Oxydulum hydrargyri nigrum, v. Hydrargyrum oxydulatum.

Oxydulum hydrargyri salinum, v. Hydrargyrum ammoniatonitricum oxydulatum.

Oxydulum plumbi, v. Plumbum ustum.

Oxydulum stibii fuscum, v. Stibium oxydulatum fuscum.

Oxydulum stibii griseum, v. Stibium oxydulatum submuriaticum.

Oxydulum stibii hydrosulphuratum aurantiacum, v. Antimonium bi-sulphuratum praecipitatum.

Oxydulum stibii hydrosulphuratum rubrum, v. Antimonium sulphuratum praecipitatum.

Oxydulum stibii sulphuratum fuscum, v. Stibium oxydulatum fuscum.

3386) Oxydum. | Oxyd, Oxydirter od. Verbrannter Körper, Geelt. Окись, Окисель, полукислота.

Oxydum antimonii cum sulphure per nitratem potassae, v. Stibium oxydulatum fuscum.

Oxydum arsenicum album, v. Arsenicum album.

Oxydum auri ammoniacale, v. Aurum fulminans.

Oxydum auri ammoniacale, v. Aurum ammoniatum.

Oxydum bismuthi, v. Bismuthum subnitricum.

Oxydum calcicum, v. Calcaria.

Oxydum cupri per acidum vegetabile, v. Aerugo.

Oxydum ferri fuscum, v. Ferrum oxydatum fuscum.

Oxydum ferri nigrum, v. Ferrum oxydulatum nigrum.

Oxydum ferroso-ferric., v. Ferrum oxydulatum nigrum.

Oxydum hydrargyric., v. Hydrargyrum oxydatum rubrum.

Oxydum hydr. rubrum, v. Hydrargyrum oxydatum rubrum.

Oxydum hydr. cinereum, v. Hydrargyrum oxydulatum.

Oxydum hydr. et Cupri nitricum, v. Mercurius praecipitatus viridis.

Oxydum hydrargyr. nigrum, v. Hydrargyr. oxydulatum nigrum.

Oxydum hydr. nitricum, v. Hydrarg. oxydatum rubrum.

Oxydum hydr. sulphuricum, v. Subsulphas hydrargyri flavus.

Oxydum hydrargyrosum, v. Hydrargyrum oxydulatum.

Oxydum magnesii, v. Magnesia usta.

Oxydum magnesii nigrum nativum, v. Manganum oxydatum nativum.

Oxydum mangani nativum, v. Manganum oxydatum nativum.

Oxydum manganesii nigrum, v. Manganum oxydatum nativum.

Oxydum plumbi album, v. Cerussa alba.

Oxydum plumbi carbonatum per acid. acetosum, v. Cerussa alba.

Oxydum plumbi fusum, v. Lithargyrum.

Oxydum plumbi rubrum, v. Minium.

Oxydum plumbi semivitreum, v. Lithargyrum.

Oxydum stibicum cum sulphurate stibii, v. Antimonium oxydulatum fuscum.

Oxydum stibii album, v. Stibium oxydatum album non ablutum.

Oxydum stibii hydrosulphurat. praecipitatum, v. Antimonium bisulphur. praecipitatum.

Oxydum stibii hydrosulphuratum praecipitatum, v. Antimonium bisulphuratum praecipitatum.

Oxydum stibii sulphuratum, v. Oxydum stibii vitreum.

Oxydum stibii sulphuratum rufum, v. Antimonium sulphuratum praecipitatum.

Oxydum stibii vitreum, v. Vitrum antimonii.

Oxydum stibiosum, v. Stibium oxydulatum.

Oxydum sulphurat. stibii semivitreum, v. Stibium oxydulatum fuscum.

Oxydum sulphurat. stibii vitreum, v. Oxydum stibii vitreum.

Oxydum zinci, v. Zincum oxydatum album.

3387) Oxydum zinci impurum, Tutia, oxycarbonas zinci impurus praeparatus, Nihilum griseum. | Unreines Zinkoxyd, Tutia. Углекислая, цинковая окись: Галмей, Цинковый камень. Vid. Tutia alexandrina.

Oxydum zincicum, v. Zincum oxydatum album.

3388) Oxyecoia, οξυηκοια (v. oxys acoe etc.). | Das (zu) scharfe Gehör, Krankhaft verstärkte Gehör. Слухъ слишкомъ чувствительный, Острый.

3389) Oxyecoos, Oxyecous (v. Oxyecoia). | (Zu) scharf hörend. Имѣющій острый слухъ.

Oxyeregmia, v. Soda.

3390) Oxygala (v. oxys et gala). | Die Sauermilch, Saure Milch. Кислое молоко.

Oxygala, v. Lac acetosum.

3391) Oxygarum (v. oxys et garum). | Die Sauerbrühe, Saure Sauce, bes. zu Fischen, auch ein bestimmtes Laxirmittel, etwa wie unsere Tamarindentränke. Кислая смѣсь или Соусь.

3392) Oxygenatio, Acidificatio. | Oxygenation, Oxygeniren, Oxygenirung, Säureerzeugung, Säurebildung, Sauerstoffung, Verbrennung. Окислотвореніе.

3393) Oxygenes, Oxygenium (v. oxys et γενω, v. Genus), Oxycum, Principium oxygenans s. oxygeneticum, s. acidificans, s. acidum, Principium s. Elementum acidificum. | Oxygen, Oxygene, Sauerstoff, Säuerstoff, Säureerzeugender Stoff, Säuerndes Princip, Säuernder Bestandtheil, Säurebildende oder Säureerzeugende Substanz, Basis der Lebensluft, Lebensluft, Lebensluftstoff, Elt, Erster Oxygenarakoid, Dephlogistisirte oder Reine, oder Feuerluft, Wassersäure. Кислородъ, Кислотворъ, Кислотворное вещество.

Oxygenium, v. Oxygenes.

3394) Oxygeusia (v. oxys et geusis). | Das (krankhaft) erhöhte Schmeckvermögen. Вкусъ, слишкомъ чувствительный.

Oxyhaphia (v. Oxyaphe), v. Oxyaphia.

Oxylapathum, v. Rumex obtusifolius.

3395) Oxymel (v. oxys et mel). | Der Sauerhonig. Уксомёдъ.

3396) Oxymel aeruginis, Unguentum acetatis cupri cum melle, Mellitum de acetate cupri, Linimentum aeruginis, Linimentum acetatis cupri, Unguentum aegyptiacum. | Grünspansauerhonig. Уксомёдъ ярный.

3397) Oxymel colchici, Oxymel colchicum. | Zeitlosenessighonig. Уксомёдъ колхичный, или безвременнаго цвѣта.

Oxymel colchicum, v. Oxymel colchici.

3398) Oxymel scillae s. Squillae, s. scilliticum, s. squilliticum. | Meerzwiebelsauerhonig, Meerzwiebelsaft. Уксомёдъ морсколуковый.

3399) Oxymel simplex, Syrupus aceti, Syrupus acidi acetosi, Syrupus de aceto vini. | Sauerhonig. Уксомёдъ простой.

3400) Oxymella. | Honigsäfte, Sauerhonige. Уксомеды, Уксусомеды.

Oxyngium = Axungia.

Oxynitras hydr. et ammoniae, v. Hydr. oxydulatum nigrum.

3401) Oxynosema, Oxynosos, Oxynusos (v. oxys et nosema, nosos etc.). | Eine hitzige Krankheit. Острая болѣзнь = Morbus acutus.

3402) Oxyopia (oxys et ops). | Das scharfe Gesicht, Erhöhte Sehvermögen. Зрѣніе, слишкомъ чувствительное. Vid. Suffusio exclarans.

Oxyoregmia, v. Oxyregmia.

Oxyosmia, v. Hyperosmia.

3403) Oxyosphrasia, Oxyosphresia (v. oxys et osphresis). | Das (zu) starke

Riechvermögen. Обоняніе слишкомъ чувствительное.

3404) **Oxyphlegmasia** (v. oxys et phlegmasia), Inflammatio acuta. | Bei Hippokrates: Eine heftige (sich schnell entscheidende) Entzündung. Острое воспаленіе.

3405) **Oxyphonia** (v. oxys et phone). | Bei Hippokrates: Eine helle (gellende) Stimme. Голосъ слишкомъ проницательный.

Oxyphrasia, Oxyphresia, v. Oxyosphrasia, Oxyosphresia.

3406) **Oxyregmia** (v. oxys et ereugmus etc.). | Das saure Aufstossen, Saure Rülpsen, Sodbrennen. Кислая отрыжка. Vid. Acor.

Oxyrhodinum, Oxyrhodium, v. Oxyrrhodinum etc.

3407) **Oxyrrhodinum** (v. oxys et rhodon). | Der Rosenessig. Уксусъ розовый.

3408) **Oxys**, *οξυς, —εια.* | Scharf, Spitzig, Stechend, Schneidend, Scharf- oder Helltönend, Hitzig, Heftig, Schnell, Sehr sauer, Sehr scharf (oder ätzend, acre), Scharfsinnig etc. Острый, Кислый, Тонкій, Разборчивый, Остроумный, Звонкій, Быстрый, Горячій, Скорый, Вспыльчивый и проч.

3409) **Oxysaccharum** (v. oxys et saccharum) s. Syrupus aceti. | Der Sauerzucker, Eine Verbindung von Essig und Zucker, Essigsyrup. Смѣсь изъ сахара виннаго уксуса и другихъ веществъ.

3410) **Oxysaccharum** scilliticum. | Meerzwiebelsyrup. Сиропъ морсколуковый.

3411) **Oxytes**, *οξυτης*, genit. *ητος*, —etis (v. Oxys). | Die Säuerung, Der Säurenzustand. Кислая острота = Aciditas.

Oxytriphyllum, v. Oxalis acetosella.

Oxyuris vermicularis, v. Ascaris.

3412) **Ozaena**, *οζαινα* (*οζω*, riechen nach etwas; пахну, запахъ издаю или имѣю). | Das (stinkende) Nasengeschwür. Злокачественная, вонючая язва въ носовой полости, Злокачественный, вонючій насморкъ.

3413) **Ozaena** externa. | Bösartige Nasenblatter. Злокачественная язва носа.

Ozaena interna, v. Pyorrhoea nasalis.

Ozaena maligna, Contagiosa equorum, v. Malleus humidus.

Ozaena nasalis, v. Ozaena.

3414) **Ozaenicus** (v. Ozaena). | Ozaena betreffend, damit behaftet, davon herrührend etc. Происходящій отъ язвы въ носу.

Ozimum, *οζιμον*, v. Ocimum.

P.

3415) **Pabulum.** | Futter, Speise, Nahrung des Menschen oder des Viehes. Пища, Фуражъ, Кормъ.

Pachaema = Pachyaema.

Pachaemia = Pachyaemia.

3416) **Pachandrus** (pachys et *ανηρ*, v. Andria). | Mit dicht beisammensitzenden oder auch mit dicken Staubfäden versehen. Толстотычинковый.

Pacheablephara, v. Pachyblepharon.

Pacheablepharosis, v. Pachyblepharon.

3417) **Pacheablepharosis** inflammatoria. | Entzündliche Augenliedergeschwulst. Воспалительная опухоль глазныхъ вѣкъ.

3418) **Pachos**, *παχος*, genit. *—εος, ους.* | Die Dicke. Толстота, плотность = Pachytes.

3419) **Pachyaema** (v. Pachyaemus). | Das dicke (auch fest gerinnende, fest geronnene) Blut. Густая (такъ же твердо сгустившаяся) кровь.

3420) **Pachyaemia** (v. Pachyaemus). | Die Verdickung des Blutes, Der verdickte Zustand desselben. Сгущеніе крови.

3421) **Pachyaemicus.** | 1) = Pachyaemus. 2) Bei manchen Neueren: von Pachyaemia herrührend. Происходящій отъ сгущенія крови.

3422) **Pachyaemus** (v. pachys et haema). | Mit dickem Blute. Съ густою кровью.

Pachyandrus = Pachandrus.

3423) **Pachyblepharon**, Pachyblepharosis, Pacheablepharosis (v. pachys et blepharon). | Verdickung, Verdichtung der Augenlieder, bes. an den Rändern (durch Auftreibung der Meibom'schen Drüsen), Die Augenliederschwiele. Безобразные наросты на краяхъ глазныхъ вѣкъ.

3424) **Pachycardia** (pachys et cardia). | Die Verdickung des Herzens. Отвердѣніе, Отолстѣніе сердца.

3425) **Pachycholia** (v. pachys et cholos). | 1) Das Leiden an verdickter Galle, Die Pachycholie. Страданіе сгущеніемъ желчи. 2) Die verdickte Galle selbst. Сгустившаяся желчь.

3426) Pachycholicus, Pachycholus (v. pachys et cholos). | An dicker Galle leidend, Von dicker Galle herrührend. Происходящій отъ желчи слишкомъ сгустившейся.

3427) Pachyderma (Animalia, v. pachys et derma). | Die Dickhäuter, Thiere mit dicker, fester Haut, wie Elephanten, Schweine, Rhinoceros etc. Животныя съ толстою, твердою кожею; толстокожія.

3428) Pachydermus (v. pachys et derma). | Dickhäutig. Толстокожій.

Pachyhymenia et Pachymenicus, v. Pachymenia.

3429) Pachymenia (v. pachys et hymen). | Die Verdickung der Häute. Отвердѣніе перепонокъ.

3430) Pachymenicus (v. Pachymenia). | Pachymenie betreffend, damit behaftet, davon herrührend. Причиняемый отвердѣвшею перепонкою.

3431) Pachynsis, —ios, —is (v. Pachys, παχυνω verdicken; толстымъ дѣлаю). | Die Verdickung, Das Verdicken. Толстымъ дѣлать.

3432) Pachyntica (Remedia) (v. Pachynticus). | Verdickende Mittel. Лекарства сгущающія.

3433) Pachynticus (v. παχυνω, s. Pachynsis). | Verdickend, Zum Verdicken tauglich etc. Сгущающій, Къ сгущенію удобный.

3434) Pachys, παχυς. | Dick, Dicht, Fett, Fleischig. Плотный, Густый, Толстый, Тучный.

3435) Pachytes (v. Pachys). | 1) Die Dicke, Aufgetriebenheit. Толстота, Отолстѣніе. 2) = Pachyblepharon, v. Tarsophyma.

3436) Pachyticus (v. Pachytes). | 1) = Pachynticus. 2) Bei Einigen jetzt: Von Verdickung herrührend. Происходящій отъ отолстѣнія (какого либо органа).

3437) Paedanchone (v. pais et anchone). | Die Bräune der Kinder, bes. der sogenannte Kroup. Злокачественная жаба, Крупъ у дѣтей. Vid. Angina maligna.

Paedantismus, v. Pedantismus.

3438) Paedarthrocace (v. pais [weil das Uebel viel bei Kindern vorkommt; эта болѣзнь свойственна дѣтямъ] et arthrocace). | Der sogenannte Winddorn, Beinhautskrebs. Тоже что Arthrocace. Vid. Caries.

3439) Paedatrophia (v. pais et atrophia). | Die Darrsucht der Kinder. Дѣтская сухотка. Vid. Atrophia infantum.

3440) Paederasta (v. Paederastia), Paedico, Paedicator. | Päderast, Knabenschänder. Мужеложецъ.

3441) Paederastia (v. pais et εραω, v. Eros etc.). | Die Knabenschändung, Päderastie. Мужеложство.

3442) Paediatria, Paediatrica (v. pais et iatria, iatrice). | Die Behandlung der Kinderkrankheiten und die Lehre davon. Врачеваніе дѣтскихъ болѣзней и ученіе о томъ.

Paedicator, v. Paederasta.

Paedico, v. Paederasta.

3443) Paedicterus (v. pais et icterus). | Die Gelbsucht der Kinder. Желтуха у дѣтей.

3444) Paedion (diminut. v. Pais). | Das kleine Kind, Auch der Foetus. Малый ребёнокъ, Такъ же зародышь. Vid. Embryo.

3445) Paedobaromacrometrum (v. pais, baros, macros et metrum). | Ein Werkzeug, die Schwere und Länge Neugeborener zu bestimmen. Орудіе для опредѣленія тяжести и длины новорожденныхъ.

3446) Paedobarometrum (v. pais et barometrum). | Eine Kinderwage. Инструментъ для опредѣленія тяжести новорожденнаго младенца.

Paedoiatria, v. Paediatria.

3447) Paedometrum (v. pais et metrum). | 1) = Paedobaromacrometrum. 2) Ein Kindermass, Werkzeug, die Länge und sonstigen Dimensionsverhältnisse Neugeborener zu bestimmen. Орудіе для измѣренія длины и проч. новорожденнаго младенца.

3448) Paedophlebotomia (v. pais et phlebotomia). | Das Aderlassen der Kinder. Кровопусканіе у дѣтей.

3449) Paedopoea (v. pais et ποιεω, v. Poësis etc.). | Das Kinderzeugen, Die Zeugung. Рожденіе дѣтей, Рожденіе.

3450) Paedostathmion (v. pais et stathmion). | Eine Kinderwage. Орудіе для опредѣленія тяжести новорожденныхъ.

Paedotropha, Paedotrophe = Paedotrophia.

3451) Paedotrophia (v. pais et trophe). | Die Ernährung und Erziehung der Kinder, Die Kinderdiät. Ученіе о питаніи и воспитаніи дѣтей по правиламъ врачебнымъ.

3452) Paeon, παιων, genit. παιωνος (v. παιω, heilen; лѣчить). | Der sogenannte Gott der Heilkunde. Богъ врачеванія.

3453) Paeonia (v. Paeon). | Gichtrose. Пеонъ.

3454) Paeonia anomala. | Unregelmässige Gichtrose. Пеонъ неправильный.

Марьинъ корень неправильнолистный, или Піоны греческія.

3455) Paeonia arborea, P. mutan. | Orientalische Baumgichtrose. Пеонія древовидная или марьинъ корень древовидный.

3456) Paeonia communis, Officinalis auctorum, foemina. | Gemeine Gicht- od. Pfingstrose. Пюнъ, Пеонъ обыкновенный.

3457) Paeonia corallina s. Mas. | Korallen-Gichtrose. Кораллова пеонія или Іоническій марьинъ корень.

Paeonia foemina, v. Paeonia communis.

3458) Paeonia humilis. | Niedrige Gichtrose. Пеонъ или Піонъ низкій.

Paeonia mas, v. Paeonia corallina.

Paeonia mutan., v. Paeonia arborea.

3459) Paeonia officinalis. | Officinelle Gichtrose, Pfingstrose. Пеонъ, Піонъ, Піона, Піонія, Піонный цвѣтъ, Стѣнница обыкновенная.

Paeonia officinalis auctorum, v. Paeonia communis.

2460) Paeonia peregrina. | Fremde Gichtrose. Пеонъ или Піонъ чужестранній.

3461) Paeonicus, Paeonius (v. Paeon). | Heilend. Цѣлительный.

3462) Paetus. | Das verliebte Schielen, Das eigenthümliche Schielen, welches manchem Gesichte einen eigenthümlichen Reiz giebt. Косоглядение милое влюбленными глазами.

3463) Pagina. | Eine Seite. Сторона.

3464) Pagos, παγος, Pegos, Pagios (παγω, v. Pege). | Fest, Fest geschlagen, Fest genagelt. Крѣпкій.

3465) Pagurus latro, Birgus latro. | Der Beutelkrebs, Diebskrebs, Taamaly. Родъ краткохвостаго рака.

3466) Pais, παις, genit. παιδος. | Der Knabe, Das Kind, Das Mädchen. Дитя, мальчикъ, Дѣвица, сынъ, дочь.

3467) Palaeologia (v. παλαι et logos). | Die Lehre von den Alterthümern, von den Meinungen und Lehren der Alten etc. Ученіе о древности, о мнѣніяхъ и ученіяхъ древнихъ.

3468) Palaeos, παλαιος (v. παλαι). | Alt, Ehemalig, Veraltet. Древній, Давній, Многолѣтній.

3469) Palaeotherion, Palaetherium (v. palaeos et therion). | Ein Thier der Vorwelt. Животные предковъ.

3470) Palaeotyrus (v. palaeos et tyros). | Ein alter Käse. Старый сыръ.

Palaetyrus = Palaeotyrus.

3471) Palai, παλαι. | Alt, Vormals. Давно, Издревле, Нѣкогда, Прежде.

3472) Palatum, Hyperoa. | Gaumen, Gaumengewölbe. Небо (во рту), Поднебенье.

Palatum durum, v. Palatum osseum.

Palatum mobile, v. Velum palati.

Palatum molle, v. Velum palati.

3473) Palatum osseum s. durum, Coelum oris, Uraniscos, Uranus, Fossa palatina. | Knöcherne Gaumen, Knöcherne Grundlage des Gaumens, Harter Gaumen. Костяное небо.

Palatum pendulum, v. Velum palati.

Palcaceum, v. Setaceum.

3474) Palea. | Spreublättchen. Пленка, Шелуха.

3475) Paleaceus. | Spreuartig. Шелушный, шелусистый, Пленчатый.

Paletyrus, v. Palaeotyrus.

Palindrome, v. Palindromia.

3476) Palindromia (παλιν, zurück; назадъ, опять, снова et drome). | Die Rückkehr einer Krankheit, Der Rückfall. Recursus. Возвратъ болѣзни.

3477) Palingenesia (v. παλιν, wieder, zurück, noch einmal; назадъ, опять, снова, et genesis). | Die Wiedergeburt, Palingenesie. Палингенезія, Возрожденіе.

3478) Paliurus australis, Rhamnus paliurus. | Judendorn. Христова иголка, Держи-дерево.

3479) Pallas, genit. —adis. | Die Pallas, Minerva, Athene, Die Schwester Apollon's, auch als medicinische Gottheit verehrt. Паллада, Сестра Аполлона была почитаема также богинею врачеванія.

Pallens, v. Pallidus.

Palliatio, v. Cura palliativa.

3480) Pallidus, Pallens. | Blass, Bleich. Блѣдный.

3481) Pallor. | Blässe, Blassheit, Bleichheit, Blasses Aussehen. Блѣдность.

3482) Pallor cutis. | Bleiche Haut. Блѣдность кожи.

3483) Palma (v. παλλω, schwingen, schlagen, klopfen; махаю, машу, трясу). | 1) Die flache Hand, Die Handfläche, Der Handteller. Ладонь. 2) Der Schild. Щитъ. 3) Die Palme. Пальма. Vid. Corpus et Superficies volaris manus.

Palma Christi = Ricinus.

Palma manus, v. Metacarpus et Vola manus.

Palma prima, v. Carpus.

3484) Palmae. | Palmen. Пальмы.

3485) Palmae plicatae uteri, Arbor vitae s. Arbor vivificans uteri. | Baumartige Streifen des Uterushalses, Hervorragende Streifen oder Falten am innern Mutterhalse, Lebensbaum oder Lebendigmachender Baum, der Gebärmutter, Gebärmutterbaum. Древо или дерево жизни матки, Маточное древо жизни; вѣтвистыя полосы въ шейкѣ матки.

3486) **Palmaris.** | Palmar, Die Handfläche betreffend. Ладонный.

3487) **Palmaris musculus.** | Palmarmuskel. Ладонная мышица. Vid. Musculus palmaris.

3488) **Palmata.** | Thiere mit Schwimmfüssen. Соединенноладыя.

3489) **Palmatus.** | Handförmig. Дланевидный, Ладончатый, Лапчатый.

3490) **Palmicus** (v. Palmos). | 1) Zu Palmos gehörig, Das Klopfen, Den Pulsschlag u. s. w. betreffend. Къ Palmos принадлежащій. 2) Vom Herzklopfen herrührend. Причиняемый трепетаніемъ сердца.

3491) **Palmos**, Palmus, *παλμος* (v. *παλλω*, schlagen, fortschlagen, treiben; трястись, трепетать, быть въ сильномъ движеніи). | Das Schlagen, Pulsiren, Auch das Herzklopfen. Біеніе, Біеніе пульса, Такъ же трепетаніе сердца.

Palmulae, v. Dactyli.

3492) **Palmus.** | Die Handbreite. Ладонь. Vid. Spithama.

Palpebra, v. Blepharon et Palpebrae.

3493) **Palpebra** ficosa s. Ficosis. | Augenliederrauhigkeit. Шероховатость вѣкъ.

Palpebra inferior extrorsum flexa, v. Ectropium.

Palpebra tertia, v. Membrana nictitans.

3494) **Palpebrae**, Palpebra, Tegumenta s. Opercula, s. Coopercula, s. Folia oculorum, Tunicae visus, Genae, Cilia. | Augenlieder, Augenlider, Augendeckel, Augenlefzen, Augenwimpern. (Глазные, очные) вѣки. Vid. Cilia.

Palpebrarum coalitus, v. Ancyloblepharum.

Palpebrarum exulceratio, v. Psorophthalmia.

Palpebratio, v. Nictatio.

3495) **Palpitatio** cardiaca. | Herzklopfen. Трепетаніе, Біеніе сердца.

3496) **Palpitatio** cardiaca palpitans, Palpitatio cordis. | Herzpochen, Wahres Herzklopfen. Трепетаніе, Дрожаніе, Біеніе сердца.

3497) **Palpitatio** cardiaca trepidans, Trepidatio cardiaca, Cardiopalmus. | Herzzappeln, Herzschlagen. Трепетаніе, Дрожаніе сердца.

Palpitatio cordis s. palmus, v. Palpitatio cardiaca palpitans.

3498) **Palpitatio** pectoralis. | Brustklopfen, Scheinbares Herzklopfen. Трепетаніе въ груди, Мнимое трепетаніе сердца.

3499) **Palpitatio** tremula, Tremor cordis, Cardiotromus. | Das Herzzittern. Дрожаніе сердца.

3500) **Palpitatio** undosa, Undulatio cordis. | Herzwallen. Волнѣ подобное, волнистое біеніе, волненіе сердца.

Palsamon, v. Balsamum.

3501) **Paludosus.** | Sumpfig. Болотной.

3502) **Palus** (genit. udis). | Sumpf, Stehendes Wasser. Болото. Vid. Patella, Penis.

3503) **Paluster**, —tris, re. | Sumpfig. Болотный.

Pambioma, v. Panbiona.

3504) **Pamphagus** (*πας*, v. panacea et *φαγω*, v. Phagedaena) s. Omnivorus, s. Cunctivorus. | Der Pamphag, Allfresser. Всеядный.

3505) **Pampinus.** | Ein Ranken, Junger Zweig am Weine. Вѣтвь виноградная съ листьями.

3506) **Pampini** vitis | Weinranken. Вѣтьви виноградныя съ листьями.

3507) **Pamplegia**, Panplegia (*πας*, v. panacea et *πληγω*, v. Hemiplegia). | Der allgemeine Schlag, Ganzschlag, Die allgemeine Lähmung. Повсюдный ударъ, Занимающій все тѣло.

3508) **Panacea** (*πας*, *πασα*, *παν*; alles, ganz, jeder; весь, цѣлый, каждый et *ακεω*, heilen, retten; лечить). | Die Panacee, Das Universalmittel. Универсальное, Всеобщее лекарство, Будто лечащее всѣ болѣзни. Vid. Catholicum.

Panacea antimonialis Glauberi, v. Antimonium bi-sulphuratum praecipitatum.

Panacea Glauberi vel holsatica, i. q. Arcanum duplicatum.

Panacea Konerdingii, v. Antimonium bi-sulphuratum praecipitatum.

Panacea lapsorum, v. Arnica montana.

3509) **Panacea** mercurialis. | Quecksilber-Panacea. Ртутная панацея. Vid. Hydrarg. chloratum.

Panaphobia, v. Pantaphobia.

Panaris = Paronychia, v. Panaritium.

3510) **Panaritium**, Panaris, Panarium, Pandalitium, Passa, Paronychia, Onychia, Reduvia, Dactylitis. | Fingerwurm, Nagelwurm, Nagelgeschwür, Umlauf, Dahl, Panaritium. Ногтоѣда (воспаленіе поверхностныхъ или глубоко лежащихъ частей послѣдняго сустава перста близъ ногтя). Vid. Paronychia.

Panaritium cutaneum etc., v. Paronychia cutanea s. subcutanea etc.

3511) **Panax.** | Ginseng. Стосилъ.

3512) **Panax quinquefolius.** | Fünfblätteriger Ginseng. Стосилъ пятилистный.

3513) **Panbioma**, genit. —atis (πας, v. panacea et βιοω, v. Bios etc.). | Das allgemeine Lebensprincip. Все оживляющее начало.

Panchreston, Panchrestum (v. pas et chrestos) = Panacea.

3514) **Panchymagoga** (Remedia) (v. Panchymagogus). | Mittel, welche, wie man glaubte, allen Chymus, also auch alles darin enthaltene Unreine, ausführen sollen. Средства, коими, по мнѣнію древнихъ, можно удалить всѣ худые соки изъ тѣла.

3515) **Panchymagogus** (v. πας, chymus et αγω, v. Agoge). | Allen Speisebrei ausleerend. Испражняющій всю пищевую смѣсь содержащуюся въ желудкѣ.

3516) **Pancoenus**, παγκοινος. | Ganz, Allgemein, Allen (ohne Ausnahme) gemein. Общій, Общественный = Pandemicus.

Pancration, v. Pancreas.

3517) **Pancratium maritimum.** | Meer-Machtblume. Силоцвѣтъ приморскій.

3518) **Pancreas**, genit. atis (v. pas et creas) s. Pancreas magnum, s. Callicreas, s. Pandenon, s. Totum carnosum, Glandula pancreas, Pancreos, Affusio, Lactes, Glandula salivalis abdominis, Pulvinar ventriculi, Corpus glandosum, Pancration, Pancreon, Callicreon, Pantadenodes. | Pancreas, Pankreas, Pankreasdrüse, Pankreatische Drüse, Magendrüse, Grosse Magendrüse, Grosse Gekrösdrüse oder Gekrösedrüse, Gekrössdrüse, Bauchspeicheldrüse, Kücklein, Krösdrüse, Pankreatische Drüse. Поджелудочная, Пригожемясная, Всемясная желѣза.

3519) **Pancreas Asellii**, Lactes, Asellis Pancreas. | Pankreas oder Grosse Drüse des Asellius, Grosse, lymphatische Drüse des Gekröses. Большая желѣза (у нѣкоторыхъ животныхъ) въ концѣ Брижейки.

3520) **Pancreas parvum**, Appendix pancreatis versus pylorum. | Kleines Pankreas. Малая поджелудочная желѣза, Отростокъ прибавокъ поджелудочной желѣзы.

3521) **Pancreatalgia** (v. pancreas et algos). | Der Gekrösdrüsenschmerz. Боль въ поджелудочной желѣзѣ.

Pancreatelcosis, v. Pancreathelcosis.

3522) **Pancreatemphraxis** (v. pancreas et emphraxis). | Die Ueberfüllung und Verstopfung (der Gefässe) der Bauchspeicheldrüse. Засореніе поджелудочной желѣзы.

3523) **Pancreathelcosis** (v. pancreas et helcosis). | Eine Verschwärung (ein Geschwür) der Bauchspeicheldrüse. Язва поджелудочной желѣзы.

Pancreaticoduodenalis, v. Pancreaticododecadactyliaeus.

3524) **Pancreaticus** (v. Pancreas). | Das Pankreas angehend, dazu gehörig, davon herkommend etc. Принадлежащій къ поджелудочной желѣзѣ.

3525) **Pancreatitis** (v. Pancreas) s. Inflammatio pancreatis. | Die Gekrösdrüsenentzündung. Воспаленіе поджелудочной желѣзы.

3526) **Pancreatododecadactyliaeus** (v. Pancreas, δωδεκα, v. duodecim et dactylus). | Was zugleich das Pankreas und den Zwölffingerdarm betrifft. Принадлежащій къ поджелудочной желѣзѣ и 12 перстной кишкѣ.

3527) **Pancreatorrhagia** (v. pancreas et rhagia). | Ein Blutfluss aus dem Pankreas. Кровотеченіе изъ поджелудочной желѣзы.

Pancreon, v. Pancreas.

Pancreos, v. Pancreas.

Pandalitium, v. Panaritium.

3528) **Pandemia** (v. Pandemicus). | Eine allgemeine Volkskrankheit, Allgemein verbreitete Krankheit (zugleich einschliessend: die Epidemien und die Endemien). Народная, Всенародная болѣзнь (сіе общее названіе, означаетъ эндемическія и эпидемическія болѣзни).

3529) **Pandemicus**, Pandemius (πας, v. panacea et δημος, v. Epidemia). | Allgemein (über das ganze Volk) verbreitet. Повсемѣственный, Повсюдный, Всенародній.

Pandemius morbus, v. Morbus pandemius.

Pandenon, v. Pancreas.

Pandices, v. Intestina.

3530) **Pandiculatio.** | Das Dehnen der Glieder, beim Gähnen etc. Потягота.

Panduraeformis, v. Pandurodes.

2531) **Pandurodes** (πανδουρα, ein mit wenigen Saiten bezogenes musikalisches Instrument; инструментъ музыкальный о трехъ струнахъ, похожій на скрипку) s. Panduraeformis. | Geigenförmig, Citherförmig. Бандуровидный, скрыпкообразныя, Скрыпковидный.

Panhidrosis (Pas, Pan, v. panacea et hidrosis) = Sudor universalis.

3532) **Panicula**, Rispa. Метелка, Вѣничекъ.

3533) **Paniculaeformis.** | Rispenförmig. Метлообразный, Метелко- или вѣничко-видный.

3534) **Paniculatus.** | Rispenartig. Метелковатый, Вѣничковатый.

Paniculus, v. Panicula.

Paniculus adiposus, v. Membrana adiposa.

3535) **Panicum.** | Fennich. Боръ.

3536) **Panicum** dactylon, Digitaria stolonifera. | Sprossendes Fingergras, Berundagras. Просо придорожное.

3537) **Panicum** italicum. | Kolbenhirse. Просо италійское, солнцево.

3538) **Panicum** miliaceum. | Hirse. Просо, просо бѣлое, боровое, Боръ.

Panicum sanguinale, v. Digitaria sanguinalis.

3539) **Panis.** | Brod. Хлѣбъ.

3540) **Panis** albus. | Weissbrod. Бѣлой хлѣбъ.

3541) **Panis** ater, niger. | Schwarzbrod. Черной хлѣбъ.

3542) **Panis** autopyrus, cibarius, sordidus. | Grobes, gemeines Brod. Простой, ржаной хлѣбъ.

3543) **Panis** azymus, Sine fermento. | Ungesäuertes Brod. Неоквсшій хлѣбъ.

3544) **Panis** bis coctus. | Zwieback. Сухарь.

3545) **Panis** candidus. | Weisses Brod, Semmel. Бѣлой ситный хлѣбъ, Ситникъ, Булка.

Panis cibarius, v. Panis autopyrus.

Panis domesticus, v. Autopyrus.

3546) **Panis** ex hordeo, hordeaceus. | Gerstenbrod. Ячменный хлѣбъ.

3547) **Panis** fermentatus. | Gesäuertes Brod. Окисшій хлѣбъ.

3548) **Panis** furfureus. | Kleienbrod. Отрубистый хлѣбъ.

3549) **Panis** hesternus. | Gestriges, nicht frischgebackenes, altgebackenes Brod, Brod von gestern. Черствой, вчерашній хлѣбъ.

Panis hordeaceus, v. Panis ex hordeo.

3550) **Panis** male coctus. | Nicht ausgebackenes Brod. Недопеченный хлѣбъ.

3551) **Panis** militaris. | Kommissbrod. Самой простой, солдатскій хлѣбъ.

3552) **Panis** nauticus. | Schiffsbrod. Сухари употребляемые на морѣ.

Panis niger, v. Panis ater.

Panis porcinus, v. Cyclamen europaeum.

3553) **Panis** primarius. | Weisses, feines Brod. Бѣлой, чистый, Крупичатой хлѣбъ.

3554) **Panis** recens. | Frisches Brod. Свѣжій хлѣбъ.

3555) **Panis** secundarius s. secundus. | Graubrod (zwischen dem groben Brod und Semmel). Простой хлѣбъ.

Panis sine fermento, v. Panis azymus.

Panis sordidus, v. Panis autopyrus.

3556) **Panis** vetus. | Altes Brod. Черствый хлѣбъ.

3557) **Panni.** | Venerische Flecken. Пятна венерическія.

Panniculus, v. Linteolum.

Panniculus adiposus renum, v. Fascia renum.

Panniculus carnosus, v. Membrana cutis carnosa.

Panniculus cordis, v. Pericardion.

Panniculus hymenaeus, v. Hymen.

Panniculus nervosus, v. Membrana cutis carnosa.

Panniculus nervos aperiens, v. Tunica intima ventriculi et intestinorum.

Panniculus virginalis, v. Hymen.

3558) **Pannus.** | 1) Ein Tuch, Kleid. Сукно, Платокъ, Платье (всякая носильная матерія). 2) Das dichte Augenfell. Плотная плева или сосудистый пучокъ на роговой оболочкѣ.

3559) **Pannus** ceratus, Sparadrap, tela Gaulteri, tela emplastica. | Wachstuch. Вощанка.

3560) **Pannus** ceratus viridis. | Grüner Wachstaffet. Зелёная клеёнка.

Pannus oculi, v. Pterygium crassum.

3561) **Panochia** (v. panus et ἐχω, haben; имѣть) = Panus, bes. Bubo inguinalis, v. Bubo.

3562) **Panophobia** (*Παν;* Pan, der sogenannte Wald-, Fluren- und Hirtengott; Панъ, богъ пастуховъ; *παω, παομαι;* pasco, weiden, füttern; пастись et phobos) s. Metus universalis. | Sehr grosse Furcht, oder Ein sehr heftiger Schrecken ohne (einen in die Sinne fallenden) äussern Grund. Весьма сильный (безъ причины), Страхъ или испугъ. Vid. Pavor.

Panplegia, v. Pamplegia.

3563) **Panspermia** (v. Panspermus). | 1) Ein Gemeng von allerlei Samenarten. Смѣсь изъ всѣхъ родовъ сѣменъ. 2) Panspermie. Панспермія.

3564) **Panspermium** (v. Panspermius). | Die Grundmaterie, Erste Materie. Первая матерія; Materia princeps, v. Materia prima.

3565) **Panspermus** (v. *πας* et sperma). | Ganz aus Samen bestehend. Состоящій весь изъ сѣменъ.

Pantadenodes (v. *πας* et adenodes) = Pancreas.

Pantagoga (Remedia), *πας*, v. panacea et *αγω*, v. Panchymagogum, Panchymagoga.

3566) **Panthera**, *πανθηρ*, genit. *πανθηρος* (v. *πας* s. panacea et *θηρ*, das wilde Thier). | Der Panther. Барсъ.

3567) Pantomimus, Gesticulator, Gesticularius. | Pantomimist, Pantomim, Pantomimenspieler. Пантомимъ.

3568) Pantophagia (v. Pantophagus). | Der Genuss aller (essbaren) Dinge ohne Unterschied, Die Neigung oder Begierde, oder Natürliche Anlage, oder Erlaubniss, Alles zu geniessen. Употребленіе всѣхъ ядомыхъ вещей.

3569) Pantophagus (v. πας et φαγω). | Alles geniessend, Alles fressend. Omnivorus, Всеядный.

3570) Pantophobia (v. πας et phobos). | 1) Die allgemeine Furcht, Die Furcht vor Allem, selbst vor unbedeutenden Kleinigkeiten, auch vor den eignen Phantasiebildern. Страхъ общій, Болзнь общая. 2) = Hydrophobia.

Pantozootia = Panzootia.

3571) Panus, πανος, Adenophyma, Glandula. | Drüsengeschwulst, Schliergeschwulst, Angelaufene Drüsen, Drüsenbeule. Опухоль желѣзъ. Vid. Physethlon.

3572) Panus axillaris. | Achselbeule. Опухоль подъ крыльцемъ.

3573) Panus catarrhalis. | Die Katarrhbeule. Опухоль отъ простуды.

Panus colli, v. Trachelopanus.

3574) Panus crescentium. | Die Wachsbeule, Wachsknoten, Wachsdrüsen (bei jungen Leuten zur Zeit der Pubertät). Опухоль желѣзъ у молодыхъ людей во время возмужалости.

3575) Panus exanthematicus. | Die Ausschlagsbeule. Опухоль желѣзъ отъ сыпей или сыпная.

Panus faucium, v. Stomatophyma glandulosum.

3576) Panus febrilis. | Die Fieberbeule. Опухоль желѣзы лихорадочная.

Panus inguinalis, v. Bubo.

3577) Panus lacrymalis. | Geschwulst der Thränendrüse. Опухоль слезной желѣзы.

Panus leprosa, v. Spilosis leprosa.

3578) Panus poplitis. | Drüsengeschwulst an der Kniekehle. Опухоль желѣзы въ подколенной чашкѣ.

3579) Panus sympathicus. | Die konsensuelle Anschwellung der Lymphdrüsen. Опухоль желѣзы сочувственная.

3580) Panygros (v. πας, panacea et hygros). | Ganz nass (z. B. von Schwizzenden), Ganz flüssig (von Arznei- oder Nahrungsmitteln). Совсѣмъ мокрый или жидкій.

3581) Panzootia, Pantozootia (πας et zootia, v. Pandemia). | Eine Thierseuche, Ein allgemeines (sowohl enzootisches als epizootisches) Erkranken alles Thierischlebenden. Повальная, Скотская болѣзнь, какъ энзоотическая такъ и эпизоотическая.

Papa, v. Pater.

Papas, v. Pater.

3582) Papaver. | Mohn. Макъ.

3583) Papaver album. | Weisser Mohn. Макъ бѣлый.

Papaver erraticus, v. Papaver rhoeas.

3584) Papaver rhoeas (genit. Rhoeados). | Wilder Mohn, Rother Feldmohn, Klatschrose, Klapperrose, Rothe Kornrose. Макъ красный, дикій полевой, Дикой мачокъ.

3585) Papaver somniferum. | Schlafmohn. Макъ бѣлой, садовой, Усыпительной, огородній.

Papaverculum, v. Meconium.

Papaverinum, v. Narcotinum.

Papilio, v. Pieris.

3586) Papilla. | Warze, Brustwarze. Сосокъ, сосочекъ, Грудной сосокъ. Vid. Mammilla.

Papilla canalis lacrymalis membranacei, v. Valvula canalis lacrymalis membranacei.

Papilla hepatis, v. Tuberculum papillare hepatis.

3587) Papilla lacrymalis. | Thränenwärzchen. Сосочекъ слезной.

Papilla lobuli Spiegelii, v. Tuberculum papillare hepatis.

Papilla mammae, v. Mammilla.

Papilla parva valvularum aortae et arteriae pulmonalis, v. Nodulus valvularum aortae et arteriae pulmonalis.

3588) Papillae. | Warzen, Papillenartige Drüsen. Сосочки.

3589) Papillae cutis s. cutaneae, s. pyramidales, s. tactus, s. nerveae cutis. | Papillen der Haut, Gefühl- oder Gefühlswärzchen, Fühlwärzchen, Fühlwarzen, Nervenbündel, Nervenwärzchen, Nervichte Wärzchen, Hautwärzchen, Wärzchen oder Warzen der Haut, Hautpapillen. Чувственные, Нервные, Чувствительные, Пирамидальные закожные сосочки.

Papillae intestinorum, v. Villi intestinorum.

3590) Papillae lacrymales, Extuberationes instar papillae, Colliculi papillares. | Lakrimalpapillen, Thränenwärzchen. Сосочки слезные.

3591) Papillae s. Papillulae linguae s. papillae nerveae linguae, s. Gustatoriae, s. nerveae linguales. | Papillen der Zunge, Zungenwärzchen, Geschmackswärzchen, Nervenwärzchen, Geschmackskörner od. Wärzlein, od. Warzen der Zunge. Сосочки нервные, или чувствительножильные на языкѣ или вкусу служащіе.

Papillae mammarum, v. Mammilla.
Papillae medullares, v. Processus mammillares cerebri.
Papillae nerveae Harderi, v. Glandulae Brunerianae.
Papillae ovariorum, v. Cicatrices ovariorum.
Papillae pyramidales, v. Papillae cutis.
3592) **Papillae** renales, Carunculae s. Processus mammillares, Carunculae papillares s. mammillares, Carnes papillarum muliebrium similes, Papillae renum, Carunculae glandulae s. glandulae in renibus, Extremitates glandularum renum acuminatae. | Papillen der Nieren, Nierenpapillen, Nierenwärzchen, Nierenwarzen, Zitzen oder Würzlein, oder Warzen der Nieren. Сосочки почечные.
Papillae renum, v. Papillae renales.
Papillae sensiles, v. Papillae cutis.
3593) **Papillaris.** | Papillar, Warzenförmig. Сосочковый, Сосочковидный.
Papillula valvularum aortae et arteriae pulmonalis, v. Nodulus valvularum aortae et arteriae pulmonalis.
Pappa, v. Pater.
Pappas, v. Pater.
Pappos, v. Pappus.
3594) **Pappus** (*παπα*, *παππα*, *παππας*; Vater; папа, отецъ). | Das Federchen, Samenfederchen, Federkelch. Пушокъ, Хохолокъ, Лѣтучка.
3595) **Papula.** | Knoten, Hautknoten. Сухой прыщъ.
3596) **Papulae.** | Blätterchen, Blütchen, Knötchen, Hautknötchen. Сухіе прыщи, Пупырышки.
3597) **Papulae** conjunctivae. | Knötchen der Konjunktiva. Мясные и жирные наросты соединительной плевы.
Papulae sudorales, v. Sudamina.
3598) **Papulosus.** | Blatterig. Прыщеватый, пузырчатый.
3599) **Par.** | Paar, Пара, два.
3600) **Par** acusticum nervorum, Nervi acustici, Nervi auditorii, Nervus durus, Nervus mollis s. Auditivus. | Akustisches Nervenpaar, Gehörnerven, Der harte Nerv und Der weiche Nerv. Нервъ слуховой, слышательный.
Par balneare, v. Nervus quintus.
Par cerebrale quartum, v. Nervus patheticus.
Par complexum, v. Nervus gustatorius.
Par decimum, v. Nervus vagus.
Par divisum, v. Nervus quintus.
Par duodecimum, v. Nervus hypoglossus.
Par gustatorium, v. Nervus quintus.
Par nervorum cerebri decimum, v. Nervus vagus.
Par nervorum cerebri nonum, v. Nervus vagus.
Par nervorum cerebri octavum, v. Nervus vagus.
Par nervorum cerebri quintum, v. Nervus vagus.
Par nervorum cerebri septimum, v. Nervus vagus.
Par nervorum cerebri sextum, v. Nervus vagus.
Par nervorum cerebri vagum, v. Nervus vagus.
Par nervorum exilium, v. Nervus patheticus.
Par nonum, v. Nervus glossopharyngeus.
Par nonum exilium, v. Nervus patheticus.
Par octavum, v. Nervus auditorius.
Par octavum nervorum cerebri, v. Nervus patheticus.
Par octavum nervorum cerebri, v. Nervus olfactorius.
Par olfactorium, v. Par primum.
Par opticum nervorum, v. Nervus opticus.
Par primum, v. Nervus olfactorius.
Par primum nervorum cerebri, v. Nervus olfactorius.
Par primum nervorum cerebri, v. Nervus opticus.
3601) **Par** primum nervorum cervicalium s. spinalium, s. Willisianum, s. cervicis motorium, s. occipitale nervorum cervicalium. | Erstes Cervikalnervenpaar. Пара первая шейныхъ нервовъ.
Par primum nervorum cervicis motorium, v. Par primum nervorum cervicalium.
Par primum nervorum descendentium ad nares, v. Nervus olfactorius.
Par primum nervorum occipitale cervicalium, v. Par primum nervorum cervicalium.
Par primum nervorum olfactorium, v. Nervus olfactorius.
Par primum nervorum spinalium, v. Par primum nervorum cervicalium.
Par primum nervorum Willisianum, v. Par primum nervorum cervicalium.
Par quartum, v. Nervus trochlearis.
Par quintum, v. Nervus trigeminus.
Par quintum nervorum cerebralium, v. Nervus quintus.
Par secundum nervorum cerebri, v. Nervus opticus.
Par sextum, v. Nervus oculo-muscularis externus.
Par tertium, v. Nervus oculo-motorius.

Par tertium nervorum cerebro erumpentium, v. Nervus olfactorius.

Par trium funiculorum, v. Nervus quintus.

Par undecimum, v. Nervus accessorius Willisii.

Par visorium nervorum cerebri, v. Nervus opticus.

3602) **Para**, *παρα*. | Bei, Neben, Nebenhin, Nebenher, Nebenbei, An etwas vorbei, Durch etwas hindurch. При, Возлѣ, Мимо, Вопреки, Противъ, Сверхъ, Кромѣ, По, Къ, Отъ, Со стороны.

3603) **Parabola** (v. *παρα* et bole etc.). | Eigentl. das Nebeneinandersetzen, daher: Die Vergleichung. Парабола, Притча.

3604) **Parabolicus** (v. Parabole). | Parabolisch, Nebeneinanderwerfend. Параболическій.

3605) **Parabystia** (v. *παρα* et *βυω*, *βυζω*; v. Byssus; *παραβυω*, *παραβυζω*; vollpfropfen, vollstopfen, überstopfen; притыкать, примыкать). | 1) Das Nebenstopfen, Nebenpfropfen. Набиваніе, Вколачиваніе. 2) Das Ueberstopfen, Ueberpfropfen. Сильное набиваніе или вколачиваніе.

3606) **Parabysticus** (v. Parabystia). | Das Ueberstopfen betreffend, dazu gehörig, dazu geneigt, davon herrührend etc. Причиняемый насильственнымъ набиваніемъ или вколачиваніемъ.

3607) **Paracelsus** (*παρα* et celsus, hoch erhaben; великій, превосходный). | Der bekannte Schriftsteller des Mittelalters, der eigentlich Höchener hiess, sich aber aus Charlatanerie Philippus Aureolus oder Aurelius Theophrastus Bombastus Paracelsus ab Hohenheim nannte. Парацельсъ.

3608) **Paracentesis** (v. *παρα* et *κεντεω*; stechen; колоть; *παρακεντεω*, nebenbeistechen, durchstechen; прободать). | Der Durchstich, Die Durchbohrung oder Stich in eine Körperhöhle, um krankhaft angesammelte Flüssigkeiten auszulassen. Прободеніе (какой либо полоста тѣла, или операція для выпущенія воды, болѣзненнымъ образомъ въ оной накопившейся).

3609) **Paracentesis** abdominis. | Der Bauchdurchstich, Die Durchbohrung des Bauches. Прободеніе брюха или брюшной полости.

3610) **Paracentesis** thoracis. | Die Durchbohrung der Brust. Прободеніе груди.

3611) **Paracenteticus** (v. Paracentesis). | Die Parakentese betreffend, dazu gehörig, dadurch bewirkt. Причиняемый выпущеніемъ воды или прободеніемъ.

3612) **Paracenthereum**. | Ein Troakar. Троакаръ.

Paracenthesis, v. Paracentesis.

Paracentica acus, v. Acus paracentica.

3613) **Paracenticion**, Paracenticium (v. Paracentesis). | Bei Galen: Ein Werkzeug zur Verrichtung der Parakentese, also: Unser Troisquart. Троакаръ.

3614) **Parachroea** (v. *παρα* et chroea). | Eine krankhafte Veränderung der Hautfarbe, bes. im Gesichte. Болѣзненное измѣненіе цвѣта всего тѣла, особливо лица.

3615) **Parachroma**, genit. atis (v. *παρα* et chroma; v. Parachrosis). | Eine Gesichtstäuschung, in Hinsicht auf die Farbe; Die Farbentäuschung, wenn das Auge andere Farben sieht, als wirklich sich zeigen. Обманъ въ цвѣтахъ, болѣзнь зрѣнія, когда больной видитъ цвѣты не существующіе.

3616) **Parachromaticus** (v. Parachroma). | Abnorm gefärbt, Missfarbig, Parachroma betreffend, daran leidend, davon herrührend. Необыкновенно окрашенный.

Parachromus = Parachrous.

3617) **Parachronicus** (v. *παρα* et chronicus). | Unzeitig, Zur Unzeit (zu früh oder zu spät) eintretend. Невовремя, Безвременный.

3618) **Parachrosis** (v. *παρα* et *χρωω*, *χρωννυμι*; v. Chros etc.). | Das Verfärben, Verderben durch die Färbung, Die Bildung des Parachroma. Нехорошое окрашеніе, Образованіе Parachromatis.

3619) **Parachrous**, Parachrus (v. *παρα* et chroea). | Missfärbig, Verfärbt, Zu wenig gefärbt, Blass etc. Не довольно окрашенный, Блѣдный.

3620) **Paracmasis** (*παρακμαζω*, fut. *αζω*; nach Erreichung der höchsten Blüthe wieder abnehmen; уменьшаться, достигши высшей степени) = Paracme.

3621) **Paracmasticus** (v. Paracmasis). | Nach der ersten höchsten Blüthe wieder abnehmend, Vom höchsten Gipfel wieder herabsteigend. Уменьшающійся достигши до высшей степени. Morbi paracmastici. | Parakmastische Krankheiten, welche die ersten Stadien bis zur Akme schnell durchlaufen und dann nach und nach abnehmen. Болѣзни съ начала ожесточающіяся до высочайшей степени и потомъ до самого окончанія постепенно уменьшающіяся.

3622) **Paracme** (*παρα* et acme, v. Paracmasticus). | Die Abnahme nach der grössten Stärke oder höchsten Blüthe. Уменьшеніе болѣзни достигшей до высшей степени. Vid. Declinatio morbi.

3623) Paracoe (v. παρα et acoë). | 1) Das Unrechthören, Verhören, Ueberhören, Ueberhinhören, Obauditio. Неправильное слышаніе. 2) Ein fremdartiges Gehör, Ein Hören von Lauten etc., welche nicht da sind. Слышаніе звуковъ не существующихъ. 3) = Baryecoia.

Paracoea, v. Paracoë et Parecoia.

3624) Parakope (v. παρα et cope; παρακοπτω, überschlagen, vorbeischlagen, im Irrthum sein, irren; быть внѣ ума, безумствовать). | 1) Der Wahnsinn. Сумашедство. 2) Ein geringerer Grad von Wahnsinn. Меньшая степень сумашедства. 3) Bes.: das Delirium Fieberkranker. Особливо: бредъ страждущихъ лихорадкою. Vid. Paraphrosyne.

3625) Paracopicus (v. Paracope). | Parakope betreffend, davon herrührend etc. Происходящій отъ растройства ума.

3626) Paracopticus (παρακοπτω. v. Paracope). | Wahnsinnig, Mit Wahnsinn verbunden, Wahnsinn erzeugend. Сумашедшій, Помѣшанный, съ Сумашествіемъ сопряженный.

Paracorolla, v. Corona.

3627) Paracrusis = Paracope (παρα et crusis; παρακρουω, vorbeischlagen, falsch schlagen, betrügen; обмануть; παρακρουομαι, sich irren, sich selbst betrügen; ошибаться, обмануться).

3628) Paracusis, Paracusma (παρα et ακουω; hören; слышать; παρακουω, nebenherhören, falsch hören; худо слышать) s. Obauditio, Paracysma. | Eigentlich das Falschhören, Ueberhinhören, Daher das Sausen, Brausen und Klingen in den Ohren (Paracusis bezeichnet eigentlich den Vorgang des Falschhörens, Paracusma hingegen das Falschgehörte). Неправильное, Превратное слышаніе; Измѣненная чувствительность звуковъ.

3629) Paracusis alterans. | Das Hören von der entgegengesetzten Seite. Слышаніе звука съ противной стороны.

3630) Paracusis devorans. | Das Nichthören der Anfangs- oder Endsylben. Неуслышаніе начальныхъ или послѣднихъ слоговъ словъ. Vid. Auditus dimidiatus.

3631) Paracusis duplicata. | Das Doppelthören. Слышаніе двойное, двойныхъ звуковъ.

3632) Paracusis morans. | Das Späthören. Медленное слышаніе.

3633) Paracusis removens. | Das Hören des Tones, als wenn er von der Ferne komme. Слышеніе звука, будто отъ отдаленности.

3634) Paracusis Willisiana. | Das Hören nur derjenigen Töne, die mit einem Geräusch verbunden sind. Слышаніе тѣхъ только звуковъ, которые сопряжены съ какимъ либо шумомъ.

3635) Paracyesis (v. παρα et cyesis). | Die Parakyesis, Die Schwangerschaft ausserhalb der Gebärmutter. Беременность внѣ матки.

3636) Paracynanche (v. παρα et cynanche). | 1) Eine Entzündung der Seitentheile des Rachens. Воспаленіе боковыхъ частей зѣва. 2) Ein gelinder Grad von Angina überhaupt. Меньшая степень жабы вообще.

Paracysma, v. Paracusma.

3637) Paradiastematicus (v. παρα et diastema). | Soll bezeichnen, aus falscher Berechnung der Entfernung hervorgegangen. Происходящій отъ неправильнаго расчисленія отдаленія.

Paradisi grana, v. Cardamomum.

3638) Paradoxon (v. παρα et doxa etc.). | Etwas Auffallendes, bes. eine auffallende Behauptung. Парадоксъ, странное мнѣніе.

3639) Paradoxus (v. Paradoxon). | Unvermeint, Unerwartet, Unglaublich. Странный, Чудный, Неожиданный, Неимовѣрный.

3640) Paraesthesia, Paraesthesis (v. παρα et aesthesis). | Die Gefühlsveränderung, Abnorme Beschaffenheit des Gefühls. Измѣненное, Неправильное чувство осязанія.

3641) Paraffinum. | Paraffin. Парафинъ.

3642) Parageusia, Parageusis (v. παρα et geusis). | Eine Verstimmung des Geschmacks oder des Schmeckvermögens. Обманъ, растройство вкуса.

3643) Parageustia (v. παρα et geustos). | Eine falsche Empfindung der Geschmacksgegenstände. Ложное чувствованіе предметовъ вкуса.

3644) Paraglossa, Paraglosse (v. παρα et glossa). | 1) Der Zungenvorfall = Glossoptosis, eigentlich: Vorragung der Zunge. Недостатокъ, есть ли языкъ, будучи не естественно великъ, высовывается изо рта. 2) Nach Einigen: Die Rückbeugung der Zunge gegen den Schlund. Недостатокъ, когда языкъ при глотаніи сильно тянется назадъ къ глоткѣ. 3) Nach Andern auch: Eine Krankheit, Entzündung etc. der Theile neben der Zunge, der Zungenmuskeln etc. Воспаленіе частей лежащихъ возлѣ или близко языка, язычныхъ мышицъ и проч. Vid. Prolapsus linguae.

3645) Paraglosse deglutitoria. | Das

Verschlucken der Zunge. Проглоченіе языка.

Paraglosse, Glossomegistes, v. Macroglossa.

3646) Paragoge (v. Para et Agoge). | 1) Die Ablenkung, Das mässige Auseinanderweichen der Knochen. Незначительное расхожденіе костей между собою. 2) Nach Einigen soll es bei Hippokrates auch bedeuten: die Wiedereinrichtung verrenkter Gelenke oder gebrochener Knochen. Вправливаніе вывихнутыхъ костей. 3) Die Ableitung (Derivatio) der Säfte etc. Отвлеченіе.

3647) Paragomphosis (v. Para et Gomphosis). | Die (unvollkommene) Einkeilung des Kindkopfes im Becken. Несовершенное ущемленіе дѣтской головки въ тазѣ.

Paragomphosis capitis, v. Paragomphosis.

3648) Paralampsis (*παραλαμπω*, glänzen neben, von der Seite glänzen; блистать). | Ein weisser (perlmutterartig glänzender) Fleck auf der Hornhaut. Бѣлое блестящее пятно на роговой оболочкѣ глаза. Vid. Maculae corneae margaritaceae.

3649) Parallage, Parallaxis (v. *παρα* et *αλλαττω*, *αλλασσω*, fut. *—αξω*; verändern, verwechseln; перемѣнить). | Die Abwechselung zwischen zwei oder mehr Dingen, Verwechselung der gegenseitigen Lage etc., Auch Geistesverirrung, Abalienatio mentis. Вымѣнъ, Смѣшиваніе, Перемѣненіе, Такъ же заблужденіе, разстройство ума.

Parallelon, v. Lineae parallelae.

3650) Parallelus (v. *παρα* et *αλλος*). | Parallel, Nebeneinander (laufend etc.). Параллельный, Одинъ за другимъ слѣдующій.

3651) Paralysis (v. *παρα* et *λυω*, lösen; уничтожать, разрѣшать; also gleichsam Auflösung, Lösung) s. Resolutio nervorum. | Die Lähmung, Paralyse. Параличь, Онѣменіе.

Paralysis s. Acinesia asthenica, v. Typhus paralyticus.

3652) Paralysis arthritica. | Die arthritische Lähmung. Параличь ломотный.

Paralysis artuum universalis, v. Paraplegia.

3653) Paralysis cachectica. | Die kachektische Lähmung. Параличь худосочный.

3654) Paralysis consensualis. | Die konsensuelle Lähmung. Параличь сочувственный.

3655) Paralysis exquisita. | Die vollkommene Lähmung. Параличь совершенный.

3656) Paralysis imperfecta. | Unvollkommene Lähmung. Несовершенный параличь.

Paralysis incompleta, v. Paresis.

3657) Paralysis lumborum (veter). | Lendenlähme. Слабость въ бедрахъ.

Paralysis medullaris, v. Paralysis spinalis.

3658) Paralysis nervosa. | Die nervöse Lähmung. Параличь нервный.

Paralysis oesophagi, v. Pharyngocele.

Paralysis pharyngis, v. Pharyngocele.

3659) Paralysis pulmonum. | Lähmung der Lungen. Онѣменіе легкихъ.

3660) Paralysis rheumatica. | Die rheumatische Lähmung. Ревматическій параличь.

Paralysis retinae, v. Amblyopia torpida.

3661) Paralysis scorbutica. | Die skorbutische Lähmung. Параличь цынготный.

3662) Paralysis scrophulosa. | Die skrophulöse Lähmung. Параличь золотушный.

Paralysis sensus, v. Anodynia.

3663) Paralysis spinalis, medullaris, Rhachiparalysis. | Die Rückenmarklähmung. Онѣменіе становой жилы.

Paralysis universalis, v. Apoplexia vera.

Paralysis uvulae, v. Hypostaphyle.

3664) Paralysis venerea. | Die venerische Lähmung. Параличь венерическій.

3665) Paralyticus (v. Paralysis). | 1) Eigentl. Lösend, Zum Auflösen geneigt. Собственно разрѣшающій. 2) Gewöhnl. Gelähmt, Paralytisch, Lähmend etc. Параличный.

Paramesos, v. Digitus annularis.

3666) Paramesus (v. *παρα* et mesos) (scil. digitus vel dactylus). | Der vierte Finger (zwischen dem mittleren und dem kleinen). Палецъ между среднимъ и малымъ пальцами, Перстоносный палецъ.

3667) Parandria, Parastamina, Parastades. | Nebenstaubgefässe. Лжеподставки, Лжетычинки.

3668) Paranoea (*παρα* et *νους*, *νοος*, v. Nus. | Die Verstandesverwirrung, Der Wahnsinn, Wahnwitz, Die Narrheit. Сумашествіе въ пространнѣйшемъ смыслѣ.

Paranoia, v. Paranoea.

3669) Paranoicus (v. Paranoea). | Wahnsinnig, Aberwitzig, Von Wahnsinn etc. herrührend. Сумашедшій, Такъ же происходящій отъ недостатка самопознанія.

Parapetala, v. Parapetalum.

3670) **Parapetalastemones** (v. Stemon et Parapetalum). | Pflanzen, bei welchen die Staubgefässe auf blumenblätterähnlichen Blättchen in der Blumenkrone sitzen. Лжелепестнотычинковыя растѣнія.

3671) **Parapetalum** (v. Para et Petalum). | 1) Das Nebenblumenblatt. Лжелепестокъ. 2) Ein blumenblattähnliches Blättchen. Листокъ похожій на лепестокъ.

3672) **Paraphia** (v. Para et Haphe). | Eine (krankhafte) Veränderung des Gefühlsvermögens des äussern Gefühls. Обманъ, Измѣненіе, растройство осязанія.

3673) **Paraphimosis** (παρα et phimosis), Phimosis circumligata, circumligatura. | Die Zusammenschnürung, Verengung der (zurückgezogenen) Vorhaut hinter der Eichel, Spanischer Kragen, Einklemmung der Eichel. Невозможность надвинуть крайнюю плоть впередъ, (Шпанскій воротникъ) Невозможность заворачиванія крайней плоти впередъ, Удавка или Сжатіе крайней плоти за головкою.

3674) **Paraphimosis** (veter). | Schlauchentzündung mit Schnürung der Ruthe. Неотлупа.

3675) **Paraphimoticus** (v. Paraphimosis). | Paraphimosis betreffend, davon herrührend. Происходящій отъ невозможности надвинуть крайнюю плоть впередъ.

3676) **Paraphonia** (v. Para et Phone). | Ein Fehler der Stimme, besond. eine unangenehme Stimme. Непріятный голосъ.

3677) **Paraphora** (v. παρα et φερω (φορω), tragen; носить). | Ein geringer Grad von Wahnsinn. Малая степень сумашествія.

3678) **Paraphrenitis** (v. Para et Phrenitis) s. Phrenitis sympathica. | Die Hirnsucht, Ein fieberhaftes Delirium, welches in Entzündung entfernterer Theile, z. B. der Lungen oder des Zwerchfells, seinen Grund hat oder haben sollte. Сочувственный бредъ съ лихорадкою, происходящій отъ воспаленій отдаленныхъ частей, какъ напр. лёгкихъ, грудной преграды.

Paraphrenitis diaphragmatica, v. Diaphragmatitis.

Paraphronesis (v. Para et Phronesis) = Paraphrosyne.

3679) **Paraphroneticus** (v. Paraphronesis). | 1) Wahnsinnig, Wahnwitzig. Сумашедшій. 2) Den Wahnsinn oder den Wahnwitz betreffend, davon herrührend. Происходящій отъ сумашествія, Къ оному относящійся.

Paraphronia = Paraphronesis.

3680) **Paraphrosyne** (v. Para et Aphrosyne) s. Paracope. | 1) = Aphrosyne, Eigentlich das im gemeinen Leben sogenannte Ueberschnappen. 2) Der Irrsinn, ein geringerer Grad von Verstandesverwirrung. Бредъ, Помѣшательство разума въ малой степени. Vid. Diaphragmatitis.

Paraphyades, v. Apophyades et Ramuli.

Paraphyas, genit. adis = Paraphysis.

Paraphymosis, v. Paraphimosis.

3681) **Paraphysis** (παρα et φυω, v. Physis) s. Filum succulentum. | Der Nebenwuchs, Schössling, Der sogenannte Saftfaden an Pflanzen. Прироcтокъ, Сочная ниточка у растѣнія.

3682) **Paraplecticus** (v. Paraplegia). | An Paraplegie leidend, davon herrührend. Происходящій отъ Paraplegia.

3683) **Paraplegia** (παρα et πλησσω, v. Apoplexia) s. Paraplexia, Paralysis artuum universalis. | Der Querschlag, Lähmung des ganzen Körpers mit Ausschluss des Kopfes. Параличь или Онѣменіе всего тѣла кромѣ головы, Параличь нижнихъ и верхнихъ конечностей, Параличь нижній и половины тѣла, Полпараличъ.

Paraplegicus, v. Paraplecticus.

3684) **Parapleuritis** (παρα et pleuritis), Pleuritis occulta chronica. | Verborgener Seitenstich, Leichte Brustfellentzündung. Меньшая степень воспаленія подреберной плевы.

Paraplexia (παρα et πλησσω, v. Apoplexia) 1) = Paraplegia, 2) = Parapoplexia.

3685) **Parapoplexia** (v. Para et Apoplexia). | Ein geringer Grad von Apoplexie. Меньшая степень апоплексіи.

3686) **Pararrhythmicus** (v. Para et Rhythmus). | Von unpassendem Rhythmus. Pulsus pararrhythmicus. | Ein Puls, der dem Alter, dem Krankheitszustande nicht entspricht. Пульсъ несоотвѣтственный возрасту или характеру болѣзни.

Pararrhythmus, v. Pararrhythmicus.

3687) **Pararthrema**, Pararthroma (v. Para et Arthron, vergl. Exarthrema). | 1) Die unvollkommene Ausrenkung, Subluxatio. Подвывихъ, Несовершенный вывихъ (когда кость находится еще частію на краю составной впадины. 2) Eine Verrenkung überhaupt. Вывихъ вообще. Vid. Luxatio in completa.

Pararthresis = Pararthrosis.

Pararthroma = Pararthrema.

Pararthrome, v. Pararthroma.

3688) **Pararthrosis** (παρα et arthrosis, v. Pararthroma). | 1) Die Bildung des Pararthroma. Образованіе Pararthromatis. 2) = Pararthroma.

Pararthryma, v. Pararthrema et Subluxatio.

3689) Parasceue (v. παρα et σκευη, Kleidung, Anzug, Rüstung, Zurüstung; снаряженіе, приготовленіе). | Die Vorrichtung, Zubereitung, Apparatus. Снаряженіе, Приготовленіе, Снарядъ.

3690) Parasiticus, Parasitus (v. Para et Sitos). | Schmarotzend, Nebenbeizehrend. Чужеядный, Живущій на счетъ другаго. Plantae parasiticae s. parasitae.| Schmarotzerpflanzen, die auf anderen Pflanzen leben. Чужеядныя растѣнія.

3691) Paraspadia (v. παρα et σπαζω, v. Anaspadiacus). | Die Oeffnung der Harnröhre an einer Seite des Penis. Недостатокъ, когда мочевой каналъ открывается на сторонѣ уда.

3692) Paraspadiaeus, Paraspadias (v. Paraspadicus). | Ein mit Paraspadia Behafteter. Одержимый недостаткомъ описаннымъ въ предъидущимъ словѣ.

3693) Paraspadicus (v. Paraspadia).| Paraspadia betreffend, daran leidend, davon herrührend. Происходящій отъ Paraspadia.

Parastades, v. Parandria.

Parastamina, v. Parandria.

Parasta glandosum, v. Prostata.

3694) Parastata (v. παρα et σταω, ἱστημι, stehen, стоять; παριστημι, danebenstehen, подлѣ ставиться) = Epididymis et Prostata, v. Canalis deferens.

Parastata cissoides, v. Plexus venosus testis et funiculi spermatici.

Parastata cyrsoides, v. Epididymis.

Parastata varicosa, v. Epididymis.

Parastatae adenoides, v. Prostata.

Parastatae glandulae, v. Prostata.

Parastatae glandulosae, v. Prostatae.

3695) Parastremma, Parastrophe (v. παρα et στρεφω (στροφεω), drehen, wenden, оборачивать; παραστρεφω, verdrehen; v. Strophe). | Die Verdrehung (eines Theiles, bes. des Mundes). Корчевое сведеніе особливо губъ къ одной сторонѣ. Vid. Sardiasis.

Parasynanche = Paracynanche.

3696) Parasystole (para et systole).| Der zuweilen sehr merkliche Zwischenraum zwischen der Diastole und Systole des Herzens, Bei Galen auch Acinesia. Промежутокъ между сжатіемъ и расширеніемъ сердца.

3697) Parathenar, Musculus scandularius. | Parathenar, Nebenklopfer, Dachdecker. Часть отводящей мышицы меньшаго пальца ноги.

Parathenar parvus, v. Flexor brevis digiti minimi pedis.

3698) Parathymia (v. Para et Thymos). | 1) Eine Verstimmung des Gemüths. Разстройство духа. 2) Eine Ueberspannung der Gemüthsthätigkeit. Чрезмѣрное, сильное напряженіе душевной силы.

3699) Parathymicus (v. Parathymia).| Parathymie betreffend, dazu gehörig, davon herrührend. Происходящій отъ Parathymia.

3700) Paratonia (v. Paratonicus). | 1) Die abnorme Spannung. Неправильное натягиваніе. 2) Die Ueberspannung, = Hypertonia. Чрезмѣрное напряженіе. 3) Eine Seitenspannung. Натягиваніе на сторону.

3701) Paratonicus, Paratonus (v. Para et Tonus). | 1) Nach einer Seite gespannt. Протяженный на одну сторону. 2) Paratonie betreffend, dazu gehörig, davon afficirt, davon herrührend. Происходящій отъ Paratonia, относящійся къ оному.

3702) Paratopia (v. Para et Topus). | Eine Krankheit von Verrückung eines Organs von seiner Stelle, Dislocatio. Болѣзнь отъ неправильнаго положенія органовъ или отъ выдвинутія какой либо части тѣла изъ естественнаго положенія.

3703) Paratopiae, Dislocationes (plur. a Paratopia). | Die Klasse der Krankheiten von abnormer Lage. Классъ болѣзней отъ неправильнаго положенія органовъ.

3704) Paratopicus (v. Paratopia). | Eine Paratopie betreffend, daher rührend. Происходящій, зависящій отъ выдвинутія какого либо органа изъ естественнаго положенія.

3705) Paratrimma (v. παρα et τριβω, reiben, тереть; v. Trimma). | Das Wundsein am After, Der Afterfratt, sogen. Wolf. Ссадненіе бедръ или задницы отъ ходьбы или верховой ѣзды. Vid. Proctalgia intertriginosa.

Paratrope (v. Para et Trope) = Apotrope.

3706) Paratrophia (v. Para et Trophe). | 1) Eine nebenher geschehene oder geschehende Ernährung. Питаніе кромѣ обыкновеннаго. 2) = Hypertrophia. 3) Eine auf abnorme Weise erfolgende Ernährung. Питаніе производимое необыкновеннымъ образомъ.

3707) Paratrophicus (v. Paratrophia). | Paratrophie betreffend, dadurch bewirkt. Происходящій, зависящій отъ Paratrophia.

Parcitas, v. Parsimonia.

3708) Parectama (v. Para et Ectama, auch Parectasis). | Eine übermässige Ausdehnung. Противуестественное растяженіе какой либо части.

3709) Parectame s. Hyperepidosis cordis. | Substanzwucherung, Hypertrophie des Herzens. Умноженное существо или чрезмѣрное увеличиваніе сердца.

3710) Parectamicus (v. Parectama). | Parektama betreffend, dazu gehörig, davon herrührend. Причиняемый излишнимъ увеличеніемъ какого либо органа.

3711) Parectasis (v. Para et Ectasis). | Die übermässige Ausdehnung (wodurch dann das Parektama verursacht wird. Чрезмѣрное растяженіе.

3712) Paregorica (remedia) (v. Paregoricus). | Beruhigende, Besänftigende (eigentlich auch Erfrischende, Stärkende) Mittel. Утишающія, Успокоивающія лекарства.

3713) Paregoricus (παρηγορεω, zureden, trösten, besänftigen, lindern; уговариваю, утѣшаю, успокоиваю). | Beruhigend, Besänftigend, Auffrischend. Утишающій, Успокоивающій.

3714) Pareira brava, Cissampelos pareira. | Amerikanische Grieswurzel. Парейрабрава, пескогонный или сѣрый бразильскій корень.

3715) Paremptosis (v. Para et Emptosis). | 1) Das Zwischenkommen oder Eindrängen in ungehörige Stellen und Räume. Проницаніе, Выступленіе (крови) въ не надлежащія мѣста. 2) Bei Erasistratus: das Eintreten des Bluts in Theile, wohin es nicht gehört. Выступленіе крови (по Ерасистрату) въ мѣста, гдѣ ей быть не должно.

3716) Parencephalis, genit. —idos (v. Para et Encephalos). | Das kleine Hirn. Малый мозгъ. Vid. Cerebellum.

3717) Parencephalitis (v. Parencephalis). | Die Entzündung des kleinen Hirns. Воспаленіе малаго мозга.

Parencephalos, v. Parencephalis.

3718) Parenchyma (v. Para et Enchyma; παρεγχυω, neben [den Gefässen] hineingiessen; вмѣстѣ сплавливать). | Das Parenchyma, das Drüsenfleisch der Drüsen, der Nieren, der Lungen, der Leber, Milz etc. Паренхима; губчатое, ноздреватое существо легкихъ, печени, селезенки и другихъ органовъ, отдѣляющихъ влажность, состоящіе изъ переплетенія; Мякоть (Botan); Грибоватое переплетеніе.

Parenchyma testium, v. Substantia testium.

3719) Parenchymaticus (v. Parenchyma). | Das Parenchyma betreffend, dazu gehörig, daraus bestehend. Происходящій отъ Parenchyma, зависящій отъ онаго, состоящій изъ онаго.

3720) Parenchymatosus. | Parenchymatös. Мякотный, Губчатый, Паренхиматозный.

3721) Parenchysis (v. Para et Enchysis, Parenchyma). | Die nebenher erfolgende oder (absichtlich) geschehende Eingiessung, Das Nebenherfüllen, Die Bildung des Parenchyma. Образованіе, происхожденіе Parenchymatis.

Parentela, v. Propinquitas.

Parens, v. Pater.

3722) Parepithymia (v. Para et Epithymia). | Eine krankhaft veränderte Begierde, Ein abnormes Begehren. Не естественный, болѣзненный, неправильный позывъ.

3723) Parepithymicus (v. Parepithymia). | Parepithymie betreffend, davon herrührend etc. Происходящій отъ Parepithymia.

3724) Parergon (v. Para et Ergon). | Das Nebenwerk, Nebenhergeschehende. Постороннее дѣло, Прибавочная вещь.

3725) Paresis (παρα et ἱημι, schikken, gehen lassen, παριημι, vorbei gehen lassen, hingehen lassen, nachlassen, abspannen; ослаблять) s. Paralysis incompleta. | Die unvollkommene Lähmung, Geringer Grad von Paralyse, Auch die Ohnmacht. Несовершенное онѣменіе, Полупаралпчь.

Paresis motus, v. Acinesia.

Paresis sensus, v. Anodynia.

3726) Pareticus, παρετος (v. παριημι, v. Paresis). | Nachgebend, Schlaff, Erschlaffend. Ослабляющій. Methodus paretica. | Die erschlaffende (Heil-) Methode. Методъ или способъ лѣченія ослабляющій. Exarthrosis paretica. | 1) = Luxatio ex Atonia. 2) Eine leicht wiedereinzurichtende Verrenkung. Вывихъ, который легко вправить можно.

Parhaphia, v. Paraphia.

3727) Paria nervorum, Conjugia s. Conjugationes, s. Juga, s. Syzygia, s. Syzygiae, s. Combinationes nervorum. | Nervenpaare, Zusammenfügungen der Nervenpaarungen od. Zusammenkoppelungen der Spannadern. Пары нервовъ.

Paries dorsalis peritonaei, v. Paries lumbaris peritonaei.

Paries inferior omenti, v. Omentum gastrohepaticum.

Paries interior, v. Basis orbitae.

3728) Paries lumbaris peritonaei, Paries dorsalis s. posterior peritonaei, Pars posterior peritonaei. | Lumbarwand des Peritonäums, Rückenwand oder Lendenmuskelwand, od. Hintere Wand des Bauchfells. Часть задняя или тыльная брюшной перепонки.

3729) Paries phrenica peritonaei. | Phrenische Wand des Peritonäums, Zwerchmuskelwand, Zwerchfellswand, Obere Wand des Peritonäums. Часть верхняя брюшной перепонки.

Paries posterior peritonaei, v. Paries lumbaris peritonaei.

Paries superior orbitae, v. Fornix orbitae.

3730) Parietaria. | Glaskraut. Стѣница.

3731) Parietaria officinalis, Helxines. | Officinelles Glaskraut, Wandkraut, Mauerkraut, Peterskraut, Tag und Nacht. Стѣница, Стѣнная трава.

3732) Parietes arteriarum et venarum. | Arterien- oder Venenwände. Стѣны артерій или венъ.

Parietes ossium cranii, v. Tabulae ossium cranii.

3733) Paris. | Einbeere. Одноягодникъ.

3734) Paris quadrifolia, Solanum quadrifolium, Ulva versa. | Vierblättrige Einbeere oder Wolfsbeere, Pariskraut. Воронецъ или вороній глазъ паридава трава одно-годникъ четверолистный.

3735) Parisacticus (v. παρεισαγω, heimlich (nebenher) einführen, тайно вводить; v. Parisagoge). | 1) Heimlich oder Unvermerkt hineingeschlüpft. Тайно введенный. 2) Parisagoge betreffend, davon herrührend. Происходящій отъ Parisagoge. 3) Bei Einigen: von Intussusceptio intestinorum herrührend, dieselbe betreffend. Причиняемый вхожденіемъ одной кишки въ другую.

3736) Parisagoge (v. Para et Isagoge). | Das heimliche oder unvermerkte Hineinschlüpfen, Das Ineinanderschlüpfen, wie z. B. die Intussusception intestinorum. Вхожденіе, наприм. одной кишки въ другую.

3737) Paristhmia, genit. iorum (v. Para et Isthmus). | 1) = Tonsillae. 2) Die Krankheiten, besond. die Entzündung der Tonsillen. Воспаленіе миндаловидныхъ желѣзъ. Vid. Angina tonsillaris.

3738) Paristhmitis (v. Paristhmia). | Die Mandelbräune. Воспаленіе миндаловидныхъ желѣзъ.

Paritudo, v. Partus.

Paritura, v. Partus.

3739) Parmelia. | Schüsselflechte. Лишай.

3740) Parmelia omphalodes, Lichen omphalodes. | Nabelflechte. Лишай пуповидный.

3741) Parmelia articulata, Lichen barbatus, Usnea articulata et barbata. | Gemeine gegliederte Bartflechte. Лишай бородатый.

3742) Parmelia florida, Lichen floridus, Usnea florida. | Bartschüsselflechte, Blumige Haarflechte, Ziegenbart. Лишай цвѣтный.

3743) Parmelia islandica, Lichen islandicus, Cetraria islandica. | Isländische Schüsselflechte, Isländisches Moos. Исландскій мохъ, Дубовые лапты, Грудной мохъ, Лишай исландскій.

3744) Parmelia parella, Lichen parellus. | Krebsaugenartige, verblassende Schüsselflechte. Лишай подобный раковымъ жерновкамъ.

3745) Parmelia parietina, Lichen parietinus. | Wandflechte, Goldgelbe Schuppenflechte. Стенный лишай или мохъ, или лишайникъ.

3746) Parmelia plicata, Lichen plicatus, Usnea plicata. | Verworrene Schüssel- oder Haarflechte, Eichenflechte, Eichenmoos, Netzförmiger Baumbart. Лишай сплетенный или дубовый.

3747) Parmelia prunastri, Lichen prunastri. | Schlehen-, Pflaumenflechte, Weisses Lungenmoos. Лишай терновный.

3748) Parmelia roccella, Lichen roccella, Roccella tinctoria. | Lakmusflechte, Orseille. Лакмусовый лишайникъ или Лакмусовый ягель.

3749) Parmelia saxatilis, Lichen saxatilis. | Steinflechte, Steinmoos. Лишай каменистый.

3750) Parmelia tartarea, Lichen tartareus. | Weinsteinschüsselflechte. Лишай виннокаменный.

3751) Parnassia. | Parnassia. Парнассія.

3752) Parnassia palustris, Hepatica alba. | Sumpf-Parnassie, Weisse Leberblume. Золотничка болотная или перелойная трава, Денникъ, Золотникова голова, Бѣлозеръ болотный.

Parocele, v. Pseudorcheocele calcarea.

3753) Parocheteusis (παροχετευω, nebenher ableiten, durch einen Nebenweg führen; проводить что куда). | Die Ableitung, Derivatio. Отведеніе соковъ.

3754) Parocheteuticus (v. Parocheteusis). | Parocheteusis betreffend, dadurch bewirkt. Причиняемый отведеніемъ соковъ отъ какой либо части.

Parodontis, genit. idis (v. παρα et οδους, v. Dens) = Parulis.

3755) Paromphalocele (v. Para, Omphalos et Cele). | Ein Nebennabelbruch, Ein Bruch neben dem Nabel. Брюшная грыжа подлѣ пупка.

Paronoea, Paronoia, v. Paranoea.

3756) **Paronychia** (para et onyx), Panaritium, Pandulitium, Panaris, Panarium, Digitium. | 1) Der Nietnagel, Neidnagel. Заусеница. 2) Das Fingergeschwür, Nagelgeschwür, Der Fingerwurm. Ногтоѣда.

3757) **Paronychia** cutanea. | Hautpanaritium. Воспаленіе поверхностныхъ частей или кожи послѣдняго сустава пальца близъ ногтя.

3758) **Paronychia** digitium. | Der periodische Fingerschmerz. Періодическая боль пальцовъ.

3759) **Paronychia** dorsalis. | Panaritium auf der Rückseite. Воспаленіе пальца на тыльной сторонѣ.

3760) **Paronychia** epizootica, Claudicatio expizootica. | Die Fusssenche der Rinder, Klauenseuche, Krumme Klauenweh, Hinken. Болѣзнь въ копытахъ. Vid. Lues pedum.

3761) **Paronychia** equi erysipelatosa s. serosa, s. herpetica, Equi suffraginosi veterum. | Die Mauke, Der Strabfuss, Igelshuf. Мокрецъ.

Paronychia equorum, v. Crura purulenta.

3762) **Paronychia** palmaris. | Panaritium auf der innern Seite. Воспаленіе пальца ладонное или на внутренней сторонѣ.

3763) **Paronychia** periostei. | Beinhautpanaritium. Воспаленіе надкостной плевы пальца.

3764) **Paronychia** subcutanea. | Unterhaut-, Fetthautpanaritium. Подкожное воспаленіе послѣдняго сустава пальца.

3765) **Paronychia** subunguis. | Panaritium unter dem Nagel, Nagelgeschwür. Ногтоѣда, Воспаленіе подъ ногтемъ.

3766) **Paronychia** tendinis. | Flechsenpanaritium. Воспаленіе сухожильное пальца.

3767) **Paronychicus** (v. Paronychia). | Paronychia betreffend, davon herrührend. Причиняемый воспаленіемъ пальца.

Parophobia, v. Hydrophobia.

3768) **Parophora** pertusa, Lichen pertusus, Variolaria communis. | Durchstochener Spuntknopf, Gemeine Pockenflechte. Лишай проколотый.

3769) **Paropiae** (v. Para et Ops). | Die äusseren Augenwinkel. Внѣшніе углы глазъ.

3770) **Paropium**, Paropi (v. Para et Ops 2). | Ein Augenschirm. Ширмъ или Зонтикъ для глазъ.

Paroplexia, v. Paraplegia.

3771) **Paroptesis** (v. Para et Optesis). | Bei Coel. Aurel.: Ein Schwitzbad in heisser Asche, heissem Sande, oder über glühenden Kohlen. Произведеніе пота въ болѣзняхъ посредствомъ раскаленныхъ угольевъ или разгоряченнаго песка, употреблявшееся у древнихъ, сухая жаркая ванна.

3772) **Parorasis** (v. παρα et ὁραω, sehen; παρορaω, vorbeisehen, schielen, falsch sehen; предъ собою видѣть, просматривать). | Eigentlich das Uebersehen, Versehen, Vorbeisehen; Bei Galen: Das Falschsehen, Das Verwechseln der Farben. Неправильное, Измѣненное зрѣніе.

3773) **Parorchidicus** (v. Parorchidium). | Parorchidium betreffend, dazu gehörig, davon herrührend. Происходящій отъ Parorchidium.

3774) **Parorchidium** (para et orchis), Testiculorum descensus serotinus s. retractio, Cryptorchis, Cryptorchidismus. | 1) Verborgener Hode, Hodenversteckung, Leistenhode. Когда ядро осталось въ брюшной полости. 2) = Epididymis.

Parosis, v. Chalazion.

3775) **Parosmia** (v. Para et Osme). | Ein krankhaft veränderter Geruch. Болѣзненно-измѣненное обоняніе.

Parotiae, v. Paropiae.

Parotides, v. Angina parotidea.

3776) **Parotidoncus** (v. Parotis et Oncus). | Die Ohrdrüsengeschwulst. Опухоль около ушной железы.

3777) **Parotis**, genit. idis (v. παρα et οὑς, ὠτος, das Ohr; ухо). | 1) Die Ohrdrüse, Parotis. Около-ушная желѣза. 2) = Parotitis. Vid. Angina parotidea.

3778) **Parotis** accessoria, Parotis secundaria s. minor, Sodalis parotidis. | Accessorische Parotis, Nebendrüse, Anhang der Parotis. Прибавочная около-ушная желѣза.

3779) **Parotis** catarrhalis, vaga. | Bauerwezel, Ziegenpeter, Die Klirren, Tolpenkrankheit. Заушница. Vid. Angina parotidea.

Parotis conglomerata, v. Parotis.

Parotis contagiosa, v. Angina parotidea.

Parotis epidemica, v. Angina parotidea.

Parotis minor, v. Parotis accessoria.

Parotis secundaria, v. Parotis accessoria.

Parotis seroso glutine tumens, v. Angina parotidea.

Parotis spuria, v. Angina parotidea.

3780) **Parotis** vulgaris. | Sporadische Ohrendrüsengeschwulst. Спорадическая опухоль около-ушной желѣзы.

3781) **Parotitis**, genit. idis (v. Parotis). | Eine Entzündung (und Geschwulst) der Paratis. Воспалительная опухоль около-ушной железы. Vid. Angina parotidea.

3782) **Paroxysmus** (v. παρα et ὀξύνω, schärfen, stärker machen; παροξύνω, von Neuem verstärken; снова усиливать) s. Accessio. | Der erneuerte stärkere Anfall einer Krankheit, eines Fiebers, Der Paroxysmus. Пароксизмъ, Приступъ, Нападеніе, Припадокъ болѣзни возвращающейся правильно или неправильно.

3783) **Paroxysmus** anticipans. | Der vorschreitende Paroxysmus. Пароксизмъ ускоряющій, ранѣе появляющійся.

3784) **Paroxysmus** hypochondriacus. | Der hypochondrische Anfall. Припадокъ ипохондрическій.

3785) **Paroxysmus** hystericus. | Hysterischer Anfall. Истерическій пароксизмъ.

3786) **Paroxysmus** postponens. | Der nachsetzende Paroxysmus. Пароксизмъ замедляющійся, позже являющійся.

Pars abdominalis columnae vertebralis, v. Pars lumbaris columnae vertebralis.

Pars alveolaris maxillae inferioris, v. Corpus maxillae inferioris.

Pars anterior diaphragmatis, v. Pars costalis diaphragmatis.

Pars anterior maxillae inferioris, v. Corpus maxillae inferioris.

Pars anterior ossis pubis, v. Rami ossis pubis.

Pars anterior sulci longitudinalis, v. Sulcus frontalis.

Pars anterior veli medullaris, v. Valvula cerebelli.

3787) **Pars** articularis ossis ilium, Pars rostriformis ossis ilium. | Artikularfläche oder Gelenkfläche des Hüftknochens. Составная часть подвздошной кости.

3788) **Pars** ascendens s. perpendicularis, s. media, s. superior ossis palati. | Nasenstück des Gaumenknochens, Aufsteigender, senkrechter Theil des Gaumenknochens. Часть носовая нёбной кости.

Pars basilaris, v. Processus basilaris.

3789) **Pars** basilaris ventriculi cordis anterioris s. dextri. | Basilartheil des vördern od. rechten Herzensventrikels, Grundtheil der Lungenkammer. Основанная часть праваго желудочка сердца.

Pars basilaris ventriculi cordis dextri, v. Pars basilaris ventriculi cordis anterior.

Pars carnosa sub mento, v. Buccula.

Pars cartilaginea meatus auditorii externi, v. Meatus auditorius cartilagineus.

Pars cartilaginosa meatus auditorii externi, v. Meatus auditorius cartilagineus.

3790) **Pars** caseosa lactis. | Der käsige Theil der Milch. Творогъ или Сыръ.

Pars cava hepatis, v. Superficies inferior hepatis.

Pars cavernosa ossis ethmoidei, v. Labyrinthus ossis ethmoidei.

Pars cephalica, v. Medulla oblongata.

3791) **Pars** cephalica durae matris. | Kopftheil, Hirntheil, Schädeltheil der harten Hirnhaut. Мозговая часть твердой оболочки мозга.

3792) **Pars** cephalica nervi intercostalis, Origo s. Principium s. Radices primae nervi intercostalis. | Cephalischer Theil des Interkostalnerven, Kopfstück oder Kopftheil, oder Kopfende, oder Anfang, oder Anfangstheil, oder Ursprung, oder Erste Wurzeln des Interkostalnerven. Начало межреберного нерва.

3793) **Pars** cerebelli s. Regio media cerebelli, Lobus intermedius cerebelli, Vermis, s. Processus vermiformis s. scolicoides, s. Excrescentia vermiformis, s. Corpus vermiforme, s. Apex cerebelli. | Mitteltheil des Cerebellums, Mittlerer Theil des kleinen Gehirns, Wurm, Wurmförmige Verlängerung des kleinen Gehirns. Червообразный отростокъ малаго мозга.

3794) **Pars** cervicalis. | Der Cervikaltheil, Halstheil. Часть шейная.

Pars corticalis cerebri, v. Substantia corticalis cerebri.

3795) **Pars** cervicalis nervi intercostalis, Nervus intercostalis cervicalis. | Cervikaltheil des Interkostalnerven, Halsstück des grossen sympathischen Nerven. Шейная часть межреберного нерва.

Pars cubiti gibbera, v. Olecranon.

3796) **Pars** costalis diaphragmatis, Pars thoracica s. anterior, s. Musculus diaphragmatis magnus s. major. | Kostaltheil des Diaphragma, Rippentheil oder Vorderer Theil des Zwerchfells, Grosser oder Grösserer Zwerchfellmuskel. Реберная или Грудная, или Передняя часть грудобрюшной преграды.

Pars crassior ossis pubis, v. Corpus crassior ossis pubis.

Pars dextra hepatis, v. Ala dextra hepatis.

Pars dorsalis corporis, v. Facies corporis.

Pars epicranii carnea anterior, v. Musculus frontalis.

Pars externa nasi, v. Dorsum nasi.

Pars externa palpebrarum, v. Stratum externum palpebrarum.

Pars fibrosa Ruyschii, v. Lympha plastica.

3797) **Pars** fibrosa sanguinis. | Der faserige, fibröse Theil des Blutes. Волокнистая часть крови.

Pars flexoris primi et secundi ossis pollicis, v. Musculus opponens pollicis.

3798) **Pars** foetalis (placentae). | Der kindliche Theil. Часть зародышева.

3799) **Pars** frontalis ossis frontis. | Frontalstück des Stirnknochens, Stirntheil od. Stirnstück, oder Stirntheile des Stirnknochens. Лобная часть лобной кости.

Pars gibba hepatis, v. Superficies superior hepatis.

Pars gibbera hepatis, v. Superficies superior hepatis.

Pars glutinosa sanguinis, v. Lympha plastica.

Pars hepatica, v. Omentum gastrohepaticum.

3800) **Pars** horizontalis ossis palatini, Pars palatina s. quadrata ossis palatini, Lamina horizontalis, s. Portio palatina s. inferior anterior, s. Corpus s. Basis, s. Processus palatinus, s. Regio palatina ossis palatini, Os palati s. quadratum. | Horizontaler Theil des Gaumenknochens, Wagerechter oder Unterer, oder Viereckigter Theil des Gaumenknochens, Viereckigtes Bein des Gaumenknochens, Basis oder Gaumenstück, oder Gaumenfortsatz, oder Gaumengegend, oder Gaumentheil, oder Unteres vorderes Stück oder Körper, oder Fundament des Gaumenknochens, Eigentlicher Gaumenknochen. Основание или Нёбная часть нёбной кости.

Pars inferior auris, v. Lobus auris.

Pars inferior ossis frontis, v. Partes orbitales ossis frontis.

Pars inferior pedis, v. Superficies plantaris pedis.

Pars inferior sterni, v. Corpus sterni et Processus xiphoideus.

Pars infima ossis ileum, v. Corpus ossis ilei.

Pars infimi ventris posterior superior, v. Regiones lumbares.

3801) **Pars** interior panis. | Das Weiche des Brodes. Мягкая часть хлѣба.

Pars interior nasi, v. Cavitas narium.

Pars interna palpebrarum, v. Stratum internum palpebrarum.

Pars intestinalis omenti, v. Omentum magnum.

Pars intima cochleae, v. Modiolus cochleae.

Pars intima organi auditus, v. Labyrinthus.

3802) **Pars** lacrymalis ossis lacrymalis, Pars nasalis ossis unguis. | Lakrymaltheil des Thränenknochens, Nasentheil des Thränenbeins. Носовая часть слезоточной кости.

Pars lapidosa ossis temporum, v. Pars pyramidalis ossis temporum.

3803) **Pars** linguae inferior, Hypoglossium, Hypoglossis, Hypoglottis. | Untertheil der Zunge. Нижняя часть языка.

3804) **Pars** lumbalis s. lumbaris diaphragmatis, Pars posterior diaphragmatis, Musculus diaphragmatis parvus s. minor. | Lumbartheil des Diaphragma, Lenden- od. Hüftentheil, od. Rückgrathstheil, od. Hinterer Theil, od. Kleiner Muskel des Zwerchfells. Задняя часть грудобрюшной преграды.

3805) **Pars** lumbaris columnae vertebralis, Pars abdominalis columnae vertebralis. | Lumbartheil der Rückenwirbelsäule, Lendentheil der Wirbelsäule. Поясничная, чреслениая часть хребтовой кости.

Pars lumbaris diaphragmatis, v. Pars lumbalis diaphragmatis.

Pars mammillaris, v. Pars mastoidea.

3806) **Pars** mastoidea. | Mastoideischer Theil. Часть сосцевидная.

Pars maxima ossis pubis, v. Corpus crassior ossis pubis.

Pars media costarum, v. Corpus costarum.

Pars media maxillae inferioris, v. Corpus maxillae inferioris.

Pars media ossis hyoidei, v. Corpus ossis hyoidei.

Pars media ossis palati, v. Pars ascendens ossis palati.

Pars media sterni, v. Corpus sterni.

Pars membranacea urethrae, v. Isthmus urethrae.

Pars mendosa ossis temporum, v. Pars squamosa ossis temporum.

Pars musculi epicranii per nasi dorsum excurrens, v. Musculus pyramidalis nasi.

Pars nasalis ossis frontis, v. Processus nasalis ossis frontis.

Pars nasalis ossis lacrymalis, v. Pars lacrymalis ossis lacrymalis.

Pars nasalis partis perpendicularis ossis palatini, v. Processus nasalis ossis palatini.

Pars naturalis medicinae, v. Physiologia.

Pars occipitalis ossis basilaris, v. Os occipitis.

3807) **Pars** orbitalis s. orbitaria, s. posterior ossis lacrymalis. | Orbitaltheil od. Augenhöhlentheil, oder Augentheil des Thränenknochens. Часть нижняя или надъ-очная слезоточной кости.

3808) **Pars** occipitalis. | Occipitalstück oder Occipitaltheil des Occipitalknochens. Часть затылочная.

Pars orbitalis ossis palatini, v. Processus orbitalis ossis palatini.

Pars orbitaria ossis palatini, v. Processus orbitalis ossis palatini.

Pars orbitaria superficiei externae ossis lacrymalis, v. Pars posterior superficiei externae ossis lacrymalis.

Pars palatina, v. Pars horizontalis ossis palatini.

Pars palmae prima, v. Corpus.

Pars perpendicularis ossis palati, v. Pars ascendens ossis palati.

Pars petrosa ossis temporum, v. Pars pyramidalis ossis temporum.

Pars posterior colli, v. Cervix.

Pars posterior corporis, v. Facies corporis.

Pars posterior diaphragmatis, v. Pars lumbalis diaphragmatis.

Pars posterior peritonaei, v. Paries lumbaris peritonaei.

3809) Pars posterior s. orbitaria superficiei externae ossis lacrymalis. | Aeussere Fläche des hintern Theiles, Hinterer Abschnitt der Aussenseite, Hintere Hälfte der äussern Fläche, Augentheil oder Augenhöhlentheil der äussern Fläche des Thränenknochens. Задняя часть наружной поверхности слезотечной кости.

Pars prima arteriae asperae, v. Larynx.

3810) Pars pyramidalis s. petrosa, s. lapidosa ossis temporum, Os petrosum s. lithoides petra. | Pyramide, Steinknochen, Felsenknochen, Felsichter od. Steinichter Theil des Schläfeknochens. Каменистая или пирамидальная часть височной кости.

Pars quadrata ossis palatini, v. Pars horizontalis ossis palatini.

Pars rostriformis ossis ilium, v. Pars articularis ossis ilium.

3811) Pars rubra sanguinis, Cruor ruber. | Färbender Theil oder Färbestoff des Blutes, Rother oder Rothfärbender Theil od. Stoff des Blutes, Rothes Serum. Красная часть крови.

3812) Pars sacralis columnae vertebralis. | Sakraltheil od. Heiligbeintheil der Rückenwirbelsäule oder der Wirbelsäule. Крестцовая часть хребтовой кости.

3813) Pars sacralis nervi intercostalis. | Sakraltheil des Interkostalnerven. Крестцовая часть межреберного нерва.

Pars sinistra coli, v. Colon descendens.

Pars sinistra hepatis, v. Ala sinistra hepatis.

Pars sphenoidea ossis palatini, v. Processus sphenoidalis ossis palatini.

3814) Pars spinalis. | Rückenmarkstheil. Хребетная часть.

Pars spongiosa ossis ethmoidei, v. Labyrinthus ossis ethmoidei.

3815) Pars squamosa s. mendosa ossis temporum, Squama, Os squamosum. | Schuppe, Schuppenbein, Schuppentheil oder Schuppiger Theil des Schläfenknochens. Часть чешуйная височной кости.

Pars superhumeralis, v. Acromion.

Pars superior linguae, v. Facies superior linguae.

Pars superior nasi, v. Dorsum nasi.

Pars superior ossis palati, v. Pars ascendens ossis palati.

Pars superior penis, v. Dorsum penis.

Pars superior sterni, v. Manubrium sterni.

3816) Pars tendinea. | Tendinöser Theil. Сухожильная часть.

Pars tendinea diaphragmatis, v. Expansio aponeurotica diaphragmatis.

Pars tenuis mallei, v. Manubrium mallei.

3817) Pars tertia. | Ein Drittel. Треть, Третья часть.

Pars thenaris, v. Musculus opponens pollicis.

Pars thoracica diaphragmatis, v. Pars costalis diaphragmatis.

3818) Pars thoracica nervi intercostalis. | Thoracischer Theil des Interkostalnerven. Грудная часть межреберного нерва.

3819) Pars uterina placentae. | Der mütterliche Theil des Mutterkuchens. Поверхность верхняя или часть маточная дѣтскаго мѣста. Vid. Membrana caduca Hunteri.

Pars varicosa cerebri, v. Gyri cerebri.

Pars virilis, v. Penis.

3820) Parsimonia, Parcitas. | Sparsamkeit. Бережливость.

3821) Partes. | Theile. Части.

3822) Partes aequales. | Gleiche Theile. Ровныя части.

Partes anatomicae, v. Partes constitutivae.

Partes anomoeomeres, v. Partes dissimilares.

Partes articulares ossis occipitis, v. Partes condyloideae ossis occipitis.

Partes coefficientes, v. Partes subsidiariae.

3823) Partes compositae et simplices. | Zusammengesetzte und einfache Theile. Сложенныя и простыя части.

3824) Partes condyloideae ossis occipitis, Partes jugulares s. articulares ossis occipitis. | Kondyloideische Theile des Occipitalknochens, Kopfstücke des Hinterhauptbeins, Gelenktheile oder Seitentheile des Hinterhauptstückes des Grundbeins. Части составныя затылочной кости.

3825) Partes constituentes. | Grundstoffe, Bestandtheile. Составныя части.

Partes constituentes materiales corporis humani, v. Elementa corporis humani.

3826) Partes constitutivae. | Bestandtheile. Составныя части.

Partes constitutivae chemicae, v. Partes constitutivae remotae.

3827) Partes constitutivae proximae s. anatomicae. | Die nächsten oder anatomischen Bestandtheile. Составныя части ближайшія или анатомическія.

3828) Partes constitutivae remotae s. chemicae. | Die entfernten od. chemischen Bestandtheile. Части составныя отдаленныя или химическія.

3829) Partes contentae. | Die enthaltenen Theile. Части содержимыя. Vid. Partes fluidae.

3830) Partes continentes. | Die enthaltenden Theile, Gefässe. Части содержащія. Vid. Partes solidae.

3831) Partes continentes et contentae, Contenta, s. Enischomena, s. Ischomena, s. Synechomena. | Enthaltende und enthaltene Theile, Umfassende und aufgefasste Theile. Содержащія и содержимыя части.

3832) Partes corporis, Loca in homine. | Theile des menschlichen Körpers. Части тѣла.

3833) Partes corporis externae. | Aeusserlicher Körper oder Leib, Aeussere Theile des Körpers. Внѣшнія, наружныя части тѣла.

3834) Partes corporis fluidae, Fluida, Liquores, Humores. | Flüssige Theile des Körpers, Flüssigkeiten, Feuchtigkeiten, Säfte, Thierische Feuchtigkeiten. Влаги, соки, влажныя, жидкія части тѣла.

3835) Partes corporis humani. | Die Theile des menschlichen Körpers. Части человѣческаго тѣла.

Partes corporis nobiles, v. Partes corporis principes.

Partes corporis nobiliores, v. Partes corporis principes.

Partes corporis primariae, v. Partes corporis principes.

Partes corporis principales, v. Partes corporis principes.

3836) Partes corporis principes s. principales, s. primariae, s. nobiles, s. nobiliores. | Haupttheile des Körpers, Hauptorgane oder Edle Theile des Körpers. Главныя части тѣла.

3837) Partes corporis solidae s. firmae. | Feste Theile des Körpers. Твердыя части тѣла.

Partes crinitae corporis, v. Partes pilosae corporis.

3838) Partes dissimilares, anomoeomeres s. heterogeneae. | Dissimiläre, Ungleichartige Theile. Неодинакія, Неподобныя, Несходствующія, Несходныя части.

Partes duodeni, v. Flexurae duodeni.

5839) Partes durae s. firmae. | Harte, Festharte Theile. Части твердыя или крѣпкія.

Partes extremae corporis, v. Extremitas.

Partes firmae, v. Partes durae.

Partes firmae corporis, v. Partes solidae corporis.

3840) Partes fluidae. | Die flüssigen Theile. Жидкія части.

3841) Partes formatae. | Formirte Theile, Gebildete Theile. Образованныя или Развитыя части.

3842) Partes fructificationis. | Befruchtungswerkzeuge. Части плодотворенія или оплодотворенія.

Partes generationi dicatae, v. Genitalia.

Partes generationi inservientes, v. Genitalia.

Partes generationi subservientes, v. Genitalia.

Partes genitabiles, v. Genitalia.

3843) Partes genitales, Organa sexualia. | Geschlechtstheile oder Organe. Дѣтородныя части. Vid. Genitalia.

Partes genitales corporis, v. Genitalia.

Partes genitales feminarum, v. Genitalia mulierum.

Partes genitales femineae, v. Genitalia mulierum.

Partes genitales masculae, v. Genitalia virorum.

Partes genitales masculinae, v. Genitalia virorum.

Partes genitales muliebres, v. Genitalia mulierum.

Partes genitales mulierum, v. Genitalia mulierum.

Partes genitales sexus foeminini, v. Genitalia mulierum.

Partes genitales sexus potioris, v. Genitalia virorum.

Partes genitales sexus sequioris, v. Genitalia virorum.

Partes genitales viriles, v. Genitalia virorum.

Partes genitales virorum, v. Genitalia virorum.

3844) Partes heterogeneae. | Heterogene Theile. Разнородныя части. Vid. Partes dissimilares.

Partes homoeomeres, v. Partes similares.

Partes homogeneae, v. Partes similares.

3845) **Partes** humidae. | Nasse Theile. Влажныя части.

Partes humores, v. Partes contentae.

3846) **Partes** ignobiles s. ignobiliores, s. ministrae. | Unedle Theile des Körpers. Маловажныя части тѣла.

Partes ignobiliores, v. Partes ignobiles.

3847) **Partes** illaudabiles. | Unnützige Theile des Körpers. Маловажныя, Безполезныя части тѣла.

3848) **Partes** immobiles. | Unbewegliche Theile. Части не подвижныя.

3849) **Partes** impares. | Ungepaarte oder Unpaare Theile. Части непарныя.

Partes inferiores partium lateralium ossis sphenoidei, v. Processus pterygoidei.

3850) **Partes** insensibiles s. insensiles, s. insensuales. | Unempfindliche oder Gefühllose Theile. Части нечувствительныя или безчувственныя.

Partes insensiles, v. Partes insensibiles.

Partes insensuales, v. Partes insensibiles.

Partes instrumentales corporis, v. Organa corporis.

Partes inter costas mediae, v. Intervalla intercostalia.

Partes jugulares ossis occipitis, v. Partes condyloideae ossis occipitis.

3851) **Partes** laterales atlantis, Massae laterales, s. Latera atlantis. | Lateraltheile des Atlas, Seitentheile oder Seitenmassen, oder Seitenschwellungen, oder Seitenkörper, oder Körper des Atlas. Боковыя части атланта.

Partes laterales cerebelli, v. Hemisphaerae cerebelli.

Partes laterales cerebri, v. Hemisphaerae cerebri.

Partes laterales maxillae inferioris, v. Rami maxillae inferioris.

3852) **Partes** laterales s. Scapulae nasi. | Lateraltheile der Nasenknochen, Seitentheile der Nase. Боковыя части носа.

Partes laterales regionis epigastricae, v. Hypochondria.

Partes ministrae, v. Partes ignobiles.

3853) **Partes** mobiles. | Bewegliche Theile. Движимыя, Подвижныя части.

3854) **Partes** molles. | Weiche Theile. Части мягкія.

Partes naturales sexus foeminini, v. Genitalia mulierum.

3855) **Partes** obscoenae, Obscoena, Obscoenitas. | Obscöne Theile. Срамныя части. = Genitalia.

Partes officiales corporis, v. Organa corporis.

3856) **Partes** orbitales ossis frontis, Processus s. Apophyses orbitales, Apophyses angulares, s. Pars inferior, s. Partes s. Fossae orbitariae ossis frontis. | Orbitaltheile des Stirnknochens, Augenhöhlstücke, Augenhöhlentheile, Augenhöhlenfortsätze, Untere oder Wagerechte, oder Theile der Augenhöhle, Augenwinkelfortsätze, Augenhöhlenstücke, Augenhöhlengruben des Stirnknochens. Нижныя или Надъочныя части лобной кости.

Partes organicae corporis, v. Organa corporis.

Partes ossis ethmoidei, v. Labyrinthus ossis ethmoidei.

Partes papyraceae ossis ethmoidei, v. Ossa papyracea.

3857) **Partes** pares. | Gepaarte Theile, Gleichpaarige oder Paare, oder Doppelte Theile. Парныя части.

3858) **Partes** pilosae corporis, Partes crinitae corporis. | Behaarte Theile des Körpers. Волосистыя части тѣла.

Partes planae ossis ethmoidei, v. Ossa papyracea.

Partes posteriores maxillae inferioris, v. Rami maxillae inferioris.

3859) **Partes** proximae. | Nähere Bestandtheile. Ближайшія составныя части.

3860) **Partes** remotae. | Entfernte Bestandtheile. Отдаленныя части составныя.

3861) **Partes** similares s. homogeneae, s. homoeomeres. | Similäre Theile, Gleichförmige Theile. Части однородныя, сходственныя, сходныя между собою, единообразныя.

3862) **Partes** solidae s. continentes. | Feste Theile. Части плотныя или содержащія.

3863) **Partes** subsidiariae s. coefficientes. | Mitwirkende Theile. Части вспомогательныя.

Partes superiores partium lateralium, v. Alae sphenoidales.

Partes thymi, v. Lobi thymi.

Partes tunicae, v. Partes continentes.

3864) **Parthenios** (v. Parthenos) (morbus). | Eine Jungfrauenkrankheit, bes. die Bleichsucht. Дѣвичья немочь.

3865) **Parthenos**, παρθενος. | Die Jungfrau. Дѣвица.

3866) **Partialis**. | Partiell, Besonderer. Частный, Участный, Участковый, Удѣльный.

Particula cubiformis auriculae, v. Helix.

Particulatio, v. Divisio.

3867) Particularis. | Partikulär. Частный, Особенный.

Partio, v. Parturitio et Partus.

Partitio, v. Divisio.

Partitudo, v. Parturitio.

3868) Partitus. | Getheilt. Раздѣленный.

3869) Parturiens. | Gebärende, Gebärerin, Kreissende. Родильница.

Partura, v. Parturitio.

3870) Parturitio, Paritura, Partio, Partura, Partitudo, Actus, s. Negotium parturitionis, Enixus, Enisus, Enixio foetus. | Gebären, Gebähren, Gebärung, Gebärungsakt, Geburtsakt, Geburtsgeschäft, Geburtshandlung, Niederkommen, Niederkunft, Kreissen, Kindesnoth, Kindesnöthen, Kindesbanden, Ausstossen der Frucht, Auspressen oder Austreibung, oder Heraustreibung der Kindes. Разрѣшеніе отъ бремени, Дѣторожденіе.

3871) Partus, Exclusio, Enixus, s. Expulsio foetus, Apocyesis, Apolysis. | Geburt, Kindhaben, Exclusion des Fötus. Роды, Рѣшеніе отъ бремени, Дѣтородіе, Дѣторожденіе, Родины. Vid. Embryo.

3872) Partus adproprinquans. | Die herannahende Geburt. Роды сближающіеся.

3853) Partus agripparum, Agrippae, Agrippinus, Agryppinus, Agrippa. | Die Fussgeburt. Роды ногами.

3874) Partus artificialis. | Die künstliche Geburt. Искуственные роды.

3875) Partus caesareus, Sectio s. Operatio caesarea, Hysterotomia, Hysterotomotocia. | Der Kaiserschnitt, Die Kaisergeburt. Кесарское сѣченіе, Кесарская операція, Кесарскіе роды, Роды посредствомъ вскрытія матки.

3876) Partus celatus. | Verheimlichte Geburt. Утаеваемые роды.

3877) Partus clunibus praeviis. | Die Steissgeburt oder Gedoppelte Geburt. Роды задницею.

Partus difficilis, v. Dystocia.

3878) Partus facie praevia. | Die Gesichtsgeburt. Роды лицемъ.

3879) Partus finitus. | Die beendigte Geburt. Оконченные роды.

3880) Partus genubus praeviis. | Die Knieegeburt. Роды колѣнами.

Partus heptamenos, v. Partus septimestris.

• 3881) Partus immaturus. | Unzeitige, Unreife Geburt. Ранніе, Преждевременные, Недоношенные роды.

3882) Partus imperfectus. | Eine unvollendete Geburt. Несовершенные роды.

3883) Partus incipiens. | Die anfangende, angehende Geburt. Начинающіеся роды.

Partus laboriosus, v. Partus praeternaturalis.

Partus legitimus, v. Partus naturalis.

3884) Partus maturus. | Eine reife, zeitige Geburt. Доношенные, Совершенные, Зрѣлые роды.

Partus natibus praeviis, v. Partus clunibus praeviis.

3885) Partus naturalis s. legitimus, s. ordinarius, s. normalis, Eutocia. | Natürliche Geburt, Naturgemässe oder Normale, oder Regelmässige, oder Gewöhnliche Geburt. Естественные роды.

Partus normalis, v. Partus naturalis.

3886) Partus occipite praevio. | Die Hinterhauptsgeburt. Роды затылкомъ.

3887) Partus octimestris s. octamenos. | Achtmonatliche Geburt. Восьмимѣсячный зародышь.

Partus ordinarius, v. Partus naturalis.

Partus pedibus praeviis, v. Partus agripparum.

3888) Partus perfectus. | Eine vollkommene Geburt. Совершенные роды.

3889) Partus praecox. | Vorzeitige Geburt, Frühgeburt, Zu schnelle Geburt. Преждевременные, Скороспѣшные роды.

3890) Partus praematurus. | Eine frühzeitige Geburt. Преждевременные роды.

3891) Partus praematurus artificialis. | Die künstliche Frühgeburt. Искуственные преждевременные роды.

3892) Partus praeternaturalis, abnormis, difficilis, laboriosus, Dystocia. | Die widernatürliche, unregelmässige, schwere Geburt. Противуестественные, Трудные роды.

Partus retardatus, v. Partus serotinus.

3893) Partus septimestris s. heptamenos. | Siebenmonatliche Geburt. Семимѣсячныя роды.

3894) Partus serotinus s. retardatus. | Die überzeitige, verspätete Geburt, Spätgeburt. Опоздалые, Поздные переношенные роды.

3895) Partus simulatus. | Verstellte, Vorgeschützte Geburt. Притворные роды.

3896) Partus sincipite praevio. | Die Scheitelgeburt. Роды тѣмянемъ.

3897) Partus tardus. | Die langsame Geburt. Медленные роды.

3898) Partus vertice praevio. | Die Scheitelgeburt. Роды макушкою.

Partus vitalis, v. Foetus vitalis.

Partus vivus sed non vitalis, v. Foetus vivus etc.

3899) Parulis (para et ulon). | 1) Das Zahnfleischgeschwür, Zahngeschwür. Язва на деснѣ. 2) Die Zahnfleischgeschwulst. Опухоль (воспалительная) на деснѣ.

Parva cartilago, v. Nodulus Arantii.

Parvifolius, v. Microphyllus.

Parvulus, v. Infans.

Parvulus, a, um, v. Parvus, a, um.

3900) Parvus, Parvulus, a, um. | Klein. Малый, Маленькій.

Pasicompse, v. Pulcritudo.

Pasma, i. q. Diapasma.

3901) Pasma, atis (v. πασσω, v. Pasta). | Das Streumittel, eigentlich das Gestreute, Gesprengte. Присыпный порошокъ. Vid. Diapasma.

Passa, v. Panaritium.

3902) Passae, Passulae. | Rosinen. Изюмы.

3903) Passiflora coerulea. | Gemeine blaue Passionsblume. Кавалерникъ голубой, обыкновенный, Христовъ вѣнецъ, Кавалерскій крестъ голубой.

3904) Passiflora quadrangularis. | Viereckige Passionsblume. Кавалерникъ четыреугольный.

3905) Passio (v. patior, v. Pathos). | Das Leiden, Die Leidenschaft. Страданіе, Страсть.

3906) Passio s. Pathema animi. | Gemüthsaffekt, Leidenschaft. Душевное возмущеніе.

Passio bovina, v. Phthiriasis.

Passio cadax, v. Epilepsia.

Passio cadiva, v. Epilepsia.

Passio cardiaca, v. Cardialgia.

Passio cholerica, felliflua, v. Cholera.

Passio coeliaca, v. Coeliaca et Fluxus coeliacus.

Passio colica, v. Colica.

Passio epileptica, v. Epilepsia.

Passio felliflua, v. Cholera vera.

Passio haemoptica, v. Haemoptysis.

Passio hypochondrica, v. Hypochondria.

3907) Passio hysterica, Asthma uterinum. | Hysterie. Маточная болѣзнь, Истерія.

Passio iliaca, v. Ileus.

Passio ventriculosa, v. Fluxus coeliacus.

3908) Passionalis, e, Passivus, a, um. | Empfindsam. Страдательный.

Passiones, v. Pathemata.

3909) Passiones deprimentes. | Deprimirende Leidenschaften. Угнетающія страсти.

Passivitas, v. Inconstantia.

Passivus, a, um, v. Passionalis.

3910) Passulae majores, Zibebae s. Uvae passae. | Grosse Rosinen oder Zibeben. Изюмы.

3911) Passulae minores. | Kleine Rosinen oder Korinthen. Коринки.

3912) Passus, Gressus, Pedatus. | Schritt. Шагъ, Поступъ.

3913) Pasta (παχυς, dick, fest; толстый, крѣпкій). | Die Paste, Ein fester Kuchen aus einer Teigmasse. Пастила, Постила.

3914) Pasta althaeae s. de althaea. | Weisse Altheenpaste, Althäenpaste, Jungfernleder, Reglisse. Пастила проскурнячная, Дѣвичья кожа.

Pasta de althaea, v. Pasta althaeae.

Pasta epispastica, v. Sinapismus.

Pasta glycyrrhizae, v. Pasta liquiritiae.

3915) Pasta liquiritiae s. glycyrrhizae, s. de liquiritia, Reglisse. | Süssholzpaste, Reglisse oder Braune Reglisse. Пастила или Постила сладкаго корня, Реглиссъ, Бабья кожа.

3916) Pasta lichenis islandici. | Paste aus isländischem Moos. Пастила изъ исландскаго моха.

Pastaetum, v. Paste.

3917) Paste, παστη (v. πασσω, besprengen, bestreuen, durch einander streuen; сыплю, осыпаю). | Ein Menggericht aus Fleisch etc. Смѣшанное кушанье изъ мяса.

Pastilli, v. Trochisci.

Pastilli ipecacuanhae, v. Trochisci ex ipecacuanha.

3918) Pastillus = Trochiscus, Rotulae. | Küchelchen. Dimin. ab Pasta. Лепешка.

3919) Pastinaca anethum, Anethum graveolens. | Dill. Укропъ, Коперсъ, Коперъ, Копръ, Кропъ.

Pastinaca opopanax, v. Ferula opopanax.

3920) Pastinaca dissecta. | Geschlitzter Pastinak. Пастернакъ разсѣченный.

3921) Pastinaca sativa. | Gemeiner Pastinak. Пастернакъ, Пастарнакъ, Постернакъ, Пустернакъ садовый, великорослый.

Patalos = Batalos.

Pateiasasma et Pateiasma, v. Platiasmus.

3922) Patella, Rotula, Rotula genu, Mola, Mola genu, Os genu, Os scutiforme s. disciforme, s. cartilaginosum, s. breve, s. rotundum genu, Os sesamoideum maximum, Orbis genu, Oculus genu, Concha, Conchula, Polus, Olecranum mobile, Epigonatis, Epigenis, Epigunis. | Kniescheibe. Колѣнная косточка, Чашка или Кость колѣнная или въ колѣнѣ, Надколѣнная чашка.

Patella fixa, v. Olecranon.

3923) **Patellulae.** | Näpfchen oder Tellerchen. Чашечка.

3924) **Patens.** | Ausgebreitet. Отверстый, Развислый, Раскидистый, Разширенный, Отстоящій.

3925) **Pater.** | Der Vater. Отецъ.

Pater omnium viventium, v. Penis.

Patera Diogenis, v. Poculum Diogenis.

3926) **Pathema** (*παθεω*, v. Pathos). | Das Leiden, besonders das Seelenleiden, Die Leidenschaft, Affekt. Душевное или Тѣлесное страданіе, Страсть, душевное возмущеніе.

Pathema animi, v. Passio animi.

Pathemata, v. singul. Pathema.

3927) **Pathematicus** (v. Pathema). | Leidenschaften betreffend, damit behaftet, davon herrührend. Происходящій отъ страстей, къ онымъ относящійся.

3928) **Pathematologia** (v. Pathema et Logos). | 1) = Pathologia. 2) Die Lehre von den Leidenschaften. Ученіе о страстяхъ.

3929) **Patheticus** (*παθεω*, v. Pathema). | Leidend, Das Leiden betreffend, dazu beitragend. Страждущій, Относящійся къ страданію. Nervus patheticus. | Der pathetische Nerv. Нервъ страсть изъявляющій.

3930) **Pathicus** (v. Pathos). | Eigentl. wer Etwas erduldet, daher: Wer sich von Päderasten missbrauchen lässt. Употребляемый къ мужеложству.

3931) **Pathogenia** (pathos et *γενω*, *γενναω*, v. Genesis). | 1) Die Erzeugung, Ausbildung der Krankheit. Патогенія, Происхожденіе и образованіе болѣзни. 2) Die Lehre davon. Ученіе о томъ.

3932) **Pathogenicus** (v. Pathogenia). | Die Erzeugung der Krankheit oder auch die Pathogenie überhaupt betreffend, sich darauf beziehend. Относящійся къ происхожденію болѣзни или патогеніи вообще.

Pathognomonicum, v. Pathognomonicus.

3933) **Pathognomonicus** (pathos et *γνοω*, v. Gnosis, Diagnosis). | Zur Erkenntniss der Krankheiten (oder der Leidenschaften) gehörig, dazu führend, davon herrührend. Отличительный, къ познанію болѣзни принадлежащій, отъ того происходящій.

3934) **Pathognosticus.** | Pathognostisch. Отличительный. = Pathognomonicus.

3935) **Pathographia** (v. Pathos et Graphe). | Die Beschreibung der Krankheitsformen, sogenannte specielle Semiotik. Описаніе формы болѣзни, частная семіотика.

3936) **Pathographicus** (v. Pathographia). | Die Beschreibung einer oder mehrerer Krankheiten betreffend, sich damit beschäftigend, davon hergenommen. Относящійся къ описанію болѣзни, отъ онаго происходящій.

3937) **Pathologia** (v. Pathos et Logos). | Die Krankheitslehre, Pathologie. Ученіе о болѣзняхъ, Патологія, Болѣзнесловіе.

3938) **Pathologia** chirurgica. | Die chirurgische Pathologie. Хирургическая патологія.

3939) **Pathologia** generalis. | Allgemeine Pathologie. Общая патологія.

3940) **Pathologia** humoralis s. humorum. | Die Humoralpathologie. Патологія гуморальная или влажностей, или соковъ.

3941) **Pathologia** solidaris s. solidorum. | Die Solidarpathologie. Патологія твердыхъ-или плотныхъ частей, или Солидарная.

3942) **Pathologia** specialis. | Specielle Pathologie. Частная патологія.

3943) **Pathologicus** (v. Pathologia). | 1) Die Pathologie betreffend, sich damit beschäftigend. Относящійся къ патологіи. 2) Jetzt auch von Krankheit herrührend. Также происходящій отъ болѣзни.

3944) **Pathos** (v. *παθω*, *παθεω*, *πενθω*, *πασχω*, leiden; страдать). | Das Leiden (Die Leidenschaft), Die Krankheit, insofern solche sich durch ein Leiden offenbart. Страданіе, Болѣзнь. Vid. Pathema.

3945) **Patientia.** | Geduld. Терпѣніе, Терпѣливость.

Patopatridalgia, v. Nostalgia.

Patres, v. Majores.

3946) **Pauciflorus.** | Wenigblühender. Мало или Немногоцвѣтный.

3947) **Paullinia** curura. | Stumpffrüchtige Paullinie. Паулинія тупоцвѣтная.

3948) **Paullinia** pinnata. | Gefiederte Paullinie, Timbo. Паулинія перистая.

Pausa, v. Mors.

3949) **Pausis**, genit. ios, is (v. *παυω*, fut. *παυσω*; aufhören machen; прекратить, окончивать). | Das Aufhören, Das Nachlassen, Die Pause, Die Beruhigung. Прекращеніе, Окончаніе, Усмиреніе, Конецъ. Vid. Mors.

Pavimentum inferius, v. Basis orbitae.

3950) **Pavimentum** s. Basis ventriculorum cerebri. | Boden der Hirnventrikel, Basis, Grundfläche der Hirnventrikel. Основаніе желудочковъ мозга.

Pavitatio, v. Tremor.

3951) **Pavo** cristatus. | Gemeiner Pfau. Обыкновенный павлинъ.

Pavophobia, v. Panophobia.
3952) Pavor, Horror, Ecplexis, Panophobia. | Schreck, Auffahren, Schrecken, Erschrecken. Страхъ, Ужасъ, Трепетъ. Vid. Metus et Panophobia.
Pavor dormientium, v. Pavor nocturnus.
3953) Pavor nocturnus s. dormientium. | Das Auffahren im Schlafe. Вскочеиіе, вздрогиваніе во снѣ.
Pechedeon, v. Perinaeum.
Pechiagra, v. Pechyagra.
3954) Pechyagra s. Pechiagra, s. Pectihagra (v. Pechys et Agra), s. Arthritis anconaea. | Die Ellenbogengicht, Der gichtische Schmerz am Ellenbogen. Ломота въ локотномъ составѣ.
3955) Pechys, πηχυς, genit. εως. | Der Ellenbogen. Локоть. Vid. Ulna.
Pecora, v. Bisulca.
3956) Pecte, πηκτη (femin. v. Pectos). | Der Käse. Сыръ.
Pecten, v. Os pubis et Regio pubis.
Pecten dentium, v. Series dentium.
Pecten manus, v. Metacarpus.
Pecten pedis, v. Metatarsus.
Pecten pubis, v. Crista ossis pubis.
3957) Pecticus (v. Pectos). | Zum Gerinnen oder Verdicken geneigt oder geschickt, dasselbe bewirkend. Способенъ къ сгущенію, производящій оное.
Pectihagra, v. Pechyagra.
Pectinalis, v. Pectineus.
3958) Pectinatus. | Gekämmt, Kammförmig. Гребенчатый.
3959) Pectineus s. Pectinalis, Paectineus (scil. musculus), Musculus lividus s. pubo-trochantericus, s. pubio-femoralis, Musculus femoris quartus s. femur flectentium quartus. | Pektineus, Kammmuskel, Schambeinmuskel, Kammförmiger oder Blauer Muskel, Blasses Mäuslein. Мышица лонобедренная или лонной и бедренной кости, лобковой кости и лядвей, Мышица гребенной кости или гребенная, или синеватая, или сизая.
Pectinis os, v. Os pubis.
3960) Pectorale (foemineum). | Schnürbrust. Корсетъ, Нагрудникъ.
Pectoralia, v. Bechica.
3961) Pectoralis. | Zur Brust gehörig, dieselbe betreffend. Грудный.
3962) Pectoralis s. Pectoralis major (scil. musculus), Musculus sterno-cleidobrachialis s. adducens humeri, s. sternoclavio-humeralis, s. sterno-humeralis, s. costo-clavio humeralis, Musculus primus brachium moventium s. primus humeri. | Pektoralis, Grosser Brustmuskel, Brustmäuslein. Мышица грудная или грудная большая.
Pectoralis major, v. Pectoralis.

Pectorilogia, v. Stethologia.
Pectoris inflammatio, v. Pneumonia.
Pectoris os, v. Sternum.
3963) Pectos (πηγω, πηγνυμι, v. Pege). | Geronnen, Gefroren. Свернувшійся, Спекшійся, Смерзшійся, Твердый, Плотный, Густый.
3964) Pectus. | Die Brust. Грудь. Vid. Thorax et Ratio.
Pectus manus, v. Metacarpus.
Pectus pedis, v. Metatarsus.
3965) Pectusculum, Mamula. | Brüstchen. Грудочка, Малая грудь.
Pectusculum pedis, v. Metatarsus.
Peculiaris, v. Proprius.
Peculium, v. Penis.
3966) Pecus, genit. pecoris. | Das Vieh. Скотъ, Скотина, Всякое животное. Vid. Animal.
3967) Pedantismus, Paedantismus. | Pädanterie, Pedantismus, Pedanterie. Педантизмъ, Поступки педантскіе.
3968) Pedatifidus. | Fussspaltig. Слѣдоразщепный.
3969) Pedatus. | Gefusst. Стоповый, Слѣдовый. Vid. Passus.
3970) Pedes, Pedes magni, Crura, Extremitates s. Artus, s. Manus inferiores, Membra inferiora. | Füsse, Beine, Untere Extremitäten oder Glieder, oder Gliedmaassen, oder Enden. Нижнія конечности, Ноги.
3971) Pedes hippocampi. | Hippokampusfüsse, Seepferdfüsse. Перстовидные или верхніе отростки въ желудочкахъ мозга.
Pedes magni, v. Pedes.
Pedes sceleti, v. Ossa totius pedis.
3972) Pedesis, Pedethmos (v. πηδαω, fut. —ησω, springen; скакать). | Das Springen, das Pulsiren (bei Hippokrates). Прыганіе, Скаканіе, Біеніе пульса.
3973) Pedialgia (v. Algos et Pedion). | Das nervöse Fussweh, Der Fusssohlenschmerz. Нервная боль въ стопѣ.
3974) Pedicellatus. | Gestielt. Черемочный, Стебельчатый.
Pedicularis morbus, v. Phthiriasis.
3975) Pedicularis palustris. | Sumpflausekraut. Вшивица болотная, Вшивогонъ, Вшивогонная трава.
3976) Pedicularis sylvatica. | Waldlausekraut. Вшивица лѣсная.
3977) Pediculi, Petioli, Pedioli, Pedunculi, Pedusculi. | Füsschen, Füsslein, Beinchen. Ножки.
3978) Pediculus. | Füsschen, Stielchen. Ножка, Стебелекъ, Черешокъ.
3979) Pediculus. | Die Laus. Вошь
3980) Pediculus capitis. | Die Kopflaus. Головная вошь.

3981) **Pediculus humanus.** | Die Laus. Обыкновенная вошь.

Pediculus elephantis, v. Anacardium.

Pediculus mallei, v. Manubrium mallei.

3982) **Pediculus** pubis, morpio. | Die Filzlaus. Площица.

3983) **Pediluvium.** | Ein Fussbad. Ножная вана.

Pedioli, v. Pediculi.

3984) **Pedion**, πεδιον, πεγμα, πεζα. | Die Fusssohle, Das Füsschen. Подошва, Ножка. Vid. Metatarsus et Superficies plantaris pedis.

Pedionalgia, v. Pedialgia et Neuralgia pedalis.

Pedioneuralgia (v. Pedion et Neuralgia) = Pedialgia.

Pedium, v. Pedion.

Pedisymptomaticus, v. Pedosymptomaticus.

Peditio, v. Epilepsia.

3985) **Peditum**, Peditus, Perdesis, Perde. | Hörbarer Abgang von Blähungen. Пердокъ, Пердежъ (неупотреб.), Испущеніе вѣтра низомъ.

Peditus, v. Peditum.

Pedium, v. Metatarsus, Tarsus et Planta pedis.

3986) **Pedunculatus.** | Gestielt. Стебельчатый, Черенчатый.

Pedunculi, v. Pediculi.

Pedunculi cerebelli, v. Crura cerebelli.

Pedunculi cerebri, v. Crura cerebri.

3987) **Pedunculus.** | Blumenstiel, auch Fruchtstiel. Ножечка, Стебелёкъ, Черенокъ, Цвѣточный хвостикъ.

Pedunculus mallei, v. Manubrium mallei.

Pedusculi, v. Pediculi.

3988) **Pegae** (plur. ab Pege). | Die innern Augenwinkel. Внутренніе глазные углы.

3989) **Peganum** harmala. | Harmelstaude, Wilde syrische Raute. Горная рута, Песье дерево.

3990) **Pege**, πηγη. | Der Quell, Ключь, Источникъ.

Peina, v. Fames.

3991) **Peira**, (πειρω), πειρω, versuchen; испытываю, пробую). | Der Versuch, Die Probe. Опытъ, Проба, Испытаніе.

3992) **Peirama** (πειραω, v. Peirasis). | Das Resultat eines Versuchs oder einer Erfahrung, Der Erfahrungssatz. Результатъ испытанія или опыта.

3993) **Peiramologia** (v. Peirama et Logos). | Die Lehre von den Erfahrungen. Ученіе объ опытахъ.

3994) **Peirasis** (v. Peira; πειραω, πειραζω, fut. —ασω, —ησω, Versuche machen, probiren; испытываю, пробую). | Der Versuch, Die Probe, Das Probiren. Опытъ, Испытаніе, Пробованіе.

Peirasma, v. Peirama.

Peirasmos = Peirasis.

Peirasmologia = Peiramologia.

Pelada, i. q. Alopecia.

Pelagia = Pellagra.

Pelagra, v. Pellagra.

3995) **Pelargonium** odoratissimum, Geranium odoratissimum. | Wohlriechender Kranichschnabel. Журавлинникъ, Листникъ препахучій.

3996) **Pelargonium** radula, Geranium radula. | Raspelblätteriger Kranichschnabel. Листникъ, Журавлинникъ скобеловидный.

3997) **Pelargonium** triste. | Trauernder Kranichschnabel, Nachtviole. Листникъ, Журавлинникъ печальный.

3998) **Pelecanus** (πελεκαω, hobeln, mit der Axt behauen; топоромъ обрубать). | Der Pelikan, 1) ein bekannter grosser Wasservogel. Баба птица. 2) Ein Instrument zum Zahnausziehen. Пеликанъ, Орудіе для извлеченія зуба.

Pelicometrum = Pelycometrum.

3999) **Pelidnoma**, Pelioma, πελιωμα (πελιδνοω, πελιοω, fut. —ωσω, eine gequetschte, bleifarbige Stelle verursachen; дѣлать мѣсто синимъ, черноватымъ). | Eine bleifarbige, auch grüne und gelbe, gequetschte Hautstelle. Мѣсто ушибленное, затекшее кровью.

Pelidnotes = Pelidnus.

4000) **Pelidnus**, Pelius (πελιος, πελλος, πελιδνος, bleifarbig, bläulich, lividus, bräunlich, schwärzlich; синій, сизый, черноватый, полевой, блѣдный). | Das bleifarbige Aussehen der Haut, besonders jede Krankheit, bei welcher bleifarbige, bläuliche Haut entsteht. Синій цвѣтъ кожи (желтуха сопровождающая страданіе селезенки, при чемъ кожа имѣетъ синій цвѣтъ).

Pelioma = Pelidnoma, Ecchymoma et Ecchymoma traumaticum.

4001) **Peliosis** (πελιος, πελιοω, v. Pelidnoma). | 1) = Pelidnoma. 2) = Haemorrhoea petechialis s. Morbus maculosus haemorrhagicus, Werlhoffii. | Die Blutfleckkrankheit. Болѣзнь Верлгофова, когда поверхность тѣла покрыта багровокровавыми пятнами.

Pelitnus = Pelidnus.

Pelius = Pelidnus.

Pelix = Pelyx.

4002) **Pella**, πελλα, Pellis. | Das Fell, Leder, Die Haut, Die Vorhaut, Gelte,

Zuber, Trinkkanne. Кожа, Кружка для питья, Кубистый сосудъ.

4003) Pellagra, Pelagra (v. pella et agra) s. Lepra lombardica s. mediolanensis, Pellarsis. | Die Mailändische Rose, Das Pellagra in südlichen Ländern, bes. in Italien, Eine sehr schmerzhafte, flechtenartige (Haut) Krankheit der Hände und Füsse mit fieberhaften Zufällen. Пеллагра, Майландская, Миланская проказа.

4004) Pellentia. | Treibende, Bluttreibende Mittel. Кровогонныя средства.

4005) Pellicula. | Ein Häutchen. Кожица, плѣвочка, плѣнка.

Pellicula summa, v. Epidermis.

Pellicula superior, v. Epidermis.

Pelliculae cordis, v. Valvulae cordis.

Pelliculae succinctae pulmonum, v. Ligamentum pulmonum.

Pellis, v. Pella.

Pellis summa, v. Epidermis.

4006) Pellucidas, Pelluciditas, Diaphanitas. | Durchsichtigkeit. Прозрачность.

Pelluciditas, v. Pellucidas.

4007) Pellucidus. | Durchsichtig. Прозрачный.

4008) Pelma. | 1) Die Fusssohle. Подошва, Planta pedis. 2) Die Schuhsohle. Подошва.

4009) Pelor, Peloria, Pelorion, Peloron, πελωρ, πελωριον, πελωρον (πελω, πελιω; sich forttreiben, fortwälzen; движусъ). | Eine Monstrosität mit übermässig grossem Umfange der (übrigen richtig gebildeten) Theile. Уродство, состоящее въ непомѣрной величинѣ частей, впрочемъ правильно устроенныхъ.

Peloria, v. Pelor.

Pellus = Pellius.

4010) Peloricus, Pelorius (v. Peloria). | Ungeheuer (Gross), Monströs. Безобразный, Уродливый.

Pelorion, Pelorium, Peloron, Pelorum, v. Pelor etc.

4011) Pelta (πελω, πελλω; v. Pelor). | Ein kleiner Schild, bei Pflanzen, Ein schildförmiger Thalamus. Пельта, Легкой щитъ.

4012) Peltatus, πελτασтης, πελταφορος (v. Pelta). | Mit einer Pelta versehen, Schildförmig. Пелтою снабженный, Легко вооруженный, Щитовидный.

4013) Peltiformis. | Schildförmig. Щитовидный.

4014) Peltigera aphthosa, Lichen aphthosus. | Warzige Schildflechte. Лишай прыщеватый, Красота, Красотная трава.

4015) Peltigera canina, Lichen caninus. | Hundsschildflechte, Hundsmoos, Steinleberkraut. Лишай собачій, или земляной мохъ.

Pelvicula oculi, v. Orbita oculi.

Pelvimetrum, v. Pelycometrum.

4016) Pelvimetrum Steinianum. | Der Steinische Beckenmesser. Тазомѣръ штейновъ.

4017) Pelvis, Pelvis ossea. | Becken, Knöchernes Becken. Тазъ, Лохань, Подчеревное лоно.

Pelvis auris, v. Tympanum.

Pelvis cerebri, v. Infundibulum cerebri.

Pelvis foraminis ovalis, v. Sinus tympani.

Pelvis interior, v. Pelvis minor.

Pelvis labyrinthi, v. Cochlea.

4018) Pelvis major s. superior, Cavitas pelvis. | Grosses Becken, Grösseres oder Oberes Becken. Тазъ большой.

4019) Pelvis minor s. interior, s. vera, s. Fundus pelvis. | Das kleine Becken, Untere oder Eigentliche Becken, Tiefer Theil des Beckens, Beckengrund. Малый, Меньшой тазъ.

Pelvis ossea, v. Pelvis.

4020) Pelvis renalis, Lacuna pori uritidis, Sinus s. Venter, s. Alvus, s. Infundibulnm renum. | Becken der Nieren, Nierenbecken. Лоханка почекъ или почечная лохань, Тазъ почекъ или въ почкахъ.

Pelvis renum, v. Pelvis renalis.

Pelvis superior, v. Pelvis major.

Pelvis vera, v. Pelvis minor.

4021) Pelycometrum, Pelyometron, Pelvimetrum (v. pelys et metrum). | Der Beckenmesser. Тазомѣръ, Акушерскій инструментъ для изслѣдованія величины различныхъ поперечниковъ таза.

Pelymetron, v. Pelycometrum.

Pelymetrum, v. Pelycometrum.

4022) Pelys, Pelyx, Pelvis, πελυς, πελυξ; genit. πελυος, πελυκος. | Das Becken, Der Napf, Die Schüssel. Тазъ, Чаша, Блюдо.

4023) Pemma, πεμμα, genit. ατος, atis (πεπω, πεπτω; kochen; варить). | Eine (feine) gekochte Speise, bes. das Backwerk zum Nachtisch. Варенное, пирожное, пирогъ.

Pemmation, diminut. a Pemma.

4024) Pempelos s. Pemplos, s. Pempelus, Pemplus, πεμπελος (πεμπω, fortschicken; посылать, отправлять). | Ein sehr schwacher Greis. Весьма слабый старикъ.

4025) Pemphigodes, Pemphigoides, Pemphigoideus (v. pemphigus et ειδος). | Pemphigusartig. Пузыристый.

4026) Pemphigus, πεμφιξ, πεμφιγξ,

πεμφυξ (genit. γος) s. morbus vesicularis, bullosus, ampullaceus, phlyctaenoides. | Blasenausschlag, Pemphigus. Пузырчатая, Пузыристая сыпь или болѣзнь.

4027) Pemphigus acutus s. febrilis, Febris bullosa, vesicularis, phlyctaenodes, ampullosa, pemphigoides, catarrhalis, vesicularis. | Blasenfieber. Скоротечная пузырчатая сыпь.

Pemphigus bullosus variolodes, v. Varicellae aquosae.

4028) Pemphigus chronicus s. major. | Chronischer Blasenausschlag, Chronische Blasenkrankheit. Пузырчатая сыпь хроническая.

4029) Pemphigus connatus, neonatorum. | Blasenausschlag der Neugebornen. Пузырчатая сыпь новорожденныхъ.

Pemphigus dimidiatus, v. Zoster.

Pemphigus epidemicus infantum, v. Varicellae aquosae.

Pemphigus febrilis, v. Pemphigus acutus.

Pemphigus gangraenosus, v. Carbunculus hungaricus.

Pemphigus hungaricus, v. Carbunculus hungaricus.

Pemphigus hystericus, v. Pemphygus nervosus.

Pemphigus infantum, v. Pemphigus neonatorum.

Pemphigus latior, v. Pemphigus verus.

Pemphigus major, v. Pemphigus chronicus et verus.

Pemphigus neonatorum, v. Pemphigus connatus.

4030) Pemphigus nephriticus. | Blasenausschlag von Nierenkrankheit. Пузырчатая сыпь отъ болѣзней почекъ.

4031) Pemphigus nervosus, hystericus. | Krampfhafter Blasenausschlag. Пузырчатая сыпь судорожная.

4032) Pemphigus nocturnus, Epinyctis, Perinyctis. | Nachtblatter. Ночной прыщь или ночной пузырь.

Pemphigus pestilentialis, v. Carbunculus pestilentialis.

4033) Pemphigus petechialis. | Petechialblasenausschlag. Пузырчатая сыпь съ кровавыми пятнами.

4034) Pemphigus sanguineus. | Blutblase. Кровавый пузырь.

4035) Pemphigus spurius. | Falscher Blasenausschlag. Не настоящая пузырчатая сыпь.

4036) Pemphigus toxicus. | Die Giftblase. Пузырки или пузырчатая сыпь отъ употребленія ядовитыхъ растѣній.

Pemphigus variolodes, v. Variolae spuriae.

Pemphigus variolodes solidus, v. Varicella solida.

Pemphigus variolodes vesicularis, v. Varicella vesicosa.

4037) Pemphigus venereus, Bullae crystallinae, Crystalli. | Krystallblasen, Blasenartiger Schanker. Пузыри кристалловидные венерическіе.

4038) Pemphigus verus, latior, major, Pompholyx, morbus bullosus, vesicularis, phlyctaenoides, pemphigodes, morta. | Blasenkrankheit. Пузырчатая сыпь или болѣзнь.

Pemphingodes = Pemphigodes.

Pemphinx, Pemphix = Pemphigus.

Pemphlos, Pemplos = Pempelos.

Pomphygodes = Pemphigodes.

Pemplos, v. Pempelos.

Pemptaeos, v. Pemptaeus.

4039) Pemptaeus (πεμπε, Aeol. statt πεντε, fünf; пять). | Das vermeintliche fünftägige Fieber: Quintana (febris). Пятидневная (мнимая) лихорадка.

Pemptas = Pentas.

Penaea, v. Penea.

Pendices, v. Intestina.

4040) Pendulum, Perpendiculum. | Pendel. Мастникъ или отвѣсъ.

4041) Pendulus. | Hängend. Висячій, Повислый.

4042) Penea. | Sarkokolla. Пенея.

4043) Penea mucronata. | Stachelige Sarkokolla. Пенея жаловидная.

4044) Penea sarkocolla. | Gemeine Sarkokolla, Sarkokolla. Саркоколла.

4045) Penetrabilis. | Durchdringbar. Удобопроницаемый.

Penicilla, i. q. Turundula.

4046) Penicillatus. | Pinselförmig. Кисточный.

4047) Penicilliformis. | Pinselförmig. Кистеобразный.

Penicillum, v. Penicillus et turunda.

4048) Penicillus, Penicillum. | Ein Pinsel, Charpiepinsel, Wundpinsel. Кисть; Кисточка живописная; Корпія, гнотикъ, который вкладывается въ раны, Корпейная кисточка.

4049) Penis, Membrum virile, Membrum, Verpus, Virile, Pars virilis, Membrum seminale s. genitale virorum, Cercolipa, Sicula, Tentum, Priapus, Hasta, Hasta nuptialis, Cauda salax, Cauda, Mentula, Virga, Virga virilis, Muto, Coles, Colis, Veretrum, Fascinum, Fascinum virile, Fascinus, Fascinus virilis, Caulis, Nervus, Nervus fistulosus s. fistularis, Scapus, Menta, Vena, Contus, Telum, Gurgulio, Sceptrum, Hortus, Arma ventris, Columna adstans inguinibus, Columna, Pertica per se, Pyramis, Trabs,

Spina, Catapulta virilis, Verpa, Machaera, Palus, Vas, Vasculum, Phallus, Taurus, Pessula, Peculium, Pomum, Canalis, Pilus, Moetius, Vepenis, Pipiana, Pater omnium viventium, Fascinum pedale, Cuspis coleata, Capulum coleorum, Caulis, Genitale, Vir, Caulos, Sathe, Peos, Saunion, Tylos, Capros, Cole, Anancaeon, Psole, Posthe, Crithe, Stema, Embolos, Nearon syringodes, Phleps, Gonime, Ura, Demas aidos, Demas aidoion, Aidoion, Mutinus, Mutonium, Mutunus, Bolis, Colis lucilo, Nervus juvenalis, Scapus Virgil., Tentum Catullo, Virile membrum, Veretrum Suetonio, Fascinus virilis, Arnobio. | Penis, Männliches Glied oder Schamglied, Ruthe, Männliche Ruthe, Wünschelruthe, Wüntzelruthe, Mannsruthe. Мужескій дѣтородный, Срамный, Тайный или плодородный удъ. Vid. Membrum virile.

Penis cerebri, v. Glandula pinealis.

Penis foemineus, v. Clitoris.

Penis lipodermus, i. q. Paraphimosis.

Penis muliebris, v. Clitoris.

Pentagonaidodecaedron, v. Pentagonododecaedron.

Pentagonalis, v. Pentagonus.

4050) Pentagonododecaedron, Dodecaedron pentagonum (v. pentagonus et dodecedron). | Ein zwölfseitiger Körper, dessen jede Seite fünf Ecken oder Winkel hat. Тѣло, о двѣнадцати плоскостяхъ, изъ коихъ каждая имѣетъ пять угловъ.

4051) Pentagonus (v. πεντε, fünf, et gonos). | Fünfwinklig. Пятисторонній, Пятиугольный.

4052) Pentagynia (v. πεντε et gyne). | Die Pentagynie, Eine Unterabtheilung für die Pflanzen mit 5 Pistillen oder sogenannten Weibchen. Пятиженство, Порядокъ (ordo) растѣній имѣющихъ цвѣты о пяти пестикахъ.

4053) Pentagynicus, Pentagynus. | Fünfweibig. Пятиженный.

4054) Pentandria (v. πεντε et ανηρ; v. Andria). | Die fünfmännige Pentandrie, Die (fünfte Linné'sche) Klasse für die Pflanzen mit 5 Staubfäden. Пятимужіе, Пятой Линеевъ Классъ растѣній, имѣющихъ пять тычинокъ.

4055) Pentandricus. | Fünfmännig. Пятимужный.

4056) Pentapetalus (v. pente et petalum). | Fünfblätterig; jetzt bes. mit 5 Blumenblättern versehen. Пятилепестный.

4057) Pentapharmacon, Pentapharmacum (v. pente et pharmacum). | Ein aus 5 Ingredienzen bestehendes Arzneimittel. Лекарство, состоящее изъ 5ти ингредіенцій.

4058) Pentaphyllus (v. pente et phyllon). | Fünfblätterig, jetzt bes. mit 5 Kelchblättern versehen. Пятилистный.

4059) Pentapterus (v. pente et pteryx). | Mit 5 Flügeln oder Flügelartigen Anhängen, Mit 5 Flossfedern etc. versehen. Пятикрыльный.

4060) Penta, genit. adis (v. Pente). | Die Pentade, Die Fünfzahl, Das Fünffache. Пятерица, Число пять.

4061) Pente, πεντε, Quinque. | Fünf. Пять.

4062) Penuarium s. Promtuarium. | Die Vorraths- oder Materialkammer. Матеріяльная комната.

Penula, v. Lumen et Rumen.

Penulae hepatis, v. Lobi hepatis.

4063) Penumbra. | Halbschatten. Несовершенная тѣнь, Полутѣнь.

Penus chyli, v. Receptaculum chyli.

Peos, v. Penis.

4064) Pepansis, Pepasmus (v. πεπω, πεπτω [πεπαω], πεπαινω; kochen; варить; v. Pepsis). | Das Kochen, Die Kochung, Auch die sogenannte oder vermeintliche Kochung der Krise oder der vermeintlichen Krankheitsmaterie. Свареніе болѣзненной матеріи, чрезъ что она дѣлается готовою къ изверженію.

Pepasmus, v. Pepansis.

4065) Pepastica (Medicamenta) (v. Pepasmus). | Mittel, welche die vermeintliche Kochung der Krise befördern sollen. Лекарства смягчающія; содѣйствующія къ сваренію болѣзненнаго вещества.

4066) Pepo, πεπων, genit. πεπονος; onis (πεπω, fut. πεψω; kochen, verdauen; варить). | Die Kürbisfrucht, Melone. Плодъ тыковныхъ растѣній, Дыня.

4067) Pepsis (v. πεπω, v. Pepo, Pepasmus). | Das Kochen, Die Verdauung. Свареніе пищи въ желудкѣ. Vid. Concoctio.

4068) Peptica (v. πεπτω, v. Pepsis) (Remedia). | 1) = Pepastica. 2) = Eupeptica. 3) Verdauung befördernde Mittel. Средства споспѣшествующія варенію пищи въ желудкѣ.

4069) Peptos (v. πεπτω et pepsis). | Gekocht, Verdauet. Сваренный, Варенный.

4070) Pera, πηρα. | Die Tasche, Der Ränzel. Карманъ, Сумка.

Peracutus morbus, v. Morbus acutus.

Perarticulatio, v. Diarthrosis.

Perca cernua, v. Bodianus cernuus.

4071) Perca fluviatilis. | Der Flussbarsch, Bersching. Обыкновенный окунь.

4072) Percae, Orthosomata. | Barsche. Окуни.

4073) **Perceptio**, Apperceptio, Apprehensio, Intimatio, Intuitus, Intellectus. | Wahrnehmen, Wahrnehmung, Erkennung, Gewahrwerden, Apprehension, Apperception, Anschauung. Понятie, Разумѣнie.

4074) **Percolatio.** | Durchseihen, Die Durchseihung. Процѣживанie.

4075) **Percussio.** | Die Perkussion. Способъ сотрясенія, ударенія, соударенія; Постукиванie.

Perde, v. Peditum.

Perdesis, v. Peditum.

4076) **Perdix.** | Das Repphuhn, Rebhuhn, Feldhuhn. Полевая куропатка.

4077) **Perdix** cinerea, Tetrao perdix. | Das gemeine, graue Feldrebhuhn, Rebhuhn. Обыкновенная куропатка.

4078) **Perdix** coturnix, Tetrao coturnix, Coturnix dactylisonans. | Die gemeine Wachtel. Перепелка, Крастель.

4079) **Peregrinus.** | Fremd, Ausländisch. Чужестранній, Иноземный.

4080) **Perennans.** | Bleibend. Долголѣтній.

4081) **Perennis.** | Ausdauernd. Непрерывный, Долголѣтній.

4082) **Perennitas**, Incorruptibilitas. | Unvergänglichkeit. Непрерывность, Непрестанное продолженie.

4083) **Pereterion** (περαω, durch fahren, durch od. über [z. B. das Meer] wegführen, durchbohren; проходить). | Der Trepan. Трепанъ.

4084) **Perfectio**, Perfectus. | Vollkommenheit. Совершенство.

4085) **Perfectus**, a, um. | Vollkommen. Совершенный.

4086) **Perflatus.** | Das Durchwehen, Das Wehen, Der Durchzug vom Winde. Провѣванie, Продуванie, Сильнодуновенie отвсюду вѣтра.

Perfoliata, v. Bupleurum rotundifolium.

4087) **Perfoliatus.** | Durchwachsen. Сквозьлистный, Проростшій, Прорѣзный.

Perforatio, v. Anatresis.

4088) **Perforatio.** | Die Durchbohrung, Durchlöcherung. Просверчиванie, Прободенie. Vid. Anatresis.

4089) **Perforatio** cranii, Excerebratio. | Die Enthirnung, Perforation. Просверчиванie, Сверленie, Прободенie черепа.

4090) **Perforatio** labiorum aurium. | Die Durchbohrung, Das Durchstechen des Ohrläppchens. Прокалыванie ушка.

Perforatio ventriculi spontanea, v. Malaxis ventriculi.

4091) **Perforatorium.** | Ein Perforatorium. Прободникъ.

4092) **Perforatus.** | Durchbohrt. Продырявленный, Прободенный.

Perfrictio, v. Fricatio.

Perfrigerium, v. Phricasmus.

4093) **Perfusio.** | Die Uebergiessung. Обливанie.

4094) **Perfusiones** frigidae. | Die kalten Uebergiessungen, Sturzbäder. Обливанія холодною водою.

4095) **Pergularia** erecta, Cynanchum erectum. | Aufrechte Pergularie. Печеночникъ прямостоящій.

4096) **Peri**, περι. | In Zusammensezzungen: Um, Herum, Von allen Seiten umher, Ringsherum. О, Отъ, Для, Надъ, Предъ, У, При, Возлѣ, Около, Чрезъ, На, Близь.

Periadynia, v. Cardialgia.

4097) **Perialges**, Perialgicus (v. περι et algos, περιαλγεω [um und um, überall, also], viele und lästige Schmerzen leidend; чувствовать сильную боль). | 1) Viel (über und über) Schmerzen leiden. Страждущій сильною болью. 2) Heftige Schmerzen betreffend, davon herrührend. Причиняемый сильною болью.

4098) **Perialgia** (v. Perialgos). | Ein sehr heftiger (allgemeiner) Schmerz. Весьма сильная (повсюдная) боль.

Perialgicus, v. Perialges.

4099) **Periamma**, Periapton (v. περι et απτω, v. Hamma). | Das Umhängsel, Anhängsel, Amulet. Привѣска, Амулетъ, или симпатическое средство, которое будучи носимо на тѣлѣ, будто бы предохраняетъ отъ бѣдъ, напастей и болѣзней. Vid. Amuletum.

4100) **Perianthium** (v. περι et anthos). | Die Blüthendecke, Der die einzelne Blume zunächst umschliessende Kelch, Kronenkelch. Околоцвѣтникъ, Околоцвѣтie, Отцвѣтникъ.

Periapton = Periamma et Amuletum.

4101) **Peribaricus** (v. περι et barys). | 1) Ueberschwer, Zu schwer. Весьма тяжелый. 2) Von zu grosser Schwere herrührend. Причиняемый излишнею тяжестію.

4102) **Periblepsis** (v. περι et βλεπω, fut. ψω; sehen; смотрѣть; v. Blepharon). | Das Umhersehen der Delirirenden. Оглядка, Осматриванie кругомъ себя, особенно бредящихъ.

4103) **Peribole** (v. περι et βαλλω (βολεω); werfen; бросать). | Bei Hippokrates: 1) Der Mantel, Das weite Kleid, Die Hülle; daher auch = Pericardium, weil dieses das Herz umkleidet; und = Thorax, weil dieser die Lungen umgibt.

Эпанча; и потому = Pericardium et Thorax, обкладывающее сердце и легкое. 2) Die kritische Ausscheidung des vermeintlichen Krankheitsstoffes durch die peripherischen Theile des Körpers. Испражненіе критическое болѣзнетворнаго вещества чрезъ кожу.

4104) Peribrosis (v. περι et βρωσκω; rund umher annagen; разъѣдать). | Eigentlich das Anfressen, Angefressensein; daher: Die Augenliederkrätze, Die Augenwinkelzerfressung. Тоже что Psorophthalmia; Чесоточное воспаленіе въ углахъ глазныхъ вѣкъ.

4105) Pericardiacus (v. Pericardium). | Das Perikardium betreffend, dazu gehörig, davon (von Krankheiten desselben) herrührend. Принадлежащій къ околосердечной сумкѣ, происходящій отъ болѣзней оной.

4106) Pericardion (περι et καρδια), Pericardium, Membrana cor circumplexa, Involucrum s. arcula, s. Casula, s. Capsa, s. Capsula, s. Camera, s. Indumentum, s. Panniculus, s. Membrana, s. Culeus, s. Vagina, s. Saccus, s. Theca, s. Domus, s. Arca, s. Domicilium, s. Vesica, s. Bursa, s. Scrotum, s. Sacculus membranaceus cordis, Thalamus regalis, Aula visceris regentis. | Herzbeutel, Herzhäuslein, Herzkämmerlein, Herzkästlein, Herzhäutlein, Herzfell, Netz ums Herz. Сердечная сорочка, Околосердіе, Околосердечіе, Околосердечная оболочка или сумка или сумочка или сорочка.

4107) Pericarditis (v. Pericardium) s. Pleuritis pericardina. | Die Herzbeutelentzündung. Воспаленіе околосердечной сумки.

Pericardium, v. Pericardion.

4108) Pericarpium (v. περι et carpus, v. Epicarpium). | 1) Das Samengehäuse, Die Samenkapsel, Fruchthülle. Зерновикъ, Околоплодіе, Околоплодникъ. 2) Ein Arzneimittel, Pflaster etc., welches um die Handwurzel gelegt wird. Лекарство прикладываемое къ ручной кисти.

4109) Perichaetium. | Der Mooskelch. Околечье, Чашечка мховъ.

4110) Pericharacter. | Bei Galen und Andern: Ein Instrument zum Losmachen des Zahnfleisches. Орудіе для отдѣленія десны отъ зубовъ.

4111) Pericharia (v. περι et [χαρεω] χαιρω; sich freuen, περιχαιρω, περιχαιρομαι; sich sehr freuen über — od. wegen — весьма радуюсь). | Eine sehr grosse Freude; bei Galen: Eine heftig angreifende, tödtliche Freude. Чрезмѣрная радость; у Галена: Вредоносная, смертельная радость.

Pericholia (v. Pericholus) = Polycholia.

4112) Pericholus (v. περι et cholos). | Bei Galen: Sehr gallicht, Voll Galle. Преисполненный желчи, Многожелчный.

4113) Perichondrium (v. περι et chondros). | Die Knorpelhaut, Das Perichondrium, Knorpelhäutlein. Надхрящевая плева, Покрывающая оболочки хряща.

4114) Periclinium (v. περι et cline), Periclinanthium. | Die gemeinschaftliche Hülle des Blüthenstaubes der zusammengesetzten Blumen, auch Calyx communis, Anthodium, Periphoranthium genannt. Околоцвѣтоложіе.

Pericnemia, v. Tibia.

Pericranion, v. Pericranium.

4115) Pericranium, Pericranion (περι et cranium). | Das Perikranium, Die Schädelhaut, Hirnschädelhaut, Hirnschalenhaut, Hirnschädelbeinhaut, Gemeinschaftliche Haut der Knochen des Hirnschädels, Beinhaut der Schädelknochen, Oberes Beinhäutlein der Hirnschale, Hirnschalhäutlein. Надчерепная плева.

Pericrasis = Peribrasis.

4116) Periculosus. | Gefährlich. Опасный.

4117) Periculum. | Gefahr. Опасность.

4118) Periculum praeceps. | Sehr grosse Gefahr. Весьма большая опасность.

4119) Perideraea (v. Perideraeon). | Soll bedeuten: Die Umschlingung des Nabelstranges um den Hals des Foetus. Обвиваніе, обвитіе пуповины вокругъ шеи утробнаго младенца.

4120) Perideraeas, Perideraeus (v. περι et dere). | Um den Hals sitzend. Сидящій около шеи. 2) Bei Ploucquet u. A.: Von Umschlingung der Nabelschnur um den Hals herrührend. Причиняемый обвиваніемъ пуповины вокругъ шеи.

4121) Perideraeon, Perideraeum (v. Perideraeas). | Das Halsband. Ошейникъ.

Peridesmion, v. Peridesmium.

4122) Peridesmium, Peridesmion (v. περι et desmion, desma). | Die Bänderhaut, Bandhäutlein. Плева надсвязочная, Облекающая связки.

4123) Peridium (diminut. v. Pera). | Die Hülle oder Der Umschlag der Bauchpilze (gastromyci). Опушка, Завивальцо на дождевикахъ или пузанчикахъ (грибахъ).

Peridiodynia (v. peridion et odyne) = Perodynia.

4124) **Periglottis**, Involucrum linguae, Membrana s. Tunica vaginalis, s. Cutis, Epidermis s. Tunica, s. Involucrum mucosum, s. Crusta villosa linguae. | Periglottis, Zungenhaut, Oberhaut od. Scheidenhaut, oder Fell, oder Häutlein der Zunge. Поверхностная или влагалищная оболочка языка.

4125) **Perigonium** (v. περι et gone, gonos). | Eigentlich die Samenhülle, Die Hülle der Zeugungstheile, Blumenhülle. Околоугольникъ, Покровъ.

Perigonum, v. Perigonium.

4126) **Perigynus** (v. περι et gyne). | Das Weib umgebend, Um das Weib stehend. Околоженный, Околопестиковый.

4127) **Perimadaros** (v. περι et μαδαρος; v. Madarosis). | Ein Verderbniss der Haut verbreitend, In der Haut um sich fressend. Причиняющій порчу кожи, Разъѣдающій вокругъ оной.

Perimbecillus, v. Imbecillis.

Perimetros, v. Peripheria.

4128) **Perimysium** (v. περι et mys). | Die Muskelhaut. Мышечная перепонка.

4129) **Perin**, genit. ros (diminut. a Pera). | Der Beutel, Das Säckchen, bes. Der Hodensack. Кошелёкъ, Мѣшечокъ, особ. Мошонка.

Perinaealis, v. Perinaeus.

4130) **Perinaeocele** (v. perinaeum et cele) s. Hernia perinealis. | Der Dammbruch. Грыжа срамопроходной промежности.

Perinaeon, v. Perinaeum et Raphae scroti.

Perinaeos, v. Perinaeum.

4131) **Perinaeum**, περιναιον, περινεον; Perinaeon, Perineon, Perineum, Perinaeos, Perineos, Interfemineum, Interfeminium, Interfoemina, Mesoscelos, Mesoscelon, Orrhos, Tramis, Tauros, Pechedeon, Interforamineum, Cochone, Plechas, Plichos, Mesomerion, Taurus, Foemen, Interfoemineum, Regio perinaei. | Perinäum, Mittelfleisch, Damm, Gabel, Der Zwischenraum zwischen dem After und Schamtheilen. Срамнопроходная или заднепроходная промежность, Промежутокъ между мошонкою и заднимъ проходомъ.

4132) **Perinaeus**, Perineus (v. Perinaeum). | Das Perinäum betreffend, dazu gehörig. Принадлежащій къ срамнопроходной промежности.

Perineon, v. Perinaeum.

Perineos, v. Perinaeum et Raphe scroti.

Perinephros, v. Membrana externa renum.

Perineum, v. Perinaeum.

4133) **Perineurion**, Perineurium (v. περι et neuron). | Die Nervenhaut. Нервная оболочка.

Perineus = Perinaeus.

Perinyctides, v. Epinyctides.

Perinyctis (v. περι et nyx) = Epinyctis, v. Pemphigus nocturnus.

Perioche, v. Peripheria.

Periodeia, v. Periodus.

Periodeusis, v. Periodus.

4134) **Periodicus**, a, um. | Periodisch. Періодическій.

4135) **Periodus** (περι et hodos), Periodeia, Periodeusis. | Periode, Periodische Zeit, Zeitraum, Zeitumlauf. Періодъ, Эпоха.

4136) **Periodus** morbi s. morborum. | Die Periode der Krankheiten. Періодъ болѣзни, правильное теченіе, ходъ наблюдаемый болѣзнями.

Periodus sanguinis = Circulatio sanguinis.

Periodus vitae, v. Aetas.

4137) **Periodynia** (v. Peris, der Magen; желудокъ et odyne) = Cardialgia.

4138) **Periodynia** (v. περι et odyne; vgl. Pericharia). | Ein (starker unleidlicher) Schmerz durch oder über den ganzen Körper. Сильная боль во всемъ тѣлѣ.

4139) **Periorbita** (περι et orbita, die Augenhöhle; глазная впадина), Periostium s. Periosteum orbitae. | Periorbita, Augenhöhlenhaut, Knochenhaut oder Augenhöhle, Beinhaut der Augenhöhlen. Надкожная плева, Облекающая глазную впадину, Плева глазной впадины.

4140) **Periorbitis** (v. περι et orbita). | Die Entzündung der Augenhöhlenhaut. Воспаленіе плевы глазной впадины.

4141) **Periosteitis** (Periosteum, vgl. Iritis). | Die Entzündung der Beinhaut. Воспаленіе надкостной плевы.

Periosteon, v. Periosteum.

Periosteos, v. Periosteum.

4142) **Periosteum**, Periosteon, Periosteos, Periostium (περι et osteon), Circumsalle, Membrana ossis s. circumsalis, Omentum ossium. | Periosteum, Knochenhaut, Beinhaut, Beinhäutchen, Knochen-od. Beinhäutlein. Надкостная плева.

4143) **Periosteum** externum. | Aeussere Knochenhaut. Наружная надкостная плева.

4144) **Periosteum** internum s. Tela, s. Membrana medullaris. | Innere Knochenhaut, Markhaut. Костномозговая перепонка.

Periosteum orbitae, v. Periorbita.

Periostinium orbitae, v. Periorbita.

Periostitis = Periosteitis.

Periostium, v. Periosteum.

4145) Periostosis (v. περι et osteon). | Eine Knochengeschwulst, die den Knochen umgibt oder zu umgeben scheint, Das Bimsteingewächs. Надкостоплевная опухлость кости; Опухоль кости окружающая оную.

4146) Peripatema, Peripatesis (v. περι et πατεω, schrittweise gehen, einherschreiten; иду шагомъ, прогуливаюсь; πατος, der Schritt; ступъ, ступаніе). | 1) Das Umhergehen, Spazierengehen. Гулянье. 2) Die Unterhaltung im Spazierengehen. Разговоръ, бесѣда во время прогулки. 3) Die (gelehrte oder philosophische) Unterhaltung überhaupt. Философское бесѣдованіе вообще.

4147) Peripateticus (v. περι et πατεω; v. Peripatema). | 1) Umhergehend. Прогуливающійся. 2) Philosophirend. Философствующій. 3) Zur Aristotelischen oder peripatetischen Philosophie sich bekennend; Peripatetisch. Перипатетикъ; Ученикъ или послѣдователь Аристотелевой философіи.

Peripatos, v. Peripatema.

4148) Peripetasma (περιπεταννυω, umhängen, um etwas herum ausbreiten; распространять, разширять что кругомъ) = Peristroma.

4149) Peripheria (v. περι et φερω; tragen, περιφερομαι, sich um etwas herumbewegen; кругомъ обношу или обвожу). | Der (äussere) Umfang, Die Peripherie. Периферія, окружность, обтеченіе круга, Окружная линія.

Peripheria pelvis, v. Circumferentia pelvis.

4150) Periphericus (v. Peripheria). | Umgebend, Eine Umgebung, Die Umgebung oder Den Umfang betreffend. Окружающій, Относящійся до окружности или обьема.

Periphimosis, v. Paraphimosis.

Periphoranthium (v. περι et phoranthium) = Periclinium vel calyx communis.

Periphyxis, v. Peripsyxis.

Peripleumonia = Peripneumonia.

4151) Periploca graeca. | Wollblumen-Hundswinde. Индѣйская випоградина или Песья смерть.

Periploca indica, v. Hemidesmus indicus.

4152) Peripneumonia (v. περι et pneumon). | Die Lungenentzündung. Воспаленіе лёгкихъ.

4153) Peripneumonia s. pneumonia epizootica. | Lungenseuche, Lungenfäule, Seuchenartige, langwierige Lungenentzündung, Typhöse Lungenentzündung des Hornviehes. Эпизоотическое воспаленіе, Чахотка, Гноеніе лёгкихъ (у рогат. скота).

4154) Peripneumonia notha s. Spuria. | Die falsche, unächte Lungenentzündung. Ложное воспаленіе лёгкихъ.

4155) Peripneumonicus (v. Peripneumonia). | Lungenentzündung betreffend. Относящійся, принадлежащій до воспаленія лёгкихъ.

4156) Peripneumonitis, genit. —idis (v. Peripneumonia). | Eine ächte, heftige Lungenentzündung. Настоящее жестокое воспаленіе лёгкихъ.

4157) Peripsyxis (v. περι et psyxis, περιψυχω, fut. —ξω; über und über abkühlen, über den ganzen Körper kalt werden; совершенно охлаждаю). | Ein Gefühl von Kälte über den ganzen Körper, Ein allgemeines Frösteln. Холодъ или озпобъ по всему тѣлу.

4158) Peripyaema (v. περι et pyema). | Die Erzeugung oder Ansammlung von Eiter um einen Theil, oft nur scheinbar. Образованіе или накопленіе гноя вокругъ какой-либо части тѣла.

4159) Perirrhexis (v. περι et rhexis). | Das gänzliche Abreissen od. Abbrechen, z. B. eines Knochens, eines Muskels. Совершенное отламываніе или отрываніе, напр. кости мышицы.

4160) Perirrhoea, Perirrhoe (v. περι et rhoe). | Das Umfliessen, Ueberall umherfliessen; bei Hippokrates: Die gleichzeitigen Ausleerungen aus mehren Theilen des Körpers durch Stuhlgang, Harn, Schweiss. Испражненія происходимыя въ одно и то же время изъ нѣкоторыхъ частей тѣла, напр. низомъ, мочью, испариною.

4161) Peris, πηρις (v. Pera). | 1) Die Mutterscheide. Рукавъ матки. 2) Der Damm (bei Weibern oder der häutige Theil zwischen dem After und dem Eingang zur Mutterscheide). Срамнопроходная промежность (у женщинъ). 3) = Perin.

Periscyphismus, Periscythisis, Periscyphisus, v. Periscythismus.

4162) Periscythismus, Periscythisis, Periscyphismus (v. περι et Σκυθης; ein Skythe (Scythe), weil diese Operation bei den Skythen bes. im Gebrauch gewesen sein soll; сдирать по способу скифовъ кожу съ черепа). | Das Skalpiren, Ein Schnitt der allgemeinen Kopfdecken bis auf die Hirnschale. Разрѣзъ общихъ покрововъ головы до самаго черепа.

Periscytismus, Periscytisis = Periscythismus.

Perisperma, v. Spermodermis.

4163) **Perispermium**, Perispermum (v. περι et sperma). | 1) = Pericarpium, Die Samenhülle, Das Samengehäuse, Die Fruchthülle. Околосѣменникъ. 2) Der den Keim zunächst umgebende Eiweisskörper, Albumen (vegetabile) = Endospermium.

Perispermum, v. Albumen.

4164) **Perisporium**, Perisporum. | Keimsamenhülle. Околосѣменіе, Околокрупникъ.

4165) **Perissia** (v. Perissoma). | Der Ueberfluss, Das Ueberzähligsein, Die Vollkommenheit, Vortrefflichkeit. Чрезмѣрность, Чрезмѣрное изобиліе, Превосходство, Отличіе.

Perissoma = Perittoma.

4166) **Perissos**, Perissus, περισσος, περιττος (v. περι). | Uebervoll, Um und um voll, Sehr vollständig, Sehr vortrefflich. Чрезмѣрный, Чрезмѣрно великій, Обильный, Неумѣренный, Отличный.

Perissotes = Perittotes.

4167) **Peristachyum** (v. περι et stachys). | Der Kelchbalg, Die äussere Blumenhülle der Gräser. Околоколосникъ, Околосникъ.

4168) **Peristalticus** (v. περι et στελλω; stehen machen, stellen, senden; περιστελλω, umhersenden, umstellen, umzingeln; одѣваю, покрываю, облачаю, обвертываю). | Umherschickend, Umhersendend, auch Rundherum umschliessend, Umkleidend, Umpressend. Одѣвающій, Обвертывающій. Motus peristalticus. | Die wurmförmige Bewegung der Därme, wodurch der Inhalt derselben fortgeleitet wird. Червообразное движеніе кишекъ.

4169) **Peristethios**, Peristhethius (v. περι et stethos). | Die Brust umgebend. Грудь окружающій.

4170) **Peristole** (v. Peristalticus, Systole). | 1) Die peristaltische Bewegung der Därme. Червообразное движеніе кишекъ. 2) = Systole (cordis), v. Motus peristalticus.

4171) **Peristoma**, genit. atis (v. περι et stoma). | Eigentlich: Der Mundrand, Der Rand um eine mundähnliche Oeffnung, Das Maul der Moosbüchse oder Der häutige Rand, welcher die Mündung der Moosbüchse umgiebt. Околоустіе, Обручикъ, Отгибъ, или верхушка, Бурачка у мховъ. Vid. Os et Tunica intima ventriculi et intestinorum.

Peristomium = Peristoma.

4172) **Peristroma** (v. περι et stroma; περιστρωννυμι, um etwas herumdekken, umwickeln, umhängen; покрывать, оболокивать). | Der Umhang, Die Tapete, Daher die innere Darmhaut. Ворсоватая оболочка, Покрывающая тонкіц кишки.

Peritasis, v. Circumtensio.

Peritestis, v. Tunica vaginalis testis propria.

4173) **Perithecium** (v. περι et theca). | Das Büchsenhäutchen. Облогъ, видъ околоплодія свойственнаго многимъ грибамъ.

4174) **Peritia**. | Kundschaft, Kenntniss, Erfahrung. Знаніе, Опытность.

Peritome, v. Circumcisio.

4175) **Peritonaeicus** (v. Peritonaeum). | Das Bauchfell betreffend. Происходящій отъ брюшинъ.

4176) **Peritonaeiticus** (v. Peritonaeitis). | 1) Peritonäitis betreffend, damit behaftet, davon herrührend. Происходящій отъ воспаленія брюшины = Peritonaeicus.

4177) **Peritonaeitis** (v. Peritonaeum). | Die Bauchfellentzündung. Воспаленіе брюшины.

Peritonaeorhexis, v. Peritonaeorrhexis.

4178) **Peritonaeorrhexis** (v. peritonaeum et rhexis). | Die Zerreissung des Bauchfells. Разрывъ брюшины.

Peritonaerhexis, v. Peritonaeorrhexis.

Peritonaei propago, v. Tunica externa vesicae urinariae.

Peritonaeon, v. Peritonaeum.

Peritonaeon scepasma, v. Peritonaeum.

Peritonaeos, v. Peritonaeum.

Peritoneos, v. Peritonaeum.

Peritoneos chiton, v. Peritonaeum.

4179) **Peritonaeum** (περιτεινω, umspannen, über herspannen; обтягиваю) s. Peritonaeon, Peritonaeion, Peritonaeos, Peritoneum, Peritonion, Peritoneos, Velamenta abdominalia, Peritonaeos chiton, Peritonaeon scepasma, Tunica praetensa s. Operimentum praetensum, s. Membrana abdominis, Ziphach, Ziphae, Zimphae, Chamel, Aqualiculus, Abdomen, Cinctum, Cinctus. | Peritonäum, Bauchfell, Bauchhaut, Darmfell, Umgespanntes Fell des Schmeerbauches. Брюшина, Брюшная перепонка.

Peritonaeum duplicatum, v. Omentum magnum.

Peritoneicus = Peritonaeicus.

Peritoneion, v. Peritonaeum.

Peritoneiticus = Peritonaeiticus.

Peritoneitis = Peritonaeitis.

Peritoneorrhexis = Peritonaeorrhexis.

Peritoneum, v. Peritonaeum.

Peritonitis, Inflammatio peritonaei, v. Peritonaeitis.

4180) **Peritonitis** anterior. | Entzündung der innern Fläche des Bauchfells. Воспаленіе внутренней поверхности брюшины.

4181) **Peritonitis** posterior, dorsalis, lumbalis. | Entzündung der hintern Theile des Bauchfells. Воспаленіе заднихъ частей брюшины.

4182) **Peritonitis** puerperalis. | Bauchfellentzündung der Wöchnerinnen. Воспаленіе брюшины у родильницъ.

4183) **Peritrope** (v. περι et trope). | Der Umlauf der Säfte etc. Кругообращеніе (соковъ и проч.).

4184) **Perittoma**, genit. —atis (v. Perittos). | Das Erübrigte, Der Ueberschuss, bes. das nach der Verdauung von den Nahrungsmitteln als unbrauchbar übrig Bleibende und desshalb als Koth und Harn Abgehende. Остатокъ послѣ сваренія пищи и питья, т. е. моча и калъ. Vid. Faeces et Excrementa.

Perittos, Perittus = Perissos.

Perittotes, genit. —etis = Perissea, v. Perittos.

4185) **Peritus** rerum naturalium. | Naturkenner, Naturkündiger oder Kundiger. Физикъ.

4186) **Perizoma** (v. περι et zoma, περιζωννυμι, umgürten, umschürzen; опоясывать). | 1) Der Gürtel, Die Schürze, Die Feder am Bruchbande, Das Bruchband selbst. Грыжевая повязка. 2) = Zona, Zoster. 3) = Diaphragma.

4187) **Perkinismus**. | (Die vom Arzte Perkin erfundene Methode) Der Perkinismus. Перкинизмъ (методъ изобрѣтенный медикомъ Перкиномъ).

Perla, v. Maculae corneae margaritaceae.

Perlae, v. Margaritae.

4188) **Perlucidus**. | Durchsichtig. Прозрачный.

Permistio, Permixtio, i. q. Mistio, Mixtio.

Permixtio, v. Permistio.

Permotio, v. Motus.

Permutatio, v. Mutatio et Metamorphosis.

4189) **Perna**, περνα. | Der Schinken. Окорокъ, Ветчина.

4190) **Pernio**, Chimethlon, Cheimetlon. | Die Frostbeule. Отморозъ, Ознобленіе, Отмораживаніе.

Perodactylius, v. Peronodactylius.

Perodynia (v. pera et odyne) = Cardialgia.

Perona, v. Fibula.

Peronaeus, v. Musculus peronaeus.

4191) **Peronatus** (v. Perone). | Mit einer Perone versehen, auch Gestiefelt, Gestielt. Обутый.

Perone (v. περω, πειρω [mit einer Spitze) hinein- oder durchdringen; проницаю) = Fibula et Epiphysis.

4192) **Peronedactylius**, Peronodactylius (v. perone et dactylus). | Was zugleich der Fibula und den Zehen angehört. Принадлежащій къ меньшей берцовой кости и пальцамъ ноги.

Peroneum, v. Fibula.

4193) **Peros**, πηρος, πωρος. | Verletzt, Verstümmelt, Eines wesentlichen Theiles (eines Organes) ermangelnd, Hinkend, Lahm, Blind, Taubstumm od. dgl. Увѣченный, Немощный, Имѣющій поврежденныя чувства, Глухой, Нѣмой, Тупой.

4194) **Perpendicularis**. | Perpendikulär, Senkrecht. Отвѣсный, Перпендикулярный, Пряморѣзный, Прямостоятельный.

Perpendiculum, v. Pendulum.

Perpendiculum hepatis, v. Ligamentum suspensorium hepatis.

4195) **Perpetuus**. | Konstant, Beständig, Ununterbrochen. Безпрерывный, Непрестанный, Всегдашній.

4196) **Perscrutatio**. | Die Erforschung. Изслѣдованіе.

4197) **Persea** camphora, Laurus camphora. | Kampher-Lorbeer. Лавръ камфорный, Камфорное дерево.

4198) **Persea** cassia, Laurus cassia. | Kassienzimmt-Lorbeer. Лжекоричный лавръ, Кассія коричневая.

4199) **Persea** caustica. | Aetzender Lorbeer. Лавръ жгучій.

4200) **Persea** cinnamomum, Laurus cinnamomum. | Zimmt-Lorbeer. Лавръ коричный или коричневый, Корица цейлонечная, Коричное дерево.

4201) **Persea** gratissima, Laurus persea. | Wohlriechender Lorbeer, Krokodill-Birnbaum. Персеа или Лавръ душистый, Лавръ крокодиловый.

4202) **Persea** cubeba. | Kubeben-Lorbeer. Лавръ кубеба.

4203) **Persea** malabatrum, Laurus malabatrum. | Malabarischer Lorbeer, Mutterzimmtbaum. Малабарскій лавръ.

4204) **Persea** pichurim, Oeothea pichurim. | Pichurim-Lorbeer. Лавръ пихуримъ.

4205) **Persea** porrecta, Laurus glandulifera. | Ausgebreiteter Lorbeer. Персеа распростертая или жёлудоносная.

4206) **Persea** sanguinea. | Blutrother Lorbeer. Персеа кровяноцвѣтная.

4207) **Persea** sassafras, Laurus sassafras. | Sassafras-Lorbeer. Сассафрасъ.

Persica vulgaris, v. Amygdalus persica.

Persicaria urens, v. Polygonum hydropiper.

4208) **Persicus**, περσικος. | Persisch. Персидскій.

4209) **Persona**. | Person. Особа, Лицо.

4210) **Personalitas**. | Persönlichkeit. Личность.

Personia guianensis, v. Xylocarpus carapa.

Perspicacitas, v. Perspicatio.

4211) **Perspicatio**, Perspicacitas, Perspicientia (Acies, Acumen ingenii, Ingenium acre, Eusynesia). | Scharfsicht, Scharfsichtigkeit, Scharfsinn, Scharfsinnigkeit. Ясное разумѣніе, Совершенное познаніе, Прозорливость, Остроуміе.

Perspicientia, v. Perspicatio.

4212) **Perspicillum**, Conspicillum, Vitrum oculare. | Die Brille. Очки.

4213) **Perspiratio**, Diapnoa, Diapnoea. | Perspiration, Ausdünstung, Ausdampfung, Hautperspiration, Hautausdünstung. Испарина, Испареніе или испарина кожи.

Perspiratio cutanea, v. Perspiratio insensibilis.

4214) **Perspiratio** insensibilis s. Transpiratio insensibilis, s. cutanea. | Unmerkliche Ausdämpfung od. Ausdünstung. Непримѣтная испарина кожи, Непримѣтное испареніе кожи, непримѣтная парообразная испарина.

Persultatio, v. Diapedesis.

Pertica per se, v. Penis.

4215) **Pertinacia**, Contumacia, Pervicacia, Obstinatio, Cervicositas. | Halsstarrigkeit, Hartnäckigkeit, Starrköpfigkeit, Starrsinn, Starrsinnigkeit, Steifsinn, Störrigkeit. Упрямство, Упорство, Упорность.

Perturbatio, v. Conquassatio, Confusio et Turbatio.

Perturbatio animi, v. Affectio animi.

4216) **Perturbatio** critica. | Kritische Störung. Критическое или рѣшительное возмущеніе или волненіе; переломное замѣшательство.

Pertussis, v. Tussis convulsiva.

Peruvianus cortex, v. China fusca.

4217) **Perversus**, a, um. | Verkehrt. Превратный.

Pervicacia, v. Constantia.

Pervicacia, v. Pertinacia.

Pervigilium, v. Agrypnia et Typhomania.

Peryphyxis, v. Peripsyxis.

4218) **Pes**, genit. pedis (= podos). | Der Fuss, Die Pfote, Die Fusslänge. Стопа, Нога, Футъ.

4219) **Pes** anserinus, Plexus parotideus s. anserinus. | Gänsefuss, Gänsefussgeflecht, Ohrdrüsengeflecht. Сплетеніе околоушное.

4220) **Pes** capri. | Der Geissfuss. Зубной подъемецъ, Гейсфусъ, Козья нога.

4221) **Pes** equinus. | Der Pferdefuss, Spitzfuss. Конская нога.

4222) **Pes** extimus s. parvus. | Plattfuss. Стопа или собственно нога.

Pes extremus, v. Pes.

Pes hippocampi, v. Pes hippocampi major et Eminentia digitata.

4223) **Pes** hippocampi major, Pes hippocampi, cornu ammonis s. arietis, Processus cerebri lateralis, Protuberantia cylindrica. | Grosser oder Grösserer Seepferdsfuss, Seepferdsfuss, Grosser Fuss des Seepferdes, Ammonshorn, Widderhorn, Gerollter Wulst. Нога морской лошади, Аммоновъ рогъ, Перстовидный отростокъ большой (въ мозгѣ).

4224) **Pes** hippocampi minor, Pes hippopotami, Calcar avis, Ocrea, Unguis Halleri, Unguis, Eminentia digitata s. digitalis, s. minor. | Kleiner Seepferdfuss, Kleiner Fuss des Seepferdes, Vogelklaue, Nagel, Stiefel, Vogelsporn, Klaue, Sporn, Fingerförmige Erhabenheit. Перстовидный отростокъ мозга меньшій, Нога морской лошади меньшая.

Pes hippopotami, v. Pes hippocampi minor.

Pes parvus, v. Pes extimus.

Pes valgus, v. Valgities pedis.

4225) **Pessarium**, Pessus, πεσσος, πεσσαριον; Suppositorium uterinum. | Der Mutterkranz, Das Mutterzäpfchen. Пессарій, Маточное кольцо.

Pessula, v. Penis.

Pessulus, v. Pessarium.

Pessus, v. Pessarium.

Pestichiae, v. Petechiae.

Pestilentia, v. Pestis orientalis.

Pestilitas, v. Pestis orientalis.

Pestis acutissima, v. Pestis orientalis.

Pestis americana, v. Febris flava.

Pestis boum, v. Pestis bovilla.

4226) **Pestis** bovilla s. boum, s. bovum, Typhus boum, Typhus boum contagiosus, Lues bovilla, Epidemia contagiosa boum, Lues dysenterica, Armentorum lues. | Die Rinderpest, Viehpest, Löserdürre, Hornviehseuche, Gemeines Viehsterben, Gemeine Viehseuche, Uebergalle, Grossgalle, Gallseuche, Magenseuche, Löserseuche, Rindviehstäupe, Schelm. Скотская чума, Скотской падежъ, Зараза рогатаго скота, Моръ.

Pestis bubonaria orientalis, v. Pestis orientalis.

Pestis inguinaria, v. Pestis orientalis.

4227) Pestis orientalis, acutissima, inguinaria, Febris s. pyrexia adenosa, Pestilitas, Pestilentia, Ephemera pestilentialis, Typhus splanchnico-pneumatico-cardiacus, Clades pestilentialis s. mortifera, febris pestilentialis, Loimopyra, febris adeno-nervosa, Typhus gravissimus, pestilentialis, bubonicus, anthracicus, Pestis bubonaria orientalis. | Die Pest, Orientalische Pest. Чума, Моровая язва.

4228) Pestis ovium. | Schafpest. Чума овецъ.

Pestis sibirica, v. Febris ataxo-adynamica.

Petale, v. Phthiriasis.

4229) Petalodes, Petaloides, Petaloideus (v. petalon et εἶδος). | Blattähnlich, jetzt bes.: Blumenblattähnlich. Похожій на лепестокъ, Лепестковидный.

Petaloideus, v. Petalodes.

4230) Petalon, Petalum (v. πεταω, πετοω, πεταννυω, πεταννυμι; ausbreiten; разширять). | Das Blatt, jetzt bes.: Das Blumenblatt. Листъ особ. лепестокъ.

4231) Petalostemones. | Pflanzen, bei denen die Staubgefässe an den Blumenblättern befestigt sind. Лепесткотычинковый.

Petalum, v. Petalon.

Petasites, v. Tussilago petasites.

4232) Petechiae, peticulae, pestichiae, puncticulae, purpura maligna, morbus maculosus. | Peteschen. Горячечныя или кровавыя пятна, Петехій, Петешн.

Petechiae acutae, v. Febris petechialis.

Petechiae chronicae, v. Morbus maculosus.

4233) Petechiae primariae. | Ursprüngliche Peteschen. Кровавыя пятна первоначальныя.

Petechiae scorbuticae, v. Spilosis scorbutica.

4234) Petechiae secundariae. | Zufällige Peteschen. Кровавыя пятна припадочныя.

4235) Petechiae spuriae, purpura typhodes contagiosa, Febris petechialis, pulicaris, peticularis, purpurata, puncticularis, Typhus exantheae. | Falsche Peteschen. Горячечныя пятна ложныя тифозныя, сыпь тифозная или сопровождающая тифузь (Typhus).

4236) Petechiae verae, febris petechizans. | Blutflecke. Кровавое, горячечное пятно.

4237) Petechianosis (petechiae et nosos), Morbus maculosus haemorrhagicus Werlhofii, Haemorrhoea petechialis, Purpura haemorrhagica, Peliosis. | Blutfleckkrankheit. Черныя Верлгофыя пятна.

Peticulae, v. Petechiae.

Petigo, v. Impetigo.

Petina, v. Superficies plantaris pedis.

4238) Petiolaceus. | Blattstielig. Черешечный.

4239) Petiolaris. | Blattstielbeständig. Черешковый.

Petioli, v. Pediculi.

4240) Petiolus, ποδυλλιον. | Der Stiel, Blattstiel, Fruchtstiel. Черешекъ, Стебелекъ, Лиственный хвостикъ.

Petiolus epiglottidis, v. Radix epiglottidis.

Petiolus mallei, v. Manubrium mallei.

4241) Petra, πετρα, πετρος (v. πεταω, ausbreiten; разширять). | 1) Der Fels. Скала, камень. 2) Pars petrosa s. pyramidalis ossis temporum.

4242) Petrefacta, Petreficata, Petrificata, Res petrefactae s. Petrificatae, Lapides figurati s. idiomorphi, Corpora petrefacta s. petrificata, Fossilia figurata, Mineralia larvata. | Petrefakten, Petrifikaten, Petrificirte od. Versteinerte Körper, od. Sachen, Versteinerungen. Окаменѣлости.

4243) Petrefactio, Petrifactio, Petrificatio. | Petrifikation. Окаменѣлость, Окаменѣніе.

Petreficata, v. Petrefacta.

Petrelaeum (petra et elaeon), v. Petroleum.

Petrifactio, v. Petrefactio.

Petrificata, v. Petrefacta.

Petrificatio, v. Petrefactio.

4244) Petrographia (petra et graphe). | Die Beschreibung des Gesteins = Oryctographia. Описаніе ископаемыхъ.

4245) Petroleum, Petroleum rubrum, Petroleum barbadense, Oleum petrae, Bitumen petroleum. | Das Steinöl, Bergöl. Горное масло, Нефть. Vid. Oleum petrae.

Petroleum barbadense, v. Petroleum.

Petroleum rubrum, v. Petroleum.

4246) Petropharyngeus, Musculus petro-salpingo-spheno-pharyngeus. | Pharyngeus, Pyramidenschlundkopfmuskel. Часть мышицы constrictoris pharyngis superioris.

Petros, v. Petra.

Petrosalpingostaphilinus, v. Petrosalpingostaphylinus.

4247) Petrosalpingostaphylinus (v. petra od. petros, salpinx et staphyle). |

Der Gaumensegelheber. Мышица подъемлющая пёбную занавѣску.

Petroselinum sativum, v. Apium petroselinum.

4248) Petulantia. | Schäkerhaftigkeit. Рѣзвость.

Petya, v. Pytia.

4249) Peuce, πευκη (v. Pinus, Pix). | Die Fichte. Сосна.

4250) Peucedanum. | Haarstrang. Горичникъ, Смовдь.

Peucedanum cervaria, v. Ligusticum cervaria.

4251) Peucedanum officinale. | Officineller Haarstrang, Rossfenchel, Saufenchel, Himmeldill. Горичникъ аптечный или хвостовая трава, Желтоленъ, Свинной хвостъ или хлѣбъ.

Peucedanum oreoselinum, v. Selinum oreoselinum.

Peucedanum palustre, v. Thysselinum palustre.

Peucedanum silaus, v. Cnidium silaus.

4252) Peucinus, πευκινος (v. Pinus, Pix). | Von Fichten kommend, Harzig, Pechartig. Сосновый, Псковый.

4253) Pexis, πηξις (v. πηγω, πηγνυμι, πησσω, πηττω, fut. πηξω; [fest] schlagen, dicht machen; плотнымъ, твёрдымъ дѣлать). | Das Gerinnen. Сгущеніе.

Peza, πεζα = Pedion, v. Superficies plantaris pedis.

Pezae, v. Malleoli.

Peziza auricula, v. Tremella auricula.

4254) Peziza cochleata. | Schneckenförmiger Kelchschwamm. Чашница улиткообразная.

4255) Phacces (v. Phax), φακκες. | Augen, Gesicht. Глаза, Лице.

4256) Phacellus, Phacelus (v. Phacos). | Ein (kleiner) Bündel, Fasciculus. Связочка, Пучокъ.

Phacia, i. q. Lenticula.

4257) Phacicus (v. Phacos). | Die Krystalllinse im Auge betreffend. Принадлежащій къ хрустальной чечевицѣ.

Phacion, φακιον (v. Phacos) = Phacoptisana.

4258) Phacitis, genit. —idis (v. Phacos). | Eine Entzündung der Krystalllinse, Linsenentzündung, eigentlich: Krankheit der Linse überhaupt. Воспаленіе или болѣзнь вообще хрустальной чечевицы.

4259) Phacodes (v. phacos et ειδος, v. Phacos). | 1) Linsenförmig, Linsenfarbig; auch: Voll Sommerflecken. Чечевицѣ подобный, Чечевицѣ образный. 2) = Ephelides.

4260) Phacopsis (v. phacos et ops s. opsis). | Ein Linsenfleckiger, Ein Mensch mit Linsenflecken oder Sommersprossen, Mit Lentigo, bes. im Gesicht. Кто одержимъ веснушками или чечевичниками.

4261) Phacoptisana (v. phacos et ptisana). | Der Linsentrank, Linsenumschlag, Eine Abkochung von Linsen. Отваръ чечевицъ.

4262) Phacos (φαω, σφαω, σφαζω, σπαω, σπαζω; Spalten; колоть). | 1) Die Linse. Чечевица. 2) Die Sommersprosse, Der Sommerflecken, Kleiner Leberfleck, Lentigo. Чечевичникъ. Vid. Lentigo.

4263) Phacoscotoma (v. phacos et scotoma). | Ein Verdunkeltsein der Krystalllinse, Der sogenaunte graue Staar, Cataracta. Потемнѣніе хрустальной чечевицы, Бѣльмо.

4264) Phacosis (v. Phacos). | Bei Galen: Ein dunkler Fleck auf dem Auge. Непрозрачное пятно на роговой оболочкѣ.

Phacotos (culter, κοπις) (v. Phacos = Phacodes) = Scalpellum lenticulare.

Phadarodes, Phadarosis, v. Morum.

Phaenerobiotus, v. Phanerozous.

Phaenigmus, z. Phoenigmus.

4265) Phaenomena. | Naturbegebenheiten, Erscheinungen. Явленія.

4266) Phaenomena dynamica. | Dynamische Erscheinungen. Динамическія явленія.

4267) Phaenomena electrica. | Elektrische Erscheinungen. Электрическія явленія.

Phaenomena Galvaniana, v. Actio Galvanica.

Phaenomena morbi, v. Symptomata.

4268) Phaenomena naturae. | Phänomene oder Erscheinungen der Natur, Naturbegebenheiten oder Erscheinungen, Natürliche Begebenheiten. Явленія природы.

4269) Phaenomena organica. | Organische Erscheinungen, Organische Phänomene. Органическія явленія.

4270) Phaenomena vitae. | Lebensphänomene, Lebensäusserungen, Lebenserscheinungen. Явленія жизни или жизненныя явленія.

4271) Phaenomenogenia, Phaenomenogonia (v. phaenomenon et γενω, γενναω; v. Genus). | Die Erzeugung od. Entstehung der Krankheitserscheinungen. Происхожденіе явленій (болѣзни).

Phaenomenogonia, v. Phaenomenogenia.

4272) Phaenomenogonologia (v. phaenomenogonia et logos). | Die Lehre von der Entstehung der (Krankheits-) Erscheinungen. Ученіе о происхожденіи явленій (болѣзни).

4273) Phaenomenographia (v. phaenomenon et graphe). | Die Beschreibung der (Krankheits-) Erscheinungen. Описаніе явленій (болѣзни).

4274) Phaenomenologia (v. phaenomenon et logos). | Die Lehre von den Erscheinungen (des gesunden od. kranken Zustandes), Die Phänomenologie. Ученіе о явленіяхъ. Vid. Symptomatologia.

4275) Phaenomenon (φαινω, erscheinen machen; являю, явнымъ дѣлаю; φαινομαι, erscheinen, sich zeigen; являюсь). | Die Erscheinungen, Das Phänomen. Феноменъ, Явленіе.

4276) Phaenomenoscopia (phaenomenon et σκοπεω, v. Cranioscopia). | Die Beobachtung und Untersuchung der (Krankheits-) Erscheinungen. Наблюденіе и изслѣдованіе явленій (болѣзни).

Phaenomenum, v. Phaenomenon.

Phagadaena, v. Phagedaena et ulcus phagadaenicum.

4277) Phagaena (φαγω, φαγομαι; essen, fressen; ѣсть). | 1) Der Heisshunger, Die Fresssucht. Чрезвычайный голодъ, Прожорство. 2) = Phagedaena.

4278) Phagedaena (v. φαγω, v. Phagaena, Fagus). | 1) Ein um sich fressendes Geschwür, bes. Herpes exedens. Разъѣдающая язва. 2) = Phagaena.

4279) Phagedaenicus (v. Phagedaena). | Fressend, Aetzend. Разъѣдающій.

4280) Phago, φαγω, jon. φηγω. | Essen, Fressen. Ѣсть, Жрать.

Phags, v. Edax.

4281) Phalacra (v. Phalacros). | Die Kahlheit, Der Kahlkopf. Плѣшивость, Выпаденіе волосъ.

4282) Phalacrodes (v. phalacros et ειδος) | (Fast) kahlköpfig, Einem Kahlkopf ähnlich. Плѣшивый.

4283) Phalacros φαλακροω, kahl machen; плѣшивую). | Kahl, Kahlköpfig. Плѣшивый, Лысый.

4284) Phalacroma (φαλακροω, v. unter phalacros). | Der Kahlkopf, eigentl.: Das Kahlgemachte. Плѣшакъ.

4285) Phalacrosis (v. φαλακροω, v. Phalacros). | 1) Das Kahlwerden. Оплѣшивѣніе. 2) Das Kahlsein. Быть плѣшивымъ. Vid. Alopecia.

4286) Phalacrotes, genit. —etis (v. Phalacros). | Die Kahlheit, daher = Alopecia, Der Kahlkopf. Плѣшивость, Плѣшакъ.

Phalaena bombyx mori, v. Bombyx mori.

Phalange = Phalanx.

4287) Phalanges digitorum pedis, Ossa s. Articuli, s. Internodia digitorum pedis. | Phalangen der Zehen, Zehenknochen, Glieder oder Knochen, oder Reihen, oder Gelenke der Zehen, Zehenglieder. Перстные суставы ноги.

4288) Phalanges (s. Phalanx) digitorum manus, Ossa s. Agmina, s. Acies, s. Articuli, s. Scuticula, s. Nodi, s. Internodia, s. Scytalides, s. Condyli digitorum manus. | Phalangen der Finger, Knochen oder Reihen, oder Glieder, oder Gelenke, oder Reihenbeine der Finger, Fingerreihenbeine, Fingerglieder, Fingerknochen. Перстные суставы руки или ряды костей ручныхъ перстовъ.

Phalanges manus, v. Metacarpus.

4289) Phalanges mediae s. secundae, s. secundi ordinis manus condyli. | Mittlere oder Zweite Glieder der Hand. Середніе или вторые перстные суставы.

4290) Phalanges primae s. posteriores, s. ordinis primi manus, Procondyli. | Hintere oder Erste Handglieder der Hand. Первые или задніе перстные суставы.

4291) Phalanges tertiae s. tertii ordinis, s. ultimae, s. anteriores, s. unguiculares manus, Metacondyli. | Vordere od. Vorderste, od. Dritte, od. Aeusserste, od. Letzte Nagelglieder. Третіе или послѣдніе перстные суставы.

Phalanges unguiculares, v. Phalanges tertiae.

Phalangosis (v. Phalanx) = Trichiasis et Distichia.

4292) Phalanx, φαλαγξ (φαλος, v. Phalus), genit. —ngis. | Die Reihe, Die regelmässige Folge mehrerer Dinge derselben Art; daher: Eine Gliederreihe der Finger od. Zehen. Рядъ, Перстный суставъ.

4293) Phalaris. | Glanzgras. Канарейникъ.

4294) Phalaris arundinacea. | Rohrglanzgras. Канарейникъ тростничный, Блестецъ тростничный.

4295) Phalaris canariensis. | Kanariengras. Канарейникъ, Канареечная трава, Канарейное сѣмя, Канареечникъ.

4296) Phallalgia (v. phallus et algos). | Ein (andauernder) Schmerz im männlichen Gliede. Боль въ мужескомъ дѣтородномъ удѣ.

4297) Phallalgicus (v. Phallalgia). | Phallalgie betreffend, damit behaftet, davon herrührend. Происходящій отъ Phallalgia.

4298) Phallanastrophe, Phallanastrophia (v. phallus et anastrophe). | Eine Verdrehung des männlichen Gliedes, Ruthenverdrehung. Скрученіе мужескаго дѣтороднаго уда.

4299) **Phallanastrophicus** (v. Phallanastrophe). | Phallanastrophe betreffend, davon herrührend. Происходящій отъ Phallanastrophe.

4300) **Phallaneurysma** (v. phallus et neurysma). | Eine Pulsadergeschwulst am männlichen Gliede. Артеріальная опухоль на мужескомъ дѣтородномъ удѣ.

4301) **Phallaneurysmaticus** (v. Phallaneurysma). | Phallaneurysma betreffend, daran leidend, davon herrührend. Происходящій отъ Phallaneurysma.

4302) **Phallicus** (v. Phallus). | Zum männlichen Gliede (eigentlich nur zum Phallus) gehörig, dasselbe betreffend, davon herrührend. Принадлежащій къ мужескому дѣтородному уду, отъ онаго происходящій.

4303) **Phallocampsis** (v. phallus et campsis). | Die Krümmung des männlichen Gliedes, Ruthenkrümmung. Искривленіе мужескаго дѣтороднаго уда.

4304) **Phallocampticus** (v. Phallocampsis). | Phallokampsis betreffend, davon herrührend. Происходящій отъ Phallocampsis.

4305) **Phallocarcinoma** (v. phallus et carcinoma). | Der Krebs des männlichen Gliedes, Ruthenkrebs. Ракъ на мужескомъ дѣтородномъ удѣ.

4306) **Phallocarcinomatosus** (v. Phallocarcinoma). | 1) Mit Phallokarkinoma behaftet. Одержимъ ракомъ на мужескомъ дѣтородномъ удѣ. 2) = Phallocarcinomaticus.

4307) **Phallocarcinomaticus** (v. Phallocarcinoma). | Phallokarkinoma betreffend, damit behaftet, davon herrührend. Происходящій отъ Phallocarcinoma.

4308) **Phallocrypsis** (v. phallus et crypsis). | Das Verkriechen (zu starke Zurückziehen) des männlichen Gliedes, Das Ruthenschwinden. Сокрытіе, Втянутіе внутрь мужескаго дѣтороднаго уда.

4309) **Phallocrypticus** (v. Phallocrypsis). | Phallokrypsis betreffend, damit behaftet, davon herrührend. Происходящій отъ Phallocrypsis.

4310) **Phalloides.** | Phalloiden. Сморчковидныя растѣнія.

4311) **Phallopsophia** (v. phallus et psophus). | Ein Abgang von Luft durch das männliche Glied. Выхожденіе вѣтровъ изъ мужескаго дѣтороднаго уда.

4312) **Phallorrhagia** (v. phallus et rhage). | Eine (heftige) Blutung aus dem männlichen Gliede. Кровоизліяніе изъ сосудовъ мужескаго дѣтороднаго уда. Vid. Stymatosis.

Phallorrhoea (v. phallus et rhoe, rhoea) = Urethritis (cum effluvio), Blennorrhagia et Gonorrhoea occulta virorum.

4313) **Phallorrhoicus** (v. Phallorrhoea). | Phallorrhöe betreffend, damit behaftet, davon herrührend. Происходящій отъ продолжительнаго перелоя.

4314) **Phallorrhoischesis** (v. phallorrhoea et ischesis). | Die plötzliche Verhaltung des Ausflusses beim Tripper, Die Stopfung des Trippers. Задержаніе истеченія въ перелоѣ.

4315) **Phallorrhoischeticus** (v. Phallorrhoischesis). | Die Stopfung des Trippers betreffend, davon herrührend. Происходящій отъ задержаннаго перелоя.

4316) **Phallus**, φαλλος. | Das männliche Glied. Мужескій дѣтородный удъ. Vid. Penis.

Phallus esculentus, v. Morchella esculenta.

4317) **Phallus** impudicus. | Schamloser Gliedschwamm, Gichtschwamm, Schelmenei, Hexenei. Сморчокъ безстыдный, нескромный.

4318) **Phanerogamae** (phaneros et gamos). | Offenblühende Gewächse. Растѣнія явственнобрачныя.

4319) **Phanerogamia** (v. Phanerogame). | Die offenbare Ehe (Botan.). Явноженство.

4320) **Phaneros**, φανερος, φανος (φαινω, v. Phaenomenon). | Sichtbar, In die Augen fallend, Offenbar. Очевидный, Свѣтлый, Ясный, Явственный, Явный.

4321) **Phanerozous** (v. phaneros et zoe). | Deutlich lebend, als Gegensatz des scheinbar Todten. Ясножизненный. Vid. Cryptozous.

4322) **Phantasia** s. Phantasticon (v. φανταζω, viel erscheinen machen, grosses Aufsehen zu machen suchen, prahlen; показываю, представляю). | 1) Die Vorstellung. Представленіе, воображеніе. 2) Das Vorstellungsvermögen, Imaginatio. Сила воображенія. 3) Die falsche, leere Vorstellung, Phantasie, Phantasei. Фантазія, Мечтаніе, Мечтательность. 4) = Delirium.

4323) **Phantasiodes** (v. Phantasia). | Einer Phantasie ähnlich, Phantasieartig. Подобный фантазіи, Причиняемый силою воображенія.

4324) **Phantasma** (φανταζω, v. Phantasia). | Eine leere, eitle (grundlose) Vorstellung, Ein Trugbild, Phantasma. Мечта, Привидѣніе.

Phantasmata, v. singul. Phantasma.

4325) **Phantasmaticus** (v. Phantasma). | 1) = Phantasticus. 2) Bei Einigen: Vorgebliche oder Vermeintliche Erscheinungen (von Geistern, sogenannte Ahndungen) betreffend, Dadurch, wirklich oder vermeintlich, bewirkt. Причиняемый мнимыми видѣніями.

Phantasmation, diminut. a Phantasma.

4326) **Phantasmoscopia** (v. phantasma et scope). | Das Gespenstersehen, Ein melancholischer, fixer Wahnsinn, wobei der Kranke sich viel mit Trugbildern quält, und Gespenster zu sehen glaubt. Постоянное сумашествіе, Когда больному представляются видѣнія.

4327) **Phantasticon** (v. *φανταζω*, v. unter phantasia). | 1) Das Vorstellungsvermögen. Сила воображенія. 2) = Phantasma, v. Phantasia.

4328) **Phantasticus** (v. Phantasticon). | 1) Bei den Alten bes.: Was zum Vorstellungsvermögen gehört, dadurch entsteht. Происходящій силою воображенія. 2) Phantastisch, Eingebildet, Durch Einbildung entstanden. Мечтательный, Причиняемый воображеніемъ.

4329) **Phantaston** (*φανταστος*, durch das Vorstellungsvermögen entstanden; причиняемый силою воображенія). | Das durch das Vorstellungsvermögen in der Seele entstandene Bild von äussern Gegenständen, Die Idee. Идея или воображеніе внѣшнихъ предметовъ. Vid. Praepositio.

4330) **Phantoma** (v. *φαντοω*, sich eine Vorstellung machen, sich einbilden; воображать себѣ). | 1) Das Phantom, Ein Traumbild, Trugbild = Phantasma. Мечта. 2) Ein mechanisch nachgebildetes Organ des Körpers, um daran Uebungen für Anfänger anzustellen, z. B. Phantoma obstetricium, ein Phantom für Uebungen in der Geburtshülfe; Ophthalmophantoma, ein Phantom für Uebungen in Augenoperationen. Фантомъ; органъ сдѣланный подобно естественному, для упражненія надъ онымъ учащимся въ акушерствѣ, глазныхъ операціяхъ и проч. Ophthalmophantoma, Глазной фантомъ.

4331) **Pharicon**, *φαρικον*. | Bei Galen, Dioskorides und And.: Ein sehr heftiges, einfaches Gift. Весьма сильный, простый ядъ.

4332) **Pharmaca** (v. Pharmacon), Medicamina, Medicamenta. | Arzneimittel. Лекарства.

Pharmaceum (v. Pharmacon) = Apotheca.

Pharmaceus = Pharmaceuta.

4333) **Pharmaceuta** (v. Pharmacon). | 1) = Pharmacopoeus. 2) Einer, der Arzneien anwenden lehrt, also Pharmakolog, Arzt. Тотъ кто учитъ употреблять лекарства. 3) Einer, der Arzneien einnimmt, einschmiert, also: Der Kranke. Кто употребляетъ лекарства. 4) Ein Giftmischer. Кто приготовляетъ ядъ, Ядодѣлатель, Ядотворъ. 5) Einer, der Zaubermittel macht, Ein Zauberer. Производящій волшебныя средства, Волшебникъ.

Pharmaceutica, Pharmaceutice (v. Pharmaceuta) = Pharmacia.

4334) **Pharmaceuticus** (v. Pharmacia). | Pharmaceutisch, Pharmaceut. Фармацевтикъ, Фармацевтическій, Относящійся къ приготовленію лекарства.

4335) **Pharmacia**, *φαρμακεια* (*φαρμακευω*, v. Pharmacon) s. Pharmaceutica, Pharmacopoea. | 1) Die Kunst, Arzneien zu bereiten, Apothekerkunst, Pharmacie. Фармацевтика, Искуство приготовлять лекарства; аптекарское искуство, Аптекарская наука. 2) Bei Hippokrates auch: Die Anwendung der Arzneien, Das Eingeben derselben. Употребленіе лекарствъ.

Pharmacion, diminut. a Pharmacon.

4336) **Pharmacites** (Vinum) (v. Pharmacon) = Vinum medicatum. | Kräuterwein. Лекарственное вино.

4337) **Pharmacochymia** (v. pharmacon et chymia). | Die pharmaceutische Chemie. Фармацевтическая химія.

4338) **Pharmacodynamica**, Pharmacodynamice, Pharmacodynamiologia (v. pharmacon et dynamice oder dynamiologia) | Die Lehre von den Wirkungen der Arzneien, Die Pharmakodynamik, Pharmakodynamiologie. Ученіе о дѣйствіяхъ лекарствъ.

4339) **Pharmacognosia** (v. pharmacon et gnosis). | Die Erkenntniss der Arzneimittel, auch Die Lehre davon, Die Arzneimittelkunde. Фармакогнозія, Ученіе о признакахъ (доброты и подмѣси) лекарственныхъ веществъ.

4340) **Pharmacologia** (v. pharmacon et logos). | Die Arzneimittellehre. Фармакологія; врачебное веществословіе.

4341) **Pharmacomania** (pharmacon et mania). | Die Arzneisucht. Страсть къ лекарствамъ.

4342) **Pharmacon**, *φαρμακευω* (*φαρμα*, *φαρμασσω*; ich gebrauche, gebe, mache Arzneien od. Gift, ich färbe; употребляю, даю, дѣлаю лекарства или ядъ; крашу). | Das Arzneimittel, Gift, Die Farbe, Der Zaubertrank. Лекарство, Ядъ, Краска, Мазь, Волшебное средство.

4343) **Pharmacopoea** od. richtiger

Pharmacopoeia (v. Pharmacopoeus). | Die Pharmakopöa, Die (officinelle) Anweisung zur Bereitung der Arzneien, Das sogenannte Dispensatorium. Диспенсаторія, Фармакопеа, Аптекарская книга, Предписаніе, какъ готовить лекарства. Borussica. | Die preussische. Пруская. Navalis. | Schiffspharmakopöa. Фармакопеа для флота. Pauperum. | Armenpharmakopöa. Для бѣдныхъ.

4344) Pharmacopoei auxiliarius. | Apothekergeselle, Apothekergehülfe. Аптекарскій помощникъ или гезеллъ.

4345) Pharmacopoeus (v. pharmacon et ποιεω, machen; дѣлать). | Ein Apotheker; bei den Alten überhaupt, wer Pharmakon macht oder damit umgeht: Färber, Giftmischer, Zauberer. Аптекарь; Приготовляющій лекарства; ядотворецъ; Волшебникъ. Vid. Apothecarius.

4346) Pharmacopoeus substitutus. | Provisor. Провизоръ.

4347) Pharmacopōla (v. pharmacon et πωλεω, verkaufen; продавать). | Der Arzneihändler. Торгующій лекарствами. Vid. Apothecarius.

4348) Pharmacopolium, Taberna medica. | Apotheke. Аптека.

4349) Pharmacoposia (v. pharmacon et posis). | Das Einnehmen von (flüssigen) Arzneien u. dgl., Das Arzneitrinken, Gifttrinken. Употребленіе (жидкихъ) лекарствъ.

4350) Pharmacotheca (v. pharmacon et theca). | Eine Arzneikiste, Eine Hausapotheke, auch = Apotheka. Ящикъ для сохраненія лекарствъ, Домашняя аптека.

4351) Pharmacotriba, Pharmacotrips (v. pharmacon et τριβω, reiben; тереть). | Der Reiber oder Stösser in der Apotheke. Кто третъ (въ аптекѣ) лекарства.

Pharmacter = Pharmaceus.

Pharmacum = Pharmacon.

Pharmacurgicus, Pharmacurgus (v. pharmacon et ergon, vgl. Chirurgus) = Pharmacopoeus.

4352) Pharmatticus (v. φαρματτω). | Von Arzneien, Giften od. dgl. entstanden. Происходящій отъ лекарствъ или ядовъ.

Pharmaxis (v. φαρμασσω, φαρματτω; fut. αξω, v. Pharmacon) = Pharmacia (bes. in der Bedeutung: Anwendung und Gebrauch von Arzneien).

Pharus, v. Pharynx.

Pharygathron, Pharygethron, Pharyngethron = Pharynx.

4353) Pharyngemphraxis (v. pharynx et emphraxis). | Eine Verstopfung des Schlundes (durch fremde Körper, durch Geschwülste etc.). Засореніе глотки (инородными тѣлами, опухолью и т. п.).

4354) Pharyngemphracticus. | Pharyngemphraxis betreffend, dazu gehörig, davon herrührend. Происходящій отъ засоренія глотки.

Pharyngethron, Pharyngethros, v. Pharynx et Os hyoides.

4355) Pharyngeurysma (v. pharynx et eurysma). | Eine (krankhafte) Schlunderweiterung. Расширеніе глотки. Vid. Pharyngocele.

4356) Pharyngeus (v. Pharynx). | Zum Schlund gehörig. Принадлежащій къ глоткѣ.

4357) Pharyngitis (v. Pharynx), Angina pharyngea. | Eine Schlundentzündung, Entzündung des Schlundkopfes. Воспаленіе глотки.

Pharyngitis apostematosa, v. Abscessus pharyngis.

Pharyngitis phthisica s. ulcerosa, v. Phthisis pharyngea.

Pharyngo-peristole, v. Strictura oesophagi compressoria.

4358) Pharyngocele (v. pharynx et cele) s. Pharyngeurysma, Diverticulum s. Hernia, s. prolapsus oesophagi vel pharyngis, Oesophagus succenturiatus. | Der sogenannte Schlundbruch, Schlundfall, Schlundfang, von Auftreibung und Erschlaffung der innern Schlundwände, Vorfall des Schlundes, Krankhafte Ausdehnung des Schlundes. Выпаденіе глотки.

4359) Pharyngolysis (v. pharynx et lysis, in der Bedeutung von paralysis). | Die Schlundlähmung, Lähmung der Schlundmuskeln. Онѣмѣніе или параличь мышицъ глоточныхъ. Vid. Dysphagia paralytica.

4360) Pharyngopalatinus (v. pharynx et palatum). | Was zugleich den Schlund und den Gaumen betrifft. Принадлежащій къ глоткѣ и нёбу (во рту).

4361) Pharyngoperistole (v. pharynx et peristole). | Die Schlundverengerung. Суженіе глотки.

Pharyngoplegia (v. Pharynx et Plegia) = Pharyngolysis.

4362) Pharyngorrhagia (v. Pharynx et Rhagia). | Ein Schlundblutfluss, Starke Blutung aus Schlundgefässen. Кровотеченіе изъ сосудовъ глотки.

4363) Pharyngospasmus (v. Pharynx et Spasmus). | Ein Schlundkrampf. Корча глотки.

4364) Pharyngotomia (v. Pharynx et Tome). | Der Schlundschnitt. Вскрытіе глотки.

4365) **Pharyngotomus** (v. Pharyngotomia). | Ein Messer oder ähnliches Werkzeug zum Schlundschnitt, Das Pharyngotom, Die verborgene Halslanzette. Фарингутомъ, Инструментъ служащій для вскрытія глотки.

4366) **Pharynx**, Pharyx, Pharus (v. φαρω, spalten, eindringen; раскалываю).| Der Schlund, Schlundkopf. Глотка, Заторникъ. Vid. Larynx et Oesophagus.

4367) **Phaseolus**. | Bohne. Фасоль.

Phaseolus coccineus, v. Phaseolus multiflorus.

4368) **Phaseolus multiflorus**, Phaseolus vulgaris, Phaseolus coccineus. | Vielblüthige Bohne, Feuerbohne. Фасоль многоцвѣтная.

4369) **Phaseolus nanus**. | Zwergbohne. Рвотный бобъ.

4370) **Phaseolus vulgaris**, Faba.| Gemeine Bohne, Schmink- oder Schneidebohne, Wälsche, Türkische Bohne. Бобы турецкіе или Фасоль.

4371) **Phasianus colchicus**. | Gemeiner Fasan. Фазанъ.

Phasianus gallus, v. Gallus bankiva.

4372) **Phasianus nyctemerus**. | Der Silberfasan. Китайскій, серебрянный фазанъ.

4373) **Phasianus pictus**. | Goldfasan. Китайскій, золотой фазанъ.

Phasmata, v. Phantasmata.

Phatnae, v. Phatnia.

4374) **Phatne**, Phatnion, dimin. ab φατνη, φατνιον, πατνιον (v. πασω, zu fressen geben; πασμαι, fressen, weiden, ѣсть, пасти). | Die Zahnhöhle. Зубныя ямки.

Phatnia, v. Alveoli dentium.

4375) **Phatnicus** (v. Phatne). | Die Zahnhöhlen betreffend, dazu gehörig. Принадлежащій къ зубнымъ ямкамъ.

4376) **Phatnorrhagia** (v. Phatne et Rhage). | Ein Zahnhöhlenblutfluss. Кровотеченіе изъ зубныхъ ямочекъ. Vid. Stomatorrhagia alveolarum.

4377) **Phaulos**, φαυλος, φαυρος. | Schlecht, Gering, Wenig werth. Худый, Маловажный, Безцѣнный, Дешевый.

Phellandrium aquaticum, v. Oenanthe phellandrium.

4378) **Phengophobia** (v. Phengos et Phobos). | Die Glanzscheu, Der Widerwille gegen glänzende, stark beleuchtete u. dergl. Gegenstände, = sogen. Hydrophobie. Блескобоязнь, Нетерпѣніе блеска или сіянія.

4379) **Phengophobicus**, Phengophobus (v. Phengophobia). | Phengophobie betreffend, daran leidend, davon herrührend. Причиняемый блескобоязнью.

4380) **Phengos**, φεγγος, genit. —εος, —ους. | Der Glanz, Das helle (flimmernde) Licht. Свѣтъ, Блескъ, Сіяніе.

4381) **Pherea**, φηρεα. | Bei Hippokr. starke Anschwellungen der Ohrdrüsen. Сильная опухоль околоушныхъ желѣзъ.

4382) **Phero**, φερω. | Tragen, Fortschaffen, Fahren. Несу, Везу, Веду.

Pheugydron (v. Pheugydros) = Hydrophobia.

4383) **Pheugydros** (v. φευγω, fliehen, fugio, et hydor). | Wasserscheu. Водобоязнь.

4384) **Phiala**, Phiola, φιαλη, attisch φιελη (v. Hyalos). | Die sogen. Phiole, Der Destillirkolben. Чаша, Сосудъ для питья.

4385) **Philadelphus coronarius**. | Wohlriechender Pfefferstrauch, Wilder Jasmin. Сирена бѣлая.

4386) **Philadynamos** (φιλεω, lieben, любить, v. philos et adynamos). | Bei Hippokrates: Was direkt und sicher schwächt, die Lebensthätigkeit herabstimmt. Что непосредственно ослабляетъ, уменьшаетъ жизненную дѣятельность.

4387) **Philanthropia** (v. Philanthropus). | Philanthropie, Menschenliebe, Menschenfreundschaft. Человѣколюбіе.

4388) **Philanthropus** (v. Philos et Anthropos). | Der Menschenfreund. Филантропъ, Человѣколюбецъ.

Philantia, v. Philautia.

Philautia = Autophilia.

Phileris, v. Rixosus.

Philerister, Rixosus.

Phileristicus, v. Rixosus.

Phileristos, v. Rixosus.

4389) **Philiatros** (v. Philos et Iatros). | Ein Freund der Aerzte od. der Heilkunde, Bei Galen ein Studiosus medicinae. Любитель медиковъ или медицины, Такъ же студентъ медицины.

Philitrum, v. Lacuna labii superioris.

4390) **Philochemicus**, Philochymicus (v. Philos et Chemia). | Ein Freund oder Liebhaber der Chemie. Любитель химіи.

Philocothonistes, v. Potator.

Philodepastus, v. Potator.

Philoenia, v. Bibesia.

4391) **Philoenus** (v. Philos et Oenus). | Der Trinker, Leidenschaftlicher Weintrinker. Питокъ, Страстноупотребляющій вино. Vid. Potator.

Philogynaeos, Philogynaex, Philogynes, Philogynos, v. Muliebrosus.

Philolagnos, v. Libidinosus.

Philomanteotes, v. Vates.

Philomantis, v. Vates.

Philomathes, v. Philosophus.

4392) **Philomathia** (v. Philomathicus). | Die Wissbegierde, Lernbegierde. Любознаніе.

4393) **Philomathicus** (v. Philos et Mathesis). | 1) Wissbegierig, Lernbegierig. Любознательный. 2) Jetzt auch oft: Die Wissenschaften betreffend, dieselben fördernd. Относящійся къ наукамъ. 3) Bei Einigen: Von zu häufigem Studiren herrührend. Происходящій отъ многаго занятія науками.

Philomaticus, v. Philomathicus.

Philopatridomantia, v. Nostalgia.

4394) **Philophysicus** (v. Philos et Physicus s. Physis). | Ein Naturforscher. Естествоиспытатель.

4395) **Philoristia** (philos et οριζω, v. Aphorismus). | Die Definirsucht, Wortklauberei. Страсть къ опредѣленію назначеній словъ.

4396) **Philos**, φιλος (φιλεω, lieben, любить). | Lieb, Freundschaftlich, Der Freund. Любезный, Пріятный, Дорогой, Другъ.

4397) **Philosophaster**, —tri. | Ein Scheinphilosoph. Мнимый философъ.

4398) **Philosophema** (v. φιλοσοφεω, studiren, philosophiren; любомудрствовать; v. Philosophia). | Ein Gegenstand philosophischer Untersuchung, Ein Philosophem. Предметъ философическихъ изслѣдованій.

4399) **Philosophia** (v. Philosophus). | Die Philosophie, Die Weltweisheit, eigentl. Die Liebe zur Weisheit, zur Wissenschaft und Kunst. Философія, Любомудріе.

Philosophia aulica, v. Logica.

4400) **Philosophia** Aristotelica. | Aristotelische Philosophie. Философія Аристотелева.

Philosophia Cabbalistica, v. Cabbala.

Philosophia corporis vivi, v. Physiologia.

Philosophia corpuscularis, v. Systema atomisticum.

Philosophia contemplativa, v. Theosophia.

Philosophia instrumentalis, v. Logica.

Philosophia logica, v. Logica.

Philosophia magnetica, v. Magnetologia.

4401) **Philosophia** moralis s. morum, Disciplina moralis, Ethica, Ethice, Ethologia, Morologium. | Moralphilosophie, Philosophische Moral, Moralische Weltweisheit, Moralische Wissenschaft, Moralsittenlehre, Tugendlehre, Pflichtenlehre, Ethik, Aretologia. Нравственная философія или наука, Эѳика, Этика, Нравоученіе.

Philosophia morum, v. Philosophia moralis.

4402) **Philosophia** naturalis. | Naturphilosophie. Натуральная философія.

Philosophia per ignem, v. Chemia.

Philosophia prima, v. Metaphysica et Ontologia.

Philosophia rationalis, v. Logica.

Philosophia speculatrix, v. Metaphysica.

Philosophia supernaturalis, v. Metaphysica.

Philosophia transnaturalis, v. Metaphysica.

4403) **Philosophia** transcendentalis. | Transcendentalphilosophie. Трансцендентальная философія.

4404) **Philosophus** (philos et sophos), Philomathes. | Philosoph, Weltweiser. Философъ, Любомудрецъ, Любомудръ.

Philotecnia, v. Philogonia.

Philotimia, v. Gloriatio.

Philozoia, v. Philopsychia.

4405) **Philtron**, Philtrum (φιλεω, v. Philos). | 1) Der Liebestrank, Liebesbecher, eigentl. Ein Mittel, sich beliebt zu machen. Любовное питье, Средство клонящее къ любви. 2) Das Grübchen auf der Oberlippe. Ложбинка, Ложжинка, Ямочка на верхней губѣ.

Philtrum, v. Philtron.

Phima, v. Phyma.

4406) **Phimosis** (v. φιμοω, fut. —ωσω, [einen Theil ganz] einschnüren; Сжимать, стягивать) s. Strictura praeputii. | Die Verengerung der Vorhaut (um die Eichel, so dass diese nicht entblösst werden kann), Vorhautsverengerung, Phimosis. Незалупа, Незаворачиваніе или Невозможность заворачиванія крайней плоти.

Phimosis adnata, v. Phimosis puerilis.

Phimosis circumligata, v. Paraphimosis.

Phimosis congenita, v. Phimosis puerilis.

Phimosis inflammata, v. Phimosis phlegmonodea.

4407) **Phimosis** oedematodea, Hydrophimosis. | Wassergeschwulst der Vorhaut mit Phimosis. Отекъ крайней плоти соприженный съ незалупою.

4408) **Phimosis** phlegmonodea s. inflammata. | Die entzündliche Phimosis. Незалупа воспалительная.

4409) **Phimosis** puerilis s. congenita. | Angeborne Vorhautsverengerung. Незалупа врожденная.

4410) **Phimosis** scirrhodea. | Die skirröse Verengung der Vorhaut. Незалупа съ затвердѣніемъ.

4411) **Phimosis** vaginalis. | Phimosis

der Scheide. Сильное воспаленіе съ опухолью меньшихъ губъ.

4412) Phimosis vera. | Die ächte Phimosis oder Verengung der Vorhaut. Настоящая незалупа.

4413) Phimoticus (v. Phimosis). | Phimosis betreffend, damit behaftet, davon herrührend. Происходящій отъ незалупы.

Phlasis, Phlasma, Phlasmos, φλασις, v. Thlasis.

4414) Phlebarteriodialysis (v. Phlebs, Arteria et Dialysis) s. Aneurysma per anastomosin, mixtum, venosum, varicosum. | Die venöse Schlagadergeschwulst (Aneurysma venoso-arteriosum s. varicosum). Венно-артерійный желвакъ, Аневрисма соустій сосудовъ.

4415) Phlebectasis, Dilatatio venarum. | Venenerweiterung, Erweiterung der Venen. Расширеніе крововозвратныхъ жилъ.

4416) Phlebemphracticus (v. Phlebemphraxis). | Phlebemphraxis betreffend, daran leidend, davon herrührend. Происходящій отъ засоренія венъ.

4417) Phlebemphraxis (v. Phlebs et Emphraxis). | Eine Ueberfüllung, (und) Verstopfung der Blutadern. Засореніе венъ.

4418) Phlebeurysma (v. Phlebs et Eurysma). | Die Blutaderausdehnung, Varix. Расширеніе венъ. Vid. Varix.

4419) Phlebicus (v. Phlebs). | Die Blutadern (oder eine Blutader) betreffend, dazu gehörig, davon herrührend. Происходящій отъ венъ.

4420) Phlebion (Dimin. v. Phlebs). | Eine kleine Blutader, Ein Aederchen, Venula. Маленькая вена, жилка.

4421) Phlebitis (v. Phlebs et Iritis). | Die Blutaderentzündung. Воспаленіе венъ.

4422) Phlebodes (phlebs et ειδος). | 1) Voll Adern. Жилистый. 2) Aderähnlich. Жилоподобный.

4423) Phlebopalia (phlebs et παλλω, v. Palmos). | Aderschlag, Puls. Біеніе жилъ, Пульсъ.

4424) Phlebophthalmotomia, richtiger: Ophthalmophlebotomia (v. Phlebs, Ophthalmos et Tome). | Das Aderlassen am Auge, Das Oeffnen (Skarificiren) der Blutgefässe auf der Konjunktiva. Искуственное вскрытіе поверхностныхъ венъ соединительной плевы глаза.

Phleborhexis, v. Phleborrhexis.

4425) Phleborrhagia (v. Phlebs et Rhexis). | 1) Ein Blutfluss aus den Venen. Кровотеченіе изъ венъ. 2) = Phleborrhexis.

4426) Phleborrhexis (v. Phlebs et Rhexis). | Der Aderriss, Das Zerplatzen einer Vene. Разрывъ вены. Vid. Ruptura venae.

4427) Phlebotomia (v. Phlebs et Tome). | Der Aderlass. Кровопусканіе. Vid. Venaesectio.

4428) Phlebotomus (v. Phlebotomia). | Das Aderlasswerkzeug, Der sogenannte Aderlassschnepper. Шнепсръ, Всякое орудіе коимъ вскрываютъ вены.

4429) Phlebotomus orichalceus. | Ein messingener Schnepper. Шнепсръ мѣдный.

4430) Phlebs, φλεψ, —εβος (φλεω, φλω, flo, inflo; blasen, (auf)-blasen; киплю, воздымаюсь). | Die Ader, Vene, Bei den Alten: Ader überhaupt, ohne Unterschied, eigentlich aber Etwas Aufgetriebenes oder Sich auftreibendes. Жила, Вена. Vid. Vena.

Phledonia (v. Phledonodes) = Delirium.

4431) Phledonodes (φλεω et ειδος). | Irre redend, Delirirend, besond. von wild Delirirenden. Бредящій.

4432) Phlegma, φλεγμα, genit. —τος (v. φλεγω, φλεγμαινω, brennen; жечь). | Das Verbrannte, Abgebrannte und dadurch kalt, geschmacklos (indifferent) geworden, Alles Indifferente, daher Der Schleim od. jede andere kalte, wässerige, geschmacklose Feuchtigkeit. Слизь, Мокрота, Харкотина. Vid. Mucus.

4433) Phlegma (s. Pituita) narium crassior. | Der Rotz. Возгря, Возгривая мокрота.

Phlegma frigidum, v. Spissitudo frigida.

Phlegma phlegmonodes, v. Spissitudo inflammatoria.

4434) Phlegmagoga (medicamina) (phlegma et αγω, (aus)führen; гнать). | Schleimausleerende Mittel. Средства слизь испражняющія.

Phlegmapyra, v. Phlegmatopyra.

Phlegmasia (φλεγμαινω, v. Phlegma) = Phlogosis, Phlegmone, v. Inflammatio topica.

Phlegmasia abdominalis puerperarum, v. Febris puerperalis.

Phlegmasia aderosa, v. Adenitis.

Phlegmasia cutanea cellularis, v. Scleriasis neonatorum.

Phlegmasia myoica, v. Myositis.

Phlegmasia glandulosa, v. Adenitis.

4435) Phlegmasia serosa. | Eine seröse Entzündung. Воспаленіе сывороточное.

4436) Phlegmasiticus (v. Phlegmasia). | Entzündlich, Inflammatorisch, Von

Entzündung herrührend. Воспалительный, Происходящій отъ воспаленія.

Phlegmathymen = Phlegmymen.

4437) Phlegmatia (v. Phlegmatias). | Die Wasser- oder Schleimgeschwulst. Водяная или Слизистая опухоль.

Phlegmatia alba dolens puerpurarum, v. Oedema lacteum.

Phlegmatia stupida, v. Anasarca lymphatica.

4438) Phlegmatias (v. Phlegma). | 1) Verschleimter. Полный слизи, многомокротный. 2) = Phlegmaticus.

4439) Phlegmatici, Homines phlegmatici s. pituitosi. | Phlegmatische Personen, Phlegmatici, Phlegmatiker. Флегматическіе.

4440) Phlegmaticus (v. Phlegma, in der Bedeutung Wasser, Schleim) s. Phlegmatias). | Phlegmatisch, Von phlegmatischem Temperament. Флегматическій, Мокротный, Многомокротный.

Phlegmatites, v. Anasarca lymphatica.

4441) Phlegmatodes (phlegma et εἰδος). | 1) Entzündungsartig, Entzündet. Воспалительный, Похожій на воспаленіе. 2) Schleimartig, Schleimähnlich oder wie Phlegma. Слизеподобный, Похожій на слизь.

4442) Phlegmatopyra (v. Phlegma et Pyra s. Pyretos). | Das Schleimfieber. Слизистая, мокротная лихорадка.

4443) Phlegmatorrhagia (phlegma et ῥηγνυμι, v. Rhexis) = Catarrhus. | Ein Schleimausfluss (aus der Nase). Текучій насморкъ, Слизетеченіе (изъ носа).

Phlegmatorrhoea (phlegma et ῥεω, v. Rhoea), v. Phlegmatorrhagia.

Phlegmhymen, v. Phlegmymen.

Phlegmhymenitis, v. Phlegmymenitis.

4444) Phlegmone, φλεγμονη (φλεγω, v. Phlegma). | 1) Die allgemeine Entzündung. Всеобщее, настоящее, глубокое, постоянное воспаленіе, Флегмоне. 2) Eine Entzündungsgeschwulst. Воспалительная опухоль.

4445) Phlegmone oculi. | Die reine, ächte, hypersthenische Entzündung der innern Theile des Auges. Настоящее воспаленіе внутреннихъ частей глаза.

Phlegmone putrida, v. Gangraena inflammatoria.

Phlegmone ventriculi, v. Gastritis.

4446) Phlegmonodes (v. Phlegmone et Eidos), Phlegmonosus. | Entzündlich, Entzündungsartig. Воспалительный, Похожій на воспаленіе или Воспалительную опухоль, Флегмонозный.

4447) Phlegmymen (v. Phlegma et Hymen). | Eine Schleimhaut. Слизистая перепонка.

4448) Phlegmymenitis (v. Phlegmymen et Iritis). | Eine Schleimhautentzündung. Воспаленіе слизистыхъ перепонокъ.

Phleps, v. Phlebs, Penis et Vena.

4449) Phlogia. | Die Flamme, Entzündung. = Phlox. Пламя.

4450) Phlogiston (φλογιστος, eigentl. geröstet, gebraten, gebrannt; жареный, жженный; φλεγω; v. Phlegma, Phlox). | Der Brennstoff, Feuerstoff, Das sogen. (vermeintl.) absolut leichte Phlogiston. Флогистическое или Горючее начало или вещество.

4451) Phlogisticus (φλογιστος, v. Phlogiston). | Phlogistisch, Entzündlich, Entzündung erregend, davon herrührend. Воспалительный, Воспалительнаго свойства, Происходящій отъ воспаленія.

4452) Phlogochroma cordis. | Entzündliche Färbung des Herzens. Воспалительный цвѣтъ сердца.

4453) Phlogodes, φλογωδης (v. Phlox). | Entzündet, Flammig. Воспалительный, Пламенный.

4454) Phlogopyra (v. φλεγω [φλογω], φλογοω; brennen, in Feuer setzen, entzünden; зажигать, горѣть; v. Phlegma, Phlox et Phlogosis). | Das Entzündungsfieber. Воспалительная лихорадка.

4455) Phlogosis, φλογωσις (φλογοω, v. Phlogopyra). | 1) Eigentl. = Phlegmone, od. eigentl. noch mehr: Eine heftige Entzündung, Das Verbrennen. Воспаленіе, Сильное воспаленіе. 2) Eine fliegende Hitze, Ein flüchtiges Rothwerden des Gesichts. Скоропереходящій жаръ. Vid. Inflammatio vera.

Phlogosis oculi, v. Taraxis.

4456) Phlomis fruticosa. | Strauchartige Phlomis oder Wullig. Посошокъ кустарниковатый.

4457) Phlomis tuberosa. | Knollige Phlomis. Посошокъ узловатый, Запья трава, Посошокъ, Занникъ шишковатый.

4458) Phlox, φλοξ, genit. —ογος (v. φλεγω, Phlegma). | Die Flamme. Пламя.

4459) Phlyctaena, Phlyctaenis, Phlyctis, gewöhnlich im Plural: Phlyctaenae, Phlyctaenides, Phlyctides (φλυω, φλυζω, überfliessen, voll Wasser u. dergl. sein; изобилую, ключемъ бью), | Die Frieselbläschen, Wasserbläschen. Пузырьки просовидные, водянистые.

Phlyctaenae corneae, v. Ophthalmia phlyctaenodes.

Phlyctaenae oris ulcerosae, v. Stomatitis folliculosa.

Phlyctaenidia (Dimin. von Phlyctaenis, v. Phlyctaena) = Phlyctaenae.

Phlyctaenis, v. Phlyctaena.

4460) **Phlyctaenodes**, Phlyctaenoides (phlyctaena et εἰδος). | Frieselartig, Mit Bläschen besetzt. Пузырчатый, Похожій на просовидную сыпь.

Phlyctis, v. Phlyctaena.

Phlysacium, i. q. Phlyctaena.

4461) **Phlysis** (φλυω, φλυζω, fut. —υσω; v. Phlyctaena). | Der Ausbruch von Wasserbläschen auf der Haut, Das Ausbrechen der Phlyktänen als Handlung betrachtet. Высыпаніе, Выхожденіе, Появленіе водянистыхъ пузырковъ на кожѣ.

Phlyzacium (Phlyzarium) (v. φλυζω) = Phlyctaena.

Phlyzaria, v. Phlyzacium.

4462) **Phobicus** (v. Phobos). | Die Furcht betreffend, damit behaftet, davon herrührend. Причиняемый страхомъ.

Phobodipson (v. Phobodipsus) = Hydrophobia.

4463) **Phobodipsus** (v. Phobos et Dipsa). | Wasserscheu, Hundstoll. Водобоящійся.

4464) **Phobos**, φοβος. | Die Furcht, Scheu. Страхъ.

4465) **Phoca** vitulina. | Seehund, Seekalb, Gemeine Robbe. Тюлень или Нерпа.

4466) **Phodes**, φωδες (v. Phois). | Die Brandblasen. Пузырки отъ ожоги.

4467) **Phoeniceus**, φοινικος, φοινικιος, φοινικινος, Puniceus (φοινιξ, ein Phönicier, weil die Phönicier den Purpur erfunden haben sollen; финикіанинъ). | Phönicisch, Punisch, Roth, Purpurroth. Пурпуровый.

4468) **Phoenicismus** (v. Phoenix, Phoeniceus; φοινικιζω, fut. —ισω, röthlich sein; пурпуровый цвѣтъ имѣю). | Bei Einigen: die Masern, Bei Anderen: die Rötheln. Корь, Лопуха.

4469) **Phoenicisticus** (v. Phoenicismus). | Phönicismus betreffend, dazu gehörig, davon herrührend. Происходящій отъ кори.

Phoenicius morbus = Elephantiasis.

4470) **Phoenigmus** (v. Phoenix, vgl. Phoeniceus). | Die Röthe, bes. der Haut, Oertliche Rothsucht, Eine rothe Hautstelle als Krankheit oder als Folge, z. B. eines Senfpflasters, Auch wohl: die fliegende Gesichtsröthe bei Sanguinischen u. s. w. Мѣстная болѣзненая краснота кожи.

4471) **Phoenix**, φοινιξ, genit. —ικος, —icis. | 1) Ein Phönicier, Punier. Финикіанинъ. 2) Der Purpur. Пурпуръ, Пурпоровая краска. 3) Eine Palme, Die Dattelpalme, Die Dattel, Der Dattelbaum. Пальмовое дерево, Финикъ, Пальма финиковая.

Phoenix dactylifera, v. Phoenix.

Phoenomen, Phoenomenon, v. Phaenomenon.

4472) **Phois**, φωις, genit. —ιδος, —ωδος, —idos, contr. Phodos (v. Phos). | Die Brandblase. Пузырь отъ ожоги.

4473) **Pholidotus** (v. Pholis; φολιδοω, fut. —ωσω, mit Schuppen versehen; снабжаю чешуями). | Geschuppt, Mit Schuppen versehen. Чешуйчатый.

4474) **Pholis**, φολις, genit. —ιδος, —idis, dorisch φολιξ. | Die Schuppe. Чешуя.

4475) **Phone**, φωνη (φαω, φοω, φωω, φωνεω; sich auf eine sinnlich wahrnehmbare Weise äussern, in die Erscheinung treten; освѣщаю, на наружу выхожду, яснымъ дѣлаю). | Die Stimme, Der Laut. Голосъ, Звукъ. Vid. Vox.

Phone, Phonos, φονη, v. Phonos.

4476) **Phononosi**, Phononusi (ionisch) (v. Phone et Nosos). | Die Krankheiten der Stimme. Болѣзни голоса.

Phonopathea (v. Phone et Pathos) = Phononosi.

Phonopathi, v. Phonopathea.

4477) **Phonos**, φονος, φονη (φαω, φεω, φενω, φονω, φαζω, σφαω, σφαζω; tödten, schlachten, morden; убивать). | Der Mord, Der Tod. Убійство, Смертоубійство.

Phora = Phore.

Phoranthium (v. Phore et Anthos) = Receptaculum proprium.

4478) **Phorbe**, φορβη (φερβω [φορβω], füttern, weiden; пасу, кормлю, питаю). | Die Nahrung (für das Vieh), Das Futter. Пища, Кормъ.

4479) **Phore**, Phoresis, φορα (φερω, fero [φορω], φορεω, fut. —ησω; tragen; несу, ношу). | Das Tragen. Ношеніе, Несеніе.

4480) **Phoronomia** (v. φερω, tragen, in Bewegung setzen; φερομαι, sich in Bewegung setzen, sich bewegen, несу, веду, везу; v. Nomos). | Die reine Bewegungslehre, Phoronomie. Ученіе о движеніи. Vid. Mechanica.

4481) **Phôs**, φως, genit. φωτος. | Das Licht. Свѣтъ, Сіяніе.

4482) **Phōs** (v. Phois), φωις, φως, genit. φωδος, φοδος, plur. φωδες, φοδες. | Die Brandblase. Пузырь отъ ожоги.

Phosphas calcicum stibiatum, v. Oxydum antimonii c. phosphate calcis.

Phosphas natricum, v. Natrum phosphoricum.

Phosphas sodae, v. Natrum phosphoricum

4483) Phosphas strychnini. | Phosphorsaures Strychnin. Фосфорокислый стрихнинъ.

4484) Phosphorescentia. | Phosphorescenz. Фосфорное сіяніе.

4485) Phosphorus (phos et φερω, v. Phore) s. Lucifer, Pyropus, Lumen constans, s. Phosphorus urinae s. urinae glacialis, s. urinarius, s. ossium, s. fulgarans, s. Kunkelii, s. Boylii, s. anglicanus, s. igneus, Noctiluca, Magnes luminaris, Ignis philosophicus. | Phosphor, Kunkelscher Phosphor, Brand'scher Phosphor, Harnphosphor, Phosphorus, Knochenphosphor, Boyles oder Englischer Phosphor, Nachtleuchter, Lichtträger, Lichtbringer, Erleuchtender, Lucifer. Фосфоръ, Свѣтоносъ.

Phosphorus anglicanus, v. Phosphorus.

Phosphorus Boylii, v. Phosphorus.

4486) Phosphorus calcariae s. calcis, s. calcicus, Calcaria phosphorica, Subphosphas calcis, Calcaria subphosphorica. | Phosphorsaurer Kalk. Фосфорнокислая известь.

Phosphorus fulgurans, v. Phosphorus.

Phosphorus igneus, v. Phosphorus.

Phosphorus Kunkelii, v. Phosphorus.

Phosphorus ossium, v. Phosphorus.

Phosphorus urinae, v. Phosphorus.

Phosphorus urinae glacialis, v. Phosphorus.

Phosphorus urinarius, v. Phosphorus.

4487) Photodysphoria (phos et dysphoria). | Die Unerträglichkeit des Lichts, Das lästige (schmerzhafte) Gefühl von Einwirkung des Lichts. Нетерпимость свѣта., Непріятное чувство отъ дѣйствія свѣта.

4488) Photogenium (phos et γενω, v. Genus). | Der Lichtstoff, Die Lichtmaterie. Матерія свѣта.

4489) Photometria (v. Photometrum). | Photometrie. Свѣтломѣріе.

4490) Photometrum (v. Phos 1. et Metrum). | Das Photometer, Der Lichtmesser, Ein Werkzeug zur Messung der Intensität des Lichts. Свѣтломѣръ.

4491) Photophobia (v. Photophobicus). | Die Lichtscheu. Свѣтобоязнь, Нетерпѣніе, Боязливость свѣта.

4492) Photophobicus, Photophobus (v. Phos 1. et Phobos). | Lichtscheu. Свѣтобоящійся.

4493) Photophobophthalmia (v. Photophobophthalmus). | 1) Eine Ophthalmie mit einem hohen Grade von Lichtscheu. Воспаленіе глазъ сопряженное съ нетерпѣніемъ свѣта. 2) Eine Entzündung der äusseren Theile des Auges, welches offenbar aus zu grosser Empfindlichkeit des Auges (von Photophobie) herrührt, wie z. B. bei der Wasserscheu. Воспаленіе наружныхъ частей глаза происходящее отъ слишкомъ чувствительности онаго.

4494) Photophobophthalmus (v. Photophobia et Ophthalmus). | Ein lichtscheues Auge. Глазъ нетерпящій свѣта.

4495) Photopsia (v. Phos et Ops s. Opsis), Marmaryge Hipp., Visus lucidus, Suffusio scintillans, Scintillatio, Crupsia. | Die (krankhafte) Lichtscheu, Lichterscheinungen in den Augen aus innern Ursachen. Видѣніе (болѣзненное) свѣта, Ощущеніе (несуществующаго) свѣта въ глазахъ.

Photorhexis, v. Photorrhexis.

4496) Photorrhexis (v. Phos 1. et Rhexis). | Die Brechung des Lichts oder der Lichtstrahlen. Преломленіе лучей.

4497) Phoxochilus (v. Cheilos et Phoxos). | Mit zugespitzten Lippen, Das Spitzmaul. Человѣкъ съ маленькимъ ротикомъ.

Phoxos, φοξος, v. Cilo.

Phraenologia, v. Phrenologia.

4498) Phragma, genit. —atis (v. φρασσω, φραττω, fut. —ξω, perf. pass. πεφραγμαι; zäunen, pferchen, umzäunen; огораживаю). | Der Zaun, Die Verzäunung, Umzäunung, Der Panzer. Ограда, Заборъ, Огораживаніе. Vid. Series dentium.

4499) Phrasis, genit. —ios, —is (v. φραζω, fut. —ασω, reden, sprechen, seine Gedanken äussern; говорю, сказываю, изъявляю). | Die Rede, Das Reden, Das Sprechen, Die Redensart. Говореніе, Сказываніе, Рѣчь, Языкъ, Выраженіе, Изреченіе.

4500) Phren, φρην, genit. φρενος, plur. φρενες, = Diaphragma. | Auch die Seele, Der Verstand, Das Denkvermögen, = Diaphragma. Такъ же душа, Умъ, Духъ, Сердце, Разсудокъ. Vid. Ratio et Anima.

Phrenes (v. Phren) = Phraecordia, Diaphragma et Scrobiculum cordis.

Phrenesis, Phrenetiasis, Phrenetismus = Phrenitis.

Phrenicogastricus = Phrenogastricus.

Phrenicolienalis, v. Phrenosplenius.

4501) Phrenicus (v. Phren). | Das Zwerchfell betreffend, dazu gehörig. Грудобрюшно-преградный.

Phrenismus = Phrenitis.
Phrenitiaeus = Phreniticus.
Phrenitiasis, v. Phrenitis.

4502) **Phreniticus** (v. Phrenitis). | Tobsüchtig, Wahnsinnig. Сумашедшій, Безумный.

4503) **Phrenitis**, φρενιτις, φρενιτιασις, φρενιτισμος, ἡ φρενεσις, φρενετιασις, ὁ φρενετισμος (v. Phren), s. Phrenitiasis, Phrenesis, Phrenismus, Delirium acutum. | Die Hirnentzündung und die dadurch entstandene Tobsucht, Hirnwuth, daher: Tobsucht, Wilder Wahnsinn überhaupt. Воспаленіе мозга или мозговыхъ оболочекъ, Бредъ съ горячкою (отъ воспаленія мозга), Безуміе у древнихъ.

Phrenitis chirurgica, v. Encephalalgia traumatica.

4504) **Phrenitis** febricomes, Delirium symptomaticum. | Die Fieberverrückung. Бредъ въ горячкѣ.

Phrenitis hydrocephalica, v. Encephalalgia hydropica.

Phrenitis inflammatoria vera, v. Cephalitis acuta.

Phrenitis latrans, v. Hydrophobia contagiosa.

Phrenitis pannonica, v. Febris hungarica.

Phrenitis secundaria, v. Coma mechanicum.

Phrenitis spurium, v. Coma mechanicum.

Phrenitis suppuratoria, v. Encephalalgia purulenta.

Phrenitis sympathica, v. Paraphrenitis.

Phrenitis traumatica, v. Encephalalgia traumatica.

Phrenitis vera, v. Cephalitis acuta.

Phrenitis violenta, v. Encephalalgia traumatica.

Phrenitis vulneraria, v. Encephalalgia traumatica.

4505) **Phrenogastricus** (v. Phren et Gaster). | Was zugleich das Zwerchfell und den Magen angeht. Принадлежащій къ грудобрюшинной преградѣ и желудку вмѣстѣ.

4506) **Phrenologia** (v. Phren et Logos). | 1) Die Lehre (od. eine Abhandlung) vom Zwerchfell. Ученіе о грудобрюшной преградѣ. 2) Die Lehre vom Verstande oder dem Gemüthe. Ученіе объ умѣ и духѣ. 3) Bei Einigen: die Hirnlehre, besonders die sogen. Gall'sche Schädellehre. Ученіе о мозгѣ, особ. Cranologia.

4507) **Phrenosplenicus** (v. Phren et Splen). | Was zugleich das Zwerchfell und die Milz angeht. Принадлежащій къ грудобрюшной преградѣ и селезенкѣ.

4508) **Phricasmus** (ὁ φρικασμος, φρικιασμος, ἡ φρικη, τα φρικια, αἱ φρικιαι, το φριγος, Frigus ἡ φριξ; das Frieren; дрожь, ознобъ), s. Phrice, Phriciasis, Phricia, Perfrigerium, Peripsyxis, Horror, Algor. | Das Rauh- oder Starrwerden von Frost, besond. die sogenannte Gänsehaut von Kälte, dann Der Fieberschauder. Лихорадочный ознобъ. Vid. Horror.

4509) **Phrice**, Phricia, ἡ φρικη, τα φρικια, genit. —ης, —ιων, —ιων, —es, —iorum (v. Phricasmus) = Phricasmus et Horror.

Phriciasis = Phricasmus.

4510) **Phricodes** (febris) (v. φριξ, Phricasmus). | Das Frostfieber, Bei Hippokrates: ein Fieber, welches mit einem Schauderfrost anfängt, der hernach in andauernde Hitze übergeht, also eine Febris synochia. Лихорадка съ дрожью, съ безпрестаннымъ ознобомъ.

Phrigos, Frigus, v. Phricasmus, Frigus.

4511) **Phronesis** (φρονεω [die geistige Thätigkeit üben], empfinden und denken; мыслю, думаю). | Der Verstand, Die Klugheit, Bei Hippokrates: das Gefühlsvermögen, Vis sentiendi, Die Sensibilität. Мышленіе, Разумъ, Мудрость, Проницательность. Vid. Ratio.

4513) **Phrontis**, genit. —ιδος, —idis (φροντιζω, fut. —ισω; besorgen, besorgt sein; забочусь, попеченіе имѣю). | Die Sorge, Vorsorge, Sorgfalt. Забота, Попеченіе, Внимательность.

4513) **Phrontisticus** (v. Phrontis). | 1) Sorgen oder eine Besorgung betreffend, dazu gehörig, damit beauftragt. Относящійся до заботъ. 2) Von Sorgen herrührend. Происходящій отъ заботъ.

4514) **Phtharsis**, genit. —ιος, —is (φθειρω, v. Phtheir). | Die Verderbniss. Порча.

4515) **Phthartieus** (v. Phthartos). | Verderblich, Zum Verderben geneigt, dazu gehörig, Bei Einigen auch: von Verderbniss entstanden. Испорченный, причиняемый порчею.

4516) **Phthartos** (v. Phtharsis). | Verdorben, Schlecht. Испорченный.

4517) **Phtheir**, ὁ φθειρ, genit. —ρος ([φθιω, schwinden machen; φθεω, φθερω; изчезаю] φθειρω, verderben, zerfressen; изнуряю, уничтожаю). | Die Laus. Вошь.

Phtheiriasis = Phthiriasis.

Phthinas, genit. —αδος = Phthinodes et = Phthisis.

4518) **Phthinodes** (φθινω, v. Phthisis). | Hektisch, Schwinden; tabidus. Чахотный.

4519) **Phthiriasis** (v. Phtheir; φθειριαω, φθειριαζω, fut. —ασω, voll Läuse sein, die Läusesucht haben; вшей имѣть) s. Morbus pedicularis, Pelate. | 1) Die Läusesucht. Вшивость, Вшивая болѣзнь. 2) Phthiriasis palpebrarum.

4520) **Phthiriasis** ciliorum et superciliorum. | Läusesucht der Augenwimpern und Augenbraunen. Вшивость рѣсницъ и бровей, Появленіе или Зарожденіе вшей въ рѣсницахъ или въ бровяхъ.

4521) **Phthisicus** (v. Phthisis). | Schwindsüchtig, Phthisisch, Zur Schwindsucht geneigt. Чахоточный, Чахотный.

4522) **Phthisiologia** (v. Phthisis et Logos). | Die Lehre von der Schwindsucht. Ученіе о чахоткѣ.

4523) **Phthisiopneumonia** (v. Phthisis et Pneumonia). | Die eiterige Lungensucht mit Entzündung, Auch bloss Lungenschwindsucht. Гнойная чахотка съ воспаленіемъ, такъ же чахотка лёгкихъ вообще. = Pneumonophthisis.

4524) **Phthisis**, genit. —εως, s. Pthoe (φθιω, φθινω, fut. —ισω, schwinden machen, verzehren; исчезаю, изнуряюсь; transit., изнуряю, уменьшаю, въ изнеможеніе привожу). | Das Schwinden, Die Schwindsucht, Auszehrung. Истощеніе, Чахотка.

4525) **Phthisis** abdominalis pituitosa. | Schleimige Bauchschwindsucht. Брюшная мокротная чахотка.

4526) **Phthisis** abdominalis purulenta, gastrica, Tabes s. Hectica abdominalis purulenta, ulcerosa, Coeliopththos, Encoelialgia suppuratoria, ulcerosa. | Bauchschwindsucht, Abscess od. Geschwüre der Bauchhöhle mit Zehrfieber. Брюшная, гнойная чахотка.

Phthisis adynamica, v. Phthisis atonica.

Phthisis arteriosa, v. Phthisis phlogistica.

4527) **Phthisis** arthritica. | Gichtlungenschwindsucht. Ломотная, артритическая чахотка лёгкихъ.

4528) **Phthisis** atonica, chlorotica, lenta, nervosa, stupida, adynamica, regressiva. | Die atonische, nervöse Schwindsucht. Атоническая чувственножильная, нервная чахотка.

4529) **Phthisis** bronchialis, Bronchitis ulcerosa, Phthisica. | Bronchialschwindsucht. Чахотка вѣтвей дыхательнаго горла.

4530) **Phthisis** calculosa. | Schwindsucht von Lungensteinen. Чахотка отъ камней въ лёгкихъ.

4531) **Phthisis** catarrhalis. | Katarrhalische Lungenschwindsucht. Простудная лёгочная чахотка, Чахотка легкихъ отъ простуды.

Phthisis chlorotica, v. Phthisis atonica.

Phthisis dynamica, v. Phthisis phlogistica.

Phthisis exulcerata, v. Phthisis purulenta.

4532) **Phthisis** florida. | Schwindsucht mit blühender Gesichtsfarbe. Чахотка подвоспалительная.

Phthisis gastrica, v. Phthisis abdominalis purulenta.

4533) **Phthisis** glandularis. | Luftröhrendrüsenschwindsucht, Bronchialdrüsenschwindsucht. Чахотка железъ вѣтвей дыхательнаго горла.

4534) **Phthisis** haemorrhoidalis. | Lungensucht von gehemmtem Hämorrhoidalflusse. Чахотка геморроидальная отъ задержанія геморгоидальнаго истеченія.

4535) **Phthisis** hepatica. | Leberschwindsucht. Печеночная чахотка.

Phthisis inflammatoria, v. Phthisis phlogistica.

4536) **Phthisis** intestinalis. | Gedärme- oder Intestinalschwindsucht. Кишечная чахотка.

4537) **Phthisis** laryngea. | Die Kehlkopfschwindsucht. Гортаная чахотка.

4538) **Phthisis** lienalis. | Die Milzschwindsucht. Чахотка селезеньки или селезеночная.

4539) **Phthisis** lumbalis. | Lendenschwindsucht. Чахотка чресленная.

4540) **Phthisis** menstrualis. | Lungenschwindsucht von gehemmter Menstruation. Чахотка отъ остановленія мѣсячнаго очищенія.

4541) **Phthisis** mesenterica. | Gekrösschwindsucht. Чахотка брыжеечная или брыжейки.

Phthisis nervosa, v. Phthisis atonica.

Phthisis notias, v. Tabes dorsalis.

Phthisis ocularis, v. Atrophia oculi.

4542) **Phthisis** omentalis. | Die Netzschwindsucht. Чахотка сальночная.

4543) **Phthisis** ovaria. | Eierstockschwindsucht. Чахотка яичниковъ.

4544) **Phthisis** pancreatica. | Die Magendrüsenschwindsucht. Чахотка поджелудочной железы.

4545) **Phthisis** peritonaealis. | Bauchfellschwindsucht. Чахотка брюшины.

4546) **Phthisis** pharyngea, Pharyngitis ulcerosa phthisica. | Schlundkopfschwindsucht. Чахотка глотки воспалительная или подъвоспалительная.

4547) **Phthisis** phlogistica, inflammatoria, florida, arteriosa, dynamica, progressiva. | Entzündliche, Arteriöse Schwindsucht. Раздражительная, Подвоспалительная чахотка.

4548) Phthisis pituitosa. | Schleimschwindsucht, Chronische Blennorrhöa mit Abmagerung. Мокротная чахотка.

Phthisis pneumonia, v. Phthisis pulmonalis.

Phthisis progressiva, v. Phthisis phlogistica.

4549) Phthisis psychopotica. | Lungensucht von zu schnellem und kaltem Trinken nach starker Erhitzung. Чахотка отъ скораго и холоднаго питья послѣ разгорячснія тѣла.

4550) Phthisis pulmonalis, Pneumophthoe, Phthisis pneumonia, Febris phthisica pulmonalis. | Lungenschwindsucht, Lungensucht, Hektisches Fieber mit Lungenleiden. Чахотка лёгкихъ или легочная.

Phthisis pulmonalis catarrhalis, v. Phthisis pituitosa.

Phthisis pulmonalis exulcerata, v. Phthisis purulenta.

4551) Phthisis pulmonalis humida, Anacatharsis phthisica. | Feuchte Lungenschwindsucht. Влажная или мокротная легочная чахотка.

Phthisis pulmonalis mucosa, v. Phthisis pituitosa.

4552) Phthisis pulmonalis nervosa. | Nervenlungensucht. Нервная чахотка лёгкихъ.

4553) Phthisis pulmonalis nodosa s. tuberculosa, s. a tuberculis orta, s. scirrhosa, s. sicca, s. asthmatica. | Die Knotenlungensucht, Knotige oder Trockene Lungensucht. Чахотка легкихъ узловатая, бугорковатая, бугорчатая.

4554) Phthisis pulmonalis pituitosa, mucosa, catarrhalis, rheumatica, Blennoptysis phthisica, Typhus catarrhus, Blennorrhoea pulmonum chronica cum tabe. | Schleimlungensucht, Chronischer Schleimhusten mit Abmagerung. Мокротная легочная чахотка.

4555) Phthisis pulmonalis purulenta, vera, ulcerosa, exulcerata, Pyoptysis phthisica. | Eiterige Schwindsucht. Гнойная легочная чахотка или съ изъязвленіемъ.

Phthisis pulmonalis rheumatica, v. Phthisis pituitosa.

Phthisis pulmonalis scirrhosa, v. Phthisis pulmonum scirrhosa.

4556) Phthisis pulmonalis sicca. | Trockene Lungenschwindsucht. Чахотка лёгкихъ сухая или безъ отдѣленія мокротъ.

Phthisis pulmonalis tuberculosa, v. Phthisis pulmonalis nodosa.

4557) Phthisis pulmonalis tuberculosa verminosa (veter). | Lungenwurmsucht, Verminöse Lungensucht. Червная легочная чахотка.

Phthisis pulmonalis ulcerosa, v. Phthisis purulenta.

Phthisis pulmonalis vera, v. Phthisis purulenta.

4558) Phthisis pulmonum s. pulmonalis scirrhosa, Scirrhus pulmonum, Pneumoscirrhus. | Lungenskirrhus, Skirrhus der Lungen. Чахотка лёгкихъ съ отвердѣніемъ.

Phthisis pupillae s. pupillaris, v. Myosis.

Phthisis purulenta, v. Phthisis pulmonalis purulenta.

Phthisis regressiva, v. Phthisis atonica.

4559) Phthisis renalis. | Die Nierenschwindsucht. Почечная чахотка.

4560) Phthisis sanguinea, plethorica. | Lungensucht von Blutkongestionen. Кровяная легочная чахотка, Чахотка лёгкихъ отъ сильнаго накопленія крови, или съ значительнымъ накопленіемъ крови.

4561) Phthisis scabiosa. | Lungensucht von unterdrückter Krätze. Чесоточная легочная чахотка, или Чахотка лёгкихъ отъ вогнатой чесотки или скрывшейся внутрп.

Phthisis scirrhosa, v. Phthisis pulmonum scirrhosa.

4562) Phthisis scorbutica. | Skorbutische Lungenschwindsucht oder Lungensucht. Цынготная чахотка.

4563) Phthisis scrophulosa. | Skrophulöse Lungenschwindsucht od. Lungensucht. Чахотка золотушная.

Phthisis sicca, v. Phthisis tuberculosa.

Phthisis stupida, v. Phthisis atonica.

4564) Phthisis trachealis. | Luftröhrenschwindsucht. Чахотка дыхательнаго или воздухопроходнаго канала.

Phthisis transitoria, v. Catarrhus phthisicus.

Phthisis tuberculosa, v. Phthisis pulmonalis nodosa.

4565) Phthisis ureterica. | Harnleiterschwindsucht. Чахотка мочеточниковъ.

4566) Phthisis uterina. | Mutterschwindsucht. Маточная чахотка.

4567) Phthisis ventriculi s. ventriculosa, gastrophthoë, gastritis chronica purulenta. | Die Magenschwindsucht. Желудочная чахотка.

4568) Phthisis vera, hectica exulcerata, Febris purulenta, phthisica, asthenica cum tabe organica, Pyorrhoea phthisica. | Eiterungschwindsucht, Verzehrung,

Zehrsucht. Настоящая, Гнойная чахотка.

4569) Phthisis vesicae urinariae s. vesicalis, Cystophthisis, Cystophthoë. | Harnblasenschwindsucht. Чахотка, Истощеніе (отъ нагноенія) мочеваго пузыря.

Phthoe (φθεω, φθοω, φθιω, v. Phthisis) = Phthisis.

Phthoicus (v. Phthoe) = Phthisicus.

4570) Phthongodysphoria (v. Phthongos et Dysphoria). | Eine sehr grosse Empfindlichkeit gegen den Schall. Нетерпѣніе звука.

4571) Phthongodysphoricus (v. Phthongodysphoria). | Phthongodysphorie betreffend, daran leidend, davon herrührend etc. Происходящій отъ нетерпѣнія звука.

4572) Phthongos, φθογγος (φθεγγομαι, tönen, klingen; голосъ, звукъ издаю, говорю, зову). | Der Schall, Ton, Klang, Die Stimme. Голосъ, Звукъ.

4573) Phthonicus (v. Phthonos). | 1) Neidisch, Zur Scheelsucht geneigt. Завистливый, Завистный. 2) Von der Leidenschaft des Neides herrührend. Происходящій отъ зависти.

4574) Phthonos, φθονος. | Der Neid, Die Scheelsucht, Abgunst. Зависть, Недоброхотство.

4575) Phthora (φθειρω, v. Phtheir). | 1) Die Verderbniss, Vernichtung, Zerstörung. Погубленіе, Разрушеніе, Паденіе, Смерть. 2) = Phthorine.

4576) Phthorina, Phthorine (v. Phthora). | Die Phthorine, Das Phthor, Die Phthore. Фторъ.

Phthorine, v. Phthorina.

4577) Phthoron, Phthorum. | Das Phthor. = Phthorina. Фторъ.

Phthosis, v. Ptosis.

Phthysis, v. Phthisis.

Phu s. Phy pontica, v. Valeriana major.

4578) Phygethlon (φευγω, fliehen; бѣгу, убѣгаю). | 1) Die (flüchtige und) entzündliche Hautgeschwulst, eigentlich = Erysipelas erraticum s. fugax, die sogenannte laufende Rose mit Blasen, Blatterrose. Воспалительная, широкая, не слишкомъ возвышенная опухоль кожи. 2) Die Entzündung einer Lymphdrüse unter der Haut, Die Hautbeule, Rothe Knaule. Красный бугоръ (на кожѣ).

4579) Phylacterion (v. Phylacticus). | 1) Die Wacht, Obhut, Der Wachtposten, Das Wachhaus, Die Festung. Мѣсто для стражи, Караульня. 2) = Amuletum.

4580) Phylacticus (v. Phylax). | Bewachend, Beschützend. Охраняющій, Защищающій.

4581) Phylax, genit. —acis (φυλασσω, φυλαττω, fut. —αξω; bewachen, beschützen; стерегу, сохраняю). | Wächter, Beschützer. Стражъ, Сторожъ, Защитникъ.

Phyllanthus emblica, v. Emblica officinalis.

Phyllochlora, Phyllochloron = Chlorophyllum.

4582) Phyllodes, Phylloides (phyllon et ειδος). | Blattförmig, Blattähnlich. Листовидный, Листообразный.

4583) Phyllodium (v. Phyllodes). | Ein blattähnlicher Blattstiel. Ложелистъ.

4584) Phyllon, Phyllum, φυλλον (φυω, v. Physis). | 1) Das Blatt. Листъ. 2) Bei Hippokrates u. And.: Würzkraut, Aromatisches Kraut überhaupt. Ароматическая трава. 3) Das Kelchblatt. Листы, изъ коихъ состоитъ чашечка.

Phylogynia, v. Muliebrositos.

4585) Phylon (φυω, v. Physis). | Das Geschlecht, Die Geschlechter der Menschen, Die Nationen. Племя, Родъ, Полъ, Поколѣніе, Колѣно народа, Народъ, Фамилія, Семейство, Множество вообще, Толпа.

4586) Phyma, genit. —atis (φυω, v. Physis). | Die Geschwulst, besonders eine eng begränzte, schnell entstandene Drüsengeschwulst, Beule, Persisches Feuer (eigentl. = Phyton, Das Gewächs, Der Auswuchs). Опухоль (железы), Наростъ, Шишка.

Phymata, plur. a Phyma.

4587) Phymatias, genit. —ae (v. Phyma). | Wer Geschwülste hat, an Geschwülsten leidet, geschwollen ist. Имѣющій наросты или опухоли, Страждущій оными.

4588) Phymaticus (v. Phyma). | Geschwülste betreffend, dazu gehörig, damit behaftet, davon herrührend. Происходящій отъ наростовъ.

4589) Phymation (dimin. a Phyma). | Die kleine Beule, Auch die sogenannte Quaddel. Малый наростъ, Малая шишка, Малый бугоръ.

4590) Phymatodes (phyma et ειδος). | 1) Einer Geschwulst ähnlich. Похожій на опухоль, на наростъ, бородавковидный, бородавчатый. 2) Voll Geschwülste, Voll Beulen. Полный опухолей или наростовъ.

Phymosis, v. Phimosis.

4591) Physa (φυω, φυαω, φυσαω; blasen; дую, вѣю, дышу). | 1) Der Hauch, Das Blasen, Die Blase. Дыханіе, Дуновеніе, Вѣяніе, Пупырка. 2) Der Blasebalg. Раздувальный мѣхъ.

4592) Physalis, genit. —idis (dimin. a Physa). | Die Schlutte. Можжуха.

4593) Physalis alkekengi. | Gemeine

Schlutte, Judenkirsche. Мяхупка или Можжуха, Вишня жидовская, Мошна, Пузырная трава.

Physalis peruviana, v. Physalis pubescens.

4594) Physalis pubescens, peruviana. | Peruvianische Schlutte. Можжуха пушистая.

4595) Physalis somnifera. | Schlafmachende Schlutte. Жидовская вишня усыпляющая.

4596) Physcon, genit —onis (φυσαω, v. Physa). | Der Dickbauch, Dickwanst. Толстякъ.

4597) Physconia (v. Physcon). | Eine Auftreibung des Unterleibes, besonders von Luft. Вздутіе живота (особ. отъ вѣтровъ), причиняемое какою либо болѣзнью брюшныхъ внутренностей.

4598) Physconia adiposa, Obesitas viscerum, Polysarcia. | Fettanhäufung in den Baucheingeweiden. Тучность брюшныхъ внутренностей, жирное брюхо. Vid. Adiposis et Obesitas nimia.

Physconia aquosa, v. Ascites saccatus.

Physconia biliosa, v. Turgescentia vesicae felleae.

4599) Physconia calculosa, Lithiasis abdominalis. | Steinige oder Sandige Konkremente der Baucheingeweide. Вздутіе живота отъ камней въ брюшныхъ внутренностяхъ.

Physconia emphractica, v. Infarctus.

4600) Physconia emphysematica. | Luftanhäufung im Zellgewebe od. zwischen den Häuten einzelner Eingeweide. Вздутіе живота отъ накопленія вѣтровъ въ перепонкахъ или клетчатой плевы внутренностей.

4601) Physconia epigastrica. | Geschwulst der oberen Baucheingeweide. Вздутіе верхней части живота.

4602) Physconia externa. | Aeussere Bauchgeschwulst. Наружное вздутіе живота.

4603) Physconia externa purulenta. | Eitersammlung im Zellgewebe unter den Bauchdecken. Накопленіе гноя въ клетчатой плевѣ брюшныхъ покрываль.

4604) Physconia fungosa. | Schwammige Geschwulst der Baucheingeweide. Опухоль грибоватая брюшныхъ внутренностей.

4605) Physconia hepatica, Hepatalgia. | Chronische Leberkrankheit. Хроническая болѣзнь печени (съ увеличеніемъ обьема оной).

Physconia hydatica, v. Ascites saccatus.

4606) Physconia hypogastrica. | Geschwulst der Unterbaucheingeweide. Вздутіе нижней части живота.

Physconia interna, v. Physconia vera.

4607) Physconia intestinalis. | Chronische Darmkrankheit. Хроническая болѣзнь кишекъ (съ вздутіемъ оныхъ).

4608) Physconia lumbalis. | Geschwulst der Lendeneingeweide. Вздутіе, Опухоль чресленныхъ внутренностей.

4609) Physconia mesenterica. | Gekrösegeschwulst. Вздутіе, Опухоль брыжейки.

4610) Physconia mesogastrica. | Geschwulst der Mittelbaucheingeweide. Вздутіе средней части живота.

4611) Physconia muliebrium internarum. | Geschwulst der inneren weiblichen Geschlechtstheile. Опухоль внутреннихъ женскихъ дѣторודныхъ частей.

4612) Physconia omentalis. | Netzgeschwulst. Опухоль или Вздутіе сальника.

Physconia ovariorum, v. Ovarium tumidum.

4613) Physconia pancreatica. | Chronische Krankheit der Bauchspeicheldrüse. Хроническая болѣзнь поджелудочной железы (съ вздутіемъ или увеличеніемъ обьема оной).

4614) Physconia peritonaealis. | Bauchfellgeschwulst. Опухоль брюшной перепонки.

4615) Physconia renalis. | Chronische Nierenkrankheit. Хроническая болѣзнь почекъ (съ вздутіемъ оныхъ).

4616) Physconia sanguinea, Stagnatio sanguinis in abdomine, Plethora abdominalis, Congestio viscerum abdominis. | Blutstockungen im Unterleibe, Bauchkongestionen. Накопленіе крови въ животѣ, Вздутіе живота отъ накопленія крови въономъ.

4617) Physconia sarcomatica. | Fleischige, Polypöse Geschwulst der Baucheingeweide. Мясистая, полиповидная опухоль брюшныхъ внутренностей.

4618) Physconia scirrhoidea, Scirrhus abdominalis internus. | Die krebshafte Verhärtung der Baucheingeweide. Отвердѣніе брюшныхъ внутренностей.

4619) Physconia splenitica. | Chronische Krankheit der Milz. Хроническая болѣзнь селезенки (съ вздутіемъ оной).

4620) Physconia steatomatosa. | Spekkige Geschwulst der Baucheingeweide. Жирная опухоль брюшныхъ внутренностей.

4621) Physconia strumosa, Scrophula abdominalis interna. | Die skrophulöse Anschwellung der Baucheingeweide. Опуханіе золотушное брюшныхъ внутренностей.

4622) Physconia tubaria. | Geschwulst der Muttertrompeten. Опухоль маточныхъ трубъ.

4623) Physconia ureterica. | Geschwulst oder Chronische Krankheit der Harngänge. Хроническая болѣзнь мочеточниковъ (съ отолстѣніемъ оныхъ).

Physconia uteri, v. Pseudocyesis uterina.

Physconia uteri polyposa, v. Metropolypus.

4624) Physconia ventriculosa. | Chronische Magenkrankheit. Хроническая болѣзнь желудка (съ вздутіемъ онаго).

4625) Physconia vera, interna, visceralis. | Geschwulst der Baucheingeweide. Опухоль брюшныхъ внутренностей.

4626) Physconia vesicalis, Cystalgia. | Geschwulst der Harnblase. Опухоль мочеваго пузыря.

Physconia visceralis, v. Physconia vera.

4627) Physconicus (v. Physconia). | Physconie betreffend, damit behaftet, davon herrührend. Происходящій отъ вздутія живота.

Physe = Physa.

4628) Physema, Physesis (φυσαω, fut. φυσησω, v. Physa). | Die Auftreibung, Aufblähung. Раздутіе (отъ вѣтровъ).

4629) Physeter. | Pottwall. Кашелотъ.

4630) Physeter macrocephalus. | Gemeiner grossköpfiger Pottwall od. Kachelot. Кашелотъ, Потъ рыба.

4631) Physica (v. Physicus), Physice. | Physik, Naturlehre, Naturwissenschaft. Физика, Естествословіе, Естественная наука.

Physica subterranea, v. Geognosis.

Physice, v. Physica.

4632) Physicus (v. Physis). | 1) Physisch, Physikalisch, Natürlich, Durch Naturkräfte erzeugt. Естественный, Природный. 2) Wer sich mit der Natur beschäftigt, daher sonst: Arzt, bei uns noch: Ein öffentlich besoldeter und mit der Sorge für das öffentliche Gesundheitswohl beauftragter Arzt, Kreis- oder Bezirksarzt, Auch ein Inspektor einer Medicinalbehörde. Испытатель естества, физикъ, Естествословъ, Медикъ, Такъ же окружной или уѣздный медикъ, Инспекторъ врачебной управы.

4633) Physiocratia (v. Physis et Cratos). | Das Herrschen (Vorherrschen) der Natur. Власть природы.

4634) Physiocraticus (v. Physiocratia). | Physiokratie betreffend, dazu gehörig, dadurch bewirkt, derselben ergeben, dieselbe befolgend (in medicinischen oder Staatsgeschäften). Относящійся до Physiocratia.

4635) Physiogenia (physis et γενναω, v. Genus). | 1) Eigentl. die Naturerzeugung. Произведеніе природы. 2) Die Körperbildung (Massenbildung) aus den ersten Elementen. Образованіе тѣлъ изъ первоначальныхъ веществъ.

Physiognomia, v. Physiognomica et Physiognomonia.

Physiognomia celestis, v. Astrologia.

4636) Physiognomonica, Physiognomice, Physiognomia, Physionomia, Physiognomonia, Physiognomonea, Physiognomone, Physiognomosyne, Physiognomosia, Anthroposcopia, Prosopomantia, Semiotice faciei. | Physiognomik, Physiognomonik, Physiognomonie, Physiognome, Physionomie, Physionomik, Gesichtsdeutung, Gesichtsforschung, Gesichtskenntniss, Minendeutung. Физіогномія, Лицегаданіе, Искуство судить о человѣкѣ по чертамъ лица.

Physiognomice, v. Physiognomica.

Physiognominion, v. Physiognomia.

Physiognomone, v. Physiognomica.

Physiognomonia (physis et γνοω, v. Gnome, Gnosis) = Physiognomica.

Physiognomonica, v. Physiognomica.

4637) Physiognomonicus (v. Physiognomonia). | Zur Physiognomonik gehörig, dieselbe betreffend, Physiognomonisch. Относящійся къ физіогноміи.

Physiognomosia, v. Physiognomica.

Physiognomosyne, v. Physiognomica.

4638) Physiographia (Physiographus). | Die Naturbeschreibung, Naturgeschichte. Описаніе естества, Естественная исторія.

4639) Physiographus (v. Physis et Graphe). | Ein Naturbeschreiber, sogen. Naturhistoriker, Bei den Alten auch: Naturmaler. Естествоописатель.

4640) Physiologia, Physiologice (v. Physiologus). | 1) Die Physiologie, Die Lehre von der Natur lebender Körper. Физіологія, Наука о естествѣ и отправленіяхъ животнаго тѣла. 2) Naturlehre überhaupt. Естествословіе, Естествопознаніе вообще.

Physiologica (doctrina) (v. Physiologicus), Physiologice = Physiologica.

Physiologice, v. Physiologia.

4641) Physiologicus (v. Physiologus). | Physiologisch, Sich mit Physiologie beschäftigend. Физіологическій.

4642) Physiologus (v. Physis et Logos). | Ein Physiolog. Физiологъ, Естествоиспытатель.

4643) Physionomia (v. Physis et Nomos). | 1) Die Lehre von den Naturgesetzen. Наука о законахъ природы. 2) = Physiognomica.

4644) Physiophilosophia (v. Physiophilosophus). | Die Naturphilosophie. Натуральная философiя.

4645) Physiophilosophus (v. Physis et Philosophus). | Ein Naturphilosoph. Натуралистъ философъ.

4646) Physiophilus (v. Physis et Philos). | Ein Liebhaber der Natur, Verehrer der Natur. Любитель природы.

4647) Physiosophia (Physiosophus).| Die Naturweisheit, Auch = Physiophilosophia. Физiозофiя, Природомудрiе.

4648) Physiosophus (v. Sophos et Physis). | Ein Naturweiser, Naturphilosoph. Физiозофъ, Мудрецъ природы.

4649) Physis, genit. —ios, —is (φυω, fut. φυσω, schaffen, zeugen; раждаю, произвожу, творю). | Die Schöpfung, Eigentlich die Zeugung, Erzeugung, Die allgemein zeugende Kraft, Die Natur. Рожденie, Произведенie, Творенie, Происхожденie, Природа раждающая, Творящая сила. Vid. Natura.

4650) Physizoos (φυω, v. Physis et Zoe). | Leben zeugend, Belebend. Производящiй жизнь.

4651) Physocele (v. Physa et Cele). | Ein Windbruch. Воздушная грыжа или Кила, Воздушная опухоль мошонки.

4652) Physocephalus (v. Physa et Cephale). | Eine Kopfwindgeschwulst, Windgeschwulst des Kopfes, Kopfwindsucht. Вѣтренная или Воздушная опухоль общихъ покрововъ головы.

Physocoelia (v. Physa et Coelia) = Tympanites.

4653) Physodes (v. Physa, vgl. Eidos).| Voll Luft, Einer Luftgeschwulst ähnlich. Полный вѣтровъ, Пузырный, надутый, подобный воздушной опухоли. Vid. Crampus.

4654) Physometra (v. Physa et Metra). | Die Mutterwindsucht. Вѣтренная опухоль матки. Vid. Tympanites uterinus.

4655) Physometra humida. | Luftwassersucht der Gebärmutter. Вѣтренно-водяная опухоль матки.

4656) Physoncus (v. Physa et Oncus).| 1) Die Windgeschwulst überhaupt. Вѣтренная, Воздушная опухоль вообще. 2) = Emphysema.

4657) Physopsophia (v. Physa et Psophus). | 1) Das Ausfahren von Luft aus einem Theile mit zischendem Geräusch. Отхожденie вѣтровъ съ шумомъ изъ какой либо части. 2) Das (häufige) Abgehen von Winden. (Частое) выхожденie вѣтровъ.

4658) Physospasmus (v. Physa et Spasmus). | Ein Krampf durch Wind (in den Därmen) veranlasst, Die Windkolik. Вѣтренная колика, Спазмы, Колики кишечнаго канала, Причиняемые накопленiемъ вѣтровъ въ ономъ. Vide Crampus.

Physothorax (v. Physa et Thorax), Pneumatothorax et Emphysema pectoris.

4659) Phytalia (v. Phyton). | Bei Hippokrates: 1) Die Pflanzung, Der Baumgarten, Die Baumschule, Der Weinberg. Садъ, Огородъ, Сажанie, Разсадникъ. 2) Die Pflanzzeit, Der Frühling. Время сажанiя, Весна.

4660) Phytane (φυτεω, v. Phyton). | Bei Hippokrates: Die Pflanzzeit. Время сажанiя.

4661) Phyteuma, genit. —atis (φυτευω, v. Phyteusis). | Das Gepflanzte, Die Pflanze. Растѣнie.

4662) Phyteuma nigra. | Schwarze Rapunzel. Кольникъ черный.

4663) Phyteuma orbiculare. | Rundköpfige Rapunzel. Кольникъ округлый.

4664) Phyteuma spicatum. | Aehrenförmige Rapunzel. Кольникъ колосастый.

4665) Phyteusis (φυτεω, fut. —ευσω, [v. Phyton] pflanzen, säen, besamen; сажаю, возращаю, произвожу). | Das Pflanzen, Säen, Besamen. Сажанie, Произращенie.

4666) Phyteuterion (v. φυτευω, pflanzen; сажать). | Bei Hippokrates: die Baumschule, Plantarium. Растилище.

Phytice (v. Phyticus), v. Anima vegetativa.

4667) Phyticus (v. Phyton). | Pflanzenartig, Zum vegetabilischen Leben gehörig, dasselbe betreffend, Vegetativus. Принадлежащiй къ роду или царству растѣнiй, растительный.

4668) Phytogenium (phyton et γεννaω, v. Genus). | Das Pflanzenzeugende, Pflanzenbildende, Das aus den Pflanzen Hervorgehende. Производящiй растѣнie, Такъ же производимое растѣнiемъ.

4669) Phytogeographia (v. Phyton et Geographia). | Die Pflanzengeographie. Географiя растѣнiй.

4670) Phytognomonica (v. Phyton et Gnomonica). | Die Charakteristik der Pflanzen nach ihrem Habitus. Познанie свойствъ растѣнiй по наружному ихъ виду.

4671) Phytographia (v. Phytographus). | Die Beschreibung der Pflanzen,

Phytographie, Die beschreibende Botanik. Прозябоописаніе, Фитографія, Описаніе растѣній.

4672) Phytographus (v. Phyton et Graphe). | Ein Phytograph, Pflanzenbeschreiber, Ein gewöhnlich sogenannter Botaniker. Прозябоописатель, Ботаникъ, Фитографъ.

4673) Phytolacca. | Kermesbeeren. Лаконосъ, Фитолакка, Ночная тѣнь.

4674) Phytolacca decandra, Solanum racemosum. | Zehnmännige Kermesbeere. Фитолаккъ десятимужный, Лакокосъ десятичный или Паслёнъ кистный.

4675) Phytolithus (v. Phyton et Lithos). | Eine Pflanzenversteinerung, Ein versteinerter Pflanzentheil. Фитолитъ, Окаменѣвшее растѣніе.

4676) Phytologia (v. Phyton et Logos). | Die Pflanzenkunde, Phytologie. Прозябословіе, Наука о растѣніяхъ.

Phytomia, i. q. Anatomia vegetabilis.

4677) Phyton (φυω, v. Physis). | Das Gewächs, Geschöpf, Die Pflanze. Растѣніе, Тварь.

4678) Phytonomia (v. Phyton et Nomos). | Die Lehre von dem Pflanzenleben und den Gesetzen desselben. фитономія, Законословіе растѣній, Наука о жизни и законахъ растѣній.

4679) Phytonymia (v. Phytonymos).| Die Nomenclatur der Pflanzen und ihrer Theile, Die Phytonomie. Номенклатура, Именоданіе растѣній.

4680) Phytonymos (v. Phyton et Onyma). | Pflanzennamen betreffend, Von Pflanzen benannt. Относящійся до номенклатури растѣній.

4681) Phytopathologia (v. Phyton et Pathologia). | Die Lehre von den (in die Erscheinung fallenden) Krankheiten der Pflanzen, Die Pflanzenpathologie, Pflanzenkrankheitslehre. Патологія растѣній, Наука о болѣзняхъ растѣній.

4682) Phytophysiologia (v. Phyton et Physiologia). | Die Pflanzenphysiologie. Физіологія растѣній.

4683) Phytotherapia (v. Phyton et Therapia). | Die Pflanzenheilkunde. Терапія растѣній, Наука о лѣченіи болѣзней растѣній.

Phytotherion, v. Phytozoon.

4684) Phytotomia (v. Phytotomus). | Die Pflanzenzergliederung, Pflanzenanatomie. Фитотомія, Разъятіе растѣній, Прозябоpaзсѣченіе.

4685) Phytotomista (v. Phytotomus).| Der Pflanzenzergliederer. Прозябоpaзсѣкатель, Фитотомикъ.

4686) Phytotomus (v. Phyton et Tome). | Pflanzen zerschneidend, Pflanzen zergliedernd. Разсѣкающій, разрѣзывающій растѣнія.

4687) Phytotopologia (v. Phyton et Topologia). | Die Lehre vom natürlichen Standorte der Pflanzen. Наука о естественномъ мѣстѣ растѣній.

4688) Phytozoon, genit. —oi (v. Phyton et Zoon, v. Zoophyton). | Ein Pflanzenthier. Фитозоонъ, Растѣніе животное, Животно-растѣніе.

4689) Pia mater s. meninx, Membrana tenuis cerebrum involvens, Membrana cerebri tenuis s. choroides, s. secundina, s. venosa, s. mollis, s. vasculosa, s. propria, Meninx tenuis. | Weiche Hirnhaut, Dünne oder Zarte Hirnhaut, Dünnes Hirnhäutlein, Eigene Haut des Gehirns, Gefässhaut des Hirns. Мягкая, тонкая сосудистая оболочка или внутреннее покрывало мозга, Благочестивая·мать, Мозговая тонкая оболочка.

Pia membrana, v. Vagina interna nervorum.

Pia meninx, v. Pia mater.

Pians, v. Thymiosis indica.

4690) Pica, Citta, Appetitus depravatus, spurius. | Sonderbare Gelüste, Sonderbarer Appetit nach ungeniessbaren oder sonst ungewöhnlichen Dingen. Причуды, позывъ къ необыкновеннымъ вещамъ.

Picacismus (v. Pix) = Dropacismus.

Picatio (v. Pix), 1) = Picacismus, 2) = Pica.

4691) Piceus. | Pechschwarz. Смоляный.

4692) Pici. | Spechtartige Vögel. Дятлы.

4693) Picnis hieracioides. | Habichtskrautartiges Bitterkraut. Горчакъ ястребиночный, Горчавка сокольная.

4694) Picrocholus (v. Picros et Chole). | 1) Eigentlich mit bitterer Galle versehen. Черножелчный. 2) Voll Galle. Полный желчи.

4695) Picrodes (v. Picros, vgl. Eidos).| 1) Eigentl. dem Bittern ähnlich, Bitterlich. Горковатый. 2) Durch Bitterkeit verursacht. Причиняемый горечью.

4696) Picromel, genit. —elitos (v. Picros et Meli, Mel). | Der Bitterstoff, Gallenstoff, Gallenzucker, Das Gallensüss. Пикромель, Желчемёдъ, Горькое начало (principium amarum).

4697) Picros, πικρος. | Bitter. Горькій.

4698) Picrotes, genit. —etis (v. Picros). | Die Bitterkeit. Горечь, Горесть.

Picrotoxin, v. Picrotoxina.

4699) Picrotoxina, Picrotoxine, Picrotoxinum (v. Picros et Toxicum), s. Menispermium. | Das Pikrotoxin, Die Pikrotoxine, Der eigenthümliche, bittere, giftige

Stoff der Kockelskörner (Cocculi Indici s. Menispermum cocculus, Bot.). Пикротоксинъ (Алколоидъ добываемый изъ рыболовныхъ ягодъ).

Picrotoxinum, v. Picrotoxina.

Pictonum colica, v. Colica Pictonum.

4700) Picus viridis. | Der Grünspecht. Зеленой дятель.

4701) Pieris (Papilio, Danaios, Daneis), Brassicae. | Kohlweissling, Buttervogel. Бабочка донайская.

4702) Piesiometrum, Piesometrum (v. Metrum et Piesis). | Ein Druckmesser (zur Bestimmung des Druckes der Luft und anderer gas- od. dampfförmiger Flüssigkeiten). Орудіе для опредѣленія давленія воздуха и другихъ паровидныхъ жидкостей.

4703) Piesis, πιεσις (πιεζω, πιεζεω, fut. —εξω,—εσω; drücken, pressen; тѣсню, давлю). | Das Drücken, Pressen. Тѣсненіе, Давленіе.

4704) Piesma, genit. —atis (v. Piesmus). | Das Gedrückte, Gepresste. Выжимка, Гуща, Выжатой сокъ.

Piesmus = Piesis.

Piexis = Piesis.

Piezata, v. Hymenoptera.

Piezometrum, v. Piesiometrum.

Piger Henricus, v. Athanar.

Pigmaeus, v. Nomos.

4705) Pigmenta, Colores veri s. chemici, s. proprii, s. corporei, s. materiales, s. permanentes, s. fixi. | Pigmente, Wahre oder Chemische Farben. Химическіе цвѣты.

4706) Pigmentum. | Farbe, Salbe, Schminke, Farbestoff. Краска (животиная), Мазь, Румяны.

4707) Pigmentum nigrum oculi. | Schwarzes Pigment des Auges, Augenpigment, Schwarzer Schleim oder Braunschwarzer Schleim des Auges, Schwarze Materie oder Mekonium des Auges. Черная слизь глаза.

Pigredo, v. Pigritia.

4708) Pigritia, Pigrities, Pigredo, Pigritias, Pigror. | Faulheit, Faulenzerei. Лѣнность, Медленность.

Pigritias, v. Pigritia.

Pigrities, v. Pigritia.

Pigror, v. Pigritia.

Pila caprarum, v. Aegagropilae.

Pila damarum, v. Aegagropilae.

4709) Pila Heronis, Fonticulus compressionis. | Der Heronsball. Геpоновъ пузырь или мячь.

4710) Pilae marinae. | Meerballen. Волосистые шарики въ моряхъ (изъ Zostera marina и проч. мор. растѣній) находимые.

Pilaris morbus, v. Trichiasis.

Pileolus, dimin. a Pileus.

4711) Pileus, πιλος, πιλημα. | Der Hut, Hütlein. Шляпа, Шляпка, Войлокъ.

4712) Pili, Capilli, Crines. | Haare. Волосы, Власы.

4713) Pili ani. | Haare um den After. Волосы около задняго прохода.

Pili arachnoidei, v. Arachne.

4714) Pili auriculares. | Das Haar in den Ohren. Волосы въ ушахъ, ушные волоски.

4715) Pili capitis s. Capilli, Crines, Coma, Comae, Honor capitis. | Haupthaar, Kopfhaare. Головные волосы или власы.

Pili cutis, v. Lanugo.

Pili meat. audit. externi, v. Tragi.

Pili palpebrarum, v. Cilia.

4716) Pili subalares s. subaxillares, Glandebalae, Grandebalae. | Haare der Achselhöhle, Achselhaare. Волосы подъ крыльцами.

Pili subaxillares, v. Pili subalares.

4717) Pilidium (v. Pileolus). | Das Hütlein. Шапочка, Оторочка (Bot.).

4718) Piliferum. | Haartragend. Волосоносный.

4719) Pilosus. | Haarig, Behaart. Волосистый.

4720) Pilula s. Catopotium. | Pille. Пилюля.

4721) Pilulae acetatis morphii. | Pillen aus essigsaurem Morphium. Уксусо-морфіевы пилюли.

Pilulae aloës amarae, v. Pilulae aloëticae.

Pilulae aloës compositae, v. Pilulae aloëticae.

Pilulae aloës crocatae, v. Pilulae aloës cum myrrha.

4722) Pilulae aloës cum colocynthide, Pilulae colocynthides compositae. | Zusammengesetzte Kolocynthenpillen. Пилюли колоцинтовыя сложеныя.

4723) Pilulae aloës cum myrrha, Pilulae aloës crocatae, Pilulae Rufii. | Rufische Pillen. Пилюли Руфовы.

Pilulae aloës et stalagmitis cambogioides, v. Pilulae cambogiae.

4724) Pilulae aloëticae, Pilulae aloës amarae, Pilulae aloës compositae. | Zusammengesetzte Aloëpillen. Пилюли сабурныя.

4725) Pilulae alterantes Plummeri. | Plummer's Pillen. Пилюли Плуммеровы.

4726) Pilulae aperientes Stahlii. | Stahl's öffnende Pillen. Пилюли растворяющія, разводящія, пропускныя Сталіевы.

Pilulae Benedictae Fulleri, v. Pilulae de aloës et foetidis.

4727) **Pilulae** cambogiae, Pilulae de aloë et cambogia, Pilulae aloës et stalagmitis cambogioides, Pilulae gummi guttae aloëticae. | Pillen aus Aloë und Gummi Gutta. Пилюли сабуро-гутовыя или гумигутовыя.

4728) **Pilulae** carthartico-diureticae. | Purgir- und harntreibende Pillen. Пилюли слабительно-мочегонныя.

4729) **Pilulae** cocchiae Rhasis. | Rhases Pillen. Пилюли Разисовы.

4730) **Pilulae** coeruleae. | Kupferammoniumpillen. Синія пилюли изъ мѣди.

4731) **Pilulae** coeruleae s. coeruleae antepilepticae. | Kupferammoniumpillen, Vitriolpillen. Пилюли изъ нашатыра съ мѣдью, или противу падучей болѣзни или родимца.

Pilulae colocynthidis compositae, v. Pilulae aloës cum colocynthide.

4732) **Pilulae** contra obstructiones. | Pillen gegen Verstopfung. Пилюли разрѣшающія, противъ заваловъ или засоренія.

Pilulae de aloë et cambogia, v, Pilulae cambogiae.

4733) **Pilulae** de aloë et foetidis, Pilulae Benedicti Fulleri, Pilulae foetidae succinatae. | Asantpillen, Asant-Aloëpillen. Пилюли сабуро-вонючія изъ сабура и вонючей камеди.

4734) **Pilulae** de ammoniaco. | Ammoniakpillen. Пилюли аммоніячныя.

4735) **Pilulae** de cynoglossa s. de extracto opii. | Hundszungenpillen. Пилюли песьяго языка.

Pilulae de extracto opii, v. Pilulae de cynoglossa.

4736) **Pilulae** de styrace. | Storaxpillen. Пилюли стирачныя.

4737) **Pilulae** de succino Cratonis. | Craton's Bernsteinpillen. Пилюли янтарныя кратоновыя.

4738) **Pilulae** e resina jalappae, Pilulae hydrargyro-jalappinae, Pilulae purgantes, Pilulae mercuriales. | Purgir- oder Laxir- oder Merkurialpillen. Пилюли слабительныя или меркуріальныя, ртутныя.

4739) **Pilulae** foetidae. | Asant- oder Stinkpillen. Пилюли вонючія или дурно-пахучія.

Pilulae foetidis succinatae, v. Pilulae de aloës et foetidis.

Pilulae gummi guttae aloëticae, v. Pilulae cambogiae.

4740) **Pilulae** hydragogae Bontii. | Bont's wasserabführende Pillen. Пилюли водогонительныя Бонтіевы.

4741) **Pilulae** hydragogae Janini. | Janin's Pillen gegen die Wassersucht. Пилюли Янина противъ водяной болѣзни, Пилюли водогонительныя Яниновы.

4742) **Pilulae** hydrargyri Dzondi. | Dzondi's Merkurialpillen. Меркуріальныя пилюли Дзонди.

Pilulae hydrargyro-jalappinae, v. Pilulae e resina jalappae.

Pilulae hydrargyri submuriatis compos., v. Pilulae alterantes Plummeri.

Pilulae hydrargyri muriatis corrosivi, v. Pilulae majores Hoffmanni.

4743) **Pilulae** hypoglottides. | Pillen gegen den Husten (welche man unter der Zunge zergehen lässt). Пилюли унижающія кашель или отъ кашля (обыкновенно даютъ симъ пилюлямъ разойтися подъ языкомъ)

Pilulae Janini, v. Pilulae hydragogae Janini.

4744) **Pilulae** majores antivenereae. | Pillen gegen die Lustseuche. Пилюли противу венерической болѣзни.

4745) **Pilulae** majores Hoffmanni, Pilulae hydrargyri muriatis corrosivi, Pilulae muriatis hydrargyrici corrosivi. | Sublimatpillen. Пилюли солепресыщенной ртути (Сулемы).

Pilulae mercuriales, v. Pilulae e resina Jalappae.

Pilulae muriatis hydrargyrici corrosivi, v. Pilulae majores Hoffmanni.

Pilulae muriatis hydrargyrici oxydulati et oxydi stibii hydrosulphurati, v. Pilulae alterantes Plummeri.

4746) **Pilulae** polychrestae balsamicae. | Balsamische Polychrestpillen. Пилюли полихрестобальзамическія.

Pilulae purgantes, v. Pilulae e resina jalappae.

4747) **Pilulae** Rickardi hydragogae. | Rickard's wasserabführende Pillen. Пилюли водогонительныя Рикардовы.

Pilulae Rufi, v. Pilulae aloës cum myrrha.

4748) **Pilulae** scilliticae. | Meerzwiebel-Pillen. Пилюли морсколуковыя.

4749) **Pilulae** tonicae Bacheri (ex Extr. hellebor. nigr. et Extr. myrh.). | Bacher's tonische Pillen. Пилюли Бахеровы.

Pilum, v. Pistillum.

4750) **Pilumnus.** | Der Ehestandsgott der Römer. Богъ брака у Римлянъ.

4751) **Pilus** (v. πιλος, Pileus). | Das Haar, Kopfhaar, Haupthaar. Волосъ, Головныя волосы. Vid. Penis.

4752) **Pimele**, πιμηλη (v. Pion). | Das Fett. Жиръ.

Pimelecchysis (v. pimele et ecchysis) = Pimelorrhoea.

4753) **Pimelia** sulcata. | Gefurchter Feistkäfer. Пимелія бороздчатая или ушникъ жукъ восточный.

4754) **Pimelicus** (v. Pimelodes). | Das Fett betreffend, davon herrührend. Принадлежащій къ жиру, онымъ причиняемый.

4755) **Pimelodes** (v. pimele et εἶδος). | Fettig, Fettartig. Тучный, Тукоподобный.

4756) **Pimelarrhoea** (v. pimele et rhoea). | Ein krankhafter Abgang, Krankhafte Absonderung von Fett. Болѣзненное испареніе или отдѣленіе жира.

Pimelosis nimia, v. Obesitas nimia.

4757) **Pimpinella.** | Biebernell. Бедренецъ.

4758) **Pimpinella** alba. | Weisser Biebernell. Бедренецъ бѣлый.

4759) **Pimpinella** anisum, Sison anisum, Anisum vulgare. | Anisbiebernell. Бедренецъ анисовый, Анисъ, ганусъ.

4760) **Pimpinella** dissecta. | Geschlitzter Biebernell. Бедренецъ разсѣченный.

Pimpinella hortensis, v. Poterium sanguisorba.

4761) **Pimpinella** italica. | Italienischer Biebernell. Италіанскій бедренецъ.

Pimpinella italica minor, v. Poterium sanguisorba.

4762) **Pimpinella** magna. | Grosser Biebernell. Бедренецъ большой.

4763) **Pimpinella** nigra. | Schwarzer Biebernell. Бедренецъ черный.

4764) **Pimpinella** saxifraga. | Steinbrech-Biebernell. Бедренецъ камнелистый или камнеломный или черноголовникъ каменоломъ.

Pinea, Pineoli, v. Pinus.

4765) **Pinealis** (v. Pinus). | Fichtenod. Tannenzapfenähnlich. Шишкѣ подобный или сосновой шишкѣ подобный.

Pinealis glandula, v. Glandula pinealis.

Pinguecula, v. Pterygium pingue.

4766) **Pinguedo**, Demos. | Fett. Жиръ сало, тукъ. Vid. Adeps, Pinguitudo et Membrana adiposa.

7467) **Pinguedo** s. Adeps renalis, s. renum, Nephridion, Epinephridion. | Nierenfett, Nierentalg. Почечный жиръ.

Pinguedo renum, v. Pinguedo renalis.

Pinguetudo, v. Pinguedo et Obesitas.

4768) **Pinguicula.** | Fettkraut. Жирнолистка.

4769) **Pinguicula** vulgaris. | Gemeines Fettkraut. Обыкновенная жирнолистка.

4770) **Pinguis.** | Fett, Fettig. Жирный.

Pinguitia, v. Pinguitudo.

Pinguities, v. Pinguitudo.

4771) **Pinguitudo**, Pinguedo, Pinguitia, Pinguities. | Die Fettigkeit, Fette Beschaffenheit. Жирность, Тучность.

4772) **Pinna.** | Die Feder, Flosse, Flossfeder. Перо, Рыбье перо.

4773) **Pinna** nobilis. | Die edle Steckmuschel, Seidenmuschel. Морское перо.

4774) **Pinna** rudis. | Rauhe Steckmuschel. Грубое морское перо.

4775) **Pinnae.** | Federblättchen, Flossen. Перья, Рыбьи перья. Vid. Dentationes.

4776) **Pinnae** abdominales s. ventrales. | Bauchflossen. Перья брюшныя.

4777) **Pinnae** anuales. | Steissflossen. Перья проходныя.

4778) **Pinnae** caudales, Schwanzflossen. Перья хвостовыя.

4779) **Pinnae** dorsales. | Rückenflossen. Перья спинныя.

Pinnae hepatis, v. Lobi hepatis.

Pinnae narium, v. Alae nasi.

4780) **Pinnae** pectorales. | Brustflossen. Перья грудныя.

Pinnae pulmonum, v. Lobi pulmonis.

Pinnae ventrales, v. Pinnae abdominales.

4781) **Pinnatifidus.** | Halbgefiedert. Перисторазщепленный, полуперистый.

4782) **Pinnatus.** | Gefiedert. Перистый.

Pinnulae hepatis, v. Lobi hepatis.

4783) **Pinos** (v. Pion). | Der Fettglanz, Fettschmiere. Тучная мазь, Нечистота, Грязь.

4784) **Pinus.** | Die Fichte. Сосна.

4785) **Pinus** abies, P. picea, Abies excelsa. | Gemeine Tanne, Rothtanne, Schwarztanne, Kiefer. Сосна, сосна еловая или пересадная, Ель, Ѣль, Ело, Ельникъ, Бѣлая ель.

4786) **Pinus** balsamea. | Balsamtanne, Balsamfichte. Сосна бальзамная.

4787) **Pinus** canadensis. | Canadische Fichte, Schierlingsfichte. Сосна Канадская.

4788) **Pinus** cedrus, Larix cedrus. | Zeder-Fichte, Zeder, Zeder von Libanon. Кедръ Ливанскій.

4789) **Pinus** cembra. | Zembra-Zirbelnussfichte, Sibirische Zeder. Кедръ, Кедровое дерево, Кедръ сибирская.

Pinus dammara, v. Agathis loranthifolia.

4790) **Pinus** larix, Larix europaea. | Lärchenfichte, Lärche, Terpentinbaum,

Schänbaum. Сосна прiятнопахучая, Лиственница, Листвиница, Листвинъ.
Pinus maritima, v. Pinus pinaster.
4791) Pinus microcarpa. | Kleinfruchtige Lärche. Мелкозерная сосна.
Pinus mygho, v. Pinus pumilio.
4792) Pinus picea, P. abies, Abies taxifolia, Abies pectinata. | Weisstanne, Edeltanne. Пихта, Пихтовникъ.
4793) Pinus pinaster, Pinus maritima. | Italienische und Französische Fichte, Fichte von Bordeaux. Италiанская и Французская сосна.
4794) Pinus pinea. | Pinenfichte, Pinialen-Zirbelnussbaum. Южная сосна.
4795) Pinus pumilio, Pinus mugho. | Zwergfichte, Krummholzbaum. Венгерская сосна.
4796) Pinus sylvestris. | Gemeine Fichte, Forle, Fohre, Kiefer, Kienbaum. Сосна боровая, лѣсная.
4797) Pinus taeda. | Weihrauch-Fichte. Виргинская благовонная или ладанная сосна.
4798) Pion, πιον, πιαρ, πειαρ, πεαρ. | Das Fett. Сало, Тукъ, Жиръ.
4799) Piper. | Pfeffer. Перецъ.
4780) Piper album. | Weisser Pfeffer. Перечникъ, Перичникъ.
4801) Piper carpunya. | Karpunyepfeffer. Перувiанскiй перецъ или Карпунiа перецъ.
Piper caudatum, v. Piper cubebae.
4802) Piper citrifolium. | Mohomopfeffer. Бразильскiй или лимонолистный перецъ.
4803) Piper cubeba. | Kubebenpfeffer. Кубеба.
4804) Piper hispanicum, indicum, fructus capsici annui. | Spanischer Pfeffer. Перецъ годичный, Стручковый, Гишпанскiй, Турецкiй.
4805) Piper jamaicense, Semen amomi. | Jamaikanischer Pfeffer, Pimentbeere, Myrtenbeere, Englisch Gewürz, Piment. Перецъ ямайскiй, Ягоды миртовыя.
4806) Piper japonicum. | Japanischer Pfeffer. Перецъ Японскiй.
Piper indicum, v. Piper hispanicum.
4807) Piper longum, Macropiper. | Langer Pfeffer. Перецъ длинный, Долгiй, Индiйскiй.
Piper malabaris molagocadi, v. Piper nigrum.
4808) Piper methysticum. | Ava- oder Kavapfeffer. Перецъ пьяный.
4809) Piper nigrum, rotundum, Malabaris molagocadi. | Schwarzer Pfeffer. Перецъ черный зернистый.
4810) Piper peltatum. | Schildförmiger Pfeffer. Перецъ щитовый.
Piper rotundum, v. Piper nigrum.
4811) Piper siriboa. | Siriboapfeffer. Ость-индiйскiй перецъ сериботa.
Piper turcicum, v. Piper indicum.
4812) Piper umbellatum. | Doldenförmiger Pfeffer, Antillisches Anisholz. Зонтичный перецъ.
4813) Piperaceae. | Pfefferpflanzen. Перечныя растѣнiя.
4814) Piperatus. | Gepfeffert. Перечный.
Piperinum, v. Piperium.
Piperitae, v. Piperaceae.
Piperitus, v. Piperatus.
4815) Piperium, Piperinum. | Piperin. Пиперинъ.
Pipinna, v. Penis.
4816) Pipto, πιπτω, fut. πεσω. | Fallen. Падать.
Piptonychia, v. Rejectio ungulae.
4817) Piriformis. | Birnförmig. Грушевидный.
4818) Pisces. | Fische. Рыбы.
4819) Pisces abdominales. | Bauchflosser (Fische, deren Bauchflossen hinter den Brustflossen sitzen). Рыбы брюхоперыя.
4820) Pisces apodes. | Kahlbäuche, Fische ohne Bauchflossen. Рыбы голобрюхiя.
4821) Pisces branchiostegi. | Fische mit Kiemdeckel. Рыбы неполножаберныя.
4822) Pisces cartilaginei. | Knorpelfische. Рыбы хрящеватыя.
4823) Pisces chondropterygii. | Fische ohne Kiemdeckel. Рыбы хрящеватыя.
4824) Pisces pigulares. | Brustbauchflosser, Fische, deren Bauchflossen vor den Brustflossen sitzen). Рыбы горлоперыя.
4825) Pisces spinosi. | Grätenfische, Mit Gräten versehene Fische. Костистыя рыбы.
4826) Pisces thoracici. | Brustflosser (Fische, deren Bauchflossen unter den Brustflossen sitzen). Рыбы грудоперыя.
Pisciculus, v. Musculus coracoradialis.
4827) Piscis, ιχθυς. | Der Fisch. Рыба.
4828) Pisiformis. | Erbsenförmig. Гороховидный.
4829) Pisis, πεισις (πεθω, πηθω, πειθω [fut. πεισω, πεισομαι] παθω, πασχω; v. Pathos). | Das Empfindungsvermögen, Sensibilitas, Die Receptivität. Чувствительность.
Piso, i. q. Mortarium.
4830) Pissa, πισσα, πιττα (πιξα), Pix. | Das Pech. Смола.
Pissa lacon s. pisseleon, v. Pix et Petroleum.

4831) Pisselaeum (v. pissa et elaeon). | Eine Verbindung von Harz und Oel. Смѣсь изъ смолы и масла. 2) Der Theer; Pix liquida. Дёготь. 3) = Oleum asphalti.

Pissosis, Pittosis (v. Pissa) = Picatio.

4832) Pistacia, Nuclei pistaciae. | Pistacie, Pistacien, Syrische Nüsschen. Фисташникъ, Орѣхи писташковые или фисташковые.

4833) Pistacia atlantica. | Atlantischer Mastixbaum. Атлантическій фисташникъ.

4834) Pistacia lentiscus. | Mastixpistacie, Mastixbaum. Фисташка лѣсная, Мастичная, Мастика, Мастичное дерево.

4835) Pistacia terebinthus. | Terpentinpistacie, Terpentinbaum. Фисташка терпентинная.

4836) Pistacia vera. | Aechte Pistacie, Grüne Pimpernuss. Фисташка, Фисташки, Фисташковое дерево.

Pistilla, v. Pistillum.

4837) Pistillum (Pilum). | Stempel, Pistill, Keule, Mörserkäule oder Mörserkeule. Пестикъ, Толкачь, Толкушка.

Pisum ochrus, v. Latyris ochrus.

4838) Pisum sativum. | Gemeine Erbse. Горохъ, горохъ обыкновенный, садовый.

Pitheci, v. Quadrumana.

4839) Pithecus, Pithex, genit. —ci, —ecis. | Der Affe. Обезьяна.

4840) Pittacium. | Läppchen. Тряпица.

Pituita, v. Mucus.

Pituita alba, v. Anasarca lymphatica et Leucophlegmatia.

Pituita narium, v. Mucus narium.

Pituita narium crassior, v. Phlegma narium crassior.

4841) Pituita primarum viarum. | Schleim in den ersten Wegen, Verschleimung. Слизь въ первыхъ путяхъ, Ослизеніе.

Pitya = Pytia.

4842) Pityriasis (v. Pityrodes) s. Pityrisma, s. Furfures, furfuratio, furfurisca, Scabies sicca, Impetigo, Lichen siccus, Psoriasis. | Kleienförmige Abschuppung der Haut, Hautkleie, Trockne Kleie, Kleiengrind, Kleienausschlag. Сыпь отрубеобразная, Отрубевидная, Отрубямъ подобная. Vid. Porrigo.

4843) Pityriasis capitis. | Kopfschabe. Парши, состоящіе изъ отрубеобразныхъ чешуекъ.

4844) Pityriasis rubra. | Rother Kleiengrind. Красные отрубеобразные парши.

4845) Pityriasis spuria. | Unächte Hautkleie. Ненастоящая отрубеобразная сыпь.

4846) Pityriasis versicolor. | Bunter Kleiengrind. Парши отрубеобразные разноцвѣтные. Vid. Chloasma.

4847) Pityrodes, Pityroides (v. pityron et ειδος). | Kleienartig. Отрубеобразный, Отрубевидный, подобный отрубямъ.

Pityroides, v. Pityrodes.

4848) Pityron (πισσω, πιπτω, Aeol. statt πιπτω; fallen machen, niederschlagen, abdreschen, zermalmen, zermahlen; падать, сокрушать). | 1) Die Kleien. Отруби. 2) = Pityriasis.

Pitys = Pinus.

4849) Pix (v. Pissa). | Das Pech, Harz. Смола.

Pix alba, v. Resina pini.

4850) Pix burgundica. | Gemeines Schuster- oder Burgundisches Pech. Сапожническій варъ.

Pix graeca, v. Colophonium.

Pix judaica, v. Asphaltum.

4851) Pix liquida, Cedria. | Дёготь.

4852) Pix navalis, Nigra sicca solida, Sutoria. | Pech, Schiffspech, Schusterpech. Варъ, Смола.

Pix nigra, v. Pix navalis.

Pix sicca, v. Pix navalis.

Pix solida, v. Pix navalis.

Pix sutoria, v. Pix navalis.

4853) Placenta, πλακους, genit. —ουντος (πλαξ, genit. πλακος; eine Platte, Fläche, ein Blatt; доска, таблица) s. trophosspermium, Receptaculum feminis. | Der Kuchen, Mutterkuchen, Samenboden, Samenbehälter. Лепешка, Пирожокъ, Мѣсто, Маточный послѣдъ. Vid. Placenta uteri.

Placenta cruoris, v. Cruor.

4854) Placenta febrilis. | Der Fieberkuchen. Завалы, Завалъ внутренностей послѣ лихорадокъ, Лихорадочный пирогъ.

4855) Placenta praevia. | Der vorliegende Mutterkuchen. Предлежащее дѣтское мѣсто.

4856) Placenta sanguinis. | Der Blutkuchen. Красящее начало, Кровяной закипъ, кровяной слитокъ или кровяной осѣдокъ. Vid. Cruor.

Placenta succenturiata, v. Membrana caduca Hunteri.

4857) Placenta uteri s. uterina, Placenta s. placenta uteri carnea, Caro s. Affusio orbicularis, Jecur s. Hepar uterinum. | Placenta, Mutterkuchen, Mutterleber. Дѣтское мѣсто, Мѣсто младенческое, Послѣдъ, Постѣлка дѣтская.

Placenta uteri carnea, v. Placenta uteri.

Placenta uterina, v. Placenta uteri et Membrana caduca Hunteri.

4858) Placenta uterina incystata. | Der in einem Sacke eingeschlossene Mutterkuchen. Дѣтское мѣсто содержащееся въ перепончатомъ мѣшечкѣ.

4859) Placentiformis. | Kuchenartig, Kuchenförmig. Лепешкообразный, Пирожковидный, Мѣстовидный.

Placentulae, v. Cotyledones.

4860) Placiditas, Evorgisia. | Sanftmuth. Тихость, Кротость.

4861) Pladaroma, Pladarosis, Pladarotes (v. Pladaros). | 1) Eigentlich: Ansammlung von (verdorbener, faulichter) Feuchtigkeit. Накопленіе гнилыхъ жидкостей. 2) Daher: Eine Balggeschwulst mit flüssigem Inhalt, Breigeschwulst, Lymphgeschwulst, bes. an den Augenliedern. Малая, Мягкая, Жирная мѣшенная опухоль глазныхъ вѣкъ.

) Pladaros, πλαδαρος (v. Plados). | Schlaff, Schlapp, Schwammig, Mürbe, Faul, Feucht. Мокрый, Влажный, Гнилый, Мягкій, Слабый.

Pladarotes = Pladaroma.

Plados, 1) = Pladaros, 2) = Pladarotes.

4863) Plaga, πληγη (dorisch πλαγα, πληγμα, πληγω, πλαγω, πλησσω; v. Apoplexia). | Der Schlag, Geschwulst und Brauner Fleck vom Schlagen, Eine Beule, Brausche. Ударъ, Опухоль и синій багровый знакъ отъ ушиба или удара.

4864) Plagiobolia (plagios et bole). | 1) Ein fehlerhafter (schiefer) Wurf. Неправильное бросаніе. 2) Eine fehlerhafte Richtung des in die Mutterscheide ergossenen Samens. Ненадлежащее направленіе сѣмени, извержениаго въ рукавъ матки.

4865) Plagiobolicus. | Von fehlerhafter Richtung des in die Mutterscheide ergossenen Samens entstanden. Происходящій отъ Plagiobolia.

4866) Plagios, πλαγιος (v. Plagos). | Auf der Seite befindlich, Nach der Seite hingehend, Schief, In die Quere gehend, Quer. Поперечный, Кривой, Косой, Находящійся на сторонѣ.

4867) Plagos, πλαγος. | Die Seite, Flanke. Сторона, Бокъ.

Plagulae, v. Ferulae.

Plana fibrarum muscularium, v. Strata fibrarum muscularium oesophagi.

Planaria latiuscula, v. Distoma hepaticum.

4868) Plane, πλανη (πλαναω, v. Planeta). | Das Umherschweifen, Umherirren. Блужденіе, Заблужденіе.

Planesis, genit. —ios, —is (v. Planeta) = Plane.

4869) Planeta (v. πλαναω, πλανεω; irreführen, umherschweifen machen; πλαναομαι, umherschweifen, wandeln; своjу въ заблужденіе, заблуждаюсь). | Der Planet, Wandelstern. Планета, Блуждающая звѣзда.

Planetica arthritis = Arthritis vaga.

4870) Planeticus (v. Plane). | Irrend, Herumirrend. Блудящій, Планетный.

Plania = Plane.

4871) Planicus (v. Plane). | Aus ungewöhnlichen Theilen des Körpers kommend. Выходящій изъ необыкновенныхъ частей и мѣстъ тѣла.

4872) Planities. | Ebene. Плоскость, Ровнина.

4873) Planities auricularis posterioris superficiei internae ossis ilei partis, v. Facies auricularis ossium ilei.

Planities ligamentosa superficialis, v. Ligamentum dorsale inter os cuboideum et cuneiforme tertium.

Planities linguae, v. Facies superior linguae.

Planities pedis, v. Superficies plantaris pedis.

Planobolicus (v. plane et bole) = Plagiobolicus.

4874) Planodia (v. plane et hodos). | Ein falscher Weg, Irrweg. Ложный, Неправильный путь.

4875) Planodicus (v. Planodia). | Einen falschen Gang betreffend, dazu gehörig, denselben machend, davon herrührend. Принадлежащій къ противуестественному, ложному пути, причиняемый онымъ.

4876) Planta. | 1) Die Pflanze. Растѣніе. 2) Die Fusssohle. Подошва ноги.

Planta noctis, i. q. Hydroa et Sudamina.

4877) Planta pedis, Solum, Solea, Basis corporis, Vestigium. | Fusssohle, Fussplatte. Подошва, Ножная подошва. Vid. Metatarsus.

Planta prima pedis, v. Tarsus.

4878) Plantae, Vegetabilia, Stirpes, Herbae. | Pflanzen, Vegetabilien, Gewächse, Erdgewächse, Kräuter. Растѣнія.

Plantae dicotyledoneae, v. Dicotyledones.

Plantae monocotyledoneae, v. Monocotyledones.

4879) Plantae parasiticae. | Schmarotzerpflanzen. Чужеядныя растѣнія.

Plantae polycotyledoneae, v. Polycotyledones.

4880) Plantago. | Wegerig. Попутникъ, Подорожникъ.

Plantago aquatica, v. Alisma plantago.

Plantago arenaria, v. Plantago indica.

4881) Plantago coronopus. | Krähenfusswegerig. Приморскій подорожникъ.

4882) Plantago cynops. | Immer grüner Wegerig. Неувядаемый подорожникъ.

4883) Plantago indica, arenaria. | Indischer Sandwegerig. Индійскій попутникъ.

4884) Plantago lanceolata. | Spizzer Wegerig. Попутникъ или подорожникъ ланцетолистный или узколистный, Ужикъ попутный.

4885) Plantago major. | Grosser, breiter Wegerig. Подорожникъ или попутникъ большой.

4886) Plantago maritima. | Meerwegerig. Попутникъ или подорожникъ приморскій.

4887) Plantago media. | Mittlerer Wegerig. Попутникъ или подорожникъ средній.

4888) Plantago psyllium. | Flohsamen-Wegerig, Betäubender Wegerig. Песчаный попутникъ.

4889) Plantaris s. Plantaris gracilis (sc. musculus), Extensor tarsi minor s. tibieus gracilis, s. condylo-calcaneus simplex, s. femoro-calcaneus parvus. | Plantaris, Langflechtiger Muskel oder Langsehniges Muskelchen, od. Langgeschwänzter Muskel des Unterschenkels, Fusssohlenmuskel, Kleiner Ausstreckemuskel der Fusswurzel. Мышица подошвенная или пяточная.

Plantaris gracilis, v. Plantaris.

Plantaris musculus, v. Plantaris.

4890) Plantarium. | Baumschule. Разсадникъ, Школа растѣній.

4891) Plantatio. | Das Pflanzen, Verpflanzen, Versetzen eines Gewächses. Сажденіе, Сажаніе въ землю.

4892) Plantula. | Eine kleine Pflanze. Растѣньеце, Маленькое растѣніе.

Plantula seminalis, v. Embryo.

4893) Planum (subst.). | Eine Ebene, Fläche. Равнина, Плоскость, ровное мѣсто.

Planum aponeuroticum diaphragmatis, v. Expansio aponeurotica diaphragmatis.

Planum externum, v. Fibrae externae tunicae carnosae.

Planum frontale orbitae, v. Fornix orbitae.

4894) Planum horizontale. | Wasserrechte od. Horizontalebene. Поверхность или плоскость прямоотвѣсная.

4895) Planum inclinatum. | Schiefe, Geneigte oder Inklinirte Ebene. Наклоненная плоскость или поверхность.

Planum maxillaris orbitae, v. Basis orbitae.

Planum oblongum cartilagine obductum, v. Facies auricularis ossium ilei.

4896) Planum orbitale maxillae superioris, Facies s. Superficies, s. Processus orbitalis, Lamina orbitaria s. orbitalis, s. planum orbitarium maxillae superioris. | Orbitalfläche des Oberkiefers, Augenhöhlenplatte, Augenhöhlenfortsatz, Augenleistenfortsatz, Augenhöhlfläche, Obere Fläche, Augenfläche, Fortsatz der Augenhöhle, des Oberkiefers. Поверхность надглазная или надочная или надглазный отростокъ верхней челюсти.

Planum orbitarium maxillae superioris, v. Planum orbitale maxillae superioris.

Planum pedis, v. Metatarsus, Superficies plantaris pedis.

4897) Planum semicirculare cranii. | Semicirkuläre Fläche des Hirnschädels, Bogenförmige oder Halbkreisförmige Fläche des Stirn- und Schädelknochens. Полукружная плоскость черепа.

Planum superius linguae, v. Facies superior linguae.

4898) Planuria (v. plane et uron). | Der Abgang des Harns durch ungewöhnliche Wege. Истеченіе мочи необыкновеннымъ путемъ.

4899) Planus. | Platt, Eben, Flach. Ровный, Гладкій, Плоскій.

4900) Plasis, Plasma (πλασσω, bilden, formen; образую, даю форму). | Die Bildung, Die Form, Gebildete Gestalt. Образованіе, Ваяніе, Образъ, Форма.

4901) Plastica (ars), Plastice (v. Plasticus). | Die Plastik, Die bildende Kunst, Bildnerei. Ваятельное искуство.

Plastica virtus, v. Vis plastica.

Plastica vis, v. Vis plastica (et plasticus).

4902) Plasticismus (v. Plasticus). | Der Bildungstrieb. Образовательное стремленіе. 2) Das Gesetz des allgemeinen Bildungstriebes. Законъ общаго образовательнаго стремленія.

4903) Plasticitas. | Plasticität. Плототвореніе.

4904) Plasticus. | Plastisch. Плототворительный.

4905) Plasticus (πλασσω, v. Plasis). | Bildend, Formend, Die Formenbildung betreffend. Образовательный, Пластическій. Vis plastica (δυναμις) πλαστικη. | Die Bildungskraft, Das Bildungsvermögen, Der Bildungstrieb. Пластическая, Образовательная сила.

Plata, v. Scapula.

Platae (v. Platys) = Homoplatae.

4906) Platanthera bifolia, Orchis bifolia. | Zweiblätteriges Knabenkraut. Ятрышникъ двулистый, Ядрушка, Яички, Дѣтская трава, Кокушкины слезы, Бѣлый сатиръ, Кокушница двулистая.

4907) Platanus. | Die Platane, Der Platanenbaum. Чинаръ.

Platasmus = Platiasmus.

Plate, v. Scapula.

4908) Platea (fem. a Platys) = 1) Taenia lata, et 2) Vola manus (scil. χειρ).

4909) Platiasmus (v. Platys; πλατειαζω, πλατυστομεω; breit und platt, wie ein Breimaul reden; плоско говорю). | Die breite Aussprache, wegen Zungenfehlers, Das sogenannte Breimaul. Плоское, Низкое нарѣченіе.

4910) Platina. | Platin, Weissgold. Платина.

Platisma, v. Platysma.

Platycoria (v. platys et core) = Mydriasis.

4911) Platymetaphrenicus (v. platys et metaphrenon). | Breitschultrig. Широколопаточный.

Platyphyllum, v. Latifolium.

4912) Platyphyllus. | Breitblätterig. Широколистный.

4913) Platypodos. | Breitfüssig. Широконогій.

4914) Platys, πλατυς, πλατεια, πλατυ. | Platt, Breit. Плоскій, Ровный, широкій, пространный.

4915) Platysma (v. Platys). | Eine breite Fläche (auch = platysma-myodes). Широкая поверхность; такъ же широкій кусокъ холста, коимъ покрываютъ раны.

Platysma myodes, v. Platysma myoides.

4916) Platysma myoides s. Platysma myodes, scil. musculus (v. Platysma, mys et ειδος) s. Musculus subcutaneus, s. cutaneus colli, Musculus latissimus s. latus colli, Musc. auriculae et utrique labro communis, Musc. quadratus genae s. tetragonus, s. detrahens quadratus, s. cleidosterno-cutaneus faciei, s. thoraco-maxillo-facialis. | Platysmamyoides, Breiter Halsmuskel, Fleischhaut des Halses, Hautmuskel oder Viereckiger Muskel des Halses, Breiter Hautmuskel des Halses. Мышица подкожная или широкая шейная, Мышичное разширеніе или протяженіе на передней сторонѣ шеи.

Platysmamyoides, v. Platysma myoides.

Platyspermum grandiflorum, v. Caucalis grandiflora.

4917) Plax, genit. —ακος (v. platys, πλασσω; v. Plasticus). | Die Platte, Das Blatt, Bret. Плитка, Листъ, Доска.

Plechas, v. Perinaeum.

Plecopterus, v. Plectopterus.

Plectane (πλεκω, v. Plectos) = Plexus.

4918) Plectranthus graveolens. | Stinkender Hahnensporn. Бичецвѣтъ вонючій или тяжело пахучій.

Plectrum, v. Uvula et Processus styliformis ossis temporum.

Plege, Plegia = Plaga.

4919) Plemmyria (πλεω, πληω, πληθω, fut. —ησω; füllen, anfüllen; наполняю; πλησμα, πλημα; die Anfüllung; наполненіе; davon, πλημμαω, πλημμυω, πλημμυρω; überfüllen, überfliessen lassen; наводняю, приливъ имѣю). | 1) Die Fluth, Das Ueberfliessen. Прибыль, Приливъ. 2) Die Vollsaftigkeit, Allgemeiner Ueberfluss einer bestimmten Flüssigkeit im Körper. Изобиліе, Избытокъ въ сокахъ.

4920) Plemmyricus (v. Plemmyria). | Säfteüberfluss betreffend, dazu gehörig, davon herrührend. Происходящій отъ изобилія въ сокахъ.

Plenitudo, v. Plethora.

Plenna = Blenna, v. Mucus.

4921) Plenus. | Voll. Полный.

Plenus pulsus, v. Pulsus plenus.

4922) Pleonasmus (πλειων, πλεος, πλεον; mehr; болѣе полный). | Der Ueberfluss, Pleonasmus, Ein Bildungsfehler mit zu starker Ausbildung oder mit Ueberzähligsein eines Theils. Плеонасмъ, Избытокъ въ образованіи членовъ, Излишество оныхъ.

4923) Pleonectica melancholia. | Melancholie aus Geiz oder Habsucht. Сумашествіе или Меланхолія отъ скупости.

4924) Pleonecticus (πλειων, πλεον; mehr; болѣе полный; et εχω, haben; имѣть; πλεονεκτεω, mehr haben müssen oder glauben, mehr haben zu müssen, geizig sein; быть скупымъ). | Habsüchtig, Geizig. Скупый, Корыстолюбивый.

4925) Pleonexia (v. Pleonecticus). | 1) Eigentlich: Das Mehrhaben. Имѣть болѣе. 2) Das Mehrhabenwollen, Die Habsucht, Der Geiz. Желаніе имѣть болѣе, Имѣньелюбіе, Скупость, Корыстолюбіе. 3) = Athymia pleonectica.

Pleres, Pleos, v. Pleonasmus, Plerosis, Plethos.

4926) **Pleroma.** | Die Anfüllung, Das Angefüllte. Накопленіе, Наполненіе.

4927) **Plerosis** (πληροω, anfüllen, ausstopfen; наполняю). | Die Anfüllung, Ausfüllung, Das Ausstopfen. Наполненіе, Набиваніе.

Plerotica (v. Plerosis) = Sarcotica.

4928) **Pleroticus** (πλεροω, v. Plerosis). | Durch Ueberfluss entstanden. Причиняемый излишествомъ.

Plesmone, v. Satietas.

4929) **Plethomeria** (v. plethos et meros). | Ueberzahl der Theile. Число частей тѣла большее обыкновеннаго.

4930) **Plethora** (πλεος, πλεον, πληρης; v. Pleonasmus, Plerosis; πληθω, πληθωρεω; vollfüllen, überfüllen; въ полнотѣ, насыщеніи нахожусь) s. Plethora sanguinea, Plethos, Plenitudo, Multitudo, Repletio sanguinis, Polyaemia. | Die Plethora, Die Anfüllung, bes. Anfüllung od. Ueberfüllung der Gefässe mit Blut und andern Säften, Die Vollblütigkeit, Vollsaftigkeit. Полнокровіе, Многокровіе, Преполненіе кровоносныхъ сосудовъ.

4931) **Plethora** ab orgasmo s. orgastica. | Vollblütigkeit von zu heftiger Bewegung des Blutes. Полнокровіе отъ весьма сильнаго движенія крови.

4932) **Plethora** abdominalis, Congestio viscerum abdominis s. abdominalium. | Die Blutstockungen im Unterleibe. Брюшное полнокровіе, Застояніе крови въ сосудахъ брюшныхъ внутренностей. Vid. Physconia abdominalis.

Plethora ad habitum, v. Plethora ad spatium.

Plethora ad molem, v. Plethora vera.

4933) **Plethora** ad spatium, ad habitum, ad vasa, ad venas s. respectiva. | Vollblütigkeit aus geringem Raume der Gefässe zu der Masse des Blutes. Полнокровіе относительно къ мѣсту, или сосудамъ, или твердымъ частямъ.

Plethora ad vasa, v. Plethora ad spatium.

Plethora ad venas, v. Plethora ad spatium.

4934) **Plethora** ad vires, e debilitate. | Vollblütigkeit in Bezug auf die Kräfte. Полнокровіе относительно къ силамъ.

4935) **Plethora** ad volumen, rarefacta, orgastica, incalescens, febrilis, Turgescentia sanguinea. | Vollblütigkeit aus zu grosser Ausdehnung des Blutes. Полнокровіе отъ излишнаго или слишкомъ разширенія крови.

Plethora aquosa s. humida, s. serosa, v. Cacochymia serosa.

Plethora biliosa, v. Cholepoësis.

4936) **Plethora** cacochyma. | Vollblütigkeit mit Verderbniss der Säfte. Полнокровіе съ порчею соковъ.

Plethora capitis, v. Encephalalgia plethorica.

4937) **Plethora** commota. | Die bewegte Vollblütigkeit. Полнокровіе въ движеніе приведенное.

Plethora e debilitate, v. Plethora ad vires.

4938) **Plethora** euchyma. | Vollblütigkeit mit guten Säften. Полнокровіе съ здоровымъ состояніемъ соковъ.

4939) **Plethora** febrilis. | Die Vollblütigkeit in hitzigen Fiebern. Полнокровіе въ горячкахъ.

Plethora localis, v. Plethora topica.

4940) **Plethora** mixta. | Gemischte Vollklütigkeit. Полнокровіе смѣшенное.

Plethora obesa, v. Adiposis et Obesitas nimia.

Plethora orgastica, v. Plethora ab orgasmo.

Plethora partialis, v. Plethora topica.

4941) **Plethora** pectoris. | Blutkongestionen in der Brust, Brustvollblütigkeit. Грудное полнокровіе, Накопленіе крови въ груди.

Plethora pectoris, v. Asthma sanguineum.

Plethora pituitosa, v. Spissitudo frigida.

Plethora pulmonum, v. Asthma sanguineum.

Plethora respectiva, v. Plethora ad spatium.

Plethora sanguinea, v. Plethora.

4942) **Plethora** seminalis. | Samenüberfluss, Ueberfluss an Samen. Преизбытокъ сѣмени.

Plethora serosa, v. Cacochymia serosa.

4943) **Plethora** spuria s. apparens, s. Plenitudo ad volumen, Plethora rarefacta. | Falsche od. Scheinbare Vollblütigkeit. Ложное, мнимое полнокровіе.

4944) **Plethora** suppressa. | Unterdrückte, versteckte Vollblütigkeit. Полнокровіе угнетенное.

4945) **Plethora** topica, partialis, localis. | Oertliche Vollblütigkeit. Мѣстное полнокровіе.

4946) **Plethora** universalis. | Allgemeine Vollblütigkeit. Повсемѣстное полнокровіе.

Plethora uterina, v. Hysteralgia plethorica.

4947) **Plethora** vera, absoluta s. ad molem, Polyaemia, Polychymia sanguinea. | Wahre Vollblütigkeit. Настоящее, истинное, дѣйствительное полнокровіе.

4948) Plethoricus (v. Plethora). | Vollblütig, Vollsaftig. Полнокровный, Происходящій отъ полнокровія.

4949) Pleumodes (v. Pleumon, πλευμαω, an den Lungen leiden; страдать болѣзнью лёгкихъ). | Bei Hippokr.: Wer an den Lungen leidet, Ein Lungensüchtiger. Страждущій чахоткою лёгкихъ.

4950) Pleumon, πλευμων. | Die Lunge. Лёгкіе.

Pleumonia, Pleumonis (v. Pleumon) = Pneumonia.

4951) Pleura (πλεος, πλευρος, πληρης, πλεονος; voll gefüllt, sich füllend; полный, накопленный), Pleurae s. Membrana pleuritica, s. costas succingens, s. Membranae succingentes, Membrana s. Tunica costalis, s. subcostalis, Hypopleurios. | Pleura, Brustfell, Brusthaut, Brustfelle, Brusthäute, Rippenfell, Rippenfelle, Seitenfell, Ribbenhäutlein, Rückenhäutlein. Подреберная или грудная плева или перепонка. Vid. Latus.

Pleurae, v. Pleura et Costae.

4952) Pleuralgia (v. pleuron et algos). | Der Seitenschmerz, Schmerz unter den Rippen. Боль въ боку.

4953) Pleurapostema (v. pleura et apostema). | Ein Abscess im Brustfell, Ein Brustfellabscess. Нарывъ подреберной перепонки.

4954) Pleurapostematicus (v. Pleurapostema). | Pleurapostem betreffend, damit behaftet, davon herrührend. Происходящій отъ Pleurapostema.

Pleuresia, Pleuresis, v. Pleuritis costalis.

4955) Pleureticus (v. Pleuresia). | 1) Pleuresie betreffend, daran leidend, davon herrührend. Происходящій отъ Pleuritis, Страждущій оною. 2) = Pleuricus.

4956) Pleuricus (v. Pleura). | Die Pleura betreffend, dazu gehörig, damit verbunden. Принадлежащій къ подреберной плевѣ, отъ оной происходящій.

4957) Pleuritis (v. Pleura). | Der Seitenstich, Die Brustfellentzündung. Воспаленіе подреберной плевы, Колотье въ боку или въ бокахъ.

Pleuritis bronchialis, v. Bronchitis.

Pleuritis chronica, v. Parapleuritis.

4958) Pleuritis costalis, vera, sicca, lateralis, Pleuresis. | Rippenfellentzündung, Seitenstich. Воспаленіе грудореберной плевы, Колотье въ боку.

4959) Pleuritis diaphragmatica. | Zwerchfellentzündung. Воспаленіе грудобрюшной преграды.

4960) Pleuritis dorsalis. | Der Rückenschmerz. Боль, колотье въ спинѣ, спинная боль, воспаленіе грудоспинной плевы.

Pleuritis humida, v. Bronchialis.

Pleuritis humida pulmonalis, v. Pneumonitis.

4961) Pleuritis intermittens. | Intermittirende Brustfellentzündung. Перемежающееся воспаленіе подреберной плевы.

Pleuritis lateralis, v. Pleuritis costalis.

Pleuritis mediastina, v. Mediastinitis.

Pleuritis notha, v. Pleurodyne.

4962) Pleuritis occulta. | Verborgene Brustfellentzündung. Скрытое воспаленіе водреберной плевы. Vid. Parapleuritis.

4963) Pleuritis rheumatica. | Rheumatische Brustfellentzündung. Ревматическое воспаленіе подреберной плевы.

Pleuritis sicca, v. Pleuritis costalis.

Pleuritis simulata, v. Pleurodyne.

Pleuritis spuria, v. Pleurodyne.

4964) Pleuritis sternalis. | Brustbeinfellentzündung. Грудокостное воспаленіе плевы.

Pleuritis vera, v. Pleuritis costalis.

4965) Pleuriticus (v. Pleuritis). | Pleuritisch, An Pleuritis leidend. Страждущій колотьемъ въ боку.

4966) Pleurodyne (pleura et odyne) pleuritis spuria notha, simulata, Pseudopleuritis, Pneumonia externa. | Der äussere oder Falsche Brustschmerz, od. Seitenschmerz, Falsches Seitenstechen. Ложное воспаленіе подреберной плевы, Ложное колотье въ боку, Наружная боль въ груди или грудная боль.

4967) Pleurodyne abdominalis, gastrica. | Gastrischer Brustschmerz. Наружная боль груди гастрическая.

4968) Pleurodyne adhaesiva. | Brustschmerzen, Von Verwachsungen der Theile. Наружная боль груди отъ сращенія грудныхъ органовъ.

4969) Pleurodyne biliosa. | Gallstiche. Наружная грудная боль желчная.

4970) Pleurodyne exanthematica. | Brustschmerz bei Ausschlagsfiebern. Наружная грудная боль въ сыпяхъ.

4971) Pleurodyne flatulenta. | Brustschmerz von Flatulenz. Наружная грудная боль отъ вѣтровъ.

4972) Pleurodyne hydropica. | Brustschmerz von Wasseransammlungen. Наружная грудная боль отъ накопленія воды.

Pleurodyne gastrica, v. Pleurodyne abdominalis.

4973) Pleurodyne hypochondriaca. | Hypochondrischer, von den Leber- und Pfortadersystem ausgehender Brustschmerz. Наружная грудная боль ипохондрическая.

Pleurodyne hysterica, v. Pleurodyne spasmodica.

4974) Pleurodyne muscularis myodinia pectoralis. | Brustmuskelschmerz. Боль грудныхъ мышицъ.

Pleurodyne phthisica, v. Pneumonicula.

Pleurodyne plethorica, v. Pleurodyne sanguinea.

4975) Pleurodyne pulsatilis. | Klopfender Seitenschmerz. Грудная боль или бьющаяся, стукающая.

4976) Pleurodyne rheumatica, Rheumatismus thoracis. | Rheumatischer Brustschmerz. Наружная грудная боль ревматическая.

4977) Pleurodyne sanguinea, plethorica. | Brustseitenschmerz von Blutkongestionen. Наружная грудная боль отъ накопленія крови.

4978) Pleurodyne scorbutica. | Skorbutischer Brustschmerz. Наружная грудная боль цынготная.

4979) Pleurodyne spasmodica hysterica. | Krampfhafter Brustschmerz. Наружная грудная боль истерическая, судорожная.

4980) Pleurodyne traumatica. | Brustschmerz von Gewaltthätigkeiten am Brustkasten. Грудная боль травматическая или отъ насилій.

4981) Pleurodyne venerea. | Venerischer Brustschmerz. Грудная боль венерическая.

2982) Pleurodyne verminosa. | Wurmbrustschmerz. Грудная глистная боль или отъ глистовъ.

4983) Pleurodyne violenta. | Brustschmerz nach Verletzung. Грудная боль насильственная или отъ поврежденій.

4984) Pleuroma (πλευροω, πληροω; anfüllen; наполнить) = Pleura, Pleuron et Pleroma, v. Latus.

4985) Pleuron (v. Pleura). | Die Seite (bes. im Plural πλευρα), Die Rippe, auch = Pleura. Бокъ, ребро = такъ же pleura.

4986) Pleuroperipneumonia, Pleuropneumonia, Pneumopleuritis (v. pleura et peripneumonia). | 1) Die verm. oder wirkl.) gleichzeitige Entzündung des Brustfells und der Lungen, Eine Verbindung von Pleuritis und Pneumonia. Воспаленіе подреберной плевы и лёгкихъ вмѣстѣ. 2) = Peripneumonia, Pneumonitis.

Pleuropneumonia, v. Pleuroperipneumonia.

4987) Pleuropyesis (v. pleura et pyesis). | Eine Vereiterung des Brustfells od. im Brustfelle. Нагноеніе подреберной плевы.

4988) Pleuropyicus (v. Pleuropyesis). | Pleuropyesis betreffend, daran leidend, davon herrührend. Происходящій отъ Pleuropyesis.

4989) Pleurorrhoea (v. pleura et rhoea). | Ansammlung einer Flüssigkeit in den Brustfellsäcken in der sogenannten Brusthöhle. Накопленіе какой нибудь жидкости въ мѣшкахъ подреберной плевы.

Pleurorrhoea chylosa, v. Chylothorax.

Pleurorrhoea lymphatica, v. Hydrops pectoris acutus.

Pleurorrhoea purulenta, v. Empyema verum.

Pleurorrhoea sanguinea, v. Haematothorax.

Pleurorrhoea serosa, v. Hydrops cavitatum thoracis.

4990) Pleurorthopnoea (v. pleura et orthopnoea). | 1) Ein Schwerathmen wegen Pleuritis oder eines Brustfellübels. Трудное дыханіе отъ болѣзни подреберной плевы. 2) Ein Schwerathmen, wobei der Kranke sich durch Aufrechtsitzen erleichtert. Болѣзненное состояніе груди, при которомъ больной можетъ дышать только сидя или стоя.

4991) Pleurospasmus (v. pleura et spasmus). | Der Seitenkrampf, Seitenbrustkrampf, bes. der hysterische. Корча подреберной плевы.

4992) Pleurostosis (v. pleura et ostosis). | Eine Verknöcherung des Brustfelles oder im Brustfelle. Окостенѣніе подреберной плевы.

4993) Pleurostoticus (v. Pleurostosis). | Pleurostose betreffend, davon herrührend. Причиняемый окостенѣніемъ подреберной плевы.

4994) Pleurotetanus (v. pleuron et tetanus). | Ein Tetanus, wobei der Körper auf eine Seite hinüber gezogen wird, Der Seitenstarrkrampf. Искривленіе тѣла на одну сторону, бывающее въ столбнякѣ. Vid. Tetanus lateralis.

Pleurotonus = Pleurotetanus, v. Tetanus lateralis.

4995) Plexeoblastae (Plantae), Plexioblastae (v. plexis et blastos). | Die Einschnittskeimer. Разщепленныя растѣнія.

Plexis (πλησσω, fut. πληξω; v. Plexus) = Plege, Plaga.

4996) Plexus, πληγμα, πλεκτανη (πλεκω, fut. πληξω; flechten; плету). | Der Plexus, Das Geflecht. Сплетеніе. Vid. Plexus nervorum.

4997) Plexus abdominalis. | Abdominalnervenplexus. Брюшное нервное сплетеніе.

Plexus anserinus, v. Pes anserinus.

4998) Plexus aorticus. | Nervenplexus der Aorta. Нервное сплетеніе начальственной артеріи.

Plexus axillaris, v. Plexus brachialis.

4999) Plexus brachialis, Plexus axillaris. | Brachialnervenplexus, Brachialplexus, Armnervengeflecht, Armgeflecht. Плечевое сплетеніе.

5000) Plexus cardiacus. | Herzgeflecht. Сердечное сплетеніе.

Plexus cardiacus inferior, v. Plexus cardiacus profundus.

5001) Plexus cardiacus magnus. | Grosses Haller's Herzgeflecht. Большое сердечное сплетеніе Галерово.

5002) Plexus cardiacus profundus s. inferior. | Tiefes Herzgeflecht. Сердечное сплетеніе глубокое.

5003) Plexus cardiacus superficialis. | Oberes Herzgeflecht. Поверхностное сердечное сплетеніе.

5004) Plexus cardiacus superior. | Oberes Herzgeflecht. Верхнее сердечное сплетеніе.

5005) Plexus caroticus. | Nervenplexus der Karotis, Kopschlagadergeflecht. Нервное сплетеніе сонной артеріи.

Plexus cervicales, v. Venae cervicales posteriores.

Plexus chorioformes, v. Plexus choroidei cerebri.

Plexus chorioidei, v. Plexus choroidei cerebri.

5006) Plexus choroidei. | Choroideischer Plexus od. Netz des Gehirns. Хоровидныя сосудистыя сплетенія.

5007) Plexus choroidei cerebelli s. ventriculi quarti. | Adernetz der vierten Gehirnhöhle. Сосудистыя сплетенія малаго мозга или четвертаго желудочка мозга.

5008) Plexus choroidei cerebri, Plexus chorioidei s. choroides, s. chorioformes, s. coriformes, s. reticulares, s. retiformes, s. glandulosi, Contextus choroides, Rete mirabile, Vermes. | Choroideischer Plexus des Gehirns, Adergeflechte, Adergewebe od. Adergestränge, od. Adernetze, oder Schwärzliches Adergewebe des Gehirns, Gefaltetes Hirnadernetz, Aderichte Flechten, Würmer. Сосудистыя сплетенія мозга.

5009) Plexus choroidei laterales. | Adernetze der Seitenhöhlen, des grossen Gehirns. Боковыя хорообразныя сосудистыя сплетенія.

5010) Plexus choroidei laterales s. pares cerebri. | Seitenadergeflechte, Schwarze seitwärtsliegende Adergewebe des Gehirns. Хоровидныя сосудистыя сплетенія мозга.

Plexus choroidei minores, v. Plexus choroideus cerebelli.

Plexus choroides, v. Plexus choroidei cerebri.

Plexus choroideus impar cerebri, v. Plexus choroideus tertius cerebri.

5011) Plexus choroideus. | Choroideischer Plexus, Choroideisches Geflecht, Adernetz. Хоровидное, Хорообразное сосудистое, Ликосоставное сплетеніе.

5012) Plexus choroideus cerebelli, Plexus choroidei minores. | Choroideischer Plexus des Cerebellums, Adergeflecht des kleinen Gehirns, Adernetz oder Kleine Adergeflechte des Gehirns. Сосудистое сплетеніе малаго мозга.

5013) Plexus choroideus tertius s. medius, s. impar cerebri. | Mittleres Seitenadergeflecht oder Schwärzliches Adergewebe des Gehirns. Среднее боковое сосудистое сплетеніе мозга.

Plexus ciliaris, v. Ganglion ciliare.

5014) Plexus coeliacus, Plexus mesenterii proprius et maximus s. ganglioformis semilunaris, s. semilunaris, s. solaris, ganglion coeliacum s. coeliacum magnum, s. abdominale, s. semilunare, s. semilunare magnum Vieussenii, s. transversale, s. magnum, s. maximum, s. splanchnicum, s. solare, Cerebrum abdominale, Centrum nervosum. | Cöliakischer Nervenplexus, Cöliakisches Geflecht oder Nervengeflecht, Oberbauchsgeflecht, Oberbauchgeflecht, Bauchgeflecht, Bauchflechte, Bauchadergeflechte, Bauchschlagadergeflechte, Bauchnervengeflechte, Halbmondförmiges Geflecht, Mittelgeflecht, Halbmondförmige Flechte, Halbmondförmige Nervenknoten, Halbmondförmige od. Grosshalbmondförmige, od. Quergelegener Knoten, Unterleibknoten, Knoten der Eingeweidenerven, Grosser Oberbauchsknoten, Magenarterienflechte, Mittelgeflechte, Mittelbauchnervengeflechte, Sonnengeflecht, Sonnenflecht, Sonnenförmige Flechte, Gehirn des Unterleibs. Утробное сплетеніе, Утробное нервное сплетеніе.

Plexus colli anteriores, v. Venae cervicales anteriores.

Plexus coriformes, v. Plexus choroidei cerebri.

5015) Plexus coronarii. | Kranzgeflechte. Вѣнечныя сплетенія.

5016) Plexus coronarii cordis. | Koronarische Herznervengeflechte, Kranzadervenengeflechte des Herzens. Вѣнечныя нервныя сплетенія сердца.

Plexus coronario-gastricus superior, v. Plexus coronarius cardiae.

Plexus coronario-stomachicus, v. Plexus coronarius cardiae.

5017) Plexus coronarius cardiae s. coronario-stomachicus, s. ventriculi, s. gastricus superior. | Kranzgeflecht des obern Magenmundes, Nervengeflecht des kleinen Magenbogens. Вѣнечное нервное сплетеніе входа желудка.

Plexus coronarius ventriculi, v. Plexus coronarius cardiae.

Plexus cruralis, v. Plexus iliacus externus.

5018) Plexus epigastrici. | Epigastrisches Saugadergeflecht. Чревныя или надбрюшныя, брюшныя сосудистыя сплетенія.

Plexus ganglioformes, v. Ganglia.

Plexus ganglioformis, v. Ganglion Gasseri.

Plexus ganglioformis cervicalis, v. Ganglion cervicale superius.

Plexus ganglioformis semilunaris, v. Plexus coeliacus.

5019) Plexus gastricus. | Magengeflecht, Gastrischer Plexus. Желудочное сплетеніе.

Plexus glandiformes, v. Ganglia.

Plexus glandulosi, v. Plexus choroidei cerebri.

5020) Plexus haemorrhoidalis. | Mastdarmgeflecht. Сплетеніе почечуйное.

5021) Plexus hepaticus. | Lebergeflecht, Lebernervengeflecht. Сплетеніе печеночное.

Plexus hypogastricus, v. Plexus iliacus internus.

5022) Plexus iliacus. | Venengeflecht des Hüftmuskels. Сосудистое венозное сплетеніе подвздошной мышицы.

5023) Plexus iliacus externus s. cruralis. | Aeusseres, Iliacisches od. Kruralgeflecht. Наружное сплетеніе подвздошной мышицы.

5024) Plexus iliacus internus s. hypogastricus. | Inneres oder Hypogastrisches Geflecht. Подчревное сплетеніе.

Plexus ischiadicus, v. Plexus nervorum ischiadicus.

Plexus ischiaticus, v. Plexus nervorum ischiadicus.

Plexus lienalis, v. Plexus nervosus splenicus.

5025) Plexus lienalis s. lienaris, s. Splenicus. | Milzgeflecht. Сплетеніе селезеночное. Vid. Plexus nervorum splenicus.

Plexus medius choroideus cerebri, v. Plexus choroideus tertius cerebri.

Plexus mesentericus inferior, v. Plexus nervorum hypogastricus.

Plexus mesentericus infimus, v. Plexus nervorum hypogastricus.

Plexus mesentericus posterior, v. Plexus nervorum hypogastricus.

Plexus mesentericus tertius, v. Plexus nervorum hypogastricus.

Plexus mesenterii proprius et maximus, v. Plexus coeliacus.

Plexus nervei, v. Plexus nervorum.

5026) Plexus nervorum, Plexus, Plexus nervei s. nervosi, Implicationes s. Textus, s. Commixtiones, s. Congeries, s. Contextus reticulares nervorum, Retia nervea. | Nervenplexus, Nervengeflechte, Nervenflechten, Verwickelungen od. Netze, oder Verstrickungen, oder Geflechte der Nerven. Сплетеніе нервовъ, Нервныя сплетенія.

Plexus nervorum gastro-epiploicus, v. Nervi gastro-epiploici.

5027) Plexus nervorum hypogastricus s. pelvis, s. mesentericus infimus, s. mesentericus inferior, s. mesentericus tertius, s. mesentericus posterior. | Hypogastrischer Nervenplexus, Beckengeflecht, Unterbauchgeflecht, Unteres Gekrösnerven-Geflecht, Unteres od. Drittes, oder Hinteres Gekrösgeflecht. Сплетеніе брыжеечное нижнее или заднее.

5028) Plexus nervorum ischiadicus, Plexus ischiadicus, s. ischiaticus. | Ischiadischer Nervenplexus, Ischiadischer Plexus, Hüftnervengeflecht, Heiligbeingeflecht, Hüftgeflecht, Hüftengeflecht, Gefässgeflecht. Сѣдалищное нервное сплетеніе.

5029) Plexus mesenterici s. meseraici. | Mesenterische Nervengeflechte, Gekrösgeflechte. Брыжеечныя сплетенія.

Plexus nervorum meseraici, v. Plexus nervorum mesenterici.

5030) Plexus nervorum mollium. | Plexus der weichen Nerven, Geflecht oder Netz der weichen Nerven. Сплетеніе мягкихъ нервовъ.

5031) Plexus nervorum pulmonalis. | Pulmonalnervenplexus, Lungengeflecht. Легочное сплетеніе.

Plexus nervosi, v. Plexus uervorum.

5032) Plexus nervosus splenicus, Plexus lienalis s. lienaris. | Splenischer Nervenplexus, Milzgeflecht. Сплетеніе селезеночное.

5033) Plexus oesophageus. | Plexus od. Nervengeflechte des Oesophagus. Сплетеніе нервное пищепріемнаго горла.

Plexus parotideus, v. Pes anserinus.

Plexus pelvis, v. Plexus nervorum hypogastricus.

5034) **Plexus** phrenicus. | Phrenischer Nervenplexus, Nervengeflecht am Zwerchfell, Zwerchmuskelgeflecht. Сплетеніе грудобрюшной преграды.

5035) **Plexus** phrenicus dexter s. phrenico-hepaticus. | Rechter, phrenischer Nervenplexus, Leberzwerchfellsgeflecht. Печепочно-грудобрюшное сплетеніе.

5036) **Plexus** phrenicus sinister. | Linker, phrenischer Nervenplexus. Лѣвое грудобрюшное сплетеніе.

5037) **Plexus** pterygoideus. | Pterygoideischer Plexus. Крылообразное сплетеніе.

5038) **Plexus** pudendalis communis s. externus, Plexus pudendo-haemorrhoidalis. | Pudendalnervengeflecht od. Plexus, Gemeinschaftliches od. Aeusseres Schamgeflecht. Общее сплетеніе дѣтородныхъ частей.

5039) **Plexus** pulmonalis. | Pulmonal- od. Lungenplexus, Plexus der Lungen. Сплетеніе легочное.

5040) **Plexus** renalis. | Nervengeflecht der Nieren. Сплетеніе почечное.

5041) **Plexus** reticularis. | Netzgewebe, Netzähnliche Plexus. Сѣтчатая ткань, Сѣтиподобное сплетеніе. Vid. Plexus choroidei.

Plexus retiformes, v. Plexus choroidei cerebri.

Plexus retiformis, v. Ganglion Gasseri.

5042) **Plexus** sacralis. | Kreuzknochengeflecht. Крестцовое сплетеніе.

Plexus sacralis venosus, v. Venae sacrales.

Plexus semilunaris, v. Plexus coeliacus.

Plexus solaris, v. Plexus coeliacus.

5043) **Plexus** spermaticus s. Corpus pampiniforme varicosum. | Samengeflecht, Spermatisches Saugadergeflecht. Сѣменное сплетеніе.

Plexus splenicus nervosus, v. Plexus nervosus splenicus.

5044) **Plexus** stomachicus. | Magengeflecht. Сплетеніе желудочное.

5045) **Plexus** uterinus. | Uterinsaugadergeflecht. Сплетеніе маточное или матки.

5046) **Plexus** vaginalis. | Vaginalvenenplexus, Scheiden- od. Mutterscheidengeflecht. Сплетеніе рукава матки.

5047) **Plexus** vasculosus. | Adergeflecht, Aderstrang. Сосудистое сплетеніе.

Plexus vasculosus funiculi spermatici pampiniformis, v. Plexus venosus testis et funiculi spermatici.

Plexus vasculosus funiculi spermatici retiformis, v. Plexus venosus testis et funiculi spermatici.

5048) **Plexus** vasorum lymphaticorum. | Plexus lymphatischer Gefässe, Saugaderstränge. Сплетеніе пасочныхъ сосудовъ.

Plexus venarum cervicalium posterius, v. Venae cervicales posteriores.

Plexus venosi colli anteriores, v. Venae cervicales anteriores.

Plexus venosi colli posteriores, v. Venae cervicales posteriores.

Plexus venosi dorsales, v. Venae dorsales.

5049) **Plexus** venosus, Rete venosum. | Venöser Plexus, Venengeflecht od. Venennetz. Сплетеніе венозное или венъ.

5050) **Plexus** venosus cervicalis profundus. | Tiefes Nackengeflecht. Сплетеніе затылочное глубокое.

5051) **Plexus** venosus colli. | Halsgeflecht. Сплетеніе шейное.

5052) **Plexus** venosus dorsalis manus, Rete venosum dorsale manus. | Venöses Geflecht der Dorsalfläche der Hand. Сплетеніе венъ тыльной поверхности руки.

5053) **Plexus** venosus pampiniformis ovarii. | Venöser Plexus des Ovariums. Сплетеніе венозное или венъ яичниковъ.

5054) **Plexus** venosus plantaris, Rete venosum plantare. | Plantarvenengeflecht od. Hohlfussgeflecht. Венозное сплетеніе ладонной поверхности руки.

5055) **Plexus** venosus pterygoideus, venae pterygoideae. | Pterygoideischer Venenplexus, Venöses Flügelgeflecht, Flügelmuskelvenen. Крылообразное венозное сплетеніе.

5056) **Plexus** venosus testis et funiculi spermatici s. Plexus vasculosus funiculi spermatici pampiniformis s. retiformis, Corpus pampiniforme s. varicosum, s. varicosum pyramidale, Anfractus capreolaris s. hederarius, s. hederaceus, Vasa pampiniformia s. hederiformia, s. pyramidalia, Rete vasculosum, Lumbres, Corpus varicosum assistens s. adstans, Parastata cissoides, Corpus pyramidale testis. | Venöser Plexus des Hoden- oder Samenstranges, Gefässplexus des Samenstranges, Traubenförmiges oder Rebenähnliches, oder Rebenmässiges Geflechte, od. Rebenförmige, od. Rankenförmige Adern, Geflochtene Schnur. Венозное или сосудистое сплетеніе яичекъ или сѣменныхъ канатиковъ.

Plexus ventriculi quarti, v. Plexus choroidei cerebelli.

5057) **Plexus** vesicae s. vesicalis. | Harnblasengeflecht, Blasengeflecht, Geflecht der Harnblasenvenen. Сплетеніе мочеваго пузыря.

5058) Plica (πλέκω, flechten; плету). | Die Falte, Hautfalte. Складка, Сгибъ.

5059) Plica annularis intestini recti, Annulus intestini recti. | Ringförmige Falte des Mastdarms. Кольцевидная складка прямопроходной кишки.

Plica Bauhini, v. Valvula Bauhini.

Plica Douglassii, v. Plicae Douglassii.

5060) Plica factitia. | Der künstliche Weichselzopf. Искуственный колтунъ.

Plica hepatica, v. Flexura dextra coli.

Plica inferior Bauhini, v. Valvula inferior Bauhini.

Plica lienalis, v. Flexura sinistra coli.

5061) Plica naturalis. | Der natürliche, durch vernachlässigtes Kämmen entstandene Weichselzopf. Колтунъ натуральный.

5062) Plica polonica, Trichoma, Cirragra, Morbus cirrorum, Tricae incuborum, Coma Caesarea Helotis, Plica s. caput Medusae, Plica longa cauda lateralis, Plica caespitosa, Calyptraeformis, Koltun (polon.). | Der Weichselzopf, Wichtelzopf, Judenzopf, Polnischer Zopf, Die Mehrenflechte, Mehrenlocke, Werblocke. Колтунъ, Ковтунъ.

Plica semilunaris conjunctivae, v. Membranula semilunaris conjunctivae.

Plica superior Bauhini, v. Valvula superior Bauhini.

5063) Plica translata. | Der durch Uebertragung entstandene Weichselzopf. Колтунъ отъ переноса.

Plicae, v. Striae.

Plicae Bauhini, v. Plicae coli.

Plicae ciliares, v. Processus ciliares.

5064) Plicae (s. Rugae, s. valvulae) coli s. Bauhini. | Falten der Bauhinischen Klappe, Querfalten od. Lefzen der Grimmdarmsklappe. Складки или Заслонки кишки.

Plicae conniventes, v. Plicae Kerkringii.

Plicae corporis ciliaris, v. Processus ciliares.

Plicae cutaneae, v. Plicae cutis.

5065) Plicae cutis s. cutaneae. | Falten der Haut, Hautfalten. Складки или сгибы кожи. Vid. Duplicaturae cutis.

Plicae Douglassii, v. Plicae semilunares Douglassii.

5066) Plicae (s. Valvulae) intestini recti. | Falten des Mastdarms. Складки прямой кишки.

5067) Plicae Kerkringii, Valvulae Kerkringianae, Valvulae s. Plicae conniventes. | Kerkring'sche Falten oder Klappen, Zusammengeneigte oder Zusammenstossende Klappen, Zuklappende Falten, Darmfalten, Verdoppelungen der innern Haut des Dünndarms. Серпевидныя складки или заслонки прямопроходной кишки.

5068) Plicae longitudinales intestini recti, Rugae longitudinales s. semilunares, Valvulae semilunares, Columnae intestini recti. | Längliche, halbmondförmige Falten des Mastdarms. Полулунныя складки или заслонки прямопроходной кишки.

5069) Plicae longitudinales ventriculi. | Längenfalten des Magens. Долговатыя складки желудка.

5070) Plicae semilunares Douglasii, Ligamenta lateralia peritonaei. | Douglassische Falten, Falten des Bauchfells. Складки или боковыя связки брюшины.

Plicae semilunares intestinae recti, v. Plicae longitudinales intestini recti.

5071) Plicae ventriculi, Rugae ventriculi. | Falten des Magens, Runzeln des Magens. Складки желудка.

5072) Plicatura. | Faltung. Складываніе.

Plicaturae cerebri, v. Gyri cerebri.

5073) Plicatus. | Gefaltet. Складчатый, Сборчстый.

Plichos, v. Perinaeum.

Plicula semilunaris conjunctivae, v. Membranula semilunaris conjunctivae.

Ploratio, v. Fletus.

Ploratus, v. Fletus.

Pluma, v. Lanugo.

5074) Plumaceolum, Plumaceus pulvillus. | Charpiebäuschlein, Plumaceaux. Плюмасо, Корпейная связочка.

5075) Plumbago. | Bleiwurz. Свинцовка. Vid. Graphites.

5076) Plumbago europaea. | Europäische Bleiwurz. Свинцовый корень Европейскій.

5077) Plumbeus. | Zinn- od. Bleigrau. Свинцовый, Свинцоцвѣтный.

Plumbi superacetas, v. Plumbum aceticum.

5078) Plumbum, Saturnus. | Blei. Свинецъ.

5079) Plumbum aceticum, Acetas plumbi acidulae siccus, Acetis plumbi, Saccharum saturni, Plumbi superacetas, Acetas plumbi, Acetas plumbi in crystallos concretus, Acetas plumbi s. plumbicus crystallisatus. | Einfach essigsaures Bleioxyd, Bleizucker. Уксусокислый или Уксуснокислый свинецъ, Свинцовый сахаръ.

Plumbum candidum, i. q. Stannum.

5080) Plumbum carbonicum, Magisterium plumbi. | Kohlensaures Bleioxyd. Углекислый свинецъ.

5081) Plumbum corneum s. saturnus corneus. | Hornblei. Роговой свинецъ.

5082) Plumbum hyperoxydatum. | Bleihyperoxyd, Braunrother Bleioxyd. Свинцовая перекись.

5083) Plumbum hyperoxydulatum, Minium. | Bleihyperoxydul, Rothes Bleioxyd, Mennige. Сурикъ.

5084) Plumbum nitricum. | Salpetersaures Bleioxyd. Азотнокислый, Селитрокислый свинецъ.

Plumbum oxydatum album, v. Cerussa alba.

5085) Plumbum oxydatum citrinum, Lithargyrum aureum, seu argenteum. | Gelbes Bleioxyd, Massikot, Glätte, Silberglätte, Goldglätte. Желтая свинцовая окись, Свинцовая слюдка.

5086) Plumbum phosphoricum. | Phosphorsaures Bleioxyd. Фосфорокислый свинецъ.

5087) Plumbum semi-aceticum, Subacetas plumbi, Acetum plumbicum, Acetum saturninum, Extractum saturni. | Halbessigsaures Bleioxyd, Basisch oder Neutrales, essigsaures Blei, Bleiessig, Bleiextrakt. Свинцовый уксусъ.

5088) Plumbum sexta parte aceticum et carbonicum, Cerussa. | Kohlensaures und Sechstelessigsaures Bleioxyd, Bleiweiss. Углекислая свинцовая окись, Бѣлила (plur. neutr.), Свинцовыя бѣлила.

5089) Plumbum ustum, Oxydulum plumbi. | Gebranntes Blei. Свинцовая закись, Свинецъ сжженный.

5090) Plumeria alba. | Weisse Plumerie. Бѣлая Плумерья.

5091) Plumeria drastica. | Purgirende Plumerie. Проносная Плумерія.

Plumieria, v. Plumeria.

5092) Plumosus. | Federig, Gefiedert, Federartig. Перистый, Мѣлкоперистый.

5093) Plumula. | Blattfederchen, Knöspchen. Перышко.

Plumula immersa, v. Gemmula abscondita.

5094) Plumuliformis. | Federförmig, Federartig. Перышковидный.

Plutonium, v. Barynm.

5095) Pluvia | Der Regen. Дождь.

5096) Pluvia sanguinis, Imber sanguineus | Blutregen. (Мнимый) кровавый дождь.

5097) Pluvialis, Pluviatilis. | Den Regen betreffend, dahin gehörig, Regnerig. Дождевый, дождливый, Дожденосный.

Pnemorrhagicus, v. Pneumonorrhagicus.

Pneumorrhoea, v. Pneumonorrhoea.

Pneubiomantia, v. Docimasia pulmonum.

5098) Pneuma, genit. —ατος (v. πνεω, πνοω; äol. πνευω, fut. πνευσω; hauchen, athmen; дую, вѣю, дышу, живу). | Der Hauch, Athem, Wind, Die Luft, Das Leben, Der Lebensgeist, Der Geist, Die Seele. Пневма, Духъ, Дыханіе, Душа, Жизнь, Движеніе воздуха, Вѣтръ. Vid. Respiratio.

Pneumapostema, v. Pneumonapostema.

Pneumapostematicus, v. Pneumonapostematicus.

Pneumarteriacus, v. Pneumonarteriacus.

Pneumathorax, v. Pneumatothorax.

Pneumatias (v. Pneuma) = Asthmaticus.

Pneumatica, v. Pneumatologia.

Pneumatice, v. Pneumatologia.

5099) Pneumaticus (v. Pneuma). | Pneumatisch. Пневматическій, дыхательный. 1) Zum Athmen gehörig. Принадлежащій къ дыханію. Organa pneumatica; Respirationsorgane. Дыхательные органы. 2) Zu den Luftarten gehörig, davon in Bewegung gesetzt, zur Bereitung derselben dienend. Instrumenta pneumatica, Apparatus pneumaticus etc. Принадлежащій къ воздухообразнымъ, газовиднымъ тѣламъ; воздушный, вѣтренный, вѣющій, дующій. 3) Geistig, Die Seele betreffend. Душевный, духовный, къ душѣ принадлежащій. 4) Bei Hippokr.: Ein Pneumatiker, Zur pneumatischen Schule od. Sekte gehörig, welche alle Lebenserscheinungen aus einer Luft erklärten, die in und durch den Körper dringen sollte. У Гиппокр.: Пневматикъ, Принадлежащій къ пневматической школѣ.

5100) Pneumatici (v. Pneumaticus). | Die Pneumatiker. Пневматики.

Pneumato-chymiferus, v. Pneumato-chymophorus.

5101) Pneumato-chymophorus (v. Pneuma et Chymophorus). | Zugleich Luft und Nahrungssaft führend. Воздухъ и питательный сокъ вмѣстѣ носящій.

Pneumatocele (v. Pneuma et Cele), v. Oscheocele flatulenta.

5102) Pneumatochemia (v. Pneuma et Chemia). | Die pneumatische Chemie, Die chemische Bearbeitung der Gasarten. Пневматическая химія, Часть химіи имѣющая предметомъ газовидныя тѣла.

5103) Pneumatochemicus (v. Pneumatochemia). | Die pneumatische Chemie betreffend, sich damit beschäftigend. Принадлежащій къ Pneumatochemia.

5104) **Pneumatodes** (v. pneuma et εἶδος). | 1) Voll Luft, Aufgeblasen, Aufgebläht. Надутый. 2) = Pneumatias (bes. wenn die Engbrüstigkeit von Ueberfüllung der Därme [u. s. w.] mit Luft herrührt).

5105) **Pneumatologia** (v. Pneuma et Logos), Pneumatica, Pneumatice. | Pneumatik, Pneumatologie, Geisterlehre. Духословіе.

Pneumatomphalocele (v. Pneuma et Omphalocele) = Pneumatomphalus.

5106) **Pneumatomphalus** (v. Pneuma et Omphalus). | Bei Galen: Der Nabelwindbruch. Вѣтренная опухоль пупа, воздушнопупочная грыжа. Vid. Exomphalus ventosus.

5107) **Pneumatosis** (v. Pneuma, πνευματοω, fut. —ωσω; aufblähen; надувать). | Die Aufblähung des Unterleibes, Rasselkrankheit (veter.). Пученіе, вѣтренная немочь живота, воздушная опухоль = Flatulentia et Emphysema.

Pneumatosis abdominis interna, v. Tympanites.

Pneumatosis enterica, v. Colica flatulenta.

5108) **Pneumatosis** externa, Empneumatosis, sarcites flatuosus. | Hautwindsucht. Воздушное опуханіе, надменіе, вѣтренная немочь кожи.

5109) **Pneumatosis** hysterica. | Die hysterische Windgeschwulst. Воздушное опуханіе или надменіе истерическое.

5110) **Pneumatosis** septica. | Die faulige Hautwindsucht. Вѣтренная немочь отъ гнилости.

5111) **Pneumatosis** traumatica. | Traumatische Hautwindsucht. Вѣтренная немочь травматическая.

5112) **Pneumatosis** tuberosa, Cystoma externum. | Partielle Windsucht, Windgeschwulst. Мѣстная воздушная опухоль, Воздушная опухоль.

5113) **Pneumatosis** viscerum abdominis externa. | Luftanhäufung im Zellgewebe einzelner Baucheingeweide. Накопленіе вѣтровъ въ клетчатой плевѣ брюшныхъ внутренностей.

5114) **Pneumatothorax** (v. Pneuma et Thorax). | Die Luftbrust, Das Eingedrungensein der Luft, zwischen den Lungen und ihre Umgebungen. Воздухъ изъ внѣ проницающій въ грудную полость. Vid. Emphysema pectoris.

Pneumemphraxis, v. Pneumonemphraxis et Infarctus pulmonum.

5115) **Pneumenos** (πνευω, v. Pneuma). | Bei Hippokr.: Kurzathmig, Keuchend. Удушливый.

Pneumatocele, v. Pneumonocele.

5116) **Pneumocele** abdominalis diaphragmatica interna. | Bauchlungenbruch, Zwerchfelllungenbruch. Брюшнолегочная грыжа, Грудобрюшно-легочная грыжа.

Pneumocele diaphragmatica, v. Pneumocele abdominalis.

5117) **Pneumocele** externa. | Aeusserer Lungenbruch. Наружная легочная грыжа.

Pneumocele interna, v. Pneumocele abdominalis.

5118) **Pneumodynia** (v. Pneumon et Odyne) s. Dolor pulmonum. | Der Lungenschmerz. Боль лёгкихъ.

Pneumolithiasis, v. Pneumonolithiasis et Calculi pulmonum.

5119) **Pneumon**, πνευμων (πνεω, πνευω; v. Pneuma). | Die Lungen. Лёгкое. Vid. Pulmo.

5120) **Pneumonalgia** (v. Pneumon et Algos). | Der Lungenschmerz. Боль въ лёгкихъ.

Pneumomantia, v. Docimasia pulmonum.

5121) **Pneumonapostema** (v. Pneumon et Apostema). | Ein Lungenabscess. Нарывъ въ лёгкихъ.

5122) **Pneumonapostematicus** (v. Pneumonapostema). | Das Pneumonapostem betreffend, daran leidend, davon herrührend. Причиняемый нарывомъ въ лёгкихъ.

5123) **Pneumonarteriacus** (v. Pneumon et Arteriacus). | Die Lungenschlagadern betreffend, dazu gehörig, davon od. von Krankheit derselben herrührend. Происходящій отъ болѣзненнаго состоянія артерій легочныхъ.

5124) **Pneumonemphraxis** (v. Pneumon et Emphraxis). | Die Lungenverstopfung, Ueberfüllung der Lungen (mit Schleim u. dgl.). Засореніе лёгкихъ.

5125) **Pneumonia** (v. Pneumon). | Eine Lungenkrankheit, bes. Lungenentzündung. Болѣзнь, воспаленіе лёгкихъ.

5126) **Pneumonia** designata, Inflammatio pectoris acuta, manifesta, exquisita. | Deutliche Brustentzündung, Hitziges Brustfieber, Aechte, pneumonische Zufälle. Настоящее, Скоротечное, Острое, Явное воспаленіе лёгкихъ.

Pneumonia chronica, v. Pneumonia occulta.

5127) **Pneumonia** epizootica. | Lungenseuche. Воспаленіе лёгкихъ, эпизоотическое.

Pneumonia externa, v. Pleurodyne.

Pneumonia habitualis, v. Pneumonia occulta.

5128) **Pneumonia** infantum. | Brustentzündung der Kinder. Воспаленіе лёгкихъ у дѣтей.

Pneumonia latens, v. Pneumonia occulta.

5129) **Pneumonia** non designata. | Undeutliche Brustentzündung. Неявное воспаленіе лёгкихъ.

Pneumonia notha, v. Pneumonia pituitosa.

5130) **Pneumonia** occulta, latens, chronica, habitualis. | Verborgene, chronische Lungenentzündung. Скрытое, хроническое воспаленіе лёгкихъ.

5131) **Pneumonia** pecorum epizootica, typhosa. | Typhöse Lungenseuche, Harte, krebsartige, hitzige Lungenfäule. Епизоотическое, тифозное воспаленіе лёгкихъ.

5132) **Pneumonia** pituitosa, notha, Blennothorax febrilis, Orthopnoea, Obstructio pulmonum pituitosa febrilis, Pseudoperipneumonica, Bronchitis asthenica. | Schleimige Brustentzündung. Воспаленіе лёгкихъ слизистое, ложное, засореніе слизистое лёгкихъ лихорадочное.

Pneumonia pulmonaria, v. Pneumonitis.

Pneumonia suppuratoria, v. Pyosis pectoris.

5133) **Pneumonia** traumatica. | Lungenentzündung nach Verwundungen. Травматическое воспаленіе лёгкихъ.

Pneumonia typhodes, v. Peripneumonia nervosa.

Pneumonia vera, v. Pneumonitis.

5134) **Pneumonia** visceralis acuta. | Entzündung der Brusteingeweide. Воспаленіе грудныхъ внутренностей.

5135) **Pneumonica** (remedia) (v. Pneumonicus). | Die Lungenmittel. Средства облегчающія дыханіе.

5136) **Pneumonicula** (diminut. a Pneumonia) s. Pleurodyne phthisica. | Eine leichte oder Kleine Lungenentzündung. Легкое воспаленіе или страданіе лёгкихъ.

5137) **Pneumonicus** (v. Pneumon). | 1) Den Lungen dienlich. Полезный для лёгкихъ. 2) An Lungenkrankheit, bes. an Lungenentzündung leidend, Pneumonisch. Страждущій воспаленіемъ или болѣзнію лёгкихъ, отъ онаго происходящій.

5138) **Pneumonitis** (v. Pneumon), Pneumonia vera, Peripneumonia, Pulmonaria, Pleuritis humida pulmonalis. | Entzündung der Lungen. Воспаленіе лёгкихъ.

5139) **Pneumonitis** simulata. | Unächte Brustentzündung. Ненастоящее, мнимое, притворное воспаленіе лёгкихъ.

5140) **Pneumonocele** (v. Pneumon et Cele). | Ein Lungenbruch, Ein Hervordringen der Lungen durch das Zwerchfell oder zwischen den Rippen. Легочная грыжа.

5141) **Pneumonolithiasis.** | Die Lungensteine. Зарожденіе камней въ лёгкихъ.

Pneumonomantia, v. Docimasia pulmonum.

5142) **Pneumonopathicus** (v. Pneumon et pathos). | An Lungenkrankheit leidend, davon herrührend. Страждущій болѣзнями лёгкихъ, происходящій отъ оныхъ.

5143) **Pneumonophthoe** (v. Pneumon et Phthoe). | 1) Die Lungenschwindsucht. Чахотка лёгкихъ.

Pneumonopleuresis = Pleuropneumonia.

Pneumonopleuritis (v. Pneumon et Pleuritis) = Pleuropneumonia.

5144) **Pneumonorrhagia** (v. Pneumon et Rhagia). | Ein Lungenblutfluss. Кровотеченіе изъ лёгкихъ.

5145) **Pneumonorrhagicus** (v. Pneumonorrhagia). | Durch Lungenblutungen verursacht. Причиняемый кровотеченіемъ изъ лёгкихъ.

5146) **Pneumonorrhoea** (v. Pneumon et Rhoea). | Das habituelle Blutspeien. Привычное, всегдашнее кровохарканіе.

5147) **Pneumonoscirrhus** (v. Pneumón et Scirrhus). | Die Lungenverhärtung. Отвердѣніе лёгкихъ.

Pneumopleuresis, Pneumopleuritis, v. Pneumonopleuresis et Pneumonopleuritis.

Pneumopleuritis, v. Pleuroperipneumonia.

Pneumophthoe, v. Pneumonophthoe et Phthisis pulmonalis.

Pneumorrhagia, v. Pneumonorrhagia et Haemoptysis vera.

Pneumorrhagia interna, v. Haematothorax.

Pneumorrhagicus, v. Pneumonorrhagicus.

Pneumoscirrhus, v. Pneumonoscirrhus et Phthisis pulmonum scirrhosa.

5148) **Pneumospasmus** (Pneumon et Spasmus). | Lungenkrampf. Корча въ лёгкихъ.

Pneumothorax = Pneumatothorax.

Pneuobiomantia, v. Docimasia pulmonum.

5149) **Pneusis**, genit. —*εως*, —*ιος*; —ios, —is (*πνεω*, *πνευω*; fut. —*σω*; v. Pneumon). | Das Blasen, Der Athem, Das Wehen. Дуновѣніе, Вѣяніе, Дыханіе.

5150) **Pnigalion**, genit. —onis (*πνι*-

γω, ersticken; задышаю, удавливаю, душу) = Incubus.

Pnigamon = Pnigalion, v. Incubus.

5151) Pnigma, Pnigmus, Pnix, Apopnixis, *πνιγμα*, *πνιγμος*, *πνιξ* (*πνιγω*, fut. —*ιξω*; ersticken; задышаю, душу, удавливаю). | Das Ersticken, Ein hoher Grad von Asthma. Задушеніе, Высочайшая степень удушья. Vid. Catarrhus suffocativus.

Pnigmus, v. Pnigma et Orthopnoea.

Pnigophobia (v. Pnigos et Phobos) = Pneumonospasmus et = Sternodynia, v. Angina pectoris.

Pnigos = Pnigmos, v. Pnigma, Pnigmus.

Pnix, genit. —*γος*, v. Pnigma et Orthopnoea.

Pnix hysterica, v. Orthopnoea hysterica.

5152) Pnixis, genit. —ios, —is (*πνιγω*, v. Pnigma). | 1) Das Ersticken. Удушеніе. 2) Das Braten, Rösten des Fleisches. Жареніе.

Pnobarbium, v. Lanugo.

5153) Pnoe, Pnoea (*πνεω*, *πνοω*, *πνευω*, v. Pneusis). | Der Hauch, Athem. Духъ, Дыханіе.

Pnoeocolyticus, Pnoocolyticus = Asthmaticus.

Pnorrhoea, v. Pyorrhoea, Puorrhoea.

Pnosarthrosis, v. Diarthrosis.

Pnygalion, v. Pnigalion.

Pnygamon, v. Pnigamon.

Poa fluitans, v. Glyceria fluitans.

5154) Pocgerebae cortex. | Pokgereba-Rinde. Корка покжереба.

Poculum Diogenis s. Patera, s. Supellectile Diogenis = Vola manus.

4155) Podagra (*πους*, v. Pes et Agra) s. Arthritis pedum. | Die Fussgicht, Das Podagra, Zipperlein. Подагра, Ломъ или Ломота въ ступнѣ и большомъ пальцѣ.

Podagra dentium, i. q. Odontalgia, v. Siagonagra.

5156) Podagricus (v. Podagra). | Podagrisch, Am Podagra leidend, dazu gehörig, davon herrührend. Происходящій отъ подагры, оною страждущій.

Podalgia (v. Podalgicus), 1) = Podagra, 2) = Pedionalgia.

Podalgicus, *ποδαλγης* (*πους*, v. Pes et Algos) = Podagricus.

5157) Podarthrocace (*πους*, v. Pes et Arthrocace). | Die Fussgelenkkrankheit, Eigentlich Verderbniss des Fussgelenks (dasselbe im Fussgelenk, was Kozalgie im Hüftgelenke). Болѣзнь сустава стопы (такая самая, какъ бываетъ въ суставѣ вертлужной впадины).

5158) Podetium. | Der Fruchtstiel der Laubmoose. Подставка, ножка (столбикъ, поддерживающій плодоносныя части, бывающія на зелени лишаевъ).

Podex, v. Anus.

5159) Podorrheuma (*πους*, v. Pes et Rheuma). | Der Rheumatismus im Fuss, Der gelindere Grad von Podagra. Ломота въ ногахъ.

5160) Podospermium (*πους*, v. Pes et Sperma). | Der aus der Keimgrube, z. B. bei Bohnen, Erbsen, hervorgehende Keimgang. Ногосѣменіе, Сѣменоподножіе. = Funiculus umbilicalis.

5161) Podosymptomaticus (*πους*, v. Pes et Symptomaticus) | Mit krankhaften Erscheinungen, welche besonders die Füsse betreffen, verbunden. Epilepsia podosymptomatica. | Eine Epilepsie, bei welcher die Aura epileptica zuerst in den Füssen gefühlt wird. Сопряженный съ болѣзненными припадками ногъ.

5162) Poeotes, genit. —etis, *ποιοτης* (*ποιος*, was für einer? какой, каковый). | Die Beschaffenheit, Qualitas. Свойство, Качество.

5163) Poeotetophanta, Poeotetophantes, genit. —ae (poeotes et *φαινω*, erscheinen machen, zeigen; являю, показываю, явнымъ дѣлаю). | Ein Beschaffenheitsmesser, Ein Werkzeug zur Ausmittelung bestimmter Eigenschaften einer Sache. Орудіе для изслѣдованія и опредѣленія свойства какого-либо тѣла.

5164) Poesis (*ποιησις*, *ποιεω*, fut. —*ησω*; machen; дѣлаю, приготовляю). | Das Machen, Anfertigen, Die Verfertigung, Poesie. Дѣланіе, Дѣйствованіе, Стихотворство.

5165) Poeta, *ὁ ποιητης*, genit. —ae (v. *ποιεω*). | Der etwas macht, Ein Verfertiger, Anfertiger von etwas, Poet. Дѣлатель, Творецъ, Стихотворецъ.

5166) Pogon, *πωγων*, genit. —*ωνος*. | Der Bart. Борода.

Pogonia = Pogoniasis.

5167) Pogonias (v. Pogon). | 1) Der Bärtige, Die Bärtige, Das Mannweib, Virago. Бородатый, Бородатая. 2) Der Bartfisch. Родъ кита.

5168) Pogoniasis (v. Pogonias). | 1) Die Starkbärtigkeit, Ueberbärtigkeit. Чрезмѣрное ращеніе бороды. 2) Der Zustand des Mannweibes, Der Weiberbart. Неестественное рощеніе бороды, напр. у женщинъ, Женская борода.

5169) Pogonicus (v. Pogon). | Den Bart betreffend, dazu gehörig, davon herrührend. Принадлежащій къ бородѣ, происходящій отъ оной.

Pogonion, πωγωνιον, dim. a Pogon.
Pogonologia (pogon et logos), v. Barbalogia.
Poinciana bijuga, v. Caesalpinia bijuga.
Poinciana coriaria, v. Caesalpinia coriaria.
Poinciana pulcherrima, v. Caesalpinia pulcherrima.
Pokolwar, v. Carbunculus hungaricus.
5170) Polachena. | Die doppelte Kelch- od. Kerbelfrucht. Полахена, Плодъ состоящій изъ многихъ неразсѣдающихся частей.
5171) Polaris. | Polar, Zu den Polen gehörig. Полярный, Полюсный.
5172) Polaritas. | Polarität. Полярность.
5173) Polemonium coeruleum. | Blaue Polemonie, Speerkraut. Грецкій будлырьянъ, Бранъ синяя, Синюха обыкновенная, Бульдинъ.
5174) Polenta. | Gerstengraupen. Овсяная крупа.
5175) Poli. | Die Pole. Полусы, Полюсы.
5176) Poli amici. | Freundschaftliche oder Ungleichnamige Pole. Дружественные или разноимянные полюсы.
5177) Poli inimici. | Feindschaftliche oder Gleichnamige Pole. Враждебные, непріязненные, одноимянные полюсы.
5178) Poli magnetis. | Pole des Magnets, Magnetspole. Полюсы магнита.
5179) Poliater, πολιατρος (πολις, die Stadt, et iatros). | Der Stadtarzt, Stadtphysikus. Городовой медикъ, Городскій врачь (Штадсъ-физикъ).
5180) Policlinice (πολις, die Stadt, городъ, et clinice, v. Clinicus). | Die Poliklinik, Die Stadtklinik. Городовый клиникъ.
5181) Poliosis, πολιωσις (πολιος, schwärzlich, weisslich grau, сизый, бѣловатый; πολιοω, grau machen, сѣрымъ дѣлаю; πολιουμαι, grau werden, сѣрымъ дѣлаюсь). | Das Grauwerden. Болѣзненное убѣленіе, Сѣдина волосъ на головѣ.
5182) Poliotes (πολιοω, v. Poliosis). | Das Grausein, Das greise Haar. Сѣдые волосы на головѣ.
5183) Politia medica. | Medicinische Polizeiwissenschaft (Medicinische Polizei). Полицейская медицина (Медицинская полиція).
5184) Pollen. | Blumenstaub, Blüthenstaub. Плодотворная пыль. Vid. Pulvis.
5185) Pollex, Allus pollex, Manus parva majori adjutrix, Digitus primus s. magnus, Anticheir, Promanus. | Daum, Daumen. Большой перстъ, великій палецъ руки.
5186) Pollex pedis s. Digitus magnus pedis, Hallux, Hallus, Allus, Hallex, Allex. | Grosse Zehe, Grosser Zeh, Erste Zehe. Большой палецъ ноги.
Pollichia galeobdolon, v. Galeobdolon luteum.
Pollinctura cadaveris, v. Balsamatio corporis.
5187) Pollutio, Gonorrhoea vera, libidinosa, profluvium, s. Incontinentia seminis, Gonacratia. | Samenfluss, Pollution, Unwillkührlicher Abgang des Samens, Befleckung. Сѣмяистеченіе, Сѣмяиспражненіе (Безпрерывное, непроизвольное) истеченіе сѣмени. Vid. Pollutio nocturna.
5188) Pollutio diuturna. | Unwillkührlicher Abgang des Samens im Wachen. Непроизвольное сѣмяистеченіе (или Греза), во время бодрствованія.
5189) Pollutio nocturna, Pollutio, Profluvium genitale nocturnum, Gonorrhoea nocturna, s. Oneirogmos, Oneirogmus, Oneirogonorrhoea, Oneirogonos, Onirogonos, Exoneirogmos, Exoneirosis. | Pollution, Nächtliche Pollution od. Befleckung, od. Samenergiessung, Unwillkührlicher Abgang des Samens im Traume. Сѣмяистеченіе во снѣ, Греза сонная или во снѣ.
Polphus = Bulbus et Pulpa.
5190) Polus, πολος (πελω, πολω, drehen, umwenden; движусь, нахожусь въ движеніи). | Der Pol, Bei Einigen auch der Scheitel, Kopf, gleichsam der Pol des Körpers. Точка, около которой тѣло обращается, Ось, Крюкъ, Полюсъ, У нѣкоторыхъ такъ же: Темя, Верхушка головы, Голова.
Polus antarcticus, v. Polus australis.
Polus arcticus, v. Polus borealis.
5191) Polus australis, antarcticus. | Der Südpol, Südliche Pol. Южной полюсъ.
5192) Polus borealis, boreus, glacialis, gelidus, arcticus. | Der Nordpol, Nördliche Pol. Сѣверный полюсъ.
Polus boreus, v. Polus borealis.
Polus gelidus, v. Polus borealis.
Polus glacialis, v. Polus borealis.
5193) Polyadelphia (polys et adelphos, v. Adelphia). | Die Polyadelphie (die achtzehnte Linné'sche Klasse der Pflanzen, deren Staubfäden in mehrere Gruppen zusammen verwachsen sind), Eigentlich Vielbrüderschaft. Многобратство (18 Линнеевъ классъ растѣній).
5194) Polyadelphius (v. Polyadelphia), Polyadelphus. | Vielbrüderig. Многобратный.
Polyadelphus, v. Polyadelphius.
5195) Polyaemia (v. Polyaemicus). |

Die Vollblütigkeit. Полнокровіе. Vid. Plethora.

5196) Polyaemicus (v. Polys et Haema). | Vollblütig, Vollblütigkeit betreffend, davon herrührend. Полнокровный, Происходящій отъ полнокровія.

5197) Polyandria (polys et andria). | 1) Ein allgemeiner Begräbnissplatz. Кладбище. 2) Die Polyandrie oder Die 13te Linné'sche Klasse der Pflanzen mit viel (über 20) Staubfäden, Vielmännige. Многомужіе (13й Линнеевъ классъ растѣній).

5198) Polyandricus, Polyandrus (Polyandria). | Vielmännig. Многомужескій, Многомужный.

5199) Polyanthemum, Polyanthes (v. Polys et Anthos). | Eine Pflanze mit viel Blumen. Многоцвѣтное растѣніе.

5200) Polyanthemos, Polyanthos, Polyanthus (v. Polyanthemum). | Vielblumig. Многоцвѣтный.

Polybibsia, v. Polydipsia.

5201) Polyblennia (v. Polys et Blenna). | Die Verschleimung. Ослизлость, Ослизеніе.

Polybrephia (v. Polys et Brephos), v. Polycyesis.

5202) Polybrephicus (v. Polybrephia). | Von viel Leibesfrüchten oder viel Kindern herrührend. Причиняемый множайшими младенцами находящимися во чревѣ.

5203) Polycephalus cerebralis, Coenurus cerebralis, Hydatis cerebralis, Taenia vesiculosa socialis cerebralis. | Der Vielkopf des Gehirns, Geselliger Blasenbandwurm, Die Queese. Многоглавная пузырчатая глиста.

Polycephalus echinococcus, v. Polycephalus hominis.

5204) Polycephalus granulosus, Echinococcus veterinorum, Polycephalus granulosus, Taenia visceralis socialis granulosa. | Der körnige, gesellige Blasenwurm. Зѣрнистая пузырчатая глиста (у скота).

5205) Polycephalus hominis s. Polycephalus echinococcus, s. Echinococcus hominis. | Der Vielkopf beim Menschen. Многоглавная пузыристая глиста у человѣка.

5206) Polychezia (polys et χεζω, fut. χεσω, v. Blennochezia). | Ein chronischer Durchfall. Хроническій поносъ.

5207) Polycholia (v. Polys et Cholos). | Die Gallsucht, Ueberfluss von Galle. Излишнее количество желчи, Многожелчіе. Vid. Cholepoësis.

Polychreston (scil. medicamentum), v. Polychrestus.

5208) Polychrestus (polys et χραω, fut. χρησω, brauchen, benutzen; χραομαι, fut. χρησομαι, nützen, brauchbar sein; употребляю, пользуюсь). | Viel nützend. Многополезный.

5209) Polychronius (v. Polys et Chronicus). | Langwierig, Chronisch. Хроническій, Продолжительный.

5210) Polychylia (v. Polys et Chylus). | 1) Bei den Alten: Vollsaftigkeit, wie Polychymia. Избытокъ соковъ. 2) Jetzt besonders Ueberfluss von Chylus. Избытокъ питательнаго сока.

5211) Polychymia (v. Polys et Chymus). | Die Vollsaftigkeit. Избытокъ соковъ.

Polychymia sanguinea, v. Plethora vera.

5212) Polychymicus. | Von Polychymia herrührend. Происходящій отъ Polychymia.

Polyclinica, v. Policlinice.

5213) Polycopria (v. Polys et Copros). | Der Abgang einer grossen Menge Koth. Испражненіе кала въ большомъ количествѣ.

5214) Polycotyledones, Plantae polycotyledoneae. | Mehrsamblätterige oder Polycotyledonen. Многосѣменнодольныя (растѣнія).

5215) Polycyesia, Polycyesis (v. Polys et Cyesis). | Eine mehrfache Schwangerschaft, Das Dasein mehrerer Leibesfrüchte. Многочисленная беременность.

Polycyesis, v. Polycyesia.

5216) Polydacrya, Polydocryia (v. Polys et Dacry). | Die zu häufige Ab- und Aussonderung der Thränen. Сильное отдѣленіе слезъ.

5217) Polydactylus (v. Polys et Dactylos). | Wer zu viel Finger hat. Имѣющій излишнее число пальцовъ.

5218) Polydipsia (v. Polys et Dipsa), Sitis magna, intensa. | Ein krankhaft verstärkter Durst, Die Durstigkeit. Сильное побужденіе пить, Сильная, неутомимая жажда.

5219) Polydynamia (v. Polys et Dynamis). | 1) Die grosse Kraft, Viel Stärke, Sthenie. Большая сила, Стенія. 2) Der Besitz mehrerer (verschiedener) Kräfte. Владѣніе многими силами.

5220) Polyedron, Polyedrum (v. Polys et Hedra). | Das Vieleck. Поліэдръ, Многосторонникъ, Многоугольникъ.

Polyergus, v. Formica nigra.

5221) Polygala. | Kreuzblume. Многомлечникъ.

5222) Polygala amara. | Bittere Kreuzblume oder Kreuzwurzel. Горькой многомлечникъ, Многомлечница, Крестовикъ.

Polygala hungarica, v. Polygala vulgaris.

5223) **Polygala** poaya. | Poaja-Kreuzblume. Истодъ или Многомлечникъ.

5224) **Polygala** senega, virginiana. | Senega-Kreuzblume. Сенега, Сенека корень.

Polygala virginiana, v. Polygala senega.

5225) **Polygala** vulgaris, hungarica. | Gemeine Kreuzblume, Kreuzwurzel, Ramsel. Истодъ, Изтодъ или Изтодъ обыкновенный, или Выка коничья.

5226) **Polygalactia** (v. Polys et Gala), Polygalia. | Der Milchüberfluss. Непомѣрное отдѣленіе молока.

5227) **Polygalactos** (v. Polygalia). | Milchreich. Женщина имѣющая много молока, изобилующая оньшмъ.

Polygalia, v. Polygalactia.

5228) **Polygamia** (v. Polys et Gamos) s. Multinubentiae. | Die mehrfache Ehe, Polygamie, Vielehige. Многобрачіе, 23й Линнеевъ классъ растѣній.

5229) **Polygamia** aequalis. | Gleiche Vielehe. Многобрачіе ровное.

5230) **Polygamia** frustranea. | Vergebliche Vielehe. Многобрачіе щетное.

5231) **Polygamia** necessaria. | Nothwendige Vielehe. Многобрачіе необходимое.

5232) **Polygamia** segregata. | Gesonderte Vielehe. Многобрачіе отдѣльное.

5233) **Polygamia** superflua. | Ueberflüssige Vielehe. Многобрачіе лишнее.

5234) **Polygamus** (v. Polygamia). | Viel verehelicht, Mannichfaltig verehelicht (beweibt od. bemannt), Vielehig. Многобрачный.

Polyginia, v. Polygynia.

Polygnosyne, v. Sapientia.

5235) **Polygonia**, πολυγονια (v. Polygonus). | Die grosse Fruchtbarkeit, besonders bei Männern. Большое плодородіе, особливо у мущинъ.

5236) **Polygonia**, πολυγωνια (v. Polygonus). | Das Vielwinkelichtsein. Состояніе многоугольнаго.

5237) **Polygonum** (v. Polygonus). | 1) Ein Vieleck, Eine Fläche mit vielen Winkeln, Ein Polygon. Многоугольникъ. 2) Knöterig. Горецъ.

5238) **Polygonum** amphibium. | Wasserknöterig, Wasser- und Erdflohkraut. Гречиха остролистная, Горецъ водоземный.

5239) **Polygonum** anthihaemorrhoidale. | Hämorrhoidenknöterig. Горецъ почечуйный.

5240) **Polygonum** aviculare. | Tausendknöterig, Wegetritt, Blutkraut. Гречиха спорышъ, Спорышъ, Придорожникъ, Горецъ птичій.

5241) **Polygonum** bistorta. | Natterknöterig, Schlangenkraut. Горецъ аптекарскій или аптечный, или пестикъ, Сердечный корень, Змѣевикъ, Ужовникъ, Гестикъ, Гречиха борлецъ или горлецъ, Черевная трава, Макаршинъ.

Polygonum Braunii, v. Polygonum mite.

5242) **Polygonum** convolvulus. | Windender Buchweizen, Buchwinde. Горецъ обвиличный, Гречиха, Повиличные колокольчики, Березка, Берлозка.

Polygonum dubium, v. Polygonum mite.

5243) **Polygonum** emarginatum. | Ausgerandeter od. Grosser Buchweizen. Гречиха выкроенная.

5244) **Polygonum** fagopyrum. | Buchweizen, Heidekorn. Гречка, Гречиха, Гречуха, Греча, Дикуша.

5245) **Polygonum** hydropiper. | Brennendes Flohkraut, Wasserpfeffer. Горецъ водоперечный или Водяной перецъ, Трава чечина, Гречиха, Собачій перецъ, Почечуйникъ, Горчакъ.

5246) **Polygonum** lapathifolium. | Ampferblätteriges oder Grosses Flohkraut. Гречиха развѣсистая.

5247) **Polygonum** minus. | Kleiner Knöterig. Гречиха маленькая.

5248) **Polygonum** mite, dubium, Braunii. | Braun'sches Kraut. Гречиха мягкая.

5249) **Polygonum** orientale. | Orientalischer tabaksblätteriger Knöterig. Горецъ восточный.

5250) **Polygonum** persicaria. | Flohknöterig, Mildes Flohkraut. Почечуйникъ, Горецъ почечуйный, Гречиха почечуйная трава.

5251) **Polygonum** tartaricum. | Tartarischer, Sibirischer od. Gezähnter Buchweizen. Гречиха сибирская.

5252) **Polygonum** tinctorium. | Färberknöterig. Борецъ красильной, Гречиха красильная.

5253) **Polygonus**, πόλυγονος (v. Polys et Gone). | Sehr fruchtbar, besonders von Männern gebräuchlich, eigentl. Samenreich. Весьма плодородный (многосѣменный).

5254) **Polygonus**, πολυγωνος (v. Polys et Gonos). | Vielwinkelig, Vieleckig. Многоугольный.

Polygraos, v. Polyphagus.

5255) **Polygynia** (v. Polys et Gyne). | Die Vielweiberei, Polygynie, Die Unterabtheilung für die Pflanzen mit vielen Pistillen. Многоженство.

5256) Polygynus (v. Polygynia), Polystylon. | Vielstempelig, Vielweibig. Многоженный.

5257) Polyhidria (polys et hidros). | Uebermässiger Schweiss. Сильное потѣніе, Сильный потъ.

5258) Polyidria (polys et ιδρις, klug, verständig, listig; свѣдущій, умный). | Grosse Wissenschaft, Viel Erfahrung, Klugheit, List. Большая опытность, мудрость, умъ. Vid. Sapientia.

Polymelia, v. Monstra per excessum.

5259) Polymerius (v. Polys et Meros). | Aus vielen Theilen (Gliedern) bestehend, Mit vielen Gliedern versehen. Состоящій изъ многихъ частей, Имѣющій много членовъ.

Polymorphos, v. Polymorphus.

5260) Polymorphus (v. Polys et Morphe). | Vielgestaltig, multiformis (Os polymorphum, 1) = Os sphenodes, 2) = Os cubiforme). Многообразный, Многовидный.

Polyosteon (v. Polys et Osteon) = Tarsus et Metatarsus.

5261) Polypathes, Polypathicus (v. Polys et Pathos). | 1) An vielen Uebeln od. Krankheiten, od. Leidenschaften leidend. Страждущій многими болѣзнями или страстями. 2) Vielen Uebeln u. s. w. ausgesetzt, Anlage dazu habend. Расположенъ къ многимъ болѣзнямъ.

5262) Polypathia (v. Polypathes). | 1) Das vielfache Leiden. Многочисленное страданіе. 2) Die Anlagen zu vielen Seelen- und körperlichen Leiden. Расположеніе къ многимъ душевнымъ и тѣлеснымъ страданіямъ.

5263) Polypetalus (v. Polys et Petalon). | Mit viel Blumenblättern. Многолепестный.

5264) Polyphagia (polys et φαγω, v. Phagedaena), Ingluvies ciborum, Multivorantia. | Die Gefrässigkeit, Vielfrässigkeit. Обжорливость.

5265) Polyphagicus (v. Polyphagia). | 1) Polyphagus, Gefrässig. Обжорливый. 2) Von Gefrässigkeit herrührend. Происходящій отъ обжорливости.

5266) Polyphagus (v. Polyphagia) s. Multivorus, Polygraus. | Der Polyphag, Vielfresser. Прожора.

Polypharmacon, v. Polypharmacum.

5267) Polypharmacum (remed.) (v. Polys et Pharmacon). | 1) Ein vielkräftiges Mittel, Ein Mittel mit viel Arzneikräften. Многосильное средство. 2) Ein sehr zusammengesetztes Mittel. Многосложное средство.

Polyphillus, v. Polyphyllus.

5268) Polyphorus (polys et φερω, tragen, нести). | Fruchtbar, Geistreich, besond. vom Weine gebraucht. Спиртомъ изобилующій (особливо о винѣ).

5269) Polyphora (v. Polyphorus). | Spirituöse Getränke. Спиртовые напитки.

5270) Polyphyllus (v. Polys et Phyllon). | Mit viel Kelchblättern versehen, Mehrblätterig. Многолистный.

Polypi vesicae urinariae, v. Ischuria sarcomatica.

Polypionia (v. Polys et Pion) = Obesitas nimia.

Polypiotes (polys et πιοτης, das Fett, жиръ; = pion) = Polypionia.

5271) Polypiria (polys et πειρω, v. Empiria). | Die Vielerfahrenheit, Praktische Klugheit. Большая опытность, Практическое познаніе.

Polypodes, i. q. Aselli et millepedes.

5272) Polypodium (v. Polys et Podion). | Das Farnkraut, Tüpfelkraut, eigentl. Vielfüsschen. Многоножка, Баромецъ.

5273) Polypodium filix foemina. | Weiblicher Strichfarren. Папоротникъ женскій. Vid. Asplenium filix foemina.

5274) Polypodium filix mas. | Männlicher Strichfarren. Аспидникъ, Папоротникъ мужескій.

Polypodium lonchitis, v. Aspidium.

Polypodium rhaeticum, v. Aspidium rhaeticum.

5275) Polypodium vulgare. | Gemeiner Tüpfelfarren, Engelsüss, Knorpfwurzel, Korallenwurzel, Wildes Süssholz. Папоротникъ солодковый, Солодковой малой корень, Многоножка обыкновенная, Соловка малая, Ангельская сладкость.

Polyporus officinalis, v. Boletus laricis.

Polyporus suaveolens, v. Boletus suaveolens.

5276) Polyposia (v. Polys et Posis). | Die Trinksucht, Neigung zur Trunkenheit. Склонность, Страсть къ пьянству. Vid. Bibesia.

5277) Polyposus (v. Polypus. | 1) Polypenartig. Полипообразный. 2) Durch einen Polypen verursacht. Причиняемый полипомъ.

5278) Polypragmosyne (polys et πρασσω, v. Pragma, Praxis). | 1) Das Vielbeschäftigtsein. Многое упражненіе. 2) Das emsige Betreiben ausserwesentlicher und unbedeutender Dinge. Занятіе незначительными дѣлами. 3) Das Prahlen mit vielen Geschäften. Хвастаніе многими дѣлами. 4) Die durch fleissige und besonnene Praxis erworbene Geschicklichkeit. Способность пріобрѣтенная прилѣжною практикою.

5279) **Polypterus** (v. Polys et Pteryx). | Mit vielen Flügeln, vielen Federn u. s. w. versehen. Многокрылый.

5280) **Polypus**, *πόλυπους*, *πολυπος*, *πωλυψ*, *πουλυπους*, genit. *—ου*, —i (polys et *πους*, v. Pes) s. Pseudometamorphosis polyposa, Cercosis. | Der Polyp, Schleimpfropf (Eigentl. Vielfuss, wesshalb auch die sogen. Kelleresel, Millepedes und ähnliche vielfüssige Thiere Polypen hiessen). Полипъ.

5281) **Polypus** ani. | Afterpolyp. Полипъ въ заднемъ проходѣ.

5282) **Polypus** benignus. | Ein gutartiger Polyp. Полипъ доброкачественный.

5283) **Polypus** carnosus. | Fleischpolyp. Мясной полипъ.

5284) **Polypus** cordis. | Herzpolyp. Полипъ въ сердцѣ, Каракатица.

Polypus humoralis, v. Polypus mucosus.

5285) **Polypus** intestini recti. | Mastdarmpolyp. Полипъ въ прямой кишкѣ.

5286) **Polypus** malignus. | Ein bösartiger Polyp. Злокачественный полипъ.

5287) **Polypus** meatus auditorii. | Polyp im Gehörgange. Полипъ въ слуховомъ проходѣ.

5288) **Polypus** mucosus s. humoralis, s. serosus. | Schleimpolyp. Полипъ слизистый.

5289) **Polypus** narium s. nasi. | Nasenpolyp, Nasengewächs. Полипъ въ носу.

Polypus oesophagi, v. Strictura oesophagi sarcomatosa.

5290) **Polypus** pharyngis s. faucium. | Der Schlund- oder Rachenpolyp. Полипъ въ глоткѣ.

5291) **Polypus** scirrhosus. | Verhärteter Polyp. Полипъ твердый.

Polypus serosus, v. Polypus mucosus.

5292) **Polypus** sinus maxillaris. | Polyp der Kinnbackenhöhle. Полипъ въ челюсти.

5293) **Polypus** trachealis. | Polyp, Schwammige Gewächse der Luftröhre. Полипъ въ дыхательномъ горлѣ.

5294) **Polypus** urethrae. | Harnröhrenpolyp. Полипъ въ мочевомъ каналѣ.

5295) **Polypus** uteri s. uterinus, Metropolypus, Cercosis. | Gebärmutterpolyp. Полипъ въ маткѣ.

5296) **Polypus** vaginae uteri s. Cercosis. | Mutterscheidenpolyp. Полипъ въ рукавѣ матки.

5297) **Polypus** vesicae urinariae. | Harnblasenpolyp, Polyp in der Harnblase. Полипъ въ мочевомъ пузырѣ.

5298) **Polypyrenae.** | Vielkernige Beeren (baccae). Ягоды имѣющія много зёренъ.

5299) **Polypyrenus** (v. Polys et Pyren). | Mit viel (Beeren) Kernen, Vielkernig. Многозерный.

5300) **Polys**, *πολυς*, *πολλη*, *πολυ*, ionisch *πουλυς*. | Viel, Reichlich, Im Ueberfluss. Много, Многочисленный, Великій, Крѣпкій.

5301) **Polysarcia** (v. Polys et Sarx), Excessus solidorum universalis. | Der Fleischüberfluss, Viel Muskelfleisch. Непомѣрная толстота тѣла, Тучность. Vid. Adiposis, Obesitas nimia et Physconia adiposa.

5302) **Polysarcicus** (v. Polysarcia). | Polysarkie betreffend, damit begabt, davon herrührend. Происходящій отъ непомѣрной толстоты тѣла.

5303) **Polyschedia** (polys et *σχεδιος*, übereilt, unordentlich und nur beiläufig ausgerichtet; скорый, поспѣшный). | 1) Ein sehr übereiltes und unordentliches Verfahren. Весьма торопливое дѣяніе. 2) = Polyschidia.

5304) **Polyschidia** (polys et *σχιζω*, *σχιδω*, fut. *—ισω*; spalten, schichten, in Schichten ordnen; *πολυσχιδης*, vielgespalten; разщепляю, раздѣляю). | 1) Eine zu weit getriebene Eintheilung und Schematisirung, z. B. der Krankheiten, der Heilmittel. Раздѣленіе слишкомъ акуратное. 2) Die Eintheilungssucht. Страсть къ раздѣленіямъ.

5305) **Polysialia** (v. Polys et Sialon). | Der Speichelüberfluss, Speichelfluss. Непомѣрное отдѣленіе слюны.

5306) **Polysomatia** (v. Polys et Soma). | Die Wohlbeleibtheit, Dickleibigkeit, bezeichnet zugleich Polysarcia und Fettleibigkeit. Непомѣрная толстота тѣла вмѣстѣ съ тучностію онаго.

5307) **Polyspaston** s. Polyspastus (polys et *σπαω*, v. Spasmus). | Flaschenzug, Achselzug, Rollenzug. Полиспастъ, Машинка съ блоками, Инструментъ служащій къ выправленію переломленныхъ или вывихнутыхъ членовъ.

Polyspastus, v. Polyspaston.

Polyspermaticus, v. Polyspermicus.

5308) **Polyspermia** (v. Polyspermicus). | Der Samenreichthum, Die Samenfülle. Излишнее отдѣленіе сѣмени.

5309) **Polyspermicus** (v. Polys et Sperma), Polyspermus. | Samenreich, Auch von zu viel Samen herrührend. Многосѣменный, Изобилующій многимъ сѣменемъ, Имѣющій много сѣмени, Такъ же причиняемый излишествомъ сѣмени.

Polyspermos, Polyspermus, v. Polyspermicus.

5310) Polystemones (plantae) (v. Polys et Stemon). | Die Pflanzen mit viel Staubfäden, Die Polyandristen. Многотычинковыя (растѣнія).

5311) Polystoma. | Das Vielloch, Polystom (Wurm). Полистомъ.

5312) Polystoma pinguicula, Hexathyridium pinguicula. | Das Vielloch, Polystom. Глиста женскаго яичника.

5313) Polystoma taenioides, Taenia lanceolata, rhinaria. | Kettenwurmförmiges Vielloch. Полистомъ похожій на плоскую глисту.

Polystylon, v. Polygynus.

Polytrichum, v. Callitriche.

5314) Polytrichum commune. | Gemeiner goldener Widerthon, Goldhaar, Gelbes Venushaar, Jungfernhaar. Ленъ кокушкинъ, Обыковенный волосистый мохъ.

5315) Polytrophia (v. Polys et Trophe). | Die starke Ernährung, Bei Einigen auch: Uebernährung, Allzustarke Ernährung. Многое, изобильное, чрезмѣрное питаніе.

5316) Polytrophicus (v. Polytrophia). | 1) = Polytrophus, Vielgenährt. Многопитанный. 2) Uebernährt. Непомѣрно, слишкомъ питанный. 3) Von Uebernährung herrührend. Происходящій отъ непомѣрнаго питанія.

5317) Polyuresia, Polyuresis (v. Polys et Uresis). | Die häufige Ab- und Aussonderung des Harns. Непомѣрное отдѣленіе и испражненіе мочи.

5318) Poma. | Aepfel, Obst. Яблоки, Овощи.

5319) Pŏma, πομα (v. Posis, Potio, Potus). | Der Trank. Питье.

5320) Pōma, πωμα. | 1) Der Deckel (eines Trinkgeschirres). Крышка. 2) = Operculum branchiale.

Poma amoris, v. Testiculi.

5321) Poma aurantiorum. | Pomeranzen, Orange. Померанцы.

5322) Poma aurantiorum immatura. | Unreife Pomeranzen. Померанцы незрѣлыя.

5323) Pomaceus. | Apfelartig, Apfelgrün, Obstartig. Яблочный.

5324) Pomiformis. | Apfelartig. Яблоковидный.

Pomilus, v. Nanus.

5325) Pompholygodes (pompholyx et εἰδος). | Blasicht, Blasenartig. Пузыристый. Пузыреподобный.

5326) Pompholygodes urina, v. Urina pompholygodes.

5327) Pompholygotus (v. Pompholyx, πομφυλυγοω, fut. —ωσω, zu Blasen machen, darin verwandeln u. s. w.; пузырюсь). | Wie eine Blase gemacht, bullatus, Mit einer oder mehreren Blasen oder dergl. versehen, besetzt u. s. w. Пузыристый, Пузыреподобный, сдѣланный какъ пузырь.

5328) Pompholyx, πομφολυξ, genit. —υγος, —ygis. | Eine Blase, Wasserblase. Пузырь, Водяной пузырь. Vid. Pemphigus verus, Pemphix et Zincum oxydatum album.

Pomphos (Pemphix) = Pemphix et Papula.

5329) Pomum, Melon. | Der Apfel. Яблоко.

5330) Pomum Adami. | Der Adamsapfel. Кадыкъ, Адамово яблоко, Выпуклина на горлѣ. Vid. Cartilago thyreoidea.

Pomum aurantium, v. Aurantium.

5331) Pondo, indecl. | Ein Pfund. Фунтъ.

5332) Pondo dodrans. | Dreiviertel Pfund. Три четверти фунта.

5333) Pondus. | Gewicht. Вѣсъ.

5334) Pondus absolutum. | Absolutes Gewicht. Вѣсъ совершенный.

5335) Pondus civile. | Das gemeine oder bürgerliche Gewicht. Гражданскій вѣсъ

5336) Pondus medicinale s. pharmaceuticum. | Das medicinische od. Apothekergewicht. Медицинскій или Аптекарскій вѣсъ.

Pondus pharmaceuticum, v. Pondus medicinale.

5337) Pondus positivum. | Das positive Gewicht. Вѣсъ положительный.

5338) Pondus relativum. | Das relative Gewicht. Относительный вѣсъ.

5339) Pondus specificum. | Eigenthümliches Gewicht. Вѣсъ удѣльный, уравнительный, сравнительный.

5340) Ponos, πονος (πενω, πεινω, πονω, πενθω, παθω, παθεω, πασχω, arbeiten, darben, Mangel leiden, elend sein; работаю, тружусь, печалюсь, болѣзную, болю, изнуряюсь). | Die Mühe, Mühseligkeit, Das schwere Leiden, Die schwere Krankheit, Schwere Niederkunft. Работа, Трудъ, Бѣдствіе, Страданіе, Нужда, Изнеможеніе, Тяжкая болѣзнь, Трудные роды.

Pons cerebelli, v. Protuberantia annularis cerebri.

Pons Sylvii, v. Corpora quadrigemina.

5341) Pons Varolii, Protuberantia annularis. | Varolsbrücke, Hirnknoten, Varolische Brücke. Вароліевъ мостъ, Кольчатая перекладинка, Кольчатое возвышеніе, Перемычка въ мозгѣ. Vid. Protuberantia annularis cerebri.

Pons zygomaticus, v. Arcus zygomaticus.

5342) Poples. | Die Kniebeuge, Kniekehle. Подколѣнная чашка, Чашка подъ колѣномъ. Vid. Fossa genu.

Poplitaeus, v. Popliteus.

5343) Popliteus s. Poplitaeus, scil. musculus, Musculus subpoplitaeus s. condylo-post-tibialis, s. femoro-popliteus, s. popliti-tibialis, s. poplito-tibialis. | Popliteus, Kniekehlmuskel, Kniekehlmäuslein. Мышица подколѣнная или подколѣнoшная.

5344) Popularis, e. | Das Volk oder die Einwohner betreffend. Народный, Простонародный.

Popularis morbus = Morbus epidemicus.

5345) Populatio. | Das Volk, Der Volkshaufen. Народъ, Толпа народа.

5346) Populinum. | Populin. Популинъ.

5347) Populus. | Pappel. Тополь.

5348) Populus alba. | Weisse Pappel, Silberpappel, Silberespe. Осокоръ бѣлый.

5349) Populus balsamifera. | Balsampappel, Espe, Nordamerikanisches Sattelholz. Осокоръ душистый или дикій, сибирскій.

5350) Populus dilatata, italica, fastigiata, pyramidata. | Italienische Pappel, Pyramidenpappel. Осокоръ италіанскій, пирамидальный.

Populus fastigiata, v. Populus dilatata.

Populus italica, v. Populus dilatata.

5351) Populus nigra. | Schwarze Pappel, Espe, Bellen. Тополь осокоръ.

Populus pyramidata, v. Populus dilatata.

5352) Populus tremula. | Zitterpappel, Espe. Осина, Тополь, Осипа, Осинка, Осичина, Осинникъ.

Porapechion, v. Radius.

Porca, v. Vulva.

Porcus, v. Vulva.

5353) Porde, πορδη (περδειν, πορδειν, einen Wind gehen lassen). | Ein durch den After mit Geräusch abgehender Wind, Furz. Вѣтръ выходящій шумомъ изъ задняго прохода.

5354) Pori. | Poren, Löcher. Поры, Скважины.

Pori acustici, v. Foramina acustica.

Pori biliarii, v. Ductus biliarii.

Pori choledochi, v. Meatus choledochi.

Pori cutanei, v. Pori cutis.

5355) Pori cutis s. cutanei, s. exhalantes, s. sudoriferi, s. resorbentes. | Poren der Haut, Hautporen, Hautöffnungen, Hautlöcher, Aushauchende Poren, Schweisslöcher, Einsaugende Hautlöcher. Поры кожи или испаряющіе, или всасывающіе.

Pori exhalantes, v. Pori cutis.

5356) Pori nectariferae. | Nektarlöcher. Медовыя скважины.

Pori pulmonum, v. Cellulae pulmonales.

Pori resorbentes, v. Pori cutis.

Pori sudoriferi, v. Pori cutis.

Pori testis, v. Vasa Graafiana seminaria.

5357) Poricus (v. Porus). | Den Gehörgang od. die Thränenwege betreffend. Принадлежащій къ слуховому проходу или слезнымъ точкамъ.

5358) Porocele (v. Porus et Cele). | Ein Steingewächsbruch, sogen. Steinbruch, Ein falscher oder wahrer Bruch (mit steinichten Konkrementen (am Unterleibe). Каменистый наростъ, Каменистая опухоль мошонки, Грыжа каменистая.

5359) Poroma, πωρωμα (πωροω, v. Porosis). | Ein verhärteter, schwielichter Theil, besond. = Tophus. Часть отвердѣлая, мозолистая, = Tophus.

5360) Poromphalocele, Poromphalon, Poromphalus (v. Porus et Omphalos). | Bei Galen: Ein Nabelsteinbruch. Vgl. Porocele. Опухоль пупка, содержащая въ себѣ камни.

Poromphalon, Poromphalus, v. Poromphalocele et Exomphalus callosus.

Poros, Porosis, v. Chalazion, Porus et Porosis.

5361) Porosis (v. πωροω, fut. —ωσω, einen Porus bilden; проницаю, прободаю, прокалываю). | 1) Die Bildung des Kallus zwischen den gebrochenen Knochenstücken, Die Bildung eines Tophus, z. B. in der Gicht. Образованіе костяной мозоли въ переломленныхъ костяхъ. 2) = Chalazium et Induratio simplex (Porosis cornea).

5362) Porositas (v. Porus, Porosis). | Die Durchgängigkeit, Das Löcherigsein, Die Porosität. Скважность, Ноздреватость.

5363) Porosus (v. Porus). | Mit (vielen) Poren oder Oeffnungen versehen, Porös. Дыравый, Скважистый, Ноздреватый.

5364) Porotica (v. Poroticus, scil. medicamenta). | Kallus machende Mittel. Лѣкарства содѣйствующія произрожденію мозоли на концѣ переломленной кости.

5365) Poroticus (πωροω, v. Porosis). | Kallus machend. = Tyloticus. Производящій костяную мозоль.

Porphyra, πορφυρα = Purpura.

5366) **Porphyrisma**, genit. —atis (v. Porphyra). | Das Scharlach. Скарлатина, Красуха.

5367) **Porphyristicus** (v. Porphyrisma). | Das Scharlach betreffend, davon herrührend. Происходящій отъ скарлатины.

5368) **Porrigo**, Pityriasis, Furfuratio. | Der Kleiengrind, Schorfiger Abschuppungsausschlag, Die Kopfkleie, Kleienschwinde. Отрубовидная сыпь.

Porrigo capillitii, v. Tinea capitis.

Porrigo capitis, v. Tinea capitis.

Porrigo farinosa, v. Tinea furfuracea.

Porrigo favosa, v. Tinea favosa.

Porrigo furfurans, v. Tinea porriginosa.

Porrigo larvalis, v. Tinea faciei.

Porrigo lupinosa, v. Tinea granulata.

Porrigo scutulosa, v. Tinea granulata.

5369) **Porrus.** | Lauchwarze. Наростъ мозолистой кожи.

5370) **Porta**, Portae, Pylae, Semicanalis venae portarum, Sinus portarum, Ora hepatis, Monticuli s. Eminentiae hepatis. | Pforte, Pforten, Leberpforte. Бороздка или ворота печени, Печеночная ворота, Входъ въ печень. Vid. Vena portae, Sulcus transversus hepatis et Vulva.

Porta jecoris, v. Vena portae.

Porta labyrinthi, v. Fenestra rotundi tympani.

Porta omenti, v. Foramen Winslowii.

Porta venae portarum, v. Sulcus intermedius.

Portae, v. Porta.

Portae renum, v. Hilus renalis.

Portae solis, v. Oculi.

Portae testis, v. Vasa Graafiana seminaria.

Portae vena, v. Vena portarum.

Portanarium, v. Duodenum et Pylorus.

Portentum, v. Ostentum.

Portio, v. Dosis.

Portio anterior nervi sympathici medii, v. Nervus glosso-pharyngeus.

Portio carnosa musculi, v. Caro fibrosa.

Portio cartilaginea meatus auditorii externi, v. Meatus auditorius cartilagineus.

Portio cartilaginosa meatus auditorii externi, v. Meatus auditorius cartilagineus.

Portio dura, v. Nervus facialis.

Portio epiploi a colo descendens, v. Omentum magnum.

Portio foetalis funiculi umbilici, v. Pars foetalis.

Portio inferior | anterior ossis palatina, v. Pars horizontalis ossis palatini.

Portio inferior omenti, v. Omentum gastro-hepaticum.

5371) **Portio** media inter nervum communicantem faciei et auditorium. | Zwischennerv des harten und weichen Gehirnnerven, Mittlerer Nerv zwischen dem weichen und harten Gehirnnerven. Средній нервъ между твердымъ и мягкимъ нервами мозга.

Portio mollis nervi acustici, v. Nervus mollis.

Portio mollis paris septimi nervorum cerebri, v. Nervus mollis.

Portio orbitaria ossis palatini, v. Processus orbitalis ossis palatini.

Portio palatina ossis palatini, v. Pars horizontalis ossis palatini.

Portio parva nervi sympathici medii, v. Nervus glosso-pharyngeus.

Portio placentalis funiculi umbilicalis, v. Pars placentalis.

Portio posterior paris octavi, v. Nervus vagus.

Portio profunda omenti, v. Omentum gastro-hepaticum.

Portio superior ossis palatini, v. Processus orbitalis ossis palatini.

Portio tertia omenti, v. Omentum gastro-hepaticum.

5372) **Portio** vaginalis uteri s. colli uteri, s. Segmentum uteri inferius. | Die Vaginalportion der Gebärmutter. Влагалищная часть матки или Кегель. Vid. Collum uteri.

Portiones laterales cerebelli, v. Hemisphaerae cerebelli.

Portiones laterales cerebri, v. Hemisphaerae cerebri.

Portiones laterales ossis ethmoidei, v. Labyrinthus ossis ethmoidei.

Portiones laterales thyreoidei, v. Lobi glandulae thyreoidei.

5373) **Portulaca.** | Portulak. Портулакъ.

5374) **Portulaca** oleracea. | Gemüse- oder Gemeiner Portulak, Burzelkraut. Портулакъ, Портолакъ, Бутерлакъ овощный.

5375) **Pŏrus**, πορος (πειρω, περω, πορω, eine Oeffnung machen; проницаю, прободаю). | Der Ausgang, Ausweg, Die Oeffnung, Das Schweissloch. Проходъ, Выходъ, Отверстіе, Скважина, Скважинка кожи.

5376) **Pōrus**, πωρος. | 1) Der Tufstein, wegen seiner löcherigen Beschaffenheit. Туфъ (камень). 2) = Callus ossium et Tophus. 3) Jede Schwiele. Мозоль вообще. Vid. Nervus opticus.

Porus acusticus, v. Meatus auditorius.

Porus acusticus cartilagineus, v. Meatus auditorius cartilagineus.

Porus biliaris s. bilarius, v. Ductus choledochus et Ductus hepaticus.

Porus choledochus, v. Ductus choledochus.

Porus hepaticus, v. Ductus hepaticus.

Porus internus, v. Sinus acusticus.

Porus opticus, v. Nervus opticus.

Porus osphreticus cerebri, v. Nervus olfactorius.

Porus spermaticus, v. Canalis deferens.

5377) **Posis**, genit. —ios, —is (πιω, ποω, πινω, trinken, пить; v. Pōma). | Das Trinken. Питьє, Піеніе.

5378) **Positio**, Positura. | Stellung, Positur. Положеніе.

5379) **Positivo-electricus.** | Positivelektrisch. Положительно-электрическій.

5380) **Positivus**, a, um. | Positiv. Положительный.

5381) **Posologia** (ποσος? wie viel? wie gross? quotus? quantus? сколь великій, сколь многій; πως? wie? quomodo? какъ? какимъ образомъ?). | Bei einigen französischen Aerzten: Die Lehre von den Dosen und Formen der Heilmittel. У нѣкоторыхъ французскихъ врачей: Ученіе о пріемахъ и формулахъ лекарствъ.

Possetum, v. Zythogala.

5382) **Posteri**, Posteritas, Prognati, Progeniti, Progenies, Stirps. | Nachkömmlinge, Nachkommen, Nachkommenschaft. Потомки, Потомство.

5383) **Posterior**, us, Posticus. | Hinterer. Задній.

Posteritas, v. Posteri.

Postbrachiale, v. Metacarpus.

Postcarpium, v. Metacarpus.

Posthe, ποσθη, = 1) Penis, 2) Praeputium.

Posthia (v. Pothe) = Hordeolum et Tarsophyma.

5384) **Posthion**, Posthium, dimin. a Posthe. | Kleiner Penis. Малый мужескій дѣтородный удъ.

5385) **Posthitis** (v. Posthe). | Eine Entzündung am männlichen Gliede oder an der Vorhaut. Воспаленіе крайней плоти.

5386) **Posthon**, Posthoneus, ποσθων, ποσθωνευς, genit. —ωνος (Augmentativum a Posthe). | 1) Ein grosses männliches Glied. Большой мужескій дѣтородный удъ. 2) Ein Mensch mit einem solchen Gliede. Кто имѣетъ такой удъ.

5387) **Posthodynia** (v. Posthe et Odyne) s. Dolor penis. | Schmerz am männlichen Gliede. Боль въ мужескомъ дѣтородномъ удѣ.

5388) **Posthoncus** (v. Posthe et Oncus). | Eine Geschwulst des männlichen Gliedes oder der Vorhaut. Опухоль крайней плоти или мужескаго дѣтороднаго уда.

Posthoneus = Posthon.

Posticus, v. Posterior.

5397) **Postponens.** | Nachsetzend. Замедляющій.

Postrema, v. Uterus.

Potassa, v. Kali causticum siccum.

Potassa fusa, v. Kali causticum siccum.

Potassa liquida, v. Liquor kali caustici.

Potassa pura, v. Kali hydratum siccum.

Potassa pura liquida, v. Liquor kali caustici.

Potassa pura liquida, v. Liquor kali caustici.

Potassae sulphuretum, v. Kali sulphuratum.

Potassinum borussicum s. Prussias potassae, v. Kalium cyanatum.

Potassinum nitricum purificatum, v. Nitrum depuratum.

Potassinum, v. Kalium.

5390) **Potatio**, Potio, Potatus, Potus. | Das Trinken. Питье, Напитокъ.

Potatus, v. Potatio.

5391) **Potentia.** | Potenz, Vermögen, Kraft, Wirksamkeit, Macht, Gewalt. Мочь, Могущество, Сила, Способность, Дѣйствующая, внѣшняя сила, Вліяніе. Vid. Potestas.

Potentia coeundi, v. Vis generatrix.

Potentia generandi, v. Vis generatrix.

5392) **Potentia** nocens. | Schädlicher Einfluss, Schädliche Kraft. Вредное вліяніе. Vid. Causa occasionalis.

5393) **Potentia** virilis. | Das männliche Vermögen. Мужеская способность (къ соитію). Vid. Vis generatrix.

5394) **Potentiae** incitantes, Potestates incitantes, Incitamenta, Irritamenta, Stimuli, Vires stimulatrices. | Incitirende Potenzen, Erregende Kräfte oder Potenzen, Reizende Kräfte, Incitamente. Силы раздражательныя, Раздраженія. Vid. Stimuli.

5395) **Potentilla.** | Fingerkraut. Могущикъ, Пятилистникъ.

5396) **Potentilla** alba. | Weissblühendes Fingerkraut. Лапчатка бѣлая.

5397) **Potentilla** anserina. | Gänserichfingerkraut, Gänsekraut. Гусиная трава, Могущикъ густый, Лапчатка, Густая лапа.

5398) **Potentilla** argentea. | Silberweisses Fingerkraut. Могущикъ серебрянный, Серебренникъ, Пятилистникъ, Лапникъ серебрянникъ, Серебренникъ червецъ, Червешникъ, Червенишникъ.

5399) **Potentilla** palustris, Comarum palustre. | Sumpffingerkraut, Purpurrothes Fingerkraut, Siebenfingerkraut, Blutauge. Пятиперстная трава, Раменный сабельникъ.

5400) **Potentilla** reptans. | Kriechendes Fingerkraut, Fünffingerkraut. Могущикъ пятилистный или пятилистникъ, Пятиналишникъ, Мохна, Лапчатка ползучая.

5401) **Potentilla** rupestris. | Felsenfingerkraut. Лапчатка каменистая.

5402) **Potentilla** tormentilla, Tormentilla erecta. | Tormentillfingerkraut, Ruhrwurzel, Blutwurzel, Heilwurzel. Завязный корень, Завязникъ стоячій, узыкъ стоящій.

5403) **Potator**, Potor, Bibitor, Bibo, Bibax, Bibulus, Bibaculus, Bibonius, Haustor, Philoenus, Philodepastes, Philocothonistes. | Trinker. Питокъ, Питухъ, Пьяница. Vid. Ebriosus.

5404) **Poterium.** | Becherblume. Черноголовникъ.

5405) **Poterium** sanguisorba, Pimpinella hortensis, Pimpinella italica minor. | Gemeine Becherblume, Gartenbiebernell, Megelkraut, Nagelkraut. Черноголовникъ зеленоватый, Свинная стрѣла.

5406) **Poterium** spinosum. | Dornige Becherblume. Головникъ листоватый.

Potestas, v. Potentia.

5407) **Potestas** generatrix. | Die erzeugende, schaffende Kraft. Творительная сила.

5408) **Pothos** foetidus, Dracontium foetidum. | Stinkender Pothos, Drachenwurzel. Повой вонючій.

5409) **Potio** (v. Posis), Potus, Potura. | 1) Das Trinken. Питье. 2) = Potus; Das Getränk. Напитокъ. Vid. Potatio.

5410) **Potio** Riverii. | River's Tränkchen. Риверово питье. Vid. Mixtura kalina citrica.

5411) **Potio** laxativa. | Abführendes Getränk. Слабительное питье.

Potor, v. Potator et Ebriosus.

5412) **Potrix.** | Eine Trinkerin, Säuferin. Пьяница (женщина).

5413) **Potulentus**, a, um. | 1) Trinkbar. Годный къ питью. 2) Betrunken. Напившійся, Упившійся, Пьяный.

Potura, v. Potio.

Potus, v. Potatio.

5414) **Potus** pomaceus. | Apfelmost. Apfeltrank. Яблочный квасъ, Сидерь.

5415) **Potus** refrigerans. | Ein erfrischendes Getränk. Освѣжающее питье.

5416) **Practica** (v. Practicus). | Die ausübende Kunst, Praxis, Die Anweisung dazu. Практика.

5417) **Practicus** (v. πρασσω, πραττω, v. Praxis). | Praktisch, Zum Handeln od. Ausüben einer Kunst gehörig. Практическій, Дѣятельный.

Praecanus, v. Canaster.

Praecinctus, v. Diaphragma.

5418) **Praecipitans.** | Fällungsmittel. Низвергательное средство.

5419) **Praecipitatio.** | Niederschlagung, Fällung, Präcipitation. Низверженіе.

5420) **Praecipitatum**, Magisterium. | Niederschlag. Низвергъ, Осадокъ, Осадка.

5421) **Praecisio**, Caesio. | Das Hauen. Разрубленіе, Рубка.

Praecisio cranii, v. Diacope cranii.

Praecogitatio, v. Ratiocinatio.

Praecognitio, v. Prognosis.

5422) **Praecordia**, Regio praecordialis. | Präkordien, Die Gegend der Herzgrube. Предсердіе, Предсердечіе, Передняя часть груди. Vid. Diaphragma.

Praecordium, v. Scrobiculus cordis.

Praecordium pedis, v. Metatarsus.

Praecox, v. Praematurus.

Praecursores, v. Prodromi.

5423) **Praedestinatio.** | Vorausbestimmung, Prädestination. Предопредѣленіе, Судьба, Опредѣленіе божіе.

5424) **Praedictio**, Praenuntiatio, Sors, Theomantia. | Weissagen, Weissagung, Theomantia. Предсказаніе, Предвѣстіе, Preреченіе, Пророчество. Vid. Prognosis.

Praedisponens causa, v. Causa praedisponens.

5425) **Praedispositio**, Causa interna, Causa praedisponens, Semina morborum. | Die Anlage, Disposition, Innere, Vorbereitende, Geneigt machende, Prädisponirende Ursache, Opportunität, Das innere Moment der Ursache. Расположеніе, Способность, Наклонность.

5426) **Praedispositio** ad phthisin. | Anlage zur Schwindsucht. Расположеніе къ чахоткѣ.

5427) **Praedispositio** ad phthisin pulmonalem. | Anlage zur Lungenschwindsucht. Расположеніе къ грудной или легочной чахоткѣ.

Praedivinatio, v. Divinatio.

Praedominium aquae, v. Tenuitas aquosa.

5428) **Praefectura** medica. | Eine Medicinalbehörde, Ein Medicinalamt. Врачебная управа.

Praefocatio, v. Orthopnoea.

Praefocatio uterina, v. Orthopnoea hysterica et Passio hysterica.

5429) **Praeformatio.** | Praeformation, Einschachtelung, Präexistenz von Keimen. Предочертаніе, Предобразованіе (зачатковъ или зародышовъ).

5430) **Praeformatus.** | Präformirt. Предочертанный.

Praegnans, v. Gravida.

5431) **Praegnatio**, Praegnatus, Impraegnatio, Ingravidatio, Foecundatio, Foetatio, Fecundatio, Foetificatio. | Schwängerung, Befruchtung. Опложеніе, Оплодотвореніе. Vid. Graviditas.

5432) **Praegnatio** s. Graviditas protracta. | Eine sich in die Länge ziehende Schwangerschaft. Беременность продолжающаяся болѣе обыкновеннаго времени.

Praegnatus, v. Praegnatio.

Praegnax, v. Gravida.

5433) **Praejudicium.** | Vorurtheil. Предразсужденіе.

5434) **Praelum** arteriale. | Turniquet. Турникветъ.

5435) **Praematurus**, a, um, Praecox.| Vorreif. Преждевременно-созрѣлый, Скорозрѣлый, Скороспѣлый.

5436) **Praemorsus.** | Abgebissen. Отгрызенный.

Praenuntiatio, v. Praedictio.

Praenuntiatrix, v. Hariola.

Praenuntius, v. Vates.

5437) **Praeparata.** | Zubereitete Arzneimittel. Препараты.

5438) **Praeparata** anatomica. | Anatomische Präparate. Анатомическіе препараты.

5439) **Praeparatio** s. Administratio musculorum, Myotome, Myotomia. | Muskelpräparation, Muskelzergliederung oder Zubereitung, Myotomie. Препарованіе, приготовленіе анатомическое мышицъ.

5440) **Praeparatio** anatomica per macerationem. | Macerationspräparate. Препарованіе анатомическое посредствомъ размачиванія.

Praeparatio chyli, v. Chylificatio.

5441) **Praeparatio** s. Administratio nervorum, Neurotomia. | Nervenpräparationen, Nervenzergliederung oder Zubereitung, Neurotomie. Препарованіе, приготовленіе нервовъ. Vid. Neurotomia.

5442) **Praepotentia** virilis. | Ein sehr starkes männliches Vermögen. Мужеское превозможеніе.

5443) **Praeputiatus**, Impraeputiatus.| Ein Unbeschnittener. Необрѣзанный.

5444) **Praeputium**, Acroposthia, Epagogion, Posthe, Arla, Calfa. | Die Vorhaut. Конечная, крайняя плоть, Залупа.

5445) **Praeputium** clitoridis, Hypoderis, Hypodermis. | Präputium der Klitoris, Vorhaut des Kitzlers. Крайняя плоть клитора.

Praesagus, v. Vates.

5446) **Praescientia**, Praescitio, Praecognitio, Prognosis, Pronoea. | Das Vorherwissen, Die Prognose. Предвѣденіе, Предзнаніе.

Praescitio, v. Praescientia.

Praescriptio medica, v. Formula.

5447) **Praesentio.** | Ein Vorgefühl. Предчувствованіе.

Praesepiola dentium, v. Alveoli dentium.

5448) **Praeternaturalis**, Praeter naturam, Contra naturam. | Widernatürlich. Противуестественный.

5449) **Pragma** (πραγω, πρασσω, v. Praxis). | Das Geschäft, Eigentl. das Fertige, das Gemachte. Дѣйствіе, Дѣяніе, Дѣло, Вещь.

5450) **Pragmaticus.** | Pragmatisch. Прагматическій.

5451) **Prandium**, Jentaculum. | Frühstück. Завтракъ.

5452) **Prasinus**, Prasius (v. Prasum). | Lauchgrün. Vomitus prasinus s. porraceus. | Das Erbrechen lauchgrüner gallichter Massen. Свѣтлозеленоватый.

Prasion, Prasium, dimin. a Prasum.

Prasium, v. Marrubium vulgare.

5453) **Prason**, Prasum, πρασον. | Das Lauch, Porrum, Porrus. Лукъ.

5454) **Pratensis.** | Auf den Wiesen wachsend, da befindlich. Луговый.

5455) **Pratum.** | Die Wiese. Лугъ.

5456) **Praxis**, genit. —ios, —is (πρασσω, πραττω, fut. πραξω; handeln, thun, verrichten, eine Kunst üben; дѣйствую, дѣлаю). | Die Ausübung einer Kunst, der Heilkunde, Die Praxis. Дѣйствіе, Дѣло, Предпріятіе, Практика.

5457) **Prehensio**, Prensio, Apprehensio. | Greifen, Fassen, Griff. Взиманіе, Взятіе. Vid. Catalepsis.

5458) **Prelum.** | Die Presse. Тиски, Тисокъ, Прессъ.

5459) **Prenanthes** muralis, Chondrilla muralis. | Mauerprenanthe oder Hasenstrauch. Косогорникъ стѣнный.

5460) **Prenanthes** serpentaria. | Schlangenprenanthe, Hasenstrauch. Косогорникъ змѣиный, ползучій.

Prensiculantia, v. Glires.

Prensio, v. Prehensio.

5461) **Presbyodochium** (presbys et δεχομαι, v. Doche). | Eine Verpflegungsanstalt für Alte. Мѣсто для призрѣнія старцевъ.

5462) **Presbyopia** (v. Presbyops). | (Das Gesicht der Alten), Die Presbyopie, Weitsichtigkeit, Fernsichtigkeit. Дальпозоркость, дальнозрѣніе, невидѣніе въ близи.

5463) **Presbyops** (v. Presbys et Ops), Presbytes. | Ein Weitsichtiger, Presbyops, der nur in der Ferne genau sieht, wie alte Leute, Weitsichtiger, Langsichtiger. Кто только въ дали видѣть можетъ, Дальнезоркій.

5464) **Presbys**, πρεσβυς. | Alt, Weitsehend, Klug, Ehrwürdig. Старый, Почтенный, Достопочтенный.

Presbyta, v. Presbyter.

5465) **Presbyter**, Presbytes (v. Presbys). | 1) Ein Alter, Ein Greis. Старикъ. 2) = Presbyops.

Presbytia (v. Presbytes) = Presbyopia.

Presbytodochium (v. Presbytes et Doche) = Presbyodochium.

5466) **Presis**, Presma, πρησις, πρησμα (πρηθω, fut. πρησω; anblasen, besonders das Feuer anzünden; вздуваю, зажигаю [сожигаю]). | 1) Die Entzündung. Воспаленіе. 2) Die Geschwulst. Опухоль. 3) Eine entzündliche Geschwulst, Entzündung mit Auftreibung. Воспалительная опухоль.

5467) **Pressio**, Pressura. | Drücken. Давленіе, Жатіе, Нажиманіе, Тисканіе.

5468) **Pressura**. | Zwicken, Kneipen. Ущемленіе. Vid. Pressio.

5469) **Pressur**. | Der Druck. Давленіе, Жатіе.

5470) **Prester**, πρηστηρ (πρηθω, v. Presis). | 1) Ein Theil, der leicht aufschwillt, entzündet und roth wird, besonders bei heftigem Zorne, z. B. das entzündete Weisse im Auge, eine Ader am Halse und vor der Stirn. Часть которая легко опухнетъ, воспаляется и краснѣетъ. 2) Eine Schlangenart (sonst Dipsas). Родъ змѣи.

Prestis, genit. —ios, —is, = Pristis.

5471) **Priapiscus** (dimin. a Priapus). | 1) Ein kleiner, penisähnlicher Pflock in der Mitte der Bank des Hippokrates (Scamnum Hippocraticum). Деревянный гвоздь похожій на мужескій дѣтородный удъ въ Scamno Hippocrat. 2) Ein ähnlicher Bausch aus Linnen od. Charpie zum Ausstopfen grosser Wunden etc., Auch was man jetzt Longuette nennt. Компресъ такой же формы.

5472) **Priapismus** (v. priapus, πριαπιζειν, fut. —ισειν, in dem Zustande des Priapus sein, am Priapismus leiden; страдать напряженіемъ дѣтороднаго уда) s. Tentigo. | Der Priapismus, eine krankhafte, meistens auch schmerzhafte Steifheit des männlichen Gliedes. Постоянное болѣзненное напряженіе мужескаго дѣтороднаго уда безъ всякаго чувства похоти, но даже соединенное съ болью, Пріапизмъ, Судорожное напряженіе или возстаніе мужескаго дѣтороднаго уда, Напряженіе дѣтороднаго уда съ болью.

5473) **Priapodes** (priapus et ειδος). | Dem Priap ähnlich, An Priapismus leidend. Подобный Пріапу, страждущій постояннымъ напряженіемъ дѣтороднаго уда.

5474) **Priapus**, πριαπος (v. πρηθω, v. Presis). | 1) Die heidnische Gottheit des Weinbaues und des Garten- und Feldbaues überhaupt, welche mit aufgeschwollenem männlichen Gliede abgebildet wurde. Пріапъ, сынъ Бакха и Венеры, котораго изображали нагаго, съ напряженнымъ мужескимъ удомъ. 2) Das (ungewöhnlich grosse) männliche Glied, auch = Phallus. (Чрезмѣрно большой) мужескій дѣтородный удъ. Vid. Penis et Membrum virile.

Prima cella coli, v. Intestinum coecum.

Prima et anterior tibia, v. Crista tibia.

5475) **Primae** viae. | Die ersten Wege. Первые пути, Первые пищепріемные стези, желудокъ и тонкія кишки.

5476) **Primarius**. | Primär. Первоначальный, Первобытный, Первичный.

Primigenus, v. Primogenitus.

5477) **Primipara**, Primiparturiens. | Erstgebärende, Erstgebärerin, Erstgeschwängerte. Перворoдительница, Въ первой разъ родящая.

Primogenius, v. Primogenitus.

5478) **Primogenitus**, Primogenius, Primigenus. | Erstgeborner, Erstgeburt. Первородный.

Primordium, v. Origo.

5479) **Primula**. | Primel, Schlüsselblume. Первоцвѣтъ.

Primula auriculi, i. q. Auricula ursi.

Primula officinalis, v. Primula veris.

5480) **Primula** veris, officinalis. | Officinelle oder Gemeine Frühlingsschlüsselblume. Скоросиѣлка, бѣлая буквица.

Primum movens, v. Vis primaria.

Primus ramus, v. Nervus orbitalis.

5481) **Principia**, Elementa. | Elemente. Начала, Стихіи, Основныя вещества.

Principia medullae spinalis, v. Thalami optici.

5482) **Principia** naturalia, Causae naturales. | Natürliche Principien, Natürliche Anfänge oder Ursachen, oder Ursprünge. Начала естественныя.

5483) **Principium**. | Anfang, Princip, Ursprung, Grund. Начало, Основаніе, Начатокъ, Начальное вещество, Происхожденіе. Vid. Elementum.

5484) **Principium** s. Irritamentum

Galvanicum. | Galvanisches Princip, Galvanischer Reiz, Galvanisches Reizmittel. Начало Гальваническое.

Principium acidifiabile, v. Principium oxygenabile.

Principium acidificans, v. Oxygenes.

Principium acidificum, v. Oxygenes.

Principium acidum, v. Oxygenes.

5485) Principium adstringens, tannicum, coriaceum. | Der zusammenziehende Stoff, Gerbestoff. Сжимающее, вяжущее, дубильное начало или вещество.

5486) Principium amarum. | Bitterer Extraktivstoff, Bitterstoff. Горькое начало.

5487) Principium animale. | Animalisches Princip. Животное начало.

5488) Principium colorans. | Der Färbestoff. Красильное вещество.

Principium combustibile, v. Phlogiston.

Principium coriaceum, v. Principium adstringens.

5489) Principium electricum. | Elektrisches Princip. Електрическое вещество или начало.

5490) Principium extractivum. | Extraktivstoff. Екстрактивное начало.

5491) Principium extractivum amarum. | Bitterer Extraktivstoff. Горькое екстрактивное начало.

Principium fibrosum, v. Materia fibrosa.

Principium gulae, v. Pharynx.

Principium hydrogeneticum, v. Hydrogenium.

Principium hydroticum, v. Hydrogenium.

Principium hylarchicum, v. Spiritus naturae.

Principium hylargicum, v. Spiritus naturae.

Principium ignescens, v. Phlogiston.

Principium igniferum, v. Phlogiston.

Principium inflammabile, v. Phlogiston.

Principium intestini crassi, v. Intestinum caecum.

Principium medullae spinalis, v. Medulla oblongata.

Principium mesenterii, v. Coryphe mesenterii.

5492) Principium morbi. | Der Anfang der Krankheit. Начало, Зачинъ болѣзни. Vid. Initium morbi.

Principium musculi, v. Caput musculi.

5493) Principium naturae s. naturale, s. rerum naturalium, s. corporis naturalis s. physicum. | Naturprincip. Основание натуры или природы.

Principium naturale, v. Principium naturae.

Principium nervi, v. Origo nervi.

Principium oxygenans, v. Oxygenes.

5494) Principium oxygenabile s. acidifiabile, s. Materia acidifiabilis. | Oxydabler Körper oder Stoff, Oxydirbarer Körper, Oxydirbare od. Eltbare Substanz, Oxygenabiles Princip, Säurenfähige Base oder Substanz, Säurenfähiger Stoff oder Grundstoff. Кислоспособное основание.

Principium oxygeneticum, v. Oxygenes.

Principium primum nervi intercostalis, v. Pars cephalica nervi intercostalis.

Principium rerum naturalium, v. Principium naturae.

5495) Principium salivale. | Der Speichelstoff. Слюнное начало.

5496) Principium scytodepsicum, Tannin, Principium adstringens. | Gerbestoff, Gerbesäure, Adstringirender Stoff. Вяжущее вещество или начало.

Principium sulphureum, v. Phlogiston.

Principium tannicum, v. Principium adstringens.

Principium urinosum, v. Uricum.

5497) Principium vitae s. vitale. | Lebensprincip. Жизненное начало.

Principium vitale, v. Principium vitae.

5498) Prinos verticillatus. | Virginische Winterbeere. Зимноягодникъ Американскій.

5499) Prion, πριων (πριω, sägen; пилю). | 1) Die Säge. Пила. 2) Eine Reihe Zähne, die wie eine Säge stehen. Рядъ зубовъ имѣющій видъ пилки. 3) Der Trepan, besond. die runde, sägenartige Krone desselben. Трепанъ.

5500) Prionodes (prion et ειδος). | Sägenförmig. Пиловидный.

Priores, v. Majores.

5501) Priscus (v. Presbys). | Alt u. s. w. Старый и т. д. Vid. Presbys.

5502) Prisis s. Prismus (πριζω, v. Prisma). | Das Sägen, Das Trepaniren, Die Trepanation, Eigentl. das Geräusch, das die Säge im Holze verursacht, daher: Das (krampfhafte) Zähneknirschen. Собственно пиленіе, потому: Скрежетаніе зубами. Vid. Stridor dentium.

5503) Prisma (πριω, πριζω, fut. πρισω; sägen, feilen, raspeln, ein Geräusch machen; пилю, зубами скрежечу, зубы стискиваю). | 1) Eigentl. das Gesägte od. Gefeilte, Geraspelte. Разпиленное, Разрѣзанное. 2) Sägespäne, Feilspäne, Rasura, Limatura. Опилка. 3) Das Prisma, Die dreikantige Säule. Призма, Столбикъ.

5504) Prismaticus (v. Prisma). | Prismatisch, 1) Von der Form des Prisma. Присматическій. 2) Durch das Prisma bewirkt, wie Colores prismatici, prismatische Farben. Причиняемый призмою.

Prismus (v. Prisma) = Prisis.

5505) Pristis (v. Prisis, Prisma, Prion). | Die Säge. Пила.

5506) Pro, προ. | Vor, Auf, Anstatt. Предъ, За, Вмѣсто, Напередъ, Впередъ, Прежде.

Proaeresis, v. Voluntas.

Proauctor, v. Propator.

Probale, i. q. Apophysis.

Probarbium s. Geneias, v. Lanugo.

5507) Probitas, Integritas, Integritudo, Castitas. | Rechtlichkeit, Rechtschaffenheit. Честность, Добросовѣсть.

5508) Problema (v. προ et βαλλω, βλημα, werfen; бросаю). | Die Aufgabe, Das Problem. Предложеніе, Проблема, Задача.

5509) Problematicus (v. Problema). | Problematisch, Erst im Entwurfe vorhanden, Noch nicht ausgemacht, Noch ungewiss. Проблематическій, Сомнительный.

5510) Probole (v. προ et βαλλω, werfen, бросаю; προβαλλω vorwärts werfen, hervortreiben; произвожу, произращаю) = Apophysis.

5511) Proboscis, genit. —idis (v. προ et βοσκω, weiden; пасти). | Der Rüssel (des Elephanten), Der Fänger der Tintenfische u. mancher Insekten. Хоботъ (слоновой).

Probule, v. Apophysis.

Procacia, v. Impudentia.

Procacitas, v. Impudentia.

Procardium, v. Scrobiculus cordis.

Procatarctica (v. Procatarcticus) = Causa occasionalis.

5512) Procatarcticus (v. προ, κατα et αρχω, anfangen, начинать; προκαταρχω, fut. —αρξω, vorher anfangen, vorankommen, vorbereiten; предначинать). | Vorher anfangend, Vorangehend, Vorbereitend. Предначинающій, Приготовляющій, Предидущій. Causae procatarcticae. | Die vorbereitenden Ursachen. Отдаленныя причины болѣзни, особливо случайныя.

5513) Procatarxis (v. Procatarcticus). | Die Vorbereitung, Eine sogenannte vorbereitende Ursache. Отдѣленная причина, преимущественно случайная.

Procephalos, v. Capito.

5514) Processus. | Process, Fortgang, Verfahren, Vorgehen, Vorragen, Fortsatz. Производство, Процессъ, Отростокъ, Наростъ, Горбокъ (на костяхъ, на растѣніяхъ) Vid. Apophysis.

5515) Processus accessorii vertebrarum lumbarum. | Accessorische Processe der Lendenwirbel, Nebenfortsätze der Lendenwirbel. Прибавочные отростки поясничныхъ позвонковъ.

Processus acuti vertebrarum, v. Processus spinosi vertebrarum.

Processus acutus ossis ethmoidei, v. Crista ossis ethmoidei.

Processus acutus radii, v. Processus styliformis radii.

Processus adscendens maxillae superioris, v. Processus nasalis maxillae superioris.

Processus aduncus, v. Processus hamatus.

Processus alaeformes, v. Processus pterygoidei.

5516) Processus alaris s. Hamuli frontales cristae galli. | Alarprocesse der Krista des Ethmoidalknochens. Отростокъ крылообразный петушьяго гребешка.

5517) Processus alveolaris maxillae superioris s. dentatus alveolaris maxillae superioris. | Alveolarprocess des Oberkiefers. Отростокъ зубной верхней челюсти.

Processus anceformes, v. Corpora quadrigemina.

Processus anchoralis s. anchoroideus, s. anchoraeformis scapulae, v. Processus coracoideus scapulae.

Processus anchoralis scapulae, v. Processus coracoideus scapulae.

Processus ancistroides scapulae, v. Processus coracoideus scapulae.

Processus anconaeus, v. Olecranon.

Processus anconaeus ulnae, v. Olecranon.

Processus ancoralis s. ancyralis, s. ancoriformis, s. ancyroides scapulae, v. Processus coracoideus scapulae.

Processus angularis externus, v. Processus zygomaticus ossis frontis.

Processus angularis ossis frontis, i. q. Processus orbitalis ossis frontis.

Processus angularis ossis zygomatici, v. Processus frontalis ossis zygomatici.

5518) Processus animalis. | Animalischer Process. Животный процессъ.

5519) Processus animalo-chemicus. | Animalisch-chemischer Process. Животно-химическій процессъ.

5520) Processus anonymi ossis occipitis, Processus pro medulla oblongata, Tubercula basilaria. | Anonymischer Process des Occipitalknochens, Ungenannte Fortsätze des Hinterhauptbeins. Безъимянный отростокъ затылочной кости.

5521) Processus anterior. | Vorderer Fortsatz. Отростокъ передній.

Processus anterior acutus maxillae

inferioris, v. Processus coronoideus maxillae inferioris.

Processus anterior mallei, v. Processus spinosus mallei.

Processus anterior ossium zygomaticorum, v. Processus maxillaris-ossium zygomaticorum.

5522) Processus articulares vertebrarum, Processus obliqui vertebrarum, Processus articulatorii vertebrarum minimi. | Artikularprocesse, Gelenkfortsätze der Wirbel, Artikulirende Fortsätze der Wirbel, Schräge oder Schiefe Fortsätze der Wirbel. Составные или косые отростки позвонковъ.

Processus articulares ossis brachii, i. q. Processus cubitalis ossis brachii.

Processus articulares ossis humeri, v. Processus cubitalis ossis brachii.

Processus articulatorii vertebrarum minimi, v. Processus articulares vertebrarum.

Processus axi similis epistrophei, v. Processus odontoides epistrophei.

Processus azygos ossis sphenoidei, v. Rostrum sphenoidale.

5523) Processus basilaris, Pars basilaris s. Apophysis sphenoidalis s. cuneiformis, s. Processus sphenoidalis ossis occipitis. | Basilarprocess oder Basilartheil des Occipitalknochens, Vorderer Theil oder Zapfentheil des Grundbeins, Keilförmiger, Keil- oder Grundfortsatz des Hinterhauptbeins, Grundstück des Hinterhauptbeins. Основный отростокъ или часть основная затылочной кости.

Processus belenoides s. belenoideus, v. Processus styliformis ossis temporum.

Processus brevis mallei, v. Processus conoideus mallei.

5524) Processus (s. Apophyses) calcanei. | Processe oder Fortsätze des Calcaneus oder Fersenbeins. Отростки пяточной кости.

5525) Processus calcanei anterior s. major. | Vorderer oder Grösserer Fortsatz des Fersenbeines. Передній или большой отростокъ пяточной кости.

5526) Processus calcanei internus s. lateralis, Apophysis minor, Sustentaculum tali s. cervicis tali, Tuberculum majus s. internum tali. | Innerer Fortsatz oder Seitenfortsatz, oder Vorsprung des Calcaneus oder des Fersenbeins. Внутренній или боковой отростокъ пяточной кости.

Processus cartilaginis thyreoideae, v. Cornua cartilaginis thyreoideae.

Processus caudatus hepatis, v. Processus hepatis (s. lobulus) caudatus.

Processus cerebelli vermiformes, v. Vermes cerebelli.

Processus cerebri et cerebelli, v. Crura cerebri et cerebelli.

Processus cerebri lateralis, v. Pes hippocampi major.

5527) Processus chemicus. | Chemischer Process. Химическій процессъ.

Processus chylificationis, v. Chylificatio.

5528) Processus ciliares, Radii ciliares, Plicae corporis ciliaris, Fibrae ciliares s. pallidae, s. arcuatae oculi, Plicae s. Striae ciliares, Musculi ciliares, Ligamenta ciliaria. | Ciliarprocesse, Ciliarfortsätze, Ciliarbändchen, Ciliarfalten, Strahlenfasern, Haarige Fortsätze, Haarbänder, Haarförmige Fortsetzungen, Haarichte Bändchen. Рѣсничные отростки, Рѣсничные мышичные волокна.

Processus ciliaris, v. Corpus ciliare.

Processus clinoidei, v. Alae parvae.

Processus clinoidei ossis sphenoidei, v. Processus clinoides ossis sphenoidei.

Processus clinoides, v. Alae parvae.

5529) Processus clinoides ossis sphenoidei, Processus clinoidei ossis sphenoidei, Processus inclinati ossis sphenoidei s. ephippialis, Apophyses clinoideae s. clynoideae. | Klinoideische Processe des Sphenoidalknochens, Abhangsfortsätze, Sattelfortsätze, Bettfortsätze, Bettstellenförmige oder Bettförmige, oder Geneigte Fortsätze, Keilbeinspitzen, Spitzen des Sattels. Наклоненные отростки основной кости. Anteriores, medii s. pyramidales et posteriores. | Vordere, mittlere und hintere. Передніе, средніе и задніе.

5530) Processus condyloidei maxillae inferioris, Processus posteriores s. Anguli superiores posteriores, s. Apophyses condyloideae maxillae inferioris. | Kondyloideische Processe des Unterkiefers, Gelenkhügel od. Knorrenfortsätze, od. Gelenkknöpfe, od. Knopfförmige Fortsätze, od. Knopffortsätze, od. Gelenkfortsätze, od. Knebelförmige Winkel des Unterkiefers. Составные или мыщелкообразные или шишковатые отростки нижней челюсти.

5531) Processus condyloidei ossis occipitis, Condyli s. Apophyses condyloideae, s. condylosae, s. condyli oblongi, s. Capita, s. Appendices, s. Tubera, s. Coronae ossis occipitis. | Kondyloideische Processe des Occipitalknochens, Gelenkknöpfe od, Gelenkhügel, od. Gelenkfortsätze, oder Knöpfichte, od. Knopfförmige Fortsätze, od. Knöpfe des Hinterhauptbeins. Составные отростки затылочной кости.

5532) Processus conoideus mallei, Processus brevis s. minor, s. obtusus mallei, Tuberculum mallei, Apophysis manubrii. | Konoideischer Process des Malleus, Körper- od. Kegelförmiger, od. Stumpfrunder Fortsatz des Hammers, Fortsatz des Hefts. Коническій отростокъ молотка.

Processus conoides epistrophei, v. Processus odontoides epistrophei.

5533) Processus consumtionis. | Konsumtionsprocess. Процесъ потребленія.

5534) Processus coracoideus scapulae, Coracoides scapulae, Processus rostriformis s. cornicularis, s unciformis ancoralis, s. anchoralis, s. ancyroides, s. anchoroides, anchoroideus, s. anchoraeformis, s. ancoriformis, s. ancistroides, s. digitalis, s. sigmoides, Apophysis coracoidea | Korakoideischer Process des Schulterblattes, Rabenschnabel, Rabenschnabelfortsatz, Ankerförmiger Fortsatz, Schulterhaken, Schnabelfortsatz od. Hakenfortsatz, oder Rabenschnabelförmiger, od. Rabenschnabelähnlicher Fortsatz des Schulterblattes. Вороньему носу подобный отростокъ лопатки.

Processus cordis, v. Atria cordis.

Processus cornicularis scapulae, v. Processus coracoideus scapulae.

5535) Processus coronoides s. coronoideus, Corona, Corone, Coronon, Cornix, Rostrum, Glans, Apophysis coronoidea. | Koronoideischer Process, Kranzförmiger Fortsatz, Krone, Kronspitze. Отростокъ вѣнечный, Вѣнцеобразный, Вѣнцуподобный.

5536) Processus coronoides s. coronoideus ulnae, Corona s. Corone, s. Processus, s. Tuberositas minor, s. Rostrum internum, s. Apophysis coronoidea ulnae. | Koronoideischer Process der Ulna, Krähenfortsatz od. Kronfortsatz, od. Kronenfortsatz, od. Kronenförmiger Fortsatz, od. Krone, od. Kronspitze, od. Kronförmiger Fortsatz, od. Krone, od. Kleiner Höcker, od. Spitziger, od. Vorderer Fortsatz des Ellbogens, Ellbogenkrone od. Vorsprung des Ellbogens. Отростокъ вѣнечный или вѣнцеобразный, Вѣнцуподобный или птичьему носу подобный локтевой кости.

5537) Processus coronoideus maxillae inferioris, Corone s. Corona, s. Processus anterior acutus, s. Angulus superior anterior, s. Apophysis coronoidea, s. anterior maxillae inferioris. | Koronoideischer Process des Unterkiefers, Krähenfortsatz od. Kronfortsatz, od. Kronenfortsatz, od. Kronförmiger, od. Vorderer, od. Spitziger Fortsatz, oder Stachelfortsatz, od. Krone, od. Kronspitze des Unterkiefers. Вѣнечный отростокъ нижней челюсти.

Processus coronoideus ulnae, v. Processus coronoides ulnae.

5538) Processus costalis manubrii sterni. | Kostalprocess des Manubriums des Sternums, Rippenfortsatz des Griffes des Brustbeins, des Sternums. Реберный отростокъ рукоятки грудины.

Processus crista galli, v. Crista ossis ethmoidei.

Processus cristatus ossis ethmoidei, v. Crista ossis ethmoidei.

5539) Processus cubitalis ossis brachii, Processus articulares s. Eminentiae articulares ossis humeri, Cardinamentum s. Cardinata commissura brachii. | Kubitalprocess des Oberarmknochens, Gelenkfortsatz oder Gelenkfortsätze, od. Artikulirende Eminenzien des Oberarmknochens. Составные отростки плечевой кости.

Processus cubitalis ossis brachii, v. Trochlea ossis brachii.

Processus dentalis, v. Processus alveolaris.

Processus dentalis epistrophei, v. Processus odontoides epistrophei.

Processus dentiformis epistrophei, v. Processus odontoides epistrophei.

Processus dentoideus epistrophei, v. Processus odontoides epistrophei.

Processus diaphragmatis, v. Capita diaphragmatis.

Processus digitalis scapulae, v. Processus coracoideus scapulae.

5540) Processus durae matris cruciatus. | Kreuzförmiger Fortsatz der harten Hirnhaut. Отростокъ твердой оболочки мозга крестообразный.

5541) Processus dynamicus, Dynamismus. | Dynamischer Process, Dynamismus. Динамическій процесъ.

Processus elatior mallei, v. Processus spinosus mallei.

Processus ensiformes, v. Alae parvae.

Processus ensiformis, v. Processus xiphoideus.

Processus enteroidei cerebri, v. Gyri cerebri.

Processus ephippialis, v. Processus clinoides ossis sphenoidei.

5542) Processus ethmoidales conchae inferioris, Ethmoidalprocesse des muschelförmigen Knochens, Siebbeinfortsätze, Riechbeinfortsätze. Отростки решетчатые нижней раковины.

Processus ethmoidalis ossis sphenoidei, v. Spina cribrosa ossis sphenoidei.

5543) Processus exhalationis. | Exhalationsprocess. Процесъ испаренія, Испарины.

Processus exterior femoris, v. Trochanter major.

Processus externus partis superioris ulnae, v. Olecranon.

Processus falciformis, v. Falx.

Processus falciformis cerebelli, v. Falx cerebelli.

Processus falciformis cerebri, v. Falx.

5544) **Processus** falciformis fasciae latae. | Sichelförmiger Process der Fascia des Oberschenkels. Серповидный отростокъ сухожильнаго влагалища бедра.

Processus falciformis inferior, v. Falx cerebelli.

Processus falciformis majori, v. Falx cerebri.

Processus falciformis durae matris, v. Falx cerebri.

Processus falciformis minor, v. Falx cerebelli.

Processus fissurae medianae perpendicularis, v. Ventriculus cerebri tertius.

Processus folianus, v. Processus spinosus mallei.

Processus folii, v. Processus spinosus mallei.

Processus frontalis maxillae superioris, v. Processus nasalis maxillae superioris.

5545) **Processus** frontalis ossis zygomatici, Processus orbitalis s. superior, s. angularis ossis zygomatici. | Frontalprocess des Backenknochens, Stirnfortsatz od. Winkelfortsatz des Backenknochens. Лобной отростокъ скуловой кости.

Processus graphioides s. graphoides, v. Processus styliformis ossis temporum.

5546) **Processus** hamatus s. unciformis, s. aduncus, Uncus ossis hamati, Processus ossis cuneiformis. | Hakenförmiger Process des Hakenknochens des Karpus, Hakenförmiger Fortsatz oder Haken, oder Hakichter Fortsatz, oder Fortsatz, oder Hakenfortsatz des Hakenbeins. Крючку подобный отростокъ удчатой кости.

5547) **Processus** hepatis s. Lobulus caudatus, Eminentia caudata s. radiata, s. Tuberculum longitudinale, s. caudatum, s. Colliculus superior posterior lobuli posterioris, s. Colliculus caudatus, s. alter, s. Radix lobuli, s. Appendicula, s. Isthmus hepatis. | Geschwänzter Fortsatz od. Lappen, od. Lobulus der Leber, Streifichter od. Länglicher Hügel der Leber, Flacherer Theil der Spiegelschen Erhabenheit, Wurzel des Läppleins der Leber. Отростокъ хвостатый или доля хвостатая печени.

Processus humilis multiformis, v. Crista sphenoidalis.

Processus inclinati ossis sphenoidei, v. Processus clinoides ossis sphenoidei.

Processus incudis, v. Crura incudis.

Processus inferior ossis zygomatici, v. Processus sphenoidalis ossis zygomatici.

Processus infundibuli-formis amnii, v. Vesicula umbilicalis.

Processus interior femoris, v. Trochanter minor.

5548) **Processus** internus s. lateralis tali, s. Sustentaculum tali. | Innerer Fortsatz des Talus od. Sprungbeins. Внутренній отростокъ таранной кости.

5549) **Processus** internus s. lateralis, Apophysis minor, Sustentaculum tali s. cervicis tali, Tuberculum majus s. internum tali. | Seitenfortsatz oder Vorsprung des Talus, oder Sprungbeins. Боковой отростокъ таранной кости.

5550) **Processus** jugulares ossis occipitis, Spinae jugulares s. Processus spinosi, s. Eminentiae jugulares ossis occipitis. | Jugularprocesse des Occipitalknochens, Drosseladerfortsätze, Drosseladerstachel, Kohlspitzen oder Dornfortsätze des Grundbeins, Dornen des Keilfortsatzes. Ярешные отростки затылочной кости.

Processus jugalis maxillae superioris, v. Processus zygomaticus maxillae superioris.

Processus jugalis ossis temporum, v. Processus zygomaticus.

Processus labyrinthi major, v. Hamulus labyrinthi.

Processus labyrinthi minor, v. Processus turbinatus.

Processus labyrinthi proprius, v. Hamulus labyrinthi.

Processus labyrinthi unciformis, v. Hamulus labyrinthi.

Processus labyrinthi uncinatus, v. Hamulus labyrinthi.

Processus lacrymalis conchae inferioris, v. Processus nasalis conchae inferioris.

Processus laterales uteri, v. Tubae Fallopianae.

Processus lateralis anteriores sphenoidales, v. Alae sphenoidales.

Processus lateralis maxillae inferioris, v. Rami maxillae inferioris.

Processus lateralis tali, v. Processus internus tali.

Processus longitudinalis cerebri, v. Falx.

Processus longus mallei, v. Processus spinosus mallei.

Processus major cerebri, v. Falx.

Processus major partis superioris ulnae, v. Olecranon.

Processus malaris, v. Processus zygomaticus ossis frontis.

Processus malaris maxillae superioris, v. Processus zygomaticus maxillae superioris.

Processus mallei, v. Manubrium mallei.

Processus mallei inferior, v. Manubrium mallei.

Processus mallei instar caudae reflexae, v. Manubrium mallei.

Processus mallei major, v. Manubrium mallei.

Processus mallei primus, v. Manubrium mallei.

Processus mammiformis, v. Processus mastoideus ossis temporum.

Processus mammillares, v. Papillae renales.

5551) Processus mammillares cerebri, Eminentiae candicantes s. mammillares, s. medullares, s. glandulosae, Corpora mammillaria s. candicantia, s. albicantia, Protuberantiae orbiculares s. albicantes, s. glandulosae, s. albae pone infundibulum, Tubercula mammillaria, Mammillae s. Papillae medullares, Tubercula hemisphaerica, Processus glandulosi s. papillares, Bulbi priorum crurum fornicis, Bulbi Santorini, Prominentiae albicantes, Testiculi cerebri, Glandulae pone infundibulum, Glandulae candicantes s. albae, Corpora glandularia, Tubera candicantia, Protensiones glandulares. | Mammillarprocesse des Gehirns, Markhügel, Weissliche Hügel, Halbkugelförmige Erhabenheiten, Brustförmige Fortsätze, Markkügelchen, Brustförmige oder Weisse, oder Zitzenförmige, oder Halbkuglichte Erhabenheiten, Warzichte Höhen, Markichte Wärzlein, Zitzenförmige Hervorragungen. Тѣла или возвышенія мозга тыткообразныя.

Processus mammillaris, v. Processus mastoideus ossis temporum.

Processus mammillaris cerebri, v. Nervus olfactorius.

Processus mastoides ossis temporum, v. Processus mastoideus ossis temporum.

5552) Processus mastoideus s. mastoides ossis temporum, s. Processus mammillaris, s. mammiformis, s. papillaris, s. Apophysis mastoidea, s. mammillaris, Eminentia propendens in occipitium s. lithoidea. | Mastoideischer Process des Schläfeknochens, Zitzenähnlicher od. Zitzenförmiger Fortsatz, Zitzenfortsatz, Warzenfortsatz, Warzenförmiger od. Duttenförmiger Fortsatz, Zapfen der Schläfeknochen. Отростокъ сосцевидный, Титькообразный, Сосцеобразный, Титькѣ подобный височной кости.

5553) Processus maxillaris s. anterior ossium zygomaticorum. | Maxillarprocess der Backenknochen, Kinnbackenfortsatz od. Unterer Augenleistenfortsatz der Jochbeine. Отростокъ челюстный или передній ланитныхъ костей.

5554) Processus maxillaris concharum inferiorum, Apophysis lateralis concharum inferiorum. | Maxillarprocess der muschelförmigen Knochen, Oberkieferfortsatz oder Seitenfortsatz, od. Kieferfortsatz der muschelförmigen Knochen. Отростокъ челюстный нижнихъ раковинъ.

Processus maxillaris ossis frontis, v. Processus nasalis ossis frontis.

Processus medullaris, v. Nervus olfactorius.

Processus medullaris transversus cerebri, v. Protuberantia annularis cerebri.

Processus medullosi cerebri et cerebelli, v. Crura cerebri et cerebelli.

Processus minor mallei, v. Processus conoideus mallei.

Processus minor ulnae, v. Coronoideus ulnae.

Processus mucronatus, v. Processus xiphoideus.

5555) Processus nasalis conchae inferioris s. processus lacrymalis conchae inferioris, Apophysis nasalis conchae inferioris. | Nasalprocess des muschelförmigen Knochens, Thränenfortsatz od. Nasenfortsatz des muschelförmigen Knochens. Носовый отростокъ нижней раковины.

5556) Processus nasalis maxillae superioris, Processus superior s. adscendens, s. frontalis maxillae superioris. | Nasalprocess des Oberkiefers, Nasenfortsatz od. Oberer, od. Aufsteigender, od. Stirnfortsatz des Oberkiefers. Носовый или верхній отростокъ верхней челюсти.

5557) Processus nasalis ossis frontis, Apophysis nasalis s. Processus orbitalis internus, s. maxillaris, Pars nasalis ossis frontis. | Nasalprocess des Stirnknochens, Nasenfortsatz od. Nasentheil, od. Nasenstück des Stirnknochens. Отростокъ носовый или внутренній надъочный лобной кости.

5558) Processus nasalis ossis lacrymalis s. angulus nasalis ossis lacrymalis. | Nasalprocess oder Nasalfortsatz, od. Nasenwinkel des Thränenknochens. Носовой отростокъ или уголъ слезотечной кости.

5559) Processus nasalis ossis palatini, Pars nasalis s. Lamina nasalis partis perpendicularis ossis palatini. | Nasalprocess des Gaumenknochens, Nasenfortsatz od. Nasenstück, od. Nasentheil, od. Nasenplättchen, od. Vorderer Rand des senkrechten Theils des Gaumenknochens. Носовой отростокъ или носовая часть нёбной кости.

Processus nervei uteri, v. Ligamenta uteri rotunda.

Processus nervi olfactorii papillis prolongatis assimilatus, v. Bulbus cinereus nervi olfactorii.

Processus nervi olfactorii vaccarum mammis similis, v. Bulbus cinereus nervi olfactorii.

Processus nucleiformis epistrophei, v. Processus odontoides epistrophei.

Processus obliqui, v. Processus articulares.

Processus obliqui ascendentes vertebrarum, v. Processus obliqui superiores vertebrarum.

Processus obliqui descendentes vertebrarum, v. Processus obliqui inferiores vertebrarum.

Processus obliqui feminei vertebrarum, v. Processus obliqui superiores vertebrarum.

5560) Processus obliqui inferiores s. descendentes, s. masculini vertebrarum. | Artikularprocesse, untere od. absteigende der Wirbel. Отростки косые или составные позвонковъ.

5561) Processus obliqui spurii ossis sacri. | Falsche, schräge Fortsätze oder Processe des heiligen Knochens. Отростки косые ложные крестцовой кости.

5562) Processus obliqui superiores s. ascendentes, s. feminei vertebrarum. | Artikularprocesse, obere oder aufsteigende der Wirbel. Отростки косые или составные верхніе позвонковъ.

Processus obliqui vertebrarum, v. Processus articulares vertebrarum.

Processus obtusus, v. Processus conoideus.

Processus obtusus mallei, v. Processus conoideus mallei.

5563) Processus odontoides s. odontoideus epistrophei, Odous, Dens, Cardo, Axis, Processus dentiformis s. dentalis, s. dentoideus, s. axi similis, s. nucleiformis, s. conoides, s. pyrinoideus, s. pyrinos epistrophei. | Odontoideischer Process des Epistropheus, Zahn, Zahnfortsatz, Zapfe, Zapfen, Zahnförmiger od. Zahn-, od. Achsenähnlicher Fortsatz, Angel, Zapfenfortsatz des Epistropheus, Ecke od. Köpflein des andern Gleichs. Зубовидный отростокъ втораго шейнаго позвонка.

Processus odontoideus epistrophei, v. Processus odontoides epistrophei.

Processus olecranon, v. Processus anconaeus.

Processus olfactus organo nervis similis subserviens, v. Nervus olfactorius.

Processus orbicularis cerebri, v. Infundibulum cerebri.

Processus orbitales ossis frontis, v. Partes orbitales ossis frontis.

Processus orbitales ossis sphenoidei, v. Superficies orbitalis alarum magnarum ossis sphenoidei.

Processus orbitalis externus, v. Processus zygomaticus ossis frontis.

Processus orbitalis externus ossis frontis, v. Processus nasalis ossis frontalis.

Processus orbitalis maxillae superioris, v. Processus zygomaticus maxillae superioris et Planum orbitale maxillae superioris.

Processus orbitalis minor, v. Processus zygomaticus ossis frontis.

5564) Processus orbitalis ossis palatini, Pars orbitaria s. orbitalis, Processus orbitarius, Regio superior aut orbitalis, Portio superior s. orbitaria ossis palatini. | Orbitalprocess des Gaumenknochens, Augenhöhlenfortsatz, Augenfortsatz, Augenleistenfortsatz, Augenhöhlenstücklein, Augenhöhlenstück, Oberer Theil, Augengegend, Oberes Stück an der Augenhöhle des Gaumenknochens. Отростокъ передній нёбной кости.

Processus orbitalis ossis zygomatici, v. Processus frontalis ossis zygomatici.

Processus orbitarii ossis sphenoidei, v. Superficies orbitalis alarum magnarum ossis sphenoidei.

5565) Processus organicus. | Organisationsprocess, Organischer Process. Органическій процесъ.

Processus ossis brachii, v. Condyli ossis humeri.

Processus ossis cuneiformis, v. Processus hamatus.

Processus ossis femoris, v. Trochanteres ossis femoris.

Processus ossis hyoidei, v. Cornua ossis hyoidei.

5566) Processus (s. Apophyses) ossis sphenoidei. | Processe des Sphenoidalknochens. Отростки основной кости.

5567) Processus oxydationis. | Oxydationsprocess. Процесъ окисленія.

Processus palati, v. Processus pterygoidei.

5568) Processus palatinus. | Gaumenprocess. Нёбный, поднебенный отростокъ.

5569) **Processus** palatinus maxillae superioris, Apophysis palatina, Os palatinum anticum. | Gaumenprocess od. Fortsatz des Oberkiefers, Fortsatz am Gaumen oder zum Gaumen. Нёбной отростокъ верхней челюсти.

Processus palatinus ossis palatini, v. Pars horizontalis ossis palatini.

Processus papillaris, v. Processus mastoideus ossis temporum.

Processus papillaris cerebri, v. Nervus olfactorius.

5570) **Processus** peritonaei. | Process des Peritoneums, Fortsätze der Bauchhaut, Falten des Bauchfells. Отростки брюшины.

5571) **Processus** peritonaei externi, Membrana s. Tunicae vaginales funiculi spermatici. | Aeussere Fortsätze des Bauchfelles od. Scheidenhäute der Samenstränge. Отростки внѣшніе брюшины, Влагалищные оболочки сѣменнаго канатика.

5572) **Processus** peritonaei interni, Productiones peritonei, Ligamenta viscerum chylopoeticorum. | Innere Processe od. Fortsätze des Bauchfells. Отростки внутренніе брюшины.

Processus posterior partis superioris ulnae, v. Olecranon.

Processus posteriores maxillae inferioris, v. Processus condyloidei maxillae inferioris.

Processus posteriores maxillae inferioris, v. Rami maxillae inferioris.

Processus posteriores vertebrarum, v. Processus spinosi vertebrarum.

Processus pro medulla oblongata, v. Processus anonymi ossis occipitis.

5573) **Processus** pterygoidei, Ossa alaria, Processus aliformes s. alaeformes, Alae palatinae s. pterygoideae, s. inferiores, Processus palati s. vespertilionum alis assimilati, s. inferiores, Partes inferiores partium lateralium ossis sphenoidei. | Pterygoideische Processe, Gaumenflügel, Untere Flügel, Flügelförmige Fortsätze, Flügelfortsätze, Untere od. Senkrechte Fortsätze, Flügeltheile, Gaumentheile des Sphenoidalknochens. Крылообразные отростки основной кости.

5574) **Processus** pterygoideus ossis palatini, Processus pyramidalis ossis palatini, Regio pterygoidea ossis palatini. | Pterygoideischer Process des Gaumenknochens, Pyramidenförmiger Fortsatz, Pyramidenfortsatz, Flügelgegend, Pyramidalprocess, Gaumenflügelfortsatz, Flügelfortsatz, Keilfortsatz, Zapfen des Gaumenknochens. Пирамидальный отростокъ основной кости.

Processus pyramidales corporis callosi, v. Chordae longitudinales Lancisii.

Processus pyramidalis, v. Processus pterygoideus.

Processus pyramidalis, v. Processus sphenoidalis ossis palatini.

Processus pyramidalis ossis palatini, v. Processus pterygoideus ossis palatini.

Processus pyrinoideus epistrophei, v. Processus odontoides epistrophei.

Processus pyrinos epistrophei, v. Processus odontoides epistrophei.

5575) **Processus** Ravianus s. Ravii mallei. | Ravianischer Process des Malleus. Равіяновъ отростокъ молоточка.

Processus Ravii, v. Processus Ravianus.

Processus Ravii mallei, v. Processus Ravianus.

Processus rostriformis, v. Processus coracoideus scapulae.

Processus sagittalis, v. Processus styliformis ossis temporum.

Processus scapulae digitalis, v. Acromion.

Processus scolicoides cerebelli, v. Pars media cerebelli.

Processus sigmoides scapulae, v. Processus coracoideus scapulae.

5576) **Processus** spheno-frontalis ossis zygomatici. | Sphenophrontalprocess des Backenknochens. Отростокъ основнолобный ланитной кости.

5577) **Processus** sphenoidalis ossis ethmoidei. | Sphenoidalprocess des Ethmoidalknochens. Отростокъ основный рѣшетчатой кости.

Processus sphenoidalis ossis occipitis, v. Processus basilaris.

5578) **Processus** sphenoidalis ossis palatini, Pars sphenoidea s. processus sphenoideus, s. Lamina pterygoidea ossis palatini, Processus pyramidalis. | Sphenoidalprocess des Gaumenknochens, Keilfortsatz od. Keilbeinfortsatz, Zapfen, Flügelknochenfortsatz, Flügelplatte. Отростокъ задній или пирамидальный нёбной кости.

5579) **Processus** sphenoidalis ossis zygomatici, Processus inferior ossis zygomatici. | Sphenoidalprocess des Backenknochens, Flügel - Knochenfortsatz des Backenknochens. Основные отростки ланитной кости.

Processus sphenoideus ossis palatini, v. Processus sphenoidalis ossis palatini.

Processus spinae vertebrarum, v. Processus spinosi vertebrarum.

Processus spinalis, v. Spina.

Processus spinosi ossis occipitis, v. Processus jugularis ossis occipitis.

5580) **Processus** spinosi spurii ossis sacri, Crista sacralis. | Falsche, spinöse Processe des Kreuzknochens, Falsche Dornfortsätze oder Grätenfortsätze des heiligen Beins. Ложные отростки крестцовой кости.

5581) **Processus** spinosi vertebrarum, Processus acuti s. posteriores, s. spinae vertebrarum, Cynolopha, Cynolophia, Acantha. | Spinöse Processe der Wirbel, Spizzenfortsätze, Dornfortsätze, Gräten, Grätenförmige Fortsätze, Grätenfortsätze, Stachelfortsätze, Ungepaarte Fortsätze der Wirbel. Отростки остистые или острые позвонковъ.

Processus spinosus, v. Acromion et Spina.

5582) **Processus** spinosus mallei, Processus anterior s. longus mallei, Processus Folii s. Folianus, s. tenuis, s. latior mallei. | Spinöser Process des Malleus, Dornichter od. Oberer, längerer od. Langer, dünner, gebogener, oder Vorderer, langer Fortsatz, oder Stachelfortsatz des Hammers, Fortsatz des Folius. Остистый или Фоліевъ отростокъ молоточка.

Processus spinosus ossis frontalis, v. Spina frontalis.

Processus spinosus ossis ischii, v. Spina ossis ischii.

Processus spinosus ossis pubis, v. Tuberculum ossis pubis.

5583) **Processus** spinosus ossis sphenoidei, Processus styloideus ossis sphenoidei, Spina sphenoidea s. sphenoidalis, s. angularis ossis sphenoidei. | Spinöser Process des Sphenoidalknochens, Stachel des Flügelknochens, Keilstachel, Spitze od. Dorniger Fortsatz, od. Griffelfortsatz des Keilbeins. Остистый отростокъ основной кости. Vid. Tuberculum spinosum ossis sphenoidei.

Processus spinosus scapulae, v. Spina scapulae.

Processus stylideus, v. Stylus.

Processus styliformis, v. Stylus.

5584) **Processus** styliformis s. Styloides, s. Styloideus ossis temporum, Processus sagittalis s. belonoides, s. belenoides, s. graphioides, s. graphoides, Calcar capitis, Acus ossea, Os calamium s. clavale, s. acuale, Plectrum. | Stielförmiger Process des Schläfeknochens, Griffel od. Griffelfortsatz, od. Griffelförmiger Fortsatz, od. Stachel des Schläfeknochens. Шиловидный отростокъ височной кости.

5585) **Processus** styliformis s. styloideus radii, Processus acutus s. Malleolus internus, s. Angulus inferior radii. | Stielförmiger Process des Radius, Griffel od. Griffelförmiger Fortsatz, od. Griffelfortsatz, Stachelähnlicher Fortsatz, Zäpfchen der Speiche. Шиловидный отростокъ лучевой кости.

5586) **Processus** styliformis s. Styloideus ulnae, Processus ulnae anterior s. graphioides, Malleolus externus ulnae. | Stielförmiger Process der Ulme, Griffel od. Griffelfortsatz, od. Stachelähnlicher Fortsatz der Ulme, Ellenbogenstachel. Шиловидный отростокъ локтевой кости.

5587) **Processus** styloidei capsulae vaginalis, Processus vaginales. | Stielförmige Processe der Vaginalkapsel am Schläfeknochen, Vaginalprocesse des styloideischen Processes. Отростки влагалищные шиловиднаго отростка.

Processus styloides ossis temporum, v. Processus styliformis ossis temporum.

Processus styloideus, v. Stylus.

5588) **Processus** styloideus ossis metacarpi digiti medii. | Stielförmiger Process des Metakarpus des Mittelfingers. Шиловидный отростокъ пястной кости средняго перста.

Processus styloideus ossis sphenoidei, v. Processus spinosus ossis sphenoidei.

Processus styloideus ossis temporum, v. Processus styliformis ossis temporum.

Processus styloideus radii, v. Processus styliformis radii.

Processus styloideus ulnae, v. Processus styliformis ulnae.

Processus superior cerebri, v. Falx.

Processus superior maxillae superioris, v. Processus nasalis maxillae superioris.

Processus superior ossis zygomatici, v. Processus frontalis ossis zygomatici.

Processus superiores cartilaginum arytaenoidarum, v. Corpuscula santoriniana.

Processus temporales ossis planae, v. Alae sphenoidales.

Processus temporales ossis sphenoidei, v. Alae sphenoidales.

5589) **Processus** temporalis. | Temporalprocess. Отростокъ височный.

Processus temporalis ossis bregmatis, v. Angulus sphenoidalis ossis bregmatis.

Processus temporalis ossium zygomaticorum, v. Processus zygomaticus ossium zygomaticorum.

Processus tenuis mallei, v. Processus spinosus mallei.

5590) **Processus** transversi spurii ossis sacri, Apophyses transversales s. laterales ossis sacri. | Falsche Querprocesse des Kreuzknochens, Falsche Fortsätze od. Seitenfortsätze, od. Seitenstücke des heiligen Beins. Ложные поперечные отростки крестцовой кости.

5591) Processus transversi vertebrarum. | Querprocesse oder Querfortsätze der. Wirbel. Поперечные отростки позвонковъ.

Processus transversus durae matris, v. Tentorium cerebelli.

Processus transversus thalamorum opticorum, v. Commissura thalamorum opticorum inferior.

5592) Processus turbinatus s. minor, s. labyrinthi minor. | Kleiner, hakenförmiger Fortsatz des Ethmoidalknochens. Малый крючкуподобный отростокъ рѣшетчатой кости.

Processus ulnae anterior, v. Processus styliformis ulnae.

Processus ulnae graphoides, v. Processus styliformis ulnae.

Processus unciformis, v. Processus hamatus.

Processus unciformis scapulae, v. Processus coracoideus scapulae.

Processus uvifer, v. Uvula.

Processus vaginalis, v. Vagina Halleri et Processus styloidei capsulae vaginalis.

5593) Processus vaginalis ossis sphenoidei, Squamula ossis sphenoidei. | Vaginalprocess des Sphenoidalknochens, Scheidenfortsatz des Keilbeins. Влагалищный отростокъ основной кости.

5594) Processus vegetationis. | Vegetativer Process. Пластическое или устроительное дѣйствіе въ организмѣ.

Processus vermicularis, v. Appendicula vermicularis.

Processus vermiformis, v. Appendicula vermicularis.

Processus vermiformis cerebelli, v. Pars media cerebelli.

Processus vespertilionum alis assimilati, v. Processus pterygoidei.

5595) Processus vitae s. vitalis. | Lebensprocess. Жизненный процесъ.

Processus xiphoides, v. Processus xiphoideus.

5596) Processus xiphoides s. xiphoideus, Processus ensiformis s. mucronatus, Epiphysis s. Cartilago xiphoidea, s. xiphoides, s. ensiculata, s. ensiformis, s. mucronata, s. clypealis, s. gladialis, s. cultralis, s. epiglottalis, s. scutiformis, Cuspis ensiformis, Scutum s. Clypeus oris stomachi, Malum punicum s. granatum, Medium furculae inferioris, Furcula, Furcella, Furcula humilior, Pars inferior s. Apex, s. Appendix xiphoides, s. sterni stethos. | Xiphoideischer Process des Sternums, Schwertförmiger Fortsatz, Schwertfortsatz od. Degenförmiger Fortsatz, od. Schildförmiger oder Schwertförmig zugespitzter Knorpel, od. Schwertförmiger, od. Degenförmiger Knorpel, od. Schwertförmiger Anhang, od. Spitze, od. Schwertförmige Spitze des Brustbeins, Herzknorpel. Мечевидный или мечеобразный отростокъ грудной кости.

5597) Processus zygomaticus, Processus jugalis ossis temporum. | Zygomatischer Process der Schläfeknochen, Jochfortsatz od. Wangenfortsatz, od. Jochförmiger Fortsatz der Schläfeknochen. Отростокъ ланитный или скуловый височной кости.

5598) Processus zygomaticus maxillae superioris, Processus jugalis s. malaris, s. orbitalis maxillae superioris. | Zygomatischer Process des Oberkiefers, Jochfortsatz od. Backenfortsatz, od. Wangenfortsatz des Oberkiefers. Ланитный отростокъ верхній челюсти.

5599) Processus zygomaticus ossis frontis, Processus malaris s. angularis externus, Processus orbitalis externus s. minor, Cornua, Os Dionysisci. | Zygomatischer Process des Stirnknochens, Backenfortsatz od. Jochfortsatz, od. Jochförmiger Fortsatz, oder Wangenfortsatz, oder Aeusserer Augenhöhlenfortsatz des Stirnknochens. Ланитный или скуловый отростокъ лобной кости.

Procheila, v. Antilabia.

Prochelia, v. Antilabia.

Procheoma, v. Parenchyma.

5600) Prochila, Prochilidia (v. Pro et Chilon). | Die Vorlippen, Prolabia, Die vordern, rothen Ränder und Aeussersten Kanten der Lippen. Передніе красныя края зубовъ.

Procidentia, v. Prolapsus.

Procidentia ani, v. Prolapsus ani.

Procidentia intestini recti, v. Prolapsus ani.

Procidentia iridis, v. Ptosis iridis.

Procidentia oculi, v. Ophthalmoptosis.

Procidentia uteri, v. Hysteroptosis et Hysteroloxia anterior.

Procidentia uvulae, v. Prolapsus uvulae.

Proclivitas, v. Inclinatio.

Procnemion, v. Tibia.

5601) Procoelius, Procoelus (v. Pro et Coelia). | Der Dickbauch, bes. der mit einem Hängebauch Behaftete. Кто толстое и большое брюхо имѣетъ.

5602) Procondylus (προ et condylus, v. Metacondyli). | Das erste (unterste) Fingergelenk oder vielmehr Der untere Gelenkknopf an der untern Phalanx der Finger und Zehen. Первый суставъ перстовъ, Состоящій въ непосредственномъ соединеніи съ плстью.

Procreatio, v. Generatio.

Procreatio sanguinis, v. Haematosis.

Procreator, v. Pater.

Procreatrix, v. Mater.

5603) Proctagra (v. Proctos et Agra). | Der (rheumatische und arthrit.) Afterschmerz. Ломотная артритическая боль въ заднемъ проходѣ.

5604) Proctalgia (v. Proctos et Algos). | Der Afterschmerz. Боль въ заднемъ проходѣ.

5605) Proctalgia apostematosa, abscessus ani. | Eitergeschwulst am After. Нарывъ въ заднемъ проходѣ.

5606) Proctalgia arthritica, Proctagra. | Arthritischer Afterschmerz. Артрическая боль въ заднемъ проходѣ.

2607) Proctalgia cancrosa. | Afterkrebs. Ракъ въ заднемъ проходѣ.

5608) Proctalgia fistulosa, Fistula ani, Archosyrinx. | Steiss-, Gesäss-, Mastdarmfistel. Свищъ задняго прохода.

5609) Proctalgia inflammatoria, Proctitis, Rectitis. | Entzündung des Mastdarms. Воспалительная боль, воспаленіе задняго црохода.

5610) Proctalgia intertriginosa, serpiginosa, ulcusculosa, Intertrigo podicis perinaealis, Diatrimma, Paratrimma, Attritus. | Der Afterfratt, Wolf. Прѣлость, Прѣль, Зудящая сыпь задняго прохода.

5611) Proctalgia rheumatica, Proctorrheuma. | Rheumatischer Schmerz des Afters. Ревматическая боль въ заднемъ проходѣ.

5612) Proctalgia sanguinea. | Afterkongestionen. Приливъ, накопленіе крови въ сосудахъ задняго прохода.

5613) Proctalgia scybalosa. | Afterschmerz von harten Kothklumpen. Боль въ заднемъ проходѣ отъ затвердившагося кала.

Proctalgia serpiginosa, v. Proctalgia intertriginosa.

5614) Proctalgia traumatica. | Afterschmerz nach Verletzungen. Травматическая боль въ заднемъ проходѣ.

5615) Proctalgia ulcerosa. | Aftergeschwür. Язва задняго прохода.

Proctalgia ulcusculosa, v. Proctalgia intertriginosa.

5616) Proctalgia venerea. | Venerischer Afterschmerz. Венерическая боль задняго прохода.

5617) Proctalgia verminosa. | Wurmschmerz am After. Боль въ заднемъ проходѣ отъ глистовъ.

5618) Proctatresia (v. Proctos et Artresia), Imperforatio ani. | Ein Mangel an Oeffnung im Mastdarm. Затвореніе, Сращеніе задняго прохода.

5619) Proctatreticus (v. Proctatresia). | Durch Proktatresie bewirkt, daran leidend, dahin gehörend. Происходящій отъ затворенія задняго прохода.

Proctisis, v. Proctitis.

5620) Proctitis (v. Proctos). | Die Afterentzündung. Воспаленіе задняго прохода. Vid. Proctalgia inflammatoria.

Proctocele (v. Proctos et Cele) = Prolapsus ani.

5621) Proctoncus (v. Proctos et Oncus). | Eine Aftergeschwulst, Geschwulst am After. Опухоль задняго прохода.

Proctoptoma (v. Proctos et Ptoma) = Prolapsus ani.

5622) Proctoptosis (v. Proctos et Ptosis). | Die Bildung des Proktoptoma = Proctoptoma. Образованіе выпаденія задняго прохода, такъ же = Proctoptoma.

5623) Proctorrhagia (v. Proctos et Rhagia). | Eine Blutung aus dem After, nicht ganz = Haematochezia. Кровотеченіе изъ задняго прохода.

Proctorrhagia haemorrhoidalis, v. Haemorrhoides profusae.

5624) Proctorrhoea (v. Proctos et Rhoea). | Der Afterfluss, Ein andauernder Abgang von Blut, Schleim u. s. w. aus dem After. Истеченіе крови или слизи изъ задняго прохода.

Proctorrhoea haemorrhoidalis, v. Haemorrhoides mucosae verae.

Proctorrhoea mucosa, v. Haemorrhoides mucosae.

5625) Proctorrhoea purulenta. | Eiterfluss aus dem After. Гноетеченіе изъ задняго прохода.

5626) Proctorrhoea saniosa, Medorrhoea intestini recti. | Eiterartiger Fluss aus dem Mastdarm. Истеченіе гноевидное изъ задняго прохода.

5627) Proctorrhoea serpiginosa. | Afterfluss mit einem flechtenartigen Ausschlag. Истеченіе слизи изъ задняго прохода, сопряженное съ опрѣлостію.

5628) Proctorrheuma (v. Proctos et Rheuma). | Ein rheumatischer Afterschmerz. Ревматическая боль въ заднемъ прохода. Vid. Proctalgia rheumatica.

5629) Proctos (v. *προ* et *εχω* [*ισχω*], *προεχω*, *προισχω*; vorwärts halten, hinausstellen; напереди держу). | Der After, eigentl.: Der Hintere, insofern er vorsteht. Задница, Задній проходъ.

5630) Procumbens. | Liegend gestreckt. Лежачій поземный.

Prodigium, v. Ostentum.

Prodromi s. Praecursores, v. Prodromus.

5631) **Prodromus** (v. προ et δρομαω, δρομεω [δρομοω]; laufen, προδρομαω, vorherlaufen, verkünden; бѣгать напереди, извѣщать). | Der Vorläufer, Vorbote (einer Krankheit). Предвозвѣстникъ, Предвѣстникъ, Предвѣщающій знакъ (болѣзни).

5632) **Producta.** | Produkte. Произведенія.

5633) **Productio.** | Produktion. Произведеніе, продолженіе. Vid. Apophysis.

Productio falciformis ligamenti tuberoso-sacri, v. Falx ligamentosa ... tuberoso-sacri.

Productio procera medullaris, v. Nervus olfactorius.

Productio uvulae, v. Hypostaphyle.

Productiones carnosae myrtiformes, v. Carunculae myrtiformes.

Productiones dentatae, v. Dentationes.

Productiones medullares, v. Prolongationes medullares.

Productiones membranosae, v. Sacci mucosi.

5634) **Productivitas.** | Produktivität. Произраждаемость.

5635) **Productum.** | Produkt. Произведеніе.

Proëgumena (v. Proëgumenos) = Causa antecedens.

5636) **Proëgumenos** (v. προ et αγω; jon. αγω, führen, ηγεομαι, ηγουμαι; geführt werden, sich führen; προηγουμαι [vorausgeführt werden], vorausgehen; предшествовать). | Voranführend, Vorbereitend od. genauer Vorausgehend. Предшествующій.

5637) **Proelum** arteriale. | Turniquet. Турникетъ.

Professio salutaris, v. Ars medicinalis.

5638) **Profluvia.** | Profluvien. Истеченія, теченія.

5639) **Profluvia** sanguinis. | Blutausflüsse. Истеченіе крови.

5640) **Profluvia** serosa. | Seröse Ausflüsse. Сывороточныя, серозныя истеченія.

5641) **Profluvium.** | Ein Ausfluss. Истеченіе.

Profluvium alvi, v. Diarrhoea.

Profluvium alvi album, v. Diarrhoea mucosa.

Profluvium genitale mulierum, v. Menstruatio.

Profluvium genitale nocturnum, v. Pollutio.

Profluvium muliebre, v. Menstruatio.

5642) **Profluvium** s. profluvio, s. Fluxus sanguinis. | Blutfluss. Истеченіе крови.

Profluvium seminis, v. Pollutio.

Profluvium ventris, v. Diarrhoea.

Profusio, v. Haemorrhagia.

5643) **Profusio** aquae. | Der Wassersprung, Die Ergiessung des Fruchtwassers. Выпрыскиваніе (дѣтской) воды.

Profusio seminis, v. Ejaculatio seminis.

5644) **Progastor**, genit. —oris (v. προ et gastor). | Ein Mensch mit stark vorstehendem Bauche, mit einem Hängebauche. Человѣкъ съ большимъ выдавшимся брюхомъ.

Progenies, v. Posteri.

Progeniti, v. Posteri.

Proglossis, genit. —idis, Proglossus (v. προ et glossa) = Apex linguae.

Prognati, v. Posteri.

5645) **Prognosis**, genit. —ios, —is (v. προ et gnosis), Praedictio. | Die Vorhersagung (des Ausgangs einer Krankheit), Die Prognose, eigentl.: Das Vorherwissen, Vorherkennen. Предсказаніе (объ окончаніи болѣзни), Предзнаменованіе, Предвѣщаніе. Vid. Praescientia.

5646) **Prognostica**, Prognostice (v. Prognosis et Prognosticus). | Die Kunst (oder Die Lehre von) der Vorhersagung. Ученіе о предсказаніи въ болѣзняхъ.

Prognostice, v. Prognostica.

5647) **Prognosticus** (v. Prognosis). | Zur Prognose gehörig. Предсказательный, принадлежащій къ предсказанію.

Progressio, v. Gressio et Incrementum.

5648) **Progressivus.** | Progressiv. Поступательный.

Progressus, v. Gressio et Incrementum.

Projectura, v. Apophysis.

5649) **Proimus**, πρωϊμος, πρωϊνος (v. πρωϊ, πρωι, πρω; früh vor allem andern; рано, утромъ, преждевременно). | Frühzeitig, Was früh Morgens oder früh im Jahre kommt. Ранній, Утренній, Преждевременный.

Prolabia, v. Antilabia.

5650) **Prolapsus**, Procidentia, Productio, Prominentia, Ectopia, Propendentia, Proptoma, Ptosis, Proptosis, Casus. | Der Vorfall, Prolapsus. Выпаденіе, Паденіе, Отвислость.

5651) **Prolapsus** ani s. intestini recti, Ectopia, Procidentia ani s. sedis, Exania, Archoptosis, Proctoptosis, Proctocele, sedes procidua. | Vorfall des Mastdarms od. des Afters, Darmvorfall. Выпаденіе задняго прохода или заднепроходной кишки.

5652) Prolapsus bulbi oculi, Ophthalmoptosis, Ecpiesmus, Expressio oculi, Exophthalmia. | Vorfall des Augapfels. Выпаденіе глазнаго яблока, выступленіе глаза.

Prolapsus cartilaginis ensiformis, v. Diastasis cartilag. ensifor.

5653) Prolapsus (s. hernia) choroideae. | Vorfall der Choroidea od. der Aderhaut. Выпаденіе сосудистой оболочки глаза.

5654) Prolapsus cordis. | Sinken od. Vorfall des Herzens. Спусканіе сердца, выступленіе сердца изъ своего положенія.

5655) Prolapsus (s. hernia) corneae, Ceratocele, Uvatio. | Vorfall der Hornhaut. Выступленіе, или выпаденіе (внутренней пластинки) роговой оболочки.

5656) Prolapsus humoris vitrei. | Vorfall des Glaskörpers. Выпаденіе стекловидной влаги.

Prolapsus intestini recti, v. Prolapsus ani.

5657) Prolapsus (s. Staphyloma) iridis s. uveae. | Vorfall od. Staphylom der Regenbogenhaut. Выпаденіе райки. Vid. Iridoptosis.

5658) Prolapsus labiorum s. membranae mucosae labiorum, Cheilocele. | Vorfall der Schleimhaut der Lippen. Выпаденіе слизистой оболочки губъ.

5659) Prolapsus lentis crystallinae. | Der Vorfall der Krystalllinse. Выпаденіе хрустальной чечевицы.

5660) Prolapsus linguae, Paraglosse, Glossocele. | Vorfall der Zunge, Zungenvorfall. Выпаденіе языка. Vid. Macroglossa.

5661) Prolapsus (s. hernia, s. Diverticulum) oesophagi vel pharyngis, Pharyngocele, Pharyngeurysma. | Vorfall der Speiseröhre oder des Schlundes, Schlundfänge. Выпаденіе пищепріемнаго горла или глотки.

Prolapsus palpebrae, v. Blepharoptosis.

5662) Prolapsus processus xiphoidei. | Senkung des Schwertknorpels nach Innen. Спусканіе и наклоненіе мечевиднаго отроска (грудины) къ внутри.

5663) Prolapsus (s. hernia) sacci lacrymalis, Dacryoptosis, Atonia sacci lacrymalis. | Vorfall des Thränensacks. Выпаденіе слезнаго мѣшечка.

Prolapsus scleroticae, v. Hernia scleroticae.

Prolapsus tracheae, v. Bronchocele.

Prolapsus uteri, v. Hysteroptosis.

5664) Prolapsus uteri completus. | Ausfall der Mutter. Выпаденіе матки совершенное.

5665) Prolapsus uteri incompletus, Descensus uteri | Senkung, Halbvorfall der Mutter. Выпаденіе матки несовершенное (спусканіе оной въ низъ).

5666) Prolapsus uteri inversi s. cum inversione, Metranastrophe, Inversio uteri completa. | Muttervorfall mit Umstülpung, Umkehrung der Gebärmutter. Выпаденіе вывороченной матки.

5667) Prolapsus uteri non inversi. | Muttervorfall ohne Umstülpung. Выпаденіе невывороченной матки.

Prolapsus uveae, v. Prolapsus iridis.

5668) Prolapsus uvulae, uvula relaxata. | Vorfall des Zäpfchens. Паденіе язычка. Vid. Hypostaphyle.

Prolapsus vaginae (uteri), Elytroptosis, v. Coleoptosis.

Prolapsus ventriculi, v. Hernia ventriculi.

5669) Prolapsus vesicae urinariae, Exocystis, Exocyste, Cystoptosis. | Vorfall der Harnblase, Harnblasenvorfall. Выпаденіе мочеваго пузыря.

5670) Prolepsis, genit. —ios, —is (προ et lepsis, προλαμβανω, vorweg nehmen, προλαμβανομαι, fut. —ληψομαι; sich früher zusammennehmen, sich früher aufraffen, sich früher zeigen; напередъ беру, напередъ отнимаю, предваряю, предупреждаю). | 1) Das Vorwegnehmen, Vorhernehmen, Anticipiren. Отнятіе напередъ. 2) Das Frühereintreten eines Wechselfieberanfalles; Paroxysmus anticipans od. prolepticus. Явленіе пароксизма скорѣе или ранѣе какъ ожидаютъ.

5671) Prolepticus (v. Prolepsis). | Vorwegnehmend, Anticipirend, Vorsezzend. Ускоряющій пароксизмъ или приступъ = Typus anticipans.

5672) Prolepticus morbus. | Eine vorrückende Krankheit. Ускоряющая болѣзнь.

5673) Prolongationes s. Productiones medullares, Nuclei pyramidis, Concamerationes corticales, Septula s. Columnae corticales. | Markfortsätze, Rindenfortsätze und Scheidewände der Nieren. Пучки мозгомякотные въ почкахъ.

Promanus, v. Pollex.

5674) Prometopidion, Prometopis. | Stirnhaut. Лобная кожа.

Prometopis, v. Prometopidion.

Prominens, v. Visibilis.

Prominentia annularis cerebri, v. Protuberantia annularis cerebri.

Prominentia corneae, v. Ceratocele.

Prominentia ossis continua, v. Apophysis.

Prominentiae albicantes, v. Processus mammillares cerebri.

Prominentiae semiovales medullae oblongatae, v. Corpora olivaria medullae oblongatae.

5675) **Promontorium.** | Vorgebirge. Пригорокъ.

Promontorium faciei, v. Nasus.

5676) **Promontorium** ossis sacri, Angulus ossis sacri colliculum s. vertebra eminens. | Promontorium od. Winkel, od. Vorgebirge, od. Vorberg des Kreuzknochens. Пригорокъ или уголъ крестцовой кости.

5677) **Promontorium** tympani, Tuberositas tympani. | Promontorium oder Vorgebirge des Tympanums. Бугоръ или пригорокъ тимпана.

Promtuarium, v. Penuarium.

Pronoea, v. Praescientia.

5678) **Pronatio.** | Pronation, Einwärtsdrehen oder Vorwärtsdrehen, oder Vorwärtswendung, oder Vorbeugung der Hand. Оборачиванiе или поворотъ руки или ладони въ низъ.

Pronatio uteri, v. Antroversio uteri.

5679) **Pronator** inferior s. quadratus, s. radii quadratus, s. transversus. | Unterer Pronator, Viereckiger Vorwärtsdreher oder Vorwärtswender, od. Vorbeugemuskel, od. Vorbeuger, Viereckiger, einwärtsdrehender Muskel, Flachliegender, viereckiger Muskel. Мышица руку въ низъ ладонью поворачивающая квадратная.

Pronator obliquus, v. Pronator superior.

Pronator quadratus, v. Pronator inferior.

Pronator radii s. rotundus, v. Pronator superior.

Pronator radii quadratus, v. Pronator inferior.

5680) **Pronator** superior s. rotundus, s. teres, s. radii teres, s. obliquus, Musculus condylo-radialis internus, rotundus s. epitrochlo-radialis. | Oberer Pronator oder Pronationsmuskel, Rundlicher Vorwärtswender, Länglichter Vorwärtsdreher, Runder, einwärtsdrehender Muskel, Vorbeugemuskel, Runder Vorbeuger, Flachliegender, länglichrunder Muskel. Мышица руку внизъ ладонью поворачивающая круглая.

Pronator teres, v. Pronator superior.

Pronator transversus, v. Pronator inferior.

5681) **Pronatores.** | Pronatoren. Мышицы, руку хребтомъ оборачивающiя или внизъ ладонью поворачивающiя.

Pronaus, v. Vestibulum vaginae.

Pronervatio, v. Aponeurosis.

Pronuncius, v. Vates.

5682) **Pronuntiatio.** | Aussprache, Aussprechen. Выговариванiе, Произношенiе, изреченiе приговора.

5683) **Propagatio.** | Fortpflanzung, Hervorbringung seines Gleichen. Распространенiе, Размноженiе.

Propagines arteriarum, v. Arteriae arteriarum.

5684) **Propago.** | Keimknospe. Отсюкъ.

5685) **Propagulum.** | Staubfortsatz. Комочикъ.

5686) **Propathia** (v. προ et pathos). | Die Vorempfindung einer Krankheit. Предчувствiе болѣзни.

5687) **Propator**, Protopator, Proauctor. | Stammvater. Прародитель, Праотецъ, Родоначальникъ.

Propendentia uvulae, v. Hypostaphyle.

Propensio, v. Inclinatio.

Properantia, v. Trepidatio.

Properatio, v. Trepidatio.

5688) **Propetes**, προπετης (v. προ und [πετω, statt] πιπτω, fallen [προπετω], προπιπτω; vorwärtsfallen, darauf einfallen; впередъ валюсь или наклоняюсь). | Vorwärts fallend oder Dazu geneigt, prociduus; Zur Uebereilung geneigt. Впредъ склоняющiйся, Склонный къ сему, поспѣшный; такъ же причиняемый непомѣрно скорымъ произношенiемъ словъ въ разговорѣ.

5689) **Propetia** (sprich Propethia) (v. Propetes). | Die Voreiligkeit, Unbesonnenheit, besonders Das hastige Hervorstossen der Wörter beim Sprechen. Поспѣшность; а потому, Недостатокъ въ разговорѣ, Когда слова произносятся съ чрезвычайною скоростiю.

Propeticus, v. Propetes.

5690) **Prophasis**, προφασις (προ et φαινω; v. Phaenomenon, προφαινομαι, vorher erscheinen, sich vorher zeigen; напередъ являюсь, напередъ показываюсь). | 1) Das Vorgeben, Der Scheingrund, Die entfernte Veranlassung zu einer Krankheit. Случайная причина. 2) (προ et φημι; sagen, προφασθαι, praefari, vorhersagen; предсказывать). Die Vorhersagung. Предсказанiе.

Propheta, v. Vates.

Prophetia, Monitum, v. Divinatio.

Prophetis, v. Hariola.

Prophetissa, v. Hariola.

Prophthalmus, v. Abscessus oculi internus.

Prophylace = Prophylaxis.

Prophylactica, v. Prophylacticus.

5691) **Prophylacticus** (v. Prophylaxis). | Vorbeugend (einer Krankheit). Предохранительный. Prophylactica (remedia). | Vorbeugende, vor einer Krankheit schützende Mittel. Средства предохранительныя, коими предупреждается какая нибудь болѣзнь.

5692) **Prophylaxis**, genit. —ios, —is (v. προ et φυλασσω, φυλαττω, φυλαζω; wachen, bewachen; προφυλασσω, fut. —αξω; vorbauen, zu verhüten suchen; предостерегаю, предохраняю). | Die Vorbauung (gegen eine Krankheit). Предохраненіе, предупрежденіе болѣзни средствами, цѣли сообразными.

5693) **Propinqui**, Genere propinqui, Proximi, Proximiores, Cognati, Agnati, Gentiles, Affines. | Verwandte. Свои, Родные, Свойственники.

5694) **Propinquitas**, Proximitas, Necessitudo, Conjunctio, Cognatio, Parentela, Gentilitas, Affinitas. | Verwandtschaft. Свойство, Родство.

5695) **Propolis**, genit. —ios, —is (v. προ et πολις; die Stadt; городъ). | 1) Die Vorstadt. Предмѣстіе. 2) Der Vorbau der Bienen, Das Stopfwachs, Bienenharz. Уза, Пчелная смола или смазка, Перга.

5696) **Propoma**, genit. —atis (προ et πινω, ποω, ποτω; poto, vorher trinken; пью напередъ). | Trank (besonders aus Wein od. Essig und Honig). Напитокъ, состоящій изъ вина и меду или изъ вина и сахара.

5697) **Proportio** quantitativa. | Quantitatives Verhältniss, Grössenverhältniss. Числительная пропорція, Соразмѣрность.

5698) **Propositio**, Mens, Opinio, Phantaston, Propositum. | Vorstellung, Vorsatz, Satz. Предложеніе, Предположеніе.

Propositum, v. Propositio.

5699) **Propotisma** (v. προποτιζω, zu trinken od. einzunehmen geben; напояю, дать кому пить). | Ein Arzneitrank. Лекарственное питье.

5700) **Propotismus**. | 1) Das Darreichen einer flüssigen Arznei. Подаваніе кому лекарствъ. 2) = Propotisma.

Propressio, v. Propulsio.

Proprietas, v. Proprium.

5701) **Proprium**, Proprietas. | Eigenschaft, Eigenheit, Eigenthümlichkeit. Свойство, Свойственность.

5702) **Proprius**, peculiaris, Specialis. | Eigenthümlich, Charakteristisch, Auszeichnend. Собственный, Свойственный.

5703) **Proptoma** (v. Proptosis). | Der Vorfall, Ein vorgefallener od. auch nur sehr verlängerter Theil. Разслабленіе наружныхъ частей и причиняемое этимъ растягиваніе ихъ.

5704) **Proptosis** (v. προ et πιπτω, πτοω, fut. —ωσω; fallen, προπτοω, vorfallen; впередъ валюсь, упадаю). | Eigentlich: Das Vorfallen, Prolapsus, gewöhnlich aber mit Unrecht = Proptoma, Proptosis. Выпаденіе, Растягиваніе какой либо части. Vid. Blepharoptosis.

Proptysis simulata, v. Anacatharsis puriformis.

5705) **Propulsio**, Propulsus, Propressio, Prosis. | Propulsion. Прогнаніе.

Propulsus, v. Propulsio.

Proruptio sanguinis, v. Eruptio sanguinis.

5706) **Prosarma**, genit. —atis (v. προς, von vorn, entgegen genommen; при, противъ, въ, къ, et αιρεω; v. Haeresis). | Das Genossene, besonders Speise, Arznei, auch = Prospheromenon. (Употребленное) Пища, Лекарство.

Prosectio, v. Anatomia.

5707) **Prosector**. | Prosektor. Прозекторъ. Vid. Anatomicus.

Prosis, v. Propulsio.

5708) **Prosoesma**, auch προσοισμα (v. προς, entgegen (gebracht), hinzu; противъ et οιω; v. Oesophagus) = Prospheromenon, besonders im Plural wie Prospheromena.

5709) **Prosopalgia** (v. Prosopon et Algos). | Der Gesichtsschmerz. Боль лица, Боль въ лицѣ, личная боль.

5710) **Prosopalgia** dysarthritica. | Gesichtschmerz mit Gichtbeschwerden. Боль лица артрическая.

5711) **Prosopalgia** febricosa. | Der intermittirende Gesichtsschmerz. Боль лица перемѣжающаяся.

5712) **Prosopalgia** Fothergilli, Neuralgia facialis, Trismus dolorificus, Rheumatismus cancrosus, Dolor faciei Fothergilli. | Fothergillischer Gesichtsschmerz. Фотергиліева личная боль.

5713) **Prosopalgia** hysterica. | Der hysterische Gesichtsschmerz. Личная боль истерическая.

5714) **Prosopalgia** inflammatoria. | Entzündlicher Gesichtsschmerz. Воспалительная личная боль.

5715) **Prosopalgia** rheumatica. | Rheumatischer Gesichtsschmerz. Ревматическая личная боль.

5716) **Prosopalgia** traumatica. | Traumatischer Gesichtsschmerz, in Folge von

Gewaltthätigkeiten. Боль лица или личная травматическая.

5717) Prosopalgia venerea. | Der venerische Gesichtsschmerz. Боль лица венерическая.

5718) Prosopalgicus (v. Prosopalgia). | Prosopalgie betreffend, daran leidend, davon herrührend. Происходящій отъ боли лица.

5719) Prosopocarcinoma (v. Prosopon et Carcinoma). | Der offene Gesichtskrebs, Ein Krebsgeschwür im Gesichte. Ракъ лица.

5720) Prosopodynia (v. Prosopon et Odyne) s. Dolor facialis. | Der Gesichtsschmerz. Боль лица.

5721) Prosopologia (v. Prosopon et Logos). | Die Lehre vom Antlitz, besonders Die Physiognomik, aus den Gesichtszügen. Ученіе о лицѣ, о чертахъ лица.

5722) Prosopon, προσωπον (v. προς, entgegen kommend; противъ et ops). | Das Gesicht, Antlitz, Die Stirn. Лице, Лобъ, Видъ, Взглядъ, Мина.

Prosopotopia, etwa = Prosopolopologia.

5723) Prosopotopologia (v. Prosopon et Topologia). | Die Lehre von den einzelnen Stellen im Antlitz und deren physiognomischer Bedeutung. Ученіе о каждомъ мѣстѣ лица порознь въ физіогномическомъ ихъ назначеніи.

Prospectus, v. Provisio.

Prosperitas valetudinis, v. Sanitas.

Prospheromena, v. Prospheromenon.

5724) Prospheromenon (προς, entgegen, zu, hinzu; противу, et φερω, bringen; нести). | Eigentl.: Das Entgegengebrachte, Entgegenkommende; Prospheromena, Von Aussen einwirkende Dinge. Все то что мы принимаемъ въ себя: питательныя вещества, лекарства и проч. равно и все то, что извнѣ дѣйствуетъ на насъ (вліянія внѣшнія).

Prosphorema (v. προς et φερω, φορεω) = Prospheromenon.

Prosphoremata, v. Prospheromena.

5725) Prosphyses, Adductores, Spermatocydia. | Zuführer. Приводники, Приростки.

5726) Prosphysis (προς, gegen; противу et φυω; v. Physis). | Die Verwachsung, z. B. der Augenlieder oder Finger mit einander. Сращеніе, срастѣніе частей тѣла, напр. глазныхъ вѣкъ, пальцевъ.

Prosphyxis, v. Connexio.

Prospicientia, v. Provisio.

Prossternidium, Prosstethidium, v. Prosternidium.

5727) Prostata (προ et ἱστημι, προϊσταμαι; vorstehen; напередъ стою, предстою) s. Prostata glandula, s. Glandula prostata, Prostatae, Prostatae glandulosi, Parastatae, Parastatae glandulae, Prostatae adenoides, Glandosum parastata, Glandosum corpus, Glandulosus assistens, Testes minores, Parastatae adenoides, Glandulosi adstites, Glandulosae parastatae. | Prostata, Vorsteherdrüse, Samendrüse, Beisteher, Drüsenhaftes Wesen, Anliegendes, drüsichtes Stücklein, Hodlein. Предстательная или сердцеобразная желѣза.

5728) Prostata Bartholini, Prostatae Bartholini, Prostata muliebris, Glandulae Cowperi. | Bartholinische Prostata od. Schleimdrüsen, Weibliche Vorsteherdrüse. Бартолинова желѣза.

Prostata glandula, v. Prostata.

5729) Prostata Graafii, Prostatae muliebres, Corpus glandulosum s. glandosum urethae muliebris, Sinus vulvae urethrales, Lacunae majores urethericae. | Graafische Prostata, Drüsichter Körper od. Grübchen der weiblichen Harnröhre. Графіева желѣза.

Prostata muliebris, v. Prostata Bartholini.

Prostatae, v. Prostata.

Prostatae adenoides, v. Prostata.

Prostatae Bartholini, v. Prostata Bartholini.

Prostatae glandulosi, v. Prostata.

Prostatae inferiores, v. Glandulae Cowperi.

Prostatae muliebres, v. Prostata Graafii.

5730) Prostatalgia (v. Prostata et Algos). | Der Schmerz der Vorsteherdrüse, Vorsteherdrüsenschmerz. Боль въ предстательной желѣзѣ. Vid. Tumor prostatae.

5731) Prostatalgicus (v. Prostatalgia). | Den Vorsteherdrüsenschmerz betreffend, davon herrührend. Происходящій отъ боли въ предстательной желѣзѣ.

5732) Prostaticus (v. Prostata). | Die Prostata betreffend, dazu gehörig. Принадлежащій къ предстательной желѣзѣ.

Prostatis, v. Prostatitis.

5733) Prostatitis. | 1) Eine Entzündung der Vorsteherdrüse. Воспаленіе предстательной желѣзы. 2) = Prostatoncus (v. Prostata et Oncus).

Prostatocele (v. Prostata et Cele), v. Prostatoncus et Tumor prostaticus.

5734) Prostatoncus (v. Prostata et Oncus). | Die Vorsteherdrüsengeschwulst. Опухоль предстательной желѣзы.

5735) Prosternidium (v. προ et sternidion). | Ein Mittel od. dgl., das vorn an die Brust angebracht wird, Ein Brustpflaster. Лекарство, которое прикладывается къ передней части груди, Грудной пластырь.

5736) **Prostethidium** (v. προ et stethos). | 1) = Prosternidium. 2) Was auf die Ballen der Hände und Füsse gelegt wird od. daraus entsteht, wie z. B. Krähenaugen. Все, что прикладывается или образуется подъ большими перстами ногъ и рукъ.

Prosthemata = Prostheta.

5737) **Prosthesis** (v. προς, gegen, an, zu et thesis). | Das Ansetzen, Der Ansatz, besond. als chirurgische Operation, z. B. bei der Rhinoplastik. Возстановленіе искуствомъ какой либо потерянной части; Хирургическія операціи посредствомъ коихъ возстановляются потерянныя части, напр. носъ, губы и. т. д.

5738) **Prostheta** (προς, zugegen; къ, при, противъ et [θεω] τιθημι; v. Thema, Thesis). | Bei Hippokr.: Mittel, die äusserlich applicirt werden, Umschläge u. s. w., besond. aber Applicationen für den Uterus oder den After, Mutterzäpfchen, Stuhlzäpfchen, Suppositoria. Наружныя лекарства, Прикладываемыя преимущ. къ маткѣ или заднему проходу, Suppositoria и проч.

5739) **Prosthetis** (v. προ et stethos). | 1) Der Fleischwulst vorn auf der Brust, besonders bei starken Männern. Отвислая толстая часть груди у здоровыхъ тучныхъ мущинъ. 2) Der, der sogenannten Maus an der Hand und dem sogenannten Ballen am Fusse gegenüberstehende fleischichte Theil. Мышичная толстая часть рукъ и ногъ противъ большихъ пальцевъ оныхъ.

5740) **Prosthion** (προς, προσθε; von vorn, vorn; напереди, напередъ). | Das männliche Glied. Дѣторродный мужескій удъ.

Prostoma, v. Commissura labiorum.

5741) **Prostratio** virium. | Kraftlosigkeit, Entkräftung. Упадокъ силъ, Изнеможеніе силъ. Vid. Debilitas vera.

Protensiones glandulares, v. Processus mammillares cerebri.

5742) **Protervia**, Protervitas. | Frechheit. Дерзость, Безстыдство.

Protervitas, v. Protervia.

Protestates incitantes, v. Potentiae incitantes.

5743) **Prothesis** (v. προ et thesis). | 1) Das Vorsetzen, Der Vorsatz. Предположеніе. 2) = Prosthesis.

Protiatros (v. Protos et Iatros) = Archiatros.

Protibiale, v. Crista tibiae.

Protmesis, v. Regio umbilicalis.

Protoacetos hydrargyri, v. Hydrarg. aceticum.

Protochloruretum ferri, v. Ferrum muriatic. oxydat. crystallisatum.

Protochloruretum hydrargyri, v. Hydrargyrum muriaticum mite.

Protogala, genit. —actis (v. Protos et Gala) = Colostrum.

Protomalas ferri, v. Extr. ferri pomatum.

5744) **Protome** (v. προ et tome). | 1) Der Vorderriss (vordere Abriss) bei den Thieren (was bei den Menschen Prosopon). Видъ лица или лице у животныхъ. 2) Der vordere Abriss eines Menschen, Das Profil, Die Silhouette. Профиль.

Protomedicus (v. πρωτος et medicus) = Protiatros vel archiatros.

5745) **Protomus** (v. προ et tome). | Der (eigentlich Vorschneider) Prosektor. Прозекторъ.

Protonitras hydrargyri, v. Nitras hydr. in crystall. concret.

5746) **Protopathia** (v. Protos et Pathos). | Das erste (ursprüngliche) Leiden als Gegensatz von Deuteropathia. Первоначальное страданіе, появляющееся у здороваго человѣка, непосредственно послѣ вредныхъ вліяній.

5747) **Protopathicus** (v. Protopathia). | 1) Zuerst leidend, Zuerst erkrankend. Первоначально страждущій; Первоначальный, напр. Morbus первоначальная болѣзнь. 2) Durch das erste (ursprüngliche) Leiden verursacht, sich darauf beziehend. Причиняемый первоначальнымъ страданіемъ.

5748) **Protos**, πρωτος. | Der erste. Первый.

Protosulphas ferri, v. Ferrum sulphur. oxydulat.

Prototartras hydrarg., v. Tartras hydrarg.

Prototypon, v. Archetypus.

5749) **Protoxydum** (v. Protos et Oxydum). | Ein Protoxyd, Eine Verbindung mit Oxygen auf der untersten Stufe der Sättigung. Перекись первой степени.

Protoxydum ferri, v. Ferrum oxydulatum nigrum.

Protoxydum hydrarg., v. Hydrargyrum oxydulatum.

5750) **Protozoon** (v. Protos et Zoon). | Ein Anfangsthier, Ein Thier auf der untersten Stufe der organischen Ausbildung,

Urthier. Первобытки или первобытныя животныя.

Protrusor urinae, v. Detrusor urinae.

5751) Protuberantia, Prominentia, Excrementum, Excrescentia, Extuberatio, Extuberantia, Hyperecphysis. | Protuberanz, Hervorragung. Выпуклость, Бугорокъ. Vid. Apophysis et Tuberositas.

5752) Protuberantia annularis s. Prominentia cerebri, Protuberantia circularis s. Tuber annulare cerebri, Pons cerebelli, Pons Varolii, Protuberantia basilaris s. transversalis cerebri, Processus medullaris transversus s. Modus, s. Sepimentum cerebri. | Annularprotuberanz des Gehirns, Ringförmige Erhabenheit des Gehirns, Brücke des Gehirns, Varolische Brücke, Markiger Querfortsatz od. Markknoten des Gehirns, Hirnknoten. Кольчатое возвышеніе или кругло-выпуклой бугорокъ мозга или мостъ Вароліевъ.

Protuberantia basilaris cerebri, v. Protuberantia annularis cerebri.

Protuberantia cerebralis, v. Mesocephalum.

Protuberantia circularis cerebri, v. Protuberantia annularis cerebri.

Protuberantia cylindrica, v. Pes hippocampi major.

Protuberantia exterior cubiti, v. Olecranon.

Protuberantia maxillaris, v. Spina maxillae inferioris.

Protuberantia nervi olfactorii cinereae substantiae similis, v. Bulbus cinereus nervi olfactorii.

5753) Protuberantia occipitalis. | Occipitalprotuberanz. Возвышеніе или Бугорокъ затылочной кости.

Protuberantia oculorum, v. Ecpiesmus et Exophthalmos.

Protuberantia pyramidalis tympani, v. Eminentia pyramidalis tympani.

Protuberantia transversalis cerebri, v. Protuberantia annularis cerebri.

Protuberantia urethrae, v. Bulbus urethrae.

Protuberantiae albae pone infundibulum s. albicantes, v. Processus mammillares cerebri.

Protuberantiae frontales, v. Tubera frontalia.

Protuberantiae glandulosae, v. Processus mammillares cerebri.

Protuberantiae laterales, v. Alae sphenoidales.

7554) Protuberantiae occipitales s. occipitis, s. occipitii, Tuberositates s. Spinae, s. Eminentiae occipitales, Tubercula occipitalia. | Occipitalprotuberanzen, Hinterhauptshöcker, Hinterhauptsstachel, Hinterhauptstuberositäten, Hinterhauptsgräten, Hervorragungen des Hinterhaupts, Erhabenheiten des Hinterkopfs, Hinterhauptserhabenheiten, Buckel des Hinterhaupts, Hinterhauptshügel. Бугорки затылочные или затылочной кости.

Protuberantiae occipitis, v. Protuberantiae occipitales.

Protuberantiae orbiculares, v. Processus mammillares cerebri.

Protuberantiae temporales, v. Alae sphenoidales.

Proventriculus, v. Bulbus glandulosus.

5755) Proventus aetate. | Bejahrt. Пожилой.

Proversio incomplexa uteri, v. Hysteroloxia anterior.

Proversio uteri, v. Antroversio uteri et Hysteroloxia anterior.

Providentia, v. Provisio.

5756) Provisio, Provisus, Providentia, Prospectus, Prospicientia. | Vorsicht. Осмотрительность, Осторожность.

Provisus, v. Provisio.

Proximi, v. Propinqui.

Proximiores, v. Propinqui.

Proximitas, v. Connexio et Propinquitas.

Prudentia cogitandi et ratiocinandi, v. Logica.

5757) Pruina. | Der Reif. Иней.

Pruna, v. Abscessus gangraenosus, Anthrax, Carbunculus et Prunus.

5758) Prunella, Brunella. | Brunelle. Горлянка, Синецвѣтная горлянка, Великоясное дерево, гортанная трава, черноголовка. Vid. Angina et Pupilla.

5759) Prunella grandiflora. | Grossblumige Prunelle. Лойникъ великоцвѣтный.

5760) Prunella vulgaris, Brunella, Consolida minor. | Gemeine Brunelle, Braunelle, Braunheil. Лойникъ или Лойникъ обыкновенный, Горловника, Горлянка, Черноголовъ простой, Гортанная трава, Черная голова, Суховершка, Божія помощь.

5761) Prunus. | Pflaume. Слива.

5762) Prunus armeniaca, Armeniaca malus s. vulgaris. | Aprikose. Априкосъ, Абрикозъ, Априкозъ, Бѣлая слива.

5763) Prunus avium, Cerasus avium, Cerasus dulcis. | Süsse Kirsche, Vogelkirsche. Вишня птичья.

5764) Prunus cerasus, Cerasus caproniana, Cerasus acida. | Sauerkirsche,

Weichsel. Вишня садовая, Шпанская, Вишникъ, Вишня.

5765) **Prunus** damascena. | Zwetschen od. Zwetschgen. Слива огорская, Чернословъ.

5766) **Prunus** domestica. | Pflaume. Слива обыкновенная.

5767) **Prunus** hungarica. | Ungarische Pflaumen. Чернословъ.

5768) **Prunus** lauro-cerasus. | Kirschlorbeer. Лавровишнёвое дерево, или Лавровая вишня.

5769) **Prunus** padus, Cerasus racemosus sylvestris. | Traubenkirsche, Ahlkirsche, Maibaum. Чремха, Черёмуха, Слива черемуха.

5770) **Prunus** spinosa, Acacia, Acacia nostratis. | Schlehenpflaume, Schlehe, Schwarzdorn. Тернъ, Терновникъ, Слива тернъ.

5771) **Prurigo**, Pruritus. | Das Jukken, Hautjucken. Зудъ кожи, Накожный зудъ.

5772) **Prurigo** caudalis equi. | Schweifgrind, Ratzenschweif. Крысый хвостъ, Свербота репицы.

5773) **Prurigo** podicis. | Jucken am Hintern. Зудъ задняго прохода.

5774) **Prurigo** praeputii. | Jucken an der Vorhaut. Зудъ крайней плоти.

5775) **Prurigo** pubis. | Jucken an der Scham od. an dem Venusberge. Зудъ венериной горки.

5776) **Prurigo** pudendi muliebris. | Jucken an den weiblichen Geschlechtstheilen. Зудъ дѣтородныхъ женскихъ частей.

5777) **Prurigo** scroti. | Jucken am Hodensack. Зудъ мошонки.

5778) **Prurigo** senilis. | Das Hautjukken der Alten. Старческій зудъ.

5779) **Prurigo** urethralis. | Jucken an der Harnröhre. Зудъ мочеиспускательнаго канала.

5780) **Prurigo** vulvae. | Jucken der weiblichen Scham. Зудъ дѣтородныхъ женскихъ частей.

Pruritus, v. Prurigo.

5781) **Pruritus** aurium. | Jucken in den Ohren. Зудъ ушей.

5782) **Pruritus** palpebrarum. | Das Jucken der Augenlieder. Зудъ вѣкъ или въ глазныхъ вѣкахъ.

Prussias ammoniaci, v. Ammoniacum borussicum.

Prussias argillae, v. Argilla borussica.

Prussias calcis, v. Calx borussica.

Prussias ferri, v. Ferrum hydrocyanicum oxydo-oxydatum.

Prussias magnesiae, v. Magnesia borussica.

Prussias potassa, v. Potassinum borussicum.

Prussias sodae, v. Natrum borussicum.

5783) **Psalidium**, *ψαλιδιον* (diminut. a Psalis). | Eigentl.: 1) Eine kleine Scheere. Маленькія ножницы. 2) Ein kleines Gewölbe. Малый сводъ. 3) = Fornix cerebri.

Psalidoeides, v. Psalidoides.

5784) **Psalidoides**, Psalidotus, *ψαλιδωτος* (*ψαλιδοω*, fut. *—ωσω*; wölben; сводомъ, дугою дѣлаю). | Gewölbförmig, Gewölbt. Сводомъ, Дугою сдѣланный; Дугообразный.

5785) **Psalidoma** (*ψαλιδοω*, v. Psalidoides). | Das (grosse) Gewölbe, Die innere Fläche des Schädels. Сводъ или (большая) внутренняя поверхность черепа.

5786) **Psalis**, genit. —idis (*ψαω*, *ψαλω*; v. Psalter). | 1) Die Scheere. Ножницы. 2) Ein kleines Gewölbe. Сводъ, Дуга, Арка.

5787) **Psallodes**, Psalmodes, *ψαλλωδης*, *ψαλμωδης*, Psalloideus (*ψαλλος*, *ψαλμος*; der Psalm, Psalter, Cither; псаломъ, псалтырь). | Psalterförmig, Citherförmig. Лировидный, Псалтировидный.

Psalloideum, v. Psalterium.

5788) **Psalter** s. Psalterium, *ψαλτηρ*, *ψαλτηριον* (*ψαω*, *ψαθω*; schaben, krazzen; тру, скоблю; *ψαλω*, *ψαλλω*; ein Saiteninstrument streichen; играю на инструментъ со струнами; *ψαλτηριον*, ein Saiteninstrument, wie die Cither; инструментъ со струнами) s. Corpus psalloides, s. psallodes, s. psalloideum, s. psalmodes, s. Lyra, Lamina medullaris triangularis cerebri. | Psalter, Psalterium, Harfe, Gehirnharfe, Davidsharfe, Leyer, Quergefurchte Marksubstanz, Vertieftes Dreieck zwischen den hintern Schenkeln des Bogens des Gehirns, Schräg- oder Quergefurchtes Dreieck. Арфа мозга (бѣлая и полостая пластинка между задними ножками свода мозга). 2) = Echinus.

Psalterium, v. Psalter.

Psalterium Davidis = Psalter.

Psamme, *ψαμμη* = Psammos.

5789) **Psammismus** (v. Psammos, *ψαμμιζω*, fut. *—ισω*; mit Sand umgeben, Sand graben; копать песокъ). | Die Kur mittelst wiederholter warmer Sandbäder, auch Das warme Sandbad. Теплая, Песчаная баня. 2) Das (häufige) Abgehen von sogenanntem Harngrand, auch wohl Harngrand selbst, Harnsand. Песокъ, выходящій съ мочею при страданіи почекъ и мочеваго пузыря отъ камня = Arena urinaria, v. Nephralgia urinosa.

5790) **Psammodes**, ψαμμωδης (v. Psammos). | Sandig, Grandig. Пещанистый. Urina psammodes? | Grandiger, Sandiger Harn. Моча пещанистая, Песокъ выходящій съ мочею.

Psammodytes (v. Psammos, Ammos et Dysis) = Ammodytes.

5791) **Psammos**, ψαμμος, αμμος, ψαμμη (αμμη, ψαω, ψαμμω, ψαμω, schaben, скоблю, тру; v. Psalterium). | Der Sand, Grand, Gries, Auch der sogen. mit dem Harn abgehende. Песокъ, Зараждающійся въ почкахъ и мочевомъ пузырѣ.

Psapharos, ψαφαρος = Psatharos.

Psapharosis, Psapherosis, Psaphyrosis = Psatharosis.

5792) **Psatharos**, ψαθαρος, ψαφαρος (ψαω, mürbe machen, reiben, anreiben, schaben, abschaben, glatt machen; глажу, скоблю, тру, раскрошаю). | Mürbe, Leicht zerbrechlich, Zerbrechlich. Удобокрошащійся, Рухлый, Трухлый, Нетвердый.

5793) **Psatharosis**, Psathyrosis, ψαθαρωσις, ψαθυρωσις. | Das Zerreiben, Mürbemachen. Растираніе.

5794) **Psathyrotes** (ossium), ψαθυροτης, ψαθαροτης, genit. —ητος, —etis (ψαω, ψαθω, schaben, zerreiben, zermalmen; тру, скоблю, раскрошаю). | Die Mürbigkeit, Zerreiblichkeit, z.B. der Knochen. Рыхлость, Ломкость костей.

5795) **Psellismus**, Psellotes (ψεω, ψελλω, stammeln; заикаюсь). | Das Stammeln. Заиканіе, Косноязычіе, Косноязычность. Vid. Balbuties.

5796) **Psellismus nasitas**, Nasitas. | Durch die Nase reden. Въ носъ говорить.

Psellotes, genit. —etis, = Psellismus.

5797) **Pseudacoe** (v. Pseudes et Acoe). | Die Gehörtäuschung. Обманъ слуха, когда больной слышитъ несуществующіе звуки.

5798) **Pseudacorus** (v. Pseudes et Acorus). | Der unächte Kalmus. Косатикъ, Сабельникъ.

Pseudacusis (v. Pseudes et Acusis) = Pseudacoe.

5799) **Pseudaesthesia**, Pseudaestesis (v. Pseudes et Aesthesis), Sensus perversus. | Die Gefühlstäuschung, Verstimmung des Gefühls. Обманъ чувствованія, когда больному кажется, что на него дѣйствуетъ извнѣ несуществующія впечатлѣнія.

5800) **Pseudaleus**, Pseudalimus, Pseudalius (v. Pseudes). | Erdichtet, Vorgeblich. Выдуманный, Обманчивый, Ложный, напр. Morbus pseudaleus.

5801) **Pseudaphia** (v. Pseudes et Haphe). | Die Gefühlstäuschung. Обманъ осязанія, разстройство осязанія, такъ, что больной ложно чувствуетъ впечатлѣнія.

5802) **Pseudapostema** (v. Pseudes et Apostema). | Ein unächter Abscess, Scheinabscess, Sammlung eiterähnlicher Masse in einem Theile. Ложный нарывъ.

5803) **Pseudarthrosis** (v. Pseudes et Arthrosis). | Ein falsches Gelenk. Ложный суставъ.

Pseudarticulatio, v. Pseudarthrosis.

Pseudarticulus, v. Pseudarthrosis.

5804) **Pseudasthma** (v. Pseudes et Asthma). | Die unächte Engbrüstigkeit. Ложное удушье.

Pseudecoea, v. Pseudacoë.

Pseudecoeia, Pseudacoia, = Pseudacoë.

5805) **Pseudemesis** (v. Pseudes et Emesis). | Das falsche (vorgebliche) Erbrechen. Мнимая, притворная рвота.

Pseudes, ψευδης, v. Pseudos.

5806) **Pseudiatros** (v. Pseudes et Iatros). | Der Afterarzt. Шарлатанъ, Площадный лекарь.

Pseudo-Iris, v. Pseudacorus.

5807) **Pseudo** (v. Pseudos). | In zusammengesetzten Wörtern: Unächt, Falsch, Pseudo, After. Въ сложныхъ словахъ: Лже-.

Pseudoabscessus, v. Pseudapostema et Abscessus spurius.

Pseudoallantois, v. Chorion.

Pseudoasthma, v. Pseudasthma.

Pseudoasthmia, v. Pseudasthma.

5808) **Pseudo-bacca**. | Afterbeere. Лже-ягода.

5809) **Pseudoblennemesis** (v. Pseudes et Blennemesis). | Das falsche (scheinbare) Schleimerbrechen. Мнимая рвота слизою.

5810) **Pseudoblepsia** (v. Pseudes et Blepsis). | 1) Das Falschsehen, Die Gesichtstäuschung. Обманъ зрѣнія. 2) Jeder Gesichts- oder Sehfehler. Всякой недостатокъ зрѣнія.

Pseudocancer labii, v. Noma.

5811) **Pseudocardiogmus** (v. Pseudos et Cardiogmus). | Ein falscher, unächter (od. scheinbarer) Herz- od. Magenschmerz, Unächtes Herzübel. Кажущаяся, ложная, мнимая боль или болѣзнь сердца или желудка.

5812) **Pseudocardiogmus abdominalis, praecordialis**. | Die von Bauchübeln ausgehenden Herzzufälle. Мнимое страданіе сердца происходящее отъ болѣзни брюшныхъ органовъ.

5813) Pseudocardiogmus collaris. | Die von Halsübeln ausgehenden Herzzufälle. Мнимое страданіе сердца въ слѣдствіе болѣзни шеи.

Pseudocardiogmus compressorius, v. Pseudocardiogmus mechanicus.

5814) Pseudocardiogmus mechanicus, compressorius. | Afterübel des Herzens. Мнимое страданіе сердца отъ вдавленія.

5815) Pseudocardiogmus pectoralis. | Die von Brustübeln ausgehenden Herzzufälle. Мнимое страданіе сердца отъ болѣзней грудныхъ органовъ.

Pseudocardiogmus praecordialis, v. Pseudocardiogmus abdominalis.

5816) Pseudocardiogmus sympathicus. | Scheinkrankheit des Herzens aus Mitleidenschaft. Мнимое сочувственное страданіе сердца.

Pseudocarpon, v. Bacca spuria.

5817) Pseudocatabrosis (v. Pseudes et Catabrosis). | Das Fehlschlucken, Verschlucken. Ложное глотаніе.

Pseudocoia, v. Pseudocoea.

5818) Pseudocyesis (v. Pseudes et Cyesis). | Die falsche Schwangerschaft. Ложная беременность. Vid. Graviditas spuria.

5819) Pseudocyesis abdominalis. | Bauchgeschwulst, Falsche Bauchschwangerschaft. Ложная брюшная беременность, Вздутіе живота, происходящее отъ какого либо въ немъ страданія.

5820) Pseudocyesis ovaria et tubaria. | Geschwulst oder Falsche Schwangerschaft der Eierstöcke und Muttertrompeten. Ложная беременность или опухоль яичниковъ и трубъ.

5821) Pseudocyesis uterina, Physconia uteri. | Muttergeschwulst, Falsche Gebärmutterschwangerschaft. Опухоль или вздутіе, или ложная беременность матки.

5822) Pseudodoxia (v. Pseudes et Doxa). | 1) Die falsche Meinung, Der Wahn, Irrwahn. Ложное мнѣніе, Заблужденіе. 2) Die Irrlehre. Лжеученіе.

5823) Pseudodoxologia (v. Pseudodoxia et Logos). | Die Lehre von den Vorurtheilen, von den Irrlehren. Ученіе о предразсужденіяхъ, о лжеученіи.

Pseudoerysipelas, v. Erysipelas metastaticum.

Pseudoerysipelas symptomaticum, v. Erysipelas metastaticum.

5824) Pseudogeusia, Pseudogeusis (v. Pseudes et Geusis). | Die Geschmackstäuschung. Обманъ вкуса, вкусъ безъ предмета.

Pseudogeustia, v. Pseudogeusia.

Pseudohaphia, v. Pseudaphia.

Pseudohydropisis, v. Pseudohydrops.

5825) Pseudohydrops (v. Pseudes et Hydrops). | Die falsche Wassersucht. Ложная водяная болѣзнь.

Pseudokyesis, v. Pseudocyesis.

Pseudomedicus, v. Pseudoiatros.

5826) Pseudomembrana (v. Pseudos et Membrana). | Afterhaut, Eine falsche Membran. Ложная оболочка или перепонка, Лжеперепонка.

5827) Pseudomembrana Ruyschii s. sanguinis, s. Membrana Ruyschii. | Die Ruyschische Membrana des Blutes oder Pseudomembran des Blutes. Рушіева перепонка или кожица крови.

Pseudomembrana sanguinis, v. Pseudomembrana Ruyschii.

5828) Pseudomeninx (v. Pseudes et Meninx). | Eine falsche Membran, Afterhaut. Ложная перепонка.

5829) Pseudomola (v. Pseudes et Mola). | Eine unächte oder Scheinmola, die z. B. aus Stücken von Mutterkuchen besteht. Ложный заносъ.

5830) Pseudomorphe, Pseudomorphia (v. Pseudes et Morphe). | Eine falsche (abnorme) Form. Ложная (неправильная) форма.

5831) Pseudomorphoma (v. Pseudomorphosis). | Eine falsche Gestaltung, Krankhafte Bildung, Eigentl. das falsche Gebilde. Ложное неправильное образованіе.

5832) Pseudomorphosis (v. Pseudes et Morphosis). | Die Entstehung oder Bildung des Pseudomorphoms, Entartung, Falsche Bildung. Неправильное образованіе.

Pseudonardus, i. q. Lavendula angustifolia.

5833) Pseudo-organisatio (pseudos et organisatio). | Pseudoorganisation, Afterbildung. Ложное неправильное образованіе.

Pseudoperipneumonia (v. Pseudos et Peripneumonia) = Peripneumonia notha.

Pseudophlogosis ventriculi colliquativa, v. Malaxis ventriculi.

5834) Pseudophthisis (v. Pseudos et Phthisis). | Die falsche oder Scheinschwindsucht, z. B. die Abmagerung von (nicht erkanntem) Diabetes. Мнимая, ложная чахотка.

5835) Pseudopia (v. Psendos et Ops). |

Eine Gesichtstäuschung. Воображаемое зрѣніе.

Pseudopleuresia, Pseudopleuresis = Pseudopleuritis.

Pseudopleuritis (v. Pseudos et Pleuritis) = Thoracodyne, v. Pleurodyne.

5836) Pseudopneumonia (v. Pseudos et Pneumonia). | Ein scheinbares Lungenleiden, z. B. von Krampf in andern Theilen der Brust. Кажущееся мнимое страданіе лёгкихъ.

5837) Pseudopneumonia arthritica. | Gichtisches Brustleiden, Brustgicht, Zwerchfellgicht. Артритическая страданіе груди.

5838) Pseudopneumonitis (v. Pseudos et Pneumonitis). | Die sogen. falsche Lungenentzündung. Кажущееся, ложное воспаленіе лёгкихъ.

5839) Pseudoproductio. | Pseudoproduktion. Образованіе инородныхъ тѣлъ въ животномъ организмѣ.

5840) Pseudopolypus (v. Pseudos et Polypus). | Falscher oder Scheinpolyp. Ложный, мнимый полипъ.

Pseudopsia, Pseudopsis (v. Pseudos et Opsis) = Pseudopia.

Pseudorasis (v. Pseudos et Horasis) = Pseudopsia et Suffusio.

5841) Pseudorcheocele (pseudos et orcheocele). | Scheinbare Hodengeschwulst. Кажущаяся опухоль мошонки.

5842) Pseudorcheocele adiposa, steatocele s. Liparocele spuria. | Falscher Fettbruch. Ложная, мнимая жирная грыжа.

5843) Pseudorcheocele calcarea. | Steingewächsbruch. Каменистая опухоль мошонки.

5844) Pseudorcheocele s. Orcheocele sarcomatica, Caro ad testem adnata, Hypersarcosis testiculi, Sarcocele scroti. | Fleischgewächsbruch. Мясная грыжа мошонки.

5845) Pseudorchidoncus (v. Pseudos et Orchidoncus). | Eine scheinbare Hodengeschwulst. Мнимая опухоль мошонки.

5846) Pseudorexia, Pseudorexis (v. Pseudos et Orexis). | Ein falscher (abnormer) Appetit, Abnormer Hunger, wie Pica, Malacia. Ложный, неправильный аппетитъ или позывъ.

5847) Pseudos', ψευδος, ψευδης (ψω, ψιθω, ψυθω, heimlich in die Ohren flüstern oder wispern; въ уши кому шептать). | Lügend, Erlogen, Falsch, Täuschend, Trügerisch, Schein. Лживый, Обманчивый, Ложный, Несправедливый.

5848) Pseudosmia (v. Pseudes et Osme). | Eine Geruchstäuschung, besond. eine einzelne, vorübergehende. Обманъ обонянія проходящій.

5849) Pseudosphresia (v. Pseudos et Osphresis). | Eine Geruchstäuschung, besonders eine andauernde, paralytische. Обманъ обонянія (продолжительный), чувствованіе запаха несуществующаго.

5850) Pseudosphincter vesicae. | Pseudo-Sphinkter der Blase, Falscher Schliessmuskel der Blase. Мышица сжимательная мочеваго пузыря ложная.

5851) Pseudothanatos s. Pseudothanatus (v. Pseudes et Thanatos). | Der Scheintod. Мнимая смерть. Vid. Asphyxia.

Pseudovariola, v. Variola spuria.

5852) Pseudydropisis, Pseudydrops (v. Pseudos et Hydropisis, Hydrops). | Eine falsche (scheinbare, vermeintliche) Wassersucht. Мнимая, ложная, водяная болѣзнь.

Pseudymen (v. Pseudos et Hymen) = Pseudomembrana.

5853) Psiloderus (v. Psilos et Dere). | Nackthälsig. Голошейный.

5854) Psidium pomiferum. | Kujawa-Apfel. Яблоко Куіава.

5855) Psidium pyriferum. | Kujawa-birne. Груша Куіава.

5856) Psiloma (ψιω, ψιλω, ψιλοω, fut. —ωσω; die Haare abschaben, kahlmachen; дѣлать плѣшивымъ). | Das Kahlsein, Die Kahlheit. Плѣшь, Голое мѣсто, Лысина.

5857) Psilos, ψιλος (ψιλλω, abschaben, kahlmachen; дѣлать плѣшивымъ). | Kahl, Nackt, Abgerupft. Лысый, Плѣшивый, Голый, Волосъ неимѣющій.

5858) Psilosis (ψιλοω, fut. —ωσω, v. Psiloma). | Das Nacktwerden, Nacktmachen, Die Bildung des Psiloma. Дѣланіе голымъ или лысимъ, Обнаженіе.

5859) Psilothron, ψιλωθρον (ψιλοω, v. Psiloma). | Ein kahlmachendes, haarwegnehmendes Mittel. Средство способствующее выпаденію волосъ. Vid. Depilatorium.

Psinthos = Terpsis.

5860) Psittacinus. | Papageigrün. Попугаевый.

Psoa, ψοα, ψους (ψοω, glatt machen, гляжу), Psoae = Regiones lumbares.

5861) Psoas, Psoas magnus s. major, Musculus lumbaris s. lumbalis, s. lumbaris internus, s. vertebro-ileo trochantericus, s. prelumbo trochantericus. | Grosser Psoas, Lendenmuskel, Runder Lendenmuskel. Мышица поясничная внутренняя большая.

5862) Psoas parvus, Musculus lumbaris parvus, s. Subdorso-puberalis s. prelumbo-puberalis. | Kleiner Psoasmuskel.

Мышица поясничная внутренняя меньшая.

5863) **Psoitis** (v. Psoa). | Die Entzündung des Psoamuskels. Воспаленіе внутреннихъ поясничныхъ мышицъ. Vid. Lumbago inflammatoria.

5864) **Psole**, *ψωλη* (*ψοω*, *ψωω*, *ψωλω*, glatt und glänzend machen; глажу). | Die entblösste (und angeschwollene, glänzende) Eichel des männlichen Gliedes. Обнаженная головка мужескаго дѣтороднаго уда. Vid. Penis.

5865) **Psolon**, Psolous, *ψωλων*. | Ein Mensch mit sehr grossem männlichen Gliede; Mentulatus, besonders wenn er zugleich leidet an Psoloncus. Кто имѣеть весьма большой мужескій дѣтородный удъ, особливо естьли вмѣстѣ съ тѣмъ страдаетъ опухолью головки онаго.

5866) **Psoloncus** (v. Psole et Oncus). | Eine Geschwulst der entblössten Eichel, also meistens = Paraphimosis. Опухоль обнаженной головки мужескаго дѣтороднаго уда (незалупа).

5867) **Psolus**, *ψωλος* (auch *ψωρος*) (v. Psole). | 1) Ein Mensch mit entblösstem (und erigirtem) männlichen Gliede, Ein Unzüchtiger. Человѣкъ съ обнаженнымъ дѣтороднымъ удомъ, Блудный. 2) Ein Beschnittener. Обрѣзанный.

5868) **Psophema**, Psophos (*ψοφεω*, fut. *—ησω*, zischeln, zischend Luft wegblasen; звучу, шумлю). | Ein zischendes, säuselndes Geräusch, daher die aus dem After und anderen Oeffnungen abgegangene Luft. Шумъ вообще, а потому шумъ причиняемый выхожденіемъ вѣтровъ изъ задняго прохода.

5869) **Psophesis**, *ψοφησις* (*ψοφεω*, v. Psophema). | Der zischende Abgang von Luft aus dem After und anderen Oeffnungen, Die Bildung des Psophema. Выхожденіе воздуха съ шумомъ и шипѣніемъ изъ задняго прохода и различныхъ полостей тѣла.

Psophia, v. Psophesis.

Psophos, *ψοφος* (vgl. Psatharos) = 1) Psophema, 2) = Psophesis.

5870) **Psora**, *ψωρα* (*ψωριαω* et *ψωραω*, die Krätze haben und bekommen; имѣть коросту). | Die Krätze, Räude. Чесотка, Короста. Vid. Scabies vera.

5871) **Psora**, Scabies (veter). | Räude, Krätze, Schäbe. Парши, Чесотка, Шолуди, Короста.

Psora agria, v. Psoriasis inveterata.

5872) **Psora** leprosa, squamosa | Kleienaussatz. Проказъ отрубовидный.

Psora squamosa, v. Psora leprosa.

5873) **Psoriasis** (v. Psora, *ψωριαω*, *ψωριαζω*, fut. *—ασω*, die Krätze, die Räude bekommen; имѣть коросту). | Das Krätzig-, Räudig-, Schabigwerden, jetzt auch wohl: Die Räude, Auch die trockene schuppichte Flechte. Сухой чешуйчатый лишай, чесоточновидная сыпь, такъ же Парши, Шелуди. Vid. Pityriasis.

5874) **Psoriasis** carpi (veter). | Rappe, Raspe, Malander. Колѣнные обручи, Маланды.

5875) **Psoriasis** diffusa. | Breite Räude. Лишай струповидный, разсыпный.

5876) **Psoriasis** gyrata. | Gestreifte Räude. Лишай струповидный полосатый.

5877) **Psoriasis** infantilis. | Kinderräude. Лишай струповидный у дѣтей.

5878) **Psoriasis** inveterata, Psora agria. | Eingewurzelte Räude. Лишай струповидный, застарѣлый.

5879) **Psoriasis** jubae. | Mähnengrind. Шолуди на гривѣ.

5880) **Psoriasis** labialis, Herpes labialis. | Lippenräude, Lippenflechte. Лишай струповидный на губахъ.

5881) **Psoriasis** palmaria. | Handtellerräude. Лишай струповидный на ладоняхъ.

5882) **Psoriasis** guttata. | Getüpfelte Räude. Лишай струповатый каплевидный.

5883) **Psoriasis** scrotalis. | Hodensackräude. Лишай струповидный мошонки.

5884) **Psoriasis** syphilitica, Lepra venerea. | Venerische Räude. Струповидный лишай венерическій.

5885) **Psorica** (v. Psoricus). | Die Krätzmittel. Лекарства отъ чесотки.

5886) **Psoricus** (v. Psora). | Krätzig, Von Krätze herrührend, Gegen Krätze dienend. Чесоточный, происходящій отъ чесотки.

5887) **Psorophthalmia** (v. Psora et Ophthalmos) s. Ophthalmia pruriginosa. | Die Augenliederkrätze. Чесоточное гноеточивое воспаленіе глазныхъ вѣкъ.

5888) **Psychagoga**, Psychagogica (*αγω*, führen, веду, et psyche). | Mittel gegen Ohnmacht und Scheintod (gleichsam die Seele zurückführende Mittel). | Средства отъ обморока и мнимой смерти.

5889) **Psyche**, *ψυχη*. | Die Seele, Der Geist. Душа, Духъ.

5890) **Psychentonia** (v. Psyche et Entonia). | Die übermässige Geistesanstrengung. (Излишнее) напряженіе душевныхъ силъ.

5891) **Psychentonicus** (v. Psychentonia). | Psychentonie betreffend, sich derselben aussetzend, davon herrührend. Причиняемый напряженіемъ душевныхъ силъ.

5892) **Psychiatria** (v. Psychiatros). | Die Seelenheilkunde. Психіатрія, Наука о душевныхъ болѣзняхъ.

5893) **Psychiatros** (v. Psyche et Iatros). | Der Seelenarzt, psychische Arzt. Психіатръ, Занимающійся изслѣдованіемъ ученія о душевныхъ болѣзняхъ.

5894) **Psychicus** (v. Psyche). | Geistig, Psychisch. Касающійся души.

5895) **Psychologia** (v. Psyche et Logos). | Die Seelenlehre, Psychologie. Психологія, Наука или Ученіе о душѣ, Душесловіе.

5896) **Psychologicus** (v. Psychologia). | Psycholog, Psychologisch. Психологъ, Психологическій.

5897) **Psychonosologia** (v. Psyche et Nosologia). | Die Lehre von den Seelenkrankheiten. Ученіе о душевныхъ болѣзняхъ.

Psychorages, v. Moribundus.

Psychoragia, v. Obitus.

5898) **Psychosis**, genit. —ios, —is (v. Psyche; ψυχοω, fut. —ωσω, beseelen; одушевляю). | Die Beseelung. Одушевленіе, Оживленіе.

5899) **Psychotria**. | Brechpflanze. Билярь.

5900) **Psychotria** emetica, Ipecacuanha striata. | Peruvianische Brechpflanze, Gestreifte Ipekakuanha. Ипекакуаншинъ полосатый.

5901) **Psychrolusia** (v. Psychrolutron). | Das Kaltbaden, Kaltwaschen. Холодное купанье, Холодное промыванье или обмыванье.

5902) **Psychrolutron** (psychros et λουω [fut. λουσω], λουτρεω; waschen, baden; мыть, купать). | Das kalte Bad. Холодная купальня или баня.

5903) **Psychrometrum** (v. Psychros et Metrum). | Das Psychrometer, Der Kältemesser. Орудіе для опредѣленія степени холода.

5904) **Psychrophobia** (v. Psychrophobicus). | Die Furcht vor (grosse Empfindlichkeit gegen) Kälte, besonders vor kaltem Wasser. Боязнь холода, особливо холодной воды.

5905) **Psychrophobicus**, Psychrophobus (v. Psychros et Phobos). | Die Kälte scheuend, besonders das kalte Wasser scheuend. Боящійся холода, особ. холодной воды.

5906) **Psychroposia** (v. Psychros et Posis). | Das Kalttrinken. Холодное питье.

5907) **Psychros**, ψυχρος (ψυχω, hauchen, blasen, kalt blasen; дышу; v. Psyche). | Kalt, Frostig, Kühl, Erfrischend. Холодный, Мразный, Свѣжій.

5908) **Psychrospermasia** (v. Psychrospermaticus). | Der sogenannte kalte Samen, Die Samenkälte. Холодное сѣмя.

5909) **Psychrospermaticus** (v. Psychros et Sperma). | Mit kaltem Samen versehen, Von Samenkälte herrührend. Происходящій отъ холоднаго сѣмени, Имѣющій холодное сѣмя.

5910) **Psychrotes** (v. Psychros), genit. —etis. | Die Kälte, Kühle, Frische. Стужа, Прохлажденіе, Свѣжесть.

5911) **Psychroticus** (v. Psychros). | Durch Kälte, besonders durch Erkältung entstanden. Причиняемый вліяніемъ холода на тѣло, особ. простудою.

Psychticus, v. Psycticus.

Psyctericus = Psycticus.

5912) **Psyctica** (v. Psycticus) (medicamenta). | Kühlende Arzneimittel. Лекарства прохлаждающія.

5913) **Psycticus** (v. Psychros. | Kühlend, Abkühlend, Auch erkältend. Прохлаждающій, Также простуду причиняющій.

Psydraces, v. (singul.) Psydrax.

5914) **Psydracia** (v. Psydracium) s. Scabies spuria s. secundaria, s. spontanea. | Die falsche Krätze, Stark juckende Wasserbläschen. Ложная чесотка, Возвышенныя красныя пятна.

Psydracia capitis, v. Tinea pulicaris.

5915) **Psydracia** vaccina. | Kuhpockenfriesel. Просовидная сыпь сопровождающая иногда предохранительныя оспы.

5916) **Psydracium** (ψυδρος statt ψευδος, v. Pseudos). | Ein (juckendes) Wasserbläschen, Juckenschwämmchen. Зудящій водяной пузырь.

Psydrax, ψυδραξ, genit. —ακος, —acis, = Psydracium.

5917) **Psylla**, Psyllus, ψυλλα, ψυλλος. | Der Floh. Блоха.

5918) **Psyllion**, Psyllium (v. Psylla). | 1) Das Flohkraut, Der Flohsamen. Сѣмя блошное. 2) Petechienflecken, die man den Flohstichen verglich. Синія пятна на тѣлѣ, Петехій, Петешн, похожія на укушенія блохъ.

Psyllium, v. Psyllion.

5919) **Psyxis** (v. ψυχω, v. Psychros). | Die Erkältung. Простуда.

5920) **Ptarmica** (v. Ptarmicus). | Niesmittel. Лекарства производящія чиханіе, Лекарства чихательныя. Vid. Errhina.

Ptarmica montana, v. Arnica montana.

5921) **Ptarmicus** (v. Ptarmos). | Niesend, Niesen erregend, Durch Niesen entstanden. Причиняемый чиханіемъ, оное производящій.

5922) **Ptarmos** s. Ptarmus (πταρω, πταρνω, πταρνομαι, niesen; чихать). | Das Niesen. Чиханіе. Vid. Sternutatio.

5923) **Ptenos**, *πτηνος*. | Geflügelt. Крылатый.

5924) **Pteris**. | Das Farrenkraut. Папоротникъ, Орлякъ.

5925) **Pteris aquilina**. | Gemeiner Adlerfarren, Flügelfarren, Farrenkrautweiblein, Jesus-Christuswurzel. Орлякъ или Папоротникъ женскій, Папоротникъ водяной, Сказанякъ.

5926) **Pteris esculenta**. | Essbarer Saumfarren. Орлякъ или Папоротникъ съѣдобный.

5927) **Pterna**, *πτερνα*. | Die Ferse. Пята.

Pternon = Pteron.

Pterodes, v. Pteroides.

5928) **Pterocarpus**. | Flügelfrucht. Крылоплодъ.

5929) **Pterocarpus draco**. | Drachenblut- oder Amerikanische Flügelfrucht. Змѣй, Змій дерево.

5930) **Pterocarpus erinaceus** s. Senegalensis. | Igelflügelfrucht, Afrikanischer Kinobaum. Крылоплодъ ежеватый, Африканское Кино-дерево.

5931) **Pterocarpus santalinus**. | Santelholzflügelfrucht, Rother Santelholzbaum. Сандальный птерокарпъ или Красный сандальникъ.

Pterocarpus Senegalensis, v. Pterocarpus erinaceus.

5932) **Pteroides**, Pteroideus (pteryx et *ειδος*). | Flügelförmig. Крыловидный.

Pteron = Pteryx.

5933) **Pterygium** (dimin. ab Pteryx) s. Caruncula corneae. | 1) Der kleine Flügel. Крылушко, Малое крыло. 2) Das Augenfell, Flügelfell. Кожица на глазѣ, Мясистый крыловидный пучокъ на роговой оболочкѣ. 3) Ein Nasenflügel. Носовое крыло. 4) Die Anwüchse an den Nägeln der Finger und Zehen. Наросты на ногтяхъ.

5934) **Pterygium crassum** s. Pannus oculi. | Das dicke, tuchförmige Augenfell. Непрозрачная, толстая кожица на глазѣ.

Pterygium lardaceum, v. Pterygium pingue.

5935) **Pterygium pingue** s. lardaceum, s. Pinguecula. | Das fette Augenfell. Жирная плева или кожица на глазѣ.

5936) **Pterygium tenue**, Ungula. | Das dünne Augenfell, Nagelfell. Полупрозрачная кожица или плева на глазѣ.

Pterygium teres, v. Dipterocarpus camphora.

5937) **Pterygium unguis**. | Nagelfell. Наросты на ногтяхъ.

5938) **Pterygius** (v. Pteryx). | Zu einem Flügel od. Flügelfortsatze gehörig. Принадлежащій къ крылу или къ крыловидному отростку.

5939) **Pterygodes**, Pterygoides, Pterygoideus (pteryx et *ειδος*). | Flügelförmig (Geflügelt). Крылообразный, Крыловидный.

Pterygoideus = 1) Pterygodes, 2) Pterygius.

5940) **Pterygoma**, *πτερυγωμα*, genit. —atis (v. Pteryx; *πτερυγοω*, fut. —*ωσω*, flügelförmig machen; дѣлать крыловиднымъ). | Eine starke Anschwellung der Schamlefzen, so dass der Beischlaf dadurch verhindert wird. Сильная опухоль срамныхъ губъ препятствующая соитію.

5941) **Pterygopalatinus** (v. Pteryx et Palatum, der Gaumen, небо во рту). | Zum Flügelfortsatze des Keilbeins und zum Gaumen gehörig. Принадлежащій къ крылонёбному отростку основной кости и небу во рту.

5942) **Pterygopharyngeus** (v. Pteryx et Pharynx). | Was zum Flügelfortsatz und zum Pharynx gehört. Принадлежащій къ крыловидному отростку и глоткѣ. Musculus pterygopharyngeus s. sphenopharyngeus. | Der Pterygopharyngeus, Schlundmuskel von Gaumenflügelfortsatz. Крыловидная мышица глотки.

5943) **Pterygostaphylini** (musculi) (v. Pteryx et Staphyle). | Die Flügelfortsatzzäpfchenmuskel. Мышицы крыловидныхъ отростковъ и язычка.

Pterygostaphylinus inferior, v. Ceratostaphylinus.

5944) **Pteryx**, *ὁ πτερυξ*, genit. —*υγος*, —ygis (*πεταω*, *πεταζω*, fliegen, летать). | 1) Der Flügel. Крыло. 2) Der Flügelfortsatz, besond. am Keilbeine. Крыловидный отростокъ основной кости. 3) Der Nasenflügel. Носовое крыло.

5945) **Ptillos**, Ptilos (v. Ptilon). | Wer die Daunen (wie junge Vögel) oder die feinen oder kurzen Haare (besond. an den Augenbraunen und Augenwimpern) verliert. Кто терянетъ перья, роняетъ.

Ptilocoleus, v. Coleoptilon.

5946) **Ptilon**. | Die Daune, Der Pflaum, Der Insektenflügel. Пухъ, Крыло насѣкомыхъ.

Ptilos, v. Ptillos.

5947) **Ptilosis** (v. Ptilos; *πτιλοω*, fut. —*ωσω*, sich mausern, am Augenbraunenausgehen, Augenwimpernausfallen leiden; линять, страдать выпаденіемъ рѣсницъ). | 1) Eigentlich das Federn od. Mausern der Vögel. Линяніе. 2) = Madarosis et Pachyblepharosis.

5948) **Ptisana** (*πτισσω*, Gersten enthülsen; шелушу, луплю (ячмень). | 1) Die enthülste Gerste. Очищенный ячмень.

2) Der Gerstentrank, Ptisana, Tisane, aber auch überhaupt: Schleimichter Trank. Ячменный взваръ или отваръ, Напитокъ приготовленный изъ ячменной крупы, Охладительный отваръ. Vid. Decoctum.

5949) **Ptisana medicata.** | Medicinische Getränke oder Ptisanen, oder Tisanen. Лекарственныя питья.

Ptissana = Ptisana.

5950) **Ptochiatria** (v. Ptochiatros). | 1) Die Armenheilkunde, Die Armenpraxis. Врачеваніе бѣдныхъ людей. 2) Eine Anstalt zur Heilung armer Kranker. Госпиталь для бѣдныхъ.

5951) **Ptochiatros** (v. Ptochos et Iatros). | Ein Armenarzt. Медикъ опредѣленный для пользованія бѣдныхъ.

5952) **Ptochocomium** (ptochos et *κομεω*, v. Nosocomium). | Die Armenverpflegung, Armenverpflegungsanstalt. Призрѣнія бѣдныхъ, Домъ для призрѣнія бѣдныхъ.

5953) **Ptochodochium**, *δεχομαι* (v. Doche et Ptochos). | Ein Armenhaus. Богодѣльня.

5954) **Ptochos**, *πτωχος* (*πτωσσω*, fut. —*ξω*, oft niederfallen, betteln, in Furcht sein; наклоняюсь съ униженіемъ, робостію). | 1) Wer oft niederfällt, vor Anderen kriecht. Нищенствующій. 2) Ein Armer. Бѣдный.

5955) **Ptoma**, genit. —atis (v. Ptosis). | Der Fall, Eigentlich das Gefallene, daher auch: Das Aas, Die Leiche. Паденіе, потому: Падло, Падалище, Трупъ.

5956) **Ptosis**, *πτωσις* (*πιπτω* [*πτοω*], fut. —*ωσω* [fallen machen], fallen; падаю). | Das Fallen, Herabsinken, Vorfallen. Паденіе, Выпаденіе. Vid. Blepharoptosis.

Ptosis bulbi ocularis, v. Ophthalmoptosis.

5957) **Ptosis iridis** s. iridis oculi. | Vorfall der Regenbogenhaut. Выпаденіе райка.

Ptosis palpebrae superioris, v. Blepharoptosis.

5958) **Ptoticus**, *πτωτικος* (v. Ptosis). | 1) Eigentlich (zum Fallen oder) zu einem Falle (casus) gehörig. Принадлежащій къ паденію. 2) Vom Fallen oder von einem Falle herrührend. Причиняемый паденіемъ или выпаденіемъ.

5959) **Ptyalagoga** (v. Ptyalon et Agoge). | 1) = Sialagoga. 2) Auswurf befördernde Mittel. Лекарства производящія харкотину.

5960) **Ptyalismus** (v. Ptyalon, *πτυαλιζω*, *πτυελιζω*, fut. —*ισω*, spucken, плевать) s. Ptyelismus, Sielismus, Sialorrhoea, Anabexis, Anachrempsis, Catharsis diapharyngos. | 1) Das häufige Spucken, Mundauswurf. Частое плеваніе. 2) Der Speichelfluss. Слюнотеченіе.

5961) **Ptyalismus** (s. Salivatio) abdominalis, lymphaticus, pancreaticus, spurius, vomitus salivalis, Catharsis diapharyngos. | Der Bauchspeichelfluss. Слюнотеченіе брюшное (происходящее изъ брюшныхъ органовъ).

5962) **Ptyalismus criticus.** | Der kritische Speichelfluss. Слюнотеченіе критическое.

Ptyalismus lymphaticus, pancreaticus, spurius, v. Ptyalismus abdominalis.

Ptyalismus pyrosicus, v. Cardialgia sputatoria.

5963) **Ptyalismus traumaticus.** | Der traumatische Speichelfluss. Слюнотеченіе травматическое.

5964) **Ptyalon**, Ptyelon (*πτυω* [*πτυαω*, *πτυαλω*], spucken, плевать). | Der Speichel. Слина, Харкота, Харкотина.

Ptyelismus, Ptyelon, v. Ptyalon et Ptyalismus.

5965) **Ptysis** (*πτυω*, fut. —*υσω*, v. Ptyalon). | Das Spucken. Плеваніе.

Ptysma, v. Ptyalon.

5966) **Ptysmagoga**, Ptysmatagoga (v. Ptysma et Agoga). | Auswurf befördernde Mittel. Лекарства способствующія отдѣленію харкотины.

5967) **Ptysmagoge**, Ptysmatagoge (v. Ptysma et Agoge). | Die Expektorationskur, Das expektorirende Heilverfahren. Способъ леченія произведеніемъ отдѣленія харкотины.

5968) **Ptysmatischesis** (v. Ptysma et Ischesis). | Die Verhaltung des Lungenauswurfs, Stopfung des Auswurfs. Остановленіе отдѣленія харкотины.

5969) **Ptysmatischeticus** (v. Ptysmatischesis), Ptysmatoscheticus. | Ptysmatischesis betreffend, dazu gehörig, davon herrührend. Причиняемый остановленнымъ отдѣленіемъ харкотины или мокроты или слюны, происходящій отъ онаго.

Ptysmatoschesis (v. Ptysma et Schesis) = Ptysmatischesis.

Ptysmischesis, Ptysmoschesis (v. Ptysmos et Ischesis, Schesis) = Ptysmatoschesis.

Ptysmischeticus, Ptysmoscheticus (v. Ptysmus et Ischesis, Schesis) = Ptysmatischeticus.

Ptysmus, *πτυσμος* = Ptysis.

5970) **Pubeda**, Pubens, Pubeta. | Ein mannbarer Mensch. Человѣкъ возмужалый.

Pubens, v. Pubeda.

Puber, v. Ephebus.

Puberale, v. Pubes.
5971) Pubertas, Ephebia, Ephebotes, Ephebosyne, Hebe. | Pubertät, Pubertätsentwickelung, Mannbarkeit, Jünglingsalter, Geschlechtsreife, Mannbares Alter. Возмужалость, Взрослость, Зрѣлость, Юношескій возрастъ.
5972) Pubes, Puberale, Hebe. | Die Scham, Schamhaare, Der Pflaumenbart. Лоно, Лобокъ, Волосы около дѣтородныхъ частей, Первые волосы или мошокъ на бородѣ. Vid. Ephebus et Regio pubis.
5973) Pubescens. | Weichhaarig. Пушистый.
Pubeta, v. Pubeda.
5974) Pudenda, Naturalia, Naturale. | Aeussere Genitalien, Aeussere Geburtsglieder, Schamtheile, Schamglieder. Наружныя, Дѣтородныя, Срамныя, Срамотныя части, Срамота. Vid. Genitalia.
5975) Pudendagra (Pudenda et Agra) s. Dolor pudendorum. | 1) Schmerz der äussern Geschlechtstheile. Боль наружныхъ дѣтородныхъ частей. 2) = Syphilis.
5976) Pudendagra feminarum. | Schmerz der äussern weiblichen Schamtheile. Боль наружныхъ женскихъ дѣтородныхъ частей.
5977) Pudendagra pruriens. | Jucken in den Schamtheilen. Зудъ дѣтородныхъ частей.
Pudendum muliebre, v. Vulva.
5978) Pudicitia. | Schamhaftigkeit. Стыдливость.
5979) Pudor. | Scham. Стыдъ.
5980) Puella, Puera, Femella, Core, Juvenis, Adolescens, Neanis. | Mädchen, Mägdlein, Mägdchen, Fräulein. Дѣвушка, Дѣвица, Отроковица.
5981) Puella innupta s. innubta. | Ein unverheirathetes Mädchen. Незамужняя (дѣвушка).
5982) Puellus, Puerulus, Pusio. | Knäbchen, Bübchen. Ребеночекъ, Малое дитя.
5983) Puer. | Knabe, Junge, Bube. Отрокъ, Мальчикъ. Vid. Embryo.
Puera, v. Puella.
5984) Puerilitas, Amentia senilis, Delirium senile, Lerema. | Kindisches Wesen, Das Kindischwerden. Ребячество, Ребяческая мышленность, Ребяческіе поступки. Vid. Infantia.
5985) Pueritia. | Das Knabenalter. Отрочество, Отроческій возрастъ. Vid. Infantia.
5986) Puerpera, Enixa, Lecho, Locheusa. | Kindbetterin, Wöchnerin, Sechswöchnerin, Entbundene, Neuentbundene, Neulichgelegene. Родильница, Роженица.
5987) Puerperalis. | Puerperal, Zum Kindbette gehörig. Родильный.
5988) Puerperium. | Das Kindbett, Wochenbett. Послѣродовое (шестинедѣльное) время или состояніе женщины.
Puerulus, v. Puellus.
5989) Pugillus. | Pugill, Drei Finger voll. Щепотъ (т. е. сколько тремя пальцами захватить можно). Vid. Dragmis.
5990) Pugnus. | Die Faust. Кулакъ, Горсть.
Pulchritas, v. Pulcritudo.
Pulchritudo, v. Pulcritudo.
5991) Pulcritudo, Pulchritudo, Pulchritas, Formositas, Nitor, Pasicompse. | Schönheit. Красота.
5992) Pulegium. | Puley, Poley, Flohkraut. Полей, Блохоловъ.
5993) Pulex. | Der Floh. Блоха.
Pulligo, v. Nigredo.
5994) Pullus. | Ein junges Thier, besonders ein junges Huhn. Птенецъ, Цыплёнокъ.
5995) Pulmentum lacteum. | Milchbrei. Молочная, жидкая кашица.
5996) Pulmo, Pulmones, Pneumon, Spiramentum animae, Ergasterion spiritus, Flabellum et Ventilabrum cordis, Culcitra cordis. | Lunge, Lungen. Лёгкое, Лёгкіе.
Pulmo hepatisatus, v. Pulmones hepatisati.
5997) Pulmonalis. | Pulmonal, Zu den Lungen gehörig. Легочный.
5998) Pulmonaria. | Lungenkraut. Легошница, Медуница, Медиинница. Vid. Pneumonia.
5999) Pulmonaria angustifolia. | Schmalblätteriges Lungenkraut. Медуница узколистая.
6000) Pulmonaria arborea, Muscus arboreus pulmonarius, Lichen arboreus. | Baumlungenkraut. Медуница древесная.
6001) Pulmonaria maculosa s. latifolia, Symphytum maculosum. | Fleckiges, Braunes, Geflecktes Lungenkraut. Медуница пятнистая или пятненная.
6002) Pulmonaria officinalis. | Gemeines Lungenkraut. Медуница аптечная или обыкновенная.
6003) Pulmonarius (v. pulmo). | Zu den Lungen gehörig, dieselben betreffend. Легочный.
6004) Pulmones. | Die Lungen. Лёгкія. Vid. Pulmo.
6005) Pulmones hepatisati. | Hepatisirte Lungen. Лёгкіе опеченѣлые (превращенныя въ печенкообразное вещество).
Pulmonia (v. Pulmo) = Pneumonia.
6006) Pulpa. | Mark, Fruchtmark,

Muss. Мякоть, Кашка, Желе, Кисель. Vid. Regiones lumbares.

6007) Pulpa cassiae. | Kassienmark. Кашка слабительная, дивьяго меду, сладкой трости.

6008) Pulpa colocynthides. | Koloquintenmark. Кашка изъ колоцинтовъ.

Pulpa dentis, v. Nucleus dentis et Substantia pulposa dentis.

6009) Pulpa nervea. | Nervenmark. Мозговинная или Нервная мякоть.

6010) Pulpa passularum. | Rosinenmark. Кашка изюмная.

6011) Pulpa pomorum. | Aepfelmark. Мякоть яблочная, Яблочной кисель.

6012) Pulpa prunorum. | Pflaumenmuss. Мякоть или Кашка сливная или черносливная, Желе изъ сливъ.

6013) Pulpa tamarindorum. | Tamarindenmark. Мякоть или Кашка тамариндная.

Pulpa testis, v. Parenchyma testis.

Pulpa testium, v. Substantia testium.

6014) Puls, genit. —tis, Pulticula. | Brei, Muss. Кашица, Жидкая каша, Похлебка съ крупою.

Puls testium, v. Substantia testium.

Pulsatilis fons, v. Fontanella.

6015) Pulsatilla. | Küchenschelle. Вѣтреница.

Pulsatilla nigricans, v. Pulsatilla pratensis.

6016) Pulsatilla pratensis, Anemone pulsatilla s. pratensis. | Wiesenküchenschelle, Braunschwärzliche kleine Küchenschelle. Вѣтреница прострѣльная, Прострѣлъ, Сонъ.

6017) Pulsatilla vulgaris s. Anemone pulsatilla. | Gemeine (grosse, blaue) Küchenschelle, Pulsatillwindblume, Osterblume. Вѣтреница обыкновенная.

6018) Pulsatio. | Das Schlagen. Біеніе. Vid. Pulsis.

6019) Pulsatio abdominalis. | Bauchklopfen. Біеніе брюшное или въ животѣ.

6020) Pulsatio abdominalis arteriaca. | Bauchklopfen von Leiden der Arterien. Біеніе брюшное артеріальное, Біеніе въ животѣ отъ болѣзненнаго состоянія артерій.

6021) Pulsatio abdominalis spuria. | Falsches Bauchklopfen. Мнимое брюшное біеніе.

6022) Pulsatio aurium, Pulsus aurium, Ototechnos. | Ohrenpochen, Ohrenklopfen, Ohrenrauschen. Стуканіе (шумъ) въ ушахъ.

6023) Pulsatio collaris. | Halsklopfen. Біеніе шеи.

Pulsatio cordis, v. Pulsus.

6024) Pulsatio thoracica. | Pulsation in der Brust. Біеніе въ груди, Грудное біеніе.

6025) Pulsus, Pulsatio, Pulsus cordis et arteriarum, Ictus cordis et arteriarum, Incursus arteriarum, Sphygmos, Diasphyxis. | Puls, Herz- und Arterienschlag, Klopfen des Herzens und der Arterien. Жилобіеніе, Пульсъ, Біеніе боевыхъ жилъ, Біеніе сердца и боевыхъ жилъ.

6026) Pulsus accelerans. | Der beschleunigte Puls. Ускоряющій пульсъ.

6027) Pulsus aequalis. | Gleicher, Gleichförmiger Puls. Равный пульсъ.

Pulsus arteriarum et cordis, v. Pulsus.

Pulsus aurium, v. Pulsatio aurium.

Pulsus bis feriens, v. Pulsus dicrotus.

6028) Pulsus cadens s. cedens. | Aufhörender Pulsschlag. Останавливающійся пульсъ.

6029) Pulsus caprizans. | Hüpfender Puls. Пульсъ подскакивающій, прыгающій, порывистый.

Pulsus cedens, v. Pulsus cadens.

6030) Pulsus celer. | Der geschwinde, schnelle Puls. Скорый пульсъ.

Puls cordis et arteriarum, v. Pulsus.

6031) Pulsus creber. | Häufiger Puls. Частый пульсъ.

6032) Pulsus decrescens. | Abnehmender Puls. Пульсъ уменьшающійся.

Pulsus decurtatus, v. Pulsus mutilus.

6033) Pulsus deficiens. | Der fehlende Puls, Die Pulslosigkeit. Прекращеніе біенія жилъ.

Pulsus deletus, v. Pulsus imminutus.

6034) Pulsus dicrotus s. bis feriens. | Zweischlägiger Puls. Пульсъ два раза ударяющій, сугубоударяющій, сдвоивающій, двойственный или двураздѣльное, двукратный, разсѣченный, Двойственное жилобіеніе.

6035) Pulsus duriusculus. | Der härtliche Puls. Пульсъ нѣсколько твердый.

6036) Pulsus durus. | Harter Puls. Твердый пульсъ.

Pulsus eurhythmus, v. Pulsus rhythmicus.

6037) Pulsus exilis. | Kleiner, schwacher Puls. Слабый пульсъ.

6038) Pulsus facile comprimendus. | Ein leicht zusammenzudrückender Puls. Пульсъ удобосжимаемый.

6039) Pulsus formicans. | Der kriechende, wimmelnde Puls. Ползущій пульсъ, Жилобіеніе подобное ползанію муравьевъ.

6040) Pulsus fortis. | Starker Puls. Пульсъ крѣпкой.

6041) Pulsus frequens. | Häufiger Puls. Частый пульсъ.

6042) **Pulsus** imminutus, deletus. | Verminderter, Aufgehobener Puls. Уменшенный, прекращенный пульсъ.

6043) **Pulsus** inaequalis. | Ungleicher Puls. Пульсъ неровный.

Pulsus inciduus, v. Pulsus undosus.

6044) **Pulsus** increscens. | Der zunehmende Puls. Пульсъ прибавляющійся.

6045) **Pulsus** inflammatorius. | Entzündlicher Puls. Пульсъ воспалительный.

6046) **Pulsus** intercidens. | Der zwischenfallende Puls. Частый въ перемѣжкѣ пульсъ.

6047) **Pulsus** intercurrèns. | Unterbrochener Puls. Прерывающій пульсъ или втекающій.

6048) **Pulsus** intermittens. | Aussetzender Puls. Перемѣжающійся пульсъ.

6049) **Pulsus** irregularis. | Unregelmässiger Puls. Неправильный пульсъ.

Pulsus isochronos, v. Pulsus rhythmicus.

6050) **Pulsus** lentus. | Der langsame Puls. Медленый пульсъ.

6051) **Pulsus** magnus. | Grosser Puls. Большой, сильной пульсъ.

6052) **Pulsus** mollis. | Weicher Puls. Мягкій пульсъ.

Pulsus mutabilis, v. Pulsus varius.

6053) **Pulsus** mutilus s. decurtatus, s. myurus. | Der nach und nach, allmählig abnehmende Puls. Пульсъ обсѣченный или окороченный, или мало по малу изчезающій.

6054) **Pulsus** myurus. | Ein sehr kleiner, mäuseschwänzchenartiger Puls. Пульсъ подобный мышьему хвосту. Vid. Myurus.

6055) **Pulsus** naturalis. | Natürlicher Puls. Правильный пульсъ.

6056) **Pulsus** normalis. | Normaler Puls. Правильный пульсъ.

6057) **Pulsus** spasticus. | Krampfhafter Puls. Судорожный пульсъ.

Pulsus ordinatus, v. Pulsus rhythmicus.

6058) **Pulsus** parvus. | Kleiner Puls. Малый пульсъ.

6059) **Pulsus** plenus. | Voller Puls. Пульсъ полный.

6060) **Pulsus** rarus. | Seltener Puls. Пульсъ рѣдкій.

6061) **Pulsus** regularis. | Regelmässiger Puls. Правильный пульсъ.

6062) **Pulsus** remittens. | Remittirender, Nachlassender Puls. Ослабляющійся пульсъ.

6063) **Pulsus** retardans. | Der zögernde Puls. Пульсъ замедляющій.

6064) **Pulsus** rhythmicus, eurhythmus s. isochronos, s. Pulsus ordinatus. | Rhythmischer Puls. Равномѣрный пульсъ.

6065) **Pulsus** serratus. | Zackichter Puls. Пульсь зубчатый или пилообразный.

6066) **Pulsus** suppressus. | Unterdrückter Puls. Пульсъ угнетенный.

6067) **Pulsus** tardus. | Langsamer Puls. Медлительный пульсъ.

6068) **Pulsus** undosus s. inciduus Solani. | Wellenförmiger Puls. Пульсъ волнистый, надсѣченный.

6069) **Pulsus** vacillans. | Schwankender Puls. Шатающійся пульсъ.

6070) **Pulsus** vacuus. | Leerer Puls. Пустый пульсъ.

6071) **Pulsus** varius, mutabilis. | Veränderlicher Puls. Пульсъ перемѣнчивый.

6072) **Pulsus** venarum. | Pulsation der Venen. Біеніе крововозвратныхъ жилъ.

6073) **Pulsus** vermicularis, myurus, formicans. | Der kriechende, wurmförmige Puls. Червообразный пульсъ (ползающій на подобіе червяка).

Pulticula, v. Puls.

6074) **Pulverulentus.** | Staubartig. Опыленный.

Pulvilli, i. q. Splenia.

6075) **Pulvillus**, Pulvinulus. | Ein Kisschen. Подушечка, Изголовье.

6076) **Pulvillus** e linamentis confectus. | Scharpiekuchen, Charpiebausch. Корпейная подушечка.

6077) **Pulvillus** rotundus. | Charpiepolster, Charpiewalzer, Zapfenmeisel, Bourdonett, Charpiewelger. Корпейная подушечка круглая.

6078) **Pulvinar**, Pulvinarium. | Kopfkissen. Подушка, Изголовье.

6079) **Pulvinar** medicatum. | Kräuterkissen. Травная подушка. Vid. Sacculus medicinalis.

Pulvinar ventriculi, v. Pancreas.

Pulvinarium, v. Pulvinar.

6080) **Pulvinulus.** | Ein Keimkisschen. Подушечка. Vid. Pulvillus.

6081) **Pulvinus**, Culcita. | Ein Polster, Kissen. Подушка.

6082) **Pulvis**, Pollen, Favilla. | Staub, Pulver. Пыль, Порошокъ.

6083) **Pulvis** absorbens. | Absorbirendes Pulver. Порошокъ всасывающій.

6084) **Pulvis** ad infrictiones. | Pulver zum Einreiben. Порошокъ для втиранія.

Pulvis ad strumas, v. Pulvis strumalis Hausleutneri.

6085) **Pulvis** ad suffiendum s. pro fumo, s. fumalis. | Räucherpulver. Курительный порошокъ.

6086) **Pulvis** ad tormina infantum. |

Kneifpulver. Порошокъ отъ боли живота у дѣтей.

6087) Pulvis adspersorius, Adspergo, Pasma, Empasma. | Streupulver. Присыпный порошокъ.

6088) Pulvis adstringens. | Adstringirendes Pulver. Порошокъ вяжущій.

6089) Pulvis aërophorus s. Pulvis magnesiae tartaricus, s. Pulvis aërophorus Vogleri. | Vogler's luftentwickelndes Pulver, Brausepulver, Sodapulver. Порошокъ шипучій или содовый. Vid. Mixtura natroso-tartarica.

Pulvis aërophorus Vogleri, v. Pulvis aërophorus.

Pulvis alcohol, v. Pulvis subtilissimus.

6090) Pulvis Algaroth s. Algarothi, s. Mercurius vitae, s. Stibium oxydulatum album. | Weisser unvollkommener Spiessglaskalk, Algarothspulver. Порошокъ Алгаротовъ.

Pulvis Algarothi, v. Oxydul. stibii gryseum.

6091) Pulvis aloëticus, Hiera picra. | Aloëpulver. Порошокъ сабурный.

6092) Pulvis aloëticus cum ferro. | Aloëpulver mit Eisen. Порошокъ сабурожелѣзный.

6093) Pulvis aloëticus cum guajaco. | Aloëpulver mit Guajak. Порошокъ сабуро-бакаутный.

6094) Pulvis alterans Plummeri (Pilulae alterantes Plummeri, Pilulae mercuriales, Pilulae hydrargyri submuriatis compositae, Pilulae muriatis hydrargyrici oxydulati et oxydi stibii hydrosulphurati). | Plummer's od. Plummer'sches Pulver. Порошокъ Плуммерісвъ.

6095) Pulvis antacidus Vogleri. | Pulver gegen Säure. Порошокъ отъ кислоты.

Pulvis antimonialis, v. Oxydum antimonii c. phosphate calcis.

6096) Pulvis antispasmodicus Stahlii. | Stahl's krampfstillendes Pulver. Порошокъ противусудорожный Сталіевъ.

6097) Pulvis aromaticus. | Aromatisches Pulver, Gewürzpulver. Пряниой порошокъ.

6098) Pulvis carbonum. | Kohlenpulver. Порошокъ угольный.

Pulvis Carthusianorum, v. Antimonium sulphuratum praecipitatum.

6099) Pulvis de chelis cancrorum. | Krebsscheerenpulver. Раковоклещный порошокъ.

Pulvis chrysoceraunius, v. Aurum ammoniatum.

6100) Pulvis collutorius. | Waschpulver. Порошокъ для умыванія.

Pulvis comitis de Warwick, v. Pulvis Cornachini.

6101) Pulvis compositus. | Zusammengesetztes Pulver. Порошокъ сложный.

Pulvis contra strumas, v. Pulvis strumalis Hausleutneri.

6102) Pulvis contra vermes. | Wurmpulver. Порошокъ отъ глистовъ.

6103) Pulvis contrayeruae compositum. | Zusammengesetztes Giftwurzpulver. Составный порошокъ контраервы.

6104) Pulvis Cornachini, Pulvis diatrion. | Cornachinpulver. Порошокъ Корнахиновъ.

6105) Pulvis cosmeticus. | Kosmetisches oder Schönheitspulver. Порошокъ косметическій (служащій для украшенія).

Pulvis de phosphate calcis e stibio, v. Oxydum antimonii e phosphate calcis.

Pulvis de tribus, v. Pulvis Cornachini.

6106) Pulvis dentifricius. | Zahnpulver. Зубный порошокъ.

6107) Pulvis dentifricius ruber. | Rothes Zahnpulver. Красный зубный порошокъ.

Pulvis dentifricus, v. Pulvis dentifricius.

Pulvis diatron, v. Pulvis Cornachini.

6108) Pulvis digestivus. | Digestivpulver. Порошокъ сваривающій.

Pulvis Doweri, v. Pulvis ipecacuanhae opiatus.

6109) Pulvis encausticus, Pulvis pro atramento. | Dintenpulver. Порошокъ чернильный.

6110) Pulvis epilepticus marchionis. | Markgrafenpulver. Порошокъ Маркграфскій.

6111) Pulvis epilepticus niger. | Schwarzes Pulver gegen die Fallsucht. Порошокъ черный противу падучей болѣзни.

6112) Pulvis equorum. | Pferdepulver. Порошокъ лошадиный.

Pulvis errhinus, v. Pulvis sternutatorius.

6113) Pulvis fumalis communis. | Gemeines Räucherpulver. Порошокъ простокурительный.

6114) Pulvis fumalis nobilis. | Edles Räucherpulver. Порошокъ отборнокурительный.

6115) Pulvis galactopoeus. | Milchpulver. Порошокъ млекомножительный.

Pulvis grossior, v. Pulvis grossus.

6116) Pulvis grossus, rudior. | Gröbliches Pulver. Крупный, Грубый порошокъ.

Pulvis gummosus, v. Pulvis tragacanthae compositus.

Pulvis hierapicra, v. Pulvis aloëticus.

Pulvis hydrargyri ciner., v. Hydrargyrum oxydulatum.

6117) **Pulvis** Jacobi febrifugus. | Jamesoder Fiebervertreibendes Pulver. Порошокъ противулихорадочный.

6118) **Pulvis** jalappae compositus, Pulvis jalappae et supertartratis potas., Pulvis jalappae tartaricus, Pulvis jalappae hydrargyratus. | Zusammengesetztes Jalappenpulver. Порошокъ ялапный сложный или составный.

6119) **Pulvis** jalappae cum cremore tartari. | Jalappenpulver mit Weinsteinrahm. Порошокъ ялапный составный.

Pulvis jalappae et supertartratis potassae, v. Pulvis jalappae compositus.

Pulvis jalappae hydrargyrati, v. Pulvis jalappae compositus.

Pulvis jalappae tartaricus, v. Pulvis jalappae compositus.

6120) **Pulvis** infantum, Pulvis magnesiae compositus. | Zusammengesetztes Magnesienpulver. Порошокъ изъ магнезіи составный.

Pulvis ipecacuanhae cum opio, v. Pulvis ipecacuanhae opiatus.

Pulvis ipecacuanhae compositus, v. Pulvis ipecacuanhae opiatus.

Pulvis ipecacuanhae et opii, v. Pulvis ipecacuanhae opiatus.

6121) **Pulvis** ipecacuanhae opiatus, Pulvis ipecacuanhae cum opio, Pulvis ipecacuanhae compositus, Pulvis ipecacuanhae et opii, Pulvis Doweri, Pulvis ipecacuanhae thebaicus. | Mit Opium versetztes Ipekakuanhapulver, Dower's Pulver. Порошокъ Доверовъ или изъ опія и ипекакуаны, или ипекакуанго-опіятный.

Pulvis ipecacuanhae thebaicus, v. Pulvis ipecacuanhae opiatus.

6122) **Pulvis** liquiritiae compositus s. Pulvis pectoralis. | Zusammengesetztes Süssholzpulver. Порошокъ солодкаго корня.

Pulvis magnesiae compositus, v. Pulvis infantum.

Pulvis magnesiae tartaricus, v. Pulvis aërophorus.

6123) **Pulvis** marchionis. | Markgrafenpulver. Маркграфскій порошокъ.

6124) **Pulvis** nitrosus. | Salpeterpulver. Порошокъ селитерный.

6125) **Pulvis** ophthalmicus, Inspergo ophthalmica, Ophthalmempasma, Collyrium siccum. | Augenpulver. Порошокъ глазный или очной, или для глазъ.

6126) **Pulvis** opiatus. | Opiumpulver. Порошокъ изъ опія.

6127) **Pulvis** pectoralis. | Brustpulver. Порошокъ грудный. Vid. Pulvis liquiritiae compositus.

6128) **Pulvis** pro limonada. | Limonadenpulver. Порошокъ для лимонада.

6129) **Pulvis** pro suffitu s. suffimento. | Räucherpulver. Курительный порошокъ.

6130) **Pulvis** puerorum citrinus. | Gelbes Kinderpulver. Желтый порошокъ для дѣтей.

6131) **Pulvis** purgans. | Purgirpulver. Порошокъ проносный, очистительный.

6132) **Pulvis** purificans Kaempfii. | Kämpf's reinigendes Pulver. Порошокъ чистительный.

6133) **Pulvis** pyrius s. tormentarius. | Schiesspulver. Порохъ, Огнестрѣльный порохъ.

6134) **Pulvis** refrigerans. | Kühlendes Pulver. Порошокъ холодительный, прохладительный.

Pulvis rudior, v. Pulvis grossus.

Pulvis scammonei compositus, v. Pulvis sennae compositus.

6135) **Pulvis** scillae compositus. | Zusammengesetztes Meerzwiebelpulver. Порошокъ морекулуковый сложенный.

6136) **Pulvis** sennae compositus, Pulvis scammonei compositus. | Zusammengesetztes Sennepulver. Порошокъ изъ сенны сложенный.

6137) **Pulvis** simplex. | Einfaches Pulver. Порошокъ простой.

6138) **Pulvis** sternutatorius. | Niespulver. Порошокъ чихательный.

6139) **Pulvis** stomachicus. | Magenpulver. Порошокъ желудочный.

6140) **Pulvis** strumalis Hausleutneri, Pulvis contra strumas, Pulvis ad strumas. | Kropfpulver. Порошокъ отъ зоба.

6141) **Pulvis** stypticus, Pulvis sulphatis aluminis compositus, Pulvis sulphatis ferri et gummi kino. | Zusammengesetztes Schwefelpulver. Порошокъ стягивающій или изъ купороса и кино, или изъ квасцовъ, или сѣрный сложенный.

6142) **Pulvis** subtilis. | Feines, Dünnes Pulver. Порошокъ мѣлкій, тонкій.

6143) **Pulvis** subtilissimus s. alcoholisatus. | Ganz feines Pulver. Самый мѣлкій, тончайшій порошокъ.

Pulvis sulphatis aluminis compositus, v. Pulvis stypticus.

Pulvis sulphatis ferri et gummi kino, v. Pulvis stypticus.

6144) **Pulvis** temperans. | Kühl- oder Kühlendes Pulver. Порошокъ прохладительный или отъ жару.

6145) **Pulvis** testarum ostrearum praeparatarum. | Zubereitetes Austerschalenpulver. Порошокъ устрицераковинный.

6146) **Pulvis** tonans s. tonitruans. | Knallpulver. Гремячій порошокъ.

Pulvis tormentarius, v. Pulvis pyrius.

Pulvis tragacanthae compositus, v. Pulvis gummosus.

6147) Pulvis Unzeri. | Unzer's Pulver. Унцерской порошокъ.
6148) Pumex, Lapis pumicis. | Bimstein. Пемза.
Pumila, v. Nana.
Pumilio, v. Nanus.
6149) Puncta ciliaria. | Ciliarpunkte, Augenwimpernpunkte. Рѣсничныя точки или отверстія желѣзъ Мейбоміевыхъ. Vid. Ductus Meibomii.
6150) Puncta indifferentiae. | Indifferenzpunkte. Точки равнодѣйствія, Индиферентныя, непоказывающія никакой полярности.
6151) Puncta lacrymalia, Spiramina palpebrarum. | Thränenpunkte, Thränenlöcher, Thränensauger. Слезныя точки, Точки, устья слезныхъ протоковъ.
6152) Puncta ossificationis, Nuclei ossei. | Ossifikationspunkte, Beinpunkte, Knochenkerne, Verknöcherungspunkte. Точки окостенѣнія.
6153) Punctatus. | Punktirt. Точечный, Въ видѣ точекъ.
Puncticulae, v. Petechiae.
Punctillum, v. Punctum.
Punctio, v. Paracentesis.
Punctulum, v. Punctum.
6154) Punctum, Punctus, Punctillum, Punctulum. | Ein Punkt. Точка.
6155) Punctum congelationis (artificialis). | Der (künstliche) Frostpunkt. Точка замерзанія.
6156) Punctum culminans. | Der kulminirende Punkt. Точка показывающая самую высшую степень.
6157) Punctum ebullitionis. | Siedepunkt. Точка кипѣнія.
6158) Punctum fixum. | Der feste, unbewegliche Punkt. Точка неподвижная.
6159) Punctum incidentiae. | Einfallspunkt. Точка паденія.
6160) Punctum indifferentiae. | Indifferenzpunkt. Точка равнодѣйствія, индиферентная, непоказывающая никакой полярности.
6161) Punctum lacrymale. | Thränenpunkt. Слезная точка.
6162) Punctum mobile, Locus mobilis. | Bewegungspunkt, Beweglicher Punkt, Beweglicher Theil. Подвижная точка или движущаяся.
6163) Punctum ossificationis. | Der Verbeinerungspunkt, Verknöcherungspunkt. Точка окостенѣнія.
6164) Punctum saliens, Punctum sanguineum saliens, Punctus saliens s. sanguineus, Globulus sanguineus, Punctus ruber saliens. | Hüpfender Punkt, Hüpfpunkt. Точка движущаяся (организирующагося сердца), Движеніе несовершеннаго сердечка.
Punctum sanguineum saliens, v. Punctum saliens.
6165) Punctum saturationis. | Sättigungspunkt. Точка насыщенія.
6166) Punctum visus. | Gesichtspunkt. Точка зрѣнія.
6167) Punctura. | Stich. Уколъ, Прободеніе. Vid. Paracentesis.
Punctus, v. Punctum.
Punctus ruber saliens, v. Punctum saliens.
Punctus saliens, v. Punctum saliens.
Punctus sanguineus, v. Punctum saliens.
6168) Pungens s. Spinescens. | Stechend. Колючій.
6169) Punica. | Granatapfel. Гранатъ.
6170) Punica granatum. | Gemeiner Granatapfel, Granatbaum. Гранатникъ, Гранатовое дерево.
6171) Puniceus. | Karminroth. Карминный, Румяный, Пунцовый.
Puogenia, v. Pyogenia.
Puoturia, v. Pyuria.
Pupilio, v. Pupilla.
6172) Pupilla, Pupula, Pupilio, Visio, Core, Cora, Fenestra s. Nigrum, s. Foramen oculi, Prunella, Lumen. | Pupille, Augenstern, Stern im Auge. Зѣница, Зрачокъ.
6173) Pupilla artificialis. | Die künstliche, vikarirende Pupille. Искуственный зрачокъ, Искуственная зѣница.
6174) Pupilla contracta. | Zusammengezogene Pupille. Сжатая зѣница, Сжатый зрачокъ.
6175) Pupilla dilatata. | Erweiterte Pupille. Расширенный зрачокъ, Расширенная зѣница.
Puppis os, v. Os frontis.
Pupula, v. Pupilla.
Pupulae, v. Apices digitorum.
Purgamenta alvi, v. Faeces.
Purgamenta infantis, v. Meconium.
Purgamenta puerperii, v. Lochia.
Purgamenta uteri, v. Lochia.
6176) Purgans. | Ein Purgirmittel, Abführendes Mittel. Проносное, Слабительное лекарство. Vid. Catharticum.
Purgantia, v. Purgans et Drastica.
Purgatio, v. Catharsis.
Purgatio menstrua, v. Menstruatio.
Purgatio mulierum, v. Menstruatio.
Purgatio puerperii, v. Lochia.
Purgatio sanguinis, v. Depuratio sanguinis.
Purgationes menstruae, v. Menstruatio.
Purgativus = Catharticus.

6177) **Purificantia.** | Blutreinigende Mittel. Кровочистительныя средства.

Purificatio ossium, v. Mundatio ossium.

6178) **Puriformis.** | Eiterartig. Гноевидный.

6179) **Puritas.** | Reinheit, Reinigkeit. Чистота.

6180) **Purpura.** | Das Fleckfieber. Просовидная, пурпуровая сыпь съ лихорадкою. Vid. Miliaria et Sanguis.

Purpura haemorrhagica, v. Petechianosis.

Purpura maligna, v. Petechiae.

6181) **Purpura** mineralis. | Mineralischer Purpur. Минеральный червленецъ.

6182) **Purpura** rosea. | Rosenfleckfieber. Просовидная розовая сыпь съ лихорадкою.

Purpura scorbutica, v. Spilosis scorbutica.

Purpura typhodes contagiosa, v. Petechiae spuriae.

Purpura urticata, v. Urticaria vulgaris.

Purpura venerea, v. Spilosis syphilitica.

6183) **Purpurascens.** | Purpurröthlich. Багряноватый.

6184) **Purpureus.** | Purpurn. Багряный, Пурпуровый.

Purulentatio, v. Suppuratio.

Purulentia, v. Suppuratio.

6185) **Purulentus.** | Eiterig. Гноеточивый, Гнойный.

Purulescentia, v. Suppuratio.

6186) **Pus**, *πυον*, genit. —*ου*, —uris. | Der Eiter. Гной.

6187) **Pus**, *πους*, genit. —*οδος* (v. Pes). | Der Fuss. Нога.

6188) **Pus** benignum, nutritivum, Humor purulentus. | Gutartiger, wahrer Eiter. Хорошій, благопріятный гной.

Pus corrosivum, v. Ichor.

6189) **Pus** laudabile. | Guter Eiter. Хорошій гной.

6190) **Pus** malignum. | Böser Eiter. Худый гной. Vid. Ichor.

6191) **Pus** maturum. | Reifer Eiter. Зрѣлый гной.

Pus nutritivum, v. Pus benignum.

6192) **Pus** spurium, Suppuratio lymphatica. | Gerinnbare Lymphe, Unächter Eiter. Ненастоящій гной, Свернувшаяся, сгустившаяся лимфа.

6193) **Pus** verum. | Wahrer Eiter. Настоящій гной.

6194) **Pusillanimis.** | Kleinmüthig. Малодушный.

6195) **Pusillanimitas** s. Demissio animi. | Kleinmüthigkeit. Малодушіе.

6196) **Pusio.** | Ein kleiner Knabe. Мальчишка. Vid. Puellus et Puer.

6197) **Pustula.** | Eiterblatter. Гнойный прыщь, Гнойный пупырышекъ.

6198) **Pustula** maligna s. Anthrax septicus, malignus. | Schwarze Blatter oder Pocke, Bösartige Pustel. Злокачественный прыщь, Злокачественный черный прыщь съ помертвѣніемъ. Vid. Carbunculus polonicus.

6199) **Pustulae.** | Blätterchen, Eiterblattern, Blätterlein, Eiterbläschen, Eiterfinnen. Пузырки, Прыщики, Гнойные пупырышки, Гнойные прыщи, Гноячки. Vid. Ampullae.

6200) **Pustulatus.** | Mit Blasen versehen. Пупырчатый, Пупыристый.

6201) **Putamen.** | Schale, Nussschale. Шелуха, Скорлупа, Кора орѣха.

6202) **Putamen** s. Cortex exterior nucum juglandium. | Die (äussere, grüne) Schale der Wallnüsse, Wallnussschale. Скорлупа греческихъ орѣховъ.

Putamina, v. Putamen.

Putium (v. Posthae) = Praeputium.

Putramen, v. Putrefactio.

Putredo, v. Putrefactio et Status putridus.

6203) **Putrefactio**, Putredo, Putror, Putramen, Putrilago, Fermentatio putrida. | Fäulniss, Fäulung, Faule oder Faulende Gährung. Гнилость, Гноеніе, Согнитіе, Гніеніе.

6204) **Putridus.** | Faul, Morsch, Mürbe. Гнилый.

Putrilago, v. Putrefactio.

Putror, v. Putrefactio.

Puxis, *πυξις*, = Pyxis.

6205) **Pycnicmasia**, Pycnicmasis (v. Pycnos et Icmios, Icmas, Icmasia). | Eine Verdickung der Säfte. Сгущеніе соковъ.

6206) **Pycnicmasticus** (v. Pycnicmasia). | Verdickung der Säfte bewirkend, aus derselben entstanden. Причиняемый непомѣрнымъ сгущеніемъ соковъ.

6207) **Pycnodes** (v. Pycnus). | Dicht, Fest, Dick. Густый, Плотный, Крѣпкій.

6208) **Pycnos**, *πυκνος* (*πυκα*). | Dicht, Fest, Dick. Плотный, Твердый, Толстый.

6209) **Pycnosis** (v. pycnos, *πυκνοω*, fut. —*ωσω*, verdichten, verdicken; сгущать). | Die Verdichtung, Verdickung (der Säfte). Сгущеніе (соковъ), Отолстѣніе (твердыхъ частей).

6210) **Pycnotes**, *πυκνοτης*, genit. —*ητος* (v. Pycnosis). | Das Dicht- oder Dickwerden, Die Dichtigkeit, Dicke. Плотность, Крѣпкость.

6211) **Pycnotica** (v. Pycnoticus). | Verdichtende, Verdickende, Dichtmachende Mittel, auch = Stegnotica. Сгущающія лекарства.

6212) **Pycnoticus** (v. Pycnosis). | Verdichtend, Verdickend, Festmachend. Сгущающій, Твердымъ дѣлающій.

Pye, πυη, = Pyesis.

6213) **Pyecchysis** (v. Pyon et Ecchysis). | Die Eiterergiessung. Изліяніе гноя.

6214) **Pyelos**, πυελος, πυαλος, Pelvis. | Das Becken. Тазъ.

6215) **Pyemesis** (v. Pyon et Emesis). | Das Eiterbrechen. Рвота гнойная.

6216) **Pyesis** (v. Pyon, πυεω, fut. —υσω, eitern, гноить). | Die Eiterung. Гноеніе, Нагноеніе.

Pyga, v. Pyge.

6217) **Pyge**, πυγη. | 1) Der Steiss. Задница. 2) Der dickste, fetteste Theil. Самая толстая, Тучная часть.

6218) **Pygmaeus** (v. Pygme). | Ein ellenlanger Mensch, Ein Pygmäe, Zwerg. Человѣкъ величиною съ локоть, Карликъ.

Pygme, πυγμη, = Antibrachium.

Pygmaea, v. Nana.

6219) **Pyicus** (v. Pyon). | Eiterig, Von Eiter herrührend. Гнойный, Причиняемый гноемъ.

Pylae, v. Porta.

6220) **Pyle**, πυλη, Pyla, Porta. | Die Pforte, Das Thor, auch: Vena portarum. Ворота, Дверь, Проходъ = Vena portae.

6221) **Pylemphraxis** (v. Pylemphracticus). | Eine (Ueberfüllung und) Verstopfung der Pfortader. Засореніе въ системѣ воротной вены.

6222) **Pylemphracticus** (v. Pyle et Emphraxis). | Stockungen in der Pfortader verursachend od. dadurch verursacht. Причиняемый засореніемъ или завалами въ системѣ воротной вены.

6223) **Pylicus** (v. Pyle). | Die Pfortader betreffend. Зависящій отъ воротной вены.

6224) **Pyloricus** (v. Pylorus). | Den Pylorus betreffend. Принадлежащій къ исходу желудка.

6225) **Pylorus**, πυλωρος (pyle et ουρος, der Wächter, стража; der Pförtner, привратникъ), Janitor, Ostium ventriculi duodenale s. ventrale dextrum, s. pyloricum, s. dextrum, s. inferius, Orificium dextrum s. inferius, s. Egressus, s. Os inferius, s. Annulus, s. Sphincter ventriculi ostiarius, Hostiarius, Portanarium. | Pylorus, Pförtner, Unterer oder Rechter Magenmund, Pfortner, Rechte Mündung od. Ausgangsende, oder Unteres oder Kleines Ende, oder Pförtner, oder Darmende, oder Entbindung, oder Schlussmündung, oder Pförtnermündung, oder Ausgangsmündung des Magens. Исходъ желудка, Правое устье желудка. Vid. Duodenum.

6226) **Pylorus callosus**. | Verhärtung des Pförtners. Отвердѣніе исхода желудка.

Pylorus proprie sic dictus, v. Valvula pylori.

6227) **Pyocele** (v. Pyon et Cele). | Eine Anschwellung des Hodensacks von Eiter, der sich aus dem Unterleibe in denselben hinabgesenkt hat. Скопленіе гноя въ мошонкѣ.

Pyocelia, v. Pyocoelia.

6228) **Pyocenosis** (v. Pyon et Cenosis). | Die Eiterausleerung. Испражненіе гноя.

6229) **Pyocenoticus** (v. Pyocenosis). | Eiterausleerung bewirkend, Durch (zu schnelle) Eiterentleerung entstanden. Причиняемый скорымъ испражненіемъ гноя.

6230) **Pyochezia** (pyon et χεζω, v. Blennochezia). | Der Eiterabgang, Eiterdurchfall. Гнойное испражненіе, Гнойный поносъ. Vid. Diarrhoea purulenta.

Pyochezia simulata, v. Diarrhoea spuria.

6231) **Pyocoelia** (v. Pyon et Coelia). | Der Eiterbauch, Eine Eiteransammlung im Abdomen. Накопленіе гноя въ брюшной полости. Vid. Ascites purulentus.

6232) **Pyocoelia saccata**. | Sackeiterbruch. Накопленіе гноя содержащагося въ мѣшечкѣ, въ брюшной полости.

6233) **Pyocysticus** (v. Pyocystis). | Pyokystis machend, davon herrührend. Происходящій отъ накопленія гноя.

6234) **Pyocystis** (v. Pyon et Cystis). | Der Eitersack, besonders in den Lungen: Vomica. Накопленія гноя содержащагося въ мѣшкѣ, особ. въ лёгкихъ, нарывъ въ лёгкихъ. Vid. Vomica.

Pyocystis abdominalis, v. Vomica abdominalis.

Pyocystis pectoris purulenta, v. Vomica pectoris purulenta.

6235) **Pyodes** (pyon et ειδος). | Eiterähnlich, Eiterig. Гноевидный, Гноеобразный.

Pyoëmesis, v. Pyemesis.

6236) **Pyoëmesis spuria**. | Falsches Eiterbrechen. Мнимая гнойная рвота.

6237) **Pyogenesis**, Pyogenia (v. Pyon et Genesis). | Die Eiterbildung, Eitererzeugung, Pyogenese. Зарожденіе, образованіе гноя. Vid. Inflammatio topica.

Pyogenia, v. Pyogenesis.

Pyogenia corrosiva, v. Exulceratio.

Pyogenia simplex, v. Suppuratio.

6238) **Pyometra** (v. Pyon et Metra). |

Eine Ansammlung von Eiter im Uterus. Накопленіе гноя въ маткѣ. Vid. Hydrometra purulenta.

6239) Pyon, πυος, πυη, πυον, Pus. | Der, Das Eiter. Гной.

6240) Pyopericardia, Pyopericardium (v. Pyon et Pericardium). | Eine Ansammlung von Eiter im Herzbeutel. Гной въ околосердечной сумкѣ.

6241) Pyopericardiacus (v. Pyopericardia). | Eiterung im Pericardium verursachend oder dadurch verursacht. Причиняемый гноемъ въ околосердечной сумкѣ.

6242) Pyophthalmia (v. Pyon et Ophthalmia). | 1) Die eiterige Augenentzündung. Воспаленіе глазныхъ вѣкъ съ отдѣленіемъ гноя. 2) = Pyophthalmus. Vid. Blepharopyorrhoea.

6244) Pyophthalmia externa. | Eiterung am Auge. Гной около глаза.

Pyophthalmus (v. Pyon et Ophthalmos) = Hypopium.

6244) Pyoplania (pyon et πλανεω, v. Plane, Planeta). | Eine Eiterverbreitung (in mehrere Theile). Неправильное отдѣленіе гноя.

Pyopoesis (v. Pyon et Poesis) = Pyogenia.

6245) Pyopoeticus, Pyopoeus (v. Pyopoesis). | Eiter machend, Eiterung befördernd. Производящій гной.

6246) Pyoptysis (v. Pyon et Ptysis). | Der Eiterauswurf, Eiterhusten, Das Eiterspeien. Изверженіе гноя кашлемъ.

Pyoptysis pthisica, v. Phthisis pulmonalis purulenta.

Pyoptysis vera, v. Anacatharsis purulenta.

6247) Pyorrhagia (v. Pyon et Rhagia). | Der plötzliche Abgang einer grossen Menge Eiters. Сильное истеченіе гноя изъ нарыва.

6248) Pyorrhoea (v. Pyon et Rhoea). | Eiterfluss, Eiterabgang, besond. aus den Genitalien, dem After, den Lungen. Испражненіе гноя, особ. изъ дѣтородныхъ частей, задняго прохода, лёгкихъ.

Pyorrhoea alvina, v. Diarrhoea purulenta.

Pyorrhoea aurium, v. Otorrhoea purulenta.

6249) Pyorrhoea nasalis, Ozaena interna. | Inneres Nasengeschwür. Язва въ носовой полости, Язва носовая внутренняя.

Pyorrhoea notha, v. Pyorrhoea simulata.

Pyorrhoea palpebrae, v. Blepharophthalmia ulcerosa.

Pyorrhoea phthisica, v. Phthisis vera.

6250) Pyorrhoea saniosa. | Jauchsucht. Испражненіе худаго гноя.

6251) Pyorrhoea simulata, notha. | Der eiterförmige Fluss. Гноевидное истеченіе.

Pyorrhoea urinalis, v. Pyuria vera.

6252) Pyorrhoea vera. | Aechter Eiterfluss. Испражненіе настоящаго гноя.

Pyorrhoea viarum lacrymalium, v. Dacryopyorrhoea.

Pyos, πυος, v. Pye, Pyon.

6253) Pyosis (v. Pyon; πυοω, fut. —ωσω, eitern; гноюсь, нагноиваться). | 1) Die Eiterung, Vereiterung. Нагноеніе какого нибудь органа. 2) = Pyogenesis. 3) = Hypopium. Vid. Suppuratio.

6254) Pyosis pectoris, Pyothorax, Hydrothorax purulentus, Dyspnoea s. Orthopnoea pyothoracica, Pneumonia suppuratoria, Abscessus pectoris thoracis s. pulmonum. | Brusteitersucht. Гной въ груди, Накопленіе гноя въ грудной полости.

6255) Pyothoracicus (v. Pyothorax). | Eiterung im Thorax verursachend, daran leidend, dadurch verursacht. Причиняемый гноемъ накопляющимъ въ грудной полости.

6256) Pyothorax (v. Pyon et Thorax). | Die Eiterbrust, Eiteransammlung im Thorax. Накопленіе гноя въ грудной полости. Vid. Pyosis pectoris.

Pyothorax verus, v. Empyema verum.

Pyoturia, v. Pyuria.

6257) Pyr, πυρ, genit. πυρος. | Das Feuer, bedeutet auch: Fieberhitze, Fieber. Огонь, Горячка, Лихорадочный жаръ.

6258) Pyra (v. Pyr) (eigentl. Der Feuerherd, Die Brandstelle, Der Scheiterhaufen. Костеръ) = Anthrax, Carbunculus et Pyretos.

6259) Pyramidalis, Pyramides (v. Pyramis et Eidos). | Pyramidenförmig, Pyramidalisch. Пирамидальный.

Pyramidalis menti, v. Depressor anguli oris.

6260) Pyramidatus. | Pyramidenförmig. Пирамидовидный.

6261) Pyramides Malpighianae. | Pyramidenförmige Körper der Marksubstanz der Nieren, Kegelförmiger Körper oder Markpyramiden der Nieren. Трубочки мочесносныя, пирамидовидныя.

Pyramides renales, v. Pyramides renales Ferrenii.

6262) Pyramides renales Ferreinii s. Ferrenii, Fasciculi pyramidales, Coni, Corpora pyramidalia, Pyramides renales. | Ferreinische Pyramiden, Harngefässbündel, Bündel der Harngefässe, Nierenpyramiden. Пучки пирамидовидные или Пирамиды почекъ.

Pyramides renis, v. Lobi renales.

6263) **Pyramis**, πυραμις, genit. —ιδος, —idis. | Die Pyramide. Пирамида. Vid. Penis.

Pyramis cochleae, v. Modiolus cochleae.

Pyre, πυρη, = Pyra.

6264) **Pyrecticus** (v. pyr od. pyretos et εχω, haben; имѣть). | Fieberhaft, Mit Fieber behaftet. Лихорадочный.

6265) **Pyren**, Pyrena, Pyrene, genit. —enis, —ae (v. Pyr, weil man dergleichen Kerne und Schalen zum Heizen [der Bäder] brauchte). | Der harte Fruchtkern. Твердое ядро или зерно, Косточка въ фруктахъ.

Pyrena, v. Pyren.

6266) **Pyrenodes**, Pyrenoides (pyren et ειδος). | Einem harten Kerne ähnlich, Kernähnlich. Подобный твердому зерну или ядру. Vid. Odontoideus.

6267) **Pyreterium** (v. Pyr). | Der Feuerherd, z. B. in einem chemikalischen Ofen. Очагъ.

6268) **Pyrethrum**. | Bertram. Слюногонка, Жигунецъ.

6269) **Pyrethrum inodorum**, Chrysanthemum inodorum. | Geruchloser Bertram, Wucherblume, Falsche Chamille. Ивановъ цвѣтъ нивяный.

6270) **Pyrethrum frutescens**, Chrysanthemum frutescens. | Strauchartiger Bertram. Слюногонка кустарная.

6271) **Pyrethrum Myconi**, Chrysanthemum Myconi. | Mycon's Bertram. Роменникъ Мекопія.

6272) **Pyrethrum parthenium**, Matricaria parthenium, Chrysanthemum parthenium. | Mutterkraut-Bertram, Gemeines Mutterkraut, Mottram. Роменникъ ромашковый.

Pyretica (remedia) = Antipyretica.

6273) **Pyreticus** (v. Pyretos). | Fieberhaft, Mit Fieber verbunden, davon herrührend; febrilis. Лихорадочный, Причиняемый лихорадкою.

6274) **Pyretion** (v. Pyretos). | Ein kleines, leichtes Fieber, Febricula. Небольшая лихорадка.

6275) **Pyretogenesia**, Pyretogenesis (v. Pyretos et Genesis). | Die Entstehung und Ausbildung der Fieber. Происхожденіе, Развитіе, образованіе лихорадокъ.

6276) **Pyretogeneticus** (v. Pyretogenesis). | Die Pyretogenese betreffend, dieselbe befördernd. Принадлежащій къ Pyretogenesis.

Pyretogenia = Pyretogenesis.

6277) **Pyretographia** (v. Pyretos et Graphe). | Die Beschreibung der Fieber = Pyretosymptomatographia. Описаніе лихорадокъ.

6278) **Pyretographicus**, Pyretographus (v. Pyretographia). | Die Fieber beschreibend, Zur Pyretographie gehörig. Принадлежащій къ описанію лихорадокъ.

6279) **Pyretologia** (v. Pyretos et Logos). | Die Fieberlehre. Ученіе о лихорадкахъ.

6280) **Pyretologicus**, Pyretologus (v. Pyretologia). | Die Pyretologie betreffend, dazu gehörig, dieselbe betreibend. Принадлежащій къ Pyretologia.

6281) **Pyretologista** (v. Pyretologia). | Ein Pyretologe, Pyretologist, Fieberlehrer. Учитель о лихорадкахъ.

6282) **Pyretos** (v. Pyr). | Das Fieber. Лихорадка.

6283) **Pyretosymptomatographia** (v. Pyretos et Symptomatographia). | Die Beschreibung der Fieberzufälle = Pyretographia. Описаніе лихорадочныхъ признаковъ.

6284) **Pyretosymptomatologia** (v. Pyretos et Symptomatologia). | Die Lehre von den Fieberzufällen, Die Erklärung derselben. Ученіе о лихорадочныхъ признакахъ.

Pyretrum = Pyrethrum.

Pyrettos ὁ πυρετος = Pyretos.

6285) **Pyrexia**, Pyrexis, πυρεξις, πυρεξια; plural. πυρεξιες, πυρεξεις etc. (v. Pyr, Pyretos; πυρεσσω, πυρεττω; fut. εξω, an Fieberhitze leiden, Fieber haben; имѣть лихорадку). | Das Fiebern, Das Befallensein vom Fieber, Der Fieberanfall. Лихорадочное состояніе, Пароксизмъ, Лихорадка.

Pyrexia adenosa, v. Pestis.

Pyrexia arterialis, v. Febris inflammatoria simplex.

Pyrexia asthenica, v. Typhus.

Pyrexia nervosa, v. Febris nervosa simplex.

Pyrexia sthenica, v. Febris inflammatoria simplex et Synocha.

Pyrexies, πυρεξιες, πυρεξεις; plur. a Pyrexia.

6286) **Pyria**, πυρια (v. Pyr). | 1) Ein trocknes Schwitzbad, Heisses Sand- od. Aschenbad, auch Heisses Dampfbad. Потовая баня. 2) Eine warme Bähung. Припарка, теплая примочка.

Pyriama = Pyria.

6287) **Pyriaterium**, πυριατηριον. | 1) Ein Ort od. Ein Werkzeug zur Anwendung trockner Schwitzbäder. Мѣсто гдѣ потовую баню употребляютъ, Потовая баня. 2) = Pyriama.

Pyriates = Pyrites.

6288) Pyriformis (v. Pyrum et Forma). | Birnförmig. Грушеобразный, Грушевидный.

Pyriformis musculus, v. Quadrigeminus.

6289) Pyrigenaeus, Pyrigenes, Pyrigeneus, πυριγενης, πυριγενετης (pyr et γενναω, v. Genus). | 1) Eigentl.: Vom Feuer gezeugt od. geboren. Произведенный огнемъ. 2) Brenzlicht. Пригорѣлый.

Pyrinoides, v. Pyronodes.

6290) Pyrites, πυριτης, πυριτις (v. Pyr). | Der Feuerstein. Колчеданъ.

6291) Pyrodes, Pyroides (v. pyr et ειδος). | 1) Feurig, Feuerähnlich. Огневидный, Огнеподобный. 2) (Pyros et ειδος). | Weizenartig. Подобный пшеницѣ.

Pyrogenaeus, Pyrogenes, πυριγενης, πυριγενετης = Pyrigenes.

6292) Pyrogenesia, Pyrogenesis (v. Pyr et Genesis). | Die Entstehung (Erzeugung) des Feuers, Feuererzeugung. Образованіе, произведеніе огня.

6293) Pyrogeneticus (v. Pyrogenesis). | Feuererzeugend. Производящій огонь.

Pyrogeneus = Pyrigenes.

6294) Pyrola. | Wintergrün. Грушовка, Зимняя зелень, Дикая груша.

6295) Pyrola chlorantha. | Gelbgrünes Wintergrün. Грушовка зеленоцвѣтная.

6296) Pyrola minor. | Kleines Wintergrün. Грушовка малая, меньшая.

6297) Pyrola rotundifolia. | Rundblätteriges Wintergrün. Грушовка, грушанка круглолистная, грушка или грушица дикая.

Pyrola umbellata, v. Chimaphila umbellata.

6298) Pyrola uniflora. | Einblumiges Wintergrün. Грушовка или грушанка одноцвѣтная.

6299) Pyrolignosus. | Brenzlichholzlich-sauer. Пригорѣло-древесный.

6300) Pyrologia (v. Pyr et Logos, et pyros et λεγω, lego, lesen, auflesen; говорю, разсуждаю, щитаю; собираю. | 1) Die Lehre vom Feuer, Feuertheorie. Ученіе объ огнѣ. 2) Weizenernte, Weizenlese. Собираніе пшеницы.

6301) Pyromantia (v. Pyromantis). | Das Wahrsagen aus dem Feuer. Предсказаніе, ворожба по огню.

6302) Pyromantis (v. Pyr et Mantis). | Der Feuerprophet, Die Feuerprophetin. Гадатель, Ворожея по огню.

6303) Pyrometrum (v. Pyr et Metrum). | Ein Pyrometer, Ein Werkzeug zur Bestimmung hoher Wärmegrade. Пирометръ, Огнемѣръ. 2) (v. Pyros et Metrum). Ein Weizenmass. Мѣра для опредѣленія количества пшеницы.

6304) Pyronomia (v. Pyronomus). | 1) Die Lehre von der Natur und Anwendung des Feuers. Ученіе о свойствѣ и употребленіи огня, ученіе объ огнѣ. 2) = Pyromantia.

6305) Pyrophagus (pyr et φαγω, v. Phagedaena). | Ein Feuerfresser. Огнеѣдъ.

6306) Pyrophorus, πυροφορος (v. pyr et φερω). | 1) = Pyrphorus et Phosphorus. 2) (v. pyros et φερω). Weizen tragend. Пшеницоносный.

6307) Pyropus, πυρωπος, πυρωπης (foem. πυρωπη, πυρωπις) (v. Pyr et Ops). | 1) Mit feurigen Augen, Mit feurigem Blicke, Feuerfarbig. Ярко блестящій какъ огонь. 2) = Phosphorus.

6308) Pyros, πυρος (v. Pyr, wegen der feuergelben Farbe). | Der Weizen. Пшеница.

6309) Pyrosis, πυρωσις (v. Pyr, πυροω, fut. —ωσω; in Feuer setzen, anzünden, feurig machen; жгу, зажигаю). | 1) Das Brennen. Жженіе. 2) Eine heftige Entzündung. Сильное воспаленіе. 3) Der Brand, besond. Der sogenannte heisse Brand. Антоновъ огонь. 4) Die flüchtige Röthe und Hitze im Gesicht. Краснота въ лицѣ. 5) Das Sodbrennen. Изгага. Vid. Soda.

Pyrosis suecica, v. Cardialgia sputatoria.

6310) Pyrosophia (v. Pyr et Sophos). | Eigentlich: Die Feuerweisheit, Feuerphilosophie,; Einige nannten so (zum Theil spottweise) die Chemie. Химія.

6311) Pyrotartaricum. | Brenzlichweinsteinsauer. Пригорѣловинокаменный.

6312) Pyrotechnia (v. Pyr et Techne). | Die Kunst, durch Feuer zu wirken, besond. Das chemische Arbeiten mittelst der trocknen Hitze. Искуство дѣйствовать посредствомъ огня; Химія.

6313) Pyrotica (v. Pyroticus) scil. medicamenta vel remedia. | Brennende, ätzende Mittel. Жгучія, ѣдкія средства = Caustica, v. Urentia.

Pyroticus, πυρωτικος, πυροω (v. Pyrosis) = Causticus.

6314) Pyrovorus. | Feuerschlucker. Огнеглотъ.

Pyro-xylosus (v. Pyr et Xylon) = Pyrolignosus.

6315) Pyrphorus, πυρφορος (v. pyr et φερω). | Feuerhaltig; auch = Phosphorus. Пирофоръ, Огненный, Огненосный, такъ же Phosphorus.

6316) Pyrus. | Birne. Груша.

6317) Pyrus aria, Crataegus aria. | Mehlbeerenbaum, Sporapfel, Weisslaub. Бояринъ, Бояришникъ бѣлый, Горелий, Сибирскій.

6318) Pyrus aucuparia, Sorbus aucuparia. | Vogelbeerbaum, Eberesche, Sperberbaum. Рябина, Рябина птичья.

6319) Pyrus communis. | Gemeiner Birnbaum. Груша или дуля, Глива.

6320) Pyrus cydonia, Cydonia vulgaris. | Quittenbaum, Küttenbaum. Армудъ или Квитвъ, Гуин, Аива, Пигва.

6321) Pyrus domestica, Sorbus domestica. | Spierlingbaum, Spierbirn, Spierapfel, Eberesche. Крымская или домашняя рябина.

6322) Pyrus malus, Malus sylvestris, Malus mitis. | Apfelbaum. Яблонь, Яблоконосное, Яблонное дерево, Яблошникъ, Яблоня, Яблочникъ.

6323) Pyrus torminalis, Crataegus torminalis. | Elsbeerenbaum, Darmbeerenbaum. Богорожникъ или боярышникъ богорожникъ.

6324) Pytia, πυτια, πυετια. | Die erste Muttermilch, Das Kolostrum, besonders Das Lab aus dem Kälbermagen. Первое молоко.

6325) Pyulceus, Pyulcon, Pyuleus, πυολκευς, το πυουλκον, πυαλκος (pyon et ἑλκω, ziehen; тину, влеку; v. Helcosis). | Ein Eiterzug, Ein Instrument zum Ausziehen des Eiters aus grossen und tiefen Abscessen, von verschiedener Form, zum Theil wie unsere Troisquarts. Жёлобоватый зондъ, Хирургическій инструментъ для извлеченія гноя и сукровицы изъ глубокихъ свищей.

6326) Pyuria (pyon et ουρεω, v. Uresis). | Das Eiterharnen, Der Abgang von Eiter (od. ähnlichen Stoffen) mit dem Harne. Отдѣленія гноя съ мочею.

Pyuria arthritica, v. Gonorrhoea arthritica.

Pyuria chylosa, v. Chyluria.

Pyuria lactea, v. Chyluria.

Pyuria mucosa, v. Blennuria vera.

6327) Pyuria puriformis. | Eiterartiger Harnabgang. Отдѣленіе или испражненіе гноевидной мочи.

Pyuria purulenta, v. Pyuria vera.

Pyuria serosa, viscida, v. Blennuria vera.

6328) Pyuria simulata, Blennuria puriformis. | Scheinbares Eiterharnen. Мнимое отдѣленіе или испражненіе мочи съ гноемъ.

Pyuria urethralis, v. Gonorrhoea ulcerosa.

6329) Pyuria vera, Purulenta, Pyoturia, Pyorrhoea urinalis, Urina purulenta. | Eiterharnen. Отдѣленіе гноя съ мочею; Настоящее испражненіе мочи съ гноемъ.

6330) Pyx, πυξ. | Mit der geballten Faust. Кулакомъ.

6331) Pyxidatus, Pyxodes, πυξοειδης, πυξωδης (v. Pyxidium). | Büchsenförmig, Becherförmig. Коробковидный, Ящиконосный.

6332) Pyxidicula. | Eine kleine Büchse. Ящичекъ.

6333) Pyxidium, πυξιδιον (diminut. a Pyxis). | Das Büchslein, Die Deckelfrucht, Die Moosbüchse. Ящичекъ.

6334) Pyxis, πυξις (v. Pyxos). | 1) Die Büchse. Ящикъ. 2) = Acetabulum.

6335) Pyxos, Pyxus, πυξος; Buxus. | Der Buchsbaum. Селеница, Буксъ, Буксбаумъ, Самтигъ, Самтитъ.

Pyxus, v. Pyxos.

Q.

6336) Quadrangularis, Quadrangulatus, Quadratus. | Viereckig. Четвероугольный.

6337) Quadrans. | Ein Viertel. Четверть.

Quadratus, v. Quadrangularis.

Quadratus abdominis, v. Musculus quadratus lumborum.

Quadratus lumborum, v. Musculus quadratus lumborum.

6338) Quadratus menti s. Depressor labii inferioris. | Niederzieher der Unterlippe, Viereckiger Kinnmuskel. Мышица осаждающая нижнюю губу.

6339) Quadrifidus. | Viertheilig. Разчетверенный.

6340) Quadriga. | Kreuzbrustbinde. Грудная запряжка. Vid. Cataphracta.

Quadrigemini musculi, v. Musculi quadrigemini.

6341) Quadrumana, Simiae. | Vierhänder, Affen. Пиөики, Животныя четверорукія, съ четырьмя руками подобными лапамъ; Обезьяны.

6342) Quadrupeda, Quadrupedes. | Vierfüssler, Quadrupeden. Четвероногія, Четвероножныя.

Quadrupeda ovipara, v. Reptiles.

Quadrupedes, v. Quadrupeda.

6343) Quadrupes, τετραπους, genit. —edis, —οδος. | Ein Vierfüssler, Ein vierfüssiges Thier. Четвероногое животное.

6344) Qualitas. | Qualität, Beschaffenheit. Качество, Свойство.

6345) Qualitas corporis. | Die Körperbeschaffenheit. Свойство тѣла.

Qualitas occulta, v. Vis occulta.

6346) Qualitates sensibiles. | Sinnliche Eigenschaften. Качества примѣчаемыя чувствами.

6347) Quantitas. | Quantität, Menge, Grösse, Anzahl. Количество, Мѣра.

Quartana s. quartana febris, v. Febris intermittens quartana.

Quartarium, i. q. Quadrans.

Quartio, v. Talus.

Quassatio, v. Conquassatio.

6348) Quassia. | Quassie. Квассія.

6349) Quassia amara. | Bittere Quassie. Квассія горькая.

6350) Quassia excelsa, Simaruba excelsa. | Hohe (unächte) Quassie. Квассія высокая.

6351) Quassia jamaicensis. | Jamaicensische Quassie. Квассія Ямайская.

6352) Quassia simaruba, Simaruba amara s. Officinalis. | Simaruba-Quassie. Квассія симаруба.

6353) Quassia surinamensis. | Surinamisches Quassien- oder Bitterholz. Суринамская квассія.

Quaternio, v. Talus.

Quatrio, v. Talus.

Quercera, i. q. Phricodes (febris) et Epiala.

6354) Quercus. | Eiche. Дубъ.

6355) Quercus aegilops. | Knoppereiche, Ziegenbarteiche. Дубъ кина.

6356) Quercus alba. | Weisse Eiche. Бѣлый дубъ.

6357) Quercus cerrus. | Zerreiche, Galleiche, Burgundische Eiche. Дубъ чернильный.

6358) Quercus coccifera. | Kermeseiche. Дубъ коженильный.

6359) Quercus esculus. | Speiseeiche, Süsse, essbare Eiche. Дубъ каштанный.

6360) Quercus infectoria. | Färbereiche, Wahre Galleiche. Дубъ чернильно-орѣшковый.

Quercus marina, v. Fucus vesiculosus.

6361) Quercus robur. | Gemeine, starke Eiche, Steineiche, Späteiche, Winterschlageiche. Дубъ, Дубина, Дубъ обыкновенный, Дубобое дерево.

6362) Quercus pedunculata. | Stieleiche, Sommereiche, Druideneiche. Дубъ поздній.

6363) Quercus suber. | Korkeiche. Пробковое, или Пробочное дерево, Пробочникъ, Пробковый дубъ, Бутылочное дерево.

6364) Quercus tinctoria. | Färbereiche, Schwarzeiche. Дубъ красильный или черный.

Querquera, i. q. Quercera.

6365) Quies, Quiescentia, Requies, Requietio, Otium. | Ruhe. Покой, Спокойствіе, Успокоеніе.

6366) Quies absoluta. | Absolute Ruhe. Покой усобный, абсолютный.

6367) Quies animi et corporis. | Gemüths- und Körperruhe. Спокойствіе души и тѣла.

6368) Quies relativa. | Relative Ruhe. Покой относительный.

Quiescentia, v. Quies.

Quinquina = Cina, China.

Quinta essentia, v. Essentia quinta.

6369) Quintana (febris, πυρετος) πεμπταιος. | Das fünftägige Fieber. Пятидневная лихорадка.

Quotidiana febris, v. Febris quotidiana.

6370) Quotidianus, a, um. | Täglich, Eintägig. Ежедневный, Каждодневный.

R.

Rabdodes, Rabdoides, Rabdoideus, v. Rhabdodes etc.

6371) Rabidus, Rabiosus. | Toll. Бѣшенный.

6372) Rabies. | Tollheit. Бѣшенство.

Rabies canina, v. Hydrophobia.

Rabiosus, v. Rabidus.

6373) Racemus. | Die Traube, bei den Alten auch Die Weinbeere. Гроздъ, Кисть.

6374) Rachamelca. | Der (phantastisch angenommene) eigenthümliche Bildungstrieb der Gebärmutter (eigentlich: Der Mutterkönig, vom Hebr., Rechem,

רחם, Der Mutterleib, Die Gebärmutter, und Melech, מלך, Molech, Moloch, Der König). Мнимая образовательная сила матки.

Rachialgia, v. Rachialgia.

Rachialgitis, v. Rhachialgitis etc.

Rachiotomus, v. Rhachiotomus.

6375) Rachis. | Spindel. Веретено. Vid. Rhachis.

Rachisagra, v. Rhachiagra.

Rachitae, Rachiaei musculi = Musculi dorsi.

Rachiticus, v. Rhachiticus.

Rachitis, v. Rhachitis.

Rachitismus, v. Rhachitismus.

Rachitomus, v. Rhachiotomus.

Rachosis, v. Rhacosis.

Radesyge, v. Lepra norvegica.

6376) Radialis. | Radial, Zum Radius gehörig. Лучевый.

Radialis internus, v. Flexor radialis internus.

6377) Radiatus. | Strahlig. Лучистый.

6378) Radicalis. | Radikal. Радикальный, Коренный.

Radicella, v. Radicula.

6379) Radices. | Wurzeln. Корни. Vid. Crura.

Radices incudis, v. Crura incudis.

6380) Radices nervorum. | Nervenwurzeln. Корни или начала нервовъ.

6381) Radices ossis hyoidei. | Wurzeln oder Hörner des Zungenknochens. Корни или рожки язычной кости.

Radices primae nervi intercostalis, v. Pars cephalica nervi intercostalis.

6382) Radices quinque aperientes. | Fünf eröffnende Wurzeln. Пять корней цропускныхъ (obsolet.).

6383) Radices venae portarum, Venae chylopoieticae, Vasa chylopoietica. | Wurzeln der Pfortader. Корни или начала воротной вены.

6384) Radicula, Radicella. | Würzelchen oder Wurzelkörper. Небольшой корень, Корешокъ.

6385) Radicula pilorum. | Haarwurzel. Корень волосъ.

Radiculae ductuum lactiferorum, v. Tubuli lactei.

6386) Radii. | Strahlen oder Speichen. Лучи.

Radii ciliares, v. Processus ciliares.

6387) Radii convergentes. | Zusammenlaufende oder Konvergirende Lichtstrahlen. Сходящіеся лучи.

6388) Radii divergentes. | Auseinanderfahrende Lichtstrahlen. Расходящіеся лучи.

Radii frontis, v. Rugae frontis.

6389) Radii lucis. | Die Lichtstrahlen. Лучи свѣта.

6390) Radii sonori. | Schallstrahlen. Звучные мучи.

6391) Radius (Strahl, лучь), Focile minus s. superius, Canna minor, Arundo minor, Os adcubitale, Sura, Cercis, Parapechium, Additamentum ulnae. | Radius, Speiche, Spindel, Röhr- od. Spindelbein, Spille, Armspindel, Schiene, Ellenbogenröhre, Kleine Ellenbogenpfeife, Hinterstes Armbein, Hinterbein des Arms. Лучь, Локтевая меньшая, или лучевая кость.

6392) Radius incidens. | Der einfallende Strahl. Впадающій лучь.

6393) Radius lucis. | Lichtstrahl. Лучь свѣта.

Radius minor, v. Fibula.

6394) Radius reflexus. | Zurückgeworfener Strahl. Лучь отраженный.

6395) Radius refractus. | Der gebrochene Strahl. Преломленный лучь.

6396) Radix, ῥίζα, genit. —icis. | Die Wurzel. Корень, Корешокъ.

6397) Radix s. Bulbus dentis. | Wurzel eines Zahnes, Zahnwurzel. Корень зуба.

6398) Radix acetosae. | Sauerampferwurzel. Корень щавельный.

6399) Radix acori veri, Calami aromatici. | Kalmuswurzel, Rechter Ackermann. Корень ирный.

6400) Radix acori vulgaris, Pseudacori, Iridis palustris. | Ackermann, Gelbe Schwertwurzel, Falsche Akoruswurzel. Корень косатика, Сабельника.

6401) Radix alkanae spuriae s. Anchusae, Anchusa tinctoria. | Rothe Ochsenzungenwurzel. Корень красный воловаго языка, Червяница, Ословыя уста, Образки, Красный бычачій языкъ.

6402) Radix allii sativi, vulgaris. | Knoblauchwurzel. Чеснокъ.

6403) Radix althaeae. | Altheen- oder Eibischwurzel. Корень проскурничный (чищенный).

6404) Radix amarae dulcis, Dulcamarae. | Bittersüsswurzel. Корень горькосладкій.

6405) Radix angelicae sativae, Angelica. | Angelikenwurzel, Heiliggeistwurzel, Engelwurzel, Brustwurzel, Lustwurzel. Корень дягиля садоваго, Садодягельный.

6406) Radix angelicae sylvestris. | Wilde Angelikenwurzel. Корень дягиля лѣснаго, дикодягельный.

6407) Radix anserinae. | Gänserich-

wurzel. Корень серебреничный, Гусиная лапка.
6408) Radix anterior transversalis brevior processus zygomatici, v. Tuberculum articulare ossis temporum.
6409) Radix anthorae, Antithore. | Giftheilwurzel. Корень желтоволчій, Монашескаго клобука, Вороняго глаза.
6410) Radix apii hortensis. | Sellerie-wurzel. Корень селдерейный, Селлери.
6411) Radix Ari, Barbae Aronis. | Aronswurzel, Deutscher Ingber. Корень Ароновой илиАроновой бороды.
6412) Radix aristolochiae longae. | Lange Osterluzeiwurzel. Корень долгохиновный кирказонъ.
6413) Radix aristolochiae rotundae. | Runde Osterluzeiwurzel. Корень круглохиновный кирказонъ.
6414) Radix aristolochiae trilobatae. | Dreiblätterige Osterluzei. Корень кирказана трилопастнаго.
6415) Radix aristolochiae vulgaris. | Gemeine Osterluzei. Корень кирказона.
6416) Radix armoraciae, Raphani rusticani, Cochleariae armoraciae. | Meerrettig. Хрѣнъ.
6417) Radix arnicae. | Wolferleiwurzel, Fallkrautwurzel. Корень баранней травы.
Radix Aronis, v. Radix Ari.
6418) Radix asari, Nardi sylvestris. | Haselwurzel. Корень копетня, Подлѣстника.
6419) Radix asparagi sativi seu hortensis. | Spargel. Корень спаржи, холодцу, Перекатиполя.
6420) Radix asphodeli. | Asphodillwurzel, Asfodillwurzel. Корень золотый, Большой золотоголовникъ, Воловый хвостъ, Бѣлая чалма, Царскія кудри.
6421) Radix astragalus exscapus. | Schaftlose Tragantwurzel. Корень самогнутаго безстебельнаго гороха, Безстрѣлочнаго астрагала.
6422) Radix bardanae, Lappae majoris. | Klettenwurzel. Корень репейный лапушный.
6423) Radix belladonnae. | Tollkrautwurzel, Tollbeerenwurzel. Корень красавицы, Сонной одури, Черной псинки, Песьихъ или бѣшеныхъ вишень.
6424) Radix berberis. | Berberitzwurzel. Корень барбарисный.
6425) Radix bistortae, Serpentariae vulgaris rubrae, Colubrinae. | Schlangenwurzel, Natterwurzel. Корень сердечный, ужовникъ, пестикъ, Змѣевикъ, Горлецъ.
6426) Radix brusci, Rusci. | Mausdornwurzel. Корень мышачьяго терну.
6427) Radix bryoniae, Uvae anginae. | Zaunrübenwurzel, Stickwurzel. Корень переступня, Синій репуй.
Radix bulbosa, v. Bulbus.
Radix bulbosa crinis, v. Bulbus crinis.
6428) Radix caincae. | Kainka, Kainkawurzel. Каинка, Корень каинки.
6429) Radix calami aromatici, Acorus calamus. | Kalmuswurzel, Ackerwurzel. Корень ирный.
6430) Radix caricis arenariae, Sassaparillae nostrat. | Sandrietgraswurzel, Russische Sassaparille. Корень песочный осоки.
6431) Radix carlinae, Cardopatiae, Chamaeleonis albi. | Eberwurzel. Корень волоскаго осоту, слезы травы, безстебельнаго муховнику.
6432) Radix caryophyllatae vulgaris, Geum urbanum. | Gemeine Benediktenwurzel, Märzwurzel, Nägleinwurzel. Корень гравилата, Гвоздичника чистеца, Гребника, Вывишника.
6433) Radix chelidonii majoris. | Grossschellkrautwurzel. Корень чистяка, большой чистительный.
6434) Radix chelidonii minoris. | Kleinschellkrautwurzel, Feigwarzenkraut, Scharbockskrautwurzel. Корень молочистотѣльный.
6435) Radix chinae, Smilax. | China, Chinawurzel. Корень чапушинскій, Чувашинскій.
6436) Radix cichorei s. cichorii hortensis. | Gartencichorienwurzel, Wegwart-Sonnenwendekrautwurzel. Корень цикорный, Солнцевой сестры.
6437) Radix cichorii intibus. | Gemeine Wegwart- od. Cichorienwurzel. Корень петровы батоги, Цихоріи.
6438) Radix colchici autumnalis. | Zeitlosenwurzel. Корень безвременнаго цвѣту.
6439) Radix columbo, Columbae. | Kolumbowurzel. Корень колумбы.
6440) Radix consolidae majoris, Symphyti majoris. | Wallwurzel, Schwarzwurzel, Beinwell. Корень сильный лошаковаго уха, Живокость.
6441) Radix contraieruae. | Giftwurzel. Корень контраіервы.
Radix cordis, v. Basis cordis.
6442) Radix costi arabici amari. | Arabische, bittere Kostuswurzel. Корень горькаго костуса Аравійскаго.
6443) Radix crambes orientalis. | Katranwurzel. Корень катранъ, Катрянъ.
6444) Radix curcumae longae. | Gelbwurzel, Turmerix, Kurkume, Gelber Ingwer. Корень желтаго имбиру, Желтуха.
6445) Radix cyclaminis, Arthanitae,

Panis porcini. | Schweinsbrod, Saubrod, Erdscheiben, Waldrübenwurzel. Корень свиннаго хлѣба.

6446) Radix cynoglossae majoris, Linguae caninae. | Hundszungenwurzel. Корень песьяго языка.

6447) Radix cyperi longi. | Lange Cyperwurzel. Корень долгоциперный.

6448) Radix cyperi rotundi. | Runde Cyperwurzel. Корень круголоциперный.

6449) Radix dentariae salivaris. | Bertram-Zahnwurzel, Speichelwurzel, St. Johanniswurzel. Корень глистогонъ, Зубной жигунецъ.

6450) Radix dictamni albi, Fraxinellae. | Weisse Diptamwurzel, Ascherwurzel. Корень ясенца, Дикаго бадьяна.

6451) Radix doronici. | Gemsenwurzel, Schwindelwurzel. Корень доронику.

6452) Radix ebuli, Cortex radicis ebuli. | Attichwurzel, Ascherhollunderwurzel, Niederhollunderwurzelrinde. Бузничнаго корня корка.

6453) Radix enulae campanae, Inula helenum. Alantwurzel. Корень девесильный уманный.

Radix epididymidis, v. Corpus Highmori.

6454) Radix eryngii, Acus veneris. | Mannstreu-, Rosendistel-, Brachdistelwurzel. Корень переполошный травы.

6455) Radix farfarae tussilaginis. | Huflattigwurzel. Корень бѣло-копытный, бѣлокопытника, Мать и мачихи, Подбѣла.

6456) Radix filicis, Polypodium filix mas et Filix foemina. | Farnkrautwurzel, Johanneswurzel, Johanneshand. Корень папоротника или папоротный.

6457) Radix foeniculi. | Fenchelwurzel. Корень укропный.

6458) Radix foeniculi porcini, pinastellae. | Haarstrangwurzel, Saufenchelwurzel, Schwefelwurzel. Корень свиннаго хвоста, Свиннаго укропа.

6459) Radix galangae majoris. | Grosse Galgantwurzel. Корень большокалганный.

6460) Radix galangae minoris. | Kleine Galgantwurzel. Корень малокалганый.

6461) Radix gei rivalis s. palustris. | Wasserbenediktenwurzel. Корень гравилата ручейнаго.

6462) Radix gentianae rubrae s. luteae. | Enzianwurzel, Bitterwurzel. Корень горечевка, Генціана, Горечавочный, Генціяны, Сокольяго перелѣту.

6463) Radix graminis. | Graswurzel, Hundsgraswurzel, Queckenwurzel. Корень пирейный.

6464) Radix gratiolae. | Wilde Aurinwurzel. Корень дикаго аврану.

6465) Radix hellebori albi, Veratrum album. | Weisse Niesswurzel, Schampavierwurzel. Корень бѣлой чемерицы, Бѣлочемеричный.

6466) Radix hellebori nigri, Melampodii adonis vernalis. | Schwarze Niesswurzel, Adonisröslein, Christwurzel, Teufelsauge, Falsche Niesswurzel. Корень горецвѣтный стародубки.

6467) Radix hermodactyli, Colchici variegati s. albi. | Hermodattelwurzel, Fremde Zeitlosenwurzel. Корень гермодактильный.

6468) Radix hirundinariae, Vincetoxici. | Schwalbenwurzel. Корень струковатаго зелья, Чёртовой бороды.

6469) Radix hortensis, Phu pontici. | Grosse Baldrianwurzel, Gartenbaldrianwurzel, Theriakwurzel. Корень фу, Балдріанъ садовый, Маунъ большій.

6470) Radix hydrolapathi, Rumex aquaticus. | Wasserampfer- oder Wassermengelwurzel, Grosse Mengelwurzel. Корень водощавельный.

6471) Radix jalappae. | Jalappenwurzel. Корень ялапный.

6472) Radix imperatoriae albae, Astrantiae, Ostrutii. | Kaiserswurzel, Meisterwurzel. Корень царскій.

Radix inferior processus zygomatici, v. Tuberculum articulare ossis temporum.

6473) Radix ipecacuanhae. | Ipekakuanha, Brechwurzel, Indianische Ruhrwurzel. Корень ипекакуанный.

6474) Radix iridis florentinae. | Florentinische Violenwurzel. Корень фіялковый.

6475) Radix iridis nostratis. | Schwertwurzel. Корень синяго косатика.

6476) Radix lapathi aquatici, Rumex aquaticus. | Grindwurzel, Mengelwurzel, Wilde Ampferwurzel, Zitterwurzel, Lendenwurzel. Корень конскаго щавля или конскощавельный.

6477) Radix levistici, Lybistici, Ligustici, Laserpitii germanici. | Liebstockwurzel, Badkrautwurzel, Sauerkrautwurzel. Корень зори, Любистика, Зоряный.

6478) Radix lilii albi. | Weisse Lilienwurzel. Корень бѣлой лиліи.

6479) Radix linguae, Basis linguae. | Wurzel der Zunge, Zungenwurzel, Hintertheil oder Basis, od. Grundfläche der Zunge. Корень или основаніе языка.

6480) Radix liquiritiae, Glycyrrhizae. | Süssholzwurzel, Lakritzenholz. Корень солодковый, Солодкокорень.

6481) Radix lobeliae, Lobelia syphilitica. | Lobelienwurzel. Корень лобелiи противовенерической.

Radix lobuli hepatis, v. Processus caudatus hepatis.

6482) Radix lopez, Lopeziana. | Lopezwurzel. Корень лопецный.

6483) Radix lupuli. | Hopfenwurzel. Корень хмѣла.

6484) Radix malvae. | Pappelwurzel. Корень рожи, просвирокъ грудвишнику.

6485) Radix mandragorae. | Alaunwurzel. Корень покрынъ или Покрыкъ.

6486) Radix mechoacanna albae, Bryniae mechoacannae. | Weisse Jalappenwurzel, Weisse Rhabarberwurzel. Корень бѣломехоаканный.

6487) Radix mei, Mei athamantici, Anethi ursini, Foeniculi ursini, Athamanthae. | Bärwurzel, Mutterwurzel, Bärenfenchel, Herzwurzel. Корень медвѣжiй, Медвѣжоукропный.

6488) Radix mezerei, Coccognidii, Daphne mezereum. | Seidelbastwurzel, Kellerhalsrindenwurzel. Корень волкоперечный, Волколыковый, Ягодковый, Волчьяго лыка, волчьяго перца.

6489) Radix morsus diaboli, Succisae, Scabiosae succisae. | Teufelsabbiss. Корень чертогрызъ.

6490) Radix mungos, Serpentum, Ophiorrhiza mungos. | Indianische Schlangenwurzel, Bittere Giftwurzel. Мунгосъ, Корень горькiй ядоборный Индiйскiй.

6491) Radix nasi s. Extremitas, s. Margo superior nasi. | Wurzel der Nase, Wurzel der Nasenknochen, Obere Extremitäten od. Oberes Ende der Nasenbeine. Корешокъ носа, Переносье, Носовой корень.

6492) Radix ninsi americana. | Amerikanische Ninsin. Нинзинъ Американскiй.

6493) Radix ninsi orientalis, Sinensis s. Ninsing, s. Ginseng, s. Ginsing. | Sinesische od. Orientalische Ninsin, Japanische Kraftwurzel. Корень нинзинъ китайскiй.

6494) Radix orchidis moris. | Salepwurzel. Корень салепъ, Кукушкины слезы, ребячи ядрышки.

6495) Radix ononidis, Anodinis, Restae bovis, Remora aratri. | Hauhechel, Stallkraut, Ochsenbrechwurzel. Корень волчковый, Хелишниковый, Плугодержка стальника.

Radix ophiorrhiza mungos, v. Radix mungos.

6496) Radix paeoniae, Rosae benedictae. | Beningkraut, Päonien-Pfingstrosenwurzel, Gichtrosenwurzel. Корень пiонный, Марьинъ корень.

6497) Radix pareirae bravae, Cissampelos pareira. | Amerikanische Grieswurzel. Парейрабрава, Корень пескогонный.

6498) Radix petasitidis majoris. | Pestilenzwurzel, Schweisswurzel, Neue Kraftwurzel. Корень девесильный лопушниковый.

6499) Radix petroselini. | Petersilienwurzel. Корень петрушный, петрушечный.

Radix peucedani, v. Radix foeniculi porcini.

Radix phu pontici, v. Radix valerianae majoris.

6500) Radix pimpinellae albae. | Weisse Pimpinellwurzel. Корень бедренца бѣлаго, или бедренцовый.

6501) Radix pimpinellae nigrae. | Schwarze Pimpinellwurzel. Корень бедренца чернаго, чернобедренцовый.

Radix pinastellae, v. Radix foeniculi porcini.

6502) Radix polygalae amarae. | Bittere Kreuzwurzel, Klapperschlangenwurzel. Корень горькаго истода или горькоистодный.

6503) Radix polygalae vulgaris. | Gemeine Kreuzwurzel, Gemeine Klapperschlangenwurzel. Корень простоистодный, или простаго истода.

6504) Radix polypodii, Filiculae dulcis. | Engelsüsswurzel, Kropfwurzel, Korallenwurzel. Корень черносолодковый, Соловка малая, Ангельская сладкость.

6505) Radix (s. Basis) processus odontoidei. | Wurzel des odontoideischen Processes, Grundfläche des zahnförmigen Fortsatzes. Корень или основанie зубовиднаго отростка.

6506) Radix (s. Basis) processus styloidei. | Wurzel des styloideischen Processes (des Radius). Корень или основанie шпиловиднаго отростка.

6507) Radix ptarmicae. | Wilde Bertramwurzel. Корень чихотной травы, Корень гулявицы чихотной.

6508) Radix pulsatillae coeruleae. | Blaue Osterblumenwurzel. Корень прострѣла.

6509) Radix pyrethri, Salivaris dentariae, Anthemis pyrethrum. | Bertramzahnwurzel, Speichelwurzel, St Johanneswurzel. Корень слюногонъ, Зубный жигунецъ.

6510) Radix ranunculi albi. | Weisse Ranunkelwurzel. Корень жабника бѣлаго, Дубровной вѣтренницы.

Radix raphani rusticani, v. Radix armoraciae.

6511) **Radix** ratanhiae. | Ratanhienwurzel. Ратаніевъ корень.

Radix remorae aratri, v. Radix ononidis.

Radix restae bovis, v. Radix ononidis.

6512) **Radix** rhabarbari, Rhei. | Rhabarberwurzel. Ревень копытчатый.

6513) **Radix** rhabarbari sibirici. | Sibirische Rhabarberwurzel. Ревень Сибирскій.

6514) **Radix** rhapontici. | Rhapontischer Rhabarber. Ревень черенковый.

6515) **Radix** rhodiae, Rhodiola rosea. | Rosenwurzel. Корень розовый.

6516) **Radix** rubiae tinctorum. | Krappwurzel, Färberröthewurzel. Корень кислярской маріоны или марлоны.

6517) **Radix** salab, Salep, Orchis morio. | Salebwurzel. Корень салепъ, Кокушкины слезы, Ребячьи ядрышки.

Radix salep, v. Radix saleb.

6518) **Radix** saponariae majoris, levis. | Seifenkrautwurzel. Корень мыльный.

6519) **Radix** sarsaparillae. | Sassaparillwurzel. Сарсапарель.

6520) **Radix** scillae s. Squillae. | Meerzwiebelwurzel. Корень морскаго луку.

6521) **Radix** scorzonerae, Serpentariae, Viperariae. | Skorzonerwurzel, Schlangenwurzel, Haberwurzel. Корень волчій, Козелецъ.

6522) **Radix** scrophulariae, ficariae, Terrariae castrangulae. | Kropfwurzel, Braunwurzel, Feigwarzenkraut, Knotenkraut, Sauwurzel, Knollenkraut, Fischwurzel. Корень зобный.

6523) **Radix** senega, Seneka, Polygala senega. | Senega, Klapperschlangenwurzel. Корень сенега.

Radix serpentariae viperariae, v. Radix scorzonerae.

6524) **Radix** serpentariae virginianae. | Virginische Schlangenwurzel. Корень змѣевника Виргинскаго.

6525) **Radix** Spigeliae anthelmiae. | Spigel's marylandische Wurmwurzel. Корень глистницы Марилацдской Спигеліевъ.

6526) **Radix** succisae, Scabiosae succisae. | Teufelsabbiss. Корень чертогрызъ, Отдышная трава, Свербѣжница подкушенная.

6527) **Radix** taraxaci, Dentis leonis. | Löwenzahnwurzel. Корень хасимный, Кульбабы, Одуванчика, Хасима, Попова гуменца.

6528) **Radix** tormentillae. | Tormentillwurzel. Корень завязный.

Radix tuberosa, v. Tuber.

6529) **Radix** turbith, Turpethi, Convolvulus turpethum. | Turbithwurzel, Purgierwurzel. Корень турбитъ.

Radix turpethi, v. Radix turbith.

Radix tussilaginis, v. Radix farfarae.

6530) **Radix** (s. Initium) unguis | Der hintere Theil oder Die Wurzel der Nägel, Nagelwurzel. Корень, или корешокъ, или начало ногтя.

6531) **Radix** urticae. | Nesselwurzel, Brennesselwurzel. Корень кропивный.

6532) **Radix** valerianae majoris, hortensis, Phu pontici. | Grosse Baldrianwurzel, Gartenbaldrianwurzel, Theriakwurzel. Корень фу, Болдырянъ садовый, Маунъ большій.

6533) **Radix** valerianae minoris, Valerianae palustris, sylvestris. | Kleine Baldrianwurzel. Корень мауна, булдыряна, земляный ладонъ, Мауна аптечнаго.

Radix valerianae sylvestris, v. Radix valerianae minoris.

Radix ventris, v. Umbilicus.

Radix vincetoxici, v. Radix hirundinariae.

Radix viperariae serpentariae, v. Radix scorzonerae.

6534) **Radix** zedoariae. | Zitwerwurzel. Корень цыцварный.

6535) **Radix** zingiberis albi et nigri. | Weisse und Schwarze Ingwerwurzel. Корень бѣло- и черно-инбирный.

6536) **Radix** zingiberis vulgaris. | Gemeine Ingwerwurzel. Корень простоинбирный.

Radix zinziberis, v. Radix zingiberis.

6537) **Raja** torpedo, Torpedo narke. | Der Zitterroche, Krampffisch. Гнюсъ.

6538) **Ramentum.** | Abgangstückchen, Hammerschlag (von Metall, Holz etc.), Ausschlagschuppe, Knospenschuppe. Стружки, Оскребки, Опилки, Накорникъ, Шелушинка.

Ramex, v. Hernia vera.

6539) **Rami.** | Aeste. Отрасли, Вѣтьви.

6540) **Rami** arteriarum s. arteriosi, Propagines arteriarum. | Arterienäste, Arteriöse Aeste, Schlagaderäste. Вѣтьви или отрасли бьющихъ жилъ.

Rami arteriosi, v. Rami arteriarum.

Rami bronchi, v. Bronchi.

6541) **Rami** finales s. ultimi. | Endäste. Послѣднія вѣтьви.

Rami labiales inferiores rami tertii paris quinti, v. Nervi labiales inferiores.

Rami labiales superiores nervi infraorbitalis, v. Nervi labiales superiores.

6542) **Rami** laterales. | Seitenäste. Вѣтьви боковыя.

6543) **Rami** maxillae inferioris, Cornua s. Processus, s. Partes laterales, s. posteriores maxillae inferioris. | Aeste des

Unterkiefers, Fortsätze od. Hintere Theile des Unterkiefers. Вѣтьви или боковыя части нижней челюсти.

6544) Rami musculares. | Muskelzweige. Вѣтьви для мышицъ, или къ мышицамъ идущія.

6545) Rami nervorum. | Nervenäste. Вѣтьви нервовъ.

6546) Rami ossis ischii. | Aeste des Sitzstückes des Hüftknochens. Вѣтьви сѣдалищной кости.

6547) Rami ossis pubis. | Aeste des Schoossstückes des Hüftknochens. Вѣтьви лобковой кости.

6548) Rami ossium. | Knochenäste. Вѣтьви костей.

6549) Rami primarii s. primi ordinis. | Hauptäste, Aeste der ersten Ordnung. Главныя вѣтьви.

Rami primi ordinis, v. Rami primarii.

Rami ultimi, v. Rami finales.

6550) Rami vasorum. | Gefässäste. Вѣтьви сосудовъ.

6551) Rami vasorum lymphaticorum. | Lymphgefässäste. Вѣтьви пасочныхъ сосудовъ.

6552) Rami venarum. | Venenäste. Вѣтьви венъ или крововратныхъ жилъ.

6553) Ramificatio. | Ramifikation, Zerästelung, Verästelung, Zertheilung (Verzweigung). Развѣтвеніе, Раздѣленіе на вѣтви и отрасли.

6554) Ramificatus. | Zerästelt. Развѣтвившійся.

6555) Ramondia pyrenaica, Verbascum Myconi. | Mykon'skerze. Коровякъ Миконц, или Рамондія пиренейская.

6556) Ramosus. | Aestig, Astständig. Вѣтвистый.

Ramphastos, Ramphos etc., v. Rhamph.

6557) Ramuli, Apophyades, Paraphyades. | Zweige, Aestchen. Вѣточки, Вѣтки.

6558) Ramuli arteriarum s. arteriosi. | Arterienzweige, Arteriöse Aestchen, Schlagaderzweige. Вѣточки или Вѣтки артерій или боевыхъ жилъ.

Ramuli arteriosi, v. Ramuli arteriarum.

6559) Ramuli nervorum. | Nervenzweige. Вѣтви или вѣтки нервовъ.

6560) Ramuli s. Surculi vasorum. | Gefässzweige, Gefässreiser. Вѣтви или вѣточки сосудовъ.

6561) Ramuli vasorum lymphaticorum. | Lymphgefässzweige. Вѣточки или вѣтки пасочныхъ сосудовъ.

6562) Ramulus. | Ein kleiner Ast, Aestchen. Вѣточка, Вѣтка, Сучокъ.

6563) Ramus. | Ein Zweig, Ast. Вѣтвь, Отрасль, Сукъ.

Ramus anterior ossis ischii, v. Ramus ascendens ossis ischii.

6564) Ramus ascendens s. anterior, Crus parvum ossis ischii. | Aufsteigender oder Heraufsteigender, od. Vorderer Ast des Sitzstückes des Hüftknochens. Передняя или восходящая вѣтвь сѣдалищной кости.

Ramus cerebralis venae jugularis internae, v. Vena cephalica interna posterior.

6565) Ramus descendens s. inferior, Cornu inferius ossis pubis. | Absteigender od. Unterer, od. Heruntersteigender, od. Herabsteigender Ast des Schoossstücks des Hüftknochens. Нижняя или нисходящая вѣтвь лонной кости.

6566) Ramus descendens s. posterior ossis ischii. | Absteigender od. Heruntersteigender, oder Hinterer Ast des Sitzstücks des Hüftknochens. Задняя, или низходящая вѣтвь сѣдалищной кости.

6567) Ramus dorsalis. | Rückenast. Тыльная вѣтвь.

Ramus externus palatinus, v. Nervus palatinus minimus exterior.

Ramus externus rami alveolaris maxillae inferioris, v. Nervus mentalis.

Ramus facialis venae jugularis internae, v. Vena cephalica anterior.

6568) Ramus frontalis. | Stirnast, Stirnzweig. Лобная вѣтвь.

Ramus glosso-pharyngeus, v. Nervus glossopharyngeus.

Ramus gustatorius, v. Nervus maxillaris inferior.

6569) Ramus horizontalis. | Horizontaler Ast. Горизонтальная вѣтвь.

Ramus horizontalis maxillae inferioris, v. Corpus maxillae inferioris.

6570) Ramus horizontalis s. transversus, s. transversalis, s. superior, s. pars interna, s. anterior ossis pubis. | Horizontaler od. Oberer, querer Ast des Schoossstückes des Hüftknochens. Вѣтвь горизонтальная лонной кости.

Ramus inferior rami primi nervi quinti, v. Nervus naso-ciliaris.

Ramus internus rami primi nervi quinti, v. Nervus naso-ciliaris.

Ramus lacrymalis rami primi paris quinti, v. Nervus lacrymalis.

Ramus laryngeus arteriae thyreoideae superioris, v. Arteria laryngea.

Ramus lingualis, v. Nervus glossopharyngeus.

Ramus major venae jugularis internae, v. Vena cephalica interna posterior.

6571) Ramus massetericus nervi trigemini, Nervus massetericus. | Masseterischer Nerv, Kiefermuskelnerv, Kaumuskelnerv, Kaumuskelast. Нервъ жевательный или жевательной мышицы.

Ramus mentalis rami alveolaris maxillae inferioris, v. Nervus mentalis.

Ramus minor venae jugularis internae, v. Vena cephalica anterior.

6572) Ramus nasalis s. naso-ciliaris. | Nasenast. Носовая вѣтвь.

Ramus naso-ciliaris, v. Ramus nasalis.

6573) Ramus occipitalis. | Hinterhauptast. Вѣтвь затылочная.

Ramus ophthalmicus nervi quinti, v. Nervus orbitalis.

Ramus ophthalmicus Willisii, v. Nervus orbitalis.

Ramus orbitalis s. orbitarius nervi quinti, v. Nervus orbitalis.

Ramus palatinus anterior major, v. Nervus palatinus anterior major.

Ramus palatinus externus, v. Nervus palatinus posterior minor.

Ramus palatinus medius, v. Nervus palatinus posterior minor.

Ramus palatinus minor, v. Nervus palatinus minimus exterior.

Ramus paris octavi, v. Nervus glossopharyngeus.

6574) Ramus pharyngeus. | Rachenzweig. Глоточная вѣтвь.

6575) Ramus posterior. | Hinterer Ast. Вѣтвь задняя.

6576) Ramus primus s. ophthalmicus. | Erster Hauptast od. Augenast des fünften Nervenpaars. Вѣтвь первая или глазная.

Ramus primus nervi quinti, v. Nervus orbitalis.

Ramus primus nervi sympathici medii, v. Nervus glosso-pharyngeus.

6577) Ramus profundus. | Tiefer Zweig. Глубокая вѣтвь.

Ramus profundus venae facialis internae, v. Vena maxillaris interna prima.

Ramus profundus venae facialis posterioris, v. Vena maxillaris interna secunda.

Ramus profundus venae jugularis internae, v. Vena cephalica interna posterior.

Ramus profundus venae temporalis, communis, v. Vena temporalis profunda.

Ramus quinti paris nervorum cerebri inferior, v. Nervus maxillaris inferior.

Ramus quinti paris nervorum cerebri medius, v. Nervus maxillaris superior.

Ramus quinti paris nervorum cerebri posterior, v. Nervus maxillaris inferior.

Ramus quinti paris nervorum cerebri secundus, v. Nervus maxillaris superior.

Ramus quinti paris nervorum cerebri tertius, v. Nervus maxillaris inferior.

6578) Ramus recurrens nervi vagi, Nervus recurrens s. laryngis inferior, s. adscendens. | Rekurrirender Ast des Vagus, Zurücklaufender Nerv, Unterer Kehlkopfast od. Kehlkopfnerv, Zurücklaufender od. Aufsteigender Nerv. Вѣтвь возвращающаяся скитающаго нерва, Нервъ возвращающійся.

6579) Ramus sublimis. | Oberflächlicher Zweig. Вѣтвь поверхняя.

Ramus superficialis venae jugularis internae, v. Vena cephalica anterior.

Ramus superficialis venae temporalis communis, v. Vena temporalis superficialis.

Ramus superior nervi quinti, v. Nervus orbitalis.

Ramus tertius quinti paris, v. Nervus maxillaris inferior.

Ramus tibialis exterior, v. Nervus plantaris externus.

Ramus tibialis interior, v. Nervus plantaris internus.

Ramus venae cephalicae anterioris anticus, v. Vena facialis anterior Walteri.

Ramus venae cephalicae anterioris posticus, v. Vena facialis posterior.

6580) Ramus volaris. | Volarzweig. Вѣтвь ладонная.

6581) Rana. | Der Frosch. Лягушка. Vid. Ranula.

Rana bufo, v. Bufo cinereus.

6582) Rana esculenta. | Grüner Wasserfrosch. Зеленая водяная лягушка.

6583) Rana temporaria. | Brauner Grasfrosch. Бурая, Травная лягушка.

6584) Rancidus. | Ranzig. Протухлый, Провонялый, Заплеснѣвелый, Промзглый.

6585) Rancor, Acrimonia acida. | Die ranzige Schärfe. Протухлая острота.

Ranter, Ranteres, v. Rhanter, Rhanteres.

6586) Ranula s. Batrachos, Batrachus, Batrachium, Hypoglossis, Rana, Ranula. | Froschgeschwulst, Frosch od. Geschwulst unter der Zunge, Fröschlein, Fröschleingeschwulst. Подъязычная (слюнная) опухоль, Шишка подъ языкомъ.

6587) Ranula lapidea s. Calculus Sublingualis, s. salivalis. | Zungenstein. Слюнный камень.

6588) Ranunculus. | Ranunkel. Лютикъ.

6589) Ranunculus acris. | Scharfer Hahnenfuss, Gemeiner Wiesenranunkel, Kleine Schmalzblume. Жабникъ остросочной или ѣдкой, Лютикъ.

Ranunculus albus, v. Anemone nemorosa.

6590) Ranunculus aquatilis, Ranunculus heterophyllus. | Wasserhahnenfuss. Лютикъ или жабникъ водяный.

6591) Ranunculus arvensis. | Ackerhahnenfuss, Stachelranunkel. Жабникъ или лютикъ полевой, или Куричья слѣпота.

6592) Ranunculus asiaticus. | Asiatischer oder Gartenranunkel. Лютикъ или жабникъ садовый, Лютикъ луковичный, Жабникъ узлекоренной или Жабинецъ.

6593) Ranunculus bulbosus. | Zwiebelhahnenfussknolliger Ranunkel. Жабникъ узлокоренный.

6594) Ranunculus ficaria, Ficaria ranunculoides, Chelidonium minor. | Feigwarzenranunkel od. Hahnenfuss, Kleines Schöllkraut, Pfennigssallat, Wildes Löffelkraut. Жабникъ чистотельный или Ранункулъ почечуйный, Чистякъ или Чистецъ меньшій.

6595) Ranunculus flammula. | Kleiner, brennender Hahnenfuss, Sumpfranunkel. Жабникъ огненный, или Прыщенецъ, Купальница, Лютикъ прыщинецъ.

Ranunculus heterophyllus, v. Ranunculus aquatilis.

6596) Ranunculus lingua. | Grosser Sumpfhahnenfuss. Жабникъ язычный, Лютикъ болотный.

6597) Ranunculus polyanthemos. | Vielblumiger Hahnenfuss, Waldranunkel. Лютикъ многоцвѣтный, Жабникъ многоцвѣтный.

6598) Ranunculus repens. | Kriechender Hahnenfuss oder Ranunkel. Лютикъ ползучій, Жабникъ стелистый.

6599) Ranunculus sceleratus. | Gifthahnenfuss, Böser Ranunkel, Froschepich. Жабникъ вредный, Лютикъ ядовитый, Ядовитая пѣтушья нога.

6600) Ranunculus thora. | Alpengiftranunkel. Лютикъ ядовитый алпійскій.

6601) Rapa s. Raphus, Raphanus. | Die Rübe. Рѣпа.

Rapa sativa, v. Brassica rapa.

Raph-, v. Rhaph-.

Raphanedon, v. Rhaphanedon.

6602) Raphania, Convulsio cerealis, Convulsio ustilaginea, Morbus spasmodicus cerealis s. popularis, silesiacus, epidemicus malignus, Eclampsia typhodes. | Kriebelsucht, Kriebelkrankheit, Krampfsucht, Kornstaupe, Steife oder Krumme Krankheit, Ziehende Sucht, Hungerkrankheit. Рафанія, Злая корча, Злая судорога, Злой корчъ.

6603) Raphanus. | Rettig. Редька.

Raphanus hortensis, v. Raphanus sativus.

Raphanus niger, v. Raphanus sativus.

6604) Raphanus raphanistrum. | Akkerrettig, Hederich, Heiderich. Редька полевая.

6605) Raphanus rusticanus, Cochlearia armoracea. | Meerrettig, Märrettig. Хрѣнъ, Хрень.

6606) Raphanus sativus, niger, hortensis. | Gemeiner oder Gartenrettig, Rübenrettig. Редька садовая.

6607) Raphe (v. Rhaphe). | Die Naht. Шовъ. Vid. Sutura.

6608) Raphe cerebri. | Raphe oder Naht des Gehirns, Furche des kallösen Körpers. Шовъ (или бороздка) мозолистаго тѣла или мозга.

6609) Raphe scroti, Sutura s. Linea scroti, Taurus, Tramis, Orrhos, Perinaeon, Perineos. | Raphe des Skrotums, Naht des Hodensacks, Hodensacknaht. Шовъ или Линія мошонки.

Raphesymphyticus, v. Rhaphosymphyticus.

Raphis etc., v. Rhaphis etc.

Raphos-, Raphus, v. Rhaphos-, Rhaphus.

6610) Rapiformis. | Rübenförmig. Рѣпообразный.

6611) Raptatores. | Raubvögel. Хищныя птицы.

6612) Raptus. | Eine schnell vorübergehende Verrückung. Сумашествіе или бѣшенство скоропроходящее, Ярость скоропроходящая.

Rapunculus, v. Oenothera biennis.

6613) Rarefactio, Rarificatio. | Rarification, Verdünnung. Изрѣженіе, Разжиженіе, Разрѣженіе.

6614) Rariora naturae. | Naturkuriositäten, Naturseltenheiten. Рѣдкости, Чудности природы.

6615) Raritas. | Seltenheit. Рѣдкость.

6616) Raritas dentium. | Das Auseinanderstehen der Zähne. Рѣдкость зубовъ, Рѣдкое разстояніе зубовъ между собою.

Rascatio, v. Screatus.

Rasceta, Rascha, Raseta, v. Carpus.

Raseta pedis, v. Tarsus.

Rasetae, v. Malleoli.

Rasorium scalprum, v. Raspatorium.

6617) Raspatorium, Ratula, Scalprum rasorium. | Ein Schabeisen, Beinfeile, Schabmesser, Zahnputzer. Скребецъ, Скребецъ, Скребокъ.

Rasseta, v. Carpus.

6618) Rasura cornu cervi. | Das geraspelte Hirschhorn. Стружка оленьяго рога, Скобленный олецій рогъ.

Ratanhia, v. Krameria triandria.

6619) Ratio, Rationalitas, Logos, Logus, Logismus. | Die Vernunft. Разумъ, Умъ.

6620) Ratio, Intellectus, Intellectio, Mens, Pectus, Phren, Phrenes, Phronesis, Eidesis, Nus, Gnome. | Verstand, Verständigkeit, Einsicht, Beachtung, Berücksichtigung, Beziehung, Hinsicht, Weise. Разсудокъ, Умъ, Уваженіе, Причина, Побужденіе, Способъ, Манеръ, Образъ, Мысль, Мнѣніе. Vid. Causa et Regula.

Ratio curandi, v. Ratio medendi.

6621) Ratio humana, Mens humana s. bona, Sensus communis. | Natürlicher Verstand, Menschenverstand. Умъ натуральный, природный.

6622) Ratio medendi s. curandi, Curationis genus, Curandi via. | Die Heilart. Способъ леченія.

Ratio movendi, v. Motio.

Rationalitas, v. Ratio.

6623) Ratio vitae. | Lebensart. Образъ жизни.

6624) Ratiocinatio, Ratiocinium, Syllogismus. | Vernunftschluss. Умозаключеніе, Силлогизмъ.

6625) Ratiocinatio, Praecogitatio, Recogitatus, Recogitatio, Ratiocinium. | Ueberlegung. Умозаключеніе, Разсужденіе, Умствованіе.

Ratiocinium, v. Ratiocinatio.

6626) Rationalis. | Rationell. Умственный, Раціональный.

6627) Rationalismus. | Rationalismus. Раціонализмъ, Отвлеченное разсмотрѣніе предметовъ.

6628) Rationalista. | Rationalist. Рацюналистъ, Умствователь.

6629) Raucedo, Raucitas, Branchus. | Die Heiserkeit. Хрипота. Vid. Vox rauca.

6630) Raucedo catarrhalis. | Katarrhalische Heiserkeit. Хрипота отъ простуды, простудная.

Raucitas, v. Raucedo et Vox rauca.

6631) Reactio. | Reaktion, Gegenwirkung, Erregung, Gegenregung. Противодѣйствіе, Возбужденіе.

6632) Reactio nervosa s. sensorii communis. | Reaktion des Sensoriums. Противудѣйствіе общаго мѣста чувствованія.

Reactio sensorii communis, v. Reactio nervosa.

6633) Reagentia s. Criteria. | Reagentien oder Gegenwirkende Mittel. Реагенція, Противудѣйствующія средства.

Realgar rubrum, v. Arsenicum rubrum.

6634) Reaumuria vermiculata. | Wurmförmige Reaumurie. Реомюрея червообразная.

Rebelliones, v. Carunculae corneae.

6635) Recens. | Frisch, Erst geschehen. Свѣжій, Недавній.

Recens natus, v. Infans recens.

Receptacula durae matris, v. Sinus cerebri.

Receptacula sellae equinae lateribus apposita, v. Sinus cavernosi.

6636) Receptaculum, Thorus. | Behältniss, Blumenboden, Fruchtboden. Вмѣстилище, Ложе, Плодовмѣстіе, Содержалище.

6637) Receptaculum chyli, Latices lactei, Stagnum s. Penus chyli, Vesica, Saccus lacteus, Sacculus chylifer s. rorifer, Glandulae lacteae lumbares, Alveus ampullosus s. ampullascens, Utriculus lacteus, Receptaculum Pecquetianum, Cisterna, Cisterna chyli s. lumbalis, Vesicula chyli, Ampulla chylifera s. chyli. | Receptakulum des Chylus, Milchcisterna, Speisesaftsbehälter, Röhrkasten oder Behältniss, oder Behälter, oder Speisekammer, od. Pfütze, od. Blase des Milchsaftes, Milchsaftbehälter, Milchbehältniss. Поясничный пузырокъ или мѣшечокъ, Пріителище или Вмѣстилище, или Пузырокъ питательнаго сока, Поясничная или сокопитательная сумочка.

Receptaculum nervi quinti cerebri, v. Armilla nervi trigemini.

Receptaculum Pecquetianum, v. Receptaculum chyli.

Receptaculum seminis, v. Placenta.

Receptaculum urinae, v. Vesica urinae.

6638) Receptivitas. | Receptivität, Empfänglichkeit. Возпріимчивость, Пріимчивость.

6639) Receptura. | Die Receptur. Рецептура.

6640) Recessus Cotunnii pori acustici interni, Foramina sinus acustici. | Cotunni's Vertiefungen im akustischen Sinus, Löcher oder Gruben der Gehörnerven. Дырочки впадины слуховаго нерва.

Recessus hemisphaericus vestibuli, v. Cavitas hemisphaerica vestibuli.

Recessus nasi, v. Sinus narium.

Rechamalcha, v. Rachamelcha.

Recidiva, v. Morbus recidivus.

6641) Recidivus. | Wiederkommend, Wiederkehrend. Возвратный, Возвращающійся, Возобновляющійся, Опять случающійся.

Recidivus morbus, v. Morbus recidivus.

6642) Reclinatio. | Reklination, Zurückbeugung. Отклоненіе.

Reclinatio uteri, v. Reflexio incompleta uteri.
Reclusor palpebrarum, v. Levator palpebrae superioris.
Recogitatio, v. Ratiocinatio.
Recogitatus, v. Ratiocinatio.
6643) Recognitio. | Besichtigung, Untersuchung. Розыскъ, изслѣдованіе, Разсматриваніе.
6644) Reconvalescentia, Convalescentia. | Rekonvalescenz. Выздоровленіе, Выздоравливаніе.
Recordatio, Recordatus, v. Memoria.
6645) Recreatio, Analepsis. | Erholung, Erquickung, Labung. Отдохновеніе, Возстановленіе силъ.
Recrementa, v. Excrementa et Faeces.
Recrementa vesicae, v. Urina.
6646) Rectificatio. | Rektifikation, Verbesserung. Двоеніе.
6647) Rectificatissimus, a, um. | Höchst rektificirt. Самый чистый, Чистѣйшій.
6648) Rectificatus, a, um. | Rektificirt. Очищенный, Двоенный.
Rectitis, v. Proctalgia inflammatoria.
6649) Rectrices. | Steuerfedern. Перья хвостовыя.
6650) Rectus. | Gerade, Nicht krumm. Прямый, Не кривый, простый, стамый, прямостоящій.
6651) Rectus cruris s. femoris, s. gracilis, scil. musculus, Musculus gracilis anterior s. ilio-, s. ileo-cotylo-poplitaeus, s. ilio-rotans, s. rotulianus. | Rektus des Unterschenkels, Gerader Schenkelmuskel, Gerader Lendenmuskel, Vorderer, gerader Muskel des Schienbeins, Vorderer, gerader Schienbeinmuskel, Gerader Muskel od. Gerades Mäuslein des Schienbeins. Прямая голенная мышица.
Rectus femoris, v. Rectus cruris.
Rectus gracilis, v. Rectus cruris.
Recurvatio, v. Lordosis.
Recutitus, v. Apella et Circumcisus.
6652) Redintegratio, Restitutio, Refectio, Refectus. | Die Wiederherstellung. Возобновленіе, Возстановленіе. Vid. Regeneratio.
Reductio, v. Repositio.
6653) Reductio metallorum. | Die Reduktion der Metalle. Возстановленіе металловъ.
Reductio ossis, v. Repositio ossis.
6654) Reductor s. Arthrembolus. | Ein Gliederzieher. Редукторъ.
6655) Reductor spinae dorsi. | Der Reduktor des Rückgrathes. Редукторъ для исправленія спиннаго хребта.
Reduvia, v. Panaritium.
Refectio, v. Convalescentia, et Redintegratio.
Refectus, v. Redintegratio.
6656) Reflexio. | Reflexion, Zurückbeugung. Отраженіе, Разгибаніе. Vid. Reclinatio.
Reflexio incompleta uteri, v. Hysteroloxia posterior.
6657) Reflexio lucis. | Die Zurückstrahlung, Reflexion des Lichts. Отраженіе лучей свѣта.
6658) Refluxus maris. | Die Ebbe. Отливъ морской.
Reformidatio, v. Metus.
6659) Refracta dosi. | In kleinen, getheilten, gebrochenen, abgebrochenen Gaben. Въ малыхъ, учащенныхъ пріемахъ.
6660) Refractio lucis. | Brechung der Lichtstrahlen. Преломленіе лучей.
6661) Refrigerantia. | Kühlende Mittel. Прохлаждающія, прохладительныя средства.
Refrigeratio flatuosa, v. Orthopnoea hysterica.
6662) Refrigerium. | Die Kühlung (Erkältung). Прохлада (Простуда).
6663) Regeneratio, Redintegratio. | Regeneration, Wiedererzeugung, Wiederergänzung. Возрожденіе.
6664) Regimen. | Das (diätetische) Verhalten. Діететическое содержаніе.
6665) Regio. | Region, Gegend. Сторона, Часть внѣшняя человѣческаго тѣла.
6666) Regio auricularis. | Aurikularregion, Ohrgegend. Ушная сторона.
6667) Regio buccalis. | Die Backengegend. Ланитная сторона.
Regio cardiaca, v. Anticardium et Scrobiculus cordis.
6668) Regio cervicis. | Nackengegend. Затылочная сторона.
Regio epigastrica, v. Epigastrium.
6669) Regio facialis. | Gesichtsgegend. Сторона лица или личная.
6670) Regio frontalis. | Stirngegend. Лобная сторона.
Regio gastrica, v. Mesogastrium.
6671) Regio gutturalis, Fossa gutturalis. | Gutturalregion. Передняя средняя часть нижней поверхности черепа.
6672) Regio hypogastrica. | Die Unterbauchsgegend. Сторона подбрюшная. Vid. Hypogastrium.
6673) Regio iliaca. | Die Hüftengegend. Подвздошная сторона. Vid. Regiones iliacae.
6674) Regio ischiadica s. ischiatica, Cochone. | Ischiadische Region, Hüftge-

gend. Надвертлюжная, Сѣдалищная, Лядвенная сторона.

6675) Regio lumbalis. | Die Lendengegend. Поясничная сторона.

Regio malaris, v. Regio zygomatica.

Regio media abdominis, v. Mesogastrium.

Regio media cerebelli, v. Pars media cerebelli.

6676) Regio menti. | Region des Kinns, Kinngegend. Сторона подбородка.

Regio mesogastrica, v. Mesogastrium.

6677) Regio nasalis. | Region der Nase, Nasengegend. Сторона носа или носовая.

Regio nuchae s. nuchalis, v. Regio occipitalis inferior.

6678) Regio occipitalis, Occiput, Occipitium, Regio occipitis s. occipitii, s. postica occipitis, Inion, Cotis. | Occipitalregion, Hinterhauptsgegend, Hinterkopf, Hinterhauptgegend, Hinterhaupt, Hintere Gegend des Schädels, Hintertheil des Haupts, Nacken, Hinterhauptsregion. Сторона затылочная, Затылокъ, Задняя часть головы.

6679) Regio occipitalis inferior s. nuchos, s. Nucha. | Untere Occipitalregion, Nackengegend. Зашеекъ, Затылокъ, Ямка въ затылкѣ.

Regio occipitalis superior, v. Regio occipitalis.

Regio occipitii s. occipitis, v. Regio occipitalis.

6680) Regio oculi. | Region des Auges, Augengegend. Сторона глазъ.

6681) Regio oris, oralis, oratis. | Mundgegend. Сторона рта. Vid. Cavitas oris.

Regio palatina ossis palatini, v. Pars horizontalis ossis palatini.

Regio perinaei, v. Perinaeum.

Regio postica occipitis, v. Regio occipitalis.

Regio praecordialis, v. Praecordia.

Regio pterygoidea ossis palatini, v. Processus pterygoideus ossis palatini.

6682) Regio pubis, Pubes, Pecten, Aqualiculus, Ephebacon, Epistion, Epictenion. | Pubisgegend od. Region, Schamgegend, Schoossgegend, Haarichte Gegend. Лоно, или Лобокъ, Лонная сторона, или передняя часть таза.

6683) Regio sacra. | Sakralregion, Kreuz, Creuz. Часть задняя таза, Крестецъ.

Regio superior s. orbitalis ossis palatini, v. Processus orbitalis ossis palatini.

Regio temporalis, v. Tempora.

Regio terrae, v. Clima.

6684) Regio umbilicalis, Protmesis. | Umbilikalregion, Nabelgegend, Nabelrevier. Пупочная сторона, Средняя часть брюха. Vid. Mesogastrium.

6685) Regio verticalis. | Die Scheitelgegend. Макушка.

6686) Regio zygomatica s. malaris. | Zygomatische Region, Wangengegend, Malarregion. Ланитная сторона.

6687) Regiones, Regiones corporis, Loca corporis, Catagogae. | Regionen, Regionen des Körpers, Gegenden, Körpergegenden, Stellen des Körpers. Стороны, Части или мѣста тѣла.

6688) Regiones abdominales. | Abdominalregionen. Стороны брюшныя или брюха.

Regiones buccales, v. Buccae.

6689) Regiones capitis. | Kopfregionen, Kopfgegenden. Стороны головы.

Regiones corporis, v. Regiones.

Regiones epicolicae, v. Regiones iliacae.

6690) Regiones hypochondriacae. | Hypochondrien, Hypochondrische Gegenden od. Regionen, Seitenweichen. Подреберья, Боковыя части подбрюшной стороны. Vid. Hypochondria.

6691) Regiones iliacae, Ilia, Lagones, Laparae, Ceneones, Cholades, Cholagines, Inania, Regiones inanes s. epicolicae, s. lumbares, Ixiae. | Iliacische Regionen, Hüft- od. Darm-, od. Darmbein-, od. Lenden-, od. Weichen-, od. Wampengegenden, Weichen, Dünnungen, Flanken, Wampen, Seitentheile des Mittelbauchs. Подвздохи, Подвздошныя стороны или боковыя части подбрюшной стороны.

6692) Regiones inguinales, Inguina, Bubones. | Inguinalgegenden, Inguinalregionen, Weichen, Weichengegenden, Leisten, Leistengegenden. Пахи, Паховыя стороны.

Regiones inanes, v. Regiones iliacae.

Regiones ixiae, v. Regiones iliacae.

Regiones jugales, v. Genae.

Regiones laterales ossis ethmoidei, v. Labyrinthus ossis ethmoidei.

Regiones lumbales, v. Regiones lumbares.

6693) Regiones lumbares s. lumbales, Lumbi, Osphyes, Psoae, Pulpa, Pars infimi ventris posterior superior, Ixys, Ixye, Ixia. | Lumbarregionen, Lendengegenden, Lenden, Hüftengegenden, Weichengegenden, Hintere Seitentheile des Mittelbauchs, Bauchseitengegenden. Поясница, Поясничныя стороны, Боковыя части пупочной стороны.

Regiones natium, v. Nates.

Regius morbus, v. Icterus.

Reglisse, v. Pasta liquiritiae.

6694) **Regna naturae, Monarchiae corporum.** | Naturreiche. Царства природы.

6695) **Regnum animale.** | Thierreich. Царство животныхъ, или животное.

6696) **Regnum minerale.** | Mineralreich. Царство ископаемыхъ, или ископаемое.

6697) **Regnum vegetabile.** | Das Pflanzenreich. Царство прозябаемыхъ, или прозябаемое, или растущее.

6698) **Regula, Ratio, Secta.** | Regel. Правило.

6699) **Regularis.** | Regelmässig. Правильный.

Regulus antimonii, v. Antimonium.

6700) **Regulus antimonii martialis.** | Spiessglanzmetall. Королёкъ сюрможелѣзный, Сюрмовый королёкъ.

6701) **Regulus antimonii medicinalis.** | Medicinischer Spiessglanzkönig. Королёкъ сюрмоцѣлебный.

6702) **Regulus antimonii simplex.** | Spiessglanzkönig. Королёкъ сюрмяный.

Regurgitatio, v. Ructatio.

6703) **Rejectio cornuum.** | Hörnerabfall. Збытіе роговъ.

6704) **Rejectio ungulae, Piptonychia, Onychoptosis, Diaeresis ungulae.** | Abstossen der Hufe, der Klauen, Ausschuhen. Отпаденіе копыта.

Reiteratio, v. Iteratio.

7705) **Relatio.** | Relation, Verhältniss, Beziehung, Bericht. Отношеніе, Извѣщеніе, Повѣствованіе, Доносъ.

6706) **Relatio dynamica.** | Dynamisches Verhältniss. Динамическое отношеніе.

6707) **Relatio medico-legalis.** | Medicinisch-gerichtlicher Bericht. Судебномедицинскій актъ или рапортъ, Судебно-медицинское свидѣтельство.

6708) **Relativus, a, um.** | Relativ, Sich beziehend auf —. Относительный, Въ отношеніи къ —.

6709) **Relaxantia.** | Erschlaffende Mittel. Ослабляющія, Смягчительныя средства. Vid. Emollientia.

6710) **Relaxatio.** | Die Erschlaffung, Das Nachlassen. Ослабленіе, Послабленіе, Обвислость.

Relaxatio cordis et arteriarum, v. Diastole.

6711) **Relegatio.** | Das Fortschicken (besonders als Strafe), Die Fortschickung, Verweisung, Verbannung, Relegation. Изгнаніе, Ссылка.

6712) **Religio Eusebia.** | Religion. Религія, Вѣра.

6713) **Religiositas.** | Religiosität. Чувство религіи, Преданность къ религіи, Набожность.

Remansio mensium, v. Amenorrhoea.

Remedia diacritica, v. Diacritica.

6714) **Remedia specifica.** | Specifische, specifisch-wirkende Mittel od. Heilmittel. Специфическія или собственнодѣйствующія средства.

6715) **Remedium.** | Arzneimittel, Mittel. Лекарство, Средство.

6716) **Remiges.** | Schwungfedern. Перья правильныя или маховыя.

6717) **Reminiscentia.** | Wiedererinnerung, Besinnen. Воспоминаніе, Воспоминовеніе, Память.

6718) **Remissio.** | Remission, Das Nachlassen, Der Nachlass, Die Abnahme (einer Krankheit). Послабленіе (болѣзни).

Remissio cordis et Arteriarum, v. Diastole.

Remissio virium, v. Atonia.

6719) **Remittens.** | Nachlassend, Remittirend. Послабляющій.

6720) **Remotio.** | Entfernung, Wegschaffung, Beseitigung. Отдаленіе.

6721) **Remotus, a, um.** | Entfernt. Отдаленный.

Remulus, v. Extremitas posterior costarum.

6722) **Ren, genit. Renis.** | Die Niere. Почка.

Renculi, Reniculi, v. Lobi renales.

6723) **Renalis.** | Renal, Zu den Nieren gehörig. Почечный.

6724) **Renes, Nephri.** | Nieren. Почки.

Renes parvi, v. Renes succenturiati.

6725) **Renes succenturiati, Glandulae suprarenales s. renibus incumbentes, s. renales, s. majores ad renes, s. ad plexum, s. ad plexum nerveum, s. magnae, s. atrabiliariae, Capsulae renales s. atrabiliariae, Renes parvi.** | Nebennieren, Nierendrüsen, Nierenkapseln, Obernieren, Drüsen über den Nieren, Grosse Drüsen bei den Nieren, Behältnisse der schwarzen Galle. Надпочныя желѣзы, Прибавочныя почки, Черножелчныя, надпочечныя сумочки.

Reniculi, v. Lobi renales.

6726) **Reniformis.** | Nierenförmig. Почкообразный, Почковидный.

Renisus, v. Resistentia.

Renuli, v. Lobi renales.

6727) **Reorganisatio.** | Reorganisation. Преобразованіе.

6728) **Repellentia.** | Zurücktreibende Mittel. Внутрь вгоняющія средства.

6729) **Repens.** | Kriechend. Ползучій, Пресмыкающій, Ползающій.

Repercutientia = Repellentia.
Repetentia, v. Iteratio.
Repetitio, v. Iteratio.
Repletio, v. Oppletio.
Repletio sanguinis, v. Plethora.
6730) Repositio, Reductio, Taxis. | Einrichtung, Wiedereinrichtung, Reposition, Zurückschiebung. Введеніе, Вправленіе, Вправливаніе, Вложеніе.
6731) Repositio herniae. | Die Einrichtung, Reposition eines Bruches. Обратное вложеніе внутренностей въ брюхо.
6732) Repositio ossis. | Die Reposition, Einrichtung eines Knochens in sein Gelenk. Вправка, Вставленіе, Вправливаніе, Вложеніе, Вставливаніе кости въ членосоставное мѣсто.
6733) Reproductio. | Reproduktion, Wiederersetzung. Плототвореніе, Возстановленіе, Вознаграждаемость, Возпроизвожденіе, Ростопроизводство, Новопроизращеніе, Отправленіе питанія, Возпроизводительность.
6734) Reproductivitas. | Reproduktivität. Возпроизводительность, Воспроизводимость.
6735) Reproductivus. | Reproduktiv. Возпроизводительный, Плототворный.
6736) Reptantia. | Kriecher. Ползающія.
6737) Reptiles, Quadrupeda ovipara. | Amphibien mit vier Füssen. Ползающія земноводныя, Земноводныя съ четырьмя ногами (четвероногія яйценосныя).
Reptilia, v. Amphibia.
6738) Reptilis, e. | Kriechend. Ползающій, Пресмыкающій.
6739) Repugnantia, Repugnatio. | Widerstand. Упорство, Несогласіе.
Repugnatio, v. Repugnantia.
6740) Repulsio, Repulsus | Repulsion, Zurückstossung. Отталкиваніе.
Repulsus, v. Repulsio.
Repundum, v. Lordosis.
Requies, v. Quies.
Requietio, v. Quies.
6741) Res. | Sache, Ding. Вещь, Дѣло.
6742) Res naturales, Naturalia, Naturabilia. | Natürliche Dinge, Natürlichkeiten. Естественныя, природныя, натуральныя вещи.
6743) Res non naturales. | Nicht natürliche Dinge. Не натуральныя, неестественныя вещи.
Res petrefactae s. petrificatae, v. Petrefacta.
Res venerea, v. Coitus.
6744) Resectio. | Abschneidung. Отрѣзываніе, Отсѣченіе.
Resectio articulorum, v. Decapitatio.
6745) Reseda. | Resede. Церьва.
6746) Reseda lutea. | Gelbresede. Церьва желтая.
6747) Reseda luteola. | Wau-, Färberresede, Gelbkraut, Harnkraut. Церьва, Желтая трава.
6748) Reseda odorata. | Wohlriechende od. Gartenresede. Церьва душистая или пахучая.
Residentia, v. Sedimentum.
6749) Resina, ῥητινη (ῥεω, fut. [ῥησω] ῥευσω, fliessen, ausfliessen; теку). | Das Harz. Смола.
6750) Resina abietis. | Tannenharz. Смола еловая.
6751) Resina alba communis, vulgaris. | Weisses Fichtenharz. Смола бѣлая, живица. Vid. Resina pini.
6752) Resina animae, Cancamum. | Animeharz. Живица бразильская.
6753) Resina animae orientalis s. aethiopica. | Orientalische oder Aethiopisches Anime. Живица восточная.
6754) Resina colophonia, Colophonium. | Spiegelharz, Geigenharz. Канифоль, Смола или Живица смычковая.
Resina communis, v. Resina pini.
6755) Resina (Gummi) elastica, Caoutchuc. | Elastisches Harz. Упругая смола или Резина, Каучукъ. Vid. Caoutchuc.
Resina flava, v. Terebinthina cocta.
6756) Resina guajaci. | Guajakharz. Смола бакаутная.
6757) Resina jalappae. | Jalappenharz. Смола ялапная.
6758) Resina juniperi, Sandaraca germanica | Wachholderharz, Deutscher Sandarak. Можевеловая смола, Сандеракъ. Vid. Sandaraca.
Resina pini, v. Pix.
6759) Resina pini communis, alba, Pix alba. | Gemeines Harz, Weisses Pech. Бѣлая смола, живица.
Resina (s. Gummi) sandaracae, v. Sandaraca.
6760) Resina scamonii. | Skamonienharz. Смола скамонная.
6761) Resinosa. | Harzige Mittel. Смолистыя средства.
6762) Resinosa volatilia s. aetherea. | Harzig-ätherische Mittel. Смолистыя средства летучія или соединенныя съ эѳирнымъ масломъ.
6763) Resinoso-acria. | Harzig scharfe Mittel. Смолисто-острыя средства.
6764) Resinosus, ῥετινωδης (v. Resina). | Harzig. Смолистый.
6765) Resistentia, Renisus. | Widerstand. Сопротивленіе.

6766) **Resolutio**, Discussio. | Die Zertheilung. Разрѣшеніе.

Resolutio morbi, v. Lysis.

Resolutio nervorum, v. Paralysis.

Resolutio nervorum universalis, v. Apoplexia vera.

Resolutio ventriculi autopeptica, v. Malaxis ventriculi.

Resolvens, v. plur. Resolventia.

6767) **Resolventia**, Discutientia, Diluentia. | Auflösende, Zertheilende Mittel. Разрѣшающія, разбивающія, разводящія, растворяющія средства.

Resonitus, v. Contrafissura.

Resorbtio, v. Resorptio.

6768) **Resorptio**, Resorbtio. | Resorption. Всасываніе.

Resorptio cutanea s. cutis, v. Inhalatio.

6769) **Respectus**. | Berücksichtigung, Hinsicht. Взоръ, Взглядъ, Уваженіе, Отношеніе.

Respiramen, v. Respiratio.

Respiramentum, v. Respiratio.

6770) **Respiratio**, Spiratio, Respiramen, Respiramentum, Respiratus, Respiritus, Spiritus, Pneuma, Anapnoe, Anapneusis. | Respiration, Athem, Athem- od. Odemholen. Дыханіе.

Respiratio abolita, v. Apnoea.

6771) **Respiratio** anhelosa. | Das keichende Athmen. Дыханіе одышливое.

6772) **Respiratio** anxia. | Der ängstliche Athem. Дыханіе тоскливое.

Respiratio brevis (et rara), v. Brachypnoea.

6773) **Respiratio** clangens. | Pfeifendes Athmen. Дыханіе свистящее.

6774) **Respiratio** debilis. | Schwaches Athmen. Слабое дыханіе.

6775) **Respiratio** deficiens. | Das fehlende Athmen. Прекращающееся дыханіе.

6776) **Respiratio** difficilis. | Schweres Athmen. Трудное дыханіе.

Respiratio erecta, v. Respiratio supina.

6777) **Respiratio** foetida. | Das stinkende Athmen. Дыханіе вонючее, съ вономъ.

6778) **Respiratio** fortis. | Starkes Athmen. Дыханіе сильное.

6779) **Respiratio** frequens. | Schnelles Athmen. Дыханіе частое.

6780) **Respiratio** impedita, sublata. | Gehinderte Respiration, Gehindertes Athmen. Воспященное, Воспрепятственное дыханіе.

6781) **Respiratio** interrupta. | Aussetzendes Athmen. Прерывное дыханіе.

6782) **Respiratio** libera. | Freies Athmen. Свободное, вольное дыханіе.

Respiratio luctuosa, v. Respiratio suspiriosa.

6783) **Respiratio** olens. | Uebelriechendes Athmen. Злоpremiumвонючее дыханіе.

6784) **Respiratio** profunda. | Tiefes Athmen. Глубокое дыханіе.

6785) **Respiratio** stertens s. stertuosa. | Das schnarchende, röchelnde Athmen. Дыханіе храпящее. Vid. Stertor.

Respiratio sublata, v. Respiratio impedita.

6786) **Respiratio** suffocativa. | Erstickendes Athmen. Удушливое дыханіе.

6787) **Respiratio** supina, erecta. | Athmen, das nur im Liegen oder Stehen vollzogen werden kann. Дыханіе, когда больной можетъ оное совершить только лежа или стоя.

6788) **Respiratio** suspiriosa s. luctuosa. | Das seufzende Athmen. Вздыхающее дыханіе.

6789) **Respiratio** tarda. | Langsames Athmen. Медленное дыханіе.

Respiratorium ventris, v. Diaphragma.

Respiratus, v. Respiratio.

Respiritus, v. Respiratio.

Resta bovis, v. Ononis spinosa.

Restagnatio, v. Ructatio.

6790) **Restauratio** virium. | Restauration der Kräfte. Возстановленіе силъ.

6791) **Restitutio**. | Wiederherstellung. Возстановленіе. Vid. Redintegratio.

Resupinatio, v. Retroflexio et Situs supinus.

6792) **Retardatio**, Mora. | Verzögerung, Zögerung. Замедленіе.

6793) **Rete**. | Ein Netz. Сѣть, Сѣтка. Vid. Omentum magnum.

6794) **Rete** arteriosum. | Arteriennetz, Arteriöses Netz, Netzförmiges, arteriöses Gewebe. Сѣтчатое сплетеніе артерій.

6795) **Rete** arteriosum carpeum dorsale, Arcus dorsalis carpi, Arcus carpeus. | Arteriöses Netz der Dorsalfläche des Karpus, Handwurzelbogen der Speichenarterie. Тыльное сѣтчатое сплетеніе артерій запястья.

6796) **Rete** articulare genu. | Artikularnetz des Knies. Сѣтчатое сплетеніе артерій колѣннаго состава.

6797) **Rete** carpeum dorsale. | Dorsalnetz des Karpus. Тыльное сѣтчатое сплетеніе запястья.

6798) **Rete** carpeum volare. | Volarnetz des Karpus. Ладонное сѣтчатое сплетеніе запястья.

Rete dictyoides, v. Rete mirabile.

Rete Malpighianum s. Malpighii, v. Mucus Malpighianus.

Rete mirabile, v. Plexus choroidei cerebri.

Rete miraculosum s. mucosum, v. Mucus Malpighianus.

Rete nervorum mollium, v. Plexus nervorum mollium.

6799) Rete vasculosum. | Adernetz, Adergewebe. Сѣть или Сѣточка сосудистая или изъ сосудовъ состоящая, или сосудистое сплетеніе. Vid. Plexus venosus testis et funiculi spermatici.

6800) Rete vasculosum Halleri. | Samengefässnetz. Сѣменное сосудистое сплетеніе, Сѣточка или Сѣть сѣменныхъ сосудовъ.

Rete venosum, v. Plexus venosus.

Rete venosum dorsale manus, v. Plexus venosus dorsalis manus.

Rete venosum dorsale pedis, v. Arcus venosus dorsalis pedis.

Rete venosum plantare, v. Arcus venosus plantaris.

6801) Rete venosum plantare pedis. | Plantarvenennetz. Подошвенное сѣмочное сплетеніе венъ.

6802) Rete volare venosum. | Volarnetz der Handvenen. Ладонное сѣмочное сплетеніе венъ.

6803) Reteformis. | Netzförmig. Сѣтчатый.

6804) Retenta. | Das im Körper Zurückgehaltene, im Gegensatze von Excreta. Все что задержанное или осталось въ тѣлѣ, въ противуположности слову Excreta.

6805) Retentio. | Die Verhaltung. Задержаніе.

Retentio aërea = Dyspnoea.

Retentio alvina, v. Coproepischesis.

Retentio bilis, v. Ischocholia.

Retentio foetus, v. Dystocia.

Retentio lactis, v. Ischogalactia.

Retentio mensium, v. Amenorrhoea emansionis.

Retentio seminis, v. Ischospermia.

Retentio serosa, v. Orrhoepischesis.

Retentio urinae, v. Ischuria vera.

6806) Retentio vesicalis. | Aechte Harnverhaltung. Запоръ мочи въ мочевомъ пузырѣ. Vid. Ischuria vera.

Retia nervea, v. Plexus nervorum.

Retia uteri, v. Ligamenta uteri lata.

Reticentia, v. Silentium.

6807) Reticularis. | Netzförmig. Сѣточный.

6808) Reticulatus. | Netzförmig. Сѣтчатый.

6809) Reticulum, Arsineum, Ollula. | Haube, Mütze, Netzmagen, Zweiter Magen, Garn, Magenzipfel, Trips, Hülle. Рубецъ, Второй желудокъ у жвачноотрыгающихъ животныхъ, Сѣточный, Сѣтковидный желудокъ, Чепчикъ. Vid. Chorion spongiosum, Mucus Malpighianus et Omentum magnum.

6810) Reticulum cellulosum. | Zellennetz, Gitterwerk des Fadengewebes. Клѣтчатая сѣточка.

Reticulum cutaneum s. mucosum, v. Mucus Malpighianus.

6811) Retiformis. | Netzförmig. Сѣтковидный.

6812) Retina, Tunica retina s. reticularis, s. retiformis, s. intima oculi, Tunica amphiblestroides, Involucrum reticomparatum, Membrana communis oculi. | Retina, Netzhaut, Netz, Markhaut, Nervenhaut, Netzförmiges Häutlein, Innerste Haut des Auges. Сѣтчатая или Нервная оболочка, сѣтистая, глазная, сѣтиподобная плѣва.

Retinaculum, v. Hamulus.

Retinaculum tendinum peroneorum, v. Vagina malleolaris externa.

6813) Retinitis (v. Retina). | Entzündung der Netzhaut. Воспаленіе сѣтчатой оболочки.

Retiolum, i. q. Reticulum.

6814) Retorta s. Cornuta, s. Matracium. | Eine Retorte. Реторта.

6815) Retractio, Retractus. | Zurückziehung. Стягиваніе, Отягиваніе назадъ.

Retractor, v. Musculi retrahentes auriculae.

Retractor alae nasi et Elevator labii superioris, v. Levator labii superioris alaeque nasi.

Retractor epiglottidis, v. Hyo-epiglotteus.

Retractus, v. Retractio.

Retrahens auriculam, v. Musculus retrahens auriculae.

Retrimenta, v. Excrementa.

Retrimenta vesicae, v. Urina.

6816) Retrocessus, Retrogressus, Retrogradatio. | Rückgang, Rückwärtsgehen oder Schreiten. Отступленіе назадъ, обратное шествіе.

6817) Retroflexio, Resupinatio. | Rückwärtsbeugung. Склоненіе, Сгибаніе тѣла назадъ, навзничь.

Retroflexio completa uteri, v. Hysterhelosis posterior.

Retrogradatio, v. Retrocessus.

6818) Retrogradus, a, um. | Zurückgetrieben, Zurückgetreten. Внутрь вогнанный или скрывшійся, или Скрывающійся внутрь.

Retrogressus, v. Retrocessus.

6819) **Retropulsus.** | Zurückgetrieben. Вогнанный.

Retroversio completa uteri, v. Hysterhelosis posterior.

6820) **Retroversio** uteri. | Rückwärtsbeugung der Gebärmutter. Заворотъ матки.

Reunio, v. Agglutinatio et Synthesis.

6821) **Reunio** per primam intentionem. | Heilung der Wunden durch schnelle Vereinigung. Способъ леченія ранъ скоросоединительный.

6822) **Reunio** per secundam intentionem. | Heilung der Wunden auf dem Wege der Eiterung und Vernarbung. Леченіе ранъ посредствомъ нагноенія и образованія рубца.

Reunio vasorum, v. Anastomosis.

6823) **Reverentia**, Verecundia. | Scheu, Achtung, Ehrfurcht, Ehrerbietung. Почтеніе, Уваженіе, Благоговѣніе, Страхъ.

6824) **Revolutio** vitae. | Lebensrevolution, Zurückgang des Lebens (als Gegensatz seiner Evolution). Умаленіе или Нисхожденіе жизни (въ противуполож. слову: Evolutio vitae).

6825) **Revulsio.** | Die Ableitung. Отвлеченіе, Отводящій способъ. Vid. Antispasis.

6826) **Rha**, ῥα, ionisch ῥη, ῥηον. | Das Rheum, Der Rhabarber (eigentl. Wurzel überhaupt). Ревень (корень вообще).

6827) **Rhabarbarin.** | Rhabarbarin, Rhabarbarbitter. Рабарбаринъ.

6828) **Rhabarbarum**, βαρβαρον, ῥηον βαρβαρικον (v. Rha). | Der Rhabarber. Ревень.

6829) **Rhabdodes**, Rhabdoides, Rhabdoideus, ῥαβδοειδης, ῥαβδωδης (rhabdos et ειδος). | Stabförmig, Ruthenförmig, besonders wie ein gebogener Stab oder eine gebogene Ruthe. Стрѣлообразный. Sutura rhabdodes s. sagittata. | Die sogen. Pfeilnaht. Стрѣлообразный шовъ, соединяющій обѣ темянныя кости.

6830) **Rhabdomantia**, ῥαβδομαντεια (Rhabdomanticus). | Das Wahrsagen aus Ruthen und Stäben, Das Schlagen der Wünschelruthe, Die Rhabdomantie, Animalische od. Unterirdische Elektrometrie, Metall- und Wasserfühlen. Угаданіе по тростямъ и прутикамъ или по волшебному, провѣщательному жезлу, также: Употребленіе оныхъ, для открытія имѣющихся въ землѣ металловъ и воды.

6831) **Rhabdomanticus** (v. Rhabdomantis). | Den Gebrauch von Zauberstäben oder Wünschelruthen, oder das Aufsuchen von Metalladern oder Wasseradern unter der Erde mittelst einer Wünschelruthe betreffend. Принадлежащій къ употребленію волшебнаго рудоискательнаго прута.

6832) **Rhabdomantis**, ῥαβδομαντις (v. Mantis et Rhabdos). | Ein des Gebrauchs der Wünschelruthe Kundiger, sonst auch: Ein Zauberer. Знающій употребленіе жезла, также: Волшебникъ.

6833) **Rhabdos**, ῥαβδος (v. Rhapis, Rhaphis). | Die Ruthe, Der Stab, auch: Der Zauberstab, Die Wünschelruthe. Прутъ, Лоза, Батогъ, Палка, Жезлъ.

Rhachalgia, v. Rhachialgia.

Rhachalgia pictonum, v. Colica pictonum.

Rhachetrom, v. Medulla spinalis.

6834) **Rhachiaeus**, ῥαχιαιος (v. Rhachis). | Zum Rückgrath gehörig, dasselbe betreffend. Къ спинѣ, къ хребту принадлежащій.

6835) **Rhachiagra** (v. Rhachis et Agra) s. Arthritis spinalis. | Der gichtische Rückenschmerz, Rückengicht. Ломотная спинная боль, Ломота въ спинѣ.

6836) **Rhachialgia** (v. Rhachis et Algos) s. Dolor columnae vertebralis. | Der Rückgrathsschmerz, auch = Colica pictonum, die Bleikolik, besonders wenn bei dieser Lähmungen der unteren Extremitäten entstehen. Спинная боль, также: Colica pictonum.

Rhachialgia metallica, v. Colica saturnina.

Rhachialgitis (v. Rhachialgia), 1) = Myelitis, 2) = Rhachialgia inflammatoria.

Rhachidagra = Rhachiagra.

Rhachideus, v. Rachiaeus.

6837) **Rhachioparalysis** (v. Rhachis et Paralysis). | Die Rückenmarkslähmung. Параличъ становой жилы.

6838) **Rhachiophyma** (v. Rhachis et Phyma). | 1) Eigentl. eine Geschwulst am Rückgrath, eine Auftreibung des Rückgraths. Опухоль на спинѣ. 2) Fleischgewächs u. dergl. Geschwulst am Rücken. Мясный наростъ на спинѣ.

6839) **Rhachioplegia** (v. Rhachis et Plege). | Eine Lähmung der Rückenmarksnerven nach Schlagfluss u. s. w. Онѣмѣніе становой жилы и нервовъ оной.

6840) **Rhachiorrheuma** (v. Rhachis et Rheuma) s. Rheumatismus dorsalis. | Das Lendenweh, besond. das wirklich od. vermeintlich rheumatische, Rückenrheumatismus, Der Kreuzschmerz. Боль или Неподвижность спины или поясницы.

6841) **Rhachiotomus** (v. Rhachis et Tome). | Das Rhachiotom, Rhachitom, Ein Werkzeug zur Eröffnung und Untersuchung der Rückgrathshöhle. Спиновскрыватель, Инструментъ для вскрытія спиннаго канала.

Rhachiparalysis, v. Rhachioparalysis et Paralysis spinalis.

Rhachiphima, v. Rhachiophyma.

Rhachiplegia, v. Rhachioplegia.

Rhachirheuma, v. Rhachiorrheuma.

6842) **Rhachis**, ῥαχις. | Der Grath, Rückgrath, daher: Die Mittelrippe in Pflanzenblättern, Der Rücken der Nase u. s. w.; botan. auch: Die Spindel oder Der gemeinschaftliche Stiel in der Mitte der Aehren, der Haselnusskätzchen u. s. w.; eigentl. aber: Jede stark vorstehende Unebenheit, wie die Dornfortsätze am Rückgrath, der Felsenrücken einer Bergkette u. s. w. Хребетъ, Спина, Становая хребтовая кость; Веретено, Веретенцо (Нитевидное продолженіе, служащее для прикрѣпленія цвѣтковъ къ колосу или сережкѣ). Vid. Spina dorsi.

Rhachis nasi, v. Dorsum nasi.

Rhachisagra, v. Rhachiagra.

6843) **Rhachitae**, Rhachiaei (musculi) (v. Rhachis). | Die Rückenmuskeln. Мышицы спины.

6844) **Rhachites**, (ὁ μυελος) ῥαχιτης (v. Rhachis). | Das Rückenmark. Становая жила.

6845) **Rhachiticus**, ῥαχιτικος (v. Rhachitis). | Rhachitisch, An Rhachitis leidend, daraus entstanden u. s. w. Принадлежащій къ Англійской болѣзни, Страждущій Англійскою болѣзнію.

6846) **Rhachitis**, ῥαχιτις (νοσος), genit. —ιδος, —idis (v. Rhachis), s. Rachitis, Morbus anglicus, Osteomalacia infantum, Tabes pectorea Bootii, Cyrtosis, Incurvatio ossium, Spina nodosa. | Die Rhachitis, Englische Krankheit, Englische Knochenkrankheit (eigentl. Rückgrathskrankheit, weil der Rückgrath bei höheren Graden der Krankheit am Auffallendsten verändert wird), Rückensucht, Lendenkrankheit, Verknüpfung, Doppelglieder, Zweiwuchs. Англійская болѣзнь, Двойное членосоединеніе, Англійская немочь. Vid. Abortus seminum.

6847) **Rhachitis** (veter) s. Atrophia meseraica (equorum). | Gelenkkrankheit, Lähme, Knochenkrankheit, Englische Krankheit, Darrsucht der Füllen, Füllensucht, Füllenkrankheit. Смягченіе костей, Англійская болѣзнь или немочь жеребенковъ.

6848) **Rhachitis** agnorum. | Gelenkseuche, Gelenkfäule der Lämmer. Смягченіе костей или Англійская болѣзнь ягнецовъ.

6849) **Rhachitis** vitulorum. | Kälberlähme. Англійская болѣзнь теленковъ.

Rhachitismus = Rhachitis.

Rhachitomus, v. Rhachiotomus.

6850) **Rhachos**, ῥαχος, ῥακος (ῥηγνυμι [ῥαγω, ῥαχω, ῥακω etc.], brechen, reissen, platzen, bersten; рвать, лопнуть). | 1) Eigentlich etwas Zerreissendes oder Zerrissenes: Der Dorn und die dadurch gerissene Wunde, Der Riss in der Haut oder im Kleide, Alte Lumpen oder Hadern. Лоскутъ, Ветошка. 2) Ein aufgerissenes Geschwür. Разорванная неровная язва. 3) Charpie, besonders die noch durch Fäden zusammenhängt. Корпія. 4) = Rhagas. Vid. Ulcus lacerum.

6851) **Rhacoma**, ῥακωμα (v. Rhacos). | Eine aufgerissene Stelle, = Rhagades. Мѣсто разорванное, распоротое, Трещина на кожѣ.

Rhacos, ῥακος, = Rhachos (besond. in der Bedeutung: Dorn, Charpie, Лоскутъ, Ветошка).

6852) **Rhacosis**, ῥακωσις (v. Rhacos, ῥακοω, fut. —ωσω, zerreissen, zerfasern, zerzasern u. s. w.; раздыраю, разрываю). | Das Aufreissen. Раздыраніе. 2) Das Runzelichtwerden und das demselben vorhergehende Welkwerden. Морщеніе. 3) = Scrotum pendulum. Vid. Ulcus lacerum.

6853) **Rhadix**, ῥαδιξ, genit. —os. | Das Reis, Die Ranke (vom Weinstock), Der Stock, Die Ruthe, Die Wurzel von Palmen, die man zu Stäben und Ruthen brauchte. Прутикъ, Отпрыскъ, Трость, Палка, Прутъ, Розга.

Rhadoges, v. Uvea.

6854) **Rhagades**, αἱ ῥαγαδες (v. Rhagas) s. Rimae, Scissurae. | Die Risse, besonders die trockenen Risse an Händen und Füssen, Die Hautschrunden, Schrunden, Risse der Haut, Hautrisse, Aufgesprungene Haut. Разсѣлины кожи, Трещины на кожѣ, Заусенницы.

Rhagadiae = Rhagades.

6855) **Rhagas**, ῥαγας, genit. —αδος (ῥηγνυμι, v. Rhachos). | Der Riss, Die Schrunde, Hautschrunde u. s. w. Трещина, Разсѣлина на кожѣ.

Rhage = Rhages.

6856) **Rhages**, ῥαγης (v. Rhax). | 1) Die Weinbeeren, besond. die getrockneten od. sogenannten Rosinen. Виноградная ягода. 2) Die runden fleischichten Theile vorn an den ersten Fingergliedern. Круглыя мясистыя части пальца на концахъ первыхъ передныхъ составовъ.

Rhagia, v. Rhage, Rhages.

6857) **Rhagodes**, Rhagoides, Rhagoideus, ῥαγοειδης, ῥαγωδης (rhax et εἰδος). | Traubenförmig. Ягодичный.

Rhagoides, v. Rhagodes.

6858) **Rhagoides** tunica. | Die Traubenhaut. Ягодичная оболочка (задняя поверхность радужной оболочки). Vid. Uvea.

Rheumatismus febricosus, v. Rheumatismus intermittens.

Rheumatismus febrilis, v. Rheumatismus acutus.

6910) **Rheumatismus fixus.** | Fixer Gliederfluss. Постоянный ревматизмъ.

6911) **Rheumatismus gastricus.** | Der gastrische Schmerz. Гастрическая боль.

6912) **Rheumatismus habitualis.** | Habitueller Rheumatismus. Привычный, Обычный ревматизмъ.

6913) **Rheumatismus hystericus.** | Hysterischer Schmerz. Истерическая боль.

Rheumatismus inflammatorius, v. Arthritis rheumatica.

6914) **Rheumatismus intermittens** (febricosus). | Der intermittirende, wechselnde Gliederfluss. Перемежающійся ревматизмъ.

Rheumatismus intestinorum, v. Dysenteria vera.

6915) **Rheumatismus inveteratus.** | Veralteter Rheumatismus. Ревматизмъ застарѣлый.

6916) **Rheumatismus larvatus.** | Verlarvter Gliederfluss. Маскированный ревматизмъ.

Rheumatismus manus, v. Chirrheuma.

6917) **Rheumatismus nervosus.** | Nervenschmerz, Nervöses Reissen. Нервный ревматизмъ, Нервная боль или ломота.

6918) **Rheumatismus neuralgicus**, Neuralgia, Neuritis chronica. | Nervenschmerz. Нервная боль.

Rheumatismus phlegmonosus, v. Myositis.

6919) **Rheumatismus psoae spurius.** | Falscher Lendenrheumatismus. Ложный поясничный ревматизмъ.

6920) **Rheumatismus scorbuticus.** | Scharbockschmerz. Цынготная боль.

6921) **Rheumatismus simplex.** | Einfacher Rheumatismus. Простой ревматизмъ.

6922) **Rheumatismus spasmodicus.** | Krampfschmerz. Судорожная боль.

6923) **Rheumatismus spurius**, Arthritis spuria, Rheumatismus s. Dolor symptomaticus. | Falscher Gliederfluss. Ложный ревматизмь.

Rheumatismus symptomaticus, v. Rheumatismus spurius.

Rheumatismus thoracis, v. Pleurodyne rheumatica.

6924) **Rheumatismus toxicus.** | Der Giftschmerz. Боль отъ отравленія.

6925) **Rheumatismus typhocomes.** | Typhusschmerz. Тифозная боль.

Rheumatismus uteri, v. Hysteralgia rheumatica.

6926) **Rheumatismus vagus.** | Wandernder, Flüchtiger Gliederfluss. Ревматизмъ летучій, переходящій.

6927) **Rheumatismus venereus.** | Lustseuchenschmerz. Венерическая боль.

6928) **Rheumatismus ventriculi.** | Der rheumatische Magenschmerz. Ревматическая боль желудка.

6929) **Rheumatismus verus**, Rheumatalgia, Inflammatio s. Myodynia s. Arthrodynia rheumatica, Rheuma. | Gliederfluss, Gliederreissen, Gliedersucht, Rheumatischer Muskelschmerz, Gliederweh. Ревматизмъ, Флюсъ настоящій, истинный.

6930) **Rheumatopyra** (v. Rheuma et Pyra). | Ein rheumatisches Fieber. Ревматическая лихорадка.

6931) **Rhexia canescens.** | Graue Rhexia. Рексія сѣдѣющая или сѣдоватая.

6932) **Rhexis**, ῥῆξις, genit. —εως, —ιος, —ios, —is (ῥήγνυμι, ῥήσσω [ῥάγω, ῥάσσω etc.], fut. ῥήξω; reissen, brechen u. s. w.; рвать, разломить). | Das Zerreissen, Zerbrechen u. s. w. Разрываніе, Разорваніе, Разламываніе, Разрывъ какого-либо органа. Vid. Rhegma.

6933) **Rhicnosis** (v. Rhicnotes). | Das Runzelichtwerden, Faltigwerden, besond. der äussern Haut. Морщеніе кожи.

6934) **Rhicnotes**, ῥικνότης (v. ῥικνός, runzelicht, faltig, морщиноватый). | Das Runzelichtsein, Die Verschrumpftheit. Морщеватость, Морщиноватость, Скорченность.

6935) **Rhigos**, ῥῖγος, φρῖγος, genit. —εως, —ους, Rigor, Frigus (φριγέω, ῥιγέω, φρίσσω etc., schaudern, Schauderfrost haben u. s. w.; мерзну, застываю, охладѣваю). | Der Schauderfrost, Fieberfrost. Морозъ, Стужа, Холодъ, Дрожь отъ холода или лихорадки, Лихорадочный ознобъ.

6936) **Rhin, Rhis**, ῥίν, ῥίς, genit. ῥινός. | Die Nase. Носъ. Rhines, αἱ ῥῖνες, Nares. | Die Nasenlöcher. Ноздри, носовыя отверстія. Vid. Nasus.

6937) **Rhinalgia** (v. Rhin et Algos). | Der Nasenschmerz. Боль носа.

6938) **Rhinalgia ab intrusis.** | Nasenschmerz von fremden Körpern, Insekten etc. Боль носа отъ инородныхъ тѣлъ, насѣкомыхъ, и проч.

6939) **Rhinalgia catarrhalis.** | Der katarrhalische Nasenschmerz. Боль носа простудная.

6940) **Rhinalgia maligna.** | Der bösartige Nasenschmerz. Боль носа злокачественная.

6941) Rhinalgia polyposa. | Nasenschmerz von Polypen. Боль носа отъ полиповъ.

6942) Rhinalgia sanguinea. | Nasenschmerz von Blutkongestionen. Боль носа отъ накопленія крови.

6943) Rhinalgia scrofulosa. | Skrofulöser Nasenschmerz. Боль носа золотушная.

6944) Rhinalgia traumatica. | Nasenschmerz von Gewaltthätigkeiten. Боль носа травматическая.

6945) Rhinalgia ulcerosa. | Nasenschmerz von Geschwüren. Боль носа отъ язвъ.

6946) Rhinalgia verminosa. | Nasenschmerz von Würmern. Боль носа отъ глистовъ.

6947) Rhinanchone (v. Rhin et Anchone). | Die Nasenverengerung. Съуженіе носа, Весьма узкій носъ.

Rhinangia, v. Rhinanchone.

Rhinanthus crista galli, v. Alectorolophus crista galli.

6948) Rhinanthus hirsutus. | Zottiger Hahnenkamm. Пѣтушникъ шерстистый.

6949) Rhinarion, Rhinarium (v. Rhin). | Eine kleine Nase, auch: Eine Nasensalbe. Малый носъ, также: Мазь для носа.

6950) Rhinencephalus (v. Rhin et Encephalus). | Eine Missgeburt mit einer rüsselartigen Nase und bloss einem Auge. Уродъ съ рыловиднымъ носомъ и однимъ только глазомъ.

6951) Rhinenchysia, ῥινεγχυσια (v. Rhinenchyta). | Das Einspritzen in die Nase. Впрыскиваніе въ носъ.

6952) Rhinenchyta (remedia, φαρμακα), ῥινεγχυτα (v. Rinenchyta). | Mittel, welche in die Nase gespritzt werden (sollen). Средства впрыскиваемыя въ носъ.

6953) Rhinenchyta, Rhinenchytes, ῥινεγχυτης (v. Rhin et Enchytes). | Die Nasenspritze. Сифонъ для впрыскиванія жидкостей въ носъ.

Rhines, v. Rhin.

6954) Rhinicus (v. Rhin). | Die Nase betreffend. Принадлежащій къ носу.

6955) Rhinitis (veter). | Entzündung der Nasenschleimhaut der Pferde, Strengel. Воспаленіе мокротной перепонки носа у лошадей.

6956) Rhinoblennorrhoea (v. Rhin et Blennorrhoea). | Ein Nasenschleimfluss. Истеченіе слизи изъ носа.

6957) Rhinocarcinoma (v. Rhin et Carcinoma). | Der Nasenkrebs. Ракъ носа.

6958) Rhinoceros (v. Rhin et Ceros) africanus. | Zweihorniges afrikanisches Nashorn. Африканскій носорогъ.

6959) Rhinoceros indicus. | Einhörniges indisches Nashorn, Einhorn. Единорогъ индѣйскій.

6960) Rhinocnesmus (v. Rhin et Cnesmus). | Das Nasenjucken, Nasenkriebeln, Nasenkitzeln, Kriebeln, Jucken, Kitzeln der Nase. Зудъ и щекотаніе въ носѣ.

6961) Rhinodynia (rhin et odyne), Dolor nasalis. | Der Nasenschmerz. Боль носа.

6962) Rhinophonia (v. Rhin et Phone). | Das sogenannte Sprechen durch die Nase. Въ носъ говорить.

6963) Rhinoplastica (v. Rhin et Plastica). | Die Kunst, verlorne Nasen zu ersetzen, Die Rhinoplastik. Искуство, возстановлять потерю (отъ болѣзни или инымъ образомъ) носа.

6964) Rhinoptia (v. Rhin et Ops). | Das Schielen über die Nase, eigentl. Das Nasensehen. Носовое зрѣніе, Зрѣніе на носъ.

6965) Rhinorrhagia (v. Rhin et Rhage etc.). | Das (heftige) Nasenbluten. Кровотеченіе изъ носа. Vid. Choanorrhagia.

6966) Rhinorrhagicus (v. Rhinorrhagia). | Das Nasenbluten betreffend, daran leidend, davon herrührend u. s. w. Происходящій отъ кровотеченія изъ носа.

Rhinosis = Rhinosis.

6967) Rhinostegnosis (v. Rhin et Stegnosis). | Die Nasenverstopfung, Nasenverengerung. Завалъ носа, Съуженіе полости носа (напр. отъ слизи, полиповъ). Vid. Angustia narium.

6968) Rhipis, ῥιπις, ῥιπη (ῥιπτω, werfen [in Absätzen], zuwerfen, plänkeln, blinzeln; бросаю, метаю, разбрасиваю, разсѣваю). | Der Fächer. Опахало, Вѣяло, Крыло.

Rhiptasmus, ῥιπτασμος ῥιπτω; v. Rhipis) = Balismus.

Rhis, v. Nasus.

6969) Rhiza, ῥιζα. | Die Wurzel. Корень, Основаніе, Начало.

6970) Rhizagra, ῥιζαγρα (Rhiza et Agra). | Ein Instrument zum Ausziehen der Zahnwürzel. Орудіе для извлеченія зубныхъ корней.

6971) Rhizias, ῥιζιας (v. Rhiza). | Ein aus Wurzeln bereiteter Arznei- u. dergl. Stoff, Ein Wurzelsaft. Лекарство приготовленное изъ кореньевъ, коренной сокъ.

6972) Rhizodes, Rhizoides, ῥιζοειδης,

ῥιζωδης (rhiza et ειδος). | Wurzelartig, Wurzelförmig. Корнеобразный.

Rhizoideus, v. Rhizodes.

6973) Rhizologus, ῥιζολογος (rhiza et λεγω). | Der Wurzel- oder Kräutersammler. Собирающій коренья.

6974) Rhizoma, ῥιζωμα (v. Rhiza; ῥιζοω, v. Rhizosis). | Der Wurzelstock, Die Pfahlwurzel. Корневище, Корневой стержень.

6975) Rhizomaticus (v. Rhizoma). | Den Wurzelstock oder die Pfahlwurzel betreffend, dazu gehörig, davon herkommend u. s. w. Принадлежащій къ корневищу или корневому стержени.

6976) Rhizomatodes, Rhizomatoides, Rhizomatoideus (v. Rhizoma et ειδος). | Wurzelstockig, Wurzelstockförmig, Pfahlwurzelähnlich. Корневищевидный.

Rhizomatoideus, v. Rhizomatodes.

Rhizomorphus = Rhizoides.

6977) Rhizophagus, ῥιζοφαγος (rhiza et φαγω). | Wurzeln fressend, Von Wurzeln lebend. Питающійся корнями.

6978) Rhizophora mangle. | Wurzelbaum, Manglebaum, Leuchterbaum. Мангель дерево.

6979) Rhizosis, ῥιζωσις, genit. —εως, —ιος, —ios, —is (v. Rhiza; ῥιζοω, fut. —ωσω, Wurzeln treiben; укореняю, основываю, укореняюсь). | Das Wurzeln, Die Bewurzelung. Укорененіе.

6980) Rhizospermae (filices vel plantae) (v. Rhiza et Sperma). | Die Rhizospermen. Корнесѣменныя (растѣнія).

6981) Rhizoticus (v. Rhiza; ῥιζοω, Rhizosis). | Zur Wurzel gehörig, Aus Wurzeln bereitet u. s. w. Принадлежащій къ корню, Приготовленный изъ корней.

6982) Rhizotomia, ῥιζοτομια (v. Rhizotomice). | Eigentl. das Wurzelschneiden, daher bei den Alten = Pharmacia, Pharmacopoea. Подрѣзываніе кореньевъ, а потому у древнихъ = Pharmacia.

Rhizotomice, ῥιζοτομικη (v. Rhizotomus), = Rhizotomia.

6983) Rhizotomus, ῥιζοτομος (v. Rhiza et Tome). | 1) Ein Wurzelschneider, Radiciseca, daher bei den Alten = Pharmacopoeus. Корнесѣкъ, Коренщикъ, древнѣйшее названіе Аптекаря. 2) Was die Wurzel zerschneidet und zerstört, ausrottet, radikal heilend. Подрѣзывающій, Истребляющій корни, Лекарство лечащее болѣзнь совершенно до корня или до основанія.

Rhoa, ῥοα, ῥοια, v. Rhoea.

6984) Rhodelaeon, ῥοδελαιον (v. Rhodos et Elaeon). | Das Rosenöl. Розовое масло.

Rhodiae radix, v. Radix rhodiae.

6985) Rhodinon, Rhodinum (v. Rhodon). | Ein Rosenmittel, Rosenpflaster, Rosenlatwerge etc. Лекарство приготовленное изъ розъ.

6986) Rhodinos, ῥοδινος (v. Rhodon, rosig, von Rosen; розовый), Rhodinon (oleum, ελαιον). | 1) Gekochtes, od. 2) Destillirtes Rosenöl. Розовое масло: 1) варенное, или 2) перегнанное.

6987) Rhodis, genit. —ιδος (v. Rhodon). | Die Rosenpomade, Das Rosenpulver. Розовая помада, Розовой порошокъ, и проч.

6988) Rhododendron (rhodon et dendron). | Alpenbalsam. Черногривъ, Пьянишникъ.

6989) Rhododendron chrysanthum. | Gelbblühender Alpenbalsam, Sibirische Schneerose. Пьянишникъ, Роза сибирская подснѣжная, коряцкая, Шабина, Кашкара, Келарскъ, Черногривъ, Пьяная трава, Катакалечъ.

6990) Rhododendron ferrugineum. | Rostfarbiger Alpenbalsam oder Alpenrose. Багульникъ пиринейскій.

6991) Rhododendron maximum. | Grösster Alpenbalsam. Пьянишникъ или Черногривъ большой.

6992) Rhodomel, Rhodomeli, ῥοδομελι (v. Rhodon et Meli, Mel). | Der Rosenhonig. Розовый медъ.

6993) Rhodon, ῥοδον. | Die Rose, auch Die weibliche Scham. Роза.

6994) Rhodosaccharum (v. Rhodon et Saccharum). | Der Rosenzucker. Розовый сахаръ.

6995) Rhodostagma (v. Rhodon et Stagma). | 1) Das Rosenwasser. Розовая вода). 2) Das destillirte Rosenöl. Розовое масло перегнанное.

6996) Rhoe, ῥοη (v. ῥοω) (v. ῥεω, Rheo). | Der Fluss, Der Ausfluss, = Eine passive Ergiessung, als Gegensatz von Rhagia, in Zusammensetzungen z. B. Haemorrhoea etc. Истеченіе страдательное (въ сложныхъ словахъ, напр. Haemorrhoea и т. д., въ противуположности слову Rhagia).

Rhoea, ῥοια, ῥοα, = Punica granatum et Punica.

6997) Rhoeadeae (plantae) (v. Rhoeas). | Rhöasähnliche Pflanzen. Растѣнія маковидныя, красному маку подобныя.

Rhoeas, ῥοιας, genit. —αδος, —ados (v. Rheo, ῥεω), = 1) Rhyas et 2) Papaver rhoeas.

Rhoge, ῥωγη, = Rhogma.

6998) Rhogma, Rhogme, ῥηγμα. | 1) = Rhegma. 2) Ein langer Schädelspalt. Длинная трещина черепа.

Rhogmatias, ῥωγματιας (v. Rhogmus), = Rhegmatia.

Rhogmus, ῥηγμος, ῥωγμος, = 1) Rhogma, et 2) Rhenchus.

Rhoma, ῥωμα, genit. —ατος (Roma), = Rhome.

6999) **Rhombedron** (v. Rhombus et Hedra). | Eine Körperform (Krystallform) mit rautenförmigen Seiten, Das Rhombeder, bes. Der geschobene Würfel. Ромбоидальная кристализація.

Rhombedrum, v. Rhombedron.

7000) **Rhombeus**. | Rautenförmig. Ромбовый.

7001) **Rhombiformis**. | Rautenförmig. Ромбовидный.

Rhombodeododecaedrum, v. Rhombododecaedrum.

7002) **Rhombodes**, Rhomboides, Rhomboideus (v. Rhombos et εἰδος). | Rhomboidal, Rautenförmig. Ромбоидальный, Ромбовый, Ромбовидный.

Rhombodes musculus, v. Musculus rhomboideus.

7003) **Rhombododecaedrum** (v. Rhombus et Dodecaedrum). | Das Rhombododekaeder, eine Körperform mit 12 rautenförmigen Seiten. Ромбоидальная кристализація о 12 плоскостяхъ.

Rhomboedrum, v. Rhombedron.

Rhomboidalidodecaedron, v. Rhombododecaedron.

Rhomboidalis, v. Rhombodes.

Rhomboideus, v. Rhombodes.

Rhomboideus musculus, v. Musculus rhomboideus.

7004) **Rhombus**, ῥομβος. | Das Rautenviereck, Das geschobene Quadrat, Die Raute, Auch eine Schollenart von ähnlicher Form. Ромбъ, Косоугольный четвероугольный.

7005) **Rhome**, ῥωμη (ῥωννυω, ῥωννυμι, stärken; ῥεω (ῥοω), fliessen machen [ῥωω, stark fliessen machen, Kraft geben; укрѣпляю]). | Die Stärke, Kraft. Сила, Крѣпость, Могущество.

7006) **Rhomma**, Rhophema, ῥομμα, ῥοφημα (v. ῥοφω ῥοφαω etc., schlürfen, хлебаю). | Das Geschlürfte, Ein Schlürfmittel, Schlürf-Ei, Auch das Sorbet der Türken. Хлебаемое, Напитокъ со всхлебываніемъ употребляемый.

Rhonchus, ῥογχος, = Rhenchus, Rhenxis.

7007) **Rhopalismus** (ῥοπαλιζω, fut. —ισω, mit einer Keule schlagen u. s. w.; дубиною бью). | 1) Das Schlagen mit der Keule. Біеніе дубиною. 2) Die (starke) Erektion des männlichen Gliedes. (Сильное) Напряженіе мужескаго дѣтороднаго уда.

Rhopalosis = Rhopalismus.

Rhophema = Rhomma.

7008) **Rhophesis**, ῥοφησις (ῥοφεω, fut. —ησω, v. Rhomma). | Das Schlürfen, Einschlürfen. Хлебаніе, Всхлебываніе.

7009) **Rhotacismus** (ῥοτακιζω, das R viel oder stark aussprechen, schnarren; часто употреблять въ реченіи букву Р). | Das zu häufige od. zu starke Aussprechen des R, Das sogen. Schnarren. Частое или сильное употребленіе буквы Р.

Rhox, v. Uvea.

7010) **Rhus**. | Sumach. Желтникъ.

7011) **Rhus copallina**. | Kopalsumach. Желтникъ копалловый.

7012) **Rhus coriaria**. | Gerbersumach. Кожевенное тучное дерево.

7013) **Rhus cotinus**. | Perückensumach, Perückenbaum. Желтникъ или Желтое кожевенное деревцо, Сулокъ, Балга.

7014) **Rhus glabra**. | Glatter Sumach. Желтникъ гладкій.

7015) **Rhus metopium**. | Korallensumach. Желтникъ (Сумахъ) Антиллскій.

7016) **Rhus radicans**. | Wurzelnder Sumach. Кожевенникъ коренистый.

7017) **Rhus toxicodendron**. | Giftsumach. Ядовитый желтникъ.

7018) **Rhus typhina**. | Hirschkolbensumach. Желтникъ уксусовый.

7019) **Rhus vernix**. | Firnisssumach. Желтникъ лаковой.

7020) **Rhyas**, ῥυας, ῥοιας, genit. ῥυαδος etc. (ῥεω, ῥυω, [ῥοω, ῥοιω, ῥουω, ῥυω]; fliessen, fliessen machen, giessen; теку, заставляю течь, лью). | Der Thränenfluss, jetzt besonders der unheilbare, durch Zerstörung der Thränendrüse entstandene. (Неизлѣчимое) Слезетеченіе, причиняемое разстройствомъ слезнаго мясишка.

7021) **Rhynchites** (Attelabus curculio) Bachus. | Der Weinverderber, Rebenstecher. Виноградный долгоносикъ.

7022) **Rhynchus**, ῥυγχος. | Der Rüssel, Die Schnauze, Der Schnabel u. s. w. Рыло, Птичій носъ.

Rhynenchyta = Rhinenchyta.

Rhyngota, v. Hemiptera.

7023) **Rhyparia**, ῥυπαρια (v. Rhyparus). | Der Schmutz, Unrath, Der unreine Zustand, besonders des Darmkanals, Sordes primarum viarum (aber auch der Seele, Schmutziger Geitz u. s. w.). Грязь, особливо Нечистота первыхъ путей.

7024) **Rhyparus**, ῥυπαρος (v. Rhypos). | Schmutzig, Unrein, Von Sordes herrührend u. s. w. Нечистый, Причиняемый нечистотами первыхъ путей.

7025) **Rhypia** (v. Rhypos). | Die

Schmutzflechte, Herpes humidus mit jauchichtem Ausfluss. Нечистый, мокрой лишай.

7026) Rhypos, Rhypus, ῥυπος (v. ῥυπω, ῥυπτω, reinigen vom Schmutz; мою, чищу). | Der Schmutz, besonders der auf der Haut oder in Ausschlägen und Geschwüren sich sammelnde. Грязь, Нечистота, особ. кожи, язвъ и проч.

7027) Rhyptica, ῥυπτικα (ῥυπτω, v. Rhypos). | Reinigende Mittel, Abstergentia, Detergentia. Средства служащія къ очищенію кожи. Vid. Abstergentia.

Rhysema, v. Rhyssema.

7028) Rhysis, ῥυσις, genit. —εως, —ιος, —ios, —is (ῥυω, fut. ῥυσω, v. ῥεω, Rhyas). | Das Fliessen, Ausfliessen, Das Rieseln, Ausrieseln, Der Fluss. Теченіе.

Rhysmus = Rhythmus.

7029) Rhyssema, ῥυσσημα, genit. —ατος, —atis (ῥυσσαω, ῥυσσαινω, runzelicht machen; морщу). | Die Runzel, Das Gerunzelte. Морщина.

7030) Rhyssos, ῥυσσος (ῥυω, v. Rhytis etc.). | Gerunzelt. Сморщившійся, Морщиноватый.

7031) Rhythmicus, ῥυθμος (v. Rhythmus). | Rhythmisch, Einem bestimmten Zeitmasse folgend. Равномѣрный.

7032) Rhythmus, ῥυθμος, ῥυσμος. | Rhythmus, Das Zeitmass oder das gleiche Verhältniss zwischen mehreren Zeitmomenten, Der Takt. Равномѣрное движеніе, Тактъ, Равномѣрность.

7033) Rhythmus pulsus. | Rhythmus des Pulses. Равномѣрное, Гармоническое содержаніе между каждымъ удареньемъ пульса.

7034) Rhytidosis, ῥυτιδοσις (v. Rhytis; ῥυτιδοω, fut. —ωσω, runzeln, Runzeln machen; морщу), s. Rutidosis, Rytidosis. | Das Runzeln, Die Runzelung, daher das Schwinden des Augapfels, wobei seine äusseren Häute, besond. die Hornhaut, sich runzeln. Сморщеніе, Умаленіе, Уменьшеніе глазнаго шара, особливо Сморщеніе роговой плевы.

7035) Rhytis, ῥυτις, genit. —ιδος, —idis, s. Ruga (v. ῥυω, ῥυσσω, ῥυττω, ziehen, zerren, zusammenziehen; тяну, влеку). | Die Runzel. Морщина.

Rhytmus, v. Rhythmus.

7036) Ribes. | Johannis- und Stachelbeeren. Смородина, Крыжовникъ.

7037) Ribes grossularia. | Stachelbeere. Крыжовникъ, Крыжовникъ мохнатый.

7038) Ribes nigrum. | Schwarze Johannisbeeren. Смородина черная.

7039) Ribes rubrum. | Rothe Johannisbeeren, Johannistrauben. Смородина красная.

7040) Richardia. | Richardie. Рихардія, Ришардово растѣніе.

7041) Richardia emetica. | Brechenerregende Richardie. Рихардія рвотная.

7042) Richardia scabra, Richardsonia brasiliensis. | Rauhe Richardie. Рихардія шероховатая.

7043) Ricinus. | Wunderbaum. Клещевина.

7044) Ricinus communis, Cataputia major. | Gemeiner Wunderbaum, Oelnussbaum, Agnus castus. Клешевина, Клещевина, Конопля турецкая.

Ricnosis, v. Rhicnosis.

7045) Rictus. | Der geöffnete Mund, Das aufgesperrte Maul, Zähneblеken oder Fletschen, Rachen. Открытый ротъ съ оскаливаніемъ зубовъ, Зѣвъ, Ротъ.

7046) Rigiditas, Rigor, Constitutio rigida, Intemperies sicca, Fibra densa. | Rigidität, Starrheit, Steifheit, Steifigkeit. Жесткость, Окрѣплость, Упругость, Твердость, Чрезмѣрная сухость. Vid. Erectio et Rigor.

Rigiditas articulorum, v. Anchylosis spuria.

7047) Rigidus. | Starr, Steif, Unbiegsam, Hart. Жесткій, Твердый, Замерзлый, Окостенѣлый, Крѣпкій, Упругій.

7048) Rigor, Algor, Rigiditas. | Erstarrung, Starrsucht, Schauer. Ознобъ, Стужа, Сильной холодъ, Оцѣпенѣніе, Окрѣплость.

7049) Rigor, Saevitia, Saevities, Saevitudo. | Strenge. Строгость.

7050) Rigor corporis mortui. | Todenerstarrung, Leichenerstarrung. Окрѣплость трупа.

Rigor maxillae inferioris, v. Trismus.

Rigor nervorum, v. Tetanus universalis.

7051) Rima, Schisma. | Spalt, Spalte, Schlitz. Расщелина, Трещина, Щель, Скважина.

7052) Rima s. Rima magna, Fissura magna, s. Scissura s. Sinus vulvae, Vulva, Grata rima magna, s. Introitus vaginae, Schisma. | Schamspalte, Schamritze, Scheidenritze, Grosse Ritze oder Spalte, oder Grosser Spalt der weiblichen Scham. Разщепъ дѣтородный, Внѣшняя или Наружная разщелина или разщель между дѣтородными женскими губами.

Rima ad infundibulum, v. Apertura anterior ventriculi tertii cerebri.

Rima canalis orbitarii, v. Fissura infraorbitalis.

Rima foveae glenoideae ossis temporum, v. Fissura articularis.

Rima gelasina, v. Gelasinus.

Rima genitalium, v. Rima.

Rima Glaseri, v. Fissura Glaseri.
7053) Rima glottidis. | Stimmritze. Продолговатая ращелина гортани, или Гортанное отверстіе. Vid. Glottis.
Rima lacera, v. Fissura superior orbitalis.
Rima laryngis, v. Glottis.
Rima magna, v. Rima.
Rima pudendi, v. Rima.
Rimae, v. Rhagades.
Rimae occipitali-petrosae, v. Foramina jugularia.
Rimae orbitales, v. Fissurae orbitales.
Rimae orbitariae, v. Fissurae orbitales.
Rimae petroso-occipitales, v. Foramina jugularia.
Rimae sphenoidales, v. Fissurae orbitales.
Rimula laryngis, v. Glottis.
Rinoptia, v. Rhinoptia.
Rinosis, v. Rhinosis.
7054) Risorius, scil. musculus, Risorius musculus novus s. Santorini. | Risorius, Lachmuskel. Мышица смѣющаяся или губы отводящая.
Risorius musculus novus, v. Risorius.
Risorius Santorini, v. Risorius.
Rissigallum, v. Arsenicum rubrum.
7055) Risus, Gelos. | Lachen. Смѣяніе, Смѣхъ.
7056) Risus sardonicus s. involuntarius, spasticus, Sardoniasis, Sardiasis, Trismus sardonicus, Gelasmus, Spasmus musculorum faciei, | Das sardonische oder krampfhafte Lachen. Смѣхъ судорожный, корчевый, Сардонскій, Сардоновъ, Сардоновый смѣхъ.
7057) Rivus. | Ein Bach. Ручей, Протокъ.
Rixis, v. Rhexis.
7058) Rixosus, Jurgiosus, Phileris, Phileristes, Phileristicus, Phileristos. | Zänker. Бранливый, Вадорной человѣкъ.
Rob, v. Roob.
Robigo, v. Rubigo.
7059) Robinia carogana. | Sibirische Robinie, Erbsenbaum. Робинь Сибирская, Гороховникъ.
7060) Robinia pseudacacia. | Gemeine Robinie, Unächte Akazie. Гороховникъ обыкновенный.
Roborans, v. plur. Roborantia.
7061) Roborantia, Roborantia fixa, Tonica. | Stärkende, tonische Arzneimittel, Permanent wirkende Reizmittel. Укрѣпляющія средства, Постоянныя укрѣпляющія средства.
7062) Robur, Firmitas, Firmitudo, Fortitudo, Vis. | Stärke, Die Eiche. Крѣпость, Сила, Дубъ, Дубина. Vid. Sthenia.
7063) Robustus, Nervosus, Artitus, Artuosus, Eupleuros, Eurypternos. | Stark am Körper, Stämmig, Stammhaft, Robust. Крѣпкій, Твердый, Здоровый, Дубовый.
Roccella tinctoria, v. Parmelia roccella.
7064) Rodens. | Nagend. Грызущій.
Rodentia, v. Caustica.
Rododendron, v. Rhododendron.
Rohob, v. Roob.
Rohub, v. Roob.
Ronchus, v. Rhonchus.
7065) Roob, Rob, Rohob, Rohub, Succago, Apochylisma, Sapa. | Roob, Mus, Ein eingedickter und eingekochter (ausgesüsster) Saft. Кисель, Сгущенный сокъ растительныхъ плодовъ вообще.
7066) Roob berberum. | Eingekochter Berberitzensaft. Кисель барбарисный.
7067) Roob cerasorum. | Eingekochter, Eingedickter Kirschensaft. Кисель вишневый.
7068) Roob cydoniorum. | Eingekochter Quittensaft. Кисель квитовый.
Roob dauci, v. Succus dauci inspissatus.
7069) Roob ebuli. | Eingekochter Attichbeerensaft. Кисель бузничный.
Roob juniperi, v. Succus juniperi inspissatus.
7070) Roob oxycocci. | Eingekochter Moosbeerensaft. Кисель клюквенный.
7071) Roob ribium nigrarum. | Eingekochter schwarzer Johannisbeerensaft. Кисель черносмородинный.
7072) Roob ribium rubrarum. | Eingekochter rother Johannisbeerensaft. Кисель красносмородинный.
7073) Roob rubi nigri. | Eingekochter Brombeerensaft. Кисель ежевичный.
Roob sambuci, v. Succus sambuci inspissatus.
7074) Rorella, Drosera anglica. | Englischer Sommerthau. Росница Англійская, Росникъ Англійскій.
7075) Ros, genit. Roris, δρόσος. | Der Thau. Роса.
7076) Rosa, ῥόδον (Rhodon). | Die Rose. Роза, Рожа. Vid. Erysipelas.
7077) Rosa alba. | Weisse Rose. Бѣлая роза.
7078) Rosa arvensis, repens. | Ackerrose, Weisse Ackerrose, Kriechende Rose. Роза полевая ползучая.
7079) Rosa canina. | Hundsrose, Gemeine, Wilde Heckenrose, Hanbutten- od. Hagenbuttenrose. Роза шиповникъ, Шиповникъ простой.
7080) Rosa centifolia. | Hundertblätterige Rose, Centifolie, Gewöhnliche Gar-

tenrose. Роза столистная, блѣдноцвѣтная, полная.

Rosa damascena, v. Anastatica hierichuntica.

Rosa eglanteria, v. Rosa lutea.

7081) Rosa gallica. | Französische Rose, Rothe Rose, Essigrose, Sammetrose, Zuckerrose, Knopfrose. Красная роза.

7082) Rosa genarum. | Umschriebene Röthe der Wangen. Розевидная краснота лица.

7083) Rosa lutea, eglanteria. | Gelbe Rose. Желтая роза.

7084) Rosa moschata. | Bisamrose. Роза мушкатная.

7085) Rosa pallida. | Bleiche Rose, Blasse Rose, Almerrose. Блѣдная роза.

Rosa repens, v. Rosa arvensis.

7086) Rosa rubiginosa. | Rostrose. Ржавоцвѣтная роза.

7087) Rosa rubra. | Rothe Rose. Красная роза.

Rosa saltans, v. Urticaria porcellana.

Rosa uteri, v. Collum uteri.

7088) Rosa villosa. | Zottige Rose. Мохнатая роза.

7089) Rosaceus. | Rosenartig. Розовидный.

Rosallia s. Roseola, v. Rubeola ignea.

Roseola acnaea, v. Roseola acnosa.

7090) Roseola acnosa s. acnaea, Vari, Acne. | Finnen. Угоръ, Розовая капля.

7091) Roseola ecthymica. | Feuerpustel. Пупырешекъ красный.

7092) Roseola ficosa, Sycosis. | Feigmaal, Feigmahl. Фиговидное пятно.

7093) Roseola maculosa. | Rother Flecken. Красное пятно.

Roseola venerea, v. Spilosis syphilitica.

7094) Roseolae. | Feuermasern, Rötheln, Rother Hund. Пятна похожія на корь или краснушку.

Roseta, v. Carpus.

7095) Roseus. | Rosenroth. Розовый.

7096) Rosio. | Das Nagen. Грызеніе.

Rosio stomachi, v. Cardialgia.

7097) Rosmarinus. | Rosmarin. Розмаринъ, Росмаринъ.

7098) Rosmarinus officinalis s. Anthos. | Gemeiner, Officineller Rosmarin. Розмаринъ аптечный или садовой.

Rosmarinus sylvestris, v. Sedum palustre.

Rossalia, v. Febris scarlatina.

Rossalia squamosa, v. Scarlatina.

Rossania, v. Rubeola ignea.

7099) Rostellum. | Schnäbelchen. Носикъ.

7100) Rostrum. | Der Schnabel. Носъ птичій, Хребтикъ. Vid. Processus coronoides.

Rostrum cochlearis, v. Hamulus canalis pro musculo mallei interno.

Rostrum externum, v. Olecranum.

Rostrum internum ulnae, v. Processus coronoideus ulnae.

Rostrum laminae spiralis cochleae, v. Hamulus laminae spiralis cochleae.

Rostrum porcinum, v. Acromion.

Rostrum posterius, v. Olecranon.

7101) Rostrum sphenoidale, Spina sphenoidalis s. Processus azygos ossis sphenoides. | Sphenoidalschnabel, Keilbeinschnabel, Keilknochenschärfe. Клиновидный хребтикъ.

Rotacismus, v. Rhotacismus.

7102) Rotatio, Motus infundibuliformis, Diarthrosis s. Commissura trochoides, Articulatio cardiniformis. | Rotation, Angelgelenk, Drehgelenk, Glitschende und radförmige Bewegung, Glitschen, Umdrehung. Круговое движеніе, Обращеніе, Круглый, явноподвижный составъ.

Rotator, v. Trochanter.

Rotatores, v. Trochanteres ossis femoris.

Rotatores femoris, v. Obturatores.

Rotatores oculi, v. Musculi obliqui oculi.

Rottacismus, v. Rhotacismus.

Rotula, v. Eminentia trochlearis et Patella.

Rotula genu, v. Patella.

Rotula ossis brachii, v. Trochlea ossis brachii.

7103) Rotulae, Orbiculi, Tabulae, Tablettes. | Zeltchen. Кружечка, Полукруглые шарики, Лепешечки.

7104) Rotulae Menthae. | Menthe- od. Pfeffermünzezeltchen od. Plätzchen. Кружечки- или Лепешечки мятные.

Rotundatio, v. Rotunditas.

7105) Rotundatus. | Rund oder Zugerundet. Округленный, Круговидный.

7106) Rotunditas, Rotundatio. | Runde Bildung, Runde Form, Rundung. Круглость.

7107) Rotundus. | Rund. Круглый.

7108) Rubedo, Rubedo cutis. | Die Röthe, Hautröthe. Красный цвѣтъ, Краснота, Красная кожа.

Rubefaciens, v. Rubefacientia.

7109) Rubefacientia (remedia). | Rothmachende Mittel. Средства красноту (на кожѣ) наводящія.

Rubeola, v. plur. Rubeolae.

7110) Rubeola variolodes, Nirlus. | Blattermasern. Пузырчатая корь.

Rubeola vulgaris, v. Morbilli.

7111) Rubeolae, Rubeolae igneae,

Rosulae, Roseolae, Rósalia, Rosonia, Scarlatina pustulosa, Morbilli variolosi, Scarlatina miliaris. | Rötheln, Ritteln, Falsche Masern, Feuermasern, Der rothe Hund, Feuerflecke, Kinderflecke, Rothe Flecke, Wiebelsucht, Wiebeln. Красуха, Краспушки, Лопуха.

Rubeolae igneae, v. Rubeolae.

7112) Ruber. | Roth. Красный.

7113) Rubia. | Röthe. Марёна, Марюна.

7114) Rubia tinctorum. | Färberröthe, Krapp. Марёна кислярская или кизлярская, Крапъ кизлярскій или марюны, Красный корень.

7115) Rubicundus. | Röthlich. Красноватый, Румяный.

7116) Rubigo, genit. —ginis s. Robigo. | Der Rost. Ржа, Ржавчина.

7117) Rubigo, Lycoperdon graminis (Accidium berberidis). | Rost des Brotkorns. Ржа, Ржавчина (Ржавчинѣ подобныя пятна, изгара въ хлѣбѣ).

Rubinus arsenicalis, v. Arsenicum rubrum.

Rubinus verus, v. Anthrax et Carbunculus.

7118) Rubor. | Die Röthe, Schamröthe, Schamhaftigkeit. Краснота, Румянецъ, Краска въ лицѣ, Стыдливость.

7119) Rubor criminati. | Erröthen bei Beschuldigung. Краснѣть или Краснота отъ обвиненія.

7120) Rubor cutis, Euchroea. | Röthe der Haut. Краснота кожи.

7121) Rubor ex ira. | Erröthen vor Zorn. Покраснѣть, Краснота отъ гнѣва.

7122) Rubor faciei. | Die Röthe im Gesicht, Gesichtsröthe. Румянецъ, Краска въ лицѣ.

Rubores, v. Erythema.

7123) Rubus. | Himbeere. Малина.

7124) Rubus arcticus. | Nordische Himbeere, Ackerbeere. Княжника, Княжница, Княженица, Княженица, Куманика.

7125) Rubus caesius. | Bocksbeerstrauch, Blaue Brombeere. Малина куманика.

7126) Rubus chamaemorus. | Multbeere, Norwegische Brombeere, Sumpfhimbeerkraut. Малинникъ желтый, Морошка, Мамури, Малина морошка. Vid. Baccae chamaemori.

7127) Rubus corylifolius. | Haselblätterige Brombeere. Малина ежевика.

7128) Rubus fruticosus. | Brombeerstrauch, Schwarze Brombeere. Ежевикъ, Ежевина или Ожина, Дереза, Каманика, Малина ежевина, Костенишникъ, Костянишникъ.

Rubus fruticosus chamaebatus, v. Baccae rubi nigri.

7129) Rubus idaeus. | Gemeine Himbeere, Himbeerstrauch. Малина (Малина бѣлая), Малинникъ, Малина малинника.

7130) Rubus saxatilis. | Kriechende oder Steinbrombeere. Каменика, Костеница, Костяница, Костяника, Малина костяника.

Ructamen, v. Ructatio.

7131) Ructatio (ερευξις, ερυγμος), Ructuatio, Ructus, Ructamen, Eructatio, Regurgitatio, Restagnatio, Ereuxis, Ereugmos, Eryge. | Ruktation, Ruktuation, Aufstossen, Rülpsen, Auf- oder Ausrülpsen. Отрыжка, Отрыганіе, Рыганіе, Рыгота. Vid. Ereugmus.

7132) Ructitatio equorum. | Das Koppen, Krippenbeissen, Barnbeissen der Pferde, Barndrücker. Прикуска лошадей.

Ructuatio, v. Ructatio.

Ructus, v. Ructatio et Ereugmus.

Ructus acidus, v. Acor et Soda.

Ructus nidorosus, Flatulentia nidorosa, v. Cnissoregmia.

Rudgea racemosa, v. Coffea racemosa.

7133) Rudimentum. | Der erste Anfang. Первое основаніе или начало чего нибудь, Начатокъ, Зачатокъ.

7134) Rudimentum foetus, Colliquamentum, Oculus, Pellucida areola Wolfii. | Rudiment des Fötus. Начатокъ или Зачатокъ зародыща.

7135) Rudis, e. | Rauh, Ungebildet. Незнающій, Необдѣланный, Неопытный, Суровый, Грубый, Жесткій, Шероховатый.

7136) Ruditas. | Rauheit. Грубость, Невѣжество.

Ruditosis, v. Rhytidosis.

Rufulus, v. Rufus.

7137) Rufus, a, um, Rufulus. | Roth, Röthlich, Fuchsbraun, Rothhaariger, Rothkopf. Рыжевный, Рыживатый, Рыжій, Русый, Рыженкій.

7138) Ruga. | Runzel, Falte, Furche, Hautrunzel. Морщина, Сгибъ, Складка.

Rugae, v. Ruga.

7139) Rugae s. Radii frontis. | Stirnrunzeln, Stirnfalten. Морщина на лбу.

Rugae et Lineolae abdominis, v. Lineolae mammarum.

Rugae longitudinales intestini recti, v. Plicae longitudinales intestini recti.

7140) Rugae (v. Verrucae) vaginae. | Vaginafalten, Scheidenfalten, Falten der Mutterscheide, Runzelsäulen, Faltensäulen der Scheide. Морщины въ рукавѣ матки.

Rugae valvulae coli, v. Plicae valvulae coli.

Rugae ventriculi, v. Plicae ventriculi.
7141) Rugositas s. Corrugatio cutis. | Runzeln der Haut. Морщины на кожѣ.
Rugitus, v. Borborygmus.
7142) Rugosus. | Runzelig, Runzelicht, Faltig. Морщиноватый.
Ruma, v. Rumen.
7143) Rumen, Penula, Magnus venter, Ingluvies, Aqualiculus. | Pansen, Panzen, Wanst, Schlund, Vormagen, Bansen, Doppelmagen, Wampe. Первой желудокъ (у четвероног. отрыгающихъ жвачку), Рубецъ, Требушина. Vid. Hypogastrium.
7144) Rumex. | Ampfer. Щавель.
7145) Rumex acetosa. | Gemeiner Sauerampfer. Щавель, Щевель, Щавель кислый.
7146) Rumex acetosella. | Kleiner Sauerampfer, Schafampfer. Щавель мѣлкой.
7147) Rumex acutus s. hydrolapathum, s. maximus. | Riesenampfer, Aechter Spitzampfer. Щавель конскій, Остролистный.
7148) Rumex alpinus. | Alpenampfer, Mönchs-Rhabarbar. Щавель Алпскій.
7149) Rumex aquaticus. | Wasserampfer. | Щавель болотный водяной.
7150) Rumex conglomeratus. | Geknäuelter Ampfer. Щавель склубленный.
7151) Rumex crispus. | Krauser Ampfer. Щавель курчавый, кудрявый.
Rumex cristatus, v. Rumex pratensis.
Rumex hydrolapathum, v. Rumex acutus.
7152) Rumex maritimus. | Goldgelber Ampfer. Щавель приморскій.
Rumex maximus, v. Rumex acutus.
7153) Rumex obtusifolius, Lapathum acutum, Oxylapathum. | Stumpfblätteriger Ampfer, Grindwurzelampfer. Щавель туполистный.
7154) Rumex palustris. | Sumpfampfer. Щавель болотный.
7155) Rumex patientia, Lapathum hortense. | Geduldampfer. Щавель конскій, кобылій.
7156) Rumex pratensis, cristatus. | Wiesenampfer. Щавель луговый.
7157) Rumex pulcher. | Schöner Ampfer. Щавель пригожій.
7158) Rumex scutatus. | Schildförmiger Ampfer od. Römischer Sauerampfer. Щавель щитовый, блюдовидный.
7159) Ruminantes. | Wiederkauer, Ruminirende, Wiederkauende Thiere. Животныя отрыгающія жвачку.
7160) Ruminatio, Merycismus. | Das Wiederkäuen. Отрыганіе жвачки.
7161) Ruminatio humana. | Das Wiederkäuen beim Menschen. Отрыганіе жвачки у человѣка.

Rupes, v. Labia pudendi.
Rupia, v. Rypia.
7162) Ruptibilitas, Fragilitas. | Zerbrechbarkeit, Zerreissbarkeit. Разорвасмость.
7163) Ruptio s. Diruptio. | Die Zerreissung, Berstung, Der Riss, Das Reissen. Разорваніе, Прорывъ, Разрывъ.
7164) Ruptorium. | Ein fressendes, ätzendes Mittel. Ѣдкое средство.
7165) Ruptura. | Die Zereissung. Разрывъ.
Ruptura arteriae, v. Aneurysma spurium.
7166) Ruptura cordis, Cardiorrhexis. | Zerreissung des Herzens. Разрывъ сердца.
7167) Ruptura diaphragmatis. | Zerreissung des Zwerchfells. Разрывъ грудобрюшной преграды.
Ruptura herniosa, v. Hernia.
7168) Ruptura ligamenti patellae. | Die Zerreissung des Kniescheibenbandes. Разрывъ связки колѣнной косточки.
7169) Ruptura oesophagi. | Zerreissung der Speiseröhre. Разрывъ пищепріемнаго горла.
7170) Ruptura tendinis Achillis. | Die Zerreissung der Achillissehne, der Achillisflechse. Разрывъ Ахиллесовой сухой жилы.
7171) Ruptura uteri, Metrorrhexis. | Der Mutterriss. Разрывъ матки.
7172) Ruptura vasorum pulmonum. | Zerreissung innerhalb der Lungen. Разрывъ сосудовъ лёгкихъ.
7173) Ruptura venae, Phleborhexis. | Die Zerreissung einer Blutader. Разрывъ вены.
Ruptura ventriculi, v. Gastrorhexis.
7174) Ruscus aculeatus. | Stacheliger Mausdorn, Ruskus, Myrthendorn, Brusken. Иглица, Мышій, мышачій тернъ.
7175) Ruscus hypoglossum. | Zungenmäusedorn, Zungenkraut, Zapfenkraut. Язычная трава.
7176) Ruscus hypophyllum. | Breitblätteriger Mäusedorn. Александрійскій лавръ.
Rusma = Depilatoria.
7177) Russeolus, Russeus, Russulus, Russus. | Roth, Röthlich. Красноватый.
7178) Rusticitas, Simplicitas. | Simplicität, Ungeschicktheit, Plumpheit, Unmanierlichkeit. Простоковатость, Грубость, Мужиковатость.
7179) Ruta. | Raute. Рута.
Ruta capraria, v. Galega officinalis.
7180) Ruta graveolens s. hortensis. | Gemeine oder Gartenraute. Рута, Рута обыкновенная, садовая.
Ruta hortensis, v. Ruta graveolens.

Rutidosis, v. Rhytidosis.
Ryas, v. Rhyas.
7181) Rypia escharotica. | Die brandschorfige Schmutzflechte. Нечистый лишай-струповатый.
7182) Rypia (Rhypia), Rupia. | Die Schmutzflechte. Нечистый, Маркій лишай.
7183) Rypia simplex. | Die einfache Schmutzflechte. Простой, Нечистой лишай.
Rytidosis, v. Rhytidosis.

S.

Sabadilla, Sabatilla, v. Veratrum-sabadilla.
Sabina, v. Juniperus sabinae.
7184) Sabulum. | Der Sand. Песокъ.
Sabulum conarii, v. Acervulus.
Saburra, v. Status gastricus et Sordes.
Saburra verminosa et vermitio, v. Vomitus verminosus.
7185) Saccatus. | Vom Sacke. Мѣшечный.
7186) Sacchar, Saccharum, το σακχαρ, σακχαρι, σακχαρον. | Der Zucker. Сахаръ.
7187) Saccharina. | Zuckerartige Mittel. Сахарныя средства.
7188) Saccharinus (v. Saccharum). | Zuckerig, Zuckerhaltig. Сахарный.
7189) Saccharum, Sacchar, Zuccharum, Zuchar, Zaccharum, Zuccacarum, Succharum, Melarundanaceum, Melcannae. | Zuckerrohr, Zucker. Сахарникъ, Сахаръ.
7190) Saccharum album. | Gemeiner, weisser Zucker. Обыкновенный, бѣлый сахаръ.
7191) Saccharum canariense. | Kanarienzucker. Канарскій сахаръ.
7192) Saccharum candum, Cantum, Canthum. | Candelzucker, Kandelzucker, Zuckerkand. Леденецъ.
7193) Saccharum candum album, rubrum. | Weisser, Brauner od. Rother Kandelzucker. Леденецъ бѣлый, красный.
Saccharum clarificatum, i. q. Syrupus sacchari.
7194) Saccharum crystallisatum. | Kandiszucker. Леденецъ.
7195) Saccharum farinaceum albidum, Cassonade. | Weisser Mehlzucker, Farinzucker. Сахаръ песочный.
7196) Saccharum hordeatum. | Gerstenzucker. Сахаръ ячменный.
7197) Saccharum lactis. | Milchzukker. Сахаръ молочный.
7198) Saccharum melitense. | Melis. Полурафинадъ.
7199) Saccharum officinarum. | Officinelles Zuckerrohr. Сахарникъ, Тросникъ сахарный.
7200) Saccharum penidium. | Penidzucker. Сахаръ сверточный.
7201) Saccharum raffinatum. | Raffinat. Рафинадъ (сахаръ).
Saccharum saturni, v. Plumbum aceticum.
7202) Sacchogummita. | Der eigenthümliche Zuckerstoff des Süssholzes. Сахарная матерія солодковаго корня.
Sacci epiploici, v. Omenta.
7203) Sacci mucosi, Bursae muscosae, Bursae mucosae tendinum, Vesicae unguinosae tendinum, Capsulae synoviales s. mucosae, Capsae tendinum articulares, Vaginae membranosae s. mucilaginosae tendinum, Thecae s. Capsulae ligamentosae, Ligamenta lubrica, Textus filamentosus, Productiones membranosae, Membranae mucosae s. molles atque laxae tendinum, s. mucilaginosae. | Schleimsäcke, Schleimsäcke der Flechsen, Schleimbeutel, Schleimbläschen, Schleimkapseln, Gelenkkapseln der Sehnen, Gelenksaftkapseln. Слизистые мѣшечки, Слизистыя сумочки.
7204) Sacci pleurae. | Pleuritische Säcke, Brustfellsäcke. Мѣшки, Пузыри подреберной плевы.
7205) Saccodes, σακκοειδης, σακκωδης (v. saccus et ειδος). | Sackförmig, Sakkig. Мѣшечкообразный.
Saccogommita, Saccogummitum, v. Sacchogummita.
Sacculi adiposi, v. Glandulae adiposae.
Sacculi medicinales, v. Sacculus medicinalis.
7206) Sacculi medullares, Cellulae medullares. | Medullarsäckchen, Marksäckchen. Мѣшечки костомозговыя.
Sacculi pinguedinosi, v. Glandulae adiposae.
Sacculus, v. Saccus.
Sacculus adiposus, v. Omenta.
Sacculus cephalicus, v. Cucopha.
Sacculus chylifer, v. Receptaculum chyli.
Sacculus cordis, v. Pericardium.
Sacculus durae matris pro nervo quin-

to, v. Foveola durae matris pro nervo quinto.

Sacculus lacrymalis, v. Saccus lacrymalis.

7207) Sacculus (s. lectulus) medicinalis, Pulvinar medicinale. | Ein Kräuterkissen. Травяный тюфячекъ.

Sacculus membranaceus cordis, v. Pericardion.

7208) Sacculus oblongus s. Folliculus vestibuli communis, Alveus communis ductuum semicircularium. | Länglicher Sack des Vestibulums. Продолговатый мѣшечекъ преддверія.

Sacculus proprius vestibuli, v. Sacculus rotundus vestibuli.

Sacculus rorifer, v. Receptaculum chyli.

7209) Sacculus rotundus s. sphaericus, s. proprius vestibuli. | Runder oder Häutiger Sack des Vestibulums. Мѣшечекъ круглый преддверія.

Sacculus sphaericus vestibuli, v. Sacculus rotundus vestibuli.

7210) Saccus, Sacculus, ὁ σακκος. | Der Sack, Beutel. Мѣшокъ, Сумочка.

Saccus caecus s. coecus ventriculi, v. Basis caecus ventriculi.

Saccus cordis, v. Pericardion.

7211) Saccus herniosus. | Der Bruchsack. Грыжевый мѣшокъ.

Saccus intestini crassi, v. Intestinum caecum.

7212) Saccus s. Sacculus, s. Sacus lacrymalis, s. Sinus lacrymalis, Infundibulum lacrymale. | Lakrymalsack, Thränensack, Thränensäckchen. Слезный мѣшечекъ или пузырокъ, Слезная сумочка.

Saccus lacteus, v. Receptaculum chyli.

Sacer ignis, v. Herpes exedens.

Sacer morbus, v. Epilepsia.

Sacerdos penis, i. q. Arum.

Sacharum, v. Saccharum.

7213) Sacoma, σηκωμα (v. Secos, σηκοω, in's Gleichgewicht setzen, balanciren; въ равновѣсіе привожу). | Das Gleichgewicht, Gegengewicht. Вѣсъ, Равновѣсіе, Противовѣсіе.

Sacra fistula, i. q. Medulla spinalis.

7214) Sacralis. | Sacral-, Zum heiligen Bein gehörig. Крестцовый.

Sacrococcygeus, v. Musculus sacro-coccygeus.

Sacrolumbalis, v. Musculus sacrolumbalis.

7215) Sactas, Sacter, ὁ σακτας, σακτηϱ (v. Saccus). | 1) = Saccus. 2) Im Böotischen: Ein Spottname für Arzt, also: Wer Andere stopft. Прозвище для врача.

Saculus, v. Sacculus.

Saculus lacrymalis, v. Saccus lacrymalis.

Saevitas, v. Furor.

Saevitia, Saevities, et Saevitudo, v. Furor et Rigor.

7216) Saga, Maga, Malefica, Venefica, Lamia, Stryx, Masca. | Hexe, Unholdin, Trude. Ворожея, Чародѣйка, Колдунья, Волшебница.

7217) Sagapenum, Serapinum, Gummi sagapenum. | Sagapen. Сагопенъ, Сагапенъ, Американское смолистое дерево.

Sagene, v. Omenta.

7218) Sagittalis. | Sagittal-, Pfeil-. Стрѣлавидный, Стрѣловый.

7219) Sagittaria. | Pfeilkraut. Стрѣлолистникъ.

7220) Sagittaria sagittifolia. | Gemeines Pfeilkraut. Стрѣла, Вахта желтая, стрѣлолистная, Стрѣла водяная.

7221) Sagittatus | Pfeilförmig. Стрѣловидный, Стрѣлообразный.

7222) Sago, Sagu, Segu, Zagoe. | Sago. Саго, Сагу.

7223) Sago alba. | Weisser Sago. Саго бѣлый.

7224) Sago rubra. | Rother Sago. Саго красный.

Sagus raphia, v. Metroxylon viniferum.

Sagus Ruffii, v. Metroxylon Ruffii.

Sagus Rumphii, v. Metroxylon sagus.

7225) Sal, Hal (ἁλς), Males, Melech. | Salz. Соль.

7226) Sal Absinthii. | Wermuthsalz. Соль полынная.

Sal absinthii citratum, v. Kali citratum.

Sal acetosellae, v. Kali bi-oxalicum.

7227) Sal acetosellae essentiale. | Sauerklee-wesentliches Salz. Соль кисличная.

Sal alcali depuratum, v. Kali subcarbonicum.

Sal alcali minerale carbonicum, v. Natrum carbonicum crystallisatum.

Sal alcali volatile, v. Ammonium carbonicum.

Sal alcali volatile salis ammoniaci, v. Ammonium carbonicum.

Sal alcali volatile siccum, v. Ammoniacum carbonicum.

Sal amarum s. amarus, v. Magnesia sulpuhrica.

Sal ammoniacum, v. Ammoniacum muriaticum.

Sal ammoniacum depuratum, v. Ammonium muriaticum depuratum.

Sal ammoniacum fixum, v. Calcaria muriatica et Calcium chloratum.

Sal ammoniacum secretum Glauberi, v. Ammoniacum sulphuricum.

Sal anglicum, v. Magnesia sulphurica.

Sal anglicum catharticum, v. Magnesia sulphurica.

7228) Sal astrachanense s. astrachanense catharticum. | Astrachanisches Laxirsalz. Соль Астраханская.

Sal auri philosophicum, v. Kali bi-sulphuricum.

Sal catharticum, v. Magnesia sulphurica.

Sal cinerum clavellatorum depuratus, v. Kali carbonicum.

Sal communis, v. Natrum muriaticum.

Sal cornu cervi, v. Ammonium carbonicum pyro-oleosum.

Sal cornu cervi volatile, v. Ammonium carbonicum pyro-oleosum.

Sal culinare, v. Natrum muriaticum.

Sal de duobus, v. Kali sulphuricum.

Sal digestivum, v. Kalium chloratum.

Sal digestivum sylv., v. Murias potassae.

Sal diureticum, Soda acetosa, Alcali minerale acetatum, v. Natrum aceticum.

Sal ebsomense s. Ebschomense, v. Magnesia sulphurica.

Sal essentiale tartari, v. Acidum tartaricum.

Sal febrifugum Sylvii, v. Kalium chloratum.

7229) Sal gemmae. | Steinsalz. Соль горная, или каменная ледянка. Vid. Natrium chloratum.

7230) Sal herbarum, Alcali herbarum depuratum. | Kräutersalz, Kräuter-Laugensalz. Соль щолокотравная, растительная, Щелокъ растительный.

7231) Sal marinum. | Meersalz. Морская соль. Vid. Natrium chloratum.

Sal martis, v. Ferrum sulphuricum oxydulatum.

Sal microcosmum, v. Sal urinae.

7232) Sal mirabile Glauberi. | Glauber's Wundersalz. Сѣрнокислая сода, Соль (удивительная) Глауберова. Vid. Natrum sulphuricum.

Sal mirabile perlatum, v. Natrum phosphoricum et Sal urinae.

Sal nitrum s. halinitrum, i. q. Nitrum.

Sal polychrestum Glaseri, v. Kali sulphuricum.

7233) Sal polychrestum Seignette. | Seignette's Salz. Соль полихрестовая Сейгнетова. Vid. Kali natronato-tartaricum.

Sal prunellae, v. Nitrum tabulatum.

Sal rochellense, i. q. Tartarus natronatus.

Sal rupellense, i. q. Tartarus natronatus.

7234) Sal sacchari. | Gemeiner Zucker. Простой сахаръ.

Sal saidschützense, v. Magnesia sulphurica.

7235) Sal saturni crystallisatum, Cerussa acetata. | Krystallisirtes Bleisalz- od. Bleizucker. Соль свинцовая въ кристаллахъ.

7236) Sal sedativum, Sal vitrioli narcoticum. | Stillendes, beruhigendes Salz. Соль буре-купоросная.

7237) Sal sedativum Hombergii. | Homberg's beruhigendes Salz. Утолительная соль Гомбергова. Vid. Acidum boracicum.

7238) Sal sedlicense. | Sedlitzer Salz. Соль Седлицкая. Vid. Magnesia sulphurica.

7239) Sal sibiricum catharticum. | Sibirisches Laxirsalz. Соль горькая сибирская.

Sal sodae, v. Natrum subcarbonicum.

Sal sodae depurat., v. Natrum carbonicum crystallisatum.

Sal succini, v. Acidum succinicum.

Sal succini depuratum, v. Sal succini volatile.

6240) Sal succini volatile, Acidum succini, Sal succini depuratum. | Bernsteinsäure, Flüchtiges Bernsteinsalz. Соль янтарная летучая. Vid. Acidum succinicum.

7241) Sal tartari, Alcali tartari. | Weinstein-Laugensalz. Соль щелочная винокаменная. Vid. Kali carbonicum et Kali subcarbonicum.

7242) Sal tartari essentiale, Acidum tartari crystallisatum. | Krystallisirte Weinsteinsäure. Соль кисловинокаменная. Vid. Acidum tartaricum.

7243) Sal urinae, Sal urinae fusibile s. nativum, s. essentiale, Sal microcosmicum, Sal mirabile perlatum. | Harnsalz, Urinsalz, Wesentliches oder Natürliches Harnsalz, Mikrokosmisches Salz, Schmelzbares Harnsalz, Perlsalz, Haupt's Perlsalz, Praust's Perlsalz. Соль мочевая или животныхъ.

Sal urinae essentiale, v. Sal urinae.

Sal urinae fusibile nativum, v. Sal urinae.

Sal vegetabile, v. Kali tartaricum.

Sal vitri, v. Fel vitri.

Sal volatile salis ammoniaci, v. Ammonium carbonicum.

Sal volatile cornu cervi siccum, v. Ammoniacum carbonicum pyro-oleosum.

Sal volatile salis ammoniaci, v. Ammoniacum carbonicum.

Salab, v. Salap.
7244) Salacitas (v. Salax), Sagnia. | Die Geilheit. Похотливость, Любострастіе. Vid. Lascivia et Satyriasis.
7245) Salamandra terrestris, Lacerta salamandra. | Gefleckter Erdsalamander, Feuersalamander, Erdmolch. Саламандра.
7246) Salamandri, Saldini, Spiritus ignis. | Salamander. Саламандры.
Salap, Salep, v. Orchis morio.
7247) Salax (σαλάσσω, σαλάττω, fut. —άξω; schwenken, schaukelnd werfen, besonders die Hüften und den Hintern; качаю, колеблю, трясу). | Geil, Wollüstig. Похотливый.
Saldini, v. Salamandri.
Sales, v. Salia.
7248) Salia alcalina. | Alkalische Salze. Щелочныя соли.
7249) Salia carbonica, Carbonates. | Kohlensaure, kohlenstoffsaure Salze. Углекислыя соли.
7250) Salia essentialia. | Wesentliche Salze. Существенныя соли.
7251) Salia media. | Mittelsalze. Посреднія соли, Полусоли.
7252) Salia neutria. | Neutralsalze. Среднія соли.
7253) Salia terrestria. | Erdige Salze. Землянныя соли.
Salicaria, v. Lythrum salicaria.
7254) Salicinum. | Salicin. Салицинъ.
7255) Salicornia. | Glasschmalz. Сольникъ.
7256) Salicornia herbacea. | Krautartiger Glasschmalz- od. Glaskraut. Сольникъ травянистый.
7257) Salifiabilis. | Salzbar. Осоляемый.
7258) Salinus. | Salz betreffend. Сольный, Соленый.
Salisatio, v. Saltus.
Salitio, v. Saltus.
7259) Salitus. | Gesalzen. Соляный, посолёный.
7260) Saliva, Latex salivalis, Sputamen, Sputamentum, Sputum. | Speichel. Слюна, Слина.
7261) Saliva jejuna. | Nüchterner Speichel. Слюна при тощемъ желудкѣ.
7262) Salivalis. | Salival-, Speichel-. Слинный.
Salivantia, v. Apophlegmatizantia.
7263) Salivatio, Excretio salivae. | Speichelausführung. Испражненіе слюны, Слюнотеченіе, Саливація. Vid. Ptyalismus.
Salivatio abdominalis, v. Ptyalismus abdominalis.
7264) Salivatio vera, Sialismus, Sialochus. | Der Speichelfluss, Das Geifern. Слюнотеченіе.
7265) Salix. | Die Weide. Ива.
7266) Salix alba. | Gemeine Weide, Silberweide. Верба бѣлая, Ветла, Ива.
7267) Salix caprea. | Sahlweide, Palmweide, Werftweide, Söle. Верба козья, Ива, Бредина.
7268) Salix fragilis. | Bruchweide, Knackweide. Верба ломкая или Ива хрупкая, Ива обыкновенная.
7269) Salix pentandra. | Fünfmännige Weide, Lorbeerweide. Черноталь, Верба пятимужная или Черноталь, Ветла, Вятла.
7270) Salix triandria. | Dreimännige Weide, Buschweide. Ива тритычковая, Верба тримужная.
7271) Salix viminalis. | Bandweide, Korbweide. Ива лоза, Верба лозная, Лоза.
7272) Salmo forio. | Die gemeine Flussforelle. Пеструшка или форель.
7273) Salmo salar. | Der Lachs, Lachssalm, Gemeine Salm. Семга.
Salmo thymallus, v. Coregonus thymallus.
7274) Salmo trutta. | Die Lachs- od. Seeforelle. Трутта.
Salomonis sigillum, v. Sigillum Salomonis.
Salpetra, i. q. Nitrum.
7275) Salpingemphracticus (v. Salpingemphraxis). | Durch Salpingemphraxis entstanden, daran leidend u. s. w. Причиняемый засореніемъ Евстахіевой трубы.
7276) Salpingemphraxis (v. Salpinx et Emphraxis). | Eine Verstopfung der Eustachischen Röhre. Засореніе Евстахіевой трубы.
7277) Salpingicus (v. Salpinx). | Zur Eustachischen Röhre gehörig, dieselbe betreffend, davon herrührend u. s. w. Зависящій отъ Евстахіевой трубы.
7278) Salpingopharyngaeus (salpinx et pharyngeus) s. Salpingo pharyngeus, scil. Musculus, s. Musculus spheno-salpingo-pharyngeus. | Salpingopharyngeus, Trompetenschlundkopfmuskel, Schlundmuskel von der Gehörtrompete. Часть мышицы сжимающей глотку.
Salpingo-pharyngeus, v. Salpingo-pharyngaeus.
7279) Salpingostaphylinus (v. Salpinx et Staphyle). | Was zugleich die Eustachische Röhre und das Zäpfchen angeht. Принадлежащій вмѣстѣ къ Евстахіевой трубѣ и язычку.
7280) Salpingostenochoria (v.

Salpinx et Stenochoria). | Eine Verengerung der Eustachischen Röhre. Съуженіе Евстахіевой трубы.

7281) Salpingostenochoricus (v. Salpingostenochoria). | Verengerung der Eustachischen Röhre betreffend, daher entstanden, damit behaftet u. s. w. Причиняемый съуженіемъ Евстахіевой трубы.

7282) Salpinx, ἡ σαλπιγξ, genit. —γγος; —ngis. | 1) Die Trompete. Музыкальная труба. 2) Die Eustachische Röhre. Евстахіева труба.

7283) Salsedo, Salsilago, Salsitudo, Salsugo. | Das Gesalzensein, Salziger Geschmack. Солёность, Солёной вкусъ.

Salsilago, v. Salsedo.

Salsilago ammoniacalis acetosa, v. Liquor ammon. acetici.

Salsilago cornu cervi succinata, v. Liquor cornu cervi succinatus.

Salsilago oxytartari, v. Liquor kali acetici.

Salsitudo, v. Salsedo.

7284) Salso-amarus. | Salzig-bitter. Соляногорькій.

7285) Salsola. | Salzkraut. Солянка.

Salsola fruticosa, v. Chenopodium fruticosum.

7286) Salsola kali. | Kalisalzkraut, Gemeines Salzkraut. Сольная трава, Солянка кали.

7287) Salsola sativa. | Dickblätteriges Salzkraut. Солянка сѣяльная.

7288) Salsola scoparia, Chenopodium scoparia. | Besenförmiges Salzkraut. Солянка вѣниковидная.

7289) Salsola soda. | Sodasalzkraut. Солянка сода, Соль, Сольная трава.

7290) Salsola tragus. | Glattes Salzkraut. Солянка гладкая.

Salsugo, v. Salsedo.

7291) Salsura. | Salzlake. Разсолъ, Росолъ, Тузлукъ.

7292) Salsus. | Salzig, Gesalzen. Соляный, Солёный.

7293) Saltatio, Saltatus. | Tanz. Плясаніе, Танцованіе, Пляска.

Saltatus, v. Saltatio.

7294) Saltus, Salitio, Salisatio. | Springen, Sprung. Скаканіе, Скачокъ, Спрыжокъ, Скачка.

Saltus, v. Vulva.

Saltus tendinum, v. Subsultus tendinum.

Saluber, v. Salus.

Salubritas, v. Sanitas.

7295) Salus, Bene valens, Valens, Salvus, Saluber, Validus, Evanatrophos, Evantes, Evectes, Evecticos, Eurostos, Eusomatos, Eusplanchnos, Eustathes, Eusthenos, Errhomenos, Hygieinos, Hygienos (Incolumitas). | Gesund, Wohlbefinden (Heil). Здоровье, Здравіе, Счастіе, Благополучіе. Vid. Sanitas.

7296) Salutaris. | Heilsam, Der Gesundheit zuträglich, Gesund. Цѣлительный, Здоровый, Здоровью полезный.

Salvatella, v. Vena cephalica pollicis.

7297) Salvia. | Salbei. Шалфей.

7298) Salvia aethiops. | Mohrensalbei. Шалфей эфіопскій, Арапскій, Клещикъ.

7299) Salvia horminum. | Scharlachsalbei. Степный шалфей.

7300) Salvia officinalis. | Officinelle Salbei, Edelsalbei. Шалфей, Шалвей, Шалвій, Шалфѣй, обыкновенный, садовый.

7301) Salvia pratensis. | Wiesensalbei. Шалфей луговый.

7302) Salvia sclarea. | Muskateller Salbei, Scharlachkraut. Шалфей полевой.

Salvus, v. Salus.

7303) Samara. | Flügelfrucht. Самара, Крылатый плодъ.

7304) Sambuci baccae exsiccatae, Grana actes. | Getrocknete Fliederbeeren. Ягоды бузинныя сушёныя.

7305) Sambucus. | Hollunder. Бузина, Бузина самбукъ.

7306) Sambucus ebulus. | Attighollunder. Бузина малорослая дикая, Земляная, Красная, Ебуль, Самбукъ, Бузникъ, Селенчкъ.

7307) Sambucus nigra. | Schwarzer od. Gemeiner Hollunder, Hollunder, Flieder. Бузина черная или деревяная, Боръ дерево, Самвикъ.

7308) Sambucus racemosa. | Traubenhollunder. Бузина кистистая, Пищальникъ.

7309) Samolus Valerandi. | Walerand's Pungen. Самоль, Валерандово растѣніе.

7310) Sanatio. | Die Heilung. Врачеваніе, Изцѣленіе.

Sanatio per primam intentionem, v. Reunio per primam intentionem.

Sancti Viti chorea, v. Chorea sancti Viti.

Sanctimonia, v. Sanctitas.

7311) Sanctitas, Sanctitudo, Sanctimonia. | Heiligkeit. Святость.

Sanctitudo, v. Sanctitas.

Sanctum lignum, v. Guaiacum.

Sandalium, v. Dolabra pro luxatione astragali.

7312) Sandaraca, σανδαραχη, Resina s. Gummi sandaracae, Juniperi, Vernix. | Sandarax, Sandarach, Wachholderharz.

Сандаракъ, Смола можжевельная. Vid. Arsenicum rubrum.

Sandaraca germanica, v. Resina juniperi.

Sandaracha, v. Sandaraca.

Sanguen, v. Sanguis.

Sanguiductus durae matris, v. Sinus cerebri.

7313) Sanguificatio. | Blutbereitung, Blutbildung, Bluterzeugung. Кровотворенie. Vid. Haematosis.

Sanguilentus, v. Cruentus.

7314) Sanguinaria canadensis. | Kanadisches Blutkraut. Кровавикъ Канадскій.

7315) Sanguinei, Homines sanguinei. | Sanguinische Personen, Sanguinei. Сангвиническіе, Многокровные.

7316) Sanguineus. | Blutroth. Кровавый, Кровокрасный. Vid. Cruentus.

7317) Sanguinis arteriosi praedominium. | Erhöhte Arterialität. Возвышенная, преимущественная дѣятельность артеріяльной системы или крови.

Sanguinis missio, v. Missio sanguinis.

7318) Sanguinis venosi praedominium. | Erhöhte Venosität. Возвышенная преимущественная дѣятельность венозной системы или крови.

Sanguinolentus, v. Cruentus.

7319) Sanguis, Sanguen, Cruor, Haema, Purpura, Massa sanguinea. | Blut, Geblüte, Blutmasse. Кровь.

7320) Sanguis arteriosus. | Arteriöses Blut, Arterienblut, Arterielles Blut. Артеріальная кровь.

7321) Sanguis concretus. | Blutgerinsel. Сгустившаяся, свернувшаяся кровь.

7322) Sanguis draconis. | Drachenblut. Драконова или Змѣиная кровь; in granis, in Körnern, Зернистая; in lacrimis, in Thränen, очищенная, слезная; in placentis, in Kuchen, въ лепешкахъ; in tabulis, in Tafeln, Листовая.

Sanguis mensium, v. Sanguis menstruus.

7323) Sanguis menstruus s. mensium, Menstruum, Lythron. | Menstrualblut od. Geblüte, Menstruationsblut, Katamenienblut. Мѣсячная кровь, Кровь мѣсячнаго очищенія. Vid. Menstruatio.

7324) Sanguis venosus. | Venöses Blut, Venenblut. Венозная кровь.

7325) Sanguisorba. | Wiesenknopf. Кровехлѣбка.

7326) Sanguisorba officinalis. | Officineller Wiesenknopf, Falsche, rothe Bibernell, Blutkraut. Красноголовникъ обыкновенный, Савина стрѣла.

Sanguisuga, v. Hirudo.

Sanguisuga medicinalis officinalis, v. Hirudo medicinalis.

7327) Sanicula. | Sanikel. Подлѣсникъ.

7328) Sanicula europaea. | Europäischer Sanikel, Heil aller Schäden. Подлѣсникъ простой, Саникель, Саникуль.

Sanicula montana, v. Cortusa Matthioli.

7329) Sanidodes, σανιδώδης (v. ἡ σανίς, genit. —ιδος). | Das Bret, Bretartig, Bretähnlich. Доскѣ подобный.

7330) Sanies, genit. —ei s. pus malignum. | Die Gauche, Blutige Gauche, Der dünne Eiter. Сукровица, Гноевидная матерія. Vid. Ichor.

7331) Sanies gangraenosa. | Brandjauche. Сукровица гангренозная, Антоноогневая.

Saniodes, v. Sanidodes.

7332) Sanitas, Valetudo, Valetudo bona s. optima, s. prospera, s. secunda, s. integra, s. commoda, s. inoffensa, Salus, Salubritas, Integritas, Prosperitas valetudinis, Evexia, Euchylia, Euchymia, Euthenia, Euthesia, Eurostia, Eusthenia, Eustathia, Eusomatia, Euphyia, Euchroea, Eutaxia, Euphoria, Euzoodynamia, Hygeia, Hygiea, Isomoiria. | Gesundheit, Wohlbefinden, Wohlsein. Здравье, Здоровье.

7333) Santalum. | Santalbaum. Сандалъ.

7334) Santalum album. | Weisser Santelbaum. Сандалъ бѣлый.

7335) Santalum citrinum. | Gelber Santelbaum. Желтый сандалъ.

7336) Santalum rubrum. | Rother Santelbaum. Красный сандалъ.

7337) Santolina. | Heiligenpflanze. Глистогонъ.

7338) Santolina chamaecyparissus, Abrotanus foemina. | Gemeine Heiligenpflanze, Cypressenkraut. Кипарисная трава.

7339) Santolina fragrantissima. | Starkriechende Heiligenpflanzen. Глистогонъ препахучій.

7340) Sanus. | Gesund. Здоровый.

Sapa, v. Roob.

Saphaena, v. Saphena.

Saphaenus, v. Saphenus.

Saphati, Saphatum, v. Achor.

7341) Saphena, Saphaena, Vena saphena s. saphaena, Saphena magna, Vena saphaena magna s. interna, Vena malleoli s. cephalica. | Saphena, Saphenische Vene, Scheinbare Ader, Frauenader, Rosenader, Rosenvene, Mutterader, Grosse oder Innere Hautvene, oder Innere, grössere Hautblutader des Fusses, Knöchelblutader, Knorrenader, Hauptader des Fusses. Подкожная, внутренняя, большая, Берцоплюсновая, явственная (на ногѣ) вена или крововозвратная жила.

Saphena magna, v. Saphena.

7342) Saphena parva, Vena saphena parva s. minor, s. Saphaena parva, s. externa. | Kleine Saphena, Kleine Rosenader od. Rosenvene, od. Aeussere, kleine Hautvene, od. Hautblutader des Fusses. Вена подкожная наружная или внѣшняя.

7343) Saphenus, σαφης, σαφος. | Verständlich, Deutlich, Deutlich vernehmbar, Sichtbar, Fühlbar. Ясный, Явный, Видимый, Очевидный, Понятный. Vena saphena (major). | Die grosse Hauptblutader des Fusses. Vena saphena, подкожная, внутренняя или большая вена лежащая близко поверхности.

7344) Saphes, σαφης. | Deutlich, Verständlich, Sichtbar u. s. w. Ясный, Явный, Понятный.

7345) Sapidus. | Schmackhaft. Вкусный.

7346) Sapiens, Cordatus, Corculus. | Weiser. Мудрый, Умный, Благоразумный.

7347) Sapientia, Polygnosyne, Polyidria. | Weisheit, Lebensweisheit, Lebenskunst. Мудрость, Благоразуміе, Свѣденіе, Знаніе.

Sapientia idealis, v. Metaphysica.

Sapindi, v. Nuculae saponariae.

7348) Sapindus. | Seifenbaum. Мыловникъ.

7349) Sapindus saponaria. | Gemeiner Seifenbaum. Мыловникъ обыкновенный.

7350) Sapium aucuparium, Hippomane biglandulosa. | Lorbeerblätteriger Sapium od. Manschinellenbaum. Птицеловникъ лавровидный.

7351) Sapo, ὁ σαπων, σηπων; genit. —ωνος; —onis. | Die Seife. Мыло.

7352) Sapo acidus. | Saure Seife. Кислое мыло. Vid. Unguentum oxygenatum.

Sapo alicantinus, v. Sapo oleosus.

Sapo ammoniacalis, v. Linimentum ammoniatum.

Sapo ammoniacalis camphoratus, v. Linimentum saponato-camphoratum.

Sapo ammoniae, v. Linimentum ammoniatum.

7353) Sapo amygdalinus. | Mandelseife. Мыло миндальное.

Sapo antimonialis, v. Sapo stibiatus.

Sapo calcareus, v. Linimentum aquae calcis.

Sapo caroticus, v. Carus.

Sapo chymicus ad usum internum, v. Sapo medicatus.

7354) Sapo cetaceus. | Wallrathseife. Мыло спермацетное, изъ китоваго жира.

7355) Sapo cosmeticus. | Kosmetische Seife. Мыло косметическое.

Sapo domesticus, v. Sapo sebaceus et Sapo vulgaris.

Sapo ex oleo terebinthinae volatili et potassa, v. Sapo terebinthinatus.

7356) Sapo Guajacinus. | Guajakseife. Мыло бакутное.

Sapo hispanicus, v. Sapo oleosus.

7357) Sapo hispanicus albus. | Spanische, weisse Seife. Мыло бѣлое Гишпанское.

7358) Sapo jalappinus. | Jalappenseife. Мыло ялапное.

7359) Sapo kalinus. | Kaliseife, Schmierseife, Seifenleim. Мыло изъ кали.

Sapo massiliensis, v. Sapo oleosus.

Sapo medicatus, v. Sapo oleosus.

7360) Sapo natrinus. | Natronseife. Мыло содное.

7361) Sapo niger. | Schwarze Seife. Мыло черное.

7362) Sapo oleaceus s. oleosus, Sapo medicatus, Sapo venetus, Sapo hispanicus, Sapo chymicus ad usum internum, Sapo alicantinus. | Oelseife, Medicinische Seife, Venetische Seife, Spanische Seife, Alicantische Seife. Мыло масляносодное, Бѣлое, Гишпанское, Венеціянское.

Sapo oleosus, v. Sapo oleaceus.

7363) Sapo piceus. | Theerseife. Мыло деготное.

Sapo sambuci, v. Roob sambuci.

7364) Sapo sebaceus, Sapo domesticus. | Talgseife, Gemeine Hausseife. Мыло сальное обыкновенное, или вологодское.

7365) Sapo Starkeyanus s. Starkeyi. | Starkeyische Seife. Штарково мыло.

7366) Sapo stibiatus, Sulphur auratum saponatum, Sapo antimonialis. | Spiessglanzseife. Мыло сюрмянное.

7367) Sapo terebinthinatus, Balsam. vitae externum, Sapo ex oleo terebinthinae volatili et potassa. | Terpentinseife, Aeusserlicher Lebensbalsam. Мазь мыльно-терпентинная, Бальзамъ жизненный, наружный.

Sapo venetus, v. Sapo oleosus.

7368) Sapo viridis. | Grüne Seife. Мыло зелёное.

7369) Sapo Wologdensis. | Wologdische Seife. Мыло Вологодское, самое обыкновенное.

7370) Sapo vulgaris s. domesticus. | Gemeine Seife. Простое, обыкновенное мыло.

7371) Saponaria. | Seifenkraut. Мыльнянка, Мыльникъ.

7372) Saponaria officinalis. | Officinelles Seifenkraut. Мыльнянка обыкновенная, Мыльная трава.

7373) Sapor, Gustus. | Geschmack. Вкусъ, Смакъ. Vid. Gustus.

7374) Sapor acidus. | Saurer Geschmack. Кислый вкусъ.

7375) Sapor acris. | Scharfer Geschmack. Острый вкусъ.

7376) Sapor amarus. | Bitterer Geschmack. Горькій вкусъ.

7377) Sapor ammoniacalis. | Ammoniakalischer Geschmack. Аммоніакальный вкусъ.

7378) Sapor aquosus. | Wässeriger Geschmack. Водянистый вкусъ.

7379) Sapor argillaceus. | Ein lehmiger oder Erdartiger Geschmack. Вкусъ глинистый.

7380) Sapor austerus. | Herber Geschmack. Вкусъ пряннный, терпкій.

7381) Sapor causticus. | Ein ätzender Geschmack. Ѣдкій вкусъ.

7382) Sapor cupreus, aeruginosus. | Kupferiger, Kupferrostiger Geschmack. Мѣдно-ржавый вкусъ.

7383) Sapor dulcis. | Süsser Geschmack. Сладкій вкусъ.

7384) Sapor fallax. | Ein trügerischer Geschmack. Приманчивый вкусъ.

7385) Sapor fatuus s. Oris fatuitas. | Fader Geschmack. Безвкусность во рту.

7386) Sapor foetidus. | Ein übelriechender, stinkender Geschmack. Вонючій вкусъ.

7387) Sapor insipidus. | Fader Geschmack. Безвкусность, Безвкусіе во рту или на языкѣ.

7388) Sapor metallicus. | Metallischer Geschmack. Металлическій вкусъ.

7389) Sapor mucosus. | Schleimiger Geschmack. Слизистый вкусъ.

7390) Sapor pastaceus. | Teigiger Geschmack. Вкусъ тѣста, или какой отъ тѣста бываетъ.

7391) Sapor putridus. | Ein faulichter, fauliger Geschmack. Гнилистый вкусъ.

7392) Sapor salsus. | Gesalzner Geschmack. Соленый вкусъ.

7393) Sapor siccus. | Ein trockner Geschmack. Сухой вкусъ.

7394) Sapor urinosus. | Ein harnhafter Geschmack. Вкусъ мочевый.

Sapota, v. Achras sapota.

7395) Sapros, σαπρος (σηπω, faulen machen; гною, въ гніеніе привожу). | Faul, Stinkend, Ranzig, Unrein. Гнилый, Рухлый, Трухлый, Грязный.

7396) Saprostomus, σαπροστομος (v. Sapros et Stoma). | Mit stinkendem Munde, Stinkendem Athem, Aus dem Munde stinkend. Вонь изъ рта.

7397) Saprotes, σαπροτης (v. Sapros etc.). | Die Fäulniss, Der faule Gestank. Гнилость, Гнилая вонь.

7398) Sarapus, ὁ σαραπος, genit. —οδος; —odis (σαιρω, σαρω; fegen, scharren; чищу, мету; σαρος [σαρα], der Besen; вѣникъ). | Der Plattfuss, Breitfuss, Wer einen platten (od. breiten) Fuss hat und desshalb schlecht geht, gleichsam die Erde fegt. Кто плоскую и широкую ногу имѣетъ.

Sarca, v. Sarx.

7399) Sarcepiplocele (v. Sarx et Epiplocele). | Der Netzfleischbruch. Мясная сальничная грыжа.

Sarcepiplomphalocele = Sarcepiplomphalus.

7400) Sarcepiplomphalus (v. Sarx et Epiplomphalus). | Der Fleischnetz-Nabelbruch, Eine Sarcepiplocele im Nabel. Мясная салнично-пупочная грыжа.

7401) Sarchydrocele (v. Sarx et Hydrocele). | Ein sogenannter Fleisch- und Wasserbruch. Мясноводяная грыжа, такъ называется сопряженіе мясной грыжи съ водяною.

Sarcidium, Sarcion, Sarcium, σαρκιδιον, σαρκιον (v. Sarx) = 1) Caruncula. 2) Encanthis.

Sarcina s. Onus ventris = Embryo.

7402) Sarcites (v. Sarx). | Eine Auftreibung der fleischichten Theile. Упругое раздутіе кожи = Anasarca et Leucophlegmatia.

7403) Sarcites flatuosus. | Die Hautwindsucht. Подкожная упругая опухоль всего тѣла, Безцвѣтное упругое раздутіе кожи. Vid. Pneumatosis.

Sarcites hydropicus = Hydrops anasarca.

7404) Sarcitis (v. Sarx). | 1) Eine Entzündung des Muskelfleisches, Entzündung eines oder mehrerer Muskeln. Воспаленіе мышицъ. 2) = Rheumatismus acutus et Arthritis febrilis.

7405) Sarcobasis (v. Sarx et Basis). | Ein fleischichter Fruchtboden, Der Fruchtbodenfleischwulst. Мясодонникъ (Bot).

7406) Sarcocarpium, Sarcocarpos, Sarcocarpus (v. Sarx et Carpos). | Eine fleischichte Frucht, wie Aepfel, Birnen, Das Fleisch einer Frucht. Мясоплодъ, Мясо плода.

Sarcocarpus, v. Sarcocarpium.

7407) Sarcocele, σαρκοκηλη (v. Sarx et Cele) s. Sarcoma scroti, Hernia carnosa scroti. | Der Fleischbruch. Мясная или мясистая кила или грыжа.

7408) **Sarcocele** fungosa, Fungus testiculi. | Hodenschwamm. Мясистый грыбъ яичекъ.

Sarcocele scroti, v. Pseudorcheocele sarcomatica.

Sarcocele testiculi, v. Orcheocele carnosa.

7409) **Sarcocelicus**, Sarcocoelicus (v. Sarcocele). | Sich auf Sarkocele beziehend, damit behaftet, dadurch entstanden. Причиняемый мясною грыжею.

Sarcocoelicus (s. Sarx et Coelicus), v. Sarcocelicus.

7410) **Sarcocopta** (sarx et κοπτω, v. Cope). | Eine Krätzmilbe. Чесоточный клещь.

Sarcoderma, v. Sarcodermis.

7411) **Sarcodermis** (v. Sarx et Derma). | Die Sarkodermis, Das Sarkoderm, Die Fleischhaut; bei einigen neueren Botanikern: Das Fleisch der Kern- und Steinfrüchte. Накожное мясо.

7412) **Sarcodes**, Sarcoides, σαρκωδης (sarx et ειδος). | Fleischig. Мясистый, мясовидный.

Sarcoëpiplocele, v. Sarcepiplocele.

Sarcoëpiplomphalocele, v. Sarcepiplomphalus.

Sarcoepiplomphalus, v. Sarcepiplomphalus.

Sarcohydrocele, v. Sarchydrocele.

Sarcoides, v. Sarcodes.

7413) **Sarcologia** (v. Sarx et Logos). | Die Lehre vom Fleisch, vom Muskelfleisch, von der Fleischfaser od. von den weichen Theilen des Körpers überhaupt. Ученіе, Наука о мышечномъ мясѣ, о мясистомъ волокнѣ, о мягкихъ частяхъ тѣла вообще. Vid. Myologia.

7414) **Sarcoma**, το σαρκωμα, genit. —ατος, —atis (v. Sarx, σαρκοω, fut. —ωσω; Fleisch wachsen machen, Fleisch bilden; мясомъ или мясистымъ дѣлаю, мясо произвожу на чемъ) s. Sarcosis, Exsarcoma, Tumor carneus, Excrescentia carnosa, Polypus carnosus, Tumor carneus. | Fleischgewächs, Fleischgeschwulst, Sarkomatöse Geschwulst. Мясной наростъ, Мясистая, Мясная опухоль, Любовина (Bot.).

7415) **Sarcoma** congenitum. | Das erhabene (angeborene) Muttermaal. Возвышенное родимое пятно.

7416) **Sarcoma** externum. | Die Fleischgeschwulst. Малая мясная опухоль.

Sarcoma labiale, v. Cheilophyma fungosum.

7417) **Sarcoma** linguale, Epulis sublingualis. | Zungengewächs. Мясной наростъ подъ языкомъ.

Sarcoma medullare, v. Fungus medullaris.

7418) **Sarcoma** uteri. | Fleischgewächs der Mutter, Fleischiger Mutterpolyp. Мясный наростъ или мясистый полипъ матки.

Sarcomaticus = Sarcomatodes.

7419) **Sarcomatodes**, σαρκωματωδης (v. Sarcoma et Eidos). | Fleischgewächsartig, Einem Sarkoma ähnlich. Похожій на мясной наростъ, или на мясную опухоль.

Sarcomatosus = Sarcomatodes.

7420) **Sarcomphalon**, Sarcomphalus (v. Sarx et Omphalos). | Der Fleischauswuchs am Nabel. Мясная пупочная грыжа. Vid. Exomphalus polyposus.

Sarcomphalos, Sarcomphalum, Sarcomphalus, v. Sarcomphalon.

7421) **Sarcophaga**, Sarcophagica (v. Sarcophagus). | Zerstörende Aetzmittel. Разрушающія, Ѣдкія лекарства.

Sarcophagum (v. Sarcophaga), i. q. Cathaereticum.

7422) **Sarcophagus**, σαρκοφαγος (sarx et φαγω, v. Phagus, Phagedaena etc.). | Fleischfressend, Fleischverzehrend. Мясоѣдучій. Vid. Mors.

7423) **Sarcophyia**, σαρκοφυια (sarx et φυω, v. Physis). | Der Fleischauswuchs, Das sogenannte wilde Fleisch. Зарожденіе новаго существа (дикаго мяса) въ ранахъ и язвахъ.

7424) **Sarcophyma** (v. Sarx et Phyma). | Eine (besond. stark aufgetriebene) Fleischgeschwulst. Нарощеніе дикаго мяса.

7425) **Sarcophyma** articulare. | Aeussere Gelenkgeschwulst. Наружная опухоль состава.

7426) **Sarcophymaticus** (s. Sarcophyma). | Mit Sarkophyma (wildem Fleische) besetzt, dasselbe erzeugend, davon herrührend u. s. w. Причиняемый нарощеніемъ дикаго мяса.

Sarcopta, v. Sarcocopta.

7427) **Sarcopyodes**, σαρκοπυωδης (v. Sarx, Pyon et Eidos). | Was zugleich eiterig und fleischähnlich ist. Гнойномясновидный.

Sarcopyoides, Sarcopyoideus, v. Sarcopyodes.

7428) **Sarcosis**, ἡ σαρκωσις, genit. —εως, —ιος; —ios, —is (v. Sarx, σαρκοω). | Die Fleischbildung. Зарожденіе мяса, мясной наростъ. Vid. Sarcoma et Excrescentia carnosa.

7429) **Sarcosis** vertebrarum colli. |

Die Erweichung der Halswirbel. Смягченіе шейныхъ позвонковъ.

7430) Sarcostosis (v. Sarx et Ostosis). | Eine Fleisch- oder vielmehr Muskelverknöcherung, Verknöcherung ganzer Muskeln oder einzelner Muskelfasern. Окостенѣніе мягкихъ частей цѣлыхъ мышицъ, или волоконъ мышечныхъ.

7431) Sarcothlasia, Sarcothlasis, ἡ σαρκοθλασις (v. Sarx et Thlasis). | Die Quetschung oder Zerquetschung des Muskelfleisches. Ушибъ или раздавленіе мышичнаго мяса.

7432) Sarcothlasma, το σαρκοθλασμα (v. Sarx et Thlasma). | Eine Fleischquetschung, Ein zerquetschter, fleischichter Theil. Ушибленная, раздавленная какая нибудь мясистая часть.

7433) Sarcotica (σαρκοω, v. Sarcoma). | Den Fleischwuchs befördernde Mittel, sogenannte Fleischmachende Mittel, Incarnantia. Средства производящія мясо.

7434) Sarcoticus (v. Sarcotica). | Fleischmachend, Den Fleichwuchs befördernd. Мясородный, Мясопроизводящій, способствующій къ наростанію мяса.

7435) Sardiasis (v. Sardonius), Parastrema, Tortura oris spasmodica. | Mundkrampf, Sardonisches Lachen. Судороги рта, Судорожный смѣхъ.

Sardoniasis, v. Sardiasis.

Sardonicus risus, v. Risus sardonicus.

7436) Sardonius, σαρδονιος, σαρδωνιος, σαρδιανος, σαρδιος, σαρδωος, σαρδονικος. | Sardonisch; Risus sardonius, Das sogenannte sardonische oder heftig krampfhafte Lachen (soll von Sardonion, einer Pflanze, deren Genuss ein dergleichen Lachen verursacht, herstammen). Сардоническій; Risus sardonicus, Судорожный смѣхъ (отъ σαρδονιον, названіе ядовитаго растѣнія, причиняющаго судорожный смѣхъ).

Sardonius risus, v. Sardonius et Risus sardonicus.

Sare, v. Urticaria porcellana et Essera.

7437) Sarmentum. | Ein Reis, Eine Rebe, Ranke, Sprössling. Отрасль, Лоза, Батогъ, Прутъ.

7438) Sarsaparilla, Sarsa parilla, Sparta parilla, Salsaparilla. | Sarsaparill, Sarsaparille, Sassaparille. Сассапарель, Сарсапарель.

Sarsaparilla germanica, v. Carex arenaria.

7439) Sartorius, sc. Musculus, Musculus sutorius s. longus femoris, s. fascialis, s. fascia femoris, s. spinileo-subacephalo-tibialis, s. ilio-creto-tibialis, s. ileo-praetibialis. | Sartorius, Schneidermuskel, Schneidermäuslein, Schustermuskel, Längster Schenkelmuskel. Мышица длинная бедра или голени, Портняческая, Портныхъ, Закройщиковъ мышица.

7440) Sarx, ἡ σαρξ, genit. σαρκος. | Das Fleisch. Мясо.

Sasafras, v. Sassafras.

7441) Sassafras. | Sassafras. Сассафрасъ.

7442) Sathe, ἡ σαθη (σαω, σαθω etc., wedeln [wie ein Hund]; хвостомъ трясу, махаю; kehren, fegen) = Posthe, Penis.

Sathon, σαθον (v. Sathe) = Posthon.

Satias, v. Satietas.

Satiatus aetate, v. Satur vitae.

Saties, v. Satietas.

7443) Satietas, Saties, Satias, Saturatio, Plesmone. | Sättigung. Сытость, Насыщеніе.

7444) Satietas vitae, Satur vitae. | Lebenssättigung, Lebensgleichgültigkeit, Lebenssatt. Пресыщеніе жизни.

7445) Sativus. | Was gesäet oder gepflanzt wird. Сѣяльный.

7446) Satur vitae s. Satiatus aetate. | Lebenssatt. Пресытившійся, наскучившійся жизнею. Vid. Satietas vitae.

Saturantia = Absorbentia.

Saturatio, v. Satietas.

7447) Satureia. | Saturei. Чаберъ.

Satureia capitata, v. Thymus creticus.

7448) Satureia hortensis. | Gartensaturei, Bohnenkraut, Wurstkraut, Wilder Isop. Чаберъ, Чабюръ садовый.

7449) Satureia thymbra. | Kandisches Bohnen- oder Pfefferkraut. Саданей, Сатурей, Чаберъ.

Saturnus, v. Plumbum.

Saturnus corneus, v. Plumbum corneum.

7450) Satyrias, ὁ σατυριας, genit. —ου; —ae (v. Satyrus). | 1) Wer Geschwülste hinter (oder auch an oder vor) den Ohren hat, wie ein Satyr. Кто имѣетъ наросты или опухоль за ушами, похожій на сатира. 2) Dergleichen Geschwülste und Knochen an den Ohren, besonders auch die dadurch hervorgebrachte Entstellung. Такіяже опухоли, и причиняемое ими безобразіе.

7451) Satyriasis, ἡ σατυριασις (v. Satyrus). | 1) Die krankhafte Geilheit mit anhaltenden Erektionen, die nicht, wie bei Priapismus, schmerzhaft sind; auch Die Wollust. Болѣзненное у мущинъ побужденіе къ соитію съ продолжительнымъ напряженіемъ дѣтороднаго уда, соединенное съ похотливымъ чувствомъ; неестественное напряженіе дѣтороднаго уда съ похотью, не умѣренный позывъ къ совокупленію, Чрезмѣрное любовожделѣніе, Похотливость.

Satyriasis boum tuberculosa, v. Cachexia boum tuberculosa.

Satyriasmus = Satyriasis.

Satyrismus = Satyriasis.

Satyrium hircinum, v. Himantoglossum hircinum.

7452) Satyrus, σατυρος, Homo sylvestris. | Satyr. Сатиръ.

Sauauas, v. Crabbe.

Saunion, v. Penis.

7453) Saura, Sauros, σαυρα, σαυρος (σαρω, σαυρω; auf der Erde fortschleppen; мету, чищу). | 1) Die Eidechse. Ящерица. 2) Ein ähnlicher Fisch. Подобная рыба. 3) Der Penis nicht mannbarer Männer. Дѣтородный удъ молодыхъ людей. 4) Bei Hippokrates: Ein Fingerhut von ähnlicher Form zur Behandlung gebrochener oder verrenkter Finger. У Гиппократа: Наперстокъ, употребляемый при врачеваніи переломленныхъ и вывихнутыхъ пальцевъ.

7454) Saurii. | Eidechsen. Ящерицы.

Sauros, Saurus = Saura.

Saviatio, v. Osculatio.

Saviolum, v. Basiolum.

Savium, v. Osculum.

7455) Saxifraga, Saxifragum, Saxifragia. | Steinbrech. Камнеломка.

Saxifraga aurea, v. Chrysosplenium alternifolium.

7456) Saxifraga crassifolia, Borgenia crassifolia, Geryonia. | Dickblätteriger Steinbrech. Каменеломная трава или Чигирской чай, Баданъ, Ломикамень.

7457) Saxifraga granulata. | Körniger oder Weisser Steinbrech. Камнеломка зернистая, Каменный переломъ.

7458) Saxifraga tridactylides. | Dreifingeriger, kleiner, rother Steinbrech, Händleinkraut. Каменоломка тринаперсточная.

7459) Scaber, Scabra, Scabrum. | Rauch, Nicht glatt, Schäbig, Krätzig, Räudig. Негладкій, Шероховатый, Грубый, Необдѣланный.

7460) Scabies, Psora. | Die Krätze, Räude. Чесотка. Vid. Psora. |

7461) Scabies arthritica, gastrica, Rheumatica, Scrophulosa etc. | Die arthritische, gastrische, rheumatische, skrophulöse Krätze. Чесотка ломотная, желудочная, ревматическая, золотушная и проч.

Scabies cachectica, v. Scabies symptomatica.

7462) Scabies capitis. | Kopfkrätze, Kopfraude. Головная чесотка, Шелуди. Vid. Tinea capitis miliaris.

Scabies contagiosa, v. Scabies vera.

7463) Scabies critica. | Kritische Krätze. Чесотка критическая.

Scabies cutanea capitis, v. Tinea capitis.

7464) Scabies febricosa. | Die intermittirende Krätze. Чесотка перемѣжающаяся.

7465) Scabies humida. | Die feuchte Krätze. Чесотка влажная.

Scabies herpetica, v. Herpes spurius.

7466) Scabies hypochondrica. | Krätze von Fehlern im Unterleibe. Чесотка отъ болѣзней брюшныхъ органовъ.

Scabies idiopathica, v. Scabies vera.

7467) Scabies neogamorum. | Brautraude, Krätze der Neuvermählten. Чесотка не давно бракомъ сочетавшихся.

Scabies ovilis ulcerosa, v. Lepra ovium.

7468) Scabies papuliformis. | Die knotenförmige Krätze. Чесотка сосковидная.

7469) Scabies purulenta, Ecthyma scabiosum. | Krätzblatter. Чесотка гнойная.

7470) Scabies retrograda. | Zurückgetretene Krätze. Чесотка внутрь скрывшаяся.

Scabies secundaria, spontanea, v. Psydracia.

7471) Scabies sicca. | Die trockne Krätze. Сухая чесотка. Vid. Pityriasis.

Scabies spuria, v. Psydracia.

7472) Scabies symptomatica, cachectica. | Symptomatische Krätze. Чесотка припадочная.

7473) Scabies thermalis. | Krätze vom Missbrauche warmer Bäder. Чесотка отъ излишняго употребленія тёплыхъ ваннъ.

7474) Scabies venerea. | Die venerische Krätze. Чесотка венерическая.

7475) Scabies vera, idiopathica, contagiosa, Psora. | Die wahre Krätze. Настоящая чесотка.

7476) Scabies vesicae, Dysuria herpetica. | Blasenkrätze. Чесотка, Шёлуди мочеваго пузыря.

7477) Scabiosa. | Apostemkraut. Коростаникъ.

7478) Scabiosa arvensis. | Ackerapostemkraut. Свербѣжница полевая, Скабіоза полевая, Одышная грудная трава.

7479) Scabiosa columbaria, Asterocephalus columbaria. | Taubenskabiosa. Скабіоза перистая.

Scabiosa succisa, v. Succisa pratensis.

7480) Scabrities unguium. | Höckerigkeit der Nägel. Шероховатость ногтей.

7481) Scaevitas, Sinisteritas, Tarditas, Inertia. | Ungeschicklichkeit, Unbehülflichkeit. Превратность, Глупость.

7482) Scala. | Skale, Leiter, Treppe, Stufe. Размѣръ, Лѣсница.

Scala affinitatis, v. Affinitas.

7483) Scala cochleae exterior, anterior, superior, Scala vestibuli. | Die äussere, vordere, obere Skale der Schnecke, Vorhofstreppe, Vorhofsgang, Vorhofsleiter. Лѣсница предверія.

7484) Scala cochleae interior, posterior, inferior s. tympani. | Die innere, hintere, untere Skale der Schnecke, Paukentreppe, Paukengang, Paukenleiter. Лѣсница тимпана или Барабана.

Scala tympani, v. Scala cochleae interior.

Scala vestibuli, v. Scala cochleae exterior.

Scala vitae, v. Gradus vitae.

7485) Scalae cochleae, Gyri s. Ductus spirales cochleae, Canalis cochleae. | Skalen der Kochlea, Spiralgänge od. Windungen, od. Halbkanäle, od. Treppen, od. Wendeltreppen, Stufen, Gänge oder Kanal der Schnecke, Gehörstafeln. Лѣстницы улитки.

7486) Scaleni (scil. musculi) s. Musculus triangularis cervicis s. trachelo-costales, s. costo-tracheliaci, s. intercostales accessorii. | Skalenen, Rippenhalter, Ungleich dreiseitige Muskeln des Halses, Ungleichseitig dreieckige Muskeln, Lange Heber der obern Rippen. Лѣсничныя мышицы.

7487) Scalenus, σκαληνος (σκαζω, hinken; хромаю [σκαλαζω, σκαλαινω, σκαληνω]; σκαληνοω, hinken machen, ungleich machen; кривымъ дѣлаю). | Ungleich, besond. Ungleich dreiseitig. Неровный, Кривый. Vid. Musculus triangularis cervicis.

7488) Scalenus anticus s. prior costo-transversalis altior. | Der vordere Skalenus. Мышица лѣсничная передняя.

7489) Scalenus lateralis. | Der seitwärts befindliche, seitliche oder Hintere Skalenus, oder Seitenrippenhalter. Мышица лѣсничная боковая.

7490) Scalenus medius s. longus. | Der mittlere Skalenus. Мышица лѣсничная средняя.

7491) Scalenus minimus s. longus. | Der kleine, kleinste oder Vordere Skalenus. Мышица лѣсничная меньшая.

7492) Scalenus posticus. | Der hintere Skalenus. Мышица лѣсничная задняя.

7493) Scalpellum, Scalpellus, Scalper, Scalprum, Culter incisorius. | Skalpell, Incisionsmesser. Скалпель, Скальпель.

Scalpellus, v. Scalpellum.

Scalper, v. Scalpellum.

7494) Scalpeum. | Ein Bisturi. Бистурей.

Scalprum, v. Scalpellum.

Scalprum dentale, v. Lima.

7495) Scalpturigo, Scalpurigo, Cnesmos. | Das Kratzen. Чесаніе.

Scalpurigo, v. Scalpturigo.

7496) Scalsis, σκαλσις, genit. —εως, —ιος, —eos, —is (σκαλλω, hacken; скребу, гребу, обрываю). | Das Hacken, Kratzen, Scharren. Обрубаніе, Обрываніе.

7497) Scammonium. | Skammonium. Скаммонъ.

7498) Scamnum Hippocratis. | Die Hippokratische Einrichtungs- oder Ziehbank. Скамья Гиппократа, орудіе употребляющее для вправливанія вывиховъ нижней челюсти.

Scandalarius, v. Musculus transversus pedis.

7499) Scandens. | Klimmend. Взлѣзающій.

7500) Scandix, ὁ σκανδιξ, σκανδυξ, genit. —ικος, —icis. | Der Kerbel. Кервель.

7501) Scandix anthriscus, Anthriscus vulgaris. | Wilder Kerbel, Gemeiner Klettenkerbel. Снѣдокъ, Баулчикъ.

Scandix cerefolium, v. Chaerophyllum sativum.

Scandix odorata, v. Myrrhis odorata.

7502) Scapha, σκαφη (σκαπτω, graben, eine längliche Vertiefung aushöhlen; рою; σκαφη, der Graben und überhaupt etwas Ausgehöhltes, wie ein Kahn, Backtrog, Wiege, Badewanne etc.; ровъ, всякое выдолбленное тѣло, корыто, чанъ, чаша и проч.) s. Fossa navicularis s. scaphoidea. | 1) Skaphe, Kahn oder Nachen, oder Schiffchen, oder Schifflein des Ohrs, Ohrschifflein, Schiffförmige Höhligkeit, Schiffförmige oder Kahnförmige Grube, Kahnförmige Rinne, Vertiefung am äussern Ohr zwischen Helix und Anthelix. 2) Die kahnförmige Stirnbinde, Der Kahn. 1) Лодкѣподобное или ладьеобразное углубленіе, или ладья, Ладѣйка на наружномъ ухѣ, между завиткомъ и противузавиткомъ. 2) Биндъ ладьеобразный, употреблявшійся при кровопусканіи изъ лба.

Scapha anthelice, v. Anthelix.

7503) Scaphander, Scaphandrus (scapha et ανηρ, v. Andria). | Der Schwimmgürtel (aus dickem Korkholze u. dergl.). Поясъ для плаванія.

Scaphium, v. Ileum.
7504) **Scaphodes**, Scaphoides, σκαφοειδης, σκαφωδης (v. Scapha et ειδος). | Kahnförmig. Ладьеобразный.
Scaphoideus, v. Scaphodes.
Scaphula, v. Fossa navicularis labiorum pudendi muliebris.
Scaphus, v. Meatus auditorius.
7505) **Scapiformis**. | Schaftartig. Стрѣлковидный.
7506) **Scapula**, Omoplata, Omoplate, Omoplatos, Homoplata, Scoptula, Os scapularum s. humeri, Os scapularum verticillatum, Scoptulum s. Scutulum opertum, Ala, Humerus, Armus, Spatula, Clypeus, Scutum cordis s. thoracis, Latitudo humeri, Os latum humeri, Epinotion, Omos, Plata, Plate, Spatha, Scopula, Os scapile. | Schulterblatt, Schulterblattbein, Schulterbein, Schulterknochen. Лопатка, Крыльцо.
Scapulae nasi, v. Partes laterales nasi.
7507) **Scapularis**. | Skapular-, Zum Schulterblatte gehörig. Лопаточный.
7508) **Scapus**, ὁ σκηπος. | Der Schaft (ein unmittelbar aus der Wurzel aufsteigender und bloss Blüthen [und Samen] tragender Pflanzenstengel). Стрѣлка, Подноръ, Цвѣтоносъ.
Scarabaeus, σκαραβος = Carabus.
Scarabeus auratus, v. Cetonia aurata.
7509) **Scarabeus Hercules**. | Der Herkuleskäfer, Riesenkäfer. Геркулесъ (Жукъ).
Scarabeus majalis, v. Meloe majalis et proscarabeus.
Scarabeus melolontha, v. Melolontha vulgaris.
Scarabeus stercorarius, v. Geotrupes stercorarius.
7510) **Scardamycta**, Scardamyctes (σκαρδαμυκτης, genit. —ου, —ae (v. Scardamycticus). | Ein Blinzler, Wer oft mit den Augen blinzt. Жмурящійея.
7511) **Scardamycticus**, σκαρδαμυκτικος (v. Scardamygmus). | Blinzelnd, Zum Blinzeln gehörig, dazu geneigt u. s. w. Жмурящій.
7512) **Scardamygmus** (σκαρδαμυσσω, σκαρδαμυττω, fut. —υξω; blinzeln, σαρω, σκαρω etc.; scharren; kleine fegende Bewegungen machen, z. B. mit den Augenliedern; щурюсь, жмурюсь). | Das Blinzeln. Щуреніе, Жмуреніе.
Scardamyxis, ἡ σκαρδαμυξις = Scardamygmus.
Scarifatio, v. Scarificatio.
7513) **Scarificatio** (σκαρω, scharren, kratzen u. s. w.; скрести, скребать) s. Scarifatio, Encharaxis. | Das Skarificiren, Schröpfen u. s. w. Насѣченіе, Насѣканіе.
7514) **Scarificatorium**. | Ein Skarifikator, Schröpfeisen. Скарификаторъ.
7515) **Scariosus**. | Trocken. Тощій, Сухій, Ожестѣлый.
Scaris, ἡ σκαρις, genit. —ιδος, —idis = Ascaris.
7516) **Scarlata**. | Scharlachausschlag. Скарлатинная сыпь.
7517) **Scarlatina**, Rossalia squamosa, Febris rubra, Scarlatinosa, Coccinea, Morbus scarlatinosus, Gutturis morbus epidemicus, Rosaliae, Ingrassias. | Scharlach, Scharlachfieber. Скарлатина, Красуха, Скарлатинная сыпь- или лихорадка.
Scarlatina laevigata, v. Scarl. plana.
7518) **Scarlatina maculosa**. | Gefleckter Scharlach. Скарлатина пятнистая.
Scarlatina miliaris, v. Scarlatina phlyctaenosa.
Scarlatina miliformis, v. Scarlatina phlyctaenosa.
Scarlatina mitior, v. Scarl. plana.
7519) **Scarlatina nervosa**, putrida. | Nervöser, fauliger Scharlach. Скарлатина нервная, гнилая.
Scarlatina pemphigoidea, v. Scarlatina vesicularis.
7520) **Scarlatina phlyctaenosa**, miliaris, miliformis. | Frieselartiger Scharlach. Скарлатина просовидная.
7521) **Scarlatina plana**, maculosa, laevigata, mitior. | Gelinder, flacher Scharlach. Скарлатина плоская.
Scarlatina pustularis s. pustulosa, v. Scarl. vesicularis.
Scarlatina urticata, v. Urticaria vulgaris.
Scarlatina variolosa, v. Scarl. vesicularis.
7522) **Scarlatina vesicularis**, pustularis, variolosa, pemphigoidea. | Der blasige Scharlach, Blasenscharlach. Скарлатина пузырчатая.
7523) **Scarlatino-ruber**. | Scharlachroth. Алый.
8524) **Scatacrasia** (v. Scor et Acrasia). | 1) Eigentl.: Eine üble Beschaffenheit (üble, unvollkommne Mischung) des Kothes. Худое смѣшеніе кала. 2) = Scatacratia.
Scatacratia (v. Scor et Acratia) = Copracratia.
7525) **Scatacraticus** (v. Scatacratia). | Skatakratie betreffend, daran leidend, davon herrührend u. s. w. Причиняемый непроизвольнымъ испражненіемъ низомъ.

7526) **Scatoglischrotes** (v. Scor et Glischrotes). | Eine zähe, klebrige Beschaffenheit des Kothes. Вязкое, клейкое, липкое состояніе кала.

7527) **Scatoglischroticus** (v. Scatoglischrotes). | Skatoglischrotes betreffend, daran leidend, davon herrührend u. s. w. Принадлежащій къ Scatoglischrotes.

7528) **Scătula.** | Eine Schachtel. Коробочка, Коробка.

Scatum cordis, v. Sternum.

7529) **Scelalgia** (v. Scelos et Algos) s. Dolor cruris. | Der Schenkelschmerz. Боль въ бедрѣ.

Scelalgia puerperarum, v. Oedema lacteum.

Sceleteus, v. Sceleton.

7530) **Sceleteusis**, ἡ σκελετευσις (v. Sceleton, σκελετευω, fut. —ευσω; ausdörren, zur Mumie machen, einpökeln, einbalsamiren u. s. w.; составомъ сухимъ, муміею дѣлаю). | 1) Das Trockenmachen oder Ausdörren eines Körpers, Die Zubereitung einer Mumie, daher auch: Das Einbalsamiren. Приготовленіе мумій, Бальзамированіе. 2) Die Zubereitung eines Skelets. Приготовленіе скелета (Искуство обнажать кости животнаго отъ мяса и опять надлежащимъ образомъ соединять ихъ).

7531) **Sceletia**, σκελετεια, σκελετια. | 1) Die Trockenheit, Magerkeit. Сухость, Сухощавость. 2) = Sceleteusis.

7532) **Sceleton**, Sceletum, Sceletos, Sceletus (σκελλω, σκλεω, σκλημι, σκληροω etc.; einschrumpfen machen, trocken machen; сухимъ, жесткимъ, твердымъ, тощимъ дѣлаю) s. Sceleteus, Larva. | Skelet, Skellett, Scelet, Gerippe, Beingerippe, Knochengerippe, Beinkörper, Beingerüste, Beingestell, Knochengebäude, Knochengerüst, Knochenmann. 1) Высушенный трупъ, мумія. 2) Скелетъ, Костякъ, Остовъ (Искуствомъ соединенная связь сухихъ костей, естественному ихъ сложенію подобная).

Sceletopoea, Sceletopoeia (sceleton et ποιεω), v. Sceleteusis.

Sceletos, v. Sceleton.

7533) **Sceletum** artificiale. | Künstliches Skelett. Скелетъ искуственный.

7534) **Sceletum** naturale. | Ein natürliches Skelett. Скелетъ естественный.

Sceletus, v. Sceleton.

Sceletyrbe, v. Scelotyrbe.

7535) **Scelocoxalgia** (v. Scelos et Coxalgia). | Eine Koxalgie mit bedeutendem Leiden des Schenkels. Coxalgia съ значительнымъ страданіемъ самой бедры.

7536) **Sceloncus** (v. Scelos et Oncus). | Eine Schenkelgeschwulst; auch = Leucophlegmatia dolens puerperarum. Опухоль бедры.

Sceloncus (dolens) puerperarum, v. Oedema lacteum.

7537) **Scelos**, το σκελος, genit. —εος. | Der Schenkel, Schenkelknochen. Бедра, Бедренная кость.

7538) **Scelotyrbe**, σκελοτυρβη (v. Scelos et Tyrbe), Morbus saltatorius, Ballismus, Epilepsia saltatoria. | 1) Das Wanken der Schenkel. Шатаніе, Колебаніе бедръ. 2) Die Tanzsucht. Чрезвычайная страсть къ танцованію или къ пляскѣ. 3) = Chorea St. Viti.

Scelotyrbe febrilis, v. Convulsibilitas.

7539) **Scelotyrbe** tarantismus, Choreomania, Melancholia saltans, Chorea St. Johannis. | Die Tanzwuth. Страсть къ танцованію съ бѣшенствомъ.

7540) **Scelus**, genit. —eris. | Das Laster, Die Gottlosigkeit, Schelmerei, Bosheit. Злочестіе, Беззаконіе, Злость, Злодѣяніе, Злодѣйство, Богохульность.

7541) **Sceparnon**, Sceparnum (σκεπω, σκεπαω, σκεπαζω; bedecken, umhüllen; покрываю, закрываю). | 1) Ein Beil, Meissel, Hobel. Топоръ, Стругъ, Скобель, Долото. 2) = Dolabra. 3) = Amnion.

7542) **Scepasterion**, Scepastra, Scepastron, το σκεπαστηριον, σκεπαστρον (v. σκεπαζω, Sceparnon). | Die Decke, Eine bedeckende Hauptbinde, Das Couvrechef. Покрывало, Биндъ покрывающій голову.

7543) **Scepsis**, σκεψις (σκεπτομαι et σκοπεω, fut. σκεψομαι; genau zusehen, untersuchen mit eignen Augen; смотрю, гляжу, созерцаю, разсматриваю, размышляю, разсуждаю, изслѣдываю). | Das Sehen zum Behufe genauerer Untersuchung, Das Selbstsehen, Die selbstständige Prüfung. Созерцаніе, Размышленіе, Изслѣдованіе. 2) = Scepticismus.

7544) **Scepticismus** (v. Scepsis). | Scepticismus, Skepticismus, Die von dem Grundsatz des Zweifels ausgehende wissenschaftliche Ansicht, Die Zweifelsucht. Скептицизмъ.

7545) **Scepticus**, σκεπτικος (σκεπτομαι, v. Scepsis). | Skeptisch, Vom Grundsatz des Zweifels ausgehend. Скептическій. 2) Skeptiker, Zweifler. Скептикъ, Сомнѣвающійся.

Sceptrum, v. Penis.

Sceticus, v. Scheticus.

7546) **Schasis**, σχασις, genit. —εως, —εος, —ios, —is (σχαω, σχαζω, fut.

—ασω; öffnen, aufklaffen machen u. s. w.; колю, оцарапываю, разщепляю, надрѣзываю). | Das Ritzen, Einschneiden, Das Schröpfen. Царапаніе, Надрѣзаніе, Насѣченіе, Насѣканіе.

7547) **Schasma**, *το σχασμα*, genit. *—ατος*, —atis (s. Schasmus). | Die geritzte oder Geschröpfte Stelle. Оцарапанное, подрѣзанное, подрубленное мѣсто.

Schasmus = Schasis.

7548) **Schasterion**, *σχαστηριον* (v. Schasis). | Das Werkzeug zum Ritzen, Schröpfen u. s. w., Der Aderlass- oder Schröpfschnäpper, Die Lanzette u. s. w. Ланцетъ, Шнеперъ.

7549) **Scheda**, Schediasma, *σχεδη, σχεδιασμα, σχεδιασμος* (*σχιζω* [*σχεδω*], Spalten; колю; *ισχω, σχεω, εχω;* zusammenhalten; держу вмѣстѣ). | Ein leichter Entwurf, Leichter Umriss, Etwas aus dem Stegereif Hingeworfenes. Сказываніе или Дѣйствованіе, Начертаніе, Очертаніе безъ приготовленія.

7550) **Schema**, *σχημα*, genit. *—ατος*, —atis (*σχεω, εχω*, fut. *σχησω*, perf. *εσχηκα* etc.; haben, halten, aufstellen und in der Stellung erhalten; имѣть, выставить). | Ein Vorbild, Der Rahmen, Das Fachwerk, eigentlich Die Haltung, z. B. des Körpers, Der Habitus, Der feste Stand u. s. w. Образецъ, Видъ, Положеніе, Состояніе, Свойство, Сложеніе.

7551) **Schematismus**, *ὁ σχηματισμος* (v. Schema, *σχηματιζω*, fut. *—ισω;* ein Vorbild aufstellen; даю видъ или положеніе, образую). | Ein als Vorbild (als Norm) aufgestelltes Fachwerk, Ein für verschiedene Materialien passendes Formengefüge, auch Die Ausbildung und Aufstellung eines solchen Gefüges oder sogenannten Systems. Схиматизмъ, Представленіе предметовъ въ отвлеченномъ видѣ.

7552) **Schematisis**, *ἡ σχηματισις* (das Aufstellen eines Vorbildes, die Schematisirung) = Schematismus.

7553) **Scherlievo** (mal di scherlievo), Framboesia illyrica, Scabies venerea contagiosa. | Die Scherlievoseuche, Scherlievokrankheit, Grolingerkrankheit, Eine in Illyrien und Dalmatien einheimische Form der Venerie. Шерліево, Отмѣнненный видъ венерической болѣзни въ Иллиріи и Далмаціи.

Scheroma (*ξερος*, trocken, сухій) = Xeroma et Xerophthalmos.

7554) **Schesis**, *ἡ σχεσις* (*εχω, σχεω*, fut. *εξω*, und *σχησω;* v. Schema). | Die Anlage oder Neigung (des Organismus zu), Disposition. Расположеніе или Наклонность организма.

7555) **Scheticus**, *σχετικος* (v. Schesis). | Festhaltend, Zusammenhaltend, Anhaltend, Zurückhaltend; auch: Relativ. Сильно держащій, Удерживающій, Препятствующій, также Относительный.

Schias, Schiaticus, Schion, v. Ischias, Ischiaticus, Ischion.

Schiatica, Sciatica, v. Ischias.

7556) **Schidacedon** s. Schidacedum, *σχιδακηδον* (*σχιζω, σχιδαζω;* spalten, splittern; колю). | Der Längenbruch eines Knochens. Трещина, переломъ кости въ длину. Vid. Fractura assularis.

Schidacedum, v. Schidacedon.

7557) **Schindalamos**, Schindalmus, Schindalamus, Scindalmus (*σχιω, σχιζω, σχιδω, σχιδαω, σχιδαζω, σχινδαω, σχινδαλω, σχινδαλαω, σχινδαλμω;* spalten; колю) = Schindalesis.

7558) **Schindalesis**, *σχινδαλησις* (v. Schindalamos). | 1) Das Spalten. Раскалываніе. 2) = Schidacedon.

Schirrhoma, v. Scirrhoma et Scirrhus.

7559) **Schisma**, *το σχισμα*, genit. *—ατος*, —atis (v. *σχιζω*, fut. *σχισω;* trennen, spalten u. s. w.; щипаю, раздѣляю, разщепляю). | Die Spaltung, Trennung, auch Fissur u. s. w. Щель, Расколъ. Vid. Rima.

7560) **Schismatopterides** (v. Schisma et Pteris) filices s. plantae. | Die Spaltfarren mit Kapseln, welche durch einen Riss aufspringen. Растрещатки, Щелистые папоротники.

7561) **Schiza**, *σχιζα, σχιζη, ὁ σχιδαξ, σχιδη* (v. Schisma). | 1) Die Spalte, z. B. in Knochen. 2) = Vulva. 1) Щель, Расщелина, Раздѣленіе цѣлости. 2) Расщелина, которую образуютъ двѣ наружныя дѣтородныя женскія губы; vulva.

Schizatrichia, Schizotrichia, v. Trichoschisis.

7562) **Schleroderma** cervinum, Boletus cervinus. | Pfifferling, Hirschbrunst. Олений грибъ.

7563) **Scholasticus**, *σχολαστικος* (*σχολαζω*, fut. *—ασω*, Ruhe, Muse, Zeit haben; время, досугъ, свободу имѣю). | Scholastisch, Müsig, Schulmässig, Spitzfindig, Geklügelt, Der Scholastiker. Схоластическій, Праздный, Недѣятельный, Школьный, Училищный, также: Схоластикъ, Педантъ, Пустословъ.

Schollera oxycoccos, v. Vaccinum oxycoccos.

7564) **Scia**, *σκια*. | Der Schatten. Тѣнь.

7565) **Sciagraphia**, Sciographia (scia et graphe). | Der Schattenriss, Der leichte

Umriss, Die Federzeichnung. Съемка, Снимаемый рисунокъ.

7566) **Sciamachia**, ἡ σκιαμαχια, σκιομαχια (v. scia et μαχη, das Gefecht, der Streit; бой, споръ). | Das Scheingefecht, z. B. auf Theatern, Das Fechten und Ringen zur Uebung, Die Fechtübung. Упражненіе въ фехтованіи и борьбѣ.

Sciatica, v. Schiatica, Ischiatica.

7567) **Sciatrapha**, Sciatropha, σκιατραφης, σκιατροφης (v. Scia et Trophe). | Ein Weichlicher, Verzärtelter. Изнѣженный.

Scie, σκιη, v. Scia.

7568) **Scientia**. | Das Wissen, Die Wissenschaft. Знаніе, Свѣденіе, Познаніе, Наука.

Scientia anatomica, v. Anatomia.

Scientia catholica, v. Ontologia.

Scientia cosmica, v. Astronomia et Cosmologia.

7569) **Scientia** mathematica, Mathemata, Mathesis. | Mathematik, Messkunst, Wissenschaft der Grössen, Grössenlehre. Математика.

Scientia medendi, v. Medicina.

Scientia microcosmica, v. Physiologia.

Scientia recordandi, v. Ars mnemonice.

Scientia signata, v. Ars characteristica.

7570) **Scieropia** (σκιερος, schattig, v. Scia, тѣнистый, et Ops). | Das Schattensehen, Dunkelsehen, eine Schwäche des Sehvermögens, wobei Licht und Farben um einen Grad oder mehr dunkler, z. B. das reine Licht und Weiss als Gelb, Roth als Blau, erscheinen. Обманъ зрѣнія, когда больному всѣ предметы кажутся темнѣе, напр. бѣлые желтыми, красные синими.

7571) **Scilla**, ἡ σκιλλα, σχιλλα (σχινος, σχιζω, Schichten, Schichten abnehmen, schilfern, abschulfern; раздѣляю, разлагаю). | Die Meerzwiebel. Сквилла, Скилла.

7572) **Scilla** maritima. | Gemeine Meerzwiebel. Сквилла, Морской лукъ.

7573) **Scilliticus** (v. Scilla). | Zur Meerzwiebel gehörig, davon herrührend u. s. w. Происходящій отъ морскаго лука, къ оному принадлежащій.

7574) **Scillitina** (v. Scilla). | Die Skillitine, Squilline, Der Meerzwiebelstoff, Meerzwiebelbitter, Scillitin. Сцилитина, Сцилитинъ.

7575) **Scillocephalus**, Schinocephalus, ὁ σκιλλοκεφαλος, σχινοκεφαλος (v. Scilla et Cephale). | Ein Mensch mit einem grossen, langen Kopfe. Человѣкъ съ большою длинною головою.

7576) **Scimpodium**, Scimpus, σκιμποδιον, σκιμπους (σκιμπτω, zusammenlegen, складывать). | Ein Stuhl, der sich zusammenlegen lässt und gelegentlich auch als Bette dienen kann, Feldstuhl, Feldbette, Geburtsstuhl. Складной стулъ, Носилки, Складная кровать, Повивальный стулъ.

7577) **Scincus** s. Stincus marinus. | Meerstinz. Стинкъ морской.

7578) **Scincus** officinalis, Lacerta stincus. | Officineller Stinz, Meerstinz, Stinzeidechse. Стинкъ.

7579) **Scindalamus**, Scindalmus, ὁ σκινδαλαμος etc. = Schindalamus etc.

7580) **Scindapsus**, ὁ σκινδαψος. Bei Galen: = Scindalmus, Scindalmophrasia. | Das spitzfindige Geschwätz, Die Spitzfindigkeit, Die Subtilitätenjagd, Das Mückenfangen od. Haarspalten bei wichtigern Dingen. Тонкость, Коварность.

7581) **Scintilla**. | Der Funken. Искра.

Scintillae, v. Pygmaei.

Scintillatio, v. Photopsia.

Sciographia = Sciagraphia.

7582) **Sciomantia** (v. Sciomantis). | 1) Das Wahrsagen aus dem Schatten, Die Schattendeutung. Ворожба по тѣни. 2) Das Citiren Verstorbener. Заклинаніе мертвыхъ.

7583) **Sciomantis** (v. Scia et Mantis). | 1) Ein Schattendeuter, Schattenprophet. Ворожей по тѣни. 2) Ein Geisterbeschwörer. Заклинатель духовъ.

Scioteria, Scioterica, Scioterium, v. Sciotheras.

7584) **Sciotheras**, Sciothericum, Sciotheron, σκιαθηρας, —ρος, —ρον (scia et θηραω, jagen, ловлю). | Die Sonnenuhr. Солнечные часы.

Scirhosis, i. q. Scirrhus.

7585) **Scirpus**. | Binse. Камышь, Комышь.

7586) **Scirpus** lacustris, major (juncus maximus). | Grosse Sumpfbinse. Камышь постельный или большой, Ситникъ озерный.

Scirpus major, v. Scirpus lacustris.

7587) **Scirrhoblepharononcus** (v. Scirrhus, Blepharon et Oncus). | Eine skirröse Verhärtung der Augenlieder. Окрѣплость глазныхъ вѣкъ.

Scirrhoblepharosis (scirrhus et blepharosis) = Scirrhoblepharononcus.

7588) **Scirrhocele** (v. Scirrhus et Cele). | Ein (bösartiger) Fleischbruch. Мясная грыжа. Vid. Orcheocele scirrhosa.

7589) **Scirrhoma**, το σκιρρωμα (v. Scirrhus, σκιρρoω, fut —ωσω, verhärten, твердымъ дѣлаю). | Eine skirrhöse oder krebsartige Verhärtung, Der krebsartig verhärtete Theil. Скирная окрѣплость, Отвердѣніе. = Scirrhus.

7590) Scirrhophthalmia (interna) (scirrhus et ophthalmus) s. Cancer oculi. | Der Augenkrebs. Скирръ глаза, Окрѣплость глазнаго яблока.

Scirrhophthalmia palpebrarum, Scirrhus palpebrarum, = Scirrhoblepharononcus.

Scirrhosarca neonatorum, v. Scleriasis neonatorum.

7591) Scirrhosis (σκιῤῥωσις, σκιῤῥοω, Scirrhoma). | Die Entstehung und Ausbildung des Skirrhus, Die Skirrhusbildung, eigentl. Das Hartwerden. Образованіе отвердѣнія, Отвердѣніе. Vid. Scirrhus.

7592) Scirrhosus, σκιῤῥωδης (v. Scirrhus). | Skirrhös, Verhärtet. Скирный, Отвердѣлый.

7593) Scirrhus, σκιῤῥος, σκιρος, σκειρος, σκυρος, Scirrhus verus, Cancer genuinus occultus, Induratio maligna, Carcinoma, Scirrhoma, Scirrhosis. | Der Skirrhus, Krebsknoten, Verborgener Krebs, Bösartige skirrhöse Verhärtung. Скиръ, Скирръ, Отвердѣніе какой либо части переходящее въ раковую язву.

Scirrhus abdominalis internus, v. Physconia scirrhoidea.

Scirrhus canalis cibarii, v. Strictura callosa canalis cibarii.

7594) Scirrhus glandulae thyreoideae spurius. | Die einfache Verhärtung der Schilddrüse. Отвердѣніе щитообразной желѣзы.

7595) Scirrhus hepatis, Hepatalgia scirrhosa. | Harte, höckerige Lebergeschwulst. Твердая, бугристая опухоль печени.

Scirrhus intestinorum, v. Callositas intestinorum.

Scirrhus labiorum, v. Cheilophyma scirrhosum.

7596) Scirrhus lienis. | Milzskirrhus. Отвердѣніе скирное селезенки.

7597) Scirrhus mammae spurius. | Unächter Brustkrebs. Скиръ груди или титки.

Scirrhus mammae verus, v. Mastodynia scirrhosa.

7598) Scirrhus oculi. | Der Augenskirrhus. Скиръ глаза.

Scirrhus oesophagi, v. Strictura oesophagi scirrhosa.

7599) Scirrhus (vel Induratio) parietum ventriculi. | Verhärtung der Magenwandungen. Отвердѣніе стѣнъ желудка.

7600) Scirrhus prostatae. | Skirrhöse Anschwellung der Vorsteherdrüse. Скирная опухоль предстательной желѣзы.

Scirrhus pulmonum, v. Phthisis pulmonum scirrhosa.

7601) Scirrhus renum, Nephralgia scirrhosa. | Nierenverhärtung. Скиръ почекъ.

7602) Scirrhus spurius, Carcinodes. | Falscher Krebsknoten. Ложный скиръ.

Scirrhus testiculi, v. Orcheocele scirrhosa.

7603) Scirrhus uteri, Hysteralgia scirrhosa. | Bösartige Mutterverhärtung, Verborgener Mutterkrebs. Злокачественное отвердѣніе матки, Скиръ матки, Скрытый ракъ матки.

7604) Scirrhus ventriculi, Callus ventriculi, Gasterosceleroma, Scleriasis ventriculi, Induratio, Durities stomachi. | Verhärtung des Magens, Magenkrebs. Отвердѣніе, Ракъ желудка, Желудочный ракъ.

Scirrhus verus, v. Scirrhus.

Scirrhus vesicae urinariae, v. Ischuria sarcomatica.

7605) Scissura. | Scissur, Ritz, Schnitt. Порѣзъ. Vid. Incisura et Rima.

Scissura hepatis, v. Sulcus umbilicalis.

Scissura lienis, v. Incissura lienis.

Scissura longitudinalis, v. Incisura lienis.

Scissura magna hepatis, v. Sulcus umbilicalis.

Scissurae, v. Rhagades.

7606) Scleranthum (v. Scleros et Anthos). | Ein mit der trockenen (leeren) Fruchthülle zusammenhängender Kern. Твердоцвѣтное сѣмя.

7607) Scleranthus annuus. | Jähriger Knauel. Дивала годовая.

6708) Scleranthus perennis. | Ausdauernder Knauel, Blutkraut. Дивала многолѣтняя, Безсонная трава.

Sclerema, Scleremia, Scleremus (v. Scleros) = Induratio telae cellulosae neonatorum, v. Scleriasis neonatorum.

Scleremia neonatorum, v. Scleriasis neonatorum.

6709) Sclereunia, ἡ σκληρευνια (v. Sclerus et Eune). | Das harte Lager, Das Schlafen auf hartem Lager. Твердое ложе, Спаніе на твердомъ ложѣ.

7610) Scleria, ἡ σκληρια (v. Scleros). | Die Härte, Verhärtung, bes. (der innern Fläche) der Augenlieder, aber auch des Uterus u. s. w. Отвердѣніе, особливо глазныхъ вѣкъ, матки, и проч.

7611) Scleriasis, ἡ σκληριασις (σκληριαω, hart, trocken u. s. w. sein; быть твердымъ, сухимъ), s. Scleroderma neonatorum, Scleremia, Induratio telae cellularis, Scirrhosarca, Infiltratio serosa telae cellulosae neonatorum, Oedema concretum, Phlegmasia cutaneo-cellularis. | Die allgemeine, harte Hautgeschwulst der Kinder, Verhärtung des Zellgewebes der Kinder. Отвердѣніе клетчатой плевы, Напряженіе кожи у новорожденныхъ или у дѣтей вообще.

7612) **Scleritis** (v. Sclerotica). | Die Entzündung der sogenannteu Sclerotica. Воспаленіе твердой оболочки глаза.

7613) **Sclerocoetia**, ἡ σκληροκοιτια (v. sclerus et κοιτη, das Lager, ложе, постель), = Sclereunia.

7614) **Scleroderma.** | Harthaut. Дождевикъ, Дожжевикъ.

7615) **Scleroderma** cervinum, Lycoperdon cervinum, Elaphomyces officinalis, Boletus cervinus. | Hirschbrunst, Hirschharthaut, Hirschtrüffel. Дожжевикъ олевій.

7616) **Scleroderma** carcinomale, Lycoperdon carcinomale. | Krebsharthaut, Krebstrüffel. Твердокожница или Пишка худовидная или противуракоязвенная.

Scleroderma neonatorum, v. Scleriasis neonatorum.

7617) **Scleroma**, το σκληρωμα (v. Sclerus, σκληροω, fut. —ωσω, trocken od. hart und rauh u. s. w. machen; твердымъ дѣлаю) = Scleria s. Scleriasis.

Scleroma uteri aquosum, v. Oedema uteri.

Scleronyxis, v. Sclerotyconyxis.

7618) **Scleropathia** (v. Scleros et Pathos). | 1) Das Leiden durch Skleroma od. Skleriasis. Страданіе отъ Scleriasis. 2) Das Leiden der Sclerotica. Страданіе твердой оболочки глаза.

7619) **Scleropathicus** (v. Scleropathia). | Skleropathie betreffend, damit behaftet u. s. w. Принадлежащій къ Scleropathia, оною причиняемый.

7620) **Scleropthalmia** (v. Sclerus et Ophthalmia), Lippitudo dura. | Die trockene Augenentzündung mit schwielichter Auftreibung an den Augenliedern. Сухое воспаленіе глазъ съ отвердѣніемъ вѣкъ.

7621) **Scleros**, σκληρος (σκελλω, σκηλεω, σκηλημι, σκλημι, trocken u. s. w. machen; сушимъ, жесткимъ, твердымъ дѣлаю). | Trocken, Hart, Fest, Rauh. Сухой, Твердый, Жесткій, Суровый.

7622) **Sclerosarcoma** (v. Scleros et Sarcoma), Sclerosarçoma gingivale. | Das harte, feste Fleischgewächs, besond. das an dem Zahnfleische oder an den Kinnbacken selbst vorkommende, Die harte Zahnfleischgeschwulst. Твердый, мясный наростъ на деснахъ.

7623) **Sclerosis**, ἡ σκληρωσις (σκληροω, v. Scleroma). | 1) Das Trocknen und zwar sowohl aktiv, Das Trockenmachen als passiv, Das Trockenwerden. Сушеніе. 2) = Scleroma, Scleria.

Sclerosis, Scleroma, v. Scirrhus.

7624) **Sclerotes**, σκληροτης (v. Scleros). | Das Trocken- od. Dürrsein. Твердость, Сухость.

7625) **Sclerotica**, τα σκληρωτικα (σκληροω, v. Sclerosis). | Die austrocknenden Mittel, Exsiccantia. Изсушающія (Стягивающія) лекарства.

7626) **Sclerotica**, Sclerotica tunica, Sclerotis, Sclirotica tunica, Tunica dura s. durior et crassior s. extima, s. alba, s. candida, s. albuginea, s. innominata, s. cornea, Cornea opaca. | Sclerôtica, Sklerotika, Harte oder Undurchsichtig harte, oder Aeussere harte, oder Feste, oder Derbe, od. Weisse Haut des Auges, Dicke Augapfelhaut, Hartes Häutlein des Auges, Undurchsichtige Hornhaut. Твердая оболочка глаза.

7627) **Scleroticonyxis** (v. Sclerotica et Nyxis), Scleronyxis. | Der Stich durch die Sclerotica (zur Depression der Staarlinse). Уколъ въ твердую оболочку глаза.

7628) **Scleroticus.** | 1) σκληρωτικος, Austrocknend, Das Austrocknen betreffend u. s. w. Vid. Sclerosis. 2) Zur Sclerotica des Auges gehörig u. s. w. Vid. Sclerotica. 1) Причиняемый изсушеніемъ, отвердѣніемъ. 2) Принадлежащій къ твердой оболочкѣ глаза.

Sclerotis, v. Sclerotica.

Sclerotitis, v. Scleritis.

Sclerotium clavus, v. Secale cornutum.

Scleruntica, i. q. Sclerotica (medicamenta).

Sclerus, Scleros, = Scirrhus et Scleroma.

Scleryntica = Sclerotica (medicamenta).

Sclerynticus (σκληροω, v. Sclerosis) = Scleroticus.

Sclerysma (v. Sclerosis), Sclerus = Scleroma.

Sclerysmus, ὁ σκληρισμος, = 1) Sclerosis et 2) = Sclerysma.

Scliroma, Sclirosis, Sclyrus = Scirrhoma etc.

Sclirus, v. Scirrhus.

Sclopetaria aqua = Aqua vulneraria.

7629) **Sclopetum** pneumaticum. | Die Windbüchse. Духовое или Воздухострѣльное ружьё.

7630) **Scobiformis.** | Sägespänartig. Опилковидный.

7631) **Scoleciasis** (σκωληκιασις) (v. Scolex; σκωληκιαω, an Würmern leiden; страдать болѣзнью, причиняемою глистами) = Helminthiasis.

Scolecion, Scolecium, σκωληκιον, dimin. a Scolex.

7632) **Scolecodes**, σκωληκωδης (scolex et ειδος). | Wurmartig, Voll Würmer, Von Würmern herrührend u. s. w. Червообразный, Происходящій отъ глистовъ.

7633) **Scolex**, ὁ σκωληξ, genit. —ηκος, —ecis. | Der Wurm, Spulwurm. Червь, Глиста.

7634) **Scolioma**, το σκολιωμα (s. Scoliosis). | Die Verbiegung, Verkrümmung, besond. des Rückgraths nach einer Seite. Искривленіе позвоночнаго канала или спины на сторону.

7635) **Scolionirosis** (v. σκολιος, gekrümmt, verworren, von schlimmer Vorbedeutung; кривый, худое предзнаменующій; et ονειρος; v. Oneirogmus). | Das Leiden von schweren, widrigen Träumen. Страданіе отъ устрашающихъ зловѣщихъ сновидѣній.

7636) **Scoliosis**, σκολιωσις (v. σκολιος, krumm, verborgen; σκολιοω, fut. —ωσω, biegen, krümmen, verbiegen; кривлю, изгибаю). | 1) Eigentl. die Entstehung od. das Bewirken einer Verkrümmung. Образованіе искривленія. 2) Die Krümmung des Rückgraths nach der Seite, Der Seitenbuckel. Искривленіе позвоночнаго канала или спины на сторону, Боковый горбъ, Искривленіе спины боковое или въ сторону.

Scoliosticus, v. Scolioticus.

7637) **Scolioticus** (v. Scoliosis). | Skolioma betreffend, damit behaftet, davon herrührend u. s. w. Причиняемый искривленіемъ позвоночнаго канала на сторону.

Scolochloa arundinacea, v. Arundo donax.

7638) **Scolopendra**. | Assel. Костянка.

7639) **Scolopendra electrica**. | Elektrische Skolopendra, Feuerwurm. Електрическая костянка.

7640) **Scolopendra morsitans**. | Beissende Skolopendra, Indische Assel. Индѣйская костянка.

7641) **Scolopendrium officinarum**, Asplenium scolopendrium, Lingua cervina. | Gemeine Hirschzunge. Оленій языкъ.

7642) **Scolopomachaerion**, σκολοπομαχαιριον (v. Scolops et Machaerion). | Ein kleines, rundliches, spiessähnliches Messer, Skalpell. Скалпеллъ для дѣланія разрѣзовъ.

7643) **Scolops**, ὁ σκολοψ, genit. —οπος, —opis (σκολος, κολος, κωλος etc., rund, gewunden; круглый, витый). | Jeder spitzige, scharfe und zugleich gewundene Körper, Dorn, Spitzer Pfahl, Gräte, Spitzer Schiefer. Всякое заостренное тѣло, Колъ, Свая, Зубецъ, Осколокъ, и проч.

7644) **Scolymus hispanicus**. | Spanische Golddistel, Lab-Golddorn. Бломнякъ испанскій.

7645) **Scomber**, Scombrus, ὁ σκομβρος. | Die Makrele. Макрель.

7646) **Scomber thynnus**. | Der Thunfisch. Тумакъ, Тунецъ.

7647) **Scope**, Scopia, Scopus, ἡ σκοπη, σκοπια, ὁ σκοπος (σκεπτω, σκοπτω, σκοπτεω etc.; beschauen, untersuchen; смотрю, гляжу, созерцаю, разсматриваю). | Das Hinschauen, Das Beschauen, Die Umsicht. Согляданіе, Развѣдываніе, Наблюденіе.

Scops storacina, v. Storax vulgaris.

Scoptula, v. Scapula.

Scoptulum, v. Scapula.

7648) **Scopula**. | Eine kleine Bürste. Щеточка. Vid. Scapula.

Scopula setacea, v. Scopula.

7649) **Scopus**, ὁ σκοπος (σκεπω, σκοπεω, v. Scope etc.). | Das Augenmerk, Der Endzweck. Цѣль, Намѣреніе.

7650) **Scor**, σκωρ, genit. σκατος. | Der Koth, Unrath. Калъ, Дермо.

Scoracrasia, Scoracratia etc., v. Scatacrasia, Scatacratia etc.

7651) **Scoramis**, ἡ σκωραμις, genit. —ιδος, —idis. | Der Nachtstuhl. Ночное судно, Стульчакъ.

7652) **Scorbuticus**. | Skorbutisch. Скорбутный, Цынготный.

7653) **Scorbutus**, Lues s. Cacochymia scorbutica (Scelotyrbe). | Skorbut, Scharbock. Скорбутъ, Цынга, Цынготная болѣзнь.

7654) **Scorbutus inveteratus**. | Veralteter Skorbut. Цынготная болѣзнь застарѣлая.

Scorbutus oris, v. Stomacace.

7655) **Scordinema**, σκορδινημα. | 1) Das Dehnen, Das Recken der Glieder. Протягиваніе членовъ, соединенное съ зѣвотою, Pandiculatio. 2) = Cordinema.

Scordinismus = Scordinema.

Scordium, σκορδιον, v. Teucrium scordium.

Scordon, το σκορδον, = Scorodon.

7656) **Scoria** (v. Scor). | Die Schlacke, Eisenschlacke. Изгарина, Окалины, Оплавки, Шлакъ.

Scoria animalis, v. Zooscoria.

7657) **Scorodon** (v. κορος, σκορος,

rund, knopfförmig; круглый). | Der Knoblauch, Lauch. Чеснокъ.

7658) Scorpio. | Skorpion. Скорпіонъ.

7659) Scorpio afer. | Der afrikanische Skorpion. Африканскій скорпіонъ.

7660) Scorpio europaeus. | Europäischer Scorpion. Европейскій скорпіонъ.

7661) Scorpiodexis, σκορπιοδηξις (v. Scorpion et Dexis). | Der Skorpionsbiss, od. richtiger: Skorpionsstich; Scorpiostigma. Укушеніе, Угрызеніе скорпіона.

7662) Scorpion, Scorpius, σκορπιος (κορος, σκορος, gekrümmt; искривленный). | Der Skorpion. Скорпіонъ.

Scorpiostigma (v. Scorpius et Stigma) = Scorpiodexis.

Scorpius, v. Scorpion.

7663) Scortum (v. Corium). | 1) Grobes, rauhes, schlechtes Leder. Простая, сырая кожа. 2) = Scrotum.

Scory = Cory.

7664) Scorzonera. | Skorzonere. Козелецъ, Ужоватикъ, Ужовникъ, Корень сладкій, волчій.

7665) Scorzonera hispanica. | Spanische Skorzonere, Schwarzwurzel, Gartenhaferwurzel. Козелецъ Испанскій.

7666) Scorzonera humilis. | Niederige Skorzonere, Wilde oder Waldskorzonere. Козелецъ низкій, или Ужовникъ, Косматикъ, Змѣевой, Змѣевъ обѣдъ.

Scotasma (v. Scotos, σκοταζω = σκοτοω) = Scotoma.

7667) Scotasmus, ὁ σκοτασμος (σκοταζω, v. Scotasma). | Das Dunkelmachen, Dunkelwerden, Die Verdunkelung. Затемненіе, Потемненіе.

Scotodia, σκοτοδια, = Scotos, Scotoma.

7668) Scotodine, Scotodinia, Scotodiniasis, σκοτοδινη, σκοτοδινια, σκοτοδινιασις (v. Scotos et Dinos). | Der Schwindel mit Dunkelwerden vor den Augen. Круженіе головы съ потемненіемъ зрѣнія; Vertigo tenebricosa.

Scotodinia, Scotodiniasis, = Scotodine et Vertigo.

7669) Scotoma, Scotosis, σκοτωμα, σκοτωσις (v. Scotos; σκοτοω, fut. —ωσω, finster machen, machen, dass es vor den Augen wie finster wird, schwindlich machen; помрачаю, потемняю; Scotoma bezeichnet den Zustand selbst; Scotosis, die Entstehung und Entwickelung desselben), = Scotodine. Vid. Vertigo.

7670) Scotomaticus, σκοτωματικος (v. Scotoma). | Mit Schwindel (und Dunkelwerden vor den Augen) behaftet, denselben erregend u. s. w. Принадлежащій къ Scotodine, онымъ страждущій.

Scotonica = Scotoma, v. Suffusio radians et Vertigo.

Scotosis, v. Scotoma.

7671) Scotus, ὁ et το σκοτος, genit. —ου, —εος, —ους. | Die Dunkelheit. Мракъ, Темнота. Auch = Scotoma etc.

7672) Screatus, Exscreatus, Exscreatio, Rascatio. | Das Rhatzen, Räuspern. Харканіе, Хрипѣніе.

Scriptulus, v. Scrupulus.

Scrobiculum cordis, v. Scrobiculus cordis.

7673) Scrobiculus s. Scrobiculum, s. Fovea cordis, Cor, Cardia, Anticordium, Praecordium, Anticardium, Regio cardiaca, Procardium, Os ventriculi. | Herzgrube, Herzgrüblein, Magengrube. Ложечка, Ложжинка, Лощевшика подъ грудью, Предсердіе.

Scrobiculus variolae, v. Cicatrix variolae.

Scroffa, Scrofa, v. Scrophula.

Scrofula, v. Scrophula.

Scrofulosis, v. Scrophulosis.

Scrophula, v. Scrophula vera.

Scrophula abdominalis interna, v. Physconia strumosa.

Scrophula equina, v. Adenitis equina.

7674) Scrophula fugax. | Hagedrüse. Переходящая золотуха.

7675) Scrophula spuria. | Falsche Skropheln. Ложная золотуха.

7676) Scrophula vera, Choeres, Choeras. | Skrophelknoten, Wahre Skropheln, Skropheldrüsen, Kropfgichtige oder Skrophelgeschwulst, Halsdrüsengeschwülste. Золотуха, Желваки, Свинухи, Опухоли желѣзъ.

7677) Scrophularia. | Braunwurzel. Норишникъ, Норичникъ, Наричникъ, Песья голова, Зобной корень.

7678) Scrophularia aquatica. | Wasserbraunwurzel. Норичникъ водяный, Собачья голова.

7679) Scrophularia nodosa. | Knotige Braunwurzel, Kropfwurzel, Skrophelkraut. Норичникъ углокоренный или шишковатый, Завалецъ, Старовина.

7680) Scrophulosis, Scrophulae, Morbus scrophulosus, Vitium scrophulosum, Cacochymia s. Cachexia s. Dyscrasia scrophulosa, Paedatrophia glandulosa, Tabes glandularis. | Die Skrophelkrankheit, Skrophelsucht, Das Skrophelübel. Золотуха, Золотушная, Скрофулозная болѣзнь. Vid. Morbus scrophulosus.

7681) Scrophulosus. | Skrophulös, Skrophelartig, Kropfartig. Скрофулозный, Золотушный, Зобовидный.

7682) Scrotalis. | Skrotal-, Hodensack-. Мошоночный.

Scrotocele (scrotum et cele) = Oscheocele.

7683) Scrotum, Scortum, Marsupium, Bursula, Bursa virilis s. testium, Scorium, Vasculum testium, Orchea, Orcheus, Osche, Oscheon, Oscheos, Oschos, Oscus. | Skrotum, Hodensack, Gemächt, Geschäft, Gromensack, Geilensack. Мошонка, Мѣшекъ, Сумка, Муди.

Scrotum cordis, v. Pericardion.

7684) Scrupulus. | Ein Skrupel. Скрупулъ, Скрупуль.

7685) Scrutatio. | Durchsuchung, Aufsuchung, Untersuchung, Erforschung. Розыскъ, Розыскаціе, Изысканіе, Изслѣдованіе.

7686) Scutellaria. | Helmkraut. Щитовка.

7687) Scutellaria galericulata, Tertianaria, Triental. | Gemeines Helmkraut, Schildkraut, Fieberkraut. Щитовка обыкновенная, шлемовная.

7688) Scutellaria lateriflora. | Seitenblüthiges Helmkraut. Щитовка цвѣтостороннам.

7689) Scutellum (v. Scutum). | Ein kleiner Schild, jetzt häufig von verschiedenen Theilen an Pflanzen, Insekten u. s. w. gebraucht. Малый щитъ, Щитокъ.

Scuticula digitorum manus, v. Phalanges digitorum manus.

Scutiforme, os, v. Patella.

7690) Scutiformis. | Schildförmig. Щитовидный.

Scutula, v. Scutellum.

Scutulum apertum, v. Scapula.

7691) Scutum (σκυτος, Leder, кожа). | Der Schild, Der Schildknorpel, Ein grosses Brustpflaster, Ein Magenpflaster u. s. w. Щитъ, Щитообразный хрящъ, Пластырь грудной, желудочный, и проч.

Scutum cordis, v. Scapula.

7692) Scutum stomachicum. | Ein Magenschild, Magenpflaster oder Kräuterkissen. Желудочный щитъ, Пластырь или Травяиный мѣшечекъ желудочный.

Scutum oris stomachi, v. Processus xiphoideus.

Scutum pectoris, v. Thorax.

Scutum thoracis, v. Scapula.

7693) Scybala, τα σκυβαλα (v. Scybalon). | Verhärtete Kothballen. Твердый калъ. Vid. Faeces.

7694) Scybaloglischroticus (scybalon et γλισχρος, zähklebrig, schlüpfrig; вязкій). | Durch zähen Koth verursacht. Причиняемый вязкимъ каломъ.

7695) Scybalon, Scybalum, σκυβαλον. | Ein harter, trockener Kothballen. Твердый, сухій калъ.

Scylla, σκυλλη, = Scilla.

Scyphiferus, v. Scyphophorus.

Scyphiformis, v. Scyphodes.

7696) Scyphodes, Scyphoides, σκυφοειδης, σκυφωδης (scyphus et ειδος). | Becherförmig. Бокальцевидный, Стакану подобный.

7697) Scyphophorus (scyphus et φερω). | Bechertragend. Бокальценосный.

7698) Scyphus, Cyphus (ὁ κυφος) σκυφος (v. σκυφοω, κυφοω, rund, bauchig, buckelig machen; дѣлаю круглымъ). | Der Becher, Trichter. Кубокъ, Стаканъ, Бокалецъ, Рюмка, Воронка, Воронкообразное тѣло.

Scyphus auditorius, v. Infundibulum cochleae.

Scyphus cerebri, v. Infundibulum cerebri.

Scyphus Vieussenii, v. Infundibulum cochleae.

7699) Scytale, σκυταλη (v. Scytos). | 1) Ein lederner Riemen, auf welchen man Briefe, Befehle u. s. w. schrieb. 2) Der Stock, um welchen man den Riemen (in Hobelgängen) wickelte, um darauf zu schreiben und um das Geschriebene zu lesen. 1) Кожениый ремень, на которомъ писали письма, повелѣнія, и проч. 2) Палка, которую обвивали такимъ ремнемъ, дабы писать на оной.

Scytalides, αἱ σκυταλιδες, plur. a Scytalis, = Phalanges.

Scytalides digitorum manus, v. Phalanges digitorum manus.

Scytalion, το σκυταλιον, = Scytalis.

7700) Scytalis, ἡ σκυταλις, —ιδος, —idis. | 1) Ein kleiner Stock zu Briefen, = Scytale. 2) Ein Knochen aus den Fingern, daher: Ein Fingerglied. Перстный составъ, Перстная косточка. Phalanx.

7701) Scytitis (v. Scytos). | Die Hautentzündung. Воспаленіе кожи.

7702) Scytodephium (scytos et δεψω, δεψεω, erweichen, walken, gerben; мѣшу, валяю, кожу дублю) = Principium adstringens, Tanin.

Scytodepticum = Scytodephium.

7703) Scytodepticus (v. Scytodephium). | Zum Gerbstoffe gehörig, Gerbstoffig. Принадлежащій къ Scytodephium.

7704) Scytos, σκυτος, κυτος, genit. —εος, —ους. | Die Haut, Das Leder. Кожа.

Sebel, i. q. Pannus oculorum.

Sebum, v. Sevum.

Sebum cutaneum, v. Sebum cutis.

7705) Sebum cutis. | Hautsalbe, Hautschmiere. Покровный, кожный жиръ.

Sebum Meibomii, v. Lema.

7706) **Secale.** | Roggen. Рожь.

7707) **Secale** cereale. | Gemeiner Roggen, Korn. Рожь обыкновенная, Жито.

7708) **Secale** cornutum, Spermoedia clavus, Sphacelia segetum, Secale luxurians, Clavus secalinus s. sclerotium, s. benignus et malignus, Secalis mater s. calcar, Clavus. | Mutterkorn, Kornzapf, Kornzapfen, Wolfszahn, Mutterroggen, Ergot, Ergott, Vogelsporn, Hahnensporn, Todtenkopf, Hungerkorn, Afterkorn. Рожки, Черныя рожки, Хлѣбные рожки, Спорыни, Спориньи, Рогатая рожь, Клыки, Водиньки.

Secala luxurians, v. Secale cornutum.

Secalis calcar, v. Secale cornutum.

Secalis mater, v. Secale cornutum.

Secessio faecum, v. Excretio alvi.

7709) **Secos**, ὁ σηκος. | 1) Ein eingeschlossener, umzäunter, ummauerter Ort. Хлѣвъ, Плетень, Загорода, Клетка. = Sacoma.

7710) **Secreta** mulierum. | Heimlichkeiten der Weiber, Geheimnisse der Weiber. Секретъ, Тайность женщинъ (процессъ беременности и родовъ).

Secreta naturae, v. Mysteria naturae.

7711) **Secretio.** | Sekretion, Absonderung, Abscheidung, Scheidung, Säftebereitung, Säftebildung. Отдѣленіе.

7712) **Secretio** animalis. | Animalische Sekretion, Thierische Absonderung. Отдѣленіе животное.

7713) **Secretio** lactis, Galactosis, Galactopoiesis, Galactopoea. | Milchabsonderung, Milchbereitung. Отдѣленіе молока.

7714) **Secretio** lotii s. urinae. | Harnabsonderung, Harnabscheidung oder Bereitung, Urinabscheidung oder Absonderung, Urinablagerung, Harn- oder Urinsekretion. Отдѣленіе мочи.

Secretio urinae, v. Secretio lotii.

7715) **Secretio** vicaria. | Vikarirende Sekretion, Stellvertretende Sekretion. Замѣняющее отдѣленіе.

7716) **Secretorius.** | Absondernd, Absonderungs-. Отдѣлительный.

Secta, v. Regula.

7717) **Sectio.** | Die Zerschneidung, Zergliederung, Durchschneidung, Der Durchschnitt. Разсѣченіе, Сѣченіе, Прорѣзъ, Раздѣленіе

7718) **Sectio** ani imperforati. | Die Durchschneidung des verschlossenen Afters. Прорѣзъ прегражденнаго, непроходимаго задняго прохода.

7719) **Sectio** cadaveris s. obductio. | Leichenöffnung. Трупоразсѣченіе, Трупосѣченіе, Трупоразъятіе.

7720) **Sectio** cadaveris legalis (medica). | Gerichtliche Leichenöffnung, Legalsektion. Судебное (судебно-медицинское) трупосѣченіе.

7721) **Sectio** caesarea, Gastro-hysterotomia. | Der Kaiserschnitt. Кесарское или Цесарское сѣченіе, Извлеченіе зародыша чрезъ сѣченіе матки. Vid. Hysterotomia et Partus caesareus.

Sectio Cheseldeniana, v. Cystotomia lateralis.

7722) **Sectio** digitorum manus pedisve coalitorum. | Trennung der verwachsenen Finger und Zehen. Отдѣленіе, Сѣченіе, Прорѣзъ сращенныхъ между собою ручныхъ и ножныхъ пальцевъ.

7723) **Sectio** frenuli linguae. | Lösung des Zungenbandes. Отдѣленіе, Прорѣзъ подъязычной уздочки.

7724) **Sectio** frenuli praeputii. | Die Lösung des Vorhautbandes. Отдѣленіе, Прорѣзъ уздочки крайней плоти.

Sectio lateralis, v. Cystotomia lateralis.

Sectio ossium pubis, v. Synchondrotomia.

Sectio renalis, v. Nephrotomia.

Sectio synchondroseos ossium pubis, v. Synchondrotomia.

7725) **Sectio** vaginae clausae. | Die Durchschneidung der verschlossenen Mutterscheide. Прорѣзъ, Сѣченіе сращеннаго или затвореннаго маточнаго рукава.

Sectio vesicalis, v. Cystotomia.

7726) **Sectiones** anatomicae. | Anatomische Sectionen oder Zergliederungen. Разсѣченія, Сѣченія анатомическія.

Sector, v. Anatomicus.

7727) **Secunda**, Secundina, Secundae, Secundinae, Hepar uterinum, Loculi, Chorion, Choria, Deuterion, Deutera, Angion. | Nachgeburt, Aftergeburt, Afterbürde, Bürde, Büschele. Дѣтской послѣдъ, Мѣсто, Дѣтское мѣсто, Младенческое мѣсто.

Secundae, v. Secunda.

7728) **Secundarius.** | Sekundär. Вторичный, Послѣдственный, Послѣдовательный.

Secundina, v. Secunda et Choroidea.

Secundinae, v. Secunda.

7729) **Secundum** naturam. | Naturgemäss. Сообразно съ природою.

Secus, i. q. Sexus.

7730) **Secus** muliebre. | Das weibliche Geschlecht. Женскій полъ.

7731) **Secus** virile. | Das männliche Geschlecht. Мужескій полъ.

7732) **Sedantia**, Sedativa. | Beruhigende, Besänftigende Mittel. Успокоивающія средства.

7733) Sedes. | 1) Der Sitz. Мѣстопребываніе, Жилище, Мѣсто. 2) Der Stuhlgang, besond. als Plural. Испражненіе низомъ.

7734) Sedes morbi. | Der Sitz der Krankheit. Мѣстопребываніе болѣзни, Мѣсто болѣзни.

Sedes procidua, v. Prolapsus ani.

7735) Sedes pultaceae. | Breiartige Stühle oder Stuhlgänge. Разведенныя, Кашевидныя испражненія (низомъ).

7736) Sedile. | 1) Der Sitz, Ort zum Sitzen. Мѣсто гдѣ сидятъ, Сѣдалище, Стулъ, Скамья, Лавка. 2) Das Sitzen. Сидѣніе.

Sedilia, v. Nates.

Sedimen, v. Sedimentum.

Sedimenta urinae, v. Sedimentum urinae.

7737) Sedimentum. | Ein Bodensatz. Осадокъ.

Sedimentum latericium, v. Sedimentum lateritium.

7738) Sedimentum lateritium s. latericium. | Ziegelartiger Bodensatz. Осадокъ кирпичный.

7739) Sedimentum s. Sedimenta, s. Sedimen, s. Subsidentia, s. Hypostasis, s. Hypostema, s. Residentia urinae, Tartarus urinae. | Harnsediment, Harnsedimente, Harnabsatz, Harnabsätze, Harnsätze, Satz od. Sätze im Urin, Bodensatz des Harnes. Осадокъ мочи, Отстой въ мочѣ.

Sedimentum urinarum, v. Sedimentum urinae.

Sedulitas, v. Diligentia.

7740) Sedum. | Sedum. Молодило.

7741) Sedum acre, minimum. | Scharfes Sedum, Mauerpfeffer. Молодилъ остросочный, или Мотодилъ, Перецъ дикій, Очитокъ ѣдкій, Молодило острое.

7742) Sedum album. | Weisses Sedum. Молодило бѣлое, Свитящійся.

7743) Sedum anacampseros. | Rundblätteriges Sedum, Kriechende fette Henne. Громовый бобъ.

Sedum crassula, v. Sedum telephium.

Sedum fabaria, v. Sedum telephium.

Sedum majus, v. Sempervivum tectorum.

Sedum minimum, v. Sedum acre.

7744) Sedum reflexum. | Zurückgebogenes Sedum, Tripmadam. Молодило назадъ загнутое.

7745) Sedum rhodiola, Rhodiola rosea. | Rosenwurzel. Розовый корень.

7746) Sedum rupestre. | Felsensedum. Молодило-каменистый.

7747) Sedum telephium, crasula, fabaria. | Knolliges Sedum, Fette Henne, Donnerbart, Wundkraut. Молодилъ сайгачій или Заячья капуста, Толстолистникъ, Скрыпунъ.

Segmenta cartilaginea, v. Annuli cartilaginei.

7748) Segmentum. | Abschnitt. Обрѣзокъ.

Segnis, v. Iners.

Segnitia, v. Inertia.

Segnities, v. Inertia.

7749) Segnities alvi, Alvus segnis, tarda, pigra. | Seltener Stuhlgang. Рѣдкое испражненіе низомъ.

Segnities virium, v. Languor virium.

Seiriasis, σειριασις, v. Siriasis.

7750) Seisis, Seismus, σεισις, σεισμος (σειω, stark in Bewegung setzen; трясу, махаю). | Erschütterung, als Zufall oder auch die absichtliche, z. B. bei Hippokrates: das Anklopfen an Pyothorax, Ascites, u. s. w. Трясеніе, Потрясеніе, Сотрясеніе. 2) Die Verrenkung der Rückenwirbel. Вывихъ спинныхъ позвонковъ.

7751) Selene, σεληνη (v. ελω, ειλω, etc.). | Der Mond, auch: Ein weisser (mondähnlicher) Nagelfleck. Луна, также Бѣлое пятно на ногтѣ.

7752) Seleniasis, ἡ σεληνιασις (v. Selene; σεληνιαω, σεληνιαζω, mondsüchtig sein; страдаю лунатизмомъ). | Die Mondsucht. Лунатизмъ.

7753) Selenites (lapis, λιθος), σεληνιτης (v. Selene). | Der Selenit, Gypsselenit, Gyps. Селенитъ. Vid. Calcaria sulphurica et Gypsum.

7754) Selenium. | Selen. Селенъ.

7755) Selenogamia (v. Selene et Gamos). | Das Nachtwandeln, Die Mondsucht. Лунатизмъ, Снохожденіе.

Selenogamie, v. Somnambulismus.

7756) Selibra. | Ein halbes Pfund. Полфунта.

Seline, v. Selene.

7757) Selinum. | Silge. Гирча.

7758) Selinum (Agasyllis), Galbanum, Bubon galbanum. | Galbansilge. Галбанникъ Африканскій, Гальбанъ, Гильбань.

7759) Selinum (Agasyllis), Gummiferum, Bubon gummiferum. | Gummitragende Silge. Гирча камедоносная.

7760) Selinum oreoselinum, Athamanta oreoselinum, Peucedanum, Oreoselinum. | Grundheil, Kleine Bergpetersilie. Гирча петрушечная, Горькая петрушка.

Selinum palustre, v. Thysselinum palustre.

7761) Sella. | Der Stuhl, Sessel, Sattel, Reitsattel. Стулъ, Кресла, Сѣдло.

7762) **Sella**, Sella equina s. sphenoidalis, s. turcica, Fossa pituitaria, Ephippium. | Sella des Hirnschädels, Türkensattel, Sattel oder Stuhl des Keilbeins, Kavität der Bettstelle, Türkensessel, Keilbeinsessel, Schleimgrube. Сѣдло, Сѣдло турецкое или лошадинное основной кости.

Sella equina, v. Sella.

7763) **Sella** familiarica. | Nachtstuhl. Ночное судно.

7764) **Sella** obstetricia. | Der Geburtsstuhl. Повивальный или Родовой стулъ.

7765) **Sella** obstetricia Steinii. | Der Stein'sche Geburtsstuhl. Родовой или Повивальный стулъ Штейновъ.

Sella sphenoidalis, v. Sella.

Sella sphenoides, v. Sella.

Sella turcica, v. Sella.

7766) **Sema**, το σημα (θεω, τιθημι, setzen, stellen; сажаю, ставлю, кладу). | Das Denkmal, Mal, Zeichen, Vorzeichen, Die Vorbedeutung. Знакъ, Памятникъ, Примета.

7767) **Semecarpus**. | Dintenbaum. Ѣдкосочникъ.

7768) **Semecarpus** anacardium. | Ostindischer Dintenbaum, Ostindische Elephantenlaus. Ѣдкосочникъ Индійскій.

Semeicosis, v. Semeiosis et Diagnosis.

Semeiologia = Semiologia.

Semeion, σημειον, = Sema.

7769) **Semeiosis**, σημειωσις (v. Sema: σημειοω = σημαινω, v. Semasia). | Die Bezeichnung und Vorbedeutung (zusammengenommen), Die Diagnose und Prognose. Означеніе. = Diagnosis (et Prognosis).

Semeiotice, v. Semiotice.

7770) **Semen**, Semen virile s. masculinum, Genitale, Humor genitalis s. seminalis, Urina genitalis, Genitura, Sperma, Sperma virile, Germen, Coagulum, Gone, Gonas, Lagneuma. | Samen, Saamen, Samenfeuchtigkeit, Männlicher Samen, Männlicher Zeugungsstoff. Сѣмя, Мужеское сѣмя.

7771) **Semen** acmellae. | Akmellensamen. Сѣмя акмельное.

7772) **Semen** amomi. | Amomleinsamen, Amomen, Nelkenpfeffer. Сѣмя амомное.

7773) **Semen** anethi. | Dillsamen. Сѣмя коперное, укропное.

7774) **Semen** angelicae. | Angelikensamen. Сѣмя дягельное.

7775) **Semen** anisi stellati. | Sternanissamen. Бадьянъ.

7776) **Semen** apii hortensis. | Garteneppich-Sellery-Samen. Сѣма сельдерейное.

7777) **Semen** avenae decorticatum. | Hafergrütze. Крупа овсяная.

7778) **Semen** botryos. | Traubenkrautsamen. Сѣмя кудрявцовое.

7779) **Semen** cannabis sativae. | Hanfsamen. Сѣмя конопляное.

7780) **Semen** carvi. | Kümmich, Wiesenkümmelsamen. Сѣмя тминное, полеваго анису, душистаго тимону, великаго постернаку.

7781) **Semen** cataputiae majoris, ricini. | Purgirkörner, Treibkörner. Сѣмя клещевинное.

7782) **Semen** cataputiae minoris vel vulgaris. | Springkörner. Китайскіе орѣшки.

7783) **Semen** cinae, cynae, sinae, santonici, contra vermes, sanctum, Sementina, Semenzina. | Wurmsamen, Zitwersamen. Сѣмя цыцварное, цытварное, Глистникъ.

7784) **Semen** citrulli. | Anguriensamen, Wassermelonensamen. Сѣмя арбузное, Каунное.

7785) **Semen** coecognidii, mezerei. | Kellerhalssamen, Seidelbastsamen, Purgirkörner. Сѣмя ягодковое, волкоперечное, волколыкное, Проносныя зерна.

7786) **Semen** colocynthidis. | Koloquintensamen. Сѣмя колоцинтное, колоквинное, Сабурочертное.

Semen contra vermes, v. Semen cinae.

7787) **Semen** coriandri. | Koriandersamen. Сѣмя кишнечное, колиндровое.

7788) **Semen** cucumeris sativi. | Gurkensamen. Сѣмя огуречное.

7789) **Semen** cucurbitae. | Kürbissamen. Сѣмя тыквенное, арбузное.

7790) **Semen** cumini. | Kümmelsamen. Сѣмя тминное или кминное.

7791) **Semen** cydoniorum. | Quittensamen. Сѣмя армудное, Квитовое, Гунное.

Semen cynae, v. Semen cinae.

7792) **Semen** dauci cretici. | Möhrenkümmel, Kretischer Vogelnestsamen. Сѣмя морковное критское.

7793) **Semen** dauci vulgaris. | Wilder Möhrensamen, Vogelnestsamen. Сѣмя морковное.

7794) **Semen** erucae. | Weisser Senfsamen. Сѣмя дикой горчицы.

7795) **Semen** foeni graeci, faenigraeci. | Bockshornsamen. Сѣмя божіей травы.

7796) **Semen** foeniculi aquatici, Phelandrii. | Wasserfenchelsamen. Сѣма воднаго или конскаго укропа.

7797) **Semen** foeniculi cretici. | Kretischer süsser Fenchelsamen. Сѣма укропное критское.

7798) Semen foeniculi vulgaris. | Fenchelsamen. Сѣмя укропа волоскаго.
7799) Semen hyoscyami albi. | Weisser Bilsensamen. Сѣмя блекотное.
7800) Semen levistici. | Liebstöcksamen. Сѣмя зоряное, Любистковое.
7801) Semen lini sativi. | Leinsamen. Сѣмя льняное.
7802) Semen lycopodii. | Bärlapp-Johannesgürtel-, Gürtelkraut-, Wolfsklausamen. Сѣмя плаунное. Vid. Lycopodium.
Semen masculinum, v. Semen.
7803) Semen melonum. | Melonsamen. Сѣмя дынное.
Semen mezerei, v. Semen coccognidii.
7804) Semen muliebre. | Weibersamen (die schleimige Feuchtigkeit, welche bei den Weibern bei wollüstigen Vorstellungen, Träumen etc. abgeht). | Женское сѣмя (слизистая жидкость, отдѣляемая у женщинъ при сластолюбивыхъ воображеніяхъ, въ сновидѣніяхъ, и проч.).
7805) Semen napi sativi buniadis, Brassica napus. | Steckrübensamen. Сѣмя брюквенное.
7806) Semen nasturtii hortensis. | Gartenkresssamen. Сѣмя кресовое.
7807) Semen nigellae. | Schwarzer Kümmelsamen. Сѣмя чернушное.
Semen oryzae, v. Oryza sativa.
7808) Semen papaveris albi. | Weisser Mohnsamen. Сѣмя бѣломаковое.
7809) Semen papaveris nigri. | Schwarzer Mohnsamen. Сѣмя черномаковое.
7810) Semen pastinacae. | Pastinaksamen, Weisser Möhrensamen. Сѣмя пастерначное.
7811) Semen petroselini. | Petersiliensamen. Сѣмя петрушечное.
7812) Semen phelandrii s. foeniculi aquatici. | Wasserfenchelsamen. Сѣмя водянаго укропа.
7813) Semen portulacae, portellae, porticulae. | Portulaksamen, Burzelkrautsamen. Сѣмя портулачное.
7814) Semen psyllii. | Psyllenkrautsamen, Flöhkrautsamen. Сѣмя блошное.
7815) Semen raparum. | Rübensamen. Сѣмя рѣпное.
Semen ricini, v. Semen cataputiae majoris.
7816) Semen rutae. | Rautensamen. Сѣмя рутное.
7817) Semen sabadilli, cevadilla. | Sabadill, Mexikanischer Läusesamen, Indianischer Rollenpfeffer. Сабадилы, Сѣмя вошепрудное, Мексиканское.
Semen sanctum, v. Semen cinae.
Semen santonici, v. Semen cinae.
Semen sinae, v. Semen cinae.
7818) Semen sinapis, Sinapis nigra. | Senfsamen. Горчица.
7819) Semen staphidis agriae, Herbae pedicularis, Delphinium staphisagria. | Mauspfeffer, Staphiskörner, Sankt-Stephanskörner, Laubkörner. Сѣмя вшивое, Мышій перецъ.
7820) Semen tanaceti. | Reinfarrensamen. Сѣмя пижмое.
Semen virile, v. Semen.
Sementha, Sementina, Semenzina, v. Semen cinae.
7821) Semestris. | Sechsmonatlich, Semester. Семестръ, Шестимѣсячный, Полугодовый.
7822) Semi, ἡμι, ἥμισυ. | Halb. Полу-.
Semianimis, v. Semivivus.
Semicanaliculus, v. Sulcus.
Semicanalis, v. Sulcus.
Semicanalis osseus tympani, v. Canalis pro musculo interno mallei.
Semicanalis ossis humeri, v. Sulcus ossis humeri.
Semicanalis venae portarum, v. Porta.
7823) Semicirculatus. | Halbkreisförmig. Полукруглый, Полукружный.
Semicirculi ossei, v. Canales semicirculares labyrinthi.
Semicirculus arteriae ulnae cum radiali, v. Arcus arteriosus superficialis volaris.
Semicirculus exsculptus, v. Hiatus aorticus diaphragmatis.
7824) Semiconductores. | Halbleiter. Полупроводники.
Semicupia, v. Semicupium.
7825) Semicupium. | Ein halbes Bad. Полуванна, Поясная ванна.
Semidalis, σεμιδαλις, v. Simila.
7826) Semidiaphana. | Halbdurchsichtige Körper. Полупрозрачныя.
Semihemisphaeria cerebri, v. Hemisphaerae cerebri.
Semilunula unguium, v. Lunula unguium.
7827) Semilunaris. | Semilunar-, Halbmondförmig. Полулунный.
Semimas, v. Hemiandros et Castratus.
Semimasculus, v. Hemiandros et Castratus.
7828) Semimembranosus s. Semimembraneus musculus, Musculus tuberosubinio-tibialis, semimembranosus s. ischio-popliti-tibialis, s. ileo-praetibialis. | Semimembranosus, Halbmembranöser Schenkelmuskel, Halbhäutiger Muskel, Halbhäutiges Mäuslein. Мышица полуперепоночная, полуплевная.
7829) Semimembranosus, a, um. |

Semimembranös, Halbhäutig. Полуперепоночный, Полуплевный.

7830) Semimetallicus. | Halbmetallisch. Полуметаллическій.

7831) Semimortuus. | Scheintodter, Halbtodt. Мнимый мертвый, Мнимый умершій, Полумертвый.

7832) Semina. | Samen. Сѣмена.

7833) Semina quatuor frigida majora. | Die vier grossen kühlenden Samen. Сѣмена четыре холодительныя большія.

7834) Semina quatuor frigida minora. | Die vier kleinen kühlenden Samen. Сѣмена четыре холодительныя малыя.

7835) Semidrachma. | Eine halbe Drachme. Половина драхмы.

Seminalis aura, v. Aura seminalis.

7836) Seminalis. | Seminal-, Zum Samen gehörig. Сѣменный.

Seminex, v. Moribundus.

7837) Seminia morborum. | Die prädisponirenden Ursachen, Krankheitsdisposition oder Anlagen. Предрасположенія къ болѣзнямъ, Предрасполагающія причины, Болѣзненныя приклонности, Болѣзнотворныя сѣмена; naturalia communia, allgemein natürliche, общія естественныя; naturalia propria, besondere natürliche, особенныя естественныя; praeter naturam, widernatürliche, противуестественныя. Vid. Causa praedisponens et Praedispositio.

7838) Seminocephalus, Heminocephalus, Hemi- s. Semicephalus (ἡμι, halb, полъ, et cephale). | Der Halbkopf, ein Wasserkopf, dessen Bildung gleich nach der Empfängniss angefangen haben soll. Полуголовый, Новорожденный, у котораго головная водяная болѣзнь начала образоватся скоро за зачатіемъ.

7839) Semiologia, σημειολογια (v. Semeion et Logos), Semiotica. | Die Zeichenlehre, Semiotik. Семіологія, Семіотика, Наука о признакахъ (часть врачебной науки преподающая) ученіе о признакахъ какъ здороваго такъ и болѣзненнаго состоянія организма.

Semiotica, Semiotice, σημειωτικη (v. Semeion, Semiosis) = Semiologia.

7840) Semiotica pathologica. | Pathologische Zeichenlehre. Патологическая семіотика.

7841) Semiotica physiologica. | Physiologische Zeichenlehre. Физіологическая семіотика.

Semiotice faciei, v. Physiognomica.

Semisideratus, i. q. Hemiplegia.

7842) Semisomnis, Semisomnus, Semisopitus, Semisoporus. | Halbschlafend. Полусонный, Полуспящій.

Semisomnus, v. Semisomnis.

Semisopitus, v. Semisomnis.

Semisoporus, v. Semisomnis.

Semispinalis, v. Musculus semispinalis.

7843) Semiteres. | Halbrund. Полукруглый.

Semitertiana febris, v. Febris intermittens semitertiana.

7844) Semiuncia. | Ein Loth, Eine halbe Unze. Полъунціа, Лотъ.

Semivir, v. Hemiandros.

Semivir, v. Castratus.

7845) Semivivus, Semianimis, Semimortuus. | Halbtodt. Полумертвый.

7846) Semivocales, Literae liquidae. | Semivokale, Halbvokale. Буквы полугласныя.

7847) Sempervirens. | Immergrün. Всегда зеленѣющій.

7848) Sempervivum. | Hauswurzel. Молодило, Всегдаживъ, Грыжка.

Sempervivum marinum = Aloës.

7849) Sempervivum tectorum, Sedum majus. | Gemeine Hauswurzel, Hauslauch, Donnerkraut. Молодилъ большой или кровельный, Дикой чеснокъ, Живучка кровельная, Очитокъ, Дикіе артишоки.

Semiplegia, v. Hemiplegia.

Semuncia, i. q. Semiuncia.

7850) Senecio. | Baldgreis. Крестовникъ.

Senecio aquaticus, v. Senecio Jacobea.

7851) Senecio Jacobea. | Jakobs-Baldgreis, Jakobskraut. Крестовникъ двуперистый, Яковлева трава, Старина Яковля.

7852) Senecio ovatus, Senecio sarracenicus. | Eiförmiger Baldgreis, Heidnisch-, Kreuzkraut od. Wundkraut. Крестовникъ сарацинскій, Старина Сарацинская, Сарацинская золотая лоза.

Senecio palustris, v. Senecio Jacobea.

Senecio sarracenicus, v. Senecio ovatus.

7853) Senecio vulgaris. | Gemeiner Baldgreis, Kreuzkraut, Speikreuzkraut, Gelbes Vogelkraut. Крестовникъ обыкновенный или Старина обыкновенная.

Senecta, v. Senectus.

Senecta extrema, v. Decrepitudo.

Senecta matura, v. Decrepitudo.

Senecta summa, v. Decrepitudo.

Senecta ultima, v. Decrepitudo.

7854) Senectus, Senecta, Senium, Aetas senecta, senilis s. provecta, Aevitas, Grandaevitas, Anitas, Spolexis. | Greisenalter, Greisalter, Alter, Hohes, Greises Alter, Hohes Greisalter. Старость, Престарѣлость, Старческій возрастъ. (Anilitas; des weiblichen Geschlechts, Matronenalter. Старость женскаго пола).

7855) Senectus decrepita. | Das abgelebte Greisenalter. Дряхлость, Глубокая старость. Vid. Decrepitudo.

Senectute confectus, v. Homo decrepitus.

Senega, v. Polygala senega.

Seneka = Senega.

7856) Senex, Vetulus, Geron. | Greis. Старикъ, Старецъ.

Senex decrepitus, v. Homo decrepitus.

7857) Senilis. | Einen Greis oder alte Frau betreffend. Старческій.

Senium, v. Senectus.

Senna, v. Sennae folia.

7858) Sennae folia. | Sennesblätter. Сенна, Листы Александрійскіе.

7859) Sennae folia sine stipitibus. | Sennesblätter ohne Stengel. Сенна безъ стеблей.

Sensatio, v. Sensus.

7860) Sensibilitas, Sensilitas, Sensualitas. | Sensibilität, Empfindlichkeit, Sensilität. Чувствительность, Раздражимость нервовъ.

7861) Sensibilitas aucta. | Vermehrte, Erhöhte Sensibilität. Умноженная, возвышенная чувствительность. Vid. Debilitas nervosa.

Sensibilitas anomala, v. Debilitas nervosa.

7862) Sensibilitas diminuta. | Verminderte Sensibilität. Уменьшенная чувствительность.

7863) Sensibilitas morbosa. | Krankhafte Sensibilität. Болѣзненная чувствительность. Vid. Debilitas nervosa et Erethismus nervosus.

7864) Sensibilitas specifica. | Besondere Sensibilität. Особая чувствительность.

Sensilitas, v. Sensibilitas.

Sensio, v. Sensus.

Sensitorium, v. Sensorium.

7865) Sensorium, Sensorium commune, Organum sensorium internum, Sensitorium, Aestheterium, Aestheterium commune, Emporium spirituum. | Sensorium, Allgemeines Sensorium, Gemeinschaftlicher Empfindungsort, Gemeines Empfindungsorgan, Empfindungsorgan, Empfindungsort, Inneres Sinnorgan, Wohnplatz der Sinne. Общее чувствилище, Общее сѣдалище чувствованія, Вмѣщеніе общихъ чувствъ.

Sensorium commune, v. Sensorium.

7866) Sensualitas. | Sinnlichkeit. Чувственность. Vid. Sensibilitas.

7867) Sensus, Sensatio. | Gefühl, Empfindung, Empfinden, Sensation, Fühlbarkeit. Чувствованіе, Ощущеніе, Чувствіе.

7868) Sensus, Sensio, Aesthesis, Aisthesis. | Sinn. Чувство.

7869) Sensus aegritudinis. | Ein Gefühl von Unwohlsein, Unpässlichkeit. Нездоровье, Чувство нездоровья или нездравія.

Sensus communis, v. Ratio humana.

7870) Sensus externi. | Aeussere Sinne. Внѣшнія чувства.

7871) Sensus formicationis. | Das Gefühl von Ameisenkriechen. Чувство мурашекъ (какъ будтобы ползаютъ мурашки по кожѣ или спинѣ).

7872) Sensus interni. | Die inneren Sinne. Внутреннія чувства. Vid. Conscientia.

Sensus perversus, v. Pseudaesthesia.

7873) Separatio. | Die Absonderung, Trennung. Отдѣленіе, Разлученіе.

7874) Sepedenogenesis (v. Sepedon et Genesis). | Die Erzeugung (Entstehung) der Fäulniss od. des faulichten Krankheitscharakters. Происхожденіе гніенія въ животномъ тѣлѣ (какъ сіе бываетъ въ Антоновомъ огнѣ), или гнилаго характера болѣзни.

Sepedogenesis, v. Sepedogenesis.

7875) Sepedon. ἡ σηπεδων, genit. —ονος, —onis (v. σηπω s. Sapo, Sesis). | Die Fäulniss, Ein faulichtes Geschwür, Die Gauche. Гнилость, Гноеніе, Гнилая язва, Сукровица.

Sepes dentium, v. Series dentium.

7876) Sephiros. | Eine Verhärtung. Отвердѣніе.

7877) Sepia, ἡ σηπια (v. σηπω, v. Sepsis). | Der Tintenfisch, Dintenfisch, Die Sepia. Волосатка, Каракатица.

Sepia octopodia, v. Eledone octopodia.

7878) Sepia officinalis. | Officineller Tintenfisch, Apotheker-Sepie, Blackfisch, Tintenwurm, Seekatze, Kutelfisch. Врачебная волосатка.

Sepiae os, v. Os sepiae.

Sepium, το σηπιον (sogenannter Meerschaum), = Os sepiae.

7879) Sepsis, ἡ σηψις (σηπω, fut. σηψω, faulen machen; гнoю, въ гніеніе привожу). | Die Fäulniss. Гнилость, Гніеніе.

Septa (medicamina, φαρμακα), σηπτα, plur. a Septos, = Septica.

7880) Septana (febris, πυρετος) (v. Septem). | Das (vermeintliche) siebentägige Fieber. Семидневная лихорадка.

7881) Septem, ἑπτα. | Sieben. Семь, Седьмъ. Septimus, ἑπταιος. | Der Siebente. Седьмой.

7882) Septica (medicamina, φαρμα-

22 *

κα), τα σηπτικα, σηπτα (v. Septicus), s. Putrefacientia. | Fäulniss erregende oder Septische Mittel. Средства содѣйствующія гніенію.

7883) Septicus, σηπτικος, σηπτος (σηπω, v. Sepsis). | Faulend, Fäulniss erregend, Durch Fäulniss entstanden u. s. w. Гніеніе производящій, и причиняемый гніеніемъ.

7884) Septimana, ἑβδομος, ἑπτας (Septem). | 1) Die Siebenzahl, Heptade. Число семь. 2) Eine Zeit von sieben Tagen, Eine Woche. Семидневное время, Недѣля.

7885) Septimestris. | Ein Siebenmonatskind. Семимѣсячный младенецъ.

7886) Septon, σηπτον (v. Septus). | Der sogen. Faulstoff, Das Septon. Гнилостное вещество.

Septopyra (v. Septon et Pyr) = Febris putrida.

Septorrhepyra, v. Septopyra.

7887) Septos, σηπτος (σηπω, faulen machen; въ гніеніе привожу). | Gefault, Гнилый.

Septula ... corticales, v. Prolongationes medullares.

7888) Septum. | Eine Scheidewand. Преграда, Перегородка, Перемычка, Забрало, Разгородка (Bot.), v. Diaphragma.

Septum atriorum, v. Septum cordis.

Septum canalis cochleae, v. Lamina spiralis cochleae.

Septum cerebelli, v. Falx cerebelli.

Septum ciliare, v. Corpus ciliare.

7889) Septum cordis s. Septum medium cordis, Septum atriorum. | Scheidewand des Herzens. Преграда сердца, Перегородка въ сердцѣ или сердечная, Средостѣніе сердца.

7890) Septum corporum cavernosorum. | Scheidewand der schwammigen Körper des Penis. Перепончатая преграда ноздреватыхъ тѣлъ.

Septum encephali, v. Tentorium cerebelli.

Septum ethmoidei, v. Lamina perpendicularis.

Septum interosseum, v. Membrana interossea cruris.

Septum interosseum antibrachii s. cubiti, v. Ligamentum interosseum cubiti.

Septum lucidum ventriculorum lateralium cerebri, v. Septum ventriculorum lateralium cerebri.

Septum medium cordis, v. Septum cordis.

Septum medium ventriculorum lateralium cerebri, v. Septum ventriculorum lateralium cerebri.

Septum membraneum auris, v. Membrana tympani.

Septum mobile narium, v. Appendix cutanea septi narium.

Septum molle, v. Zona Valsalvae.

7891) Septum narium s. Dissepimentum, s. Intersinium, s. Interseptum, s. Discrimen, s. Imbrex, s. Diaphragma narium. | Scheidewand der Nase. Преграда носа или носовая, Перегородка въ ноздряхъ.

7892) Septum narium cartilagineum, Cartilago septi narium media s. narium triangularis. | Knorpelichte Scheidewand der Nase, Mittlerer, dreieckiger Nasenknorpel, Viereckiger Scheidewandknorpel der Nase. Хрящевая преграда носа.

7893) Septum narium deficiens. | Mangel der Scheidewand der Nase. Недостатокъ носовыхъ хрящей.

7894) Septum narium mobile. | Die bewegliche Scheidewand der Nase. Движимая носовая преграда.

7895) Septum narium osseum. | Knöcherne Scheidewand der Nase. Костяная носовая преграда.

Septum nasi, v. Lamina perpendicularis.

Septum osseum, v. Lamina perpendicularis.

Septum osseum cochleae, v. Lamina spiralis cochleae.

Septum parvum occipitale, v. Falx cerebelli.

Septum sagittale cerebri, v. Falx.

7896) Septum scroti. | Scheidewaud des Skrotums. Преграда (перепонка) мошонки.

Septum tenue et pellucidum ventriculi cerebri, v. Septum ventriculorum lateralium cerebri.

Septum transversum, v. Diaphragma.

Septum ventriculorum, v. Septum cordis.

7897) Septum ventriculorum cerebri s. Septum lucidum s. tenue et pellucidum, s. medium, s. Speculum lucidum, s. Lapis specularis, s. Mediastinum, s. Diaphragma ventriculorum lateralium cerebri. | Scheidewand der Ventrikel des Gehirns, Durchsichtige oder Halbdurchsichtige Scheidewand der Seitenhöhlen des grossen Gehirns, Gehirnscheidewand, Mittelwand od. Heller Spiegel des Gehirns, Hirnzwerchfell. Прозрачная преграда мозга или желудочковъ мозга, Свѣтлая перегородка въ мозгѣ.

Septum verticale cerebri, v. Falx.

7898) Septunx. | Ein Gewicht von sieben Unzen. Вѣсъ семи унцій.

7899) Sepulcralis. | Das Grab betreffend, dahin gehörig. Могильный, гробный.

7900) Sepulcretum. | Ein Ort, wo Gräber sind, Gottesacker. Кладбище, Погребалище, Погребальное мѣсто для многихъ гробовъ.

7901) Sepulcrum. | Grab, Begräbnissort. Гробница, Гробъ, Могила.

7902) Sepultor. | Todtengräber. Погребальщикъ.

7903) Sepultura. | Begräbniss, Beerdigung. Погребеніе, Похороны.

7904) Sepulturarius. | Das Begräbniss betreffend, dahin gehörig. Погребальный.

7905) Sequester. | Ein abgestorbenes Knochenstück. Омертвѣлая часть кости.

7906) Ser, Seres, ὁ σηρ, plur. σηρες. | Der sogenannte Seidenwurm, Die Seidenraupe. Шелковый червь.

7907) Serapias latifolia, Epipactis latifolia. | Breitblätterige Sumpfwurzel oder Serapias. Дремликъ широколистный, Сосулька широколистная, Ядро лисье, широколистое.

Serapinum, v. Sagapenum.

7908) Serapium, σηραπιον. | Der Sirop. Сиропъ.

Serenitas, v. Hilaritas.

7909) Sericeus, σηρικος (v. Ser). | Seiden-, Von Seide. Шелковый, Шелковистый.

Serici, v. Folliculi bombycis.

Sericum adhaesivum, v. Emplastrum adhaesivum Woodstockii.

Sericum anglicum, v. Emplastrum adhaesivum Woodstockii.

7910) Series (s. Sepes, s. Pecten) dentium, Phragmos. | Zahnreihe. Ряды зубовъ.

Series interior longitudinalium, v. Fibrae obliquae.

Sermo, v. Loquela.

Serositas, v. Aquositas.

7911) Serosus. | Serös. Серозный, Водянистый.

7912) Serpens. | Kriechend, Die Schlange. Ползучій (Извивающійся, Bot.), Змѣй, Змѣя.

Serpentaria virginiana, v. Aristolochia serpentaria.

Serpentia oris ulcera, v. Aphthae verae.

Serpentum, v. Ophiorrhiza mungos.

7913) Serpigines ulcerosae. | Krätzartige Geschwüre. Чесоточныя язвы.

7914) Serpigo, Formica ambulatoria, serpens. | Die wandernde, kriechende Flechte, Wanderflechte. Лишай ползучій. Vid. Herpes serpens.

7915) Serpigo haemorrhoidalis. | Die Hämorrhoidalflechte, Das Hämorrhoidaljucken. Геморроидальный зудь, Геморройное разъѣденіе.

Serpillum, v. Serpyllum.

7916) Serpyllum, ἑρπυλλον, ἑρπυλλος oder ἑρπυλος (ἑρπω, kriechen; ползаю, пресмыкаюсь). | Der Feldthymian, Feldkümmel. Богородская, Богородичная трава.

7917) Serra. | Säge, Knochensäge. Пила.

7918) Serra amputatoria. | Amputationsäge. Пила ампутаціонная.

7919) Serra versatilis. | Eine drehbare Säge, Brückensäge. Круговратная пила.

7920) Serratula arvensis, Cirsium arvense. | Ackerkratzdistel, Haferdistelscharte. Серпуха половая.

7921) Serratula behen, Centaurea behen. | Behenscharte, Flockenblume, Weisser Behen. Азіатскій чертополохъ.

7922) Serratula tinctoria. | Färberscharte, Blaue Scharte, Farbedistel, Gilbkraut. Серпуха красильная.

7923) Serratus. | Gesägt. Опиленный, Позубренный. Vid. Musculus serratus.

7924) Serrula. | Eine kleine Säge. Пилочка.

7925) Serum. | Die Molke, Das Blutwasser. Пасока, Сукровица, Сыворотка.

7926) Serum caprillum. | Ziegenmolken. Сыворотка изъ козьяго молока.

7927) Serum lactis, Aqua lactis. | Molken. Сыворотка.

7928) Serum lactis acetatum. | Essigmolken. Сыворотка уксусная.

7929) Serum lactis acidum. | Saure Molken. Кислая сыворотка.

7930) Serum lactis aluminatum s. aluminosum. | Alaunmolken. Сыворотка квасцовая.

Serum lactis artificiale, v. Serum dulce.

7931) Serum lactis citratum. | Citronenmolken. Сыворотка лимонная.

7932) Serum lactis dulce s. artificiale. | Süsse, Künstlich bereitete Molken. Сладкая или Искуственная или Млечная сыворотка.

7933) Serum lactis sinapium s. sinapinum. | Senfmolken. Сыворотка горчичная.

7934) Serum lactis tamarindinatum. | Tamarindenmolken. Сыворотка тамариндная или Приготовленная съ тамариндами.

7935) Serum lactis tartaricum. | Weinsteinmolken. Сыворотка винокаменная, Приготовленная съ виннымъ камнемъ.

7936) Serum lactis vinosum. | Weinmolken. Сыворотка винная.

7937) **Serum sanguinis**, Ichor, Orrhos, Oros. | Serum des Blutes, Blutwasser, Blutlymphe, Blütserum. Кровяная водяность или сукровица.

7938) **Sesamodes**, Sesamoides, σησαμοειδης, σησαμωδης, σησαμοεις, σησαμους (sesamon et ειδος). | Sesamförmig, Den Sesamkörnern ähnlich. Сесамовидный.

7939) **Sesamoidea** ossa. | Die Sesamknöchelchen. Сесамовидныя, Сочевицѣ подобныя косточки.

Sesamoideus, v. Sesamodes.

7940) **Sesamon**, Sesamum, σησαμον (σησαμη, Sesam; плодъ сесамовой). | Sesamsamen, Ein öligter Samen der Schotenfrucht Sesam. Сезамъ, Кунжутъ, Кунджутъ, Кунчукъ, Кунчугъ.

Sesamum, v. Sesamon.

7941) **Sesamum** orientale. | Orientalischer Sesam, Orlsamen-Sesam. Кунжутъ, Кунджутъ или Кунчукъ восточный.

Sescuncia, v. Sesquiuncia.

7942) **Seseli** hippomarathrum. | Pferde-Sesel. Жабрица конская, Чистецъ конскій.

7943) **Seseli** tortuosum. | Gewundener Sesel. Жабрица извивистая, Чистецъ извивистый.

7944) **Sesis**, ή σησις, genit. —εως, —ιος, —ios, —is (v. σηϑω, v. Sestron). | Das Sieben. Сѣяніе.

7945) **Sesqui**. | Anderthalb. Полтора.

Sesqui sulphuretum arsenici, v. Arsenicum citrinum.

7946) **Sesquidrachma**. | Anderthalb Drachmen. Полтора драхмы.

7947) **Sesquilibra**. | Anderthalb Pfund. Полтора фунта.

7948) **Sesquimensis**. | Anderthalb Monat. Полтора мѣсяца, Полтора мѣсячный, Шестинедѣльный.

7949) **Sesquiuncia**. | Anderthalbe Unzen. Полтора унціи.

7950) **Sessilis**. | Sitzend. Сидячій.

7951) **Sessio**, Sessus. | Das Sitzen. Сидѣніе.

Sessus, v. Sessio.

7952) **Sestron**, Sestrum, το σηστρον (v. σηϑω, fut. σησω, sieben; σαω, σεω, σειω, in Bewegung setzen; сѣю, трясу). | Das Sieb. Сито.

7953) **Seta**. | Borste. Щетина.

7954) **Seta** alba. | Weisse Borste, Borstenfäule. Пархи у свиней.

7955) **Setaceum**. | Ein Haarseil, Eine Haarschnur. Заволока.

7956) **Setaceus**. | Mit Borsten besetzt. Щетиновистый.

Setae, v. Capilli hirti.

7957) **Setosus**. | Borstig. Щетиноватый.

7958) **Severitas**. | Ernst, Ernsthaftigkeit, Ernstlichkeit. Строгость.

7959) **Sevum**, Sebum. | Talg, Unschlitt. Сало.

7960) **Sevum** bovinum s. bovillum. | Ochsentalg. Сало бычачье.

7961) **Sevum** cervinum. | Hirschtalg, Hirschunschlitt. Сало оленье.

7962) **Sevum** hircinum. | Bocksfett, Bockstalg. Сало козловое.

7963) **Sevum** ovillum s. ovis arietis. | Hammelstalg, Hammeltalg. Сало баранье.

7964) **Sevum** taurinum. | Rindstalg, Ochsentalg. Сало бычачье.

7965) **Sevum** vervecinum. | Schöpstalg. Сало баранье.

7966) **Sex**, ἕξ. | Sechs. Шесть.

Sexcunx, i. q. Semiuncia.

7967) **Sextula**. | Vier Skrupel. Четыре скрупула.

Sextum (nervorum) syzygium, v. Medulla spinalis.

Sexuale systema, v. Systema sexuale.

7968) **Sexualis**. | Sexual, Zum Geschlecht gehörig. До пола надлежащій, относящійся къ полу (половый).

7969) **Sexus**, Secus. | Geschlecht. Полъ.

Sexus fortior, v. Genus musculinum.

Sexus inferior, v. Genus foemininum.

Sexus muliebris, v. Genus foemininum et Sexus sequior.

7970) **Sexus** potior s. virilis. | Das männliche Geschlecht. Мужескій полъ. Vid. Genus masculinum.

Sexus potior, v. Genus masculinum et Sexus potior s. virilis.

7971) **Sexus** sequior s. muliebris. | Das weibliche Geschlecht. Женскій полъ. Vid. Genus foemininum.

Siagon, ὁ σιαγων, genit. —ονος, = Maxilla.

7972) **Siagonagra** (v. Siagon et Agra, v. Podagra) s. Arthritis maxillaris s. maxillarum. | Der rheumatische od. arthritische Schmerz im Kinnbacken, im Kiefergelenke u. s. w. Ломота въ составѣ челюсти.

7973) **Sialagoga** (sialon et αγω, ago, (fort) führen; веду, провожаю) s. Apophlegmatizantia. | Speichelausleerende Mittel, Speichelmittel. Лекарства производящія отдѣленіе слины, способствующія оному.

7974) **Sialalloeosis** (v. Sialon et Alloeosis). | Die Speichelverderbniss, Veränderung des Speichels in seiner Mischung. Слина перемѣнившаяся въ смѣшеніи.

7975) **Sialaporicus** (sialon et απορος,

wer keinen Ausweg (Porus) hat, in Verlegenheit ist; неимѣющій путей или средствъ, бѣдный). | Aus Mangel an Speichel entstanden. Причиняемый недостаткомъ слины.

7976) Sialicus (v. Sialon). | Den Speichel betreffend. Происходящій отъ слины, принадлежащій къ оной.

7977) Sialismus, ὁ σιαλισμος, σιελισμος (v. Sialon, σιαλιζω, σιελιζω, fut. —ισω etc., speicheln, viel speien; слюну пускаю). | Das Speicheln, Der Speichelfluss. Слюнотеченіе. Vid. Salivatio vera et Ptyalismus.

7978) Sialochoos, Sialochus; bei Hippokrates: σιαλοχοος, σιαλοχους, σιαλοχεων, σιαλιζων (sialon et χοω, χεω, χυω etc., giessen, лить; v. Chemia, Chymus). | Ein Speichler, Wer den Speichel fliessen lässt, Mit Speichelfluss behaftet. Страждущій слинотеченіемъ, Имѣющій слинотеченіе.

7979) Sialochus, ὁ σιαλοχος. | Ein Mensch, der einen scharfen (bittern) Speichel hat. Имѣющій острую слину. Vid. Salivatio vera.

Sialogoga, v. Sialagoga.

Sialographia, v. Sialologia.

Sialoina, v. Principium salivale.

7980) Sialologia (v. Sialon et Logos). | Die Lehre vom Speichel, Speichellehre. Ученіе о слинѣ.

7981) Sialoma, το σιαλωμα, genit. —ατος, —atis (v. Sialon, σιαλοω, speicheln, bespeicheln, glänzend machen, fett machen, mästen; утучняю, тучнымъ дѣлаю). | 1) = Sialon. 2) Etwas glänzendes, Der metallene Rand eines Schildes oder Gefässes, auch σιγαλωμα genannt. Лоснящееся что нибудь.

7982) Sialon, Sielon, σιαλον, σιελον, σιελος, σιαλος oder σιηλος. | 1) Der Speichel. Слина, Слюна. 2) Eine zähe, fettige Feuchtigkeit, Zähe Lymphe, Klebriges Blutwasser, Das Gliedwasser, besonders in kranken Gelenken, Zähes schmieriges, ranziges Fett, Fett überhaupt. Вязкая клейкая, слизистая матерія. 3) (σιαλος) Ein fettes Schwein. Тучная свинья, Тукъ, Сало.

Sialoporicus, v. Sialaporicus.

7983) Sialorrhoea (sialon et ροω [ροω, ροιω], fliessen, теку). | Der Speichelfluss. Слинотеченіе. Vid. Ptyalismus.

7984) Sialorrhoicus (v. Sialorrhoea). | Durch Speichelfluss verursacht, damit behaftet u. s. w. Причиняемый слинотеченіемъ.

Sialos, σιαλος, v. Sialon.

7985) Sialoschesis (v. Sialon et Schesis). | Die Speichelverhaltung, z. B. durch Speichelsteine, Bei der sogenannten Ranula: eine Störung der Speichelabsonderung, Unterdrückung der Speichelabsonderung. Воспрепятственное отдѣленіе слины.

7986) Sialosyrinx (v. Sialon et Syrinx). | 1) Die Speichelfistel. Слюнной свищъ. 2) Eine Speichelspritze (zum Ausspritzen des Mundes, der Speichelgänge, bei Operationen an denselben u. s. w.). Сифонъ для вприскиванія рта, слюнныхъ протоковъ и проч. 3) Das Röhrchen zum Einlegen in den Ductus stenon. bei Speichelfistel. Трубочка вкладываемая въ стеновъ протокъ при слюнномъ свищѣ.

7987) Sialozemia (sialon et ζημια, der Verlust, потеря). | Der Speichelverlust. Потеря слины.

7988) Sialozemicus (v. Sialozemia). | Durch Speichelverlust entstanden, damit behaftet u. s. w. Причиняемый потерею слины.

7989) Sibilans. | Pfeifend, Zischend. Свистящій.

Sibilatio, Sibilismus, = Sirigmus.

Sibilum, v. Sibilus.

7990) Sibilus, Sibilum. | Das Zischen, Zischeln, Gezisch. Шипѣніе. Vid. Tinnitus aurium et Uvula.

7991) Sibilus auris s. aurium. | Das Ohrenzischen, Ohrenpfeifen, Ohrensäuseln. Шипѣніе, Свистаніе, Шумъ въ ушахъ. Vid. Syrigmus et Tinnitus aurium.

Sibilus clangosus, v. Tinnitus aurium.

7992) Sicchasia, ἡ σικχασια (v. Sicchos; σικχαινω, σιαινω [σικχαζω]; Ekel vor oder Widerwillen gegen Etwas haben, Etwas ohne Theilnahme und sogar mit Verachtung ansehen; брезгаю, отвращеніе получаю). | Der Ekel, Widerwille gegen Etwas überhaupt. Отвращеніе. = Anorexia.

7993) Sicchos, σικχος. | Ein ekler, gleichsam übersatter Mensch, der Alles oder doch Einzelnes mit Verachtung und ohne Theilnahme ansieht, der bei den ansprechendsten Dingen kalt und trocken bleibt. Брезгливый, Переборчивый, не удобоудовлетворимый человѣкъ.

7994) Siccitas. | Trockenheit. Сухость.

7995) Siccus. | Trocken. Сухій.

Sicula, v. Penis.

Sicya, ἡ σικυα, σικυη, = Sicyos.

Sicyedon (v. Sicyos) = Cauledon.

7996) Sicyos, Sicys, Sicya, σικυος, σικυς, ἡ σικυα. | Eine rohe, unreife Gurke. Дыня, Незрѣлый огурецъ.

7997) Sida abutilon, Abutilon. | Gemeine Sida, Gelbe Pappel, Sammetpappel.

Груднвка обыкновенная, Степный подсолнечникъ, Просвирка жестоцвѣтная, бархатная, Подсолнечникъ Египетскій, Бархатныя просвирки.

7998) Sida carpinifolia. | Hainbuchenblätterige Sida. Грудника граболистная.

7999) Sideratio, genit. —onis (v. Sidus). | 1) Der Stand der Gestirne. Расположеніе свѣтилъ небесныхъ, особливо на судьбу человѣческую. 2) Eine starke Einwirkung der Witterung, besond. einer sehr warmen, auf organische Wesen und die dadurch verursachten Krankheiten. Содѣйствіе теплаго воздуха и причиняемыя онымъ болѣзни. 3) Auch noch: Mehrere plötzlich und heftig befallende Krankheiten, welche man glaubte von den Gestirnen herleiten zu müssen. Нѣкоторыя болѣзни внезапно поражающія человѣка, причиняемыя будьто вліяніемъ созвѣздія: Catalepsis, Apoplexia etc.

8000) Sideratus (v. Sideratio). | Bei Plinius u. A.: Von Sideratio befallen, Erstarrt, Plötzlich gelähmt u. s. w. Пораженный болѣзнями описанными въ словѣ, Sideratio, Онѣмѣлый.

8001) Siderites, ὁ σιδηριτης (v. Sideron). | 1) Der Magnet. Магнитъ. 2) Eine Art Demant. Родъ Алмаза.

8002) Sideritis, ἡ σιδηριτις, genit. —ιδος, —idis (v. Siderites). | 1) = Siderites. 2) Bei Plinius: Ein Kraut, welches Verwundungen durch Eisen heilen sollte, Ein Eisenkraut. Трава будто лѣчащая раны причиняемыя желѣзомъ. 3) Gliederkraut. Живика.

8003) Sideritis hirsuta. | Rauhhaariges Gliedkraut, Berufkraut. Живика шерстистая.

8004) Sideron, Sideros, σιδηρος, σιδηρον. | Das Eisen, Der Stahl, Eiserne Werkzeuge. Желѣзо, Сталь, Приготовленныя изъ желѣза вещи.

8005) Siderotechnia (v. Sideron et Techne). | Die Eisenbereitungskunst, Die Kunst Stahl zu machen u. s. w. Искуство, дѣлать желѣзо, Дѣланіе желѣза или стали.

8006) Sidus, genit. Sideris. | Das Gestirn, Sternbild. Свѣтило небесное, Созвѣздіе.

8007) Siegesbeckia orientalis. | Ostindische Siegesbeckie. Сишебеккія Индѣйская.

Siegon, σιηγων, = Siagon.

Siel = Sial.

Sielismus, ὁ σιελισμος, = Sialismus, Ptyalismus.

Sielocinetica, i. q. Salivantia.

Sielon, Sielos, σιελον, σιελος, v. Sialon.

Sieversia montana, v. Geum montanum.

Sigillata terra, v. Argilla.

8008) Sigillum hermeticum. | Hermetisches Siegel, Hermetisches Zustopfen. Герметическое закупориваніе.

Sigillum Salomonis, i. q. Convallaria polygonatum.

Sigillum virginitatis, v. Hymen.

8009) Sigma, το σιγμα (σιζω, zischen, шиплю). | Das S od. griechische Σ. Греческая буква С.

8010) Sigmodes, Sigmoides, σιγμοειδης, σιγμωδης (sigma et ειδος). | Cförmig, Sichelförmig, Halbmondförmig. Подобный греческой буквѣ С.

Sigmoideus, v. Sigmodes.

8011) Signa accessoria. | Hinzugekommene Zeichen. Случайные признаки или знаки.

8012) Signa acritica s. non judicantia. | Nichtkritische Zeichen. Признаки не критическіе.

8013) Signa aequivoca. | Zweideutige Zeichen. Двузнаменательные знаки.

8014) Signa anamnestica s. rememorativa. | Die einer Krankheit vorhergegangenen Zeichen, Vergleichungszeichen, Wiedererinnerungszeichen. Предшествовавшіе признаки, Воспоминательные знаки, Признаки предварительные, взимаемыя изъ состоянія предшествовавшаго настоящей болѣзни.

8015) Signa antecedentia. | Vorhergehende Zeichen. Предъидущіе признаки.

8016) Signa bona. | Gute Zeichen. Хорошіе, добрые, благопріятные признаки.

8017) Signa certa. | Sichere Zeichen. Вѣрные знаки.

Signa characteristica, v. Signa essentialia.

8018) Signa coctionis. | Zeichen der Kochung. Признаки свaренія.

Signa criseos indicantia, v. Sig. critica.

8019) Signa critica s. judicantia, s. judicationis. | Kritische Zeichen, Zeichen der Krisis. Признаки перелома.

8020) Signa cruditatis. | Zeichen der Krudität. Признаки сыраго состоянія болѣзни.

8021) Signa diagnostica. | Erkenntnisszeichen. Различительные, Разпознавательные знаки. Vid. Diagnostica.

Signa epigenomena, v. Signa accessoria.

8022) Signa essentialia s. sensualia, s. characteristica. | Wesentliche, charakteristische Zeichen. Существенные, Характеристическіе, Чувственные признаки.

Signa gnostica, v. Signa diagnostica.

8023) **Signa** incerta. | Ungewisse Zeichen. Невѣрные знаки.

Signia infantum, v. Naevus.

Signa judicantia s. judicationis, v. Signa critica.

8024) **Signa** lethalia. | Tödtliche Zeichen. Смертельные признаки.

8025) **Signa** mala. | Schlechte Zeichen. Худые признаки.

8026) **Signa** morbi. | Die Zeichen einer Krankheit. Знаки, Признаки болѣзни.

Signa non judicantia, v. Signa acritica.

8027) **Signa** pathognomica s. certa. | Pathognomische, gewisse Zeichen. Отличительные знаки.

8028) **Signa** periculosa. | Gefährliche Zeichen. Опасные знаки.

8029) **Signa** prognostica. | Vorhersagungszeichen. Предсказательные, Предзнаменовательные знаки.

Signa rememorativa, v. Signa anamnestica.

8030) **Signa** universalia. | Allgemeine Zeichen. Общіе знаки.

Signata, v. Characteres.

Signatum, v. Character.

8031) **Signatura.** | Signatur, Gebrauchsanweisung. Надпись, Сигнатура. Vid. Character.

8032) **Signum**, Symptoma. | Zeichen, Symptom. Знакъ, Признакъ.

8033) **Signum** s. Indicium vitae. | Lebenszeichen. Знакъ, Признакъ жизни.

Silaus pratensis, v. Cnidium silaus.

8034) **Silene** armeria. | Gartensilene. Смолянка садовая.

8035) **Silene** baccifera, Cucubalus bacciferus, Lichnanthus scandens. | Beerentragender Taubenkropf- oder Meier. Пузырникъ ягодный.

8036) **Silene** inflata, Cucubalus behen. | Gemeiner, weisser Behen, Weisser Wiederstoss, Weisse Gliedweich. Смолевка хлопушка, Пузырникъ гладкій, Увѣчная морская трава, Бѣлый бегенъ.

8037) **Silene** citites, Cucubalus cetites. | Ohrlöffelkraut. Смолевка разнополая.

8038) **Silentium**, Taciturnitas, Reticentia. | Das Schweigen. Молчаніе.

Silicea, v. Silicia.

8039) **Silicia**, Silicea. | Kieselerde, Glasichte Erde, Kieselsäure. Кремнистая земля.

8040) **Silicula.** | Schötchen. Стручечекъ.

8041) **Siliqua.** | Schote. Шелуха, Стрyкъ, Стручекъ.

8042) **Siliqua** dulcis, Ceratia, Xylocaracta, Coraba. | Johannisbrod, Sodbrod, Bockshörnlein, Bockshorn. Рожки, Сладкій стручечникъ.

Siliqua purgatrix, v. Cassia fistula.

Siliqua vaniglia, v. Vanilla.

Silla, v. Squilla.

8043) **Silo**, Sillus, Silus, Simo, Simus, *σιλλος*, *σιλος*, *σιμος*. | Ein Stumpfnäsiger, Ein Mensch mit einer vorn aufgeworfenen und oben eingedrückten Nase, mit einer Stumpfnase. Тотъ, у кого носъ съ низу плоскій, а сверху сжатый, Курносый.

Silunculus, v. Cilo.

8044) **Silurus** electricus. | Zitterwels. Електрическій сомъ.

Silus, v. Silo.

8045) **Silybum** marianum, Carduus marianus. | Mariendistel, Frauendistel, Silberdistel, Stechkerndistel, Froschdistel. Остропестро, Остропестеръ, Бѣлый осотъ, Лягушечникъ, Востропестро, Татарникъ, Маріинъ, Марьинъ.

Simaruba amara, v. Quassia simaruba.

Simaruba excelsa, v. Quassia excelsa.

Simaruba officinalis, v. Quassia simaruba.

Simaruba versicolor, v. Quassia versicolor.

Simeiotica, v. Semiotica.

Simia, v. Inuus silvanus.

Simiae, v. Quadrumana.

8046) **Simila**, Similago, *ἡ σεμιδαλις*. | Das Weissbrod, Die Semmel; eigentlich: Feines Weizenmehl. Бѣлый хлѣбъ, Булка; соб. крупная, хорошая пшеничная мука.

8047) **Similis**, e. | Aehnlich, Gleich. Подобный, Похожій.

8048) **Similitas**, Similitudo. | Uebereinstimmung, Aehnlichkeit. Сходство, Подобіе.

Similitudo, v. Similitas.

8049) **Simitas**, *σιμοτης* (v. Simus). | Das Eingedrücktsein, bes. der Nase, Der Zustand des Simus; bei Galen auch: Die untere, konkave Seite der Leber. Курносость; у Галена: Вогнутая поверхность печени.

Simo, v. Silo.

Simotrachelus (v. Simus et Trachelos) = Bysauchen.

8050) **Simplex.** | Einfach. Простый.

8051) **Simplicitas.** | Simplicität, Einfachheit, Einfalt, Einförmigkeit. Простоковатость, Простота. Vid. Imbecillitas mentis et Rusticitas.

8052) **Simulatio**, Dissimulatio s. Dissimulantia. | Heuchelei, Heucheln, Heuchelschein, Gleissnerei, Verstellung, Nachahmung. Подражаніе, Притворный, Ложный видъ, Лицемѣріе.

8053) **Simulatus.** | Scheinbar, Verstellt, Nachgeahmt. Притворный, Притворяемый.

Simultas, v. Odium.

Simultates, v. Odium.

Simus, *σιμος*, v. Sillo, Sillus.

Sina = Cina, v. Semen cinae.

8054) **Sinapelaeon**, *το σιναπελαιον* (v. Elaeon et Sinapi). | Das Senföl. Горчичное масло.

8055) **Sinapi**, Sinapis, *το σιναπι, σιναπυ, σιναπιον, σινηπι;* genit. —ios, —eos etc. | Der Senf. Горчица.

8056) **Sinapis** alba, Ericca. | Weisser Senf, Gelber od. Englischer Senf. Горчица бѣлая, дикая.

8057) **Sinapis** arvensis. | Ackersenf, Wilder Senf. Горчица полевая, или Свербигузка пашенная.

8058) **Sinapis** nigra. | Schwarzer Senf. Горчица черная.

8059) **Sinapismus**, *ὁ σιναπισμος* (v. Sinapi, *σιναπιζω*, fut. *—σω;* mit Senf umgehen, Senf anwenden, auch scharf und beissig sein; употреблять горчицу, быть острымъ) s. Pasta epispastica, Cataplasma sinapis s. Sinapinum. | Das Senfpflaster, Die Anwendung desselben, Der Senfteig. Горчичникъ, Тѣсто съ горчицею.

8060) **Sinapium** (v. Sinapi). | 1) = Sinapi. 2) Eine Senfbrühe, Senfsauce. Соусъ горчичный. 2) Die Tunke oder Sauce überhaupt. Соусъ вообще.

8061) **Sinciput**, Synciput, Bregma. | Vorderhaupt, Vorderkopf. Передняя часть головы, Тѣмя.

8062) **Singultus**, Lygmos, Lynx. | Das Schluchzen, Schlucken. Икота, Икание.

8063) **Sinister.** | Linker. Лѣвый.

Sinisteritas, v. Scaevitas.

8064) **Sinuatus.** | Buchtig. Выемчатый.

Sinuli ossis ethmoidei, v. Cellulae ethmoidales.

8065) **Sinuositas.** | Sinuosität. Образованіе ходовъ, Извилина, Излучина. Vid. Sinus, Sulcus.

Sinuositas mastoidea tympani, v. Antrum tympani.

Sinuositas maxillaris, v. Antrum maxillare.

Sinuositas ossis ilii, v. Incisura ischiadica.

Sinuositas pterygo-palatina, v. Fossa pterygo-palatina.

Sinuositas spheno-palatina, v. Fossa pterygo-palatina.

8066) **Sinus**, Specus, Antrum, Caverna, Camera, Sinuositas, Bathmis, Colpos. | Sinus, Höhle, Tiefe Knochenhöhle, Beinhöhle, Beingruft, Gang, Grube. Пазуха, Ходъ, Пещера, Впадина, Нора, Нѣдра, Дупла. Vid. Gremium.

Sinus acetabuli, v. Fovea acetabuli.

8067) **Sinus** acusticus s. Porus internus, Foramen acusticum s. auditorium internum, Meatus acusticus s. auditorius internus, Meatus cochlearis s. tortuosus, s. coecus, s. capreolaris, Orificium meatus auditorii internum, Foramen coecum acusticum. | Akustischer Sinus, Grube der Gehörnerven, Innerer Gehörgang, Gehörloch, Oeffnung des innern Gehörganges, Gemeinschaftlicher Nervenkanal des pyramidenförmigen Theils. Внутренній слуховый проходъ.

Sinus adversi, i. q. Sinus petrosi superiores.

Sinus anterior cordis, v. Atrium anterius cordis.

Sinus arcus posterioris atlantis, v. Incisura arcus posterioris atlantis.

Sinus articulares, v. Cavitates.

8068) **Sinus** articulares atlantis, Cavitates glenoidales atlantis. | Artikularflächen des Atlas. Составныя впадины атланта.

8069) **Sinus** articulares costarum, Foveae sterni costales. | Artikularvertiefungen des Sternums, Artikulirende Flächen oder Gelenkvertiefungen, oder Verbindungsflächen des Sternums. Составныя впадины грудной кости.

8070) **Sinus** articulares tibiae, Cavitates glenoidales tibiae. | Artikularsinus der Tibia, Gelenkfläche der Tibia, Artikulirende Fläche des Kopfes des Schienbeins. Составныя впадины большой берцовой кости.

Sinus articularis maxillae inferioris, v. Cavitas articularis maxillae inferioris.

Sinus articularis scapulae, v. Cavitas glenoidalis scapulae.

Sinus auditorius, v. Antrum ossis petrosi.

Sinus basilares, v. Sinus occipitales.

8071) **Sinus** bathmoides s. bethmoides. | Gelenkvertiefungen des Oberarmknochens. Составныя впадины плечевой кости.

8072) **Sinus** capitis femoris, Fovea capitis femoris. | Sinus des Kopfes des Schenkelknochens, Grube des Kopfes des

Schenkelknochens. Впадина, Ямочка головки бедренной кости.

8073) **Sinus** cavernosi, Sinus polymorphi s. sphenoidales, Receptacula sellae equinae lateribus opposita. | Kavernöser Gehirnsinus, Zellige Blutbehälter od. Blutleiter, Schwammichte Blutbehälter, Kavernöse Aderhöhler, Hohlichte Behälter der festen Hirnhaut, Fächerichte Höhlen der festen Hirnhaut. Пазухи пещеристыя мозга или твердой оболочки мозга.

Sinus cavernosi uteri, v. Venae uteri gravidi.

8074) **Sinus** cerebri, Fistulae s. Cavitates, s. Canales, s. Ventriculi, s. Tubuli, s. Sanguiductus, s. Receptacula durae matris. | Gehirnsinus, Hirnsinus oder Adergänge, Blutleiter od. Bluthöhlen, od. Blutbehälter, oder Aderhöhlen des Gehirns od. der harten Hirnhaut. Пазухи твердой оболочки мозга. Vid. Ventriculi cerebri.

8075) **Sinus** circularis. | Kreisförmiger Sinus. Окружная пазуха. Vid. Sinus circularis Ridleji.

8076) **Sinus** circularis foraminis magni. | Kreisblutadergang des Hinterhauptlochs. Пазуха окружная большой затылочной дыры.

8077) **Sinus** circularis Ridleji, Sinus circularis s. superior, s. coronoideus, Sinus ovalis sellae turcicae s. clinoidalis, s. glandulae pituitariae. | Ridleischer Gehirnsinus, Kreisförmiger Blutbehälter des Ridlei, Elliptischer Blutleiter, Kranzförmiger Blutleiter, Kreisblutleiter des Hirnanhangs. Пазуха окружная турецкаго сѣдла или Ридлева.

Sinus circularis sellae turcicae, v. Sinus circularis Ridleji.

Sinus clavicularis, v. Incisura clavicularis manubrii sterni.

Sinus clinoidalis, v. Sinus circularis Ridleji.

Sinus coli, v. Cellulae coli.

8078) **Sinus** condylorum anterior s. Cavitas condylorum anterior. | Sinus der Kondylen des Schenkelknochens. Впадина передняя мыщелковъ бедренной кости.

Sinus condyloideus, v. Fossa glenoidalis.

Sinus cordis, v. Atria et Ventriculi cordis.

Sinus coronoideus, v. Sinus circularis Ridleji.

Sinus cranii, v. Sinus narium.

Sinus dexter cordis, v. Atrium anterius cordis.

Sinus durae matris, v. Sinus cerebri.

Sinus ethmoidales, v. Cellulae ethmoidales.

8079) **Sinus** falciformes cerebri. | Sichelförmige Blutbehälter oder Blutleiter. Пазухи серпевидныя мозга.

8080) **Sinus** falciformis inferior, Sinus falcis minor s. inferior, Sinus falciformis minor s. inferior, s. longitudinalis inferior, Vena falcis inferior. | Unterer Blutbehälter oder Blutleiter, Kleiner Sichelblutbehälter, Unterer Längenblutleiter, Untere Sichelblutader, Kleine Aderhöhle oder Untere, lange Aderhöhle der Sichel. Пазуха серповидная меньшая, или нижняя.

Sinus falciformis major, v. Sinus falciformis superior.

Sinus falciformis minor, v. Sinus falciformis inferior.

8081) **Sinus** falciformis superior, Sinus falcis major s. superior, s. falciformis major, s. triangularis, s. longitudinalis superior, s. longitudinalis superior major, s. sagittalis, Vena. | Oberer, sichelförmiger Blutbehälter oder Blutleiter, Oberer, langer Blutbehälter, Obere Bluthöhle der Sichel, Dreieckiger oder Dritter Blutbehälter, Pfeilhöhle, Ader des Gehirns, Oberer Längenblutleiter, Grosse Aderhöhle der Sichel, Obere, lange Aderhöhle, Grösserer, sichelförmiger oder Länglichter Blutbehälter, Erste Aderhöhle. Пазуха серповидная верхняя или большая.

Sinus falcis inferior, v. Sinus falciformis inferior.

Sinus falcis major, v. Sinus falciformis superior.

Sinus falcis superior, v. Sinus falciformis superior.

8082) **Sinus** frontales, Sinus superciliares s. pituitarii frontis, Caverna s. Cavernae frontis. | Frontalhöhlen, Stirnhöhlen, Stirnschleimhöhlen, Augenbraunhöhlen. Лобныя, Чельныя пазухи.

Sinus glandulae pituitariae, v. Sinus circularis Ridleji.

Sinus glenoidalis scapulae, v. Cavitas glenoidalis scapulae.

Sinus glenoideus, v. Fossa glenoidalis.

Sinus hemisphaericus vestibuli, v. Cavitas hemisphaerica vestibuli.

Sinus hepatis major, v. Sulcus umbilicalis.

Sinus lacrymalis, v. Saccus lacrymalis.

8083) **Sinus** laryngis, Ventriculi Morgagni s. Galeni, Sinus membranosi laryngis, Alveoli ad latus epiglottidis. | Sinus des Larynx, Taschen od. Seitenhöhlen, od. Bauch des Kehlkopfs, Kehlhöhle. Гортанныя пазухи.

Sinus laterales inferiores, v. Sinus occipitales anteriores.

Sinus linguae, v. Margines linguae.

Sinus longitudinalis inferior, v. Sinus falciformis inferior.

Sinus longitudinalis superior, v. Sinus falciformis superior.

Sinus longitudinalis superior major, v. Sinus falciformis superior.

Sinus lunatae ulnae, v. Cavitates sigmoideae ulnae.

8084) **Sinus** maxillaris, Antrum maxillare s. Sinus spongioso-palatino-ethmoideo-maxillaris, Sinuositas maxillaris, Antrum s. Caverna, s. Cavernula ossis quarti maxillae, Antrum Highmori s. Highmorianum, s. genae, Cavitas ossis maxillae maximi. | Maxillarhöhle, Oberkieferhöhle, Kieferhöhle, Kinnbackenhöhle, Höhle des Kinnbackenbeins, Highmor'shöhle, Schleimhöhle des Oberkiefers. Челюстная пазуха, Гигморова пещера.

Sinus maximus, v. Fossa posterior ossis brachii.

Sinus maximus aortae, v. Bulbus aortae.

Sinus membranosi laryngis, v. Sinus laryngis.

Sinus meningis, v. Sinus cerebri.

Sinus mucosi externi partium genitalium feminarum, v. Lacunae Grafianae.

Sinus mucosi vestibuli vaginae, v. Lacunae Grafianae.

Sinus muliebris, v. Vagina et Vulva.

8085) **Sinus** narium, Sinus cranii, Recessus s. Appendices, s. Antra nasi. | Nebenhöhlen oder Kleine Höhlen, oder Schleimhöhlen, od. Grosse Schleimhöhlen der Nase, oder Anhänge der Nasenhöhlen. Носовыя пазухи.

Sinus obliquus, v. Sinus perpendicularis cerebri.

8086) **Sinus** occipitales s. basilares. | Occipitalsinus, Hinterhauptsadergänge, Grundbeinblutleiter, Hinterhauptsbluthöhlen, Hinterhauptsaderhöhlen, Hinterhauptshöhlen, Aderhöhlen am Hinterhaupte, Blutbehälter des Hinterhaupts. Затылочныя пазухи.

8087) **Sinus** occipitales anteriores s. inferiores, s. laterales inferiores, s. basilares. | Vordere Hinterhauptshöhlen, Vordere Grundbein- od. Zapfenleiter. Переднія, Нижнія затылочныя пазухи.

Sinus occipitales inferiores, v. Sinus occipitales anteriores.

8088) **Sinus** occipitales posteriores. | Hintere Hinterhauptshöhlen. Пазухи затылочныя заднія.

Sinus occipitalis, v. Sinus occipitalis foraminis magni.

8089) **Sinus** occipitalis anterior superior s. transversus conciliator, s. transversus. | Obere, vordere Hinterhauptshöhle. Передняя верхняя затылочная пазуха.

Sinus occipitalis foraminis magni, v. Sinus circularis foraminis magni.

8090) **Sinus** occipitalis posterior. | Hinterhauptsblutader. Задняя затылочная пазуха.

Sinus oculi, v. Anguli oculi.

8091) **Sinus** ophthalmicus s. orbitarius, s. orbitalis. | Ophthalmischer Sinus, Aderhöhle an der Augenhöhle. Пазуха глазная, иначе, Глазная мозговая вена. Vid. Vena ophthalmica cerebralis.

Sinus orbitalis, v. Sinus ophthalmicus.

Sinus orbitarius, v. Sinus ophthalmicus.

Sinus ossis brachii, v. Foveae ossis brachii.

Sinus ossis maxillaris, v. Sinus maxillaris.

Sinus ossis multanguli majoris carpi, v. Sulcus ossis multanguli majoris carpi.

8092) **Sinus** ossium metacarpi. | Sinus der Knochen des Metakarpus. Ямочки пястныхъ косточекъ.

8093) **Sinus** ossium metatarsi s. Impressiones laterales ossium metatarsi. | Sinus der Knochen des Metatarsus. Ямочки плюсневыхъ косточекъ.

Sinus ovalis sellae turcicae, v. Sinus circularis Ridleji.

Sinus palato-sphenoideo-buccinosi, v. Sinus sphenoidales.

8094) **Sinus** perpendicularis cerebri, Sinus rectus s. quartus, s. obliquus, s. tentorii, Torcular Herophili. | Perpendikulärer Sinus des Gehirns, Gerader Blutbehälter des Gehirns, Zeltblutleiter, Schiefer Blutleiter, Vierter oder Senkrechter Blutbehälter, Kelter od. Presse des Herophilus. Пазуха отвѣсная, или Герофиловы тиски.

8095) **Sinus** petrosi. | Petröse Sinus, Blutbehälter der Felsenbeine, Felsenblutleiter, Aderhöhlen des Steinbeins, Pyramidenblutleiter, Steinbehälter, Gehörfelsenadergänge, Felsenbeinblutbehälter. Пазухи каменистыя.

8096) **Sinus** petrosi anteriores. | Die vordern Sinus der Felsenbeine. Пазухи каменистыя переднія.

8097) **Sinus** petrosi inferiores s. posteriores, s. primus, s. primus et secundus, s. aversi, s. obliquus. | Die untern od. Hintern Sinus der Felsenbeine. Пазухи каменистыя нижнія, или заднія.

Sinus petrosi posteriores, v. Sinus petrosi inferiores.

8098) Sinus petrosi superiores, secundus s. prior, s. tertius et quartus, s. adversi, s. petrales. | Obere Sinus der Felsenbeine. Пазухи каменистыя верхнія.

Sinus pingues cutis, v. Glandulae sebaceae.

Sinus pituitarii, v. Sinus sphenoidales.

Sinus pituitarii frontis, v. Sinus frontales.

Sinus polymorphi, v. Sinus cavernosi.

Sinus portae oblongus, v. Sulcus umbilicalis.

Sinus portarum, v. Porta.

Sinus posterior cordis, v. Atrium posterius cordis.

Sinus posterior intermedius condylorum femoris, v. Fossa genu.

Sinus pudendi, v. Vagina.

Sinus pudoris, v. Vagina.

Sinus quartus, v. Sinus perpendicularis cerebri.

Sinus quartus Valsalvae, v. Bulbus aortae.

Sinus rectus, v. Sinus perpendicularis cerebri.

Sinus renum, v. Hilus et Pelvis renalis.

Sinus rotundi ovarii, v. Ova Graafiana.

Sinus sagittalis, v. Sinus falciformis superior.

Sinus semicircularis scapulae, v. Incisura scapularis.

8099) Sinus septi cordis. | Sinus der Herzscheidewand, Höhle der Scheidewand der Vorkammern des Herzens. Пазуха преграды сердца.

Sinus sinister cordis, v. Atrium posterius cordis.

8100) Sinus sphenoidales s. Sinus pituitarii, s. Fossae pituitariae, s. Sinus palato-sphenoideo-buccinosi ossis sphenoidei, Antra sphenoidalia. | Sphenoidalhöhlen, Keilbeinhöhlen, Schleimhöhlen des Keilbeins, Keilschleimhöhlen. Основныя, или основной кости пазухи.

Sinus spongioso-palatino-ethmoideomaxillaris, v. Antrum maxillare.

Sinus superciliares, v. Sinus frontales.

Sinus superior, v. Sinus circularis Ridleji.

Sinus tarsi, v. Cavitas sinuosa tarsi.

Sinus tentorii, v. Sinus perpendicularis cerebri.

8101) Sinus transversi s. laterales. | Querblutleiter. Пазухи поперечныя или боковыя.

Sinus transversus, v. Sinus occipitalis anterior superior.

Sinus transversus conciliator, v. Sinus occipitalis anterior superior.

Sinus triangularis, v. Sinus falciformis superior.

Sinus trochleae ossis brachii, v. Cavitas trochleae ossis brachii.

8102) Sinus tympani, Pelvis foraminis ovalis. | Sinus der Paukenhöhle. Пазуха тимпана.

Sinus uteri, v. Venae uteri gravidi.

8103) Sinus venae portarum. | Sinus der Pfortader. Пазуха воротной вены. Vid. Sulcus intermedius.

Sinus venarum cavarum, v. Atrium anterius cordis.

Sinus venarum pulmonarium, v. Atrium posterius cordis.

8104) Sinus venosi medullae spinalis s. Columnae vertebralis, Circelli venosi. | Venöse Sinus des Rückenmarks, Blutleiter der Wirbelsäule. Пазухи венозныя становой жилы.

Sinus venosi uteri, v. Venae uteri gravidi.

Sinus vulvae, v. Rima.

Sinus vulvae urethrales, v. Prostata Graafii.

Siphae, i. q. Peritonaeum.

Siphilis, Siphylis, v. Syphilis.

Siphita, v. Somnabulismus.

8105) Sipho, Siphon (ὁ σιφων, genit. —ωνος, —onis) s. Siphunculus, Syringa. | Eine Saugröhre, Spritzenröhre, Spritze. Трубка, Сифонъ.

Sipho anatomicus, v. Sipho-injectorius.

8106) Sipho Anellianus s. Anellii. | Die Anellische Augenspritze. Насосецъ, Сифонъ Анеліевъ.

8107) Sipho argenteus. | Eine silberne Spritze. Сифонъ, Насосецъ серебренный.

8108) Sipho injectorius s. anatomicus. | Injektionsspritze, Anatomische Spritze. Сифонъ, Насосецъ анатомическій или для впрыскиваній, Иньекціоный.

8109) Sipho orichalceus. | Eine messingene Spritze. Мѣдный сифонъ.

8110) Sipho parvus. | Eine kleine Spritze. Малый сифонъ или насосецъ.

8111) Sipho stanneus. | Eine zinnerne Spritze. Сифонъ оловянный.

Sipho urinae, v. Diabetes verus.

Siphon, v. Sipho.

8112) Siphonia. | Siphonie. Трубчатка.

Siphonia cahuchu, v. Siphonia elastica.

8113) Siphonia elastica, Jatropha elastica, Hevea guianensis, Siphonia cahuchu. | Federharz-Siphonie, Amerikanische Cahuchu. Сифовія упругая или Резинникъ кагуху.

8114) **Siphunculus** (v. Sipho). | Eine kleine Spritze. Малый сифонъ.

Siphylis, v. Syphilis.

8115) **Siraeon, Siraeus**, *το σιραιον, ὁ σιραιος (οινος)*. | Ein eingedickter (eingedörrter) Wein. Вываренное вино, Мушкатель.

8116) **Siren**, *ἡ σειρην*, genit. *—ηνος*, —enis. | Eine Sirene, Ein fabelhaftes Meerthier. Сирена.

8117) **Siriasis**, *ἡ σειριασις, σιριασις*, genit. *—εως, —ιος*, —ios, —is. | Der Sonnenstich; Insolatio, Die Hirnentzündung (besonders von Einwirkung der Sonne). Печеніе солнца; Воспаленіе мозга, производимое дѣйствіемъ солнечныхъ лучей. Vid. Encephalitis et Insolatio.

Sirigmus = Syrigmus.

8118) **Sirocco**, Samiel. | Der Sirokko (ein sehr schädlicher, in Arabien einheimischer Wind). Сироко, восточный (въ Аравіи господствующій) вѣтръ.

8119) **Sirones**, Cirones, Chirones. | Kleine, juckende Hautblätterchen. Малыя зудящія пузырки на кожѣ.

8120) **Sirop**, Sirup. | Zuckersaft. Сиропъ. Vid. Syrupus.

Sirroco, v. Sirocco.

8121) **Sison**. | Sison. Петрушечникъ.

8122) **Sison** ammi. | Ammeisison. Серпорезъ, Серпорѣзъ.

8123) **Sison** amomum. | Amömleinsison, Bibernellblätteriges Sison. Сизонъ.

Sison anisum, v. Pimpinella anisum.

8124) **Sison** podagraria, Aegopodium podagraria. | Gemeiner Geissfuss, Giersch. Снитки, Снитокъ, Снить.

8125) **Sistio** sanguinis. | Die Blutstillung, Das Blutstillen. Остановленіе кровотеченія.

8126) **Sisymbrium**. | Rauke. Гулявникъ.

Sisymbrium amphibium, v. Nasturtium amphibium.

Sisymbrium nasturtium, v. Nasturtium officinale.

8127) **Sisymbrium** officinale, Erysimum officinale, vulgare. | Wegsenf, Gelbes Eisenkraut. Гулявникъ обыкновенный, Полевая горчица.

8128) **Sisymbrium** sophia, Sophia chirurgorum. | Sophienrauke, Grosses Besenkraut, Wurmkraut. Жеруха дикая струйчатая, или Гулявникъ струйчатый, Мудрость лекарская.

Sisymbrium sylvestre, v. Nasturtium sylvestre.

8129) **Sitacratia** (v. Sitos et Acratia). | Das Unvermögen, Die Speisen gehörig bei sich zu behalten und zu verdauen. Слишкомъ скорое отдѣленіе пищи изъ желудка.

8130) **Sitacraticus** (v. Sitacratia). | Die Speisen nicht gehörig bei sich behaltend, was dadurch entstanden ist u. s. w. Причиняемый слишкомъ скорымъ отдѣленіемъ пищи изъ желудка.

8131) **Sitesis**, *σιτησις*, genit. *—εως, —ιος*, —ios, —is (v. Sitos, *σιτεω*, fut. *—εσω*; speisen; питаю, кормлю). | Das Speisen, Das Füttern, Die Ernährung durch Speisen. Ядeніе, Ѣденіе, Пища.

Sitia, plural. a Sition.

8132) **Sitibundus**. | Sehr durstig. Весьма жаждущій.

8133) **Siticulosus**. | Was Durst macht. Причиняющій жажду, жаждущій или жадный.

8134) **Sitiens**. | Durstig. Жаждущій, жадный.

8135) **Sitologia** (v. Sitos, Sition et Logos), Sitiologice, Sitiologia. | Die Nahrungsmittelkunde, Lehre von den Speisen. Ученіе о пищахъ.

8136) **Sition**, *σιτιον* = Sitos, Sitia, *σιτια, σιτεια*. | 1) Die Nahrungsmittel. Пища. 2) Kleine Weizenbrode. Малые пшеничные хлѣбы.

8137) **Sitis**, Dipsa, Potionis desiderium. | Der Durst. Жажда.

Sitis ardens, v. Sitis igneus.

Sitis defectus, v. Adipsia.

8138) **Sitis** ignea, ardens. | Brennender Durst. Чрезвычайная жажда.

Sitis immodica, v. Sitis ingens.

Sitis importuna, v. Sitis insedabilis.

8139) **Sitis** ingens, immodica, vehemens. | Heftiger, sehr heftiger Durst. Неумѣрная, весьма сильная жажда.

8140) **Sitis** insedabilis s. importuna. | Unlöschbarer Durst. Неутолимая жажда.

Sitis intensa, v. Polydipsia.

Sitis magna, v. Polydipsia.

8141) **Sitis** modica. | Mässiger Durst. Умѣренная жажда.

Sitis vehemens, v. Sitis ingens.

8142) **Sitos**, *σιτος*. | 1) Weizen. Пшеница. 2) Die Nahrung, Speise. Пища.

8143) **Situs**. | Die Lage. Положеніе. Vid. Locus relativus.

8144) **Situs** aegroti. | Die Lage des Kranken. Положеніе больнаго.

8145) **Situs** alienus, mutatus. | Widernatürliche Lage. Противуестественное положеніе.

8146) **Situs** cadaveris. | Die Lage der Leiche. Положеніе трупа.

8147) **Situs** cordis mutatus. | Abnorme Lage des Herzens. Неправильное положеніе сердца.

8148) **Situs** dorsalis. | Die Lage auf dem Rücken. Положеніе на спинѣ.

Situs erectus, v. Statura erecta.

Situs mutatus, v. Situs alienus.

8149) **Situs** (s. Cubitus) supinus, Resupinatio. | Rückenlage. Положеніе на спинѣ.

8150) **Sium.** | Merk. Поручейникъ.

8151) **Sium** angustifolium, Berula angustifolia. | Schmalblätteriger Wassermerk. Поручейникъ узколистный.

8152) **Sium** bulbocastanum, Bunium bulbocastanum, Carum bulbocastanum. | Erdkastanie, Erdnuss. Полевые орѣшки, Мышки.

8153) **Sium** falcaria, Critamus agrestis. | Sichelmerk. Поручейникъ обыкновенный.

8154) **Sium** latifolium. | Breitblätteriger Wassermerk. Поручейникъ широколистный.

8155) **Sium** ninsi. | Ninsing. Поручейникъ нинзи, Золотой коренъ или жин-зенгъ.

8156) **Sium** nodiflorum, Heloschiadium nodiflorum. | Knotenblüthiger Wassermerk. Поручейникъ узлоцвѣтный.

8157) **Sium** sisarum. | Zuckerwurz. Сахарный индійскій корень.

Skel., v. Scel.

Skatt, v. Carbunculus septentrionalis.

8158) **Smalta**, Smaltum, Smalzum, Amylum caeruleum. | Smalte, Blaue Stärke, Bläue. Смалта, Синій крахмалъ.

Smectica, σμηκτικα (v. Smectis) = Detergentia.

8159) **Smectis**, Smectris, ἡ χθων, σμηκτις oder σμηκτρις (σμαω, σμηχω, s. Smegma). | Bei Hippokr.: Die Walkerde, Terra cimolia etc. Валяльная земля.

8160) **Smegma**, το σμηγμα, genit. —ατος, —atis (σμαω, σμηχω etc.; schmieren u. s. w.; тру, обтираю). | Die Seife, Die Schmiere, Die Salbe, Das Liniment, eigentlich: Etwas Geschmiertes, Abgeschmiertes. Мазь, Мыло, Грязная жидкость отдѣляющаяся изъ кожи.

Smegma articulare, v. Synovia.

8161) **Smexis**, σμηξις (σμηχω, fut. σμηξω, σμαω; v. Smegma). | Das Abreiben, Reinigen, Poliren. Обтираніе.

8162) **Smilax**, σμιλαξ, genit. —ακος, —acis (σμιλευω, schaben, schleifen, glatt machen; скребу, рѣжу). | Hiessen mehrere Pflanzen, die etwas Glattes an sich hatten oder lieferten, Die Stechwinde. Называніе нѣсколькихъ скользкихъ растѣній, Повой, Тисъ, Ветла.

8163) **Smilax** aspera. | Scharfe Stechwinde. Повой шороховатый.

8164) **Smilax** china, China vera, orientalis, ponderosa. | Chinawurzel-Stechwinde, Chinasmilax. Корень чапутинскій, Чуващинскій.

8165) **Smilax** glauca. | Blaugraue Stechwinde. Повой бирюзовой.

8166) **Smilax** officinalis. | Officinelle Stechwinde, Sarsaparillsmilax. Повой аптечный, врачебный, Сасапарель.

8167) **Smilax** sarsaparilla. | Sarsaparillstechwinde. Сарсапарель, Сасапарилъ.

8168) **Smilax** syphilitica. | Antisyphilitische Stechwinde. Повой противувенерическій.

8169) **Smile**, ἡ σμιλη (σμιλευω, v. Smilax) = Scalper, Scalprum, Scalpellum. | Ein Messer zum Schaben, Schnizzen, Schneiden. Кривой ножъ, Рѣзецъ.

8170) **Smileusis**, σμιλευσις (σμιλευω, v. Smilax). | Das Schnitzeln, Meisseln u. s. w. Вырѣзываніе.

Smilion, το σμιλιον, diminut. a Smile.

Smyrna, σμυρνα = Myrrha.

8171) **Smyrnium** dodonaei, Smyrnium perfoliatum. | Durchwachsenes Smyrnium. Кровочистъ проростшій.

8172) **Smyrnium** olusatrum. | Smyrnenkraut. Кровочистительная трава, Кровавый цвѣтъ.

Smyrnium perfoliatum, v. Smyrnium dodonaei.

8173) **Socialitas.** | Geselligkeit, Geselligkeitstrieb. Общежительность.

Sociatio, Societas, v. Connexio.

Societas gustatoria, v. Nervus quintus.

Socordia, v. Hallucinatio.

8174) **Soda**, Pyrosis, Ardor, Ebullitio ventriculi s. stomachi, s. Fervor stomachi, Cardialgia ab acido, Sordes acidae, Acidum ventriculi, Acor, Oxyregmia, Ructus acidus, Flatulenta acida. | Sodbrennen, Sod, Magensäure, Saures Aufstossen. Изгага, Изжога, Жженіе въ желудкѣ. Vid. Natrum carbonicum.

Soda acetata, v. Natrum aceticum.

Soda aerata, v. Natrum carbonicum crystallisatum.

Soda alicantina, v. Soda hispanica.

8175) **Soda** astrachanensis, Cineres salsolae kali. | Astrachanische Sode. Себаракъ.

8176) **Soda** caustica liquida, Lixivium causticum minerale, Liquor natri caustici. | Aetzende Natronflüssigkeit. Жидкій, Ѣдкій натръ, Жидкая, Ѣдкая сода.

8177) **Soda** hispanica, Soda alicantina. | Alikantische Soda, Spanisches Aschesalz. Сода Испанская.

Soda phosphorata, v. Natrum phosphoricum.

Soda pura, v. Natrum hydratum siccum.

Soda tartarizata, v. Tartarus natronatus.

Soda vitriolata, v. Natrum sulphuricum.

Sodalis parotidis, v. Sarotis accessoria.

Sodium, v. Natrium.

8178) Sodomia, Sodomiticus coitus. | Sodomie. Мужеложство.

8179) Sol, ὁ ἥλιος. | Die Sonne. Солнце. Vid. Aurum.

Solaeus, v. Soleus.

8180) Solaninum, Solanium. | Solanin. Соланинъ.

8181) Solanum. | Nachtschatten. Псинки.

8182) Solanum dulcamara. | Bittersüss, Alpranken. Паслёнъ сладко-горькій, Паслѣнъ, Паслюнъ сладко-горькій, Сладка и горька, Гадючая трава, Гадючій пасліонъ, Сладкогоркъ.

8183) Solanum esculentum, Sol. insanum. | Essbarer Nachtschatten. Батлажаны.

Solanum melongena, v. Solanum ovigerum.

Solanum montanum, v. Solanum zuccagnianum.

8184) Solanum nigrum. | Gemeiner, schwarzer Nachtschatten. Паслёнъ черный, обыкновенный, Псинка, Псинки.

8185) Solanum ovigerum, Sol melongena. | Eierpflanze. Яичное, Яицеобразное яблоко.

Solanum quadrifolium, v. Paris quadrifolia.

Solanum racemosum, v. Phytolacca decandria.

8186) Solanum tuberosum. | Knolliger Nachtschatten, Kartoffelpflanze. Земляные яблоки.

8187) Solanum zuccagnianum, montanum. | Bergnachtschatten. Псинки дынѣподобные.

8188) Solatium, Consolatio. | Trost. Утѣшеніе, Утѣха.

Solea, v. Planta pedis.

8189) Solea ipecacuanha, Viola ipecacuanha, Imidium ipecacuanha. | Ipekakuanhasolea. Солеа или Фіялка рвотная или ипекакуанная.

8190) Solea parviflora, Viola parviflora, Jonidium parviflorum. | Kleinblühende Solea. Солеа или Фіялка мѣлкоцвѣтная.

Solea pedis, v. Metatarsus.

Solen, v. Canalis medullae spinalis et Spina dorsi.

8191) Solertia, Dexteritas, Eucheria. | Geschicklichkeit. Искуство, Изобрѣтательность.

8192) Soleus s. Solaeus, sc. musculus, Musculus gastrocnemius internus, suralis s. solearis, s. solaris, s. tibiaco-achillaeus, s. tibio-calcaneus, s. tibio-peronei-calcaneus. | Soleus, Innerer od. Unterer, od. Inwendiger Wadenmuskel, Solenmuskel, Sohlenmuskel. Мышица подошвенная или пяточная большая, Подошвенная сандальная мышица.

Solicitudines, v. Cura.

8193) Solidago. | Goldruthe. Золотушникъ.

8194) Solidago odora. | Wohlriechende Goldruthe. Солотушникъ душистый пахучій.

8195) Solidago virgaurea, Consolida sarracenica. | Gemeine Goldruthe, Heidnisches Wundkraut, Güldenwundkraut. Золотушникъ обыкновенный, или Золотая розга, Золотень, Золотярникъ обыкновенный, Розга золотая.

8196) Solidaris. | Solidar-. Солидарный.

8197) Solidismus. | Solidismus. Солидизмъ, Ученіе или Патологія твердыхъ частей.

8198) Soliditas. | Solidität. Плотность.

8199) Solidungula. | Einhufer. Цѣльнокопытныя, Животныя млекопитающія имѣющія нераздѣленныя копыта.

8200) Solidus. | Fest, Dicht. Плотный, Твердый.

Solitaris, v. Solitarius.

8201) Solitarius. | Einzeln, Allein, Einzeln stehend. Одинакій, Уединенный.

8202) Solium. | 1) Ein hoher, erhabener Sitz, Thron. Сѣдалище возвышенное, Тронъ. 2) Eine Wanne, Badewanne. Ванна, Чанъ ванной. 3) Ein Sarg. Гробъ.

Solium pedis, v. Metatarsus.

Sollicitudines, v. Cura.

Sollicitudo, v. Aegritudo.

8203) Solubilis. | Auflöslich. Растворительный, удоборастворительный, удораспущаемый.

Solum, v. Planta pedis.

Solum pedis, v. Metatarsus.

8204) Solutio, Dissolutio. | Solution, Auflösung, Lösung. Раствореніе, Растворъ.

Solutio acetatis ammonici, v. Liq. ammonii acetici.

Solutio acetatis cupri et muriatis ammoniae, v. Aqua ophthal. coerulea.

Solutio acetatis kalici, v. Liq. kali acetici.

Solutio acetatis plumbi crystallisati, v. Aqua saturnina.

Solutio acidi arsenicosi c. nitrate potassae, v. Solutio arsenicalis Fowleri.

Solutio acidi nitrici vaporifera, v. Suffumigatio Smithiana.

Solutio alexiteria oxygenata, v. Suffumigatio Guytoniana.

8205) Solutio alvi. | Leibesöffnung. Испражненіе низомъ.

8206) Solutio arsenicalis Fowleri, Liquor arsenicalis, Solutio acidi arsenicosi c. nitrate potassae, Solutio arsenitis potassae, Solutio arsenitis kalici, Solutio kali arsenicosi. | Fowler's Arsenikauflösung. Растворъ мышьяко-селитряный.

Solutio arsenitis kalici, v. Solutio arsenicalis Fowleri.

Solutio arsenitis potassae, v. Solutio arsenicalis Fowleri.

Solutio barytae muriat., v. Solut. muriat. barytae.

Solutio camphor. oleosa, v. Oleum camphoratum.

Solutio camphor. spirituosa, v. Spiritus camphoratus.

Solutio camphor. spirituoso-aetherea, v. Spiritus sulphurico-aethereus camphoratus.

8207) Solutio contigui. | Die Trennung. Разрушеніе.

8208) Solutio continui. | Trennung des Ganzen, Die aufgehobene Verbindung eines zusammenhängenden Ganzen (Wunden in den Weichen, Fraktura in den harten Theilen). Разрушеніе, Поврежденіе, Раздѣленіе цѣлости и соединенія (раны и переломы).

Solutio ferri muriatici spirituosa, v. Solutio muriatis ferrici spirituosa.

Solutio hydratis kalici, v. Liq. kali caustici.

Solutio kali arsenicosi, v. Solutio arsenicalis Fowleri.

Solutio kali sulphurati, v. Aqua sulphureti kali.

8209) Solutio muriatis barytae, Solutio barytae muriaticae. | Auflösung der salzsauern Schwererde. Растворъ солекислаго барита.

Solutio muriat. calcis, v. Liquor muriatis calcis.

Solutio muriatis ferrici aetherea, v. Spirit. sulphurico-aethereus martiatus.

8210) Solutio muriatis ferrici spirituosa, Solutio ferri muriatici spirituosa. | Spirituöse Auflösung von salzsauerm Eisen. Растворъ солекислаго желѣза спиртный.

8211) Solutio muriatis ferri composita, Liquor stypticus Loffii. | Zusammengesetzte Salzsauereisenauflösung. Растворъ солекислаго желѣза сложный.

Solutio muriatis hydrarg. oxygenat., v. Liq. muriatis hydrargyri.

Solutio muriatis hydr. oxydati et ammoniae, v. Liquor hydr. muriatici corrosivi.

Solutio muriatis hydrargyrici corrosivi, v. Liquor hydrarg. muriatici corrosivi.

8212) Solutio placentae. | Lösung der Placente. Отдѣленіе дѣтскаго мѣста.

Solutio subacetatis plumbi, v. Acetum saturn.

Solutio subcarbonatis ammoniaci aquosa, v. Liquor ammon. carbon. aquosus.

Solutio subcarbonatis ammoniaci spirituosa, v. Liquor ammonii vinosus.

Solutio subcarbonatis kalici, v. Liq. kali carbonici.

8213) Solutio sulphatis zinci aluminosa, Aqua aluminosa batiana. | Eine Auflösung von alaun- und schwefelsauerm Zink. Растворъ сѣрнокислаго цинка квасцовый.

8214) Solutio via humida. | Auflösung auf nassem Wege. Раствореніе производимое посредствомъ жидкаго тѣла, Раствореніе жидкое.

8215) Solutio via sicca. | Auflösung auf trocknem Wege. Раствореніе сухимъ путемъ или способомъ, Раствореніе сухое.

Solutiva = Laxantia.

8216) Solutus, a, um. | Aufgelöst, Lose, Abgelöst. Растворенный, Отдѣленный, Отрѣшенный, Свободный.

8217) Solvens. | Auflösend, Das Auflösungsmittel. Растворяющій, Разрѣшающій, Растворяющее средство. Vid. Menstruum.

8218) Soma, σωμα, genit. —ατος, —atis. | Der Körper; auch Der todte Körper. Тѣло, такъ же, Трупъ, Мертвое тѣло (verwandt mit σωζω, σωω, fut. σωσω; retten, am Leben erhalten; спасть; ζαω, leben; живу).

Somatotomia, v. Anatomia.

8219) Somaticus, σωματικος (v. Soma) | Körperlich, Zum Körper gehörig, davon herrührend u. s. w. Происходящій отъ тѣла, Тѣлесный.

8220) Somatologia (v. Soma et Logos). | Somatologie, Körperlehre. Тѣлословіе, Ученіе о тѣлѣ. Vid. Anatomia.

Somiologia, v. Somatologia.

Somnambulatio, v. Somnambulismus.

Somnambuli, v. Noctambuli et Somnambulones.

8221) **Somnambulismus**, Somnambulatio, Noctambulatio, Lunatismus, Noctisurgium, Noctegersia, Nyctobatesis, Morbus lunaticus, Nyctobasis, Hypnobatesis, Hypnobasis, Selenogamia, Siphita, Syphita. | Somnambulismus, Nachtwandeln, Schlafwandeln, Schlafwandern, Schlafwachen, Traumleben, Mondsucht, Nachtwandeln. Сонноходство, Сонnохожденіе, Снохожденіе, Ночеходство, Сонное брѣніе, Бодрствованіе во снѣ, Ночная прогулка, Состояніе лунатика.

Somnambulismus artificialis, v. Cataphora magnetica.

Somnambulo, v. Noctambulo.

8222) **Somnambulones**, Lunatici. | Nachtwandler, Nachtwanderer, Mondsüchtige. Лунатики, Сонноходящіе, Сомнамбули. Vid. Noctambuli.

8223) **Somnia**, Insomnia. | Träume. Сновидѣнія, Сны, Грезы.

8224) **Somnia** dira, terrifica. | Schreckliche Träume. Ужасные сны.

8225) **Somnia** gravantia, molesta. | Schwere Träume. Тяжкіе, Тягостные, печальные сны, Тяжелыя, устрашающія, зловѣщія сновидѣнія.

Somnia molesta, v. Somnia gravantia.

Somnia terrifica, v. Somnia dira.

8226) **Somnia** tumultuosa. | Beunruhigende Träume. Безпокойные сны.

8227) **Somnians**, Somniator, Oneirodes. | Träumer. Сновидѣцъ.

8228) **Somniatio**. | Das Träumen. Сновидѣніе.

8229) **Somniatio** in statu vigili. | Das Träumen im wachenden Zustande. Сновидѣніе въ бдѣніи.

Somniator, v. Somnians.

8230) **Somnifer**, Somniferus. | Schlafmachend. Усыпительный, Снотворный, Сноносный.

Somnifera, v. Narcotica.

Somniferus, v. Somnifer.

8231) **Somnium** (ενυπνιον) Somniale figmentum, Somnurna, Somnorina imago, Oneiros, Oneiroxis, Oneirogmus, Enypnion, Enthyoneiria. | Traum, Träumen. Сновидѣніе, Сонное видѣніе, Сонъ, Греза.

Somnolentia, v. Dormitatio.

Somnurna, v. Somnium.

8232) **Somnus**, Sompnus, Sopor, Dormitio, Hypnos. | Der Schlaf. Сонъ, Спаніе.

8233) **Somnus** altus, gravis. | Tiefer Schlaf. Глубокій сонъ.

8234) **Somnus** arctus. | Ein harter Schlaf. Крѣпкій сонъ.

8235) **Somnus** brevis. | Ein kurzer Schlaf. Короткій сонъ.

8236) **Somnus** continens. | Ein anhaltender Schlaf. Продолжительный сонъ.

8237) **Somnus** facilis, levis. | Ein leichter, leiser Schlaf. Легкій сонъ.

Somnus gravis, v. Somnus altus.

8238) **Somnus** hibernus. | Der Winterschlaf. Зимній сонъ.

8239) **Somnus** jucundus. | Ein sanfter, süsser Schlaf. Пріятный, усладительный сонъ.

Somnus lenis, v. Somnus facilis.

Somnus levis, v. Somnus facilis.

8240) **Somnus** meridianus. | Mittagsschlaf. Послѣобѣдный сонъ, Отдохновеніе послѣ обѣда или послѣобѣдная.

Somnus placidus, v. Somnus quietus.

8241) **Somnus** quietus, placidus. | Ein ruhiger Schlaf. Спокойный, покойный сонъ.

8242) **Somnus** tumultuosus. | Ein unruhiger Schlaf. Безпокойный сонъ.

Sompnus, v. Somnus.

8243) **Sonchus** arvensis. | Acker-Gänsedistel, Ackersonche. Осотъ полевый.

8244) **Sonchus** oleraceus. | Gemüse-Gänsedistel, Saudistel. Осотъ или Молочай или Молочникъ огородній, Заячья капуста, Заячій салатъ, Молочникъ, молошникъ.

8245) **Soni**, Toni, Voces, Vocum intervalla s. discrimina. | Töne, Laute. Звуки, Звоны, Голоса.

Sonitus, v. Susurrus aurium.

Sonitus aurium, v. Syrigmus et Tinnitus aurium.

Sonor, v. Sonus et Tonus.

8246) **Sonorus**. | Schallend, Ertönend, Rauschend. Звучный.

8247) **Sonus**, Sonor. | Schall, Hall, Ton, Klang, Geräusch, Getöse. Звукъ, Звонъ, Голосъ, Гласъ, Шумъ, Стукъ. Vid. Tonus.

8248) **Sonus** acutus. | Ein scharfer Ton. Звонкій голосъ.

8249) **Sonus** clarus. | Ein heller, starker Ton. Ясный, Чистый голосъ.

8250) **Sonus** infuscatus. | Ein dumpfer Ton. Низкій голосъ.

Sonus ventris, v. Borborygmus.

8251) **Soos**, σοος, σωος (σαω, σεω, σειω; v. Seisis). | Gesund, Noch lebend und sich bewegend, Am Leben erhalten, Gerettet. Здравый, Неповрежденный.

8252) **Sophia**, ἡ σοφια (v. Sophos). | Die Weisheit. Мудрость, Способность, Смышленность, Ученость.

Sophia chirurgorum, v. Sisymbrium sophia.

8253) **Sophisma**, σοφισμα (v. Sophos, σοφιζω, fut. —ισω; klug u. s. w. machen, σοφιζομαι, klug sein, erfahren sein, überklug, listig, verschmitzt, pedantisch gelehrt u. s. w. sein; способнымъ, умнымъ бываю). | 1) Eigentlich: Ein kluger Gedanke, Ein wohl überlegter Rath. Умная мысль, Умное изобрѣтенie. 2) Ein überfeiner Gedanke, Eine Spitzfindigkeit, Ein Sophism. Софизмъ, Обманчивое умозаключенie, Хитрословie.

8254) Sophista, σοφιστης (v. Sophisma). | 1) Eigentl.: Philosophus. Собств.: Умный человѣкъ, Философъ. 2) Ein (sogenannter philosophischer) Pedant, Ein gelehrter Schwätzer, Ein Sophist. Софистъ.

8255) Sophisticatio (v. Sophisticus). | Der Betrug, besond. der (anscheinend) gelehrte, im Erlügen von Beobachtungen oder Erfindungen, Das Hintergehen, Falsche Vorgeben, z. B. Das Vorgeben, Gold machen zu können. Софистическая хитрость, Поддѣлыванie.

Sophisticatio medicamentorum, v. Adulteratio medicamentorum.

8256) Sophisticus, σοφιστικος (σοφιζομαι, v. Sophisma). | Sophistisch, Spitzfindig, Verfänglich, Betrügerisch. Софистическiй, Обманчивый, Лжемудровательный.

8257) Sophora heptaphylla. | Siebenblätteriger Schnurstrauch. Софора семилисточная.

8258) Sophora japonica. | Japanische Sophore. Софора японская.

8259) Sophos, σοφος. | Weise, Geschickt, Gelehrt u. s. w. Мудрый, Способный, Смышленный, Умный, Ученый.

8260) Sophron, σωφρων (v. σοος, σαος, σως; sanus et phren). | Verständig, Vernünftig, Gesittet, Züchtig, Bescheiden u. s. w. Умный, Вѣжливый, Скромный.

Sophronesteres = Sophronisteres, v. Sophronista.

Sophroneticus, σωφρονητικος = Sophron; Dentes sophronisteres, v. Sophronista.

8261) Sophronista, Sophronister, σωφρονιστηρ, genit. —ηρος, —ου, —eris, —ae (v. Sophron, σωφρονιζω, klüger machen u. s. w.; дѣлать умнѣе). | Wer klüger macht, züchtigt, bessert. Кто дѣлаетъ умнѣе. — Sophronisteres s. Sophronistae (dentes, ὀδοντες), σωφρονιστηρες, s. σωφρονισται. | Die Weisheitszähne. Зубы мудрости.

Sophronister, Sophronisteres, v. Sophronista.

8262) Sopiens. | Betäubend, Einschläfernd. Усыпляющiй.

8263) Sopientia. | Beruhigende Mittel. Успокоивающiя средства.

8264) Sopor. | Die Betäubung, Schlafsucht, Der Schlummer. Сонливость, Спячка, Глубокiй сонъ. Vid. Somnus.

Soporariae arteriae, i. q. Carotides.

Soporifer, v. Somnifer.

Soporifera, i. q. Somnifera.

Sora, v. Urticaria porcellana et Essera.

8265) Sorbethum, Sorbetum. | Ein angenehmer Trank, Serbet, besond. Der Kaffee. Прiятный напитокъ, Шербетъ, Кофей.

8266) Sorbitio, Sorbitum, jus. | 1) Das Schlürfen. Хлебанie, Хлебтанie. 2) Die Brühe. Похлёбка.

8267) Sorbitio carnis, ex carne. | Fleischbrühe, Bouillon. Бульонъ.

Sorbitum, v. Sorbitio.

8268) Sorbus aucuparia, Pyrus aucuparia. | Vogelbeerbaum, Eberesche, Sperberbaum. Рябина, Рябина птичничья.

Sorbus domestica, v. Pyrus domestica.

8269) Sordes. | Die Unreinigkeiten. Нечистоты.

Sordes acidae, v. Soda.

8270) Sordes biliosae, Colluvies biliosae. | Gallige Unreinigkeiten. Излiянie желчи.

8271) Sordes deorsum turgescentes. | Unterwärts abgehende Unreinigkeiten der ersten Wege. Нечистоты первыхъ путей осаждающiяся внизъ. Vid. Sordes mobiles deorsum turgescentes.

8272) Sordes immobiles, incarceratae, ineptae ad evacuandum. | Immobile, feste Sordes. Нечистоты еще неготовыя къ изверженiю.

Sordes incarceratae, v. Sordes immobiles.

8273) Sordes larvatae. | Versteckte Sordes. Скрытыя нечистоты.

8274) Sordes mobiles, Mobiles sordes. | Нечистоты готовы къ изверженiю.

8275) Sordes mobiles deorsum turgescentes. | Die nach unten turgescirenden Sordes. Нечистоты готовыя извергаться или готовыя къ изверженiю низомъ.

8276) Sordes mobiles sursum turgescentes. | Die nach oben turgescirenden Sordes. Нечистоты готовыя къ изверженiю верхомъ.

Sordes mucosae, v. Vomitus pituitosus.

Sordes primarum viarum, v. Status gastricus.

8277) Sordes putridae. | Faulige Stoffe im Magen. Гнилыя нечистоты въ желудкѣ.

8278) **Sordes** simulatae. | Scheinbare Sordes. Мнимыя нечистоты.

8279) **Sordes** sursum turgescentes. | Ueber sich steigende Unreinigkeiten der ersten Wege. Нечистоты первыхъ путей воздымающіяся вверхъ. Vid. Sordes mobiles sursum turgescentes.

8280) **Sordes** ventriculi. | Sordes, Unreinigkeiten des Magens oder im Magen. Нечистоты желудка или въ желудкѣ.

Sordes ventris, v. Faeces.

Sordiculae aurium, v. Cerumen.

8281) **Soredium** (v. Sorus). | In der neuern Botanik: Der Staubhaufen, Samenhaufen. Кучка, Пылекучка.

8282) **Sorghum** vulgare, Holcus sorghum. | Moorhirse, Indisches Korn. Индійская рожь, Просо индійское.

8283) **Sorites** (Syllogismus, ὁ συλλογισμος), σωρειτης oder σωριτης, od. σωρικος (v. σωρος, der Haufen; толпа). | Der Sorites, Kettenschluss, Häufelschluss. Соритъ, Накопленіе въ діалектикѣ.

Soritice = Sorites.

8284) **Sororiatio.** | Die Zeit der Entwickelung der Brüste beim weiblichen Geschlecht. Время, когда у женскаго пола созрѣютъ (разрываются) груди.

8285) **Soros**, Sorus, σωρος (v. Sorites). | Der Haufen. Толпа, Множество, Полнота.

8286) **Sorus.** | Fruchthäufchen. Куча.

8287) **Sostrum**, Sotrum, σωστρον, σωτρον (v. σωζω, fut. —σωσω; retten, erhalten gesund und am Leben; спасаю). | Das sogenannte Honorar für den Arzt, Der Lohn für die Rettung und Erhaltung des Lebens und der Gesundheit u. s. w. Награда за спасеніе, За сохраненія здравія, а потому, и за пользованіе.

8288) **Soteriae** (v. Soterius) aquae, Fontes soterii. | Heilbrunnen, Heilquellen. Цѣлительныя воды.

8289) **Soterius**, σωτηριος (σωζω, v. Sostrum etc.). | Rettend, Heilsam. Спасительный.

8290) **Sotirella** parva (v. Soterius) | Naunte man ein Mittel gegen Zahnweh, eigentlich: Ein kleines Hülfsmittelchen. Средство отъ зубной боли.

Sotrum = Sostrum.

Spadeus, v. Castaneus.

8291) **Spadix**, ἡ σπαδιξ, genit. —ικος, —icis (v. σπαω, σπαζω, σπαδιζω; ziehen, reissen, v. Spasmus etc.; тяну, тащу; дергаю, тереблю; судороги причиняю). | 1) Ein abgerissener Zweig. Оторванная вѣтвь. 2) In der Botanik: Der Kolben. Цвѣточный столбикъ, Вѣничекъ, Комелекъ.

8292) **Spado**, Spadon, σπαδων, genit. —ονος und —οντος, —onis (σπαω, σπαζω; v. Spadix) s. Spadon, Exsectus. | 1) Der Verschnittene, Kastrat. Кастратъ, Скопецъ. 2) = Spasma et Spasmus, v. Castratus et Monorchis.

Spadon, v. Spado.

8293) **Spagiria**, Spagirica (ars), Spagyria (σπαω, v. Spadix, et αγειρω, versammeln, zusammenbringen, vereinigen; собираю). | Bei Paracelsus und ähnlichen Schriftstellern: Die Chemie. Химія.

Spagirica ars, v. Spagiria.

8294) **Spagiricus**, Spagyricus, Spagirus (v. Spagiria). | Bei Paracelsus u. A.: Ein in die vermeintlichen höhern Geheimnisse der Chemie Eingeweihter. Спагирическій, Знающій тайности высшія химіи.

Spagyria, v. Spagiria et Chemia.

Spagyricus, v. Spagiricus.

8295) **Spanopogon**, ὁ σπανοπωγων (σπανος, selten, arm; рѣдкій, скудный, бѣдный; σπανια, der Mangel, die Armuth; рѣдкость, скудность, недостатокъ). | Bei Galen: Ein Mann mit dünnem Barte, mit wenig Barthaaren. Имѣющій рѣдкую бороду.

8296) **Sparadrapa**, Sparadrap, Sparadrapum, Tela emplastica Gualteri. | Ein Durchzug, Sparadrap. Спарадрапъ, Холстина обмокнутая въ растопленной мази.

Sparagmatodes, σπαραγματωδης, = Sparagmodes.

8297) **Sparagmodes**, σπαραγμωδης (v. Sparagmus). | Bei Hippokrates: An vielen und heftigen Krämpfen leidend, dazu geneigt. Страждущій многими и жестокими судорогами, Склонный къ онымъ.

8298) **Sparagmus**, σπαραγμος (σπαρασσω, —ττω, fut. —αξω; zerren, zerzerren, zerreissen; рву, разрываю, расщипаю). | 1) Bei Hippokr.: Ein heftiger (gleichsam reissender) Krampf. Сильная жестокая судорога. 2) Bei Coel. Aurel.: Die heftigen Wirkungen des Helleborus. Сильное дѣйствіе чемерицы.

8299) **Sparagus**, ὁ σπαραγος (σπαργαω, strozzen, üppig wuchern u. s. w.; напыщаюсь, роскошнымъ бываю) = Asparagus.

Sparganium erectum, v. Sparganium ramosum.

8300) **Sparganium** ramosum, Sparganium erectum. | Aestiger, aufrechter Igelkolbe. Ежевая головка, Волчьи бобки, Ырей водяный, Ежеголовка прямая.

8301) **Sparganon**, το σπαργανον (v. Sparganosis). | Die Windel; bei Hippokr.:

Die Einwickelungsbinde, z. B. bei Beinbrüchen. Пеленки, Свивальникъ.

8302) **Sparganosis**, ἡ σπαργανωσις (σπαργαναω, σπαργανιζω, σπαργανοω; einwickeln, свиваю, обвертываю). | 1) Die Einwickelung (eines Kindes in seine Windeln) eines kranken oder verletzten Gliedes. Пеленаніе младенца, Увиваніе, Перевязываніе больнаго члена. 2) = Spargosis, v. Mastodynia polygala.

Sparganum, v. Fascia.

Sparge, Spargesis, ἡ σπαργη, σπαργησις; v. Spargosis.

Spargiria, i. q. Spagiria.

8303) **Spargosis**, σπαργωσις (v. σπαργαω, σπαργοω, fut. —ησω, —ωσω; strotzen, zum Platzen voll sein; напыщаюсь, надмѣваюсь). | Das Strotzen, besonders der Brüste von Milch, der Samenbläschen von Samen u. s. w. Раздутіе, особ. грудей отъ накопившагося въ нихъ молока.

Sparsi morbi, v. Morbi sporadici.

8304) **Sparsus**. | Zerstreuet. Разсѣянный, Разбросанный.

Spartium junceum, v. Genista juncea.

Spartium scoparium, v. Genista scoparia.

8305) **Spasis**, ἡ σπασις (v. Spasma). | Das Ziehen, Zucken u. s. w. Натягиваніе, Дерганіе, Напряженіе судороги.

8306) **Spasma**, το σπασμα. | 1) Das Gezogene, Verzogene, Verzerrte. Натянутый. 2) = Spasmus.

8307) **Spasmaticus** (v. Spasma). | An Krämpfen leidend. Страждущій судорогами.

Spasmation, σπασματιον, diminut. a Spasma.

Spasmatodes, σπασματωδης = Spasmodes.

Spasmi, v. Spasmus.

8308) **Spasmi** clonici. | Klonische Krämpfe, Zuckungen. Послабляющіяся судороги. Vid. Convulsiones.

8309) **Spasmi** coarctantes. | Zusammenziehende Krämpfe. Судороги стягивающія.

8310) **Spasmi** tonici. | Tonische Krämpfe. Постоянныя судороги.

8311) **Spasmodes**, Spasmodicus, σπασμωδης, σπασματωδης (v. Spasma, Spasmus et εἰδος). | Krampfähnlich, Krampfig, Krampfhaft, Durch Krämpfe verursacht, Krämpfe verursachend u. s. w. Корчевый, Судорожный.

Spasmodica (Spasmodicus, v. Spasmodes) = Antispasmodica.

Spasmodico-lipopyricus, v. Spasmolipopyricus.

Spasmodico-lipyricus, v. Spasmolipopyricus.

Spasmodicus, v. Spasmodes.

8312) **Spasmo-lipopyria** (v. Spasmus et Lipopyria). | Eine Lipopyrie mit Krampf, wie z. B. Das gelbe Fieber in Mittelamerika. Lipopyria съ судорогами.

8313) **Spasmo-lipopyricus** (v. Spasmo-lipopyria). | Spasmo-Lipopyrie betreffend, davon befallen u. s. w. Принадлежащій къ Spasmo-lipopyria.

8314) **Spasmologia** (v. Spasmos et Logos). | Die Lehre vom Krampf. Ученіе о корчѣ.

8315) **Spasmus**, Spasma, σπασμος (v. σπαω, σπαζω, fut. —ασω; ziehen, zucken, zerren; тяну, дергаю, тереблю). | Der Krampf. Корча, Судорога, Спазмъ.

Spasmus atonicus, clonicus, v. Spasmi clonici.

Spasmus aurium, v. Otalgia.

Spasmus clonicus, v. Spasmi clonici.

Spasmus cordis, v. Neurosis cardiaca.

Spasmus cruris, v. Crampus cruris.

8316) **Spasmus** cynicus, Convulsio canina, Trismus cynicus. | Der Hundskrampf, Hundekrampf. Песья или Собачья корча или судорога.

Spasmus flatulentus, v. Crampus flatulentus.

8317) **Spasmus** inflativus. | Krampf mit Anschwellung oder Auftreibung der Muskeln. Надувающая судорога, Вспучивающій спазмъ, Судорога съ напухлостью мышицъ.

8318) **Spasmus** ischiaticus. | Kreuzschmerzen. Поясничная судорожная боль.

Spasmus maxillae inferioris, v. Trismus.

Spasmus musculorum faciei et labiorum = Risus sardonicus.

Spasmus palpebrarum, v. Blepharospasmus.

8319) **Spasmus** Paracelsi fixus. | Der fixe Paracelsische Krampf. Постоянный Парацельсовый спазмъ.

Spasmus physodes, v. Spasmus inflativus.

Spasmus surarum, v. Crampus cruris.

Spasmus tonicus, v. Spasmi tonici.

Spasmus ventriculi, v. Cardialgia.

Spasmus vesicae, v. Ischuria spasmodica.

8320) **Spasticus**, σπαστικος (σπαζω, v. Spasmus). | Ziehend, Zuckend, Krampfig, Spastisch. Судорожный, Корчевый.

8321) **Spata**, Spatula, Spathomela, Specillum latum. | Ein Spatel. Спатель. Vid Spathae et Spatulum.

Spata pro ore, v. Spatula pro ore.

Spatalocinaedus, v. Libidinosus.

8322) **Spatha**, Spata, σπαθη. | 1) Jedes breite Werkzeug, Spatel; auch Eine breite Rippe, zuweilen Das Schulterblatt u. s. w. Шпатель, Лопаточка. 2) Die Blumenscheide bei den Palmen, mehreren Lilien u. s. w. Оцвѣтникъ, Чехолъ, Цвѣточное влагалище. Vid. Scapula.

8323) **Spathaceae** (plantae), Spathaceae coronariae. | Die Scheidenlilien, weil ihre Blume in einer grossen Scheide mit breiten Blättern (spathis) steckt. Влагалищныя садовыя лиліи.

Spathae, v. Costae.

Spathe, σπαθη = Spatha.

8324) **Spathester**, genit. —eris (σπαω, σπαζω; v. Spasmus, Spatha) s. Attractor, Attractorium. | 1) Ein Werkzeug zum Ziehen, zum Hervorziehen u. s. w. Орудіе для вытягиванія. 2) Ein Werkzeug zum Hervorziehen der zu kurzen Vorhaut über die Eichel. (У грековъ.) Орудіе для вытягиванія конечной плоти надъ головку уда.

8325) **Spathilla** (v. Spatha). | 1) = Spatula. 2) Die untergeordnete Spatha mancher Palmen- und Irisarten. Отцвѣтнички.

Spathomela, v. Spata, Spatha.

8326) **Spathulatus**. | Spatelförmig. Лопатчатый.

Spathum ponderosum, v. Baryta sulph. nativa.

Spatia cellulosa, v. Cellulae.

Spatia intercostalia, v. Intervalla intercostalia.

Spatia inter costas, v. Intervalla intercostalia.

8327) **Spatile**, σπατιλη. | Der dünnflüssige Koth. Жидкій калъ.

Spatiola albicantia renum, v. Glomeruli corticales renum.

8328) **Spatium**. | Raum. Пространство, Мѣсто.

Spatium oris, v. Cavitas oris.

Spatium vacuum, v. Inane.

Spatium vitae, v. Aetas.

8329) **Spatula**, Spathula (diminut. a Spatha). | Eine Spatel. Шпатель, Шпадель, Шпадликъ, Стальная лопаточка для придавливанія языка. Vid. Scapula.

8330) **Spatula** incisa. | Ein eingeschnittener Spatel. Шпатель съ надрѣзомъ

8331) **Spatula** pro ore. | Ein Mundspatel. Мундшпатель, Мундшпадель. Vid. Spatula.

Spatulatus, v. Spathulatus.

Spatum ponderosum, v. Baryta sulphurica.

Spatum speculare, v. Glacies mariae.

Speauter, v. Zincum.

8332) **Specialis**. | Special, Speciell, Besonders. Частный, Особенный, Особливый, Частный. Vid. Proprius.

8333) **Species**. | Species, Art, Gattung, Ansehen, Gestalt, Aeussere Gestalt, Aussehen, Schein, Sehen, Gesicht, Blick, Anblick. Видъ, Порода, Зрѣніе, Взглядъ, Взоръ, Родъ, Сортъ, Наружность, Сборъ (медикаментовъ), Зборъ.

8334) **Species** ad cataplasma, Species emollientes pro cataplasmate, Species ad foment. emoll. | Species oder Kräuter zum Umschlag oder zum Breiumschlag. Сборъ для (густой) припарки.

8335) **Species** ad decoctum lignorum, Species mundificantes, Spec. guajacinae compositae. | Species zum Holztrank. Сборъ баккаутный сложный.

8336) **Species** ad enema, Species pro clysmate. | Klystierspecies. Сборъ для промывательнаго.

8337) **Species** ad fomentationes emollientes. | Species zu Bähungen. Сборъ для примочки. Vid. Spec. ad cataplasma.

Species ad gargarisma s. ad gargarismata, v. Species pro gargarismate.

8338) **Species** ad infusum pectorale, Species pectorales, Species althaeae compositae, Species e floribus ad tussim. | Brustthee, Brustkräuter. Сборъ грудный, Травные грудные сборы, Сборъ просвирняка сложный, Грудной чай.

8339) **Species** ad suffiendum s. pro fumo. | Species zum Räuchern. Сборъ курительный или для куренія.

8340) **Species** aloëticae, Hiera picra simplex. | Aloëtische Species. Сборъ сабурный.

Species althaeae compositae, v. Species ad infus. pectorale.

8341) **Species** aromaticae (cephalicae). | Gewürzspecies. Сборъ ароматическій, пряный.

8342) **Species** carminativae. | Windtreibende Kräuter. Сборъ вѣтрогонный.

8343) **Species** cephalicae pro cucuphis. | Hauptkräuter zu Mützen. Сборъ колпачный. Vid. Species aromaticae.

8344) **Species** cephalicae pro epithemate. | Hauptkräuter zum Umschlag. Сборъ головный или для головной примочки.

8345) **Species** decocti pectoralis Boerhaavii. | Boerhaav's Brustkräuter. Сборъ грудный Бургавовъ.

8346) **Species** decocti pectoralis officinalis. | Brustkräuter. Сборъ грудный.

Species e floribus ad tussim., v. Spec. ad infus. pectorale.

8347) **Species** emollientes. | Erweichende Kräuter. Сборъ мягчительный.

Species guajacinae compositae, v. Spec. ad decoct. lignorum.
8348) Species laxativae. | Laxirkräuter. Сборъ слабительный.
8349) Species morbi. | Krankheitsspecies od. Art. Видъ болѣзни.
Species mundificantes, v. Species ad decoctum lignorum.
Species pectorales, v. Spec. ad infusum pectorale.
Species pro cataplasmate, v. Species ad cataplasma.
Species pro clysmate, v. Spec. ad enema.
Species pro cucuphis, v. Spec. cephalicae pro cucuphis.
8350) Species pro decocto amaro. | Species zum bittern Dekokt. Сборъ для горькаго отвару.
8351) Species pro decocto antihydropico. | Species wider die Wassersucht. Сборъ отъ водяной болѣзни, отъ отеку.
8352) Species pro decocto antiscorbutico. | Kräuter wider den Skorbut. Сборъ отъ цынги.
Species pro fumo, v. Spec. ad suffiendum.
8353) Species pro gargarismate. | Gurgelkräuter oder Species. Сборъ полоскательный.
8354) Species pro infuso thei-forme. | Kräuterthee. Сборъ для чаю.
8355) Species pro vino amaro. | Kräuter zum Bitterwein. Сборъ для горькаго вина.
8356) Species resolventes s. resolventes externae. | Zertheilende Kräuter oder Species. Сборъ разрѣшительный.
8357) Species sopientes. | Beruhigende Species. Сборъ успокоивающій.
8358) Species vulnerariae. | Wundkräuter. Сборъ для ранъ.
8359) Specifica, Medicamenta specifica. | Specifische oder Specifisch wirkende Mittel. Средства специфическія, собственнодѣйствующія.
Specificum, v. Specifica.
8360) Specificus. | Specifisch. Специфическій.
8361) Specillum, Stylus, Exploratorium. | Eine Sonde, Stilet, Sucher, Sucheisen, Wundeisen. Щупъ, Зондъ.
8362) Specillum argenteum. | Eine silberne Sonde. Щупъ серебренный.
Specillum auricularium, v. Auriscalpium.
Specillum cereum, v. Candela cerea.
8363) Specillum chalybeatum. | Eine stählerne Sonde. Щупъ стальной.
Specillum interius, v. Lens crystallina.
Specillum latum, v. Spatha.
8364) Specillum sulcatum, Stylus excavatus. | Eine ausgehöhlte, gefurchte, gerinnte Sonde, Hohlsonde. Щупъ или Зондъ желобоватый.
Spectatus, v. Spectus.
Spectio, v. Spectus.
8365) Spectra, Idola, Cabales. | Gespenster. Призраки, Привидѣнія.
8366) Spectra ocularia, Imagines oculares. | Augentäuschungen. Мечты зрѣнія. Vid. Colores physiologici.
8367) Spectrum. | Gestalt, Bild, Erscheinung, Farbenbild, Gespenst. Призракъ, Привидѣніе.
8368) Spectus, Spectio, Spectatus, Spectatio, Adspectus, Adspectio, Conspectus, Inspectus, Contuitus, Intuitus, Obtutus. | Blick, Blicken, Anblick, Anblicken, Erblicken. Взоръ, Взглядъ.
Specula ardentia, v. Specula caustica.
8369) Specula caustica, ustoria, ardentia. | Die Brennspiegel. Зажигательныя зеркала.
8370) Specula concava. | Konkave Spiegel. Вогнутыя зеркала.
8371) Specula convexa. | Konvexe, krumme Spiegel. Выпуклыя зеркала.
8372) Specula plana. | Ebene Spiegel. Плоскія зеркала.
Specula ustoria, v. Specula caustica.
8373) Specularis. | Spiegelich, Spiegelartig. Зеркальный.
8374) Speculatio. | Spekulation, Erforschung. Изслѣдованіе, Спекуляція, Умозрѣніе.
Speculator naturae, v. Curiosus naturae.
8375) Speculum. | Spiegel. Зеркало. Vid. Capsula lentis et Dilatatorium.
8376) Speculum ani, Anispeculum. | After- oder Darmsperrer. Проходное зеркало.
Speculum lucidum, v. Septum ventriculorum lateralium cerebri.
Speculum lucidum diaphragmatis Helmontii, v. Expansio aponeurotica diaphragmatis.
Speculum matricis, v. Speculum uteri.
8377) Speculum oculi. | Augenspiegel. Глазное зеркальцо или Зеркало.
8378) Speculum oris. | Mundspiegel oder Sperrer. Зѣвникъ.
8379) Speculum uteri s. matricis, s. vaginae. | Mutterspiegel. Маточное зеркало или зеркальцо. Vid. Dioptra.
Speculum vaginae, v. Speculum uteri.
Specus, v. Sinus.
Specus cordis, v. Ventriculi cordis.
Specus pro medulla spinali, v. Canalis medullae spinalis.

8380) Specus vertebralis. | Die Rükkenmarkshöhle. Спинный или позвоночный каналъ. Vid. Canalis medullae spinalis.

Speracus, i. q. Asparagus.

8381) Spergula arvensis. | Gemeiner Ackerspark. Торица полевая.

8382) Spergula pentandra. | Kleiner, fünfmänniger Ackerspark. Торица пятимужная.

8383) Sperma, σπερμα, genit. —ατος, —atis (σπειρω, fut. σπερω; ausstreuen; сѣю, разсѣваю). | Der Samen. Сѣмя, Сперма (Сокъ отдѣляющійся въ яичкахъ). Vid. Semen.

8384) Sperma ceti. | Wallrath. Китовый мозгъ, Китовый жиръ. Vid. Cetaceum.

8385) Sperma ranarum. | Froschlaich. Лягушичій клёкъ.

Sperma virile, v. Semen.

8386) Spermacrasia (v. Sperma et Acrasia). | 1) Eine schlechte Mischung, Schlechte Beschaffenheit des Samens. Худое состояніе или свойство сѣмени. 2) = Spermacratia.

Spermacratia (v. Sperma et Acratia) = Spermatacratia.

8387) Spermatacratia (v. Sperma et Acratia). | Das Unvermögen, Den Samen an sich zu halten, Neigung zu häufigen Pollutionen. Безсиліе удерживать сѣмя (по нѣкоторымъ: въ рукавѣ матки).

8388) Spermatacraticus (v. Spermatacratia). | Was mit Spermacratia behaftet ist, dieselbe verursacht, davon herrührt u. s. w. Происходящій отъ безсилія удерживать сѣмя.

8389) Spermatanenergeticus (v. Spermatanenergia). | Mit einem unkräftigen Samen versehen, Aus einem solchen entstanden u. s. w. Причиняемый водянистымъ, слабымъ сѣменемъ.

8390) Spermatanenergia (v. Sperma et Anenergia). | Eine unkräftige Beschaffenheit des Samens. Водянистое, слабое сѣмя.

8391) Spermatenergeticus (v. Spermatenergia). | Aus kräftigem Samen erzeugt, damit versehen u. s. w. Причиняемый крѣпкимъ хорошимъ сѣменемъ.

8392) Spermatenergia (v. Sperma et Energia). | Eine kräftige Beschaffenheit des Samens, Samenkräftigkeit, Samenstärke. Крѣпкое свойство сѣмени.

8393) Spermatias, ὁ σπερματιας (v. Sperma, σπερματιζω, besamen; сѣмя даю, пускаю). | 1) Ein Sämling, Ein mit viel Samen Versehener, von Früchten, die viel Samen enthalten: Die Samengurke. Снабженный многимъ сѣменемъ. 2) Was aus Samen gezogen ist, im Gegensatz des aus Schösslingen u. s. w. Gezogenen. Производящееся сѣменемъ.

8394) Spermaticus, σπερματικος (v. Sperma, Spermatias). | Spermatisch, Den Samen betreffend, dazu gehörig, davon herrührend. Принадлежащій сѣмени, Происходящій отъ сѣмени.

8395) Spermatis (vena vel arteria) (v. Spermatias). | Eine Samenader. Сѣменная жила.

Spermatischesis = Spermatoschesis.

Spermatischeticus = Spermatoscheticus.

8396) Spermatismus, ὁ σπερματισμος (v. σπερματιζω, fut. —ισω; Samen ausstreuen od. ausspritzen; сѣмя даю отъ себя, сѣмя пускаю). | Das Ausstreuen od. Ausspritzen von Samen. Изверженіе сѣмени.

8397) Spermatocele (v. Sperma et Cele). | Der sogenannte Samenbruch, Eine grosse Ausdehnung des Samenstranges, der Nebenhoden u. s. w. Грыжа сѣменныхъ сосудовъ. Vid. Oscheocele seminalis.

8398) Spermatoclemma, Spermatoclepsis (sperma et κλεπτω, stehlen; краду, уношу). | Die Entschlüpfung des Samens = Pollutio, besond. Der unmerkliche Samenabgang od. Die Pollutio diurna. Непроизвольное и не замѣтное испражненіе сѣмени, Полуція, особ. Во время бодрствованія.

Spermatoclepsis, v. Spermatoclemma.

8399) Spermatoclepticus (v. Spermatoclemma). | Durch Samenentziehung entstanden. Происходящій отъ непроизвольнаго отдѣленія сѣмени (поллюцій).

Spermatocydia, v. Prosphyses.

8400) Spermatocysticus (v. Spermatocystis). | Zu den Samenbläschen gehörend, davon herrührend u. s. w. Происходящій отъ сѣмянныхъ пузырковъ.

8401) Spermatocystis, plur. Spermatocystides (v. Sperma et Cystis). | Samenbläschen. Сѣмянные пузырки.

8402) Spermatodes (v. sperma et ειδος). | 1) Samenartig. Сѣменноподобный, похожій на сѣмя. 2) Roh, Unentwickelt. Сырый.

Spermatogonia, v. Spermatopoeia.

Spermatolipsis, v. Spermatoclepsis.

8403) Spermatologia (v. Sperma et Logos). | Die Lehre von der Absonderung und Beschaffenheit des Samens, Die Samenlehre. Ученіе объ отдѣленіи и свойствѣ сѣмени.

8404) Spermatopathia (v. Sperma et Pathos). | Ein Samenleiden, Eine krankhafte Beschaffenheit des Samens, Eine vom Samen herrührende Krankheit. Болѣзненное состояніе сѣмени.

8405) Spermatopathicus (v. Spermatopathia). | Spermatopathie betreffend, daran leidend, davon herrührend u. s. w. Причиняемый болѣзненнымъ состояніемъ сѣмени.

Spermatopeus, v. Spermatopoeus.

8406) Spermatophthora (v. Sperma et Phthora). | Eine Verderbniss des Samens (sowohl das Entstehen derselben, als der schon vorhandene verdorbene Zustand). Порча сѣмени.

8407) Spermatophthoricus, Spermatophthorus (s. Spermatophthora). | Den Samen verderbend, Von Verderbniss des Samens herrührend u. s. w. Причиняемый порчею сѣмени.

8408) Spermatoplania (v. Sperma et Plane). | Die Veirrung des Samens. Уклоненіе сѣмени въ отдѣленіи его.

Spermatopodium = Spermapodium.

Spermatopodophorum, v. Spermopodophorum.

8409) Spermatopoea (medicamina), σπερματοποια (v. Spermatopoeia). | Samenbereitende (d. h. Samenbereitung befördernde) Mittel. Средства способствующія приготовленію или отдѣленію сѣмени.

8410) Spermatopoeia, Spermatopoesis, ἡ σπερματοποιΐα, σπερματοποιησις (v. Spermatopoeticus) s. Spermatopoesis, Spermatogonia. | Die Samenbereitung. Приготовленіе сѣмени.

Spermatopoesis, v. Spermatopoeia.

8411) Spermatopoeticus, Spermatopoeus (v. Sperma et Poësis, Poëta etc.). | Samen machend, d. h. die Samenbereitung befördernd. Способствующій приготовленію сѣмени.

8412) Spermatorrhoea (v. Sperma et Rhoea, Rhoe). | Ein (wirklicher) Samenfluss, wie Pollutio diurna, auch wohl Pollutio nocturna oder auch Ein Ausfluss des Samens aus einer Samenfistel. Истеченіе сѣмени.

8413) Spermatorrhoicus (v. Spermatorrhoea). | Spermatorrhöe betreffend, daran leidend, davon herrührend u. s. w. Причиняемый истеченіемъ сѣмени.

8414) Spermatoschesis (v. Sperma et Schesis). | Die Samenverhaltung (wegen organischer Fehler od. aus Enthaltsamkeit). Остановленіе, Задержаніе (при воздержаніи отъ любви) отдѣленія или испражненія сѣмени.

8415) Spermatoscheticus (v. Spermatoschesis). | An Samenverhaltung leidend, Sich der Samenergiessungen enthaltend, Durch Samenverhaltung entstanden u. s. w. Причиняемый задержаніемъ отдѣленія сѣмени (отъ излишняго воздержанія физической любви).

8416) Spermatozemia (v. Sperma et Zemia). | Der Samenverlust. Потеря сѣмени.

8417) Spermatozemicus (v. Spermatozemia). | An Samenverlust leidend, dadurch entstanden u. s. w. Причиняемый потерею сѣмени.

8418) Spermatozoa, Spermazoa, Zoosperma (sperma et zoon). | Samenthierchen. Сѣменныя животныя.

8419) Spermicus. | Samenartig. Сѣменный.

8420) Spermiola, Spermiolum (v. Spermium), = Sperma ranarum, dimin. a Spermium.

Spermium, το σπερμειον, = Sperma et Spermatopoeia.

Spermobole, ἡ σπερμοβολη (v. Sperma, βαλλω, werfen, бросаю), = Spermatismus.

8421) Spermodermis, Spermodermum, Perisperma, Episperma. | Samendecke, Samenhaut. Сѣменокожіе, Сѣменная кожица.

Spermodermum, v. Spermodermis.

8422) Spermogonia, ἡ σπερμογονια (v. Sperma [Spermos) et Gone etc.). | Die Erzeugung des Samens. Зарожденіе, Произведеніе, Образованіе сѣмени.

Spermoedia clavus, v. Secale cornutum.

Spermoides, v. Spermatodes.

8423) Spermolithus (v. Sperma et Lithos). | Eine Samenversteinerung, Versteinerter (Pflanzen-) Samen, Auch harte Konkremente in den Samenbläschen. Окаменѣвшіе сѣмена растѣній, также: Твердые наросты находимые въ сѣменныхъ пузыркахъ.

8424) Spermologus, σπερμολογος (sperma et λεγω). | Samen auflesend, Körner fressend. Собирающій сѣмена.

8425) Spermophorus. | Samentragend. Сѣменосный.

Spermos, σπερμος, = Sperma, Sporos.

Sperniola, Sperniolum, v. Spermiola etc.

8426) Spes, Elpis. | Hoffnung. Надежда, Упованіе.

8427) Sphacelatus (v. Sphacelus). | Brandig. Омертвѣлый.

Sphacelia segetum, v. Secale cornutum.

8428) Sphacelias, σφακελιας (v.

Sphacelus). | Wer an Sphacelus leidet. Страждущій омертвѣніемъ.

8429) **Sphacelismus**, *σφακελισμος* (*σφακελιζω*, brandig machen; *σφακελιζομαι*, brandig, kariös u. s. w. werden; омертвѣніе, ржу имѣю). | Das Brandigwerden des Fleisches, der Knochen, der Bäume u. s. w. Омертвѣніе мясистыхъ частей, костей, деревьевъ и проч.

8430) **Sphacelismus** cerebri. | Brand des Gehirns. Омертвѣніе мозга, Гнойной растворъ мозговаго существа. Vid. Encephalalgia purulenta.

8431) **Sphacelodes**, *σφακελωδης* (sphacelus et *ειδος*). | Brandig, Brandähnlich u. s. w. Похожій на омертвѣніе, Омертвѣлый.

8432) **Sphacelosus** (v. Sphacelus). | Brandig, Mit Brand behaftet. Омертвѣлый.

8433) **Sphacelus**, *σφακελος* (*σφαω*, *σφαζω*, zucken, stechen, brennen, schlachten, erwürgen, erdrosseln, tödten; закалаю, убиваю, умерщвляю, побиваю). | Der Brand, Kalte Brand, Bei den Alten auch: Der Beinfrass, Die heftige Entzündung, Eine grosse Unruhe und Schmerz u. s. w. Омертвѣніе, Помертвѣніе, Помертвѣлость, Тлѣніе, Истлѣніе ржа на деревьяхъ, У Древнихъ также: Жестокое воспаленіе, Костоѣда, Боль, Большое безпокойство и проч.

8434) **Sphacelus** humidus. | Der feuchte kalte Brand. Влажное омертвѣніе.

8435) **Sphacelus** primarius. | Der ursprüngliche kalte Brand. Первоначальное омертвѣніе.

8436) **Sphacelus** secundarius. | Der sekundäre kalte Brand. Вторичное, Послѣдственное омертвѣніе.

Sphacelus senilis, v. Gangraena sicca.

8437) **Sphacelus** siccus. | Der trockene kalte Brand. Сухое омертвѣніе.

Sphaeno, Sphaenoidalis, Sphaenoideus etc., v. Spheno, Sphenoidalis, Sphenoideus etc.

8438) **Sphaera**, *σφαιρα* (*σπαιρω*, *σφαιζω*, *σπαργω*, *σπαργαω*, *σπαργανω*, v. Sparganon). | Die Kugel, Der Ball. Шаръ, Мячь.

8439) **Sphaera** activitatis magneticae. | Magnetische Wirkungssphäre. Кругъ, Атмосфера магнитнаго дѣйствія.

8440) **Sphaera** s. Cyclus vitae. | Lebenssphäre, Lebenscyklus. Сфера, Кругъ, Теченіе жизни.

8441) **Sphaericus**, *σφαιρικος* (v. Sphaera). | Sphärisch, Kugelrund. Шаровидный, Шарообразный, Шаровый.

8442) **Sphaeridium**, Sphaerium, *σφαιριδιον*, *σφαιριον* (v. Sphaera). | Eine kleine Kugel. Шарикъ, Горбушка, Чертогъ (Bot.)

8443) **Sphaerococcus** cartilagineus, Fucus cartilagineus. | Knorpeliger Seetang oder Kugelknopf. Фукусъ хрящеватый (изъ морерослей).

8444) **Sphaerococcus** helminthochortos, Conferva helminthochortos, Fucus helminthochortos, Gigartina helminthochortos, Corallina corsicana s. rubra, Ceranium helminthochortos. | Wurmrundknopf, Korsikanisches Wurmmoos. Мохъ глистогонный или Корсиканскій.

8445) **Sphaerodes**, Sphaeroides, Sphaeroideus, *σφαιροειδης*, *σφαιρωδης* (sphaera et *ειδος*). | Kugelförmig. Сфероидальный, Шаровидный, Шарообразный.

8446) **Sphaeroma**, *το σφαιρωμα* (v. Sphaera; *σφαιροω*, kugelrund machen; круглымъ, шарообразнымъ дѣлаю). | Ein zugerundeter Körper. Округленное тѣло.

8447) **Sphaeromata**, *τα σφαιρωματα*. | Bei Galen: Die Hinterbacken. У Галена: = Nates.

8448) **Sphaerula** (v. Sphaera). | Eine kleine Kugel, Sphäridion. Шарикъ.

Sphaerulae sanguinis, v. Globuli sanguinis.

8449) **Sphagnum** latifolium, palustre. | Gemeines, breitblätteriges Torfmoos. Мохъ, Мохъ обыкновенный.

Sphagnum palustre, v. Sphagnum latifolium.

Sphago, v. Jugulum.

8450) **Sphecisсus**, *ὁ σφηκισκος* (v. Sphex). | 1) Eine kleine Wespe. Малая оса. 2) Ein Stäbchen aus Holz, Blei od. dergl. nach Art der Wespen. Осоподобная палочка.

8451) **Sphecodes**, Sphecoides, *σφηκοειδης*, *σφηκωδης* (sphex et *ειδος*). | Wespenartig, Wespenähnlich. Осоподобный, Осинный, Осій.

8452) **Sphen**, *σφην*, genit. —*ηνος* (*σφαω*, *σφαζω*, v. Spasmus). | Der Keil (und bildlich alles Keilförmige, Keilartige). Клинъ, Клинообразное тѣло.

8453) **Sphendone**, *σφενδονη* (*σφαω*, *σφαζω*, spalten; колоть, раскалывать). | 1) Die Schleuder. Праща. 2) Eine schleuderförmige Kopfbinde. Пращевидный головной бинтъ.

8354) **Sphenobasilaris** (v. Sphenodes et Basis). | Was zugleich das Keilbein und die Basis cranii betrifft, sich mit beiden verbindet u. s. w. Клинноосновный, Принадлежащій основной кости и основанію черепа.

8455) **Sphenodes**, Sphenoides, Sphenoidalis, *σφηνοειδης*, *σφηνωδης* (sphen et εἶδος). | Sphenoidal, Keilförmig. Клиновидный, Клинообразный.

Sphenoidalis, e, v. Sphenodes et Cuneiformis.

Sphenoides, v. Sphenoideus, Sphenodes et Cuneiformis.

8456) Sphenomaxillaris (sphen et maxilla). | Was das Keilbein und die Maxilla zugleich betrifft od. angeht. Основно-челюстный.

8457) Sphenopalatinus (v. Sphen et Palatinum). | Was zugleich das Keilbein und den Gaumen betrifft oder angeht. Основно-нёбный, Принадлежащій къ основной и нёбной костямъ.

8458) Sphenopharyngeus (v. Sphen et Pharynx). | Was zugleich das Keilbein und den Pharynx angeht. Принадлежащій къ основной кости и глоткѣ.

8459) Spheno-pterygo-palatinus (v. Sphenodes, Pterygodes et Palatum). | Was zugleich dem Keilbeine, den sogenannten Flügeln desselben und dem Gaumen angehört. Принадлежащій основной кости, крылообразнымъ отросткамъ ея и небу (во рту).

8460) Spheno-salpingo-staphylinus (v. Sphen, Salpinx et Staphyle). | Was zugleich das Keilbein, die Eustachische Röhre und das Zäpfchen angeht. Принадлежащій основной кости, Евстахіевой трубѣ и язычку. Vid. Musculus circumflexus palati.

8461) Sphenosis, ἡ σφηνωσις (σφηνοω, fut. —ωσω, (ein)keilen; клиномъ раскаливаю; v. Sphen). | Das Keilen, Einkeilen. Раскаливаніе клиномъ, Заколачиваніе, Загнаніе клина.

8462) Sphex, ὁ σφηξ, genit. —ηκος (σφασσω, σφαττω, fut. σφαξω, reissen, zerreissen, einreissen; закалаю, убиваю, разрываю). | Die Wespe. Оса.

8463 Sphigma, σφιγμα, genit. —ατος, —atis (v. Sphigmos). | Das Eingeschnürte. Eingeklemmte. Стянутое, Связанное, Стѣсненіе, Сдавливаніе.

Sphigmos, Sphigmus, ὁ σφιγμος (σφιγγω, v. Sphincter), = Sphinxis.

8464) Sphincter (σφιγγω, v. Sphinx), Strictor, Constrictor, Musculus constrictorius. | Sphinkter, Schliesser, Schliessmuskel. Сжимательная, Запирающая мышица.

Sphincter ani, v. Sphincteres ani.

8465) Sphincter ani externus s. externus cutaneus, s. carnosus, s. transversus, Sphincteres ani cutanei. | Aeusserer Sphinkter oder Schliessmuskel des Afters. Мышица сжимательная задняго прохода наружная.

8466) Sphincter ani internus s. cutaneus, s. cutaneus ac superficialis, s. intestinalis, s. orbicularis, Musculus recto-cutaneo-sphincter, s. cutaneus et circularis, s. cuticulosus. | Innerer Sphinkter oder Schliessmuskel des Afters. Мышица сжимательная задняго прохода внутренняя.

8467) Sphincter cardiae s. oesophagi, Collare Helvetii. | Schliessmuskel am obern Magenmunde, Halsband des Helvetius. Мышица сжимающая входъ желудка.

Sphincter carnosus, v. Sphincter ani externus.

Sphincter collaris vesicae, v. Sphincter vesicae.

Sphincter cordis, v. Isthmus Vieussenii.

Sphincter cutaneus ac superficialis, v. Sphincter ani internus.

Sphincter cutaneus internus, v. Sphincter ani internus.

Sphincter externus cutaneus, v. Sphincter ani externus.

Sphincter gulae, v. Constrictores pharyngis.

Sphincter ilei, v. Valvula Bauhini.

Sphincter intestinalis, v. Sphincter ani internus.

Sphincter labiorum, v. Musculus orbicularis labiorum.

Sphincter oculi, v. Musculus orbicularis palpebrarum.

Sphincter oesophageus diaphragmatis, v. Foramen oesophageum diaphragmatis.

Sphincter oesophagi, v. Sphincter cardiae.

Sphincter orbicularis, v. Sphincter ani internus.

Sphincter oris, v. Musculus orbicularis labiorum.

Sphincter palpebrarum, v. Musculus orbicularis palpebrarum.

8468) Sphincter pylori. | Schliessmuskel des Pförtners. Мышица сжимающая исходъ желудка.

Sphincter transversus, v. Sphincter externus ani.

Sphincter vaginae, v. Constrictor vaginae.

Sphincter ventriculi, v. Pylorus.

8469) Sphincter (s. Constrictor) vesicae, Sphincter collaris vesicae, Musculus constrictivus vesicae s. carnosus colli vesicae, s. pubeo-coccygeo-vesicalis. | Sphinkter der Harnblase, Schliessmuskel oder Schliessring der Harnblase, Blasenschliessmuskel, Zuschnürer der Blase. Сжимающая мышица мочеваго пузыря.

8470) Sphincteres ani, Sphincter ani, Constrictor s. Annulus intestini recti

s. orbicularis ani. | Sphinktern des Afters, Schliesser od. Schliessmuskeln des Afters, Schliessmuskel des Afters, Ringmuskeln des Mastdarms. Сжимающія мышицы задняго прохода.

Sphincteres ani cutanei, v. Sphincter ani externus.

Sphincteres ani ovales, v. Sphincter ani externus.

8471) **Sphinctericus** (v. Sphincter). | Einen Schliessmuskel betreffend, Durch Umschliessen entstanden u. s. w. Принадлежащій къ сжимательной мышицѣ, Причиннемый сжатіемъ.

8472) **Sphingonta** (medicamina), *σφιγγοντα* (*σφιγγω*, v. Sphinx), Adstringentia (fortiora). | Stark zusammenziehende, gleichsam verschliessende Mittel. Сильно стягивающія средства.

8473) **Sphinx**, *σφιγξ*, *σφιξ*, genit. *σφιγγος*, *σφιγος*, —ngis (*σφιγγω*, umschnüren, umwinden, erwürgen u. s. w.; стягиваю, стѣсняю, связываю). | Die Sphinx, ein bekanntes fabelhaftes weibl. Ungeheuer. Сфинксъ.

8474) **Sphinxis**, *ἡ σφιγξις*, genit. —*εως*, —*ιος*, —ios, —is (v. *σφιγγω*, fut. —*γξω*, einschliessen, umschnüren, erwürgen; стягиваю, стѣсняю, связываю). | Das Einschnüren, Umschnüren u. s. w. Стягиваніе, Связываніе.

Sphondylus, Spondylus, i. q. Vertebra.

8475) **Sphongus**, *ὁ σφογγος* (*σπογγος*, v. Spongia). | Der Schwamm. Губка.

8476) **Sphragidonychargocometa**, *σφραγιδονυχαργοκομητης* (v. *σφραγις*, das Siegel, der Siegelring; печать, перстень съ печатью; onyx; *αργος*, weiss, бѣлый; u. *κομεω*, *κομαω*, schmücken, убираю, украшаю). | Bei Aristophanes, Hippokrates u. A.: Ein Charlatan, der die Finger bis zu den Nägeln mit Ringen besteckt. Шарлатанъ, имѣющій многіе перстни на пальцахъ.

Sphygme, *σφυγμη*, = Sphygmus.

8477) **Sphygmica** doctrina. | Die Lehre vom Pulse. Ученіе о пульсѣ.

8478) **Sphygmicus**, *σφυγμικος* (v. Sphygmus). | Zum Pulse gehörig, davon abhängig, auch Die Pulslehre betreffend. Принадлежащій къ пульсу, причиняемый онымъ, происходящій отъ сильнаго жилобіенія, также: Относящійся къ ученію о пульсѣ.

Sphygmocephalus (v. Sphygmus et Cephale) = Crotaphium.

8479) **Sphygmodes**, *σφυγμωδης*, *σφυγματωδης*, *σφυγματοειδης* (sphygmus et *ειδος*). | Pulsirend, Pulsähnlich. Пульсу подобный, Жилобьющій.

8480) **Sphygmographia** (v. Sphygmos et Graphe). | Die Beschreibung des Pulses. Описаніе о пульсѣ.

8481) **Sphygmologia** (v. Sphygmos et Logos). | Die Pulslehre. Ученіе о пульсѣ.

8482) **Sphygmometrum** (v. Sphygmos et Metrum). | Ein Pulsmesser, Ein Werkzeug zur Bestimmung der Frequenz des Pulses binnen einer gegebenen Zeit. Орудіе для опредѣленія скорости біенія пульса.

8483) **Sphygmos**, Sphygmus, *σφυγμος*, *σφυγμη* (*σφυζω*, fut. *σφυξω*, pulsiren, wiederholt schlagen; *σφαζω* (*σφαδζω*), *σφαδαω*, um sich schlagen, unruhig sein; въ сильномъ движеніи нахожусь, бьюсь о пульсѣ). | Der Puls. Пульсъ, Біеніе пульса. Vid. Pulsus.

Sphygmoscopium (v. Sphygmos et Scope) = Sphygmometrum.

Sphygmus, v. Sphygmos.

Sphyra, Sphyrae, Sphyria, v. Malleoli.

Sphyxis, *σφυξις*, genit. —*εως*, —*ιος*, —ios, —is, = Sphygmus.

8484) **Spica**. | 1) Die Aehre, Kornähre. Колосъ. 2) Eine Binde, welche nach dem Anlegen eine Art von Aehre bildet. Колосовидный бинтъ.

8485) **Spica** adscendens s. pro luxatione humeri, Geranium. | Die aufsteigende Kornähre (Binde). Восходящая колосовидная повязка, Восходящій колосовидный бинтъ.

8486) **Spica** descendens s. inversa, reflexa, reversa. | Die absteigende od. umgekehrte Kornähre (Binde). Нисходящая колосовидная повязка, Нисходящій колосовидный бинтъ.

8487) **Spica** indica, Nardus indica. | Indischer Spick, Spikanard. Индейскій колосъ или Индейскій нардъ.

8488) **Spica** inguinalis. | Die Kornähre zur Leistengegend. Паховій колосъ, Повязка колосовидная паховая.

Spica pro luxatione astragali, v. Dolabra pro luxat. astragali.

Spica pro luxatione humeri, v. Spica adscendens.

Spica reversa, v. Spica descendens.

8489) **Spicula**, Arista. | Aehrchen, Grasährchen. Колосокъ.

8490) **Spigelia**. | Spigelie. Спигелія, Спигелово растѣніе.

8491) **Spigelia** anthelmia. | Wurmtreibende Spigelie. Спигелія глистогонная, Глистница.

8492) **Spigelia** marilandica. | Marilandische Spigelie. Спигелія мариландская.

8493) **Spilanthes**, Spilanthus (spilos et anthos). | Fleckblume. Пятноцвѣтникъ.

8494) **Spilanthes** acmella. | Wahre Fleckblume, Akmelle, Indianisches Harnkraut, ABC-Pflanze. Пятноцвѣтникъ Акмелла.

8495) **Spilanthes** oleracea. | Gemüsefleckblume. Пятноцвѣтникъ овощный.

Spilanthus, v. Spilanthes.

8496) **Spilodes**, σπιλώδης (spilos et εἶδος). | Einem Muttermal ähnlich. Похожій на родимое пятно.

8497) **Spiloma**, το σπίλωμα (σπίλοω, Flecke machen, пятнаю; v. Spilos). | Der Fleck, Schmutz, Das Muttermal. Пятно, Нечистота, Родимое пятно.

Spilomaticus, v. Spilodes.

8498) **Spilos** (σπίλος, der Fleck, Schandfleck, Schmutz; пятно, нечистота). | Das Muttermal. Родимое пятно.

Spilosis, σπίλωσις (eigentl. die Befleckung, Beschmutzung, die Flecksucht), = Spiloma.

8499) **Spilosis** leprosa, Panus s. Vitiligo, s. Lentigo leprosa. | Die schorfartigen Flecken. Пятно струпчатое.

8500) **Spilosis** mercuralis. | Merkurialflecken. Ртутное пятно, Пятно отъ употребленія ртути.

8501) **Spilosis** scorbutica, Macula purpura, Petechiae, Ephelis, Vitiligo scorbutica. | Skorbutische Flecken. Цынготное пятно.

8502) **Spilosis** syphilitica, Macula, Roseola purpura, Vitiligo venerea. | Syphilitische, Venerische Flecken. Венерическое пятно.

Spilus, v. Spilos.

8503) **Spina**, Processus spinosus s. spinalis. | Spina, Stachel, Stachelfortsatz, Stachelichter Fortsatz, Dorn, Dornfortsatz, Dornichter Fortsatz, Gräte, Grätenförmiger Fortsatz, Stachelgräte. Ость, Шипъ, Спина, Хребетъ. Vid. Spina dorsi.

Spina alba, v. Onopordon acanthium.

Spina angularis ossis sphenoidei, v. Processus spinosus ossis sphenoidei.

Spina anterior maxillaris, v. Spina externa maxillaris.

Spina anterior tibiae, v. Crista tibiae.

8504) **Spina** basilaris ossis occipitis. | Basilarspina des Occipitalknochens. Ость основная затылочной кости.

Spina bifida s. spinosa, v. Hydrorrhachis dehiscens.

Spina cervina s. domestica, v. Rhamnus cathartica.

Spina christi s. Spina judaica = Rhamnus paliurus.

Spina contigua, v. Spina frontalis.

Spina continua occipitalis, v. Spina occipitalis.

8505) **Spina** cribrosa ossis sphenoidei, Apophysis s. Processus ethmoidalis ossis sphenoidei. | Kribröse Spina des Sphenoidalknochens, Siebbeinspitze des Keilbeins. Отростокъ решетообразный основной кости

8506) **Spina** cruciata ossis occipitis, Crux occipitis, Lineae cruciatae eminentes s. Eminentiae cruciatae, s. Cruces eminentes, s. Stillicidium cruciale, s. Eminentiae cruciformes, s. Lineae cruciatae ossis occipitis. | Kreuzförmige Spina des Occipitalknochens, Kreuz od. Kreuzgräte, od. Kreuzleiste, od. Kreuzende Leisten, od. Kreuzförmige Erhabenheit, od. Kreuzförmige od. Tförmige Erhebung, od. Kreuzförmige Rinne, od. Kreuzlinien, od. Kreuzförmige Erhabenheiten, od. Innerer Kreuzstachel, od. Gekreuzte Linien, od. Kreuzleisten des Hinterhauptbeines. Ость крестообразная (крестообразныя линіи) затылочной кости.

8507) **Spina** dorsi s. vertebralis, Columna dorsi, s. Spinalis, s. Vertebralis, Spina, Dorsum, Tergum, Carina hominis, Compages vertebrarum, Acantha, Sacra fistula, Rhachis, Notos, Solen, Hiera syrinx. | Rückgrath, Rückgrat, Rückgrad, Rückgraat, Rückgraad, Rückensäule, Wirbelsäule. Хребтовая, хребетная кость, Спина, Позвоночный столбъ.

Spina dorsi introrsum flexa, v. Lordosis.

8508) **Spina** externa maxillae inferioris s. anterior, Mentum. | Die äussere Spina des Unterkiefers, Kinn, Kinnhöcker. Наружная челюстная ость.

Spina femoris, v. Linea aspera femoris.

8509) **Spina** frontalis, Spina frontalis interna, Crista frontalis s. interna, s. Spina contigua, s. Processus spinosus ossis frontis. | Frontalspina, Stirnbeinstachel, Stirnbeingräte, Stirnkamm, Kamm oder Leiste des Stirnbeins, Stirn- oder Krongräte, Kronstachel. Лобной гребешокъ.

Spina frontalis interna, v. Spina frontalis.

8510) **Spina** interna maxillae inferioris s. posterior. | Die innere Spina des Unterkiefers. Внутренняя челюстная ость.

8511) **Spina** interna (s. posterior) maxillaris. | Innere Spina des Unterkiefers. Внутренняя ость нижней челюсти.

Spina ischiadica, v. Spina ossis ischii.

Spina judaica, i. q. Spina christi.

8512) **Spina** jugularis. | Spina der Jugularprocesse des Occipitalknochens. Ость яремная.

8513) Spina maxillae inferioris s. maxillaris, Crista mentalis, Protuberantiae maxillares, Spina menti. | Spina des Unterkiefers, Unterkieferleiste, Rauhigkeiten oder Erhabenheiten des Unterkiefers, Stachel des Kinnes, Kinnhöcker. Ость челюстная.

Spina maxillaris, v. Spina maxillae inferioris.

Spina menti, v. Spina maxillae inferioris.

8514) Spina nasalis. | Nasenstachel. Носовая ость.

8515) Spina nasalis maxillae superioris. | Nasalspina oder Nasenstachel des Oberkiefers. Носовая ость верхней челюсти.

8516) Spina nasalis ossis frontis. | Nasalspina oder Nasenstachel des Stirnknochens. Носовая ость лобной кости.

8517) Spina nasalis ossium palati, Spina palatina, Spina palatina posterior, Spina nasalis posterior. | Nasalspina der Gaumenknochen, Gaumenstachel, Gaumengräte, Gaumenspitze, Hinterer Gaumenstachel. Носовая ость нёбныхъ костей, Задняя носовая ость.

Spina nasalis posterior, v. Spina nasalis ossium palati.

Spina nasi, v. Dorsum nasi.

Spina nodosa, v. Rhachitis.

8518) Spina (s. Crista) occipitalis, Crista s. Spina continua occipitis. | Occipitalspina, Hinterhauptskamm, Hinterhauptsleiste, Hinterhauptsbeinstachel, Krista des Hinterhauptsbeins, Hinterhauptslinie, Hinterhauptsstachel. Затылочный гребешокъ.

8519) Spina occipitalis externa. | Aeussere Occipitalspina. Затылочный наружный гребешокъ.

8520) Spina occipitalis interna. | Innere Occipitalspina. Внутренній затылочный гребешокъ.

Spina ossis ilei, v. Crista ilei.

8521) Spina ossis ischii s. ischiadica, Processus spinosus ossis ischii. | Spina des Sitzstücks des Hüftknochens, Stachel des Sitzstücks, Stachelfortsatz des Sitzbeins, Gesässbeinstachel, Sitzbeinstachel, Sitzbeingräte, Hüftbeinstachel. Ость сѣдалищная.

8522) Spina ossis pubis. | Spina des Schoossstückes des Hüftknochens, Schambeinstachel. Ость лонной кости.

Spina ossis sphenoidei, v. Tuberculum spinosum ossis sphenoidei.

8523) Spina ossium nasi, Crista nasalis. | Spina der Nase, Stachel oder Leiste der Nase. Носовая спина, Носовой гребешокъ.

Spina palatina, v. Spina nasalis ossium palati.

Spina palatina posterior, v. Spina nasalis ossium palati.

Spina posterior maxillaris, v. Spina interna maxillae inferioris.

8524) Spina radii, Crista radii. | Spina des Radius, Speichenkamm. Ость лучевой кости.

Spina sacra, v. Os coccygis.

8525) Spina scapulae, Processus spinosus scapulae, Oculus s. Eminentia scapulae. | Spina des Schulterblatts, Gräte, Schultergräte, Schulterblattsgräte, Graat oder Gräte, oder Stachelfortsatz des Schulterblatts. Ость лопаточная.

Spina sphenoidalis, v. Crista sphenoidalis et Rostrum sphenoidale.

Spina sphenoidalis s. sphenoidea ossis sphenoidei, v. Processus spinosus ossis sphenoidei.

Spina tibiae, v. Crista tibiae et Tuberositas tibiae.

8526) Spina trochlearis. | Trochlearspina, Rollspitze. Блоковая ость.

8527) Spina ventosa, Arthrocace, Teredo, Caries humida cancrosa, Cancer s. Gangraena ossis. | Der Winddorn, Knochenwurm, Krebsartiger, feuchter Beinfrass, Beinkrebs. Вѣтренная ость, Костяный нарывъ, Нарывъ кости, Внутренняя гниль, Вѣтренная костоѣдица.

Spina vertebralis, v. Spina dorsi.

8528) Spinacia inermis. | Waffenloser oder Sommerspinat. Лѣтній шпинатъ.

8529) Spinacia oleracea. | Gemüsespinat. Шпинатъ.

8530) Spinacia spinosa. | Dorniger oder Winterspinat. Зимній шпинатъ.

Spinae, v. Anguli.

8531) Spinae cervinae. | Kreuzbeeren, Wegdornbeeren. Ягоды придорожной иголки.

Spinae jugulares ossis occipitis, v. Processus jugulares ossis occipitis.

Spinae medulla, v. Medulla spinalis.

Spinae occipitales, v. Protuberantiae occipitales.

8532) Spinae ossis ilei. | Spinen des Dornstücks des Hüftknochens, Hüftknochenstachel, Darmbeinstachel, Spitzen des Darmbeins. Ости подвздошныя или подвздошной кости.

Spinae tibiae, v. Anguli tibiae.

8533) Spinae tuberculorum ossis humeri. | Spinen des grössern und des kleinern Tuberkels des Oberarmknochens. Ости или Возвышенныя линіи бугорковъ плечевой кости.

8534) Spinalis. | Spinal-, Zum Rükken oder Rückgrathe gehörig. Хребетный, Принадлежащій хребетной кости или позвоночному столбу.

8535) Spinalis dorsi (scil. Musculus), Musculus lumbo-dorso-spinosus s. lumbo-dorso-spinalis. | Spinalis des Rückens, Dornmuskel oder Stachelmuskel, oder Grosser Stachelmuskel des Rückens. Мышица поясничнохребетная.

Spinalis medulla, v. Medulla spinalis.

Spinescens, v. Pungens.

Spinitis, v. Myelitis.

Spinodorsitis, v. Myelitis.

Spinola, v. Spina bifida.

8536) Spinoso-coccygeus, scil. musculus, Musculus coccygeus s. coccygeus posterior, s. coccygis, s. triangularis coccygis, s. spinoso-sacer, s. spinoso-coccygeus, s. ischio-coccygeus, s. sacro-coccygeus, Levator coccygis. | Spinosococcygeus, Steissknochenmuskel, Steissbeinmuskel, Hinterer Steissmuskel. Мышица выхрецовой косточки.

8537) Spinosus. | Dornig, Stachelig. Шиповатый, Остистый.

Spintharinx, Spintharix, v. Spinther.

8538) Spinther, σπινθηρ, σπινθαρίξ, σπινθαριγξ. | Der Funken. Искра.

8539) Spintherismus, σπινθηρισμος (σπινθηριζω, σπινθηρακιζω, Funken sprühen, v. Spinther; искры сыплю). | Das Funkensprühen, besonders das Ausfahren von Funken aus den Augen. Метаніе искръ изъ глазъ.

8540) Spintherometrum (v. Spinther et Metrum). | Der Funkenmesser, Das Spintherometer, Ein Werkzeug zur Messung der Stärke der elektrischen Funken. Орудіе для опредѣленія силы электрическихъ искръ.

8541) Spira, Spera, σπειρα (σπεω [σπαζω, σπειρω, σπερω], σπειρω etc.; (zusammen) ziehen, zusammenwinden od. wickeln u. s. w.; тяну). | Etwas Gewundenes, Geflochtenes, Zusammengezogenes, Die Windung, Ein Schneckengang, Ein Seil, Eine Spiralfeder u. s. w. Свитое, Сплетенное, Веревка, Канатъ.

Spirae, v. Striae transversae nervorum.

Spirae cerebri, v. Gyri cerebri.

8542) Spiraea. | Spierstaude. Таволга. Vid. Filipendula.

8543) Spiraea aruncus, Barba carpi, Regina pratorum. | Waldbocksbart, Waldgeisbart. Таволга бородатая, Козлородъ, Козья борода, Цвѣты батырные.

8544) Spiraea filipendula. | Knollige Spierstaude, Rother Steinbrech, Filipendelwedel, Wilde Garba. Таволга земляные орѣшки, Трясулка, Красный каменный ломъ, Красный корень, Таволга шитковислая, Метелки.

8545) Spiraea tomentosa. | Filzige Spierstaude. Таволга пушистая.

*8546) Spiraea trifoliata. | Dreiblätterige Spierstaude. Трилиственная таволга.

8547) Spiraea ulmaria. | Ulmspierstaude, Wiesengeisbart, Wiesenkönigin, Unsers Herrgotts Bärtlein, Johanniswedel. Таволга лабазникъ, Медунижникъ, Царица луговъ, Таволга илемная, Тоболожникъ, Батеръ, Журанъ лабозникъ, Ивановъ донникъ.

8548) Spiralis, σπειρωδης (v. Spira). | Aus mehreren gewundenen Gängen (Schneckengängen) bestehend, Spiralfederförmig, Schneckenförmig, Gewunden. Спиральный, Винтовный, Свитый, Винтообразный, Улитковидный.

Spiramenta pulmonum, v. Cellulae pulmonales.

Spiramentum animae, v. Pulmo.

Spiramina palpebrarum, v. Puncta lacrymalia.

8549) Spiranthes autumnalis, Ophris spiralis, Neothia spiralis. | Spiralförmige Ophris. Младенчица винтообразная.

Spiratio, v. Respiratio.

Spirea, v. Spiraea.

8550) Spiritalis, Spiritualis, Incorporalis s. Incorporeus. | Die Luft, den Athem betreffend, dahin gehörig, Geistig, Nicht körperlich, Unkörperlich. До воздуха, дыханія падлежащій, Духовный, Безтѣлесный.

Spiritualis, v. Spiritalis.

8551) Spiritualismus. | Spiritualismus. Спиритуализмъ.

8552) Spirituosa. | Geistige Mittel (od. Getränke). Спиртныя средства или вещества (хмѣльные напитки).

8553) Spiritus, Anima rationalis, Animus, Mens, Cor. | (Luft), Hauch, Athem, Stimme, Leben, Geist. (Воздухъ), Духъ, Душа, Жизнь, Дыханіе. Vid. Halitus et Respiratio.

8554) Spiritus, Spiritus hominis s. corporis humani, s. corpori humani insitus, s. insiti et influentes, Spiritus animalis s. animales, s. vitae, s. vitales, s. nervorum, s. nervosus, s. nervosi, s. nervei. | Lebensgeister, Nervengeist, Nervengeister, Thierische Geister. Духъ жизни или жизненный, или нервный.

Spiritus aceti, v. Acetum destillatum.

8555) Spiritus acetico-aethereus, Liquor anodynus vegetabilis, Acetum dulcificatum. | Versüsste Essigsäure. Услажденная уксусная кислота.

8556) Spiritus acetico-aethereus martiatus, Naphtha aceti martiata, Tinctura ferri acetici aetherea. | Aetherische essigsaure Eisentinktur, Eisenhaltiger Essigäthergeist. Настойка уксусокислаго желѣза эфирная.

Spiritus acidus sanguinis, v. Acor sanguinis.

Spiritus aethereus, v. Humor aqueus.

Spiritus aethereus nitrosus, v. Spiritus nitrico-aethereus.

Spiritus aetheris ferratus, v. Spiritus sulphurico-aethereus martiatus.

Spiritus aetheris nitrici, v. Spiritus nitrico-aethereus.

Spiritus aetheris nitrosi, v. Spiritus nitrico-aethereus.

Spiritus aetheris sulphurici, v. Spiritus sulphurico-aethereus.

Spiritus ammonii succinatus, v. Liquor ammonii succinici.

Spiritus ammoniae, v. Liquor ammonii vinosus.

8557) Spiritus ammoniae aromaticus, Spiritus sal. ammon. aromaticus, Alcohol ammoniat. aromat., Alcoholatum aromatic. ammoniacale. | Aromatischer Ammoniumspiritus, Aromatische Ammoniumflüssigkeit. Нашатырный спиртъ ароматный.

8558) Spiritus angelicae. | Angelikengeist. Спиртъ дягельный.

Spiritus animales, v. Spiritus et Fluidum nervorum.

8559) Spiritus animalis, Spiritus animales. | Animalische Geister, Animalischer Geist. Жизненный духъ. Vid. Spiritus.

8560) Spiritus anisi. | Anisgeist. Спиртъ анисный.

Spiritus anthos, v. Spiritus rosmarini.

8561) Spiritus aromaticus. | Aromatischer Spiritus. Благовонный, Ароматный спиртъ.

8562) Spiritus aromaticus compositus. | Zusammengesetzter aromatischer Weingeist. Сложный ароматный спиртъ.

8563) Spiritus aromaticus simplex. | Einfacher aromatischer Weingeist. Простый ароматный спиртъ.

8564) Spiritus aurantiorum corticum. | Pomeranzschalengeist. Спиртъ померанцо-корочный.

Spiritus camphorae, v. Spiritus camphoratus.

8565) Spiritus camphorae crocatus. | Kampherspiritus mit Safran. Спиртъ камфоро-шафранный.

8566) Spiritus camphoratus, Tinctura camphorae, Spiritus camphorae, Alcohol camphoratus, Solutio camphorae spirituosa. | Kampherspiritus, Kamphergeist. Спиртъ камфорный.

8567) Spiritus camphoratus compositus. | Zusammengesetzter Kamphergeist. Сложенный камфорный спиртъ.

8568) Spiritus carminativus Sylvii. | Sylvius's blähungtreibender Geist. Спиртъ вѣтрогонный Сильвіевъ.

8569) Spiritus carvi. | Kümmelgeist. Спиртъ тминный.

8570) Spiritus cerasorum nigrorum. | Schwarzer Kirschengeist. Спиртъ вишневый, Вишневка.

8571) Spiritus citri. | Citronengeist. Спиртъ лимонный.

8572) Spiritus cochleariae. | Löffelkrautspiritus oder Geist. Спиртъ ложечный.

8573) Spiritus cochleariae per fermentationem. | Löffelkrautgeist durch Gährung. Спиртъ ложечный чрезъ закваску.

8574) Spiritus coelestes. | Engel. Ангели.

Spiritus concentratissimus, v. Spiritus rectificatissimus.

Spiritus cornu cervi, v. Liquor ammonii pyro-oleosi.

Spiritus cornu cervi rectificatus, v. Liquor ammonii pyro-oleosi.

Spiritus cornu cervi succinatus, v. Liquor ammonii succinici.

Spiritus corpori humani insiti et influentes, v. Spiritus.

Spiritus corpori humani insitus, v. Spiritus.

Spiritus corporis humani, v. Spiritus.

8575) Spiritus cosmeticus (Boerhaavii). | (Boerhaave's) Kosmetischer oder Schminkspiritus. Спиртъ косметическій или умывальный (Бургавовъ).

8576) Spiritus croci. | Safrangeist. Спирть шафранный.

Spiritus embryonum, v. Aqua aromatica.

Spiritus familiaris, v. Genius.

8577) Spiritus fervidus. | Heisser Athem. Горячее дыханіе.

8578) Spiritus formicarum. | Ameisenspiritus oder Geist. Спиртъ муравейный.

8579) Spiritus fragorum (cum spiritu gallico). | Erdbeergeist (mit Franzbranntwein). Спиртъ земляничный (съ французскою водкою).

8580) Spiritus frigidus. | Kalter Athem. Холодное дыханіе.

8581) Spiritus frumenti s. ardens, s. adustum, Alcohol dilutum impurum. | Branntwein, Frucht- od. Kornbranntwein. Водка, Хлѣбное вино, Горѣлка, Полугорное вино, Сивуха. Vid. Crematum commune.

8582) Spiritus frumenti rectificatus, Alcohol dilutum. | Gereinigter Kornbranntwein. Спиртъ винный разведенный, Хлѣбное очищенное вино, Пѣнная водка.

8583) Spiritus frumenti tartarisatus. | Kornspiritus mit Weinsteinsalz. Спиртъ винощолочный.

8584) Spiritus fuliginis. | Russgeist od. Kienrussgeist. Сажный спиртъ.

8585) Spiritus fumans Libavii. | Doppelt Chlorzinn, Zinnchlorid, Libav's rauchender Geist. Дымящійся Либавіевъ спиртъ.

Spiritus gallicus, v. Crematum gallicum.

Spiritus genitalis, v. Aura seminalis.

Spiritus gignitivus, v. Aura seminalis.

Spiritus hominis, v. Spiritus.

Spiritus ignis, v. Salamandri.

8586) Spiritus infernales. | Teufel. Чорты, Дьяволы.

8587) Spiritus juniperi. | Wacholdergeist. Можжевельный спиртъ.

8588) Spiritus lavendulae. | Lavendelgeist. Спиртъ лавандный.

8589) Spiritus lavendulae compositus, Tinctura lavendulae composita. | Lavendeltinktur. Настойка лавандная.

8590) Spiritus liliorum convallium. | Maiblumgeist. Спиртъ ландышный.

8591) Spiritus mastiches s. mastichinus. | Mastixgeist. Спиртъ мастичный.

8592) Spiritus mastiches compositus. | Zusammengesetzter Mastixgeist. Спиртъ мастичный сложный.

8593) Spiritus matricalis. | Muttergeist. Спиртъ маточный.

8594) Spiritus melissae. | Melissengeist. Спиртъ мелисный.

8595) Spiritus menthae. | Krausemünzgeist. Спиртъ мятный.

8596) Spiritus Mindereri. | Minderer's Geist. Миндереровый спиртъ. Vid. Liquor ammonii acetici.

Spiritus mineralis elasticus fontium, v. Gas acidi carbonici.

8597) Spiritus muriatico-aethereus s. alcoholicus, Spiritus salis dulcis, s. Salis communis dulcis. | Salznaphthaweingeist, Versüsster Salzgeist. Разведенный солянокислый эфиръ, Сладкій соляный спиртъ, Спиртъ виносольный.

Spiritus muriaticus alcoholicus, v. Spiritus muriatico-aethereus.

8598) Spiritus naturae, Principium hylarchicum s. hylargicum. | Weltseele, Weltgeist. Духъ вселенной или міра.

Spiritus nervei, nervorum, nervosus, v. Spiritus.

Spiritus nitri acidus, v. Acidum nitricum.

Spiritus nitri dulcis, v. Spiritus nitrico-aethereus.

Spiritus nitri fumans, v. Acidum nitrosum concentratum.

8599) Spiritus nitri fumans Glauberi. | Koncentrirte od. Rauchende Salpetersäure. Дымящійся селитрянный спиртъ Глауберовъ. Vid. Acidum nitricum fumans.

8600) Spiritus nitrico-aethereus s. aetheris nitrici, Spiritus nitrico-alcoholicus, Spiritus nitri dulcis, Spiritus aetheris nitrosi, Spiritus aethereus nitrosus, Aether nitricus spirituosus. | Salpeternaphthaweingeist. Эфиръ селитрокислый спиртный, Спиртъ виноселитренный.

Spiritus nitrico-alcoholicus, v. Spiritus nitrico-aethereus.

Spiritus nitro-aëreus, v. Gas oxygenium.

8601) Spiritus nucis moschatae compositus, Balsamus embryonum. | Zusammengesetzter Muskatnussgeist. Спиртъ орѣхо-мушкатный составный, Киндеръ-Бальзамъ.

8602) Spiritus orycae s. oryzae. | Arak. Аракъ.

8603) Spiritus pini turionum. | Fichtenknospengeist. Спиртъ сосно-шишковый.

8604) Spiritus rectificatissimus. | Höchst rektifizirter Kornbranntwein. Чистѣйшая водка.

8605) Spiritus rector. | Der Riechstoff (alte Benennung). Пахучее вещество (Правитель или Возбудитель душею растѣній).

Spiritus rorifer, v. Gas sanguinis.

8606) Spiritus roris marini, Aqua anthos composita s. Aqua reginae hungariae. | Rosmaringeist oder Ungarisches Wasser. Спиртъ розмариноцвѣтный.

8607) Spiritus rosarum. | Rosengeist. Спиртъ розовый.

8608) Spiritus rosmarini s. Spiritus anthos, v. Spiritus rorismarini.

8609) Spiritus rubi idaei. | Himbeergeist. Спиртъ малиновый.

8610) Spiritus sacchari. | Rum. Ромъ.

Spiritus salis acidus, v. Acidum muriaticum.

8611) Spiritus salis ammoniaci. | Salmiakgeist. Нашатырный спиртъ.

Spiritus salis ammoniaci anisatus, v. Liquor ammonii anisatus.

Spiritus salis ammoniaci aquosus, v. Liquor ammoniaci carbonici aquosus.

Spiritus salis ammoniaci aromaticus, v. Spiritus ammoniae aromaticus.

Spiritus salis ammoniaci causticus, v. Liquor ammoniaci causticus.

Spiritus salis ammoniaci cum calce viva paratus, v. Liquor ammoniaci causticus.

8612) **Spiritus salis ammoniaci foeniculatus.** | Fenchelhaltige Ammoniumflüssigkeit. Спиртъ нашатырный укропный.

Spiritus salis ammoniaci lavendulatus, v. Aqua anodyna.

Spiritus salis ammon. sulphuratus, v. Liquor ammonii sulphurati.

Spiritus salis ammoniaci sulphureus, v. Ammoniacum hydrothionosum.

Spiritus salis ammoniaci urinosus, v. Liquor ammonii causticus.

8613) **Spiritus salis ammoniaci vinosus.** | Flüchtiger Salmiakgeist. Спиртъ нашатырный летучій. Vid. Liquor ammonii vinosus.

Spiritus salis ammoniaci volatilis s. causticus, v. Liquor ammonii causticus.

Spiritus salis communis, v. Acidum muriaticum dilutum.

Spiritus salis communis acidus, v. Acidum muriaticum.

Spiritus salis communis dulcis, v. Spiritus muriatico-aethereus.

Spiritus salis dulcis, v. Spiritus muriatico-aethereus.

Spiritus salis fumans Glauberi, v. Acidum muriaticum fumans.

8614) **Spiritus (s. Halitus) sanguinis.** | Blutgeist, Blutduft. Паръ крови.

8615) **Spiritus saponatus s. saponis.** | Seifenspiritus. Спиртъ мыльный.

8616) **Spiritus serpilli.** | Quendelgeist. Спиртъ изъ богородичной травы, богородскотравный.

Spiritus seminis, v. Aura seminalis.

8617) **Spiritus succi sacchari.** | Rum, Taffia. Ромъ.

8618) **Spiritus sulphurico-aethereus**, Spiritus aetheris sulphurici, Aether sulphuricus alcoholicus, Spiritus vini aethereus, Liquor anodynus mineralis Hoffmanni, Aether sulphuricus cum alcohole, Liquor aethereus sulphuricus, Aether sulphuricus alcoholisatus, Aether spirituosus. | Aetherhaltiger Weingeist, Hoffmann's schmerzstillende Flüssigkeit, Hoffmannsche Tropfen. Эфиръ сѣрноспиртный, Капли Гофмановы.

8619) **Spiritus sulphurico-aethereus camphoratus**, Solutio camphorata spirituoso-aetherea, Aether sulphuricus alcoholisato-camphoratus. | Kampher-Schwefeläther-Weingeist. Эфиръ сѣрноспиртный камфорный.

8620) **Spiritus sulphurico- (s. vini) aethereus martiatus**, Spiritus aetheris ferratus, Alcohol sulphurico-aethereus ferri, Tinctura aetherea alcoholica de muriate ferri, Tinctura tonica nervina Bestuscheffii, Liquor anodynus martialis s. martiatus, Solutio muriatis ferrici aetherea. | Chloreisenhaltiger Aetherweingeist, Eisenhaltiger schmerzstillender Liquor, Bestuscheff's Nerventinktur. Капли желѣзныя эфирныя или Бестужевыя.

Spiritus sulphuris, v. Acidum sulphuricum.

Spiritus sulphuris per campanam, v. Acidum sulphurosum.

Spiritus sulphuris volatilis Beguini, v. Ammoniacum hydrothionosum.

Spiritus sylvestris, v. Gas acidi carbonici.

Spiritus tartari, v. Acidum pyro-tartaricum.

Spiritus terebinthinae, v. Oleum terebinthinae.

8621) **Spiritus theriacalis.** | Theriakgeist. Спиртъ өеріячный.

Spiritus tutelaris, v. Genius.

8622) **Spiritus urinae.** | Harngeist, Uringeist, Spiritus des Urins. Мочевый спиртъ.

Spiritus vaporosus, v. Gas sanguinis.

8623) **Spiritus vini**, Alcohol, Vinum adustum. | Weingeist. Винный спиртъ, Алкоголь.

Spiritus vini aethereus, v. Spiritus sulphurico-aethereus.

Spiritus vini aethereus martiatus, v. Spiritus sulphurico-aethereus martiatus.

8624) **Spiritus vini camphoratus.** | Kamphergeist, Kampherspiritus. Камфорный спиртъ.

8625) **Spiritus vini gallicus.** | Franzbranntwein. Французская водка.

8626) **Spiritus vini gallicus rectificatissimus.** | Höchst gereinigter französischer Weingeist. Спиртъ французскій крѣпкій.

8627) **Spiritus vini gallicus rectificatus.** | Französischer Weingeist. Спиртъ французскій.

8628) **Spiritus vini rectificatissimus**, Alkohol, Spiritus concentratissimus, | Höchst rektificirter Weingeist. Алкоголь чистѣйшій, Винный безводный спиртъ, Алкоголь, Винный крѣпчайшій спиртъ, Извинъ, Алкоголь совершенно-безводный.

8629) **Spiritus vini rectificatus.** | Rektificirter Weingeist. Крѣпкій спиртъ.

8630) **Spiritus vini simplex.** | Einfacher Weingeist. Простой, Слабый алкоголь.

Spiritus vinosus, v. Spiritus sulphurico-aethereus.

Spiritus vinosus muriaticus, v. Spiritus muriatico-aethereus.

Spiritus vinosus nitrosus, v. Spiritus nitrico-aethereus.

Spiritus vitae, v. Spiritus et Mercurius philosophorum.

Spiritus vitales, v. Spiritus et Fluidum nervorum.

Spiritus vitalis, v. Halitus vitalis.

Spiritus vitrioli, v. Acidum sulphuricum dilutum.

Spiritum vitrioli acidus, v. Acidum sulphuricum dilutum.

Spiritus vitrioli dulcis, v. Spiritus sulphurico-aethereus.

Spiritus volatilis aromaticus, v. Liquor oleoso-aromaticus.

Spiritus volatilis oleosus, v. Liquor oleoso-aromaticus.

Spirodes, Spiroides, σπειροειδης, σπειρωδης (spira et ειδος) = Spiralis.

Spissitas, v. Densitas.

8631) Spissitudo. | Die Verdickung. Густота, Сгущеніе.

Spissitudo atrabilaria s. atrabilis, v. Spissitudo sicca.

8632) Spissitudo fluidorum s. humorum, Lentor, Lentor fluidorum. | Dickflüssigkeit. Густота или Сгущеніе, или Медленность, или Медленное теченіе влагъ или соковъ.

8633) Spissitudo frigida, Cacochymia s. Intemperies, s. Plethora pituitosa, mucosa, Phlegma frigidum, Morbus mucosus, Status pituitosus. | Verschleimung des Blutes, Schleimsucht, Zähigkeit der Säfte. Ослизеніе, Ослизлость крови.

8634) Spissitudo (s. Diathesis, s. Plethora) inflammatoria, phlogistica, pyogenetica, Sanguis phlogisticus, Phlegma phlegmonodes. | Entzündliche Beschaffenheit, Gerinnbarkeit, Trennbarkeit des Blutes. Воспалительное состояніе или Сгущеніе крови.

8635) Spissitudo (s. Cacochymia, s. Constitutio, s. Intemperies) sicca, atrabilaria s. atrabilis. | Trockenheit des Blutes, Schwarze Galle. Густота крови.

Spissus, v. Densus.

8636) Spithama, σπιθαμη (σπαω, σπεω, σπιω, σπιζω, σπιθω; auseinanderziehen, spannen; тяну), Palmus, Lichas. | Die Spanne. Пядень, Маленькая пядень.

8637) Spithameus (v. Spithama). | Spannenartig, Spannengross. Пяденный, величиною въ пядень.

8638) Splanchemphracticus (v. Splanchemphraxis). | An Ueberfüllung und Verstopfung der Eingeweide (besonders ihrer Gefässe) leidend, dadurch entstanden u. s. w. Причиняемый засореніемъ внутренностей.

8639) Splanchemphraxis (v. Splanchnon et Emphraxis). | Eine Ueberfüllung und Verstopfung der Eingeweide, besonders ihrer Gefässe. Засореніе внутренностей.

8640) Splanchna, σπλαγχνα (v. Splanchnon). | Die Eingeweide. Внутренности. Vid. Viscera.

8641) Splanchneurysma (v. Splanchnon et Eurysma). | Eine krankhafte Ausdehnung und Erweiterung der Eingeweide. Неестественное, болѣзненное расширеніе какой либо внутренности.

8642) Splanchnica, τα σπλαγχνικα (v. Splanchnicus). | Bei Hippokrates und Dioskorides: Mittel gegen Krankheiten der Eingeweide, besonders des Unterleibs. Лекарства противъ затвердѣній внутренностей.

8643) Splanchnicus, σπλαγχνικος (v. Splanchnon). | Die Eingeweide betreffend, dazu gehörig, davon herrührend, für sie bestimmt u. s. w. Принадлежащій къ внутренностямъ, происходящій отъ внутренностей.

8644) Splanchnidium, Splanchniolum, Splanchnium, σπλαγχνιδιον, σπλαγχνιον (v. Splanchnon). | Ein kleines Eingeweide. Маленькая внутренность.

8645) Splanchnodyne (v. Splanchnon et Odyne). | Ein Schmerz in den Eingeweiden. Боль внутренностей.

8646) Splanchnographia (v. Splanchnon et Graphe). | Die Beschreibung der Eingeweide. Описаніе внутренностей.

8647) Splanchnographicus, Splanchnographus (v. Splanchnographia). | Die Splanchnographie betreffend, sich damit beschäftigend u. s. w. Относящійся къ описанію внутренностей.

8648) Splanchnolithiasis (v. Splanchnolithus). | Die Bildung von sogenannten Steinen in den Eingeweiden. Происхожденіе, Зарожденіе камней во внутренностяхъ.

8649) Splanchnolithus (v. Splanchnon, Lithiasis, Lithos etc.). | Ein sogenannter Eingeweidestein, Ein in inneren Theilen gebildetes hartes, steinartiges Konkrement. Камень во внутренностяхъ.

8650) Splanchnologia (v. Splanchnon et Logos). | Die Splanchnologie, Eingeweidelehre. Спланхнологія, Ученіе, Наука о внутренностяхъ, Утробословіе.

8651) Splanchnologicus, Splanchnologus (v. Splanchnologia). | Die Eingeweidelehre betreffend, dazu gehörig u. s. w. Къ спланхнологіи относящійся.

8652) Splanchnolysis (splanchnon et lysis). | Die Erschlaffung, Lähmung der Eingeweide. Разслабленіе, Онѣмѣніе внутренностей.

8653) Splanchnolyticus (v. Splanchnolysis). | An Erschlaffung oder Lähmung der Eingeweide leidend, davon herrührend u. s. w. Причиняемый поврежденіемъ, разслабленіемъ, онѣмѣніемъ внутренностей.

8654) Splanchnon, το σπλαγχνον. | Ein Eingeweide. Внутренность, Внутренняя утроба.

8655) Splanchnopathia (v. Splanchnon et Pathos). | Ein Leiden der Eingeweide. Страданіе внутренностей.

8656) Splanchnopathicus (v. Splanchnopathia). | An Eingeweideübeln leidend, davon herrührend u. s. w. Происходящій отъ страданія внутренностей.

8657) Splanchnophtharsis (v. Splanchnon et Phtharsis). | Eine Verderbniss oder Verletzung der Eingeweide. Порча, Повреждепіе внутренностей.

8658) Splanchnophtharticus, σπλαγχνοφθαρτικος. | Den Eingeweiden schadend, dieselben verderbend, verletzend u. s. w. Причиняющій порчу или повреждепіе внутренностей.

8659) Splanchnophthartus, σπλαγχνοφθαρτος (v. Splanchnophtharsis, φθαρτος, verdorben, zerstört; поврежденный, испорченный). | An Verderbniss der Eingeweide leidend, dadurch entstanden, sich darauf beziehend u. s w. Причиняемый порчею внутренностей, Страждущій оною.

8660) Splanchnophthora (v. Splanchnon et Phthora). | Eine Verderbniss der Eingeweide, besond. das chronische Leiden derselben. Порча внутренностей, особливо хроническое страданіе оныхъ.

8661) Splanchnoscopia (v. Splanchnon et Scope). | Die (Beschauung und) Untersuchung der Eingeweide. Осматриваніе, Изслѣдованіе внутренностей.

8662) Splanchnoscopicus, Splanchnoscopus (v. Splanchnoscopia). | Die Splanchnoskopie betreffend, sich damit beschäftigend u. s. w. Относящійся къ Splanchnoscopia.

8663) Splanchnosympathia (v. Splanchnon et Sympathia). | Der Konsensus aller oder einzelner Eingeweide unter sich oder mit anderen Theilen. Сочувствіе внутренностей.

8664) Splanchnosympathicus (v. Splanchnon et Sympathicus). | Einen Konsensus zwischen oder mit den Eingeweiden bewirkend, denselben befördernd, von Konsensus oder Mitleidenschaft zwischen einzelnen Eingeweiden unter einander od. mit anderen Theilen herrührend, einen solchen betreffend u. s. w. Происходящій отъ сочувственнаго страданія какой либо внутренности.

8665) Splanchnotome, Splanchnotomia (v. Splanchnon et Tome). | Die wissenschaftliche Zerlegung der Eingeweide. Разсѣченіе, Раздробленіе внутренностей.

8666) Splanchnotomicus, Splanchnotomus (v. Splanchnotome). | Die Splanchnotomie betreffend, sich damit beschäftigend u. s. w. Относящійся къ Splanchnotome.

8667) Splen (σπλην, genit. —νος, —nis), Lien, Lienis (Viscus linguosum), Hepar sinistrum et adulterinum. | Die Milz. Селезенка.

8668) Splenalgia (v. Splen et Algos), Splenica. | Der Milzschmerz, Das Milzweh, Der Milzstich, Die Milzkrankheit. Боль въ селезенкѣ.

Splenalgia phlegmonodea, v. Splenitis.

8669) Splenalgicus (v. Splenalgia). | An Splenalgie leidend, dadurch verursacht u. s. w. Причиняемый болью въ селезенкѣ.

8670) Splendens. | Glänzend, Spiegelnd. Блестящій, Лоснящійся.

Splenectama (v. Splenectasis) = Splenoparectama.

Splenectasis (v. Splen et Ectasis) = Splenoparectasis.

8671) Splenectome, Splenectomia (v. Splen et Ectome). | Der Milzschnitt (das Ausschneiden der Milz). Вскрытіе, Порѣзъ селезенки.

8672) Splenelcosis (v. Splen et Helcosis). | 1) Das Verschwären oder Vereitern der Milz. Изъязвленіе селезенки. 2) Das Milzgeschwür. Нарывъ или Язва въ селезенкѣ.

8673) Splenemphracticus (v. Splenemphraxis). | An Ueberfüllung (und Verstopfung) der Milz leidend, dahin gehörig, dadurch entstanden u. s. w. Причиняемый засореніемъ селезенки.

8674) Splenemphraxis (v. Splen et Emphraxis). | Die Ueberfüllung (Verstopfung) und Auftreibung der Milz, Milzgeschwulst. Засореніе селезенки.

Splenes, σπληνες, plur. a Splen.

Splenetica (v. Spleneticus) = Splenica.

Spleneticus (v. Splen) = Splenicus.

Splenia, v. Compressa et Spleniola.

8675) Splenica, τα σπληνικα (v. Splenicus). | Milzmittel. Средства противъ болѣзней селезенки.

8676) Splenicterus (v. Splen et Icterus). | Die Milzgelbsucht, ein (wirkliches oder vermeintliches) Milzleiden mit missfarbigem Ansehen der Haut. Страданіе селезенки съ желтоватымъ цвѣтомъ кожи.

8677) Splenicus, σπληνικος (v. Splen). | Die Milz betreffend, dazu gehörig, darauf wirkend, auch: An Milzsucht leidend u. s. w. Принадлежащій къ селезенкѣ, Происходящій отъ селезенки или отъ страданія селезенки.

8678) Spleniola, Splenia, Spleniscus, Splenium, σπλήνιον, σπληνίσκος. | Die Kompresse, besond. die lange od. sogen. Longuette. Компрессъ. Vid. Compressa.

Spleniola graduata, v. Compressa graduata.

Spleniola longa, v. Compressa longa.

Splenion, i. q. Asplenium.

8679) Spleniticus (v. Splenitis). | Die Splenitis betreffend, daran leidend, davon herrührend u. s. w. Принадлежащій къ воспаленію селезенки, отъ оной происходящій.

8680) Splenitis (v. Splen) s. Inflammatio lienis, Splenalgia phlegmonodea. | Die Milzentzündung. Воспаленіе селезенки. Vid. Vena splenica.

8681) Splenitis gangraenosa s. epizootica. | Der Milzbrand. Антоновъ огонь въ селезенкѣ или Змѣйный пострѣлъ.

8682) Splenitis muscularis. | Bauchmuskelschmerz in der Milzgegend. Боль брюшныхъ мышицъ въ сторонѣ селезенки.

Splenium, v. Spleniola.

8683) Splenius (v. Splenium). | Riemenförmig. Ременовидный.

8684) Splenius capitis, scil. musculus, Musculus splenius superior s. mastoideus posterior, s. triangularis, s. spinoso-occipitalis latus, s. cervico-mastoideus, s. cervico dorso-mastoideus. | Splenius des Kopfs, Bauschähnlicher Kopfmuskel, Bauschmuskel des Kopfs, Kopfbauschmuskel, Milzförmiger oder Milzähnlicher Hauptmuskel, Riemenförmiger Muskel od. Riemenförmiges Mäuslein, od. Dreieckiger Muskel des Kopfs. Мышица треугольная (селезеночная) головы и шеи.

8685) Splenius colli (scil. musculus), Musculus splenius colli inferior, s. triangularis capitis, s. mastoideus posterior, s. spinoso transversarius colli, s. dorso-trachaeus. | Splenius des Halses, Bauschähnlicher Halsmuskel, Bauschmuskel des Halses, Halsbauschmuskel, Riemenförmiger Halsmuskel, Milzförmiger Halsmuskel. Мышица треугольная (селезеночная) шеи.

8686) Splenocele (v. Splen et Cele). | Der Milzbruch. Грыжа селезенки. Vid. Hernia lienalis.

Splenodynia = Splenalgia.

8687) Splenographia (v. Splen et Graphe). | Die Beschreibung der Milz. Описаніе селезенки.

8688) Splenographicus, Splenographus (v. Splenographia). | Die Splenographie betreffend, sich damit beschäftigend u. s. w. Принадлежащій къ описанію селезенки.

8689) Splenologia (v. Splen et Logos). | Die Lehre von der Milz, Die Milzlehre. Ученіе о селезенкѣ.

8690) Splenologicus, Splenologus (v. Splenologia). | Die Splenologie betreffend, sich damit beschäftigend u. s. w. Принадлежащій къ описанію селезенки.

Splenoncia = Splenoncus.

8691) Splenoncus (v. Splen et Oncus). | Die Milzgeschwulst. Опухоль селезенки.

8692) Splenoparectama (v. Splen et Parectama). | Eine übermässige Ausdehnung der Milz. Непомѣрная величина, Непомѣрное расширеніе селезенки.

8693) Splenoparectasis (v. Splen et Parectasis). | 1) Die Entstehung und Ausbildung des Splenoparectama. Происхожденіе, Образованіе непомѣрной величины селезенки. 2) = Splenoparectama.

Splenophraxia, Splenophraxis, v. Splenemphraxis.

8694) Splenorrhagia (v. Splen et Rhage, Rhagia). | Der Milzblutfluss. Кровотеченіе изъ селезенки.

8695) Splenotome, Splenotomia (v. Splen et Tome). | Die kunstgemässe Zerlegung der Milz. Искуственное вскрытіе, Раздробленіе, Разсѣченіе селезенки.

8696) Splenotomicus, Splenotomiae (v. Splenotome). | Die Splenotomie betreffend, sich damit beschäftigend u. s. w. Принадлежащій къ Splenotome.

8697) Spodites (v. Spodes). | Das Aschenbrod, Unter heisser Asche gebakkenes Brod. Хлѣбъ печенный въ горячемъ пеплѣ.

Spodium, dimin. a Spodes.

Spodus, σπόδιος, = Spododes.

Spodo (v. Spodos) = Spododes.

8698) Spododes, Spodoides, σποδοειδής, σποδώδης, σπόδιος (v. spodos et εἶδος). | Aschfarbig, Aschenartig, Aschig. Пепловидный, Пепельный, Зольный.

8699) Spodos, ὁ σποδος. | 1) Die Asche. Пепелъ, Зола. 2) Die Metallasche, in spätern Zeiten: Der Metallkalk, jetzt: Das Metalloxyd. Металлическій пепелъ, Пережженный металлъ. 3) Der feine Staub. Прахъ, Пыль.

8700) Sponda. | Sopha, Kanape. Софа, Канапе.

Spondiles, v. Vertebra.

Spondilia, v. Vertebra.

Sponduli lumborum, v. Vertebrae lumborum.

8701) **Spondylalgia** (v. Spondylus et Algos). | Der Wirbelschmerz, Schmerz in den Rückenwirbeln (Freiwillige Wirbel- und Rippenverrenkung). Боль въ позвоночномъ столбѣ (Произвольный вывихъ позвонковъ и реберъ).

8702) **Spondylarthrocace** (v. Spondylus et Arthrocace) (Spondylocace). | Eine Krankheit, besond. Caries, der Rükkenwirbel und daher rührende Verrenkung, Verdrehung u. s. w. des Rückgraths. Произвольный вывихъ позвонковъ, подобный произвольному же хромапію, но различествующій только мѣстомъ.

Spondylexarthresis = Spondylexarthrosis.

Spondylexarthreticus, v. Spondylexarthroticus.

8703) **Spondylexarthrosis** (v. Spondylus et Exarthrosis). | Die Rückenwirbelverrenkung. Вывихъ позвонковъ.

8704) **Spondylexarthroticus** (v. Spondylexarthrosis). | Mit Spondylexarthrose behaftet, dazu gehörig, davon herrührend u. s. w. Причиняемый вывихомъ позвонковъ.

Spondyli, v. Vertebra.

Spondyli colli, v. Vertebrae colli.

8705) **Spondylicus** (v. Spondylus). | Die Wirbel betreffend, dazu gehörig, davon herrührend u. s. w. Происходящій отъ позвонковъ, Относящійся къ позвонкамъ.

Spondylis, v. Os coccygis.

8706) **Spondylitis**, genit. —idis (v. Spondylus). | Eine Entzündung eines oder mehrerer Rückenwirbel, Wirbelentzündung. Воспаленіе спинныхъ позвонковъ.

Spondylium, v. Os coccygis.

8707) **Spondylocace**. | Eine Wirbelkrankheit. Болѣзни позвонковъ. = Spondylarthrocace.

8708) **Spondylopathia** (v. Spondylus et Pathos). | Ein Leiden (eine Krankheit) der Wirbel, Eine Wirbelkrankheit. Страданіе, Болѣзнь позвонковъ.

8709) **Spondylopathicus** (v. Spondylus et Pathos). | An den Wirbeln leidend, Durch Krankheit der Rückenwirbel verursacht, dazu gehörig u. s. w. Причиняемый страданіемъ позвонковъ.

Spondylos, v. Epistropheus.

8710) **Spondylus**, *σπονδυλος*. | Der Wirbel, Rückenwirbel, Vertebra, auch: Der Wirbel auf dem Kopfe, Vertex. Позвонокъ, также: Макушка.

8711) **Spongi**, *σπογγοι* (v. Spongos). | Geschwollene Drüsen am Halse. Опухлыя шейныя железы.

8712) **Spongia** (*σπογγια*), *σπογγος*, *σφογγος*. | Der Schwamm. Губка.

8713) **Spongia** cerata. | Wachsschwamm. Губка навощенная, вощенная, вощанная.

Spongia compressa, v. Spongia pressa.

8714) **Spongia** marina. | Meerschwamm, Bade- od. Waschschwamm. Морская или Грецкая, или Греческая губка.

Spongia marina usta, v. Spongia usta.

Spongia officinalis, v. Achilleum laciniulosum.

8715) **Spongia** praeparata. | Präparirter Schwamm. Губка грецкая приготовленная.

8716) **Spongia** pressa. | Der Pressschwamm, Quellschwamm. Обвитая, Сжатая губка.

8717) **Spongia** usta s. Carbo spongiae. | Gebrannter Schwamm. Морская губка обугленная или пережженная.

Spongii, v. Tonsillae.

Spongiosum os, i. q. Os ethmoideum.

8718) **Spongiosus**, Spongodes, Spongoides, *σπογγοειδης*, *σπογγωδης* (v. Spongia). | Schwammig, Spongiös. Губчатый, Губкообразный, Ноздреватый.

Spongodes, Spongoides, Spongoideus, v. Spongiosus.

Spongos, v. Spongia.

8719) **Spongosis** (v. Spongia). | Der Gliedschwamm. Членосоставный грибъ.

8720) **Spontaneus**. | Von selbst geschehend, Freiwillig. Самопроизвольный, Произвольно произшедшій (самородный, дикорастущій, Bot.).

8721) **Spora**, *σπορα*. | Das Säen, Die Saat, Die Zeugung, Das Erzeugte, Das Kind. Сѣяніе, Сѣмя, Рожденіе, Произведеніе, Раждаемое, Производимое, Дитя.

8722) **Sporadicus**, *σποραδικος*, *σποράς* (v. *σπειρω*, *σπορω* etc., umherstreuen, разсѣваю, распространяю). | Zerstreut, Einzeln liegend, Einzeln vorkommend, Sporadisch. Разсѣяный, Спорадическій (противуположный Епидемическому), Частный (сѣменный, Bot.).

Sporadicus morbus, v. Morbus sporadicus.

8723) **Sporangidium** (v. Spora et Angidion). | Eigentlich ein kleines Samengefäss, daher: Das Samensäulchen (Columnula) der Laubmoose. Сѣменный столбикъ.

8724) **Sporangium** (v. Spora et Angion), Sporangīum. | 1) = Sporangidium. 2) Die Sackfrucht. Сѣменоложіе (сѣменный сосудъ).

8725) **Sporidium** (v. Spora). | 1) Eigentlich der kleine Samen, Das Sämchen. Собственно: Маленькое сѣмя, Сѣмечко. 2) = Sporangium.

Spormus, v. Spora, Sporas.
8726) Sporophorus (v. Fero et Sporos). | Samentragend, Samenhaltend. Сѣманосный, Сѣмя содержащій.
Sporos, σπορα, = Spora.
8727) Spumosus. | Voll Schaum, Schaumartig. Пѣнистый.
8728) Spuma. | Schaum. Пѣна.
8729) Spuma marina. | Meerschaum. Морская пѣна или пѣнка.
Spuma vitri, v. Fel vitri.
Spurcitia, v. Immunditia.
8730) Spurius. | Unächt, Falsch. Ложный, Ненастоящій, Недѣйствительный, Подложный.
8731) Sputa (plur. a Sputum). | Der Auswurf. Харкотина.
Sputamen, v. Saliva.
Sputamentum, v. Saliva.
Sputum, v. Saliva.
Sputum coctum, criticum, puriforme, v. Anacatharsis puriformis.
8732) Sputum cruentum. | Das Blutspucken. Кровохарканіе, Кровоплеваніе.
Sputum oris, v. Ptyalismus.
Sputum pectoris, v. Anacatharsis.
Squalor, v. Immunditia.
8733) Squalus carcharias. | Riesenhai, Menschenfresser, Jonasfisch. Аккула.
8734) Squama. | Schuppe. Чешуя. Vid. Pars squamosa ossis temporum.
8735) Squamae, Tegmenta. | Schuppen. Чешуи.
8736) Squamae nectariferae. | Nektarod. Honigschuppen. Медовыя чешуи.
Squamae ossium cranii, v. Tabulae ossium cranii.
8737) Squamellula. | Eine kleine Schuppe. Чешуйка.
8738) Squamiformis. | Schuppenartig. Чешуеобразный, Чешуевидный.
8739) Squamosus. | Schuppig. Чешуистый, Чешуйный, Чешуйчатый.
Squilla = Scilla, Scylla.
8740) S romanum s. Flexus iliacus, Curvatura s. Flexura sigmoidea coli, Flexura iliaca coli tertia s. infima. | Sförmige Beugung oder Krümmung des Dickdarms, Römisches S, Hüftbeins- oder Darmbeinskrümmung, Krümmung des absteigenden Grimmdarms. (Третья) Кривизна ободошной кишки, римской буквѣ S подобная.
8741) Stabilitas, Immutabilitas. | Unveränderlichkeit. Постоянство, Непоколебимость. Vid. Constantia.
Stachypterides, v. Stachypteris.
8742) Stachypteris (v. Pteris et Stachys), plur. Stachypterides. | Der Aehrenfarren. Колосянка, Колосистый папоротникъ.
8743) Stachys, σταχυς, ασταχυς, genit. —υος. | 1) Die Aehre (der Gräser, des Getreides). Колосъ. 2) Ziest. Колосникъ.
8744) Stachys annua. | Jährlicher Ziest. Чистецъ однолѣтній, Колосница лѣтняя или годовая.
8745) Stachys germanica. | Deutscher Ziest, Grosser Andorn. Колосница нѣмецкая или Конской шалѣй.
8746) Stachys palustris. | Sumpfziest, Sumpfbulkis, Brauner Wasserandorn. Чистечъ болотный, Колосница болотная.
8747) Stachys recta, Stachys sideritis. | Aufrechter Ziest, Berufkraut, Buschreihkraut, Gliedkraut, Abnehmerkraut. Чистецъ или Колосникъ прямый, Колосникъ прямый, Колосница прямая.
Stachys sideritis, v. Stachys recta.
8748) Stachys sylvatica. | Waldziest oder Bulkis, Waldnessel. Чистецъ лѣсный, Колосница лѣсная, или Лѣсная буквица, Змѣиная трава.
Stadia, v. singul. Stadium.
Stadia parturitionis, v. Periodi parturitionis.
8749) Stadium, το σταδιον (σταω, ιστημι, stehen, стою). | (Eigentl. die Rennbahn oder vielmehr der dazu abgesteckte Raum, daher) Zeitraum, Periode u. s. w. Періодъ, Срокъ, Время.
Stadium annihilationis, v. Stadium reconvalescentiae.
Stadium augmenti morbi, v. Stadium incrementi.
8750) Stadium caloris. | Zeitraum der Hitze. Періодъ жара.
8751) Stadium coctionis. | Zeitraum der Kochung. Періодъ сваренія.
8752) Stadium contagii. | Zeitraum des Ansteckens. Періодъ зараженія.
8753) Stadium convalescentiae. | Zeitraum der Genesung. Періодъ выздоровленія.
8754) Stadium convulsivum. | Konvulsivischer Zeitraum. Періодъ судорогъ.
8755) Stadium criseos. | Zeitraum der Krisis. Періодъ перелома болѣзни.
8756) Stadium cruditatis. | Zeitraum der Rohheit. Періодъ сыраго состоянія болѣзни.
8757) Stadium cruentationis. | Zeitraum der Blutung. Періодъ кровотеченія.
Stadium declinationis, v. Stadium exsiccationis.
8758) Stadium decrementi morbi. | Zeitraum der Abnahme der Krankheit. Періодъ убавленія, уменьшенія болѣзни.
8759) Stadium decrustationis. | Zeitraum des Abfallens des Schorfes. Періодъ отпаденія труповъ.

8760) **Stadium** desquamationis. | Zeitraum der Abschuppung. Срокъ слупленія верхней кожицы, слущенія.

Stadium ebullitionis, v. Stadium invasionis.

Stadium effervescentiae, v. Stadium invasionis.

Stadium efflorescentiae, v. Stadium eruptionis.

8761) **Stadium** eruptionis, efflorescentiae. | Zeitraum des Ausbruches. Періодъ или Время, или Срокъ высыпанія, выступанія, выхожденія.

8762) **Stadium** evolutionis. | Zeitraum der Entwickelung. Періодъ развитія.

8763) **Stadium** exsiccationis s. prolapsus, s. declinationis. | Zeitraum der Schorfbildung, Abtrocknung. Періодъ или Время подсыханія, засыханія.

Stadium febrile, v. Stadium invasionis.

Stadium febris primariae, v. Stadium invasionis.

Stadium febris secundariae, v. Stadium maturationis.

8764) **Stadium** finis morbi. | Zeitraum des Schlusses oder Endes der Krankheit. Періодъ конца или окончанія болѣзни.

8765) **Stadium** florescentiae. | Zeitraum der Reife oder der Blüthe. Періодъ развитія.

8766) **Stadium** frigoris. | Zeitraum der Kälte. Періодъ озноба.

Stadium germinationis, v. Stadium invasionis.

8767) **Stadium** incrementi. | Zeitraum der Zunahme der Krankheit. Періодъ возрастанія, приращенія. ожесточенія болѣзни.

Stadium incubationis, v. Stadium invasionis.

8768) **Stadium** infectionis. | Zeitraum der Infektion der Ansteckung. Срокъ, Періодъ зараженія.

8769) **Stadium** inflammationis. | Entzündungszeitraum. Періодъ воспаленія.

8770) **Stadium** invasionis, incubationis, germinationis, effervescentiae, ebullitionis, febrile, s. febris primariae, Apparatus exanthematis, Status contagii. | Zeitraum der Einwirkung des Kontagiums ohne Hautaffektion, Zeitraum der Impfung. Періодъ или время наливанія или заразимости, или лихорадочный.

8771) **Stadium** irritationis. | Zeitraum der (entzündlichen) Reizung. Періодъ раздраженія.

8772) **Stadium** maturationis, pyogeniae, febris secundariae. | Zeitraum der Reifung. Періодъ созрѣванія.

8773) **Stadium** morbi. | Der Zeitraum einer Krankheit, Krankheitszeitraum, Krankheitsperiode. Періодъ, Время болѣзни.

8774) **Stadium** nervosum. | Nervöser Zeitraum. Періодъ нервный.

8775) **Stadium** paralyseos. | Zeitraum der Lähmung. Періодъ паралича.

8776) **Stadium** principii morbi. | Zeitraum des Anfanges der Krankheit. Періодъ начала болѣзни.

8777) **Stadium** prodromorum. | Zeitraum der Vorboten oder der Unpässlichkeit. Періодъ предвѣщающихъ признаковъ или предзнаменованія.

Stadium prolapsus, v. Stadium exsiccationis.

Stadium pyogeniae, v. Stadium maturationis.

8778) **Stadium** reconvalescentiae s. annihilationis. | Zeitraum der Genesung. Періодъ выздоровленія.

8779) **Stadium** relaxationis. | Zeitraum der Erschlaffung. Періодъ ослабленія.

8780) **Stadium** resolutionis. | Zeitraum der Zertheilung. Періодъ разрѣшенія.

8781) **Stadium** sanationis s. cicatrisationis. | Zeitraum der Heilung od. der Vernarbung. Періодъ заживленія.

8782) **Stadium** spasmodicum. | Zeitraum des Krampfes. Періодъ судороги.

8783) **Stadium** status morbi. | Zeitraum der Höhe oder der Akme der Krankheit. Періодъ самой высшей степени болѣзни.

8784) **Stadium** suppurationis. | Eiterungsstadium, Zeitraum der Eiterung. Періодъ, Срокъ, Время нагноенія.

8785) **Stadium** venosum. | Venöser Zeitraum. Венозный періодъ.

Staffa, v. Stapes.

Stagma, *σταγμα*, genit. —*ατος*, —atis, = Stalagma.

8786) **Stagnans** aqua. | Stehendes od. Teichwasser. Прудовая, Стоячая вода.

8787) **Stagnatio**. | Die Stockung, Das Stocken. Застой, Застояніе соковъ.

8788) **Stagnatio** aëris. | Windstille. Безвѣтріе.

Stagnatio sanguinis in abdomine, v. Physconia sanguinea.

Stagnationes viscerum, v. Infarctus.

Stagnum chyli, v. Receptaculum chyli.

8789) **Stagon**, *σταγων*, genit. —*ονος* (v. *σταζω*, tröpfeln, s. Stalagma etc.; источаю, каплю, по каплѣ лью). | 1) Der Tropfen. Капля. 2) Das Eisen. Желѣзо.

8790) **Stalacticus**, *σταλακτικος* (*σταλακτιζω*, gern tröpfeln, geneigt sein zum Tröpfeln; охотно капаю или каплю). | Gern oder Viel tröpfelnd. Много каплющій (выраженіе въ Минералогіи, означающее образъ происхожденія ископаемыхъ отъ накапливанія воды насыщенной минеральными частями).

8791) **Stalactos**, *σταλακτος*, *στακτος* (v. Stalagma). | Tröpfelnd, Was durch Tröpfeln entstanden ist, z. B. Lapis stalacticus oder Stalactites. Каплющій, Произведенный капаніемъ.

8792) **Stalagma**, *σταλαγμα*, *σταγμα* genit. —*ατος*, —atis (*σταζω*, tröpfeln, каплю). | Das Tröpfelnde, Abgetröpfelte, Das Destillat, Der destillirte Spiritus, Ein destillirtes Wasser. Каплющее, Капленное, Перегнанное, Дестиллированное.

Stalagmites cambogioides, v. Garcinia cambogia.

8793) **Stalagmus**, Stalaxis, *σταλαγμος*, *σταγμος*, *σταλαξις*, *σταξις* (v. Stalagma). | Das Tröpfeln, Abtröpfeln, Das Destilliren, Die Destillation. Капаніе, Перегонка.

8794) **Stamen**, (*ἡ σταμιν*) *ὁ στημων*, genit. (*ινος*) —*ονος*, —inis (*σταω*, *ἱσταω*, *ἱστημι*. aufrecht stehen [und stellen], sich in die Höhe richten; ставлю, возстаю). | Der Staubfaden (in Blumen). Тычинка (молоточекъ), Мужеская плодотворная часть цвѣтка.

Stamina, v. singul. Stamen.

Stamina corporis humani, v. Elementa corporis humani.

8795) **Staminiformis**. | Staubfadenförmig. Тычинковый.

8796) **Staniolum** (v. Stannum). | Das Stanniol, Die Zinnfolie. Листовое олово.

8797) **Stannum**, Jupiter. | Zinn. Олово.

Stannum limatum, v. Limatura stanni.

8798) **Stannum** oxydatum, Acidum stannicum. | Zinnoxyd, Zinnsäure. Окись или Кислота оловянная.

8799) **Stapedius**, scil. musculus, Musculus stapedis s. stapidis, s. stapidaeus, s. pyramido-stapidaeus, Corpus olivare, s. Ligamentum peculiare, a quo stapes sustinetur. | Stapedius, Muskel des Steigbügels, Steigbügelmuskel. Мышица стремянной косточки или стремянная.

8800) **Stapelia** hirsuta. | Rauhhaarige Stapelie. Стапелія шерстистая.

8801) **Stapes**, Stapha, Staffa, Os stapedi simile. | Stapes, Steigbügel, Steigreif, Steigereif. Стремянная косточка.

Stapha, v. Stapes.

8802) **Staphis**, *ἡ σταφις*, *σταφυλις*. | Die Rosine, Getrocknete Weinbeere. Изюмъ, Сушенный виноградный гроздъ.

Staphis agria s. Staphisagria, v. Delphinium staphis agria.

8803) **Staphylagra** (v. Agra et Staphyle). | Eine Zäpfchenzange, Ein Zäpfchenhalter. Маленькія щипчики для удержанія язычка.

8804) **Staphyle**, *σταφυλη* (*σταφυς*, statt *σταχυς* s. Stachys). | Die Weintraube, Die Weinbeere, daher bei Hippokrates, Galen etc.: Das geschwollene Zäpfchen; jetzt gewöhnl.: Das Zäpfchen. Виноградная кисть, Гроздъ, Язычекъ. Vid. Uvula.

8805) **Staphylea** pinnata. | Gefiederte Pimpernuss. Клекочка перистая.

Staphylicus (*σταφυλικος*) = Staphylinus.

Staphylino-pharyngeus (Musculus), (v. Pharynx et Staphylinus) = Musculus palato-staphylinus.

8806) **Staphylinus**, *σταφυλινος* (v. Staphyle). | Zum Zäpfchen gehörig u. s w. Происходящій отъ язычка, Принадлежащій къ оному.

8807) **Staphyliodialysis** (v. Staphyle et Dialysis). | Die Erschlaffung des Zäpfchens, Das sogen. Herabschiessen desselben. Разслабленіе, Паданіе язычка.

8808) **Staphylis**, Staphylium, *σταφυλιον*, *σταφυλις* (v. Staphyle). | 1) Eine kleine Weintraube od. Kleine Weinbeere. Маленькая виноградная кисть. 2) Eine Rosine. Изюмъ. 3) Die Brustwarze. Грудной сосокъ. 4) Ein Saugglas für Kinder. Стеклянная баночка, изъ которой младенцы сосутъ.

Staphylitis, v. Angina palatina.

8809) **Staphylodialyticus** (v. Staphylodialysis). | An Erschlaffung des Zäpfchens leidend, davon herrührend u. s. w. Причиняемый разслабленіемъ язычка.

8810) **Staphyloma**, *σταφυλωμα* s. Myocephalon, Uvatio, Procidentia tunicae uveae. | Das Staphylom, Traubenauge. Стафиломъ, Безобразіе глаза, Ягодка.

8811) **Staphyloma** choroideae. | Aderhautstaphylom. Стафиломъ сосудистой оболочки.

8812) **Staphyloma** corneae. | Hornhautstaphylom. Стафиломъ роговой оболочки.

Staphyloma corneae incompletum, v. Staphyl. corneae partiale.

Staphyloma corneae locale, v. Staphyl. corneae partiale.

8813) **Staphyloma** corneae partiale, locale, incompletum. | Partielles Hornhautstaphylom. Несовершенный стафиломъ роговой оболочки.

8814) **Staphyloma** corneae totale, Conophthalmus. | Das totale Hornhautsta-

phylom, Kegelauge. Совершенный стафиломъ роговой оболочки.
8815) Staphyloma iridis partiale. | Das partielle Regenbogenhautstaphylom. Несовершенный, Частный стафиломъ радужной оболочки.
Staphyloma iridis racemosum, v. Staphyl. iridis verum.
8816) Staphyloma iridis totale. | Das totale Regenbogenhautstaphylom. Совершенный стафиломъ радужной оболочки.
8817) Staphyloma iridis verum, racemosum, Uvatio. | Irisstaphylom. Настоящій стафиломъ радужной оболочки.
8818) Staphyloma pellucidum. | Das durchsichtige Staphylom. Прозрачный стафиломъ.
Staphyloma racemosum, v. Staphyloma iridis verum.
8819) Staphyloma scleroticae. | Staphylom der weissen Augenhaut. Стафиломъ твердой оболочки (глаза).
8820) Staphyloma scleroticae proprium. | Eine Verdickung der weissen Augenhaut. Отолщеніе твердой оболочки (глаза).
8821) Staphyloma totale. | Das totale Staphylom. Совершенный стафиломъ.
8822) Staphylomaticus (v. Staphyloma). | Mit Staphylom behaftet, davon herrührend u. s. w. Причиняемый стафиломомъ.
Staphyloncia, v. Staphyloncus.
8823) Staphyloncus (v. Staphyle et Oncus). | Die Zäpfchengeschwulst, Staphyle. Опухоль язычка.
Staphylophoron, v. Uvula.
8824) Staphyloraphia (staphyle et raphe), Kyanoraphia, Uranoraphia, Uraniskoraphia. | Die Gaumennath. Сшиваніе зѣва.
8825) Stasis, στασις (σταω, ἱστημι; still stehen; стою, ставлю) s. Stasis humorum. | Die Stockung, z. B. (die wirkliche od. vermeinte) der Säfte. Застой, Застояніе, напр. соковъ. Vid. Status.
Stasis humorum, v. Stasis.
Stata fibrarum cordis, v. Fibrae externae ventriculi cordis dextri et sinistri.
8826) Statica (doctrina), στατικη (v. Staticus). | Die Statik, Die Lehre vom Gleichgewicht zwischen verschiedenen Dingen. Статика, Наука о равновѣсіи тѣлъ.
Statica septi narium, v. Appendix cutanea septi narium.
8827) Statice. | Seestrandnelke. Желтокорень.
8828) Statice armeria, Armeria vulgaris. | Gemeine Grasnelke. Желтуха, Кермечникъ обыкновенный.
8829) Statice limonium. | Meernelke, Rother Behen, Wiederstoss, Limonienkraut. Красный бегенъ.
8830) Staticus, στατικος (σταω etc., v. Stasis). | 1) Ein Stillstehen oder Eine Stockung verursachend, dazu gehörig, davon herrührend u. s. w. Причиняющій застояніе, онымъ причиняемый. 2) Zum Gleichgewicht bringend od. gehörend, wägend u. s. w. Приводящій въ равновѣсіе.
Statio, v. Status.
8831) Stationarius. | Das Stillstehen oder Den Standort betreffend, Stehend, z. B. eine Krankheit. Постоянный, Неподвижный.
Statis, v. Stasis et Statio.
8832) Statura, Magnitudo corporis. | Statur. Станъ, Ростъ человѣка или тѣла.
8833) Statura erecta, Situs erectus. | Aufrechte Haltung oder Stellung, Aufrechter Gang. Прямое положеніе тѣла, Прямое хожденіе.
Statura procera, v. Corpus gracile.
8834) Statura quadrata, Corpus quadratum. | Vierschrötiger Mensch. Квадратное тѣлостроеніе.
8835) Status (σταω, stehen; стою, состою), Statio, Stasis. | 1) Stehen, Stand. Стояніе. 2) Der Zustand. Состояніе.
Status adynamicus, v. Status putridus.
Status asthenicus, v. Asthenia.
Status cachecticus, v. Icterus albus.
Status contagii, v. Stadium invasionis.
8836) Status epidemicus. | Epidemischer Zustand oder Stand. Эпидемическое состояніе.
Status erethicus, v. Debilitas nervosa.
8837) Status gastricus, Saburra, Sordes primarum viarum, Colluvies s. Diathesis s. Symptomata gastrica, Gastricismus, Cacochylia, Cruditates. | Gastrische Unreinigkeiten, Zufälle od. Unordnungen, Verunreinigung des Speisekanals. Гастрическое состояніе, Нечистоты желудка или первыхъ путей, Гастрицизмъ.
8838) Status inflammatorius. | Entzündlicher Zustand. Воспалительное состояніе.
Status inflammatorius verus, v. Hypersthenia.
Status morbi, v. Acme.
8839) Status naturalis corporis. | Natürlicher Zustand des Körpers. Естественное состояніе тѣла.
8840) Status nervosus. | Nervöser Zustand. Нервное состояніе. Vid. Debilitas nervosa.
Status non dolendi, v. Indolentia.

Status phlogisticus, v. Sthenia irritabilis.

8841) **Status** pituitosus. | Verschleimung, Schleimiger Zustand. Ослизсніе, Мокротное состояніе. Vid. Spissitudo frigida.

8842) **Status** putridus, colliquativus, adynamicus, Dyscrasia, Dissolutio, Tenuitas putrida, Putredo, Colliquatio. | Der faulige Zustand des Blutes, Faulkrankheit. Гнилое состояніе (крови).

Status soporosus, v. Sopor.

Status sthenicus, v. Sthenia.

8843) **Status** stupidus. | Stupider Zustand. Состояніе оцѣпенѣнія.

Status synochalis, v. Sthenia irritabilis.

8844) **Status** torpidus. | Torpider Zustand. Безчувственное состояніе.

Status verminosus, v. Vermitio.

Staxis, σταξις = Stalaxis, Stalagmus.

8845) **Stear**, στεαρ, στηρ, genit. στεατος (σταω, στεω, ἱστημι; stehen [od. gestehen], machen; стою, ставлю). | Der Talg, Festes Fett, wie das von Hirschen, Ochsen u. s. w. Сало, Крѣпкій, Плотный (заствшій) жиръ, напр. бычачій, олений.

8846) **Stearicus** (v. Stear, Stearina). | Fettsauer. Жирнокислый. Acidum stearicum od. margaricum. | Die Fettsäure. Жирная кислота.

8847) **Stearina** (v. Stear). | Stearine, Der eigenthümliche Talgstoff. Стеаринъ, Сальное вещество.

Steaticus, v. Stearicus.

Steatina, v. Stearina.

8848) **Steatinus**, στεατινος (v. Stear). | Aus Talg bestehend, Talgig. Сальный, Тучный.

8849) **Steatites** (v. Stear). | 1) Der Speckstein. Жировикъ или Мыльный камень. 2) Eine Talggeschwulst, besond. Eine allgemeine Fettleibigkeit, Ein allgemein speckiges Wesen. Жирная опухоль, Тучность, Дородность.

8850) **Steatocele** (v. Stear et Cele). | Ein sogen. Fettbruch oder Speckbruch, Eine feste Fettgeschwulst im Hodensack. Жирная кила. Vid. Hernia adiposa.

Steatocele spuria, v. Pseudorcheocele adiposa.

8651) **Steatodes**, στεατωδης (stear et ειδος). | Talgartig, Speckartig, Talgig. Похожій на сало, Сальный.

8852) **Steatoma**, στεατωμα, genit. —ατος, —atis (v. Stear; στεατοω, fut. —ωσω; fett machen, Fett sammeln; сальнымъ дѣлаю). | 1) Eine Speck- od. Fettgeschwulst (in einem besondern Sacke od. Balge), Das Steatom. Жирная, Тучная опухоль. 2) Bei Galen u. A. auch: Eine grosse Fettleibigkeit überhaupt. Дородность, Тучность.

Steatoma canalis cibarii, v. Strictura callosa canal. cibarii.

Steatoma intestinorum, v. Callositas intestinorum.

Steatoma nervosum, v. Neuroscirrhus.

8853) **Steatoma** pulmonum s. Lipoma, s. Vomica adiposa pulmonum. | Speckgeschwulst der Lungen. Жирный наростъ въ лёгкихъ.

8854) **Steatoma** uteri. | Mutterspeckgeschwulst. Жирная опухоль матки.

Steatoma vesicae urinariae, v. Ischuria sarcomatica.

8855) **Steatomaticus** (v. Steatoma). | Mit Steatoma behaftet, davon herrührend u. s. w. Причиняемый жирною опухолью.

8856) **Steatomatodes** (steatoma et ειδος). | Einer Speckgeschwulst ähnlich. Похожій на жирную опухоль.

Steatomatosus = Steatomatodes.

8857) **Steatosis**, στεατωσις (στεατοω, v. Steatoma). | 1) Die Talg- oder Speckbildung, Die Bildung des Steatoms. Образованіе жирной опухоли. 2) = Steatoma.

8858) **Steatosis** cordis. | Umwandlung des Herzens in eine fettige Substanz. Превращеніе сердца въ жирное вещество.

8859) **Steganos**, Stegnos, στεγανος, στεγνος (στεγω, στεγαζω; decken, bedecken, drücken, pressen; крою, покрываю, скрываю; сохраняю, удерживаю). | Bedeckt, Verdichtet, Dicht, Verdichtend, daher Zusammengezogen und Zusammenziehend, Adstringirt und Adstringirend. Плотный, Твердый, Стянутый, Стягивающій; adstringens.

8860) **Stegasis**, στεγασις, genit. —εως, —ιος, —ios, —is (στεγαζω, fut. —ασω; v. Steganos). | Das Bedecken, Verdichten, Zusammenziehen, Verengern u. s. w. Покровеніе, Сгущеніе, Стягиваніе, Съуженіе.

8861) **Stegnosis**, στεγνωσις, genit. —εως, —ιος, —ios, —is (v. Steganos; στεγνοω, fut. —ωσω; verdichten, verengern u. s. w.; сгущаю, съужаю) s. Stenosis. | Das Verdichten, Verengern, Starke Zusammenziehen u. s. w. Сгущеніе, Съуженіе (неестественно полыхъ частей).

8862) **Stegnotica**, στεγνωτικα (στεγνοω, v. Stegnosia). | Zusammenziehende, verdichtende Mittel; adstringentia. Стягивающія средства = adstringentia.

Steirosis, στειρωσις = Sterilitas.

Stella, v. Fascia nodosa.

8863) Stella duplex. | Doppelte Sternbinde, Der doppelte Stern. Звѣздообразная повязка двойная.

8864) Stella simplex s. Fascia stellata. | Die einfache Sternbinde, Der einfache Stern. Звѣздообразная повязка простая.

8865) Stellae bolides. | Fliegende Drachen oder Feuerkugeln. Огненные шары, Воздушный огненный змій.

8866) Stellae cadentes. | Sternschnuppen. Падающія звѣзды.

Stellae herba, i. q. Coronopus.

8867) Stellaeformis. | Sternförmig. Звѣздовидный.

8868) Stellaria. | Sternkraut. Звѣздчатка.

8869) Stellaria holostea. | Augentrost-Sternkraut. Звѣздчатка большая, мягкая.

8870) Stellaria media, Alsine media, Morsus gallinae. | Weisse Miere, Weisser Hühnerdarm, Vogelkraut, Kleiner Meyer. Мокрица, Мокрица средняя.

8871) Stellatus. | Gestirnt, Sternförmig. Звѣздовидный, Звѣздистый.

8872) Stellulae Verheyenii, Substantia stellata serpentina, Ellychnia, Substantia radiata. | Verheyensche Sternchen, Gefässnetze auf der Oberfläche der Nieren. Венозное звѣздовидное сплетеніе на поверхности почекъ.

Stema, v. Penis.

8873) Stemon, *στημων*, genit. —*ονος*, —onis (*ἱσταω*, *ἱστημι*; aufstellen; ставлю; v. Stamen) = Stamen.

8874) Stenagma, Stenagmos, *στεναγμα* (*στεναζω*, fut. —*αξω*; seufzen, stöhnen, eigentl. sich beengt fühlen von Stenos; стенаю, воздыхаю). | Der Seufzer, Das Gestöhn. Вздохъ, Стонъ.

Stenagmos, v. Stenagma.

8875) Stenagmus, Stenaxis, *ὁ στεναγμος*, *στεναξις* (v. Stenagma). | Das Seufzen, Stöhnen. Стенаніе, Воздыханіе.

8876) Stenocardia (v. Stenos et Cardia). | Herzklemme. Грудная тоска = Angina pectoris.

8877) Stenochoria, *ἡ στενοχωρια* (v. Stenos, et *χωρα*, *χωρος*; der Raum; мѣсто, пространство). | Die Verengerung (eines Raums); bei einigen Neuern: Verengerung oder doch Enger Zustand der Mutterscheide, so, dass Coitus und Konception unmöglich werden. Суженіе; Сжатіе рукава матки.

8878) Stenochoria hiatus canalis lacrymalis. | Verengerung des Ausgangslochs des Thränenschlauchs. Сжатіе и сращеніе отверстія слезнаго канала.

Stenochoria oesophagi, v. Strictura oesophagi callosa.

Stenochoria vaginae, v. Strictura vaginae callosa.

8879) Stenochoria (Strictura callosa), Viscerum. | Verdickung der Wände der Eingeweide. Отолстѣніе стѣнъ внутренностей.

Stenochoriasis = Stenochoria.

8880) Stenochoricus (v. Stenochoria). | Eng, An Verengerung leidend, davon herrührend. Причиняемый суженіемъ или сжатіемъ.

8881) Stenomycteria (v. Stenos et Mycter). | Das Behaftetsein mit zu engen Nasenlöchern. Суженіе ноздрей.

8882) Stenomyctericus (v. Stenomycteria). | An Stenomykterie leidend, davon herrührend u. s. w. Причиняемый суженіемъ ноздрей.

Stenopyra, v. Sthenopyra.

8883) Stenos, *στενος*, *στεινος* (*στενω*, *στενοω*, fut. —*ωσω*; verengern; суживаю, стѣсняю). | Eng, Schmal, Klein, Beklemmt. Узкій, Тѣсный, Скудный, Недостаточный, Немногій.

Stenosis, *στενωσις* (*στενον*, v. Stenos) = Stegnosis.

8884) Stenostegnosis (v. Stegnosis, Stenos) s. Obstructio ductus salivalis Stenoniani. | Verengerung, Verstopfung des Stenonianischen Speichelganges. Суженіе, Засореніе Стенонієваго слиннаго протока.

8885) Stenostomia (v. Stenostomus). | Der enge Zustand des Mundes od. anderer Oeffnungen (Der enge Mund, Die Mundklemme). Суженіе рта или другихъ отверстій.

8886) Stenostomus, *στενοστομος* (v. Stenos et Stoma). | Mit engem Munde (Mit engen Oeffnungen) versehen, daran leidend, davon herrührend u. s. w. Страждущій суженіемъ рта или другихъ отверстій, Происходящій отъ того.

8887) Stenotes, *στενοτης*, genit. —*ητος*, —etis (v. Stenos). | Die Enge, Die Beklemmung, Angst, Verlegenheit u. s. w. Тѣснота, Тоска.

8888) Stenothoraces (v. Stenothoracicus). | Menschen mit enger Brust. Люди имѣющіе узкую грудь.

8889) Stenothoracicus (v. Stenos et Thorax). | Mit engem Thorax versehen, Von engem Thorax herrührend u. s. w. Происходящій отъ узкой груди.

8890) Stenoticus (v. Stenotes). | Verengert, An Verengerung leidend. Суженный, Причиняемый съуженіемъ или сжатіемъ.

8891) **Stentoreophonicus**, Stentoreophonus (phone et *Στεντωρ*, Stentor: ein Grieche im Heere vor Troja, der funfzig andere überschrie; имя одного Грека, имѣвшаго сильной голосъ). | Eine sehr starke Stimme (Stentorstimme) habend. Имѣющій сильный голосъ.

Stentoreophonus, v. Stentoreophonicus.

8892) **Stenygrochoria**, *στενυγροχωρια* (stenos, hygros et *χωρα*, v. Stenochoria). | 1) = Stenochoria. 2) Eine Stenochorie von od. mit Ueberfluss von Feuchtigkeit. Stenochorie отъ изобилія жидкости.

Stera, v. Hystera et Uterus.

Stercora alvina, v. Faeces.

Stercoralis, v. Stercoreus.

8893) **Stercorarius**. | Den Mist betreffend. Навозный, Зловонный, Пахущій каломъ.

8894) **Stercoratio**. | Die Düngung. Утучненіе, Удобреніе (земли) навозомъ, Удобриваніе.

8895) **Stercoreus**. | Aus Koth, Kothig, Dreckig. Кальный, Происходящій отъ скопленія кала.

8896) **Stercus**, Faeculentia. | Koth. Калъ, Низомъ испражняемая нечистота.

Stercus humanum, v. Faeces.

8897) **Stereometria**, *ἡ στερεομετρια* (v. Stereos et Metrum). | 1) Das Ausmessen fester (d. h. nicht flüssiger) solider Körper od. vielmehr des Raums, welchen sie einnehmen. Измѣреніе твердыхъ тѣлъ и мѣста ими занимаемаго. 2) Die Lehre davon, Die Stereometrie. Ученіе о томъ, Стереометрія.

8898) **Stereos**, *στερεος*, contr. *στερρος*. | Trocken, Starr, Fest, Eine bestimmte Form darstellend, auch: Dürr, Eingetrocknet, Hart, Wüst, Unfruchtbar u. s. w. Твердый, Крѣпкій, Прочный, Сухій, Безплодный.

8899) **Stereotes**, *στερεοτης* (v. Stereos). | Die Festigkeit, Starrheit, Dürrheit, Magerkeit u. s. w. Твердость, Сухость.

8900) **Stereoticus** (v. Stereos). | Mit Dürrheit behaftet, Durch Dürre od. Ausdörren entstanden; bei Einigen auch: Von starren oder sogen. festen Körpern herrührend. Причиняемый сухостью или твердыми тѣлами.

8901) **Steresis**, *στερησις* ([*στερω*, *στερεω*], *στεριζω*, *στερισκω*; berauben, eigentl. dürr, wüst, unfruchtbar u. s. w. machen, v. Stereos; граблю, похищаю, лишаю). | Die Beraubung, Wegnahme. Ограбленіе, Похищеніе, Отнятіе, Недостатокъ, Лишеніе какого либо органа.

8902) **Steretelectricus** (v. Stereticus et Electricus). | Durch Beraubung der Elektricität entstanden. Причиняемый лишеніемъ электричества.

8903) **Stereticus**, *στερητικος* (v. Steresis). | Beraubend, Wegnehmend, Vermeidend, Durch Beraubung od. Wegnahme entstanden. Происходящій отъ лишенія (какого либо органа).

8904) **Steretodonticus** (*οδους*, v. Dens et Stereticus). | Durch Zahnmangel entstanden. Причиняемый недостаткомъ зубовъ.

8905) **Steretoxygenicus** (v. Stereticus et Oxygenium). | Durch Oxygenmangel entstanden. Производимый недостаткомъ или лишеніемъ кислотвора.

8906) **Sterigma**, *στηριγμα* (*στηριζω*, stützen, unterstützen, feststellen, bekräftigen; подпираю, утверждаю). | Das Gestützte, Die Grundstütze. Подпертый или подпираемый предметъ, Подпора, Подставка.

8907) **Sterilis**. | Unfruchtbar. Безплодный.

8908) **Sterilitas** (v. Stereos) s. Infecunditas, Infoecunditas, Agonia, Aphoria, Atechnia, Atecnia, Atocia. | Unfruchtbarkeit (besond. der Weiber). Безплодіе (особливо, женское), Безплодность, Неплодность.

8909) **Sterilitas** moralis. | Unfruchtbarkeit aus moralischen Ursachen. Безплодіе нравственное.

8910) **Sterilitas** morbosa. | Die aus Krankheitsursachen entstandene Unfruchtbarkeit. Безплодіе болѣзненное.

8911) **Sterilitas** physica. | Die physische Unfruchtbarkeit. Физическое безплодіе.

Sterilitas virilis, v. Impotentia virilis.

8912) **Sternalgia** (v. Sternum et Algos). | Ein Schmerz im oder unter dem Brustbein, besond. Die sogen. Angina pectoris Anglorum. Боль грудной кости или подъ оною.

Sternbergia lutea, v. Amaryllis lutea.

Sterno- et cleido-mastodeus, v. Sterno-cleido-mastoideus.

Sternocleidomastodes (sternum, cleis et mastodes), v. Sterno-cleido-mastoideus.

8913) **Sterno** cleido-mastoideus s. Sterno et cleidomastoideus, Musculus mastoides s. mastoidaeus, s. mastoideus anterior, s. Sterno-clavio-mastoideus, Nutator capitis. | Sternocleidomastoideus, Kopfnicker, Brustförmiges oder Zitzenmäuslein. Мышица грудины и сосцевиднаго отростка, или титькѣ подобная, или сосцеобразная.

Sternodynia (v. Sternon et Odyne) = Stenocardia.

Sternodynia syncopalis palpitans, v. Angina pectoris.

Sterno-hyoidaeus, v. Sterno-hyoideus.

Sternohyoides, v. Sterno-hyoideus.

8914) Sterno-hyoideus (v. Sternum et Hyodes) s. Sterno-hyoidaeus, s. Sternoideus, s. Sternohyoides sc. musculus, Musculus sterno-cleido-hyoideus s. Sternoideus, s. deprimens ossis hyoidei. | Sternohyoideus, Niederzieher des Zungenbeins oder Zungenknochens, Brustzungenbeinmuskel, Brustbeinmuskel des Zungenbeins, Brustmuskel des Zungenbeins, Brust- und Kehlbeinmäuslein. Мышица грудины и подъязычной кости.

Sternoideus, v. Sternohyoideus.

8915) Sternomastodes, Sternomastoideus (musculus) = Sternocleidomastodes.

Sterno-thyreoides, v. Sternothyreoideus.

8916) Sterno-thyreoideus (v. Sternum et Thyreodes) s. Sterno-thyreoides, sc. musculus, Musculus bronchius s. bronchialis, s. sterno-cleido-thyreoideus, s. Sterno-cleido-broncho-crico-thyroideus. | Sternothyroideus, Niederzieher des Kehlkopfs, Brustbeinmuskel der Kehle od. der Luftröhre, Brustbeins-schildförmiges-Knorpelmäuslein. Мышица грудной кости, или грудины и щитообразнаго хряща.

Sternothyroides s. thyroideus, v. Sterno-thyreoideus.

8917) Sternum, στερνον (v. Stereos) s. Os pectoris, s. sterni, s xiphoides, s. gladioli, s. ensiforme, Scutum cordis, Thorax, Asser, Cassos, Stethos. | Sternum, Brustbein, Brustbeine, Brustknochen, Herzbein, Herzknochen, Brustblatt, Schwertförmiges Bein. Грудина, Грудная кость. Vid. Manubrium sterni.

Sternumentum, v. Sternutatio.

Sternuodes, v. Sterno-hyoideus.

Sternutamenta, v. Errhina.

Sternutamentum, v. Sternutatorium et Sternutatio.

8918) Sternutatio, Sternutamentum, Sternumentum, Ptarmos. | Niesen, Prusten. Чиханіе, Чханіе.

8919) Sternutatio a lumine. | Niesen vom Lichte. Чиханіе отъ дѣйствія свѣта.

Sternutatoria, v. Errhina.

8920) Sternutatorium, Sternutamentum, Errhinum, Ptarmicum. | Ein Niesemittel, Niessmittel. Чихательное средство.

8921) Sternutatorius. | Das Niesen betreffend. Чихательный.

8922) Stertens. | Schnarcher, Schnarchend. Храпунъ, Храпящій.

8923) Stertor, Respiratio stertens. | Das Schnarchen, Röcheln. Храпѣніе.

8924) Stertorosus. | Schnarchend. Хрипящій.

8925) Stethidium, στηϑιδιον (diminut. a Stethos). | Eine kleine Brust, Ein Brüstchen, Brüstlein. Маленькая грудь.

8926) Stethodesmis, Stethodesmium, στηϑοδεσμιον, στηϑοδεσμις (v. Desmion, Desmis et Stethos). | Eine Brustbinde, bei den Alten besond.: Eine Binde zum Herauf- und Hervortreiben der weiblichen Brüste, wie die heutigen Korsets. Грудная повязка, Повязка для поддерживанія грудей; Корсетъ.

8927) Stethos, στηϑος, genit. —εως, —ους (ἱσταω, ἱστημι etc.). | 1) Die Brust. Грудь. 2) Der Ballen an der Hand, Die Hacke am Fusse, und überhaupt: Das Vorstehende, z. B Ein vom Meerwasser aufgeworfener Sandhügel, Eine Sandbank. Мякишь подъ пальцами, Пятка у ноги, Песчаная мѣль, Песчаный холмъ въ рѣкѣ. Vid. Sternum et Processus xiphoid.

8928) Stethoscopium (v. Stethos et Scope). | Das Stethoskop, Hörrohr, Ein Werkzeug zur Untersuchung des Zustandes der Brusthöhle und der Brustorgane. Стетоскопъ, Орудіе (слуховая труба) для изслѣдованія состоянія грудной полости и содержимыхъ въ ней органовъ.

Stethynion, στηϑυνιον (v. Stethos) = Stethidion.

8929) Sthenia (σϑενος, Kraft, Stärke; сила, крѣпость, власть) s. Diathesis sthenica s. tonica, Status sthenicus, Robur, Vis aucta, Energia, Diathesis phlogistica. | Stärke, Sthenische Anlage od. Beschaffenheit, Robuster Zustand, Synochische Opportunität, Anlage zu synochischem Zustande, Vermehrte Lebensäusserung. Стенія, Крѣпость.

Sthenia cum acinesia, v. Debilitas sthenica.

8930) Sthenia indirecta, spuria. | Falsche, indirekte Stärke. Непосредственная, ложная стенія.

8931) Sthenia relativa. | Relative Stärke. Относительная крѣпость.

Sthenia spuria, v. Sthenia indirecta.

8932) Sthenicus, σϑεναρος (σϑενω [σϑενιω, σϑεναζω etc.], stark machen, stark sein; могу, силу имѣю; v. Sthenia). | Sthenisch, In (krankhaft) erhöhter Thätigkeit begriffen. Стеническій.

Sthenopyra (v. Pyretos et Sthenos) = Synocha.

Sthenos, σθένος, v. Sthenia.

Stibiosum sulphureo-hydrothionicum, v. Antimonium bi-sulphuratum praecipitatum.

8933) Stibium, στίβι, στίμμι, στίμμιος (στείβω, fest treten, fest und dicht machen, im Medio: fest werden oder sein; ступаю, наступаю). | Der Spiessglanz, Das Antimonium. Сурьма, Сюрьма. Vid. Antimonium.

Stibium album, v. Antimonium diaphoreticum.

Stibium diaphoreticum, v. Antimonium diaphoreticum.

Stibium oxydatum, v. Acidum stibiosum.

Stibium oxydatum album, v. Antimonium diaphoreticum.

Stibium oxydatum album ablutum s. Superstibiis kalica, v. Kali stibicum acidum.

8934) Stibium oxydatum album non ablutum, Antimonium diaphoreticum, Antimon. diaphor. nitratum, Antimonium calcinatum, Oxydum stibii album, Antimonii calx. | Kalcinirter Spiessglanz, Ungewaschener Spiessglanzkalk, Nicht ausgewaschener, schweisstreibender Spiessglanz. Извѣсть сурьмяная потогонительная, Непромытая (бѣлая) сюрьма.

Stibium oxydatum kalisatum, v. Antimonium diaphoreticum.

8935) Stibium oxydatum submuriaticum, Oxydulum stibii griseum, Oxyd. antimon. nitroso-muriaticum, Submurias stibii, Mercurius vitae, Oxychloretum stibii, Stibium oxydulatum submuriaticum, Pulvis Algarothi. | Basisches, salzsaures Antimonium oder Spiessglanzoxyd, Chlorspiessglanz mit Spiessglanzoxyd, Algarothpulver. Хлористая сюрма, Сюрмяная солянокислая закись.

Stibium oxydat. sulphurat. vitrificatum, v. Oxydum stibii vitreum.

Stibium oxydulatum, v. Antimonium oxydulatum.

8936) Stibium oxydulatum fuscum, Crocus metallorum, Crocus antimonii, Oxydul. stibii sulphurat. fuscum, Oxydul. stibii fuscum, Oxyd. antimon. e sulphure per nitratem potassae, Oxyd. sulphurat. stibii semivitreum, Stibium oxydulatum sulphuratum. | Braunrothes Antimonoxydul. Темно-сюрьмяная окись. Vid. Antimonium oxydulatum fuscum.

Stibium oxydulatum hydrothionicum, v. Antimonium sulphuratum praecipitatum.

8937) Stibium oxydulatum submuriaticum, Antimonium submuriaticum oxydulatum. | Basisches, salzsaures Antimoniumoxydul, Salzsaures Antimoniumoxydul. Сюрмяная солянокислая закись. Vid. Liquor stibii muriatici.

Stibium oxydulat. subsulphuratum, v. Vitrum antimonii.

Stibium oxydulatum subsulphuricum, v. Subsulphas stibii.

Stibium oxydulatum sulphurato-hydrothionicum, v. Antimonium bi-sulphuratum praecipitatum.

Stibium oxydulatum sulphuratum, v. Stibium oxydulatum fuscum.

Stibium purum, v. Antimonium.

Stibium submuriaticum oxydatum, v. Stibium oxydatum submuriaticum.

8938) Stibium sulphuratum nigrum, Sulphuretum stibii, Sulphuretum stibii nigrum, Antimonium crudum, Sulphuretum antimonii, v. Antimonium sulphuratum.

Stichos, ὁ στίχος, στοῖχος = Stoechos.

8939) Sticta pulmonacea, Lichen pulmonarius. | Lungen-Punktflechte, Lungenmoos. Лишай грудной, Плющникъ, Мохъ плющевый или легочный.

8940) Stigma, στίγμα, genit. —ατος, —atis (στίγω, στίζω, fut. στίξω; stechen; колю, замѣчаю). | 1) Der Stich, wie Flohstich, Nadelstich od. was diesen ähnelt, daher: Ein rother Punkt, Eine kleine Narbe u. s. w. Укалываніе, Уколъ иглы, Мѣсто укушенія блохи, Точка, Красная точка, Рубецъ. 2) Die Narbe auf den Pistillen in Blumen. Язвинка, Рыльцо, Устье (маточниково на верхушкѣ пестики). Vid. Cicatrix.

Stigmata ovariorum, v. Cicatrices ovariorum.

8941) Stigmatostemones (plantae) (v. Stigma et Stemon). | Pflanzen, bei denen die Antheren auf der Narbe sitzen. Язвинотычинковыя.

Stillicidium, v. Stillicidium sanguinis.

Stillicidium cruciale ossis occipitis, v. Spina cruciata ossis occipitis.

Stillicidium longitudinale, v. Incisura lienis.

8942) Stillicidium sanguinis. | Das Bluttröpfeln. Кровокапаніе, Истеченіе крови каплями. Vid. Embrocatio.

Stillicidium supra partem, v. Embrocatio.

Stillicidium urinae, v. Stranguria.

8943) Stillingia sebifera, Croton sebiferum. | Talgbringende Stillingie, Talgbaum. Стилингія или Штилингія жироносная или Клѣщанецъ салоносный, или Сальное дерево китайское.

Stimatosis, v. Stymatosis.
Stimmi, *στιμμι*, *ἡ στιμμος* = Stibium.
8944) **Stimulantia.** | Reizmittel. Возбуждающія средства.
8945) **Stimuli**, Irritamenta, Irritantes potentiae, Irritamina. | Reize, Reizende Kräfte od. Potenzen. Побужденія. Vid. Potentiae irritantes.
8946) **Stimuli** vitales. | Lebensreize. Побужденія жизни.
8947) **Stimulus.** | Ein Reiz. Побужденіе, Возбудитель.
Stincus marinus, v. Scincus marinus.
8948) **Stipatio** telae cellulosae infantum, Induratio s. Oppilatio telae cellulosae, s. Cutis tensa neonatorum, Induratio textus cellulosi chronica. | Verhärtung des Zellgewebes, Gespannte Haut, Krampf des Zellgewebes. Отвердѣніе клѣтчатой плевы, Ожестѣлая клѣтчатая перепонка, Напряженіе кожи.
8949) **Stipella.** | Afterblättchen. Певечки.
8950) **Stipendium.** | Der Sold, Unterstützung. Жалованіе, Вспоможеніе.
8951) **Stipes.** | Strunk. Пень, Черешекъ, Корешокъ. Vid. Blitos.
8952) **Stipites.** | Stengel. Стебельки или Побѣги.
Stipites amarae dulcis, v. Stipites dulcamarae.
8953) **Stipites** aristolochiae trilobati. | Osterluzeistengel. Стебельки филильника трилопастнаго.
8954) **Stipites** Diervillae. | Stengel der Diervilla. Стебельки жимолисти Діервилла.
8955) **Stipites** dulcamarae. | Bittersüssstengel. Стебельки сладкогорькаго паслона или Глистника (Паслѣнъ, Послѣнъ сладкогорькій, Сладкогорько, Песій грозль, ягоды гадучія).
8956) **Stipites** rhododondron. | Gichtrosenstengel. Стебельки кашкары.
Stipticus, v. Stypticus.
8957) **Stipula**, Stipulla. | Afterblättchen. Прилистникъ, Застрежка.
Stirosis, *ἡ στειρωσις* = Sterilitas.
Stirpes, v. Plantae.
Stirps, v. Posteri.
8958) **Stixis**, *στιξις*, *στιχθαι* (*στιζω*, v. Stigma). | Das Stechen, Das Tattuiren; auch Das Brandmarken, Das Interpungiren u. s. w. Колотье, Клейменіе.
Stizilobium pruriens, v. Dolichos pruriens.
8959) **Stizilobium** urens, Dolichos urens. | Brennender Fasel. Колостручникъ жигучій.

Stoechas citrina, v. Gnaphalium arenarium.
Stoecheia, v. Elementa.
8960) **Stoechioma**, *στοιχειωμα* (*στοιχειοω*, sich mit den Elementen beschäftigen; учу основнымъ началамъ, занимаюсь элементами; v. Stoechion) = Stoechion.
8961) **Stoechiometria** (v. Stoechion et Metrum), Chemometria. | Die Stöchiometrie, Chemische Messkunst, Das Messen der Grundstoffe und Die Lehre davon, Die (chemische) Elementarlehre. Стехіометрія, Ученіе о постоянныхъ химическихъ пропорціяхъ.
8962) **Stoechiometricus** (v. Stoechiometria). | Stöchiometrisch, Stöchiometrie betreffend, Sich damit beschäftigend u. s. w. Стехіометрическій.
8963) **Stoechion**, *στοιχειον* (v. Stoechos). | Der Grundstoff, Das Element, Jeder erste Anfang u. s. w. Основаніе, Основная или составная часть чего, Елементъ.
8964) **Stoechos**, *στοιχος*, *στιχος* (*στιζω*, v. Stigma). | Eine Reihe von Stiften, Pfählen od. Buchstaben, Eine Zeile, Linie, Grundlinie, Grundriss u. s. w.; eigentl.: Der einzelne Stift, Pfahl, Buchstabe. Рядъ, Строй, Рядъ кольевъ, Колокъ, Стрѣлка, Буква.
8965) **Stoicus.** | Ein Stoiker. Стоикъ.
8966) **Stoicus**, a, um. | Stoisch. Стоическій.
Stoliditas, v. Stultitia et Stupiditas.
Stolidus, v. Stultus.
8967) **Stolo**, genit. Stolonis (*στολος*, die Sendung, etwas Ausgesandtes, daher auch: der seitwärts gehende, gleichsam ausgesandte Stengel; отправленіе, снаряженіе; *στελλω*, senden; посылать). | Die Sprosse, Der sprossende Stengel, Ausläufer. Побѣгъ (Bot.), Отпрыскъ.
Stolones, v. Stolo.
8968) **Stoma**, *στομα*, genit. —*ατος*, —atis (*στεμβω*, stampfen, stopfen; точу, набиваю). | Der Mund, Die Mündung, Die letzte Oeffnung eines Gefässes u. s. w. Ротъ, Уста, Полость рта, Отверстіе, Устье сосудовъ. Vid. Os.
Stomacaca, v. Stomacace.
8969) **Stomacace**, *στομακακη*, *στομακακια* (v. Stoma, et *κακια*, v. Cacos etc.). | Die Mundfäule, Der Skorbut des Mundes, Eine Mundkrankheit überhaupt. Цынготное состояніе рта, Появленіе пузырьковъ на губахъ, языкѣ, нёбѣ и внутренней поверхности щекъ, переходящихъ скоро въ разъѣдающія язвы; также: Антоновъ огонь десенъ, Ноздреватость десенъ. Vid. Noma.

8970) Stomacace gangraenosa, Stomacace gangraenosa infantum, Cancer aquaticus, Noma, Nomas, Cancrum oris, Cancer scorbuticus labii, Pseudocancer, Noma s. Ulcus infantum, Ulcus noma, Labrisulcium, Cheilocace, Ulocace, Scorbutus oris, Gangraena scorbutica, Anthrax gangraenosus, Aphthae serpentes, Cheilomalacia. | Der Wasserkrebs, Wasserkrebs des Mundes, Mundkrebs, Schwarzer Krebs, Skorbutischer Brand, Lippen-, Mund-, Wangen-, Kinderbrand, Sphacelöse Mundfäule, Todtenwurm. Цынготная-, Раковидная-, Антоноогненная болѣзнь во рту, Водяный-, Черный ракъ, Пузырки разъѣдающіе, антоноогненные во рту.

8971) Stomacace (Angina) mercurialis. | Mundfäule bei der Merkurialkrankheit. Разъѣдающіе пузырки и таковыя язвы во рту, отъ излишняго употребленія ртути.

8972) Stomacace (s. angina) scorbutica. | Skorbutisches Zahnfleisch. Цынготное состояніе деснъ.

Stomacace simplex, v. Stomacace.

Stomachalgia (v. Stomachus et Algos) = Cardialgia.

Stomachalis = Stomachicus.

8973) Stomachica (v. Stomachicus), Visceralia. | Magenstärkende Mittel, Magenmittel. Желудочно-крѣпительныя, или Желудочныя средства или лекарства.

8974) Stomachicus (v. Stomachus). | Zum Magen gehörig, denselben betreffend, ihm dienlich u. s. w. Желудочный.

8975) Stomachus, στομαχος. | 1) Der Magen. Желудокъ. 2) = Cardia, v. Ventriculus et Oesophagus.

Stomachus ingressus, v. Cardia.

8976) Stomachus vitulinus. | Labmagen der Kälber. Желудокъ телячій.

Stomacia, v. Stomacace.

Stomalgia (v. Stoma et Algos) = Stomacace.

8977) Stomanthrax hordeolum suum, Granulum palati suum. | Rankkorn. Дикое мясо въ нёбѣ свиней.

8978) Stomata (plur. a Stoma). | Die Mundöffnungen. Отверстія рта. 2) Die Spaltöffnungen. Ротики (Bot.).

8979) Stomatica (v. Stomaticus). | Mundmittel. Средства служащія для частей находящихся въ полости рта.

8980) Stomaticus (v. Stoma). | Mit einem Munde versehen, Zum Munde gehörig, Dem Munde dienend, Am Munde krank. Происходящій отъ рта, Принадлежащій ко рту.

Stomatitis folliculosa, Phlyctaenae oris ulcerosae = Aphthae.

Stomatographia = Stomographia.

Stomatomalacia putrida, v. Noma.

Stomatopanus, v. Stomatophyma glandulosum.

8981) Stomatophyma (v. Stoma et Phyma). | Eine Mundgeschwulst. Опухоль рта.

8982) Stomatophyma glandulosum, Panus faucium, Stomatopanus. | Drüsengeschwulst in der Mundhöhle. Опухоль желѣзъ частей образуемыхъ полость рта.

8983) Stomatophyma phlegmonosum. | Entzündliche Mundgeschwulst. Опухоль рта воспалительная.

8984) Stomatophyma polyposum. | Mundgeschwulst von Polypen. Опухоль рта отъ полиповъ.

8985) Stomatophyma sublinguale. | Geschwulst unter der Zunge. Опухоль подъ языкомъ.

8986) Stomatophyma varicosum, Haemorrhoides oris. | Mundkörner. Опухоль рта съ растяженіемъ жилъ.

8987) Stomatorrhagia (v. Stoma et Rhage, Rhagia), Haemorrhagia oris | Eine Blutung aus einem oder mehreren Theilen der Mundhöhle, Mundblutfluss, Mundhöhlenblutung, Blutfluss aus dem Munde. Кровотеченіе изъ частей образующихъ полость рта.

8988) Stomatorrhagia alveolarum, Phatnorrhagia. | Zahnhöhlenblutfluss. Кровотеченіе изъ зубныхъ ямокъ.

8989) Stomatorrhagia buccarum, Gnathorrhagia. | Blutung aus den Wangen. Кровотеченіе изъ щёкъ.

8990) Stomatorrhagia faucium. | Blutung aus dem Schlunde. Кровотеченіе изъ глотки.

8991) Stomatorrhagia gingivarum, Ulorrhagia. | Blutung aus dem Zahnfleische. Кровотеченіе изъ десны.

8992) Stomatorrhagia labiorum, Cheilorrhagia. | Lippenblutung. Кровотеченіе изъ губъ.

8993) Stomatorrhagia linguae, Glossorrhagia. | Zungenblutung. Кровотеченіе изъ языка.

8994) Stomatorrhagia palati. | Blutung aus dem Gaumen. Кровотеченіе изъ нёба (во рту).

8895) Stomatorrhagia tonsillarum. | Blutung aus den Mandeln. Кровотеченіе изъ миндалообразныхъ желѣзей.

8996) Stomatorrhagia uvulae. | Blutung aus dem Zäpfchen. Кровотеченіе изъ язычка.

8997) Stomatorrhagicus (v. Stomatorrhagia). | Die Stomatorrhagie betreffend, daran leidend, davon herrührend. Причиняемый кровотеченіемъ изъ рта.

8998) **Stomatosis** (v. Stoma). | Ein geringer Grad von Stomatorrhagia. Легкая степень кровотеченія изъ рта.

8999) **Stomographia** (v. Stoma et Graphe). | Die Beschreibung (und Abbildung) des Mundes oder der Mundhöhle. Описаніе и рисованіе рта или полости онаго.

9000) **Stomographicus** (v. Stomographia), Stomographus. | Stomographie betreffend, dazu gehörig, Sich damit beschäftigend u. s. w. Принадлежащій къ Stomographia.

9001) **Stomoma**, *στομωμα*, genit. —*ατος*, —atis (*στομοω*, einen Mund machen, ein Mundstück vorsetzen, das Eisen mit einer Schärfe versehen; дѣлаю ротъ, отворяю, острю, калю). | Der Stahl, besond. insofern er schon die harte Schneide od. Spitze eines scharfen Werkzeugs bildet. Сковки желѣзныя, Сталь.

9002) **Stomoticus** (v. Anastomoticus etc.). | Den Mund od. Eine Mündung (Das Einmünden) betreffend. Принадлежащій ко рту или къ устью.

Storax, *στοραξ* = Styrax.

9003) **Storge**, *στοργη* (*στεργω*, *στοργεω*; lieben, besond. kindlich, brüderlich, väterlich, mütterlich; люблю съ нѣжностью). | Die Aeltern- und Kinderliebe. Любовь родителей или дѣтей.

Storine, v. Storyne.

Storthe, Storthynx, Storthys, *στορθη*, *στορθυγξ*, *στορθυξ* = Storyne.

9004) **Storyne**, *στορυνη*. | 1) Jedes spitze Werkzeug, etwas zu ritzen u. s. w., Ein Störel. Всякое остроконечное орудіе для царапанія. 2) Bei Aretäus: Ein Nasenstörel, um Nasenbluten zu bewirken. Такое же орудіе, для произведенія кровотеченія изъ носа.

Strabilismus, v. Strabismus.

9005) **Strabismus** (*τρεπω*, *στρεφω*, *στροφω*, *στραβω*, *στραβιζω*, *στραβιλιζω* etc.; drehen, wenden, verdrehen, umkehren, verkehren u. s. w.; верчу, кручу, вью, ворочаю, обращаю) s. Luscitas, Strabilismus, Strabositas. | Das Schielen, Schiefsehen. Косоглазіе, Косоглядѣніе (Косозрѣніе, Косое зрѣніе).

Strabismus supernus, v. Anopsia.

9006) **Strabo**, Strabonus, Strabus. | Ein Schielender. Косой, Косоглазой.

Strabonus, v. Strabo.

Strabositas, v. Strabismus.

Strabus, v. Strabo.

9007) **Stramonia**, Stramonium, Pomum spinosum, Malum spinosum, Nux methel, Datura, Dutroa, Datyra, v. Datura Stramonium.

9008) **Strangalia**, Strangalis, *στραγγαλια*, *στραγγαλις* (*στριζω*, *στριγω*, *στριγγω*, *στραγγω*; umschnüren, umstricken; *στραγγαλιζω*, umschnüren, erdrosseln, stranguliren u. s. w.; скручиваю, свиваю, давлю, удавляю). | Der Strang, Die Verstrickung, Die Einschnürung, z. B. eines Bruches, Die durch Einschnürung entstehende Verhärtung, besond. in den weiblichen Brüsten. Веревка, Петля, Снурованье и причиняемое онымъ отвердѣніе (особ. въ женск. грудяхъ).

9009) **Strangulati.** | Erdrosselte. Удавленные, Задушенные.

9010) **Strangulati** laqueo. | Erhängte. Повѣшенные, Повѣсившіеся.

9011) **Strangulatio** (*στραγγαλιζω*, v. Strangalia) s. Suspensio. | Das Erwürgen durch Umschnüren des Halses, Erdrosseln, Erhängen, Die Erstickung. Удавленіе, Задушеніе чрезъ сжатіе дыхательнаго горла петлею. Vid. Incarceratio et Orthopnoea.

Strangulatio uterina, v. Orthopnoea hysterica.

Strangulatus, v. plur. Strangulati.

9012) **Stranguria**, *στραγγουρια* (v. Uron, et *στραγγω*, v. Stranx) s. Stillicidium urinae. | Strangurie, Harnstrenge, Der Harnzwang (wenn der Harn nur tropfenweise und mit viel Schmerz abgeht), Harnwinde, Kalte Pisse. Болѣзненное (болью сопряженное) истеченіе мочи, Мочетеченіе по каплямъ, Мочетеченіе каплями.

9013) **Stranx**, *στραγξ*, genit. —*γγος*, —ngis (*στραγγω*, v. Strangalia). | Der ausgepresste Tropfen, Der durch Ausringen gebildete Wasserstrang. Выжатая капля.

9014) **Strata** corticalia. | Die Rindenlagen. Слои корковые.

Strata durae meningis, v. Lamellae durae meningis.

9015) **Strata** lignea. | Splintlagen. Слои древесоватые.

9016) **Strata** oesophagi s. Ordines, s. Lamellae, s. Plana fibrarum muscularium, Duo musculi, Duo quasi ligamenta oesophagi. | Lagen, Schichten, Reihen, Ordnungen von Fasern od. Fibern der Speiseröhre. Слои волоконъ пищепріемнаго горла.

Stratum circulare oesophagi, v. Stratum internum oesophagi.

Stratum externum, v. Fibrae externae tunicae carnosae.

9017) **Stratum** externum s. longitudinale oesophagi, Fibrae longitudinales

s. Fasciculi musculares longitudinales, s. Fibrae per totam longitudinem excurrentes oesophagi. | Länglichte, auswendige od. Längenfasern, od. Bündel, Longitudinale Schicht, Der Länge nach herablaufende Fasern der Speiseröhre. Волокна долговатыя, или Слой долговатыхъ волоконъ пищепріемнаго горла.

9018) Stratum externum palpebrarum, Pars externa, Musculus orbicularis major, Constrictor palpebrarum major. | Aeussere Faserlage, Auswendige Lage, Aeusserer Theil der Augenlieder. Наружная часть глазныхъ вѣкъ, Мышица сжимающая вѣкъ большая.

Stratum fibrarum circulare, v. Fibrae mediae.

9019) Stratum fibrarum externum s. fibrarum longitudinalium et obliquarum, Fibrae longitudinales et obliquae. | Aeussere Faserlage, Lage der länglichen und schrägen Muskelfasern. Слой волоконъ наружный.

Stratum fibrarum longitudinalium et obliquarum, v. Stratum fibrarum externum.

Stratum fibrarum obliquarum, v. Fibrae obliquae.

Stratum fibrarum orbiculare, v. Fibrae mediae.

Stratum fibrarum radiatarum, v. Fibrae externae tunicae carnosae.

Stratum fibrarum reticularium, v. Stratum fibrarum transversalium.

Stratum fibrarum stellatarum, v. Fibrae externae tunicae carnosae.

Stratum fibrarum transversale, v. Fibrae mediae.

9020) Stratum fibrarum transversalium s. orbicularium, s. reticularium, Fibrae transversae | Innere Faserlage, Lage der Querfasern od. Ringfasern, Netzförmige Lage der Muskelfasern. Слои поперечныхъ волоконъ.

9021) Stratum internum s. transversale, s. orbiculare, s. circulare oesophagi, Fibrae circulares s. annulares, s. rotundae, s. transversae, s. spirales, s. interiores, s. circulares, s. Fasciculi transversi orbiculares oesophagi. | Innere Faserlage, Zweite Schicht, Quere, ringförmige, runde, ringelrunde, zirkelrunde, inwendige, innere Kreisfasern, Zirkelfasern, Querfasern der Speiseröhre. Внутренній слой волоконъ, или Круглыя, Кругообразныя волокна пищепріемнаго горла.

9022) Stratum internum palpebrarum, Pars interna, Muscul. orbicularis minor s. ciliaris, s. ciliaris albini. | Innere Faserlage, Inwendige Lage, Innerer Theil, Kleiner, ringförmiger Muskel der Augenlieder. Внутренній слой волоконъ глазныхъ вѣкъ.

9023) Stratum lapideum. | Steinpflaster. Каменная мостовая.

Stratum longitudinale oesophagi, v. Stratum externum oesophagi.

Stratum orbiculare oesophagi, v. Stratum internum oesophagi.

Stratum orbicularium fibrarum, v. Stratum fibrarum transversalium.

Stratum tertium, v. Fibrae obliquae.

Stratum transversale oesophagi, v. Stratum internum oesophagi.

Stratum transversum, v. Fibrae mediae.

Streblos, στρεβλος (v. Strabismus), = Strabo.

9024) Streblosis (στρεβλω, στρεβλοω, fut. -ωσω; verdrehen, verrenken; вью, кручу, сворачиваю). | Das Verdrehen, Verrenken, Die Tortur. Заворачиваніе, Несовершенный вывихъ.

9025) Stremma, στρεμμα, genit. —ατος, —atis (στρεφω, perf. pass. ἔστρεμμαι; drehen, wenden, verdrehen u. s. w.; верчу, кручу, ворочаю, обращаю). | Die Verrenkung eines Gliedes, Verdrehung. Вывихъ.

Strenuitas, v. Diligentia.

Strepitus, v. Susurrus aurium.

Strepitus aurium, v. Syringus et Tinnitus aurium.

9026) Strepsis, στρεψις (στρεφω, v. Stremma). | Das Drehen, Umdrehen. Верченіе, Заворачиваніе.

Stria, v. Vibex.

Stria alba pharyngis, v. Linea alba pharyngis.

Stria corneae, v. Centrum semicirculare Vieussenii.

Striae ciliares, v. Processus ciliares.

Striae et sulci renum, v. Ductus Bellini.

Striae iridis, v. Vascula iridis.

Striae laterales longitudinales corporis callosi, v. Chordae longitudinales Lancisii.

9027) Striae medullares in basi ventriculi quinti. | Medullarstreifen der Basis des fünften Gehirnventrikuls, Weisse Streifen an der obern Fläche des Markknopfes. Полоски мозгомякотные основанія пятаго желудочка мозга.

9028) Striae transversae nervorum, Spirae. | Querstreifchen od. Querstreifen der Nerven. Полосы или Полоски поперечные нервовъ.

9029) Striae transversales cerebri, Chordae Willisii, Striae transversales Willisii, Trabeculae transversae medullares cerebri. | Querstreifen des Gehirns, Quere

Streifchen, Markige Querstreifen des Gehirns. Полосы или Полоски поперечныя мозга, Струны, Тетивы Виллизіевы.

Striae transversales Willisii, v. Striae transversales cerebri.

9030) **Striatus.** | Gestreift. Струистый, Полосатый.

Strichnos, v. Strychnos.

Strictor, v. Sphincter.

9031) **Strictura.** | Verengerung. Съуженіе, Сжатіе, Стриктура.

9032) **Strictura** ani s. intestini recti, Archostegnosis. | Verengerung des Mastdarms. Сжатіе прямой кишки, или задняго прохода.

9033) **Strictura** callosa s. Steatoma, s. Scirrhus, s. Callositas canalis cibarii. | Verhärtung des Speisekanals. Съуженіе или Отвердѣніе пищепріемнаго канала.

Strictura callosa intestinorum, v. Callositas intestinorum.

Strictura callosa viscerum, v. Stenochoria viscerum.

Strictura oesophagi aneurysmatica, v. Strictura oesophagi varicosa.

9034) **Strictura** oesophagi compressoria, Pharyngoperistole. | Speiseröhrenverengerung von einem äussern Drucke. Съуженіе пищепріемнаго горла отъ наружнаго давленія.

Strictura oesophagi fungosa, v. Strictura oesophagi sarcomatosa.

9035) **Strictura** oesophagi lupiosa. | Speiseröhrenverengerung von Balggeschwülsten. Съуженіе пищепріемнаго горла отъ мѣшечныхъ опухолей.

9036) **Strictura** oesophagi sarcomatosa, fungosa, Polypus oesophagi, Dysphagia sarcomatica polyposa. | Schlundpolyp. Полипъ пищепріемнаго горла или глотки.

9037) **Strictura** oesophagi scirrhosa, Induratio, Scirrhus oesophagi, Dysphagia scirrhosa, canina. | Verhärtung, Skirrhus der Speiseröhre. Отвердѣніе, Скиръ пищепріемнаго горла.

9038) **Strictura** oesophagi varicosa et aneurysmatica. | Speiseröhrenverengerung von Blut- und Schlagadergeschwülsten. Съуженіе пищепріемнаго горла отъ расширенія боевыхъ и крововратныхъ жилъ.

9039) **Strictura** oesophagi vera, Dysphagia pharyngostena. | Verengerung der Speiseröhre, Verminderte Kapacität der Speiseröhre. Съуженіе пищепріемнаго горла (настоящее).

Strictura praeputii, v. Phimosis.

9040) **Strictura** urethrae. | Verengerung der Harnröhre. Съуженіе, Сжатіе мочеиспускательнаго канала.

Strictura urethrae vera, v. Gonorrhoea strictoria.

9041) **Strictura** uteri spasmodica. | Krampfige Zusammenziehung od. Das Niederstossen der Mutter. Сжатіе матки судорожное.

9042) **Strictura** vaginae. | Verengerung der Scheide. Съуженіе рукава матки.

9043) **Strictura** vaginae callosa, Stenochoria vaginae. | Verhärtung, Verdikkung der Scheidewände. Отвердѣніе, Отолстѣніе стѣнъ рукава матки.

Strictura vaginae compressoria, v. Strictura vaginae spuria.

9044) **Spuria** vaginae rigida. | Rigidität der Scheide. Окрѣплость рукава матки.

9045) **Strictura** vaginae spuria, compressoria. | Falsche Scheidenverengerung. Мнимое съуженіе рукава матки.

9046) **Strictura** vaginalis spasmodica. | Scheidenkrampf. Корча, Судорога рукава матки.

Strictura ventriculi, v. Coarctatio ventriculi.

9047) **Strictura** vesicae urinariae, Vesica saccata, Crumenae vesicae. | Verengerung, Ungleichheit, Säckchen der Harnblase. Съуженіе, Сжатіе мочеваго пузыря.

9048) **Stridor** dentium, Trisis, Brygmus. | Das Zähnenknirschen. Скрежетаніе зубовъ. Vid. Brygmus.

9049) **Striga.** | Die harte, steife Bürste, Die Borste, Striegel. Щетина, Щетинка.

Striga cartilaginosa cordis, v. Isthmus Vieussenii.

9050) **Strigosus** (v. Striga). | Borstig, Striegelig. Щетинистый.

9051) **Strix**, στρίγξ, στρίξ, genit. —γγος, —gis, —ngis (στρίζω, στρίγγω, fut. —ίξω; kreischen, heiser schreien; трещать, охрипло кричать). | Die Eule. Сова.

9052) **Strix** aluco. | Nachteule, Baumeule, Grosser Kautz. Ночная сова.

9053) **Strobilus**, στρόβιλος (στρέφω, στρέβω, στρόβω; drehen, στροβιλέω, στροβιλίζω; sich viel hin und her drehen; кружу, верчу). | Der Tannenzapfen (eigentlich jeder gewundene oder sich windende Körper, Der Kreisel u. s. w.). Шишка.

9054) **Strobili** humuli lupuli. | Die Sprossen des gemeinen Hopfens. Хмѣлывыя шишки.

Strobili lupuli, v. Strobili humuli lupuli.

Strobili pini, v. Turiones pini.

Strobuli, v. Strobili.

9055) **Stroma**, *στρωμα*, genit. —*ατος*, —atis *στροννυω, στορννυμι*; decken, eine Decke od. Unterlage ausbreiten u. s. w.; покрывать). | Der zweite Samenboden, Polster; eigentl.: Die Unterlage, Das Unterste eines Lagers, Die Streu. Постилка, Коверъ, Густый и корковатый листвякъ.

9056) **Strombus** lentiginosus. | Flekkige Flügelschnecke. Весноватый крылатый рожочекъ.

9057) **Strongylus**. | Palissadenwurm. Мохнорылъ.

9058) **Strongylus** dentatus. | Der gezähnte Palissadenwurm. Мохнорылъ зубчатый.

9059) **Strongylus** gigas. | Der Riesenpalissadenwurm. Своеобразная глиста почекъ, Мохнорылъ-великанъ.

9060) **Strongylus** suis. | Der Schweinenpalissadenwurm. Мохнорылъ свиный.

9061) **Strongylus** vitulorum. | Der Palissadenwurm der Kälber. Мохнорылъ телячій.

9062) **Strophe**, *στροφη* (*στρεφω, στρυφω, στραβω, στρεβω, στροβω* etc.; drehen, wenden, verdrehen u. s. w.; верчу, кручу, ворочаю, обращаю). | Das Drehen, Wenden, Umdrehen, Verdrehen. Ворочаніе, Обращеніе.

9063) **Strophiola**, Strophiolus (*στρεφω*, v. Strophe). | Die Keimwarze. Катышекъ.

9064) **Strophulus**. | Das Gesämte, Ausgesprengte, Rothe Ausfahren, Gesämte Schellchen, Hautblätterchen, Hitzblüthen, Schälblasen, Zahnausschlag, Unächte Krätze, Hitzblätterchen, Ausgesprenge, Schälknötchen. Цвѣтъ, Цвѣтущая сыпь у дѣтей.

9065) **Strophulus** albidus s. albus. | Das weisse Gesämte. Цвѣтущая сыпь бѣлая.

9066) **Strophulus** candidus. | Glanzknötchen. Цвѣтущая сыпь блестящая.

9067) **Strophulus** confertus. | Zahnausschlag. Цвѣтущая сыпь полная (зубная).

9068) **Strophulus** intertinctus. | Hautblätterchen, Rothes Ausfahren, Ausgesprenge, Gesäme. Цвѣтущая сыпь изнещренная.

9069) **Strophulus** volaticus, Ignis sylvestris, volaticus, Tinea volatica. | Flugfeuer. Цвѣтущая сыпь летучая.

9070) **Strophus**, *στροφος* (*στρεφω*, v. Strophe). | Das heftige Bauchgrimmen, bei dem der Kranke sich dreht und windet (eigentl.: Das Seil, Gedrehte Leder u. s. w.). Жестокая колька. Vid. Colica (veter).

Structio, v. Structura.

9071) **Structura**, Structio. | Struktur, Bau. Строеніе, Устроеніе.

Structura corporis et partium corporalium, v. Conformatio corporis et partium corporalium.

9072) **Structura** nervorum. | Nervenstruktur, Nervenbau. Устроеніе нервовъ.

9073) **Structura** organica. | Organischer Bau, Organische Struktur. Строеніе, Устроеніе органическое.

9074) **Struma**, Struma vera, Botium, Bossium, Gossum, Gotium, Guttur globosum, Tuber gutturosum, Deironcus, Thyreoncus, Thyreocele, Thyreophyma, Tracheophyma, Panus thyreoideus. | Der Kropf, Die Anschwellung der Schilddrüse. Зобъ (желвакъ).

9075) **Struma** adiposa, Obesitas colli. | Der Fettkropf. Жирный, тучный зобъ.

Struma aneurysmatica, v. Struma sanguinea et Aneurysma collare.

9076) **Struma** cancrosa s. sarcomatica. | Der wahre Skirrhus der Schilddrüse. Настоящій скиръ щитообразнаго хряща.

9077) **Struma** cellularis. | Der Zellgewebekropf. Зобъ клетчатый.

9078) **Struma** cystica, lupiosa, steatomatosa. | Balggeschwulst am Halse, Balgkropf. Мѣшечная опухоль на шеи, Мѣшечный зобъ.

Struma degenerata, v. Struma ossificata.

9079) **Struma** emphysematica, Bronchocele ventosa, flatuosa, emphysematica, Trachelophyma ventosum, Aërocele, Hernia colli emphysematica. | Der Luftkropf, Windkropf. Настоящій воздушный зобъ. Vid. Bronchocele emphysematica.

Struma flatuosa, v. Bronchocele ventosa.

Struma fungosa, v. Struma lymphatica.

9080) **Struma** glandulosa, Infarctus scrophulosus glandularum colli. | Der Skrophelkropf. Золотушный зобъ.

Struma herniosa, v. Bronchocele.

Struma lupiosa, v. Struma cystica.

9081) **Struma** lymphatica, fungosa. | Der lymphatische, schwammige Kropf. Зобъ пасочный, грибоватый.

9082) **Struma** menstrualis. | Der Blutkropf, Monatskropf. Кровавый, Мѣсячный зобъ.

9083) **Struma** ossificata, petrosa, scirrhosa, degenerata. | Harter Kropf. Твердый зобъ.

Struma petrosa, v. Struma ossificata.

9084) **Struma** sanguinea, vasculosa, aneurysmatica, varicosa. | Blutkropf. Кровавый зобъ.

Struma sarcomatica, v. Struma carnosa.

9085) **Struma** scirrhosa. | Die Verhärtung der Schilddrüse. Отвердѣніе щитообразнаго хряща. Vid. Struma ossificata.

Struma steatomatosa, v. Struma cystica.

Struma varicosa, v. Struma sanguinea.

Struma vasculosa, v. Struma sanguinea.

Struma ventosa, v. Bronchocele ventosa.

9086) **Struthio** camelus. | Der afrikanische Strauss, Kameelstrauss. Обыкновенный страусъ, или Строфокамилъ.

9087) **Strychninum** (v. Strychnos). | Das Strychnin, Die Strychnine. Стрихнинъ.

9088) **Strychninum** aceticum. | Essigsaures Strychnin. Уксусокислый стрихнинъ. Vid. Acetas strychnini.

9089) **Strychninum** s. Strychnium carbonicum. | Kohlensaures Strychnin. Углекислый стрихнинъ.

9090) **Strychninum** nitricum, Nitras strychnini. | Salpetersaures Strychnin. Селитрокислый стрихнинъ.

Strychnium, v. Strychninum.

9091) **Strychnos**. | Brechnuss. Челибуха.

9092) **Strychnos** colubrina. | Schlangenholz. Чилибуха ужовая.

9093) **Strychnos** Ignatii, Ignatia amara. | Ignatiusbohne, Bittere Fiebernuss. Чилибуха или Цѣлибуха Игнатія или Бобы св. Игнатія.

9094) **Strychnos** nux vomica. | Gemeines Krähenauge. Челибуха, Цѣлибуха, Кучелиба, Калчиба, Орѣхъ слабительный, рвотный.

9095) **Strychnos** potatorum. | Berg-Krähenauge. Чѣлибуха горная, Чилибуха нагорная, Титан-котте.

9096) **Strychnos** pseudo-china. | Falsches China-Krähenauge. Чилибуха полухина.

9097) **Stryphna**, *στρυφνα* (v. Stryphnos). | Zusammenziehende Mittel. Вяжущія, Стягивающія средства. = Adstringentia.

9098) **Stryphnos**, *στρυφνος*, *στυφνος*; *στυφρος*, *στυφος* (*στυω*, *στυβω*, *στυφω*; steifen, starr [herbe, schrumpfig] machen; стягиваю, сжимаю, плотнымъ дѣлаю). | Herbe, Sauer, Zusammenziehend. Кислый, Терпкій, Стягивающій.

Stryx, v. Saga.

9099) **Studiosus**. | Der Eifrige, Fleissige, Begierige; Ein Studirender, Student. Ревностный, Усердный къ чему, Прилѣжный, Охотный до науки, Любящій науки, Упражняющійся въ наукахъ, Студентъ.

9100) **Studium**. | Eifer, Trieb, Neigung, Bemühung, Fleiss; besond.: Das Studiren, Die gelehrten Dinge, die man treibt. Старанie, Страстное желанie, Пристрастie, Прилѣжанie, особливо: Ученie, Упражненie въ наукахъ.

9101) **Stultitia**, Stoliditas, Fatuitas, Moria, Morosis. | Narrheit. Глупость, Дурачество, Частное помѣшательство ума, Полуумie, Малоумie, Веселое, Забавное помѣшательство ума.

9102) **Stultus**, Stolidus, Fatuus, Blennus, Maccus, Morus, Morio, Morologus. | Narr, Närrischer Mensch, Geck. Глупой, Дуракъ.

9103) **Stupefaciens**. | Abstumpfend, Betäubend. Уменьшающій чувства, Хмѣльный, Усыпляющій.

Stupefacientia = Narcotica.

9104) **Stupiditas**, Imbecillitas s. Hebetudo animi, Stoliditas, Idiotismus. | Dummheit, Beschränktheit, Einfalt, Einfältigkeit, Albernheit, Blödsinn. Слабоумie, Глупость.

9105) **Stupidus**. | Gefühllos, Sinnlos, Betäubt, Erstarrt, Dumm. Лишенный чувствъ или памяти, Оцѣпенѣлый, Изумленный, Глупый, Несмысленный.

9106) **Stupor**. | Fühllosigkeit, Mangelndes, vermindertes Gefühl. Угнетенie чувствительности, Тупость чувствъ, Нечувствительность, Безчувствie, Опьяненie, Онѣмѣлость, Изумленie.

Stupor artuum, v. Obdormitio artuum.

Stupor attonitus, v. Apoplexia et Apoplexia vera.

Stupor dentium, v. Haemodia.

Stupor formicans, v. Formicatio.

Stupor vigilans, v. Catalepsis.

9107) **Stuprum**, Stuprum violentum, involuntarium. | Nothzucht, Schändung. Изнасилованie.

Stuprum attentatum, v. Stuprum violentum attentatum.

Stuprum consummatum, v. Stuprum violent. consummatum.

Stuprum involuntarium, v. Stuprum.

Stuprum violentum, v. Stuprum.

9108) **Stuprum** violentum attentatum s. imperfectum. | Versuchte Nothzucht. Несовершенное изнасилованie.

9109) **Stuprum** violentum consummatum s. perfectum. | Vollbrachte Nothzucht. Совершенное изнасильствованie.

Stuprum violentum imperfectum, v. Stuprum violentum attentatum.

Stuprum violentum perfectum, v. Stuprum violent. consummatum.

Stygiae aquae = Aqua fortis et Aqua regia.

Stygma, v. Stigma.

9110) **Stylidium** (v. Stylus). | Der kleine Stiel, Die kleine Säule. Столбикъ.

Styllingia sebifera, v. Stillingia sebifera.

Stylocerato-hyoides = Stylohyoideus.

9111) **Stylo-chondro-hyoideus** s. hyoideus sc. musculus, Musculus stylohyoideus alter. | Stylochondrohyoideus. Вторая (иногда имѣющаяся) мышица шиловиднаго отростка и подъязычной кости.

9112) **Stylodes**, *στυλοειδης*, *στυλωδης* (v. Stylus et *ειδος*), Styloideus. | Griffelförmig. Шиловидный, Маточковидный (Bot.).

9113) **Stylo-glossus** (stylus et glossa) scil. musculus. | Styloglossus, Griffelmuskel der Zunge, Griffel- und Zungenmäuslein, Rückwärtszieher der Zunge. Мышица шиловиднаго отростка и языка.

Stylo-hyodes (v. Stylos et Hyodes), v. Stylohyoideus.

Stylo-hyoidaeus, v. Stylohyoideus.

9114) **Stylo-hyoideus** (v. Stylodes) s. Stylo-hyoideus major, s. Stylohyoideus, sc. musculus, Musculus stylóceratoides s. Stylo cerato-hyoideus. | Stylohyoideus, Griffelzungenbeinmuskel, Griffelmuskel des Zungenbeins, Griffel- und Hornmäuslein. Мышица шиловиднаго отростка и подъязычной кости.

9115) **Stylomastodes** (v. Stylus et Mastodes) s. Stylomastoideus. | Was zugleich den Griffel- und den Zitzenfortsatz betrifft, zu beiden gehört u. s. w. Принадлежащій къ шиловидному отростку и сосцевидной части височной кости.

Stylo-pharyngaeus, v. Stylo-pharyngeus.

9116) **Stylo-pharyngeus** (stylus et pharynx), Stylo pharyngaeus, sc. musculus, Musculus stylo-thyro-pharyngeus. | Stylopharyngeus, Griffelschlundmuskel, Griffel- und Speiseröhren-Mundmäuslein. Мышица шиловиднаго отростка и глотки.

9117) **Stylopodium** (v. Stylus et Podion). | Bei Hoffmann: Die Unterlage des Fruchtknotens in den Doldenpflanzen. Матконожіе.

9118) **Stylostegium**, Saccus, Corona. | Kapuzze, Sack. Маткокровъ маточный или маточниковый покровъ (Bot.).

9119) **Stylostemones**, Stylostemonides (v. Stylus et Stemon). | Pflanzen, deren Staubfäden auf den Griffeln sitzen. Маткотычинковыя растѣнія.

Styluodes = Stylo-hyodes.

9120) **Stylus**, *στυλος* (*στυω*, in die Höhe starren, steif, aufrecht stehen; *σταω*, *ἱστημι*; stellen, stehen; ставлю). | 1) Der Stiel, Griffel, z. B. an einem Instrumente, Der Griffel in den Blumen, Eine Sonde. Столпъ, Столбъ, Грифель, Щупъ, Зондъ, Маточникъ (Bot.). 2) Stylus s. Processus styliformis, s. styloideus. | Styl, Stylförmiger Fortsatz, Griffel, Griffelförmiger Fortsatz. Шиловидный отростокъ, Спичка.

Stylus excavatus, v. Specillum sulcatum.

Styma, *στυμα* (v. *στυω*, *σταω*; v. Stylus), = Priapismus.

Stymatorrhagia (v. Styma et Rhagia) = Stymatosis.

9121) **Stymatosis** (v. Styma), Haematuria stillatitia, urethralis, Haemorrhagia penis s. urethrae, Phallorrhagia. | Harnröhrenblutung, Eine Blutung aus dem männlichen Gliede mit wollüstiger Erektion desselben. Кровоизмяніе изъ сосудовъ мужескихъ дѣтородныхъ частей, Кровотеченіе мочеиспускательнаго канала.

9122) **Stymatosis** s. Haematuria prostatica. | Blutung aus der Vorsteherdrüse. Кровотеченіе изъ предстательной железы.

9123) **Stymatosis** s. Haematuria seminalis. | Blutung aus den Samenbläschen. Кровотеченіе изъ сѣменныхъ пузырьковъ.

9124) **Stymatosis** testicularis. | Blutung aus den Hoden. Кровотеченіе изъ яичекъ.

9125) **Styphnos**, Styphos, *στυφνος*, *στυφος*. | Steif, Stark. Твердый, Оцѣпенѣлый = Stryphnos.

9126) **Stypsis**, *στυψις* (*στυπω*, *στυφω*; v. Stypticus). | Das Festmachen, Steifmachen, Zusammenziehen, bes. Das Bewirken einer Verstopfung des Unterleibes, auch: Die Verstopfung selbst; Obstipatio alvi. | Стягиваніе, Сжиманіе, Запоръ на низъ. Vid. Constipatio.

Stypteria = Styptica et Alumen.

Stypterius, *στυπτηριος* = Stypticus.

9127) **Styptica** (v. Stypticus). | Stark zusammenziehende, styptische Mittel. Вяжущія, Сильно стягивающія средства, Лекарства стягивающею силою останавливающія кровь. Vid. Adstringentia.

9128) **Stypticus**, *στυπτικος* ([*στυω*] *στυπω*, *στυφω*, fut. *στυψω*; steif und starr machen, sehr verdichten, stark zusammenziehen; стягиваю, сжимаю, плотнымъ дѣлаю). | Stark zusammenziehend, Styptisch, Herbe, Durch Stypsis entstanden. Стягивающій, Вяжущій, Терпкій (кровоунимательный), Причиняемый запоромъ на низъ.

9129) Styrax, Storax, στυραξ, στοραξ. | Der Styrax, Storax, Sturax. Стиракса, Стираксъ, Стораксъ. Vid. Gummi styrax.

9130) Styrax Benzoin, Lithocarpus Benzoin. | Benzoin-Storax. Каменоплодникъ росноладанный, Стира.

9131) Styrax in granis. | Storax in Körnern. Стиракса зернистая.

9132) Styrax in massis. | Storax in Kuchen. Стиракса въ кускахъ.

9133) Styrax liquida. | Flüssiger Storax. Стиракса жидкая.

9134) Styrax officinalis. | Officineller Storaxbaum, Quittenblattstyrax. Стираксъ, Стораксъ, Стиракса.

9135) Styrax vulgaris, Scobs storacina. | Gemeiner Storax. Обыкновенная стиракса.

Stysis, στυσις, = Styma (besonders das Bewirken und Entstehen von Styma).

9136) Styticus, στυτικος (v. Styma). | Styma machend, damit behaftet, davon herrührend u. s. w. Происходящій отъ Styma.

9137) Suaveolens. | Angenehm riechend. Благовонный, Пріятнопахучій.

9138) Suaveolentia. | Der Wohlgeruch. Пріятный запахъ, Благовоніе.

Suaviatio, v. Osculatio.

Suaviolum, v. Basiolum.

9139) Suavis. | Süss, Lieblich, Angenehm. Сладкій, Пріятный, Милый, Сладостный.

9140) Suavitas, Suavitudo. | Süssigkeit, Annehmlichkeit, Lieblichkeit. Сладкость, Пріятность, Любезность.

Suavitudo, v. Suavitas.

Suavium, v. Osculum.

Subacetas cupri impuri, v. Aerugo.

Subacetas plumbi liquidus, v. Acetum saturninum.

9141) Subacutus. | Halbhitzig, Subakut, Nicht sehr hitzig. Полуострый, Довольно скоротечный, Довольно острый, Подходящій къ острому.

9142) Subamarus. | Bitterlich. Горьковатый.

9143) Subaphyllus (sub et aphyllus). | Beinahe ohne Kelchblätter. Почти безлистный.

Subburas sodae, v. Natrum boracicum.

Subcarbonas ammoniae, v. Ammonium carbonicum.

Subcarbonas ammoniae liquidus, v. Liquor ammoniaci carbonici aquosus.

Subcarbonas ammonicus, v. Ammonium carbonicum.

Subcarbonas ammon. liquidus oleosus, v. Liquor ammonii pyro-oleosi.

Subcarbonas ammon. oleosus concretus, v. Ammon. carbonicum pyro-oleosum.

Subcarbonas ferroso-ferric., v. Ferrum oxydatum fuscum.

Subcarbonas kali, v. Kali carbonicum.

Subcarbonas kalicum purum, v. Kali carbonicum.

Subcarbonas magnesiae, v. Magnesia carbonica.

Subcarbonas natricum crystallisatum, v. Natrum carbonicum crystallisatum.

Subcarbonas plumbi, v. Cerussa alba.

Subcarbonas potassae, v. Kali carbonicum.

Subcarbonas potassae liquidus, v. Liquor kali carbonici.

Subcarbonas sodae, v. Natrum carbonicum.

Subcarbonas sodae purificata, v. Natrum carbonicum crystallisatum.

Subcarbonas strychnini, v. Strychninum carbonicum.

Subcarbonas zinci calcinatus praecipit., v. Zincum oxydatum album.

Subcartilagia, v. Regiones hypochondriacae.

Subcartilaginea, v. Hypochondria.

Subcartilagineum, i. q. Hypochondrium.

Subclavia, v. Vena subclavicularis.

Subclavicula, v. Costa prima.

Subclavium, v. Costa prima.

9144) Subclavius sc. musculus, Musculus subclavicularis s. costo-subclavius, s. costoclavicularis. | Subklavius, Schlüsselknochenmuskel, Schlüsselbeinmuskel oder Schlüsselbeinmäuslein, Unterschlüsselbeinmuskel. Мышица подключичная или подключевая.

9145) Subcontinuus. | Halbanhaltend. Полунепрерывный.

9146) Subcordatum. | Fast herzförmig. Почтисердцевый- или сердцевидный.

Subdeutocarbonas ferri, v. Ferrum oxydatum fuscum.

Subdeutocarbonas potassae, v. Kali carbonicum.

Subdeutocarbonas sodii, v. Natrum carbonicum crystallisatum.

Subdeutosulphas hydrarg., v. Subsulph. hydrarg. flavus.
9147) Subdialis. | Unter freiem Himmel befindlich. На открытомъ воздухѣ находящійся.
9148) Subdimidiatus. | Schief. Косый, Почти половинчатый, Разнополовинный.
9149) Subdiu. | Bei Tage. Днемъ, Въ день.
Subdivalis, v. Subdialis.
9150) Suber. | Kork. Пробка, Корка, Пробковое, Корковое дерево.
9151) Suberosus. | Korkartig. Пробковый, Пробковатый, Корковатый.
Subeth Avicennae, i. q. Cota.
9152) Subfrigidus. | Etwas kalt, Kältlich. Холодноватый.
9153) Subfuscus. | Etwas dunkelbraun. Тускловатый.
9154) Subglobosum. | Rundlich. Полушаровидный.
9155) Subjectum. | Subjekt. Субъектъ, Подлежащее.
Subigatores, v. Tribades.
9156) Subinflammatio. | Subinflammation. Подвоспаленіе.
9157) Subinflammatorius. | Etwas oder ein wenig entzündlich. Подвоспалительный, Немного воспалительный.
9158) Subintrans. | Einfallend. Сливающійся.
Sublatio, v. Levatio.
Subligaculum, v. Amma.
Subligatio, v. Anabrochismus.
9159) Sublimatio. | Sublimation. Возгонка. Vid. Knaeorema.
Sublime, v. Knaeorema.
Sublimitas heroica, v. Animus heroicus.
Sublingua, v. Uvula.
9160) Sublingualis. | Sublingual-, Unterzungen-. Подъязычный.
Sublinguium, v. Uvula.
Sublinguum, v. Epiglottis.
9161) Subluxatio. | Verstauchung. Подвывихъ. Vid. Luxatio incompleta.
9162) Submaxillaris. | Submaxillar-, Zum untern Kinnbacken gehörig. Подчелюстный.
9163) Submersi, Submersi aqua. | Ertrunkene. Утопшіе, Утопленные.
Submersi aqua, v. Submersi.
9164) Submersus. | Untergetaucht. Погруженный.
Submissio cordis et arteriarum, v. Systole.
Submurias ammonico-hydrargyricus, v. Hydrargyrum ammonio-muriaticum.
Submurias stibii, v. Oxydum stibii gryseum.

9165) Subniger. | Schwärzlich. Черноватый.
Subnitras bismuthi, v. Bismuthum subnitricum.
9166) Suboxydum. | Suboxyd. Подкись.
Suboxydum stibii fuscum, v. Antimonium oxydulatum fuscum.
Subphosphas calcis, v. Phosphas calcis.
Subphosphas sodae, v. Natrum phosphoricum.
Subplacenta, v. Membrana caduca Hunteri.
Subprotonitras hydrarg. et ammon., v. Hydrarg. oxydulatum nigrum.
9167) Subrisus. | Lächeln. Улыбаніе, Улыбка.
9168) Subrotundus. | Rundlich. Кругловатый.
9169) Subscapularis, scil. musculus, Musculus immersus scapulae s. infrascapularis, s. subscapulo-brachialis, s. subscapulo-trochinicus, s. scapulo-trochinicus, s. Cartophorus. | Subscapularis, Unterschulterblattmuskel, Eingesenktes Mäuslein des Schulterblatts, Briefträger, Futteralträger. Мышица подлопаточная.
9170) Subscriptio. | Unterschrift. Подпись.
Subsidentia, v. Sedimentum.
9171) Subsistentia. | Subsistenz. Содержаніе, Пропитаніе, Продовольствіе, Прокормленіе.
9172) Substantia. | Substanz, Wesen, Existenz, Inhalt, Beschaffenheit. Существо, Вещество, Сущность, Существенность.
Substantia adenoides, v. Substantia glandosa.
Substantia aeriformis, v. Aura.
Substantia alba cerebri, v. Substantia medullaris cerebri.
Substantia alba et medullaris, v. Medulla nervorum.
Substantia alba molisque nervis non absimilis, v. Nervus olfactorius.
Substantia albicans cerebri, v. Substantia medullaris cerebri.
Substantia callosa cerebri, v. Fornix cerebri.
Substantia canalicularis renum, v. Substantia medullaris renum.
Substantia candida cerebri, v. Substantia medullaris cerebri.
Substantia carnea renum, v. Substantia medullaris renum.
9173) Substantia carnosa s. Caro musculi. | Muskelkörper, Muskelleib, Mittlerer Theil des Muskels. Часть мясная, средняя мышцы.

Substantia carnosa renum, v. Substantia corticalis renum.

9174) **Substantia** cartilaginea s. cartilaginosa. | Knorpelsubstanz. Хрящевое существо.

Substantia cartilaginosa, v. Substantia cartilaginea.

Substantia cellulosa ossium, v. Substantia reticularis ossium.

9175) **Substantia** cerebralis, Massa cerebri, Medulla calvariae. | Cerebralsubstanz, Gehirnsubstanz, Gehirnmasse, Hirnsubstanz, Hirnmasse, Sensibile Substanz des Gehirns. Существо мозга.

Substantia cerebri externa, v. Substantia corticalis cerebri.

Substantia cinerea cerebri, v. Substantia corticalis cerebri.

Substantia cineritia cerebri, v. Substantia corticalis cerebri.

Substantia cineritia renum, v. Substantia medullaris renum.

9176) **Substantia** compacta s. corticalis ossium. | Feste Substanz der Knochen, Feste äussere Knochenmasse, Dichte Masse der Substanz oder Rindensubstanz der Knochen. Плотное существо костей.

9177) **Substantia** cornea dentium. | Hornichte Masse der Zähne, Hornartige oder Dritte Substanz oder Hornsubstanz der Zähne. Роговое существо зубовъ.

9178) **Substantia** corticalis, Cortex. | Kortikalsubstanz, Rindensubstanz, Rindige Substanz, Rinde, Borke, Borkhaut, Rindenhaftes Wesen. Корковое существо.

9179) **Substantia** corticalis cerebri, Cortex, s. Pars corticalis, s. Substantia cinerea s. cineritia, s. subcineritia, s. vitrea, s. pellucida, s. crystallina, s. oleosa cerebri, Materies s. Substantia cerebri externa, Cinerities s. Corpus cinericium cerebri, Cerebrum. | Kortikalsubstanz des Gehirns, Rindensubstanz od. Rinde, od. Rindige, od. Rindichte, od. Graue Substanz, od. Grauer Theil, od. Aeussere Borke, od. Borkhaut, od. Graues, od. Drüsenhaftes Wesen des Gehirns. Существо пепельное или корковое мозга.

9180) **Substantia** corticalis hepatis et lienis. | Kortikalsubstanz der Leber und der Milz. Корковое существо печёнки и селезенки.

Substantia corticalis ossium, v. Substantia compacta ossium.

9181) **Substantia** corticalis renum, Cortex renum, Substantia externa s. glandulosa, s. fibrosa, s. carnosa, s. rubicunda renum. | Kortikalsubstanz der Nieren, Aeussere Nierensubstanz, Nierenrinde, Aeussere Masse oder Rinde, oder Rindenhaftes Wesen, oder Rindichte oder Rindige, oder Drüsenhafte Substanz, Drüsensubstanz der Nieren. Наружное или Корковое существо почекъ.

Substantia crystallina cerebri, v. Substantia corticalis cerebri.

Substantia digitalis caeci, v. Appendicula vermicularis.

Substantia diploetica, v. Substantia spongiosa ossium.

Substantia eburnea dentium, v. Substantia vitrea dentium.

Substantia fibrosa renum, v. Substantia corticalis et medullaris renum.

Substantia flava cerebri, v. Massa subflava cerebri.

9182) **Substantia** glandosa s. glandulosa, s. adenoides, Corpus glandosum s. glandulosum, s. adenoides, Caro glandulosa. | Drüsensubstanz, Drüsenartige Substanz, Drüsichte od. Drüsenhafte Substanz, Drüsenfleisch, Drüsenhafter oder Drüsichter Körper, Drüsenhaftes Wesen. Существо железистое.

Substantia glandulosa, v. Substantia glandosa.

Substantia glandulosa renum, v. Substantia corticalis renum.

9183) **Substantia** (s. Caro) hepatis. | Lebersubstanz. Существо печёнки.

Substantia interior medullaris et albicans, v. Medulla nervorum.

Substantia intermedia, v. Meditullium.

Substantia intermedia cerebri, v. Massa subflava cerebri.

Substantia interna cerebri, v. Substantia medullaris cerebri.

9184) **Substantia** (s. Massa, s. Caro) linguae, Substantia musculosa linguae. | Zungenfleisch, Masse oder Fleisch der Zunge, Zungensubstanz. Мясистыя волокна, или Мясистое, Мышичное существо языка.

Substantia mammillana renum, v. Substantia papillaris renum.

Substantia media cerebri, v. Massa subflava cerebri.

Substantia media et intima arborum medullae similis, v. Medulla nervorum.

9185) **Substantia** medullaris. | Marksubstanz. Существо мозгомякотное. Vid. Medulla nervorum.

9186) **Substantia** medullaris cerebri, Substantia interna s. candida, s. alba, s. albicans cerebri, Medulla s. Massa medullaris cerebri. | Medullarsubstanz des Gehirns, Mark od. Marksubstanz, od. Markichtes Wesen, od. Weisses Wesen, od. Weisse Masse, od. Weisse Substanz, od. Weissliche Substanz, od. Markichte Substanz des Gehirns, Hirnmark, Weisse Hirnsubstanz. Существо бѣлое или мозгомякотное, или внутреннее мозга.

9187) Substantia medullaris hepatis.| Marklebersubstanz. Мягкое существо печенки.

9188) Substantia medullaris renum, Substantia striata s. sulcata, s. tubulosa, s. fibrosa, s. cineritia, s. canalicularis, s. carnea renum, Medulla renum. | Medullarsubstanz der Nieren, Innere od. Mittlere, od. Markichte, od. Röhrichte, od. Röhrenförmige, od. Strahlenförmige Substanz der Nieren, Mark od. Marksubstanz, od. Fasersubstanz, od. Röhrensubstanz, od. Streifiges Wesen der Nieren, Innere Nierensubstanz. Внутреннее или трубчатое существо почекъ.

Substantia membranacea nervorum, v. Vaginae nervorum.

Substantia muscularis, v. Caro fibrosa.

Substantia musculi carnea, v. Caro fibrosa.

Substantia musculi carnosa, v. Caro fibrosa.

Substantia musculi propria, v. Caro fibrosa.

Substantia musculosa frontis, v. Musculus frontalis.

Substantia musculosa linguae, v. Substantia linguae.

Substantia nervorum exterior membranea, v. Vaginae nervorum.

9189) Substantia nigra s. nigricans cerebri, s. Locus niger crurum cerebri. | Vierte Substanz des Gehirns, Schwarze oder Schwärzliche Substanz des Gehirns. Существо черноватое мозга.

Substantia oleosa cerebri, v. Substantia corticalis cerebri.

Substantia organica, v. Materia organica.

9190) Substantia ossea dentium.| Knochensubstanz, Knochenmasse der Zähne. Костяное существо зубовъ.

9191) Substantia ossium. | Knochensubstanz. Существо костей.

9192) Substantia papillaris renum, Substantia papillosa s. mammillana renum.| Papillarsubstanz der Nieren, Warzenförmige Substanz, Warzensubstanz, Warzige Substanz, Warzichtes Wesen der Nieren. Существо почекъ сосочковидное или сосочковое.

Substantia papillosa renum, v. Substantia papillaris renum.

Substantia parenchymatosa, v. Parenchyma.

Substantia pellucida cerebri, v. Substantia corticalis cerebri.

Substantia porosa, v. Tela cellulosa.

9193) Substantia pulposa dentis, Pulpa s. Pulpus dentis. | Zahnkeim. Мякоть зубная или зуба.

Substantia pumicosa, v. Substantia spongiosa ossium.

Substantia radiata, v. Stellulae Verheyenii.

9194) Substantia reticularis ossium, Substantia cellulosa ossium, Opificium mirificum Gagliardi, Cancelli ossium. | Retikularsubstanz der Knochen, Knochenzellgewebe, Innere lockere Knochenmasse, Netzgewebe, Inneres Gewebe der Knochen, Lockere oder Zellige, oder Netzförmige Knochensubstanz, Cellulöse Substanz oder Netzförmiges Wesen oder Gewebe, oder Gitterwerk, oder Fächer, oder Zellen, oder Markzellen der Knochen. Сѣтчатое существо кости.

Substantia rubicunda renum, v. Substantia corticalis renum.

9195) Substantia solida. | Feste, Dichte Substanz. Существо плотное. Vid. Substantia compacta.

9196) Substantia spongiosa ossium, Substantia diploetica s. pumicosa, Contextus spongiosus mirabilis, Diploe, Meditullium. | Spongiöse Substanz der Knochen, Schwammige Substanz, Schwammgewebe oder Schwammige Masse der Knochen, Schwammiges Knochengewebe. Ноздреватое существо кости.

Substantia spongiosa urethrae virilis, v. Corpus cavernosum urethrae virilis.

Substantia stellata serpentina, v. Stellulae Verheyenii.

Substantia striata renum, v. Substantia medullaris renum.

Substantia subalbida cerebri, v. Massa subflava cerebri.

Substantia subcineritia cerebri, v. Substantia corticalis cerebri.

Substantia subflava cerebri, v. Massa subflava cerebri.

Substantia sulcata renum, v. Substantia medullaris renum.

9197) Substantia s. Caro, s. Pulpa, s. Parenchyma, s. Puls testium. | Hodensubstanz, Innere Hodensubstanz, Substanz oder Parenchym, oder Innere Masse, oder Inneres Gewebe der Hoden. Мягкое желтоватое вещество или существо яичекъ.

Substantia tubulosa renum, v. Substantia medullaris renum.

Substantia vasis, v. Paries vasis.

Substantia vasculosa testis, v. Canaliculi seminales.

Substantia villosa, v. Tunica intima ventriculi et intestinorum.

Substantia vitrea, v. Corpus vitreum.

Substantia vitrea cerebri, v. Substantia corticalis cerebri.

9198) **Substantia** vitrea dentium s. eburnea, s. Involucrum externum, s. Cortex lapideus, s. Crusta adamantina s. marmorea, s. Lamina vitrea s. encaustica dentium. | Schmelz oder Email, oder Glasur der Zähne, Schmelzwerk oder Glasichter Theil der Zähne. Вещество или Существо зубовъ подобное слоновой кости или подобное финифти, или стеклу, или Финифть зубовъ.

9199) **Substantialis.** | Wesentlich, Selbstständig. Существенный, Самостоятельный.

9200) **Substituta,** Antiballomena, Succedanea. | Substitute, Ersetzende, Stellvertretende Mittel. Замѣненныя, Замѣняющія средства.

Substitutum, v. plur. Substituta.

Subsulphas ammonico-cupricus, v. Cuprum sulphurico-ammoniatum.

9201) **Subsulphas** hydrargyri flavus, Oxydum hydrarg. sulphuricum, Hydrargyrum oxydat. subsulphuricum, Subsulphas hydrarg. peroxydati, Subdeutosulphas hydrarg., Mercur. praecipitat. flavus, v. Hydrargyrum oxydatum flavum.

Subsulphas hydrarg. peroxydati, v. Hydrargyrum oxydatum flavum.

9202) **Subsulphas** stibii s. stibicus, Antimonium subsulphuricum, Stibium oxydulatum subsulphuricum. | Basis schwefelsaures Antimonoxyd, oder Spiessglanzoxydul. Сѣрнокислая сюрмяная окись.

9203) **Subsultus** tendinum, Saltus tendinum, Myopalmus. | Das Sehnenhüpfen, Flechsenspringen, Muskelhüpfen. Подергиваніе или Подскакиваніе сухихъ жилъ.

9204) **Subsurdus.** | Schwerhörig. Нѣсколько глухой, Тупой слухъ имѣющій.

Subterranea, v. Mineralia.

9205) **Subterraneus.** | Unterirdisch. Подземельный.

Sububer, v. Lactens.

9206) **Subucula.** | Untergewand, Hemd (bei Männern). Исподнее платье, Рубашка (у мущинъ).

9207) **Subulatus.** | Pfriemenförmig. Шиловый, Шиловатый.

Subvertebra, Subvertebrum, v. Os sacrum.

Subvola, i. q. Hypothenar.

Succago, v. Roob.

Succedaneum, Quid pro quo, v. (plur.) Substituta.

9208) **Succedaneus,** a, um. | An des Andern Stelle tretend, Stellvertreter, Nachgesetzt. Подставный, Постепенный, Послѣдовательный.

9209) **Successivus.** | Successiv, Nach und nach aufeinander folgend. Послѣдовательный, одинъ за другимъ слѣдующій.

9210) **Succi** expressi. | Ausgepresste Pflanzensäfte. Соки выжатые.

9211) **Succi** inspissati. | Dicksäfte. Соки сгущенные.

9212) **Succi** recentes herbarum. | Kräutersäfte. Свѣжіе соки.

Succinas ammoniae liquidus, v. Ammoniacum succinicum.

Succinctura, v. Diaphragma.

Succinctus, v. Diaphragma.

9213) **Succinum,** Electrum. | Bernstein, Agtstein, Gelbe Ambra. Янтарь.

9214) **Succinum** album. | Weisser Bernstein oder Agtstein. Янтарь бѣлый.

9215) **Succinum** citrinum. | Gelber Bernstein. Янтарь желтый.

9216) **Succisa** pratensis, Scabiosa succisa, Morsus diaboli. | Wiesen-Teufelsabbiss. Скабіоза луговая, Свербѣжница подкушенная, Чертогрызъ.

Suctus, v. Suctio.

Succubus, v. Incubus.

9217) **Succus,** Opos. | Saft. Сокъ, Влага, Влажность.

9218) **Succus** acaciae inspissatus. | Verdickter Schlehensaft. Сокъ терновый сгущенный или густый.

9219) **Succus** antiscorbuticus recens. | Frischer Saft wider den Skorbut. Сокъ свѣжій отъ цынги.

Succus ater, v. Melancholia.

9220) **Succus** aurantiorum. | Pomeranzensaft. Сокъ померанцовый.

Succus baccarum vaccini oxycocci, v. Succus oxycoccos.

9221) **Succus** berberum. | Berberitzsaft. Сокъ барбарисный.

9222) **Succus** betulinus s. betulae albae. | Birkensaft. Березовый сокъ, Березовица, Березовка.

Succus catechu, v. Catechu.

9223) **Succus** chermes. | Scharlachbeerensaft. Сокъ червячный.

9224) **Succus** citri. | Citronensaft. Сокъ лимонный.

9225) **Succus** crinis s. Medulla crinis. | Haarsaft, Mark der Haare. Жирно-слизистая влага волосъ, Мягкой волосъ, Мягкость волосъ.

9226) **Succus** cucumeris. | Gurkensaft. Огуричный сокъ.

Succus dauci depuratus, v. Succus dauci inspissatus.

9227) **Succus** dauci inspissatus s. depuratus, Roob dauci, Succus dauci sativi. | Eingedickter Möhrensaft, Mohrrübensaft. Кисель морковный.

Succus dauci sativi, v. Succus dauci inspissatus.

Succus entericus, v. Humor entericus.

Succus expressus, v. Succus herbarum et Succus plantarum.

9228) **Succus** expressus cucurbitae. | Kürbissaft. Тыквенный сокъ.

9229) **Succus** gastricus, s. Liquor s. Humor gastricus, Succus s. Liquor ventriculi, Menstruum s. Fermentum ventriculi, Menstruum digestorium. | Magensaft, Gastrischer Saft, Magenschleim. Желудочный сокъ.

9230) **Succus** herbarum, recens s. recenter expressus. | Der frische, frisch ausgepresste Kräutersaft. Травяный (свѣжій) сокъ.

Succus juniperi depuratus, v. Succus juniperi inspissatus.

9231) **Succus** juniperi inspissatus s. depuratus, Roob s. Extractum, s. Syrupus juniperi. | Eingedickter Wachholderbeersaft, Wachholdermuss. Кисель можевельный.

9232) **Succus** liquiritiae, s. Glycyrrhizae. | Lackrizensaft, Lakritzensaft, Süssholzsaft. Сокъ солодкокоренный.

9233) **Succus** liquiritiae depuratus, Extractum glycyrrhizae s. liquiritiae. | Gereinigter Lackrizensaft. Сокъ сладкокоренный очищенный, Экстрактъ солодкаго корня.

Succus nerveus, v. Liquidum nerveum.

Succus nervosus, v. Liquidum nerveum.

Succus nutritius, i. q. Chylus.

9234) **Succus** osseus. | Knochensaft, Beinsaft. Влага костей.

9235) **Succus** oxycoccos s. baccarum vaccini oxycocci. | Moosbeerensaft. Клюквенный сокъ.

9236) **Succus** pancreaticus s. Liquor pancreaticus, Lympha pancreatis. | Pankreatischer Saft, Pankreassaft, Saft des Pankreas oder der Pankreatischen Drüse, Gekrösdrüsensaft, Magendrüsensaft, Rückleimsaft, Bauchspeichel. Сокъ поджелудочной желѣзы.

9237) **Succus** plantarum, Succus expressus, tenuis. | Pflanzensaft. Сокъ растѣній. Vid. Succus herbarum.

Succus sambuci depuratus, v. Succus sambuci inspissatus.

9238) **Succus** sambuci inspissatus s. depuratus, Roob sambuci, Syrupus sambuci, Succus spissatus sambuci, Extractum de baccis sambuci. | Eingekochter Fliederbeerensaft, Hollunderbeersaft, Fliedermuss. Кисель бузинный.

9239) **Succus** sempervivi, Sedi majoris, Barbae bovis. | Hauslauchsaft. Сокъ очитковый.

Succus spissatus elaterii, v. Extract. elaterii.

Succus spissatus sambuci, v. Succus sambuci inspissatus.

Succus ventriculi, v. Succus gastricus.

Succus vitalis, v. Liquidum nerveum.

9240) **Succussiones** s. Concussiones, s. Commotiones electricae. | Elektrische Schläge oder Erschütterungen. Электрическіе удары, Электрическія потрясенія.

9241) **Suctio** s. Suctus. | Das Saugen. Сосаніе, Сосанье.

Suctus, v. Suctio.

9242) **Sudamen**, Desudatio, Suffersurae, Sudorum papulae, Sudamina, Sudamina Hippocratis, Uritides, Hidroa, Papulae sudorales. | Schweissblätterchen, Hitzblätterchen, Hitzblätterlein. Потовая сыпь.

Sudamina, v. Sudamen.

Sudamina Hippocratis, v. Sudamen et Uritides.

9243) **Sudarium**, σουδαριον (v. Sudor). | Ein Schwitzbad, Schwitzmittel. Потовая баня.

9244) **Sudatio**. | Das Schwitzen. Потѣніе. Vid. Assum et Transpiratio.

Sudatio assa, sicca, v. Laconicum.

Sudationes, v. Sudamina.

9245) **Sudatorium**, Laconicum, Caldarium, Balneum laconicum. | Ein Schwitzbad. Потовая баня.

9246) **Sudor** (ὕδωρ, v. Hydor), Sudores, Ephidrosis, Idos, Idros, Hidros, Natura hidronosa. | Schweiss. Потъ.

9247) **Sudor** a medicamentis. | Schweiss von Arzneimitteln. Потъ производимый лекарствами, Происходящій отъ употребленія лекарствъ.

9248) **Sudor** abdominalis. | Bauchschweiss. Потъ брюха или на брюхѣ.

9249) **Sudor** acidus. | Saurer Schweiss. Кислый потъ.

Sudor anglicus, v. Febris sudatoria britanica.

9250) **Sudor** ammoniacalis. | Ammoniakalischer Schweiss. Аммоніякальный потъ.

Sudor aquosus, v. Sudor tenuis.

9251) **Sudor** ardens. | Ein brennender Schweiss. Потъ жгучій, горячій.

9252) **Sudor** artificialis. | Der künstliche Schweiss. Потъ искуственно произведенный.

9253) **Sudor** axillaris. | Achselschweiss. Потъ подкрыльцовой впадины.

9254) Sudor calidus. | Warmer Schweiss. Теплый потъ.

9255) Sudor caprinus. | Ein einen Bocksgeruch habender Schweiss. Потъ вонючій козломъ.

9256) Sudor cephalicus. | Kopfschweiss. Потъ головы.

9257) Sudor coeruleus. | Ein bläulicher Schweiss. Голубой потъ.

9258) Sudor collaris. | Halsschweiss. Потъ шеи.

9259) Sudor colliquativus. | Kolliquativer Schweiss. Изнурительный, Истощающій потъ, Происходящій отъ растворен наго состоянія соковъ.

9260) Sudor coloratus. | Ein farbiger Schweiss. Потъ цвѣтный, раскрашенный.

9261) Sudor continuus. | Ein anhaltender Schweiss. Потъ безпрерывно продолжающійся.

9262) Sudor copiosus s. profusus. | Reichlicher Schweiss. Обильный потъ. Vid. Hyperhidrosis.

9263) Sudor criticus. | Kritischer Schweiss. Критическій потъ.

9264) Sudor croceus. | Safrangelber Schweiss. Желтой потъ, Потъ шафраннаго цвѣта.

Sudor cruentus, v. Sudor sanguinis.

Sudor depingens, v. Sudor tingens.

9265) Sudor dulcis. | Süsser Schweiss. (Отвратительно) Сладкій потъ.

9266) Sudor empyreumaticus. | Empyreumatischer, Brenzlicher Schweiss. Пригорѣлый потъ.

Sudor exiguus, v. Sudor rarus.

9267) Sudor facialis. | Gesichtsschweiss. Потъ лица.

Sudor factitius, v. Sudor artificialis.

9268) Sudor febrilis. | Fieberschweiss. Лихорадочный потъ.

9269) Sudor foetidus, olidus. | Stinkender Schweiss. Вонючій потъ.

9270) Sudor flavus. | Gelber Schweiss. Желтый потъ.

9271) Sudor frigidus. | Kalter Schweiss. Холодный потъ.

9272) Sudor guttosus. | Der sich in Tropfen giessende Schweiss. (Каплями) Текущій потъ.

9273) Sudor inodorus. | Geruchloser Schweiss. Потъ безъ запаха.

Sudor limpidus, v. Sudor tenuis.

Sudor localis, v. Sudor partialis.

9274) Sudor matutinus. | Der Morgenschweiss. Утренній потъ.

9275) Sudor modicus. | Mässiger Schweiss. Умѣренный потъ.

9276) Sudor niger. | Ein schwarzer Schweiss. Черный потъ.

9277) Sudor nocturnus. | Der Nachtschweiss. Ночной потъ.

Sudor olidus, v. Sudor foetidus.

9278) Sudor partialis, localis, singularis. | Oertlicher Schweiss. Мѣстный потъ.

9279) Sudor pectoralis. | Brustschweiss. Потъ груди или на груди.

9280) Sudor pedum. | Fussschweiss. Ножной потъ.

9281) Sudor perinaei haemorrhoidalis. | Oertlicher Hämorrhoidalschweiss. Потъ въ промежности задняго прохода.

9282) Sudor periodicus. | Ein periodischer Schweiss. Періодическій потъ.

9283) Sudor pinguis. | Fetter Schweiss. Жирный потъ.

9284) Sudor praecordialis. | Präcordialschweiss. Потъ предсердія.

9285) Sudor profusus. | Profuser Schweiss. Потъ чрезмѣрный, Потъ проливной.

9286) Sudor putridus. | Fauliger Schweiss. Гнилостный потъ.

9287) Sudor rarus, exiguus (Transpiratio deficiens). | Spärlicher, Geringer Schweiss (Mangelnde Hautausdünstung). Малоколичественный, малый потъ (Недостаточная, Уменьшенная испарина кожи).

9288) Sudor salsus. | Salzartiger, Scharfer Schweiss. Солёный потъ.

Sudor sanguineus, v. Sudor sanguinis et Haemathidrosis.

9289) Sudor sanguinis s. sanguinolentus, s. sanguineus, s. cruentus. | Blutschweiss, Blutschwitzen, Blutiger Schweiss. Красный, Кровавый потъ.

Sudor sanguinolentus, v. Sudor sanguinis.

Sudor singularis, v. Sudor localis.

9290) Sudor symptomaticus. | Symptomatischer Schweiss. Припадочный потъ.

9291) Sudor tenax, viscidus. | Zäher, Kleberiger Schweiss. Вязкій, Липкій потъ.

9292) Sudor tenuis, limpidus, aquosus. | Dünner, Wässeriger Schweiss. Водяный потъ.

9293) Sudor tingens s. depingens. | Ein färbender Schweiss. Потъ окрашивающій.

Sudor totalis, v. Sudor universalis.

9294) Sudor universalis, totalis, Panhidrosis. | Allgemeiner Schweiss. Повсемѣстный потъ.

9295) Sudor vaporosus. | Dampfartiger Schweiss. Паровидный потъ.

9296) Sudor virens. | Grüner Schweiss. Зеленый потъ.

Sudor viscidus, v. Sudor tenax.

9297) Sudor volarum manuum. | Schweiss der Handflächen. Потъ на ладоняхъ.

Sudores, v. Sudor.

9298) Sudorifera. | Schweisstreibende Mittel. Потогонныя средства. Vid. Diaphoretica.

9299) Sudorificus. | Schweisstreibend. Потогонный.

Sudorum papulae, v. Sudamen.

Suffersurae, v. Sudamina.

9300) Suffimentum, Suffimen. | Das Räucherwerk. Курево, Курительный порошокъ.

Suffitio, v. Suffumigatio.

Suffitus, v. Suffumigatio.

Sufflatio, v. Inflatus.

9301) Suffocati. | Erstickte. Удавленные.

9302) Suffocatio, Strangulatio. | Erstickung. Задушеніе. Vid. Orthopnoea.

Suffocatio hypochondrica = Hypochondria.

Suffocatio hysterica, v. Orthopnoea hysterica.

Suffocatio stridula, v. Angina polyposa.

Suffocatio uterina = Hysteria.

9303) Suffragium (veter). | Spath. Шпатъ или Коленная грыжа.

Suffrago, v. Fossa genu.

9304) Suffrutex (genit. —icis). | Die Staude. Подкустарникъ, Полукустъ.

9305) Suffumigatio s. Subfumigatio, Suffitio. | Das Räuchern. Окуреніе, Окуриваніе, Окурка, Куреніе.

9306) Suffumigatio Guytoniana, Solutio alexiteria oxygenata, v. Fumigationes Guiton Morveaunianae.

9307) Suffumigatio Smithiana, Solutio acidi nitrici vaporifera, v. Fumigationes nitricae Smithianae.

Suffumigium, v. Suffumigatio.

Suffursura, v. Sudamen.

9308) Suffusio, Pseudorasis s. Pseudorasia, Pseudopsis, Pseudopia. | Das Falschsehen, Eingebildetes Sehen, Täuschung des Gesichts. Воображаемое зрѣніе. Vid. Cataracta et Ecchymosis.

Suffusio acyanea, v. Acyanoblepsia.

9309) Suffusio amplificans. | Das Sehen der Gegenstände vergrössert. Видѣніе предметовъ въ увеличенномъ видѣ.

9310) Suffusio colorans, Chromatopsia, Chrapsia, Crapsia. | Ein Schimmern und Farbenspiel vor den Augen. Видѣніе или Зрѣніе красокъ, Сверканіе предъ глазами.

9311) Suffusio corneae. | Verdunkelung, Inflammatorische Undurchsichtigkeit der Hornhaut. Потемненіе роговой оболочки.

Suffusio coruscans, v. Suffusio scintillans.

Suffusio dimidians, v. Visus dimidiatus.

9312) Suffusio exclarans, Galeropia, Oxyopia. | Das hellere Sehen, Das Heitersehen, Erhöhtes Sehvermögen. Зрѣніе слишкомъ чувствительное. Vid. Hyperchromatosia.

9313) Suffusio extenuans s. extenuata. | Das Sehen der Gegenstände verkleinert. Видѣніе предметовъ въ уменьшенномъ видѣ.

Suffusio lentis crystallinae, v. Cataracta.

Suffusio metamorphosis, v. Metamorphopsia.

Suffusio multiplicans, v. Diplopia.

9314) Suffusio myodes, Myodesopia. | Das Mückensehen vor den Augen, Mücken vor den Augen. Видѣніе мушекъ (предъ глазами).

Suffusio nigra, v. Amaurosis.

9315) Suffusio nutans. | Das Sehen der Gegenstände in halbliegender Richtung. Видѣніе предметовъ въ колеблющемся видѣ.

Suffusio obscurans, v. Scieropia.

9316) Suffusio radians, Scotomia, Ilingus. | Das Sehen der Gegenstände in kreisförmiger Bewegung, Falscher Schwindel. Видѣніе предметовъ въ кругообращательномъ движеніи.

9317) Suffusio reticularis. | Netzförmige Gestalten, Dünne Wolken vor den Augen. Видѣніе сѣтковидныхъ предметовъ (предъ глазами).

Suffusio sanguinis = Ecchymosis.

9318) Suffusio scintillans, coruscans. | Sprühende Funken, Vorüberzückende Blitze vor den Augen. Видѣніе искръ или молній предъ глазами. Vid. Photopsia.

Suggrundia oculi = Arcus superciliares.

Suggrundia superciliorum, v. Tubera frontalia.

Suggrundium oculi = Arcus superciliaris.

Sugillata, v. Livor subcruentus.

9319) Sugillatio, Oedema cruentum, Extravasatio sanguinis externa, Ecchymoma. | Die Blutunterlaufung. Подкожное кровоизліяніе, Синева. Vid. Ecchymosis et Livor subcruentus.

9320) Suicida, Autochir. | Der Selbstmörder. Самоубійца.

9321) Suicidium, Autochiria. | Der

Selbstmord, Die Selbstentleibung. Самоубійство.

9322) Sulcatus. | Gefurcht. Бороздчатый.

Sulci, v. Vaginulae.

9323) Sulci carotici ossis sphenoidei. | Karotische Sulkus am Sphenoidalknochen. Бороздки основной кости для сонной артеріи.

9324) Sulci cavi cranii. | Furchen der Hirnschädelhöhle. Бороздки полости черепа.

9325) Sulci cerebelli. | Furchen des Cerebellums. Бороздки малага мозга.

Sulci et canaliculi renum, v. Ductus Bellini.

9326) Sulci hepatis, Fossae s. Fossulae hepatis. | Furchen der Leber, Rinnen od. Gruben, od. Vertiefungen der Leber. Борозды или ямочки печени.

9327) Sulci laterales medullae spinalis. | Seitenfurchen des Rückenmarks. Боковыя борозды становой жилы.

Sulculus, v. Sulcus.

Sulculus labii superioris, v. Lacuna labii superioris.

9328) Sulcus, Sulculus, Fossula, Sinuositas, Semicanalis, Semicanaliculus. | Sulkus, Rinne, Schmale Rinne, Furche, Streifen, Halbkanal. Борозда, Бороздка. Vid. Vagina.

9329) Sulcus arteriosus ossis temporum et bregmatis. | Arteriöser Sulkus od. Schlagaderfurche des Schläf- und Scheitelknochens. Бороздка височной и темянной кости для артерій.

Sulcus atrio-ventricularis, v. Sulcus baseos cordis.

9330) Sulcus baseos cordis s. atrioventricularis s. circularis. | Kreisfurche, Furche der Grundfläche des Herzens, Vorhof-Kammerfurche. Бороздка основанія сердца.

Sulcus canalis nasalis, v. Fossa lacrymalis.

9331) Sulcus caroticus. | Karotische Furche oder Karotischer Ausschnitt. Бороздка или Выемка для сонной артеріи.

9332) Sulcus cerebelli magnus s. magnus horizontalis. | Grosse oder Seitliche Horizontalfurche des Cerebellums. Бороздка большая или горизонтальная мозжечка.

Sulcus cerebelli magnus horizontalis, v. Sulcus cerebelli magnus.

Sulcus circularis, v. Sulcus baseos cordis.

Sulcus condylorum posterior, v. Fossa condylorum femoris posterior.

9333) Sulcus cordis longitudinalis superior et inferior. | Obere und untere Längenfurche des Herzens. Верхняя и нижняя продолговатая бороздка сердца.

9334) Sulcus dorsalis s. superficies ossis scaphoidei, s. navicularis manus. | Dorsalsulkus des skaphoideischen Knochens, Rauher Graben, Rückenfläche und Rinne des kahnförmigen Beins. Тыльная бороздка- или поверхность ладьеобразной кости запястья.

Sulcus ethmoidalis ossis sphenoidei, v. Incisura cribrosa ossis sphenoidei.

9335) Sulcus frontalis s. Pars anterior, Sulci longitudinalis. | Frontalsulkus oder Anfang der Längenfurche. Бороздка лобная, или Начало продолговатой бороздки.

Sulcus horizontalis hepatis, v. Fossa longitudinalis hepatis et Sulcus umbilicalis.

9336) Sulcus inferior externus cerebelli. | Untere äussere Furche des Cerebellums. Нижняя наружная бороздка мозжечка.

Sulcus infraorbitalis, v. Fissura infraorbitalis.

9337) Sulcus intermedius s. transversus, Porta s. Sinus venae portarum. | Querfurche der Pfortader. Бороздка для воротной вены.

Sulcus lateralis, v. Sulcus transversus.

9338) Sulcus longitudinalis ossium bregmatis. | Longitudinalsulkus der Scheitelknochen, Furchen der grossen, langen Aderhöhle an den Scheitelknochen. Продолговатая бороздка тѣмянныхъ костей.

Sulcus malleoli externi, v. Fossa malleoli externi.

Sulcus malleoli interni, v. Fossa malleoli interni.

9339) Sulcus nasalis ossis lacrymalis. | Nasalfurche des Thränenknochens, Furche oder Vertiefung der innern Fläche des Thränenbeins. Носовая бороздка слезной кости.

9340) Sulcus nervi maxillaris superioris. | Sulkus auf dem grossen Flügel des Sphenoidalknochens für den obern Maxillarnerven. Бороздка для верхняго челюстнаго нерва.

Sulcus ossis cuboidei, v. Fossa ossis cuboidei.

9341) Sulcus ossis humeri, Fossa s. Semicanalis ossis humeri. | Sulkus oder Rinne, oder Furche des Oberarmknochens. Бороздка плечевой кости.

9342) Sulcus ossis ischii. | Sulkus od. Furche des Sitzstückes des Hüftknochens. Бороздка сѣдалищной кости.

9343) Sulcus (s. Sinus) ossis multanguli majoris carpi. | Sulkus des grössern multangulären Knochens des Karpus. Бороздка большей многоугольной кости.

9344) Sulcus ossis pubis. | Sulkus des Schoossstückes des Hüftknochens. Бороздка лонной кости.

Sulcus posterior hepatis, v. Sulcus sinister hepatis.

9345) Sulcus pterygo-palatinus processus pterygoidei. | Pterygopalatinischer Sulkus des pterygoideischen Processus, Flügelgaumenfurche. Бороздка крылонёбная (крыловиднаго отростка).

9346) Sulcus semicylindricus. | Halbcylindrische Furche. Полуцилиндрическая бороздка.

9347) Sulcus sinister s. posterior hepatis, Fossa ductus venosi s. sinistra posterior, Fissura aversa hepatis. | Furche des venösen Ganges, Hinterer Theil der langen Leberrinne, Hintere und linke längliche Grube oder Rinne des Venenganges. Лѣвая или Нижняя бороздка печени.

9348) Sulcus sphenoidalis ossis ethmoidei. | Sphenoidalsulkus des Ethmoidalknochens. Бороздка основная рѣшетчатой кости.

Sulcus supraorbitalis, v. Incisura supraorbitalis.

Sulcus sustentaculi tali, v. Fossa calcanei inferior.

Sulcus Sylvianus, v. Fossa Sylvii.

Sulcus tali inferior, v. Fossa calcanei inferior.

Sulcus transversus, v. Sulcus intermedius.

9349) Sulcus transversus s. Fossa transversa hepatis, Fissura transversa hepatis, Fossa hepatica, Porta. | Querfurche, Querrinne, Quergelegene Grube der Leber, Lebergrube, Quere Leberrinne, Quere Leberfurche. Борозда поперечная печени.

9350) Sulcus ulnae. | Sulkus der Ulna. Борозда локтевой кости.

9351) Sulcus s. Fossa umbilicalis, Sinus portae oblongus, Fossa hepatis longa s. anterior, s. longitudinalis sinistra anterior, Fissura hepatis, Sinus hepatis major, Fissura adversa hepatis, Fossa venae umbilicalis, Sulcus horizontalis hepatis, Scissura hepatis s. magna hepatis. | Nabelrinne, Leberspalte, Rinne für den Rest der Nabelvene. Пупочная яма или Борозда печени.

Sulcus vasorum, v. Fossa Sylvii.

Sulfas, v. Sulphas.

Sulfur, v. Sulphur.

Sulphas acidulus aluminae, v. Alumen crudum.

Sulphas acidulus aluminae et potassae, v. Alumen crudum.

Sulphas aluminae, v. Alumen crudum.

Sulphas aluminae et potassae acidulus, v. Kali aluminoso-sulphuricum.

Sulphas barytae, v. Baryta sulphurica.

9352) Sulphas chinini. | Schwefelsaures Chinin. Сѣрнокислый хининъ.

Sulphas cupri ammoniacalis, v. Cuprum sulphurico-ammoniatum.

Sulphas cupri et ammoniae, v. Cuprum sulphurico-ammoniatum.

9353) Sulphas ferri calcinatus, Colcothar s. Colcotar vitrioli, Ferrum oxydatum subsulphuricum. | Kolkotar. Колькотаръ.

Sulphas ferri purus, v. Ferrum sulphuricum oxydulatum.

Sulphas ferrosum crystallisatum, v. Ferrum sulphuricum oxydulatum.

Sulphas kali, v. Kali sulphuricum.

Sulphas kalicus, v. Kali sulphuricum.

Sulphas lixiviae, v. Kali sulphuricum.

Sulphas magnesiae, v. Magnesia sulphurica.

9354) Sulphas morphii. | Schwefelsaures Morphium. Сѣрнокислый морфій.

Sulphas oxyduli ferri, v. Ferrum sulphuricum oxydulatum.

Sulphas potassae, v. Kali sulphuricum.

Sulphas sodae, v. Natrum sulphuricum.

9355) Sulphas strychnini. | Schwefelsaures Strychnin. Сѣрнокислый стрихнинъ.

Sulphas zinci, v. Zincum sulphuricum.

Sulphas zinci purus, v. Zincum sulphuricum.

Sulphas zincium crystallis., v. Zincum sulphuricum.

9356) Sulphur, Sulfur, Cibur, Chibur, Chybur. | Schwefel. Сѣра.

Sulphur antimoniatum fuscum, v. Antimonium bi-sulphuratum praecipitatum.

Sulphur antimonii fixum nobilius, v. Antimonium bi-sulphuratum praecipitatum.

Sulphur antimonii praecipitatum, v. Antimonium bi-sulphuratum praecipitatum.

Sulphur auratum, v. Antimonium bi-sulphuratum praecipitatum.

Sulphur auratum antimonii, v. Antimonium bi-sulphuratum praecipitatum.

Sulphur auratum diaphoreticum, v. Antimonium bi-sulphuratum praecipitatum.

Sulphur auratum liquidum, v. Liquor saponis stibiati.

Sulphur auratum saponatum, v. Sapo stibiatus.

9357) Sulphur citrinum. | Gemeiner, Gelber Schwefel, Stangenschwefel. Простая, Обыкновенная сѣра.

Sulphur coeleste, v. Alcohol.

9358) **Sulphur** depuratum, Flores sulphuris, Sulphur sublimatum, Sulphur lotum, Flores sulphuris loti. | Sublimirter, Gereinigter Schwefel, Schwefelblumen, Gewaschene Schwefelblumen. Сѣра очищенная, Сѣрные цвѣты.

Sulphur embryonatum, v. Antimonium bi-sulphuratum praecipitatum.

9359) **Sulphur** gryseum nativum s. caballinum. | Grauer Schwefel. Сѣра самородная сѣрая.

Sulphur lotum, v. Sulphur depuratum.

Sulphur lycopodii = Semen lycopodii.

9360) **Sulphur** nativum, Sulphur vivum. | Schwefelspath, Gemeiner od. Muscheliger, Natürlicher Schwefel. Самородная сѣра.

Sulphur occidentale, v. Faeces.

9361) **Sulphur** praecipitatum, Hydratum sulphuris, Lac sulphuris. | Schwefelniederschlag, Schwefelmilch. Сѣрное молоко.

Sulphur purgans universale Glauberi, v. Antimonium bi-sulphuratum praecipitatum.

Sulphur stibiatum aurantiacum, v. Antimonium bi-sulphuratum praecipitatum.

Sulphur stibiatum rubeum, v. Antimonium bi-sulphuratum praecipitatum.

Sulphur sublimatum, v. Sulphur depuratum.

Sulphur vegetabile, v. Lycopodium.

Sulphur vivum, v. Sulphur nativum.

9362) **Sulphurata.** | Schwefelhaltige Mittel. Сѣрныя средства.

9363) **Sulphuratus.** | Schwefelig, Geschwefelt. Сѣрный.

Sulphuretum ammoniaci, v. Ammoniacum hydrothionosum et Liquor ammonii sulphurati.

Sulphuretum antimonii, v. Stibium sulphuratum nigrum.

Sulphuretum arsenici flavum, v. Arsenicum citrinum.

Sulphuretum arsenici luteum, v. Arsenicum citrinum.

Sulphuretum arsenici rubrum, v. Arsenicum rubrum.

Sulphuretum barytae, v. Baryum sulphuratum.

Sulphuretum calcariae, v. Calcium sulphuratum.

Sulphuretum calcii cum sulphureto stibii et sulphurate calcico, v. Antimonium et Calcium sulphuratum.

Sulphuretum calcis, v. Calcium sulphuretum.

Sulphuretum calcis stibiatum, v. Antimonium et Calcium sulphuratum.

Sulphuretum carbonei, v. Carboneum sulphuratum.

Sulphuretum hydrarg. et stibii, v. Hydrargyrum stibiato-sulphuratum.

Sulphuretum hydrarg. nigrum, v. Hydrargyrum sulphuratum nigrum.

Sulphuretum hydrarg. rubri, v. Hydrargyrum bi-sulphuratum rubrum.

Sulphuretum hydrargyrum stibiatum, v. Hydrargyrum stibiato-sulphuratum.

Sulphuretum hydrogenet. ammoniae, v. Liquor ammonii sulphurati.

Sulphuretum kali, v. Kali sulphuratum.

Sulphuretum kalicum, v. Kali sulphuratum.

Sulphuretum lixiviae, v. Kali sulphuratum.

Sulphuretum oxyduli stibii hydrogenatum, v. Antimonium bi-sulphuratum praecipitatum.

Sulphuretum potassae, v. Kalium sulphuratum.

9364) **Sulphuretum** sodae, Sulphites sodae sulphuratus, Natrum sulphuratum. | Schwefelnatrium, Schwefelnatron, Natronschwefelleber. Осѣренный или Сѣрнистый натрый.

Sulphuretum stibii, v. Antimonium sulphuratum.

Sulphuretum stibii laevigatum, v. Antimonium crudum praeparatum.

Sulphuretum stibii nigrum, v. Stibium sulphuratum nigrum.

Sulphuretum stibii rubeum, v. Antimonium sulphuratum praecipitatum.

9365) **Sulphureus.** | Schwefelgelb. Сѣрный, Сѣроцвѣтный.

Sumen, v. Hypogastrium.

Summae anatomicae, v. Institutiones anatomicae.

Summi digiti, v. Extremi digiti.

9366) **Summitas.** | Das Oberste einer Sache, Gipfel, Spitze, Höhe. Верхушка, Верхъ, Возвышенность, Макушка.

Summitas cutis, v. Epidermis.

Summitates pulmonum, v. Lobi pulmonum.

Summum numen, v. Deus.

Summus humerus = Acromium.

9367) **Supellex** physica. | Der physische Apparat. Физическое орудіе, Физическій приборъ.

9368) **Superbia**, Fastidium, Fastus. | Stolz, Hochmuth, Hoffart, Aufgeblasenheit. Гордость, Высокомѣріе, Надмѣнность.

9369) **Superbus.** | Stolz, Uebermüthig, Hochmüthig. Гордый, Высокомѣрный, Надмѣнный.

9370) **Supercilia** (Supercilium). |

Augenbraunen, Augenbrauwen, Augenbramen. Брови (Бровь).

Supercilia ossium, v. Labia ossium.

Supercilium, v. (plur.) Supercilia.

Supercilium acetabuli, v. Labrum cartilagineum acetabuli.

Supercilium cavitatis articularis, v. Margo cavitatis articularis.

9371) Superfetatio, Superfoetatio, Superimpraegnatio, Superfoecundatio, Epycysnia, Epicyesis, Epigonon. | Superfetation, Superfötation, Ueberfruchtung, Ueberschwängerung, Nachempfängniss. Вторичное оплодотвореніе или обеременіе или зачатіе, Новое зачатіе, Сверхочреватеніе.

9372) Superficialis. | Oberflächlich. Поверхностный, Поверхній.

Superficiarius, v. Superficialis.

9373) Superficies, Facies, Epiphania, Epifania. | Fläche, Oberfläche. Поверхность.

Superficies ampla, oblonga lataque planior et inaequabilis, v. Facies auricularis ossium ilei.

Superficies anterior alarum magnarum ossis sphenoidei, v. Superficies orbitalis alarum magnarum ossis sphenoidei.

Superficies anterior ossis zygomatici, v. Superficies orbitalis ossis zygomatici.

Superficies anterior scapulae, v. Fossa subscapularis.

9374) Superficies articulares ossium. | Artikulirende Flächen der Knochen, Artikulations- od. Artikularflächen, od. Gelenkflächen der Knochen. Составная поверхность костей.

9375) Superficies articularis. | Artikulär- oder Gelenkfläche. Составная поверхность.

9376) Superficies articularis s. interna malleoli externi. | Artikularfläche des äussern Knöchels. Составная поверхность наружной лодышки.

9377) Superficies articularis s. lunata acetabuli. | Artikularfläche des Acetabulums, Artikulirender Theil der Pfanne. Составная поверхность вертлужной впадины.

Superficies cava hepatis, v. Superficies inferior hepatis.

9378) Superficies cerebralis alarum magnarum ossis sphenoidei. | Obere Fläche der grossen Sphenoidalflügel, Gehirnfläche, Innere od. Obere Fläche der grossen Flügel der Flügelknochen. Внутренняя или большая поверхность клинообразныхъ крыльевъ.

Superficies concava, v. Facies concava.

Superficies concava hepatis, v. Superficies interior hepatis.

Superficies concavata, v. Facies concava.

Superficies convexa, v. Facies convexa.

Superficies convexa hepatis, v. Superficies superior hepatis.

Superficies cutis, v. Epidermis.

9379) Superficies dorsalis manus, Dorsum manus, Superficies externa manus. | Dorsalseite der Hand, Handrücken, Rücken oder Rückenfläche, oder Aeussere Fläche der Hand. Тыльная или Верхняя поверхность, или Тылъ руки.

9380) Superficies dorsalis pedis, Dorsum pedis. | Dorsalfläche des Fusses, Rückenfläche od. Obere Fläche des Fusses, Rücken des Fusses, Fussrücken. Верхняя или Тыльная поверхность, или Тыль ноги, Хребетъ плюсный.

9381) Superficies ethmoidalis, Processus orbitalis ossis palatini, Superficies processus orbitalis ossis palatini anterior. | Ethmoidalfläche des Orbitalprocesses des Gaumenknochens, Siebfläche oder Innere vordere Fläche des Orbitalprocesses des Gaumenknochens. Решетчатая поверхность передняго отростка нёбной кости.

Superficies externa hepatis, v. Superficies superior hepatis.

Superficies externa manus, v. Superficies dorsalis manus.

Superficies externa ossis zygomatici, v. Superficies malaris ossis zygomatici.

Superficies facialis ossis zygomatici, v. Superficies malaris ossis zygomatici.

9382) Superficies hepatis, Facies hepatis. | Fläche, Flächen der Leber. Поверхность, Поверхности печени.

Superficies inaequalis hepatis, v. Superficies inferior hepatis.

9383) Superficies inferior s. interna, s. concava, s. cava, s. multiformis, s. inaequalis hepatis, Pars sima s. cava hepatis. | Untere, Inwendige, Ausgeschweifte Höhle oder Konkave Fläche der Leber. Наружная, Внутренняя, Вогнутая поверхность печени.

Superficies interna hepatis, v. Superficies inferior hepatis.

Superficies interna malleoli externi, v. Superficies articularis malleoli externi.

Superficies interna scapulae, v. Fossa subscapularis.

9384) Superficies lateralis articularis s. reniformis, Facies auricularis s. lateralis, Faciecula. | Artikulirende Seitenfläche, Nierenförmige oder Ohrförmige Fläche, Nierenförmige Theil. Боковая почковидная или почкообразная составная поверхность.

9385) **Superficies lunata**, v. Superficies articularis acetabuli et Facies auricularis ossium ilei.

9386) **Superficies malaris s. facialis**, s. externa ossis zygomatici. | Malar- oder Backenfläche des Backenknochens, oder Aeussere, Vordere Fläche des Jochbeins. Ланитная, наружная поверхность скуловой или ланитной кости.

Superficies malaris ossium zygomaticorum, v. Superficies maxillaris ossium zygomaticorum.

9387) **Superficies maxillaris s. malaris ossium zygomaticorum**, Superficies processus orbitalis ossis palatini exterior. | Maxillarfläche des Orbitalprocesses des Gaumenknochens. Челюстная или Ланитная поверхность передняго отростка нёбной кости.

9388) **Superficies nasalis s. Facies nasalis maxillae superioris.** | Nasalfläche des Oberkiefers, Nasenfläche oder Innere Fläche, oder Innere Seite des Oberkiefers. Носовая поверхность верхней челюсти.

Superficies nasi, v. Dorsum nasi.

Superficies navicularis manus, v. Sulcus dorsalis manus.

9389) **Superficies orbitalis s. orbitaria alarum magnarum ossis sphenoidei**, Processus orbitales s. orbitarii ossis sphenoidei, Superficies anterior alarum magnarum ossis sphenoidei. | Orbitalfläche der grossen Sphenoidalflügel, Augenhöhlenfläche der grossen Flügel des Flügelknochens, Augenhöhlenfortsätze des Keilbeins. Передняя поверхность клинообразныхъ крыльевъ.

Superficies orbitalis maxillae superioris, v. Planum orbitale maxillae superioris.

9390) **Superficies orbitalis ossis lacrymalis**, Pars posterior s. orbitaria superficiei externae ossis lacrymalis. | Orbitalfläche des Thränenknochens, Augenfläche oder Augenhöhlfläche des Thränenknochens, Aeussere Fläche des hintern Theils, Hinterer Abschnitt der Aussenseite, Hintere Hälfte der äussern Fläche, Augentheil oder Augenhöhlentheil der äussern Fläche des Thränenknochens. Наружная поверхность слезоточной или ногтеобразной кости.

9391) **Superficies orbitalis ossis zygomatici**, Superficies anterior ossis zygomatici. | Orbitalfläche des Backenknochens, Augenhöhlenfläche des Jochbeins, Innere od. Augen-, od. Vordere Fläche des Jochbeins. Внутренняя или Передняя поверхностъ ланитной кости.

9392) **Superficies orbitalis processus orbitalis ossis palatini**, Superficies superior processus orbitalis ossis palatini. | Orbitalfläche des Orbitalprocesses des Gaumenknochens, Augenfläche, Obere oder Augenhöhlenfläche des Orbitalprocesses des Gaumenknochens. Верхняя поверхность передняго отростка нёбной кости.

Superficies orbitalis processus ossis palatini, v. Superficies sphenoidalis processus orbitalis ossis palatini.

Superficies orbitaria alarum magnarum ossis sphenoidei, v. Superficies orbitalis alarum magnarum ossis sphenoidei.

Superficies orbitaria ossis ethmoidei, v. Ossa papyracea.

Superficies ossis scaphoidei manus, v. Sulcus dorsalis manus.

9393) **Superficies (s. Facies) ossium.** | Fläche von Knochenoberflächen oder Seiten von Knochen. Поверхность костей.

Superficies penis, v. Dorsum penis.

9394) **Superficies plantaris pedis**, Facies concava s. inferior, Planum s. Concavum, s. Pars inferior s. Planities pedis, Petina, Pedion, Ichnos, s. Peza. | Plantarfläche des Fusses, Untere oder Untere hohle Fläche des Fusses, Plattfuss, Flacher Fuss. Нижняя поверхность стопы или подошвы.

Superficies processus orbitalis ossis palatini anterior, v. Superficies ethmoidalis processus orbitalis ossis palatini.

Superficies processus orbitalis ossium zygomaticorum, v. Superficies maxillaris ossium zygomaticorum.

9395) **Superficies radialis ossium carpi.** | Radialfläche der Knochen des Karpus. Лучевая поверхность костей запястья.

Superficies reniformis, v. Superficies lateralis articularis.

Superficies scapulae, v. Dorsum scapulae.

9396) **Superficies sphenoidalis processus orbitalis ossis palatini**, Superficies orbitalis processus ossis palatini. | Sphenoidalfläche des Orbitalprocessus des Gaumenknochens, Keilbeinfläche des Orbitalprocesses des Gaumenknochens. Клинообразная поверхность передняго отростка нёбной кости.

Superficies subscapularis, v. Fossa subscapularis.

Superficies superior, v. Superficies orbitalis.

9397) **Superficies superior s. externa**, s. convexa hepatis, Pars gibba s. gibbera, s. Facies convexa hepatis. | Obere, Auswendige, Konvexe oder Gewölbte Fläche der Leber. Верхняя или Выпуклистая поверхность печени.

9398) Superficies superior linguae, Facies superior linguae. | Obere Fläche oder Oberfläche der Zunge. Верхняя поверхность языка.

Superficies superior processus orbitalis ossis palatini, v. Superficies orbitalis ossis palatini.

9399) Superficies temporalis alarum magnarum ossis sphenoidalis exterior. | Temporalfläche des grossen Sphenoidalflügels. Височная поверхность большихъ крыльевъ основной кости.

9400) Superficies temporalis ossis zygomatici. | Temporalfläche des Backenknochens, Schläfefläche des Backenknochens. Височная поверхность ланитной кости.

9401) Superficies triangularis scapulae s. Facies scapulae. | Trianguläre Fläche des Schulterblatts. Треугольная поверхность лопатки.

9402) Superficies ulnaris ossium carpi. | Ulnarfläche der Knochen des Karpus. Локтевая поверхность костей запятья.

9403) Superficies volaris manus, Vola manus, Palma. | Volarseite der Hand, Volarfläche der Hand, Flache oder Hohle Hand, Innere Handfläche, Handteller. Ладонная поверхность, Ладонь.

9404) Superficies volaris ossium carpi. | Volarfläche der Knochen des Karpus. Ладонная поверхность костей запястья.

Superfoecundatio, v. Superfetatio.

Superfoetatio, v. Superfetatio.

Supergeminalis, v. Epididymis.

Superimpraegnatio, v. Superfetatio.

9405) Superior, Superus (Super, Supernus). | Oberer. Верхній.

Superiores, v. Majores.

Superligamen, i. q. Epidesmus.

Superligula, i. q. Epiglottis.

Superpurgatio, v. Hypercatharsis.

Superscapularis inferior, i. q. Infraspinatus.

Superscapularis superior, i. q. Supraspinatus.

Superstibias kalica, v. Kali stibicum acidum.

Supersulphas aluminae et Potassae, v. Alumen crudum.

Supertartras potassae purificata, v. Tartarus depuratus.

Superus, v. Superior.

9406) Supinatio. | Auswärtsdrehen oder Rückwärtsdrehen, oder Rückwärtswendung oder Beugung, oder Zurückbeugen der Hand. Поворотъ, Оборачиваніе руки къ наружи.

Supinator brachio-radialis, v. Supinator longus.

9407) Supinator brevis s. parvus, Musculus epicondylo-radialis. | Kurzer Supinator oder Rückwärtswender. Мышица поворачивающая руку вверхъ ладонью короткая.

Supinator longior, v. Supinator longus.

9408) Supinator longus s. longior, s. magnus, Supinator brachio-radialis, Musculus humero-supraradialis. | Langer Speichendreher, Langer Rücklingswender. Мышица поворачивающая руку вверхъ ладонью длинная.

Supinator magnus, v. Supinator longus.

Supinator parvus, v. Supinator brevis.

9409) Supinatores s. Supinatores radii, Musculi condylo-radiales externi. | Supinatoren, Rückwärtsdreher, Zurückbeugemuskeln, Zurückbeuger, Auswärtsdrehende Muskeln, Rückwendende Muskeln. Мышицы внѣ поворачивающія.

Supinatores radii, v. Supinatores.

9410) Supinus, a, um. | Rücklings, Rückwärts gebogen, gewendet oder geneigt, Rückwärtsliegend oder befindlich, Auf dem Rücken liegend. Назадъ нагнутый, На спинѣ, навзничъ лежащій. Supinus cubitus. | Das Liegen auf dem Rükken. Лежаніе на спинѣ.

Suppellectile Diogenis, v. Poculum Diogenis.

Suppellex anatomica, v. Museum anatomicum.

Supplementa epiploica, v. Appendices epiploicae.

Suppositoria, v. Suppositorium.

9411) Suppositorium, Balanus. | Suppositorium, Ein Stuhlzäpfchen. Задникъ, Сосулка.

Suppositorium uterinum, v. Pessarium.

9412) Suppressio. | Unterdrückung, Zurückhaltung. Остановленіе, Задержаніе.

Suppressio alvi, v. Obstructio alvi.

9413) Suppressio lochiorum, Lochiischesis. | Unterdrückung der Lochien. Задержаніе послѣродоваго очищенія.

9414) Suppressio mensium, Amenorrhoea suppressionis, Interruptio menstruationis, Menostasia, Menstruatio impedita sensu strictiori. | Unterdrückung, Unterbrechung, Verstopfung der monatlichen Reinigung. Остановленіе, Задержаніе мѣсячнаго очищенія. Vid. Menostasia.

Suppressio urinae, v. Ischuria.

Suppressio urinae idiopathica, v. Ischuria renalis.
9415) Suppressio urinae symptomatica. | Symptomatische Urinverhaltung. Припадочное задержаніе мочи.
9416) Suppressus. | Unterdrückt, Zurückgehalten. Задержанный, Остановленный.
9417) Suppurantia, Digerentia, Diapyetica, Digestiva. | Eiterungsbefördernde Mittel. Лекарства производящія гной, Споспѣшествующія нагноенію.
9418) Suppuratio, Pyosis, Pyogenia, Purulescentia, Purulentatio, Purulentia. | Eiterung, Vereiterung. Нагноеніе.
9419) Suppuratio futura. | Eine bevorstehende Eiterung. Предстоящее нагноеніе.
Suppuratio lymphatica, v. Pus spurium.
Suppuratio marginum palpebrarum, v. Blepharophthalmia ulcerosa.
9420) Suppuratio maxima. | Sehr starke Eiterung. Весьма сильное нагноеніе.
9421) Suppuratio mediocris. | Mässige Eiterung. Умѣренное нагноеніе.
Suppuratoria, v. Medicamenta suppuratoria et Suppurantia.
9422) Supraclavicularis. | Supraklavikular. Надключевый.
9423) Supracompositus. | Vielfach zusammengesetzt. Пресложный.
9424) Suprafoliaceus. | Oberblattständig. Сверхлистный, Надлистовый.
9425) Suprascapularis. | Supraskapular-. Надлопаточный.
9426) Supraspinatus s. Supraspinalis (scil. musculus), Musculus superscapularis superior, Supra-spino-brachialis s. suprascapulo-trochitericus parvus, s. Supraspino-scapulo-trochitericus. | Supraspinatus, Obergrätmuskel, Oberstachelmuskel des Schulterblatts, Oberer Schultermuskel, Oberer Schulterblattsmuskel, Muskel über dem Stachel des Schulterblatts. Мышица верхняя лопатки.
9427) Sura, Gastrocnemia, Gastrocnemion. | Wade. Искра, Ляшка. Vid. Fibula et Radius.
Surculi fellei, v. Ductus biliaris.
Surculi vasorum, v. Ramuli vasorum.
9428) Surculus. | Stämmchen, Moosstengel, Pfropfreis. Отпрыскъ, Отрасль, Вѣточка маленькая, Отрасль кровоносной жилы.
9429) Surdaster, stra, strum. | Etwas taub, Schwerhörig, Harthörig. Глуховатый.
9430) Surditas. | Taubheit, Das Taubsein. Глухота. Vid. Cophosis.
9431) Surditas absoluta. | Vollkommene, Gänzliche Taubheit. Совершенная глухота.
Surditas nervosa, v. Cophosis.
Surditas organica, v. Dysecoea.
9432) Surdo-mutitas. | Taubstummheit. Глухонѣмота.
9433) Surrogatum. | Surrogat. Сурроrатъ, Замѣняющее средство.
9434) Sus, ὗς, genit. ὑός, suis. | Das Schwein, Die Sau. Свинья.
9435) Sus scropha. | Gemeines Schwein, Sau. Обыкновенная свинья.
9436) Sus scropha domesticus. | Hausschwein. Обыкновенная домашная свинья.
9437) Sus scropha ferus. | Wildes Schwein. Дикая свинья, Кабанъ.
Susceptio, v. Intussusceptio.
Suspensa, v. Enaeorema.
9438) Suspensi. | Erhängte, Erhenkte. Повѣсившіеся.
Suspensio, v. Strangulatio.
Suspensio urinae idiopathica, v. Ischuria renalis.
Suspensor testis, v. Cremaster.
9439) Suspensorium. | Eine Tragebinde, Aufhebebinde, Ein Trageband, Tragband. Поддерживающая повязка.
9440) Suspensorium brachii quadrangulare, Mitella s. Habena quadrangularis. | Viereckige Tragebinde, Armschlinge, Schärpe. Повязка поддерживающая плечо четыреугольная.
9441) Suspensorium mamillare, duplex et simplex. | Die doppelte und einfache aufhebende Brustbinde. Поддерживающая повязка для (женской) груди двойная и простая.
9442) Suspensorium mamillare quatuor capitibus s. compositum. | Die vierköpfige aufhebende Brustbinde. Поддерживающая повязка для (женской) груди четырехъ-главая.
9443) Suspensorium penis. | Die Tragebinde des männlichen Gliedes. Поддерживающая повязка для мужескаго дѣтороднаго уда.
9444) Suspensorium scroti. | Tragebeutel des Hodensackes. Поддерживающая повязка мошонки или Мѣшокъ для мошонки.
9445) Suspensorium styloglossi s. Ligamentum stylo-maxillare, Ligamentum stylo-mylo-hyoideum. | Suspensorisches Ligament des Styloglossus, Griffel-Kiefer-Zungenbeinband. Поддерживающая связка мышицы шиловиднаго отростка и языка.
Suspensorium testis, v. Cremaster.
Suspensum, v. Enaeorema.

9446) **Suspensus.** | Erhängter. Повѣсившійся.

9447) **Suspicio.** | Argwohn, Verdacht. Подозрѣніе. Vid. Conjectura.

Suspiratio, v. Gemitus.

Suspiratus, v. Gemitus.

Suspiritus, v. Gemitus.

9448) **Suspirium.** | Das Seufzen. Вздохъ, Воздыханіе, Вздыханіе. Vid. Gemitus.

Sustentáculum cervicis tali, v. Processus internus tali.

Sustentaculum tali, v. Processus internus tali.

Sustentator clitoridis, v. Erector clitoridis.

Sustentator penis, v. Erector penis.

9449) **Susurrus** aurium, Syrigmus, Syrigmus susurrus, Fluctuatio, Murmura, Sonitus, Strepitus, Bombus aurium. | Ohrenbrausen, Ohrensausen, Ohrbrausen, Ohrschallen, Schallen oder Brausen, oder Rasseln, oder Murmeln vor den Ohren, Ohrenrauschen. Шумъ, Звонъ, Жужжаніе въ ушахъ.

Sutela, v. Sutura.

Sutorium atramentum, i. q. Vitriolum.

9450) **Sutura**, Sutela, Arme, Raphe (Commissura cranii). | Sutur, Nath, Naht, Naat, Fuge (Beinnaht, Knochennath), Einzackung der Schädelknochen. Шовъ, Шёвъ, Сшивка, Стайка (Сошвеніе костей черепа). Vid. Raphe.

Sutura abdominalis, v. Gastrorrhaphia.

Sutura angularis, v. Sutura lambdoidea.

Sutura angulosa, v. Sutura lambdoidea.

9451) **Sutura** ansata. | Schlingennaht oder Schleifennaht. Петлистый швовъ.

Sutura arcualis, v. Sutura coronalis et Sutura sagittalis.

Sutura calvariae transversa anterior, v. Sutura coronalis.

Sutura calvariae transversa prior, v. Sutura coronalis.

9452) **Sutura** circumvoluta, involuta, intorta. | Umwundene oder Umschlungene, oder Umwickelte Naht, Hasenschartennaht. Переввивный шовъ.

9453) **Sutura** clavata s. pinnata. | Zapfennaht, Flocknaht. Вертлюжный шовъ.

Sutura conjungens, v. Sutura sagittalis.

9454) **Sutura** coronalis s. coronaria, s. Stephaniaea, s. sincipitis, s. arcualis, s. puppis, s. calvariae transversa prior, s. anterior. | Koronalsutur, Kranznaht, Kronennaht, Kronnaht, Cronnaht, Stirnnaht. Вѣнечный шовъ.

Sutura coronaria, v. Sutura coronalis.

Sutura corticalis, v. Sutura squamosa ossis temporum.

9455) **Sutura** cruenta s. vera. | Die blutige Naht. Кровавый шовъ, Кровавое сошвеніе.

9456) **Sutura** dentata s. denticulata. | Gezähnte Sutur, Zahnförmige oder Zahnnaht, Schwalbenschwanzartige Naht, Zapfennaht. Зубчатый шовъ.

Sutura denticulata, v. Sutura dentata.

Sutura falsa, v. Sutura spuria.

9457) **Sutura** frontalis. | Frontalsutur, Stirnnaht. Лобный шовъ.

Sutura harmonialis, v. Harmonia.

Sutura hypsili, v. Sutura lambdoidea.

Sutura interscissa, v. Sutura nodosa.

Sutura intestinalis, v. Sutura pellionum.

Sutura intorta, v. Sutura circumvoluta.

Sutura involuta, v. Sutura circumvoluta.

Sutura jugalis, v. Sutura sagittalis.

Sutura juxta aures, v. Sutura squamosa ossis temporum.

Sutura laboides, v. Sutura lambdoidea.

Sutura lambdiformis, v. Sutura lambdoidea.

9458) **Sutura** lambdoidea s. lambdoides, s. lambdiformis, s. lamboidalis, laboides, s. lamdalis, s. occipitis, s. angulosa, s. angularis, s. ypsiloides, s. transversa posterior, s. prorae, s. lamdae, s. lamdii, s. laudae, s. hypsili. | Lambdasutur, Lambdanaht, Lamdanaht, Dreieckige od. Lamdaförmige Naht, Naht des vordern Schiffes, Hinterhauptsnaht, Lambdaförmige Einzackung, Winkelnaht. Ламвдообразный, Ламбообразный, треугольный шовъ (затылочной кости).

Sutura lambdoides, v. Sutura lambdoidea.

Sutura lamboidalis, v. Sutura lambdoidea.

Sutura lamdae, v. Sutura lambdoidea.

Sutura lamdalis, v. Sutura lambdoidea.

Sutura lamdii, v. Sutura lambdoidea.

9459) **Sutura** limbosa s. sinuosa. | Saumförmige Sutur, Gesaumte Sutur oder Naht. Шовъ краевой.

9460) **Sutura** longitudinalis s. media, s. perpendicularis faciei. | Longitudinalsutur des Gesichts, Mittelnaht oder Senkrechte Naht des Gesichts. Продолговатый, средній шовъ лица.

Sutura media faciei, v. Sutura longitudinalis faciei.

Sutura mendosa, v. Sutura spuria et Sutura squamosa.

Sutura nervalis, v. Sutura sagittalis.

Sutura nobilior, v. Sutura vera.

9461) **Sutura** nodosa s. interscissa. | Die

Knopfnaht, Unterbrochene Naht. Шёвъ узловатый.

Sutura notha, v. Sutura spuria.

Sutura obelaea, v. Sutura sagittalis.

Sutura occipitalis s. occipitis, v. Sutura lambdoidea.

9462) Sutura ossium. | Knochennaht, Naht der Knochen. Шовъ, Сшивка костей.

9463) Sutura palatina. | Palatinische Sutur, Gaumennaht, Längliche Gaumennaht. Нёбной шовъ.

9464) Sutura palatina arcuata s. postica. | Quere oder Ueberzwerche Gaumennaht. Заднiй нёбный швовъ.

Sutura palatina postica, v. Sutura palatina arcuata.

9465) Sutura pellionum, Enteroraphia, Enteroraphe, Enterorrhaphia, Sutura intestinalis. | Kürschnernaht, Darmnaht. Скорнячный или Скорячiй шовъ, Сошвенiе кишечной раны.

Sutura perpendicularis faciei, v. Sutura longitudinalis faciei.

Sutura pinnata, v. Sutura clavata.

Sutura prinodes, v. Sutura sagittalis.

Sutura propria, v. Sutura vera.

Sutura prorae, v. Sutura lambdoidea.

Sutura prorepens secundum capitis longitudinem, v. Sutura sagittalis.

Sutura puppis, v. Sutura coronalis.

Sutura recta, v. Sutura sagittalis.

Sutura rhabdoides, v. Sutura sagittalis.

9466) Sutura sagittalis, Sutura conjungens s. prorepens secundum capitis longitudinem, s. arcualis, s. jugalis, s. virgata, s. nervalis, s. veruculata, s. recta, s. obelaea, s. prinodes, s. rhabdoides. | Sagittalsutur, Pfeilnaht. Стрѣльный, Стрѣлообразный шовъ.

Sutura scroti, v. Raphe scroti.

9467) Sutura serrata. | Sägeförmige Sutur od. Naht, Zackige Sutur od. Naht. Шовъ зазубренный.

9468) Sutura sicca. | Trockene Naht. Простое соединенiе краевъ.

Sutura sincipitis, v. Sutura coronalis.

Sutura sinuosa, v. Sutura limbosa.

9469) Sutura spuria s. falsa, s. notha, s. mendosa. | Unächte Sutur, Falsche Sutur oder Naht. Ложный или Гладкiй шовъ. Vid. Harmonia.

Sutura squamaeformis, v. Sutura squamosa.

9470) Sutura squamosa s. squamaeformis, s. mendosa, Conglutinatio squamosa s. notha, s. spuria. | Schuppensutur, Schuppennaht, Schuppichte Naht. Шовъ чешуйный.

9471) Sutura squamosa ossis temporum, Sutura temporalis s. corticalis, s. juxta aures. | Schuppensutur der Schläfeknochen, Schuppige Naht od. Schuppennaht der Schläfeknochen. Шовъ чешуйный височныхъ костей.

Sutura Stephaniaea, v. Sutura coronalis.

9472) Sutura subfrontalis. | Subfrontalsutur. Соединенiе лобной кости съ верхнею челюстью.

Sutura temporalis, v. Sutura squamosa ossis temporum.

Sutura transversa posterior, v. Sutura lambdoidea.

9473) Sutura vera s. nobilior, s. propria. | Aechte Sutur, Wahre Naht, Gezackte Sutur od. Naht. Истинный шовъ.

Sutura veruculata, v. Sutura sagittalis.

Sutura virgata, v. Sutura sagittalis.

9474) Sutura vulnerum. | Die Wundennaht. Шовъ ранній (лекарскiй).

Sutura ypsiloides, v. Sutura lambdoidea.

9475) Swertia perennis. | Ausdauernde Swertie. Швецiя долголѣтняя, или Свертовое растѣнiе долголѣтнее.

9476) Swietenia febrifuga. | Fieberwidrige Swietenie, Soynüdalbaum. Свитенiя лихорадки прогоняющая.

9477) Switenia mahagoni. | Mahagonibaum, Akajoubaum. Свитеное или Красное дерево.

Syalismus, v. Sialismus.

Sycea, Syce (σνκεα), σνκη, σνκια, = Sycoma.

9478) Sycoma, σνκωμα (σνκοω, fut. —ωσω; Feigen machen, Feigen bilden; фигу дѣлаю) s. Ficus, Marisca. | Das Feigmaal, Ein feigenartiges Gewächs, Eine Feigwarze (Ein Feigenknoten, Die Feigwarzenkrankheit, auch: Die sogenannte Yaws). Мясные наросты, Фигурою похожie на фиговую ягоду; также: Явсъ (Sycosis indica, Ендемическая заразительная болѣзнь въ Африкѣ). Vid. Condylomata.

9479) Sycon, σνκον. | 1) Die Feige. Фига, Смоква. 2) = Sycoma.

9480) Sycosis, σνκωσις. | 1) Die Bildung eines Sykoma, Das Wachsen einer Feige, Das Umgehen mit Feigen. Образованie Sycomatis. 2) Das Behaftetsein mit Feigwarzen, Die Feigwarzenkrankheit. Болѣзненное состоянie, Описанное въ предъидущемъ словѣ. 3) = Sycoma, v. Condylomata et Roseola ficosa.

9481) Sycosis palpebrarum. | Dicke, körnige Auswüchse an den Augenliedern. Мозолистые, зернистые наросты на глазныхъ вѣкахъ.

Syderatio = Apoplexia et Asphyxia.

9482) **Syllepsiologia** (syllepsis et logos). | Die Lehre von der Empfängniss. Ученіе о зачатіи.

9483) **Syllepsis**, συλληψις (συλλαμβανω, fut. συλληψω; ich nehme zusammen, greife, ergreife, halte fest, empfange, werde schwanger; вмѣстѣ беру, схватываю, задерживаю, дѣлаюсь беременною). | 1) Die Aufnahme, Das Empfangen. Собраніе вмѣстѣ, Пріемъ. 2) Die Empfängniss. Зачатіе, Зачатіе младенца.

9484) **Sylo** (nach Paracelsus). | Die ganze Welt (по Парацельсу). Весь міръ.

Syllogismus, v. Ratiocinatio.

9485) **Sylva**. | Der Wald. Лѣсъ.

Symbebecota, Symbebekota = Accidentia.

9486) **Symblepharon**, Symblepharosis, Concretio palpebrarum cum bulbo oculari (v. συν et Blepharon). | Die Verwachsung der Augenlieder mit dem Augapfel. Сращеніе (внутреннихъ поверхностей) вѣкъ съ самымъ глазнымъ яблокомъ, Сращеніе вѣкъ съ глазомъ.

Symblepharosis, v. Symblepharon.

Symbolismus, v. Symbolum et Sympathia.

Symbolizatio, v. Sympathia.

9487) **Symbolum**, Symbolus. | Symbol. Символъ. Vid. Sympathia.

9488) **Symmetria** (v. Syn et Metrum). | Symmetrie, Ebenmass. Симметрія, Соразмѣріе, Соразмѣрность.

9489) **Symmetricus**. | Symmetrisch. Симметрическій, Соразмѣрный.

Sympasma = Catapasma.

9490) **Sympatheticus**, συμπαθης (v. Sympathia). | Mitleidend, An derselben Empfindung Theil nehmend, Der Sympathie dienend u. s. w. Сочувственный, Симпатическій, Происходящій отъ сочувствія.

9491) **Sympathia**, Sympathetismus, Compassio, Confluxio, Conspiratio, Consensus, Commercium, Consortium, Homoiopathia, Homoethnia, Adelphixis, Adelphixia, Symbolismus, Symbolum, Symbolizatio. | Sympathie, Mitleidenheit, Mitleiden, Mitleidenschaft, Mitgefühl, Mitempfindung, Consens, Consensus. Сочувствіе (частей), Симпатія, Согласіе, Сходство, Сочувствованіе, Склонность.

Sympathetismus, v. Sympathia.

Sympathicus = Sympatheticus.

9492) **Sympepsis**, συμπεψις (v. Syn et Pepsis). | 1) Die Verdauung. Пищевареніе. 2) Die Reifung eines Abscesses. Созрѣніе нарыва.

9493) **Sympetalicus** (v. συν et Petalon). | Mit den Blumenblättern verbunden od. verwachsen, besond. von Staubfäden gebraucht. Сolепестный.

Symphisis, v. Symphysis.

Symphonia, i. q. Harmonia.

9494) **Symphoresis**, συμφορησις (v. συν et φερω, φορω; tragen, bringen; ношу, несу). | Das Zusammentragen, Anhäufen, besond. Die Anhäufung des Bluts u. a. Säfte in einem Theile, Die sogen. Kongestion. Накопленіе, особливо соковъ или крови.

9495) **Symphoreticus** (v. Symphoresis). | Durch Symphorese od. Kongestion entstanden. Причиняемый накопленіемъ соковъ или крови.

9496) **Symphoria** glomerata, Lonicera symphoricarpos. | Tropfbeere. Жимолостникъ трубоплодный, или Симфорія шаровидная.

9497) **Symphoricus**. 1) = Symphoreticus. 2) Συμφορος (συμφερω, συμφορεω; hinzutragen, zuträglich sein; v. συν et φερω; вмѣстѣ сношу, выгоду, пользу доставляю). | Zuträglich, Dienlich. Выгодный, Полезный.

Symphyseotomia, v. Symphysiotomia.

9498) **Symphysiotomia** (v. Symphysis et Tome). | Die Trennung der Schambeine im Schambogen, Die Schambeintrennung. Разрѣзъ соединенія лонныхъ костей.

9499) **Symphysis**, συμφυσις, συμφυια (v. συν et Physis) s. Coalitus. | Die unbewegliche Verbindung zweier od. mehrerer Knochen mit einander; eigentl. Die Verwachsung, Das Zusammenwachsen. Неподвижное соединеніе, Срастеніе двухъ костей (посредствомъ хрящеваго и сухожильнаго вещества).

Symphysis arteriarum, v. Coarctatio arteriarum.

Symphysis cartilaginosa, v. Synchondrosis.

Symphysis ligamentosa, v. Syndesmosis.

9500) **Symphysis** maxillae inferioris s. menti, Synchondrosis maxillae inferioris, Commissura menti. | Symphyse des Unterkiefers, Verwachsung des Kinnes. Срастеніе, или Неподвижное соединеніе нижней челюсти.

Symphysis menti, v. Symphysis (maxillae) inferioris.

Symphysis ossis sacri et coxae, v. Symphysis sacro-iliaca.

Symphysis ossium, v. Symphysis.

Symphysis ossium muscularis, v. Syssarcosis.

Symphysis ossium pubis, v. Synchondrosis ossium pubis.

9501) **Symphysis** sacro-iliaca, Symphysis ossis sacri et coxae. | Sakro-iliacische Symphyse, Hüft- und Kreuzknochenfuge, Kreuzhüftknochenfuge, Vereinigung des Hüftbeins mit dem Kreuzbein, Hüft- und Heiligbeinfuge. Соединеніе подвздошной кости съ крестцовою.

Symphysis tendinosa, v. Syntenosis.

9502) **Symphyticus** (v. Symphysis). | Das Zusammenwachsen befördernd, dazu gehörig u. s. w. Причиняемый срастеніемъ, Споспѣшествующій тому, Принадлежащій къ оному.

9503) **Symphytum**, *συμφυτον* (v. Symphytus). | Eigentl. etwas Zusammenverwachsenes, daher: Beinwell, Schwarzwurzel, Heilkraut. Живокость.

Symphytum bulbosum, v. Symphytum Clusii.

9504) **Symphytum** Clusii s. bulbosum. | Kriechender Beinwell. Живокость ползучій.

Symphytum minimum, v. Bellis minor.

9505) **Symphytum** officinale, Consolida major. | Officineller Beinwell, Wallwurzel, Gemeine Schwarzwurzel. Живокость, Лошаково ухо, Сальной корень, Саленица аптекарская, Бурачнекъ, Огуречная трава.

9506) **Symphytum** tuberosum. | Knollen-Beinwell. Живокость шишковатая.

9507) **Symphytus**, *συμφυτος* (v. Symphysis). | Zusammenverwachsen, Durch Symphysis entstanden. Сросшійся, Причиняемый срастеніемъ.

9508) **Sympiesis** (v. *συν* et Piesis). | Das Zusammendrücken, Zusammenpressen. Сдавленіе.

9509) **Symptoma** (s. accidens), *συμπτωμα*, genit. —*ατος*, —atis (v. *συν* et *πιπτω* [*πτοω*, fut. *πτωσω*], fallen, *συμπιπτω*, mit etwas zusammenfallen oder treffen, zu derselben Zeit geschehen, besond. aber: auf etwas zufallen, befallen; вмѣстѣ падать, приходить, встрѣчаться). | Zufall, Krankheitszufall, Symptom, Erscheinung. Случай, Приключеніе, Припадокъ, Признакъ, Явленіе болѣзни. Vid. Signum.

Symptomata, v. (singul.) Symptoma.

9510) **Symptomata** accidentalia, epigenomena s. non necessaria, fortuita. | Zufällige, ausserwesentliche, nicht nothwendige Symptome. Случайные припадки.

9511) **Symptomata** activa s. auxiliaria. | Thätige Symptome. Дѣйствующіе, дѣятельные, дѣйствительные припадки.

Symptomata auxiliaria, v. Symptomata activa.

9512) **Symptomata** causae s. causae morbificae. | Symptome der Ursache (der Krankheit). Припадки причины (болѣзни).

9513) **Symptomata** continua, individua, perpetua, simultanea. | Unzertrennliche, beständige Symptome. Постоянные, неразлучные припадки.

Symptomata diacritica, v. Diacritica.

Symptomata epigenomena, v. Symptomata accidentalia.

9514) **Symptomata** essentialia, necessaria, primaria. | Wesentliche, nothwendige, ursprüngliche Symptome. Существенные, Нужные припадки. Vid. Sympt. morbi.

Symptomata fortuita, v. Symptomata accidentalia.

Symptomata gastrica, v. Status gastricus.

Symptomata individua, v. Symptomata continua.

9515) **Symptomata** morbi, essentialia, necessaria, primaria. | Symptome der Krankheit. Припадки болѣзни.

9516) **Symptomata** mox apparentia. | Die im Anfange der Krankheit gegenwärtigen Symptome. Припадки являющіеся въ началѣ болѣзни.

Symptomata necessaria, v. Symptomata essentialia.

Symptomata nervosa, v. Debilitas nervosa.

Symptomata non necessaria, v. Symptomata accidentalia.

9517) **Symptomata** passiva. | Passive Symptome. Страдательные припадки.

Symptomata perpetua, v. Symptomata continua.

Symptomata primaria, v. Symptomata essentialia.

Symptomata simultanea, v. Symptomata continua.

9518) **Symptomata** symptomatum. | Symptome der Symptome. Припадки припадковъ.

9519) **Symptomata** temporaria. | Unbeständige, auf kurze Zeit beschränkte Symptome. Непостоянные, Временные припадки.

9520) **Symptomaticus** (v. Symptoma). | Symptomatisch, Zu Symptomen gehörig, davon herrührend u. s. w. Припадочный, Относящійся, принадлежащій къ явленію болѣзни.

9521) **Symptomatographia** (v. Symptoma et Graphe). | Die Beschreibung (und Abbildung) der Krankheitszufälle. Описаніе припадковъ болѣзни.

9522) **Symptomatologia** (v. Symptoma et Logos). | Die Lehre von den Zufällen der Krankheiten, Die Symptomatologie. Симптоматологія, Ученіе о припадкахъ болѣзней.

9523) **Symptosis**, ἡ συμπτωσις (συμπιπτω, v. Symptoma). | Das (schnelle) Zusammenfallen, besond. des ganzen Körpers, Das (schnelle) Dünnwerden und Abmagern, als Gegensatz der Dionkosis. Похудѣніе, Истощеніе, Изнуреніе тѣла.

9524) **Syn**, συν. | Mit, Zugleich, Zusammen, Eng zusammen, Theilnehmend, Mit-, Zusammenstimmend, Mit- u. s. w. (въ сложн. словахъ). Съ, вмѣстѣ, и проч.

9525) **Synactica**, συνακτικα (v. Synacticus). | Zusammenziehende od. Verdichtende Mittel. Стягивающія средства.

9526) **Synacticus**, συνακτικος (v. συν et αγω, führen, treiben; συναγω, zusammentreiben oder auf eine Stelle hintreiben; свожу, соединяю). | Sammelnd, An- od. Aufhäufend u. s. w. Собирающій, Накопляющій.

9527) **Synaetia**, Synaetion, ἡ συναιτια, το συναιτιον (v. συν et αιτιη, die Ursache; причина). | Die Mitursache, Ein zugleich mitwirkendes ursächliches Moment. Содѣйствующая причина.

9528) **Synanche**, συναγχη (v. συν et αγχω, v. Angina). | Die Entzündung im Halse, Schlundbräune. Воспаленіе внутреннихъ частей горла, зѣва, Явная жаба. Vid. Angina.

9529) **Synanchicus**, συναγχικος (v. Synanche). | An innerer Halsentzündung leidend, davon herrührend u. s. w. Происходящій отъ воспаленія внутреннихъ частей горла.

Synancia, v. Synanche.

Synantheria (v. συν et Anthera) = Syngenesia.

Synapi, Synapismus, v. Sinapi, Sinapismus.

9530) **Synarthrodia** (v. συν et Arthrodia). | 1) = Synarthrosis. 2) Ein flaches und doch festes Gelenk. Плоскій, но неподвижный составъ.

9531) **Synarthrodialis** (v. Synarthrodia). | Synarthrodia od. Synarthrosis betreffend, dazu gehörig u. s. w. Относящійся, Принадлежащій къ Synarthrodia или Synarthrosis.

9532) **Synarthrosis**, συναρθρωσις (v. συν et Arthrosis, συναρθροω, fut. —ωσω; eine enge Gelenkverbindung bilden; дѣлаю тѣсное соединеніе составовъ, соединяю), Coarticulatio, Nexus immobilis. | Synarthrose, Synarthrosis, Unbewegliche Knochenverbindung, Unbewegliches Gelenk. Неподвижное соединеніе (костей), Потаемный, Малодвижный, Невидный составъ.

Synathroesis, Synathroesma, v. Synathroesmus.

9533) **Synathroesmus**, συναθροισις, συναθροισμος, συναθροισμα (v. συν et αθροιζω, fut. αθροιξω; versammeln [an einer Stelle]; собираю). | 1) Die Ansammlung (z. B. von Säften u. dgl.) an einer Stelle. Накопленіе, напр. соковъ и проч. Congestio. 2) Das dadurch Angesammelte. Накопившееся: Congestum.

9534) **Synathroesticus**, συναθροιστικος (v. Synathroesis). | Zu Kongestion geneigt, daran leidend, dadurch verursacht u. s. w. Причиняемый накопленіемъ (напр. воды въ какой либо полости).

Synblepharon, v. Symblepharon.

9535) **Syncampe**, συγκαμπη (συν et καμπτω, v. Campsis). | Ein sehr biegsames Gelenk u. s. w.; bei Hippokr. besond.: Das Ellenbogengelenk. Сгибъ въ членахъ, Мѣсто гдѣ двѣ кости соединены посредствомъ сустава.

Synchisis, v. Synchysis.

9536) **Synchondrosis** (v. Syn et Chondros), Copula s. Connexio, s. Symphysis cartilaginea, s. cartilaginosa, Chondro-syndesmus. | Synchondrose, Synchondrosis, Knorpelbeinfügung, Knorpelverbindung, Knorpelfuge, Knorplichte Gelenkfügung. Соединеніе костей чрезъ хрящъ, Хрящепосредственный суставъ.

Synchondrosis maxillae inferioris, v. Symphysis maxillae inferioris.

9537) **Synchondrosis** ossium pubis, Symphysis s. Commissura ossium pubis. | Synchondrose der Schoossknochen, Schamknochenverbindung, Schambeinvereinigung, Symphysis des Schambeins. Соединеніе лонныхъ костей.

9538) **Synchondrotomia** (v. συν, Chondros et Tome) s. Sectio synchondroseos ossium pubis. | Die Schambeintrennung, Der Schamknorpelschnitt, Knorpelschnitt der Schambeinverbindung in der Symphysis ossium pubis. Разрѣзъ, Раздѣленіе соединенія лонныхъ костей.

9539) **Synchronius**, synchronus, συγχρονος (v. συν et Chronos). | Gleichzeitig. Современный. = Isochronus.

Synchronus, v. Synchronius.

9540) **Synchysis**, συγχυσις (v. συν et χυω, v. Chymia, Chemia). | Jetzt: Glaskörperentmischung, Auflösung der gläsernen Feuchtigkeit. Раствореніе стекловиднаго тѣла.

Synciput, v. Sinciput.

Syncomistus, v. Autopyrus.

Syncopalis = Syncopticus.

9541) **Syncope**, *συγκοπη* (v. *συν* et *κοπεω*, *κοπτω*; schlagen, *συγκοπτω*, zusammenschlagen, niederschlagen, zusammenknicken; разбиваю, изнуряю), s. Apsychia. | Die starke Ohnmacht, Plötzliche Entkräftung mit Unterbrechung der Empfindung und willkührlichen Bewegung bei sehr schwachem Pulse und schwachem Athem, Die Pulslosigkeit. Сильный обморокъ, Когда чувствованіе и самопознаніе совершенно уничтожаются, но остаются пульсъ и дыханіе весьма слабые.

Syncope anginosa, v. Angina pectoris.

9542) **Syncopticus**, *συγκοπτικος* (v. Syncope). | Ohnmächtig, Zu Ohnmacht geneigt, dazu geneigt machend, Ohnmacht bewirkend, Von Ohnmacht herrührend. Происходящій отъ обморока, Склонный къ оному, причиняющій оный, въ сильномъ обморокѣ находящійся.

9543) **Syncranius** (v. Syn et Cranium). | Mit dem Schädel verbunden. Соединенный черепомъ. Maxilla syncrania = Maxilla superior.

9544) **Syncrasis**, *συγκρασις* (v. *συν* et Crasis). | Die Vermischung. Смѣшеніе.

9545) **Syncretismus**, *συγκρητισμος* (*συν* et *κεραννυμι*, v. Crasis). | Die schnelle (und desshalb blos oberflächliche) Verbindung zweier Theile, Das blos leichte Verkleben. Склеиваніе, Слипаніе частей.

9546) **Syncretisticus** (v. Syncretismus). | Durch Synkretismus entstanden. Причиняемый склеиваніемъ, слипаніемъ частей.

9547) **Syncrisis**, *συγκρισις* (v. *συν* et Crisis). | Eigentl.: Die Vergleichung, Das Zusammenhalten verschiedener Dinge, um sie so richtiger zu beurtheilen, daher auch Die Vereinigung, Vermischung. Соединеніе, Смѣшеніе.

9548) **Syncritica** (v. Syncrisis). | Verbundene, vereinigende Mittel. Соединяющія средства.

9549) **Syncriticus** (v. *συν* et criticus, v. Syncrisis). | Vergleichend, Zusammenstellend, Zusammensetzend, Vereinigend; auch: Sich zugleich entscheidend. Сравнивающій (Сравниваемый, Сравнимый).

9550) **Syndesis**, *συνδεσις* (v. Syndesmus). | Das Zusammenbinden, Die mechanische Vereinigung durch Binden oder Bänder u. s. w. Связываніе, Соединеніе посредствомъ повязокъ и связокъ.

9551) **Syndesmicus** (v. Syndesmus). | Zu einem Syndesmus (zum Verbande, zu den Bändern u. s. w.) gehörig. Относящійся къ повязкамъ или связкамъ, происходящій отъ оныхъ.

9552) **Syndesmographia** (v. Syndesmus et Graphe). | Die Beschreibung (und Zeichnung) der Bänder. Описаніе связокъ.

9553) **Syndesmographicus** (v. Syndesmographia) s. Syndesmographus. | Syndesmographie betreffend, dazu gehörig, sich damit beschäftigend u. s. w. Относящійся къ Syndesmographia.

9554) **Syndesmologia** (v. Syndesmus et Logos). | 1) Die Bänderlehre, Syndesmologie. Синдесмологія. 2) Die Verbandlehre. Ученіе о связкахъ, Соузословіе, Ученіе о повязкахъ.

9555) **Syndesmologicus** (v. Syndesmologia) s. Syndesmologus. | Syndesmologie betreffend, dazu gehörig, sich damit beschäftigend u. s. w. Относящійся къ Синдесмологіи.

9556) **Syndesmopathia** (v. Syndesmus et Pathos). | Ein Leiden od. Kranksein der Bänder. Страданіе или болѣзненное состояніе связокъ.

9557) **Syndesmopathicus** (v. Syndesmopathia). | An Krankheit der Bänder leidend, dazu geneigt, davon herrührend u. s. w. Происходящій отъ страданія связокъ.

9558) **Syndesmopharyngeus** (musculus) (v. Syndesmus es Pharynx). | Der Bänderschlundmuskel, Ein Theil des untern Schlundschliessers. Часть мышицы, сжимающей глотку нижней.

Syndesmos, v. Ligamentum.

9559) **Syndesmosis** (v. Syndesmus), Synneurosis, Connexio s. Symphysis ligamentosa, Commissura nervea, Connervatio, Colligatio. | Syndesmose, Synneurose, Eine Verbindung durch Bänder. Соединеніе двухъ костей посредствомъ сухожильныхъ связокъ.

9560) **Syndesmotome**, Syndesmotomia (v. Syndesmus et Tome). | Die kunstgemässe Zerlegung der Gelenkbänder. Раздробленіе, Разрѣзаніе составныхъ связокъ.

9561) **Syndesmotomicus** (s. Syndesmotome) s. Syndesmotomus. | Syndesmotomie betreffend, dazu gehörig, sich damit beschäftigend u. s. w. Относящійся къ Syndesmotomia.

9562) **Syndesmus**, *συνδεσμος* (v. *συν* et Desmus). | Eigentl.: Die Verbindung, Der Verband, jetzt besond. Das Gelenkband. Собственно: Соединеніе, Связка. Vid. Ligamentum.

9563) **Syndrome**, *συνδρομη* (v. *συν* et *δρομη*, der Lauf, *δρομεω*, laufen; бѣгать), Concursus symptomatum. | Das Zusammentreffen (Concursus) der Krankheitszufälle, Die Gesammtheit der Symptome. Стеченіе, или Общность припадковъ болѣзни.

9564) Syndyasmus, ὁ συνδυασμος (v. συν et δυω, v. Duo etc.). | Die Verbindung zwischen Zweien; bei Hippokr.: Der Koitus. Соединеніе двухъ между собою, Соитіе.

9565) Synechia, συνεχεια (v. συν et εχω, συνεχω; mit etwas zusammenhalten oder heften; содержать въ связи) s. Synecheia. | Die Verwachsung (besond. der Iris), entweder mit der Hornhaut (Synechia anterior) oder mit der Linsenkapsel (Synechia posterior). Сращеніе радужной оболочки, или съ роговою оболочкою (Synechia anterior) или съ хрусталиковою сумочкою (Synechia posterior).

9566) Synechicus, συνεχικος (v. Synechia et Synechus). | An Synechie leidend, dadurch entstanden u. s. w. Причиняемый сращеніемъ радужной оболочки.

Synechomena, v. Partes continentes et contentae.

9567) Synechus, συνεχης (συνεχω, v. Synechia et Synecticus). | Zusammenhängend, Zusammenhaltend, Mit einander (krankhaft) verwachsen; auch Im Zusammenhange fortgehend. Соединенный, Продолженіе составляющій, Тѣсный, Плотный.

9568) Synecticus, συνεκτικος (v. συν et εχω). | Fest und Bleibend zusammenhaltend. Вмѣстѣ держащій, соединяющій. = Syneches.

9569) Synedreuonta (v. συν et ἑδρευω, sitzen, v. Hedra; συνεδρευω, daneben sitzen, nebenher erscheinen; вмѣстѣ быть или вмѣстѣ являться). | Zufällige und Ausserordentliche Erscheinungen. Несущественные, чрезвычайные припадки болѣзни.

9570) Synenergia, 1) συνενεργεια, ξυνενεργεια (v. συν et Energia). | Das Mitwirken, Helfen. Содѣйствіе, Вспомоществованіе. 2) = Sympathia.

9571) Synergeticus, συνεργητικος (v. Synergia). | 1) Zusammenwirkend, Sich gegenseitig unterstützend u. s. w. Содѣйствующій. 2) Organisch. Органическій.

Synergia, συνεργια, = Synenergia.

Synergicus = Synergeticus.

9572) Synestecos, συνεστηκος, ξυνεστηκος (v. συν et σταω, ἱστημι, συνιστημι; fest zusammenstehen, fest zusammenhalten; вмѣстѣ стою, соединяю, держу). | Fest zusammenstehend od. zusammenhaltend, besond. vom festen zusammenhaltenden Stuhlgange. Твердо, вмѣстѣ соединенный, особливо твердымъ держащійся калъ.

Synesticus, v. Synestecos et Synestius.

9573) Synestius, συνεστιος (v. συν et ἑστιαω, essen; ѣсть). | Zusammenessend und lebend. Вмѣстѣ живущій.

Syneurosis, v. Synneurosis.

Synezesis, v. Synizesis.

9574) Syngenesia (v. συν et Genesis). | Die Klasse der Pflanzen mit zusammenverwachsenen Staubfäden, Die Syngenesie, Zusammenzeugende; Linné's 19te Klasse. Сродство, 19тый Линнеовъ классъ растѣній, коихъ молоточки соединены головочками въ видѣ цилиндра, а нити несросшіеся.

9575) Syngenesicus (v. Syngenesia). | Zusammenzeugend, Zur Syngenesie gehörig u. s. w. Сроственный.

9576) Syngenicus, συγγενικος (v. Syngenesia). | Die Verwandten betreffend, denselben angehörend, von ihnen herstammend; Angeboren. Природный.

Synhimensis, Synimensis, v. Synymensis.

Synicesis, v. Synizesis.

Synisesis, v. Synizesis.

9577) Synizesis pupillae, ἡ της κορης συνιζησις (v. συν et ἱζω, ἱζανω, ἱζεω; setzen, niedersetzen; слагать вмѣстѣ), s. Atrophia, s. Occlusio pupillae, Imperforatio iridis. | Die Verschliessung der Pupille oder der Ränder der Iris. Совершенное сжатіе зѣницы, Сращеніе зрачка.

9578) Synizesis spuria. | Falsche Verschliessung der Pupille. Мнимое сращеніе зрачка.

9579) Synizesticus (v. Synizesis). | An Synizesis leidend, davon herrührend u. s. w. Причиняемый совершеннымъ сжатіемъ зѣницы.

9580) Synneurosis, συννευρωσις (v. συν et Neuron, Neurosis). | Eine Verbindung (verschiedener Knochen) durch flechsichte Häute und Bänder, z. B. im Bekken. Соединеніе двухъ костей посредствомъ сухожильныхъ связокъ. Vid. Syndesmosis.

9581) Synocha (febris, ἡ συνοχη, ὁ πυρετος) (v. Synochus) s. Febris, s. Pyrexia sthenica, Hypersthenia febrilis, Stenopyra. | Das sthenische, synochische, entzündliche Fieber, Hypersthenie des Muskel- und arteriellen Systems; eigentl.: Ein zusammenhängendes, bis zur Entscheidung mit Hitze u. a. heftigen Zufällen anhaltendes Fieber. Лихорадка раздражительная, съ сильною раздражительностію, Съ чрезмѣрнымъ противодѣйствіемъ, Воспалительная, Стеническая.

Synocha arterialis et muscularis, v. Febris inflammatoria simplex.

Synocha catarrhalis, v. Catarrhus epidemicus et Febris catarrhalis inflammatoria.

Synocha choleпoësis, v. Febris ardens biliosa.

Synocha febris vasorum, v. Febris inflammatoria simplex.

9582) **Synocha** hydrocephalica. | Die sthenische, acute, phlegmonöse Hirnwassersucht. Стеническая водяная болѣзнь мозга.

Synocha imputris s. simplex, v. Febris inflammatoria simplex.

Synocha intestinalis, v. Febris ardens biliosa.

9583) **Synocha** pneumoniaca. | Die ächte, hypersthenische Brustentzündung. Воспаленіе лёгкихъ настоящее, Стеническое.

Synocha typhodes, v. Typhus inflammatorius.

9584) **Synochus**, *συνοχος*, *συνεχης* (v. *συν* et *εχω*, *συνεχω*; zusammenhalten, in demselben Zuge bleiben; содержать вмѣстѣ). | Zusammenhaltend, In einem Zuge fortgehend u. s. w. Содержащій вмѣстѣ, Равно продолжающійся.

Synochus ictericus, v. Febris flava.

Synochus icterodes, v. Febris flava.

9585) **Synochus** imputris s. simplex, v. Febris inflammatoria simplex.

Synochus non putris, v. Febris nervosa lenta.

9586) **Synochus** putris. | Das asthenische Faulfieber. Астеническая гнилая лихорадка.

Synochus simplex, v. Febris gastrica simplex.

9587) **Synoecesis**, Synoecia (v. Synoecus). | Das Beisammenwohnen, Beiwohnen, Die Ehe, Der Beischlaf u. s. w. Сожитіе, Супружество, Соитіе.

9588) **Synoecus**, *συνοικος* (v. *συν* et *οικος*, Haus, Wohnung; домъ, жилище). | Dem Körper inne oder beiwohnend. Вмѣстѣ живущій, Одноложный (Bot.), Принадлежащій тѣлу.

Synoicus, v. Synoecus.

Synonia, v. Synovia.

9589) **Synonymia**, *συνωνυμια* (v. Synonymus). | Die Gleichheit der Namen, Namengleichheit, Die gleiche Bedeutung verschiedener Namen. Синонимія, Единознаменованіе, Соименованіе, Соименность.

9590) **Synonymus**, *συνωνυμος* (v. *συν* et Onyma, v. Nomen). | Gleichnamig, Gleichbedeutend. Синонимный, Соименный, Однозначащій, подобноименованный.

9591) **Synopsis**, *συνοψις* (v. *συν* et ops, Opsis). | Die Uebersicht, Der Ueberblick, Die kurze (tabellarische) Zusammenstellung. Обзоръ.

Synorrhysus, Synorrhizus, v. Syrrhizus.

9592) **Synosteographia** (v. *συν*, Osteon et Graphe). | Die Beschreibung der Gelenke. Описаніе суставовъ.

9593) **Synosteologia** (v. *συν*, Osteon et Logos). | Die Lehre von den Gelenken. Ученіе о суставахъ.

9594) **Synosteotome**, Synosteotomia (v. *συν*, Osteon et Tome). | Die kunstgemässe Zerlegung der Gelenke. Раздробленіе, Разсѣченіе суставовъ.

9595) **Synostosis** (v. *συν* et Osteon). | Die Synostose, Knochenzusammenwachsung, Knochenvereinigung durch Knochensubstanz, die vorher knorpelig od. dgl. war. Сращеніе двухъ костей чрезъ окостенѣніе хрящеваго существа.

9596) **Synovia**, Synonia, Axungia articularis, Unguen s. Unguentum, s. Smegma articulare, Mucilago articulorum s. juncturarum, Humor articularis, Humor s. Humidum nativum, s. Gluten articulorum, Aqua articulorum s. glarealis, s. glacrealis alba, Unguen s. Liquidum Haverisianum, Hydrarthros, Melicera, Meliceria. | Synovia, Gelenkschmiere, Gelenkschleim, Gelenksaft, Gelenkwasser, Gliedwasser, Haverischer Saft. Членосоставная, или Суставная влага, Членосоставный сокъ.

9597) **Synovia** spissa. | Die Verdikkung des Gelenkwassers. Сгущеніе членосоставной влаги.

9598) **Synovialis** (v. Synovia). | Das Gliedwasser betreffend, daraus bestehend u. s. w. Относящійся къ членосоставной влагѣ.

Syntagmata anatomica, v. Institutiones anatomicae.

9599) **Syntasis**, *συντασις* (v. *συν* et Tasis). | Die Anspannung od. Spannung durch etwas anderes sich Ausdehnendes, z. B. durch eine unterliegende Geschwulst. Напряженіе, Растяженіе части, произведенное растяженіемъ другихъ частей, напр. опухолью.

9600) **Syntatica** (v. Syntaticus). | Anspannende (tonische) Mittel. Постоянно укрѣпительныя средства.

9601) **Syntaticus** (*συν* et *τεινω*, ich dehne, spanne; тяну, натягиваю). | Spannend, Anspannend, Zusammenziehend, Tonisch. Натягивающій, Напрягающій, Стягивающій.

9602) **Syntaxis**, ἡ συνταξις (v. συν et Taxis). | Die Zusammenstellung, (gehörige) Anordnung; bei Galen: Die Einrichtung verrenkter od. gebrochener Knochen, Der Zusammenhang der Knochen im Körper od. im Skelett, daher auch = Sceleteusis; ferner = Taxis. Надлежащее расположеніе; у Галена: Вправливаніе вывихнутыхъ костей; Естественная связь, Союзъ, Совокупленіе, Сплоченіе костей.

Syntaxis ossium, v. Conjunctio ossium.

Syntecopyra, v. Syntecticopyra.

9603) **Syntecticopyra** (s. Pyretos et Syntecticus). | Ein Zehrfieber. Изнурительная лихорадка.

9604) **Syntecticus**, συντηκτικος (συντηκω, v. Syntexis). | Schmelzend, Schmelzen machend, Verzehrend, Auszehrend. Изнурительный.

Syntenosis s. Symphysis tendinosa = Synneurosis et Syndesmosis.

9605) **Synteresis**, ἡ συντηρησις (v. συν et τηρεω, beachten, bewachen; συντηρεω, fut. —ησω; bewachen, [bei sich, neben sich] bewahren; соблюдаю, сохраняю, стерегу). | Das Bewachen, Bewahren, Erhalten. Сохраненіе.

9606) **Synteretica** (ars) (v. Synteresis). | Die Erhaltungskunst, Prophylaxis. Искуство сохранять здоровье.

9607) **Syntexis** (v. συν et τηκω, schmelzen, zergehen machen, zergehen; плавлю, распускаю; συντηκω, zerschmelzen, zergehen, auszehren; стопляю, растопляю; истощаю, истребляю). | Das Schmelzen, Zerschmelzen, Verzehren, Gänzliches Auszehren. Стопленіе, Раствореніе, Изнуреніе, Colliquatio. Vid. Diarrhoea colliquativa et Marasmus.

Synthenosis, v. Syntenosis.

9608) **Synthesis**, συνθεσις (v. συν et Thesis). | Die Synthese, Zusammensezzung, Compositio, z. B. verschiedener Mittel, zerbrochener Knochen (wie Syntaxis); Die Zusammenfügung verschiedener Begriffe (die philosophische od. logische Synthese) u. s. w. Синтезисъ, Соединеніе раздѣленной цѣлости; Химическое соединеніе (въ противуположность разложенію, Analysis-), Составленіе, Смѣшеніе, напр. лекарственныхъ средствъ.

Synthesis ossium, v. Conjunctio ossium.

9609) **Syntonus** (v. Syn et Tonus). | Gespannt, Straff. Натянутый.

Synulotica (v. συν et Ule) = Epulotica.

9610) **Synymensis** (v. συν et Hymen). | Die Synymense, Hautbeinfügung, Eine Verbindung (von Knochen) durch Häute, z. B. mehrerer Kopfknochen im Fötus. Соединеніе двухъ частей посредствомъ оболочки.

9611) **Syodes**, συοειδης (ὑς, συς, v. Sus et ειδος). | Sehr schmutzig, Säuisch. Весьма нечистый, Грязный.

9612) **Syphilidiatria** (v. Syphilidiatros). | Die Heilkunde der Syphilis, Die Kunst, die Lustseuche zu heilen. Врачеваніе венерической болѣзни, Искуство лѣчить любострастную болѣзнь.

9613) **Syphilidiatros** (v. Syphilis et Iatros). | Ein Arzt, der die Lustseuche heilt. Врачь занимающійся пользованіемъ венерической болѣзни.

9614) **Syphilidographia** (v. Syphilis et Graphe). | Die Beschreibung der Lustseuche. Описаніе венерической болѣзни.

Syphilidophthalmia (v. Syphilis et Ophthalmia) = Ophthalmia venerea.

9615) **Syphilis**, genit. Syphilidis (συς, vel συν et φιλεω, lieben, συμφιλεω, gegenseitig lieben; взаимно люблю) s. Syphilismus, Lues venerea, Pudendagra, Cacochymia venerea, Morbus gallicus, italicus, neapolitanus, hispanicus, aphrodisius, Malum venereum. | Venerische Krankheit, Franzosen, Venerie, Lustseuche. Сифилисъ, Венерическая, Любострастная болѣзнь. Vid. Lues venerea.

Syphilismus, v. Syphilis.

9616) **Syphiliticus** (v. Syphilis). | Venerisch, Syphilitisch. Венерическій, Любострастный, Сифилитическій, Происходящій отъ любострастной болѣзни.

9617) **Syphilodes**, Syphiloideus (v. Syphilis et ειδος). | Der Lustseuche ähnlich. Подобный венерической болѣзни.

9618) **Syphilomania** (v. Syphilis et Mania). | Syphilidomanie, Die Lustseuchenwuth: 1) Der Irrthum mancher Aerzte, fast jeden Kranken als Venerischen zu behandeln. 2) Eine eigenthümliche Hypochondrie mancher Menschen, sich für venerisch zu halten. 1) Заблужденіе медика, когда онъ, подозрѣвая почти всякаго больнаго въ страданіи венерической болѣзни, пользуетъ его какъ одержимаго оною. 2) Родъ ипохондріи, въ которой больной полагаетъ себя одержимымъ венерическою болѣзнію.

Syphita, v. Somnambulismus.

Sypho, Syphon, v. Sypho et Syringa.

9619) **Syrigma**, συριγμα, genit.

—ατος, —atis (v. Syrigmus). | Das (hörbare od. gehörte) Pfeifen, Der Pfiff, Der pfeifende Ton der Stimme. Свистъ, Голосъ свирѣли.

9620) Syrigmophonia (v. Phone et Syrigmus). | Die pfeifende Stimme. Свистящій голосъ.

9621) Syrigmus, συριγμος (συριζω, fut. —ιξω; pfeifen, schwirren u. s. w.; свищу). | Das Pfeifen, Der pfeifende Ton, auch: Der blos scheinbare im Ohre. Свистаніе.

9622) Syrigmus s. Strepitus, s. Fluctuatio, s. Sibilus, s. Sonitus aurium. | Das Ohrtönen, Ohrentönen. Звонъ, Шумъ въ ушахъ. Vid. Susurrus aurium.

Syrigmus sibilus, v. Tinnitus aurium.

9623) Syringa (v. Syrinx). | 1) = Syrinx. 2) Verschiedene Pflanzen mit röhrenartigen Blumen u. a. dergl. Theilen, Flieder. Сиренъ, Сирень. 3) Die Spritze. Трубка, Сифонъ.

9624) Syringa Anelliana | Die Anell'sche Augenspritze. Сифонъ, или Насосецъ Анеліевъ.

9625) Syringa auricularis. | Die Ohrspritze. Ушный насосецъ, или сифонъ.

9626) Syringa clysmatica. | Die Klystierspritze. Клистирная трубка.

9627) Syringa pro vulnere. | Die Wundenspritze. Сифонъ для впрыскиванія ранъ.

9628) Syringa uterina. | Die Mutterspritze. Маточный сифонъ, Маточная трубка.

9629) Syringa vulgaris. | Spanischer Flieder, Lilak. Сиренъ обыкновенный, Сиренъ бѣлый.

Syringae, v. Bronchia.

Syringicus, v. Syringodes.

Syringites, i. q. Dentalium.

Syringmos, v. Syrigmus.

9630) Syringodes, συριγγωδης (v. Syrinx et ειδος). | 1) Röhrenähnlich. Подобный трубѣ. 2) Mit Fisteln behaftet, Fistulös, dadurch verursacht u. s. w. Страждущій свищемъ, причиняемый онымъ.

9631) Syringotomia (v. Syringotomus). | Die Syringotomie, Das Aufschneiden od. Aufschlitzen einer Fistel. Вскрытіе, Операція свища.

Syringotomum, v. Syringotomus.

9632) Syringotomus, Syringotomum, συριγγοτομον, συριγγοτομος (v. Syrinx et Tome). | Das Fistelmesser, Syringotom. Ножъ для операціи свища.

9633) Syringotomus Potii. | Das Pott'sche Fistelmesser. Ножъ Потіевъ (для операціи свища).

9634) Syringotomus Savigny. | Das Savignische Fistelmesser. Ножъ Савиніевъ (для операціи свища).

9635) Syrinx, συριγξ, genit. —γγος, —ngis (συριζω, συριγω, συριγγω; v. Syrismus). | Eine Fistel; eigentl.: Jede Röhre, bes. Pfeife, Werkzeug mit einer Röhre, wie Spritze u. s. w. Свищъ, Полая язва; Труба. Vid. Arteria.

Syrismus = Syrigmus.

9636) Syrma, συρμα, genit. —ατος, —atis (v. Syrmus). | Das Geschleppte, Geschleifte, Geschabte, Abgeschabte, Abgekratzte, besond.: Der Darmkoth in der Ruhr, insofern man glaubte, er enthalte etwas von der innern Darmhaut. Соскобленное; особ.: Калъ или Нечистота кишечнаго канала въ кровавомъ поносѣ.

9637) Syrmaca, συρμακα (v. Syrmaismus). | Ein Brech- und Purgirmittel. Рвото-слабительное средство.

9638) Syrmaismus, συρμαϊσμος (v. Syrmus; συρμαϊζω, ein [heftiges] Purgirmittel brauchen; рвотное, чистительное принимаю). | Der Gebrauch und die Wirkung eines heftigen Purgirmittels. Употребленіе (и дѣйствіе) сильнаго слабительнаго средства.

9639) Syrmus, συρμος (συρω, ziehen, schleppen, schleifen, schaben, abschaben, abkratzen; тяну, волоку, мету, чищу). | 1) Das Schaben, Abschaben, Abkratzen. Соскабливаніе. 2) Das Erbrechen. Рвота.

9640) Syrrhizus, συῤῥιζος (v. συν et Rhiza). | Mit den Wurzeln verwachsen, Verwurzelt (in der Botanik) von der Verbindung des Würzelchens mit der Samenhülle. Скоренный.

9641) Syrrhoe, Syrrhoea, συῤῥοη, συῤῥοια (v. συν et Rhoea). | Der Zusammenfluss. Стеченіе.

9642) Syrupus. | Syrup. Сиропъ.

9643) Syrupus absinthii. | Wermuthsyrup. Полынный сиропъ.

9644) Syrupus aceti, Oxysaccharum. | Essigsyrup. Сиропъ уксусный. Vid. Oxymel simplex.

Syrupus acetositatis citri, v. Syrupus succi citri.

Syrupus acidi acetosi, v. Oxymel simplex.

9645) Syrupus allii. | Knoblauchsyrup. Сиропъ чесночный.

9646) Syrupus althaeae. | Eibischsyrup, Althäen od. Althäsyrup, Althäsaft, Althäschleim. Сиропъ проскурнячный.

9647) Syrupus ammoniaci s. heraclei. | Ammoniaksyrup. Сиропъ аммоніачный, аммоніаковый.

9648) Syrupus amygdalarum s. amygdalinus, s. de Amygdalis, s. emulsivus. | Mandelsyrup. Миндальный сиропъ.

Syrupus amygdalinus, v. Syrupus amygdalarum.

9649) Syrupus antiscorbuticus. | Syrup wider den Skorbut. Сиропъ отъ цынги.

Syrupus aurantii citri, v. Syr. citri.

Syrupus aurantiorum corticum, v. Syrupus corticum aurantiorum.

9650) Syrupus aurantiorum corticum cum vino. | Pomeranzenschalen-Syrup mit Wein. Сиропъ померанцокоричный винный.

9651) Syrupus balsamicus s. Balsami peruviani, s. Indici nigri. | Perubalsamsyrup, Balsamischer Syrup. Сиропъ бальзамный (Бальзамоперувіянскій).

Syrupus balsamicus de tolu, v. Syr. tolutanus.

9652) Syrupus berberum. | Berberisbeerensyrup, Berberitzsyrup. Сиропъ барбарисный.

9653) Syrupus capillorum veneris. | Frauenhaarsyrup, Kapillarsyrup. Сиропъ женоволосный.

Syrupus capitum papaveris, v. Syrupus diacodion.

9654) Syrupus cardui benedicti. | Kardobenediktsyrup. Сиропъ осотный.

9655) Syrupus cerasorum (acidorum). | (Saurer) Kirschensyrup. Сиропъ вишневый.

9656) Syrupus chermes granorum. | Scharlachbeersyrup. Сиропъ червячный.

9657) Syrupus chinae. | Chinasyrup. Сиропъ хины, хинхинный.

9658) Syrupus cinnamomi. | Kaneelod. Zimmetsyrup. Сиропъ коричный.

Syrupus citri, v. Syr. succi citri.

9659) Syrupus citri aurantii. | Pomeranzensyrup. Сиропъ померанцовый.

9660) Syrupus citri corticum. | Citronschalsyrup. Сиропъ лимоннокоречный.

Syrupus citri e succo, v. Syrupus succi citri.

9661) Syrupus citri e toto. | Citronsyrup. Сиропъ цѣлолимонный.

9662) Syrupus cochleariae. | Löffelkrautsyrup. Сиропъ ложечный.

Syrupus communis, v. Syr. sacchari.

9663) Syrupus corticum aurantiorum. | Pomeranzenschalensyrup. Сиропъ померанцовый, или померанцо-коречный.

9664) Syrupus croci. | Saffransyrup. Сиропъ шафранный.

9665) Syrupus cydoniorum. | Quittensyrup. Сиропъ квитовый.

Syrupus de aceto vini, v. Oxymel simplex.

9666) Syrupus de althaea. | Althäensyrup. Сиропъ проскурнячный.

9667) Syrupus de ammoniaco. | Ammoniaksyrup. Сиропъ аммоніачный.

Syrupus de amygdal., v. Syrupus amygdalarum.

9668) Syrupus de cichorio cum rheo. | Cichoriensyrup mit Rhabarber. Сиропъ хасиморовенный, Цикорейноревенный.

Syrupus de citreorum succo, v. Syrupus succi citri.

Syrupus de manna, v. Syr. mannae.

Syrupus de opio, v. Syr. opiatus.

Syrupus de papavere albo, v. Syrupus diacodion.

Syrupus de rhamno cathartico, v. Syrupus rhamni cathartici.

9669) Syrupus diacodion s. Capitum papaveris, s. de Capitibus papaveris, s. Diacodium liquidum montani. | Mohnkopfsyrup, Diacodiensyrup. Сиропъ макороженный.

Syrupus domesticus, v. Syrupus rhamni cathart.

Syrupus e manna, v. Syr. mannae.

Syrupus e meconio, v. Syr. opiatus.

Syrupus emulsivus, v. Syrupus amygdalarum.

9670) Syrupus enulae. | Alantsyrup. Сиропъ девясильный.

9671) Syrupus florum aurantii s. Naphae. | Pomeranzenblüthensyrup. Сиропъ померанцовыхъ цвѣтовъ.

Syrupus florum naphae, v. Syrupus florum aurantii.

9672) Syrupus florum persicae. | Pfirsichblüthensyrup. Сиропъ персикоцвѣтный.

9673) Syrupus florum primulae veris s. paralyseos. | Schlüsselblumensyrup. Сиропъ цвѣтовъ бѣлой буквицы.

9674) Syrupus fragorum. | Erdbeersyrup. Сиропъ земляничный.

9675) Syrupus fumariae. | Erdrauchsyrup. Сиропъ чистячный или дымянковый.

Syrupus glycyrrhizae, v. Syrupus liquiritiae.

9676) Syrupus granatorum. | Granatensyrup. Сиропъ гранатный.

Syrupus heraclei, v. Syr. ammoniaci.

9677) Syrupus hyssopi. | Hyssopsyrup. Сиропъ иссопный.

Syrupus juniperi, v. Succus juniperi inspissatus.

Syrupus laxativus, v. Syr. mannae.

Syrupus limonum, v. Syr. succi citri.

9678) Syrupus liquiritiae. | Süssholzsyrup. Сиропъ солодкокоренный.

9679) Syrupus mannae s. de Manna,

s. e Manna, s. laxativus. | Mannasyrup. Сиропъ манный, манновый.

9680) Syrupus menthae. | Krausemünzsyrup. Сиропъ мятный.

9681) Syrupus mororum. | Maulbeersyrup. Сиропъ шелковичный.

9682) Syrupus myrtillorum. | Heidelbeerensyrup. Сиропъ черничный.

Syrupus naphae, i. q. Syrupus flor. aurantii.

9683) Syrupus nicotianae. | Tabakssyrup. Табачный сиропъ.

9684) Syrupus opiatus, Syr. opii, Syr. de opio, Syr. thebaicus, Syr. diacodii. | Opiatsyrup. Сиропъ опіятный.

Syrupus opii, v. Syr. opiatus.

9685) Syrupus oxycocci s. Oxycoccos.| Moosbeerensyrup. Сиропъ клюквенный.

9686) Syrupus paeoniae florum. | Päoniensyrup. Сиропъ піаноцвѣтный.

Syrupus papaveris, v. Syr. diacodion.

9687) Syrupus papaveris albi. | Weisser Mohnsamensyrup. Сиропъ бѣломаковый.

Syrupus papaveris erratici, v. Syrupus rhoeados.

Syrupus papaveris rhoeados, v. Syr. rhoeados.

Syrupus paralyseos s. paralysios, v. Syrupus flor. primulae veris.

9688) Syrupus pectoralis. | Brustsyrup. Грудный сиропъ.

9689) Syrupus pectoralis cum melle. | Brustsyrup mit Honig. Сиропъ медогрудный.

9690) Syrupus pectoralis cum saccharo. | Brustsyrup mit Zucker. Сиропъ сахарогрудный.

Syrupus persicorum e floribus, v. Syr. flor. persicae.

Syrupus primulae veris, v. Syr. florum primulae veris.

9691) Syrupus quinque radicum aperientium. | Fünf eröffnender Wurzelnsyrup. Сиропъ пятикоренный.

9692) Syrupus rhamni cathartici s. Spinae cervinae, s. e Spina cervina, Syrupus domesticus. | Kreuzdornbeersyrup, Kreuzbeersyrup, Saftgrün, Wegedornsyrup, Haussyrup. Сиропъ жестеровый, Придорожноигольный.

9693) Syrupus rhei. | Rhabarbersyrup. Сиропъ ревенный.

9694) Syrupus rhoeados s. papaveris rhoeados, s. papaveris erratici, s. Papaveris rubri. | Klatschrosensyrup, Rother Mohnsyrup. Сиропъ полемаковый.

9695) Syrupus ribium. | Johannisbeersyrup. Сиропъ смородинный.

9696) Syrupus rosarum. | Rosensyrup. Сиропъ розовый.

9697) Syrupus rosarum cum senna. | Rosensyrup mit Senna. Сиропъ розосенный, или сеннорозовый.

9698) Syrupus rubi idaei. | Himbeersyrup. Сиропъ малинный.

9699) Syrupus sacchari s. simplex, s. communis, s. Saccharum clarificatum | Einfacher od. Zuckersyrup. Простой, Сахарный сиропъ.

Syrupus sambuci, v. Succus sambuci inspissatus.

9700) Syrupus scilliticus, Oxysaccharum scilliticum. | Meerzwiebelsyrup. Сиропъ морсколуковый.

9701) Syrupus senegae. | Senegasyrup. Сиропъ сенеги.

Syrupus simplex, v. Syr. sacchari.

Syrupus spinae cervinae, v. Syr. rhamni cathartici.

9702) Syrupus succi citri s. acetositatis citri, s. Limonum, Syrup. citri, Syr. citri e succo, Syr. de citreorum succo. | Citronsyrup, Citronensyrup, Syrup mit Citronsäure. Сиропъ лимонный или кислолимонный.

Syrupus thebaicus, v. Syrupus opiatus.

Syrupus toluiferae, v. Syr. tolutanus.

9703) Syrupus tolutanus s. Toluiferae, Syr. balsamicus de tolu. | Tolubalsamsyrup. Сиропъ толутанскаго бальзама.

9704) Syrupus violarum. | Veilchensyrup. Сиропъ фіялковый.

9705) Syrupus zingiberis. | Ingwersyrup. Сиропъ инбирный.

Syrygmus, v. Syrigmus.

Sys, συς, ὑς, v. Sus.

9706) Syssarcosis (v. Syn et Sarx) s. Commissura ossium carnea, Symphysis ossium muscularis, Connexio ossium carnosa, Concarnatio. | 1) Syssarkose, Fleischbeinfügung, Fleischverbindung der Knochen, Muskelverbindung der Knochen. Непосредственное прикрѣпленіе костей помощію мышицъ, Составъ посредственно-мясный, Посредствомъ мышицъ содѣланный. 2) Das Verheilen grosser Verletzungen der Kopfknochen durch Haut. Заживленіе поврежденій костей черепа посредствомъ перепонокъ.

9707) Systalsis, genit. —εος, —ios (συστελλω, v. Systalticus). | Das Zusammenziehen, Verengern. Стягиваніе, Съуживаніе. = Systole.

9708) Systalticus, συσταλτικος (v. συν et στελλω, v. Peristalticus et Systole). | Zusammenziehend, Verengernd u. s. w. Стягивающій.

9709) **Systasis** (v. *συν* et *ἵστημι*, v. Systema). | Die Zusammenstellung, Die Aufstellung eines Systems u. s. w. Совокупленіе, Соединеніе.

9710) **Systema**, *συστημα* (v. *'συν* et *σταω*, *στεω*, *ἱστημι;* aufstellen, *συνιστημι*, *συσταω*, *συστεω;* zusammenstellen; вмѣстѣ ставлю, соединяю, образую). | System, Ein aus mehreren (gehörig gefügten) Theilen bestehendes Ganze, wie Nervensystem, Gefässsystem etc. Система: 1) Способъ преподаванія; 2) въ Естественной Исторіи: Раздѣленіе естественныхъ тѣлъ на классы, порядки и т. д.; 3) въ Анатоміи: Совокупность частей по строенію и отправленію составляющихъ одно цѣлое, напр. Система сосудовъ, Нервовъ и проч.

Systema absorbens, v. Systema lymphaticum.

9711) **Systema** aorticum. | Aortensystem. Система начальственной артеріи.

9712) **Systema** arteriale s. arteriosum. | Arteriöses System, Arteriensystem, Arteriöses Gefässsystem, Arterielles System. Артеріальная система.

9713) **Systema** artificiale. | Künstliches System. Искуственная система.

Systema assistentiae, v. Systema occasionale.

9714) **Systema** atomisticum s. Philosophia corpuscularis. | Atomistik, Korpuskularphilosophie, Mechanische Physik. Атомистика, Корпускулярная или Механическо-естественная философія или Система.

Systema Brunonis, v. Theoria Brunonis.

Systema causarum occasionalium, v. Systema occasionale.

9715) **Systema** cellulare. | Zellsystem, Schleimsystem. Система клѣтчатки.

9716) **Systema** cerebrale s. encephalicum. | Cerebralsystem. Мозговая система.

9717) **Systema** chylopoeticum. | Chylopoetisches System. Система или Собраніе органовъ приготовляющихъ питательный сокъ. Vid. Organon concoctorium.

9718) **Systema** corporis animalis. | System des thierischen Körpers. Система животнаго тѣла.

9719) **Systema** cutaneum. | Hautsystem. Система кожи.

Systema digestionis, v. Organum concoctorium.

Systema encephalicum, v. Syst. cerebrale.

9720) **Systema** evulutionis s. involutionis, s. syngenesios, Theoria evolutionis s. syngenesis. | Evolutionssystem, Eierevolutionssystem, Einschachtelungs- od. Entwickelungslehre. Система развитія или развертыванія.

9721) **Systema** fibrosum. | Fibröses System, Fasersystem, Faseriges System. Система волоконъ.

Systema ganglionare, v. Systema gangliorum.

9722) **Systema** gangliorum s. ganglionare, s. vitae automaticae, s. vegetativae. | Gangliensystem, Automatisches Nervensystem, Nervensystem des vegetativen od. bildenden Lebens. Узловая система нервовъ, Система нервныхъ узловъ.

Systema gangliosum, v. Syst. gangliorum.

9723) **Systema** glandularum. | Drüsensystem. Система желѣзъ.

Systema involutionis s. Syst. evolutionis.

Systema irritabile, v. Systema musculare.

9724) **Systema** lymphaticum s. absorbens, s. resorbens, s. vasorum lymphaticorum, s. vasorum absorbentium. | Lymphatisches System, Lymphsystem, Lymphgefässsystem, Saugadersystem, System der Lymphgefässe od. der Saugadern, Absorbirendes oder Resorbirendes System. Система пасочныхъ сосудовъ.

9725) **Systema** magnum s. universale. | Grosses od. Allgemeines Blutgefässsystem. Большая система кровоносныхъ сосудовъ.

9726) **Systema** musculare s. irritabile. | Muskelsystem, Muskularsystem. Мышичная система.

9727) **Systema** naturae. | Natursystem. Система природы.

9728) **Systema** naturale. | Natürliches System. Естественная система.

Systema nerveum, v. Systema nervorum.

9729) **Systema** nervorum s. nervosum, s. nerveum. | Nervensystem. Нервная система.

Systema nervosum, v. Systema nervorum.

9730) **Systema** occasionale, Occasionalismus, Systema causarum occasionalium s. assistentiae. | Occasionalsystem, Occasionalismus, Veranlassungslehre, System der Gelegenheitsursache oder Assistenz. Система случайныхъ причинъ.

9731) **Systema** organicum. | Organensystem, Organisches System. Органическая система.

9732) **Systema** osseum. | Knochensystem. Система костей.

9733) **Systema** parvum s. pulmonale. |

Kleines System od. Lungensystem. Малая или легочная система.

Systema pulmonale, v. Systema parvum.

9734) Systema reproductionis. | Reproduktionssystem. Система репродуктивная или плототворенія.

Systema resorbens, v. Syst. lymphaticum.

9735) Systema respiratorium. | Respirationssystem. Система дыхательныхъ органовъ.

9736) Systema salivale. | Speichelsystem. Система слюнныхъ органовъ.

9737) Systema serosum. | Seröses System. Серозная сустема.

9738) Systema sexuale. | Geschlechtssystem. Половая система.

9739) Systema solare. | Sonnensystem. Солнечная система.

Systema syngenesios, v. Syst. evolutionis.

9740) Systema telae cellulosae. | Das Zellgewebesystem. Система клѣтчатой плевы.

Systema universale, v. Systema magnum.

Systema uropoëticum, v. Viae urinae.

9741) Systema uterinum. | Uterussystem, Gebärmuttersystem. Система маточная или матки.

9742) Systema vasorum. | Das Gefässsystem. Сосудистая система.

Systema vasorum absorbentium, v. Systema lymphaticum.

9743) Systema vasorum capillarium. | Kapillargefässsystem, Haargefässsystem. Система волосныхъ сосудовъ.

Systema vasorum lymphaticorum, v. Systema lymphaticum.

9744) Systema vasorum sanguiferorum. | Das Blutgefässsystem, System der Blutgefässe. Система кровоносныхъ сосудовъ.

9745) Systema venae portarum. | Pfortadersystem, System der Pfortader. Система воротной вены.

9746) Systema venosum. | Venensystem, Venöses System. Венозная система.

Systema vitae automaticae, v. Systema gangliorum.

Systema vitae vegetativae, v. Systema gangliorum.

9747) Systematicus, συστηματικος (v. Systema). | Systematisch, Im Zusammenhange aufgestellt. Систематическій.

9748) Systematismus (v. Systema). | 1) Das regelmässige Aufstellen od. Anordnen, Das Systematisiren. Основываніе системы. 2) Die Regeln dafür. Правила къ тому. 3) Die zu grosse Vorliebe für Systeme. Предаться системамъ.

9749) Systematologia (v. Systema et Logos). | Die Systemlehre. Ученіе о системахъ.

9750) Systole, συστολη (v. συν et στέλλω, στολω; senden, schicken; συστέλλω, zusammendrücken, zusammenziehen, etwas in engern Raum zwingen; стягиваю, сокращаю), s. Contractio, s. Constrictio, s. Angustatio, s. Submissio, s. Micatio cordis et Arteriarum. | Systole, Zusammenziehung, Zusammenziehen od. Zusammendrücken, od. Verengung, besond. des Herzens und der Arterien. Сжатіе, Стягиваніе, Сокращеніе, Сжиманіе (особ.) сердца и Артерій.

Systole cordis, v. Systole.

9751) Systolicus (v. Systole). | In der Systole begriffen, dadurch entstanden u. s. w. Причиняемый сжатіемъ (сердца или сосудовъ).

9752) Systrophe, ἡ συστροφη (v. συν et στρεφω [στροφω], wenden [sich nach-), συστρεφω, zusammenwinden od. wickeln; сворачиваю, свертываю, свиваю). | Das Zusammendrehen, Anhäufung durch drehende u. dergl. Bewegung, z. B. durch Wirbelwind, daher bei Hippokrates u. A.: Das Zusammenziehen nach Einer Stelle und dadurch entstandene Geschwulst oder Abscess; auch Verrenkung, Verdrehung. Свертываніе, Скручиваніе, Скопленіе, Выворачиваніе, Вывихъ.

9753) Systrophicus, συστροφος (v. Systrophe). | Den Zustand der Systrophe betreffend, daran leidend, dadurch entstanden. Причиняемый вывороченіемъ (частей).

Syzygia nervorum, v. Paria nervorum.

Syzygia prima nervorum cerebri, v. Nervus opticus.

Syzygiae nervorum, v. Paria nervorum.

T.

9754) **Tabacophilicus** (v. Tabacophilus). | Durch übermässigen Gebrauch des Tabaks entstanden. Происходящій отъ непомѣрнаго куренія табаку.

9755) **Tabacophilus** (v. Tabacum et Philos). | Der Tabaksfreund. Любитель куренія табаку.

Tabellae ipecacuanhae, v. Trochisci ipecacuanhae.

Taberna medica, v. Pharmacopolium.

9756) **Tabes.** | Auszehrung, Abmagerung, Darre, Darrsucht. Сухотка, Изнуреніе, Изнурительная болѣзнь.

Tabes abdominalis, v. Atrophia visceralis.

Tabes abdominalis purulenta, v. Phthisis abdominalis purulenta.

Tabes abdominalis ulcerosa, v. Phthisis abdominalis purulenta.

Tabes coxaria, v. Tabes dorsalis.

9757) **Tabes** dorsalis, coxaria, ischiadica, Myelophthisis, Phthisis notias s. notiaea. | Rückendarre, Lendendarre. Спинная сухотка, Сухотка спиннаго мозга или становой жилы.

Tabes ecliptica, v. Hectica nervosa.

9758) **Tabes** exhaustorum. | Auszehrung nach starken Ausleerungen. Сухотка отъ чрезмѣрныхъ испражненій.

9759) **Tabes** infantilis s. infantum. | Darrsucht der Kinder. Дѣтская сухотка, Сухотка младенцовъ. Vid. Atrophia infantum.

Tabes ischiadica, v. Tabes dorsalis.

Tabes lactea, v. Tabes nutricum.

9760) **Tabes** metallica s. metallifossorum, s. metallurgorum. | Die Hüttenkatze. Сухотка отъ металлическаго отравленія.

Tabes nervosa, v. Hectica nervosa.

9761) **Tabes** nutricum, lactea, Atrophia lactantium. | Abmagerung stillender Personen, Milchschwindsucht. Сухотка кормилицъ, Изнуреніе отъ продолжительнаго кормленія грудью.

Tabes partialis, v. Aridura.

Tabes pupillae, v. Myops.

Tabes senum, v. Marasmus senilis.

Tabes venenata, v. Atrophia toxica.

9762) **Tabidum.** | Das Schmelzende. Тающее.

Tablettes, v. Rotulae.

9763) **Tabula.** | Tafel, Täfelchen, Bret. Таблица, Табличка, Доска, Дощечка, Плиточка, Столикъ.

9764) **Tabulae.** | Täfelchen. Плиточки, Пластинки. Vid. Rotulae.

Tabulae anatomicae, v. Icones anatomicae.

Tabulae jusculi, v. Gelatina tabulata sicca.

9765) **Tabulae** ossium. | Tafeln von Knochen, Blätter von Knochen. Пластинки костей.

9766) **Tabulae** s. Tabulata, s. Laminae, s. Parietes, s. Squamae ossium cranii. | Tafeln der Schädelknochen, Knöcherne Blätter oder Wände, od. Platten der Hirnschale. Пластинка костей черепа.

Tabulata ossium cranii, v. Tabulae ossium cranii.

9767) **Tabulatum.** | Getäfelt (in tabulis). Въ плиточкахъ, въ таблицахъ, Листовый.

Tabum, v. Ichor.

Tacamahaca in testis, v. Tacamahaca orientale.

9768) **Tacamahaca** orientale, in testis. | Ostindisches Takamahak, Takamahak in Schalen. Такамагакъ.

9769) **Tachydromus** (v. Tachys et Drome). | Schnelllaufend. Скоробѣгущій.

9770) **Tachyepseta** (v. Tachys et Hepseta). | Der Schnellkocher. Скороваръ, Самоваръ.

9771) **Tachys**, *ταχυς*. | Schnell. Быстрый, Скорый.

9772) **Tachythanatos**, *ταχυθανατος* (v. Tachys et Thanatos). | Bei Hippokrates: 1) Schnell tödtend, Schnell tödtlich, von Giften und Krankheiten. Скоро умерщвляющій. 2) Schnell sterbend, Dem Tode nahe, Zu einem plötzlichen Tode geneigt. Скоро умирающій, тоже, кто близко къ смерти, Склонный къ скоропостижной смерти.

Taciturnitas, v. Silentium.

Tactio, v. Tactus.

9773) **Tactus**, Tactio, Hapsis, Haphe. | Tastsinn, Getast, Tasten, Fühlen, Gefühl, Getastsinn, Gefühlssinn, Aeusseres Gefühl, Hautgefühl, Anrührung. Осязаніе, Чувство осязанія, Прикосновеніе, Прикасаніе.

9774) **Tactus** depravatus. | Falsches Gefühl. Порочное осязаніе.

9775) **Taeda**, Teda. | Die Fackel. Факелъ.

9776) **Taedium.** | Ueberdruss, Ekel. Скука, Грусть, Досада, Брезгливость.

9777) **Taedium** vitae. | Lebensüberdruss, Lebensekel. Опостылость жизни.

9778) **Taenia**, *ταινια* (*ταω*, *τανω*, *ταινω*, *τεινω*; ausdehnen; тяну, натягиваю). | Ein Band überhaupt; Der Bandwurm, Nestelwurm. Лента; Плоская или тёсемочная глиста. Vid. Fimbria cerebri.

Taenia canina, v. Taenia solium.

Taenia coli nuda, v. Ligamentum coli anterius.

Taenia coli omentalis, v. Lig. coli posterius.

Taenia cucumerina, v. Taenia solium.

Taenia cucurbitina, v. Taenia solium.

9779) Taenia dentata, denticulata. | Der gezähnelte Bandwurm. Плоская глиста зубчатая, или мѣлкозубчатая.

9780) Taenia expansa s. ovina, Halysis ovina. | Der Schafbandwurm. Плоская глиста у овецъ, или овечая.

Taenia finna, v. Cysticercus cellulosa.

Taenia grisea, v. Taenia lata.

Taenia hippocampi, v. Fimbria cerebri.

9781) Taenia hydatigena s. hydatigenea, s. hydatiginea. | Blasenbandwurm. Тёсемочная пузырчатая или пузырковатая глиста. Vid. Cysticercus cellulosa et Cysticercus tenuicollis.

Taenia lanceolata, v. Polystoma tenioides.

9782) Taenia lata vulgaris, membranacea, grisea, Bothriocephalus latus (Brems.). | Der breitgegliederte, breite, kurzgegliederte Bandwurm. Ленточная широкосоставчатая глиста, Двуямчатоголовая широкая или плоская глиста, Глиста тёсемочная короткозвенчатая.

Taenia membranacea, v. Taenia lata.

Taenia nervosa, v. Ganglion Gasseri.

Taenia ovina, v. Taenia expansa.

9783) Taenia plicata. | Der gefaltete Bandwurm. Плоская глиста складочная.

Taenia rhinaria, v. Polystoma taenioides.

9784) Taenia semicircularis, Frenula nova, Lacunar Vieussenii, Frenulum s. limbus corporis striati. | Halbkreisförmiger Saum, Grenzstreif, Halbkreisförmige Bänder, Neue Säume. Полукружная полоска.

9785) Taenia serrata. | Der gesägte Bandwurm. Плоская глиста позубренная.

9786) Taenia solium, cucurbitina, cucumerina, canina. | Der langgliederige, schmalgliederige, kurzgliederige Bandwurm, Kürbiskernwurm, Kürbisförmiger od. Kürbiskernartiger, langer Bandwurm. Ленточная длинносоставчатая глиста, Длинноколѣнчатая, плоская, тыквенная глиста, Глиста крючкоголовая, Плоская голова, Плоская глиста одиночка, Солитеръ.

Taenia striata, v. Centrum semicirculare Vieussenii.

Taenia vesiculosa socialis cerebralis, v. Polycephalus cerebralis.

Taenia vesiculosa solitaria, v. Cysticercus tenuicollis.

Taenia visceralis socialis granulosa, v. Echinococcus granulosus.

Taenia vulgaris, v. Taenia lata.

Taeniae coli, v. Fasciae ligamentosae coli.

9787) Taenidium, το ταινιον, ταινιδιον (v. Taenia). | 1) Das Bändchen. Ленточка. 2) Ein kleiner Bandwurm. Малая плоская глиста.

9788) Taeniodes, Taenioides, ταινιοειδης, ταινιωδης (v. Taenia et ειδος). | Bandartig, Bandwurmartig. Лентообразный, Подобный плоской глистѣ.

Taenium, το ταινιον, = Taenidium.

9789) Tagetes erecta. | Aufrechte Sammetblume, Todtenblume, Studentenblume, Stinkende Hoffart. Бархатка прямостоящая, Бархатецъ прямостоящій.

9790) Tagetes lucida. | Glänzende Sammetblume. Бархатка свѣтлая, лоснящая.

Talcium, v. Magnium.

9791) Talcum. | Talk. Мыловка.

9792) Talcum venetum, Stella terrae. | Venetianischer Talk. Мыловка венеціянская.

Taleoli, v. Malleoli.

Tali, v. Malleoli et Vertebra.

9793) Talpa, Testudo, Talparia, Topinaria, Tupinaria. | Die Maulwurfsgeschwulst, Schildkrötengeschwulst, Balgfleischgeschwulst, Speckgeschwulst, Flache Balggeschwulst am Kopfe. Кругло-продолговатая, мягкая мѣшечная опухоль подъ головными покровами.

9794) Talpa europaea. | Gemeiner, europäischer Maulwurf. Обыкновенный кротъ.

Talpae, v. Talpa.

Talparia, v. Talpa.

9795) Talus, Astragalus, Os balistae s. ballistae, s. tesserae, s. claviculae, s. nuciforme, Malleolus, Nux balistae, Cavilla, Quaternio, Quatrio, Quartio, Tetroros, Astrios. | Talus, Sprungbein, Sprung, Knöchelbein, Wirbelbein, Wirtelbein, Knotenbein, Knöchel. Кость таранная, Баба.

9796) Tamarindus. | Tamarinde. Тамариндъ.

9797) Tamarindus indica. | Indianische Tamarinde, Sauertamarinde. Тамариндъ, Тамаръ, Сливникъ индійскій.

9798) Tamarix. | Tamariske. Гребенщикъ, Тамариссъ, Тамарискъ.

Tamarix articulata, v. Tamarix orientalis.

9799) **Tamarix** gallica. | Französische Tamariske. Настоящій или французскій гребенщикъ, или тамарискъ, Неваренная, Неваріонная трава.

9800) **Tamarix** germanica. | Deutsche Tamariske. Гребенщикъ нѣмецкій.

9801) **Tamarix** orientalis, Tamarix articulata. | Orientalische Tamariske. Гребенщикъ восточный.

9802) **Tamus** communis. | Gemeine Schmeerwurzel, Jungfernwurzel, Schwarze Zaunrübe. Водогонъ дѣвый, Дѣвичій корень.

9803) **Tanacetum**. | Rheinfarrn. Пижма, Пижмо.

Tanacetum balsamita, v. Balsamita vulgaris.

9804) **Tanacetum** vulgare. | Gemeiner Rheinfarrn, Wurmkraut, Revierblume. Пижма обыкновенная, Дикая рябина или Рябинка.

9805) **Taninum**. | Gerbstoff. Таннинъ, Дубильное начало или вещество.

Tapetum alveoli, v. Membrana externa dentium.

Tarache, Tarachus, *ταραχη*, *ταραχος*, = Taraxis.

9806) **Taractos**, *ταρακτος* (v. Taraxis). | Beunruhigt, Verwirrt. Безпокойный, Безпорядочный.

9807) **Taragma**, *ταραγμα*, genit. —*ατος*, —atis. | 1) Die Verwirrung, Das durch Taraxis Hervorgebrachte. Безпокойствіе, Происходящее отъ Taraxis. 2) = Taragmus, Taraxis.

Taragmus, *ταραγμος*, = Taraxis.

Tarantalismus, v. Tarantismus.

9808) **Tarantismus**, Tarantismus apulus, Tarantalismus, Chorea St. Valentini. | Tarantismus, Der Taranteltanz, Eine (in Italien nicht ungewöhnliche) Art Veitstanz, der durch den Stich der Tarantel entstehen soll. Тарантизмъ, Тарантализмъ, родъ пляски св. Витта (или страсть къ оной, бывающей въ Италіи) происходящей будтобы отъ угрызенія тарантула.

Tarantismus apulus, v. Tarantismus.

Taraxacum s. Dens leonis, v. Leontodon taraxacum.

9809) **Taraxis**, *ταραξις*, *ταραγμος*, *ταραχος* etc. (*ταρασσω*, fut. —*αξω*; in Unordnung bringen, sehr beunruhigen; трясу, двигаю, мѣшаю, привожу въ безпорядокъ, въ безпокойствіе). | 1) Die Unruhe, besond. im Unterleibe, daher bei Hippokrates: Ein Durchfall mit Schmerz, Krampf u. s. w. 2) Eine oberflächliche Augenentzündung, bei welcher die äussern Theile krankhaft verändert erscheinen. 1) Безпокойство, Боль, особ. въ животѣ, Поносъ съ коликою. 2) Слабое, легкое, повсюдное воспаленіе соединительной плевы, Слабое воспаленіе глаза.

Tarda ciborum concoctio, v. Bradypepsia.

9810) **Tardatio** mensium. | Verzögerung der monatlichen Reinigung. Умедленіе, Замедленіе (явленія) мѣсячнаго очищенія.

Tarditas, v. Scaevitas.

9811) **Tarditas** humorum. | Zu langsame Bewegung der Säfte. Медленное движеніе или Медленность движенія влагъ или мокротъ.

9812) **Tarseus** (s. Tarsus). | Zum Tarsus gehörig. Принадлежащій къ пяткѣ.

9813) **Tarsi** s. Cartilagines, s. Crepidines, Coronae s. Chelae, s. Ungulae palpebrarum, Cilia, Tharsi, Orchi. | Tarsen od. Tarsusknorpel der Augenlieder, Augenliedknorpel, Knorpelplatten oder Bogenförmige Knorpel der Augenwimpern. Хрящи, Хрящики глазныхъ вѣкъ. Vid. Cilia.

9814) **Tarsophyma** (v. Phyma et Tarsus) s. Ophthalmia tuberculosa, Posthia, Pachytes. | 1) Die Fusswurzelgeschwulst, Fussgeschwulst. Опухоль пятки. 2) Die Geschwulst eines Augenliedknorpels, Knoten am Augenliederrande. Наросты на краяхъ глазныхъ вѣкъ.

9815) **Tarsus**, *ταρσος*, *ταῤῥος* (*τρεω*, *τριω*, *τριβω*, *τειρω*; reiben, abreiben, trocken machen, dörren; тру, молочу, истираю. | 1) Die Fusswurzel. Пятка. 2) Der Augenliederknorpel. Хрящъ глазныхъ вѣкъ. Vid. Tarsi.

Tarsus palpebrarum, v. Tarsus.

Tartaras kali, v. Kali tartaricum.

9816) **Tartareus**. | Weinsteinartig. Винокаменный.

9817) **Tartaricus** (v. Tartarus). | Weinsteinsauer. Винокислый.

Tartarum, v. Tartarus.

Tartarum antimoniatum, v. Tartarus stibiatus.

Tartarum ferri, v. Tartarus chalybeatus.

9818) **Tartarus** (*ταρταρος*, die Unterwelt; тартаръ, подземное царство). | Der Weinstein. Винный камень. Vid. Kali tartaricum.

9819) **Tartarus** albus. | Weisser Weinstein. Винный камень бѣлый.

Tartarus ammoniatus, Tartar. solubilis s. ammoniacalis, v. Kali ammoniato-tartaricum.

Tartarus antimonialis, v. Kali stibiato-tartaricum.

Tartarus boraxatus, Tartras acidulus potassae solubil. c. acido boracico, Cremor tartari borace solubilis, v. Kali et Natrum boraxato-tartaricum.

Tartarus chalybeatus, Tartarum ferri, Tartras potassae et ferri concretus, Tartras kalico-ferricum, v. Ferrum tartaricum.

9820) **Tartarus** crudus. | Roher Weinstein. Неочищенный винный камень.

9821) **Tartarus** dentium, Calculus dentalis, Odontolithus. | Der Weinstein der Zähne, Zahnstein. Зубный камень, Камень наростающій на зубахъ.

9822) **Tartarus** depuratus, Tartras lixiviae acidulus depuratus, Tartris potassae acidula depurata, Cremor s. Crystalli tartari, Supertartras potassae purificata, Supertartris potassae, Tartras potassae acidul. purus, Kali tartaricum acidulum. | Gereinigter Weinstein, Weinsteinkrystalle. Винный камень чищенный, Кристаллы винокаменные, Винокислый поташъ пресыщенный, Винный камень.

Tartarus emeticus, v. Tartarus stibiatus.

Tartarus ferratus s. Chalybeatus, s. ferri, v. Kali ferro-tartaricum.

Tartarus natronatus, Tartras lixiviae et sodae, Soda tartarisata, Tartris potassae et sodae, Deutotartras potassii et sodae, v. Kali natronato-tartaricum.

Tartarus regeneratus, v. Kali aceticum.

9823) **Tartarus** ruber. | Rother Weinstein. Красный винный камень.

9824) **Tartarus** solubilis. | Auflöslicher Weinstein. Растворительный винный камень. Vid. Kali tartaricum.

Tartarus solubilis ammoniacalis, v. Kali ammoniato-tartaricum.

9825) **Tartarus** stibiatus s. antimonialis, Tartras lixiviae stibiatus, Tartris potassae stibiata, Antimonium tartarisatum, Tartris antimonii, Tartarum antimoniatum, Tartras potassae stibiatus, Deutotartras potassii et stibii, Tartras stibii et potassae, Tartarus emeticus, Tartras kalico stibiosus. | Brechweinstein, Weinsaures Antimonium. Соль рвотная, Винносюрмянная, Рвотный (винный) камень. Vid, Kali stibiato-tartaricum.

Tartarus tartarisatus, v. Kali tartaricum.

Tartarus urinae, v. Sedimentum urinae.

Tartarus vini albi, v. Tartarus albus.

Tartarus vitriolatus, v. Kali sulphuricum.

Tartarus vitriolatus acidus, v. Kali bi-sulphuricum.

9826) **Tartras** (v. Tartarus). | Ein Weinsteinsalz. Виннокислая соль.

Tartras acidulus potassae solubil. c. acido boracico, v. Tartarus boraxatus.

9827) **Tartras** hydrargyri s. hydrargyrosus, Prototartras hydrargyri, Hydrargyrum oxydulatum tartaricum. | Weinsteinsaures Quecksilberoxydul. Закись виннокислый ртути.

Tartras kalico-ferricum, v. Tartarus chalybeatus.

Tartras kalico-natricus, v. Kali natronato-tartaricum.

Tartras kalico-stibiosus, v. Tart. stibiatus.

Tartras kalicum, v. Kali tartaricum.

Tartras lixiviae, v. Kali tartaricum.

Tartras lixiviae acidulus depuratus, v. Tartarus depuratus.

Tartras lixiviae et sodae, v. Tartarus natronatus.

Tartras lixiviae stibiatus, v. Tartras stibiatus.

Tartras oxyduli stibii et potassae, v. Kali stibiato-tartaricum.

Tartras potassae, v. Kali tartaricum.

Tartras potassae acidulus, v. Kali bi-tartaricum.

Tartras potassae acidulus purus, v. Tartarus depuratus.

Tartras potassae boraxatus, v. Kali et Natrum boraxato-tartaricum.

Tartras potassae et ammoniae, v. Kali ammoniato-tartaricum.

Tartras potassae et ferri concretus, v. Tartarus chalybeatus.

Tartras potassae et ferri solidus, v. Globuli tartari martiati.

Tartras potassae et oxydi ferri, v. Kali ferro-tartaricum.

Tartras potassae et sodae, v. Kali natronato-tartaricum.

Tartras potassae stibiatus, v. Tartarus stibiatus.

Tartras sodae et kali, v. Tartarus natronatus.

Tartras stibii et potassae, v. Tartarus stibiatus.

Tartris antimonii, v. Tartarus stibiatus.

Tartris potassae, v. Kali tartaricum.

Tartris potassae acidula depurata, v. Tartarus depuratus.

Tartris potassae et sodae, v. Tart. natronatus.

Tartris potassae stibiata, v. Tartarus stibiatus.

9828) **Tasis**, *τασις* (*τεινω*, *ταω*, *ταζω*,

fut. ταξω, dehnen; тяну). | Die Dehnung. Растягиваніе.

Tatura, v. Datura.

Taurimania, v. Cachexia boum tuberculosa.

9829) Taurocolla, ταυροκολλα (v. Taurus et Colla). | 1) Der beste, kräftigste Thierleim (den man aus den Ohren, Füssen und Genitalien der Stiere bereitete). Наилучшій животный клей. 2) Thierleim überhaupt. Животный клей вообще.

Tauros, v. Perinaeum.

9830) Taurus, ταυρος (ταινω, τανω, τανυω; dehnen, breit machen; тяну). | 1) Der Stier. Быкъ, Волъ. 2) Bei Galen: Der untere Theil des männlichen Gliedes mit der Rhaphe bis zum After. У Галена: Нижняя часть мужескаго дѣтороднаго уда. Vid. Penis, Perinaeum et Rhaphe scroti.

9831) Taxa. | Die Taxe. Такса.

9832) Taxa laborum. | Taxe für die Zubereitung oder Verfertigung der Arzeneien. Такса за приготовленіе лекарствъ, Плата за труды (при составленіи лекарствъ по рецептамъ).

9833) Taxa medicamentorum. | Apothekertaxe. Аптекарская такса, Оцѣнка лекарствамъ.

9834) Taxa pro consilio medicinali. | Taxe für ein ärztliches Konsilium. Такса за лекарскій или медицинскій совѣтъ, за врачебное или лекарское совѣтованіе.

9835) Taxa pro itinere ad aegrotum. | Taxe für eine Visite ausser der Stadt. Такса за посѣщеніе больнаго за городомъ.

9836) Taxa pro praescriptione formulae. | Taxe für die Verschreibung eines Receptes, für eine ärztliche Vorschrift oder Verordnung. Такса за прописаніе рецепта.

9837) Taxa pro visitatione. | Taxe für eine (ärztliche) Visite. Такса за (лекарское) посѣщеніе больнаго.

9838) Taxa pro visitatione nocturna. | Taxe für eine (ärztliche) Nachtvisite. Такса за ночное посѣщеніе врача.

Taxidermia, v. Dermotaxis.

Taxiologia (v. Taxis et Logos) = Systematologia.

9839) Taxionomia (v. Taxis et Nomos). | Die Theorie der Anordnung, z. B. der Pflanzen. Теорія приведенія чего либо въ порядокъ, Таксіономія, Таксеономія, Порядкословіе, Разрядословіе.

9840) Taxis, ταξις, —εως, —ιος, —ios, —is (τασσω, fut. ταξω, in Ordnung stellen, ordnen, anordnen, befehlen u. s. w.; устроиваю, въ порядокъ привожу, опредѣляю). | Die Ordnung, Die Herstellung der Ordnung, Wiedereinrichtung, daher: Das Zurückbringen der vorgefallenen Theile in einem Bruche u. s. w. Устроеніе, Установленіе, а потому: Искуственное вложеніе частей вышедшихъ изъ своего положенія, напр. вложеніе килы (внутренности въ брюхо). Vid. Repositio.

Taxologia, v. Taxiologia.

Taxonomia, v. Taxionomia.

9841) Taxus, ταξος. | Der Taxus- od. Eibenbaum. Тисъ, Тиссъ, Тисовое дерево, Козацкій можжевельникъ.

9842) Taxus baccata. | Gemeiner Eiben- oder Taxusbaum, Ibenbaum. Тисъ обыкновенный, Тисъ ягодоносный.

Taxus vulgaris, v. Meles vulgaris.

Tea, v. Thea.

9843) Tecedon, τηκεδων, genit. —ονος (τηκω, schmelzen; плавлю, топлю, распускаю). | Die Schwindsucht, Auszehrung. Чахотка, Изнуреніе.

9844) Techne, τεχνη (τικτω, zeugen, gebären, раждаю, произвожу; τευχω, zeugen, bereiten, erzielen, erreichen; дѣлаю, приготовляю, устроиваю). | Die Kunst. Искуство.

9845) Technicismus (v. Technicus). | Das kunstgemässe Verfahren, Die kunstgemässe Einrichtung, z. B. eines chirurg., geburtshülfl., chem. od. dergl. Apparats. Искуственное устроеніе чего либо, напр. снаряда и проч.

9846) Technicus, τεχνικος (v. Techne). | Künstlich, Durch die Kunst bewirkt, Kunstgemäss u. s. w. Техническій, Искуственный.

9847) Technologia, ἡ τεχνολογια (v. Techne et Logos). | Die Kunst- und Gewerbelehre, Technologie. Технологія, Искуствословіе.

9848) Tecmarsis, τεκμαρσις (τεκμαιρω, fut. —αρω, ein Ziel [einen Wegweiser, einen Leuchtthurm u. s. w.] aufstellen, kündigen; τεκμαιρομαι, nach entfernten Kennzeichen urtheilen, sich richten; по знакамъ узнаю, угадываю, заключаю). | Das Schliessen und Erkennen aus Vermuthungen, Die Konjekturalerkenntniss. Заключеніе, Сужденіе по предположеніямъ, Предположеніе относительно распознаванія болѣзни и предсказанія оней.

9849) Tecmerion, τεκμηριον (τεκμαρ, τεκμωρ). | Das Zeichen am Ende der Bahn, Das Endziel, Das entfernte Zeichen, Ein Zeichen, aus welchem sich Vermuthungen schöpfen lassen. Мѣсто, Граница, Конецъ, Цѣль, Знакъ, Примѣта.

9850) Tecnoctonia, τεκνοκτονια (v. Tecnon et Ctonos). | Der Kindermord. Дѣтоубійство, Чадоубійство.

9851) Tecnogonia, τεκνογονια (v.

Tecnon et Gone). | Die Kinderzeugung. Рожденіе, Произведеніе дѣтей.

9852) Tecnon, τεκνον (τεκω, τικτω, v. Techne). | Das Erzeugte, Erzielte, Das Junge, Das Kind. Произведенное, Дитя.

9853) Tecnophagus, τεκνοφαγος (v. tecnon et φαγεω). | Kinderfressend, Seine Jungen fressend. Дѣтей ядущій.

9854) Tecnopoeia, ἡ τεκνοποϊια (v. tecnon et ποιεω, v. Poësis). | Das Kinderzeugen und Gebären. Произведеніе и рожденіе дѣтей.

Tecolithus = Lapis judaicus.

Tectaria calaguala, v. Aspidium coriaceum.

9855) Tecticus, τηκτικος (τηκω, v. Tecedon et Texis). | Schmelzend, Durch Auflösung zergehen machend u. s. w. Растопляющій, Распускающій, причиняемый изнурительнымъ потомъ и поносомъ; Colliquativus.

Teda, v. Taeda.

9856) Tegenera medicinalis. | Blasenziehende Spinne. Нарывный паукъ.

Tegmen nativum, v. Corium.

Tegmenta, v. Squamae.

Tegumen proprium carnis renum, v. Membrana interna renum.

Tegumenta, v. Integumenta et Palpebrae.

Tegumenta cerebri, v. Membranae cerebri.

Tegumenta communia, v. Integumenta.

Tegumentum, v. Integumentum.

Tegumentum auris, v. Membrana tympani.

Teinesmos, τεινεσμος, v. Tenesmus.

9857) Tela araneae s. aranearum. | Spinnengewebe. Паутина.

Tela araneosa, v. Arachne.

Tela cellularis, v. Tela cellulosa.

Tela cellularis nervorum, v. Vagina externa nervorum.

9858) Tela cellulosa s. cellularis, Textus cellularis s. cribrosus, Textus s. Contextus cellulosus, Contextus fibrosus s. mucosus, Substantia porosa, Membrana s. Tunica cellulosa, Corpus cribrosum Hippocratis. | Zellgewebe, Zellengewebe, Zellichtes Gewebe, Zellstoff, Zellichtes Organon oder Werkzeug, oder Wesen, Zellichter Körper, Fadengewebe, Fadiges Gewebe, Löcherichte Substanz, Schleimgewebe, Schleimiges Gewebe, Siebförmiger Körper des Hippokrates. Клѣтчатая плева или ткань, Клѣтчатое сплетеніе.

Tela cellulosa subcutanea, v. Membrana adiposa.

Tela emplastica, v. Sparadrapum.

Tela Gualteri, v. Sparadrapum.

Tela medullaris, v. Periosteum internum.

Tela mucosa, v. Tela cellulosa.

Telae arachnoideae similis (membrana), v. Membrana arachnoidea.

9859) Telamon, τελαμων, genit. —ωνος, —onis (ταλαω, unterstützen, in die Höhe heben; сношу, предпринимаю). | Eine Binde, besonders zur Unterstützung und zum Tragen, z. B. um den kranken Arm darin zu tragen; eigentl. Das Degengehenk, Der Gurt u. s. w. Подвязь, Подтяжка, Повязка, особливо: поддерживающая.

9860) Telangectasia, Telangiectasia (telos et angiectasia), Angiectasia, Anastomosis aneurysmatica. | Die Ausdehnung der Gefässenden. Растяженіе волосныхъ сосудовъ, Волосососудное растяженіе.

Telangiectasia, v. Telangectasia.

9861) Teleologia, τελεολογια, τελεωλογια (v. Telos et Logos). | Die Lehre von den Endzwecken in der Natur, Die Teleologie. Телеологія, Ученіе о цѣли природы.

9862) Telephium, τηλεφιον (τηλεφος, Telephus, angeblicher Sohn des Herkules, der an einem solchen Geschwüre gelitten haben soll; отъ имени Телефа, Геркулесова сына, страдавшаго подобною язвою), = Chironium Achilleum. | Ein bösartiges unheilbares Geschwür. Злокачественная язва. Vid. Ulcus carcinodes.

9863) Telescopium (τηλε, fern, in die Ferne; далеко, издали; et scope) s. Tubus opticus. | Ein Teleskop, Ein Fernrohr. Телескопъ, Зрительная трубка, Подзорная трубка.

9864) Telesphoresis, τελεσφορησις (v. Telesphorus). | Eigentl. das zu Ende tragen, daher: Die Vollendung, Das völlige Austragen (die volle Reife) einer Frucht oder Leibesfrucht. Приношеніе зрѣлыхъ плодовъ, Совершающаяся беременность.

9865) Telesphorus, τελεσφορος (v. telos et φερω, τελεσφορεω, zu Ende tragen, zur Reife bringen; до конца ношу (о беременныхъ). | 1) Zu Ende tragend, Vollendend, Zur Reife bringend. Въ цѣль, въ зрѣлость приводящій, Оканчивающій, Совершающій. 2) Reif ausgetragen. Зрѣлымъ совершившійся.

9866) Tellus, Terra, Globus terraqueus. | Erdorganismus, Erdplanet, Erde, Erdkörper, Erdkugel, Erdball, Gea, Göa. Земля.

Telologia, v. Teleologia.

9867) Telos, τελος, genit. τελεος (τελεω, τελλω, fut. τελῶ, zum Ziele, zum Ende bringen u. s. w.; совершаю, оканчиваю). | Das Ende, Das Ziel, Endziel, Der Endzweck, Die letzte Bestimmung, auch: Das Lebensende, Der Tod. Конецъ, Граница, Цѣль, Намѣреніе, Окончаніе, также: Окончаніе жизни, Смерть.

Telum, v. Penis.

9868) Temeritas. | Verwegenheit. Смѣлость, Отважность.

9869) Temetum. | Jeder schwere berauschende Wein. Всякое крѣпкое опьяняющіе вино.

9870) Temperamentum, Temperatio, Temperatura, Temperies, Crasis, Eucrasia. | Temperament. Темпераментъ, Сложеніе тѣла.

Temperamentum atrabilarium, v. Temperamentum melancholicum.

Temperamentum biliosum, v. Temperamentum cholericum.

9871) Temperamentum boeoticum. | Böotisches Temperament, Bauerntemperament, Bäurisches Temperament. Темпераментъ беотическій.

9872) Temperamentum cholericum, Temperies s. Constitutio, s. Complexio cholerica, Temperies biliosa, Temperamentum biliosum. | Cholerisches Temperament, Galliges od. Hitziges, od. Kühnes Temperament. Многожелчный, Холерическій темпераментъ.

9873) Temperamentum irritabile. | Das irritabile Temperament. Раздражительный, Раздражимый темпераментъ.

9874) Temperamentum melancholicum, Temperies s. Constitutio, s. Complexio melancholica, Temperamentum atrabilarium. | Melancholisches Temperament, Schwarzgalliges od. Kaltes, od. Unempfindliches Temperament. Меланхолическій, Черножелчный темпераментъ.

9875) Temperamentum musculare s. athleticum. | Athletisches Temperament. Мышечный или Атлетическій темпераментъ.

9876) Temperamentum nervosum. | Empfindliches Temperament. Чувствительный, Нервный темпераментъ.

9877) Temperamentum phlegmaticum, Temperies s. Constitutio, s. Complexio phlegmatica, Temperamentum pituitosum. | Phlegmatisches Temperament, Träges, Langsames Temperament. Многомокротный, Флегматическій, Мокротный темпераментъ.

Temperamentum pituitosum, v. Temperamentum phlegmaticum.

9878) Temperamentum sanguineum, Temperies s. Constitutio, s. Complexio sanguinea. | Sanguinisches Temperament, Sanguinische Komplexion, Jovialisches Temperament. Темпераментъ кровяный, Многоразличный, Сангвиническій темпераментъ.

9879) Temperans. | Mässigend, Enthaltsam. Умѣряющій. Прохлаждающій, Воздержный.

Temperantia, v. Abstinentia et Absorbentia.

Temperatio, v. Moderatio, Temperatura et Temperamentum.

9880) Temperatura, Temperatio. | Temperatur. Температура. Vid. Temperamentum.

9881) Temperatura aequalis. | Gleichmüssige Temperatur. Равномѣрная температура.

Temperies, v. Temperamentum et Moderatio.

Temperies biliosa, v. Temperamentum cholericum.

Temperies cholerica, v. Temperamentum cholericum.

Temperies melancholica, v. Temperamentum melancholicum.

Temperies phlegmatica, v. Temperamentum phlegmaticum.

Temperies sanguinea, v. Temperamentum sanguineum.

9882) Tempestas aequalis. | Beständiges Wetter. Постоянная погода.

9883) Tempestas bona, serena. | Gutes, Heiteres, Schönes Wetter. Хорошая ясная погода.

9884) Tempestas gravis, Coelum grave. | Ungesundes Wetter. Нездоровая погода.

9885) Tempestas quae variat. | Unbeständiges Wetter. Непостоянная погода.

9886) Tempestas tristis. | Uebles Wetter. Худая погода.

9887) Tempora, Timpora, Crotaphi, Regio temporalis. | Schläfe, Schläfen, Schlafgegend. Виски, Скивицы.

9888) Temporalis. | 1) Die Zeit betreffend, Zeitlich. Временный. 2) Temporal-, Die Schläfen betreffend. Височный.

9889) Tempus. | Die Zeit. Время.

Tempus genitale, v. Tempus partus.

Tempus intercalare, v. Intermissio.

9890) Tempus matutinum. | Der Morgen. Утро.

9891) Tempus s. Terminus partus, Tempus genitale. | Geburtszeit. Періодъ рожденія.

9892) Tempus vespertinum. | Der Abend, Die Abendzeit. Вечеръ, Вечернее время.

Tempus vitae, v. Duratio vitae.

Temulentia, v. Ebrietas.

9893) **Temulentus** (v. Temetum). | 1) Berauscht, Betrunken. Пьяный. 2) Berauschend, Schwindel machend. Опьяняющій, Хмѣльный. Vid. Ebrius.

9894) **Tenacitas.** | Zähigkeit, Festigkeit. Вязкость, Цѣпкость, Связность, Тягучесть. Vid. Lentitia.

9895) **Tenaculum.** | Tenakel, Haltbändchen, Halter. Полусвязка, Инструментъ, которымъ что держатъ. Vid. Acanthobolus et Forceps.

9896) **Tenaculum** arteriarum. | Arterienzange. Щипцы для сжатія или держанія артерій.

9897) **Tenaculum** palpebrarum. | Der Augenliederhalter. Щипцы для держанія вѣкъ.

9898) **Tenax.** | Klebrig, Zähe. Вязкій, Цѣпкій, Липкій.

9899) **Tendines**, Chordae, Nervi. | Flechsen, Fläсhsen, Sehnen, Flechsadern, Sennadern, Spannnerven, Haarwachs, Flechsige Theile der Muskeln. Сухія жилы.

Tendines diaphragmatis, v. Capita diaphragmatis.

Tendinum saltus, v. Saltus tendinum.

9900) **Tendo**, τενων, genit. Tendinis, τενοντος (τενω, τεινω, spannen; тяну, натягиваю). | Die Sehne, Das (gestreckte, gezogene) gespannte Band, Flechse, Spannader. Сухая жила, Тетива.

Tendo Achillis, v. Chorda Achillis.

Tendo latus diaphragmatis, v. Expansio aponeurotica diaphragmatis.

Tendo membranosus, v. Aponeurosis.

Tendo venosus cordis, v. Limbus ostii venosi ventriculorum cordis.

9901) **Tenebrae**, Caligo. | Finsterniss, Dunkelheit. Темнота.

9902) **Tenebrio** molitor. | Der Müller, Mehlwurmkäfer. Мучной хрущъ.

Tenebriones, v. Heterolytra.

9903) **Teneritas**, Teneritudo. | Zartheit, Zärtlichkeit, Feinheit. Нѣжность.

Teneritudo, v. Teneritas et Gracilitas.

9904) **Tenesmodes** (v. Tenesmus). | Stuhlzwangartig, Vom Stuhlzwang herrührend. Причиняемый жиленіемъ.

9905) **Tenesmus**, τεινεσμος (τεινω, dehnen, spannen; тяну, натягиваю). | Der Stuhlzwang, Afterzwang. Жиленіе, Жиленье, Пустой позывъ на низъ, Натуга.

Tenia, τενια, = Taenia.

9906) **Tenon**, τενων. | 1) = Tendo. 2) Jede besonders grosse Flechse od. ähnliche Theile, besond. die Nackenmuskeln. Всякая большая сухая жила и подоб. части, особ. шейныя мышицы.

9907) **Tenontagra**, ἡ τενονταγρα (v. Tenon et Agra). | Bei C. Aurel.: Gicht oder Rheumatisches Leiden grosser Muskeln und Flechsen, besond. der Nackenmuskeln. Ревматическая боль большихъ мышицъ и сухихъ жилъ.

9908) **Tensio**, Tensura, Intensio, Contentio, Syntasis. | Spannung, Dehnung. Растягиваніе, Вытягиваніе. Vid. Erectio.

Tensor auris internus, v. Tensor tympani.

Tensor communis digitorum secundi et tertii internodii, v. Extensor digitorum communis.

Tensor digiti minimi, v. Extensor digiti minimi.

Tensor digitorum, v. Extensor digitorum communis.

Tensor digitorum pedis, v. Extensor digitorum pedis.

Tensor fasciae latae, v. Tensor vaginae femoris.

Tensor membranae tympani, v. Tensor tympani.

Tensor pollicis pedis, v. Extensor longus pollicis pedis.

Tensor secundi et tertii internodii pollicis, v. Extensores pollicis.

9909) **Tensor** tympani, Tensor membranae tympani s. auris internus, Musculus internus mallei s. majoris processus mallei, s. internus auris, s. internus auris Eustachii, s. sphenoido-mallearis, s. salpingo-mallealis. | Tensor des Tympanums, Paukenfellspanner, Spanner des Paukenfells, Anspannmuskel des Trommelfells, Muskel des Eustach's, Innerer Muskel des Hammers, Inwendiger Spanner. Мышица натягивающая барабанъ.

9910) **Tensor** vaginae femoris s. fasciae latae, Musculus membranosus s. lati tendinis, s. aponeuroticus femoris, s. fasciae latae, s. fascialis femoris, s. iliofascialis, s. ilio-aponeurosi-femoralis. | Tensor der Muskelscheide des Oberschenkels, Spanner od. Spannmuskel der Schenkelbinde, Spanner der Scheide des Oberschenkels, Spannmuskel der Schenkelscheide, Muskel der breiten Schenkelbinde od. breiten Binde des Schenkels, Stachelmuskel des Schenkels, Schenkelbindenspanner od. Strecker. Мышица широкой повязки, Мышица бедреннаго влагалища.

Tensor veli palatini, v. Musculus circumflexus palati.

Tensura, v. Tensio.

Tenta, i. q. Mela, Turunda, Penicillus.

9911) **Tentacula.** | Fühlfäden. Щупальцы.

Tentacularia, v. Filaria hominis bronchialis.

Tentamen, v. Experimentum.

Tentamentum, v. Experimentum.

Tentatio, v. Experimentum.

Tentigo, v. Clitoris et Priapismus.

9912) **Tentorium.** | Zelt. Палатка.

9913) **Tentorium cerebelli**, Septum encephali, Intersepta horizontalia Pachioni, Processus transversus durae matris. | Tentorium des Cerebellums, Zelt des kleinen Gehirns, Hirnzelt, Gezelt des Gehirnleins, Querfortsatz der harten Hirnhaut, Zwerchfell oder Zwerchscheidewand des kleinen Gehirns. Мозжечковый наметъ.

Tentum, v. Penis.

9914) **Tenuis.** | Dünn, Dünnflüssig. Тонкій, Жидкій.

Tenuitas, v. Aquositas.

9915) **Tenuitas** aquosa, Praedominium aquae. | Die wässerige Verdünnung. Водяное разжиженіе.

9916) **Tenuitas** corporis. | Hagerkeit. Худощавость.

9917) **Tenuitas** humorum. | Die wässerige Beschaffenheit der Säfte. Тонкость, Разжижженіе соковъ. Vid. Cacochymia serosa.

Tenuitas putrida, v. Status putridus.

Tephritis, v. Musca putris.

9918) **Teras**, τερας, genit. —ατος, —αος. | Ein schauriges Wunder, Eine sehr auffallende Missgeburt. Знакъ, Чудо, Чудной уродъ.

Terebella, Terebra, = Trepanum.

9919) **Terebinthina**, τερεβινθινη od. τερμινθινη (v. Terebinthinosus). | Der Terbentin, Terpentin. Терпентинъ.

Terebinthina canadensis, v. Balsamum canadense.

9920) **Terebinthina** cocta s. Resina flava. | Gekochter Terpentin. Терпентинъ вареный.

9921) **Terebinthina** communis. | Gemeiner Terpentin. Терпентинъ, Скипидаръ густый.

9922) **Terebinthina** gallica. | Französischer Terpentin. Французскій терпентинъ.

9923) **Terebinthina** veneta s. laricina. | Venetianischer Terpentin. Терпентинъ венеціанскій.

9924) **Terebinthinosus**, τερεβινθωδης, τερμινθωδης. | Terbentin- od. Terpentinartig, Terbentinähnlich. Терпентиновидный.

9925) **Terebinthinus**, τερεβινθινος, τερμινθινος (v. Terebinthus). | Terpentinig, Aus Terpentin bestehend, denselben enthaltend. Терпентинный.

9926) **Terebinthus**, τερεβινθος, τερμινθος, auch τρεμιθος, τριμιθος. | Der Terpentinbaum. Терпентинъ (фисташка).

Terebra = Terebella, Teretrum, Trepanum.

9927) **Terebra** pro perforatione ossium, Instrumentum s. Machina terebrandis ossibus inserviens. | Knochenbohrer, Knochenbohrmaschine. Буравчикъ, Трефина, служащій къ сверленію костей.

Terebratio, v. Trepanatio.

9928) **Teredo**, τηρεδων, genit. —ονος, —inis (τερεω, anbohren, durchbohren u. s. w.; сверлю, просверливаю). | 1) Der Holzwurm, Schiffswurm. Корабельный древоточецъ или червь. 2) Der Beinfrass. Костоѣда, Червоточина (Bot.). Vid. Caries et Spina ventosa.

9929) **Teres.** | Rund, Walzenförmig. Круглый, Круглопродолговатый, Валковидный.

9930) **Teresis**, ἡ τηρησις (τηρεω, fut. —ησω, bewachen, bewahren; узнаю, наблюдаю, стерегу, сохраняю). | Die genaue, aufmerksame Beobachtung, Bewachung. Точное наблюденіе, Сохраненіе.

9931) **Teretrium**, τερητριον (v. Teretrum). | Ein kleiner Trepan, Die Trephine. Вѣнчикъ трепана, Трефейна.

Teretrum, τερητρον (τερεω, bohren; сверлю, просверливаю), = Trepanum.

Tergum, v. Dorsum et Spina dorsi.

Tergus, v. Corium.

9932) **Termes** fatalis. | Der Zerstörer, Die gemeine weisse Ameise. Обыкновенный бѣлый муравей.

9933) **Terminalia.** | Katappenbaum. Кончатка.

9934) **Terminalia** bellirica. | Bellirischer Mirobalanen- od. Katappenbaum. Терминалія тапи или ракагутная.

9935) **Terminalia** benzoin, Croton benzoin. | Benzoë-Katappenbaum. Терминалія росно-ладонная.

9936) **Terminalia** chebula. | Grosser Katappen- oder Mirobalanenbaum. Терминалія хебула.

9937) **Terminalis.** | Endständig, Gipfelständig. Конечный, Макушечный, Верхушечный.

Terminatio morbi, v. Finis morbi.

9938) **Terminologia.** | Terminologie, Die Lehre von den Kunstausdrücken. Терминологія (Словопознаніе), Наука о техническихъ выраженіяхъ.

9939) **Terminthus**, τερμινθος, τερεβινθος (v. Terebinthus). | 1) = Terebinthus. 2) Die Hundsblatter, Erbsenblatter,

Schäl- oder Braune Blatter, Schälblase. Багровая оспа, Песья оспа.

9940) Terminus. | Gränze, Ziel, Schranken, Ende. Цѣль, Межа, Предѣлъ, Конецъ.

Terminus partus, v. Tempus partus.

Terminus superior arteriae asperae, v. Larynx.

9941) Terminus technicus. | Kunstwort. Техническое слово.

9942) Terminus vitae. | Lebensziel. Цѣль жизни.

9943) Ternatus. | Dreizählig, Gedreiet. Тройчатый.

9944) Ternus. | Je drei, Dreifach. Тройный.

Terra, v. Tellus.

Terra aluminosa, v. Alumina.

Terra amara, v. Magnesia.

9945) Terra animalis. | Animalische Erde, Thierische Erde. Животная земля.

Terra argillacea s. argillosa, v. Alumina.

Terra barytica, v. Baryta muriatica.

9946) Terra calcarea. | Kalkerde. Известковая земля.

Terra calcarea mitis s. vulgaris, v. Calcarea carbonica.

Terra damnata, i. q. Caput mortuum.

Terra foliata tartari, v. Kali aceticum.

Terra foliata tartari crystallisabilis, v. Natrum aceticum.

Terra japonica, v. Catechu.

9947) Terra lemnia, Sphragit, Bol. | Lemnische Erde. Глина Лемская.

Terra merita, i. q. Curcuma.

Terra mortua, i. q. Caput mortuum.

Terra muriatica, v. Magnesia.

9948) Terra ossium, Materia ossea. | Knochenerde, Knochenstoff, Knochenmaterie. Земля костей, Костяное вещество.

Terra ponderosa, v. Baryta.

Terra ponderosa aërata, v. Baryta carbonica.

Terra ponderosa salita, v. Baryta muriatica.

Terra sigillata, v. Bolus.

9949) Terra sigillata alba. | Weisse Siegelerde. Глина бѣлая печатная.

9950) Terra sigillata rubra. | Rothe Siegelerde. Глина красная печатная.

9951) Terra sigillata strigoniensis. | Schlesische Siegelerde. Глина силезская печатная.

9952) Terra silicea. | Kieselerde. Кремнистая земля.

9953) Terra strontianea. | Stronzianerde. Стронціянная земля.

Terra talkosa, v. Magnesia.

9954) Terra tripolitana. | Trippelerde. Глина трипольская.

9955) Terra urinae. | Harnerde, Erde im Urin. Земля въ мочѣ.

9956) Terra viridis. | Grünerde, Veroneser Erde, Berggrün. Зеленая земля.

9957) Terrae alcalinae s. absorbentes. | Alkalische, Absorbirende Erden. Щелочныя, Алкалическія, Кислопріемныя земли.

9958) Terrae motus s. tremor. | Erdbeben. Землетрясеніе.

Terrae tremor, v. Terrae motus.

9959) Terrea. | Erdige Mittel. Землянистыя средства.

9960) Terrenus. | Aus Erde bestehend, Irden, Die Erde betreffend. Земляный, Земный, Земнородный.

9961) Terrester, Terrestris. | Auf dem Lande, Auf der Erde befindlich. Земный.

9962) Terreus. | Erdig. Землистый.

9963) Terricolae. | Erdbewohner. Обитатели земли.

Tertiana continua, i. q. Hemitritaeus.

Tertiana febris intermittens, v. Febris intermittens tertiana.

Tertianaria, v. Scutelaria galericulata.

9964) Tertianus. | Dreitägig. Тридневный.

9965) Tessellae, Quadrae, Quadrulae. | Täfelchen. Четыреугольныя дощечки.

9966) Tessellatus. | Würfelig. Шахматный, Истуччатой, Рябой.

9967) Testa. | Schale. Скорлупа.

9968) Testacea. | Konchylien. Скорлуповатыя.

9969) Testaceus. | Schalig, Mit einer Schale überzogen. Скорлуповатый, Скорлупный.

9970) Testae cochlearum ustae. | Gebrannte Schneckenhäuser. Раковина пережженная.

9971) Testae concharum citratae. | Gesäuerte Muschelschalen. Раковины кислолимонныя.

9972) Testae ostrearum praeparatae. | Bereitete, Präparirte Austerschalen. Раковины устричныя тертыя.

9973) Testae ovorum s. Alcali de Roncu. | Eierschalen. Яичная скорлупа.

9974) Testae ovorum calcinatae, Carbo testarum ovorum. | Kalcinirte Eierschalen. Скорлупа яичная жженная.

9975) Testae ovorum praeparatae. | Bereitete, Präparirte Eierschalen. Скорлупа яичная тертая.

Testae praeparatae ostrearum, v. Testae ostrearum praeparatae.

9976) **Testes** cerebri s. Testiculi, s. Gemelli, s. Didymi, s. Didymia, s. Eminentiae inferiores cerebri. | Hintere Erhabenheiten oder Hoden des Gehirns, Gehirnhoden, Hirnhödlein. Ядрышки или Задніе бугорки мозга, Мозговыя яички или Яичныя ядра. Vid. Testiculi.

Testes foeminei, v. Ovaria.

Testes muliebres, v. Ovaria.

Testes viriles, v. Testiculi.

Testicondus, v. Cryptorchis.

9977) **Testiculatus.** | Hodenförmig. Ядришный, Шулятовидный.

9978) **Testiculi**, Testes, Colei, Gemelli, Gemini, Didymi, Orchides, Poma amoris, Mala brachica s. braccica, Globuli naturales s. viriles, Fabae, Vasa. | Hoden, Geilen, Gäilen, Geylen, Geburtsgeilen oder Geylen, Testikeln. Шулята, Ядра, Яица, Яички, Муды.

Testiculi cerebri, v. Processus mammillares cerebri.

Testiculi foeminei, v. Ovaria.

Testiculi muliebres, v. Ovaria.

Testiculorum descensus scrotinus vel retractio, v. Parochidium.

9979) **Testiculus**, Testis, Didymus stricte sic dictus. | (Eigenthüml.) Hode, Geile. Яичка (собственно называющая), Тестикулъ.

Testiculus accessorius, v. Epididymis.

Testiculus inflammatus, v. Orcheocele acuta.

Testiculus scirrhosus, v. Orcheocele scirrhosa.

Testiculus tumidus, v. Orcheocele testicularis.

9980) **Testiculus** venereus, Hernia veneris, Gonorrhoea in scrotum delapsa, Algedo, Inflammatio testiculi venerea, Hernia humoralis. | Entzündliche venerische Hodengeschwulst, Venerische Entzündung der Hoden, Venushode, Sandballen, Venusballen, Venerische Hodenentzündung. Венерическая, Любострастная воспалительная опухоль яичекъ, Венерическое воспаленіе яичекъ.

Testis minor, v. Prostata.

Testis stricte sic dictus, v. Testiculus stricte sic dictus.

Testudinatio cranii, v. Camarosis.

Testudines, v. Talpae.

9981) **Testudo.** | Schildkröte. Черепаха. Vid. Talpa.

Testudo cerebri, v. Fornix cerebri.

Testudo imbricata, v. Chelonia imbricata.

Testudo lutaria, v. Testudo orbicularis.

Testudo midas, v. Chelonia midas.

9982) **Testudo** orbicularis, Emys europaea, Testudo lutaria. | Die europäische Flussschildkröte. Круглая черепаха.

Testudo scapulae, v. Dorsum scapulae.

9983) **Tetanicus**, τετανικος (v. Tetanus). | Am Tetanus leidend, dadurch verursacht u. s w. Причиняемый столбнякомъ.

9984) **Tetanium** (v. Tetanus) = Strichninum (weil dieses Tetanus mache; потому что сіе лекарство причиняетъ столбнякъ).

9985) **Tetanodes**, τετανοειδης, τετανωδης (tetanus et ειδος). | Dem Tetanus ähnlich. Подобный столбняку.

9986) **Tetanus**, τετανος, Tetanos, Rigor nervorum, Distensio, Extensio. | Der Tetanus, Starrkrampf, Todtenkrampf, Die Todtenstarre, Steifsucht, Bei Einigen auch: Jeder (tonische, nur nicht klonische) Krampf. Столбнякъ, Оцѣпенѣніе.

9987) **Tetanus**, a, um, τετανος (τεινω, dehnen, spannen u. s. w.; тяну, натягиваю). | Gespannt, Gestreckt, Gedehnt u. s. w. Натянутый, Растянутый, Вытянутый.

Tetanus anticus, v. Emprosthotonus.

Tetanus collaris, v. Obstipitas spasmodica.

Tetanus dorsalis, v. Tetanus posticus.

Tetanus lateralis, v. Pleurothotonus.

Tetanus maxillae inferioris, v. Trismus.

9988) **Tetanus** oculi. | Augenkrampf. Судорожная неподвижность глазъ.

9989) **Tetanus** partialis. | Partieller Starrkrampf. Частный, Мѣстный столбнякъ.

Tetanus posterganeus, v. Tetanus posticus.

9990) **Tetanus** posticus, dorsalis, posterganeus, Opisthotonus. | Der Starrkrampf nach hinten. Искривленіе тѣла (столбнякъ) къ зади.

9991) **Tetanus** universalis, Rigor nervorum. | Der Todtenkrampf, Allgemeiner Starrkrampf, Die Todtenstarre. Всеобщій столбнякъ, Всеобщее оцѣпенѣніе.

9992) **Tetanus** universalis equorum, Elaphia. | Starrsucht, Starrkrampf, Hirschenkrankheit, Maulsperre, Todtenkrampf, Klemme. Столбнякъ, Оцѣпенѣніе (у лошадей).

9993) **Tetartaea** (febris) s. Tetartaeus, τεταρταιος, scil. πυρετος (τεταρτος, der Vierte, четвертій; τεταρταιος, am vierten Tage erfolgend; послѣдующій въ четвертый день). | Das viertägige Fieber, Die Quartana. Четырехдневная перемежающаяся лихорадка.

Tetartophia, v. Tetartophyia.

Tetartophya, v. Tetartophyia.

9994) **Tetartophyia** (febris), *τεταρτοφυια* (*φυω*, v. Physis, et *τεταρτος*, v. Tetra). | Ein Fieber mit Exacerbationen an jedem vierten Tage. Родъ послабляющихъ лихорадокъ, коихъ ожесточенія послѣдуютъ въ каждый четвертый день.

9995) **Teter**, Taeter. | Garstig, Hässlich, Abscheulich. Мрачный, Мерзскій, Угрюмый.

9996) **Tetra**, *τετρα*. | In Verbindungen: Vier. Въ сложныхъ словахъ: Четыре.

9997) **Tetracera** volubilis. | Windender Kaspelstrauch. Четырерожникъ вьющійся.

Tetractys, *ἡ τετρακτυς*, genit. *υος*, = Tetras.

9998) **Tetradon** electricus. | Elektrischer Stachelbauch. Електрическій четырезубецъ.

9999) **Tetradactylus**, *τετραδακτυλος*; (v. Tetra et Dactylus). | Vierfingerig. Четыреперстный.

10000) **Tetradynamia** (v. Tetra et Dynamis). | Die Tetradynamie, Linnée's 15. Pflanzenklasse (für die Pflanzen mit 4 längern und 2 kürzern Staubfäden), Viermächtige. Четыремочіе (пятнадцатый Линнеевъ классъ растеній, съ видимыми и обоеполыми цвѣтами, съ шестью тычинками, изъ коихъ четыре длиннѣе и двѣ короче).

10001) **Tetradynamicus** (v. Tetradynamia). | Zur Tetradynamie gehörig. Четыремочный.

Tetradynamius id.

Tetraedron, v. Tetraedrum.

10002) **Tetraedrum** (v. Tetra et Hedra). | Das Tetraeder, Die vierseitige Pyramide. Четырегранникъ, Четырестороннная пирамида.

Tetragonia, v. Evonymus europaeus.

10003) **Tetragonum** (v. Tetragonus). | Ein Viereck, Tetragon (Quadrat). Четыреугольникъ; Quadrangulum.

10004) **Tetragonus**, *τετραγωνος* (v. Tetra et Gonos). | Viereckig, Vierseitig. Четыреугольный, Четырестороній.

10005) **Tetragynia** (v. Tetra et Gyne). | Die Tetragynie, Vierweibige (eine Unterabtheilung für die Pflanzen mit 4 Staubfäden). Четыреженство, Четыреженіе (порядокъ множайшихъ Линнеевыхъ классовъ растѣній, имѣющихъ четыре пестика).

10006) **Tetragynicus** (v. Tetragynia). | Zur Tetragynie gehörig, Vierweibig, Tetragynisch. Четыреженный.

Tetragynus id.

10007) **Tetrandria** (v. Tetra et Andria). | Die Tetrandria, Viermännige (Lin. 4. Kl. für Pfl. mit 4 Staubfäden). Четыремужіе (Четвертый Линнеевъ классъ растѣній, имѣющихъ четыре тычинки).

10008) **Tetrandricus** (v. Tetrandria). | Tetrandrisch, Viermännig, Zur Tetrandrie gehörig. Четыремужный.

Tetrandrus id.

10009) **Tetranthera** trinervia, Laurus myrrha, Listea myrrha. | Myrthenlorbeer. Лавръ мирровый.

10010) **Tetrao**, *τετραων*, genit. —*ωνος*. | Der Auerhahn. Тетеревъ.

Tetrao coturnix, v. Perdix coturnix.

Tetrao perdix, v. Perdix cinerea.

10011) **Tetrao** urogallus. | Der Auerhahn. Глухой тетеревъ, Глухарь.

10012) **Tetrapetalus** (v. Tetra et Petalum). | Mit vier Blumenblättern. Четырелепестный.

10012) **Tetrapharmacon**, Tetrapharmacum (v. Tetra et Pharmacum) (scil. unguentum) = Unguentum basilicum; wegen der 4 Ingredientien, aus welchen man diese Salbe bereitete. Отъ четырехъ Ингредіенцій, изъ которыхъ сія мазь приготовлялась.

10014) **Tetraphyllus** (v. Tetra et Phyllon). | Mit vier Kelchblättern. Четырелистный.

10015) **Tetrapodologia** (v. Tetrapodus et Logos). | Die Lehre von den Quadrupeden. Ученіе о четыреногихъ животныхъ.

10016) **Tetrapodus**, *τετραποδος* (v. tetra et *πους*, v. Pes). | Vierfüssig. Четыреногій, Четвероножный.

10017) **Tetrapterus**, *τετραπτερος* (v. Tetra et Pteryx). | Vierflügeligt. Четырокрылый.

10018) **Tetrapyrenus** (v. Tetra et Pyren). | Mit vier Beerenkernen. Четыреядерный, Четыреорѣшный.

10019) **Tetras**, *τετρας*, genit. —*αδος* (v. Tetra). | Die Vierzahl. Четыре, Число 4.

10020) **Tetraspermus** (v. Tetra et Sperma). | Mit vier Samen (körnern). Четыресѣменный.

10021) **Tetrix**, *τετριξ*. | Das Birkhuhn. Тетеревъ косачь. Vid. Tetrao.

Tetroros, v. Talus.

10022) **Teucrium**. | Gamander. Паклунъ.

10023) **Teucrium** botrys. | Traubengamander. Чай мексиканскій.

10024) **Teucrium** capitatum. | Kopfgamander, Englischer Bergpoley. Паклунъ головчатый.

10025) **Teucrium** chamaedrys. | Edler Gamander, Bathengelgamander, Gamanderlein. Дубровка или Очанка, Рострогъ.

10026) **Teucrium** chamaepitys. |

Schlagkraut, Feldcypresse, Ackergünsel. Дубровка трилистная, Кадило, Паклунъ, Параличная трава, Ива трава, Ивка травка, Повѣтренное зелье. Vid. Ajuga chamaepitys.

10027) Teucrium creticum. | Kretischer Gamander, Kretischer Poley. Паклунъ критскій.

10028) Teucrium flavum. | Gelber Gamander. Паклунъ желтый.

10029) Teucrium fruticans. | Strauchartiger Gamander. Паклунъ кустарниковый.

10030) Teucrium marum, Marum verum. | Katzengamander, Amberkraut, Mastixkraut. Маіоранъ или Майранъ-кошечій, Кошечья трава.

10031) Teucrium montanum. | Berggamander, Bergpoley. Паклунъ горный.

10032) Teucrium polium. | Poleygamander, Französischer Bergpoley. Дубровка бѣлая.

10033) Teucrium scordium. | Knoblauchsgamander, Lachen-Knoblauch. Маіоранъ или Майранъ лошадиный или конскій, Конскій чеснокъ.

10034) Texis, τεξις, genit. —εως, —ιος, —ios, —is (τικτω, fut. τεξω, gebären; раждаю). | Das Gebären. Рожденіе.

10035) Texis, τηξις, genit. —εως, —ιος, —ios, —is (τηκω, fut. τηξω, schmelzen, zergehen machen od. vergehen u. s. w.; плавлю, топлю, распускаю). | Das Schmelzen, Zerschmelzen, Die Zehrung, Auszehrung. Разстопленіе, Истощеніе, Изнуреніе.

Textum interlobulare, v. Ligamenta interlobularia pulmonum.

10036) Textura, Textus, Contextura, Contextus. | Gewebe, Textur, Gefüge, Bau. Тканье, Ткань. Vid. Plexus.

10037) Textura cordis. | Textur oder Gewebe des Herzens. Ткань сердца.

10038) Textura corporis. | Gefüge des Körpers. Устроеніе тѣла.

Textura interlobularis pulmonum, v. Ligamenta interlobularia pulmonum.

10039) Textura organica. | Organische Textur. Устроеніе органическое.

10040) Textura ossium. | Knochentextur. Устроеніе костей.

Textus, v. Textura.

Textus albens, v. Corpus Highmori.

Textus cavernosus clitoridis, v. Corpora cavernosa clitoridis.

Textus cavernosus urethrae virilis, v. Corpus cavernosum urethrae virilis.

Textus cellulosus, v. Tela cellulosa.

Textus cribrosus, v. Tela cellulosa.

Textus filamentosus, v. Sacci mucosi.

Textus nervorum, v. Plexus nervorum.

10041) Textus papillaris s. Corpus papillare cutis. | Papillar- od. Warzengewebe der Haut. Сосочковая, Сосочковидная ткань кожи.

Textus spongiosus clitoridis, v. Corpora cavernosa clitoridis.

Textus spongiosus urethrae virilis, v. Corpus cavernosum urethrae virilis.

10042) Th, Θ, ϑ, bedeutet in Hippokrates Beobachtungen: Tod, Gestorben; ϑανατος (v. Thanatos); ὑγ hingegen, od. ὑ: Gesund, Genesen; ὑγιης (v. Hygies, Hygiene etc.). Θ, ϑ, значитъ у Гипокр. ϑανατος (v. Thanatos): Смерть, Умершій; а υγ, υγιης (v. Hygies): Здравый, Выздоровѣвшій.

Thaenia, v. Taenia.

Thalami nervi optici, v. Thalami optici.

Thalami nervorum opticorum, v. Thalami optici.

10043) Thalami optici s. nervorum opticorum, s. Nervi optici, Colliculi nervorum opticorum, Eminentiae magnae cerebri, Principia medullae spinalis, Crura s. Capita medullae oblongatae, Corpora striata posteriora superiora, Ganglia cerebri postica. | Sehnervenhügel oder Kammern, od. Wurzeln, Sehehügel, Sehhügel, Hügel oder Wurzeln, oder Lagerstätte der Gesichtsnerven, Bette oder Schichten der Sehnerven, Füsse des verlängerten Marks, Hintere Hirnganglien, Hintere und obere gestreifte Körper. Зрительные бугорки или чертоги, или Хранилища зрительныхъ нервовъ.

10044) Thalamium. | Das Gehäuse (Bot.) Чертожецъ.

10045) Thalamus, ϑαλαμος (ϑαλεω, ϑαλλω, wachsen, grünen, blühen machen, befruchtend wärmen; зеленѣю, цвѣту, зеленю, возращаю). | Eine verborgene, ruhige, auch warme Lagerstelle; daher: 1) Bei Galen: Thalami nervorum opticorum. | Die (tief gesichert liegenden) Sehnervenlagerstellen. Чертогъ зрительнаго нерва. 2) Das Fruchtlager in Blumen. Сѣменница (Bot.), Плодовое ложе. Vid. Thalami optici.

Thalamus regalis, v. Pericardion.

10046) Thalictrum flavum. | Gelbe Wiesenraute, Unächter Rhabarber, Heilblatt. Золотуха желтая, или Заплиса, Луговая рута, Золотень, Живительная трава, Матріонка, Василисникъ желтый.

10047) Thallus, ὁ ϑαλλος (ϑαλλω, v. Thalamus). | 1) Der grünende od. blühende Zweig. Цвѣтущая, Зеленѣющая отрасль. 2) Das blattartige, gelappte oder strauchartige Laub der Lichenen, Flechtwerk. Листвикъ.

10048) **Thalpsis**, *θαλψις* (v. Thalpus).| Das Feucht- und Warmhalten, Das Fomentiren. Согрѣваніе, а потому, прикладываніе теплыхъ примочекъ.

10049) **Thalpus**, *θαλπος* (*θαλπω*, *θαλπεω*, fut. *θαλψω*, *θαλπησω*; wärmen, fomentiren, zum Wachsen und Blühen bringen; грѣю). | Die feuchte, befruchtende Wärme. Теплота.

Thamarindus, v. Tamarindus.

10050) **Thanatologia** (v. Thanatos et Logos). | Die Lehre vom Tode, von den Todesarten, auch von der Kunst, ruhig zu sterben. Наука о смерти, о родахъ смерти, также о томъ, какъ умирать тихою, покойною смертью.

10051) **Thanatologus** (v. Thanatologia). | Die Thanatologie betreffend, sich damit beschäftigend u. s. w. Относящійся къ Thanatologia.

10052) **Thanatodes** (v. Thanatos).| Tödtlich. Смертельный.

10053) **Thanatos**, *θανατος* (*θανω*, *θαινω*, *θανεω*, *θαναω*, *θνησκω*; sterben; умираю). | Der Tod. Смерть. Vid. Mors.

10054) **Thapsia** foetida. † Stinkende Thapsie, Wilder Turbith. Тапсія, Θапсія вонючая.

Tharsi, v. Tarsi.

Thauma, v. Miraculum.

10055) **Thea**. | Theestrauch. Чай.

Thea bohea, v. Thea chinensis.

10056) **Thea** chinensis, viridis, bohea.| Chinesischer, Grüner (Schwarzer) Theestrauch. Китайскій зеленый чай.

10057) **Thea** nigra. | Schwarzer Thee. Черный чай.

Thea viridis, v. Thea chinensis.

10058) **Theatrum**, *θεατρον* (*θεαω*, *θεαομαι*; schauen, aufmerksam und mit Interesse sehen; зрю, созерцаю съ вниманіемъ и удивленіемъ). | Der Schauplatz, Das Theater. Зрѣлище, Театръ.

10059) **Theatrum** anatomicum. | Anatomisches Theater, Zergliederungssaal. Анатомическій театръ.

10060) **Theca**, *θηκη* (*θεω*, *τιθημι*; (weg)setzen, stellen, verwahren u. s w.; сажаю, ставлю, кладу). | Ein Behältniss zum Aufbewahren (für den nächsten Gebrauch), Eine Büchse, Arzneibüchse, Ein Instrumentenkasten für Wundärzte, Geburtshelfer; jetzt auch: Die sogenannte Büchse der Laubmoose, Schlauchartige Kapsel. Мѣсто для поклажи, Коробка, Сундукъ, Сумочка, Покладъ, Бурачекъ, Пыльникъ тайнобрачныхъ растѣній.

Theca cordis, v. Pericardion.

Thecae ligamentosae, v. Sacci mucosi.

Thee, v. Thea.

Theion, *θειον*, v. Thion.

10061) **Thelasis**, Thelasmus, *θηλασμος* (*θηλαζω*, fut. —*ασω*, säugen; *θηλαζομαι*, saugen, грудью кормлю, сосу). | 1) Das Säugen. Кормленіе грудью. 2) Das Saugen (an der Mutterbrust). Сосаніе груди.

10062) **Thelastria**, *θηλαστρια*, *θηλαμων* etc. (*θηλαζω*, v. Thelasmus). | Die Säugende, Die stillende Mutter, Die Amme. Кормилица..

10063) **Thele**, *θηλη* (*θαω*, *θασσω*, *θωσσω*, fut. *θησω*, *θασω*, *θωξω*; melken; сосать, доить). | 1) Die weibliche Brust, Mutterbrust. Грудь, Титька. 2) Die Brustwarze, Zitze. Грудной сосокъ.

Thelema, v. Voluntas.

10064) **Theleticus** (v. Thele). | Von den Brustwarzen herrührend. Происходящій отъ грудныхъ сосковъ.

Theligonia, i. q. Nymphomania.

10065) **Thelitis** (v. Thele). | Die Entzündung der Brustwarzen. Воспаленіе грудныхъ сосковъ.

Thelogonia (thelys et gone) = Nymphomania.

10066) **Theloncus** (v. Thele et Oncus).| Die (gesunde od. krankhafte) Anschwellung der weiblichen Brust. Опуханіе женской груди.

Thelonicus = Theleticus.

10067) **Thelycus**, *θηλυκος* (v. Thelys). | Weiblich, Weiblichen Geschlechts, Weibisch. Женскій, Женоподобный, Слабый.

10068) **Thelygonia**, *θηλυγονια* (v. Thelys et Gonos). | 1) Die weibliche Zeugung, Der weibliche Antheil am Akte der Zeugung. Женское плодотвореніе. 2) = Nymphomania.

10069) **Thelys**, *θηλυς* (*θαω*, *θαλλω*, v. Thele, Thalamus etc.). | Weiblich, Fruchtbar, Schön blühend. Плодородный, Женскій.

10070) **Thema**, *θεμα*, genit. —*ατος*, —atis (*θεω*, *τιθημι*; setzen, aufstellen, niederlegen; сажаю, ставлю, кладу).| Das Thema, Der Satz, Die aufgestellte Meinung, Der aufgegebene Inhalt einer Abhandlung. Предложеніе, Мнѣніе, Тема, Задача.

10071) **Thenar**, *θεναρ*, genit. —*αρος*, —aris (*θενω*, *θεινω*; schlagen; бью, рублю). | 1) Die flache Hand, womit man schlägt. Ладонь. 2) Der Thenar, Klopfer, Daumenklopfer, Bezeichnung von Winslow für einige kleine Muskeln der Hand und des Fusses, welche von ihm als Ein Muskel betrachtet werden. Большаго перста ручнаго и ножнаго отводящая и отвлекающая мышица. Thenar pollicis manus et pedis.

10072) Theobroma cacao, Cacao sativa. | Gemeiner, wahrer Kakao, Chokolatenbaum. Шеколадникъ, Шеколадовое дерево, Шоколадъ, Шоколадникъ, Какао, Мадагарскій хлѣбъ.

Theobroma guazuma, v. Bubroma guazuma.

10073) Theocrasia (v. Theos et Crasis). | Innige Vereinigung mit Gott. Θеокразія (высшая степень магіи, состоявшая въ связи съ источникомъ свѣта, съ Богомъ).

10074) Theologia, θεολογια (v. Theos et Logos). | 1) Die Lehre von Gott. Ученіе о Богѣ. 2) Die Gottesgelahrtheit, Theologie. Θеологія, Богословіе.

10075) Theologia naturalis s. rationalis. | Natürliche Theologie oder Gottesgelahrtheit. Богословіе естественное.

Theologia rationalis, v. Theologia naturalis.

10076) Theologia revelata. | Geoffenbarte Theologie. Богословіе откровенное.

10077) Theomania, θεομανια (v. Theos et Mania). | Der religiöse Wahnsinn, Bei den Alten: Eine durch eine Gottheit erregte oder wegen derselben entstandene Wuth. Религіозная меланхолія.

Theomantia, v. Praedictio.

10078) Theoplegia, Theoplexia (theos et πλησσω, v. Apoplexia) — Apoplexia, besonders Eine sehr schnell tödtliche Apoplexie, gleichsam als habe Gott den Menschen erschlagen. Апоплексія, особливо: Скоро умерщвляющая. Vid. Apoplexia vera.

10079) Theorema, θεωρημα, genit. —ατος, —atis (v. Theoreticus). | Ein durch wissenschaftliche Spekulation gebildeter Grundsatz. Теорема, Предложеніе умозрительной истины.

10080) Theoreticus, θεωρητικος, θεωρικος (θεωρεω, betrachten, sich eine Theorie bilden u. s. w.; созерцаю). | Theoretisch, Auf wissenschaftliche Ansicht (auf Meinungen) gegründet, Spekulativ. Теоретическій, Умозрительный, Созерцательный.

10081) Theoria, θεωρια (θεωμαι, θεαομαι, θεωρεω; anschauen, von einem höhern Standpunkt aus betrachten; созерцаю). | Die Theorie, Die wissenschaftliche Ansicht, besond. in sofern sie als Grundlage eines bestimmten Handelns angenommen wird. Теорія, Умозрѣніе.

10082) Theoria s. Doctrina Brunonis s. Brunoniana, s. Braunoniana. | Die Brownsche Lehre oder Theorie. Теорія Браунова или Ученіе Брауна, Брауніанизмъ.

10083) Theoria s. Doctrina Broussais s. Broussaiiana. | Die Broussai'sche Theorie oder Lehre, Die Lehre des Broussais. Теорія или Ученіе Бруссе.

10084) Theoria epigeneseos. | Die Epigenesistheorie. Теорія перерожденія. Vid. Epigenesis.

10085) Theoria evolutionis. | Die Evolutionstheorie. Теорія развитія или о развитіи, или разверзаніи плода. Vid. Systema evolutionis.

10086) Theoria s. Doctrina Hahnemanni s. Hahnemanniana. | Die Hahnemann'sche oder Hahnemann's Lehre oder Theorie, Die Homöopathie. Теорія или Ученіе Ганеманна, Гомеопатія.

10087) Theoria incitationis. | Erregungstheorie. Теорія возбужденія или возбуждаемости.

10088) Theoria s. Doctrina Rasori s. Rasoriana. | Die Rasorische Theorie oder Lehre, Die Lehre des Contrastimulus. Теорія или Ученіе Разори или о противораздраженіи.

Theoria syngenesios, v. Systema evolutionis.

Theoricus, θεωρικος, = Theoreticus.

10089) Theos, Θεος, Θεῦς, Δευς, Δις. | Gott. Богъ.

10090) Theosophia, θεοσοφια (v. Theosophus), Philosophia contemplativa. | Die göttliche Wissenschaft, Die Wissenschaft göttlicher Dinge, Die Weisheit in Gott, Die Theosophie, Kontemplative Philosophie. Θеозофія, Богомудріе.

10091) Theosophus, θεοσοφος (v. Theos et Sophus). | Theosoph, Ein Weiser in göttlichen Dingen, Wer den Grund alles Wissens in Gott setzt. Теозофъ, Богомудръ.

10092) Ther, θηρ, genit. θηρος (v. Therion). | Das Thier, Das wilde Thier. Звѣрь.

Therapeia, θεραπεια, v. Therapia.

Therapeusia, θεραπευσια, = Therapeutica et Therapia.

10093) Therapeuta, θεραπευτης, θεραπευτηρ (v. Therapeuticus). | Der ausübende Arzt, Therapeut, eigentl. Der Diener, Pfleger, Verpfleger. Слуга, Врачь, Попечитель.

10094) Therapeutica s. Therapeutice [ars, τεχνη], θεραπευτικη (v. Therapeuticus). | Die (ausübende) Heilkunst, jetzt meistens = Therapia. Цѣлительное, врачебное искуство = Therapia.

Therapeutice, v. Therapeutica.

10095) Therapeuticus, θεραπευτικος

(θεραπευω, v. Therapia). | Mit Pflegung und Heilung sich abgebend, Die Heilkunde ausübend, Zur praktischen Heilkunde gehörig u. s. w. Терапевтическій, Врачебный, Врачующій, Принадлежащій къ леченію.

10096) **Therapia**, *θεραπεια* (*θεραπευω*, fut. —*ευσω*; bedienen, verpflegen, kuriren, heilen; служу, попеченіе имѣю, врачую). | Die Heilkunde, Praktische Heilkunde, Therapie, eigentl. Die Bedienung, Verpflegung (Gesunder oder Kranker). Терапія, Наука о леченіи болѣзней, Собственно: Врачеваніе, Попеченіе.

10097) **Therapia** generalis. | Allgemeine Heilkunde oder Therapie. Общая терапія.

10098) **Therapia** specialis. | Besondere Heilkunde, Specielle Therapie. Частная, специальная терапія.

10099) **Theria**, *τα θηρια* (v. Therion). | Würmer im Körper. Черви въ тѣлѣ.

10100) **Theriaca**, Electuarium theriaca (v. Theriacus et Therion). | 1) Der Theriak (ein sehr zusammengesetztes Opiat). Θеріакъ. 2) Gegengift. Противоядіе.

10101) **Theriaca** (s. Electuarium) diatesseron. | Diatesserontheriak. Θеріакъ четыресоставный.

10102) **Theriacalis** (v. Theriaca). | Aus Theriak bereitet, demselben ähnlich wirkend, zur Bereitung desselben dienlich u. s. w. Приготовленный изъ Θеріяка, дѣйствующій подобно оному.

10103) **Theriacus**, *θηριακος* (v. Ther, Therion). | Von wilden Thieren handelnd, aus denselben bereitet, bes. aus giftigen Thieren, Giftpflanzen u. s. w. gekocht, gegen dergleichen Thiere (sowohl prophylaktisch als heilend) wirksam. Касающійся дикихъ звѣрей, относящійся до оныхъ, дѣйствующій противу оныхъ.

10104) **Theriodectus**, *θηριοδηκτος* (v. Theriodexis). | Von wilden, giftigen Thieren gebissen. Укушенный, Угрызенный дикими ядовитыми животными.

10105) **Theriodes**, *θηριωδης* (v. Ther, Therion et *ειδος*). | Wild, Bösartig, Sehr heftig u. s. w.; jetzt besond. von heftigen und gefährlichen Krankheiten gebräuchlich. Дикій, Злой, Звѣрскій; Злокачественный, Весьма жестокій.

10106) **Theriodexis**, *θηριοδηξις* (v. Therion et Dexis). | Der Biss eines wilden, giftigen (wüthenden) Thieres, besond. der Biss giftiger Schlangen. Укушеніе дикаго, ядовитаго, бѣшеннаго животнаго, особливо угрызеніе ядовитыхъ змѣевъ.

10107) **Therioma**, *θηριωμα*, genit. —*ατος*, —atis (v. Therion; *θηριοω*, fut. —*ωσω*, wild und unbändig u. s. w. machen; дикимъ, свирѣпымъ дѣлаю). | Ein bösartiges, fressendes Geschwür mit viel Schmerz, Entzündung u. s. w., besond. in den Lungen. Злокачественная разъѣдающая язва, особ. лёгкихъ.

10108) **Therion**, *θηριον* (*θηρ*, *φηρ*, das Thier; звѣрь). | Das wilde od. giftige, wüthende Thier, Bei Hippokrates oft = Therioma. Дикое, ядовитое, бѣшенное животное. Vid. Animal.

10109) **Theriotomia** (v. Theriotomus). | Die Thierzergliederung. Анатомія или Разсѣченіе животныхъ.

10110) **Theriotomus** (v. Ther et Tome). | Ein Thierzergliederer. Занимающійся Анатоміею или Разсѣченіемъ животныхъ.

Therma, *θερμα*, genit. —*ατος*, —atis, = Therme.

10111) **Thermae**, *θερμαι* (plural. a Therme). | Warme Bäder, besond. die natürlichen, wie Aachen, Karlsbad. Теплыя ваны, особ. Теплыя минеральныя воды.

10112) **Thermalis** (v. Thermae. | Warme Quellen betreffend, dazu gehörig, dadurch bewirkt u. s. w. Относящійся къ теплымъ минеральнымъ водамъ, тепличный.

Thermanter, *θερμαντηρ*, genit. -*ηρος*, —eris, = Thermantherion.

Thermanteria, *θερμαντηρια*, = Thermantica.

10113) **Thermanterion**, *θερμαντηριον* (*θερμαινω*, v. Thermanticus). | Ein Mittel od. Gefäss u. dergl. zum Erwärmen: Ofen, Wärmflasche, Glühwein u. s. w. Средства, Сосудъ и проч. для созрѣванія.

10114) **Thermantica**, *θερμαντικα*, *θερμαντηρια* (v. Thermanticus). | Erwärmende Mittel. Созрѣвающія средства.

10115) **Thermanticus**, *θερμαντικος*, *θερμαντηριος* (*θερμαω*, *θερμαζω*, *θερμαινω*, fut. —*ασω*, —*ανω*; heiss machen; созрѣваю; *θερμαομαι*, *θερμαινομαι*, heiss werden, heiss sein, Fieberhitze leiden u. s. w.; нагрѣваюсь, страдаю лихорадочнымъ жаромъ). | Erwärmend. Согрѣвающій, Согрѣвательный.

10116) **Thermasia**, *ἡ θερμασια* (v. Thermasma). | Die Erwärmung, Die Wärme. Нагрѣваніе, Согрѣваніе, Теплота.

10117) **Thermasma**, *θερμασμα* (*θερμαζω*, v. Thermantica). | Die Erwärmung (eigentl. das schon Erwärmte), Ein heisser Umschlag. Согрѣваніе, Нагрѣтое.

10118) **Thermastris**, Thermaustris, *ἡ θερμαστρις*, *θερμαυστρις*. | 1) Die Feuerzange. Щипцы, Клещи. 2) Eine Zahnzange. Зубныя щипцы. 3) Ein sehr anstrengender, heissmachender Tanz. Пляска весьма утомительная и разгорячающая.

10119) Therme, θερμη (v. Thermos). | 1) Die Wärme. Теплота. 2) Das warme Bad. Теплая баня или ванна, Теплица. 3) Die Fieberhitze. Лихорадочный жаръ.

10120) Thermelectricus (v. Therme et Electricus). | Die durch Wärme bewirkte Elektricität betreffend, davon herrührend. Относящійся къ электричеству производимому теплотою.

Therminthus, v. Terminthus.

Thermoelectricus, v. Thermelectricus.

10121) Thermogenium (v. Therme et γενω, v. Genus). | 1) Der Wärmestoff. Теплотворъ. 2) Die thätige Ursache der Wärmebildung. Причина образованія теплоты. Vid. Caloricum.

10122) Thermometricus (v. Thermometrum). | Thermometrisch, Mit dem Thermometer zu bestimmen, Vom Thermometer angezeigt. Термометрическій.

10123) Thermometrum (v. Therme et Metrum) s. Thermoscopium. | Thermometer, Wärmemesser, Wärmezeiger, Thermoskop. Термометръ, Тепломѣръ, Градусникъ.

10124) Thermometrum Fahrenheitii s. Fahrenheitianum. | Das Fahrenheit'sche Thermometer. Термометръ Фаренгейтовъ или Фаренгейта.

10125) Thermometrum Reaumurii s. Reaumurianum. | Das Reaumur'sche Thermometer. Термометръ Реомюровъ или Реомюра.

10126) Thermon, θερμον (v. Thermos). | Bei den Alten: Das Warme, Der Wärmestoff. Теплотворъ. Vid. Caloricum.

10127) Thermophagia (v. thermos et φαγω, v. Phagedaena). | Das Heissessen, Die Gewohnheit, heiss zu essen. Горячее кушанье.

10128) Thermophagicus (v. Thermophagia). | Durch zu heisses Essen entstanden. Причиняемый поглощеніемъ горячаго кушанья.

10129) Thermopolium, το θερμοπωλειον, θερμοπωλιον (v. thermos et πωλεω, v. Pharmacopola). | Ein Ort, wo heisse und hitzige Getränke u. dergl. verkauft werden (ein Kaffeehaus). Мѣсто гдѣ продаютъ теплые и горячіе напитки (Кофейный домъ).

10130) Thermoposia, θερμοποσια (v. Thermos et Posis). | Das (zu) Heisstrinken. Питье горячее.

10131) Thermopota, θερμοποτης (v. thermos et πινω, πιω, ποω, ποτω; trinken; пью). | Wer heiss trinkt. Пьющій горячо.

10132) Thermopotis, θερμοποτις, genit. —ιδος, —idis (v. Thermopota). | Ein Gefäss zum Genuss heisser Getränke, Eine Tasse. Сосудъ для горячаго питья, Чашка.

10133) Thermos, θερμος (θερω, wärmen; согрѣваю). | (sehr) Warm, Heiss. Теплый, Жаркій.

Thermoscopium (v. therme et σκοπεω, v. Scope) = Thermometrum.

10134) Thermosteresis (v. Therme et Steresis). | Die Entziehung od. Beraubung der Wärme. Лишеніе теплоты.

10135) Thermostereticus (v. Thermosteresis). | Die Wärme entziehend, Durch Entziehung der Wärme entstanden. Причиняемый лишеніемъ теплоты.

10136) Thermotes, θερμοτης, genit. —ητος, —etis (v. Thermos). | Die Wärme. Теплота.

10137) Thermoticus (v. Thermotes). | Durch heisse Atmosphäre entstanden. Причиняемый теплотою окружающаго воздуха или теплою атмосферою.

10138) Theros, θερος, genit. —εος, —ους (θερω, v. Thermos). | 1) Die Hitze. Жаръ. 2) Der Sommer. Лѣто, Лѣтній жаръ. 3) Die Sommerfrüchte, Die Ernte. Жатва.

10139) Thesauri. | Die Backentaschen (bei den Thieren). Защечные мѣшечки.

10140) Thesaurus, θησαυρος (θεω, fut. —θεσω, τιθημι, niedersetzen, niederlegen, aufzuheben geben; сажаю, кладу). | 1) Der Schatz. Сокровище. 2) Die Backentasche der Hamster und ähnlicher Thiere. Защечный мѣшечекъ.

Thesaurus anatomicus, v. Museum anatomicum.

10141) Thesis, ἡ θεσις (θεω, fut. θεσω et θησω, v. Thema). | Der Satz, Die aufgestellte Meinung, eigentl. Die Aufstellung, Hinstellung. Положеніе, Тезисъ, Предложеніе.

10142) Theticus, θετικος (τιθημι, v. Thesis). | Setzend, Aufstellend, Positiv. Положительный.

10143) Theurgia, θεουργια (v. Theurgus). | Die Theurgie, Zauberei (besond. die angebliche, mit vermeintlicher Hülfe guter Geister, guter Dämonen), Die Handlung und das Wirken eines Theurgen, Geisterseherei. Теургія (родъ Магіи, производимой помощію добрыхъ духовъ).

Theurgos, v. Theurgus.

10144) Theurgus, ὁ θεουργος (v. Theos et Ergon). | Ein Theurg (wer mit angeblicher Hülfe vermeintlicher Götter übernatürliche Dinge ausrichtet), Ein Zauberer. Θеургъ, Волшебникъ.

10145) Thion, θειον (θειος, göttlich; божественный). | Der Schwefel. Сѣра.

10146) Thladias, Thlasias, Thlibias, θλαδιας, θλασιας, θλιβιας, plur. θλαδιαι, θλασιαι, θλιβιαι (v. Thlasis, Thlasma). | Ein Eunuch, dem man die Hoden zerquetscht hat. Евнухъ или Кастратъ, у котораго яйца раздавлены.

Thladiae s. Thlasiae, s. Thlasii, s. Thlibiae, s. Thlibii, v. Thladias.

Thlasiae, v. Thladias.

Thlasias, v. Thladias.

10147) Thlasis, θλασις (v. Thlasma). | Das Zerquetschen, Zerdrücken. Раздавливаніе.

10148) Thlasma, το θλασμα, genit. —ατος, —atis (v. θλαω, θλαζω, fut. θλαξω; quetschen; давлю, раздавливаю; auch θλεω, θλιω, θλιβω, fut. θλιψω). | Die Quetschung, eigentl. Der zerquetschte Theil. Раздавленіе, Ушибъ какой либо части тѣла, Раздавленная какая либо часть тѣла.

10149) Thlaspi. | Täschelkraut. Ярутка.

10150) Thlaspi alliaceum. | Knoblauchtäschelkraut. Ярутка чесночная.

10151) Thlaspi arvense. | Ackertäschelkraut, Grosses Täschelkraut, Bauernsenf. Ярутка полевая, Клопецъ.

10152) Thlaspi bursa pastoris, Capsella bursa pastoris. | Hirtentäschelkraut, Hirtentasche, Gänsekresse, Blutkraut. Пастушій глазъ, Пастушья сумка или сумочка, Машеночникъ, Мошеночникъ, Мошоночникъ, Чыжевъ глазъ, Шпинатъ дикій.

10153) Thlaspi campestre. | Feldkresse. Ярутка дикая. Vid. Lepidium campestre.

Thlaspi rosa de Hiericho, v. Anastatica hierichuntica.

10154) Thlasta, Thlastes, θλαστης (θλαω, v. Thlasis). | Ein Zerquetscher, Zermalmer, Ein Werkzeug dazu. Раздавливающій, Орудіе для раздавливанія.

Thlibiae, v. Thladiae.

Thlibias, θλιβιας, = Thladias.

Thlibii, v. Thladiae.

Thlimma, θλιμμα, = Thlasma.

10155) Thlipsis, θλιψις (θλιω, θλιβω, v. Phlasis, Thlasis). | Eigentl. = Thlasis, besond. Das Drücken, Zusammendrükken. Давленіе на кровоносные сосуды. Vid. Compressio.

10156) Thlipticus, τεθλιμμενος (θλιβω, v. Thlipsis). | Gedrückt, Gequetscht, Durch Druck u. s. w. entstanden. Давленный, Раздавленный, Причиняемый давленіемъ.

Thoracentesis, v. Thoracocentesis.

10157) Thoracica (v. Thoracicus). | Brustmittel. Грудныя средства.

Thoracica alaris, v. Arteria alaris.

Thoracica axillaris, v. Arteria alaris.

Thoracica glandulosa axillaris, v. Arteria alaris.

10158) Thoracicus (v. Thorax). | Zum Brustkasten gehörig, ihm dienend u. s. w. Принадлежащій къ груди.

10159) Thoracocentesis (v. Thorax et Centesis). | Die Durchbohrung des Brustkastens, Die sogen. Operation des Empyems. Прободеніе, Просверленіе груди.

10160) Thoracocystis (v. Thorax et Cystis). | Die Sackwassersucht der Brust, Eine Hydatide in der Brust. Мѣшечная водяная болѣзнь въ груди.

10161) Thoracodyne (v. Thorax et Odyne), Thoracodynia. | Der Brustschmerz. Боль въ груди.

Thoracodynia, v. Thoracodyne.

10162) Thoracopathia (v. Thorax et Pathos). | Ein Brustleiden, Leiden des Brustkastens oder eines Theiles in demselben. Страданіе груди.

10163) Thoracopathicus (v. Thoracopathia). | Am oder Im Thorax leidend, Von Thoracopathie herrührend. Происходящій отъ страданія груди.

Thoracoscopia (v. Thorax et Scope) = Stethoscopia.

10164) Thorax (θωραξ, genit. —ακος, —acis), Pectus, Venter medius, Dorsum, Scutum pectoris, Cassa, Cassos, Asser. | 1) Thorax, Brust, Brustkörper, Brustgewölbe, Brustkasten, Brustkorb, Oberleib, Mittlerer Bauch. Грудь. 2) = Truncus. Vid. Pectus et Sternum.

10165) Thorax osseus. | Knöcherne Brusthöhle od. Thoraxhöhle, Brustkörper, Brustgewölbe, Brustkasten. Грудь костяная, Грудной сводъ.

10166) Thore, θορη, = Thoros. | Der Samen. Сѣмя.

10167) Thorexis, θωρηξις (θωρησσω, fut. —ηξω; panzern; надѣваю латы). | 1) Das Panzern, Das Anlegen einer grossen Brustbinde. Одѣваніе латъ, Наложеніе нагрудника. 2) Das Verstärken des Weins. Сдѣлать вино крѣпче. 3) Die Berauschung in einem dergl. Weine. Напоиться пьянымъ такимъ виномъ.

10168) Thoros, θορος, θορη (θορειν, θορνειν, θορεῖν; springen, bespringen, begatten; прыгаю, скачу, оплодотворяю). | Der Samen der Thiere, Nach Galen: Nur der Samen während er ejakulirt wird. Мужеское сѣмя.

Thoruli straminei, v. Lectuli straminei.

10169) Thorulus s. Lectulus stramineus. | Eine Strohlade. Соломенная накладка.

Thorus, v. Receptaculum.

Thrachea, v. Trachea.

10170) Thrasydilus, θρασυδειλος (θρασυς, dreist, kühn, trotzig; смѣлый; et δειλος, furchtsam, feig, behutsam; боязливый, осторожный). | 1) Eine trotzige Memme, Prahlmemme, Ein Poltron. Хвастливый, Хвастающійся трусъ. 2) Bei Aristoteles und einigen griechischen Aerzten: Wer in der Praxis zwar sehr kräftige Mittel, aber mit grosser Vorsicht braucht. Врачь употребляющій весьма сильнодѣйствующія лекарства, но съ большею осторожностью.

10171) Thrausma, θραυσμα (θραυω, zerbrechen, zerschmettern, zerreiben, zermalmen; разламываю, раздробляю, крошу). | Das Zerbrochene, Das Stück, Bruchstück. Отломокъ, Отрывокъ.

10172) Trausis, θραυσις (θραυω, v. Thrausma). | Das Zerbrechen. Ломаніе.

10173) Threpsis, θρεψις, genit. —εως, —ios (τρεφω, fut. θρεψω; ernähren; кормлю, питаю). | 1) Die Ernährung, Der Akt der Ernährung. Питаніе. 2) Die ernährende Thätigkeit. Питательная сила.

10174) Threpticus, θρεπτικος (τρεφω, v. Threpsis). | Ernährend, Zur Ernährung gehörend oder dienend u. s. w. Питательный.

Thricechus, v. Trichecus.

Thridax, v. Lactucarium.

10175) Thrix, θριξ, genit. τριχος, plur. τριχες. | Das Haar. Волосъ.

10176) Thrombodes, θρομβοειδης, θρομβωδης (v. thrombus et ειδος). | Blutklumpen ähnlich, Wie Blutklumpen. Похожій на створожившуюся кровь.

10177) Thromboschesis (v. Thrombus et Schesis). | Die Verhaltung von Blutklumpen. Задержаніе створожившейся крови.

10178) Thromboscheticus (v. Thromboschesis). | Durch Verhaltung von Blutklumpen entstanden. Причиняемый задержаніемъ створожившейся крови.

10179) Thrombosis, θρομβωσις (θρομβοω, fut. —ωσω, v. Thrombus). | Die Bildung von Blutklumpen, Gerinnung des Bluts, zuweilen auch: Das Gerinnen der Milch u. dergl. Створоженіе крови, также: Застоиніе молока въ млечныхъ протокахъ, или Выступленіе его въ клѣтчатую плеву. Vid. Lactis concretio.

10180) Thrombus, θρομβος (τρεφω, perf. τετροφα, perf. pass. τεθραμμαι; in der Bedeutung: einen Ansatz bilden, ernähren; кормить, питать, творожить; v. Threpsis, Trophe), s. Grumus, s. Haematoma. | Der Blutklumpen, auch Blutkuchen, Blutgeschwulst. Тромбъ, Накопленіе створожившейся крови выступившей въ клѣтчатую плеву.

Thrombus labialis, v. Episioncus cruentus.

10181) Thrombus sanguinis, Grumus sanguinis. | Das geronnene Blut, Der Blutpfropf. Сторожившаяся, Свернувшаяся, Застывшая кровь.

Thrombus scrotalis, v. Haematocele cystica.

Thrombus vaginalis, v. Elytroncus cruentus.

10182) Thrymma, θρυμμα, genit. —ατος, —atis (v. θρυπτω, v. Thrypsis). | 1) Das Abgeriebene, Geriebene. Отломокъ, Оттертое. 2) Was zerrieben werden kann, Die Rinde, Crusta. Кроха, Корка.

10183) Thrypsis, θρυψις (v. Thrypticus). | Das Zerbrechen, Zermalmen, Weichlichmachen, Verweichlichen u. s. w. Разламываніе, Раздробленіе, Изнѣживаніе.

10184) Thrypticus, θρυπτικος (θρυω, θρυπω, θρυπτω; zerreiben; растираю, размалываю). | 1) Zerbrechend, Zermalmend. Раздробляющій. 2) Zum Zerbrechen geneigt, Leicht zerbrechlich, Mürbe, Nicht haltbar. Раздробимый, Ломкой, Удобораскрошимый. 3) Daher: Weichlich, Verweichlicht, Verzogen. Изнѣженный, Происходящій отъ изнѣженнаго состоянія.

10185) Thuja. | Lebensbaum. Негніючка.

10186) Thuja articulata. | Gegliederter Lebensbaum, Sandarakbaum. Негніючка суставчатая.

10187) Thuja occidentalis. | Abendländischer Lebensbaum, Kanadische Ceder. Жизненное дерево, или Деревцо жизнь.

10188) Thuja orientalis. | Oestlicher Lebensbaum. Жизненное дерево восточное.

10189) Thus, θυος, genit. θυεος, —uris. | Der Weihrauch. Ладанъ. Vid. Olibanum.

Thus vulgare, v. Olibanum sylvestre.

10190) Thygater, θυγατηρ. | Die Tochter. Дочь.

Thylosis, v. Tylosis.

10191) Thyma, θυμα, genit. —ατος, atis (θυω, θυμω, τυφω, v. Thymus). | Bei Hippokrates: Eine juckende, brennende Pustel, Hitzblatter. Пузырекъ отъ жару.

10192) Thymalops, θυμαλωψ, genit.

—ωπος, —opis (v. Thyma). | Eine Hitzblatter. Пузырекъ отъ жару.

Thymelea, v. Mezereum.

10193) Thymelcosis (v. Thymus et Helcosis). | Die Vereiterung der Glandula thymus. Язва грудной железы.

10194) Thymiama, θυμιαμα (θυμιαω, θυμιαζω; räuchern; курю). | 1) Das Rauchwerk, Ein Räuchermittel. Курево, Курительное средство. 2) = Gummi resina. Vid. Suffitus.

10195) Thymiasiotechnia (v. Thymiasis et Techne). | Die Räucherkur. Леченіе куреніемъ.

10196) Thymiasis, θυμιασις, genit. —εως, —ios (θυμιαζω, v. Thymiama). | 1) Das Räuchern, Die Räucherung. Куреніе. 2) Die Räucherkur, Cura fumigatoria. Леченіе куреніемъ.

Thymiotechnia, v. Thymiasiotechnia.

10197) Thymicus (v. Thymus). | 1) Zur Brustdrüse gehörig, davon herrührend u. s. w. Принадлежащій къ грудной железѣ, происходящій отъ ней.

Thymioma indicum, v, Thymiosis indica.

10198) Thymion, θυμιον. | Ein Hitzblätterchen, besond. ein blutendes an den Augenliedern, an den Genitalien. Малой мясной наростъ. Vid. Thymus 2.

10199) Thymiosis (v. Thymion). | Die Bildung von Hitzblätterchen. Образованіе пузырковъ отъ жару.

10200) Thymiosis indica, Pians. | Die Pians (eine in Indien vorkommende Art Erdbeerpocke). Пьянсь, Піансь (сыпь накожная [въ Индіи] съ малиноподобными наростами).

10201) Thymitis (v. Thymus). | Eine Entzündung der Thymusdrüse. Воспаленіе грудной железы.

10202) Thymodes, θυμοειδης, θυμωδης (v. Thymus). | 1) Zornig, Hitzig, Muthig. Гнѣвный, Сердитый, Пылкій. 2) Thymianartig, Nach Thymian riechend, denselben enthaltend u. s. w. Пахучій по тимьяну.

10203) Thymosis, θυμωσις (v. Thymus; θυμοω, fut. —ωσω; zornig machen, erzürnen; сержу; θυμουμαι, zornig werden, sich erzürnen; сержусь). | Das Zornigwerden, Bei van Helmont: Das Zürnen des Archäus. Разсерженіе, Гнѣвливость, Страсть или Гнѣвъ Архея (по Гельмонту).

Thymum, θυμον, v. Thymus 2.

10204) Thymus, θυμος (θυω, θυμω; in heftige Bewegung setzen, aufsteigen machen; возжигаю, привожу въ сильное движеніе). | Das (begehrende) Gemüth, Die Seele, in sofern sie Begierden und Leidenschaften hat, Die Leidenschaft, Der Zorn, auch Das Begehrungsvermögen u. s. w., Bei Hippokrates auch: Ein beständiger Drang zum Husten, ohne Auswurf. (Движущая, побуждающая сила въ человѣкѣ) Душа, Сердце, Страсть, Гнѣвъ, Воля, Побужденіе, Желаніе, Охота, Рѣшимость.

10205) Thymus, Thymum, Thymon, θυμος, θυμον. | 1) Bei den Alten: Ein stark riechendes (gleichsam räucherndes) Kraut, wie manche Zwiebelgewächse, wilder Lauch u. s. w.; jetzt: Ein Pflanzengeschlecht, dessen fast sämmtliche Species einen starken, ziemlich angenehmen Geruch verbreiten, wie Thymus serpyllum et Thymus vulgaris, Thymian. Тиміянъ, Тимьянъ, Фимьянъ, Ѳиміянъ. 2) Eine schnell aufschiessende, Jucken und Brennen verursachende Blatter, Hitzblatter, Thymianwarze, Harte Warze. Малой, Мясной наростъ или Малой пузырь, похожій на головку цвѣтка тимьяннаго. Vid. Morum. 3) Glandula thymus, vid.

10206) Thymus, Glandula thymus, Corpus thymianum s. thymicum, Glandium, Lactes. | Thymus, Thymusdrüse, Brustdrüse, Grosse oder Innere Brustdrüse, Milchdrüse, Milchfleischdrüse, Unterhalsesdrüslein. Грудная, Зобная железа.

10207) Thymus acinos. | Bergthymian, Wilde Basilie. Тиміянъ остролистный, Тимьянка остролистная.

10208) Thymus alpinus. | Alpenthymian. Алпійскій Тимьянъ.

10209) Thymus calamintha, Melissa calamintha. Bergkalaminthe, Bergmelisse. Мелисса черная.

10210) Thymus creticus, Saturea capitata. | Kretischer Thymian. Тимьянъ критскій.

Thymus grandiflorus, v. Melissa grandiflora.

Thymus includens, v. Thymus parviflorus.

10211) Thymus lanuginosus. | Wolliger Quendel. Тимьянъ волнистый.

Thymus minor, v. Thymus parviflorus.

10212) Thymus nepeta, Melissa nepeta. | Katzenmünzartiger Thymian, Poleymelisse. Тимьянъ кошечемятникъ.

10213) Thymus parviflorus, minor, includens. | Kleinblüthiger od. Kleiner Thymian. Тимьянъ мѣлкоцвѣтный.

10214) Thymus serpillum. | Quendel, Wilder Thymian, Feldthymian. Ѳиміянникъ ползучій, Богородская трава, Ѳиміянъ, Тимьянка.

10215) Thymus vulgaris. | Gemeiner

Gartenthymian. Обыкновенный Тимьянъ, Фимьянъ, Өиміянъ.

Thynnus, θυννος, = Thunnus.

10216) Thyra, θυρα. | Die Thür. Дверь.

10217) Thyrearytaenodes (v. Thyreos et Arytaenodes). | Zum Schildknorpel und zum giesskannenförmigen Knorpel gehörig, beide Knorpel zugleich betreffend u. s. w. Принадлежащій къ хрящамъ щитообразному и черпаловидному.

Thyremphraxis (v. Thyreos et Emphraxis), v. Thyreoncus.

Thyreoarytenoideus, v. Thyrearytaenodes.

Thyreocele (v. Thyreos et Cele) = Thyreoncus.

10218) Thyreodes, θυρεοειδής, θυρεώδης (thyreos et ειδος). | Schildförmig. Щитообразный, Принадлежащій къ щитообразному хрящу.

Thyreoepiglotticus, v. Thyrepiglotticus.

10219) Thyreoides, Thyreoideus (v. thyreos et ειδος). | Schildförmig. Щитообразный.

Thyreoideus, v. Thyreoides.

10220) Thyreoncus (v. Thyreos et Oncus). | 1) Jede nicht kropfartige Geschwulst der Schilddrüse. Всякая опухоль щитообразной железы. 2) Der Kropf. Зобъ. 3) = Bronchocele. Vid. Struma.

10221) Thyreopharyngeus (v. Thyreos et Pharynx). | Was zugleich den Schildknorpel und den Schlundkopf angeht. Принадлежащій къ щитообразному хрящу и глоткѣ.

10222) Thyreo-pharyngeus musculus s. Thyropharyngaeus, s. Thyro-pharyngeus. | Thyreopharyngeus, Thyropharyngeus, Schlundmuskel vom Schildknorpel. Мышица щитообразнаго хряща и глотки, Часть мышицы сжимающей глотку нижней.

Thyreophraxia = Thyremphraxis.

10223) Thyreophyma (v. Thyreos et Phyma). | Eine (grosse und weiche) Geschwulst der Schilddrüse. (Большая и мягкая) опухоль щитообразной железы.

10224) Thyreos, θυρεος (v. Thyra). | Ein Schild, besonders ein länglicher, wie eine lange, schmale Thür oder ein länglicher Thürstein, oder wie ein Fenster. Большой продолговатый щитъ, большой камень для закрытія отверстія.

10225) Thyrepiglotticus (v. Thyreos et Epiglottis). | Was zugleich dem Schildknorpel und dem Kehldeckel angehört. Ligamentum thyrepiglotticum. | Das Schildknorpel-Kehldeckelband. Принадлежащій къ хрящамъ-щитообразному и надгортанному хрящу; Ligament. thyrepiglotticum. Связка щитообразнаго и надгортаннаго хряща.

10226) Thyris, ἡ θυρις (v. Thyra). | 1) Die kleine Thür. Малая дверь, Дверцы. 2) Das Fenster. Окно.

Thyroarytaenoideus, v. Thyrearytaenodes.

Thyrocele, v. Thyreocele.

Thyroides, v. Thyreodes.

Thyroncus, v. Thyreoncus.

Thyropharyngaeus, v. Thyreopharyngeus.

Thyropharyngeus, v. Thyreopharyngeus.

Thyrophraxia = Thyreophraxia.

10227) Thyrsus, θυρσος, τυρσος (θυρω, τυρω; schwellen; вздуваться). | 1) Ein grünender, blühender Zweig. Зеленѣющая отрасль. 2) In der Botanik: Der Strauss. Метелка, Пирамидка (Bot.).

10228) Thysselinum palustre, Selinum palustre, Peucedanum palustre. | Sumpf-Oelsenitz. Гирча болотная.

10229) Tibia, Os tibiae, Focile majus, Canna major s. domestica, Arundo major, Cneme, Anticnemion, Pericnemia, Procnemion. | Tibia, Schienknochen oder Bein, Schienbeinröhre, Grössere od. Innere Schienbeinröhre. Большая берцовая кость (голень, Берцо). Vid. Crus.

Tibia minima, v. Fibula.

Tibia prima et anterior, v. Crista tibiae.

Tibiacus anticus, v. Tibialis anticus.

10230) Tibialis. | Tibial-, Das Schienbein betreffend. Большеберцовый.

Tibialis anticus et Tibialis posticus, v. Musculus tibialis anticus et tibial. post.

10231) Ticticus (v. Tocos). | Durch Gebären verursacht. Причиняемый родами.

Tigilla, v. Tigillum.

10232) Tigillum, Crucibulum. | Schmelztiegel, Muffel. Тигель, Плавильный глиняный горшокъ.

Tiglia, v. Grana Tiglii.

10233) Tilia. | Linde. Липа.

Tilia europaea, v. Tilia parvifolia.

10234) Tilia grandifolia. | Grossblätterige Linde, Sommerlinde. Липа великолистная.

10235) Tilia parvifolia, Europaea. | Kleinblätterige Linde, Winterlinde. Липа, Липа Европейская, мѣлколистная.

10236) Tiliae flores. | Lindenblüthe. Липовые цвѣты.

Tillosis = Tilmus, Tilsis.

10237) Tilma, τιλμα (τιλλω, v. Tilos). | Etwas Gezupftes: Charpie od. Wundfäden. Корпія.

10238) **Tilmata** (v. Tilma). | 1) = Tilma. 2) Die Zerreissung einzelner Muskelfasern, z. B. in den Wadenmuskeln. Разрывъ мышичныхъ волоконъ.

10239) **Tilmos**, τιλμος (v. Tilos). | Das Zupfen od. Rupfen, besond. der Wundfäden, Das Ausrupfen der Federn u. s. w. Дерганіе, Рваніе, Щипаніе.

10240) **Tilos**, τιλος (τιλλω, rupfen, pflücken; дергаю, тереблю, щиплю, раздергиваю, вырываю). | Die Faser, Zaser, Ein ausgerupfter Faden, Das Haar, besond. ein Augenbraunenhaar. Волокно, Волосъ, Клокъ, Хлопъ.

Tilton, τιλτον (τιλτος, gezupft, gerupft; дерганный, щипанный) = Tilma.

Tilsis, τιλσις, = Tilmos.

10241) **Timiditas.** | Furchtsamkeit, Zaghaftigkeit. Боязливость.

Timor, v. Cataphora apoplectica et Metus.

10242) **Timor** mortis s. Metus, s. Formido mortis, Necrophobia. | Todesfurcht, Necrophobie. Боязнь смерти.

Timpanitis, v. Tympanites.

Timpora, v. Tempora.

10243) **Tinasmus** (τινασσω, schwenken, in starke Bewegung setzen; махаю, привожу въ сильное движеніе) = Tenesmus.

10244) **Tinctorius.** | Das Färben betreffend. Красильный.

10245) **Tinctura.** | Tinktur. Тинктура, Настойка, Капли.

10246) **Tinctura** absinthii. | Wermuthtinktur. Настойка полынная.

10247) **Tinctura** acetatis ferri, Tinct. mart. adstringens, Tinct. ferri acetici. | Gemeine] Eisentinktur. Настойка желѣзовязкая.

10248) **Tinctura** aconiti. | Eisenhuttinktur. Настойка прострѣльной травы.

10249) **Tinctura** aconiti composita. | Zusammengesetzte Eisenhuttinktur. Настойка прострѣльной травы сложная.

Tinctura aetherea alcoolica de muriate ferri, v. Spiritus sulphurico-aethereus martiatus.

Tinctura alcalina acris, v. Tinct. kalina.

10250) **Tinctura** aloes. | Aloestinktur. Настойка сабурная.

10251) **Tinctura** aloes composita s. Aloes et Myrrhae. | Zusammengesetzte Aloetinktur. Настойка сабуросоставная.

10252) **Tinctura** amara. | Bittere Tinktur. Горькая настойка.

Tinctura amara composita, v. Elixir aurantiorum compositum.

10253) **Tinctura** ambrae aetherea, Essentia ambrae. | Amberessenz, Ambratinktur. Эссенція, Настойка амбры.

10254) **Tinctura** antimonii. | Spiessglanztinktur. Настойка сурьмянная.

Tinctura antimonii acris s. tartarisata, v. Tinctura kalina.

Tinctura antimonii acris Hoffmanni, v. Tinctura kalina.

Tinctura antimonii Jacobi, v. Liquor saponis stibiati.

10255) **Tinctura** antimonii nigra. | Schwarze Spiessglanztinktur. Настойка черносюрмянная.

Tinctura antimonii saponata, v. Liquor saponis stibiati.

10256) **Tinctura** antimonii tartarisata. | Weinsteinspiessglanztinktur. Настойка сурьмо-щелочная.

10257) **Tinctura** antimonii Thedenii. | Theden's Spiessglanztinktur. Настойка сурьмянная Θеденова.

10258) **Tinctura** antisyphilitica Bernardi. | Bernard's antisyphilitische Tinktur. Противовенерическія Бернардовы капли.

10259) **Tinctura** antivenerea Falkii. | Falk's antivenerische Tinktur. Настойка противу-венерическая Фалькова.

10260) **Tinctura** aquosa. | Wässerichte Tinktur. Водяная настойка.

10261) **Tinctura** arnicae. | Wohlverleihtinktur. Настойка бараней травы.

10262) **Tinctura** aromatica. | Aromatische Tinktur, Gewürztinktur. Настойка ароматная или ароматическая.

Tinctura aromatica c. acido sulphurico, v. Tinctura aromatica acida.

10263) **Tinctura** aromatica acida, Elixir vitrioli Mynsichtii, Tinct. aromatica c. acido sulphurico, Acidum sulphuricum aromaticum, Elixir aromaticum acidum. | Saure Gewürztinktur. Настойка ароматическая кисловатая.

10264) **Tinctura** assae ammoniata. | Asandammoniumtinktur. Настойка вонючая, спирто-амміяковая.

10265) **Tinctura** assae foetidae. | Stinkende Asandtinktur. Настойка дурнаго духу.

10266) **Tinctura** aurantii. | Pomeranzentinktur. Настойка померанцовая.

10267) **Tinctura** aurantii immaturi. | Unreife Pomeranzentinktur. Настойка незрѣлыхъ померанцовъ.

Tinctura balsamica, v. Tinctura benzoës composita.

10268) **Tinctura** balsami peruviani. | Peruvianische Balsamtinktur. Настойка Перувіанскаго бальзама.

10269) **Tinctura** balsamica externa. | Aeusserliche, balsamische Tinktur. Настойка бальзамная наружная. Vid. Linimentum saponaceum.

10270) Tinctura balsamica, Falkii. | Falk's Balsamtinktur. Настойка бальзамная Фалкіева.

10271) Tinctura benzoës. | Benzoëtinktur. Настойка росноладонная.

Tinctura benzoës aloëtica, v. Tinctura benzoës composita.

10272) Tinctura benzoës composita, Balsamum commendatoris, Tinctura benzoës aloëtica, Tinct. benzoini composita, Balsamum traumaticum, Tinctura balsamica. | Zusammengesetzte Benzoëtinktur, Wundbalsam. Настойка росноладанная составная, Бальзамъ для ранъ или командорскій.

Tinctura benzoini composita, v. Tinctura benzoës composita.

10273) Tinctura calami composita. | Zusammengesetzte Kalmustinktur. Настойка ирная составная.

Tinctura camphorae, v. Spirit. camphoratus.

Tinctura camphorae composita, v. Tinctura opii benzoica.

10274) Tinctura cantharidum. | Cantharidentinktur, Spanische Fliegentinktur. Настойка кантаридная или шпанскихъ мухъ.

10275) Tinctura capsici annui. | Spanische Pfeffertinktur. Настойка шпанскаго перца.

10276) Tinctura cardui benedicti. | Cardobenedikttinktur. Настойка кудряваго волчеца.

10277) Tinctura cascarillae. | Kaskarilletinktur. Настойка каскарильная.

10278) Tinctura castorei. | Bibergeiltinktur. Настойка бобровая.

10279) Tinctura castorei aetherea. | Aetherische Bibergeiltinctur. Настойка бобровая эфирная.

10280) Tinctura catechu. | Katechutinktur. Настойка катеху или Соку японскаго.

10281) Tinctura cathartica. | Purgirende Tinktur. Настойка слабительная, проносная.

10282) Tinctura chinae. | Chinatinktur. Настойка хины или хинхинная.

10283) Tinctura chinae composita, Essentia chinae composita Whyttii, Tinct. cinchon. composita, Vinum de kinakina compositum, Tinctura cinchon. amara, Elixir roborans Whyttii, Tinctura chinae composita, Elixir roborans. | Zusammengesetzte Chinatinktur, Stärkendes Elixir. Настойка хины сложная или составная, Эссенція или Эссенція хинхинная.

10284) Tinctura chinae simplex. | Einfache Chinatinktur. Настойка хины простая.

10285) Tinctura centaurei minoris. | Tausendgüldenkraut-Tinktur. Настойка золототысячная.

Tinctura cinchonae, v. Tinct. chinae.

Tinctura cinchon. amara, v. Tinctura chinae composita.

Tinctura cinchon. composita, v. Tinct. chinae comp.

10286) Tinctura cinnamomi. | Zimmettinktur, Kaneeltinktur. Настойка коричная.

10287) Tinctura coccionellae septempunctatae. | Sonnenkäfertinktur. Настойка козявки семиточечной.

10288) Tinctura colocynthidis. | Koloquintentinktur. Настойка колоцинтная.

10289) Tinctura corticum aurantiorum. | Pomeranzenschalentinktur. Настойка померанцовая.

10290) Tinctura (s. Essentia) croci. | Safrantinktur. Настойка шафранная.

Tinctura de extracto opii, v. Tinctura opii simplex.

10291) Tinctura digitalis aetherea. | Aetherische Fingerhuttinktur. Настойка наперсточной травы эфирная.

10292) Tinctura digitalis composita. | Zusammengesetzte Fingerhuttinktur. Настойка наперстной травы сложная.

10293) Tinctura digitalis simplex. | Einfache Fingerhuttinktur. Настойка наперстной травы простая.

10294) Tinctura euphorbii. | Euphorbiumtinktur. Настойка евфорбіевой смолы.

Tinctura ferri acetici, v. Tinctura acetatis ferri.

10295) Tinctura ferri acetici aetherea, Naphtha aceti martiata, Tinctura martis Klapprothii, Acetas oxydi ferri liquidi, Aether aceticus martiatus. | Aetherische, essigsaure Eisentinktur. Уксусокисло-желѣзная эфирная настойка, Настойка желѣзная Клапротова, уксусожелѣзная окись жидкая, уксусо-эфирное желѣзо. Vid. Spiritus acetico-aethereus martiatus.

Tinctura ferri cydoniata, v. Tinctura ferri pomati.

10296) Tinctura ferri muriatici, Tinct. martis aurea, Tinctura muriatis ferri, Tinct. muriatis ferri alcoholisata. | Salzsaure Eisentinktur. Настойка солекислаго желѣза, или желѣзная спиртосольная, или соленокислаго желѣза спиртная.

Tinctura ferri oxydulati malici, v. Tinct. ferri pomata.

Tinctura ferri oxydulati tartarici, v. Tinct. ferri tartarisata.

10297) **Tinctura** ferri pomata, Tinct. malatis ferri, Tinct. ferri cydoniata, Tinctura martis cydoniata s. pomata, Tinctura ferri oxydulati malici. | Apfelsaure Eisentinktur, Aepfeleisentinktur. Желѣзояблочная тинктура желѣзная, приготовленная съ яблоночнымъ сокомъ.

10298) **Tinctura** ferri tartarisata, Tinctura martis tartarisata Ludovici, Tinctura ferri oxydulati tartarici. | Weinsteinsaure Eisentinktur. Настойка желѣзокислая, желѣзощелочная.

10299) **Tinctura** fuliginis. | Russtinktur. Настойка (винная) сажи.

10300) **Tinctura** gallarum. | Galläpfeltinktur. Настойка черпильныхъ орѣховъ.

10301) **Tinctura** gei urbani. | Nelkenwurzeltinktur. Настойка гвоздичника.

10302) **Tinctura** gentianae. | Enziantinktur. Настойка горечавки или горечавочная.

10303) **Tinctura** gentianae composita. | Zusammengesetzte Entiantinktur. Настойка горчавки сложная.

10304) **Tinctura** gingivalis balsamica. | Balsamische Zahnfleischtinktur. Настойка бальзамная или бальзамичная десенная.

10305) **Tinctura** guajaci. | Guajaktinktur. Настойка бакаутная или бакаутной смолы.

10306) **Tinctura** guajaci ammoniata, Tinctura guajaci volatilis. | Ammonische od. Ammoniakalische Guajaktinktur. Настойка бакаутная амміяковая, или бакаутно-летучая.

10307) **Tinctura** guajaci ligni cum spiritu vini. | Guajaktinktur mit Branntwein. Настойка бакаутная спиртная.

Tinctura guajaci volatilis, v. Tinctura guajaci ammoniata.

10308) **Tinctura** heliotropii. | Lackmustinktur. Синяя или лакмусовая настойка.

10309) **Tinctura** hyoscyami. | Bilsenkrauttinktur. Настойка белены.

10310) **Tinctura** jalappae. | Jalapptinktur. Настойка ялапная.

10311) **Tinctura** jodii. | Jodtinktur. Іодиновая настойка, Іодиновыя капли.

10312) **Tinctura** jodinae aetherea. | Aetherische Jodintinktur. Эфирная іодиновая настойка, Эѳиро-Іодиновыя капли.

10313) **Tinctura** kalina, Tinctura antimonii s. alcalina acris, s. tartarisata, Tinctura tartari s. salis tartari, s. Antimonii acris Hoffmanni. | Kalitinktur. Scharfe oder Tartarisirte Spiessglanztinktur, Weinsteinsalztinktur. Настойка остросурьмяная или винокаменная.

10314) **Tinctura** laccae aquosae. | Lacktinktur. Настойка лаковая, лаководяная.

10315) **Tinctura** laccae cum spiritu cochleariae. | Lacktinktur mit Löffelkrautgeist. Настойка лаколожечная.

10316) **Tinctura** laccae cum spiritu vini. | Lacktinktur mit Weingeist. Настойка лакоспиртная.

10317) **Tinctura** lavendulae, Spiritus lavendulae compositus. | Lavendeltinktur. Настойка лавандная.

Tinctura lavendulae aromatica, v. Spiritus lavendul. compositus.

10318) **Tinctura** ligni guajaci. | Guajakholztinktur. Бакаутная настойка.

Tinctura lignorum, v. Tinct. pini composita.

Tinctura lyttae, v. Tinct. cantharidum.

Tinctura malatis ferri, v. Tinctura ferri pomati.

Tinctura martis adstringens, v. Tinctura acetatis ferri.

10319) **Tinctura** martis alcalisata Stahlii. | Stahl's alkalische Eisentinktur. Шталіева щелочно-желѣзная жидкость или настойка.

Tinctura martis aurea, v. Tinct. ferri muriatici.

Tinctura martis cum spiritu salis, v. Tinctura ferri muriatici.

Tinctura martis cum succo pomorum, v. Tinct. ferri pomata.

Tinctura martis cydoniata s. pomata, v. Tinctura ferri pomata.

Tinctura martis pomata, v. Tinctura ferri pomata.

Tinctura martis tartarisata Ludovici, v. Tinctura ferri tartarisata.

10320) **Tinctura** melampodii, Hellebori nigri, veri. | Aechte, schwarze Nieswurztinktur. Настойка черночемеричная.

Tinctura minii, v. Acetum lithargyri.

10321) **Tinctura** moschi. | Bisamtinktur. Настойка мскусовая.

10322) **Tinctura** moschi artificialis. | Künstliche Bisamtinktur. Настойка искуственнаго мскуса.

Tinctura muriatis ferri, v. Tinctura ferri muriatici.

Tinctura muriatis ferri alcoholisata, v. Tinctura ferri muriatici.

10323) **Tinctura** myrrhae. | Myrrhentinktur. Настойка смирны, смирновая, мирценная.

10324) **Tinctura** nucis vomicae. | Krähenaugentinktur. Настойка чилибушная.

10325) **Tinctura** odontalgica. | Zahntinktur. Настойка зубная.

10326) **Tinctura** opii s. thebaica. | Mohnsafttinktur, Thebaische Tinktur. Настойка опія или Опійная.

Tinctura opii ammoniata, v. Tinctura opii benzoica.

10327) **Tinctura** opii benzoica, Tinct. camphorae composita, Tinct. opii ammoniata, Tinct. opii camphorata, Elixir paregoricum. | Benzoëgesäuerte Opiumtinktur, Linderndes Elixir, Mohnsafttinktur mit Kampher. Настойка опія спиртноамміяковая, Настойка опія камфорная, Настойка опійная или опія съ камфорою, Еликсиръ или Эликсиръ болеутолительный.

Tinctura opii camphorata, v. Tinctura opii benzoica.

10328) **Tinctura** opii crocata, Vinum opii aromaticum, Laudanum liquidum Sydenhami, Vinum opii, Vinum opii compositum. | Opiumtinktur mit Safran, Aromatische Opiumtinktur, Sydenham's Laudanum. Настойка опія шафранная, Сиденгамовый ладанъ.

10329) **Tinctura** opii simplex, Tinct. de extracto opii, Tinctura thebaica. | Einfache Opiumtinktur. Настойка опія, или Опійная простая.

10330) **Tinctura** opii vinosa, Vinum opii fortius, Vinum opii. | Weinichte Opiumtinktur. Настойка опійная винная.

10331) **Tinctura** pimpinellae. | Pimpinelltinktur. Настойка бедренцовая.

10332) **Tinctura** pini. | Fichtentinktur. Настойка сосновая.

10333) **Tinctura** pini composita, Essentia s. Tinctura lignorum. | Zusammengesetzte Fichtenknospentinktur, Holzessenz. Настойка сосновая сложная или составная, Эссенція древесная.

Tinctura purgans s. Aqua vitae germanica, v. Tinctura cathartica.

10334) **Tinctura** quassiae. | Quassientinktur. Настойка квассійная.

Tinctura rhabarbar. aquosa, v. Tinct. rhei aquosa.

Tinctura rhei et aloës, v. Tinctura rhei composita.

10335) **Tinctura** rhei amara. | Bittere Rhabarbertinktur. Настойка горькоревенная или ревенная горькая.

10336) **Tinctura** rhei aquosa, Infusum rhei c. alkali, Tinct. rhabarb. aquosa, Anima rhei. | Wässerige Rhabarbertinktur. Настойка водо-ревенная.

10337) **Tinctura** rhei composita, Tinct. rhei et aloës. | Zusammengesetzte Rhabarbertinktur. Настойка ревенная составная.

Tinctura rhei dulcis, v. Tinct. rhei vinosa.

Tinctura rhei et aloës, v. Tinctura rhei composita.

10338) **Tinctura** rhei spirituosa. | Geistige Rhabarbertinktur, Настойка спирто-ревенная.

10339) **Tinctura** rhei vinosa s. dulcis. | Süsse Rhabarbertinktur. Настойка сладкоревенная.

10340) **Tinctura** rhei vinosa Darellii, Vinum rhei. | Weinichte Rhabarbertinktur. Настойка ревенная винная.

10341) **Tinctura** rosarum. | Rosentinktur. Настойка розовая.

10342) **Tinctura** rosarum acidula. | Säuerliche Rosentinktur. Настойка розовая кисловатая.

10343) **Tinctura** sabinae composita. | Zusammengesetzte Seventinktur. Настойка сабинная составная.

Tinctura sacra, v. Vinum aloës.

10344) **Tinctura** salis ammoniaci cuprifera, Liquor cupri ammoniato-muriatici. | Salzsaure Kupferoxydammoniakflüssigkeit od. Auflösung. Жидкость солянокислой мѣдной окиси, Нашатырная жидкость солинокислой мѣди Бейзерова.

Tinctura salis tartari, v. Tinctura kalina.

10345) **Tinctura** scillae. | Meerzwiebeltinktur. Настойка морсколуковая или морскаго лука.

10346) **Tinctura** senegae. | Senegatinktur. Настойка сенеги.

10347) **Tinctura** sennae, Tinctura sennae composita, Tinctura sennae aromatica. | Zusammengesetzte Sennetinktur. Настойка (Александрійской) сенны сложная.

Tinctura sennae aromatica, v. Tinct. sennae.

Tinctura sennae composita, v. Tinct. sennae.

10348) **Tinctura** serpentariae. | Schlangenwurzeltinktur. Настойка змѣевничная.

Tinctura squillae, v. Tinctura scillae.

10349) **Tinctura** succini. | Bernsteintinktur. Настойка янтарная.

Tinctura sulphuris volatilis Hoffmanni, v. Ammoniacum hydrothionosum.

Tinctura tartari, v. Tinctura kalina.

Tinctura thebaica, v. Tinct. opii simplex.

10350) **Tinctura** tonica nervina Bestuscheffii s. Bestuschewii. | Bestuscheff's nervenstärkende Tinktur. Настойка желѣзо-крѣпительная, или капли Бестушевскія. Vid. Spiritus vini aethereus martiatus.

10351) **Tinctura** valerianae aetherea. | Aetherische Baldriantinktur. Настойка мауна или балдріянна эфирная.

10352) **Tinctura** valerianae ammoniata, Tinctura valerianae volatilis. | Ammonische od. Flüchtige Baldriantinktur. Настойка мауна или балдріянная, спиртно-аммiяковая или летучая.

10353) **Tinctura** valerianae simplex. | Einfache Baldriantinktur. Настойка мауна простая.

Tinctura valerianae volatilis, v. Tinctura valerianae ammon.

Tinctura veneris volatilis, v. Cuprum ammoniatum.

10354) **Tincturae** spirituosae. | Spirituöse Tinkturen. Настойки спиртныя.

10355) **Tinea** capitis (Achores, Favus), Porrigo capitis, Lepra s. Scabies, s. Scabies cutanea capitis, Ulcera capitis manantia. | Kopfgrind, Erbgrind, Kopfausschlag, Kopfräude, Kopfkrätze, Schorfkopf, Böser Kopf, Vierziger. Шелуди, Парши, Паршивость.

Tinea capitis amiantacea, v. Tinea capit. asbestina.

10356) **Tinea** capitis asbestina s. amiantacea. | Weisser, silberartiger Kopfgrind. Асбестовыя шелуди.

10357) **Tinea** capitis inveterata. | Veralterter Kopfgrind. Шолуди (парши) застарѣлыя.

10358) **Tinea** faciei, lactea, mucosa, Impetigo faciei, Crusta lactea, Lactumen infantum, Lactumina, Achores faciei s. in facie. | Milchschorf, Milchborke, Milchgrind, Milchkruste, Ansprung, Freisam, Sägesprünge, Zahnausschlag, Borngrind, Gesichtsgrind. Молочный струпъ, Молочная сыпь или короста.

10359) **Tinea** faciei maligna, Crusta serpiginosa, Gutta rosacea infantum. | Der bösartige Milchschorf. Молочный струпъ злокачественный.

10360) **Tinea** favosa, Porrigo favosa, Achores, Favi. | Der Wachsgrind. Легкій, доброкачественный струпъ на головѣ. Vid. Favus.

10361) **Tinea** furfuracea, Porrigo farinosa, furfurans, Tinea porriginosa. | Kopfschabe. Отрубообразныя шелуди.

Tinea granulata, v. Tinea miliaris.

10362) **Tinea** humida unguium, Onychia maligna. | Das Nagelgeschwür. Ногтоѣда.

Tinea lactea, v. Tinea faciei.

10363) **Tinea** maligna esthiomena, Scabies tineosa capitis. | Der bösartige Kopfgrind, Erbgrind. Злокачественныя шелуди.

10364) **Tinea** miliaris, granulata, Scabies s. Psydracia capitis, Herpes miliaris capillata, Porrigo lupinosa s. scutulata. | Kopfraude. Просовидныя шелуди.

Tinea mucillua, v. Tinea faciei.

Tinea recens, v. Achor.

10365) **Tinea** scrophulosa. | Skrophulöser Grind. Шелуди золотушныя.

10366) **Tinea** serpiginosa, Crusta serpiginosa, pruriginosa, Gutta rosacea infantum. | Flechtengrind, Räudiger Ansprung. Лишайный струпъ.

10367) **Tinea** sicca unguium, Scabrities unguium. | Der trockne Nagelfrass. Сухая ногтоѣда.

10368) **Tinea** syphilitica. | Syphilitischer Grind. Шелуди венерическія

10369) **Tinea** unguis s. unguium. | Nagelgrind. Короста ногтей.

Tinea volatica, v. Strophulus volaticus.

Tinesmus = Tenesmus.

10370) **Tinnitus** aurium, Sibilus, Syrigmus sibilus, Echos, Sibilus clangosus, Strepitus aurium. | Ohrenklingen, Ohrengellen, Ohrenzischen, Ohrenpfeifen, Klingen vor den Ohren. Звонъ, Шумъ въ ушахъ. Vid. Sonitus aurium.

Tintinnabulum, v. Uvula.

10371) **Tiro** artis pharmaceuticae. | Apothekerlehrling. Аптекарскій ученикъ.

Titillamentum, v. Titillatio.

10372) **Titillatio**, Titillatus, Titillus, Titillamentum, Gargale, Gargalismos, Gargalos. | Kitzel, Kützel, Kitzeln, Kützeln. Щекотаніе.

Titillatus, v. Titillatio.

Titillus, v. Titillatio.

10373) **Titthe**, Titthos, Titthion, Titthis, ἡ τιτθη, τιτθος (v. Thele) = Thele. | 1) Die Brustwarze, Zitze. Грудной сосокъ, Титька. 2) Die Amme. Кормилица.

10374) **Titubatio**, vacillatio. | Wanken, Taumeln, Stammeln. Колебаніе, Лепетаніе, Заиканіе.

Tocetos, τοκετος, = Tocos.

10375) **Tocologia** (tocos et logos). | Die Geburtslehre, Lehre vom normalen Hergange der Geburt. Ученіе о ходѣ родовъ, оканчивающихся силами натуры.

10376) **Tocos**, τοκος, τοκετος (τικτω, erzeugen, gebären; произвожу, раждаю). | Das Gebären, Die Niederkunft. Рожденіе, Роды.

Tolae, v. Tonsillae.

10377) Tolerabilis. | Erträglich. Сносный.

Toles, v. Tonsillae.

Tolia, v. Tonsillae.

Tolla, v. Tonsillae.

Tolles, v. Tonsillae.

Toluifera balsamum, v. Myrospermum toluiferum.

10378) Tome, Tomus, τομη, τομος (τεμω, τομω, τεμνω; schneiden; рѣжу, разрѣзываю, разсѣкаю, раню, рублю, порубаю). | Der Schnitt, Das Geschnittene, Die Wunde, Das Abgeschnittene, Der einzelne (getrennte) Theil. Рѣзаніе, Отрубаніе, Отрѣзокъ, Кусокъ, Часть, Рана, Рубецъ.

Tomeion, v. Incisorium.

10379) Tomentosus. | Filzig. Пушистый, Косматый.

10380) Tomentum. | Filzüberzug. Густой пушокъ.

Tomotocia (v. Tomus et Tocus) = Hysterotomia.

Tomus, τομος, v. Tome.

Toni, v. Soni.

10381) Tonica, Tonotica (τονικα, τονωτικα; v. Tonicus). | Stärkende, tonische Mittel, Tonica. Укрѣпляющія, Тоническія, Крѣпительныя, Постоянно-крѣпительныя средства или лекарства (возвращающія силу волокнамъ).

Tonicitas = Tonus.

10382) Tonicus (v. Tonus). | 1) = Tonoticus, Stärkend, Tonisch, Den Tonus vermehrend u. s. w. Тоническій, Укрѣпляющій. 2) Ton haltend (wie in der Musik, so auch) von Krämpfen; Spasmi tonici, Tonische Krämpfe, Krämpfe mit anhaltender Zusammenziehung der Muskeln, als Gegensatz der Klonischen. Натягивающій; Spasmi tonici, Корчи съ продолжительнымъ и постояннымъ сведеніемъ мышицъ.

10383) Tonosis, τονωσις (v. τονοω, fut. —ωσω; den gehörigen Tonus geben od. herstellen, stärken u. s. w.; напряженіе, силу сообщаю). | Die Bewirkung oder Herstellung des Tonus, Die Stärkung u. s. w. Напряженіе, Сообщеніе силы, Укрѣпленіе.

Tonotica, τονωτικα (v. Tonoticus), = Tonica.

10384) Tonoticus, τονωτικος (τονοω, v. Tonosis), = Tonicus. | Den (gehörigen) Tonus gebend oder herstellend, Stärkend. Укрѣпляющій.

Tonsilla cerebelli, v. Lobus inferior intimus cerebelli.

10385) Tonsillae, Amygdalae, Glandes, Glandulae colli, Toles, Tolles, Tolae, Tolla, Tolia, Antiades, Amphibrachia, Spongii, Paristhmia, Mela. | Tonsillen, Mandeln, Halsmandeln, Halsdrüsen. Миндалеобразные железы, Миндалины въ горлѣ. Vid. Amygdalae et Glandulae.

Tonsillae pestilentes, v. Angina gangraenosa.

Tonsillarum gangraena, v. Angina gangraenosa.

Tonsillitis, v. Angina tonsillaris.

Tonsillitis suppuratoria, v. Abscessus tonsillarum.

10386) Tonsor. | Der Scheerer, Barbier. Цырульникъ, Брадобрей.

10387) Tonus, τονος (τεινω, dehnen, spannen u. s. w.; тяну, натягиваю). | 1) Die Spannkraft der thierischen Theile, besond. der thierischen Faser, Der Tonus, Ton. Сила напряженія животныхъ волоконъ. 2) Der Ton, Laut. Звукъ (Tonus, Sonor, Vox).

10388) Tophaceus (v. Tophus). | Tophusartig, Tuffsteinartig. Происходящій отъ песчанокаменистаго нарощенія.

10389) Tophus, ὁ τοφος. | 1) Der Tuff, Tuffstein. Мергелевой камень. 2) = Porus, πωρος. | Ein lockeres, brüchiges Gewächs, besond. an Knochen, Tophus, Sandgewächs der Knochen. Песчанокаменистое нарощеніе, Мягкій костяный наростъ (такъ называется плоская, болящая костная опухоль, которая мягче кости).

10390) Topica, τοπικα (v. Topicus). | Oertliche od. Oertlichwirkende, besond. äussere Mittel. Мѣстныя лекарства, особливо снаружи (или изнутри прямо на страждущую часть) дѣйствующія.

10391) Topicus, τοπικος (v. Topos). | Oertlich, Topisch, Oertlich wirkend, Oertlich anzuwenden. Мѣстный.

Topinaria, v. Talpa.

10392) Topographia (v. Topos et Graphe). | Die Beschreibung eines Orts, einer Gegend, Ortsbeschreibung. Топографія, Мѣстописаніе.

10393) Topographicus, Topographus, τοπογραφος (v. Topographia). | Topographisch, Die Topographie betreffend, Sich damit beschäftigend u. s. w. Топографическій, Мѣстописательный.

10394) Topologia (v. Topos et Logos). | Die Ortslehre. Ученіе о мѣстѣ.

10395) Topos, τοπος. | Der Ort, Die Stelle. Мѣсто. Vid. Locus.

10396) Torcular, Torculum, Tornaculum, Tortilis fascia. | Das Tourniquet, Die Aderpresse, Der Drehstock. Турникетъ, Жомъ.

Torcular Herophili, v. Herophili torcular.

Torculum, v. Torcular.
10397) Tordylium officinale. | Officinelles Drehkraut. Черметъ аптечный.
Tori, v. Musculi.
10398) Tormenta intestinorum. | Bauchgrimmen. Рѣзъ въ животѣ.
Tormentilla erecta, v. Potentilla tormentilla.
Tormentum acutum, v. Ileus.
Tormina, v. Colica et Tormina alvi.
10399) Tormina alvi. | Bauchgrimmen, Kneipen im Leibe. Рѣзъ въ животѣ, въ кишкахъ.
Tormina Celsi, v. Dysenteria.
10400) Tormina infantum. | Bauchgrimmen der Kinder. Рѣзъ въ кишкахъ у дѣтей.
10401) Tormina parturientium. | Scheinbare Wehen. Мнимыя боли родовъ.
Tormina post partum, v. Dolores post partum.
Tornaculum, v. Torcular.
10402) Tornaculum Petitianum. | Das Petit'sche Tourniquet. Турникетъ Петита.
10403) Tornaculum vulgare. | Das gewöhnliche, gemeine Tourniquet. Обыкновенный турникетъ.
Torosus = Musculosus.
Torpedo narke, v. Raja torpedo.
10404) Torpidus. | Torpid. Безчувственный, съ оцѣпененіемъ, съ безчувственнослію.
10405) Torpor. | Torpor, Gefühllosigkeit, Reizlosigkeit. Онѣмѣніе, Недѣятельность, Повсемѣстная слабость съ оцѣпенѣніемъ. Vid. Debilitas vera.
10406) Torpor s. Lentor cordis. | Trägheit des Herzens. Недѣятельность сердца.
10407) Torsio. | Drehung. Скручиваніе, Закручиваніе, Завиваніе.
10408) Torsio arteriarum. | Die Drehung der Arterien. Закручиваніе, Скручиваніе артерій.
Torticollis, v. Obstipitas.
Tortilis fascia, v. Torcular.
Tortuositas anfractuum, v. Vesiculae seminales.
10409) Tortura oculorum, Hippus. | Das Verdrehen der Augen. Судорожное вращеніе или Круговращеніе глазъ.
10410) Tortura oris. | Das Verziehen des Mundes. Искривленіе (судорожное) рта.
Tortura oris paralytica, v. Hemiplegia facialis.
Tortura oris spasmodica, v. Sardiasis.
Torulus, v. Thorulus.
Torulus glandis, v. Corona glandis.
Torus manus, v. Metacarpus.

Totum carnosum, v. Pancreas.
10411) Toxica, τοξικα (v. Toxicum). | Die Gifte. Яды.
10412) Toxicatio, Veneficium. | Vergiftung. Отравленіе, Отравленіе ядомъ.
10413) Toxicatmicus (toxicum et atmos). | Giftige Dünste enthaltend oder gebend, dadurch verursacht u. s. w. Причиняемый ядовитыми испареніями.
10414) Toxicodendron (v. Toxicum et Dendron). | Der Giftsumach. Желтникъ ядовитый.
10415) Toxicologia (v. Toxicum et Logos). | Die Giftlehre, Toxikologie. Токсикологія, Ученіе о ядахъ.
10416) Toxicum, τοξικον (τοξα, die Pfeile; стрѣлы; v. Toxon). | Ein Gift (bei den Alten jedoch nur ein Gift zum Vergiften der Pfeile). Ядъ. Vid. Venenum.
10417) Toxicus, τοξικος (v. Toxicum). | Giftig, Durch Gifte entstanden u. s. w. (eigentl. was zu Pfeilen gehört). Ядовитый, Причиняемый ядомъ.
10418) Toxon, τοξον. | Der Bogen (zum Schiessen). Лукъ. Plur. Toxa, τοξα. | Die Pfeile. Стрѣлы.
10419) Trabeculae carneae. | Fleischbalken. Мясистыя перекладинки.
Trabeculae carneae cordis, v. Trabes carneae cordis.
Trabeculae carneae vesicae urinariae, v. Fibrae musculares vesicae urinariae.
Trabeculae transversae medullares cerebri, v. Striae transversales cerebri.
Trabeculae Willisii, v. Chordae Willisii.
10420) Trabes s. Trabeculae carneae cordis. | Balken, Fleischbalken der Herzkammern. Мясистыя перекладинки сердца.
Trabs, v. Penis.
Trabs transversa cinerea thalamorum opticorum, v. Commissura thalamorum opticorum inferior.
10421) Trachea (τραχεια, τραχυς; rauh, uneben; суровый, шереховатый). | 1) Die Luftröhre. Дыхательное горло. 2) Die Spiralgefässe der Pflanzen. Дыхальцы. Vid. Arteria (b).
10422) Trachealis (v. Trachea). | Zur Luftröhre gehörig u. s. w. Принадлежащій къ дыхательному горлу.
Tracheis, v. Tracheitis.
10423) Tracheitis (v. Trache) s. Angina trachealis. | Die Luftröhrenentzündung. Воспаленіе дыхательнаго горла.
10424) Tracheitis equorum. | Strenge, Strengel. Студенница.
Tracheitis exsudativa, v. Angina polyposa.

Tracheitis humida, v. Angina polyposa.

Tracheitis infantum, v. Angina polyposa.

Tracheitis membranosa, v. Angina polyposa.

Tracheitis phthisica, v. Tracheitis ulcerosa.

10425) **Tracheitis** sicca infantum. | Die akute Luftröhrenbräune der Kinder. Острое воспаленіе дыхательнаго горла у дѣтей.

Tracheitis suppuratoria, v. Abscessus trachealis.

10426) **Tracheitis** ulcerosa, phthisica, Ulcus tracheale, Trachelcos. | Luftröhrengeschwür, Verschwärung der innern Luftröhrenhaut. Язва дыхательнаго горла.

10427) **Trachelagra** (v. Trachelus et Agra) s. Arthritis collaris, s. cervicis. | Das gichtische od. Rheumatische Halsweh, besond. im Nacken, Nackengicht, Halsgicht. Боль въ горлѣ и затылкѣ отъ ломоты, Ломъ въ затылкѣ.

Trachelcos, v. Tracheitis ulcerosa.

Trachelcus, v. Trachielcus.

10428) **Trachelia**, τραχηλια (v. Trachelus). | Ein festes (hartes) Stück Fleisch vom Halse (des Rindviehes), welches man nicht ass. Часть мяса отъ шеи (ошейка), которую (неупотребляя въ пищу) бросали.

10429) **Tracheliaeus**, Trachelimaeus, τραχηλιαιος, τραχηλιμαιος (v. Trachelus). | Zum Halse gehörig, denselben betreffend. Относящійся до шеи.

Trachelitis, v. Tracheitis.

10430) **Trachelodiaphragmaticus** (v. Trachelus et Diaphragma). | Was zugleich den Hals (den Nacken) und das Zwerchfell betrifft. Принадлежащій къ шеи и грудобрюшной преградѣ.

10431) **Trachelomastodes** (v. Trachelus et Mastodes). | Was zugleich die Halswirbel und den Zitzenfortsatz betrifft. Относящійся къ шеи и сосковидному отростку. Trachelomastoideus musculus, Musculus mastoideus lateralis s. Complexus minor s. transverso-mastoideus. | Trachelomastoideus, Nackenwarzenmuskel, Hinterer Muskel des Warzenfortsatzes, Kleiner, durchflochtener Muskel. Мышица шеи и сосковиднаго отростка.

Trachelomastoideus, v. Trachelomastodes.

10432) **Trachelopanus** (v. Trachelus et Panus), Panus s. Adenophyma colli, Trachelophyma glandulosum. | Halsdrüsengeschwulst, Drüsen am Halse. Опухоль шейныхъ железъ.

10433) **Trachelophyma** (v. Phyma). | 1) = Trachelopanus. 2) Eine Anschwellung des hintern Theils des Halses überhaupt. Опухоль задней части шеи вообще. Vid. Struma emphysematica.

Trachelophyma devia, v. Obstipitas violenta.

Trachelophyma glandulosum, v. Trachelopanus.

10434) **Trachelophyma** strumosum. | Kropfgeschwulst. Зобная опухоль.

Trachelos, v. Collum.

10435) **Trachelus**, τραχηλος (ῥαχις, v. Rhachis, Rhachos). | Der Nacken, Hintere Theil des Halses, Hals. Затылокъ, Шея.

Tracheo-aërocele, v. Hernia trachealis.

Tracheoblennorrhoea (v. Trachea et Blennorrhoea) = Phthisis tracheae pituitosa.

10436) **Tracheocele** (v. Trachea et Cele). | 1) Der Luftröhrenbruch, Eine Erweiterung der Trachea, v. Hernia trachealis. Грыжа дыхательнато горла. 2) = Struma, v. Bronchocele.

Tracheopyosis (v. Trachea et Pyosis) = Phthisis tracheae purulenta.

10437) **Tracheorrhagia** (v. Trachea et Rhage) s. Haemoptysis trachealis, Haemorrhagia asperae arteriae. | Luftröhrenblutfluss, Luftröhrenblutung. Кровотеченіе изъ дыхательнаго горла.

10438) **Tracheotome**, Tracheotomia (v. Trachea et Tome). | Der Luftröhrenschnitt. Вскрытіе дыхательнаго горла.

Tracheotomia, v. Tracheotome.

Trachia, τραχεια, = Trachea.

Trachielcosis (v. Trachea et Helcosis) = Tracheopyosis (maligna).

10439) **Trachielcus** (v. Trachea et ἑλκος, v. Ulcus). | Das Luftröhrengeschwür. Язва дыхательнаго горла. = Trachielcosis.

10440) **Trachoma**, τραχωμα (τραχοω, fut. —ωσω; rauh und uneben machen; v. Trachys; суровымъ, шереховатымъ, неровнымъ дѣлаю). | Die Rauhigkeit oder Der krätzige Zustand, besond. der Augenlieder, Augenliederkrätze, Augenliederrauhigkeit. Шереховатость, особ. (внутренней поверхности) вѣкъ.

10441) **Trachoma** carunculosum. | Die Maulbeergeschwulst der innern Haut der Augenlieder. Шереховатость вѣкъ происходящее отъ многихъ небольшихъ наростовъ. Vid. Morum.

10442) **Trachomaticum** (v. Trachomaticus). | Bei Galen: Ein Mittel (Augensalbe) gegen das Trachom. У Галена:

Средства (мазь) отъ шереховатости вѣкъ.

10443) **Trachomaticus**, *τραχωματικος* (v. Trachoma). | Mit Trachom behaftet, dasselbe betreffend, dasselbe heilend u. s. w. Причиняемый шереховатостію внутренней поверхности глазныхъ вѣкъ.

Trachophonia, v. Trachyphonia.

Trachynus = Trachinus.

10444) **Trachyphonia**, *τραχυφωνια* (*τραχυς*, v. Trachea et Phone). | Eine heisere Stimme. Охриплость голоса.

10445) **Trachys**, *τραχυς*. | Rauch, Uneben. Суровый, Шереховатый, Неровный.

Trachysma, *τραχυσμα*, = Trachoma.

Tractus intestinorum, v. Canalis intestinalis.

Tractus medullaris corporis callosi, v. Chordae longitudinales Lancisii.

10446) **Tragacantha**, *τραγακανθα*. | 1) = Astragalus tragacantha. 2) Das Gummi tragacanthae, Traganth. Трагакантъ.

10447) **Tragacantha** communis. | Gemeiner Tragant. Обыкновенный трагакантъ.

10448) **Tragacantha** electa. | Auserlesener, weisser Tragant. Отборный трагакантъ.

Tragacanthum, *τραγακανθον*, = Gummi tragacanthae.

10449) **Tragea**, Tragema, *τραγεα*, *τραγημα* (v. Tragus), s. Tragena, s. Drageta. | 1) Bei Galen u. a. Alten: Feines Backwerk aus Mandeln u. dgl. Десертные плоды, Пирожное и проч. 2) Bei den Neuern: Das sogenannte Trisenet, ein vermeintl. magenstärkendes und blähungtreibendes Pulver, aus Gewürzen und Zucker. Мнимый желудочный и вѣтрогонный порошокъ, называемый триземетъ.

Tragemata, v. Dactyli.

Tragena, v. Tragea.

10450) **Tragi**, Pili meatus auditorii externi, Hirci barbula. | Ohrhaare, Haare od. Hauthaare, od. Härchen des äussern Gehörganges. Волосы въ ушахъ.

10451) **Tragicus**, scil. musculus, Musculus tragi s. conchotragicus. | Tragikus, Muskel der Ohrecke, Eigenthümlicher Muskel des Tragus, Muskel des vordern Blatts des Ohrs, Vorderer Ohrblattsmuskel, Muskel der vordern Ohrklappe. Мышица козелка ушнаго.

10452) **Tragomaschalia**, *τραγομασχαλια* (v. Tragomaschalus), = Hircus (alarum), v. Hircinus.

10453) **Tragomaschalus**, *τραγομασχαλος* (v. Tragus et Maschale). | Wer einen Bocksgeruch (übeln Geruch) der Achselhöhlen hat. Имѣющій вонь подъ мышками; у котораго подъ крыльцовою впадиною воннетъ козломъ.

10454) **Tragophonia** (v. Tragus et Phone). | Die Bockstimme, Das starke Stottern (das Meckern) im Reden. Козлиный голосъ.

10455) **Tragopogon**, *τραγωπωγων*, genit. —*ωνος*, —onis (v. Tragus et Pogon). | Der Bocksbart, Die Haberwurz. Козлобородникъ.

10456) **Tragopogon** porrifolius. | Langblätteriger Bocksbart, Haferwurzel. Козлобородникъ чесночнолистный.

10457) **Tragopogon** pratense, Barba hirci. | Wiesenbocksbart, Wilde Haferwurzel, Hafermark. Козлобородъ или Козлобородникъ или Козлиная желтоцвѣтная борода, Чертова борода, Козлина борода, Козлова бородка, Молочай, Молочайникъ.

Tragos, v. Hircus.

10458) **Tragus**, *τραγος* (*τρωγω*, nagen; грызу), s. Hircus. | 1) Der Bock. Козелъ. 2) Der vordere Ohrknorpel, Ohrbock, Bock, Ecke od. Vorderes Blatt des Ohrs, Kleiner oder Vorderer Ohrknorpel, Vordere Ohrklappe. Козелокъ (на ушной раковинѣ). 3) Der Achselgestank. Вонь подъ мышками. 4) Eine grosse Geilheit. Похотливость, Любострастіе. 5) Die Brunst, Brunstzeit. Похоть, Течка.

10459) **Trame**, Tramis, *τραμη*, *τραμις* (*τραω*, *τρεω*, *τιτραινω*; durchbohren; *τιτραινομαι*, durchdringen; сверлю, просверливаю). 1) = Rhaphe scroti. 2) = Perinaeum.

10460) **Transfiguratio**, Transformatio, Transmutatio, Metabole. | Verwandlung, Umwandlung. Преобразованіе, Преображеніе, Перемѣненіе въ другой видъ.

Transformatio, v. Transfiguratio.

10461) **Transfusio** sanguinis s. Chirurgia transfusoria. | Transfusion des Blutes, Bluttausch. Переливаніе крови.

Transitio, v. Transitus.

10462) **Transitus**, Transitio. | Uebergang. Переходъ.

Transmigratio animarum, v. Metempsychosis.

Transmutatio, v. Transfiguratio.

10463) **Transparens**. | Durchsichtig, Durchscheinend. Прозрачный, Просвѣчивающій.

10464) **Transparentia**. | Durchscheinende Körper. Прозрачныя тѣла.

Transpiratio, Diaphoresis, v. Perspiratio.

Transpiratio cutanea, v. Perspiratio insensibilis.

Transpiratio deficiens, v. Sudor rarus.

Transpiratio insensibilis, v. Perspiratio insensibilis.

10465) **Transpiratio** nimia s. Hyperpneustia. | Uebermässige Hautausdünstung. Чрезмѣрное испареніе кожи.

10466) **Transplantatio** s. Insitio dentis. | Die Einsetzung eines Zahnes. Переставливаніе зуба (Вставливаніе извлеченнаго зуба).

10467) **Transsudatio.** | Transsudation, Durchschwitzen. Пропотѣніе.

10468) **Transversalis.** | Transversal, Querlaufend. Поперечный.

Transversus, id.

10469) **Trapa.** | Wassernuss, Рагульникъ.

10470) **Trapa** natans. | Schwimmende Wassernuss, Stachelnuss. Водяный орѣхъ.

10471) **Trapeza**, τραπεζα (tetra et πους, v. Pes). | Ein Tisch. Столъ.

Trapeziformis, v. Trapezodes.

10472) **Trapezium**, τραπεζιον (v. Trapeza). | 1) Ein kleiner Tisch. Столикъ. 2) Ein ungleichseitiges, besond. das geschobene Viereck, Das Trapezium. Неравносторонній, Обращенный четвереугольникъ.

10473) **Trapezius**, τραπεζιος (v. Trapezium). | Geschoben viereckig, Trapezisch. Трапецовидный.

Trapezius musculus, v. Cucullaris.

Trapezodes, τραπεζοειδης, τραπεζωδης (v. Trapeza et ειδος), = Trapezius.

Trapezoides = Trapezodes.

Trappa, v. Trapa.

10474) **Traulismus**, τραυλισμος (τραυλιζω, fut. —ισω, lispeln; r od. l, u. dgl. Buchstaben nicht gehörig aussprechen können; лепечу). | Das Lispeln. Шепеляніе, Шевеляніе, Недостатокъ въ произношеніи, если кто неможетъ хорошо выговорить буквъ L и R.

Traulotes, τραυλοτης, genit. —ητος; = Traulismus.

Traulotis, v. Traulotes.

10475) **Traulus**, τραυλος (τιτραω, drehen und wenden; сверлю). | Lispelnd. Шепетливый.

10476) **Trauma**, τραυμα, τρωμα, genit. —ατος (τραω, τρεω, τραυω, τιτραω, τιτραινω; bohren, durchbohren; сверлю, просверливаю). | Eine Wunde; eigentl.: Etwas Gebohrtes. Рана.

10477) **Traumatias**, τραυματιας, genit. —ιου, —ae (τραυματιω, τραυματιζω; verwunden; раню, уязвляю). | 1) Ein Verwundeter. Раненный. 2) Wer oft verwundet wird. Ранимый.

10478) **Traumaticus**, τραυματικος (v. Trauma). | Traumatisch, Zu Wunden gehörig, davon herrührend, dieselben heilend, damit behaftet (wie Traumatias) u. s. w. Травматическій, происходящій отъ раны или отъ раненія.

10479) **Trausis**, τραυσις, genit. εως, —ιος, —ios, —is (τιτραινω, v. Trauma). | Die Verwundung, Die Bildung des Trauma. Раненіе.

Trechoma, Trechysma = Trachoma, Trachysma.

10480) **Trechysmus**, τρηχυσμος, τραχυσμος (v. Trachysma). | 1) Das Rauhmachen, Rauhwerden, Die Bewirkung od. Entstehung von Trachoma. Образованіе шереховатости вѣкъ. 2) Bei Hippokr.: Eine (wirkliche oder vermeintliche) Rauhigkeit der Därme. Шереховатость кишекъ. 3) = Trachoma.

10481) **Trema**, τρημα, genit. —ατος, —atis (τρεω, v. Tresis). | Das Durchbohrte, Gebohrte, Das (durchgehende) Loch. Просверленное, Дыра, Сквозная дыра.

10482) **Tremadota.** | Saugwürmer. Сосущіе черви.

10483) **Tremella.** | Gallertpilz. Возгрица.

10484) **Tremella** auricula, Peziza auricula, Exidia auriculae Judae, Fungus sambuci, Auricula Judae. | Hollunderschwamm, Judasohr, Ohrenbecherschwamm. Бузинная губка, Бузинный наростъ, Іудино или Юдино ушко.

Tremella nostoc, v. Nostoc commune.

10485) **Tremor**, τρομος (τρεω, drehen, in eine drehende Bewegung setzen; сверлю; τρεπω, τροπω, τρομω; zittern machen; дрожу, трясусь, трепещу), s. Trepidatio, Pavitas, Tromos. | Das Zittern, Erzittern, Beben, Die Furcht. Дрожаніе, Дрожь, Страхъ, Трепетъ, Трепетаніе, Трясеніе.

10486) **Tremor** artuum. | Das Zittern der Glieder. Трясеніе членовъ.

10487) **Tremor** cordis, Cardiotromus. | Herzzittern. Трясеніе сердца. Vid. Palpitatio tremula cordis.

10488) **Tremor** ex ira. | Das Zittern vor Zorn. Дрожаніе отъ гнѣва.

10489) **Tremor** universalis. | Allgemeines Zittern. Повсемѣстное трясеніе.

10490) **Tremulus.** | Zitternd. Дрожащій.

10491) **Trepanatio** (Trypesis, τρυπησις) (v. Trepanum) s. Terebratio. | Die Trepanation, Das Durchbohren der Kopfknochen, des Brustbeins u. s. w. Трепанація, Просверливаніе черепа, Сверленіе кости.

10492) **Trepanum**, Trypanum, τρυπανη, τρυπανον, τρυπανιον (τρυω, τρυπω, τρυπαω, τρυπανω; ein Loch bohren; тру, сверлю), s. Terebra, Abaptista, Abaptiston, Abaptistus. | Der Drehbohrer, Drellbohrer, besonders Der Trepan oder Kopfbohrer. Трефанъ, Трефейнъ, Черепное сверло.

10493) **Trepanum** cum corona. | Kronentrepan. Трепанъ съ пилчатою трубкою, Трепанъ (собствен. такъ называемый).

10494) **Trepanum** exfoliativum. | Exfoliativtrepan, Abblätterungstrepan. Трепанъ отслоивательный.

10495) **Trepanum** perforativum. | Perforativtrepan, Spitztrepan. Трепанъ съ остроконечнымъ копьемъ.

10496) **Trephina** (v. Trepanum). | Die Trephine, Der Handtrepan, Kleiner Trepan. Трефинъ, Малый трепанъ.

Trephotrophium, v. Brephotrophium.

10497) **Trepidatio**, Festinatio, Properantia, Properatio. | Hast, Eile, Eilfertigkeit, Angst. Трепетаніе, Трепетъ, Страхъ. Vid. Tremor.

Trepidatio cardiaca, v. Palpitatio cardiaca trepidans.

10498) **Trepidus**. | Aengstlich, Angstvoll, Eilend, Zitternd. Трепещущій.

Tres eminentiae vesicae, v. Lineae eminentes vesicae urinariae.

Tres quartae partes, v. Dodrans.

10499) **Tresis**, τρησις, genit. —εως, —ιος, —ios, —is (τρεω, v. Trepanum). | Das Durchbohren. Просверливаніе.

10500) **Tri**, τρι (τρεις, neutr. τρια; drei; три). | In Zusammensetzungen: Drei. Въ сложенныхъ словахъ: Три.

Triandreus, v. Triandricus.

10501) **Triandria** (v. Tri et Andria). | Im Linnée'schen Systeme: Die dritte Klasse der Pflanzen mit 3 Staubfäden, Dreimännige. Троемужіе, Тремужіе (Третій Линнеевъ классъ растѣній имѣющихъ три тычинки).

10502) **Triandricus** (v. Triandria). | Dreimännig, Zur Triandrie gehörig, dieselbe betreffend u. s. w. Троемужный.

Triandrus, v. Triandricus.

10503) **Triangularis**. | Dreieckig. Треугольный.

Triangularis menti, v. Depressor anguli oris.

Triangulatus, v. Triangularis.

Triangulum frontale orbitae, v. Tornix orbitae.

10504) **Triantherus** (v. Tri et Anthera) = Triandricus. Троепыльниковый.

10505) **Trias**, τριας, genit. —αδος, —adis (τρεις, τρια; v. Tri), Numerus ternarius. | Die Dreiheit, Dreizahl, Trias. Тройное число.

10506) **Tribades**, Frictrices, Fictrices, Fricatrices, Subigatores. | Tribaden (Frauenspersonen mit ungewöhnlich grosser Klitoris, die sich derselben bedienen, um mit Andern den Geschlechtstrieb zu befriedigen). Трибады (Женщины, которыя имѣя неумѣренно большой клиторъ, производятъ посредствомъ онаго съ другими, противоестественное совокупленіе).

Tribas, genit. —adis, v. plur. Tribades.

10507) **Tribulus** terrestris. | Erdburzeldorn. Чилинъ, Чилимъ.

10508) **Tribus**. | Abtheilungen. Колѣно, Колѣна (Bot.).

Tributum lunare, v. Menstruatio.

Tributum menstruum, v. Menstruatio.

10509) **Trica** (v. Trix). | Eine Falte. Складка. = Plica.

Tricae incuborum, v. Plica polonica.

10510) **Triceps**. | Dreiköpfig. Триголовый.

Triceps brachii s. brachialis, v. Triceps cubiti.

10511) **Triceps** cubiti s. brachii, s. brachialis, Extensor magnus cubiti, Musculus brachiaeus externus s. brachialis externus, s. Scapulo-brachio-anconaeus triceps, s. Scapulo-humero-olecranaeus, s. Tri-scapulo humero-olecranaeus. | Erster, dreibäuchiger od. Dreiköpfiger Armmuskel, Strecker des Ellbogengelenks. Мышица треглавая или наружная плеча.

10512) **Tricha**, τριχα, τριχθα (v. Tria). | Dreitheilig. На три части.

Trichechus manatus, v. Manatus australis.

10513) **Trichechus** rosmarus. | Das Wallross. Обыкновенной моржъ.

Trichia, τριχια, = Trichiasis.

10514) **Trichiasis**, Trichosis, τριχιασις (τριχιαω, τριχιαζω; an (den) Haaren leiden; страдать волосами). | 1) Eigentl: Haarkrankheit überhaupt. Болѣзнь волосъ вообще. 2) Die Einwärtskehrung der Augenwimpern, Die Trichiasis (ein Leiden des Augapfels von den Haaren der Augenlieder, wenn diese sich nach Innen umgestülpt haben, od. eigentl., wenn sich an der innern Fläche derselben Haare gebildet haben). Неправильное ращеніе или выращеніе рѣсницъ, Заворотъ или Направленіе рѣсницъ къ глазу, Загнутіе рѣсницъ. 3) Bei Hippokr.: Das Abgehen von Haaren mit dem Harne. Испражненіе волосъ съ мочею. 4) = Trichia oder Abscessus mammae (der von einem verschluckten Haar herrühren sollte).

10515) Trichiasticus (v. Trichiasis). | An Trichiasis leidend, daher entstanden u. s. w. Причиняемый неправильнымъ ращеніемъ рѣсницъ.

10516) Trichidium (v. Trix). | Die Grundborte. Щетинка, Волосокъ (Bot.). Vid. Capillitium.

10517) Trichilia cathartica. | Purgirende Trichilie. Рытвякъ слабительная или проносная.

Trichismos, v. Trichismus.

10518) Trichismus, Trichismos, τριχισμος (τριχίζω, Haare bilden; образую волосы; v. Thrix). | Der Haarspalt, Haarbruch, Eine feine Spalte in Knochen; auch: Thrix. Трещина кости (почти незамѣтная) власоподобная. Vid. Fractura pilaris.

10519) Trichites, Alumen plumosum. | Federalaun. Квасцы пухообразныя.

10520) Trichitis (v. Thrix). | Eine Haarkrankheit, Haarentzündung. Болѣзнь волосъ.

10521) Trichiurus (v. Trichuris) indicus. | Der indische Haarschwanz (ein elektrischer Fisch). Тонкохвостъ Индійскій.

10522) Trichocephalus (v. Trix et Cephale). | Der Peitschenwurm. Тонкоголовъ. = Trichurus.

10523) Trichocephalus affinis. | Der Schafpeitschenwurm. Тонкоголовъ у овецъ.

10524) Trichocephalus depressiusculus. | Der Peitschenwurm beim Hunde. Тонкоголовъ у собакъ.

Trichocephalus dispar., v. Trichocephalus hominis.

10525) Trichocephalus hominis, Trichocephalus dispar. | Der menschliche Haarkopfwurm oder Peitschenwurm, Die Trichuride. Тонкоголовъ человѣческій, Глиста слѣпой кишки.

10526) Trichocirsus (trix et cirsos). | Eine krankhafte Ausdehnung der Haargefässe. Болѣзненное расширеніе волосныхъ сосудовъ.

Tricholabis, genit. —idis = Tricholabium.

10527) Tricholabium, τριχολαβιον (thrix et λαβω, λαμβανω; v. Labis). | Die Haarzange, Ein Zängchen zum Ausziehen der Augenliederhaare. Щипчики для выдергиванія неправильно растущихъ рѣсницъ.

Trichologia, ἡ τριχολογια (v. Thrix et Logos). = Carphologia.

10528) Trichoma, τριχωμα, genit. —ατος, —atis (τριχοω, fut. —ωσω; Haare machen, mit Haaren versehen; волосами опушаю, покрываю). = Trichiasis et Plica polonica.

10529) Trichomaticus (v. Trichoma). | An Trichoma leidend, davon herrührend u. s. w. Причиняемый ковтуномъ.

Trichonosi, Trichonusi, v. singl. Trichonosos.

10530) Trichonosos (v. Thrix et Nosos). | Haarkrankheit. Болѣзнь волосъ.

Trichonusi, v. Trichonosi.

10531) Trichophyea, Trichophytica, τα τριχοφυεα (thrix et φυω, v. Physis; τριχοφυεω, Haare erzeugen, die Haare wachsen machen; произвожу волосы). | Haarmittel, Den Haarwuchs befördernde Mittel. Средства споспѣшествующія растѣнію волосъ.

10532) Trichophyllus (v. Thrix et Phyllon). | Mit behaarten Blättern versehen. Волосолистный.

Trichophytica = Trichophyea.

10533) Trichorrhoea, Trichorrhysis, τριχοῤῥοια, τριχοῤῥυσις (v. Thrix et Rhoea, Rhoe). | Das Ausfallen der Haare. Выпаденіе волосъ.

10534) Trichoschisis (thrix et σχιζω, v. Schisma). | Das Aufspalten der Haare. Разщепленіе концовъ волосъ.

10535) Trichosis, τριχωσις (τριχοω, v. Trichoma). | 1) Die Behaarung, Das Behaartwerden, Die Bildung des Trichoma. Опушеніе, Покрытіе волосами. 2) = Trichiasis.

10536) Trichosis anomala. | Fehlerhafte Beschaffenheit der Haare. Болѣзненное состояніе волосъ.

10537) Trichotomus (v. Tricha, Thrix et Tome). | 1) Dreitheilig. Троевилистный. 2) Haarschneidend, Haarspaltend. Волосы щепляющій.

10538) Trichoton, τριχωτον (v. Trichotus). | Der behaarte Theil des Kopfes. Волосистая часть головы.

10539) Trichotus, τριχωτος (τριχοω, v. Trichosis). | Behaart. Волосами покрытый.

10540) Trichurides (v. Trichuris). | Haarwürmer, Haarschwänze. Глисты власообразные, родъ черевныхъ червей или глистовъ (тонкихъ какъ волосъ).

10541) Trichuris, plur. Trichurides (v. Thrix et Ura). | Ein Haarwurm, Haarschwänzchen, Eine Trichuride. Власообразная, Мохнорылая глиста.

10542) Trichus (v. Thrix). | Ein borstiges Haar, Ein steifes Haupthaar. Щетинообразный, Жесткій, Твердый волосъ.

10543) **Tricolor.** | Dreifarbig. Трицвѣтный.

10544) **Tricuspidatus.** | Dreispizzig. Тріострієвый.

Tricuspis, v. Tricuspidatus.

10545) **Tridactylus**, τριδακτυλος (v. Tri, Tris et Dactylus). | Mit drei Fingern od. drei Zehen. Трехперстный, Имѣющій три перста.

10546) **Tridentatus.** | Dreizähnig. Тризубчатый.

Triental., v. Scutellaria galericulata.

10547) **Trifidus.** | Dreispaltig. Троеращенный.

Trifolium acetosum, v. Oxalis acetosella.

10548) **Trifolium** arvense. | Ackerklee, Hasenklee, Hasenfussklee. Заячи лапы, Трилистникъ полевый, паровый, Орѣшокъ бѣлый.

Trifolium fibrinum, v. Menyanthes trifoliata.

Trifolium melilotus coerulea, v. Melilotus coerulea.

10549) **Trifolium** melilotus officinalis, Melilotus officinalis. | Melilote, Aechter, gelber Steinklee. Дикой хмѣль, Донникъ, Трилистникъ донный, Буркунъ.

10550) **Trifolium** pratense. | Gemeiner Wiesenklee, Rother, dreiblätteriger Klee. Трилистникъ дятлина, Дятлина кашка, Трилистникъ луговый, Дятлина, Дятлинникъ, Дятловица, Орѣшокъ красный.

10551) **Trifolium** repens. | Kriechender, weisser Klee. Трилистникъ ползучій.

10552) **Trigeminatus.** | Das dreimalgepaarte. Триблизнечной.

10553) **Trigemini.** | Drillinge. Тройни, genit. —ей.

10554) **Trigonella.** | Bockshorn. Пажитникъ.

10555) **Trigonella** foenum graecum, Foenum graecum. | Gemeines Bockshorn, Griechisch Heu, Kuhhorn. Греческая сочевица, Сѣно верблюжье, грецкое, греческое.

10556) **Trigonum** (Trigonus), τριγωνον, τριγωνος (v. Trigonus). | Ein Dreieck. Треугольникъ, Triangulum.

10557) **Trigonus**, τριγωνος (v. Tri et Gone). | Dreiseitig, Dreieckig. Треугольный, Тріугольный.

10558) **Trigynia** (v. Tri et Gyne). | Die Trigynie (im Linnée'schen Systeme: Eine Unterabtheilung für die Pflanzen mit 3 Pistillen), Dreiweibige. Троеженство, Триженіе (Разрядъ большей части Линнеев. классовъ растѣній, имѣющихъ три естика).

10559) **Trigynicus**, Trigynus (v. Trigynia). | Dreiweibig, Zur Trigynie gehörig. Триженный.

10560) **Trijugus.** | Dreipaarig. Трипарный.

10561) **Trilobatus.** | Dreilappig. Трилопастный.

Trilobus, v. Trilobatus.

10562) **Trimestris.** | Dreimonatlich. Тримѣсячный.

10563) **Trinervis.** | Dreirippig. Трижильный.

10564) **Tringa** vanellus. | Der Kiebitz, Kybitz, Kibitz. Луговка, Пигалица.

10565) **Trioecia** (tri et οικος, v. Oeconomia). | Die Triöcie oder Triökie (in Linnée's System: Eine Unterabtheilung [in der 23. Klasse] für die Pflanzen, welche theils in ganz getrennten Geschlechtern, theils als Hermaphroditen blühen). Тридомство, Тредоміе (разрядъ 23 Линнеева класса, коихъ цвѣты такъ раздѣлены, что одно растѣніе носитъ цвѣты женскіе, другое мужескія, а третье тѣ и другія).

10566) **Triorchis**, τριορχης, τριορχος, τριορχις, genit. τριορχου, τριορχιδος (v. Tri et Orchis). | 1) Wer mit 3 Hoden versehen ist, Ein Dreihodiger. Имѣющій три яичка, Тріяичный. 2) Sehr geil. Весьма похотливый.

10567) **Triosteum** perfoliatum. | Durchwachsener Dreistein, Beinsamen. Трикостникъ проростшій.

10568) **Tripes**, Tripus, τριπους, τριπος, genit. tripedis, τριποδος, τριπου (tri et πους, v. Pes). | Der Dreifuss. Треножникъ.

10569) **Tripetalus** (v. Tri et Petalon). | Mit 3 Blumenblättern. Трилепестный.

10570) **Triphyllus** (v. Tri et Phyllon). | Mit 3 Kelchblättern, Dreiblätterig. Трилистный.

10571) **Tripinnatus.** | Dreifach gefiedert. Троеперый, Троекрылый.

10572) **Triplex.** | Dreifach. Тройный.

10573) **Triplicitas.** | Triplicität, Dreifachheit. Тройство.

10574) **Triploides**, Tiroides (v. Tripes). | Das dreifüssige Hebezeug, Der Dreifuss. Триножный подьемецъ.

10575) **Tripsis**, τριψις (τερω, τρεω, τριω, τριβω, fut. τριψω; reiben, zerreiben; тру, растираю). | Das Reiben, Zerreiben. Треніе.

10576) **Tripticus** (v. Tripsis). | Durch

Reiben entstanden u. s. w. Происходящій отъ тренія.

Tripudiatio spastica = Chorea.

10577) Tripus Halleri. | Der Haller'sche Dreifuss. Галлеровъ треножникъ (три большія вѣтви чревной или утробной артеріи).

10578) Tripyrenus (v. Tri et Pyren). | Mit 3 Beerenkernen. Тріорѣшный.

Triqueter, v. Triquetrus.

10579) Triquetrus. | Dreikantig, Dreiseitig. Трегранный, Троегранный, Тресторонній.

10580) Trisis, τρισις. | Das Knirschen (mit den Zähnen). Скрежетаніе. = Trismus.

10581) Trismicus (v. Trismus). | Mit Trismus behaftet, davon herrührend u. s. w. Причиняемый корчею нижней челюсти.

10582) Trismus, τρισμος, τριγμος, τρισις (τριζω, fut. τριξω; knirschen machen, knirschen; скрежещу), s. Spasmus, s. Rigor, s. Tetanus maxillae inferioris, Capistrum. | Kinnbackenkrampf, Mundklemme, Kinnbackenzwang, Mundsperre (Das krampfhafte Knirschen mit den Zähnen). Корча нижней челюсти, Судорога въ мышицахъ челюсти, Смыканіе челюсти или челюстей (Скрежетаніе, Скрежетъ зубовъ). Vid. Stridor dentium.

10583) Trismus crepitans. | Zähnklappern. Скрежетаніе зубами.

Trismus cynicus, v. Spasmus cynicus.

Trismus devius, v. Luxatio maxillae inferioris.

Trismus dolorificus, v. Prosopalgia Fothergilli.

10584) Trismus nascentium s. neonatorum. | Der Kinnbackenkrampf der Neugebornen, Wangenschnürchen. Корча нижней челюсти новорожденныхъ.

Trismus sardonicus, v. Risus sardonicus.

10585) Trispermus (v. Tri et Spermus). | Mit 3 Samen. Трисѣменный.

Trisplanchnicus (nervus) v. Tris et Splanchnon) = Nervus sympathicus magnus.

10586) Tristis. | Traurig. Печальный.

10587) Tristitia, Moestitia, Moestitudo, Luctus, Lype. | Traurigkeit. Печаль, Скорбь. Vid. Athymia.

10588) Tritaeophya (febris) (tritaeus et φυω, v. Physis). | Eigentl.: Das dreitägige (dreitägliche) Fieber, gewöhnlich bezeichnete man aber damit eine Febris remittens, die jeden dritten Tag eine Exacerbation hatte. Послабляющая лихорадка, коей ожесточеніе послѣдуетъ каждые три дня.

10589) Tritaeus, τριταιος (v. Tri). | Am dritten Tage. На третій день. = Tritaeophya.

10590) Triternatus. | Dreifachdreizählig, Dreifachgedreiet. Троекратнотройный.

10591) Triticum. | Weizen. Пшеница.

10592) Triticum aestivum. | Sommerweizen. Пшеница яраи, Яровая.

10593) Triticum durum. | Bartweizen. Твердая пшеница.

10594) Triticum hybernum. | Winterweizen. Пшеница озымая.

10595) Triticum monococcum. | Einkorn. Пшеница односѣменная.

10596) Triticum polonicum. | Polnischer Weizen. Пшеница богемская, польская (измѣненіе Англійской пшеницы).

10597) Triticum repens, Gramen. | Gurkenweizen, Gurkengras, Hundsgras. Пырей, Пырейникъ, Пшеница ползучая.

10598) Triticum spelta. | Spelz, Dinkel. Пшеница полба, Пшеница оркишъ.

10599) Triticum turgidum. | Englischer Weizen. Англійская пшеница.

10600) Triton palustris, Lacerta palustris. | Wassersalamander, Streifschwänziger Röhrling od. Molch. Водяная саламандра.

10601) Tritos, τριτος. | Der Dritte. Третій.

10602) Tritura, Trituratio s. Tritus ciborum. | Zerreibung der Speisen (vermeinte im Magen). Растираніе пищи (мнимое въ желудкѣ).

10603) Trituratio. | Das Zerreiben, Reiben. Треніе.

Trituratio ciborum, v. Tritura ciborum.

Tritus ciborum, v. Tritura ciborum.

Trix. 1) = Thrix. 2) = Trica.

10604) Trochanter, τροχαντηρ, genit. —ηρος, —eris (τρεχω, τροχαω, τροχαζω, τροχαινω; laufen; бѣгу; τροχος, das umlaufende Rad; кружокъ, колесо). | Ein Rollhügel am Schenkelknochen. Вертелъ.

Trochanter inferior, v. Trochanter minor.

10605) Trochanter major superior, Caput femoris, Natis, Glutes, Appendix ossis femoris, Processus exterior femoris, Malum granatum testiculorum. | Grösserer Trochanter. Большой вертелъ, Колообращатель, коловоротъ на бедрѣ или на бедренной кости.

10606) Trochanter minor s. inferior,

Processus interior femoris. | Der kleinere Trochanter. Вертелъ меньшій.

Trochanter superior, v. Trochanter major.

10607) Trochanteres, Rotatores, Processus ossis femoris. | Trochantern des Schenkelknochens, Schenkelumdreher, Umdreher oder Rollhügel des Schenkelknochens. Вертелы.

10608) Trochantericus (v. Trochanter). | Den Trochanter betreffend, dazu gehörig u. s. w. Вертлужный.

10609) Trochisci, Pastilli. | Küchelchen, Kügelchen. Лепешки, Пирожки, Трохиски, Кружки.

10610) Trochisci alhandal, Colocynthis praeparata, Colocynthides praeparatae. | Koloquintenkügelchen, Alhandalkuchen od. Küchelchen. Лепешки алгандалевы.

10611) Trochisci bechici albi, citrini, nigri, rubri. | Weisse, gelbe, schwarze, rothe Brustküchelchen. Бѣлыя, Желтыя, Черныя, Красныя грудныя лепешки.

Trochisci glycyrrhizae = Trochisci bechici nigri.

10612) Trochisci ipecacuanhae, Tabellae ipecacuanhae, Pastilli ipecacuanhae. | Ipekakuanhe oder Brechwurzelküchelchen. Лепешки ипекакуанныя.

10613) Trochisci pectorales. | Brustküchelchen. Грудныя лепешки.

Trochisci stibiati, v. Morsuli antimoniales.

10614) Trochiscus (τροχος, v. Trochanter). | Ein rundes Küchlein, Ein Zeltchen; eigentl.: Ein kleines Rad. Маленькая лепешка.

10615) Trochlea, τροχαλια, τροχηλια (τροχος, Trochanter). | Eine Rolle, Etwas leicht Umlaufendes, Eine Winde. Блокъ.

Trochlea articulationis ossis brachii, v. Trochlea ossis brachii.

Trochlea cartilaginea tarsi, v. Ligamentum calcaneo-naviculare.

10616) Trochlea cartilaginea Weitbrechtii, v. Ligamentum cartilagineum calcaneo-naviculare.

Trochlea labyrinthi, v. Cochlea.

10617) Trochlea orbitalis. | Trochlea der Orbita. Надглазной блокъ.

10618) Trochlea (s. Trochlea articularis) ossis brachii, Processus cubitalis, Eminentia trochlearis, Rotula s. Orbita ossis brachii. | Trochlea des Oberarmknochens, Gelenkfläche für den Ellenbogen, Rolle od. Rollfläche, od. Rollenförmige Eminenz, od. Artikulirende Rolle des Oberarmknochens. Блоковое возвышеніе плечевой кости.

10619) Trochlea phalangum digitorum, Capitulum trochleare s. Extremitas trochlearis phalangum digitorum. | Trochlea der Phalangen der Finger, Rolle od. Rollenförmige Extremität, od. Rollenförmiges Köpfchen der Fingerknochen. Головка блоковидная перстныхъ суставовъ рукъ.

10620) Trochlea phalangum digitorum pedis, Capitulum trochleare phalangum digitorum pedis. | Trochlea der Phalangen der Zehen, Rolle od. Rollförmige Fläche, od. Rollförmiges Köpfchen der Zehenknochen. Головка блоковидная перстныхъ суставовъ ноги.

10621) Trochlearis (v. Trochlea). | Rollenförmig, Die Trochlea betreffend, dazu gehörig u. s. w. Блоковый, Блоковидный.

Trochlearis musculus, v. Musculus trochlearis.

Trochleator (musculus) (v. Trochlearis) = Musculus trochlearis.

10622) Trochodes, Trochoides [articulatio], τροχοειδης s. τροχωδης (τροχος, v. Trochanter et ειδος). | Eine Gelenkverbindung, wobei ein Knochen sich in od. auf dem andern wie in einer Rolle bewegt, wie z. B. die bei dem ersten Halswirbel. Коловидное соединеніе, Колообразное, Коловратное движеніе кости.

Trocta, τρωκτα, = Trogalia.

10623) Trogalia, τρωγαλια (τρωγω etc., knuppern; зубами дроблю, грызу, гложу). | Früchte, welche roh besonders zum Nachtische genossen werden, wie Nüsse, Mandeln; in Griechenland bes.: Grosse Rosinen, Feigen, Datteln. Десертные плоды.

10624) Trollius europaeus. | Europäische Trollblume, Kugelhahnenfuss. Желтоголовъ Европейскій, Купальница Европейская.

Troma, τρωμα, genit. —ατος, —atis, = Trauma.

Trombus, v. Thrombus.

10625) Tromus, τρομος (v. Tremor), | Das Zittern. Трясеніе. Vid. Tremor.

10626) Tropaeolum. | Kapuzinerkresse. Повертенъ, Красоль, Красоля.

10627) Tropaeolum majus. | Grosse Kapuzinerkresse, Gelber Rittersporn. Крессъ Индійскій или Красульки, Настурціи, Цвѣтной салатъ, Капуцины.

10628) Tropaeolum minus, Nasturtium indicum s. cardamindum, Tropaeolum s. Acriviola. | Indianische Kresse, Kapuzinerkresse. Крессъ капуцинскій.

10629) Trope, τροπη (τρεπω, drehen, wenden; ворочаю, обращаю). | Das Drehen, Wenden, Umwenden, Umkehren. Обращеніе, Оборотъ, Поворотъ, Перемѣна.

10630) Trophe, τροφη (τρεφω, τροφω, fut. θρεψω; ernähren, fest oder gerinnen machen; плотнымъ, твердымъ дѣлаю; сгущаю, кормлю, питаю; содержу). | 1) Die Nahrung. Пища, Кормъ. 2) Die Ernährung. Питаніе.

Trophonosi, v. singul. Trophonosos.

10631) Trophonosos (v. Trophe et Nosos). | Eine Krankheit der Ernährung. Болѣзнь питанія.

Trophonusi, v. Trophonosi.

10632) Trophospermium (v. Trophe et Sperma). | Die Placenta in den Kernerfrüchten. Кормосѣмеміе. Vid. Placenta.

Trophospermum, v. Placenta.

10633) Tropicus, ὁ κυκλος τροπικος (τρεπω, v. Trope; weil die Sonne sich darin gleichsam zu wenden scheint). | Der Wendekreis. Тропикъ.

Trotos, τρωτος, = Traumatias.

10634) Truncatus. | Abgestutzt. Усѣченный, Тупоконечный.

10635) Trunci arteriarum s. arteriosi. | Arterienstämme, Arteriöse Stämme, Schlagaderstämme. Стволы артерій.

Trunci arteriosi, v. Trunci arteriarum.

10636) Trunci nervorum. | Nervenstämme. Стволы нервовъ.

10637) Trunci vasorum. | Gefässstämme. Стволы сосудовъ.

10638) Trunci venarum s. venosi, Venae principales. | Venenstämme. Стволы венъ.

Trunci venosi, v. Trunci venarum.

10639) Trunculi arteriarum s. arteriosi. | Arterienstämmchen, Arteriöses Stämmchen. Стволики артерій.

Trunculi arteriosi, v. Trunculi arteriarum.

10640) Truncus. | Rumpf, Stamm. Стволикъ, Стволъ, Туловище. Vid. Blitus.

10641) Truncus aortae. | Stamm der Aorta, Aortenstamm. Стволъ начальственный артеріи.

Truncus arteriarum pulmonalium, v. Arteria pulmonalis.

Truncus carotidum, v. Carotis cephalica.

10642) Truncus communis venae facialis s. venarum capitis superficialium, Vena cephalica anterior. | Kurzer gemeinschaftlicher Stamm der Gesichtsvene, Gemeinschaftlicher Antlitzvenenstamm, Vordere Kopfblutader. Общій стволъ личной вены.

Truncus communis venarum capitis superficialium, v. Truncus communis venae facialis.

Truncus communis venarum capitis superficialium, v. Vena cephalica anterior.

Truncus descendens aortae, v. Aorta descendens.

Truncus minor nervi vagi, v. Nervus glosso-pharyngeus.

Truncus parvus communis intercostalium sinistrarum, v. Hemiazyga.

Truncus tracheae, v. Arteria.

Truncus venae oculi praecipuus, v. Vena ophthalmica cerebralis.

10643) Trypesis, τρυπησις (τρυπαω, v. Trepanum). | Das Bohren. Сверленіе.

10644) Tuba. | Die Tuba, Röhre, Trompete. Труба. Vid. Tuba Eustachiana.

10645) Tuba acustica. | Ein Hörrohr. Слуховая труба (v. Tuba Eustachiana).

10646) Tuba Eustachiana, Canalis Eustachii, Ductus s. Tuba Eustachii, Aquaeductus Fallopii s. Eustachii, Ductus palatinus auris. | Eustachische Röhre oder Trompete, od. Tube, Trompete des Eustachius, Gaumengang od. Wassergang des Ohrs, Trompete, Ohrtrompete. Слуховая Евстахіева труба, Труба Евстафіева.

Tuba Eustachii, v. Tuba Eustachiana.

Tuba Fallopii, v. plur. Tubae Fallopianae.

Tuba respiratoria, v. Arteria 2.

10647) Tuba stentorea s. stentoreo-phonica. | Sprachrohr. Говорная труба.

Tuba stentoreo-phonica, v. Tuba stentorea.

Tuba uteri, i. q. Tubae Fallopianae.

Tubae, v. Tubae Fallopianae.

10648) Tubae Fallopianae s. Fallopii, Tubae, Tubae uterinae, Tubae caecae s. Ductus varicosi, s. Processus laterales, s. Meatus seminales s. seminarii, s. Cirri, s. Cornua uteri. | Fallopische Röhren oder Trompeten, Trompeten des Fallopius, Muttertrompeten, Mutterröhren, Trompeten, Eiergänge, Eileiter. Фаллопіевы трубы, Трубы матки.

Tubae Fallopii, v. Tubae Fallopianae.

Tubae uteri s. uterinae, v. Tubae Fallopianae.

Tubboo, v. Crabbe.

10649) Tuber. | Knolle, Höcker, Beule. Горбъ, Желвакъ, Шишка, Бугоръ. Vid. Tuberositas.

Tuber annulare cerebri, v. Protuberantia annularis cerebri.

Tuber calcanei, v. Tuberositas calcanei.

10650) Tuber cibarium, Lycoperdon

tuber. | Gemeine, Essbare Trüffel, Schweinetrüffel, Erdmorchel. Трюфельникъ съѣдный.

Tuber ischiadicum, v. Tuberositas ossis ischii.

Tuber maxillare, v. Tuberositas maxillae superioris.

Tuber ossis brachii, v. Capitulum ossis brachii.

Tuber ossis cuboidei, v. Tuberositas ossis cuboidei.

Tuber ossis ilii, v. Tuberositas ossis ilii.

Tuber ossis ischii, v. Tuberositas ossis ischii.

Tuber ossis navicularis, v. Tuberositas ossis scaphoidei.

Tuber ossis scaphoidei, v. Tuberositas ossis scaphoidei.

Tuber ossis zygomatici, v. Tuberositas ossis zygomatici.

Tuber tibiae, v. Tuberositas tibiae et Adclivitas tibiae.

Tubera candicantia, v. Processus mammillares cerebri.

10651) Tubera frontalia, Protuberantiae, s. Eminentiae frontales, Suggrundia superciliorum. | Frontaltuberositäten, Stirnbuckel, Stirnhügel, Stirnhöcker, Stirnbeulen, Stirnwulste. Бугорки или Возвышенія лобныя, или надбревныя или лобной кости.

Tubera ossis brachii, v. Condyli ossis humeri.

Tubera ossis occipitis, v. Processus condyloidei ossis occipitis.

Tubera superciliaria, v. Tubera frontalia.

10652) Tubercula. | Tuberkeln, Hökkerchen. Бугорки, Узлы.

10653) Tubercula ani. | Tuberkulöse Auswüchse am After. Наросты въ заднемъ проходѣ.

Tubercula basilaria, v. Processus anonymi ossis occipitis.

Tubercula carnosa, v. Carunculae myrtiformes.

Tubercula cutanea, v. Grenula cutanea.

Tubercula duodeni, v. Glandulae Brunnerianae.

Tubercula durae matris, v. Glandulae Pacchioni.

Tubercula fibrosa ovariorum, v. Cicatrices ovariorum.

10654) Tubercula fibulae. | Tuberkeln der Fibula. Бугорки меньшей берцовой кости.

10655) Tubercula haematostacta. | Blutabsondernde Knoten. Наросты (разной величины) кровавые или кровеотдѣлительные.

Tubercula lutea ovariorum, v. Cicatrices ovariorum.

Tubercula mammillaria, v. Processus mammillares cerebri.

Tubercula nodosa nervorum, v. Ganglia.

Tubercula occipitalia, v. Protuberantiae occipitales.

Tubercula ossis brachii, v. Condyli ossis humeri.

Tubercula ovalia, v. Corpora olivaria medullae oblongatae.

Tubercula parva durae matris, v. Glandulae Pacchioni.

10656) Tubercula pulmonum. | Lungenknoten. Затверденіе легкихъ.

Tubercula quadrigemina, v. Corpora quadrigemina.

Tubercula renis, v. Lobi renales.

Tubercula thalamorum, v. Corpora geniculata cerebri.

10657) Tubercula viscerum. | Eingeweideknoten. Затвердѣнія внутренностей.

10658) Tuberculatus. | Höckerig. Бугроватый, Бородавчатый, Желвочковатый, Шишечный.

10659) Tuberculosis, Morbus tuberculosus, Dyscrasia tuberculosa. | Die Tuberkelkrankheit, Knotensucht. Бугорковатость тѣла, Болѣзнь туберкулозная, бугорковатая.

10660) Tuberculosus. | Tuberkulös, Knotig, Knoten-. Узловатый, Бугорковатый, Туберкулёзный.

10661) Tuberculum. | Tuberkel, Knaule, Hügel, Höcker, Beule. Бугорокъ, Бугоръ, Шишечка, Желвачокъ. Vid. Apophysis, Condylus et Tuberositas.

10662) Tuberculum articulare ossis temporum, Tuberculum obliquum ossis temporum s. articulare, Eminentia transversa s. transversalis ossis temporum, Radix inferior s. anterior transversalis brevior processus zygomatici. | Artikularhügel oder Gelenkhöcker des Schläfeknochens, Vordere Wurzel des zygomatischen Processes. Составный бугорокъ височной кости.

10663) Tuberculum canalis semicircularis. | Tuberkel des semicirkularen Kanals (auf der Pyramide des Schläfeknochens). Бугорокъ полукружнаго канала.

Tuberculum caudatum hepatis, v. Processus caudatus hepatis.

Tuberculum cordis, v. Isthmus Vieussenii.

Tuberculum corticale nervi olfactorii, v. Bulbus cinereus nervi olfactorii.

10664) **Tuberculum** costae s. Tuberculum costae articulare, Tuberositas, s. Caput minus s. Capitulum minus costae. | Tuberkel der Rippen, Rippenhöcker. Составный бугорокъ реберъ.

Tuberculum costae articulare, v. Tuberculum costae.

Tuberculum internum tali, v. Processus internus tali.

Tuberculum longitudinale hepatis, v. Processus caudatus hepatis.

10665) **Tuberculum** Loweri. | Lower'sches Tuberculum. Лоьеровъ бугорокъ.

Tuberculum majus tali, v. Processus internus tali.

Tuberculum mallei, v. Processus conoideus mallei.

Tuberculum medullae spinalis, v. Conus medullae spinalis.

Tuberculum obliquum ossis temporum, v. Tuberculum articulare ossis temporum.

Tuberculum obliquum ossis temporum articulare, v. Tuberculum articulare ossis temporum.

10666) **Tuberculum** ossis humeri. | Tuberkeln des Oberarmknochens. Бугорки плечевой кости.

Tuberculum ossis ilei, v. Spina ossis ilei superior.

10667) **Tuberculum** ossis multanguli majoris, Eminentia carpi radialis inferior. | Tuberkel des grossen multangulären Knochens des Karpus, Erhabenheit od. Höcker des grossen multangulären Knochens des Karpus. Бугорокъ большей многоугольной кости.

Tuberculum ossis navicularis, v. Tuberculum ossis scaphoidei.

10668) **Tuberculum** ossis pubis, Tuberculum spinosum ossis pubis, Eminentia ilio-pectinea, Processus spinosus ossis pubis. | Tuberkel des Schoossstückes des Hüftknochens, Schambeinhöcker. Бугорокъ лонной кости.

10669) **Tuberculum** ossis scaphoidei s. navicularis, Eminentia carpi-radialis superior. | Tuberkel des skaphoideischen Knochens, Höcker oder Erhabenheit des Kahnbeins. Бугорокъ лодьеобразной кости.

10670) **Tuberculum** papillare hepatis s. Lobuli Spigelii. | Papillartuberkulum der Leber, Zäpfchen- od. Warzenfortsatz der Leber, Spitze des Spigel'schen Lappens der Leber. Возвышеніе задней доли печени.

Tuberculum plantare ossis metatarsi primi, v. Tuberositas ossis metatarsi primi.

Tuberculum posticum externum s. inferius thalamorum opticum, v. Corpus geniculatum externum cerebri.

Tuberculum posticum medium thalamorum opticum, v. Corpus geniculatum internum cerebri.

Tuberculum radii, v. Tuberositas radii.

Tuberculum sellae equinae, v. Tuberculum sellae ossis sphenoidei.

10671) **Tuberculum** sellae ossis sphenoidei s. sellae equinae. | Tuberkel der Sella des Sphenoidalknochens. Бугорокъ сѣдельный.

Tuberculum spinosum ossis pubis, v. Tuberculum ossis pubis.

10672) **Tuberculum** spinosum ossis sphenoidei, Processus spinosus, Spina s. Linea aspera ossis sphenoidei. | Spinöses Tuberkulum des Sphenoidalknochens, Dornfortsatz oder Zugespitzter Fortsatz des Sphenoidalknochens. Остистый бугорокъ основной кости.

Tuberculum tibiae, v. Adclivitas tibiae.

Tuberculum transversalis ossis temporum, v. Tuberculum articulare ossis temporum.

Tuberculum vaccarum mammis simile, v. Nervus olfactorius.

Tuberculum valvularum aortae et arteriae pulmonalis, v. Nodulus valvularum aortae et arteriae pulmonalis.

10673) **Tuberositas**, Tuber, Tuberculum, Protuberantia. | Tuberosität, Tuberkeln, Rauhigkeit, Beule, Höcker, Hügel, Hügelchen, Erhebung, Erhabenheit. Бугоръ, Бугорокъ, Выпуклина, Горбокъ. Vid. Apophysis.

10674) **Tuberositas** s. Tuber calcanei. | Tuberosität des Kalkaneus. Пяточной бугорокъ.

Tuberositas condylorum ossis femoris, v. Tuberositas ossis femoris.

Tuberositas costae, v. Tuberculum costae.

Tuberositas jugalis, v. Tuberositas ossis zygomatici.

10675) **Tuberositas** maxillae superioris s. ossis maxillaris superioris, Tuber maxillare. | Tuberosität des Oberkiefers, Rauhigkeit des Oberkiefers, Kieferhöcker. Бугорокъ челюстный или верхной челюсти.

Tuberositas minor ulnae, v. Processus coronoides ulnae.

10676) **Tuberositas** (s. Tuber) ossis cuboidei, Eminentia obliqua ossis cuboidei. | Tuberosität des kuboideischen Knochens, Höcker oder Schräge oder Schiefe Erhabenheit des kuboideischen Knochens. Бугорокъ кубовидной кости.

10677) Tuberositas ossis femoris s. condylorum ossis femoris. | Tuberosität des Schenkelknochens, Erhabenheit des Schenkelknochens. Бугорокъ бедренной кости.

10678) Tuberositas s. Tuber ossis ilei. | Tuberosität des Darmstücks des Hüftknochens. Бугорокъ подвздожной кости.

10679) Tuberositas s. Tuber ossis ischii, Tuber ischiadicum, Appendix ossis coxendicis. | Tuberosität des Sitzstücks des Hüftknochens, Höcker oder Rauhigkeit, Erhabenheit, Hervorragung des Sitzstücks, Sitzknorren. Бугорокъ сѣдалищный или сѣдалищной кости.

Tuberositas ossis maxillaris superioris, v. Tuberositas maxillae superioris.

10680) Tuberositas ossis metatarsi primi, Tuberculum plantare ossis metatarsi primi. | Tuberosität des ersten Knochens des Metatarsus, Rauhigkeit des ersten Mittelfussknochens. Бугорокъ первой плюсневой кости.

Tuberositas ossis navicularis, v. Tuberositas ossis scaphoidei.

10681) Tuberositas (s. Tuber) ossis scaphoidei s. navicularis. | Tuberosität des skaphoideischen Knochens des Tarsus. Бугорокъ ладьеобразной кости.

10682) Tuberositas (s. Tuber) ossis zygomatici, Tuberositas zygomatica s. jugalis. | Tuberosität des Backenknochens, Wangenhöcker, Hügel oder Rauhigkeit des Jochbeins. Бугорокъ скуловой или ланитной кости.

10683) Tuberositas s. Tuberculum radii, Capitulum musculi bicipitis. | Tuberosität des Radius, Knorren od. Höcker, od. Rauhigkeit des Radius, Speichenhökker. Бугорокъ лучевый или лучевой кости.

10684) Tuberositas (s. Tuber) tibiae, Spina tibiae. | Tuberosität der Tibia, Hökkerichte Hervorragung der Tibia, Schienbeinhöcker, Schienbeinstachel, Stachelfortsatz des Schienbeins. Бугорокъ большеберцовый или большей берцовой кости.

Tuberositas tympani, v. Promontorium tympani.

Tuberositas ulnae, v. Olecranon.

Tuberositas zygomatica, v. Tuberositas ossis zygomatici.

Tuberositates occipitales, v. Protuberantiae occipitales.

10685) Tuberosus. | Knollig. Шишковатый, Желваковатый.

10686) Tubi s. Canales medullares ossium, Cavitates internae magnae ossium longorum. | Knochenröhren, Röhren der Röhrenknochen, Markröhren, Markhöhlen, Grosse innerliche Höhligkeiten der Knochen. Каналы, Полости длинныхъ костей.

10687) Tubi (s. Tubuli) capillares. | Haarröhrchen, Haarröhren, Kapillarröhrchen. Волосные трубочки.

Tubi membranacei intestinorum, v. Villi intestinorum.

Tubi optici, v. Telescopia.

10688) Tubularia acetabulum, Umbilicus marinus, Androsace, Acetabulum marinum, Cotyledon marinum. | Der Nabelkocher, Meernabel. Морской пуполистъ, Морской пупъ, Твердочашникъ, Перелойная, переломная трава, Мужеская лапа, Нога мужеская, Мужья ножка, Роса каменная, Скальная рѣзуха.

10689) Tubuli. | Röhrchen. Трубочки, Маленькіе каналы. Vid. Conchae narium.

Tubuli Belliniani s. Bellini. | Harngefässe, Bellinische Röhren. Мочеотдѣлительныя трубочки. Vid. Ductus Bellini.

Tubuli caeci uteri, v. Venae gravidi uteri.

Tubuli candidi lactis, v. Tubuli lactei.

Tubuli capillares, v. Tubi capillares.

Tubuli durae matris, v. Sinus cerebri.

10690) Tubuli lactei s. lactiferi, Ductus lactiferi s. lactei, s. galactophori, s. excretorii galactophori, Vasa galactophora, Venae lactiferae, Canales lactiferi, Tubuli candidi lactis, Ductus lactiferi minores, Radiculae ductuum lactiferorum. | Milchgänge, Milchröhren, Milchröhrlein, Milchröhrchen, Milchleiter, Milchkanäle, Milchausführungsgänge der Brust, Ausführende oder Abführende Milchgänge der Brust. Млеконосные протоки, Млеконосныя трубочки.

Tubuli lactiferi, v. Tubuli lactei et Vasa chylifera.

Tubuli nasi, v. Conchae.

Tubuli nervorum, v. Vaginae nervorum.

Tubuli pelvis renum, v. Calices renales.

Tubuli semicirculares membranacei, v. Ductus semicirculares Scarpae.

Tubuli seminiferi, v. Canaliculi seminales.

Tubuli uriniferi, v. Ductus Bellini.

Tubuli uteri, v. Venae gravidi uteri.

10691) Tubulosus. | Röhrenförmig, Hohl. Трубчатый.

10692) Tubulus, Cuniculus. | Röhrchen, Röhrlein. Трубочка.

10693) Tubulus aeneus. | Ein kupfernes Röhrchen. Трубочка или Трубка мѣдная.

10694) Tubulus argenteus. | Ein silbernes Röhrchen. Трубочка или Трубка серебренная.

Tubulus centralis cochleae, v. Cavitas modioli.

10695) Tubulus elasticus. | Ein elastisches Röhrchen. Трубочка или Трубка, или Труба эластическая.

Tubulus oblongior, v. Canalis lacrymalis membranaceus.

10676) Tubus. | Röhre. Трубка.

Tubus alimentaris, v. Canalis intestinalis.

10697) Tubus astronomicus, coelestis. | Sternröhre. Астрономическій телескопъ.

Tubus cibarius, v. Canalis intestinalis.

Tubus coelestis, v. Tubus astronomicus.

10698) Tubus ferruminatorius. | Löthrohr. Паяльная трубка.

Tubus intestinalis, v. Canalis intestinalis.

Tubus intestinorum, v. Canalis intestinalis.

Tubus opticus, v. Telescopium.

10699) Tubus terrestris. | Das Erdrohr. Земный телескопъ.

10700) Tubus Torricellianus. | Torricellische Röhre. Торричеллиова трубка. Barometron.

Tubus vermicularis caeci, v. Appendicula vermicularis.

Tufus = Typhus.

Tulus = Tylos, Tyloma, v. Callus et Induratio simplex.

Tumescentia pituitosa, v. Leucophlegmatia.

10701) Tumidus. | Aufgeschwollen, Aufgeblähet. Надутый, Надменный.

10702) Tumor, genit. —oris (θυω, v. Thyma). | Die Geschwulst. Опухоль, Пухлина.

10703) Tumor albus, Arthrospongus. | Weisse Geschwulst, Chronische Gelenkentzündung. Опухоль (воспалительная) сустава или въ суставахъ.

Tumor albus scrofulosus, v. Arthrocace.

Tumor anomalus, v. Fungus haematodes.

10704) Tumor arthriticus. | Gichtgeschwulst. Артритичная опухоль.

Tumor blennorhagicus genu, v. Gonocele.

10705) Tumor capsularis, Lupia. | Kapselgeschwulst. Сумочная опухоль.

Tumor carunculae lacrymalis, v. Encanthis.

10706) Tumor circa caprum (veter). | Die Kniegallen. Колѣнные желваки, Наколенница.

10707) Tumor circa tarsum (veter). | Sprunggelenkgallen. Сквозные желваки.

Tumor cysticus, v. Tumor saccatus.

10708) Tumor farciminosus. | Wurmbeule. Васця, Шишка послѣ сапа.

Tumor ficosus venereus, v. Condylomata.

Tumor flatuosus mammarum, v. Mastodynia emphysematica.

10709) Tumor glandularum. | Drüsengeschwulst. Опухоль железъ.

10710) Tumor in interna et inferiori parte tarsi (veter). | Der Aderkropf, Blutspath, Pfannengalle, Wasserspath. Кровяный желвакъ.

10711) Tumor in regione olecrani (in equis). | Stollbeule, Stollschwamm. Шиповый грибъ.

10712) Tumor in vagina tendinis perforati (veter). | Sehnengallen, Sehnenfesselgallen. Сухожильные желваки.

10713) Tumor intraorbitalis. | Geschwulst in der Augenhöhle. Опухоль въ глазной впадинѣ.

10714) Tumor labiorum pudendorum. | Schamlefzengeschwulst. Опухоль срамныхъ губъ.

10715) Tumor lymphaticus. | Lymphatische Geschwulst. Лимфатическая опухоль.

10716) Tumor lymphaticus malignus submaxillaris (veter). | Rotzdrüse, Rotzbeule. Желваки въ сапѣ.

10717) Tumor manus spontaneus. | Langsam entstandene Handgeschwulst. Опухоль руки медленно образующанся.

10718) Tumor manus violentus. | Handgeschwulst von Gewaltthätigkeiten. Опухоль руки отъ насильствій.

Tumor nervosus, v. Neuroscirrhus.

10719) Tumor prostatae, Prostatocele, Prostatalgia. | Geschwulst der Vorsteherdrüse. Опухоль предстательной железы.

Tumor puriformis, vid. Abscessus spurius.

10720) Tumor retro apicem tarsi (in equis), Tumor campaniformis. | Piphacken. Зашибные желваки.

10721) Tumor rheumaticus. | Rheumatische Geschwulst. Ревматическая опухоль.

10722) Tumor saccatus, cysticus, tunicatus, capsulatus. | Sackgeschwulst, Balggeschwulst. Мѣшечная опухоль.

10723) Tumor suffraginosus (veter). | Spath, Spatt. Шпатъ, Натужница.

10724) Tumor supra primam phalangem (veter). | Fesselgallen. Опухоль на козонкѣ.

10725) Tumor thoracis. | Brustgeschwulst. Опухоль груди.

10726) Tumor tunicatus. | Eingehäutete Geschwulst. Опухоль оболочная.
10727) Tumor vaginalis. | Scheidengeschwulst. Опухоль влагалищная.
10728) Tumor venereus. | Venerische Geschwulst, Lustknopf. Опухоль венерическая.
10729) Tumores aërei. | Luftgeschwülste. Воздушныя опухоли.
10730) Tumores aquosi. | Wassergeschwülste. Водянистыя опухоли.
10731) Tumores articulares. | Gelenkgeschwülste. Опухоли суставовъ.
10732) Tumores biliosi. | Gallengeschwülste. Желчныя опухоли.
10733) Tumores bursarum mucosarum (veter). | Die Gallen. Желваки.
10734) Tumores calidi. | Hitzige Geschwülste. Горячія опухоли.
10735) Tumores frigidi. | Kalte Geschwülste. Бѣлыя или холодныя опухоли.
Tumores ganglioformes, v. Ganglia.
10736) Tumores indurati. | Verhärtete Geschwülste. Затвердѣлыя опухоли.
10737) Tumores inflammatorii. | Entzündliche Geschwülste. Воспалительныя опухоли.
10738) Tumores lactei. | Milchgeschwülste. Млечныя опухоли.
10739) Tumores lymphatici. | Lymphatische Geschwülste. Опухоли лимфатическія.
10740) Tumores ossei s. ossium. | Knochengeschwülste. Наросты, Опухоли костяныя.
10741) Tumores palpebrarum. | Die Geschwülste der Augenlieder. Опухоли глазныхъ вѣкъ.
10742) Tumores saccati. | Sackgeschwülste. Опухоли мѣшечныя.
10743) Tumores salivales. | Speichelgeschwülste. Слюнныя опухоли.
10744) Tumores sanguinei. | Blutgeschwülste. Волдыри, Кровяныя опухоли.
10745) Tumores serosi. | Seröse Geschwülste. Отеклыя или Сывороточныя опухоли.
10746) Tumores urinarii. | Harngeschwülste. Мочевыя опухоли.
Tunda oculi, v. Conjunctiva oculi.
Tundus cordis, v. Apex cordis.
10747) Tunica. | Die Haut. Оболочка, Обволочка, Плева, Покровъ, Плѣна, Плѣва. Vid. Periglottis.
Tunica acinalis, v. Choroidea et Uvea.
Tunica aciniformis, v. Choroidea et Uvea.
Tunica adhaerens oculi, v. Conjunctiva oculi.
Tunica adiposa, v. Membrana adiposa.
Tunica adnata, v. Conjunctiva oculi.
Tunica adnata alba oculi, v. Conjunctiva oculi.
Tunica adnata oculi, v. Conjunctiva oculi.
Tunica adscititia ventriculi et intestinorum, v. Tunica externa ventriculi et intestinorum.
Tunica agnata s. agnata oculi, v. Conjunctiva oculi.
Tunica alantoides, v. Allantois.
Tunica alba, v. Sclerotica.
Tunica alba oculi, v. Conjunctiva oculi.
Tunica alba testis, v. Tunica albuginea testis.
Tunica albuginea, v. Conjunctiva oculi et Sclerotica.
Tunica albuginea oculi, id.
10748) Tunica albuginea testis, Tunica alba testis. | Albuginea oder Weisse Haut des Hodens. Бѣлочная, Шулятная оболочка яицъ.
Tunica allantois, v. Allantoides.
Tunica altera propria vesicae, v. Tunica propriae vesicae.
Tunica amphiblestroides, v. Retina.
Tunica aponeurotica ventriculi et intestinorum, v. Tunica propria ventriculi et intestinorum.
Tunica arachnoidea, v. Capsula lentis et Membrana arachnoidea.
Tunica aranea, v. Capsula lentis.
Tunica aranealis, v. Capsula lentis.
Tunica arteriarum araneosa, v. Tunica arteriarum interna.
Tunica arteriarum carnea, v. Tunica arteriarum musculosa.
Tunica arteriarum cartilaginea, v. Tunica arteriarum propria.
Tunica arteriarum cellularis, v. Tunica arteriarum externa.
Tunica arteriarum cellulosa, v. Tunica arteriarum externa.
Tunica arteriarum cellulosa adscititia, v. Tunica arteriarum externa.
Tunica arteriarum cellulosa prima, v. Tunica arteriarum externa.
Tunica arteriarum cellulosa propria, v. Tunica arteriarum propria.
Tunica arteriarum cellulosa-vasculosa, v. Tunica arteriarum propria.
Tunica arteriarum fibrata, v. Tunica arteriarum musculosa.
Tunica arteriarum fibrosa, v. Tunica arteriarum propria.
10749) Tunica arteriarum externa s. extima, s. membranacea, s. membranosa, s. villosa, cellularis s. cellulosa prima, s. cellulosa adscititia, s. vasculosa, s. reticularis, s. retiformis, Vaginae arteriarum. |

Aeussere oder Zellige Arterienhaut, Arterienscheide, Auswendige Arterienhaut. Наружная оболочка артерій.

Tunica arteriarum extima, v. Tunica arteriarum externa.

Tunica arteriarum intima, v. Tunica arteriarum interna.

10750) Tunica arteriarum interna s. intima, s. nervea, s. nervosa, s. membranacea, s. araneosa, s. pellucida, s. villosa. | Innere oder Innerste, Inwendige Arterienhaut oder Membranöse Haut der Arterien. Внутренняя оболочка артерій.

* Tunica arteriarum interna membranacea, v. Tunica arteriarum interna.

Tunica arteriarum interna nervea, v. Tunica arteriarum interna.

Tunica arteriarum interna nervosa, v. Tunica arteriarum interna.

Tunica arteriarum interna villosa, v. Tunica arteriarum interna.

Tunica arteriarum membranacea, v. Tunica arteriarum externa.

Tunica arteriarum membranosa, v. Tunica arteriarum externa.

Tunica arteriarum muscularis, v. Tunica arteriarum musculosa.

10751) Tunica arteriarum musculosa s. muscularis, s. carnea, s. fibrata. | Muskulöse Arterienhaut, Arterienfleischhaut. Мышечная оболочка артерій.

Tunica arteriarum nervea, v. Tunica arteriarum propria.

Tunica arteriarum pellucida, v. Tunica arteriarum interna.

10752) Tunica arteriarum propria s. cellulosa, s. cellulosa propria, s. cellulosa-vasculosa, s. vasculosa, s. spongiosa, s. nervea, s. cartilaginea, s. tendinea, s. fibrosa, s. glandulosa. | Eigentliche mittlere Arterienhaut, Eigenthümliche Bekleidung oder Fibröse Haut der Arterien. Клѣтчатая оболочка артерій.

Tunica arteriarum reticularis, v. Tunica arteriarum externa.

Tunica arteriarum retiformis, v. Tunica arteriarum externa.

Tunica arteriarum spongiosa, v. Tunica arteriarum propria.

Tunica arteriarum tendinea, v. Tunica arteriarum propria.

Tunica arteriarum vasculosa, v. Tunica arteriarum externa.

Tunica arteriarum vasculosa, v. Tunica arteriarum propria.

Tunica arteriarum villosa, v. Tunica arteriarum externa.

Tunica coerulea oculi, v. Iris.

Tunica candida, v. Sclerotica.

Tunica capacitatis oris, v. Membrana oris.

Tunica carnea, v. Sclerotica.

Tunica carnea oesophagi, v. Tunica muscularis oesophagi.

Tunica carnea pharyngis, v. Constrictores pharyngis.

Tunica carnea ventriculi et intestinorum, v. Tunica muscularis ventriculi et intestinorum.

10753) Tunica carnea vesicae urinariae s. carnosa, s. muscularis, s. musculosa, s. media, s. propria secunda vesicae urinariae. | Fleischhaut, Muskelhaut, Erste eigenthümliche Haut, Muskulöse od. Fleischichte Haut der Harnblase. Мышечная оболочка мочеваго пузыря.

Tunica carnosa oesophagi, v. Tunica muscularis oesophagi.

Tunica carnosa vesicae urinariae, v. Tunica carnea vesicae urinariae.

Tunica cellularis, v. Membrana cellulosa.

Tunica cellularis nervorum, v. Vagina interna nervorum.

10754) Tunica cellularis Ruyschiana. | Ruysch'sche Zellhaut der Gedärme. Руйшіева клѣтчатая плева кишекъ.

Tunica cellularis ventriculi et intestinorum, v. Tunica propria ventriculi et intestinorum.

Tunica cellulosa, v. Tela et Membrana cellulosa.

Tunica cellulosa arteriarum, v. Tunica arteriarum propria.

10755) Tunica cellulosa oesophagi s. vasculosa, s. nervea, s. propria, s. intima, s. nervosa, s. tertia, s. vasculosa et glandulosa oesophagi. | Die Zellhaut, Gefässhaut, Nervenhaut, Innere od. Zweite, od. Nervichte od. Nervigte, od. die aus Gefässen bestehende und drüsichte, od. Dritte Haut der Speiseröhre. Клѣтчатая, Нервная, Сосудистая, Третья оболочка пищепріемнаго горла.

Tunica cellulosa venarum, v. Tunica externa venarum.

Tunica cerebri propria, v. Pia mater.

Tunica cerebri vasculosa, v. Pia mater.

Tunica chorioformis, v. Choroidea.

Tunica choroidea, v. Choroidea.

Tunica choroidea oculi, v. Choroidea.

Tunica choroides, v. Choroidea.

Tunica ciliaris, v. Corpus ciliare.

Tunica cinosa, v. Choroidea.

Tunica communis, v. Fascia renum.

Tunica communis ventriculi et intestinorum, v. Tunica externa ventriculi et intestinorum.

Tunica communis vesicae urinariae, v. Tunica externa vesicae urinariae.

Tunica conjunctiva oculi, v. Conjunctiva oculi.

Tunica cornea, v. Cornea.
Tunica cornicularis, v. Cornea.
Tunica corniformis, v. Cornea.
Tunica cornularia, v. Cornea.
Tunica costalis, v. Pleura.
Tunica crustosa ventriculi et intestinorum, v. Tunica intima ventriculi et intestinorum.
Tunica crustosa vesicae, v. Tunica intima vesicae.
Tunica crystallina, v. Capsula lentis.
Tunica crystalloidea s. crystalloides, v. Capsula lentis.
Tunica cuticularis vesicae, v. Tunica intima vesicae.
Tunica dartos, v. Dartos.
Tunica discoides, v. Capsula lentis.
Tunica dura, v. Sclerotica.
Tunica durior et crassior, v. Sclerotica.
Tunica elicoidis, v. Tunicae vaginales testis et funiculi spermatici.
Tunica erythroides, v. Dartos et Vesicula omphalo-intestinalis.
Tunica excoriabilis, v. Dartos.
Tunica exterior renum, v. Membrana externa renum.
Tunica externa communis ventriculi et intestinorum, v. Tunica externa ventriculi et intestinorum.
Tunica externa pulmonum, v. Membrana externa pulmonum.
Tunica externa renum, v. Membrana externa renum.

10756) Tunica externa (s. extima, s. cellulosa, s. propria) venarum. | Aeussere oder Eigentliche Venenhaut. Внѣшняя или Клѣтчатая оболочка венъ.

10757) Tunica externa ventriculi et intestinorum, s. extima, s. communis et adscititia, s. impropria, s. membranosa, s. membranacea, s. externa communis, s. membrana communis ventriculi et intestinorum. | Aeusserste, Erste, Gemeinschaftliche, Uneigentliche, Auswendige Haut, Gemeines Häutlein des Magens (und der Gedärme), Bauchfellhaut. Внѣшняя или Общая оболочка желудка и кишекъ.

10758) Tunica externa (s. communis(vesicae urinariae, Membrana impropria s. ligamentosa, s. tendinosa vesicae urinariae, Peritonaei propago. | Aeussere Haut, Erste od. Allgemeine, od. Gemeinschaftliche, od. Uneigenthümliche Haut od. Band der Harnblase. Первая или Общая оболочка мочеваго пузыря.

Tunica extima oculi, v. Sclerotica.
Tunica extima renum, v. Fascia renum.
Tunica extima venarum, v. Tunica externa venarum.
Tunica extima ventriculi et intestinorum, v. Tunica externa ventriculi et intestinorum.
Tunica farciminalis, v. Allantoides.
Tunica fibrosa ventriculi et intestinorum, v. Tunica muscularis ventriculi et intestinorum.
Tunica fungosa ventriculi et intestinorum, v. Tunica intima ventriculi et intestinorum.

10759) Tunica glandulae, s. Membrana, s. Velamentum glandulae. | Drüsenhaut. Оболочка железъ.

Tunica glandulosa ventriculi et intestinorum, v. Tunica propria ventriculi et intestinorum.
Tunica hepatis extima, v. Membrana hepatis extima.
Tunica hyaloidea, v. Hyaloidea.
Tunica impropria ventriculi et intestinorum, v. Tunica externa ventriculi et intestinorum.
Tunica innominata, v. Sclerotica.
Tunica interior ventriculi et intestinorum, v. Tunica propria ventriculi et intestinorum.
Tunica interna oesophagi, v. Tunica intima oesophagi.
Tunica interna renum, v. Membrana interna renum.

10760) Tunica interna (s. intima) venarum. | Innere od. Inwendige Venenhaut. Внутренняя оболочка венъ.

Tunica interna vesicae urinariae, v. Tunica intima vesicae urinariae.

10761) Tunica intestinorum cellularis tertia s. Contextus maximus intestinorum.| Das Zwischenzellgewebe (zwischen der eigentlichen und der innersten Haut) der Gedärme. Третья клѣтчатая оболочка кишекъ.

10762) Tunica intima oesophagi s. villosa, s. interna, s. quarta oesophagi. | Inwendige od. Flockichte, od. Innere, od. Innerste, od. Zottenhaut, od. Vierte, od. Spannaderige Haut der Speiseröhre. Внутренняя или четвертая, или ворсоватая, ворсовато-мохнатая, ворсистая, сосковатая оболочка пищепріемнаго горла. Vid. Tunica cellulosa oesophagi.

10763) Tunica intima ventriculi et intestinorum s. villosa, s. rugosa, s. fungosa, s. vermicularis, s. papillosa, s. crustosa, Crusta, Substantia villosa, Velum, Velamentum bombycinum, Musculus villosus, Peristoma, Epithelium, Panniculus nervos operiens, ventriculi (et intestinorum). | Inwendige, Flockichte, Zottichte, Sammetartige, Sammetähnliche, Sammetne, Pelzichte, Villöse Haut, Sammethaut, Rauhes Häutlein, Gefässhaut des Magens und der Därme. Внутренняя или четвертая, или ворсоватая оболочка желудка (и кишекъ).

10764) **Tunica** intima vesicae urinariae s. interna, s. villosa, s. rugosa, s. mucosa, s. crustosa, s. cuticularis, s. villoso-membranacea vesicae urinariae, Crusta mucosa vesicae. | Innerste od. Inwendige, od. Innere, od. Zottige, od. Rindige, od. Krustöse, od. Flockige, od. Dritte eigenthümliche Haut der Harnblase. Внутренняя или морщиноватая, или слизистая оболочка мочеваго пузыря. Vid. Tunica propria vesicae urinariae.

10765) **Tunica** (s. Membrana) laryngis. | Larynxhaut, Haut des Kehlkopfes, Kehlkopfhaut, Schleimhaut des Kehlkopfes. Перепонка или Слизистая перепонка гортани.

Tunica lenticularis, v. Capsula lentis.

Tunica lentiformis, v. Capsula lentis.

Tunica lentis, v. Capsula lentis.

Tunica media ventriculi et intestinorum, v. Tunica muscularis ventriculi et intestinorum.

Tunica media vesicae urinariae, v. Tunica carnea vesicae urinariae.

Tunica membranacea ventriculi et intestinorum, v. Tunica externa ventriculi et intestinorum.

Tunica membranosa ventriculi et intestinorum, v. Tunica externa ventriculi et intestinorum.

Tunica mucilaginosa articulationis capitis ossis brachii, v. Ligamentum capsulare ossis brachii.

10766) **Tunica** mucosa. | Schleimhaut. Слизистая перепонка или оболочка. Vid. Membrana arachnoidea.

Tunica mucosa vesicae, v. Tunica intima vesicae.

10767) **Tunica** muscularis oesophagi, Tunica carnea s. carnosa, s. musculosa, s. secunda, s. propria prima oesophagi, Musculus s. Fibrae oesophagi. | Muskularhaut, Fleischhaut, Fleischfasern, Zweite oder Muskulöse, oder Fleischichte Haut, oder Anderes, oder Erstes, eigenes Häutlein der Speiseröhre. Мѣшечная или Мясистая оболочка пищепріемнаго горла.

Tunica muscularis scroti, v. Dartos.

10768) **Tunica** muscularis s. carnea, s. musculosa, s. fibrosa, s. media ventriculi et intestinorum. | Muskelhaut, Zweite od. Muskulöse, oder Fleischichte Haut, oder Fleischhaut, Fleischhäutlein des Magens und der Därme. Мышичная или мясистая оболочка желудка и кишекъ.

Tunica muscularis vesicae urinariae, v. Tunica carnea vesicae urinariae.

10769) **Tunica** (s. Membrana communis) musculorum. | Gemeinschaftliche Muskelhaut, Gemeine Haut od. Gemeinschaftliches Häutlein der Muskeln. Общая оболочка мышицъ.

Tunica musculosa oesophagi, v. Tunica muscularis oesophagi.

Tunica musculosa ventriculi et intestinorum, v. Tunica muscularis ventriculi et intestinorum.

Tunica musculosa vesicae urinariae, v. Tunica carnea vesicae urinariae.

Tunica nervea oculi, v. Retina.

Tunica nervea oesophagi, v. Tunica cellulosa oesophagi.

Tunica nervea ventriculi et intestinorum, v. Tunica propria ventriculi et intestinorum.

Tunica nervea vesicae urinariae, v. Tunica propria vesicae urinariae.

Tunica nerveo-vasculosa ventriculi et intestinorum, v. Tunica propria ventriculi et intestinorum.

Tunica nervosa oesophagi, v. Tunica cellulosa oesophagi.

Tunica nervosa ventriculi et intestinorum, v. Tunica propria ventriculi et intestinorum.

Tunica nervosa vesicae, v. Tunica propria vesicae.

Tunica obnata oculi, v. Conjunctiva oculi.

Tunica oculi, v. Membrana oculi.

Tunica oculi coerulea, v. Iris proprie sic dicta.

Tunica oris communis, v. Membrana oris.

Tunica ovi filamentosa, v. Chorion spongiosum.

Tunica palati, v. Membrana palati.

Tunica papillosa ventriculi et intestinorum, v. Tunica intima ventriculi et intestinorum.

Tunica pellucida, v. Tunica transparens.

Tunica perforata, v. Choroidea.

Tunica phacoidea, v. Capsula lentis.

Tunica pituitaria, v. Membrana Schneideriana.

Tunica portae exterior, v. Capsula Glissonii.

Tunica praetensa, v. Peritonaeum.

Tunica propria humoris aquei, v. Membrana Demuriana.

Tunica propria oesophagi, v. Tunica cellulosa oesophagi.

Tunica propria prima oesophagi, v. Tunica muscularis oesophagi.

Tunica propria renum, v. Membrana interna renum.

Tunica propria secunda vesicae urinariae, v. Tunica carnea vesicae urinariae.

Tunica propria venarum, v. Tunica externa venarum.

10770) **Tunica** propria ventriculi et intestinorum s. nervea, s. nervosa, s. cellularis, s. interior, s. nerveo-vasculosa, s. vasculosa, s. glandulosa, s. aponeurotica ventriculi et intestinorum. | Eigentliche Haut, Dritte Haut, Zweite eigentliche Haut, Zellhaut, Zellstoffhaut, Nervige Haut, Nervenhaut, Nervöse Haut, Gefässhaut, Spannaderiges Häutlein des Magens und der Gedärme. Нервная или Сосудистая оболочка желудка и кишекъ.

10771) **Tunica** propria vesicae urinariae s. nervea, s. nervosa, s. tertia, s. altera propria, s. vasculosa, s. intima vesicae urinariae. | Eigentliche od. Nervige, od. Zweite cellulöse Haut, Nervenhaut, Zellhaut, Zweite eigenthümliche Haut der Harnblase. Нервная или Сосудистая оболочка мочеваго пузыря.

Tunica quarta oesophagi, v. Tunica intima oesophagi.

Tunica renum adiposa, v. Fascia renum.

Tunica reticularis, v. Retina.

Tunica retiformis, v. Retina.

Tunica retina, v. Retina.

Tunica rubicunda scroti, v. Dartos.

Tunica rugosa ventriculi et instestinorum, v. Tunica intima ventriculi et intestinorum.

Tunica rugosa vesicae, v. Tunica intima vesicae.

Tunica sanguinolenta, v. Choroidea.

Tunica sclerotica, v. Sclerotica.

Tunica sclerotica oculi, v. Sclerotica.

Tunica secunda oesophagi, v. Tunica muscularis oesophagi.

Tunica subcostalis, v. Pleura.

Tunica tertia oesophagi, v. Tunica cellulosa oesophagi.

Tunica tertia vesicae, v. Tunica propria vesicae.

10772) **Tunica** transparens s. pellucida. | Durchsichtige Hornhaut od. Durchsichtiges Hornhäutlein. Прозрачная или Зрачковая оболочка (глаза).

Tunica urinaria, v. Allantoides.

Tunica uvalis, v. Choroidea et Uvea.

Tunica uvea, v. Choroidea et Uvea.

Tunica uveae acino similis, v. Choroidea.

Tunica uviformis, v. Choroidea et Uvea.

Tunica vaginalis, v. Periglottis et Tunica vaginalis testis propria.

10773) **Tunica** vaginalis communis testis et funiculi spermatici, Cortex exterior tunicae vaginalis, Vagina communis. | Gemeinschaftliche Scheidenhaut des Hodens und des Samenstranges. Общая влагалищная оболочка или Общее наружнее влагалище яичка и сѣменнаго канатика.

10774) **Tunica** vaginalis propria funiculi spermatici. | Eigene Scheidehaut des Samenstranges. Собственное влагалище сѣменнаго канатика.

Tunica vaginalis propria testis, v. Tunica vaginalis testis propria.

Tunica vaginalis testis, v. Tunica vaginalis testis propria.

10775) **Tunica** vaginalis testis propria s. Tunica vaginalis, s. Vagina testis, Cavea inferior tunicae vaginalis testis propria, Peritestis. | Eigene Scheidenhaut des Hoden. Собственное влагалище или Собственная влагалищная оболочка яичекъ.

Tunica vasculosa (oculi), v. Choroidea.

Tunica vasculosa et glandulosa oesophagi, v. Tunica cellulosa oesophagi.

Tunica vasculosa oesophagi, v. Tunica cellulosa oesophagi.

Tunica vasculosa ventriculi et intestinorum, v. Tunica propria ventriculi et intestinorum.

Tunica vasculosa vesicae urinariae, v. Tunica propria vesicae urinariae.

Tunica vasorum umbilicalium et urachi, v. Vagina funiculi umbilicalis.

Tunica vermicularis, v. Tunica intima ventriculi et intestinorum.

Tunica villosa oesophagi, v. Tunica intima oesophagi.

Tunica villosa ventriculi et intestinorum, v. Tunica intima ventriculi et intestinorum.

Tunica villosa vesicae urinariae, v. Tunica intima vesicae urinariae.

Tunica villosa-membranacea vesicae urinariae, v. Tunica intima vesicae urinariae.

Tunicae, v. singul. Tunica.

Tunicae carnosae, v. Tunicae musculosae.

Tunicae cerebri, v. Membranae cerebri.

Tunicae cerebrum velantes, v. Membranae cerebri.

Tunicae erythroides, v. Tunicae vaginales testis et funiculi spermatici.

10776) **Tunicae** gangliorum, Membranae s. Involucra gangliorum. | Ganglienhäute, Decken od. Ueberzüge der Ganglien. Оболочки нервныхъ узловъ.

Tunicae medullae spinalis, v. Membranae medullae spinalis.

Tunicae musculares, v. Tunicae musculosae.

Tunicae musculorum, v. Vaginae musculorum.

10777) **Tunicae** musculosae, Membranae musculosae, Tunicae s. Membranae musculares s. carnosae. | Muskulöse Häute, Muskelhäute, Fleischhäute, Fleischichte Häute od. Wände. Мышичныя или Мясистыя оболочки.

Tunicae nervorum, v. Vaginae nervorum.

10778) Tunicae ovi s. Membranae, s. Involucra, s. Velamenta ovi s. ovuli, s. Integumenta, s. Involucra foetus. | Häute des Eies, Eihäute, Decken od. Hüllen des Eies, Membranen des Fötus, Hüllen der Leibesfrucht. Перепонка или Оболочка зародышева яйца.

Tunicae ovuli, v. Tunicae ovi.

Tunicae renum, v. Membranae renum.

Tunicae testis, v. Tunicae vaginales testis et funiculi spermatici.

10779) Tunicae (s. Membranae) uteri. | Uterushäute. Перепонки матки.

Tunicae vaginales, v. Vaginae.

10780) Tunicae vaginales testis et funiculi spermatici, Tunicae s. Involucra testis, Tunica elicoidis s. erythroides. | Vaginalhäute des Hoden und Samenstranges, Scheidenhäute. Влагалищныя оболочки яичка и сѣмяннаго канатика.

10781) Tunicae (s. Membranae) venarum. | Venenhäute. Оболочки венъ.

10782) Tunicae (s. Membranae) ventriculi et intestinorum. | Häute des Magens und der Gedärme, Ueberzüge des Magens und der Därme. Оболочки желудка и кишекъ.

10783) Tunicae (s. Membranae) vesicae urinariae. | Harnblasenhäute, Blasenhäute, Häute od. Membranen der Harnblase. Оболочки мочеваго пузыря.

Tunicae visus, v. Palpebrae.

10784) Tunicatus. | Häutig. Оболочный, Слоистый, Кожистый.

Tunicula, v. Clitoris.

Tuphus = Tufus, Typhus.

10785) Turbatio, Perturbatio. | Störung, Beunruhigung, Verwirrung. Смятеніе, Замѣшательство.

10786) Turbinatus. | Kreiselförmig. Кубарчатый, Кеглевидный.

Turbines, v. Conchae narium.

Turbines nasi, v. Conchae.

Turbines ossis ethmoidei, v. Conchae narium.

Turbith. minerale, v. Turpethum minerale.

10787) Turbo. | Wirbelwind. Вихръ.

10788) Turbo cochlus, Turbo rogosus. | Mondschnecken, Silbermond, Meerbohnen, Venusnabel. Змѣиная кожа.

Turbo rogosus, v. Turbo cochlus.

Turbo turbinatum cerebri, v. Glandula pinealis.

10789) Turdus iliacus. | Weindrossel, Rothdrossel. Желтобровый дроздъ.

10790) Turdus merula. | Die Schwarzdrossel, Amsel. Черный дроздъ.

10791) Turdus musicus. | Die Singdrossel. Пѣвчій дроздъ.

10792) Turdus pilaris. | Der Krammetsvogel. Сѣдоголовый или Обыкновенный дроздъ.

10793) Turdus viscivorus. | Die Misteldrossel, Schnarre, Ziemmer. Желтоносой дроздъ.

10794) Turfa. | Torf. Турфъ.

Turgentia, v. Turgescentia.

10795) Turgescentia, Turgentia. | Turgescenz, Das Aufgeschwollensein. Воздыманіе. Vid. Erectio.

10796) Turgescentia (hydrops) vesicae felleae, Ascites hepaticysticus, Physconia biliosa, Hepatalgia Petitiana. | Ausdehnung, Wassersucht der Gallenblase. Воздыманіе или Водяная болѣзнь желчнаго пузыря.

Turgescentia humorum, v. Orgasmus.

Turgescentia vitrei serosa, v. Hydrophthalmia.

10797) Turgor vitalis. | Vitaler Turgor. Напряженіе или Растяженіе, или Раздутіе жизненное, Жизненная полнота.

10798) Turio. | Trieb (Spross). Побѣгъ (Bot.), Отпрыскъ.

10799) Turiones. | Sprossen. Шишки.

10800) Turiones s. Cymae abietes, s. Ramusculi abietini. | Tannensprossen. Шишки еловыя.

10801) Turiones s. Strobuli, s. Gemmae, s. Coni, Pini. | Fichtensprossen od. Knospen. Сосновыя шишки.

10802) Turpethum minerale, Mercurius emeticus flavus. | Mineralischer Turpeth od. Turbith. Минеральный турпетъ или турбитъ. Vid. Hydrargyrum oxydatum flavum.

10803) Turpiditas humoris aquei oculi. | Die Trübheit der wässerichten Feuchtigkeit des Auges. Мутность глазной водяной влаги.

10804) Turunda, Turundula, Penicillum. | Turunde, Charpiemeissel, Wiecke. Турунда, Бурдонетъ.

Turunda intumescens, v. Turunda tumens.

10805) Turunda tumens s. intumescens. | Quellmeissel. Турунда разбухающая. Vid. Dilatatorium.

Turundula, v. Turunda.

Tus, i. q. Thus.

Tussedo, v. Tussis.

10806) Tussicula. | Das Hüsteln. Небольшой кашель.

10807) **Tussilago.** | Huflattig. Бѣлокопытникъ.

10808) **Tussilago alba.** | Weisser Huflattig. Бѣлой бѣлокопытникъ.

10809) **Tussilago farfara.** | Gemeiner Huflattig, Rosshuf, Eselshuf, Brandlattig. Бѣлокопытникъ, или Мать махича, Мать и мачиха, Мать да мачиха, Мастерникъ, Подбѣлъ, Двоелистникъ.

10810) **Tussilago petasites.** | Grossblätteriger Huflattig, Pestilenzwurzel, Neunkraft. Бѣлокопытникъ пирамидальный, Бѣлокопытникъ чумный, или Подбѣлъ, Чумной корень, Девесильный лапушникъ.

10811) **Tussis, Tussedo, Bex.** | Der Husten. Кашель.

10812) **Tussis abdominalis.** | Bauchhusten. Брюшной кашель (отъ брюшныхъ болѣзней происходящій).

Tussis anhela, v. Tussis convulsiva.

Tussis calculosa, v. Calculi pulmonum.

Tussis cardiaca, v. Anacatharsis cardiaca.

10813) **Tussis catarrhalis.** | Katarrhalischer Husten. Простудный кашель. Vid. Catarrhus.

Tussis catarrhalis simplex, v. Blennoptysis.

10814) **Tussis chronica.** | Chronischer Husten. Хроническій кашель.

10815) **Tussis chronica nervosa, hysterica, sine materia.** | Chronischer Krampfhusten. Хроническій судорожный кашель.

Tussis clamosa, v. Tussis convulsiva.

Tussis clangosa, v. Tussis convulsiva.

10816) **Tussis convulsiva s. anhela, ferina, clamosa, clangosa, suffocativa, strangulans, asinina, ovina, spasmodica, pueros strangulans, Tussis quinta, stomachalis, Pertussis, Amphinerina s. Orthopnoea tussiculosa, Morbus cucullus s. cucullaris, Bronchitis epidemica** (Coqueluche gallic.; the Kink cough, Hooping cough, anglic.). | Der Keich- od. Keuch-, od. Krampf-, od. Stick-, od. Eselshusten, Der Schaf- od. Schafs-, od. Schaafs-, od. Kickhusten, Blauer Husten, Konvulsivischer Katarrh, Epidemischer Kinderhusten, Hitziger, feuchter Krampfhusten, Tönender Husten, Koklusch. Судорожный, Спазмотическій, Корчевый, Удушливый, Эпидемическій дѣтскій, Ослиный кашель, Коклюшъ.

Tussis ferina, v. Tussis convulsiva.

Tussis humida, v. Anacatharsis.

Tussis hysterica, v. Tussis chronica nervosa.

Tussis nervosa chronica, v. Tussis chronica nervosa.

10817) **Tussis pectoralis.** | Brusthusten. Грудной кашель.

Tussis phthisica, v. Catarrhus phthisicus.

10818) **Tussis sicca.** | Trockener Husten. Сухой кашель.

Tussis sine materia, v. Tussis chronica nervosa.

10819) **Tussis stomachica.** | Bauchhusten, Magenhusten. Желудочный кашель.

Tussis strangulans, v. Tussis convulsiva.

10820) **Tussis titillans.** | Ein kitzelnder Husten. Кашель щекочущій или щекотный, Кашель съ перхотою или сопровождаемый щекотаніемъ въ горлѣ.

10821) **Tussis verminosa idiopathica** (veter). | Lungenwurmhusten, Wurmhusten. Червивій кашель.

Tutia, v. Oxydum zinci impurum, Nihilum griseum et Tutia alexandrina.

10822) **Tutia alexandrina, Cadmia fornacum.** | Tutia, Grauer Ofenbruch. Тущія. Vid. Oxydum zinci impurum.

10823) **Tychaeus**, τυχαιος (v. Tyche). | Zufällig. Случайный.

10824) **Tyche**, τυχη (τεκω, τεχω, τυχω, τυγχω, τυγχαω, τυγχανω; es gelingt mir; случайно бываю, успѣваю). | Das Glück, Die Fortuna, Der Zufall. Судьба, Случай.

Tychicus = Tychaeus.

10825) **Tylodes**, τυλοειδης, τυλωδης (tylos et ειδος). | Schwielig, Verhärtet. Мозолистый.

10826) **Tyloma**, τυλωμα (v. Tylosis), Callus, Callositas. | Die Schwiele od. Verhärtung, besond. an Händen und Füssen (daher bei den Alten auch: Die flache Hand, Die Fusssohle). Мозоли, Отвердѣніе, Отвердѣлость, особливо на ладоняхъ и подошвахъ. Vid. Callus.

10827) **Tylos, Tylus**, τυλος, Tulus. | Die Schwiele, Verhärtung der Haut. Мозоль, Отвердѣніе кожи. Vid Penis.

10828) **Tylosis**, ἡ τυλωσις (τυλοω, fut. —ωσω; Schwielen machen; мозолью или мозоли дѣлаю, отвердѣніе привожу). | 1) Die Bildung oder Das Entstehen eines Tyloma oder Tylos, Das Schwieligwerden. Образованіе мозоли. 2) = Tyloma. 3) Die Augenliedschwiele. Мозоли, Мозолистая твердость вѣкъ, = Pachyblepharon. Vid. Induratio simplex.

10829) **Tylosteresis** (v. Tylos et Steresis). | Die Ausrottung der Hühneraugen und ähnlicher Hautschwielen. Истребленіе мозолей.

10830) **Tyloticus** (τυλωτικος) (v. Tylosis). | Schwielig, Verhärtet, Mit Schwielen behaftet, davon herrührend u. s. w. Мозолистый, Отвердѣлый.

Tylus, *τυλος*, v. Tylos.

10831) **Tymma**, *τυμμα*, *τυμμη*, genit. —*ατος* et *τυμμης*, —atis et —ae (*τυπω*, *τυπτω*, perf. passiv. *τετυμμαι*; schlagen; рублю, раню). | Die Verletzung durch Schlagen, Eine (mürbe od. wund-) geschlagene Stelle. Ударъ, Рана, Ударенное мѣсто.

Tympania, v. Tympanites.

Tympanias = Tympanites.

10832) **Tympanicus** (v. Tympanum). | Das Trommelfell oder Die Trommelhöhle betreffend, daher rührend u. s. w. Происходящій отъ барабанной полости.

10833) **Tympanites**, Tympanitis, *τυμπανιτης*, *τυμπανιας*, *τυμπανωδης* (v. Tympanum), s. Tympania, Hydrops abdominis siccus, aëreus, flatulentus, Pneumatosis abdominis et viscerum interna, Inflatio, Physocoelia. | Windsucht, Trommelsucht, Flatulenz, Aufblähung, Luftbauch, Trockene Wassersucht. Вѣтреная немочь, Вѣтреная опухоль или раздутіе живота, Раздутость брюха отъ вѣтровъ.

10834) **Tympanites** abdominalis s. diffusus, Ascites siccus s. aëreus. | Bauchwindsucht. Вѣтреная немочь брюшной полости, Накопленіе воздуха въ брюшной полости.

Tympanites asciticus, v. Hydropneumatosis.

Tympanites diffusus, v. Tympanites abdominalis.

10835) **Tympanites** enterophysodes. | Luftanhäufung zwischen den Darmhäuten. Накопленіе воздуха въ оболочкахъ и клѣтчатой плевѣ кишекъ.

10836) **Tympanites** intestinalis, Cholera sicca. | Darmwindsucht. Вѣтреная немочь или Накопленіе воздуха въ кишкахъ.

10837) **Tympanites** omentalis, peritonaealis. | Luftanhäufung im Netze und Peritonäum. Накопленіе воздуха въ клѣтчатой плевѣ сальника и брюшины.

Tympanites peritonaealis, v. Tympanites omentalis.

10838) **Tympanites** ruminis. | Trommelsucht, Trommelseuche, Blähsucht, Das Aufblähen, Der Auflauf (beim Rinde und Schafe), Die Padde. Надутость брюха отъ вѣтровъ (у рогат. скота и овецъ).

10839) **Tympanites** uterinus, Physometra, Hysteropsophia, Aedoeopsophia uterina. | Mutterwindsucht. Вѣтреная опухоль матки.

10840) **Tympanites** ventriculi, Cardialgia flatulenta, hypochondriaca, hysterica, Inflatio s. Meteorismus ventriculi, Colica stomachi ventosa. | Aufblähung des Magens. Раздутіе желудка.

10841) **Tympanites** vesicalis, Aedoiopsophia vesicalis. | Harnblasenwindsucht. Накопленіе воздуха въ мочевомъ пузырѣ.

Tympanitis, v. Tympanites.

Tympanosis (v. Tympanum) = Tympanites.

10842) **Tympanum** (*τυμπανον*, *τυμπανος* [*τυπτω*, schlagen, ударять]; die Pauke; барабанъ) s. Cavitas tympani, Concha interna, s. Cochlea s. Pelvis auris. | Tympanum, Die Paukenhöhle, Pauke, Trommelhöhle od. Höhligkeit, Trommel, Trummel, Das Becken od. Die Muschel, od. Der Muschelgang, od. Die Schnecke des Ohrs. Барабанная полость, Барабанъ (уха). Vid. Membrana tympani.

10843) **Tympanum** minus. | Nebentrommelfell. Меньшій барабанъ. Vid. Membrana fenestrae rotundae.

Tympanum secundarium, v. Membrana fenestrae rotundae.

10844) **Typha** latifolia. | Breitblätterige Rohrkolbe, Lieschkolbe. Рогозъ широколистый, Рогоза широкая.

Typhicus = Typhodes, v. Typhosus.

Typhlaena, Typhlina, Typhlinus, = Typhlops.

10845) **Typhlops**, *τυφλωψ*, genit. —*ωπος*, —opis (v. Ops [*ωψ*] et Typhlos). | Der Blinde. Слѣпой.

10846) **Typhlos**, Typhlus, *τυφλος* (*τυφω*, *τυφοω*; umnebeln; курю, одымляю, ослѣпляю; *τυφελος*, *τυφλος*; umnebelt, dunkel u. s. w.; темный, и проч.). | Blind. Слѣпый.

10847) **Typhlosis**, *ἡ τυφλωσις* (*τυφλοω*, fut. —*ωσω*; erblinden machen; ослѣпляю). | Die Blindheit. Слѣпота.

Typhloteron, v. Intestinum caecum.

10848) **Typhlotes**, *τυφλοτης*, genit. —*ητος*, —etis (v. Typhlos). | Die Blindheit. Слѣпота.

10849) **Typhloticus** (v. Typhlos). | Durch Blindheit entstanden, dazu gehörig. Причиняемый слѣпотою.

Typhlus, *τυφλος*, v. Typhlos.

10850) **Typhodes**, *τυφωδης* (v. Typhus et *ειδος*). | Typhus ähnlich, auch: Betäubt u. s. w.; Einige nannten auch so das Schweissfieber, Andere: Ein hitziges Fieber mit rosenartiger Entzündung der Leber. Похожій на тифъ, Тифозный.

10851) **Typhomania**, *τυφομανια* (v. Typhus et Mania), s. Coma vigil, Typhonia, Veternus, Agrypnocoma, Agrypnia, Pervigilium, Vigiliae. | Wachende Schlafsucht, Ein heftiges Deliriren mit abwechselnder Schlafsucht; jetzt jedoch nur, wenn dieser Stupor attonitus Begleiter eines entschiedenen Typhus ist. Тифоманія, Бдящая сонливость съ сильнымъ бредомъ, Бдительная дремота. Vid. Coma agrypnon et Stupor attonitus.

10852) Typhomaniacus, τυφομανης (v. Typhomania, Maniacus etc.). | An Typhomanie leidend. Страждущій состояніемъ описаннымъ въ предъидущемъ словѣ.

Typhonia = Typhomania.

10853) Typhosus (v. Typhus). | Mit Typhus behaftet, dazu gehörig, davon herrührend u. s. w. Тифозный.

10854) Typhus, τυφος (τυφω, fut. θυψω; zünden, rauchen, räuchern; сожигаю, курю, курюсь; τυφοω, Nebel machen, umnebeln, betäuben; курю, одымляю, оглушаю), s. Febris s. Pyrexia asthenica s. typhosa, Asthenica febrilis, Asthenopyra. | Typhus, eigentl. Ein Fieber mit Betäubung, jetzt besond. Ein Fieber mit wahrer Adynamia od. Asthenie, mit Herabstimmung der Lebensthätigkeit, besond. im Blut- u. Muskelsysteme, Asthenisches Fieber. Тифъ, Тифусъ (собственно лихорадка съ оглушеніемъ), Тифозная горячка (или лихорадка), Горячка (или Лихорадка) съ уменьшенною дѣятельностію, особливо въ кровоносной и мышечной системѣ, съ чрезвычайно слабымъ противодѣйствіемъ; (Нервная), Астеническая горячка.

10855) Typhus abdominalis, sporadicus, Typhus ganglionaris abdominalis, Gastroenteritis nervosa. | Der sporadische Typhus, Die nervöse Gastroenteritis, Der Unterleibs- od. Abdominaltyphus, Abdominal-Ganglientyphus, Die typhöse Darmverschwärung. Брюшный, Спорадическій тифъ, Изъязвленіе кишекъ тифозное, Нервное желудочно-кишечное воспаленіе, Тифозное воспаленіе кишекъ. Vid. Dothinenteritis.

Typhus acutus, v. Febris nervosa acuta.

Typhus anthracicus, v. Pestis orientalis.

Typhus anthropophthoricus, v. Typhus contagiosus.

10856) Typhus arteriosus, irritabilis, floridus. | Typhus im engsten Sinne, Arteriöser, Irritabiler Typhus. Артеріальный тифъ.

Typhus bellicus, v. Typhus contagiosus.

Typhus bengalensis, v. Cholera indica.

Typhus biliosus, v. Febris ardens biliosa.

Typhus biliosus contagiosus, v. Febris flava.

Typhus boum, v. Pestis bovilla.

Typhus boum contagiosus, v. Pestis bovilla.

Typhus bubonicus, v. Pestis orientalis.

Typhus catarrhalis, v. Febris catarrhalis nervosa et Phthisis pulmonis pituitosa.

Typhus cholepoesis, v. Febris flava.

Typhus colliquativus, v. Typhus paralyticus.

Typhus completus, v. Typhus universalis.

10857) Typhus contagiosus, bellicus, anthropophthoricus, Febris nervosa exanthematica, petechizans, Typhus contagiosus maculosus. | Feldpest, Kriegespest, Spital- od. Lager-, od. Lazareth-, od. Schiffs-, od. Kerkerfieber, Spitaltyphus, Ansteckendes, epidemisches Nervenfieber. Тифъ заразительный, Неровно-заразительная или Военная горячка или лихорадка, Тифозная лихорадка съ кровавыми пятнами.

Typhus contagiosus maculosus, v. Typhus contagiosus.

Typhus cum erethismo, v. Febris nervosa versatilis.

Typhus cum torpore, v. Febris nervosa stupida.

10858) Typhus erethicus nervosus. | Typhus im engern Sinne, Direkt asthenische Pyrexia. Нервный тифъ.

Typhus floridus, v. Typhus arteriosus.

Typhus gravissimus, v. Pestis orientalis.

10859) Typhus hydrocephalicus. | Die nervöse Hirnwassersucht. Головная водяная болѣзнь нервная, тифозная, (Тифозная горячка соединенная съ накопленіемъ воды въ мозгѣ).

Typhus hystericus, v. Typhus nervosus.

Typhus icterodes Indiarum occidentalium, v. Febris flava.

Typhus icterodes tropicorum, v. Febris flava.

10860) Typhus inflammatorius s. phlogisticus, s. sthenicus, Synocha typhodes. | Entzündlicher Typhus. Воспалительный тифъ.

Typhus irritabilis, v. Typhus arteriosus.

Typhus lentus, v. Febris nervosa lenta.

10861) Typhus lymphaticus. | Asthenisches Saugaderfieber, Typhodisches Fieber der absorbirenden Gefässe. Тифозная горячка (соединенная съ страданіемъ) всасывающихъ сосудовъ.

Typhus lymphaticus catarrhalis, v. Catarrhus pectoris malignus.

Typhus malignus, v. Typhus paralyticus.

10862) **Typhus** nervosus (strictiori sensu) s. hystericus, s. Sensibilis, Synocha nervosa, Febris nervosa synochosa. | Sthenisches, Entzündliches Nervenfieber, Hypersthenie des Nervensystems. Нервный тифъ, Тифозная горячка чисто-нервная, Лихорадка нервная стеническая или воспалительная. Vid. Febris nervosa simplex et Typhus erethicus.

Typhus originarius, v. Typhus primarius.

10863) **Typhus** paralyticus, malignus, torpidus, colliquativus, Paralysis, s. Acinesia asthenica, Hyperasthenia febrilis, Malignitas. | Indirekte asthenische Pyrexia. Тифъ параличный, злокачественный.

Typhus pestilentialis, v. Pestis orientalis.

Typhus phlogisticus, v. Typhus inflammatorius.

10864) **Typhus** pituitosus, Febris nervosa epigastrica praecordialis. | Schleimiger Typhus. Тифъ слизистый, мокротный.

10865) **Typhus** pneumoniacus. | Die Asthenische typhodische, faulige, nervöse Brustentzündung. Тифозное воспаленіе лёгкихъ.

10866) **Typhus** primarius, originarius. | Ursprünglicher Typhus. Первоначальный тифъ.

10867) **Typhus** putridus, Febris putrida, Synochus putris, Typhus pestilentialis, Febris continua putrida, Febris putrida sanguinea. | Fauliger Typhus, Fauliges Nervenfieber, Faulfieber, Fauliger Synochus. Гнилая горячка, Гнилая нервная горячка.

10868) **Typhus** secundarius. | Sekundärer Typhus. Вторичный, послѣдственный тифъ.

Typhus splanchnicocardiacus, v. Febris flava.

Typhus splanchnicopneumatico — Cardiacus, v. Pestis.

Typhus sthenicus, v. Typhus inflammatorius.

Typhus torpidus, v. Typhus paralyticus.

Typhus tropicus, v. Febris flava.

10869) **Typhus** universalis completus, Febris asthenica universalis. | Allgemeines asthenisches Fieber. Повсемѣстная астеническая лихорадка.

10870) **Typicus**, *τυπικος* (v. Typus). | 1) Eigentl. einem Vorbilde (Typus) entsprechend. Собственно: соотвѣтствующій (типу) образцу. 2) Zu bestimmten Zeiten wiederkehrend, Periodisch, Typisch. Правильно возвращающійся, Періодическій.

10871) **Typolithus** (v. Lithos et Typus). | Ein Spurenstein, Typolith, Ein Stein mit Abdrücken organischer, vegetabilischer oder animalischer Körper. Камень, на коемъ дѣлается оттискъ чего-либо; такъ называется отвердѣвшая земля, на коей отпечатаны виды растѣній или животныхъ.

10872) **Typus**, *τυπος* (*κτυπος*) (*τυπω*, *τυπτω*, *τυποω*; schlagen, durch Schlagen einen Druck auf eine Masse machen, prägen; бью, рублю, оттискиваю, отпечатываю; форму, образъ даю). | Ein Vorbild, sowohl materielles als geistiges, auch Der Fusstapfen, Die Spur od. Fährte eines Thieres, Das Gepräge einer Münze u. s. w.; bei den Aerzten: Der Typus, Die Ordnung der Fieberanfälle, Die Zeitfolge, in welcher die Anfälle der Krankheiten, bes. fieberhafter, wiederkehren. Типъ, Ходъ, Теченіе, Порядокъ явленій, Порядокъ появленій припадковъ, Порядокъ, въ которомъ послѣдуютъ приступы болѣзней, особенно лихорадочныхъ. Vid. Nymphoea.

Typus anteponens, v. Typus anticipans.

10873) **Typus** anticipans, anteponens. | Der vorsetzende Typus. Ускоряющій, Предупредительный типъ.

Typus erraticus, v. Typus irregularis.

10874) **Typus** fixus, stabilis, regularis. | Bestimmter, Regelmässiger Typus. Правильный, Постоянный, Порядочный типъ.

10875) **Typus** irregularis, erraticus, vagus. | Unregelmässiger Typus. Неправильный типъ.

10876) **Typus** postponens, tardans. | Der Nachsetzende Typus. Замедляющій, Отступающій типъ.

10877) **Typus** quartanus. | Viertägiger Typus. Четыредневный типъ.

10878) **Typus** quotidianus. | Alltäglicher Typus. Ежедневный типъ.

Typus regularis, v. Typus fixus.

Typus stabilis, v. Typus fixus.

10879) **Typus** tertianus. | Dreitägiger Typus. Тридневный типъ.

Typus vagus, v. Typus irregularis.

Typus vitae, v. Forma vitae.

10880) **Tyrbe**, (*τυρβα*, *τυρβη*, *συρβα*, *συρβη*, *τυρβασια*, *τυρω*, *τυρβω*; Unruhe machen, wild machen u. s. w.; въ замѣшательство, въ смятеніе привожу). | Die Unruhe, Unordnung, Wilde Verwirrung, besond. Der wilde, ausgelassene Tanz (der Bakchanten). Замѣшательство, Смятеніе, Шумъ, особливо Своевольная пляска.

10881) **Tyremesis** infantum (v. Tyros et Emesis). | Das käsichte Erbrechen der Kinder. Сырная рвота дѣтей.

Tyreusis, *τυρευσις*, = Tyrosis.

Tyria, Tyriasis, = Elephantiasis, Lepra Arabum et Ophiasis.

10882) **Tyriasis**. | Der Schlangenaussatz. Змѣевидная проказа. Vid. Lepra nodosa.

10883) **Tyrodes**, *τυροειδης*, *τυρωδης* (v. Tyros et *ειδος*). | Käsig. Сырный.

10884) **Tyrodes** lac, Lac caseosum. | Eine käsige, sehr käsehaltige Milch. Молоко, въ которомъ много сырныхъ частей и которое плотностію походитъ на сыръ.

10885) **Tyros**, *τυρος*, *τυρευμα*. | Der Käse. Сыръ.

10886) **Tyrosis**, Tyreusis, *τυρωσις*, *τυρευσις* (*τυροω*, *τυρευω*, fut. *—ωσω*, *—ευσω*; Käse machen, Käse rühren, auch rühren überhaupt; сыръ дѣлаю, болтаю, мѣшаю). | Eigentl. das Käsemachen, daher auch: Das Gerinnen der Milch im Magen, Das käsichte Erbrechen bei Kindern. Собственно: Дѣланіе или Приготовленіе сыра, а потому: Створоженіе молока въ желудкѣ, Сырная рвота у дѣтей.

Tyrotemesis, v. Tyremesis.

U.

10887) **Uas**, *οὐας*, genit. *—ατος*, —atis (statt *οὖς*). | Das Ohr. Ухо.

10888) **Uata**, *τα ουατα* (plur. ab *οὐας*). | Die Ohren, Handhaben an Gefässen u. s. w., Bei Hippokrates: Entzündungen u. andere heftige Krankheiten der Ohren. Уши, Ушка посудъ, У Гиппокр.: Воспаленія и другія жестокія болѣзни ушей.

10889) **Uber** (besond. im Plur. Ubera) (v. Uthar). | Die vollen Brüste, Das Euter. Титька, Соска, Вымя. Vid. Mammilla.

Ubera, v. Mammae.

10890) **Ulcera**. | Geschwüre. Язвы.

Ulcera aegyptiaca tonsillarum, v. Angina maligna.

10891) **Ulcera** arthritica. | Arthritische Geschwüre, Gichtgeschwüre. Ломотныя язвы.

Ulcera atonica, v. singul. Ulcus atonicum.

10892) **Ulcera** cancrosa. | Krebsartige Geschwüre. Раковыя, Раковидныя язвы.

10893) **Ulcera** chronica. | Chronische Geschwüre. Продолжительныя, Хроническія язвы.

Ulcera crustosa tonsillarum, v. Angina maligna.

10894) **Ulcera** cutanea. | Hautgeschwüre. Накожныя язвы.

10895) **Ulcera** faucium venerea, Aphthae venereae. | Halsschanker. Венерическія язвы или Шанкеръ въ горлѣ.

10896) **Ulcera** idiopathica. | Idiopathische Geschwüre. Первоначальныя язвы.

10897) **Ulcera** impura. | Unreine Geschwüre. Язвы нечистыя.

10898) **Ulcera** inveterata. | Veraltete Geschwüre. Язвы застарѣлыя.

10899) **Ulcera** manantia capitis. | (Feuchte) Kopfgeschwüre. Язвы (влажныя) головы.

Ulcera pestifera tonsillarum, v. Angina maligna.

10900) **Ulcera** phagedaenica. | Fressende Geschwüre. Разъѣдающія язвы.

10901) **Ulcera** post pernionem. | Geschwüre nach Frostbeulen. Язвы послѣ отмороза или отмороженія.

10902) **Ulcera** pura. | Reine Geschwüre. Язвы чистыя.

10903) **Ulcera** scorbutica. | Skorbutische Geschwüre. Цынготныя язвы.

10904) **Ulcera** scrophulosa. | Skrophulöse Geschwüre. Скрофулозныя, Золотушныя язвы.

10905) **Ulcera** serpentia. | Kriechende Geschwüre. Распространяющіяся, ползучія язвы.

10906) **Ulcera** sicca. | Trockene Geschwüre. Язвы сухія.

10907) **Ulcera** sympathica. | Sympathische Geschwüre. Язвы сочувственныя.

Ulcera syriaca tonsillarum, v. Angina maligna.

10908) **Ulcera** venerea. | Venerische Geschwüre. Венерическія, Любострастныя язвы, Шанкеръ.

10909) **Ulceratio**, *ἑλκωσις* (*ἑλκοω*, vereitern od. verschwären machen, v. Ulcus; привожу въ изъязвленіе). | Die Vereiterung, Verschwärung. Изъязвленіе, Возгноеніе. Vid. Exulceratio.

10910) **Ulceratio** maligna in pede ovium. | Bösartige Klauenseuche der Schafe, Die Kröte, Ansteckende Klauenseuche, Französische Krümme, Der spanische Klauenwurm. Злокачественныя язвы или Злокачественное изъязвленіе въ копытахъ овецъ.

Ulcerosus (v. Ulcus) = Helcodes.

10911) Ulcus, ἕλκος, genit. ἕλκεος, ἕλκους, ulceris, Helcos, Helcoma. | Das Geschwür. Язва (Вередъ, Чирей, Болячка).

10912) Ulcus abdominale. | Bauchgeschwür. Брюшная язва.

Ulcus adenosum, v. Abscessus adenosus.

10913) Ulcus arthriticum. | Das Gichtgeschwür, Gichtische Geschwür. Ломотная язва.

10914) Ulcus artificiale. | Ein künstliches Geschwür. Язва искуствомъ произведенная.

10915) Ulcus atonicum. | Atonisches Geschwür. Язва атоническая.

10916) Ulcus callosum. | Das schwielige, kallöse, harte Geschwür. Мозолистая, твердая язва.

10917) Ulcus cancrosum. | Krebsgeschwür. Раковая язва.

10918) Ulcus carcinodes, Cacoethes, Carcinomatosum, Chironium, Telephium. | Krebsartiges Geschwür. Раковидная, Затвердѣлая язва.

Ulcus carcinomatosum, v. Ulcus carcinodes.

10919) Ulcus cariosum, Caries manifesta, aperta, Euros. | Knochengeschwür, Beinfrass, Knochenfrass. Открытая костоѣда.

10920) Ulcus (s. Elcoma) corneae. | Das Geschwür der Hornhaut. Язва роговой оболочки. Vid. Bothrion.

Ulcus corneae angustum profundum, v. Bothrion.

Ulcus corneae coronale rotundum, v. Argema.

Ulcus coronale, v. Argema.

Ulcus cum excrescentiis, v. Ulcus fungosum.

Ulcus cum hypersarcosi, v. Ulcus fungosum.

10921) Ulcus cutaneum. | Das Hautgeschwür. Кожная язва.

Ulcus depascens, v. Ulcus phagedaenicum.

10922) Ulcus erysipelatosum. | Rothlaufgeschwür. Рожистая, Рожевидная язва.

10923) Ulcus ficosum. | Warzgeschwür, Schwärende Warze. Язва сосочковая.

Ulcus fistulosum, v. Ulcus sinuosum.

10924) Ulcus fungosum s. cum hypersarcosi, s. cum excrescentiis. | Schwammiges, Fungöses Geschwür. Язва губчатая, губчатымъ существомъ наполненная.

Ulcus gangraenosum, v. Ulcus sphacelosum.

10925) Ulcus habituale. | Altes, Habituelles Geschwür. Привычная язва.

10926) Ulcus haemorrhoidale. | Hämorrhoidalgeschwür. Язва геморроидальная, почечуйная.

Ulcus herpeticum, v. Ulcus serpiginosum.

Ulcus impurum, v. Ulcus sordidum.

10927) Ulcus insons, pseudosyphiliticum. | Nichtvenerisches Geschwür. Язва невенерическая.

Ulcus inveteratum, v. Ulcus vetus.

10928) Ulcus lacerum, Rhachos, Rhacosis. | Zerrissenes Geschwür. Разорванная, неровная язва.

10929) Ulcus linguae. | Geschwür an der Zunge. Язва языка или на языкѣ.

10930) Ulcus locale. | Lokales, Oertliches Geschwür. Мѣстная язва, Язва отъ мѣстныхъ причинъ происходящая.

10931) Ulcus locale benignum. | Gutartiges örtliches Geschwür. Мѣстная, хорошая язва.

10932) Ulcus locale pravum. | Bösartiges örtliches Geschwür. Мѣстная злокачественная язва.

Ulcus mali moris, v. Phagedaena.

10933) Ulcus menstruale, catameniale. | Menstrualgeschwür. Язва отъ остановленнаго или остановившагося мѣсячнаго очищенія.

10934) Ulcus mercuriale. | Merkurialgeschwür. Язва отъ излишняго употребленія ртути.

10935) Ulcus oedematosum. | Oedematöses Geschwür. Отекистая язва.

10936) Ulcus oris. | Geschwür im Munde. Язва во рту.

10937) Ulcus perforatum. | Perforirtes Geschwür. Язва сквозная.

10938) Ulcus perniosum. | Frostgeschwür. Язва послѣ отмороза.

10939) Ulcus phagedaenicum, depascens, Lupus, Phagedaena. | Fressendes Geschwür. Разъѣдающая язва.

10940) Ulcus putridum. | Das Faulgeschwür, Fauliges Geschwür. Гнилая язва.

10941) Ulcus rheumaticum. | Rheumatisches Geschwür. Ревматическая язва.

Ulcus rotundum, v. Argema.

10942) Ulcus scabiosum, Helcosis psorica. | Krätzgeschwür. Чесоточная язва.

10943) Ulcus scorbuticum. | Das skorbutische Geschwür. Цынготная язва.

10944) Ulcus scrophulosum. | Das skrophulöse Geschwür. Золотушная язва.

10945) Ulcus serpiginosum, herpeticum, Herpes exulceratus. | Flechtengeschwür. Лишайная язва. Vid. Hypophora.

10946) **Ulcus** sinuosum, fistulosum, Hypophora, Syrinx. | Hohlgeschwür. Язва гнойные ходы или пазухи имѣющая.

10947) **Ulcus** sordidum s. impurum. | Unreines Geschwür. Нечистая язва.

10948) **Ulcus** sphacelosum gangraenosum. | Brandgeschwür. Антоноогневая язва.

10949) **Ulcus** suppuratorium simplex. | Das einfache, eiternde Geschwür. Простая гнойная язва.

10950) **Ulcus** syphiliticum s. venereum, Carolus, Cancer venereus, Ulcuscula venerea. | Venerisches, syphilitisches Geschwür, Schanker. Шанкеръ, Венерическая, Любострастная язва.

Ulcus syriacum, v. Angina gangraenosa, maligna.

Ulcus topicum, v. Ulcus locale.

10951) **Ulcus** torpidum. | Unempfindliches Geschwür. Безчувственная язва.

Ulcus tracheale, v. Tracheitis ulcerosa.

10952) **Ulcus** trichomaticum. | Der Koltunschanker. Язва отъ несовершившагося перелома (crisis) колтуна.

10953) **Ulcus** urinosum. | Harngeschwür. Язва отъ болѣзней мочевыхъ органовъ (и ненадлежащаго отдѣленія мочи).

Ulcus uteri, v. Leucorrhoea purulenta.

Ulcus vaginae, v. Leucorrhoea purulenta.

10954) **Ulcus** varicosum. | Krampfaderiges (mit varikösen Adern umgebendes) Geschwür. Язва съ расширеніемъ или растяженіемъ жилъ.

Ulcus venereum, v. Ulcus syphiliticum.

10955) **Ulcus** vetus, vetustum, vetustate occupatum, inveteratum. | Ein altes, habituelles Geschwür. Застарѣлая язва.

Ulcus vetustate occupatum, v. Ulcus vetus.

Ulcus vetustum, v. Ulcus vetus.

10956) **Ulcusculum**. | Ein Geschwürchen, Kleines Geschwür. Язвинка.

Ulcusculum venereum, v. Ulcus syphiliticum.

10957) **Ule**, *ουλη* (*ολος*, *ουλος*; ganz, heil, wieder geheilt; цѣлый, неповрежденный). | Die Narbe. Рубецъ.

Uleticus (v. Ulon) = Ulicus.

10958) **Ulicus** (v. Ulon). | Das Zahnfleisch betreffend, davon herrührend. Происходящій отъ десны.

10959) **Ulitis** (v. Ulon). | Entzündung des Zahnfleisches, Entzündungsgeschwulst am Zahnfleisch. Воспаленіе десны.

Ulitis septica, v. Noma.

10960) **Ulmus**. | Rüster. Илимъ.

10961) **Ulmus** americana. | Amerikanische Rüster. Американскій илимъ.

10962) **Ulmus** campestris. | Feldrüster, Gemeine Rüster, Ulme. Илимъ, Илемъ, Ильмъ, Илинъ полевой, Вязь, Вясъ, Вязовое дерево.

10963) **Ulmus** effusa. | Langstielige Rüster, Rauchlinde. Илинъ длинночеремный.

10964) **Ulmus** fulva. | Gelbbraune Rüster. Илимъ бурый, темножелтый.

10965) **Ulmus** suberosa. | Korkrüster. Илимъ пробковатый.

10966) **Ulna** (v. Olena), Cubitus, Focile inferius s. majus, Canna s. Arundo major et inferior brachii, Os cubiti inferius, Os procubitale, Olene, | 1) Ulna, Ellenbogen, Ellenbogenbein, Ellenbogenröhre, Ellenbogenknochen, Ellbogen, Ellbogenbein, Ellbogenröhre, Ellen, Ellbogenpfeile, Vorderes Armbein. Локтовая кость, Локоть, Лакоть. 2) Die Elle. Локоть, Аршинъ. Vid. Antibrachium et Os humeri.

10967) **Ulnaris**. | Ulnar-, Zur Ulna, Zum Ellenbogen gehörig. Локтевый, Локотный.

Ulnaris musculus, v. Musculus ulnaris.

Ulocace, v. Noma.

10968) **Ulon**, *ουλον*. | Das Zahnfleisch. Десна. Vid. Gingiva.

Ulonata, v. Orthoptera.

10969) **Uloncus** (v. Ulon et Oncus). | 1) Die Geschwulst des Zahnfleisches. Опухоль десны. 2) Die Anschwellung oder ungestaltete Form einer Narbe. Безобразіе рубца.

10970) **Ulorrhagia** (v. Ulon et Rhagia, Rhage). | Ein Blutfluss, Eine Blutung aus dem Zahnfleische. Кровотеченіе изъ деcенъ. Vid. Stomatorrhagia gingivarum.

Ulosis, v. Crispatio.

10971) **Ulotica** (v. Uloticus). | Vernarbende Mittel. Средства производящія рубецъ.

10972) **Uloticus** (*ουλοω*, fut. *—ωσω*; vernarben; производжу рубецъ). | Vernarbend, Durch Narben verursacht. Производящій рубецъ, причиняемый рубцомъ.

10973) **Ultio**, Vindicta. | Rache. Мщеніе, Отмщеніе.

Ultroneitas, v. Voluntas.

Ululamen, v. Fletus.

Ululatio, v. Fletus.

Ululatus, v. Fletus.

Ulva versa, v. Paris quadrifolia.

10974) **Umbella**. | 1) Ein Sonnenschirm, Parasol. Зонтикъ, Парасолъ. 2) Die Dolde. Мутовка, Зонтикъ (Bot.).

10975) **Umbellatus.** | Doldig, Doldenartig. Мутовочный, Зонтичный.

10976) **Umbellula.** | Das Döldchen. Мутовочка.

10977) **Umbilicalis.** | Umbilical-, Zum Nabel gehörig. Пупочный, Пуповый.

10978) **Umbilicatus.** | Nabelförmig. Пупкообразный.

10979) **Umbilicus,** Umbo, Radix ventris, Omphalos, Cicatricula (Bot.). | Der Nabel, Die Keimgrube (Bot.). Пупъ, Пупокъ, Рубчикъ (Bot.). Vid. Funiculus et Annulus umbilicalis.

Umbilicus marinus s. veneris, v. Tubularia acetabulum.

Umbilicus retractus, v. Omphalospasmus.

Umbilicus terrae, v. Cyclamen.

Umbilicus veneris marinus, v. Faba marina.

Umbo, v. Umbilicus et Cartilago thyreoidea.

10980) **Umbonatus.** | Genabelt. Пупочный, Сосцевидный.

10981) **Umbra.** | Der Schatten. Тѣнь.

10982) **Umbraculiformis.** | Sonnenschirmförmig. Ширмовидный, Мутовочной.

10983) **Umbraculum.** | Eine Laube, Ein Schirm, Sonnenschirm. Щирма, Щитокъ, Зонтикъ, Парасоль, Бесѣдка.

10984) **Umbraculum** candelarium. | Lichtschirm. Заслончикъ.

10985) **Umbraculum** ocularium. | Ein Augenschirm. Зонтикъ (глазный), Ширма.

10986) **Uncinatus.** | Hakenförmig. Крючковатый, Закорюченный.

10987) **Uncia,** *ουγκια, ογγια.* | 1) Die Unze. Унція. 2) Ein Zoll. Дюймъ.

10988) **Unctio.** | Das Salben. Мазаніе, Помазаніе.

10989) **Uncus.** | Der Haken. Крючокъ. Vid. Hamulus.

Uncus ossis hamati, v. Processus hamatus.

Uncus pterygoideus, v. Hamulus pterygoideus.

Uncus variae figurae ossis ethmoidei, v. Hamulus labyrinthi.

10990) **Undatus.** | Wellenförmig gebildet, Wogig. Волноподобный, Струистый, Волнистый.

Undimia = Oedema.

Undulatio cordis, v. Palpitatio undosa cordis.

10991) **Undulatus.** | Wellenförmig. Волнистый, Волнообразный.

10992) **Undosus.** | Wellenreich, Voll Wellen, Wallend. Волнистый, Воздымающійся волнами.

Unguen articulare s. Haverisianum, v. Synovia.

10993) **Unguentum.** | Salbe. Мазь.

10994) **Unguentum** acetatis cupri. | Salbe aus essigsauerm Kupfer. Мазь уксусокислой мѣди.

10995) **Unguentum** acetatis cupri compositum. | Zusammengesetzte Salbe aus essigsauerm Kupfer. Мазь уксусокислой мѣди сложная.

Unguentum acetatis cupri cum melle, v. Oxymel aeruginis.

Unguentum acetatis plumbi, v. Unguentum saturninum.

Unguentum acidi nitrosi, v. Unguentum oxygenatum.

10996) **Unguentum** ad perniones. | Frostbeulensalbe, Frostsalbe. Мазь отъ ознобленія.

10997) **Unguentum** ad scabiem. | Krätzsalbe. Мазь чесоточная или отъ чесотки. Vid. Ung. sulphurat. compositum.

10998) **Unguentum** aegyptiacum, Oxymel aeruginis. | Grünspanhonig. Уксомедъ ярный. Vid. Oxymel aeruginis.

Unguentum album, v. Unguentum cerussae.

10999) **Unguentum** album camphoratum. | Bleiweisssalbe mit Kampher. Мазь бѣлая камфорная.

11000) **Unguentum** album simplex. | Bleiweisssalbe. Мазь бѣлая, простая.

11001) **Unguentum** althaeae s. flavum. | Althee-oder Gelbe Salbe. Мазь проскурничная.

Unguentum althaeae citrinum, v. Unguentum althaeae.

11002) **Unguentum** anodynum. | Schmerzstillende Salbe. Мазь утоляющая.

11003) **Unguentum** apostolorum. | Apostelsalbe. Мазь двенадесяти-составная.

Unguentum aromaticum, v. Unguentum rorismarini compositum.

Unguentum articulare, v. Synovia.

Unguentum Autenriethii, v. Unguentum tartari stibiati.

Unguentum basilicum, v. Unguentum resinae pini.

11004) **Unguentum** betulinum. | Birkenblättersalbe. Мазь березовыхъ свѣжихъ листовъ.

Unguentum calaminae compositum, v. Unguentum exsiccans.

11005) **Unguentum** cantharidum s. vesicatorium, s. irritans, Unguentum et

Ceratum lyttae, Unguentum meloes vesicatorii, Adeps cantharidibus medicatus, Ceratum et Unguentum cantharidis, Epispasticum. | Kanthariden- oder Spanische Fliegensalbe, Reizende Salbe. Мазь шпанскихъ мухъ, или Сыпь производящая.

Unguentum carbonatis plumbi, v. Unguentum cerussae.

Unguentum cerae flavae, v. Unguentum cereum.

11006) Unguentum cereum, Ceratum simplex, Unguentum cerae flavae. | Wachssalbe. Вощаная или простая мазь.

11007) Unguentum cerussae s. e cerussa, Unguentum oxydi plumbi s. carbonati, s. album, s. simplex, s. oxydi plumbi albi, Adeps subcarbonate plumb. medicatus, Unguentum carbonatis plumbi. | Bleiweisssalbe, Einfache, weisse Salbe. Мазь бѣлая простая, Мазь бѣлильная.

11008) Unguentum cerussae (s. album) camphoratum. | Bleiweisssalbe mit Kampher, Weisse Kamphersalbe. Мазь бѣлильная съ камфорою.

11009) Unguentum citrinum s. mercurii nitrati. | Gelbe Merkurialsalbe. Мазь желтая ртутная.

11010) Unguentum coeruleum, Ceratum coeruleum. | Blaue Salbe. Мазь синяя.

11011) Unguentum commune s. emolliens. | Gemeine Salbe. Мазь простая.

11012) Unguentum conii. | Schierlingsalbe. Мазь омеговая.

11013) Unguentum contra scabiem Jasseri, v. Unguentum sulphuratum compositum.

11014) Unguentum contra vermes. | Wurmsalbe. Мазь отъ глистовъ.

11015) Unguentum Cyrilli s. Adeps muriate hydrargyri oxygenato-medicatus, Unguentum hydrarg. muriatici corrosivi. | Cyrillos- od. Sublimatsalbe. Мазь изъ сулемы.

11016) Unguentum de arthanita. | Saubrodsalbe, Wurmsalbe. Мазь глистогонная.

Unguentum de linaria, v. Ung. linariae.

11017) Unguentum de minio s. e minio. | Mennigsalbe. Мазь суриковая.

Unguentum de rosis medicatum, v. Unguentum rosatum.

11018) Unguentum de stirace. | Storaxsalbe. Мазь стирачная.

Unguentum de terebinthina et adipibus, v. Unguentum elemi.

Unguentum de terebinthina et ovorum vitellis, v. Unguentum terebinthinae.

Unguentum de uvis, v. Ceratum labiale.

11019) Unguentum diapompholygos. | Pompholixsalbe. Мазь помфольная.

Unguentum digestivum, v. Unguentum terebinthinae.

Unguentum e cerussa, v. Unguentum cerussae.

Unguentum e cerussa camphoratum, v. Unguentum cerussae camphoratum.

Unguentum e hydrargyro-mitius, v. Unguentum hydrarg. cinereum.

11020) Unguentum e lapide galaminari. | Gallmeisalbe. Мазь гальмейная.

Unguentum e minio, v. Unguentum de minio.

11021) Unguentum e sulphure cum vitriolo s. psoricum, s. ad scabiem. | Vitriol- und Schwefelsalbe, Krätzsalbe. Мазь сѣрокупоросная, Мазь чесоточная, или отъ чесотки.

Unguentum e tartaro stibiato, v. Unguentum tartari stibiati.

11022) Unguentum elemi, Balsamum arcei, Unguentum elemi compositum, Unguentum de terebinthina et Adipibus, Unguentum resinosum. | Zusammengesetzte Elemisalbe, Wundbalsam. Мазь елемная или элемная составная, Бальзамъ арцеевъ, мазь канифольная.

Unguentum elemi composit., v. Unguentum elemi.

Unguentum emolliens, v. Unguentum commune.

Unguentum et Cerat. lyttae, v. Unguentum cantharidum.

11023) Unguentum exsiccans s. Calaminae compositum. | Austrockende Salbe. Мазь высушивающая.

Unguentum flavum, v. Unguentum althaeae.

Unguentum fuscum, v. Ung. lithargyri.

Unguentum Haverisianum, v. Synovia.

Unguentum hydrargyri, v. Unguentum hydrarg. cinereum.

11024) Unguentum hydrargyri albi, Unguentum muriatis hydrargyro-ammoniacalis s. mundificans Zelleri. s. hydrargyri praecipitati albi, s. submuriatis hydrarg. ammoniati, s. mercuriale album. | Weisse Quecksilbersalbe. Бѣлая ртутная мазь.

11025) Unguentum hydrargyri cinereum s. Oxyduli hydrargyri, s. Neapolitanum, s. hydrarg. mitius et fortius, s. oxydi hydrarg. cinereum, s. hydrargyri, Adeps hydrargyro-medicatus, Unguentum mercuriale cinereum s. hydrargyromitius. | Graue Quecksilbersalbe, Neapelsalbe. Сѣрая ртутная мазь.

11026) Unguentum hydrarg. citrinum s. nitratis hydrarg., s. nitratis hydrargyrici, s. Supernitratis hydrarg. et Subnitratis hydrargyri, Adeps nitrate hydrarg. medicatus, Unguent. mercuriale citrinum, Balsamum mercuriale, Ung. hydr. oxydulati nitrici. | Gelbe Quecksilbersalbe. Мазь желтая ртутная, или ртутно-селитряная, или селитро-ртутная.

Unguentum hydrarg. mitius et fortius, v. Ung. hydrarg. cinereum.

Unguentum hydrarg. muriatici corrosivi, v. Adeps muriate hydrarg. oxygenato-medicatus.

Unguentum hydrarg. nitrico-oxydi, v. Ung. hydrarg. rubri.

Unguentum hydrarg. oxydulati nitrici, v. Ung. hydrarg. citrinum.

Unguentum hydrargyri praecipitati albi, v. Ung. hydrargyri albi.

11027) Unguentum hydrarg. rubri s. oxydi hydrargyri, s. oxydi hydrargyrici, s. hydrarg. nitrico-oxydi, Balsamum ophthalmicum rubrum. | Rothe Quecksilbersalbe, Rother Augenbalsam. Мазь красно-осадочной ртути.

11028) Unguentum janinum. | Janinsalbe. Мазь янинова.

11029) Unguentum jodinae. | Jodsalbe. Мазь іодиновая.

Unguentum irritans, v. Ung. cantharidum.

11030) Unguentum labiale. | Lippenpomade. Мазь или Помада губная.

Unguentum lauri terebinthinatus, v. Ung. rorismarini compositum.

Unguentum laurinum, v. Unguentum rorismarini compositum.

11031) Unguentum linariae. | Leinkrautsalbe. Мазь дикольная, дикольняная.

11032) Unguentum lithargyri s. Matris, s. fuscum, Ceratum fuscum. | Bleiglättesalbe. Мазь глетная.

11033) Unguentum majoranae, Butyrum majoranae. | Majoransalbe, Majoranbutter. Мазь маіоранная, Масло маіоранное.

11034) Unguentum malthae. | Bergtheersalbe. Мазь горнедеготная.

Unguentum matris, v. Ung. lithargyri.

Unguentum meloes vesicatorii, v. Unguent. cantharidum.

11035) Unguentum mercuriale. | Quecksilbersalbe. Мазь ртутная.

Unguentum mercuriale album, v. Ungnent. hydrargyri albi.

Unguentum mercuriale cinereum, v. Unguent. hydrarg. cinereum.

Unguentum mercuriale citrinum, v. Ung. hydrarg. citrinum.

Unguentum mercuriale griseum, v. Unguent. hydrargyri cinereum.

Unguentum minii, v. Ung. de minio.

Unguentum mundificans Zelleri, v. Ung. hydrarg. albi.

Unguentum muriatis hydrargyro-ammoniacalis, v. Unguentum hydrarg. albi.

Unguentum Neapolitanum, v. Unguentum hydrarg. cinereum.

11036) Unguentum nervinum. | Nervensalbe. Мазь нервная, нервовая, Нервенная. Vid. Ung. rorismar. compositum.

11037) Unguentum nicotianae. | Tabakssalbe. Мазь тобачная.

Unguentum nitratum, v. Ung. oxygenatum.

Unguentum nitratis hydrargyri, v. Unguent. hydrarg. citrinum.

Unguentum nitricum, v. Ung. oxygenatum.

11038) Unguentum ophthalmicum anglicum. | Englische Augensalbe. Мазь глазная или очная Англійская.

11039) Unguentum ophthalmicum St. Yves, Balsamum ophthalmicum St. Ives. | St. Yves Augenbalsam. Глазная мазь или глазной бальзамъ Ст. Ивеса.

Unguentum opodeldock, v. Linimentum saponato-camphoratum.

11040) Unguentum oxydi arsenici albi. | Arseniksalbe. Мазь мышьяковая.

Unguentum oxydi hydrargyri, v. Unguent. hydrarg. rubri.

Unguentum oxydi hydrarg. cinereum, v. Ung. hydrarg. cinereum.

Unguentum oxydi hydrargyri rubri, v. Ung. hydrarg. rubri.

Unguentum oxydi hydrargyrici, v. Unguent. hydr. rubri.

Unguentum oxydi plumbi albi, v. Ung. cerussae.

Unguentum oxydi plumbi carbonati, v. Ung. cerussae.

Unguentum oxydi zinci, v. Unguentum zinci.

Unguentum oxydi zinci impuri, v. Ung. tutiae.

Unguentum oxyduli hydrargyri, v. Ung. hydrarg. cinereum.

11041) Unguentum oxygenatum, Axungia et Ol. olivarum oxygenat., Ung. acidi nitrosi s. nitricum, s. Oxygenatum, Ung. nitraticum, Axungia nitrica, Ung. oxygenomenon, Sapo acidus. | Oxygenirte Salbe. Мазь селитро-кислая.

Unguentum oxygenomenon, v. Ung. oxygenatum.

11042) Unguentum pediculorum. | Läusesalbe. Мазь отъ вшей.

Unguentum picis, v. Ung. resinae pini.

11043) Unguentum pomadinum. | Pomade. Помада.

11044) Unguentum pomadinum rosaceum. | Rosenpomade. Мазь или Помада розовая.

11045) Unguentum populeon. | Pappelsalbe. Мазь топольная.

Unguentum psoricum, v. Ung. sulphuratum compositum.

Unguentum resinae albae, v. Ceratum resinae pini.

11046) Unguentum resinae pini s. Picis, s. Basilicum, s. Picis ceratum. | Gemeine Harzsalbe od. Königssalbe. Мазь смолянsocковая, базильная, варо-вощаная.

Unguentum resinosum, v. Unguent. elemi.

11047) Unguentum rorismarini compositum, Ung. aromaticum s. laurinum, s. lauri terebinthinatum, s. nervinum. | Zusammengesetzte Rosmarinsalbe, Nervensalbe. Мазь нервная.

11048) Unguentum rosatum s. de rosis medicatum, s. rosaceum. | Rosenpomade. Помада розовая.

11049) Unguentum saturninum, Ceratum saturni, Unguentum superacetatis plumbi, Ung. acetatis plumbi, Ceratum plumbi superacetatis s. subacetate plumbi medicatum, s. acetatis plumbi, s. subacetatis plumbici. | Bleisalbe. Мазь свинцовая или Уксусокислаго свинца.

11050) Unguentum simplex. | Einfache Salbe. Мазь простая.

Unguentum subacetatis plumbici, v. Ung. saturninum.

Unguentum submuriatis hydrargyri ammoniaci, v. Ung. hydrargyri albi.

Unguentum suboxydi hydrargyri, v. Ung. mercuriale.

11051) Unguentum sulphuratum compositum s. psoricum, s. Contra scabiem, s. ad scabiem Jasseri. | Zusammengesetzte Schwefel- od. Krätzsalbe. Мазь сѣрная или противучесоточная сложная.

11052) Unguentum sulphuratum simplex. | Einfache Schwefelsalbe. Мазь сѣрная простая.

Unguentum superacetatis plumbi, v. Ung. saturninum.

Unguentum supernitratis hydrarg. et subnitratis hydrarg., v. Ung. hydrarg. citrinum.

Unguentum tartari emetici, v. Ung. tartari stibiati.

11053) Unguentum tartari stibiati, Adeps tartrate stibii medicatus, Ung. Autenriethii, Ung. tartratis stibii et potassae, Ung. e tartaro stibiato. | Spiessglanzweinsteinsalbe oder Autenrieth's, oder Autenrieth'sche Salbe. Мазь рвотной винносюрмяной соли, Мазь изъ рвотнаго камня, Мазь Автенрита или Автенритова.

Unguentum tartratis stibii et potassae, v. Unguent. tartari stibiati.

11054) Unguentum terebinthinaceum s. Balsamum Locatelli. | Locatell's Balsam. Бальзамъ Локателiевъ.

11055) Unguentum terebinthinae s. digestivum, s. de terebinthina et ovorum vitellis, Balsamum terebinthinatum. | Terpentinsalbe, Digestivsalbe, Eiterungssalbe. Мазь нагнаивающая или дигестивная.

11056) Unguentum terebinthinae compositum s. Balsamum terebinthinae Frahmii. | Zusammengesetzte Terpentinsalbe. Мазь нагнаивающая сложная.

11057) Unguentum tutiae s. Oxydi zinci impuri, s. Ceratum oxycarbonatis zinci praeparati. | Ofenbruchsalbe. Мазь изъ туцiи.

Unguentum vesicatorium, v. Unguent. cantharidum.

11058) Unguentum Werlhofii. | Die Werlhof'sche Krätzsalbe. Мазь Верельгофiева отъ чесотки.

11059) Unguentum zinci s. de nihilo, s. oxydi zinci, Adeps oxydo-zinci medicatus. | Zinksalbe, Weisse Nichtssalbe. Мазь изъ помфоликса.

11060) Ungues, Unguiculi, Onyches. | Nägel. Ногти.

Unguiculi, v. Ungues.

11061) Unguis, genit. Unguis (v. Onyx). | Der Nagel (an Fingern und Zehen). Ноготь (genit. ногтя). Vid. Pes hippocampi minor.

Unguis Halleri, v. Pes hippocampi minor.

Unguis odoratus, v. Blatta bizantia.

11062) Unguium morsiuncula invita. | Unwillkührliches Beissen oder Kauen der Nägel. Непроизвольное грызенiе ногтей.

11063) Ungula. | Klaue, Kralle. Копыто.

Ungula, Unguis, v. Pterygium tenue.

Ungula caballina, v. Tussilago farfara.

Ungula oculi, i. q. Pterygium.

Ungula palpebrarum, v. Tarsi.

Ungulae punctio, v. Ungulae punctura.

11064) Ungulae punctura s. punctio. | Vernagelung, Nageltritt, Nagelstich. Заковыванiе, Заковка, Закованiе, Наколотiе объ гвоздь.

11065) Unicus. | Der Einzige. Единый, Одинакiй.

11066) Unilabiatus. | Einlippig. Одногубый.

11067) Unilateralis. | Einseitig. Однобокій, односторонній.

11068) Unio. | Vereinigung. Связь, Соединеніе, союзъ.

11069) Unio s. Margarita, s. Perla. | Die Perle. Жемчугъ, Перлъ.

11070) Unio margaritifera, Mya margaritifera. | Die Süsswasser-Perlmuschel. Жемчужная розынка.

Unio nervorum opticorum, v. Decussatio nervorum opticorum.

Unio ossium, v. Conjunctio ossium.

11071) Unio (Mya) pictorum. | Die Malermuschel. Живописная розинка.

11072) Unioculi, Monoculi. | Einäugige. Одноглазые.

Uniones, v. Margaritae.

11073) Unisonus. | Eintonig. Однозвучіе.

11074) Univalvis. | Einklappig. Одностворочный.

11075) Universalis. | Allgemein, Universell. Повсемѣстный, Общій, Всеобщій.

11076) Universitas. | Die Allgemeinheit, Die ganze Welt, Das Weltall; Jedes Kollegium, Die Universität. Все собраніе, Весь свѣтъ, Весь міръ; Университетъ. Vid. Mundus.

Universitas rerum, v. Mundus.

11077) Universum. | Das Universum. Весь свѣтъ, весь міръ, Вселенная. Vid. Mundus.

Unoculi, v. Unioculi.

Unoculus, v. Luscus.

11078) Unona. | Unone. Унона.

11079) Unona aethiopica. | Westafrikanische Unone. Вестъафриканская унона.

11080) Unona odorata. | Wohlriechende Unone. Душистая унона.

11081) Ura, ουρα, ουρη (ορος, ορ-ϑος; der Hintere, Pürzel, Schwanz der Vögel; хвостъ, задница; αιρω, in die Höhe heben, auf und nieder bewegen; поднимаю). | Der Schwanz, Der hinterste od. letzte Theil einer Sache. Хвостъ, Задняя часть вообще. Vid. Penis.

11082) Urachicus (v. Urachus). | Zum Harnstrang gehörig, denselben betreffend u. s. w. Принадлежащій къ мочевому протоку.

11083) Urachus, ουραχος, ουραγος (v. Uron, —αγω, führen, leiten [vel—εχω, haben, halten, enthalten]; веду, провожаю), s. Urinaculum. | Urachus, Harnschnur, Harnstrang, Harnkanal, Blasenband, Blasenschnur, Blasenschlauch, Harnblasenschnur od. Schlauch, Kindesblasengang. Мочевой протокъ, Мочеточный зародышевъ каналъ.

11084) Uracrasia (v. Uron et Acrasia). | 1) Die Entmischung od. Ueble Mischung des Harns, wenn der Harn sichtlich fette u. dgl. Theile enthält. Порочное смѣшеніе мочи. 2) = Unacratia et Enuresis.

Unacratia (v. Uron et Acratia) = Enuresis.

Uranae, ουραναι (v. Urane), = Ureteres.

11085) Urane ουρανη (ουρειν, uriniren; мочусь; v. Uron). | Das Harngefäss, Harnglas. Посуда, Стаканъ для урины.

Uranios, ουρανιος, v. Uranius.

11086) Uraniscos, Uraniscus, ουρανισκος (v. Uranos). | 1) Der kleine Himmel: Die Decke des Zimmers, der Kutsche, Der Baldachin, Regenschirm u. s. w. Кровля, сдѣланная въ видѣ шатрѣ или сводомъ. 2) Der Gaumen. Небо во рту. Vid. Palatum osseum.

Uraniskoraphia, v. Staphyloraphia.

11087) Uranium (v. Uranus, Uranius). | Das Uran, Uranmetall. Уранъ (Металъ).

11088) Uranius, ουρανιος (v. Uranus). | 1) Himmlisch. Небесный. 2) Den Planeten Uranus betreffend. Относящійся къ Урану (Планетѣ).

Uranographia, v. Astronomia.

Uranologia, v. Astronomia.

Uranoraphe, v. Uranorrhaphe.

Uranorhaphe, v. Uranorrhaphe.

Uranorrhaphe (v. Uranos et Rhaphe) = Staphyloraphia.

Uranos, ὁ ουρανος, = Uranus, v. Coelum.

11089) Uranus, ουρανος, dòr. ωρανος. | 1) Bei den Alten: Der Himmel, nach der Fabel: Der Vater des Saturn. Небо. 2) Der Planet Uranus. Планета Уранъ. Vid. Palatum osseum.

11090) Urceolatus. | Tellerförmig, Napfförmig. Кувшинчику или стакану подобный.

11091) Urceolus. | Ein Näpfchen, Kleiner Krug. Кувшинникъ.

11092) Urceus. | Ein Krug, Wasserkrug. Кувшинъ, Кружка.

Urea, v. Uricum.

11093) Urecchysis (v. Uron et Ecchysis). | Die Harnergiessung, besond. in das Zellgewebe. Изліяніе мочи, особенно въ клѣтчатую плеву.

11094) Uredo, genit. —inis. | 1) Der Brand am Getreide. Ржа, Ржавчина въ хлѣбныхъ растѣніяхъ. 2) Das Hautbrennen. Накожная, жигучая сыпь.

Uredo artificialis, v. Uredo toxica.

11095) Uredo segetum. | Getreide- od. Weizenbrand. Ржавчина въ хлѣбныхъ растѣніяхъ.

11096) Uredo toxica, artificialis, Exanthema artificiale. | Zufälliges Hautbrennen. Случайная, не отъ болѣзненныхъ причинъ происходящая, жигучая насыпь.

11097) Urema, ουρημα, genit. —ατος, —atis (ουρεω, v. Uresis). | Bei Hippokr. = Uron (eig.: Das Geharnte), v. Urina.

Uren, Urenium = Uricum.

11098) Urens. | Brennend. Жигучій.

Urentia = Pyrotica et Caustica.

11099) Uresis, ουρησις, genit. —εως, —ιος, is (ουρεω, fut. ουρησω; harnen; мочусь). | Das Harnen. Мочеиспражненіе.

11100) Ureter, ουρητηρ, genit. —ηρος, —eris, plur. —ηρες (ουρεω, v. Uresis). | Der Harnleiter. Мочеточникъ.

11101) Ureteralgia (v. Ureter et Algos). | Ein Schmerz in den Harnleitern, Harnleiterschmerz. Боль въ мочеточникахъ.

Ureteralgia calculosa, Calculus uretrum, v. Uretrolithiasis.

Ureteralgia inflammatoria, v. Ureteritis.

11102) Ureteres (v. Ureter) s. Venae albae renum, Meatus urinarii, Canales nervei fistulosi renum, Ductus s. Ductores urinae, Vasa urinaria. | Ureteren, Harngänge, Harnleiter. Мочеточники.

11103) Uretericus (v. Ureter). | Die Harnleiter betreffend, dazu gehörig, davon herrührend u. s. w. Происходящій отъ мочеточниковъ.

11104) Ureteritis (v. Ureter), Ureteralgia inflammatoria. | Entzündung der Harnleiter. Воспаленіе мочеточниковъ.

11105) Ureterodialysis (v. Ureter et Dialysis). | 1) = Ureterolysis. 2) Verletzung od. eigentl. Zertrennung eines od. beider Harnleiter. Поврежденіе мочеточниковъ.

11106) Ureterodialyticus (v. Ureterodialysis). | Durch Ureterodialyse entstanden. Причиняемый поврежденіемъ мочеточниковъ.

11107) Ureterolithiasis (v. Ureter et Lithiasis). | Die Erzeugung von Steinen in den Harnleitern, Harnleitersteine. Зарожденіе или Образованіе камней, или камня, въ мочеточникахъ.

11108) Ureterolithus (v. Ureter et Lithos). | Ein Harnleiterstein. Камень въ мочеточникахъ.

11109) Ureterolysis (v. Ureter et Lysis). | Die Harnleiterlähmung. Параличь мочеточниковъ.

11110) Ureterophlegma (v. Ureter et Phlegma). | Der Schleim in den Harnleitern. Слизь, Мокрота въ мочеточникахъ.

Ureterophlegmasia (v. Ureter et Phlegmasia) = Ureteritis (im geringeren Grade).

11111) Ureterophlegmaticus. | 1) Ureterophlegma betreffend, davon herrührend u. s. w. Происходящій отъ Ureterophlegma. 2) Uretrophlegmasia betreffend, davon herrührend u. s. w. Относящійся къ Ureterophlegmasia, оною причиняемый.

11112) Ureteropyicus (v. Ureteropyosis). | Ureteropyosis betreffend, daran leidend u. s. w. Относящійся къ Ureteropyosis.

11113) Ureteropyosis (v. Ureter et Pyosis). | Eine Vereiterung in den Harnleitern. Нагноеніе мочеточниковъ.

11114) Ureterorrhagia (v. Ureter et Rhage). | Eine Blutung aus den Harnleitern. Кровотеченіе изъ мочеточниковъ.

11115) Ureterostoma (v. Ureter et Stoma). | Die Mündung eines Harnleiters. Отверстіе изъ мочеточниковъ.

11116) Ureterostomaticus (v. Ureterostoma). | Die Mündung der Harnleiter betreffend, dazu gehörig u. s. w. Относящійся къ Ureterostroma.

11117) Urethra, ουρηθρα (ουρεω, v. Uresis), Canalis s. Meatus, s. Ductus urinarius, Fistula urinaria, Iter urinarium s. urinae, Cervix vesicae. | Urethra, Harnpfeife. Мочевой каналъ, Мочеиспускательный каналъ или стволъ.

Urethra feminarum, v. Urethra muliebris.

Urethra imperforata, v. Imperforatio urethrae.

11118) Urethra muliebris s. feminarum. | Weibliche Harnröhre. Женскій мочеиспускательный каналъ.

11119) Urethra virilis s. virorum. | Männliche Harnröhre, Kanal der männlichen Ruthe. Мужескій мочеиспускательный каналъ.

Urethra virorum, v. Urethra virilis.

11120) Urethralgia (v. Urethra et Algos). | Der Harnröhrenschmerz. Боль въ мочевомъ каналѣ.

11121) Urethralgicus (v. Urethralgia). | Urethralgie betreffend, daran leidend u. s. w. Относящійся къ Urethralgia.

11122) Urethralis (v. Urethra). | Die Urethra betreffend, dazu gehörig, darin befindliche u. s. w. Принадлежащій къ мочевому каналу.

11123) Urethremphraxis (v. Urethra et Emphraxis). | Eine Verstopfung der Harnröhre. Засореніе мочеваго канала.

Urethricus = Urethralis.

11124) Urethriticus (v. Urethritis). | Urethritis betreffend, daran leidend, davon herrührend u. s. w. Причиняемый воспаленіемъ мочеваго канала.

11125) Urethritis, genit. Urethritidis (v. Urethra). | Eine Harnröhrenentzündung. Воспаленіе мочеваго канала.

Urethritis acuta, interna, v. Gonorrhoea acuta viror.

11126) Urethritis virorum. | Entzündung der männlichen Harnröhre. Воспаленіе мужескаго мочеиспускательнаго канала.

11127) Urethroblennorrhoea (v. Urethra et Blennorrhoea). | Der Harnröhrenschleimfluss, z. B. Der sogenannte chronische Tripper od. Ein hämorrhoidalischer Schleimabgang aus der Harnröhre. Слизетеченіе изъ мочеваго канала.

Urethrophraxia, Urethrophraxis, v. Urethremphraxis.

11128) Urethrophyma (v. Urethra et Phyma). | Eine Harnröhrengeschwulst, Anschwellung (einzelner Theile oder Stellen) in der Harnröhre. Опухоль мочеваго канала.

11129) Urethrophyma feminarum. | Geschwulst der weiblichen Harnröhre. Опухоль женскаго мочеваго канала.

11130) Urethrophyma virorum externum. | Aeussere Geschwulst des Penis. Наружная опухоль мужескаго дѣтороднаго уда.

11131) Urethrophyma virorum internum. | Innere Geschwulst des Penis. Внутренняя опухоль мужескаго дѣтороднаго уда.

Urethrorhagia, v. Urethrorrhagia.

Urethrorhoea, v. Urethrorrhoea.

11132) Urethrorrhagia (v. Urethra et Rhage). | Ein Harnröhrenblutfluss, Ein Blutfluss aus der Harnröhre. Кровотеченіе изъ сосудовъ мочеваго канала.

11133) Urethrorrhagicus (v. Urethrorrhagia). | Urethrorrhagie betreffend, daran leidend, davon herrührend u. s. w. Происходящій отъ кровотеченія изъ сосудовъ мочеваго канала.

11134) Urethrorrhoea (v. Urethra et Rhoe). | Ein Ausfluss (von Schleim, Eiter, Harn, Samen u. dgl.) aus der Harnröhre, besond. wenn die Quelle der ausfliessenden Feuchtigkeit in der Harnröhre ist, wie z. B. beim Tripper. Истеченіе (слизи, гноя, сѣмени, и пр.) изъ мочеваго канала.

11135) Urethrorrhoicus (v. Urethrorrhoea). | Urethrorrhöe betreffend, daran leidend, davon herrührend u. s. w. Принадлежащій къ истеченію изъ мочеваго канала.

11136) Urethrospasmicus (v. Urethrospasmus). | Urethrospasmus betreffend, daran leidend, davon herrührend u. s. w. Причиняемый корчею мочеваго канала.

11137) Urethrospasmus (v. Urethra et Spasmus). | Der Harnröhrenkrampf. Корча мочеваго канала.

Urethrospasticus = Urethrospasmicus.

11138) Urethrotome, Urethrotomia (v. Urethra et Tome). | Der Harnröhrenschnitt, Der Harnröhrensteinschnitt. Разрѣзъ или Сѣченіе мочеваго канала (при операціи изсѣченія камня).

Urethrotomia, v. Urethrotome.

11139) Urethrotomus (v. Urethrotome). | Das Urethrotom, Ein Instrument zur Verrichtung der Urethrotomie. Уретротомъ, орудіе для произведенія разрѣза мочеиспускательнаго канала.

11140) Urethrymenia (v. Urethra et Hymen). | Die Bildung einer Haut in der Harnröhre und dadurch verursachte theilweise oder gänzliche Verschliessung der Harnröhre. Образованіе перепонки въ мочевомъ каналѣ и причиняемое отъ того закрытіе онаго.

11141) Urethrymenicus (v. Urethrymenia). | Urethrymenia betreffend, davon herrührend u. s. w. Происходящій отъ Urethrymenia.

Urethrymenodes = Urethrymenicus.

Uretica, ουρητικα (v. Ureticus) = Diuretica.

11142) Ureticus, ουρητικος (ουρητιάω, οὐρητιάζω; geneigt machen [oder sein] zum Harnen; склоннымъ бываю мочиться). | 1) Den Harn betreffend, davon herrührend. Принадлежащій къ мочѣ. 2) Harntreibend. Мочегонный.

Uretra, v. Urethra.

11143) Uretris, ουρητρις, genit. —ιδος, —idis (ουρεω, v. Uresis). | Ein Nachttopf, Ein Harnglas. Урильникъ.

11144) Urgens. | Dringend. Настоятельный.

11145) Urias, ἡ ουριας, genit. —αδος, —adis (ουρητιαω, v. Uriosis). | Eine Harnfistel. Мочевой свистъ.

Uriasis (ουριαω, ουρητιαζω; v. Ureticus). 1) = Uresis. 2) Lithiasis.

11146) Uricum, Uren, Materia urinosa, Principium urinosum. | Harnstoff,

Rouelle's seifenartiger Stoff des Harns. Уринное начало или вещество.

11147) Uricus (v. Uron). | 1) Den Harn betreffend, dazu gehörig, daher rührend u. s. w. Причиняемый мочею, принадлежащій оной. 2) Harnsauer. Уринокислый.

11148) Urina (v. Uron), Urinae, Lotium, Uron, Urema, Recrementa s. Retrimenta vesicae. | Harn, Urin. Моча, Урина.

11149) Urina alba. | Weisser Urin. Бѣлая моча.

11150) Urina aquosa. | Wässeriger Urin. Водянистая моча.

11151) Urina aurantia. | Orangengelber Urin. Моча померанцоваго цвѣта, померанцо-желтая.

11152) Urina aurea s. fulua. | Dunkelgelber Urin. Темно-желтая моча.

11153) Urina chyli. | Chylusharn. Урина питательнаго сока.

11154) Urina citrina. | Citronengelber Harn. Моча лимоннаго цвѣта.

11155) Urina clara. | Heller (durchsichtiger) Urin. Моча свѣтлая.

11156) Urina cocta. | Gekochter Urin. Сварившаяся моча.

11157) Urina coerulea s. livida. | Bläuer, Bläulicher Urin. Голубая, синеватая моча.

11158) Urina copiosa s. larga. | Kopiöser, Reichlicher Urin. Моча обильная.

11159) Urina crassa. | Dicker Urin. Моча густая.

11160) Urina cretacea. | Kreideartiger Urin. Моча мѣлоподобнаго цвѣта, мѣлоподобная.

11161) Urina critica. | Kritischer Urin. Моча критическая.

11162) Urina crocea. | Safrangelber Urin. Моча желтая, шафраннаго цвѣта.

11163) Urina cruda. | Roher Urin. Сырая моча.

11164) Urina cruenta. | Blutiger Urin. Моча кровавая.

Urina digestionis, v. Urina sanguinis.

11165) Urina flammea. | Feuerrother Urin. Моча огненнаго цвѣта.

11166) Urina flava. | Gelber Urin. Блѣдножелтая моча.

11167) Urina foetida. | Stinkender Urin. Вонючая моча.

Urina fulva, v. Urina aurea.

11168) Urina fusca. | Brauner Urin. Темнокрасная моча.

Urina genitalis, v. Semen.

11169) Urina inodora s. inodorata. | Geruchloser Urin. Моча безъ запаха.

Urina inodorata, v. Urina inodora.

Urina jumentaria, v. Urina jumentosa.

11170) Urina jumentosa. | Jumentöser, Lehmichter, Trübgefärbter, Trüber, Gelblicher Urin. Моча похожая на мочу рогатаго скота, мутная, желтоватая, мутноцвѣтная.

11171) Urina lactea. | Milchartiger, Milchfarbiger Urin. Моча млековидная, молочнаго цвѣта.

Urina larga, v. Urina copiosa.

11172) Urina latericia. | Ziegelartiger, Ziegelmehliger (mit ziegelartigem Bodensatze) Urin. Моча кирпичная, съ кирпичнымъ осадкомъ.

Urina livida, v. Urina coerulea.

Urina morbosa, v. Urina praeternaturalis.

Urina mucosa, v. Blennuria vera.

11173) Urina naturalis. | Natürlicher Urin, Urin der Gesunden. Моча естественная, натуральная, здороваго человѣка.

11174) Urina nigra. | Schwarzer Harn. Черная моча.

11175) Urina oleosa s. pinguis. | Oeliger, Fetter Urin. Масляная, жирная моча.

Urina orobodes, v. Orobodes.

11176) Urina pallida. | Blasser Urin. Моча блѣдная.

Urina parva, v. Urina pauca.

11177) Urina pauca s. parva. | Sparsam, In geringer Menge abgehender, Spärlicher Urin. Малоколичественная моча.

Urina pericardii, v. Aqua pericardii.

Urina pinguis, v. Urina oleosa.

11178) Urina pompholygodes. | Schaum- od. Blasenartiger Urin. Моча пѣнистая, въ коей много пузырей.

11179) Urina potus. | Chylus- od. Getränksharn. Моча питательнаго сока или Отдѣляемая скоро послѣ питья.

11180) Urina praeternaturalis s. morbosa. | Widernatürlicher Urin. Моча противуестевенная.

11181) Urina puriformis, purulenta. | Eiterartiger Urin. Моча гноевидная. Vid. Pyuria vera.

11182) Urina rosacea. | Rosenrother Urin. Моча розоваго цвѣта.

Urina rufa, v. Urina rutila.

11183) Urina rubra. | Rother Urin. Красная моча.

11184) Urina rutila, rufa. | Dunkelrother Harn od. Urin. Моча темнокрасная.

Urina sana, v. Urina naturalis.

Urina sanguinea, v. Haematuria vera.

11185) Urina sanguinis s. digestionis. | Bluthարn, Der Urin nach der Verdauung. Моча крови, Отдѣляемая скоро послѣ пищеваренія.

11186) **Urina** suaveolens. | Der angenehm riechende Urin. Моча пріятный запахъ имѣющая.

11187) **Urina** subflava. | Blassgelber Urin. Моча желтоватая.

11188) **Urina** subrubra. | Röthlicher Urin. Красноватая моча.

11189) **Urina** suppressa. | Unterdrückter Urinabgang. Остановленное отдѣленіе мочи.

11190) **Urina** tenuis. | Dünnflüssiger Urin. Моча жидкая.

11191) **Urina** turbida. | Trüber Urin. Мутная моча.

11192) **Urina** varia. | Veränderlicher Urin. Перемѣнная моча.

11193) **Urina** viridis. | Grüner Urin. Зеленая моча.

Urinaculum (v. Urina). = 1) Urachus. 2) Urodochium et Uretris.

Urinae, v. Urina.

Urinale vas (v. Urina) = Urodochium.

Urinaria fistula, i. q. Urethra.

Urinarius (v. Urina). = 1) Uricus. 2) Ureticus.

Urinoscopia, v. Uroscopia.

11194) **Urinosus** (v. Urina). | Harnartig, Harnähnlich. Мочевидный, Мочевый.

Urischesis (v. Uron et Schesis) = Uroschesis.

11195) **Uritides** s. Sudamina Hippokratis, s. Margarithis oculi. | Bläschen auf der Hornhaut und Conjunktiva, welche ein brennendes Jucken verursachen. Маленькіе пузырки на роговой и соединительной плевѣ глаза.

11196) **Urocele** (v. Uron et Cele). | Ein Harnbruch, Eine Anschwellung des Hodensacks durch Ergiessung des Harns in denselben od. in das Zellgewebe. Опухоль мошонки, произшедшая отъ изліянія въ клѣтчатую плеву. Vid. Oedema scroti urinosum.

11197) **Urochesia** (v. Uron et Chesia). | Ein Abgang von Harn durch den After. Мочевидный поносъ, причиняемый задержаніемъ отдѣленія мочи. Vid. Diarrhoea urinosa.

11198) **Uroclepsia**, Uroclepsis (v. Uron et Clepsis). | Der unmerkliche (langsame) Abgang des Harns, Das Entschlüpfen des Harns. Непримѣтное (медленное) истеченіе мочи.

Uroclepsis, v. Uroclepsia.

11199) **Urocleptícus** (s. Uroclepsis). | Uroklepsis betreffend, daran leidend, davon herrührend. Причиняемый непримѣтнымъ истеченіемъ мочи.

11200) **Urocoelia** (v. Uron et Coelia). | Der Harnbruch, Eine Ergiessung des Harns in den Unterleib (und die dadurch verursachte Anftreibung desselben). Вспуханіе брюха отъ изліянія мочи въ полость онаго.

11201) **Urocoelicus** (v. Urocoelia). | Urocölia betreffend, daran leidend, davon herrührend u. s. w. Происходящій отъ Urocoelia.

11202) **Urocrisia**, Urocrisis (v. Uron et Crisis). | 1) Die Entscheidung einer Krankheit durch einen (oder mit einem) kritischen Harn, Die Harnkrise. Переломъ болѣзни критическою мочею. 2) Die Beurtheilung des Harns oder einer Krankheit nach dem Harne. Сужденіе о болѣзни по состоянію испражненной мочи.

11203) **Urocriterium** (v. Uron et Criterium). | 1) = Urocrisia. 2) Ein Harnzeichen, Ein Krankheitszeichen, das sich aus dem Harne ergibt. Признакъ взимаемый отъ мочи.

11204) **Urocritica** signa (v. Urocriticus). | Die kritischen Zeichen aus dem Harne. Признаки критическія взимаемыя отъ мочи.

11205) **Urocriticus** (v. Urocrisis). | Die Urokrisis betreffend, davon herrührend u. s. w. Принадлежащій къ Urocrisis, отъ того происходящій.

11206) **Urocysticus** (v. Urocystis). | Die Harnblase betreffend, dazu gehörig u. s. w. Происходящій отъ мочеваго пузыря.

11207) **Urocystis** (v. Uron et Cystis). | Die Harnblase. Мочевой пузырь.

Urodoche, Urodochon = Urodochium.

11208) **Urodochium**, οὐροδοχεῖον, οὐροδόχιον, οὐροδέχειον, οὐροδοχή (uron et δέχομαι). | Ein Harngefäss zum Auffangen des Harns bei unwillkührlichem Abgange desselben. Посуда для пріема мочи, при непроизвольномъ ея испражненіи.

11209) **Urodrimytes** (v. Uron et Drimytes). | Die Schärfe des Harns, Harnschärfe, Der scharfe Harn. Острота мочи, Острая моча.

11210) **Urodrimyticus** (v. Urodrimytes). | Urodrimytes betreffend, davon herrührend u. s. w. Причиняемый слишкомъ острою мочею.

11211) **Urolithiasis** (v. Urolithus). | Die Harnsteinkrankheit, Die Harnsteinbildung und die Neigung dazu. Болѣзненное состояніе, въ которомъ образуются мочевые камни, Образованіе таковыхъ камней.

11212) **Urolithicus** (v. Urolithus). | Die Harnsteine betreffend, dazu gehörig, davon herrührend u. s. w. Относящійся къ мочевымъ камнямъ.

11213) Urolithus (v. Uron et Lithos). | Ein Harnstein. Мочевой камень.

Urolythiasis, Urolythicus, Urolythus, v. Urolithiasis, Urolithicus, Urolithus.

Uromantes, v. Uromantis.

11214) Uromantia (v. Uromantis). | Eigentl.: Das Wahrsagen aus dem Harne, daher: Die vorgebliche Kunst, aus dem Harne alle Modifikationen der Krankheiten zu erkennen. Мнимое искуство, познавать по мочѣ всѣ измѣненія болѣзней. Vid. Urocriterium.

11215) Uromantis (v. Uron et Mantis). | Der Harnprophet. Тотъ, кто можетъ судить о состояніи болѣзней по мочѣ.

11216) Uromphalus (v. Uron et Omphalos). | 1) Eine Anschwellung des Nabels durch Harn, Die Harnnabelanschwellung. Опухоль пупка отъ мочи. 2) Der Abgang von Harn durch den Nabel; eigentl.: Der Harnnabel. Истеченіе мочи чрезъ пупокъ. Vid. Hernia urachi.

11217) Uron, ουρον, Urina (ορος, v. Orrhos). | Der Harn, Urin. Моча, Урина. Vid. Urina.

11218) Uroplania (uron et πλανεω, v. Planeta). | Das Austreten und Verbreiten des Harns in andere Theile. Неправильное прохожденіе мочи, т. е. если она течетъ по необыкновеннымъ частямъ, или выступаетъ въ клѣтчатую плеву, напр. при свищахъ мочеваго пузыря.

11219) Uroplanicus (v. Uroplania). | Uroplanie betreffend, davon herrührend u. s. w. Относящійся къ Uroplania.

11220) Uropoesis (v. Uropoeticus). | Die Bereitung des Harns. Приготовленіе мочи.

11221) Uropoeticus (v. Uron et Poesis). | Zur Bereitung des Harns gehörig. Относящійся къ приготовленію мочи.

11222) Uropoeus (v. Uron et Poesis). | Harnbereitend. Мочеприготовляющій, мочеотдѣляющій.

Uropygion, v. Orrhopygion.

Uropygium, v. Os coccygis.

11223) Urorrhagia (v. Uron et Rhage) = Diabetes (jedoch ist bei Urorrhagie die schnelle Abmagerung nicht so nothwendige Erscheinung als bei Diabetes).

11224) Urorrhagicus (v. Urorrhagia). | Urorrhagie betreffend, daran leidend, davon herrührend u. s. w. Относящійся къ Urorrhagia.

11225) Urorrhoea (v. Uron et Rhoe). | Der Harnfluss, Abgang des Harns, ohne Drang dazu. Испражненіе мочи непроизвольное. Vid. Enuresis.

11226) Urorrhoicus (v. Urorrhoea). | Urorrhöa betreffend, daran leidend, davon herrührend u. s. w. Причиняемый безпрестаннымъ отдѣленіемъ мочи.

11227) Uroscopia (v. Uron et Scope). | Die Harnschau, Die Untersuchung, Besichtigung des Harns. Разсматриваніе мочи, Сужденіе по мочѣ.

11228) Uroscopicus, Uroscopus (v. Uroscopia). | Die Uroskopie betreffend, dazu gehörig, sich damit beschäftigend, davon herrührend, dadurch erlangt u. s. w. Относящійся къ Uroscopia.

11229) Uroses (v. Uron, Urosis). | Die Krankheiten der Harnwerkzeuge, Harnkrankheiten. Болѣзни мочевыхъ органовъ.

Ursus arctos, v. Ursus fuscus.

11230) Ursus fuscus, Ursus arctos. | Gemeiner, brauner Bär. Обыкновенный медвѣдь.

Ursus meles, v. Meles vulgaris.

11231) Urtica. | Brennessel. Крапива, Кропива.

11232) Urtica crenulata. | Gekerbte Nessel. Крапива зазубренная.

11233) Urtica dioeca. | Zweihäusige Brennessel. Крапива большая.

Urtica febris, v. Febris urticaria et Urticaria vulgaris.

Urtica mortua, v. Lamium album.

11234) Urtica pilulifera. | Pillentragende Nessel. Крапива пилюлоносная.

11235) Urtica urens. | Kleine Brennessel, Eiternessel. Кропива меньшая или жигучая, Жиговка.

11236) Urticaria. | Nesselsucht, Nesselausschlag, Nesselkrankheit, Wirbelsucht. Крапивная сыпь.

11537) Urticaria chronica. | Chronische Nesselsucht. Крапивная сыпь хроническая.

11238) Urticaria equorum, Ephemera equorum. | Aufwallung des Geblütes, Beulenfieber, Hitzblattern der Pferde, Eintägiges Aufwallungsfieber. Крапивная сыпь у лошадей.

11239) Urticaria evanida. | Wandelbare Nesselsucht. Крапивная сыпь скоропроходящая, непостоянная.

11240) Urticaria perstans. | Beharrende Nesselsucht. Крапивная сыпь постоянная.

11241) Urticaria porcellana, Essera, Sora, Sare, Morbus porcinus, Rosa saltans. | Porzellanfieber, Flugbeulen. Фарфоровая лихорадка.

11242) Urticaria subcutanea. | Schleichende Nesselsucht. Подкожная крапивная сыпь.

11243) Urticaria tuberosa. | Harte Nesselsucht, Nesselfriesel. Крапивная сыпь просовидная.

11244) Urticaria vulgaris, Febris s. Scarlatina, s. Purpura urticata, Febris rubra-pruriginosa. | Nesselfieber. Крапивная лихорадка.

11245) Urticatio. | Das Peitschen mit Nesseln. Стеганіе крапивою.

11246) Us, ους, genit. ωτος, dor. ως. | Das Ohr. Ухо.

Usnea articulata et barbata, v. Parmelia articulata.

Usnea florida, v. Parmelia florida.

Usnea plicata, v. Parmelia plicata.

Ustio, v. Cauterisatio.

11247) Ustilago (uredo segetum), Chaos ustilago. | Brand des Korns. Прижога, Горѣніе, Головня, Изгара (растѣній). Vid. Rubigo.

Ustio, v. Combustio.

11248) Usus. | Der Gebrauch, Die Anwendung. Употребленіе, Упражненіе въ чемъ нибудь.

11249) Usus externus. | Der äusserliche Gebrauch. Наружное употребленіе.

11250) Usus internus. | Der innerliche Gebrauch. Внутреннее употребленіе.

11251) Usus veneris. | Die Ausübung des Beischlafes, Befriedigung des Geschlechtstriebes. Употребленіе плотскаго сношенія, или совокупленія или физической любви, Соитіе.

Uter, v. Uterus.

11252) Uterina (remedia). | Mittel gegen Mutterkrankheiten. Средства отъ маточныхъ болѣзней.

11253) Uterinus (v. Uterus). | Den Uterus betreffend, dazu gehörig u. s. w. Принадлежащій маткѣ, до матки относящійся.

Uterum gerens, v. Gravida.

11254) Uterus, ὑστερα (v. Hystera), Uter, Utriculus, Matrix, Loci, Loci muliebres, Vulva, Venter, Arvum naturae, Conceptaculum, Genitura muliebris, Postrema, Ovum, Favissa, Hystera, Metra, Angos, Delphys, Eugeos, Eugion, Centrum mulieris, Eugium, Stera, Gaster. | Uterus, Mutter, Mutterleib, Bärmutter, Bährmutter, Gebährmutter, Fruchtbehälter od. Halter, Gebärorgan, Gebährorgan, Bäre, Fruchtkapsel. Матка, Утроба, Ложесна, Угроба женская, Матошникъ. Vid. Abdomen et Cavum abdominale.

11255) Uterus bicornus. | Eine in zwei Theile (mit besondern Höhlen) getheilte Gebärmutter. Матка на двое или на двѣ части (съ двумя полостями) раздѣленная.

11256) Uterus bifidus. | Gebärmutter mit einer doppelten (in zwei Theile getheilten) Höhle. Матка съ двураздѣльною, или раздвоенною полостью.

Uterus chemicus, v. Athanor.

11257) Uterus duplex. | Doppelte Gebärmutter. Двойная матка.

Uterus inclinatus, v. Hysteroloxia.

Uterus lateraliter inclinatus, v. Hysteroloxia lateralis.

Uterus obliquus, v. Hysteroloxia.

Uterus retrorsum inclinatus, v. Hysteroloxia posterior.

11258) Uterus scirrhosus. | Verhärtung der Mutter. Затвердѣніе, Окрѣплость матки.

11259) Uthar, ουθαρ, genit. —ατος, —atos. | Das oder Der Euter, Die volle Mutterbrust. Сосецъ, Титька, Вымя у коровы, Овцы.

11260) Utilis. | Nützlich, Dienlich. Пригодный, Полезный, Выгодный.

Utres, v. Mammae.

11261) Utricularia vulgaris. | Gemeiner Wasserschlauch. Пузырчатка обыкновенная.

11262) Utriculus (v. Uterus) s. Cystidium. | Die Hautfrucht, Schlauchfrucht. Кошелекъ, Мѣшечекъ, Сумочка, Лузга (Bot.). Vid. Uterus.

Utriculus lacteus, v. Receptaculum chyli.

Uva, v. Uvula.

Uva lupina, v. Baccae Paridis.

Uva ursi, v. Arbutus uva ursi.

Uvae passae, v. Passae.

11263) Uvaeformis. | Traubenförmig, Traubig. Гроздовидный.

Uvatio, v. Staphyloma iridis verum.

11264) Uvea, Tunica uvalis s. acinalis, s. uviformis, s. aciniformis, s. acinosa, Rhagodes, Rhagoides, Rhox. | Uvea, Traubenhaut. Ягодичная, Ягодѣподобная (ликосоставная) оболочка или плева. Vid. Choroidea et Iris.

11265) Uveitis. | Entzündung der Traubenhaut. Воспаленіе ягодичной плевы.

Uvigena, Uvigera, v. Uvula.

11266) Uvula, Uva, Columella, Gargareon, Gargarion, Gargulio, Processus s. Cartilago uvifer, Uvigena, Uvigera, Sublinguium, Sublingium, Sublingua, Livitula, Caruncula, Fundibulum, Infundibulum, Sibilus, Tintinnabulum, Columna, Columnella, Plectrum, Epiglottis, Staphyle, Staphylophoron, Cion, Cionis. | Uvula, Zäpfchen, Zapfen. Язычекъ.

11267) Uvula bifida. | Getrenntes, Gespaltenes Zäpfchen. Язычекъ раздвоенный, двураздѣльный.

Uvularia, v. Laurus Alexandrina.

Uvulitis, v. Angina uvularis.

11268) Uxor. | Die Ehefrau, Gattin, Gemahlin. Супруга, Жена.

V.

11269) Vacillatio. | Das Wanken, Schwanken. Шатаніе, Колебаніе. Vid. Claudicatio anatina et Titubatio.

11270) Vacillatio dentium. | Das Wackeln der Zähne. Шатаніе зубовъ.

Vaccina antivariolosa, v. Vacciola vera.

Vaccina decipiens, v. Vacciola spuria.

11271) Vaccinae. | Kuhpocken. Коровья, предохранительная оспа.

Vaccinella, v. Vacciola spuria.

11272) Vaccinium. | Heidelbeere. Брусничникъ.

11273) Vaccinum myrtillus. | Gemeine Heidelbeere, Blaubeere. Черница, Черника, Брусника черника.

11274) Vaccinum oxycoccos, Oxycoccos palustris, Schollera oxycoccos. | Moosbeere. Брусничникъ журавлиной, Клюква журавлина, Журавика.

11275) Vaccinum uliginosum. | Sumpfheidelbeere, Rauschbeere. Брусника голубика, Гулубица, Голубка, Голубница, Голубика, Пьяница гонобобель.

11276) Vaccinum vitis idaea. | Preuselbeere, Rothe Heidelbeere. Брусника обыкновенная, Брусника, Брусница, Брусничникъ.

Vacciola, v. Vacciola vera.

Vacciola leprosa, v. Vacciola spuria.

11277) Vacciola nativa, Variola, Vaccina primigena. | Ursprüngliche Kuhpokken, Euterausschlag der Kühe. Коровья оспа первоначальная, Сыпь на вымени коровъ.

Vacciola scutellata, v. Vacciola vera.

11278) Vacciola spuria, leprosa, Vaccinella, Vaccina decipiens. | Falsche Kuhpocken, Unächte Kuhblattern. Ложная коровья оспа.

11279) Vacciola vera, Vaccina antivariolosa, Vacciola scutellata, Variola tutoria, vaccinatoria. | Aechte Kuhpocken, Schutzblattern, Milchblattern, Ausrottungsblattern, Englische Pocken. Настоящая коровья или предохранительная оспа.

Vacuitas affectuum, v. Apathia.

11280) Vacuitas cogitationum. | Gedankenlosigkeit. Безмысліе.

Vacuitas doloris, v. Indolentia.

Vacuitas irae, v. Aorgesia.

Vacuitates, v. Interstitia.

11281) Vacuum. | Ein leerer Raum. Пустое пространство. Vid. Inane.

11282) Vacuum Torricellianum. | Torricellische Leere. Торричеліова пустота или безвоздушная пустота, Торричельевое безвоздушное мѣсто.

11283) Vacuus. | Leer, Ledig. Пустый, Порожній.

12284) Vagina. | Scheide, Blattscheide. Влагалище, Ножны, Лиственное влагалище. Vid. Capsula et Involucrum.

11285) Vagina, Vagina muliebris s. uteri, s. uterina, Vagina penis, Cunnus, Canalis s. Caulis, s. Cervix, s. Collum, s. Collum majus, s. Ostium uteri, Sinus pudendi s. pudoris, s. muliebris, Matrix, Sulcus, Arvum muliebre s. genitale, Fossa inguinis. | Vagina, Gebärmutterscheide, Mutterscheide, Scheide, Muttergang, Mutterhals, Grosse Höhle der Gebärmutter, Befruchtungskanal, Fruchtkanal. Рукавъ матки, Ложесна, Вкладина, Влагалище матки.

11286) Vagina antibrachii s. cubiti, Fascia s. Aponeurosia antibrachii. | Muskelscheide od. Sehnenbinde, od. Sehnenscheide des Vorderarms, Allgemeine Aponeurose des Vorderarms, Innere Vorderarmbinde, Sehniger Ueberzug der innern Seite des Vorderarms. Плечевое сухожильное влагалище.

Vagina arteriarum, v. Tunica arteriarum externa.

Vagina brachialis, v. Fascia brachialis.

Vagina cellulosa ligamenti teretis, v. Diverticulum Nuckii.

Vagina communis, v. Tunica vaginalis communis testis et funiculi.

Vagina cordis, v. Pericardion.

Vagina cruris, v. Fascia cruris.

Vagina cubiti, v. Vagina antibrachii.

Vagina cylindrica, v. Vagina Halleri.

11287) Vagina externa nervorum, Membrana exterior s. exterior crassa, s. crassior, Tela cellulosa, s. cellularis, s. Vagina, s. Universale involucrum nervorum. | Aeussere Membran od. Zellgewebe, od. Häutige Scheide der Nerven. Влагалище или Покровъ нервовъ.

Vagina femoris, v. Fascia lata.

11288) Vagina funiculi umbilicalis, Investitura s. Involucrum funiculi umbilicalis, Intestinulum, Funiculus, Tunica vasorum umbilicalium et urachi, Membrana communis s. crassa et mucosa funiculi umbilicalis. | Nabelscheide der Nabelschnur, Nabelstrangscheide, Aeussere Haut der Nabelschnur, Gemeines Häutlein der Nabelgefässe und des Urachus, Zellulöse Membran des Nabelstranges. Влагалище пупочнаго каната или пуповины.

11289) Vagina Halleri s. cylindrica, Basis testis, Basis testis Gerardi, Cylindrus testis s. Camperi, Processus vaginalis. | Haller'sche Scheide, Camper'scher Cylinder, Cylindrischer Körper, Scheidenfortsatz, Scheide. Влагалище Галлерово, или Влагалищный отростокъ Галлеровъ.

Vagina hepatica, i. q. Capsula Glissonii.

Vagina humeri, v. Fascia humeri.

Vagina humoris aquei, v. Membrana Demuriana.

11290) Vagina interna nervorum, Vaginulae funiculorum nervorum, Neurilema, Neurilymene Reilii, Pia membrana, Interior tenuior membrana s. cellulosa, s. Cellularis tunica nervorum. | Innere Nervenscheide, Nervenhaut, Röhren der Nerven, Dünne, weisse Scheidchen oder Eigenthümliche Haut, od. Gefässhaut, Scheide der Nerven od. Nervenhülle, od. Neurilem. Влагалище внутреннее, или Сосудистая оболочка нервовъ.

11291) Vagina ligamentosa musculi flexoris longi hallucis, Bursa mucosa vaginalis flexoris longi pollicis pedis. | Ligamentöse Scheide des langen Flexors der grossen Zehe, Scheidenförmiger Schleimbeutel des langen Beugers der grossen Zehe. Связочное влагалище мышцы длинной сгибающей большій палецъ ноги.

11292) Vagina malleolaris externa s. tendinum malleoli externi, Retinaculum tendinum peroneorum. | Aeussere Malleolarscheide, Band der Sehnen od. Haltband der Wadenbeinmuskeln. Влагалище сухожильное внутреннее малоберцовыхъ мышицъ.

11293) Vagina malleolaris interna s. tendinum malleoli interni. | Innere Malleolarscheide. Влагалище сухожильное наружное малоберцовыхъ мышицъ.

Vagina membrorum, v. Corium.

Vagina mucilaginosa tendinum, v. Sacci mucosi.

Vagina muliebris, v. Vagina.

Vagina nervorum, v. Vagina externa nervorum.

Vagina penis, v. Vagina.

11294) Vagina tendinum flexorum digitorum, Membrana ligamentis tendinum digitorum communis, Ligamenta tendinum flexorum digitorum vaginalia. | Muskelscheide der Sehnen der Finger und Zehen, Flechsenscheide der Beugmuskeln der Finger und Zehen. Влагалищная связка сухихъ жилъ мышицъ, Сгибающихъ персты.

Vagina tendinum malleoli externi, v. Vagina malleolaris externa.

Vagina tendinum malleoli interni, v. Vagina malleolaris interna.

Vagina testis, v. Tunica vaginalis testis propria.

Vagina tibiae, v. Lig. transversum cruris.

Vagina uteri, v. Vagina.

Vagina uterina, v. Vagina.

Vaginae, v. singul. Vagina.

Vaginae membranosae, v. Sacci mucosi.

Vaginae mucosae, v. Bursae mucosae vaginales.

Vaginae musculares, v. Vaginae musculorum.

11295) Vaginae musculorum s. musculares, Tunicae musculorum, Membranae propriae musculorum, Membranae musculares, Membranae musculorum communes. | Muskelscheiden, Faserscheiden oder Zellige Scheiden der Muskeln, oder Häute der Muskeln, Allgemeine Muskelhäute, Pergamentshäutlein der Muskeln. Оболочки или Покровы мышицъ.

11296) Vaginae nervorum, Fistulae s. Tubuli, s. Capsulae, s. Involucra nervorum, Membranae s. Membranulae, s. Tunicae nervorum, Duplex s. Gemina nervorum membrana, s. Membranacea, s. exterior membranea nervorum substantia, Indumenta nervorum. | Nervenscheiden, Nervenhüllen, Hüllen der Nerven, Bedeckungen od. Decken, od. Aeussere Substanz, oder Scheide der Nerven, Faserscheide der Nerven. Влагалища или Покровы нервовъ.

Vaginae portae, v. Capsula Glissonii.

11297) Vaginalis. | Vaginal zur Scheide gehörig. Влагалищный.

Vaginula funiculorum nervorum, v. Vagina interna nervorum.

11298) Vagitus. | Wimmern, Winseln, Gewimmer, Gewinsel. Крикъ, Плачь дѣтскій.

11299) Vagitus uterinus. | Das Schreien der Kinder im Mutterleibe (vor der Geburt?). Крикъ ребенка въ маткѣ (крикъ дитяти въ утробѣ матерней?).

11300) Vagus. | Herumschweifend, Unbeständig, Nicht fest, Zerstreuet, Flüchtig. Непостоянный, Блуждающій, Блудящій, Разсѣянный, Летучій, Разметный, Бродящій.

Valens, v. Salus.
11301) Valeriana. | Baldrian. Маунъ, Балдріанъ.
11302) Valeriana dioica. | Kleiner Sumpfbaldrian. Балдріанъ, Земляный ладанъ, Меньшій болотный маунъ.
11303) Valeriana latifolia s. media. | Breitblätteriger oder Mittler Baldrian. Маунъ широколистный.
Valeriana media, v. Valeriana latifolia.
11304) Valeriana officinalis. | Gemeiner Baldrian. Валдріана обыкновенная, Булдырьіанъ, Маунъ, Маунъ аптекарскій, Булдырьянъ аптечный, Очной корень.
Valeriana palustris, v. Valeriana dioica.
11305) Valeriana phii. | Grosser, weisser Garten- od. Bergbaldrian. Большой или бѣлый садовый или горный маунъ или балдырьянъ или балдріанъ, Маунъ фу.
11306) Valeriana pratensis. | Wiesenbaldrian. Маунъ луговый.
11307) Valeriana tenuifolia. | Schmalblätteriger Baldrian. Маунъ тонколистный.
11308) Valetudo, Valitudo. | Die Gesundheitsbeschaffenheit, Der Zustand, Das Befinden. Состояніе здоровья. Vid. Sanitas.
11309) Valetudo adversa. | Das schlechte Befinden, Krankheit. Худое здоровье, Немощь, Недомоганіе, Нездоровье.
11310) Valetudo bona, secunda, commoda. | Das gute Befinden. Здоровье, Здравіе, Доброе здоровье. Vid. Sanitas.
Valetudo commoda, v. Valetudo bona et Sanitas.
Valetudo inoffensa, v. Sanitas.
Valetudo integra, v. Sanitas.
Valetudo optima, v. Sanitas.
Valetudo prospera, v. Sanitas.
Valetudo secunda, v. Sanitas et Valetudo bona.
Valetudinarium, v. Nosocomium.
Valgi, v. Curvatio valga et Valgus.
11311) Valgities pedis, Pes valgus. | Ein Klumpfuss. Поворотъ подошвы снаружи.
11312) Valgus. | Einer, der auswärts gebogene Füsse hat. Косолапость, съ выворотомъ ноги къ наружи, Страждущій симъ состояніемъ.
Validus, v. Salus.
Valitudo, v. Valetudo.
Vallecula cordis, v. Crena cordis.
Vallecula ovata, v. Fossa cystica.
Vallecula vesiculae felleae, v. Fossa cystica.
11313) Valleculae. | Vertiefungen, Thälchen. Лощинки, Долинки.
Valva, v. Vulva.
11314) Valvae. | Spelzen, Klappen. Створки. Vid. Carunculae myrtiformes.
11315) Valvula. | Valvul, Valvel, Klappe. Заслоночка, Затворка, Створочка.
11316) Valvula Bauhini, Valvula coeci s. coli, s. Fallopii, s. Varolii, s. Tulpii, Operculum ilei s. Orbiculus, s. Circulus membranosus, s. Obex, s. Sphincter ilei. | Bauhinische od. Bauhin'sklappe, od. Valvel, Klappe des dicken Darms, Grimmdarmsklappe, Fallopische Klappe oder Falte, Fallthürlein od. Falte des Grimmdarms. Заслонка Фаллопіева или ободошной кишки.
11317) Valvula cerebelli, Valvula, Valvula cerebri, Valvula cerebri major s. magna, Valvula Vieusseniana s. Klissiana, Velum apophysi vermiformi obtentum, Velum interjectum cerebelli, Lacunar ventriculi quarti superior, Velum medullare anticum, Pars anterior veli medullaris. | Valvel des Cerebellum, Klappe, Klappe des kleinen Gehirns, Gehirnklappe, Hirnklappe, Grosse Gehirn- od. Hirnklappe, Grosse, markichte Valvul od. Grosse Falte des Gehirns, Vieussen's grosse Hirnklappe, Markichtes Plättchen des kleinen Gehirns, Markblatt, Markblättchen, Marksegel, Vorderes Marksegel, Vorderer Theil des Marksegels. Заслоночка или большая заслоночка малаго мозга или мозга.
Valvula cerebri, v. Valvula cerebelli.
Valvula cerebri magna, v. Valvula cerebelli.
Valvula coli s. coeci, v. Valvula Bauhini.
11318) Valvula Eustachiana s. Eustachii, s. falcata, s. semilunaris, s. nobilis cordis, Valvula magna auriculae anterioris cordis, Valvula peculiaris, venae cavae inferioris, Membrana reticularis in auriculae orificio apposita. | Eustachische Klappe, Klappe des Eustach's od. der untern Hohlvene. Заслоночка Евстахіева, или полулунная нижней полой вены.
Valvula Eustachii, v. Valvula Eustachiana.
Valvula falcata cordis, v. Valvula Eustachiana.
Valvula Fallopii, v. Valvula Bauhini.
Valvula faucium, v. Velum palati.
11319) Valvula foraminis ovalis, Hiatus foraminis ovalis. | Valvel des ovalen Lochs, Klappe oder Halbmondförmige Klappe des Ovallochs, Ovalklappe, Häutlein des länglich runden Herzlochs. За-

слоночка овальнаго отверстія. Vid. Fossa ovalis cordis et Isthmus Vieussenii.

Valvula fossae ovalis cordis, v. Isthmus Vieussenii.

Valvula Guiffartiana, v. Valvula Thebesii.

11320) Valvula inferior Bauhini s. Plica inferior Bauhini. | Untere Bauhin'sche Klappe. Заслонка ободошной кишки нижняя.

11321) Valvula mitralis. | Mützenförmige Klappe. Митрообразная заслоночка.

Valvula peculiaris venae cavae inferioris, v. Valvula Eustachiana.

11322) Valvula pylori, Pylorus proprie sic dictus, Membrana orbicularis ventriculi. | Valvel des Pylorus, Klappe des Magens od. Pförtners, od. untern Magenmundes, Pförtnerklappe, Unterer Magenmundring. Заслонка изхода желудка.

Valvula semilunaris cordis, v. Valvula Eustachiana.

11323) Valvula superior s. Plica superior Bauhini. | Obere Bauhin'sche Klappe. Заслонка ободошной кишки верхняя.

11324) Valvula Thebesii, Valvula Guiffartiana, Valvula venae magnae. | Thebesische halbmondförmige Klappe an der grossen Kranzvene. Тебезіева заслоночка.

11325) Valvula tricuspidalis, Tricuspidales valvulae, Valvulae trisulcae s. tricuspides, s. triglochines, Valvula triglochis s. tricuspis. | Trikuspidalvalvel oder Valveln, Dreispitzige od. Dreizipfelige, od. Dreizackige Klappe, Dreizipfelige Venenklappe der Lungenarterienkammer, Venöse Klappe der Lungenkammer, Dreispitzige od. Dreizackige Klappen. Трезубчатая заслоночка, Трезубчатая заслонка.

Valvula tricuspis, v. Valvula tricuspidalis.

Valvula triglochis, v. Valvula tricuspidalis.

Valvula Tulpii, v. Valvula Bauhini.

Valvula vaginae, v. Hymen.

Valvula Varolii, v. Valvula Bauhini.

Valvula Vieusseniana, v. Valvula cerebelli.

Valvula Willisiana, v. Valvula cerebelli.

11326) Valvulae. | Valveln, Klappen, Klapphäutlein, Falten, Thürlein. Заслоночка, Створки.

11327) Valvulae aorticae, Valvulae lunares s. semilunares, s. sigmoides, s. sigmoideae aortae, Valvulae ostii arteriosi ventriculi sinistri cordis. | Valveln der Aorta, Aortaklappen, Anfangsklappen od. Halbmondförmige Klappen, od. Mondförmige Falten der Aorta. Заслоночка или Полулунныя заслоночки или складки начальственной артеріи.

11328) Valvulae arteriae pulmonalis, Valvulae lunares s. semilunares, s. sigmoides, s. sigmoideae arteriae pulmonalis. | Valveln der Lungen- od. Pulmonalarterie, od. der Lungenpuls- od. Schlagader, Halbmondförmige Klappen der arteriösen Mündung der rechten Herzkammer, Mondförmige Falten der Lungenpulsader. Заслоночки или Полулунныя складки легочной артеріи.

Valvulae Bauhini, v. singul. Valvula Bauhini.

11329) Valvulae cerebelli. | Valvulen des Cerebellums. Заслоночка малаго мозга.

Valvulae conniventes, v. Plicae Kerkringii.

Valvulae conniventes coli, v. Cellulae coli.

11330) Valvulae cordis, Pelliculae s. Membranae, s. Membranae janitrices, s. Ostiola cordis. | Valveln des Herzens, Herzklappen. Заслоночки сердца.

Valvulae eminentes coli, v. Cellulae coli.

Valvulae intestini recti, v. Plicae intestini recti.

11331) Valvulae intestinorum. | Klappen der Gedärme. Заслоночки или Морщины кишекъ или въ кишкахъ.

Valvulae Kerkringianae, v. Plicae Kerkringii.

Valvulae lunares, v. Valvulae aorticae.

Valvulae lunares arteriae pulmonalis, v. Valvulae arteriae pulmonalis.

11332) Valvulae mitrales, Valvula mitralis, Membranae mitrales, Membranae arteriae venalis. | Mitralklappen, Mützenförmige Klappen, Mönchklappenförmige od. Mützenförmige Falten, Zweizipfelige Venenklappe der Aortenkammer, Bischofsmützenförmige od. Zweizipfelige venöse, od. Mützenförmige Klappe. Митральныя, митрѣ подобныя, Архіерейской шапкѣ подобныя заслоночки.

Valvulae ostii arteriosi ventriculi sinistri cordis, v. Valvulae aorticae.

Valvulae semilunares, v. Plicae longitudinales intestini recti et Valvulae aorticae.

Valvulae semilunares arteriae pulmonalis, v. Valvulae arteriae pulmonalis.

11333) Valvulae semilunares cordis, Valvulae sigmoideae. | Semilunare Herzvalveln, Halbmondförmige Klappen des Herzens. Полулунныя складки или Заслоночки сердца.

Valvulae sigmoideae, v. Valvulae aorticae et semilunares cordis.

Valvulae sigmoideae arteriae pulmonalis, v. Valvulae arteriae pulmonalis.

Valvulae tricuspidales, v. Valvula tricuspidalis.

Valvulae tricuspides, v. Valvula tricuspidalis.

Valvulae triglochinae s. triglochines, v. Valvula tricuspidalis.

Valvulae trisulcae, v. Valvula tricuspidalis.

11334) Valvulae vasorum absorbentium. | Valvulen der Lymphgefässe. Заслоночки пасочныхъ или лимфатическихъ сосудовъ.

Valvulae venae magnae, v. Valvula Thebesii.

11335) Valvulae venarum, Valvulae venosae, Apophyses membranaceae s. Ostiola, s. Membranulae venarum. | Venenvalveln, Venenklappen, Blutadervalveln oder Klappen, od. Falten, od. Aderfalten. Заслонки или Складки венъ.

Valvulae venosae, v. Valvulae venarum.

11336) Vampyrus, Cadavera sanguisuga. | Vampyr, Blutsauger, Menschensauger, Blutsaugender Todter. Вампиръ, Кровососъ.

Vaniglia, v. Vanilla.

11337) Vanilla, Vanilia, Vainiglia, Bainilla, Vaniglia, Baniglia, Siliqua vaniglia. | Vanille. Ваниль.

11338) Vanilla aromatica, Epidendrum vanilla. | Gewürzhafte, Aechte Vanille, Vanillenwinde. Настоящая ваниль.

11339) Vapidus. | Kahmig, Fade. Затхлый, Провонялый, Пропахлый.

11340) Vapor. | Der Dampf, Dunst. Паръ.

11341) Vapor abdominalis, Humor peritonaei. | Abdominalhauch. Паровидная влага, отдѣляемая сосудами брюшныхъ органовъ.

11342) Vapor animalis, Vapor Hippocratis. | Animalischer Dunst. Животный паръ, Паровидная жидкость отдѣляемая въ клѣтчатой плевѣ.

11343) Vapor aquae. | Wasserdampf (Dunstbad, Dampfbad). Паръ водяной или воды, или отъ кипятка (Паровая баня).

Vapor Hippocratis, v. Vapor animalis.

Vapor sanguinis, v. Gas sanguinis.

Vapor ventriculorum cerebri, v. Fluidum ventriculorum cerebri.

Vaporarium, v. Balneum russicum.

11344) Vapores acidi s. acetici. | Essigdämpfe. Пары уксусокислые.

11345) Vapores acidi muriatici. | Salzsauere Dünste (Gas). Пары солекислые.

11346) Vapores acidi nitrici. | Salpetersaure Dünste. Пары селитрокислые.

11347) Vapores acidi oxymuriatici. | Dünste (Gas) der oxygenirten Salzsäure. Пары солено пресищено-кислые.

11348) Vari, Jonthus, Acne. | Finnen. Угри. Vid. Roseola acnosa et Curvatio vara.

11349) Vari venerei. | Venusblümchen, Venusblüthchen. Угры венерическіе.

Variatio acus magneticae, v. Declinatio acus magneticae.

11350) Variatio colorum. | Farbenverwandlung. Перемѣнчивость цвѣта, Разноцвѣтіе.

Varicella, v. plur. Varicellae.

11351) Varicellae. | Unächte Pocken, Schafs-, Hühner-, Schweins-, Wasserpocken. Ложная вѣтренная оспа, Оспинки. Vid. Variolae spuriae.

11352) Varicellae acuminatae, durae ovales, conoideae. | Spitzkegel-, Horn- oder Hundspocken. Оспа (ложная) конусовидная.

11353) Varicellae aquosae, lymphaticae, crystallinae, Pemphigus bullosus variolodes, Pemphigus epidemicus infantum. | Wasserpocken. Водянистая лимфатическая (ложная) оспа.

Varicellae conoideae, v. Varicellae acuminatae.

Varicellae crystallinae, v. Varicellae aquosae.

Varicellae dura ovales, v. Varicellae acuminatae.

11354) Varicellae emphysematicae, flatuosae, ventosae. | Windpocken. Вѣтренная оспа.

Varicellae flatuosae, v. Varicellae emphysematicae.

Varicellae globatae, v. Varicellae suillae.

11355) Varicellae lenticulares. | Linsenpocken. Оспа ложная, чечевицѣ подобная.

Varicellae lymphaticae, v. Varicellae aquosae.

Varicellae ovales, v. Varicellae suillae.

Varicellae ovillae, v. Varicellae.

Varicellae porosae, v. Varicellae spongiosae.

11356) Varicellae solidae s. solidescentes, Varicella dura, solida, Pemphigus variolodes solidus. | Steinpocken. Ложная оспа отвердѣлая.

Varicellae solidescentes, v. Varicellae solidae.

11357) Varicellae spongiosae, porosae. | Schwamm- od. Pilzpocken. Оспа (ложная) губчатая.

11358) Varicellae suillae, ovillae,

ovales, globatae. | Schweins- od. Schafpocken, Erbsenpocken. Свинная, Овечья оспа.

Varicellae varioloides, v. Varioloides.

11359) Varicellae verrucosae. | Warzenpocken. Оспа (ложная) бородавчатая.

11360) Varicellae vesicosae, Varicella vesicosa, Pemphigus variolodes vesicularis. | Blasenpocken. Пузырчатая оспа (ложная).

Varices, v. singul. Varix.

Varices funiculi umbilicalis, v. Nodi funiculi.

Varices haemorrhoidales, v. Haemorrhoides coecae.

Varices venae umbilicalis, v. Nodi funiculi.

Varices vesicae urinariae, v. Ischuria sarcomatica.

11361) Varicocele (v. Varix et Cele). | Der Krampfaderbruch. Киловидное венозное растяженіе яичекъ, Расширеніе венъ яичка, Грыжа хвостика яйца, Киловидное растяженіе венознаго сплетенія яичекъ. Vid. Oscheocele varicosa.

11362) Varicocele funiculi spermatici, Funiculus varicosus. | Krampfaderbruch des Samenstranges. Растяженіе венъ сѣменнаго канатика.

11363) Varicocele scrotalis. | Krampfaderbruch des Hodensackes. Растяженіе венъ мошонки.

11364) Varicomphalus (v. Varix et Omphalus, = Cirsomphalus). | Der Krampfadernabelbruch. Киловидное растяженіе венознаго сплетенія пупка.

11365) Varicositas oculi universalis, Cirsophthalmia. | Varikosität des Augapfels. Повсемѣстное расширеніе сосудовъ глаза.

11366) Varicosus (v. Varix). | An Krampfadern leidend, damit besetzt u. s. w. Страждущій растяженіемъ венъ.

11367) Varietas. | Varietät, Abart, Rasse, Spielart. Измѣненіе, Выродокъ, Особенный видъ, Разность, Отмѣна.

11368) Varietas coeli. | Unbeständigkeit des Wetters. Непостоянство погоды.

11369) Variola. | Die Pocke, Kinderpocke. Оспа. Vid. plur. Variolae.

Variola hybrida, v. Varioloides.

Variola spuria s. Pseudovariola, Variola sylvestris, v. Varicellae.

Variola tutoria, v. Vacciola vera.

11370) Variola vaccina. | Kuhpocken, Schutzpocken. Коровья, Предохранительная оспа.

Variola vaccina primigena, v. Vacciola nativa.

Variola vaccinatoria, v. Vacciola vera.

11371) Variola vaccinatoria spuria. | Falsche, Unächte Kuhpocken. Ложная коровья оспа.

Variola vaccinatorum, v. Varioloides.

11372) Variola vera vaccinatorum. | Wahre Pocken nach der Pockenimpfung. Оспа натуральная послѣ привитія предохранительной.

11373) Variolae. | Kinderpocken, Blattern, Pocken, Aechte Blattern. Оспа.

11374) Variolae acuminatae. | Spitzige, Zugespitzte Pocken. Собачья оспа.

11375) Variolae acuminatae verrucosae. | Spitz-Steinpocken. Бородавчатая собачья оспа.

Variolae aëreae, v. Variolae emphysematicae.

11376) Variolae albae. | Die weissen Pocken. Бѣлая оспа.

11377) Variolae anomalia. | Gestörter Verlauf der Menschenpocken. Неправильное теченіе оспы.

11378) Variolae aquosae, crystallinae, lymphaticae. | Wasserpocken, Lymphatische Pocken. Водянистая, Лимфатическія, Прозрачная, Хрустальная оспа.

11379) Variolae benignae. | Gutartige Pocken. Доброкачественная, добрая оспа.

11380) Variolae biliosae. | Pocken mit einem gallichten Fieber. Оспа съ желчною лихорадкою.

11381) Variolae caninae. | Hundspocken, Hundestaupe. Собачья оспа.

11382) Variolae confluentes. | Zusammenfliessende Pocken. Сплошная, сливная, сливающаяся оспа.

Variolae crystallinae, v. Variolae aquosae.

11383) Variolae depressae. | Eingefallene Pocken. Впалая оспа.

11384) Variolae discretae. | Einzeln stehende Pocken. Оспа раздѣльная, рѣдкая по одиначкѣ стоящая.

11385) Variolae emphysematicae, aëreae, ventosae. | Die Windpocken. Вѣтренная оспа.

11386) Variolae equinae, Crura purulenta. | Die Mauke, Schutzmauke. Оспа лошадей.

11387) Variolae herpeticae. | Die Flechtenpocken. Лишайная, лишевидная оспа.

Variolae illegitimae, v. Variolae spuriae.

Variolae lymphaticae, v. Variolae aquosae.

11388) Variolae malignae. | Bösartige Pocken. Злокачественная оспа.

11389) Variolae miliares. | Die Friesel-Hirsenpocken. Оспа просовидная.

11390) Variolae nervosae. | Pocken

mit einem Nervenfieber. Нервная оспа или съ нервною лихорадкою.

11391) Variolae nigrae. | Schwarze Pocken. Черная оспа.

Variolae nota, v. Cicatrix variolae.

Variolae nothae, v. Variolae spuriae.

Variolae ovillae, v. Variolae ovinae.

11392) Variolae ovinae s. ovillae. | Schafpocken oder Schafblattern. Оспа овечья.

11393) Variolae plumbeae. | Bleifarbige Pocken. Оспа свинцоцвѣтная.

11394) Variolae putridae. | Pocken mit einem Faulfieber. Оспа съ гнилою горячкою.

11395) Variolae sanguineae. | Blutige Pocken. Оспа кровавая.

11396) Variolae siliquosae. | Häutige Pocken. Оспа шелуховидная.

11397) Variolae spongiosae. | Die schwammigen Pocken. Губчатая оспа.

11398) Variolae spontaneae. | Natürliche Pocken. Натуральная оспа.

11399) Variolae spuriae, Varicellae, Pemphigus variolodes, Variolae nothae, illegitimae, volaticae, pusillae. | Falsche oder Wilde Pocken. Ложная оспа, Лопуха.

11400) Variolae suillae. | Schweinspocken. Оспа свиней.

11401) Variolae umbilicosae. | Mit einem harten Wulst umgebene Pocken. Оспа окруженная пухлиною.

11402) Variolae vaccinae. | Kuhpokken, Schutzpocken. Коровья, Предохранительная, Вакцина оспа.

11403) Variolae vaccinae bullosae. | Windkuhpocken. Вѣтренная коровья оспа.

11404) Variolae vaccinae verruceae s. verrucosae. | Warzige Kuhpocken. Бородавчатая коровья оспа.

11405) Variolae vacuae. | Leere Pokken. Пустая оспа.

Variolae ventosae, v. Variolae emphysematicae.

11406) Variolae verae, Euphlogia, Chaspe. | Wahre Pocken, Kinderblattern. Настоящая оспа.

11407) Variolae verrucosae. | Warzichte Pocken. Оспа бородавчатая.

11408) Variolae vesiculosae. | Blasenpocken. Пузырчатая оспа.

Variolae vestigium, v. Cicatrix variolae.

Variolae volaticae, v. Variolae spuriae.

11409) Variolaria amara. | Bittere Pockenflechte. Горькій мохъ.

Variolaria communis, v. Parophora pertusa.

11410) Varioloides, Variola modificata, Variola hybrida, Variola vaccinatorum. | Die Varioloiden, Halbpocken, Mittelpocken, Umgeänderte od. Modificirte Pocken. Варюлиды, Полуоспа.

Variolois, v. plur. Varioloides.

11411) Varix (v. Varus), Phlebeurysma, Cirsos, Ixia. | Blutadergeschwulst, Krampfader, Venenbruch, Blutaderknoten, Aderkropf, Kropfader. Разширеніе, Растяженіе, Напряженіе крововозвратныхъ жилъ.

Varix aneurysmaticus, v. Aneurysma varicosum.

11412) Varix collaris. | Halsaderbruch. Растяженіе шейныхъ венъ.

11413) Varus, Jonthus, Yonthus. | Die Finne im Gesichte, Venusblume, Hoppe. Угоръ. Vid. Acne.

11414) Varus, a, um. | Einer, der krumme, (nach innen) eingebogene Füsse hat. Поворотъ подошвы внутрь, Косолапость съ выворотомъ ноги внутрь, Одержимый такою косоногостію.

11415) Vas (Vasum), genit. Vasis (Vasi), plur. Vasa, genit. Vasorum. | Ein Gefäss. Сосудъ, Посуда, Посудина. Vid. Penis.

11416) Vas breve. | Kurzes Gefäss. Краткій кровоносный сосудъ (между селезенкою и желудкомъ).

11417) Vas cupreum. | Kupfernes Gefäss. Мѣдная посуда.

Vas deferens seminis, v. Canalis deferens.

Vas ejaculans seminis, v. Canalis deferens.

Vas epididymidis, v. Canalis epididymidis.

11418) Vas fictile. | Irdenes Gefäss. Земляная посуда.

Vas salivare externum, v. Ductus Stenonianus.

Vas salivare internum, v. Ductus Whartonianus.

Vas spermaticum, v. Canalis deferens.

11419) Vas staneum. | Ein zinnernes Gefäss oder Geschirr. Оловянная посуда.

11420) Vasa. | Gefässe. Сосуды, Сосудцы, Посуды. Vid. Testiculi.

Vasa abducentia, v. Arteria.

Vasa absorbentia intestini angusta, v. Vasa chylifera.

Vasa adducentia, i. q. Venae.

11421) Vasa adiposa. | Adipöse Gefässe. Сальные, Тучные, Жирные сосуды.

Vasa advehentia, v. Arteriae.

Vasa aërifera, v. Bronchia.

11422) Vasa annularia. | Ringförmige Gefässe. Кольчатые сосуды.

Vasa arteriosa, v. Arteriae.

Vasa arteriosa flava, v. Arteriae flavae.

Vasa arterioso-lymphatica, v. Arteriae serosae.
11423) Vasa biliaria. | Gallengefässe. Желчные сосуды.
11424) Vasa brevia. | Kurze Gefässe. Короткіе сосуды.
11425) Vasa bronchialia, Vasa privata pulmonum. | Bronchialgefässe. Сосуды вѣтвей дыхательнаго горла.
11426) Vasa capillaria. | Kapillargefässe, Haargefässe, Haargefässchen. Волосные сосуды или сосудцы, Волосковатые, волоску подобные сосуды или корешки.
11427) Vasa capreolaria vel mire intorta. | Verwickelte, Gekrümmte Gefässe. Змѣйнообразные, разнообразные, закривленные сосуды.
Vasa chyli, v. Vasa chylifera.
11428) Vasa chylifera s. lactea, Venae lacteae s. albae, s. chyliferae, s. chiliferae, Vasa chylosa s. chyli, s. lactifera, s. lactea, Viae lacteae s. chyliferae, Vasa chylum sorbentia s. absorbentia intestini angusta, Ductus chylosi s. chyliferi, Tubuli lactiferi, Venae lacteae Asellii. | Chylusführende Gefässe, Chylusgefässe, Chylöse Gefässe, Speisesaftgefässe, Milchgefässe, Milchsaftgefässe, Milchadern, Einsaugende Darmgefässe, Aselli's Milchvenen. Млеконосные, Млечные, Сокопитательные сосуды. Vid. Vasa lymphatica.
Vasa chylifera primi generis, v. Vasa chylifera primi ordinis.
11429) Vasa chylifera s. lactea primi ordinis, s. primi generis, Venae lacteae primariae s. radicales. | Chylusgefässe der ersten Ordnung. Млечные сосуды перваго ряда.
Vasa chylifera secundi generis, v. Vasa chylifera secundi ordinis.
11430) Vasa chylifera (s. lactea) secundi ordinis s. secundi generis, Venae lacteae secundariae. | Chylusgefässe der zweiten Ordnung. Млечные сосуды втораго ряда.
Vasa chylopoiectica, v. Radices venae portarum.
Vasa chylosa, v. Vasa chylifera et Vasa lymphatica.
Vasa chylum absorbentia s. sorbentia, v. Vasa chylifera.
11431) Vasa ciliaria. | Ciliargefässe. Рѣсничные сосуды.
11432) Vasa coronaria, Arteriae et Venae coronariae. | Koronarische Gefässe, Koronargefässe, Kranzgefässe, Koronararterien, Koronarvenen. Вѣнечные (сердечные) сосуды.
11433) Vasa corticalia renum. | Rindenkanäle, Rindengefässe der Nieren. Корковые сосуды почекъ.
Vasa crystallina, v. Vasa lymphatica.
11434) Vasa cutanea s. cutis, Vasa sanguifera cutanea. | Hautgefässe. Кожные сосуды.
Vasa cutis, v. Vasa cutanea.
Vasa cysthepatica, v. Ductus cysticohepatici.
Vasa deferentia, v. Vas deferens.
Vasa diaphana, v. Vasa lymphatica.
Vasa efferentia, v. Ductus excretorii.
Vasa efferentia Graafii, v. Vasa Graafiana seminaria.
Vasa ejaculatoria, v. Ductus excretorius.
Vasa ejaculatoria ovarii, v. Ductus excretorii ovarii.
11435) Vasa excretoria. | Aussondernde Gefässe. Испражнительные, Извергательные сосуды.
11436) Vasa exhalantia s. Vascula exhalantia. | Exhalirende Gefässe, Ausdünstungsgefässe, Ausdünstende Gefässe.
Vasa fellea, v. Ductus biliarii.
Vasa galactofera, v. Tubuli lactei.
11437) Vasa (s. Vascula) Graafiana seminaria, Ductus e testiculo prodeuntes, Egressus vasculorum seminariorum e testiculo, Vascula seminaria tunicam albugineam perforantia, Fistulae semine plenae, Canales obscuri, s. Meatus, s. Fistulae exiles, s. Pori, s. Oscula, s. Portae s. Vascula excretoria, s. efferentia testis. | Graaf'sche Samengefässe od. Samenröhrchen, Ausführungsröhrchen des Testikels. Выносящіе Графіевы сосуды.
Vasa lactea, v. Vasa chylifera et Vasa lymphatica.
Vasa lactea primi generis, v. Vasa chylifera primi ordinis.
Vasa lactea primi ordinis, v. Vasa chylifera primi generis.
Vasa lactea secundi generis, v. Vasa chylifera secundi generis.
Vasa lactea secundi ordinis, v. Vasa lactea secundi ordinis.
Vasa lactifera, v. Vasa chylifera.
11438) Vasa lineata. | Gespaltene oder Gestreifte Gefässe. Линейчатые сосуды.
11439) Vasa lymphatica s. serosa, s. diaphana, s. valvulosa, s. crystallina, s. lactea, s. chylosa, s. chylifera, s. absorbentia, Venae minorum generum s. aquosae, s. albae, s. lymphaticae, s. serosae, s. lacteae, Ductus aquosi s. lymphae, Viae lacteae. | Lymphatische Gefässe, Lymphgefässe, Lymphatische Venen, Lymphadern, Saugadern, Fliesswassergänge od. Gefässe, Wassergefässe, Einsaugende Gefässe, Einsaugende Venen, Absorbirende Gefässe. Сосуды пасочные, лимфатическіе, всасывающіе.
11440) Vasa lymphatica intercostalia,

Venae lymphaticae intercostales. | Interkostalsaugadern, Zwischenrippen-Saugadern. Пасочные сосуды междуреберные.

11441) Vasa mammaria. | Mammarische Gefässe. Титечные сосуды.

Vasa nervolymphatica, v. Arteriae serosae.

11442) Vasa nervorum. | Nervengefässe. Нервные сосуды.

11443) Vasa nutrientia. | Nährende Gefässe. Питательные, питающіе сосуды.

Vasa nutritia ossium, v. Vasa ossium.

11444) Vasa omphalo-mesenterica s. omphalo-mesaraica. | Omphalomesenterische Gefässe, Nabelgekrösgefässe, Nabel- und Gekrösgefässe. Пупочно-брыжечные сосуды.

11445) Vasa ossium s. nutritia ossium. | Knochengefässe, Beinadern. Сосуды костей.

Vasa privata pulmonum, v. Vasa bronchialia.

Vasa pulsantia, v. Arteriae.

11446) Vasa sanguifera. | Blutgefässe, Blutführende Gefässe, Blutadern. Сосуды кровоносные.

Vasa sanguifera cutanea, v. Vasa cutis.

11447) Vasa secretoria. | Absondernde Gefässe. Сосуды отдѣлительные.

Vasa semen deferentia, v. Ductus excretorii ovarii.

Vasa semen praeparantia, v. Funiculus spermaticus.

Vasa seminalia, v. Canaliculi seminales.

Vasa serosa, v. Vasa lymphatica.

Vasa spermatica, v. Funiculus spermaticus et canaliculi seminales.

11448) Vasa spiralia. | Spiralgefässe. Винтообразные, витые сосуды.

Vasa spirabilia, v. Arteriae.

Vasa tibialia lymphatica, v. Venae tibiales lymphaticae.

11449) Vasa umbilicalia. | Umbilikal-od. Nabelgefässe. Пупочные сосуды.

Vasa urinaria, v. Ureteres et Ductus Bellini.

Vasa valvulosa, v. Vasa lymphatica.

11450) Vasa vasorum. | Gefässe der Gefässe. Сосуды сосудовъ.

Vasa vermiformia uteri, v. Ligamenta uteri rotunda.

11451) Vasa vorticosa. | Wirbelförmige Venen, Büschelförmige Gefässe, Wirbelblutadern, Vaskulöse Wirbel. Водовороту подобные, Водоворотовидные сосуды.

11452) Vascula. | Gefässlein, Gefässchen. Сосудцы.

Vascula efferentia testis, v. Vasa Graafiana seminaria.

Vascula excretoria testis, v. Vascula Graafiana seminaria.

Vascula exhalantia, v. Vasa exhalantia.

Vascula Graafiana seminaria, v. Vasa Graafiana seminaria.

11453) Vascula iridis, s. Fibrae s. Striae, s. Fimbriae lacerae iridis. | Streifen der Iris, Strahlenstreifen der Regenbogenhaut. Сосудцы радужной оболочки.

Vascula seminaria tunicam albugineam perforantia, v. Vasa Graafiana seminaria.

Vascula serpentina, v. Canaliculi seminales.

11454) Vasculosus (v. Vasculum). | Voll Gefässe. Сосудистый.

11455) Vasculum (v. Vas). | Ein kleines Gefäss. Сосудецъ, Малой стеканъ. Vid. Penis.

11456) Vasculum aberrans epididymidis s. Halleri. | Nebenstrang des deferirenden Ganges. Сосудецъ или Протокъ относящагося сосуда.

Vasculum bilis, v. Vesica fellea.

11457) Vasculum coffeanum. | Eine Kaffeetasse. Кофейная чашка.

Vasculum Halleri, v. Vasculum aberrans epididymidis.

Vasculum testium, v. Scrotum.

Vastitas, v. Peripheria.

11458) Vastus (scil. musculus). | Vastus des Schenkels, Weiter Muskel, Grosser oder Dicker Schenkelmuskel, Dicker oder Grosser Schienbeinmuskel, Grosser und breiter Muskel oder Breites Mäuslein des Schienbeins. Обширная мышица.

11459) Vastus externus, Musculus trochanterico-patella-tibialis externus. | Der äussere Vastus. Мышица обширная наружная.

11460) Vastus internus, Musculus subtrochanterico-patella-tibialis. | Der innere Vastus. Мышица обширная внутренняя.

Vata, v. Uata.

11461) Vateria indica, Elaeocarpus copalliferus. | Indische Waterie. Ватерово растеніе.

11462) Vates, Vaticinator, Hariolus, Ariolus, Praesagus, Fatidicus, Praenuntius, Pronuntius, Divinator, Diviniloquus, Propheta, Mantis, Philomantis, Philomanteutes, Chresmologus. | Wahrsager, Weissager, Prophet. Прорицатель, Пророкъ.

Vaticinatio, v. Hariolatio.

Vaticinator, v. Vates.

Vaticinium chiromanticum, v. Judicium chiromanticum.

11463) Vectis. | Der Hebel. Рычагъ, Подъемникъ, Подъемъ.

11464) Vectis angularis. | Winkelhebel

oder Gebrochener Hebel. Искривленный или Угловатый рычагъ.

Vectis elevatorium, v. Elevatorium.

11465) Vectis heterodromus. | Ein Hebel der ersten Art, Ein doppelarmiger Hebel. Рычагъ двуплечный или перваго рода.

11466) Vectis homodromus. | Ein Hebel der zweiten od. andern Art, od. Ein einarmiger Hebel. Рычагъ одноплечный или перваго рода.

11467) Vectis obstetricia. | Accouchementshebel. Подъемецъ акушерскій.

11468) Vegetabile. | Vegetabilisches. Прозябаемое, Прозябеніе.

11469) Vegetabilia. | Vegetabilien. Прозябаемыя. Vid. Plantae.

11470) Vegetabilis, e. | Belebend, Wachsend. Оживляющій, Растущій.

11471) Vegetatio. | Vegetation. Прозябаніе.

11472) Vehiculum. | Das Vehikel. Воспринимающій вещество. Vid. Constituens.

Velamen nativum, v. Corium.

Velamenta abdominalia, v. Integumenta abdominalia et Peritonaeum.

Velamenta cerebralia, v. Membranae cerebri.

Velamenta cerebri, v. Membranae cerebri.

Velamenta corporis communia, v. Integumenta.

11473) Velamenta infantis. | Eihäute od. Umhüllung des Fötus im Mutterleibe. Покрывала или Оболочки зародышева яйца.

Velamenta ovi, v. Tunicae ovi.

Velamenta ovuli, v. Tunicae ovi.

11474) Velamentum. | Hülle, Deckung, Kleidung. Покрывало, Покровъ, Платье, Одѣяніе.

Velamentum bombycinum, v. Tunica intima ventriculi et intestinorum.

Velamentum externum pulmonum, v. Membrana externa pulmonum.

Velamentum glandulae, v. Tunica glandulae.

Velamentum linguae, v. Ligamentum glosso-epiglotticum.

Velocitas, v. Celeritas.

11475) Velum. | Eine Hülle, Vorhang, Segel. Завѣса, Занавѣсъ, Занавѣска, Застѣнь, Закрывало, Перепонка, Перемычка, Перегородка, Парусъ. Vid. Tunica intima ventriculi et intestinorum.

Velum apophysi vermiformi obtentum, v. Valvula cerebelli.

Velum interjectum cerebelli, v. Valvula cerebelli.

Velum medullare, v. Valvula cerebelli.

Velum medullare anticum, v. Valvula cerebelli.

11476) Velum palati s. palatinum, Palatum mobile s. molle, s. pendulum, Velum palatinum pendulum, Valvula faucium, Diaphragma palati, Claustrum palati s. gutturis, Membranae ligamentosae palati. | Gaumenvorhang, Gaumensegel, Weicher od. Hängender, od. Beweglicher Gaumen, Scheidewand des Gaumens, Gaumendecklein, Gaumengewölbe, Weiche Gaumendecke, Weiches Gaumendecklein. Нёбная занавѣска, Подпёбный занавѣсъ, Завѣса, Занавѣска, Застѣнь, Перегородка поднебенная.

Velum palatinum, v. Velum palati.

Velum palatinum pendulum, v. Velum palati.

11477) Velutinus. | Sammetartig. Бархатный.

11478) Vena, φλέψ, Phleps, Phlebs. | Vene, Blutader. Вена, Крововозвратная, Крововозращательная, къ сердцу кровь обратно приносящая жила. Vid. Dracunculus, Penis et Sinus falciformis superior.

11479) Vena abdominalis. | Abdominalvene. Вена брюшная.

Vena absque conjuge, v. Azyga.

Vena absque pari, v. Azyga.

Vena acularia, v. Vena cephalica pollicis.

Vena ad portas, v. Vena portae.

11480) Vena adiposa. | Fettvene, Fettblutader. Сальная, жирная, тучная вена.

Vena alba thoracis, v. Ductus thoracicus.

Vena alveolaris inferior, v. Vena maxillaris inferior.

Vena alveolaris superior, v. Vena maxillaris superior.

11481) Vena anonyma. | Ungenannte Vene od. Blutader, Ungenannter Stamm. Безымянная вена.

Vena aorta, v. Aorta.

Vena apoplecta, v. Vena jugularis interna.

Vena apoplectica, v. Vena jugularis interna.

Vena appendicularis, v. Vena vermicularis.

Vena arterialis, v. Vena portae.

Vena arteriarum nutrix, v. Foramen ovale cordis.

Vena arteriosa, v. Vena portae.

11482) Vena articularis anterior maxillae inferioris. | Vordere Artikularvene des Unterkiefers. Составная вена нижней челюсти.

11483) Vena articularis posterior maxillae inferioris. | Hintere Artikularvene des

Unterkiefers. Задняя составная вена нижней челюсти.

11484) Vena auditiva s. auditoria, s. interna. | Auditivvene des innern Ohrs. Вена слуховая внутренняя.

Vena auditoria, v. Vena auditiva.

11485) Vena auricularis posterior, profunda et superior. | Hintere tiefe und obere Ohrvene. Вена ушная.

11486) Vena axillaris s. cubiti interior. | Axillarvene, Achselvene, Blut- od. Zurückführende Achselader. Вена крыльцовая или раменная.

Vena azygos, v. Azyga.

11487) Vena basilica s. cubiti interior, s. subalaris, s. brachialis externa, s. (ihr unterer Theil, von der Hand bis zum Ellenbogen:) Vena ulnaris s. cubitalis externa. (Aeltere unrichtige Benennungen: Vena jecoraria s. jecinoris, s. hepatica, s. epatica, Vena lienaria s. lienaris, s. splenica.) | Basilika, Basilische Vene (Lebervene, Milzvene), Aeussere Ulnar- oder Ellbogenvene oder Blutader. Вена плечевая внутренняя, Крововозвратная внутренняя ручная (печеночная) жила.

Vena basilica mediana, v. Vena mediana basilica.

11488) Vena brachialis, Vena brachica s. humeraria. | Brachialvene, Armvene, Oberarmvene, Armblutader. Плечевая вена.

Vena brachialis externa, v. Vena basilica.

11489) Vena brachialis profunda. | Tiefe Brachialvene, Tiefe Oberarmvene. Вена плечевая глубокая.

Vena brachica, v. Vena brachialis.

11490) Vena bronchialis. | Bronchialvene. Вена вѣтвей (или духодвижная) дыхательнаго горла или воздушнаго канала.

Vena caephalica, v. Vena cephalica.

11491) Vena cardiaca. | Kardiavene, Vene des obern Magenmundes. Вена входа желудка.

11492) Vena cava s. magna, s. maxima, s. crassa, s. jecoraria, s. caudicis, s. Kili, s. chili. | Hohlader, Hohlvene, Grosse Blutader, Leberader. Полая вена, Пустая крововозвратная жила.

Vena cava ascendens, v. Vena cava inferior.

Vena cava descendens, v. Vena cava superior.

11493) Vena cava inferior s. ascendens. | Untere od. Aufsteigende Hohlader. Нижняя или восходящая полая жила.

11494) Vena cava superior s. descendens. | Obere od. Absteigende Hohlader. Верхняя или Нисходящая полая вена.

11495) Vena centralis (s. venula) retinae. | Centralvene der Netzhaut od. der Retina des Augapfels. Центральная вена сѣтчатой оболочки.

11496) Vena cephalica s. Vena cephalica propria, s. brachii, s. major, s. caephalica, Vena humeraria s. humeralis, s. capitalis, s. cubiti exterior. | Cephalika, Cephalische Armvene, Cephalische Vene, Hauptvene, Kopfvene, Kopfader, Hauptader des Arms, Grosse Hauptader od. Kopfader des Arms. Вена поверхняя плеча, наружная (головная крововозвратная жила). Vid. Saphena.

11497) Vena cephalica anterior, Truncus communis venarum capitis superficialium, Ramus superficialis s. minor, s. facialis venae jugularis internae. | Vordere Kopfblutader, Gemeinschaftlicher Stamm der oberflächlichen Kopfblutader, Oberflächlicher kleiner od. Facialzweig der innern Drosselader. Передняя головная (жила) вена. Vid. Vena cephalica minor et Truncus communis venae facialis.

Vena cephalica brachii, v. Vena cephalica.

Vena cephalica communis, v. Vena jugularis interna.

Vena cephalica encephalica, v. Vena cephalica interna posterior.

Vena cephalica interna, v. Vena cephalica interna posterior.

11498) Vena cephalica interna posterior s. interna, s. encephalica, s. cephalica encephalica, Ramus profundus s. major, s. cerebralis venae jugularis internae, Vena cerebralis. | Hintere Kopfblutader, Hirnkopfblutader od. Cerebralzweig der innern Drosselader. Задняя головная вена.

Vena cephalica major, v. Vena cephalica.

Vena cephalica manus, v. Vena cephalica pollicis.

11499) Vena cephalica minor s. anterior, Vena radialis s. radiata externa, Funis brachii. | Kleine cephalische Vene, Aeussere cephalische Speichvene, Aeussere Spindelblutader, Aeussere Ellbogenröhrenvene. Наружная лучевая вена.

11500) Vena cephalica pollicis s. manus, Vena acularia s. salvatella. | Cephalische Daumenvene, Kopfvene od. Kopfader, od. Hauptader des Daumens, Salvatella, Salvatellader. Вена здоровка.

Vena cephalica propria, v. Vena cephalica.

11501) Vena cerebralis. | Cerebralvene, Hirn- od. Gehirnvene, Hirn- od. Gehirnblutader. Вена мозговая. Vid. Vena cephalica interna posterior.

11502) Vena cervicalis profunda, Plexus venosus cervicalis profundus. | Tiefe Nackenvene, Tiefes Nackengeflecht. Вена глубокая дашейка.

Vena chyli, v. Vena cava.

11503) Vena circumflexa femoris externa. | Aeussere Kranzvene des Oberschenkels. Вена окружающая бедру наружная.

11504) Vena circumflexa femoris interna. | Innere Krampfvene des Oberschenkels. Вена окружающая бедру внутренняя.

11505) Vena circumflexa ileum. | Cirkumflexe Vene der Hüfte, Kranzvene des Hüftbeins, Gebogene Ader der Weichen. Вена окружающая подвздошной кости.

11506) Vena circumflexa scapulae s. scapulae posterior. | Cirkumflexe Vene des Schulterblatts, Kranzvene oder Hintere Kranzvene des Schulterblatts. Вена окружающая матки.

Vena circumflexa scapulae posterior, v. Vena circumflexa scapulae.

11507) Vena clitoridea, Vena clitoridis, Vena dorsalis clitoridis. | Klitorisvene, Kitzlervene, Rückenvene der weiblichen Ruthe. Вена клитора.

11508) Vena colli anterior. | Vordere Halsblutader od. Vene. Передняя шейная вена.

Vena conjugis expers, v. Azyga.

Vena cordis Galeni, v. Vena coronaria cordis posterior.

Vena cordis media, v. Vena coronaria cordis posterior.

Vena coronalis cordis, v. Vena coronaria stricte sic dicta.

Vena coronaria, v. Vena coronaria ventriculi sinistra.

Vena coronaria cordis anterior, v. Vena coronaria cordis stricte sic dicta.

11509) Vena coronaria cordis posterior, Vena cordis media s. cordis Galeni. | Hintere kleinere od. Mittlere Kranzvene, od. Mittelvene, od. Mittlere Blutader des Herzens. Вена средняя сердца или Галенова.

11510) Vena coronaria cordis stricte sic dicta, s. anterior, s. superior, Vena coronalis s. magna cordis, s. magna Galeni. | Vordere grosse od. Eigentliche Kranzvene des Herzens. Вена передняя или верхняя сердца, или большая Галенова.

Vena coronaria cordis superior, v. Vena coronaria cordis stricte sic dicta.

Vena coronaria stomachica, v. Vena coronaria ventriculi sinistra.

Vena coronaria ventriculi dextra, v. Vena coronaria ventriculi minor.

Vena coronaria ventriculi major, v. Vena coronaria ventriculi sinistra.

11511) Vena coronaria ventriculi minor s. dextra, s. Vena pylorica s. gastrica minor. | Kleinere rechte Kranzvene des Magens, Pylorusvene, Pförtnervene, Pförtnerblutader des Magens. Вена желудочная исхода или Вена вѣночная желудка правая или меньшая.

11512) Vena coronaria ventriculi sinistra s. major, Vena coronaria s. coronaria stomachica s. stomachi, s. gastrica major. | Grössere linke, Eigentliche Kranzvene, Kranzader, Kranzblutader des Magens. Вена вѣночная желудка лѣвая или большая.

Vena crassa, v. Vena cava.

11513) Vena cruralis, Vena femoralis s. iliaca interna, s. posterior. | Kruralvene, Schenkelvene od. Blutader, od. Brandader, Inwendige oder Hintere Hüftenblutader, Zurückführende Schenkel- od. Brandader, Aeussere zurückführende Beckenader. Вена бедренная или подвздошная внутренняя.

Vena cruralis profunda, v. Vena femoralis profunda.

Vena cubitalis externa, v. Vena ulnaris externa.

Vena cubiti exterior, v. Vena cephalica.

Vena cubiti interior, v. Vena basilica.

11514) Vena cystica. | Cystische Vene, Gallenblasenvene. Пузырная вена.

Vena dentalis inferior, v. Vena maxillaris inferior.

Vena dentalis superior, v. Vena maxillaris superior.

Vena dorsalis clitoridis, v. Vena clitoridea.

Vena dorsalis fibularis, v. Vena dorsalis externa digitorum pedis.

11515) Vena dorsalis externa s. ulnaris digitalis manus. | Dorsalulnarvene, Ellbogenrückenvene der Finger der Hand. Вена тыльная перстная руки наружная или локтевая тыльная.

11516) Vena dorsalis externa digitorum pedis s. fibularis pedis. | Dorsalfibularvene. Вена тыльная наружная ноги или малоберцовая.

11517) Vena dorsalis interna s. radialis digitalis manus. | Dorsalradialvene oder Speichenrückenvene der Finger der Hand. Вена тыльная перстная внутренняя или лучевая тыльная.

11518) Vena dorsalis interna digitorum pedis s. tibialis pedis. | Dorsaltibialvene. Вена тыльная ноги внутренняя или большеберцовая.

11519) Vena dorsalis nasi propria. | Obere Rückenvene der Nase. Хребетная вена носа.

11520) Vena dorsalis penis. | Dorsalod. Rückenvene des Penis. Хребетная вена мужескаго уда.

Vena dorsalis radialis digitalis manus, v. Vena dorsalis interna digitalis manus.

Vena dorsalis tibialis, v. Vena dorsalis interna digitorum pedis.

Vena dorsalis ulnaris digitalis manus, v. Vena dorsalis externa digitalis manus.

Vena dracunculus, v. Filaria medinensis.

Vena duodena s. duodenalis, v. Vena gastro-duodenalis.

Vena encephalica, v. Vena cephalica interna posterior.

Vena epatica = Vena jecoraria.

11521) Vena epigastrica. | Epigastrische Vene. Вена надъчревная.

Vena facialis angularis, v. Vena facialis anterior.

11522) Vena facialis anterior s. interna, s. angularis. | Vorderer Antlitzvenenstamm, Antlitzblutader, Vordere innere Antlitzblutader. Передняя вена лица.

11523) Vena facialis anterior Walteri, Vena facialis interior, Ramus venae cephalicae anterioris anticus. | Vordere Antlitzblutader, Innere Antlitzblutader, Vorderer Stamm der vordern Kopfblutader. Внутренняя вена лица.

Vena facialis externa Walteri, v. Vena facialis posterior.

Vena facialis exterior, v. Vena facialis posterior.

Vena facialis interna, v. Vena facialis anterior et Vena maxillaris interna prima.

11524) Vena facialis posterior s. exterior, s. externa Walteri, Ramus venae cephalicae anterioris posticus, Vena temporalis communis. | Hintere Antlitzader, Aeussere Antlitzader, Hinterer Stamm der vordern Kopfblutader, Gemeinschaftliche Schlafblutader. Вена задняя лица или общая височная.

Vena facialis temporalis, v. Vena facialis posterior.

Vena falcis inferior, v. Sinus falciformis inferior.

Vena femoralis, v. Vena cruralis.

11525) Vena femoralis (s. cruralis) profunda. | Tiefe Schenkelvene, Tiefe Kruralvene od. Blutader. Вена бедренная глубокая.

11526) Vena frontalis. | Stirnvene. Вена лобная.

Vena gastrica, v. Vena coronaria ventriculi sinistra.

Vena gastrica dextra, v. Vena gastroepiploica dextra.

Vena gastrica minor, v. Vena coronaria ventriculi minor.

Vena gastrica sinistra, v. Vena gastroepiploica sinistra.

11527) Vena gastro-colica. | Gastrokolische Vene, Magen- und Grimmdarmblutader. Желудочно-ободошная вена.

11528) Vena gastro-duodenalis, Vena duodenalis s. duodena. | Gastro-Duodenalvene, Blutader des Magens- und Zwölffingerdarms. Вена желудка- и 12 перстной кишки.

11529) Vena gastro-epiploica dextra s. gastrica dextra, Gastro-epiplois dextra. | Rechte gastro-epiploische Blutader. Вена желудочно-сальниковая правая.

11530) Vena gastro-epiploica sinistra s. gastrica sinistra, Gastro-epiplois sinistra. | Linke gastro-epiploische Blutader. Вена желудочно-сальниковая лѣвая.

Vena genitalis, v. Canalis deferens.

Vena gutturalis, v. Vena laryngea.

11531) Vena haemorrhoidalis externa et interna. | Aeussere und innere Hämorrhoidalvene. Почечуйная внѣшняя и внутренняя вена.

Vena hemi-azyga s. hemi-azygea, s. hemi-azygos, v. Hemiazyga.

11532) Vena hepatica. | Lebervene. Печеночная вена. Vid. Vena basilica.

11533) Vena hepatica portae, Vena portae superior s. parva, s. minor. | Hepatische Pfortader, Leberpfortader, Obere od. Kleine Pfortader. Воротная вена печеночная или верхняя, или меньшая.

Vena humeralis s. humeraria, v. Vena brachialis et cephalica.

11534) Vena hypogastrica, Vena iliaca interior s. iliaca posterior. | Hypogastrische Vene, Beckenvene, Beckenvenenstamm, Beckenblutader, Innere Beckenader, Innere Hüftader, Innere Hüftvene od. Blutader, Unterbauchsvene, Unterbauchsader. Вена подвздошная внутренняя или задняя. Вена подчеревная.

Vena jecoraria, v. Vena basilica.

Vena ileo-lumbalis, v. Vena ilio-lumbalis.

11535) Vena iliaca s. iliaca primativa, s. iliaca communis. | Iliumvene, Hüftvene, Gemeinschaftliche Hüftblutader, Hüftenblutader, Ursprüngliche Hüftenblutader. Вена подвздошная общая.

Vena iliaca communis, v. Vena iliaca.

Vena iliaca glutea, v. Vena iliaca externa.

Vena iliaca interior, v. Vena hypogastrica.

Vena iliaca interna, v. Vena cruralis.

Vena iliaca posterior, v. Vena hypogastrica.

Vena iliaca primativa, v. Vena iliaca.

11536) Vena ilio-lumbalis s. ileo-lumbalis. | Iliolumbalvene. Вена подвздошная чресленная.

Vena impar, v. Azyga.

11537) Vena infraorbitalis. | Infraorbitalvene, Unteraugenhöhlenblutader. Вена подъочная.

Vena intercostalis sinistra inferior, v. Hemiazyga.

11538) Vena ischiadica. | Ischiadische Vene. Вена сѣдалищная.

Vena jugularis, v. Vena jugularis communis.

11539) Vena jugularis communis s. jugularis thoracica, Vena jugularis. | Gemeinschaftliche oder Thoracische Jugularvene. Вена шейная или яремная общая.

11540) Vena jugularis externa s. exterior, s. superficialis, s. manifesta. | Aeussere od. Oberflächliche Jugularvene, Flachere Halsvene. Вена шейная или яремная наружная.

Vena jugularis exterior, v. Vena jugularis externa.

Vena jugularis facialis, v. Vena jugularis superficialis.

Vena jugularis interior, v. Vena jugularis interna.

11541) Vena jugularis interna s. interior, s. profunda, s. submersa, s. apoplecta, s. apoplectica, s. cephalica communis. | Innere od. Tiefe Jugularvene, Gemeinschaftliche Kopfblutader. Вена шейная или яремная внутренняя.

Vena jugularis manifesta, v. Vena jugularis externa.

Vena jugularis profunda, v. Vena jugularis interna.

Vena jugularis submersa, v. Vena jugularis interna.

Vena jugularis superficialis, v. Vena jugularis externa.

Vena jugularis thoracica, v. Vena jugularis communis.

Vena Kili, v. Vena cava.

11542) Vena labialis media. | Mittle Lippenvene. Вена губная средняя.

11543) Vena labii inferioris s. labialis inferior. | Eigentliche od. Untere Unterlippenvene. Вена нижней губы.

11544) Vena labii inferioris superior. | Obere Unterlippenvene. Вена нижней губы верхняя.

Vena labii superioris externa, v. Vena labii superioris inferior.

11545) Vena labii superioris inferior s. minor, s. externa. | Untere od. Kleinere, od. Aeussere Oberlippenvene. Вена верхней губы нижняя или меньшая, или наружная.

Vena labii superioris magna, v. Vena labii superioris superior.

Vena labii superioris minor, v. Vena labii superioris inferior.

11546) Vena labii superioris superior s. magna. | Obere od. Grosse Oberlippenvene, Eigentliche Oberlippenblutader. Вена верхней губы верхняя или большая.

11547) Vena lacrymalis. | Lakrymalvene, Thränenvene, Thränendrüsenvene.

Vena lactea, v. Vena portae.

11548) Vena laryngea, Vena gutturalis. | Laryngeische Vene, Kehlkopfblutader, Luftröhrenkopfsvene, Vene des Luftröhrenkopfes, Gurgelblutader. Гортанная вѣна.

Vena lienalis s. lienaria, v. Vena splenica.

11549) Vena lingualis. | Zungenvene, Zungenblutader, Lingualvene. Вена язычная.

Vena magna cordis, v. Vena coronaria cordis stricte sic dicta.

Vena magna Galeni, v. Vena coronaria cordis stricte sic dicta.

11550) Vena malleolaris externa. | Aeussere Malleolarvene. Вена лодыжковая наружная.

11551) Vena malleolaris interna. | Innere Malleolarvene. Вена лодыжковая внутренняя.

Vena malleoli, v. Saphena.

11552) Vena mammaria externa. | Aeussere mammarische Vene. Вена титечная наружная.

11553) Vena mammaria interna. | Innere mammarische Vene. Вена титечная внутренняя.

11554) Vena maxillaris inferior s. dentalis inferior, s. alveolaris inferior. | Untere Kinnladenvene, Unterkiefervene, Unterkieferblutader. Вена нижнечелюстная.

Vena maxillaris interna anterior superior, v. Vena maxillaris interna prima.

11555) Vena maxillaris interna prima, Vena facialis interna, Vena maxillaris interna superior, Ramus profundus venae facialis internae. | Erste innere Kiefervene, Tiefe vordere od. Obere innere Kieferblutader, Tiefe Gesichts- od. Antlitzvene. Вена челюстная первая внутренняя.

11556) Vena maxillaris interna secunda, Ramus profundus venae facialis posterioris. | Zweite innere Kiefervene, Innere, hintere, untere Kieferblutader, Tieferer Ast der hintern Antlitzvene. Вена челюстная внутренняя вторая.

11557) Vena maxillaris superior s. alveolaris superior, s. dentalis superior. | Obere Kiefervene, Obere Zahnvene, Oberkieferblutader. Вена верхночелюстная.

Vena maxima, v. Vena cava.

11558) Vena mediana, Vena superficialis communis brachii. | Medianvene, Mittelarmblutader, Mittelader. Поверхняя вена передняго плеча или локотная передняя.

11559) Vena mediana basilica. | Basilika-Medianvene, Basilikamediana, Medianleber- od. Milzader (Ein unbestimmter Verbindungsast der Basilika und Medianvene). Короткая внутренняя локтевая вена.

11560) Vena mediana cephalica. | Cephalische Medianvene, Kopfmedianvene, Mediankopfader, Hauptmedianader. Короткая вѣтвь поверхностной наружной вены плеча, Вена короткая наружняя локтя или головная короткая.

Vena medinensis, v. Dracunculus et Filaria medinensis.

Vena meningea media, v. Vena spinosa.

Vena mentalis, v. Vena submentalis.

11561) Vena mesenterica s. meseraica, Vena mesenterica superior. | Mesenterische Vene, Gekrösblutader, Gekrösvene. Вена брыжечная.

Vena mesenterica inferior, v. Vena splenica.

Vena mesenterica superior, v. Vena mesenterica.

Vena meseraria, v. Vena mesenterica.

Vena mesocolica, v. Vena splenica.

Vena minor, v. Aorta.

Vena nasalis anterior interna, superior et inferior, v. Venae alares nasi.

Vena nasalis posterior, v. Vena spheno-palatina.

11562) Vena obturatoria. | Verstopfende Vene. Вена запирательная.

11563) Vena occipitalis s. occipitis superficialis. | Occipitalvene, Blutader des Hinterhaupts, Hinterhauptsblutader, Hinterhauptsvene, Flache Nackenvene, Oberflächliche Hinterhauptsblutader. Вена поверхняя затылка.

11564) Vena occipitalis superficialis inferior. | Untere oberflächliche Hinterhauptsblutader. Вена поверхняя затылка нижняя.

11565) Vena occipitalis superficialis superior. | Obere oberflächliche Hinterhauptsblutader. Вена поверхняя затылка верхняя.

Vena occipitis superficialis, v. Vena occipitalis.

Vena omphalo-mesaraica, v. Vasa omphalo-mesenterica.

Vena omphalo-mesenterica, v. Vasa omphalo-mesenterica.

11566) Vena ophthalmica cerebralis, Vena ophthalmica interna, Sinus ophthalmicus, Emissarium superius, Truncus venae oculi praecipuus. | Ophthalmische Gehirnvene, Augenvene des Gehirns, Augenhirnvene, Gehirnaugenvene. Вена глазная внутренняя.

11567) Vena ophthalmica facialis. | Gesichtsaugenvene. Вена лично-глазная.

Vena ophthalmica interna, v. Vena ophthalmica cerebralis.

Vena optica, v. Nervus opticus.

Vena ostiaria, v. Vena portae.

11568) Vena palatina. | Gaumenvene. Нёбная вена.

Vena pancreatico-duodenalis, v. Vena gastro-duodenalis.

Vena parem non habens, v. Azyga.

Vena pari carens, v. Azyga.

Vena paris expers, v. Azyga.

Vena perinaea, v. Vena perinaei.

11569) Vena perinaei s. perinaea. | Perinäumvene, Mittelfleischvene, Dammvene. Вена срамно-проходной промежности.

Vena peronaea, v. Vena peronea.

11570) Vena peronea s. peronaea. | Peroneische Vene, Wadenbeinvene, Wadenbeinader, Schienröhrenader, Wadenbeinblutader. Вена малаго берца.

Vena poplitaea, v. Vena poplitea.

11571) Vena poplitea s. poplitaea. | Popliteische Vene, Kniekehlvene, Kniekehlblutader. Вена подколѣнная.

11572) Vena portae s. portarum, Vena magna s. quae ad portas est, s. stelechiaea, s. lactea, s. ostiaria, Porta jecoris, Porta janitrix, Vena arteriosa s. arterialis, Manus jecoris s. hepatis, Vena ad portas. | Pfortader, Milchader. Воротная вена или крововозвратная жила.

Vena portae inferior, v. Vena portae ventralis.

Vena portae magna s. major, v. Vena portae ventralis.

Vena portae minor, v. Vena hepatica portae.

Vena portae parva, v. Vena hepatica portae.

Vena portae superior, v. Vena hepatica portae.

11573) Vena portae ventralis, Vena portae inferior s. magna, s. major. | Ventralpfortader, Bauchpfortader, Untere od. Grosse Pfortader. Вена воротная или нижняя, или большая.

Vena portarum, v. Vena portae.

11574) Vena pudenda communis. | Gemeinschaftliche Schamvene. Срамная общая вена.

11575) Vena pudenda externa. | Aeussere Schamvene. Вена срамная или дѣтородныхъ частей наружная.

11576) Vena pudenda interna. | Innere

Schamvene. Вена дѣтородныхъ частей или срамная внутренняя.

Vena pylorica, v. Vena coronaria ventriculi minor.

Vena quae ad portas est, v. Venae portae.

Vena radiata s. radialis externa, v. Vena cephalica minor.

11577) Vena ranina. | Froschvene, Froschblutader. Жабная, жабья подъязычная вена.

11578) Vena renalis. | Nierenvene. Почечная вена.

11579) Vena sacralis. | Sakralvene. Вена крестцовая.

Vena salvatella, v. Vena cephalica pollicis manus.

Vena saphaena, v. Saphena.

Vena saphaena externa, v. Vena saphena parva.

Vena saphena, v. Saphena.

Vena saphena magna, v. Saphena.

Vena saphena minor, v. Saphena parva.

Vena saphena parva, v. Saphena parva.

11580) Vena scapularis. | Skapularvene. Лопаточная вена.

Vena scapularis inferior, v. Vena subscapularis.

Vena sine jugo, v. Azyga.

Vena sine pari, v. Azyga.

11581) Vena spermatica. | Samenvene. Сѣмянная вена.

11582) Vena sphenopalatina. | Sphenopalatinische Vene. Вена основно-нёбная.

11583) Vena splenica, Vena lienalis s. lienaria, s. mesenterica inferior, s. mesocolica, s. haemorrhoidalis interna, Splenitis. | Splenische Vene, Milzblutader, Milzvene. Вена селезеночная.

Vena stelechiaea, v. Vena portae.

Vena stomachi, v. Vena coronaria ventriculi sinistra.

Vena subalaris, v. Vena basilica.

Vena subclavia, v. Vena subclavicularis.

11584) Vena subclavicularis, Vena subclavia, s. Subclavia. | Subklavikularvene, Schlüsselknochenvene od. Blutader, Schlüsselbeinvene od. Blutader, Unterschlüsselbeinvene, Zurückführende Schlüsselader. Вена подъключевая, подключичная.

11585) Vena subcutanea colli inferior. | Untere Subkutanvene des Halses. Вена подкожная или нижняя.

11586) Vena subcutanea colli superior. | Obere Subkutanvene des Halses. Вена подкожная шеи верхняя.

11587) Vena submentalis s. mentalis. | Submentalvene, Unterkinnvene od. Blutader. Подбородочная вена.

11588) Vena sublingualis. | Sublingualvene, Unterzungenvene oder Blutader. Подъязычная вена.

11589) Vena subscapularis, Vena scapularis inferior. | Subskapularvene, Unterschulterblattsvene od. Blutader. Подлопаточная вена или Вена лопаточная нижняя.

Vena superficialis communis brachii, v. Vena mediana.

11590) Vena supraorbitalis, Vena supraorbitaria. | Supraorbitalvene, Obere Augenhöhlvene. Вена надъ-очная.

Vena supraorbitaria, v. Vena supraorbitalis.

11591) Vena suprarenalis. | Nebennierenvene. Вена надпочечныхъ желѣзъ.

11592) Vena suralis. | Wadenvene. Икренняя вена.

11593) Vena tarsea. | Tarsusvene, Fusswurzelvene. Вена пяточная.

Vena temporalis communis, v. Vena facialis posterior.

Vena temporalis profunda, v. Ramus profundus venae temporalis communis.

11594) Vena temporalis superficialis. | Flache Schläfenvene. Вена височная поверхняя.

11595) Vena terminalis, Circulus venosus. | Grenzgefäss. Венозный кружокъ.

11596) Vena thyreoidea inferior, impar. | Untere, unpaarige thyreoideische Vene. Нижняя непарная, щитообразная вена.

11597) Vena thyreoidea media inferior (s. Venae thyreoideae mediae inferiores s. descendentes). | Mittlere und untere thyreoideische Vene. Средняя нижняя щитообразная вена.

11598) Vena thyreoidea superior s. suprema, s. thyreo-laryngea, s. laryngea. | Obere oder Oberste thyreoideische oder Schilddrüsenvene. Самая верхняя щитообразная вена.

Vena thyreoidea suprema, v. Vena thyreoidea superior.

Vena thyreo-laryngea, v. Vena thyreoidea superior.

Vena tibialis inferior, v. Vena labii inferioris.

11599) Vena tibialis. | Tibialvene, Schienbeinvene. Вена большаго берца. Antica et postica; Vordere und hintere; передняя и задняя.

11600) Vena tibialis recurrens. | Rücklaufende Tibialvene. Вена берцовая назадъ идущая.

11601) Vena tonsillaris. | Tonsillarvene, Mandelvene. Вена миндалеобразная железъ.

Vena transversa cervicis, v. Vena transversalis cervicis.

Vena transversa colli, v. Vena transversalis colli.

Vena transversa faciei, v. Vena transversalis faciei.

Vena transversa scapulae, v. Vena transversalis scapulae.

11602) Vena transversalis s. transversa cervicis. | Transverselle Nackenvene. Вена поперечная зашейка.

11603) Vena transversalis s. transversa colli. | Transverselle Halsvene, Quere Halsvene. Вена шейная поперечная.

11604) Vena transversalis s. transversa faciei. | Transverselle Gesichtsvene, Quer-od. Quere Antlitzvene od. Blutader. Вена поперечная лица.

11605) Vena transversalis s. transversa scapulae, Vena dorsalis scapulae. | Transverselle Schulterblattvene. Вена поперечная лопаточная.

11606) Vena ulnaris s. cubitalis externa. | Aeussere Ulnarvene, Ellbogenvene, Ellbogenblutader. Локтевая наружная вена.

11607) Vena ulnaris recurrens. | Zurücklaufende Ulnarvene. Вена локтевая назадъ идущая.

11608) Vena umbilicalis. | Umbilikalvene, Nabelvene od. Blutader, Zurückführende Nabelader.

11609) Vena vermicularis s. appendicularis. | Vermikularvene, Wurmfortsatzvene. Вена червеобразная, Пупочная вена.

11610) Vena vertebralis. | Vertebralvene, Wirbelvene, Halswirbelvene oder Blutader. Вена позвоночная.

11611) Vena Vidiana. | Vidianische Vene. Вена Видіева.

11612) Venae s. Venae sanguiferae. | Venen, Blutadern. Вены или Крововозвратныя жилы.

11613) Venae abdominales. | Abdominalvenen. Брюшныя вены.

11614) Venae accessoriae. | Accessorische Venen, Nebenvenen. Прибавочныя вены.

Venae adiposae, v. Venae suprarenales.

11615) Venae alares nasi, Vena nasalis anterior interna, superior et inferior. | Alarvenen der Nase, Obere und untere Flügelnasenvenen. Носовыя вены, Передняя, внутренняя, верхняя и нижняя.

Venae albae, v. Vasa chylifera et Vasa lymphatica.

Venae albae renum, v. Ureteres.

Venae apoplecticae, v. Venae jugulares.

Venae aquosae, v. Vasa lymphatica.

11616) Venae arteriarum. | Arterienvenen. Вены артерій.

11617) Venae articulares genu. | Artikularvenen des Knies. Вены суставныя колѣна.

11618) Venae articulares maxillae inferioris. | Artikularvenen des Unterkiefers. Вены суставныя нижней челюсти.

11619) Venae Asellii lacteae. | Aselli's Milchvenen. Млечные сосуды брыжеечные.

Venae atrabilariae, v. Venae suprarenales.

Venae audaces, v. Arteriae.

Venae auditoriae, v. Venae aurium.

11620) Venae auriculares. | Aeussere Ohrvenen, Aurikularvenen, Blutadern des äussern Ohrs. Вены ушныя.

11621) Venae auris internae. | Innere Ohrvenen, Blutadern des innern Ohrs. Вены ушныя или уха внутреннія.

11622) Venae aurium s. auditus organorum, Venae auditoriae s. organi auditus. | Ohrvenen, Zurückführende Ohradern, Venen des Ohrs, Ohrblutadern, Ohrenblutadern. Вены ушныя или уха.

Venae biliferae, v. Ductus biliarii.

11623) Venae bronchiales. | Bronchialvenen, Luftröhrenvenen, Luftröhrleinblutader, Luftgefässeblutadern. Вены вѣтвей дыхательнаго горла.

Venae buccinales, v. Venae buccinatoriae.

11624) Venae buccinatoriae s. buccinales. | Baccinatorische Venen, Backenvenen. Вены ланитныя.

11625) Venae capillares. | Haarvenen. Волосныя вены.

11626) Venae capitis. | Kopfblutadern, Kopfvenen. Вены головы.

Venae capitis superficiales, v. Venae faciales.

Venae capsulares, v. Venae suprarenales.

Venae capsulares renum, v. Venae suprarenales.

11627) Venae cardiacae. | Herzvenen. Сердечныя вены. Vid. Venae coronariae cordis.

11628) Venae cephalicae. | Cephalische Venen. Головныя вены.

11629) Venae cerebrales. | Cerebralvenen, Hirn- od. Gehirnvenen, Hirn- od. Gehirnblutadern. Вены мозга, мозговыя, мозгоголовныя.

11630) Venae cervicales. | Cervikalvenen, Nackenvenen, Halsvenen, Halsblutadern. Вены зашейка.

11631) Venae cervicales anteriores, Plexus colli s. Plexus venosi colli anteriores. | Vordere Cervikal- od. Nacken-, od.

Halsvenen. Передняя вены зашейка или зашейныя.

11632) Venae cervicales posteriores, Plexus venarum cervicalium posteriores, Plexus venosi colli posteriores, Plexus cervicales. | Hintere Cervikal- od. Nacken-, od. Halsvenen. Заднія вены зашейка или шейныя.

Venae chyliferae, v. Vasa chylifera.

Venae chylopoieticae, v. Radices venae portarum.

11633) Venae ciliares. | Ciliarvenen. Рѣсничныя вены; anticae et posticae; vordere und hintere; переднія и заднія; posticae breves et posticae longae; hintere kurze und hintere lange; заднія короткія и заднія длинныя.

11634) Venae colicae. | Kolonvenen, Grimmdarmvenen, Grimmdarmadern, Grimmdarmblutadern, Dickdarmsvenen. Ободочныя вены.

11635) Venae collaterales brachii s. Venae collaterales radiales et ulnares. | Kollateralvenen des Arms, Speichen- und Ellbogenkollateralvenen. Вены сообщительныя плечевыя, лучевыя и локтевыя.

Venae collaterales radiales et ulnares, v. Venae collaterales brachii.

11636) Venae communicantes. | Kommunicirende od. Verbindungsvenen. Вены сообщительныя.

11637) Venae coronariae cordis, Venae cardiacae. | Koronarische Herzvenen, Kranzvenen od. Kranzblutadern des Herzens, Zurückführende Kranzadern oder Kranzblutadern des Herzens. Вены вѣнечныя сердца или сердечныя.

11638) Venae coronariae ventriculi. | Koronarische Magenvenen, Kranzvenen des Magens, Magenkranzvenen. Вены вѣнечныя желудка.

Venae cubitales, v. Venae ulnares.

Venae cutaneae, v. Venae cutis.

11639) Venae cutis s. cutaneae, s. superficiariae. | Hautblutadern, Oberflächliche Blutadern. Вены кожи или поверхнія.

11640) Venae cysticae. | Gallenblasenvenen. Вены желчнаго пузыря.

11641) Venae dentium. | Zahnvenen, Zahnblutadern. Зубныя вены.

11642) Venae digitales dorsales manus. | Dorsalfingervenen. Перстныя тыльныя вены руки.

11643) Venae digitales manus. | Digitalvenen der Hand, Fingervenen od. Blutadern, Zurückführende Fingeradern. Вены перстныя руки.

11644) Venae digitales pedis. | Digitalvenen des Fusses, Fusszehen- od. Zehenvenen oder Blutadern, Zurückführende Zehenadern. Вены перстныя ноги.

11645) Venae digitales volares manus. | Volarfingervenen od. Blutadern. Вены перстныя ладонныя.

11646) Venae dorsales, Plexus venosi dorsales. | Dorsalvenen, Rückenvenen od. Blutadern. Тыльныя вены.

11647) Venae dorsales digitales s. digitorum pedis. | Dorsalvenen der Zehen, Dorsalzehenvenen, Fussrückenvenen od. Rückenvenen der Zehen. Тыльныя перстныя вены ноги.

11648) Venae dorsales digitales manus. | Dorsalvenen der Finger, Dorsalfingervenen, Handrückenvenen der Finger. Тыльныя перстныя вены руки.

11649) Venae dorsales nasi. | Rückenvenen der Nase. Хребетныя носовыя вены.

11650) Venae duodenales. | Zwölffingerdarmvenen oder Blutadern. Вены двенадцатиперстныя.

Venae durae matris, v. Venae meningeae.

Venae emulgentes, v. Venae venales.

11651) Venae epigastricae. | Epigastrische Venen, Bauchdeckenblutadern oder Venen, Bauchblutadern, Oberbauchblutadern od. Venen. Вены надчревныя.

Venae epiploicae, v. Venae omentales.

11652) Venae ethmoidales s. ethmoideae. | Ethmoidalvenen, Nasenhöhlenvenen, Riechbein- od. Siebbeinvenen od. Blutadern. Вены решетчатой кости.

Venae ethmoideae, v. Venae ethmoidales.

11653) Venae externae digitales pedis. | Aeussere Zehenvenen. Вены перстныя ноги наружныя.

11654) Venae faciales, Venae capitis superficiales. | Gesichtsvenen, Gesichtsblutadern, Antlitzvenen, Antlitzvenenstämme, Aeussere Blutadern des Kopfes, Oberflächliche Kopfblutadern. Вены лица или личныя.

11655) Venae frontales. | Frontalvenen, Stirnvenen, Stirnblutadern. Лобныя вены.

Venae gastricae, v. Venae ventriculi.

11656) Venae gastro-epiploicae. | Gastroepiploische Venen od. Blutadern, Magenblutadern. Вены желудочно-сальниковыя.

11657) Venae glutaeae. | Glutäische Venen, Gesässblutadern. Вены подвздошныя.

11658) Venae haemorrhoidales s. haemorrhoideae. | Hämorrhoidalvenen, Mastdarmvenen od. Blutadern, Feigwarzen od. Güldene Adern od. Blutadern, od. Goldadern. Вены почешуйныя.

Venae haemorrhoideae, v. Venae haemorrhoidales.

11659) Venae hepaticae. | Hepatische Venen, Lebervenen, Leberadern od. Blutadern. Вены печеночныя.

11660) Venae iliacae. | Iliacische Venen. Подвздошныя вены.

11661) Venae iliacae communes. | Gemeinschaftliche iliacische Venen, Iliumvenen. Вены подвздошныя общія.

11662) Venae intercostales. | Interkostalvenen, Zwischenrippenblutadern od. Venen, Rippenblutadern. Вены межреберныя.

11663) Venae internae digitales pedis. | Innere Zehenvenen. Вены перстныя ноги внутреннія.

11664) Venae interosseae perforantes superiores et inferiores. | Obere und untere Zwischenbeinvenen der Hand. Межкостныя вены руки верхнія и нижнія.

11665) Venae jugulares s. jugulariae, Venae apoplecticae s. soporales. | Jugularvenen, Drosselvenen, Drosseladern oder Trosseladern, Drosselblutadern, Halsvenen, Halsadern, Halsblutadern, Zurückführende Halsadern, Gurgeladern, Kehladern. Вены яремныя или шейныя.

Venae jugulariae, v. Venae jugulares.

11666) Venae labiales. | Labialvenen, Lippenblutadern, Lippenvenen. Губныя вены.

11667) Venae labiales inferiores s. labii inferioris. | Unterlippenvenen. Вены нижней губы.

11668) Venae labiales pudendi. | Schamlippenvenen. Вены срамныхъ губъ.

11669) Venae labiales superiores s. labii superioris. | Oberlippenvenen. Вены верхней губы.

Venae labii inferioris, v. Venae labiales inferiores.

Venae labii superioris, v. Venae labiales superiores.

Venae lacteae, v. Vasa chylifora et Vasa lymphatica.

Venae lacteae Asellii, v. Vasa chylifera.

Venae lacteae primaria, v. Vasa chylifera primi ordinis.

Venae lacteae secundariae, v. Vasa chylifera secundi ordinis.

Venae lactiferae, v. Tubuli lactei.

11670) Venae lumbales s. lumbares. | Lumbarvenen, Lendenvenen, Lendenblutadern. Вены поясничныя.

Venae lumbares, v. Venae lumbales.

Venae lymphaticae, v. Vasa lymphatica.

Venae lymphaticae intercostales, v. Vasa lymphatica intercostalia.

Venae magnae Galeni, v. Vena magna Galeni.

11671) Venae malleolares. | Knöchelvenen, Knöchelblutadern. Вены лодыжковыя.

11672) Venae mammariae. | Mammarische Venen. Титичныя вены.

11673) Venae massetericae. | Masseterische Venen, Kaumuskelblutadern, Kiefermuskelvenen. Вены жевательныхъ мышицъ.

11674) Venae maxillares. | Maxillarvenen, Kiefervenen, Kieferblutadern, Kinnbackenvenen oder Blutadern. Вены челюстныя.

11675) Venae mediastini. | Mediastinumvenen, Mittelfellblutadern, Brusthautvenen. Вены грудной преграды.

11676) Venae meningeae, Venae durae matris. | Meningeische Venen, Venen der harten Hirnhaut. Вены твердой мозговой оболочки.

11677) Venae meningeae mediae s. spinosae. | Mittlere Venen der harten Hirnhaut. Вены среднія или остистыя твердой мозговой оболочки.

11678) Venae metatarseae. | Metatarsusvenen, Mittelfussvenen, Mittelfussblutadern. Вены плюсневыя.

Venae micantes, v. Arteriae.

11679) Venae minimae, Venulae. | Kleinste Venen, Blutäderchen, Blutaderlein. Маленькія, самыя маленькія вены.

Venae minorum generum, v. Vasa lymphatica.

11680) Venae nasales. | Nasalvenen, Nasenvenen, Nasenblutadern. Вены носовыя.

Venae nervosae, v. Arteriae.

11681) Venae nutritiae. | Nutritionsvenen, Ernährungsvenen. Вены питающія или питательныя.

11682) Vena oesophageae. | Schlundvenen. Вены пищепріемнаго горла.

11683) Venae omentales, Venae omenti s. epiploicae. | Netzvenen, Netzblutadern, Netzadern. Вены сальничныя.

Venae omenti, v. Venae omentales.

11684) Venae ophthalmicae. | Augenvenen. Глазныя вены.

11685) Venae ophthalmicae cerebrales. | Gehirnaugenvenen. Мозго-глазныя вены.

Venae organi auditus, v. Venae aurium.

Venae organorum auditus, v. Venae aurium.

11686) Venae palatinae. | Palatinische Venen. Нюбныя вены.

11687) Venae palpebrales. | Augenliedervenen. Вены вѣкъ.

11688) Venae pancreaticae. | Pankreatische Venen, Pankreasblutadern, Bauchspeicheldrüsenvenen, Gekrösdrüsenblutadern. Вены поджелудочной железы.

11689) Venae penis. | Penisvenen, Ruthenvenen, Blutadern der männlichen Ruthe. Вены мужескаго дѣтороднаго уда.

11690) Venae perforantes. | Perforirende, Durchbohrende Venen. Прободающія вены.

11691) Venae pericardiacae s. pericardinae. | Perikardische Venen, Herzbeutelvenen. Вены околосердечныя.

Venae pericardinae, v. Venae pericardiacae.

11692) Venae perinaei s. perinaeae. | Perinäumvenen, Mittelfleischvenen, Dammvenen. Вены срамно-проходной промежности.

11693) Venae pharyngeae s. pharyngis. | Pharynxvenen, Schlundkopfblutadern, Schlundkopfvenen. Вены глоточныя.

Venae pharyngis, v. Venae pharyngeae.

11694) Venae phrenicae, Venae diaphragmaticae. | Phrenische Venen, Zwerchfellvenen. Вены грудобрюшной преграды.

11695) Venae plantares. | Plantarvenen. Вены подошвенныя.

11696) Venae plantares digitales. | Plantarzehenvenen. Вены перстныя подошвенныя.

Venae plantares subcutaneae, v. Venae plantares superficiales.

11697) Venae plantares superficiales s. subcutaneae. | Oberflächliche Plantarvenen. Вены подошвенныя поверхнія.

Venae pneumaticae, v. Venae pulmonales.

11698) Venae pollicares. | Pollikarvenen, Daumenblutadern od. Venen. Вены большаго перста руки.

Venae principales, v. Trunci venarum.

Venae pterygoideae, v. Plexus venosus pterygoideus.

11699) Venae pudendae. | Schamvenen. Вены срамныя или дѣтородныхъ частей.

11700) Venae pulmonales. Pulmonalis vena, Pulmonalia vena, Venae pneumaticae, Arteriae venosae. | Pulmonalvenen, Lungenblutadern, Lungenvenen. Легочныя вены.

Venae pulsatiles, v. Arteriae.

11701) Venae pyloricae. | Pylorusvenen, Pförtnervenen, Pförtnerblutadern. Вены желудочнаго исхода.

11702) Venae radiales. | Radialvenen, Speichenvenen. Лучевыя вены.

11703) Vena radiales digitales manus. | Radialfingervenen. Вены перстныя лучевыя.

Venae reductoriae, v. Venae renales.

Venae referentes, v. Venae renales.

11704) Venae renales s. emulgentes, s. referentes, s. reductoriae. | Renalvenen, Nierenvenen od. Blutadern, Aussaugende Blutadern. Вены почечныя.

11705) Venae sacrales s. sacrae (Plexus sacralis venosus). | Sakralvenen, Kreuzvenen oder Blutadern, Heiligbeinvenen (Sakralvenenplexus, Kreuzbeingeflecht). Вены крестцовыя.

Venae salientes, v. Arteriae.

Venae sanguiferae, v. Venae.

11706) Venae scrotales. | Skrotalvenen. Вены мошоночныя или мошонки.

Venae seminales, v. Venae spermaticae.

Venae serosae, v. Vasa lymphatica.

Venae soporales, v. Venae jugulares.

11707) Venae spermaticae s. seminales. | Spermatische Venen, Samenblutadern, Samenvenen. Вены сѣменныя.

11708) Venae spinales. | Spinalvenen, Rückenmarksblutader, Rückgrathsvenen. Вены становой жилы.

Venae spinosae, v. Venae meningeae mediae.

11709) Venae subcutaneae colli. | Subkutanvenen des Halses. Вены шейныя подкожныя.

Venae succenturiatae, v. Venae suprarenales.

Venae superficiariae, v. Venae cutis.

11710) Venae suprarenales, Venae capsulares (renum) s. succenturiatae, s. atrabilariae. | Suprarenalvenen, Nebennierenvenen od. Blutadern, Kapselvenen, Kapselblutadern. Вены надпочечныхъ железъ.

11711) Venae temporales. | Temporalvenen, Schläfe- oder Schlafvenen, oder Blutadern. Височныя вены.

11712) Venae thyreoideae. | Thyreoideische Venen, Schilddrüsen- od. Schildvenen, od. Blutadern. Вены щитообразныя.

11713) Venae tibiales lymphaticae, Tibialia vasa lymphatica. | Tibialsaugadern, Schenkelknochensaugadern, Schienbeinsaugadern. Всасывающіе сосуды большіе берцовые.

11714) Venae tracheales. | Trachealvenen. Вены дыхательнаго горла.

11715) Venae ulnares s. cubitales. | Ulnarvenen, Ellenbogenvenen. Вены локтевыя.

11716) Venae ulnares digitales manus. | Ulnarfingervenen. Вены перстныя локтевыя.

11717) Venae uteri gravidi, Sinus s. Sinus cavernosi, s. venosi uteri, Anfractus et spongiosi canales, s. Cuniculi, s. Tubuli, s. Tubuli caeci, s. Cavernulae, s. Cryptae uteri. | Venen des geschwängerten Uterus. Вены беременной матки.

11718) Venae uterinae, Plexus uterinus. | Uterusvenen, Gebärmutter- oder Mutter-, od. Bärmuttervenen, od. Blutadern. Вены маточныя или матки.

11719) Venae venarum. | Venenvenen. Вены венъ.

11720) Vena ventriculi s. gastricae. | Magenvenen, Magenblutadern. Вены желудочныя.

11721) Venae vesicales. | Vesikalvenen, Harnblasenvenen, Blasenblutadern od. Venen. Вены мочеваго пузыря.

11722) Venaesectio, Phlebotomia, Missio sanguinis e vena. | Das Aderlassen, Die Blutaderöffnung. Кровопусканіе.

11723) Venaesectio larga. | Ein starker Aderlass. Обильное кровопусканіе.

11724) Venaesectio probatoria s. modo probatorio instituta. | Versuchtes oder Versuchsweise angestelltes Aderlassen. Кровопусканіе испытательное, для испытанія.

Venatio mulierum, v. Venatio virorum.

11725) Venatio virorum s. mulierum. | Koketerie, Coquetterie, Gefallsucht. Кокетство.

Venator naturae, v. Curiosus naturae.

11726) Venatus. | Geadert. Жилистый.

Venefica, v. Saga.

11727) Veneficium. | Vergiftung. Отравленье. Vid. Toxicatio.

Venena, v. Toxica.

11728) Venena acria s. corrosiva. | Scharfe, ätzende Gifte. Острыс, ѣдкіе яды.

11729) Venena adstringentia. | Adstringirende Gifte. Стягивающіе яды.

11730) Venena alcalino mephitica. | Alkalisch-mephitische Gifte. Яды щелочно-гнилые.

11731) Venena animalia. | Animalische Gifte. Яды животныхъ.

11732) Venena chemica. | Chemische Gifte. Яды химическіе.

Venena corrosiva, v. Venena acria.

11733) Venena exsiccantia. | Austrocknende (zusammenziehende) Gifte. Изсушающіе яды.

11734) Venena fixa. | Fixe Gifte. Постоянные яды.

11735) Venena halituosa, vaporosa. | Dunstgifte. Яды парообразные.

11736) Venena lenta. | Langsame, Langsam wirkende Gifte. Яды медленно дѣйствующіе.

11737) Venena mechanica. | Mechanische Gifte. Яды механическіе.

11738) Venena mineralia. | Mineralische Gifte. Яды минеральные.

11739) Venena narcotica s. stupefacientia, s. stupefactiva. | Betäubende, Narkotische Gifte. Яды наркотическіе, оглушающіе, усыпительные, Одуряющіе.

11740) Venena narcotica acria. | Scharfe, narkotische Gifte. Остро оглушающіе яды.

11741) Venena narcotica pura. | Reine, narkotische Gifte. | Чисто оглушающіе яды.

Venena obstupefacientia, v. Narcotica et Venena narcotica.

11742) Venena putrida. | Faulige Gifte. Яды гнилые.

11743) Venena stiptica. | Stiptische Gifte. Стягивающіе яды.

Venena stupefacientia, v. Venena narcotica.

Venena stupefactiva, v. Venena narcotica.

11744) Venena topica. | Oertliche Gifte. Мѣстные яды.

Venena vaporosa, v. Venena halituosa.

11745) Venena volatilia. | Flüchtige Gifte. Летучіе яды.

11746) Venenatus, Virosus, Virulentus. | Giftig. Ядовитый.

11747) Venenivorus. | Giftschlucker. Ядопожирающій, Пожирающій ядъ съ намѣреніемъ (и безъ вреда для себя).

11748) Venenum, Virus, Toxicum. | Gift. Ядъ.

Venerivagus, v. Libidinosus.

11749) Venositas. | Venosität. Венозность.

11750) Venoso-nervosus. | Aderigrippig. Сосудистожильный (Bot.).

11751) Venosus. | Geadert, Venös. Сосудистый, Жилистый, Крововозвратножильный, Венозный, Венный.

11752) Venter, genit. ventris (v. Enteron). | Der Bauch, Unterleib. Брюхо, Чрево. Vid. Abdomen, Uterus et Ventriculus.

11753) Venter imus s. infimus, v. Abdomen, Hypogastrium, Cavum abdominale et Cavitas inferior corporis.

Venter inferior, v. Colon.

Venter magnus, v. Lumen.

Venter medius, v. Thorax et Cavitas media corporis.

11754) Venter musculi, Corpus s. Medium musculi. | Bauch eines Muskels. Брюхо (часть средняя) мышицы.

11755) Venter obesissimus. | Fett- od. Schmeerbauch. Пузань.

Venter parvus, v. Hypogastrium.

11756) **Venter** propendulus. | Der Hängebauch. Отвислое брюхо, Отвислый животъ.

Venter renum, v. Pelvis renalis.

Venter supremus, v. Cavitas superior corporis.

Venter temporalis digastrici, v. Venter posterior digastrici.

11757) **Venti** cardinales s. principales. | Hauptwinde. Главные вѣтры.

11758) **Venti** permanentes. | Beständige Winde. Постоянные вѣтры.

Venti principales, v. Venti cardinales.

11759) **Venti** secundarii. | Nebenwinde. Побочные вѣтры.

11760) **Ventilator.** | Ventilator. Вентиляторъ, Душникъ въ окнахъ, Отдушина, Отдухъ.

11761) **Ventilatio.** | Das Lüften. Провѣтриваніе.

11762) **Ventilium** s. Valvula. | Das Ventil, Eine kleine Klappe. Заслоночка, Захлопка, Клапанъ.

Ventosa, v. Cucurbita.

11763) **Ventrale.** | Bauchbinde, Bauchgurt, Bauchgürtel. Брюшная повязка, Подбрюшникъ.

11764) **Ventralis.** | Ventral-, Den Bauch betreffend. Брюшный.

Ventres, v. Cavitates magnae corporis.

11765) **Ventricosus.** | Bauchig. Пузастый, Надутый, Брюшистый.

11766) **Ventriculi** cerebri, Cavitates (s. Sinus, s. Ventriculus, s. Fissura centralis) cerebri. | Ventrikel des Gehirns, Gehirn- od. Hirnventrikel, Gehirn- od. Hirnkammern, Gehirn- od. Hirnhöhlen, Höhlung, Mittelspalte des Gehirns, Hirnhöhle. Желудочки мозга, или мозговые.

Ventriculi cerebri laterales, v. Ventriculi cerebri magni.

11767) **Ventriculi** cerebri magni s. superiores, s. laterales (s. anteriores, s. tricornes). | Grosse od. Obere Ventrikel, od. Seitenhöhlen des Gehirns (Vordere, Dreihörnige, Dreifach gekrümmte, Dreigehörnte Höhlen des Gehirns). Передніе или верхніе или боковые желудочки мозга.

Ventriculi cerebri superiores, v. Ventriculi cerebri magni.

Ventriculi cerebri tricornes, v. Ventriculi cerebri magni.

11768) **Ventriculi** cordis, Sinus s. Cavitates, s. Thalami, s. Specus cordis. | Ventrikel des Herzens, Herzkammern, Herzhöhlen od. Gruben, od. Zellen. Желудочки сердечные или сердца.

Ventriculi durae matris, v. Sinus cerebri.

Ventriculi Galeni, v. Sinus laryngis.

Ventriculi laryngis, v. Sinus laryngis.

Ventriculi Morgagni, v. Sinus laryngis.

11769) **Ventriculus**, Venter, Stomachus, Alvus, Coelia, Gaster, Nedys. | Der Magen. Желудокъ (Стомахъ).

Ventriculus anonymus, v. Ventriculus quintus cerebri.

Ventriculus aorticus, v. Ventriculus cordis posterior.

Ventriculus Arantii, v. Ventriculus cerebri quintus.

Ventriculus cerebelli, v. Ventriculus cerebri quintus.

11770) **Ventriculus** cerebri quartus. | Vierter Ventrikel des Gehirns. Четвертый желудочекъ мозга.

11771) **Ventriculus** cerebri quintus s. Ventriculus cerebelli, s. Arantii, s. anonymus. | Fünfte Höhle des Gehirns, Höhle des kleinen Gehirns, Aranzi's Gehirnventrikel. Пятый или безъименный желудочекъ мозга.

11772) **Ventriculus** cerebri tertius s. Processus fissurae medianae perpendicularis. | Dritter Ventrikel des Gehirns, Senkrechte Verlängerung der centralen Spalte des grossen Gehirns. Третій желудочекъ мозга.

11773) **Ventriculus** cordis anterior s. dexter, s. primus, s. interior, Ventriculus pulmonalis. | Vorderer, rechter od. Erster, auch Unterer Ventrikel des Herzens, Lungen- od. Lungenarterienkammer. Передній или правый или первый сердечный желудочекъ.

Ventriculus cordis dexter, v. Ventriculus cordis anterior.

Ventriculus cordis inferior, v. Ventriculus cordis anterior.

11774) **Ventriculus** cordis posterior s. sinister, s. secundus, s. superior, Ventriculus aorticus. | Hinterer, linker, oder Zweiter, oder Oberer Ventrikel des Herzens, Aortenkammer. Задній или лѣвый или второй сердечный желудочекъ.

Ventriculus cordis primus, v. Ventriculus cordis anterior.

Ventriculus cordis secundus, v. Ventriculus cordis posterior.

Ventriculus cordis sinister, v. Ventriculus cordis posterior.

Ventriculus cordis superior, v. Ventriculus cordis posterior.

Ventricus dexter cordis, v. Ventriculus cordis anterior.

Ventriculus hippocampi, v. Cornu inferius cerebri.

Ventriculus posterior cordis, v. Venticul. cordis posterior.

Ventriculus pulmonalis, v. Ventriculus cordis anterior.

Ventriculus quartus cerebri, v. Ventriculus cerebri quartus.

Ventriculus quintus cerebri, v. Ventriculus cerebri quintus.

Ventriculus septi pellucidi, v. Cavea Duncani.

Ventriculus sinister cordis, v. Ventriculus cordis posterior.

Ventriculus vermis bombycini, v. Cornu inferius cerebri.

11775) Ventriloquus, Engastrimythos. | Bauchredner, Bauchsprecher. Чревовѣщатель, Вентрилокъ, Говорящій брюхомъ.

Ventris profluvium, v. Diarrhoea.

11776) Ventus. | Der Wind. Вѣтръ.

11777) Venula (v. Vena). | Das Aederchen, Die kleine Ader. Жилочка.

Venula retinae, v. Vena centralis.

Venulae, v. Venae minimae.

Vonulae ciliares, v. Venae ciliares.

Venus, v. Cuprum et Coitus.

Vepenis, v. Penis.

11778) Ver. | Der Frühling. Весна.

11779) Veratrinum. | Veratrin. Вератринъ.

11780) Veratrum. | Germer. Чемерица.

11781) Veratrum album, Helleborus albus. | Weisser Germer, Weisse Niesswurzel. Чемерица бѣлая.

11782) Veratrum sabadilla. | Sabadillgermer. Сабадилъ, Чемеричникъ вшеморный, Вшивошное сѣмя.

11783) Verbascum. | Wollkraut. Коровякъ.

11784) Verbascum blattaria. | Motten-Wollkraut. Мольная трава, Семилистникъ, Степный звѣробой.

Verbascum Myconi, v. Ramondia pyrenaica.

11785) Verbascum nigrum. | Schwarzes Wollkraut. Коровякъ черный, Вербишникъ чёрный, или Царскій скипетръ чёрный, Быковникъ, Кошечникъ.

11786) Verbascum phlomoides. | Windblumenähnliches Wollkraut. Коровякъ мохнатый.

11787) Verbascum thapsiforme. | Thapsusähnliches Wollkraut. Коровякъ царскій скипетръ.

11788) Verbascum thapsus. | Gemeines Wollkraut, Königskerze, Himmelbrand. Вербишникъ бѣлой, или Царской скипетръ, Медвѣжье ухо, Коровякъ.

11789) Verbena. | Eisenhart. Желѣзнякъ.

11790) Verbena officinalis. | Officineller Eisenhart, Eisenkraut. Желѣзникъ, Желѣзнякъ, Желѣзная трава.

11791) Verbena triphylla, Lippia citriodora, Aloysia citriodora. | Citronenduftende Lippie, Dreiblätteriger Eisenhart. Желѣзнякъ трилистный.

Verbesina, v. Bidens tripartita.

Verbus, v. Penis.

Verecundia, v. Reverentia.

Verenda, v. Genitalia.

Veretrum, v. Genitalia et Penis.

11792) Verisimilitudo. | Wahrscheinlichkeit. Правдоподобіе, Вѣроятность.

11793) Veritas. | Wahrheit. Правда, Истина.

11794) Vermes. | Würmer. Черви, Глисты. Vid. Plexus choroidei cerebri et Vermitio.

11795) Vermes cerebelli s. Processus vermiformes, s. Excrescentiae vermiformes lobuli intermedii, s. cerebelli. | Würmer, Mittellappen, Wurmförmige Fortsätze des Cerebellums. Червообразные отростки мозжечка.

Vermes laterales cerebelli, v. Hemisphaerae cerebelli.

Vermes majores cerebelli, v. Hemisphaerae cerebelli.

11796) Vermicularis. | Vermikular, Wurmförmig. Червообразный.

Vermiculi spermatici, v. Animalcula spermatica.

11797) Vermiculosus. | Wurmstichig. Червистый, Червоточный.

11798) Vermifuga. | Wurmwidrige Mittel. Противоглистныя средства, Средства отъ глистовъ. Vid. Anthelminthica.

11799) Vermifugus. | Wurmtreibend. Червегонный, Глистогонный.

11800) Verminatio. | Wurmkrankheit. Червоточина, Червивость (Bot.).

11801) Verminosus. | Verminös. Отъ глистовъ происходящій, Глистный.

11802) Vermis. | Der Wurm. Червь, Червякъ (Глиста).

Vermis cerebelli, v. Pars media cerebelli.

Vermis cerebri, v. Febris hungarica.

Vermis digiti, v. Panaritium.

11803) Vermis majalis. | Maiwurm. Майка.

11804) Vermis superior cerebelli, Monticulus. | Oberer Wurm od. Berg des Cerebellums. Верхній червообразный отростокъ малаго мозга.

Vermis terrestris, v. Lumbricus terrestris.

Vermis vesicularis eremita, v. Cysticercus tenuicollis.

11805) Vermitio, Vermes, Morbus s. Status verminosus, Saburra verminosa, Helminthiasis. | Wurmkrankheit, Würmer, Wurmsucht, Wurmschleim. Глисты, Глистная болѣзнь.

Vernaculus morbus, i. q. Endemius.

11806) Vernalis. | Zum Frühling gehörig. Весенній.

Vernix, v. Sandaraca.

11807) Vernix caseosa, Materia caseosa foetus, Sordes cutis foetus, Excrementum foetus album tertiae coctionis s. unctuosum, s. oleosum, s. pingue. | Käseartiger Hautüberzug od. Käsichter Hautüberzug des Fötus, Kindesschleim, Vernis, Kindesfett, Kindesschmiere, Käsichte Rinde oder Fettartige Salbe, oder Hautschmiere, oder Firniss, od. Hautfirniss, oder Hautsalbe des Fötus. Створоживишася, Густая, Вязкая слизь, Отсѣдающая на тѣло младенца изъ родовыхъ водъ.

11808) Vernix succini. | Bernsteinfirniss. Янтарный лакъ.

11809) Vernonia anthelminthica. | Wurmwidrige Vernonie. Вернонія противуглистная.

11810) Vernus (v. Ver). | Im Frühling vorkommend. Весенній.

11811) Veronica. | Ehrenpreiss. Вероника.

11812) Veronica anagallis. | Wassergauchheil. Вероника водяная.

11813) Veronica arvensis. | Feld-Ehrenpreiss. Вероника нивяная, полевая.

11814) Veronica beccabunga. | Bachbungen. Вероника ручейная, или Ибунка, Козій ростъ, Козья морда, Цынготная трава, Поточникъ, Водяная порченая помочь.

11815) Veronica chamaedrys. | Wiesen-Ehrenpreiss. Вероника дубровка, дубровочная.

Veronica latifolia, v. Veronica teucrium.

11816) Veronica officinalis. | Officineller, ächter Ehrenpreiss. Вероника аптечная, аптекарская, лекарственная или лежачка.

11817) Veronica saxatilis. | Stein-Ehrenpreiss. Вероника скаловая.

11818) Veronica scutellata. | Schildförmiger Ehrenpreiss. Вероника щитковая.

11819) Veronica spicata. | Aehren-Ehrenkraut. Андреевъ крестъ, Андреевская вероника, Трава, Андрей вероника или Андрей вероника трава.

11820) Veronica teucrium, latifolia. | Gamander-Ehrenpreiss. Вероника широколистная.

11821) Veronica triphyllos. | Handlein-Ehrenpreiss. Вероника трилистная.

Verpa, v. Penis.

Verpus, v. Circumcisus.

11822) Verruca. | Warze. Бородавка.

11823) Verruca pensilis, Acrochordum. | Stielwarze. Висячая бородавка, имѣющая тонкое основаніе.

Verruca urethrae virilis, v. Caput galli gallinacei.

11824) Verrucae. | Warzen, Warzenartige Drüsen. Бородавки.

11825) Verrucae in regione phalangum (veter), Condylomata. | Feigwarzen. Волдырья на ногахъ.

11826) Verrucae sessiles s. Porum. | Sitzende od. Flachliegende Warzen. Бородавки большія и широкія.

11827) Verruciformis. | Warzenförmig. Бородавковидный.

11828) Verrucosus. | Warzig. Бородавчатый.

11829) Versio. | Die Wendung. Обращеніе вкругъ, Вертѣніе, Оборотъ.

11830) Versio foetus. | Die Wendung. Оборотъ (младенца).

Versio incompleta uteri, v. Hysteroloxia.

Versorium, v. Acus magnetica.

11831) Vertebra, Spondylus. | Der Wirbel. Позвонокъ. Vid. Etiam vertebrae.

Vertebra asphalites, v. Vertebra asphaltites.

11832) Vertebra asphaltites s. asphalites, s. firmans, s. fulciens. | Letzter Lendenwirbel, Befestiger, Stützer, Unterstützendes Lendenwirbelbein. Послѣдній поясничный позвонокъ. Vid. Vertebra nephrites.

Vertebra axillaris, v. Maschalister.

11833) Vertebra colli tertia, Axis, Axon. | Dritter Halswirbel, Achse. Третій шейный позвонокъ.

Vertebra dentata, v. Epistropheus.

11834) Vertebra dorsi s. thoracica prima, Vertebra gutturalis, Lophadia, Lophia, Liphia, Asphalia. | Erster Rückenwirbel, Erster Brust- od. Thoraxwirbel, Erstes Brust- od. Rückenwirbelbein. Первый спинный позвонокъ.

Vertebra eminens, v. Promontorium ossis sacri et vertebra prominens.

Vertebra firmans, v. Vertebra asphaltites.

Vertebra fulciens, v. Vertebra asphaltites.

Vertebra gutturalis, v. Vertebra dorsi prima.

Vertebra magna, v. Epistropheus, Os sacrum et Vertebra prominens.

11835) **Vertebra** nephrites s. asphaltites. | Erster Lendenwirbel, Hüftenwirbelbein, Nierenwirbelbein. Первый поясничный позвонокъ.

Vertebra ossis, v. Caput ossis.

Vertebra praecingens, v. Cingulum.

Vertebra prima, v. Atlas.

11836) **Vertebra** prominens s. magna, s. eminens, s. maxima, Atlantius nodus. | Siebenter Halswirbel od. Wirbelknochen des Halses, Letzter od. Unterster Halswirbel. Выдавшійся позвонокъ, Седьмой или послѣдній шейный позвонокъ.

Vertebra secunda, v. Epistropheus.

Vertebra thoracica prima, v. Vertebra dorsi prima.

11837) **Vertebrae**, Vertebrae verae s. legitimae, Verticuli, Verticula, Verticilla, Cubi, ossa fusi, ossa vertebrata s. orbiculata, Tali, Spondyli, Spondylia, Spondiles, Cardines. | Wirbel, Wirbelbeine, Wahre od. Einfache Wirbelbeine, Wirbelknochen, Würbelbeine, Gewerbbeine. Позвонки.

Vertebrae abdominales s. abdominis, v. Vertebrae lumborum.

Vertebrae antisterni, v. Vertebrae thoracis.

Vertebrae cervicales, v. Vertebrae colli.

Vertebrae cervicis, v. Vertebrae colli.

11838) **Vertebrae** colli s. cervicis, s. cervicales, Spondyli colli. | Halswirbel, Halswirbelknochen, Halswirbelbeine, Halsknochen, Wirbelknochen des Halses, Gewerbbeine des Genicks. Шейные позвонки.

Vertebrae costales, v. Vertebrae thoracis.

Vertebrae dorsales, v. Vertebrae thoracis.

Vertebrae dorsi, v. Vertebrae thoracis.

Vertebrae legitimae, v. Vertebrae.

Vertebrae lumbares, v. Vertebrae lumborum.

11839) **Vertebrae** lumborum s. lumbares, s. renum, Spondyli lumborum. | Lendenwirbel, Lendenwirbelbeine, Wirbelknochen od. Wirbelbeine der Lenden, Wirbelbeine an den Lenden, Lendengewerbbeine, Hüftwirbelknochen, Hüftenwirbelbeine, Bauchwirbel, Bauchwirbelbeine, Abdominalwirbel. Поясничные или чресленные позвонки.

Vertebrae mendosae, v. Vertebrae spuriae.

Vertebrae pectoris, v. Vertebrae thoracis.

Vertebrae renum, v. Vertebrae lumborum.

11840) **Vertebrae** spuriae s. nothae, s. mendosae. | Falsche Wirbel od. Wirbelbeine des Kreuzknochens. Сросшіеся или ложные позвонки.

Vertebrae spuriae ossis occygis, v. Vertebrae spuriae ossium occygis.

Vertebrae tergi, v. Vertebrae thoracis.

11841) **Vertebrae** thoracis s. thoracicae, Vertebrae pectoris s. dorsi, s. tergi, s. antisterni, s. dorsales, s. costales. | Thoraxwirbel, Brustwirbel, Rückenwirbel, Brust- oder Rückenwirbelbeine, Wirbelknochen des Rückens. Спинные позвонки.

Vertebrae verae, v. Vertebrae.

11842) **Vertebralis.** | Vertebral-, Wirbel-, Zu den Wirbeln gehörig. Позвоночный.

Vertebrum ossis, v. Caput ossis.

Vertebrum ossis femoris, v. Caput ossis femoris.

11843) **Vertex**, Coryphe. | Der Scheitel, Wirbel (des Haupts). Макушка, Верхушка верхняя часть головы.

Vertex cordis, v. Apex cordis.

Vertex cubiti, v. Olecranon.

Vertex mesenterii, v. Coryphe mesenterii.

Vertex ossis sacri, v. Os coccygis.

Vertex palpitans, v. Fontanella et Fontanella major.

11844) **Verticalis.** | Vertikal, Scheitelrecht. Вертикальный, Отвѣсный.

Verticilla, v. Vertebrae.

Verticillata, v. Stellata.

11845) **Verticillatus.** | Quirlförmig, Wirbelförmig. Мутовчатый.

Verticillum, v. Tornaculum.

11846) **Verticillus.** | Quirl. Мутовка, Вертлужокъ.

Verticula, Verticulum, Verticulus = Articulatio, v. Vertebrae.

Verticuli, v. Vertebrae.

Verticulum, v. Verticula.

11847) **Vertigo**, Dinos, Scotodinos, Scotoma. | Schwindel. Круженіе головы, Головокруженіе, Главокруженіе.

11848) **Vertigo** caduca s. gyrans. | Schwindel mit Umfallen des Körpers und vermindertem Bewustsein. Падучее главокруженіе.

Vertigo caliginosa, v. Vertigo tenebricosa.

11849) Vertigo ebriosa. | Schwindel von Trunkenheit. Главокруженіе отъ пьянства.

Vertigo gyrans, v. Vertigo caduca.

11850) Vertigo rotatoria. | Schwindel vom Umdrehen. Главокруженіе отъ кругообращенія, отъ круговаго движенія.

11851) Vertigo tenebricosa, caliginosa, Scotodinus, Scotodinia, Scotodine. | Der Schwindel mit Dunkelwerden vor den Augen, Der Glatzschwindel. Главокруженіе съ потемненіемъ зрѣнія или предъ глазами.

Veru montanum, v. Caput galli gallinacei.

11852) Verus. | Wahr, Wirklich, Aecht. Истинный настоящій, Дѣйствительный.

11853) Vervex. | Der Hammel, Schöps. Кладенный баранъ.

Vesania, v. Insania.

11854) Vesania equorum, Melancholia placida, Vertigo, Lethorgus. | Der Koller, Stiller Koller, Dummkoller, Mania, Rasender Koller, Springkoller. Обморакъ, Омракъ, Вертеніе головы, Родимецъ.

Vescet, v. Oesophagus.

11855) Vesica. | Die Blase. Пузырь. Vid. Receptaculum chyli et Vesica urinaria.

Vesica biliaria, v. Vesica fellea.

Vesica cordis, v. Pericardion.

11856) Vesica destillatoria. | Destillirblase. Перегоночный кубъ.

11857) Vesica fellea, Fel, Vesicula bilis flavae, Vesicula bilis s. fellis, s. fellea, Vesica biliaria, Folliculus felleus s. fellis, s. biliarius, Cystis choledocha, Cystis fellea, Vasculum bilis, Bursa cholerae citrinae. | Gallenblase, Gallblase. Желчный пузырь или мѣшечекъ, Желчная сумочка.

Vesica intestinalis, v. Vesicula umbilicalis.

11858) Vesica urinae s. urinaria, Vesica, Cystis urinaria, Receptaculum urinae, Calla, Metene, Mabuela, Ziphac. | Harnblase, Urinblase, Blase. Мочевой пузырь.

Vesica urinaria, v. Vesica urinae.

Vesicae unguinosae tendinum, v. Sacci mucosi.

11859) Vesicalis. | Vesikal-, Blasen-, Harnblasen, Zur Blase, Urinblase gehörig. Пузырчатый, Мочепузырчатый.

11860) Vesicantia, Vesicatoria. | Blasenziehende Mittel, Blasenpflaster. Нарывныя средства.

Vesicaria, v. Ovaria.

Vesicatoria, v. Vesicantia.

Vesicatorium perpetuum, v. Emplastrum cantharidum perpetuum.

11861) Vesicula. | Bläschen, Wasserblatter. Пузырекъ, Водяный пуперешекъ.

Vesicula aenigmatosa, v. Vesicula umbilicalis.

Vesicula bilis, v. Vesica fellea.

Vesicula chyli, v. Receptaculum chyli.

Vesicula fellea, v. Vesica fellea.

Vesicula fellis, v. Vesica fellea.

11862) Vesicula omphalo-intestinalis, Tunica erythroides. | Das Darmbläschen. Кишечный пузырекъ (veter).

Vesicula omphalo-mesenterica, v. Vesicula umbilicalis.

Vesicula ovalis, v. Vesicula umbilicalis.

11863) Vesicula umbilicalis, Vesica intestinalis, Vesicula omphalomesenterica s. aenigmatosa, s. ovalis, Alantoidea, Alantoidea ovata, Membrana alantoidea, Bulla crystillina, Bulla, Processus infundibuliformis amnii, Hydatis funiculi (bei Thieren, у животныхъ: Tunica erythoides). | Nabelbläschen, Nabelblase, Darmbläschen, Räthselhaftes Bläschen. Пупочный или кишечный пузырекъ (между водяною и сосудистою оболочками зародышеваго яйца).

11864) Vesiculae. | Bläschen, Wasserbläschen. Пузырки, Водяные пузырки. Vid. Bullae et Pustulae.

Vesiculae adiposae, v. Glandulae adiposae.

11865) Vesiculae aëreae. | Luftbläschen. Воздухоносные пузырки.

Vesiculae bronchiales, v. Cellulae pulmonales.

Vesiculae cervicis uteri, v. Ovula Nabothi.

11866) Vesiculae gangraenosae. | Brandblasen. Мертвые, Мертвенные пузырки.

Vesiculae Graafianae, v. Ova Graafiana.

Vesiculae intestinorum, v. Villi intestinorum.

Vesiculae luteae ovariorum, v. Cicatrices ovariorum.

Vesiculae ovarii, v. Ova Graafiana.

Vesiculae pulmonales, v. Cellulae pulmonales.

Vesiculae rotundae, v. Ova Graafiana.

11867) Vesiculae seminales s. seminariae, s. spermaticae, Capsulae seminales, Vascula varicosa, Conceptacula seminaria, Tortuositas anfractuum. | Samenbläschen, Samenbläslein, Samenblasen, Samendärmchen. Сѣменные пузырки.

Vesiculae seminales mulierum, v. Ovula Nabothi.
Vesiculae seminariae, v. Vesiculae seminales.
Vesiculae spermaticae, v. Vesiculae seminales.
Vesiculae testis muliebris, v. Ova Graafiana.
11868) **Vesicularis.** | Vesikular. Пузырчатый.
11869) **Vespa** communis. | Wespe. Оса.
11870) **Vespa** crabro. | Die Horniss. Шершень.
11871) **Vespa** vulgaris. | Gemeine Wespe. Обыкновенная оса.
11872) **Vesper**, Vespera (*ἑσπερα*). | Der Abend, Abendstern, Das Abendbrod, Abendessen, Die Abendgegend. Вечеръ, Закатъ дня, вечерняя звѣзда, Ужинъ, Западъ, Западная страна.
11873) **Vespertinus.** | Abendlich, Am Abende. Вечерній; Tempore vespertino, Zur Abendzeit; Вечеру, Вечеромъ, Вечернимъ временемъ.
11874) **Vestibulum** labyrinthi, Cavitas s. Cavum vestibuli. | Vestibulum des Labyrinths, Vorhof od. Vorsaal, Gehörvorhof des Labyrinths. Преддверіе, Входъ, Паперть, Притворъ лабиринта.
11875) **Vestibulum** vaginae, Ambitus genitalis muliebris, Pronaus, Atrium vaginae. | Vestibulum der Vagine, Vorhof der Scheide, Schamvorhof, Schoossumfang. Входъ, Преддверіе рукава матки.
Vestigium, v. Planta pedis.
Vestigium foraminis ovalis, v. Fossa ovalis.
Vestigium foraminis ovalis cordis, v. Fossa ovalis cordis.
Vestigium pedis, v. Metatarsus.
11876) **Vestimentum.** | Die Bekleidung, Kleidung. Одѣяніе, Одежда.
Vestimentum nativum, v. Corium.
11877) **Vestis**, Vestimentum. | Das Kleid, Die Kleidung. Платье, Одежда.
Vestis foetus, v. Amnion.
11878) **Vestitus.** | Die Bekleidung, Kleidung. Одѣяніе, Одежда.
Veterinaria medicina, v. Ars veterinaria.
11879) **Veterinarius** (v. Veterinus). | 1) Das Zugvieh betreffend. Скотскій, до рабочаго скота надлежащій, ветеринарный. 2) Medicus veterinarius s. Hippiatros. | Ein Thierarzt, Vieharzt, Veterinärarzt. Ветеринарный (скотскій) лекарь или врачь или медикъ.
11880) **Veterinus.** | Das Zugvieh betreffend. До рабочаго скота надлежащій.
Veternositas, v. Typhomania.
Veternus, v. Typhomania.
11881) **Vetula.** | Ein altes Frauenzimmer. Старушка, Старуха. Vid. Os sacrum.
11882) **Vetulus.** | Aeltlich, Ziemlich alt, Ein Alter, Ein Greis. Староватый, Старенькій, Старикъ, Старичушка. Vid. Senex.
11883) **Vetus.** | Alt (bejahrt), Nicht frisch, Ehemalig. Старый (Немолодой, не свѣжій), Древній, Давній.
11884) **Vexatio.** | Eine heftige Quetschung. Сильный, жестокій ушибъ.
Vexilla tubarum Fallopii, v. Fimbriae tubariae ... Fallopianarum.
11885) **Vexillum.** | Die Fahne. Парусъ, Знамя, Флагъ.
11886) **Via.** | Der Weg, Die Strasse. Дорога, Улица.
Via ad infundibulum, v. Apertura anterior ventriculi tertii cerebri.
Via curandi, v. Ratio medendi.
Via stomachi et ventris, v. Oesophagus.
Viae chyliferae, v. Vasa chylifera.
11887) **Viae** clandestinae s. secundae urinae. | Heimliche Harnwege, Geheime Harnwege. Секретные мочевыя пути.
Viae excretionis, v. Organa excretoria.
Viae lacrymales, v. Organa lacrymalia.
Viae lacteae, v. Vasa chylifera et Vasa lymphatica.
11888) **Viae** naturales, Exitus naturales. | Natürliche Wege. Натуральные, естественные пути.
Viae primae, v. Canalis intestinalis.
11889) **Viae** respirationis s. vitales. | Respirationswege, Athmungswege, Lebenswege. Пути дыханія.
Viae secundae urinae, v. Viae clandestinae urinae.
11890) **Viae** urinae s. urinales, Organa, s. Viscera uropoëtica, s. urinae, Systema urinopoëticum. | Harnwege, Urinwege, Harnwerkzeuge, Harnorgane, Harnabsonderungswerkzeuge, Organe der Urinablagerung, Harnsystem, Urinsystem. Мочевые пути.
Viae urinales, v. Viae urinae.
Viae vitales, v. Viae respirationis.
11891) **Vibex**, Vibix, genit. —icis, Molops, Stria. | Der Streif, Blutstreif, Die Blutstrieme. Полоса, Кровяное, Багряное пятно.
11892) **Vibices**, Ecchymonata. | Blutstriemen. Багровыя продолговатыя пятна.
Vibramen, v. Oscillatio.
Vibratio, v. Oscillatio.

Vibratio cardiaca s. cordis, v. Cardiosphygmus.

Vibratio penduli, v. Oscillatio penduli.

Vibrator, v. Canalis deferens.

Vibratus, v. Oscillatio.

11893) Vibrio aceti. | Der Essigaal. Уксусный угорокъ.

11894) Vibrissae. | Haare der Nasenlöcher. Волосы въ ноздрихъ.

11895) Viburnum lantana. | Wolliger Schlingbaum, Kleiner Mehlbaum. Гордовина, Гордъ, Гордина, Гордовикъ.

11896) Viburnum opulus. | Wasserhollunder, Schneeballen. Калина обыкновенная.

11897) Vicarians, Vicarius. | Stellvertretend. Замѣняющій, заступающій.

11898) Vicia. | Wicke. Бобъ.

Vicia ervilia, v. Ervum ervilia.

11899) Vicia faba. | Bohnenwicke, Saubohne, Pferdebohne, Ackerbohne. Бобъ простой.

11900) Vicia sativa. | Gemeine Wicke, Futterwicke, Ackerwicke. Бубовина кормовая, Мышій горохъ сѣяльный.

11901) Vicissitudo. | Wechsel. Перемѣна, Перемѣнность.

Victus, v. Alimentum.

Vigilantia, v. Vigilia.

11902) Vigilia, Vigiliae, Vigilantia, Vigilatio, Vigilium, Egregorsis. | Das Wachen. Вдѣніе, Бодрость, Бодрствованіе.

Vigilia nimia, v. Agrypnia.

Vigiliae, v. Vigilia.

Vigiliae nimiae, v. Typhomania.

Vigilium, v. Vigilia.

11903) Vigor. | Die Lebhaftigkeit, Munterkeit, Stärke. Бодрость, живость, Сила, Крѣпость.

Vigor morbi, v. Acme.

11904) Villi intestinorum, Flocci, Flocculi s. Vesiculae, s. Papillae, s. Cylindri, s. Tubi membranacei intestinorum. | Villen der Därme, Zäpfchen od. Zotten, od. Flocken der innersten Haut der Därme, Darmzotten. Волоконцы кишекъ.

11905) Villosus. | Zottig. Волнистый, мохнатый.

11906) Villus. | Eine Zotte. Колосокъ, Мошокъ, Волна, Пушокъ.

Viltrum, i. q. Filtrum.

11907) Vina medicata. | Medicinische Weine. Врачебныя, Травныя вина.

11908) Vinca. | Sinngrün. Барвенокъ.

11909) Vinca major. | Grosses Sinngrün. Барвенокъ большой.

11910) Vinca minor. | Kleines Sinngrün, Wintergrün. Могильница или Барвеника малая, Барвенокъ маленькой, Гробная трава.

Vinca pervinca, v. Vinca minor.

11911) Vincetoxicum, Asclepia vincetoxicum. | Gemeine Schwalbenwurzel. Струковатое зелье, Чертовая борода.

Vinctura, v. Deligatio et Fascia.

Vinctura pro hernia umbilicali, v. Fascia umbilicalis.

Vinctura pro omnibus digitis, v. Chirotheca completa.

Vinctura pro uno digito, v. Chirotheca incompleta.

11912) Vinculum. | Ein Band, Verband. Повязка, Связка.

Vinculum coli, v. Ligamentum coli anterius.

Vinculum linguae, v. Frenulum linguae.

Vinculum magnum hepatis, v. Ligamentum suspensorium hepatis.

Vinculum mesenterii, v. Coryphe mesenterii.

Vinculum praeputii, v. Frenulum glandis.

Vinculum umbilicale, v. Funiculus umbilicalis.

Vindicta, v. Ultio.

11913) Vinibua. | Eine Weinsäuferin. Пьяница.

Vinolentia, v. Ebrietas.

Vinolentus, v. Ebrius.

11914) Vinosus. | Zum Weine gehörig, Voll Wein. Винный.

Vintera aromatica, v. Drimys Winteri.

11915) Vinum, οινος. | Der Wein. Вино (виноградное).

11916) Vinum adustum, crematum. | Branntwein. Водка. Vid. Spiritus vini.

11917) Vinum aloës s. aloëticum, Tinctura sacra. | Aloëwein. Вино сабурное.

11918) Vinum amarum. | Vinum gentianae compositum. | Bitterer Wein. Горькое вино.

11919) Vinum antimoniale s. antimoniatum. | Spiessglanzwein. Вино сурьмянное.

Vinum antimonii Huxhami, v. Vinum stibiatum.

11920) Vinum burgundicum. | Burgunderwein. Бургонское вино.

11921) Vinum campanum s. campanaceum. | Champagnerwein. Шампанское вино.

Vinum chalybeatum, v. Vinum martiatum.

Vinum crematum, v. Vinum adustum.

Vinum de kinakina compositum, v. Tinct. chinae composita.

Vinum emeticum, v. Vinum stibiatum.

Vinum ferri, v. Vinum martiatum.
11922) Vinum gallicum. | Franzwein. Французское вино.
11923) Vinum gallicum album. | Weisser Franzwein. Бѣлое Французское вино.
11924) Vinum gallicum rubrum. | Rother Franzwein. Вино Французское красное.
Vinum gentianae compositum, v. Vinum amarum.
11925) Vinum hispanicum s. Malacense. | Spanischer od. Malagawein. Вино Гишпанское, Малаго, Малага.
11926) Vinum hungaricum. | Ungarwein. Венгерское вино.
Vinum inveteratum, v. Vinum vetus.
11927) Vinum ipecacuanhae. | Ipekakuanenwein. Вино Ипекакуанское или рвотнаго корня.
Vinum Malacense, v. Vinum hispanicum.
11928) Vinum martiatum s. chalybeatum, s. ferri, s. ferruginosum. | Eisen- oder Stahlwein. Вино желѣзное, марціальное.
11929) Vinum medicatum. | Kräuterwein. Врачебное, Лекарственное, Медицинское, Травное вино.
Vinum opii, v. Tinctura opii crocata.
Vinum opii aromaticum, v. Tinctura opii crocata.
Vinum opii compositum, v. Tinctura opii crocata.
Vinum opii fortius, v. Tinct. opii vinosa.
11930) Vinum recens. | Neuer, Junger Wein. Свѣжее вино.
Vinum rhei, v. Tinctura rhei vinosa Darelli.
11931) Vinum Rhenanum. | Rheinwein. Рейнвейнъ, Рейнское вино.
11932) Vinum rubrum. | Rother Wein. Вино красное.
11933) Vinum scillites. | Meerzwiebelwein. Вино морсколуковое.
Vinum solutis extractis medicatum, v. Elixir viscerale Hoffmanni.
11934) Vinum stibiatum s. antimonii Huxhami, Liquor antimonii tartarisatus, Vinum tartrat. antimonii, Vinum emeticum, Vinum tartratis stibii et potassae, Aqua benedicta Rulandi. | Spiessglaswein, Brechwein, Rouland's Wasser, Spiessglanzwein. Вино сюрьмяное, Вода Руландова.
Vinum tartratis antimonii, v. Vinum stibiatum.
Vinum tartratis stibii et potassae, v. Vinum stibiatum.
11935) Vinum vetus, inveteratum. | Alter Wein. Старое вино.

11936) Viola. | Die Viole, Das Veilchen. Фіялка, Фіалка, Фиалка, Фіалки.
11937) Viola arvensis. | Ackerviole. Фіалка пашенная, Вюлетка или Фіолетка полевая.
11938) Viola canina. | Hundsveilchen. Фіалка собачья, Изгонь трава.
Viola diandrya, v. Corynostylis diandrum.
Viola ipecacuanha, v. Solea ipecacuanha.
Viola matronalis, v. Matronalis flos.
11939) Viola odorata. | Wohlriechende Viole, Veilchen, Märzviole. Фіалка душистая, Віолетка или Фюлетка пахучая.
Viola parviflora, v. Solea parviflora.
11940) Viola tricolor, Jacca. | Dreifarbige Viole, Dreifaltigkeitskraut, Freisamkraut. Фіалка анютыны глазки, Віолетка троецвѣтная, Веселые глазки, фіалка трицвѣтная, Троичная трава.
11941) Violaceus. | Violet, Veilchenblau. Фіолетовый, Синекрасный.
11942) Violentia. | Gewaltsamkeit. Насильство, Насилие.
11943) Violentus. | Gewaltsam. Насильственный, Насильный, Насильно произведенный.
11944) Vipera. | Viper. Ехидна.
11945) Vipera aegyptiaca, Coluber vipera. | Die eigentliche, ägyptische Viper. Ехидна Египетская.
11946) Vipera berus, Coluber berus. | Die gemeine Viper, Kreuzotter, Kupferschlange. Европейская ехидна
11947) Vipera naja, Coluber naja, Naja tripudians. | Brillenschlange. Очковая змѣя.
Viperaria, v. Scorzonera.
11948) Vir, Mas. | Mann, Mannsperson. Мужъ, Мущина, Совершеннолѣтній человѣкъ.
Viragines, v. Virago.
11949) Virago, genit. Viraginis. | Mannweib, Männliches Weib, Mannjungfer. Мужественная, Мужеобразная, Мужеподобная женщина или дѣвица.
Viredo, v. Color viridis.
11950) Vires centrales. | Centralkräfte. Центральныя силы.
Vires naturae, v. Vis naturae.
11951) Vires organicae. | Organische Kräfte od. Kraftvermögen. Органическія силы.
Vires stimulatrices, v. Potentiae incitantes.
11952) Vires vitae s. vitales. | Lebenskräfte. Жизненныя силы.
Vires vitales, v. Vires vitae.
11953) Virescens. | Grün werdend. Зеленѣющій.

Virga, v. Penis.
Virga aurea, v. Solidago virgaurea.
Virga cerebri, v. Glandula pinealis.
Virga muliebris, v. Clitoris.
Virga pastoris, v. Dipsacus.
Virga virilis, v. Penis.
11954) Virgatus. | Ruthenförmig. Лозный, лозоподобный.
11955) Virginal, virginale, virginalia. | Die weiblichen, äussern Geschlechtstheile im jungfräulichen Zustande. Наружныя женскія дѣтородныя части въ дѣвственномъ состояніи.
Virginale, v. Virginal.
Virginale claustrum, v. Hymen.
Virginalia, v. Virginal.
Virginalis, v. Virgineus.
11956) Virgineus, Virginalis. | Jungferlich, Jungfräulich. Дѣвственный, Дѣвичій.
Virgineus morbus, v. Chlorosis.
Virginia, v. Hymen.
11957) Virginitas. | Die Jungferschaft, Jungfräulichkeit. Дѣвственность, Дѣвство.
Virginitas deflorata, v. Defloratio.
11958) Virginitas moralis. | Die moralische Jungferschaft. Нравственная дѣвственность.
11959) Virginitas physica. | Die physische Jungferschaft. Физическая дѣвственность.
11960) Virgo. | Die Jungfer, Jungfrau, Magd. Дѣвица, Дѣвушка, Дѣва.
Virgo illibata, v. Virgo incorrupta.
11961) Virgo incorrupta s. illibata, s. intacta. | Eine reine Jungfer. Дѣвица нерастлѣнная у которой неповреждено еще дѣвственное состояніе.
Virgo intacta, v. Virgo incorrupta.
11962) Virguncula. | Ein Jungferchen, Jungferlein. Дѣвочка.
Viride aeris, v. Cuprum subaceticum.
11963) Viridis, e. | Grün. Зеленый.
Virile, v. Penis.
11964) Virilitas. | Männlichkeit, Mannheit, Mannhaftigkeit, Männliche Kraft, Mannskraft, Männlicher Charakter. Мужественность, Мужество.
Virilitas erepta, v. Virilitas excisa.
11965) Virilitas excisa, erepta. | Der Zustand der Entmannung, Das Kastrirtsein. Состояніе кастрата или хлопца.
11966) Virosus. | 1) (v. Vir). Mannsüchtig, Manntoll. Страстный къ мужескому полу. 2) (v. Virus). Voll Jauche, Stinkend, Giftig. Гнойный, Смрадный, Вонючій, Ядовитый. Vid. Venenatus.
11967) Virtus. | Die Tugend. Добродѣтель, Добродѣтельность.
Virtus altrix, v. Vis nutrix.
Virtus augmentativa, v. Vis nutrix.
Virtus crescitiva, v. Vis nutrix.
11968) Virtus formativa s. formatrix. | Formende Thätigkeit. Образовательная дѣятельность.
Virtus formatrix, v. Virtus formativa.
Virtus magnetica, v. Vis magnetica.
Virtus nutritativa, v. Vis nutrix.
Virtus nutritoria, v. Vis nutrix.
Virtus nutrix, v. Vis nutrix.
Virtus pulsifica, v. Facultas pulsifica.
11969) Virulentus. | Giftig. Ядовитый.
11970) Virus. | Jauche, Gift, Gestank. Сукровица, Ядъ, Вонь, Зловоніе. Vid. Ichor, Miasma et Venenum.
Virus contagiosum, v. Contagium.
11971) Vis, —is, plur. Vires s. Dynamis, s. Energia, Kutonia, Arete. | Die Kraft, Das Vermögen, Dynamisches Vermögen, Dynamische Thätigkeit, Freithätiges. Сила, Мочь. Vid. Robur.
Vis abalienata, v. Anomalia.
11972) Vis absorbens. | Die einsaugende Kraft. Всасывающая сила.
11973) Vis acceleratrix. | Beschleunigende Kraft. Ускоряющая сила.
Vis activa, v. Vis nutrix.
11974) Vis (s. Facultas) assimilatrix. | Assimilationskraft, Assimilationsvermögen, Assimilirende Kraft. Приуподобляющая сила.
11975) Vis attractiva s. attractoria, s. attractrix, Vis contractiva s. contractionis. | Attraktionskraft, Anziehungskraft, Attraktive Kraft, Anziehende oder Kontraktive Kraft. Притягивающая, Притягательная, Привлекательная сила.
Vis attractrix, v. Vis attractiva.
Vis aucta, v. Sthenia.
Vis augmentalis, v. Vis nutrix.
11976) Vis centrifuga s. centrifugalis. | Centrifugalkraft, Tangentialkraft. Центробѣжная сила.
11977) Vis centripeta s. centripetalis. | Centripetalkraft. Центральная средоклонная сила.
11978) Vis cohaesionis s. cohaesiva. | Kohäsionskraft. Сила соединительная или совокупленія.
Vis cohaesiva, v. Vis cohaesionis.
Vis combinationis, v. Facultas combinationis.
11979) Vis contractilis. | Die Zusammenziehungskraft. Стягивающая сила.
Vis crescitiva, v. Vis nutrix.
11980) Vis digestionis. | Digestionskraft. Сила пищеварительная.
11981) Vis dynamica. | Dynamische Kraft. Динамическая сила.

11982) Vis elastica. | Die Federkraft. Эластическая сила, Сила упругости тѣлъ.

Vis electrica, v. Electricitas.

11983) Vis expansiva. | Expansive Kraft, Expansionskraft, Expansionsvermögen, Ausdehnungskraft. Сила разширяющая. Vid. Vis repulsiva.

Vis formativa, v. Nisus formativus.

11984) Vis generatrix, Potentia virilis s. coeundi, s. generandi. | Zeugungskraft, Zeugungsvermögen, Zeugungsfähigkeit, Erzeugungskraft, Männliches Vermögen, Männliche Kraft, Mannskraft, Potenz, Männliche Potenz. Способность произраждательная, производительная, или производить себѣ подобныхъ; Мужеская способность.

11985) Vis gravitatis. | Die Kraft der Schwere. Сила тяжести.

Vis imminuta, v. Asthenia.

11986) Vis impulsus. | Impulskraft. Ударяющая сила.

11987) Vis inertiae. | Trägheitskraft, Widerstehungskraft. Сила лѣности или упорности.

11988) Vis (s. Virtus) magnetica. | Magnetische Kraft. Магнитная сила.

Vis motoria musculorum, v. Vis musculosa.

11989) Vis motrix. | Die Bewegkraft. Движущая сила.

11990) Vis musculosa s. musculorum, s. motoria, s. irritabilitas musculorum, Vis musculorum insita, Vis propria s. Agilitas, s. Contractilitas musculorum, s. Myotilitas. | Muskelkraft, Muskelreizbarkeit, Irritabilität der Muskeln, Kontraktive Irritabilität, Muskelerregbarkeit, Angeborne Kraft der Muskeln, Muskularität, Bewegungsvermögen der Muskeln, Lebendige Kraft der Muskeln, Lebendige Kontraktilität, Eigenthümliche Kraft oder Spannkraft, od. Agilität, od. Motilität der Muskeln. Мышичная сила, Мышечная раздражительная сила, Раздражительность мышицъ.

Vis musculorum, v. Vis musculosa.

Vis musculorum insita, v. Vis musculosa.

11991) Vis (s. Vires) naturae, Energia naturae. | Naturkräfte, Naturkraft. Сила натуры.

11992) Vis naturae medicatrix. | Die Heilkraft der Natur. Цѣлительная сила натуры.

11993) Vis nervea. | Die Nervenkraft. Нервная сила.

11994) Vis (s. actio) nervorum. | Nervenaktion, Nervenkraft, Nerventhätigkeit od. Wirkung. Сила, Дѣятельность нервовъ.

Vis nutritativa, v. Vis nutrix.

Vis nutritoria, v. Vis nutrix.

11995) Vis nutrix, Virtus s. Facultas nutrix, s. nutritativa, s. nutritaria, s. altrix, s. augmentativa, s. crescitiva. | Ernährungskraft. Питающая, питательная сила.

11996) Vis occulta s. facultas, s. qualitas occulta. | Verborgene Kraft. Скрытая, необнаруживающаяся сила.

11997) Vis organica. | Organische Kraft oder Lebenskraft, oder Thätigkeit, oder Wirksamkeit, oder Produktivität. Органическая сила.

11998) Vis passiva. | Die leidende Kraft. Страдательная сила.

Vis perversa, v. Anomalia.

Vis plastica, v. Nisus formativus.

11999) Vis primaria s. primativa, Primum movens. | Urkraft. Первоначальная сила.

Vis primitiva, v. Vis primaria.

Vis propria musculorum, v. Vis musculosa.

Vis repellens, v. Vis repulsiva.

12000) Vis repraesentativa, Mens. | Vorstellungsvermögen. Сила воображенія.

12001) Vis reproductiva. | Reproduktionskraft, Reproduktionsvermögen, Reproduktive Kraft od. Thätigkeit, Ernährungsthätigkeit. Новопроизращательная (образовательная) сила.

12002) Vis repulsiva s. repellens, s. repulsionis, s. Facultas repultrix. | Repulsionskraft, Repulsive Kraft, Zurückstossungskraft, Zurücktreibende od. Repellirende Kraft, Fliehkraft. Отталкивающая сила.

Vis repulsionis, v. Vis repulsiva.

12003) Vis sensitiva. | Die Empfindungskraft. Сила очущенія.

12004) Vis vegetativa. | Die vegetative Kraft, Entwickelungskraft. Растительная сила или способность. Vid. Anima vegetativa.

12005) Vis videndi diversa. | Ungleiches Sehvermögen der Augen. Неравная способность зрѣнія въ обѣихъ глазахъ.

12006) Vis vitae s. vitalis, Facultas vitalis, Principium vitae. | Lebenskraft, Lebensvermögen, Lebensthätigkeit, Erregbarkeit, Organische, thierische Thätigkeit. Жизненная сила.

Vis vitalis, v. Vis vitae.

12007) Viscera, Exta, Interanea, Splanchna, Encoelia. | Eingeweide. Внутренности.

12008) Viscera abdominalia, Hirae,

Hillae, Chirae. | Abdominaleingeweide. Брюшныя внутренности.

Viscera chylopoea, v. Organum concoctorium.

Viscera chylopoetica, v. Organon concoctorium.

12009) Viscera secernentia s. Secretoria. | Secernirende Eingeweide, Bereitende Eingeweide. Внутренности отдѣлительныя.

Viscera secretoria, v. Viscera secernentia.

12010) Viscera superiora. | Brusteingeweide. Грудныя органы.

Viscera urinae, v. Viae urinae.

Visceralia, v. Stomachica.

Viscida, v. Glutinosa.

12011) Visciditas, Mucositas. | Verschleimung. Ослизаніе.

12012) Viscidus. | Klebrig, Zähe. Клейкій.

Viscositas, v. Tenacitas.

Viscosus, v. Glutinosus.

12013) Viscum s. Viscus. | Mistel. Омела (Клей).

12014) Viscum album, Lignum St. Crucis, Viscum quercinum. | Weisse Mistel, Leimmistel, Kreuzholz, Eichenmistel. Омела, или Омѣла бѣлая или дубовая, Дубовыя ягодки.

12015) Viscum aucuparium. | Vogelleim. Птичій клей.

12016) Viscum betulae. | Birkenmistel. Омела березовая.

12017) Viscum coryli s. corylicus. | Haselmistel. Омела орѣшковая.

Viscum quercinum, v. Viscum album.

12018) Viscum salicis. | Weidenmistel. Омела вербовая.

12019) Viscum tiliae. | Lindenmistel. Омела липная.

12020) Viscus, genit. Visceris. | Eingeweide. Внутренность. Vid. Viscera et Viscum.

Viscus linguosum, v. Splen.

12021) Visio, Visus, Lux, Opsis, Omma. | Sehen, Sehkraft, Sehvermögen, Gesicht, Gesichtssinn. Зрѣніе, Чувство или Способность зрѣнія, Видѣніе. Vid. Pupilla.

12022) Visitatio. | Besuch. Посѣщеніе.

12023) Vismia. | Vismia. Висмія.

12024) Vismia Cayennensis, Hypericum Cayennense. | Cayennischer Guttibaum. Висмія Каенская.

12025) Vismia Guianensis, Hypericum bacciferum. | Guianischer Guttibaum, Beerentragendes Hartheu. Висмія Гвіаненая.

12026) Vismia laccifera. | Lacktragender Guttibaum. Висмія лаконосная.

12027) Vismia micrantha. | Kleinblumiger Guttibaum. Висмія мелкоцвѣтная.

12028) Vismia sessilifolia, Hypericum sessilifolium. | Unächter Guttibaum. Висмія сидячелистная.

Visoria, v. Oculi.

12029) Visum repertum. | Fundschein, Obduktionsbericht, Obduktionsprotokoll. Актъ осмотра тѣла, Свидѣтельство объ осмотрѣ тѣла, Судебно-медицинскій протоколъ.

12030) Visus. | Das Gesicht, Sehen. Зрѣніе, Видѣніе. Vid. Visio.

12031) Visus acer. | Ein scharfes Gesicht. Острое зрѣніе.

12032) Visus acutus. | Ein sehr feines Gesicht. Весьма острое зрѣніе.

Visus coloratus, v. Chrupsia.

12033) Visus debilis. | Ein schwaches Gesicht. Слабое зрѣніе.

Visus decolor, v. Achromatopsia.

Visus defiguratus, v. Metamorphosia.

12034) Visus depravatus. | Ein fehlerhaftes Gesicht. Испорченое, неправильное, превратное зрѣніе.

12035) Visus dimidiatus. | Die Halbsichtigkeit. Полузрѣніе. Vid. Hemiopia.

Visus diurnus, v. Hemeralopia.

Visus duplicatus, v. Diplopia.

12036) Visus hebes. | Ein schwaches Gesicht. Слабое зрѣніе.

Visus hebetudo, v. Ambliopia.

12037) Visus humilis. | Das Niederwärtssehen. Низзрѣніе, порокъ зрѣнія, при которомъ видятъ предметы только снизу.

Visus inversus, v. Anacatopsia.

12038) Visus lateralis. | Das Seitensehen. Боковое зрѣніе.

Visus lucidus, v. Photopsia.

Visus muscarum, v. Myodeopsia.

12039) Visus nebulosus. | Das Nebelsehen. Видѣніе предметовъ будто въ туманѣ.

12040) Visus nimis acutus. | Ein zu sehr scharfes Gesicht. Слишкомъ острое зрѣніе.

Visus nocturnus, v. Hemeratyphlosis.

12041) Visus obliquus, Luscitas, Lusciositas, Amblyopia luscorum. | Das Schiefsehen (als Folge der Verstellung des Bulbus von der Sehachse). Косозрѣніе (отъ неподвижнаго направленія глазнаго шара въ сторону).

Visus obscuratio, v. Achlys et Caligo.

12042) Visus reticularis. | Das Netzsehen. Сѣтизрѣніе, порокъ зрѣнія, при которомъ предметы представляются какъ подернутыми сѣточкою.

12043) Visus sublimis. | Das Aufwärtssehen. Зрѣніе вверхъ.
12044) Vita, Zoe, Bios. | Das Leben. Жизнь, Житіе.
12045) Vita animalis. | Animalisches Leben, Thierisches Leben, Aktives Leben. Животная жизнь.
12046) Vita brevis s. exigua. | Kurzes Leben. Короткая жизнь.
Vita cagastrica, v. Anima cagastrica.
Vita carens, v. Inanimalis.
12047) Vita cerebralis, v. Functio cerebralis. | Cerebralleben, Gehirn- oder Cerebralthätigkeit, Gehirn- od. Cerebralfunktion. Отправленіе мозга.
12048) Vita dynamica. | Dynamisches Leben. Динамическая жизнь.
Vita exigua, v. Vita brevis.
12049) Vita externa. | Aeusseres Leben. Наружная жизнь.
12050) Vita individua. | Individuelles Leben. Жизнь недѣлимая, индивидуальная.
12051) Vita interna. | Inneres Leben. Внутренняя жизнь.
Vita longa, v. Longaevitas.
12052) Vita naturae. | Naturleben. Жизнь природы.
12053) Vita organica. | Organisches Leben. Органическая жизнь.
12054) Vita psychica. | Psychisches Leben, Geistiges Leben. Психическая жизнь.
12055) Vita reproductiva. | Reproduktives Leben. Плототворная или питательная жизнь.
12056) Vita sedentaria. | Eine sitzende Lebensart. Сидячая жизнь.
12057) Vita socia s. socialis. | Geselliges Leben. Обществолюбная жизнь.
Vita socialis, v. Vita socia.
12058) Vita universa. | Allgemeines Leben. Всеобщая жизнь.
12059) Vita vegetabilis, vegetativa. | Vegetabilisches, Vegetatives Leben, Pflanzenleben. Растительная жизнь.
Vitae consuetudo, v. Vitae genus.
Vitae expers, v. Inanimalis.
12060) Vitae genus s. consuetudo. | Lebensart. Образъ жизни.
Vitalia, i. q. Cardiaca.
12061) Vitalis, e, Gonimos. | Vital. Жизненный, Живущій.
12062) Vitalitas. | Vitalität, Lebensfähigkeit. Жизненность.
12063) Vitellinus. | Dottergelb. Желточный, Красножелтый.
12064) Vitellum ovi, Vitellus. | Eierdotter, Eigelbdotter. Яичный желтокъ.
Vitellus, v. Vitellum ovi.
12065) Vitia coehaesionis. | Fehler des Zusammenhängens. Пороки отъ худой связи.
12066) Vitia conformationis. | Fehler der Bildung, Missbildung, Bildungsfehler. Пороки образовательной способности или образованія органовъ
12067) Vitia formae. | Fehler der Form. Пороки или поврежденія вида.
Vitia fugitiva, v. Colores physiologici.
Viticella, v. Bryonia.
12068) Vitiligo. | Narbenfleck, Maalfleck, Kälberknoten, Vertiefter Hautfleck. Впалыя накожныя пятна. Vid. Lepra alba.
12069) Vitiligo alba, Leucosis, Albara. | Der Mehlfleck. Мучныя накожныя пятна. Vid. Alphus, Lepra alba et Morphaea alba.
Vitiligo hepatica s. Macula hepatica, v. Chloasma pseudoporrigo.
Vitiligo leprosa, v. Spilosis leprosa.
12070) Vitiligo nigra, Melasma. | Das dunkle Maal. Черное накожное пятно. Vid. Melas.
Vitiligo nigricans, v. Lepra nigricans.
Vitiligo scorbutica, v. Spilosis scorbutica.
Vitiligo venerea, v. Spilosis syphilitica.
12071) Vitiosus, mendosus. | Fehlerhaft. Порочный.
12072) Vitis, | Rebe. Виноградъ.
Vitis idaea, v. Vaccinium vitis idaea.
12073) Vitis vinifera. | Gewöhnliche Weinrebe. Виноградина, Виноградъ.
12074) Vitium, Mendum. | Fehler, Gebrechen. Порокъ, Испорченость, Попорченость, Нарушеніе, Болѣзнь, Погрѣшность, Несовершенство, Недостатокъ.
Vitium caducum, v. Epilepsia.
Vitium divinum, v. Epilepsia.
Vitium herculeum, v. Epilepsia.
12075) Vitium manifestum. | Ein offenbarer Fehler. Явственный порокъ.
12076) Vitium organicum. | Ein organischer Fehler. Органическій недостатокъ.
Vitium scrophulosum, v. Morbus scrophulosus.
12077) Vitra caustica, ustoria. | Die Brenngläser. Зажигательныя стекла.
Vitra collectiva, v. Lentes collectivae.
Vitra ustoria, v. Vitra caustica.
Vitrea tabula, v. Diploë.
12078) Vitreus. | Gläsern, Aus Glas. Стеклянный, изъ стекла сдѣланный, стекловатый.
12079) Vitrificatio. | Verglasung. Превращеніе въ стекло.

Vitriolum album, v. Zincum sulphuricum.
Vitriolum coeruleum, v. Cuprum sulphuricum oxydatum.
Vitriolum de cupro, v. Cuprum sulphuricum oxydatum.
Vitriolum ferri s. Martis, v. Ferrum sulphuricum oxydulatum.
Vitriolum veneris, v. Cuprum sulphuricum oxydatum.
Vitriolum viride, v. Ferrum sulphuricum oxydulatum.
Vitriolum zinci, v. Zincum sulphuricum.
12080) Vitrum. | Glas. Стекло.
Vitrum antimonii, v. Antimonium oxydulatum vitrificatum.
Vitrum arsenici, v. Arsenicum album.
Vitrum majorativum, v. Microscopium.
Vitrum majus, v. Aqua reginae hungaricae.
Vitrum oculare, v. Perspicillum.
12081) Vitrum oculare bipartitum. | Eine Brille. Очки.
Vitrum ruthenicum, v. Selenites.
Vitrum stibii, v. Antimon. oxydulat. vitrificatum.
12082) Vitta. | Eine Binde. Ленточка.
12083) Vitulus. | Kalb. Теленокъ, Теля.
Vivasectio, v. Vivisectio.
12084) Vivacitas. | Lebhaftigkeit, Lebendigkeit. Живость.
12085) Viverra. | Die Zibethkatze, Das Zibeththier. Енотъ.
12086) Viverra civetta. | Afrikanische Zibethkatze. Енотъ Африканскій.
12087) Viverra ichneumon. | Der Ichneumon, Die Pharaonskatze. Фараонская, фараонова мышь.
Viverra putorius, v. Mephitis putorius.
12088) Viverra zibetha. | Asiatische Zibethkatze. Цибетъ.
12089) Vivificatio, Animatio, Animatus. | Belebung, Beseelung, Lebendigmachung. Оживотвореніе, Оживленіе.
12090) Vivipara. | Lebendig gebährende Thiere. Живородящія животныя.
12091) Viviparus. | Lebendig gebährend. Живородящій, Живородный, Лѣтораслѣнный (Bot.).
12092) Vivisectio, Vivasectio. | Visecktion, Eröffnung eines lebenden Körpers (zum Behufe anatomisch-physiolog. Untersuchungen. Вскрытіе живаго тѣла (для анатомическо-физіолог. изслѣдываній).
12093) Vivus. | Lebendig, Lebend. Живый.
12094) Vocales. | Vokale, Selbstlauter, Stammlauter. Гласныя, Самогласныя буквы.
Vocales Ferreinii, v. Ligamenta inferiora thyroarytaenoidea.
Voces, v. Soni.
Vociferatio, v. Clamor.
Vociferator, v. Clamator.
Vola, v. Palma.
12095) Vola manus, Cratos. | Hohle Hand, Hohlhand. Ладонь. Vid. Palma.
Volantia cruciata, v. Galium cruciatum.
12096) Volaris. | Volar-, Zur flachen Hand gehörig. Ладонный.
Volatica, v. Lichen.
12097) Volatilia. | Flüchtige Mittel. Летучія средства.
12098) Volatilis. | Flüchtig. Летучій.
Volentia, v. Voluntas.
12099) Volsella, Vulsella. | Eine Pinzette, Pincette, Haarzange, Kornzange. Пинцетъ, Пинцета, Щипчики, Корцангъ, Лекарскія щипцы.
Volsella vulgaris, v. Volsella.
Voltum, Voltus, v. Facies.
12100) Volubilis. | Windend. Вьющійся, Обвивающійся.
12101) Volumen. | Volumen, Inbegriff, Raumsinhalt. Объемъ.
12102) Voluntas, Volentia, Arbitrium, Optio, Mos, Ultroneitas, Thelema, Proaeresis. | Der Wille. Воля.
12103) Voluntas s. Cupiditas desedendi, Lubido intestini. | Drang zum Stuhl. Позывъ на низъ.
12104) Voluntarius. | Willkührlich. Произвольный.
12105) Voluptas, Delectatio, Oblectatio, Hedone. | Vergnügen, Wollust. Удовольствіе, Услажденіе, Сластолюбіе, Сладострастіе.
12106) Volutatio, Volutatus, Volutus. | Das Wälzen. Валяніе, Катаніе.
Volutatus, v. Volutatio.
Volutus, v. Volutatio.
12107) Volvulus, Convolvulus, Intussusceptio, Invaginatio. | Verwickelung, Verschlingung, Ineinanderverschiebung der Gedärme. Завиваніе, Сплетеніе, Завитокъ, Заворачиваніе кишекъ, Вторженіе одной кишки въ другую, Завивная грыжа. Vid. Ileus.
12108) Vomer, Os vomeris, Aratrum, Os maxillae superioris undecimum. | Vomer, Pflugschaar, Pflugschaarbein, Scheidebein. Сошникъ, или ралообразная кость, Лемѣшь, Рало, Безъпарная кость въ ноздрихъ.
12109) Vomica. | Ein verschlossenes Eitergeschwür, Eitersack. Гнойный мѣ-

шочекъ, Чирей. Vid. Abscessus apostematosus.

12110) Vomica s. Pyocystis abdominalis. | Verschlossener, innerer Bauchabscess. Брюшной гнойной мѣшечекъ или чирей.

Vomica abdominis aquosa, v. Ascites saccatus.

Vomica adiposa pulmonum, v. Steatoma pulmonum.

12111) Vomica (Pyocystis) pectoris purulenta. | Brusteitersack, Lungengeschwür. Чирей или Нарывъ въ легкихъ.

12112) Vomica pulmonum ichorosa.| Verschwärung der Lungen. Изъязвленіе легкихъ.

Vomificus, v. Vomitorius.

12113) Vomitio, Vomitum, Vomitus.| Erbrechen, Brechen, Speien, Vomiren. Рвота, Блеваніе.

12114) Vomitio a titillatione faucium.| Erbrechen von Kitzeln im Halse. Рвота производимая щекотаніемъ въ горлѣ.

12115) Vomitio vertiginosa. | Erbrechen von Schwindel. Рвота отъ головокруженія.

12116) Vomitio voluntaria. | Willkührliches Erbrechen. Произвольная рвота.

Vomitium, v. Vomitio.

Vomitoria, v. Emetica.

12117) Vomitorius s. Vomificus.| Brechenerregend. Ртотный.

Vomitum, v. Vomitio.

12118) Vomituritio. | Neigung zum Brechen. Позывъ на рвоту.

12119) Vomitus, genit. —us. | Das Erbrechen, Brechen. Рвота. Vid. Vomitio.

12120) Vomitus acidus. | Das Erbrechen saurer, scharfer Stoffe. Рвота кислая, острая, или кислой и острой матеріи.

12121) Vomitus atonicus. | Erbrechen von Magenschwäche. Рвота отъ слабости или Атоніи желудка.

12122) Vomitus atrabiliarius.|Schwarzgalliges Erbrechen. Черножелчная рвота.

12123) Vomitus bezoardicus s. calculosus. | Erbrechen von Steinen im Magen. Рвота отъ камней въ желудкѣ.

12124) Vomitus biliosus. | Gallerbrechen, Galliges Erbrechen. Желчная рвота, Рвота желчью.

Vomitus calculosus, v. Vomitus bezoardicus.

12125) Vomitus callosus. | Erbrechen von Verhärtung im Speisekanal. Рвота отъ отвердѣній пищепріемнаго канала.

12126) Vomitus crapulosus. | Erbrechen der Schlemmer und Säufer von Diätfehlern. Рвота отъ пьянства и погрѣшности въ діэтѣ.

12127) Vomitus criticus. | Kritisches Erbrechen. Критическая рѣшительная рвота.

Vomitus cruentus, v. Haematemesis vera.

12128) Vomitus curru vehentium.| Erbrechen bei Fahrenden, Wagenkrankheit. Рвота у ѣдущихъ, или отъ ѣханія.

12129) Vomitus dystrophicus, infarctuosus, physconiosus. | Erbrechen von Infarkten. Рвота отъ заваловъ внутренностей.

Vomitus erethicus, Vomitus irritabilis.

Vomitus faeculentus, v. Vomitus stercoris.

12130) Vomitus febricosus. | Das intermittirende Erbrechen. Рвота перемежающаяся.

Vomitus gastricus, v. Vomitus saburralis.

12131) Vomitus gastrocelicus. | Erbrechen von einem Magenbruch. Рвота отъ желудочной грыжи.

12132) Vomitus grandaevorum. | Das Erbrechen bei alten Leuten. Рвота у стариковъ.

12133) Vomitus gravidarum. | Das Erbrechen der Schwangern. Рвота беременныхъ.

12134) Vomitus heluonum, Indigestio, Apepsia. | Ueberladung des Magens, Verdorbener Magen (mit Erbrechen). Рвота прожоръ, или отъ обремененія желудка, Обремененіе желудка со рвотою.

Vomitus hystericus, v. Vomitus irritabilis.

Vomitus infarctuosus, v. Vomitus dystrophicus.

12135) Vomitus irritabilis, Spasmodicus, hystericus, erethicus, Erethismus ventriculi. | Erbrechen von erhöhter Reizbarkeit des Magens, Krampfhaftes Erbrechen. Рвота отъ возвышенной раздражительности желудка.

12136) Vomitus lacteus. | Das Milchbrechen der Säuglinge. Рвота молочная, или съ молокомъ у грудныхъ младенцевъ.

Vomitus marinus, v. Morbus nauticus.

Vomitus navigantium, v. Morbus nauticus.

12137) Vomitus nephriticus. | Erbrechen von Nierenkrankheiten. Рвота отъ почечныхъ болѣзней или отъ страданія почекъ.

12138) Vomitus niger. | Schwarzes Erbrechen. Рвота черная.

12139) **Vomitus** parturientium. | Das Erbrechen der Kreissenden, der Gebährenden. Рвота родильницъ.

Vomitus physconiosus, v. Vomitus dystrophicus.

12140) **Vomitus** pituitosus, Sordes mucosae, Blennoëmesis. | Schleimerbrechen, Verschleimung, Blennorrhöe des Magens. Рвота слизистая, Ослизаніе желудка.

12141) **Vomitus** potatorum. | Erbrechen der Säufer. Рвота пьяницъ или отъ пьянства.

Vomitus profusus, v. Hyperemesis.

12142) **Vomitus** purulentus, Pyemesis. | Eiterbrechen. Рвота гноемъ.

12143) **Vomitus** saburralis, gastricus. | Gastrisches Erbrechen. Рвота желудочная, отъ обремененія желудка.

Vomitus salivalis, v. Ptyalismus abdominalis.

Vomitus spasmodicus, v. Vomitus irritabilis.

Vomitus stercoris, v. Ileus.

12144) **Vomitus** urinosus. | Erbrechen von unterdrücktem Harnabgang. Рвота отъ остановленія отдѣленія мочи.

12145) **Vomitus** verminosus, Saburra verminosa. | Erbrechen von Würmern. Рвота отъ глистовъ.

Voracitas, v. Edacitas.

Voracitas nimia, v. Addephagia.

Vorator, v. Gulo.

12146) **Vorax**. | Gefrässig. Прожорливый. Vid. Gulo.

12147) **Vortex** purulentus. | Eiterpfropf. Гнойное ядро (вереда).

Vouacapoua americana, v. Geoffraea inermis.

12148) **Vox**, genit. Vocis, s. Phone, Ops. | Die Stimme. Голосъ, Глосъ. Vid. Loquela et Tonus.

12149) **Vox** acuta s. Summa. | Diskantton, Hoher od. Feiner Ton. Тонкій голосъ, Дискантъ, Дишкантъ.

12150) **Vox** cholerica. | Die Cholerastimme, Die bei der orientalischen Cholera den Kranken eigenthümliche Stimme. Голосъ, свойственный страждущимъ восточною холерою.

12151) **Vox** clara, Declamatio. | Laute Rede od. Stimme. Громкій голосъ.

12152) **Vox** falsa. | Fistelstimme, Fistelton, Gesang durch die Fistel, Falset, Falsetstimme, Falsetton, Falscher Diskant, Halsstimme. Пѣніе фистулою или принужденнымъ голосомъ.

Vox gravis, v. Bassus et Baryphonia.

Vox ima, v. Bassus.

12153) **Vox** nasalis, Paralalia nasalis, Mycterophonia. | Die Nasensprache, Sprechen durch die Nase. Носовой голосъ.

12154) **Vox** rauca s. raucisona, Fauces raucae, Raucitas, Raucedo. | Rauhe Stimme. Осиплый голосъ. Vid. Raucedo.

Vox raucisona, v. Vox rauca.

12155) **Vulnera**. | Wunden. Раны.

12156) **Vulnera** abdominis. | Wunden des Unterleibes. Раны брюха или брюшныя.

Vulnera absolute lethalia, v. Laesiones absolute lethales.

12157) **Vulnera** caesa. | Hiebwunden. Раны порубленныя.

12158) **Vulnera** capitis. | Kopfwunden, Wunden des Kopfes. Раны головныя или головы.

12159) **Vulnera** cerebri. | Wunden des Gehirns. Раны мозга.

12160) **Vulnera** complicata. | Komplicirte Wunden. Раны сопряженныя.

12161) **Vulnera** composita. | Zusammengesetzte Wunden. Раны сложныя.

12162) **Vulnera** contusa. | Gequetschte Wunden. Ушибенныя раны.

12163) **Vulnera** cranii. | Wunden des Schädels. Раны черепа.

12164) **Vulnera** cum instrumentis obtusis facta. | Die mit stumpfen Werkzeugen verursachten Wunden. Раны причиняемыя или причиненныя тупымъ орудіемъ.

12165) **Vulnera** cutanea. | Hautwunden. Накожныя раны.

12166) **Vulnera** imperforantia s. inpenetrantia. | Nicht durchdringende Wunden. Раны непроницающія.

12167) **Vulnera** incisa. | Schnittwunden. Раны порѣзанныя.

12168) **Vulnera** integumentorum externorum cranii. | Wunden der äussern Bedeckung des Schädels. Раны общихъ покрываловъ головы.

12169) **Vulnera** lacerata. | Gerissene Wunden. Раны разорванныя.

Vulnera lethalia, v. Laesiones lethales.

12170) **Vulnera** longitudinalia. | Länglichte Wunden. Продолговатыя раны.

12171) **Vulnera** morsa. | Gebissene Wunden. Раны укушенныя, ужаленныя.

12172) **Vulnera** necessario lethalia. | Nothwendig tödtliche Wunden. Раны конечно, необходимо смертельныя.

12173) **Vulnera** nervorum. | Wunden der Nerven. Раны нервовъ.

12174) **Vulnera** non contusa. | Nicht gequetschte Wunden. Раны безъ ушиба̀.

12175) **Vulnera** non penetrantia. | Nicht durchdringende Wunden. Раны не проницающія.

12176) **Vulnera** obliqua. | Schiefgehende Wunden. Раны косвенныя.

12177) **Vulnera** ossium. | Wunden der Knochen. Раны костей.

12178) **Vulnera** ossium cranii. | Wunden der Schädelknochen. Раны костей черепа.

12179) **Vulnera** pectoris s. thoracis. | Brustwunden. Раны груди.

12180) **Vulnera** penetrantia. | Durchdringende Wunden. Раны проницающія.

Vulnera per accidens lethalia, v. Laesiones per accidens lethales.

Vulnera per se lethalia, v. Laesiones per se lethales.

Vulnera perforantia, v. Vulnera penetrantia.

12181) **Vulnera** puncta. | Stichwunden. Раны колотыя, проколотыя.

12182) **Vulnera** scissa. | Geschnittene Wunden. Раны порѣзанныя, разсѣченныя.

12183) **Vulnera** sclopetaria. | Die Schusswunden. Раны огнестрѣльныя.

12184) **Vulnera** simplicia. | Einfache Wunden. Простыя раны.

12185) **Vulnera** transversalia. | Quergehende Wunden. Раны поперечныя.

12186) **Vulnera** venenata. | Giftige Wunden. Ядовитыя раны.

Vulneraria, v. Traumatica.

12187) **Vulnerarius**. | Die Wunden betreffend. Раненный, Раноцѣлебный. Vid. Chirurgus.

12188) **Vulneratio**. | Verwundung. Раненіе.

12189) **Vulnus**, Plaga. | Wunde. Рана.

12190) **Vulnus** articulare. | Eine Gelenkwunde. Рана состава.

12191) **Vulnus** attritum. | Wundreibung. Опрѣлость.

Vulpis vitium, v. Alopecia.

Vulsella, v. Volsella.

Vultus, v. Adspectus et Facies.

12192) **Vultus** attonitus. | Ein starrer Blick. Оцѣпенѣлый взглядъ.

12193) **Vultus** mortuosus. | Todtengesicht. Мертвое лице.

12194) **Vulva**, Pudendum muliebre, Interfemineum, Muliebria, Loci muliebres, Fossa magna muliebris, Natura, Cunnus, Fovea, Valva, Saltus, Hortus, Hortulus cupidinis, Fundus, Concha, Larva, Navis, Porcus, Porca, Canis, Os cervicis uteri, Porta, Delta. | Vulva, Weibliche Scham, Schamspalte. Срамота, Срамный или Тайный дѣтородный удъ женскій. Vid. Rima et Uterus.

Vulva cerebri, v. Apertura anterior ventriculi tertii cerebri.

Vulva clausa, v. Imperforatio vulvae.

W.

12195) **Winteranus** s. Magellanicus cortex. | Winter'sche Rinde, Magellan'sche Rinde. Корка Винтеранская, Магелланская.

12196) **Winteranus** spurius, Costus corticosus, Cortex s. Canella alba. | Unächte Winter'sche Rinde, Weisse Kanellrinde. Корка Винтеранская подложная, Бѣлая корица.

Winteriana canella, v. Canella alba.

Wormiana ossicula, v. Ossa Wormiana.

12197) **Wrightia**. | Wrightia. Пуховникъ.

12198) **Wrightia** antidysenterica s. Nerium antidysentericum. | Ruhrstillende Wrightia, Ruhrstillender Oleander. Пуховникъ, Плоховецъ противупоносный.

12199) **Wrightia** tinctoria, Nerium tinctorium. | Färbende Wrightia, Indigo-Oleander. Пуховникъ красильный или Индигъ.

X.

12200) **Xanthium** strumarium. | Spitzklette, Kropfklette, Kleine Klette, Bettlerlaus. Дурманъ меньшой, или Дурнишникъ, Дуркиманъ, Желтоволовникъ.

Xanthogenium (v. Xanthos et Genus), v. Carboneum sulphuratum.

12201) **Xanthorrhiza** apiifolia. | Gelbwurzel. Желтокорень.

12202) **Xanthorrhoea**. | Gelbharzpflanze. Желтосмолка.

12203) **Xanthorrhoea** arborea. | Baumartige Gelbharzpflanze. Желтосмолка древесная.

12204) **Xanthos**, ξανθος, ξουθος (ξαω, ξεω, ξυω; glätten, poliren; скоблю, скребу, глажу, полирую). | Gelb. Желтый, Златожелтый, Бѣлокурый.

12205) **Xanthoxylon**, Xanthoxylum, Zanthoxylon. | Der Zahnwehbaum. Желтодревникъ.

Xanthoxylon caribeum, v. Xanthoxylon clava Herculis.

12206) **Xanthoxylon** clava Herculis s. caribeum. | Herkuleskeule, Westindisches Zahnwehholz. Желтодревникъ, Геркулесова булава.

12207) **Xanthoxylon** fraxineum. | Eschenblättriges Zahnwehholz. Ясенъ иглистый или Желтодревникъ ясенный.

12208) **Xanthoxylon** piperitum, Fagara piperita. | Japanischer Pfefferbaum. Желтодревникъ перечный или Японскій перецъ.

12209) **Xanthoxylon** pterota, Fagara pterota. | Eisenholz-Zahnwehholz. Желтодревникъ или Фагара желѣзное дерево.

Xenodocheum, Xenodoceum, Xenodochium, v. Xenodocium.

12210) **Xenodocium**, ξενοδοχειον, ξενοδοχειον (v. Xenos et Doche). | 1) Ein Ort zur Aufnahme von Fremden, Ein Wirthshaus. Мѣсто для пріема, для угощенія чужеземныхъ, Постоялый домъ. 2) = Nosodochium.

12211) **Xenos**, ξενος, ξεινος. | Fremd. Чуждый, Чужеземный.

12212) **Xenosis**, ἡ ξενωσις (v. Xenos; ξενοω, fut. —ωσω; fremd machen; гостемъ, чужимъ дѣлать). | Die Entfremdung, Das Fremdmachen, Fremdwerden. Дѣланіе кого или себя чуждымъ.

12213) **Xerampelinus**, ξηραμπελινος (v. Xeros et Ampelos). | Nelkenbraun, Dunkelroth. Гвоздичнаго цвѣта, Темнокрасный.

Xeransis, ξηρανσις, = Xerasis.

Xeraphion, ξηραφιον, = Xerion.

12214) **Xerasia**, Xerasmus, ξηρασις, ξηρασια, ξηρανσις, ξηρασμος. | 1) Eigentl. das Trockenwerden, Austrocknen. Высушеніе, Изсушеніе. 2) Die Trockenheit. Сухость. 3) Die Trockenheit der Haare, Haardürre, Dünnhaarigkeit. Рѣдкость волосъ, Рѣдкіе, жидкіе волосы на головѣ. Vid. Alopecia.

12215) **Xerion**, ξηριον, ξηραφιον (v. Xeros). | Ein trockenes Heilmittel, besond. ein Streupulver, Kräuterkissen u. dergl. Сухое лекарство.

12216) **Xeroma**, ξηρωμα, genit. —ατος, —atis (ξηροω, v. Xerosis). | 1) Eigentl. das Getrocknete. Сушеное. 2) = Xerotes. 3) = Xerophthalmia.

12217) **Xeromycter**, plur. Xeromycteres (v. Xeros et Mycter). | Die Trockenheit der Nase. Сухость носа.

Xeromycter nasalis, v. Xeromycter.

Xeromycteria = Xeromycter.

Xerophagia = Xerotrophia.

12218) **Xerophthalmia**, ἡ ξηροφθαλμια (v. Xerophthalmus) s. Ophthalmia sicca. | Die trockene Augenentzündung. Сухое воспаленіе глазъ.

12219) **Xerophthalmicus**. | Xerophthalmie betreffend, daran leidend u. s. w. Страждущій сухимъ воспаленіемъ глазъ, отъ того происходящій.

12220) **Xerophthalmus**, Xerophthalmos, ξηροφθαλμος (v. Xeros et Ophthalmos) s. Cheroma, Lippitudo sicca. | 1) Ein trockenes (entzündetes) Auge. Сухій (воспаленный) глазъ. 2) = Xerophthalmia. 3) Augentrockenheit, Verminderte Thränenabsonderung. Сухость глаза.

12221) **Xeros**, ξηρος, ξερος. | Trocken, Dürr. Сухой, Тощій, Истощенный, Изнуренный.

12222) **Xerosis**, ξηρωσις (ξηροω, fut. —ωσω; trocken machen, ausdörren; дѣлаю сухимъ). | Das Trocknen, Austrocknen. Сушеніе, Высушеніе.

12223) **Xerotes**, ξηροτης, genit. —ητος, —etis (v. Xeros). | 1) Die Trockenheit, Dürre. Сухость. 2) Trockenheit des Körpers, Trockene Beschaffenheit des Körpers. Сухость тѣла, Сухое тѣлосложеніе (т. е. скудное соками).

12224) **Xeroticus** (v. Xerotes). | Durch Ausdörren entstanden. Происходящій отъ изсушенія.

12225) **Xeroticus** (ξηροω, v. Xerosis). | Austrocknend, Ausdörrend, Zum Ausdörren tauglich oder geschickt. Высушивающій.

12226) **Xerotribia**, ξηροτριβια (v. Xerotripsis). | Bei Galen: Das trockene Reiben, Die trockenen Friktionen. У Галена: Треніе сухое, Сухими вещами.

Xerotripsis, ἡ ξηροτριψις (xeros et τριψις, v. Tripsis), = Xerotribia.

Xesis, ξεσις, = Xysis.

Xestron, ξεστρον, = Xyster.

12227) **Ximenia** aegyptiaca s. Balanites aegyptiaca. | Zahnenbaum. Зубное дерево.

Xiphisternalis, v. Xiphosternalis.

Xiphium, v. Gladiolus.

12228) **Xiphodes**, Xiphoides, Xiphoideus, ξιφοειδης, ξιφωδης (xiphos et ειδος). | Schwertförmig. Мечевидный.

12229) **Xiphodianus**, Xiphoidianus (v. Xiphodes). | Zum Schwertknorpel gehörig, denselben betreffend. Относящійся до мечевиднаго хряща.

Xiphoides, Xiphoideus, v. Xiphodes.

12230) **Xiphos**, ξιφος (ξυφος, σκιφος), genit. —εος, —ους (ξυω, v. Xanthos). | 1) Der Degen, Das Schwert. Мечъ, Шпаra. 2) Naturprodukte von ähnlicher Form, wie manche Pflanzen, Fische u.s.w. Мечевидныя произведенія природы.

Xiphosternalis (processus) (v. Xiphos et Sternum) = Processus xiphodes.

12231) Xylaloë, Xyloaloë, Xyloaloes (v. Xylon et Aloë), Lignum aloës, Xylobalsamum. | Balsamholz. Бальзамовое дерево.

12232) Xylocarpus, Carapa, Carapa guianensis, Persoonia guareoides. | Karapa, Westindische Holzfrucht. Древоплодникъ Карапа.

Xylocassia (v. Xylon et Cassia) = Cassia lignea.

Xylocinnamomum (v. Xylon et Cinnamomum) = Cassia lignea.

12233) Xylomyci (v. Xylon et Mycos). | Die Holzpilze. Древесные грибы.

12234) Xylon, ξυλον. | 1) Das Holz. Дерево. 2) Scamnum Hippocratis.

12235) Xylopia grandiflora. | Grossblumige Xylopie. Бразильникъ великоцвѣтный.

Xylostea, v. Osteolithi.

Xympathia, ξυμπαθεια, = Sympathia.

Xymphysis, ξυμφυσις, = Symphysis.

Xymptoma, ξυμπτωμα, = Symptoma.

Ξυν = συν.

Xyntasis, ξυντασις, = Syntasis.

Xynthesis, ξυνθεσις, = Synthesis.

Xyphoideus, v. Xiphodes.

Xyrrhoea, ξυῤῥοια, = Syrrhoea, v. Confluxio.

12236) Xysis, ἡ ξυσις, genit. —εως, —ιος, —ους, —ως, —ις (ξυω, fut. ξυσω; schaben; скоблю, скребу). | Das Schaben, Kratzen, Poliren. Скобленіе, Треніе, Полированіе.

12237) Xysma, ξυσμα, genit. —ατος, —atis (ξυω, v. Xyster). | 1) Das Geschabte, Abgeschabte. Соскобленное, Соструганное. 2) Daher: Die gezupfte Leinwand, Charpie. Корпія.

12238) Xyster, Xysterion, Xystron, Xystrum, ξυστηρ, ξυστρον, ξυστηριον (ξυω, v. Xysis). | Ein Schabeisen, Ein Krätzer. Бистурей для отдѣленія костей пораженныхъ костоѣдою. Vid. Incisura auris.

Xysterium, v. Xyster et Incisura auris.

Xystos, v. Xysma.

Xystron, Xystrum, v. Xyster.

Xystrum ophthalmicum, v. Ophthalmoxyster.

Y.

Yanthi, Yanthus, = Jonthi, Jonthos, v. Vari.

Yaws, v. Sycosis indica.

Ychthyologia, v. Ichthyologia.

Ydromantia, v. Hydromantia.

Yleche, v. Ilech.

Yliaster, v. Iliaster.

Yonthus, v. Varus.

Ypoblepharon, v. Hypoblepharon.

12239) Ypsilodes, Ypsiloideus. | Ypsilonförmig. Ижицеобразный, буквѣ Y подобный.

Ysopus, v. Hyssopus.

Z.

12240) Z bedeutete sonst: Anderthalben Unzen; meistens aber: Einen achten Theil einer Unze, Eine Drachme. Значило передъ симъ: Полтора унціи; наиболѣе же: Восьмую часть оной, Драхму.

Zaccharum, i. q. Saccharum.

12241) Zacyntha verrucosa, Lapsana zacyntha. | Warzenmilch. Закинѳа бородавчатая, Бородавчатая трава.

Zaffera, Zaffra, v. Zaphara.

Zagoe, v. Sago.

12242) Zamia (ζαμια, ζημια, Schaden, Verlust, Nachtheil; вредъ, убытокъ). | Die aufgesprungenen und ausgefallenen verdorbenen Zirbelnüsse. Nuces camrae. Испорченныя шишки итамапскаго кедра.

12243) Zamia cycadofolia. | Sagopalmblätterige Keulenpalme. Пальма Замія.

12244) Zantedeschia aethiopica, Calla aethiopica. | Afrikanische Zantedeschie, Aronkalle. Хлѣбенникъ эѳіопскій или Змѣинный корень.

Zantoxylum, v. Xanthoxylum.

12245) Zaphara, Zaphra, Zaffra, Zafra, Zaffera. | Der Zaffer, Die Zaffera od. Saffera, Ein Kobaltoxyd. Цафера, Цаффера, Кобальтовая окись.

Zaranthan, i. q. Cancer mammarum.

Zarsaparilla, v, Smilax sarsaparilla.
12246) Zea, ζέα, ζεία. | 1) Eine Art Spelz. Полба. 2) = Zea mays.
12247) Zea mays, Mays vulgaris. | Gemeiner Mais, Welschkorn, Türkischer Weizen, Türkisches Korn. Пшеница турецкая, Пшеничка, Кукуруза, Маисъ.
12248) Zedoaria. | Der Zittwer, Die Zittwerwurz. Кемферово растѣніе, Цитварный корень.
12249) Zedoaria longa. | Der lange Zittwer. Глистный корень, Куркума глисто-коренная длинная, Длинное кемферово растѣніе.
12250) Zedoaria rotunda. | Der runde Zittwer. Глистокорень круглый, Куркума глистогонная круглая, Круглое кемферево растѣніе.
12251) Zelosis (ζηλοω, fut. ζηλωσω; ich eifere für Etwas; соревную). | Die Eiferung, Das Eifern (für eine Sache), Die heftige Eifersucht überhaupt, = Zelotypia. Соревнованіе, Рвеніе, Ревность, Зависть.
12252) Zelota (ζηλωτης, genit. ζηλωτου; v. Zelosis). | Ein heftiger Eiferer (für Etwas), Ein Zelot, Ein leidenschaftlicher Eifersüchtiger. Соревнователь, Завистникъ.
12253) Zelotypia (ζηλοτυπεω, nacheifern, eifersüchtig sein auf Etwas; ревную). | Der leidenschaftliche Eifer für Etwas, Die leidenschaftliche Eifersucht. Страстное рвеніе, Страстная ревность.
Zelpha, v. Zenda.
12254) Zelus, ζηλος (ζεω, kochen, in's Kochen bringen, in heftige Bewegung setzen; кипячу, варю, киплю, волнуюсь). | Der heftige, leidenschaftliche Eifer, besond. Der Eifer für Etwas. Страстное движеніе, Ревность, Соревнованіе.
Zema, ζεμα (ζεω, v. Zesis), i. q. Apozema.
12255) Zemia, ζημια. | Der Schaden, Verlust. Вредъ, Убытокъ.
12256) Zemicus (v. Zemia). | Durch Verlust entstanden. Происходящій отъ потери, напр. Haematozemicus, Spermatozemicus.
12257) Zenda. | Bei Paracelsus: Erzeugung ohne Samen. У Парацельза: Рожденіе безъ сѣмени.
12258) Zenith. | 1) Eigentl. der Scheitelpunkt am Himmel, Zenith. Зенитъ, Надглавная точка на небѣ. 2) Das jungfräuliche Menstrualblut, besond. das erste. Дѣвственная, мѣсячная кровь, а особенно: первая.
12259) Zeopyron. | Dunkelgerste, Nackte Gerste, Speltweizen, Himmelsgerste, Himmelskorn. Голый ячмень.
12260) Zephena, Zephenum. | Bei Paracelsus: Ein Ausdruck zur Bezeichnung von etwas Aeusserm, auch des Umfangs von Lippen und Ohren. У Парацельза: Выраженіе для означенія чегонибудь наружнаго, также окружности губъ и ушей.
Zephanum, v. Zephena.
Zerna, i. q. Lichen.
Zerumbet, v. Zingiber zerumbet.
Zerzera, v. Quercera.
12261) Zesis, ζεσις (ζεω, v. Zelus). | Das Kochen, Abkochen. Вареніе, Отвареніе, Кипѣніе.
Zestae, v. Zetae.
12262) Zestolusia, ζεστολουσια (v. Zestos et λουω, fut. λουσω, ich wasche, bade; мою, купаю, моюсь, купаюсь). | 1) Ein heisses Bad. Горячая баня. 2) Heisses Wasser überhaupt. Горячая, кипячая вода вообще.
12263) Zestos, ζεστος (ζεω, v. Zelus). | Gekocht, Kochend heiss. Варенный, Кипящій, Кипѣлый, Горячій.
Zibebae, v. Passulae.
12264) Zibethum. | Der Zibeth. Цибетъ.
12265) Zibethum caballinum. | Pferdekoth. Конскій калъ.
Zibethum occidentale, v. Faeces.
Zimphae, v. Peritonaeum.
12266) Zincum. | Zink, Spiauter. Цинкъ, Шпиаутеръ.
12267) Zincum aceticum. | Essigsaures Zinkoxyd. Уксусокислая цинковая окись.
12268) Zincum carbonicum. | Kohlensaures Zinkoxyd. Углокислая цинковая окись.
12269) Zincum ferro-hydrocyanicum. | Blausaures Eisenoxydul-Zinkoxyd, Zinkeisencyanür. Синильнокислая цинковая окись.
12270) Zincum muriaticum. | Salzsaurer Zink. Солекислый цинкъ.
12271) Zincum orientale. | Ostindischer Zink. Индѣйскій восточный цинкъ.
Zincum oxydatum, v. Zincum oxydatum album.
Zincum oxydatum aceticum, v. Acetas zinci.
12272) Zincum oxydatum album, Oxydum zinci, Subcarbonas zinci calcinatus praecipitatus, Oxydum zincicum, Flores zinci, Magistrum zinci ustum, Lana philosophica, Nihilum album, Pompholyx. | Zinkoxyd, Zinkblumen. Бѣлая цинковая окись, Шпиаутерные цинковые цвѣты.
Zincum oxydatum carbonicum, v. Carbonas zinci.
Zincum oxydatum subcarbonicum, v. Lapis calaminaris.
12273) Zincum sulphuricum, Sulphas

zinci, Sulphas zincicum crystallisatum, Vitriolum album, Vitriolum zinci, Gilla Theophrasti. | Schwefelsaures Zinkoxyd, Weisser Vitriol, Weisser Galitzenstein. Сѣрнокислый цинкъ, Бѣлый или Цинковый купоросъ.

12274) Zingiber, ζιγγιβερ, ζιγγιβερι, ζινζιβερ. | Ingwer, Imber. Имбиръ.

12275) Zingiber albus. | Weisser Ingwer. Бѣлый имбирь.

12276) Zingiber communis, officinalis, Amomum zingiber. | Gemeiner Ingwer. Имбиръ, Инбирь, Имберъ, Имбиръ бѣлый.

Zingiber officinalis, v. Zingiber communis.

12277) Zingiber zerumbet, Amomum zerumbet. | Blockzittwer, Zerumbeth. Имбиръ или Амомумъ Церумбетъ или Куа.

Zinzilla, v. Zoster.

Ziphac, v. Peritonaeum et Vesica urinae.

Ziphach, v. Peritonaeum.

Zirbos adipinus, v. Omentum magnum.

Zirbus, v. Omentum et Omentum magnum.

12278) Zizania, Lolium temulentum. | Schwindellolch, Giftiger Lolch, Schwindelhafer, Taumelkorn. Trespe. Нисонецъ, Плевель, Головоломъ, Куколъ.

Zizypha, Ziziphus, v. Zizyphus.

12279) Zizyphi, Jujubae. | Rothe Brustbeere, Jujuben. Грудныя ягоды, Ююбы.

12280) Zizyphus. | Judendorn. Ююба.

12281) Zizyphus jujuba, Rhamnus jujuba. | Ostindischer Brustbeerenbaum. Ююба, Юлабы, Крушина, Жестеръ, Грудная придорожная игла.

12282) Zizyphus lotus, Rhamnus lotus. | Essbarer Judendorn. Ююба лотусъ.

12283) Zizyphus vulgaris, Rhamnus zizyphus. | Gemeiner Judendorn, Brustbeerenbaum. Ююбы дерево, Грудная придорожная игла.

12284) Zoagria, ζωαγρια (v. Zoos et αγρεω, αγρευω; ich fange auf; ловлю). | 1) Die Rettung und Erhaltung des Lebens. Спасенie, Сохраненie жизни. 2) Die Belohnung dafür oder für die Rettung eines Menschen aus dem Wasser u. s. w. Нагpада за сie, или за спасенie человѣка, попавшаго въ воду и т. п.

12285) Zoanthropia (v. Zoon et Anthropos). | Ein melancholischer Wahnsinn mit der fixen Idee, in ein Thier verwandelt zu sein. Постоянная идея меланхолика, думающаго, будто онъ превращенъ въ животное.

12286) Zodiacus, ζωδιαχος (v. Zodion). | Der Thierkreis. Зодiакъ, Солвечный путь.

12287) Zodion, ζωδιον (Diminit. a Zoon). | 1) Thierchen. Маленькое животное, Звѣречокъ. 2) Ein Bild, Sternbild. Образъ, Созвѣздiе.

12288) Zoe, ζωη (v. Zoon). | Das Leben, auch Das Lebensvermögen. Жизнь, Жизненная способность, Жизненное дѣйствie.

12289) Zographia, ζωγραφια, ζωογραφια (v. Zoon et Graphe). | Zoographie, Die Beschreibung der Thiere. Зоографiя, Описанie животныхъ.

Zoiater, v. Zoiatros.

12290) Zoiatrica (Zoiatros). | Die Thierheilkunde. Ветеринарная наука, Ветеринарная медицина, Искуство лечить животныхъ.

12291) Zoiatros (zoon et ἰατρος). | Ein Thierarzt. Ветеринарный врачъ.

12292) Zoicus, ζωιχος. | 1) Thierisch, Animalisch. Животный, Жизненный. Vid. Zoon. 2) Leben fristend, Lebensunterhalt gebend, Ernährend. Жизнь продолжающiй, Содержанie къ жизни дающiй, Питательный. Vid. Zoe.

Zoietrica, i. q. Zoiatrica.

12293) Zomodmon (v. Zomos et Odme). | Der extraktive, aromatische, wie Fleischbrühe riechende Färbestoff aus dem Muskelfleische. Экстрактивно-ароматическое, какъ бульонъ пахучее, красильное вещество.

12294) Zomopoeus, ζωμοποιος (zomos et ποιεω, ich mache, bereite; дѣлаю, приготовляю). | Ein guter Koch, besond. ein Restaurateur. Хорошiй поваръ.

12295) Zomos, ζωμος, dimin. ζωμιδιον (ζεω, v. Zelus). | Eine nahrhafte Suppe, Heisse Fleischbrühe u. dergl. Питательный супъ, Горячiй бульонъ и т. п.

12296) Zona, ζωνη. | Der Gürtel. Поясъ. (Ζωω, ζωνω, ζωννυω, ζωννυω, ζωννυμι; ich umgürte; опоясываю.) | 1) Die Gegend unter den Rippen, wo der Gürtel angelegt wird. Поясница. 2) Ein rosenartiger Ausschlag, welcher diese Gegend befällt. Поясовидная рожа на тойже части тѣла. Vid. Zoster. 3) Mehrere chirurgische Verbände für den Unterleib. Разныя хирургическiя повязки для брюха. 4) Ein Himmelstrich. Небесный поясъ.

Zona cartilaginea tarsi, v. Ligamentum cartilagineum calcaneo-naviculare.

Zona castitatis, v. Hymen.

12297) Zona ciliaris, Zonula ciliaris, Corona ciliaris, Membranula coronae ciliaris. | Ciliarzone, Ciliarhäutchen, Strahlengürtel, Strahlenkrone. Рѣсничный вѣнчикъ.

Zona coli, v. Colon transversum.
Zona herpetica, v. Zoster.
Zona ignea, v. Zoster.
Zona membranacea, v. Zona Valsalvae.
Zona mollis cochleae, v. Zona Valsalvae.
Zona serpiginosa, v. Zoster.
Zona spiralis, v. Zona Valsalvae.

12298) Zona Valsalvae, Septum molle, Zona membranacea s. mollis cochleae, s. spiralis, Lamina spiralis membranacea. | Valsalvische Zona, Häutige Zone, Häutiges Spiralblatt, Weiche Scheidewand der Schnecke. Звонкій, Звончатый Валзалванный поясъ.

Zona virginea, v. Hymen.
Zona virginitatis, v. Hymen.
Zonae nerveae complanatae, v. Ductus semicirculares Scarpae.
Zonae sonorae, v. Ductus semicirculares Scarpae.

12299) Zonatus. | Umgürtelt. Опоясанный.

Zonula ciliaris, v. Zona ciliaris.

12300) Zoochemia (v. Zoon et Chemia). | Die Thierchemie, Chemische Zerlegung thierischer Substanzen, Zoochemie. Цоохимія, Химическое разложеніе животныхъ существъ.

12301) Zoochirurgia (v. Zoon et Chirurgia). | Die Zoochirurgie, Thierwundarzneikunde. Зоохирургія, Рукодѣльная ветеринарная наука.

12302) Zoodynamia (v. Zoon et Dynamis). | Das thierische Lebensvermögen, Die thierische Lebensthätigkeit. Животное дѣйствіе, Дѣяніе, Могущество.

12303) Zoogenia (zoon et γενναω, v. Genus). | Die Thiererzeugung. Рожденіе животныхъ.

Zoogonesis, v. Zoogenia.
Zoogoneticus, v. Zoogonus.

12304) Zoogonia (v. Zoon et Gone, v. Genus). | Das Gebären lebendiger Junge. Рожденіе живыхъ дѣтей.

12305) Zoogonologia (v. Zoogonia et Logos). | Die Lehre von der Entstehung des thierischen Lebens. Наука о происхожденіи животной жизни.

12306) Zoogonus (v. Zoogonia). | Lebendiges erzeugend, Lebendige Junge gebärend. Живородящій.

Zoographia, ζωογραφια, i. q. Zographia.
Zooiatria s. Zooiatrica, v. Zoiatrica.

12307) Zoolithus (v. Zoon et Lithos), Animal petrificatum. | Zoolith, Thierversteinerung, Versteinerung einer thierischen Masse, eines Thieres. Окаменѣніе животнаго или части онаго.

12308) Zoologia (v. Zoon et Logos). | Die Zoologie, Thierlehre, Lehre von den Thieren, Naturgeschichte der Thiere. Зоологія, Естественная исторія животныхъ, Животнословіе.

12309) Zoologicus (v. Zoologia). | Ein Thierforscher, Zoolog. Зоологъ, Животноизслѣдователь.

Zoologista (v. Zoologia) = Zoologicus.

12310) Zoomagneticus. | Zum Zoomagnetismus gehörig. Къ Зоомагнетизму принадлежащій.

12311) Zoomagnetismus (v. Zoon vel Zoe et Magnetismus). | Der thierische Magnetismus. Животный магнетизмъ, Зоомагнетизмъ. Vid. Anthropomagnetismus.

12312) Zoomorphus, ζωομορφος (v. Zoon et Morphe). | Thierförmig, Die Gestalt eines Thieres habend. Звѣрообразный, Звѣроподобный.

12313) Zoomycos (v. Zoon et Mycos). | Der Thierschleim. Животная студень, Животная слизь.

Zoomyxa (v. Zoon et Myxa) = Zoomycos.

12314) Zoon, ζῶον. | Ein Thier. Животное.

12315) Zoonicus (v. Zoon). | Blausauer. Синильнокислый.

12316) Zoonomia (v. Zoon et Nomos). | Zoonomie, Die Lehre von den Gesetzen des thierisch-organischen Lebens. Зоономія, Наука о законахъ животно-органической жизни.

12317) Zoonomicus (v. Zoonomia). | Die Zoonomie betreffend. Относящійся къ Зоономіи.

12318) Zoonosologia (v. Zoon et Nosologia). | Die Zoonosologie, Die Lehre von den Krankheiten der Thiere. Зоонозологія, Наука о болѣзняхъ животныхъ.

12319) Zoonosologicus (v. Zoonosologia), Zoonosologus. | Die Zoonosologie betreffend, dazu gehörig, sich damit beschäftigend. Относящійся до Зоонозологіи, оной принадлежащій, оною занимающійся.

12320) Zoonosologista (v. Zoonosologus). | Ein Zoonosolog, Wer sich mit Untersuchungen über die Natur der Thierkrankheiten beschäftigt. Зоонозологъ, Занимающійся изслѣдованіемъ животныхъ болѣзней.

Zoonosologus = Zoonosologicus.

12321) Zoopathologia (v. Zoon et Pathologia). | Die Zoopathologie, Die Lehre von den Krankheiten der Thiere. Зоопатологія, Ученіе о болѣзняхъ животныхъ.

12322) Zoopathologicus, Zoopathologus (v. Zoopathologia). | Die Zoopathologie betreffend, dazu gehörig. Относящійся къ Зоопатологіи, принадлежащій къ ней.

12323) Zoopathologista (v. Zoopathologus). | Ein Zoopatholog, Wer sich mit Thierkrankheiten beschäftigt. Зоопатологъ, Занимающійся болѣзнями животныхъ.

Zoopathologus (v. Zoon et Pathologia) = Zoopathologicus.

Zoopelicometria = Zoopelyometria.

Zoopelicometrum = Zoopelyometrum.

Zoopeliometria, Zoopeloimetria, v. Zoopelyometria.

Zoopeliometrum, Zoopeloimetrum, v. Zoopelyometrum.

Zoopelycometria = Zoopelyometria.

Zoopelycometrum = Zoopelyometrum.

12324) Zoopelyometria (v. Zoopelyometrum). | Das Ausmessen des Beckens der Thiere. Измѣреніе (величины различныхъ поперечниковъ) таза у животныхъ.

12325) Zoopelyometrum (v. Zoon et Pelyometrum). | Ein Werkzeug zum Ausmessen des Beckens bei Thieren. Орудіе для измѣренія (величины различныхъ поперечниковъ) таза у животныхъ.

12326) Zoophaenomenologia (v. Zoon et Phaenomenologia). | Die Lehre von den Lebenserscheinungen, Zoophänomenologie. Наука о жизненныхъ явленіяхъ, о явленіяхъ жизни, Зоофеноменологія.

12327) Zoopharmacologia (v. Zoon et Pharmacologia). | Die Thierarzneimittelkunde, Zoopharmakologie, Die Lehre von den Arzneimitteln für Thiere. Зоофармакологія, Наука о лекарствахъ для животныхъ, Ветеринарная Фармакологія.

12328) Zoopharmacologicus (v. Zoopharmacologia), Zoopharmacologus. | Die Zoopharmakologie betreffend, dazu gehörig, sich damit beschäftigend, Zoopharmakolog. Относящійся къ Зоофармакологіи, Занимающійся оною, Зоофармакологъ.

12329) Zoophthalmos (v. Zoon et Ophthalmos). | Das Thierauge, Ochsenauge. Воловый глазъ.

12330) Zoophilus (v. Zoon et Philos). | Der Thierfreund. Любитель животныхъ.

12331) Zoophylacium (v. Zoon et Phylacium). | Ein Behältniss zur Aufbewahrung lebender oder todter oder blos ausgestopfter Thiere, Ein Thierbehältniss. Чуланъ, Кладовая для сохраненія живыхъ или мертвыхъ животныхъ.

12332) Zoophysiologia (v. Zoon et Physiologia). | Die Physiologie der Thiere. Физіологія животныхъ.

12333) Zoophysiologicus, Zoophysiologus (v. Zoophysiologia). | Die Zoophysiologie betreffend, sich damit beschäftigend, Ein Zoophysiolog. Относящійся къ Зоофизіологіи, оною занимающійся, Зоофизіологъ.

Zoophyta, v. Zoophyton.

12334) Zoophyticus (v. Zoophyton). | Die Zoophyten betreffend. Относящійся до животнорастѣній.

12335) Zoophytologia (v. Zoophyton et Logos). | Die Lehre von den Zoophyten. Наука о животнорастѣніяхъ.

12336) Zoophytologicus, Zoophytologus (v. Zoophytologia). | Die Zoophytologie betreffend, sich damit beschäftigend, Zoophytolog. Относящійся къ наукѣ о животно-растѣніяхъ, оною занимающійся, Зоофитологъ.

12337) Zoophyton, ζωοφυτον (v. Zoon et Phyton). | Thierpflanze, Pflanzenthier. Животнорастѣніе.

12338) Zoos, ζωος, ζάος, ζόος, ζῶς (ζαω, ich lebe; живу). | Lebendig, Lebend, Gesund, Lebend od. Gesund erhalten; = Gerettet. Живый, Здоровый, Сохраняемый; = Спасаемый.

12339) Zoosis, ἡ ζωωσις, genit. —εως, —ιος, —is (ζωοω, fut. —ωσω; beleben, das Leben retten od. erhalten, nach dem Leben malen; животворю, живописую). | 1) Die Belebung, Die Bildung des Thierlebens. Животвореніе, Оживленіе. 2) Die Rettung od. Erhaltung des Lebens. Спасеніе, Сохраненіе жизни.

12340) Zoosophia (v. Zoosophos). | Die Thierkunde. Животновѣденіе, Знаніе о животныхъ, Зоозофія.

12341) Zoosophos, ζωοσοφος (v. Zoon et Sophos). | Thierkundig. Зоозофъ, Животновѣдецъ, Имѣющій свѣденіе въ Зоозофіи, Имѣющій познаніе о животныхъ.

Zoosperma, v. Spermatozoa.

12342) Zootes, ζωοτης, genit. ζωοτηρος (v. Zoon). | Die thierische Natur, Das thierische Wesen. Животная натура, Животное естество.

12343) Zootheca (v. Zoon et Theca). | Ein Thierbehältniss, Thierkabinet, Ein Aufbewahrungsort für todte Thiere. Кладовая или Мѣсто сохраненія для неживыхъ животныхъ.

Zoothecula, dimin. a Zootheca.

12344) Zootherapia (v. Zoon et Therapia). | Die Thierheilkunde. Часть Зооіатрики, Преподающая правила леченія домашнихъ животныхъ.

Zooticus = Zoticus.

12345) Zootoca, ζωοτοκα (plur. a Zootocon). | Thiere, die lebendige Junge gebären. Живородящія животныя.

12346) Zootocia, ζωοτοκια (v. Zootocos). | Das Lebendiggebären. Рожденіе живыхъ.

12347) Zootocon, ζωοτοκον (v. Zootocos). | Ein lebendige Junge gebärendes Thier. Живородящее животное.

12348) Zootocos, ζωοτοκος (zoon et τεκω, ich gebäre; рождаю). | Lebendig gebärend (nicht eiertragend). Живородящій.

Zootome, v. Zootomia.

12349) Zootomia, Zootome (zoon et τεμνω, ich schneide; рѣжу), s. Anatomia animalis. | Zootomie, Zergliederung der Thiere, Thierzergliederung, Thieranatomie. Зоотомія, Трупоразъятіе животныхъ, Анатомія или Раздробленіе животныхъ на части.

Zopheros, ζοφερος. = Zophodes.

12350) Zophodes, Zophoides, ζοφοειδης, ζοφωδες (zophos et ειδος). | Bei Hippokrates (vom Harne, dem Menstruationssekret u. s. w.): Dunkel, Trübe, Schwärzlich. У Гиппократа (о мочѣ, крови мѣсячнаго очищенія и т. д.): Темный, Мутный, Черноватый.

12351) Zophomenia, ζοφομηνια (zophos et μην, v. Mensis). | Die Mondfinsterniss. Затмѣніе лунное.

12352) Zophos, ζοφος. | Die Dunkelheit, Finsterniss, Abendgegend. Темнота, Затмѣніе, Западъ.

12353) Zopissa, ζωπισσα (v. Zoos et Pissa). | Schiffpech; Pix navalis. Смола, Варъ корабельный.

Zorab, v. Omenta.

12354) Zoropota, Zoropotes, ζωροποτης, ζωροποτις (zoros et (ποταω) πινω, πιω; ich trinke; пью). | Wer reinen, starken Wein trinkt, Ein Säufer. Кто чистое, крѣпкое вино пьетъ, Пьяница.

12355) Zoros (ζωρος, rein, unvermischt, ungeschwächt; чистый, несмѣшанный, неослабленный). | Der reine, unvermischte, starke Wein. Чистое, несмѣшанное крѣпкое вино.

Zosma, ζωσμα, i. q. Zoster et Zona.

12356) Zoster, ζωστηρ, genit. ζωστηρος (v. Zona), s. Zona, Zona herpetica s. ignea, s. serpiginosa, Zinzilla, Circellum, Cingulum, Circinus, Balteum, Herpes zoster, Praecordiorum exedens, Herpes persicus, Erysipelas zoster, pustulosum, phlyctaenodes, Hieropyr, Ignis sacer, Ignis St. Antonii, Pemphigus dimidiatus. | Der Gürtel, Die Gürtelrose, Der Feuergürtel, Die Blatterrose, Der Ringwurm, Springwurm, Das höllische Feuer, St. Antonius-Feuer. Поясъ, Поясовидная рожа.

12357) Zoster spurius. | Der falsche Gürtel. Ложный поясъ.

12358) Zostera. | Wasserriemen, Meergras. Взморникъ.

12359) Zostera marina. | Meerwasserriemen, Seegras. Взморникъ морскій.

Zostron, i. q. Zoster.

12360) Zotica, scil. Vis, δυναμις (v. Zoticus), ζωτικα. | Die thierische Lebenskraft, Das (thierische) Lebensvermögen. Жизненная, (животная) сила.

12361) Zotica facultas. | Die Lebenskraft, Das Lebensvermögen. Жизненная сила, Жизненное дѣйствіе.

12362) Zoticus, ζωτικος (ζωω, v. Zoos). | Zum Leben gehörig, Das Leben befördernd, Lebendig machend. Принадлежащій къ жизни, оной споспѣшествующій, жизненный, животворящій.

12363) Zouphium, ζωυφιον (dimin. a Zoon). | Das kleine Thier, Thierchen. Малое животное, Звѣрокъ.

Zuccarum, i. q. Saccharum.

12364) Zulapium, ζουλαπιον. | Julep, Julap. Юлепъ.

12365) Zuma, Zyma, Zema, genit. Zymorum et Zymatis, Zematis (ζεω, v. Zema, Zesis). | Das Kochgeschirr. Поваренная посуда.

12366) Zuphion, Zuphium, το ζουφιον, ζουφων. | Ein Thierchen, Ein kleines Thier. Маленькое животное.

Zuriombeth, v. Zerumbeth.

12367) Zygoma, ζυγωμα (ζυγω, ζυγωω, fut. —ωσω; ich joche zusammen, binde zwei zusammen; впрягаю, соединяю, сочетаваю). | Das Jochbein. Скуловая или Ланитная кость. Vid. Arcus zygomaticus et Os zygomaticum.

Zygomatici, v. Musculi zygomatici.

Zygomatici musculi, v. Musculi zygomatici.

12368) Zygomaticus (v. Zygoma). | Zum Jochbein gehörig. (Къ Ланитной кости принадлежащій) Скуловый, Ланитный.

Zygomaticus major, v. Musculus zygomaticus major.

Zygomaticus minor, v. Musculus zygomaticus minor.

Zygomaticus processus, v. Processus zygomaticus.

12369) Zygophylum fabago. | Gemeines Doppelblatt, Bohnenkapern. Каперсъ стручковатый, дикій.

12370) Zygos, ζυγος. | Das Joch. Иго.

12371) Zyma, Zyme, ζυμη (v. Zymosis). | Der Gährstoff, Das Ferment, Sauerteig etc. Бродящее вещество, Кислое тѣсто, Закваска.

Zyme, v. Zyma.

12372) Zymicus (v. Zyma). | Durch gährende Stoffe verursacht. Причиняемый бродящимъ веществомъ.

12373) Zymologia (v. Zymos et Logos). | Die Lehre von der Gährung. Наука о броженіи, Зимологія.

12374) Zymologicus (v. Zymologia), Zymologus. | Die Zymologie betreffend, sich damit beschäftigend. Относящійся къ Зимологіи или къ наукѣ о броженіи.

Zymoma, ζυμωμα, v. Zyma et Fermentum.

Zymosimetrum, v. Zymosiometrum.

12375) Zymosiometrum (v. Zymosis et Metrum). | Das Zymosiometer, Der Gährungsmesser, Ein Werkzeug zur Bestimmung des Grades der Gährung bestimmter Flüssigkeiten. Зимозиметръ, Орудіе для измѣренія или опредѣленія степени броженія.

12376) Zymosis, ζυμωσις (ζυμοω, fut. —ωσω; ich säure, setze in Gährung, blähe auf; квашу, привожу въ броженіе, надуваюсь). | 1) Die Gährung. Броженіе. 2) Das Aufbrausen, Die Säuerung. Шипѣніе, Закисаніе, Квашеніе. 3) Eine krankhafte Auftreibung, Auflockerung, Geschwulst. Болѣзненное надутіе, Напухлость. Vid. Fermentatio.

12377) Zymotechnia (v. Zyma et Techne). | Die Lehre von der Beförderung der Gährung durch passende Mittel. Искусство приводить жидкость въ броженіе различными вспомогательными къ тому средствами (Наука о броженіи).

12378) Zymotechnicus (v. Zymotechnia). | Die Zymotechnie betreffend, dazu gehörig, dieselbe ausübend. Относящійся къ Zymotechnia, Принадлежащій къ оной, оною занимающійся.

12379) Zymoticus, ζυμωτικος (v. Zymosis). | Gährend, d. h. gährend machend, die Gährung befördernd. Бродящій, Броженіе производящій, оному споспѣшествующій.

12380) Zythicus (v. Zythos). | Durch übermässiges Biertrinken entstanden. Происходящій отъ непомѣрнаго употребленія пива.

12381) Zythogala (v. Zythos et Gala) s. Possetum. | Posset, Biermolken. Пивная сыворотка, Биркезъ.

12382) Zythos, Zythum, Zythus, ζυθυς. | Ein durch Gährung bereitetes Getränk, Gerstedekokt, Bier u. dergl., daher auch: Bieressig, Obstessig, Zyder, Essig überhaupt. Питье приготовленное посредствомъ броженія, Ячменный отваръ, Пиво и т. п., а потому: Пивной, овощной уксусъ, Уксусъ вообще.

Zythum, v. Zythos.

12383) ZZ. | Bedeutet in den griechischen Manuscripten der alten Aerzte: Myrrha; in den der späteren: Zingiber. Значитъ въ греческихъ рукописяхъ древнихъ врачей: Смирна, Myrrha; а въ рукописяхъ позднѣйшихъ медиковъ: Имбиръ.

Nachtrag,

Ergänzung und Berichtigungen mancher Bedeutungen einiger Wörter *).

ПРИБАВЛЕНІЕ,

дополненіе и поправки значеній нѣкоторыхъ словъ *).

*Abarticulatio, v. Luxatio.

*Abortus, add. Omotocia.

*Abscessus ani, add. Gesässabscess, Abscess am After.

Abscessus congestivus, v. Abscessus symptomaticus.

Abscessus lacteus mammarum.| Milchabscess der weiblichen Brüste. Нарывъ молочный въ женскихъ грудяхъ.

Abscessus lacteus metastaticus s. Decubitus lactis. | Der metastatische Milchabscess. Молочный нарывъ переносный.

Abscessus lymphaticus, add. Lymphabscess.

*Abscessus perinaei, add. Der Mittelfleischabscess.

Abscessus peritonei, add. Bauchfellabscess.

*Abscessus symptomaticus, congestivus, per congestionem. | Der symptomatische oder Kongestionsabscess. Нарывъ припадочный, конгестивный.

*Abscissio tonsillarum. | Abkürzung der Mandeln. Отсѣченіе или отрѣзываніе миндалеобразныхъ железъ.

Abscissio uvulae. | Die Abkürzung des Zapfens. Отсѣченіе язычка.

Absolute. | Vollkommen, Vollständig, Absolut, Unumgänglich. Совершенно, Непремѣнно, Независимо, Неизбѣжно.

*Abstergentia, add. s. Rhyptica, Traumatica.

*Abulia, add. Лишеніе воли, когда человѣкъ не въ состояніи владѣть волею.

*Abundantia sanguinis, add. s. Hyperaemia. Изобиліе крови.

Abusus. | Missbrauch. Злоупотребленіе.

*Accidens. | Accidenz, Zufälligkeit. Случайность.

Acclimatisatio (Ac ad et Clima). | Die Akklimatisirung, Gewöhnung an ein (bis dahin ungewohntes) Klima. Акклиматизація, Пріученіе, Привыканіе къ климату.

Accomodatio. | Die Einrichtung, Bequemung einer Sache nach Etwas. Приспособленіе.

*Achilleum = Ulcus carcinoides.

*Acidulae, add. Säuerlinge, Säuerliche Mineralwässer.

Acinetatrophia (Acinetos et Atrophia), v. Acinesiatrophia.

*Aciurgia, add. s. Akyurgia, s. Acidurgia, Cursus operationum chirurgicarum.|

---

*) Die mit einem Sternchen * bezeichneten Wörter sind im Lexicon gedruckt, aber in einer andern Bedeutung oder nicht mit allen Synonymen.

*) Тѣ изъ прибавленныхъ словъ, которыя означены звѣздочкою *, помѣщены уже въ томъ Лексуконѣ, но въ другомъ значеніи, или не со всѣми синонимами.

**) add. bedeutet adde; p. v., post verbum s. vocabulum.

**) add. значитъ adde; p. v., post verbum s. vocabulum.

Die Operationslehre, Die Lehre od. Wissenschaft von blutigen chirurgischen Operationen.

Acne punctata, v. Comedones.

*Actio, add. Handlung.

Actualis. | Wirklich. Дѣйствительный.

Acumen, add. v. Acumen ingenii.

*Acupunctura, add. Der Nadelstich. Акупунктура, Игловкалываніе.

Acupunctura electrica, v. Electrostixis.

Acurgia, v. Aciurgia.

Acus Homi. | Die Hom'sche Nadel. Игла Гомова.

*Acutus, add. Akut.

*Addephagia infantum. | Gefrässigkeit der Kinder. Прожорливость у дѣтей.

Adenomeningea (v. Adenomingeus) = Febris pituitosa.

Adenopharyngitis (v. Aden et Pharynx) = Inflammatio tonsillarum pharyngis.

*Adenosis (v. Aden). | 1) Eine jede Drüsenkrankheit. Всякая болѣзнь железъ. 2) = Morbus scrophulosus.

*Adeps suilla, add. Свиной жиръ.

*Adhaesio linguae, v. Ancyloglossum.

Aedoeomycodera, Aedoemycoderis (Aedoeon et Mycodera) = Tunica genitalium mucosa (interna).

Aedoeomycoderitis (v. Aedoeomycodera) = Inflammatio tunicae genitalium mucosae.

Aedoeopsia, Aedeopsis (v. Aedoea et Opsis). | Das Sehen, Die Besichtigung der Schamtheile. Осматриваніе дѣторОдныхъ частей.

Aedoeoscopia (Aedoeon et Scope), Investigatio pudendorum. | Die Untersuchung der Schamtheile. Изслѣдованіе, осматриваніе дѣтородныхъ частей.

*Aegilops, add. Nasenwinkelgeschwür.

*Aegophonia, add. Die Aegophonie. Козогласіе, Эгофонія.

Aequator. | Aequator, Erdgleicher. Экваторъ, Равноденственный кругъ.

Aër crassus. | Dicke Luft. Плотный, густый воздухъ.

Aër frigidus. | Kühle, frische Luft. Прохладный, освѣжающій воздухъ.

Aër gravis. | Schwere Luft. Тяжкій воздухъ.

Aër nebulosus. | Nebelichte Luft. Туманный воздухъ.

Aër salubris. | Gesunde Luft. Здоровый воздухъ.

Aër tenuis. | Dünne Luft. Жидкій, тонкій воздухъ.

*Aërographia (Aër et Graphe). | Die Beschreibung der Luft. Воздухоописаніе.

*Aërophthora, add. Unreine oder Verdorbene Luft.

Aërothorax (v. Aër et Thorax) = Pneumothorax.

Aeruginosus, add. Ярмѣдянный.

*Aether, add. Нафта.

Aestates, v. Hydroa.

*Affectio, add. Affektion.

*Affinitas electiva duplex et multiplex, add. (p. v. двойное и многосложное) избирательное.

*Agalactia, add. s. Oligogalactia.

*Agaricus campestris, add. Шампиньонъ.

*Agaricus chirurgorum, add. Губа березовая.

*Agaricus violaceus, add. Свинуха.

Aigophonia, v. Aegophonia.

*Ajuga reptans, add. Гравистой Ивнякъ.

Akologia, v. Acologia.

Akyanoblepsia, v. Acyanoblepsia.

*Akyurgia, v. Aciurgia.

Alantotoxicon, v. Allantotoxicum.

Alaos, *αλαος*. | Blind, Nicht sehend. Слѣпый.

Alaotocus, *αλαοτοκος* (Alaos et Tocos). | Blinde Junge werfend, wie Katzen, Hunde u. s. w. Слѣпородящее животное, какъ собаки, кошки и пр.

Alienatio, add. Abnormität.

*Alimentum, add. Яства.

Allantotoxicum (v. Allas et Toxicum). | Das Wurstgift. Ядъ, образующійся въ испорченныхъ колбасахъ (колбасный ядъ).

Allenthesis (v. Allos et Enthesis). | Die Allenthese, Das Eindringen od. wirklich Vorhandensein fremdartiger Körper innerhalb der Grenzen des Organismus. Алентезисъ, попаденіе инородныхъ тѣлъ въ организмъ или существованіе таковыхъ въ немъ.

Allentheton (v. Allenthesis). | Das Allenthese, Das Eingedrungene, Fremdartige. Алентезъ, инородное тѣло, попавшее въ организмъ.

*Allium scorodoprasum, add. Сѣянецъ, Снитъ.

*Allium victorialis, add. Лѣсной чеснокъ.

Allucinationes, v. Hallucinationes.

*Alterantia, add. Средства измѣняющія.

*Althaea, add. Просвирнякъ.

*Althaea officinalis, add. Слизь, Проскурнякъ.

Alvi s. Ventris profluvium, v. Diarrhoea.

Alvinae concretiones, v. Concretiones alvinae.

Alymphia (a. priv. et Lympha). | Der Lymphmangel. Недостатокъ лимфы.

***Amalgamatio**, add. Амалгамація, Сортучиваніе.

Ambulatorium. | Ambulatorium. Амбилаторія, Госпиталь для приходящихъ больныхъ.

Amethysta (Medicamina, v. Amethystus). | Mittel wider den Rausch. Средства отъ похмѣлья.

***Amnesia**, add. Безпамятство.

***Amor**, add. Geschlechtsliebe.

Amorphismus (a. priv. et Morphe). | Der gestaltlose Zustand, Die Gestaltlosigkeit, Formlosigkeit. Состояніе безобразія, Безобразность.

Amphamphoterodiopsia, v. Amphamphoterodiplopia.

Amphiblestrodeophthisis (Amphiblestrodes et Phthisis), Phthisis retinae. | Das Schwinden der Netzhaut. Чахлость сѣтчатой оболочки.

Amphimerina, v. Febris quotidiana.

Amposis, αμπωσις (ανα et πινω, v. Posis). | 1) = Resorptio. 2) Das Zurücktreten der Säfte aus den äusseren Theilen nach den inneren, wie z. B. bei der asiat. Cholera. Приливъ, притеченіе соковъ къ внутреннимъ частямъ. 3) Refluxus maris.

Amputatio epiphysium, v. Decapitatio ossium.

***Amygdalus** persica, add. Шептала, Бросквина.

Anabasis aphylla, add. Лошадиный хвостъ, Кислая трава.

Anaemia, add. s. Oligaemia.

Analectris (Ana et Lectron). | Die Unterlage, Wattirung, um falsche Waden, Hinterbacken, Brüste od. Schultern sich anzulügen. Подкладываніе ваты и проч. для приданія лучшаго вида какой нибудь части тѣла напр. груди, плечамъ, икрамъ, заднимъ частямъ и т. д.

Analosis = Phthisis, Tabes.

Anamnesticus, αναμνηστικος. | Zur Rückerinnerung, zur Anamnese gehörig. Воспоминательный.

***Anaphrodisia**, add. s. Agenesia, Atecnia, Veneris defectus.

Anaphytopyra (αναφυω, hervorbringen, erzeugen, Med. aufwachsen; произвожу, въ сред. возрастаю). | Das Wachsefieber, Entwickelungsfieber. Лихорадка приключающаяся въ періодахъ развитія тѣла.

***Anaplasis**, add. s. Conformatio, Coaptatio.

***Anasarca**, add. s. Hydrops cutaneus.

Anaseisis, v. Commotio.

Anastasis, add. 2) Wiederbelebung, Das Wiederlebendigwerden nach dem Scheintodte. Оживаніе мнимоумершихъ.

Anastomoticus. | Anastomotisch. Анастомотическій.

Anatomia descriptiva, add. Описательная Анатомія.

***Anatomicus.** | Anatomisch. Анатомическій.

Anconagra (Ancon et Agra). | Ellenbogengicht. Ломота въ локтѣ.

***Ancyloglossum**, add. s. Adhaesio linguae.

***Andromeda** polifolia, add. Болотникъ, Подбѣль.

Anecritophthisis, v. Phthisis eccritischetica.

***Anemius**, add. Вѣтреный, Воздухопроходный.

Anemone nemorosa, add. Лѣсовая.

***Anencephalia**, add. Безмозглость.

Aner, ανηρ, genit. ἀνδρός. | Der Mann, Der Starke. Мущина, Мужъ.

***Anerethisia**, add. Reizlosigkeit.

***Aneurysma**, add. s. Ectasis, Dilatatio arteriarum, s. Tumor externus sanguineo-arteriosus. Наружный кровяной артеріальный желвакъ.

Aneurysma consecutivum. | Die nachfolgende Pulsadergeschwulst. Послѣдовательная (послѣ дѣйствительной) аневризма.

***Aneurysma** mixtum, add. Die gemischte od. zusammengesetzte Pulsadergeschwulst.

***Aneurysma** primitivum. | Die ursprüngliche Pulsadergeschwulst. Первообразная, Перво-начальная аневризма.

Aneurysma spontaneum, v. Aneurysma verum.

***Aneurysma** varicosum, add. Die Pulsblutadergeschwulst.

***Aneurysma** verum, add. s. primitivum, s. spontaneum. | Die wahre ursprüngliche Pulsadergeschwulst. Аневризма произвольная, произвольно происшедшая или образовавшаяся.

Aneurysmaticus. | Aneurysmatisch. Аневризматическій.

Aneuthanasia (α, αν et Euthanatasia). | Ein schwerer Tod, Ein leidenvolles Sterben. Трудная, тяжкая смерть.

Angiectasis, v. Angiectasia.

***Angina** maligna, add. s. Cacocynanche.

***Angina** palatina, add. s. Hyperoitis.

***Angina** parotidea, add. s. Gnathocynanche.

***Angina** pectoris, add. s. Arthritis diaphragmatis s. Sternalgia.

*Angina thyreoidea, add. Thyreoadenitis, Cynanche thyreoidea.

*Angina uvularis, add. s. Cionitis, Staphylitis. | Niedergeschossener Hück.

Angina vertebrarum s. Hippocratis = Spondylarthrocace.

Angiostegnotica (v. Angiostegnosis). | Mittel, welche die Gefässe stark zusammenziehen. Средства сильно сосуды стягивающія.

Anhelatio, v. Respiratio difficilis.

Animal aquaticum, v. Hydrozoon.

*Animalisatio, add. Животноуподобленіе.

Annulus Steinianus. | Der Stein'sche Ring. Кольцо Штейново.

*Anodynia, add. Безболіе.

*Anodynus, add. s. Indolens. 1) Не болящій.

*Anomalia, add. Abnormität.

Anophthalmia, Anophthalmos (a. priv. et Ophthalmos). | Der gänzliche Mangel der Augen. Совершенный недостатокъ глазъ.

*Anorexia, add. Appetitlosigkeit.

*Antagonismus, add. Wechselkampf. Противуположность дѣйствованія, Противуположное органическое сочувствіе.

*Antagonista, add. Антагонистъ.

Antagonisticus. | Antagonistisch. Антагонистическій.

Antalgica, v. Anodyna.

Antaphrodisiaca, add. s. Anterotica.

Anteflexio uteri, v. Antroversio uteri.

*Antemetica, add. Erbrechen stillende Mittel.

*Anthelminthica, add. Wurmwidrige Mittel, Wurmmittel.

Anthelminthodiarrhoea (Anti, Helmins et Diarrhoea) = Diarrhoea verminosa.

*Anthemis pyrethrum, add. Зубной корень (раст).

Anthracia rubula = Framboesia.

*Anthroposomatologia (Anthropos et Somatologia). | Die Anthroposomatologia, Lehre vom Körper des Menschen. Антропозоматологія, Ученіе о человѣческомъ тѣлѣ.

Antibdella (Anti et Bdella), v. Antlia sanguisuga.

Anticarcinomatosa (v. Anticarcinomatosus). | Mittel gegen Krebsgeschwüre. Средства отъ раковыхъ язвъ.

Anticaustica (v. Anticausticus). | Mittel gegen ätzende Schädlichkeiten. Средства противу ѣдкихъ веществъ.

Antimonium subsulphuricum, v. Subsulphas stibii.

Antiphlogisticus. | Antiphlogistisch. Антифлогистическій, Противувоспалительный.

Antitoxicum (Anti et Toxicum) = Antidotum.

*Antlia sanguisuga, add. s. Antibdella, Hirudo artificialis.

Antritis (v. Antrum). | Die Entzündung einer Höhle. Воспаленіе пещеры.

Antrum maxillare, v. Sinus maxillaris.

*Anuria, add. Der Harnmangel, Hemmung der Harnsekretion. Недостатокъ отдѣленія мочи.

*Anus vicarius s. praeternaturalis, add. Проходъ задній или каловый, неестественный, ненатуральный.

*Aphonia, add. Безсловесіе, Безсловесность.

Aphonia Hippocratis, v. Carus spontaneus.

Aphronesis, v. Delirium.

Aphthae mercuriales. | Merkurialaphthen. Молочницы отъ излишняго употребленія ртути.

Apobrochismus (απο et βροχιζω, αποβροχιζω, fut. —ισω, unterbinden; подвязывать) = Subligatio.

*Apocynum androsaemifolium, add. Отрава, Смерть собачія.

Apoplexia adynamica, v. Apoplexia asthenica.

Apoplexia asthenica, adynamica. | Asthenischer Schlagfluss. Апоплексія астеническая, адинамическая.

*Apoplexia medullaris, add. s. myeletica. | Der Rückenmarkschlag.

Apoplexia myeletica, v. Apoplexia medullaris.

Apoplexia venosa. | Venöser Schlagfluss. Апоплексія венозная.

Aporrhosis (v. Apo et Orrhos). | Die Vermolkung, Der Uebergang in eine molkenähnliche Masse. Превращеніе въ сыворотку.

Aposyringosis (v. Apo et Syrinx). | Die Fistelbildung. Образованіе фистулы.

Apotexis, αποτεξις (απο et τικτω, v. Tecnon) = Partus.

Apotexis, αποτηξις (απο et τηκω, v. Texis) = Tabes, Phthisis.

*Apparatus altus, add. Der Bauchblasenschnitt. Сѣченіе надъ лобковыми костями.

Appetitus deminutus. | Verminderter Appetit. Аппетитъ или Позывъ уменьшенный.

*Applicatio hirudinum, add. Bdellepithesis. Ставливаніе, Припущеніе піявицъ.

Apprehensio, v. Catalepsis.

Aptystia (v. Aptystus). | Der Speichelmangel, Mangel des Ausspeiens. Недостатокъ слины.

Aqua Binelli. | Binelli's Wasser. Вода Бинеллова.

Aqua calida. | Warmes Wasser. Вода теплая.

Aqua dulcis. | Süsses Wasser. Вода сладкая.

Aqua dura. | Hartes Wasser. Твердая вода.

Aqua fervida. | Heisses, Siedendes Wasser. Вода горячая, кипучая, Кипятокъ.

Aqua frigida. | Kaltes Wasser. Вода холодная.

Aqua lacustris. | Teichwasser. Вода озерная.

*Aqua lucii, add. Лукская вода.

Aqua mollis. | Weiches Wasser. Мягкая вода.

Aqua stagnans, add. Вода прудовая или въ прудахъ.

*Aqua sulphurata, add. Вода сѣрнистая.

Aqua tepida. | Warmes Wasser. Вода теплая.

*Aqua Toffana, add. Wasser der Toffana od. Tofania.

Aquae alcalinae acidulae. | Alkalische säuerliche Wässer. Воды кисловатыя минеральныя.

Aquae alcalinae martiales. | Alkalische eisenhaltige Wässer. Щелочно-желѣзныя воды.

Aquae minerales amarae. | Mineralische Bitterwässer. Воды горько-соленыя.

Aquae minerales artificiales. | Künstliche Mineralwässer. Воды минеральныя искуственныя.

Aquae minerales naturales. | Natürliche Mineralwässer. Воды минеральныя натуральныя.

Aquae sulphuratae. | Schwefelwässer. Воды сѣрнистыя.

*Aquila corneae, add. Малое пятно на роговой оболочкѣ.

Archocystosyrinx (Archos, Cysta et Syrinx) = Fistula ani, vesicae et vaginae.

Archosyrinx, v. Fistula ani.

*Arctopus echinatus, add. Медвѣжая лапа ежеватая.

*Arctostaphylos alpina, add. Амыръ.

*Arctura unguis, add. Дуговидное закривленіе ногтя.

Arcus venereus = Chorda venerea.

Aridula, v. Aridura.

Aridura testium, v. Atrophia testium.

*Aristolochia anguicida, add. Змѣебой.

*Armatura, add. Обкладка.

Arrak, v. Arak.

Ars formulas dispensandi. | Pharmaceutische Receptirkunst. Рецептное искуство фармацевтическое, или для аптекарей.

*Ars veterinaria, add. Скотоврачебная наука.

*Artemisia campestris, add. Чернобыльникъ луговый.

*Artemisia pontica, add. Полынь малая римская, узколистная.

*Arteria alaris, add. Артерія подкрыльцовыхъ железъ.

*Arteria glutea superior, add. Артерія ягодочная или подвздошная наружная.

Arteriomalacia, v. Malacosis arteriarum.

*Arthritis, add. Gliedersucht, Gliederweh, Zipperlein.

Arthritis anomala, v. Arthritis irregularis.

Arthritis diaphragmatica, v. Angina pectoris.

Arthritis erratica, v. Arthritis vaga.

*Arthritis imperfecte evoluta. | Die unvollkommen entwickelte Gicht. Ломота не совершенно развившаяся.

*Arthritis vaga, add. s. erratica. | Die wandernde, herumziehende Gicht.

*Arthrocace, add. Сочленная немощь.

Arthromeningitis (v. Arthron et Meningitis), Inflammatio articulorum tunicarum. | Entzündung der Synovialmembran. Воспаленіе членосоставной перепонки.

Arthrorheuma (Arthron et Rheuma) = Rheumatismus articulorum.

Arthrophyma bursale, v. Hydrops bursae mucosae.

Articulatio spuria. | Ein widernatürliches Gelenk. Противуестественный составъ.

Artopoeopsora (Artopoeus et Psora), Psoriasis pistorum. | Die Bäckerkrätze. Чесотка хлѣбниковъ.

Artopoeus, αρτοποιος (artos et ποιεω, v. Poesis). | Der Bäcker. Хлѣбникъ.

Arum macrorrhizon. | Grosswurzeliger Aron. Аронъ или Аронникъ длиннокоренный.

*Ascaris trichiura, add. Головастая круглая глисть.

*Ascites puriformis (s. Hydryps inflamm.), add. Брюшная водяная болѣзнь воспалительная.

*Ase, add. αση (αω, fut. ασω, sättigen; насыщаю).

Asinus, v. Equus asinus.

*Asphyxia, add. Смерть кажущаяся.

Assuefactio. | Angewöhnung. Пріученіе.

Assuetudo. | Angewohnheit. Навыкъ, Привычка.

*Asthma pulverulentum, add. s. gypseum, s. montanum.

Asthma spasmodicum flatulentum, v. Orthopnoea spastica.

Asthma spasticum adultorum, seniorum, convulsivum, spasticum intermittens, Dyspnoea et Orthopnoea convulsiva, Caducum pulmonum. | Konvulsivisches Asthma, Brustkrampf, Krampfhafte Engbrüstigkeit der Erwachsenen. Судорожное удушье взрослыхъ.

Atonia uteri. | Schlaffheit, Trägheit der Gebärmutter. Атонія, Слабость матки.

*Atonia ventriculi, add. Magenschwäche.

Atresia ani, v. Anus clausus.

Atresia auris, v. Imperforatio auris.

*Atrophia, add. s. Atrosia, Contabescentia.

Atrophia s. Aridura s. Marcor testis s. testium. | Die Abmagerung, das Zusammenschrumpfen, Schwinden der Hoden. Чахлость яичка.

Atrophia topica, v. Aridura.

Atrophia universalis. | Allgemeine Atrophia. Общая повсемѣстная атрофія или сухотка.

Aucheniatria (v. Auchen et Iatria). | Die Halsheilkunde, Die Heilung der Halskrankheiten. Леченіе болѣзней шеи.

Auchenosphinxis (v. Auchen et Sphinxis) = Strangulatio.

Aulacomele (Aulax et Mele) = Specillum sulcatum.

*Aura seminalis, add. s. Gonaura.

Aurichalcum s. Cuprum citrinum, s. Orichalcum. | Messing. Желтая мѣдь.

Aurum pictorium. | Malergold. Живописное золото.

*Auscultatio, add. Das Anhören, Erforschen durch's Gehör.

Auscultatio soni, v. Echoscope.

*Autocratia naturae, add. s. Autonomia, Autocratoria naturae, Physiatrice, Physiautocratia, Vis naturae conservatrix et medicatrix. | Die Selbstherrschaft, Selbstständige Herrschaft der Natur, Die Naturautokratie, Die organische Thätigkeit, Die erhaltende und heilende Kraft der Natur. Автократія, Самодержавіе природы.

Autocratoria naturae, v. Autocratia naturae.

Autonomia naturae, v. Autocratia naturae.

Autospadon (Autos et Spadon). | Ein durch sich selbst Entmannter, Selbstkastrat, Entmannt durch sich selbst. Причинившій самъ себѣ холощеніе.

*Baccharis, add. Комарникъ.

*Balbuties, add. s. Batharismus, Bambalio, Blaesitas, Baryglossia, Dyslalia, Mogilalia. | Undeutliche Aussprache, Schwere Zunge.

Balneum humidum. | Ein nasses Bad. Мокрая, влажная ванна.

Balneum integrum, v. Balneum universale.

Balneum oculare. | Das Augenbad. Глазная ванна.

Balneum sanguineum. | Das Blutbad. Ванна кровяная, изъ крови.

Balneum sudatorium, v. Balneum russicum.

*Balneum tepidum, add. Das laue Bad.

Balneum topicum. | Ein örtliches Bad. Мѣстное купаніе, Мѣстная баня.

*Balneum universale, add. Общая ванна.

*Balneum vaporinum, add. s. vaporarium s. vaporosum.

*Barbarea, add. Рѣпничекъ, Полевая или дикая горчица, Царская метолка.

*Barometrum, add. Бароскопъ.

Baryodmia, Baryodmie, βαρυοδμια (Barys et Odme). | Ein übler, schwerer Geruch. Дурной запахъ.

Bdellepithesis (Bdella et Epithesis), v. Applicatio hirudinum.

Bechorthopnoea = Tussis convulsiva.

*Berberis vulgaris, add. Кисланка, Гаклунъ.

Biceps brachii s. internus, s. manus, v. Musculus coraco-radialis.

Biochemicus (v. Bios et Chemicus). | Biochemisch. Біохемическій, Жизненнохимическій.

Biomagnetismus, v. Zoomagnetismus.

Biostatica, Biostatice (Bios et Statica), Doctrina de vitae aequilibrio. | Die Biostatik, Die Lehre vom Stande der Gesundheit und von der Lebensdauer der Menschen unter bestimmten Verhältnissen. Біостатика, Ученіе о состояніи здоровья и времени жизни человѣка при извѣстныхъ и опредѣленныхъ отношеніяхъ.

Biotaura (Biotos et Aura), v. Halitus vitalis.

Bitumen spissaxylon, Lignum fossile bituminosum. | Braunkohle (Bituminöses Holz), Lignit. Лигнитъ.

*Blatta, add. Тараканъ.

Blennadenitis (v. Blenna et Adenitis), Adenitis blennodes. | Entzündung der

Schleimdrüsen, Schleimdrüsenentzündung. Воспаленія слизистыхъ или слезотворныхъ железъ.

Blennophthalmia, v. Blennorrhoea oculi.

Blennorrhinia, v. Coryza pituitaria.

Blennorrhoea balani, v. Balanoblennorrhoea.

Blennorrhoea intestini recti, Proctorrhoea blennorhoica. | Schleimfluss aus dem Mastdarm. Слизетеченіе изъ задняго прохода.

*Blennorrhoea oculi, Blennophthalmia. | Schleimfluss der Augen, Augenblennorrhoea. Слизетеченіе глазъ.

Blennorrhoea oculi aegyptiaca, v. Ophthalmia aegyptiaca.

Blennorrhoea praeputii, v. Gonorrhoea externa.

Blennorrhoea ventriculi et intestinorum, v. Status pituitosus.

Blennuria puriformis, v. Pyuria simulata.

Blepharophthiriasis (Blepharon et Phthiriasis) = Phthiriasis palpebrarum.

Blepharophyma (v. Blepharon et Phyma). | Eine (weiche, ödematöse) Augenliedergeschwulst. Мягкая опухоль глазныхъ вѣкъ.

Blepharoplastica, v. Blepharoplastice.

Blepharoplastice (v. Blepharon et Plastice). | Die Blepharoplastik, Die künstliche Augenliedbildung. Блефаропластика, Искуственное образованіе вѣкъ.

*Blepharospasmus, add. Судорожное сжатіе вѣкъ.

*Botanista, add. Травовѣдецъ.

Bracherium duplex. | Das doppelte Bruchband. Двойной грыжевой бандажъ.

*Brachylogus, add. Краткословъ.

Bradypnoea (Bradys et πνεω, v. Pnoe) = Respiratio lenta et difficilis.

*Bregma, add. s. Sinciput, Sincyput. Vorderhaupt, Vorderkopf. Темя.

Brephulcus (Brephos et ἑλκω, v. Helcos) = Forceps obstetricia.

Bronchiocatarrhus (Bronchia et Catarrhus) = Catarrhus bronchiorum.

Bronchitis epidemica, v. Tussis convulsiva.

Bronchophonia (Bronchus et Phonia). | Die Bronchophonie, Das vermittelst des Stethoskops vernommene Geräusch vom Durchgang der Luft durch die Bronchien. Бронхофонія, Отголосокъ въ вѣтвяхъ дыхательнаго горла, примѣчаемый при изслѣдованіи стетескопомъ.

*Bronchotomia, add. Горлосѣченіе.

Broussaiismus, v. Theoria Broussaiiana.

Bulbi priorum crurum fornicis, v. Processus mammillares cerebri.

Bulbi Santorini, v. Processus mammillares cerebri.

Bulimia, v. Bulimus.

*Bunias Erucago, add. Свербѣйникъ сурѣпечный.

*Buphthalmus, add. Elephantenauge.

Bursa subcutanea patellaris, v. Hydromacysticum patellae.

Butyphus (βους, v. Bos et Typhus) = Pestis bovilla.

*Byrsa, βυρσα. | Die abgezogene Haut, Fell. Снятая кожа.

Cacaphtha (v. Kakos et Aphtha) = Aphtha maligna.

Cachexia scorbutica, v. Scorbutus inveteratus.

Cacocynanche (Kakos et Cynanche) = Angina maligna.

Cacodontia (κακος et οδους, v. Dens). | Die Kakodontie, Der schlechte Zustand der Zähne. Какодонтія, Худое состояніе зубовъ.

Cacoethes ulcus = Cancer apertus.

Cadaverosus. | Kadaverös. Трупный.

Caducum pulmonum, v. Asthma spasticum adultorum.

Caecitas nocturna, v. Hemeralopia.

*Cainca s. Cahinca. | Kainka, Kahinka, Reiz-Preta, Cainca, Kainkawurzel. Корень каинки, Мочегонная каинка.

*Caladium esculentum, add. Съѣдный кузовникъ.

Calcaria phosphorica s. Phosphos calcariae s. calcicus. | Phosphorsaurer Kalk. Фосфорнокислая известь.

*Calcinatio, add. Das Kalciniren. Обжиганіе.

Calendarium. | Der sogenannte Kalender in den Knochen (das Empfinden von Schmerzen bei Wetterveränderung an der nicht gut geheilten Knochenvernarbung). Календарь въ костяхъ (боль чувствуемая при перемѣнѣ погоды въ неправильно образовавшейся костной мозоли послѣ переломовъ.

Calix, genit. —icis. | Ein Trinkgeschirr, Becher, Kelch (an Blumen). Чаша, Чашка, Чашечка, Кубокъ.

*Calla palustris, add. Калужница, трава напутникъ.

Callipygus, καλλιπυγος (v. Calos et Pyge). | Einen schönen Hintern habend. Имѣющій хорошія заднія части.

Callithrix, καλλιθριξ, genit —ιχος, —ichis (v. Calos et Thrix). | Schönhaarig. Имѣющій хорошие волосы.

Callitocia, καλλιτοκεια (v. Callitocos). | Das Gebären schöner Kinder. Раждать хорошихъ дѣтей.

Callitocos, καλλιτοκος (v. Callos et Tocos). | Schöne Kinder gebärend. Родящая хорошихъ дѣтей.

Callitrichos = Callithrix.

Callophyllum inophyllum et tacamahaca, add. Красолистъ.

Callopismus, καλλωπισμος (καλλωπίζω, fut. —ισω, schmücken, schminken; украшаю, убираю). | Schmücken, Schminken. Убираніе, Украшеніе, Румяненіе.

Callopistria, καλλωπιστρια (καλλωπίζω, v. Callopismus). | Die Schmückkunst, Schminkkunst. Искуство убирать, румянить или румяниться.

*Callus, add. Die Bein- od. Knochennarbe, Der Kallus.

Callus ossium. | Kallus der Knochen, Die Beinnarbe. Мозоль костная или костей.

Campus visionis. | Das Sehfeld. Поле зрѣнія.

*Cancer apertus, add. s. Carcinoma, Carcinus, Lupus cancrosus, Ulcus cancrosum s. cacoethes, Chironeum, Telephium, Phagedaena, Keloides.

Cancer cerebriformis, v. Fungus medullaris.

Cancer cutis. | Der Hautkrebs. Ракъ кожи или кожный.

Cancer mammae fungosus, v. Fungus mammae.

Cancer melanoticus, Carcinoma melanoticum, v. Melanosis.

Cancer mollis, v. Fungus medullaris.

Candisatio. | Das Candiren, Kandiren. Варить (плоды) въ сахарѣ, приготовленіе леденца.

Candum, v. Saccharum candum.

*Cannula. | Eine Röhre. Трубка.

Canthitis. | Die Entzündung der Augenwinkel. Воспаленіе глазныхъ угловъ.

*Capillaris, add. Капилярный.

Capistratio = Phimosis.

Capsulitis, Capsitis. | Entzündung der Linsenkapsel. Воспаленіе хрусталиковой сумочки.

*Caput mortuum, add. Мертвая голова.

Carbo animalis, s. Ebur ustum nigrum, Carbo sanguinis. | Thierische Kohle, Schwarzgebranntes Elfenbein, Beinschwarz, Blutkohle. Уголь животный или крови, Слоновая кость жженая.

Carbo lapidis spongiae. | Gebrannte Schwammsteine. Камни губчатые жженые или обугленные.

Carbo ossis sepiae, v. Os sepiae ustum.

Carbo testarum ovorum, v. Testae ovorum calcinatae.

*Carcer, add. Der Karcer, Das Schulgefängniss. Карцеръ.

Carcinoma, v. Cancer apertus.

Carcinus, v. Cancer apertus.

Cardiamorphia (Cardia et Amorphia), Deformitas cordis. | Die Ungestaltheit, Missbildung des Herzens. Безобразіе сердца.

Cardiechema, genit. —atis (v. Cardia et Echema), Sonitus cardiacus. | Der mittelst des Stethoskops hörbare) Herzlaut. Отголосокъ сердца, примѣчаемый посредствомъ стетоскопа.

Cardioplegia (v. Cardia et Plege). | 1) Lähmung des Herzens oder des Magenmundes od. des Magens. Параличь сердца или входа желудка или самаго желудка. 2) Eine krampfhafte Verschliessung des Magenmundes. Судорожное сжатіе входа желудка.

Cardioplethora (Cardia et Plethora) = Plethora cordis.

Cardiostenoma (Cardia et Stenoma), Coarctatio cordis. | Die Herzverengerung, Die Verengerung des Herzens. Сжатіе сердца.

Cardiostenosis (Cardia et Stenosis). | Der Bildungsprocess des Kardiostenoms. Съуженіе сердца, Образованіе Cardiostenomatis.

Cardiypertrophia (Cardia et Hypertrophia), Nutritio cordis nimia. | Die Herzübernährung. Чрезмѣрное питаніе сердца.

*Caries, add. Изъѣденіе кости.

Caries fungosa. | Schwammige Karies. Костоѣда гудчатая.

*Carneus, add. Fleischern. Мясный.

*Carnivorus, add. Мясоѣдный.

*Carphologia, add. Crocidismus, Floccilegium.

Cartilagines narium, add. Хрящевый носъ.

*Carus, add. s. Sopor, Gravis dormitatio.

Carus febricosus, v. Carus pyreticus.

Carus febrilis, v. Carus pyreticus.

Carus pyreticus, febrilis, febricosus, Status soporosus. | Die fieberhafte Schlafsucht. Спячка лихорадочная.

Carus spontaneus, Apoplexia minor, Aphonia Hippocratis. | Die spontane Schlafsucht. Безгласіе Гиппократа (собственный родъ спячки).

Carus traumaticus. | Wundschlafsucht. Спячка травматическая.

Catacausis ebriosa, v. Combustio spontanea.

*Catalepsis, add. Apprehensio, Morbus attonitus, Contemplatio.

Catalepsis garrula s. loquax. | Starrsucht mit grosser Geschwätzigkeit. Каталепсія, сопряженная съ болтливостію.

*Catalotica (v. Cataloticus). | Zermalmende Mittel. Сокрушающія средства.

*Catalpa syringifolia, add. Бигнонія каролинская.

Cataracta capsulo-lenticularis cum bursa ichorem continente. | Der Kapsellinsenstaar mit einem (an der hintern Kapselwand) mit Eiter, Ichor, gefülltem Sacke. Бѣльмо сумочно-чечевичное съ мѣшкомъ содержащимся острый, худый гной.

Cataracta capsulo-lenticularis viridis. | Der grüne Kapsellinsenstaar. Бѣльмо сумочно-чечевичное зеленое.

*Cataracta centralis, add. Бѣльмо средоточное.

*Cataracta cystica, add. Бѣльмо сумчатое.

*Cataracta dimidiata, add. Бѣльмо половинчатое.

Cataracta gypsea. | Der gypsartige Staar. Бѣльмо алебастровое или алавастровое.

Cataracta lenticularis. | Der Linsenstaar. Бѣльмо чечевичное.

*Cataracta marmoracea. | Der marmorartige Staar. Бѣльмо мраморовидное.

Cataracta Morgagniana. | Der Morgagnische Staar. Бѣльмо Морганьевой жидкости.

*Cataracta natatilis, tremula, add. Der schwimmende Staar, Der Zitterstaar. Бѣльмо плавающее, дрожащее.

Cataracta punctata. | Der punktirte Staar. Бѣльмо точкообразное.

Cataracta pyramidalis. | Der pyramidenartige Staar. Бѣльмо пирамидовидное.

*Cataracta siliquata, add. Der trokkenhülsige Staar. Бѣльмо стручковидное сухое.

Catarrhus aestivus, Chortasthma, Asthma foenariorum, Chortopyretos, Febris foenaria. | Der Sommerkatarrh, Das Heuasthma, Die Heuengbrüstigkeit, Das Heufieber (bloss zur Zeit des Heumachens oder der Heuernte vorkommende Fieber). Лѣтній катарръ, Сѣнное удушье, Сѣнная болѣзнь или лихорадка (существующая только во время сѣнокоса).

*Catarrhus suffocativus, add. Der Lungenschlagfluss.

Categoria, Praedicamentum. | Kategorie, Prädikament, Urbegriff, Stammbegriff des reinen Verstandes. Категорія.

*Catholicum, add. Общеполезное лекарство.

Catoptrica (v. Catoptricus) s. Doctrina de speculis. | Die Katoptrik, Spiegelkunst, Die Lehre von den Spiegeln. Катоптрика, Ученіе о зеркалахъ.

Cauma, v. Combustio.

Causalitas. | Kausalität: 1) Ursächliche Verbindung, Die wechselseitige Verknüpfung der Ursache und Wirkung. Взаимная связь между причиною и дѣйствіемъ. 2) Zufälligkeit, Gesetzlosigkeit. Случайность.

Causis, v. Combustio.

Cavum oris antidentale, v. Cavum oris anterius.

Cavum oris extradentale, v. Cavum oris anterius.

Cavum oris intradentale, v. Cavum oris posterius.

Cavum oris postdentale, v. Cavum oris posterius.

*Ceanothus americanus, add. Мѣшечникъ американскій.

*Cellulae pulmonales, add. Ячейки легкихъ.

Celocolica (Cele et Colica), Colica herniosa. | Eine Bruchkolik, Kolik von Brucheinklemmung. Колика отъ ущемленія грыжи.

*Celtis australis, add. Железное дерево.

*Centaurea montana, add. Чертополохъ нагорный, черный.

*Centaurea scabiosa, add. Чертополохъ чесотной, Железный корень.

*Centaurea solstitialis, add. Чертополохъ равноденственный.

Centrogangliitis, v. Myeologangliitis.

*Cephalalgia, add. s. Dolor capitis.

*Cephalalgia irritabilis, add. Головная боль сопряженная съ возвышенною раздражительностію.

Cephaletomia, v. Cephalophyma.

*Cephalitis externa. | Entzündung der äusseren weichen Theile des Kopfes. Воспаленіе наружныхъ мягкихъ частей головы.

Cephaloedema (Cephale et Oedema), Oedema capitis. | Oedematöse Kopfgeschwulst. Отекистая опухоль головы.

Cephalomyitis (Cephale et Myitis).| Entzündung der Kopfmuskeln. Воспаленіе головныхъ мышицъ.

Cephalomyodynia (Cephale et Myodynia). | Der Kopfmuskelschmerz. Боль головныхъ мышецъ.

*Cera arborea, add. Древесный пластырь, Варъ садовый, Смола садовая.

*Cerastium arvense, add. Гвоздичная или сердечная трава.

*Cerastium semidecandrum, add. Курослѣпъ, безплодная птичая травка.

*Cerastium vulgatum, add. Птичая травка.

*Ceratocele, add. Выступленіе внутренней пластинки роговой оболочки.

Ceratodeitis (v. Ceratodes), Inflammatio corneae. | Entzündung der Hornhaut, Die Hornhautentzündung. Воспаленіе роговой оболочки.

Ceratonosos (Ceras et Nosos). | Eine Hornhautkrankheit. Болѣзнь роговой оболочки.

Ceratoplastice (Ceras et Plastice). | Künstliche Hornhautbildung. Искуственное образованіе роговой оболочки.

Ceratorrhexis (v. Ceras et Rhexis), Ruptura corneae. | Ein Zerreissen der Hornhaut. Разрывъ роговой оболочки.

Ceratotomia (v. Ceratotomus). | Der Hornhautschnitt. Сѣченіе, прорѣзъ роговой оболочки.

*Ceratum, add. Спускъ, Восчаная или восковая мазь.

*Cerbera mangas, add. Врачебный орѣшникъ.

Cerevisia medicata. | Arzneibier, Kräuterbier. Врачебное, травное пиво.

*Cerinthe major, add. Вощанка большая.

Cerostrosis, v. Hystriciasis.

Certitudo. | Gewissheit. Извѣстность.

Chalastica (v. Chalasticus), v. Relaxantia.

Chalazonephritis (Chalaza et Nephritis), v. Morbus Brighti.

*Charis, χαρις. | Die Freude, Das Vergnügen, Die Gunst. Радость, Удовольствіе, Наслажденіе, Пріятность.

Cheiloplastice, Chiloplastice (ars), (Cheilos et Plastica). | Die Cheiloplastik, Lippenbildung, Die künstliche Bildung neuer Lippen. Искуственное образованіе губъ.

Chelyscium, χελυσκιον, = Tussicula.

Chemia legalis s. forensis, Dicochemia. | Die gerichtliche Chemie. Судебная химія.

Chemorganicus (Chemia et Organicus). | Chemisch-organisch. Химическо-органическій.

*Chenopodium maritimum, add. Морская лебеда, приморская гусиная лапка.

Chiloplastica, v. Cheiloplastica.

*Chimaphila umbellata, add. Грушовка зонтиковая или пучкоцвѣтная.

China. | China. Хина, Хинхина.

*China regia, add. (p. v. Корка) или Хина.

Chion, χιων, genit. χιονος. | Der Schnee. Снѣгъ.

Chionotyphlosis (v. Chionotyphlotes). | Die Bildung oder Entstehung der Schneeblindheit, Das Erblinden durch die Schneeblendung. Ослѣпленіе отъ яркой бѣлизны снѣга.

Chionotyphlotes (χιων, der Schnee, снѣгъ; et Typhlotes), Caecitas nivalis. | Die Schneeblindheit, Die Erblindung durch den Schnee. Слѣпота отъ яркой бѣлизны снѣга.

Chirurgia anaplastica, v. Chirurgia curtorum.

Chirurgia castrensis s. militaris. | Die Kriegsarzneikunde. Военно-походная хирургія или (также) медицина.

Chirurgia curtorum s. anaplastica, Restitutio organica s. partium deperditarum, Transplantatio, Morioplastice. | Organische Plastik, Anbildende Chirurgie, Organischer Wiederersatz, Wiederherstellung verstümmelter Theile des menschlichen Körpers. Востановленіе потерянныхъ органическихъ частей, Пластика органическая.

*Chirurgia legalis, add. s. Dicochirurgia.

Chirurgia militaris, v. Chirurgia castrensis.

Choldysenteria (Chole et Dysenteria) = Dysenteria biliosa.

*Cholecystitis, add. Inflammatio vesicae s. cystidis felleae, Cystitis fellea.

Cholecystotomia (Cholecystis et Tome). | Der Gallenblasenschnitt. Вскрытіе желчнаго пузыря.

*Cholera indica, add. Ganglionitis peripherica et medullaris, Trisplanchnia.

Choleraphobia (Cholera et Phobos). | Die Furcht vor der Cholera. Боязнь холеры.

Choleraphone (Cholera et Phone) = Vox cholerica.

Cholodiarrhoea (Chole et Diarrhoea) = Diarrhoea biliosa.

*Choloma, Cholasma, add. Bei Hippokrates: Jede Art von Verrenkung.

*Choloses, add. (bei Alibert) Die ganze Klasse der Gallenkrankheiten.

Chondrocrasis (v. Chondros et Crasis). | Ein besonderes Knorpelleiden, als drittes Stadium des morgenländischen Aussatzes. Особенное страданіе хрящей, свойственное восточной проказѣ.

Chondromalacia (Chondros et Malacos), v. Malacosis cartilaginum.

Chondrus crispus, v. Lichen carrageheen.

Chordapsus, v. Volvulus.

Chortasthma (Chortus et Asthma), v. Catarrhus aestivus.

Chortopyretos (Chortos et Pyretos), v. Catarrhus aestivus.

Chortos, χορτος. | Das Heu. Сѣно.

*Chrysanthemum, add. Стократъ, Стоцвѣтъ, Бѣлица.

Chrysocoma. | Goldhaar. Златоветвенникъ, Золотоволосникъ, Золотоголовка.

*Chrysocoma comaurea, add. Златовѣтвенникъ хохлатый.

*Chrysocoma linosyris, add. Золотоволосникъ узколистный, Дикій золотый ленъ.

Chylectica (v. Chylus et Hectica), Hectica chylosa. | Die Milchhektik, eine Zehrkrankheit mit Ausfluss einer milchähnlichen Flüssigkeit aus verschiedenen Theilen. Изнурительная болѣзнь, сопряженная съ истеченіемъ (изъ разныхъ частей тѣла) млечной или млекоподобной жидкости.

Chylidrosis (v. Chylus et Hydrosis), Sudor chylosus. | Der Milchschweiss, Das Milchschwitzen. Млечный потъ.

Chylodiabetes (v. Chylus et Diabetes), Diabetes chylosus. | Die chylöse Harnruhr. Млечное или млекообразное изнурительное мочетеченіе.

Chylodiarrhoea (v. Chylus et Diarrhoea) = Diarrhoea chylosa.

Chyloleucorrhoea (v. Chylus et Leucorrhoea), Leucorrhoea chylosa, Fluor albus chylosus. | Der chylöse weisse Fluss. Теченіе бѣлей млекообразное.

Chyloptyalismus (v. Chylus et Ptyalismus), Ptyalismus chylosus, Salivatio chylosa. | Der chylöse Speichelfluss. Млечное млекообразное слюнотеченіе.

Chymosepsis (Chymus et Sepsis). | Eine Fäulniss des Speisebreis. Гнилость, гнилостное состояніе пищевой смѣси.

*Chymus, add. Яствениая смѣсь.

Cibus densus. | Harte, Feste Speise. Твердая, плотная пища.

Cibus gravis. | Eine schwerverdauliche Speise. Трудноваримая пища.

Cibus infirmus. | Eine wenig nahrhafte Speise. Пища малопитательная.

Cibus levis. | Eine leichtverdauliche Speise. Удобоваримая пища.

Cibus liquidus. | Eine flüssige Speise. Пища жидкая.

Cibus medius. | Eine mässignahrhafte Speise. Умѣренно-питательная пища.

Cibus plenus, validus. | Eine nahrhafte Speise. Питательная пища.

Cibus rudis. | Grobe Speise. Грубая пища.

Cicatrix s. Scrobiculus, s. Nota, s. Vestigium variolae. | Die Pockennarbe, Blattergrube od. Narbe. Рябина, Рябинка.

*Ciconia alba, add. Стерхъ.

Cina, v. Semen cinae.

Cionitis (v. Cionis), v. Angina uvularis.

Circumumbres, i. q. Periscii.

*Cirsophthalmia (v. Cirsos et Ophthalmos). | Die Kirsophthalmia, der varikose Zustand des Auges. Кирзофтальмія, варикозное состояніе глазъ.

Cirsophthalmos (Cirsos et Ophthalmos). | Das varikose Auge. Варикозный глазъ.

*Citrus decumana, add. Помпельмусъ.

Clavicularis. | Klavikular-, Zum Schlüsselbein gehörig. Ключичный.

Cleptosyne, κλεπτοσυνη (κλεπτω, fut. κλεψω, stehlen; красть), Furacitas. | Die Lust od. Neigung zum Stehlen. Склонность, страсть къ воровству.

*Clitoris, add. Женскій удикъ.

Clitoritis (v. Clitoris). | Entzündung der Klitoris, des Kitzlers. Воспаленіе клитора.

Clysma inversum. | Das Ausziehen der (in den Gedärmen sich angehäuften) Luft mittelst einer Klystierspritze. Вытягиваніе накопившагося въ кишкахъ воздуха посредствомъ клистирной трубы.

*Coagulans, add. Сгущающій.

*Coagulatio, add. Свертываніе.

*Coagulum, add. Das Geronnene.

Coaptatio, v. Anaplasis.

Coarctatio cordis, v. Cardiostenoma.

Coarctatio ventriculi, v. Gastrostenosis.

*Coccinella septempunctata, add. или семиточная.

Cochlear coffeanum. | Ein Kaffeelöffel. Ложечка кофейная.

Cochlear theanum. | Ein Theelöffel. Чайная ложечка.

Cochlearia armoracea, v. Raphanus rusticanus.

Coctio materiae morbosae. | Kochung der krankhaften Materie. Свареніе болѣзненной или болѣзнетворной матеріи.

Coeliocyesis (v. Coelia et Cyesis). | Die Bauchschwangerschaft. Брюшная беременность.

Coelioparacentesis (Coelia et Paracentesis) = Paracentesis abdominis.

Coelum calidum, frigidum, humidum, nubilum, siccum, temperatum. | Warmes, Kaltes, Feuchtes, Trübes, Trockenes, Mässig warmes Wetter. Погода теплая, холодная, сырая, пасмурная, сухая, умѣренно-теплая.

Coelum grave, v. Tempestas gravis.

Coelum pluvium, add. Ненастная или ненастливая погода.

Coerulosis, v. Cyanosis.
*Cohaesio, add. Связкость.
*Cohobatio, add. Передвоеніе.
Colatio per cribrum. | Das Seihen, Werfen durch ein Sieb. Просѣваніе.
Coleocele, v. Colpocele.
Coleoedema (v. Coleos et Oedema) = Elytroncus oedematosus.
Coleoptosis, v. Prolapsus vaginae.
Coleorrhexis (v. Coleos et Rhexis). | Die Zerreissung der Scheide. Разрывъ маточнаго рукава.
Coleostegnosis (v. Coleos et Stegnosis). | Die Verengerung der Scheide. Съуженіе маточнаго рукава.
Colica uterina, v. Hysterocolica.
Colica ventriculi, v. Gastrocolica.
Collapsus. | Das Einsinken, Zusammenfallen. Спаденіе; virium, Das Zusammenfallen, Zusammensinken der Kräfte. Упаденіе, упадокъ силъ.
*Collum uteri, add. Маточное рыльцо.
*Color aeruginosus, add. Ярмѣдянный цвѣтъ.
Colotomia (v. Colon et Tome). | Die Eröffnung des Grimmdarms. Вскрытіе ободошной кишки.
Colpatresia (v. Colpos et Atresia). | Die Verwachsung der Scheide. Сращеніе маточнаго рукава.
Colpocystarchosyrinx (Colpos, Cysta, Archos et Syrinx) = Fistula vaginae, vesicae et recti.
Colpocystotomia (v. Colpos et Cystotomia), Sectio vagino-vesicalis. | Der Scheidensteinschnitt. Извлеченіе камня чрезъ маточной рукавъ.
Colpocystitis (v. Colpos et Cystitis). | Die Mutterscheidenblasenentzündung. Воспаленіе маточнаго рукава и мочеваго пузыря.
Colpocystosyrinx (Colpos, Cysta et Syrinx) = Fistula vaginae et vesicae urinariae.
Columella = Angina uvularis.
*Coma somnolentum, add. Дремота сонливая.
*Combustio spontanea, add. s. Catacausis ebriosa.
*Comedones, add. s. Acne punctata.
Commotio medullae spinalis. | Erschütterung des Rückenmarkes. Сотрясеніе спиннаго мозга.
Conceptus. | Begriff, Verstandesvorstellung, Diskursive Vorstellung. Понятіе, Воображеніе.
Conceptus empiricus. | Empirischer, sensitiver Begriff, Erfahrungsbegriff. Опытное, эмпирическое понятіе.
Concretiones alvinae. | Die (sogenannten) Darmsteine. Затвердѣнія (камнеподобныя) кала.
Concussiones electricae, v. Succussiones electricae.
Condensator. | Kondensator. Конденсаторъ, Сгуститель.
Conductor insulatus. | Ein isolirter Konduktor. Проводникъ изолированный, отдѣленный, разобщенный, уединенный.
*Condyloma, add. Feigwarze.
Conformatio, v. Anaplasis.
*Congelatio, add. Ознобленіе.
*Conglomeratus, add. Громожденный.
Coniortus, κονιορτος (v. Conis et ωρω, erregen, aufregen; возбуждать). | Der aufgerührte Staub. Поднявшаясь пыль.
*Conscientia sui, add. Самосвѣдѣніе.
*Consensus, add. Согласное органическое сочувствіе.
Consensus partium. | Der Konsens, Das Mitleiden der Theile. Сочувствіе частей.
*Consequentia, add. Konsequenz, Folgerichtigkeit, Folgerung. Послѣдовательность.
Consilium abeundi. | Das Weisen aus einer Universität, Das Ausweisen; wörtlich: Der Rath, sich zu entfernen (eine milde Art der Relegation, bei welcher der Verwiesene auf einer andern Universität seine Studien fortsetzen kann). Удаленіе студента изъ Университета, Выключеніе изъ числа студентовъ (при чемъ выключенный или удалённый, не лишается права, продолжать ученія въ другомъ Университетѣ).
*Constantia mentis, add. Сосвѣденіе.
Constitutio aegroti. | Konstitution des Kranken. Сложеніе больнаго.
Constitutio annua. | Die Jahreskonstitution. Свойство болѣзней зависящее отъ времени года.
Constitutio endemica. | Die endemische Konstitution. Свойство болѣзней эндемическое.
Constitutio epidemica. | Die epidemische Konstitution. Свойство болѣзней эпидемическое.
Constitutio morborum. | Die Krankheitskonstitution. Господствующее свойство болѣзней, Господствующій характеръ болѣзней.
Constitutio stationaria. | Die feststehende Konstitution. Постоянное свойство болѣзней.
Consultatio medica. | Ein ärztliches

Konsilium, Die ärztliche Berathschlagung. Совѣщаніе или Совѣтываніе врачебное или медиковъ, или Медицинская консультація.

Contextus maximus intestinorum, v. Tunica intestinorum cellularis tertia.

Contorsio uteri, v. Hysteroloxia ex contorsione uteri.

Contractura artuum. | Kontraktur, Krümmung der Gelenke. Сведеніе членовъ.

Contractura femoris Potii. | Die Pott'sche Lähmung. Параличъ Поттовъ.

*Contraextensio, add. Противувытягиваніе.

Contraria contrariis (curare). | Heilen durch entgegengesetzte Mittel. Лечить противнымъ противное.

*Contrastimulus, add. Противувозбудительность.

Constructio. | Zusammenfügung, Konstruktion. Строеніе, Конструкція.

*Contusio, add. Толченіе, Контузія.

Convalescens. | Der Genesende. Выздоравливающій.

*Convolvulus Batatas, add. Бататы.

*Copos, add. s. Sensus dedolationis.

Coprolithus (v. Copros et Lithos). | Der Kothstein. Затвердѣніе кала камнеподобное. Vid. Concretiones alvinae.

Cor hirsutum, v. Trichocardia.

Coraco-hyodes (v. Corax et Hyodes). | Was zugleich den Processus coracoideus und das Os hyoideum betrifft. Относящійся къ Process. coracoideus et os hyoideum.

Coraco-radialis, v. Musculus coraco-radialis.

*Cornus mascula, add. Кизилъ.

*Cornus sanguinea, add. Слѣпокурникъ, Курослѣпникъ, Куреслѣпъ, Куреслѣпъ.

Corodiastole (v. Core et Diastole), Dilatatio pupillae. | Die Ausdehnung, Erweiterung der Pupille. Расширеніе зрачка.

*Coromorphosis (v. Core et Morphosis), Pupillae formatio s. efformatio. | Die Pupillenbildung, Die Koromorphose. Короморфозисъ, Образованіе зрачка.

Corophthisis (v. Core et Phthisis), Phthisis pupillae. | Das Schwinden, Kleinerwerden der Pupille. Уменьшеніе, умаленіе зрачка.

Corpuscularis. | Korpuskular-. Корпускулярный.

Cortex exterior nucum juglandium, v. Putamen nucum juglandium.

Cortex granatorum, v. Granatorum cortex.

*Coryza, κορυζα, Catarrhus nasi s. nasalis. | Der Schnupfen; auch: Dummheit, Albernheit. Насморкъ, Текучій насморкъ; также: Простота, Глупость.

*Coxalgia, add. s. Morbus coxarum, Luxatio spontanea femoris, Coxarthrocace.

Coxarthrocace (v. Coxa et Arthrocace). | Das Hüftweh, Das (durch ein kariöses Ergriffensein der Gelenkköpfe der Knochen entstandene) freiwillige Hinken. Бедротазная сочленная немощь.

*Crampus, add. Der Grampf, Ramm.

*Crematum commune, add. Простая водка, Полугарное вино.

*Cricotracheliaeus, add. Принадлежащій къ кольцеобразному хрящу и дыхательному горлу.

Crissaneurysma (v. Crissos et Aneurysma) = Aneurysma varicosum.

Crocidismus, v. Corphologia.

Crotalus, C. horridus. | Die Klapperschlange. Гремучій, гр. страшный змѣй.

*Crusta inflammatoria, add. Entzündungshaut.

Crymodynia (v. Crymos et Odyne), Rheumatismus chronicus frigidus. | Der kalte Gliederfluss. Боль ревматическая съ охладѣніемъ страждущей части.

Crystallitis, v. Lentitis.

Crystallocataracta (v. Crystallus et Cataracta) = Cataracta crystallina.

*Cubus scarificatorius, add. Насѣкательный кубъ.

*Cucurbita, add. Рожки.

*Cucurbitatio, add. Рожечное кровопусканіе.

Cultellus pro extractione cataractae. | Das Staarmesser. Ножичекъ бѣльмовый.

Culter ungularis. | Das Hufmesser. Копытный ножъ.

*Cupressus sempervirens, add. Кипарисное дерево.

Curatio homoeopathica, v. Homoeopathia.

Cursus operationum chirurgicarum, v. Aciurgia.

Cyanopathia, v. Cyanosis.

Cyanosis, add. Coerulosis, Cyanopathia. | Die blaue Krankheit, Kyanose.

Cyanosis purulenta, v. Phthisis pulmonalis cyanotica.

Cyesiodiarrhoea (v. Cyesis et Diarrhoea), Diarrhoea gravidarum. | Der Durchfall wegen Schwangerschaft. Поносъ отъ беременности.

Cyesiognomon (v. Cyesis et Gnomon), Signum graviditatis. | Ein Zeichen od. Merkmal der Schwangerschaft. Признакъ беременности.

Cyesiognomonicus (v. Cyesiognomon). | Die Zeichen der Schwangerschaft betreffend. Принадлежащій къ признакамъ беременности.

Cyesiognostica, Cyesiognostice (v. Cyesiognosis). | Die Kyesiognostik, Die Kunst Schwangerschaften zu erkennen. Киезіогностика, Искуство распознавать беременности.

Cyesiognosticus. | Die Cyesiognostica betreffend. Относящійся къ Cyesiognostica.

Cynanche thyreoidea, v. Angina thyreoidea.

*Cynara carduneulus, add. A. колючій.

*Cynoglossum officinale, add. Чередникъ, Щелкуха.

*Cynoglossum omphalodes, add. Чередникъ широколиственный.

Cynopemphix (κυων, v. Canis et Pemphix) = Terminthus.

*Cyperus esculentus, add. Земляный миндаль.

*Cyphosis, add. s. Gibbositas, Gibberositas. | Die Bildung eines Höckers, Buckels.

Cypripedium. | Venusschuh. Башманка, Башмачокъ, Сапожокъ.

*Cypripedium calceolus, add. Башманка, Башмачокъ, Кукушкины сапожки, Маріинъ башмачокъ.

Cypripedium guttatum. | Bunter Venusschuh. Башманка пестрая.

Cyrtoma externum, v. Pneumatosis tuberosa.

Cysthaemorrhoides, Haemorrhoides vesicae, v. Cysthaemorrhois.

Cysthos, κυσθος. | Die Höhle, Etwas Hohles, besond. die weibliche Scham, der After u. s. w. Впадина, Впалое тѣло, особенно: женскія дѣтородныя части, задній проходъ и проч.

Cysthygroma (v. Cystos et Hygroma) = Tumor cystico-lymphaticus.

Cystidomyelcoma (v. Cystos et Myelcoma) = Fungus medullaris vesicae urinariae.

*Cysticercus cellulosa, add. Глиста пузырчатохвостная клѣтчатая.

Cystitis fellea, v. Cholecystitis.

Cystitis urica, v. Cystitis.

Cystotomia epigastrica, v. Apparatus altus.

Cystotomia lateralis, add. s. Cystotrachelotomia. | Der Seitensteinschnitt. Боковое сѣченіе, или по способу брата Якова.

Cystotrachelotomia, v. Cystotomia lateralis.

Dacryagogatresia (Dacryagogus et Atresia) = Atresia ductuum lacrymalium.

Dacryagogus (dacryon et αγωγος, v. Agoge) = Ductus lacrymalis.

Dacryocystoblennorrhoea (v. Dacryocystis et Blennorrhoea). | Die Blennorrhoea des Thränensacks. Слизетеченіе слезнаго мѣшечка.

Dacryocystoptosis (v. Dacryocystis et Ptosis) = Dacryoptosis.

*Dacryops, add. Die Thränengeschwulst.

Dacryoptosis, v. Dacryocystoptosis.

Dansomania (danse francogal., der Tanz, танецъ, et mania; Walther, System der Chirurgie p. 262) = Choromania.

*Darsis, add. Садненіе, осадненіе кожи.

*Dasypus, add. Армадилъ, Броненосецъ.

*Debilis, add. Слабосильный.

Decanthatio (Barbar.). | Das Abgiessen einer Flüssigkeit von einem trüben oder festen Grunde. Сливаніе.

Decapitatio ossium, s. Amputatio epiphysium, Resectio articulorum. | Die Resektion der Gelenkenden, Die Abnehmung der Gelenktheile der Knochen, Die Amputation der Gelenkköpfe. Отсѣченіе, отрѣзываніе составныхъ концовъ или головокъ костей.

*Decocto-infusum, add. Отварноналивка.

*Decrepitatio, add. Растрескиваніе.

*Decubitus, add. Das Aufliegen.

Decubitus lactis, v. Abscessus lacteus metastaticus.

Defluxio alvi, v. Diarrhoea.

*Delirium furiosum, add. Бредъ бѣшеный.

*Delirium tremens, add. s. Febris methystica. Бредъ съ трясеніемъ тѣла.

*Delphinium staphis agria, add. Гнидникъ.

Deductio. | Deduktion, Kritischer od. Transcendentaler Beweis. Выводъ слѣдствій.

Demonstratio. | Demonstration, Apodiktisch-intuitiver Beweis. Доказательство, Доводъ, Демонстрація.

*Demonstrationes anatomicae, add. Анатомическіе демонстраціи.

Dentiducus. | Dentist, Zahnarzt. Дентистъ.

Dependentia. | Bedingung, Dependenz, Abhängigkeit, Kausation. Зависимость.

*Depilatio, add. auch: Die Kunst das Ausfallen der Haare zu veranlassen. Искуство производить выпаденіе волосъ.

*Depurantia. | Reinigende, Blutreinigende Mittel. Средства кровочистительныя.

Deraden (v. Dere et Aden). | Eine Halsdrüse. Шейная железа.

Deradenitis (Deraden), Inflammatio glandularum colli. | Entzündung der Halsdrüsen. Воспаленіе шейныхъ железъ.

Deradenoncus (v. Deraden et Oncus), Intumescentia glandularum colli. | Eine Halsdrüsengeschwulst. Опуханіе шейныхъ железъ.

Dere, δερη. | Der Hals. Шея.

Dermatalgia (v. Derma et Algos), Dolor cutis. | Der Hautschmerz. Боль кожи.

Dermatodes, δερματωδης (v. Derma et Eidos). | 1) Hautähnlich, Lederähnlich. Подобный кожѣ, Кожеобразный, Кожеподобный. 2) Häutig, Die Haut betreffend. Кожаный. Cutaneus.

Dermatodynia (v. Derma et Odyne). | Der (mässige) Hautschmerz. Боль кожи умѣренная.

Dermatopathia (v. Derma et Pathos), Cutis affectio. | Ein Hautleiden. Страданіе кожи.

Dermapathologia (v. Derma et Pathologia). | Die Dermapathologie, Die Lehre von den Hautkrankheiten. Дермапатологія, Ученіе о болѣзняхъ кожи.

Dermatorrhagia (v. Derma et Rhage). | Ein Hautblutfluss. Кровотеченіе изъ кожи.

Dermatorrhoea (v. Derma et Rhoea). | Ein Ausfluss aus der Haut. Истеченіе (серозное и проч.) изъ кожи.

Dermatosclerosis (v. Derma et Sclerosis) = Induratio telae cellulosae.

Dermatotylosis (v. Derma et Tylosis) = Induratio cutis.

Dermopathia, v. Dermatopathia.

Dermophymata venerea = Condylomata.

Descensus testiculi serotinus. | Das späte Hinabsteigen des Testikels in's Skrotum. Поздное выхожденіе яйца въ мошонку.

Desmologia (v. Desma et Logos). | Die Lehre von den Binden. Наука о бинтахъ.

Desmopathia (Desmos et Pathos). | Das Leiden eines Gelenkbandes. Страданіе связки.

Desmoprion (Desmos et Prion), v. Serra catenaeformis.

Desmorrhexis (v. Desmos et Rhexis), Disruptio ligamentorum. | Die Zerreissung der Gelenkbänder. Разрывъ связокъ.

Detectio. | Entdeckung. Открытіе.

Deuteroxydum (v. Deuteros et Oxydum). | Das Deuteroxyd, Ein Oxyd zweiten Grades. Окись второй степени.

Deutoxydum, v. Deuteroxydum.

Diabetes chylosus, v. Chylodiabetes.

Diabetes paralyticus, v. Diabetes torpidus.

Diabetes periodicus. | Die typische Harnruhr. Изнурительное мочетеченіе періодическое.

Diadermiatria (v. Dia, Derma et Iatros). | Die Heilung oder Heilart durch die Haut. Способъ леченія посредствомъ кожи.

Diaeta pro oculis. | Augendiät, Die Pflege der Augen. Сохраненіе глазъ.

Dialipsis, διαλειψις (dia et lipsis; διαλειπω, ausbleiben, fehlen; промежутокъ оставляю; оставляю, отпускаю) = Intermissio.

Diapnoogenus (diapnoe et γενναω, v. Genus, Genesis). | Die Hautausdünstung machend, verrichtend. Производящій испареніе кожи, къ тому принадлежащій.

*Diarrhoea, add. Alvi s. Ventris profluvium, Defluxio alvi.

Diarrhoea a dentitione. | Zahndurchfall der Kinder. Поносъ отъ прорѣзыванія зубовъ.

*Diarrhoea biliosa, add. Cholediarrhoea.

Diarrhoea chylosa, v. Chylodiarrhoea.

Diarrhoea cruenta, add. Haemodiarrhoea.

Diarrhoea sanguinea. | Blutiger Durchfall. Поносъ съ кровію.

Diastasis ossis s. suturarum cranii, v. Diastasis cranii.

*Diathesis, add. s. Dispositio, Opportunitas. | Disposition. Болѣзненное расположеніе.

Diathesis haereditaria. | Erbliche Anlage. Расположеніе наслѣдственное.

Dice, δικη. | Die Gerechtigkeit, Die Rechtspflege. Право, Правосудіе, Справедливость.

Dichoprion (Dichos et Prion), v. Serra duplex.

Diciatria (v. Dice et Iatria). | Die gerichtliche Medicin. Судебная Медицина.

Diciatros (v. Dice et Iatros). | Der gerichtliche Arzt. Судебный врачъ.

Diclidostosis (v. Diclis et Ostosis). | Verknöcherung der Gefässklappen. Окостенѣніе заслонокъ сосудовъ.

Dicochemia (Dice et Chemia), v. Chemia legalis.

Dicochirurgia (v. Dice et Chirurgia). | Die gerichtliche Chirurgie. Судебная Хирургія.

Dictyitis (v. Dictyon). | Entzündung

der Netzhaut. Воспаленіе сѣтчатой оболочки.

Dictyon, δίκτυον. | Das Netz. Сѣть.

Dies caniculares. | Die Hundstage, (vom 24. Juli bis zum 24. August). Каникулы, Время каникулъ, Каникулярные дни (съ 24. Іюля до 24. Августа).

*Digestio, add. Die Digestion, Das Digeriren. Настой въ теплѣ.

Digestor Papini s. Machina Papiniana. | Der Papinianische Topf. Котелъ Папиновъ.

*Dihysteria, add. Eine doppelte Gebärmutter.

Dilatatio arteriarum, v. Aneurysma.

Dilatatio pupillae, v. Corodiastole.

Dioptrica. | Die Dioptrik, Die Lehre von den gebrochenen Lichtstrahlen. Діоптрика, Ученіе о переломленныхъ лучахъ.

*Diospyros lotus, add. Дикой финикъ.

Dipetaloptrion (Dipetalus et Prion), v. Serra duplex.

Diplosyrinx (v. Diplos et Syrinx), Sipho duplex. | Eine Doppelspritze. Двойный сифонъ.

*Diptera, add. Двукрыльныя насѣкомыя.

Discoprion (Discus et Prion), v. Serra disciformis.

*Dislocatio, add. Verschiebung.

Dissimulatus. | Verstellt, Verhohlen. Утаеваемый, Скрытный, Притворный.

*Distoma, add. Глиста двудырчатая.

Doctor medicinae. | Doktor der Medicin. Докторъ медицины.

Doctor medicinae et chirurgiae. | Doktor der Medicin und Chirurgie. Докторъ медицины и хирургіи.

Doctrina de indicationibus, v. Endeixiologia.

Dolor, Algos, Odyne. | Der Schmerz. Боль.

Dolor capitis, v. Cephalalgia.

Dolor cutis, v. Dermatalgia et Dermatodynia.

*Dolores ad partum, add. Contractiones uteri. | Geburtsschmerzen, Wehen.

Dolores ad partum debiles. | Schwache Wehen, Mangel an Wehen. Боли или натуги родовъ слабыя.

Dolores nocturni, v. Dolores osteocopi.

*Dolores osteocopi, add. s. nocturni. | Nächtliche Schmerzen.

*Dormitatio gravis, add. Carus.

*Dorycnium monspeliense, add. Стрѣльный ядъ, Ночной сонъ.

*Dosis, add. Лекарственный пріемъ.

*Ductilitas, add. Тягучесть.

Duodenalis. | Duodenal-, Zwölffingerdarm. Дуоденальный, Двенадцатиперстный.

Duplicator. | Duplikator. Дупликаторъ.

*Duplicitas, add. Verdoppelung, Doppelte Anzahl. Двоякость.

Dychaphia, v. Dichaphya.

Dyschymosis = Dyschymia.

*Dyscrasia, add. Die Dyscrasie.

Dysenteria benigna, v. Dysenteria rheumatico-catarrhalis.

*Dysenteria biliosa, add. Choledysenteria.

Dysenteria inflammatoria proprie sic dicta, hypersthenica, bilioso-inflammatoria. | Rein entzündliche Ruhr. Кровавый поносъ воспалительный.

Dysenteria rheumatico-catarrhalis, benigna. | Gelind entzündliche, gutartige Ruhr. Кровавый поносъ ревматическо-катарральный, доброкачественный.

Dysopsia (Dys et Opsis). | Ein Gesichtsfehler. Порокъ зрѣнія.

Dysopsiae (v. Dysopsia). | Krankheiten des Sehvermögens. Болѣзни зрѣнія.

Dysphagia angioplanica, v. Dysphagia hydrophobica.

Dysphagia fluidorum, v. Dyspotismus.

Dysphagia solidorum. | Unfähigkeit feste Nahrungsmittel, Arzneien zu schlukken. Неспособность проглотить твердую пищу.

Dystocos, δυστοκος. | Schwergebärend. Трудно, съ трудомъ рождающій.

Dystrophia (Dys et Trophe). | Die schlechte (erschwerte) Ernährung. Худое питаніе.

Dystrophicus. | 1) Zur Dystrophia gehörig. Принадлежащій къ Dystrophia. 2) = Dystrophus.

Dystrophus, δυστροφος. | Schlecht ernährt. Худо питанный.

*Dysuria, add. s. Difficultas urinae. | Das Schwerharnen. Мочеиспускание натужное.

Dysuria sabulosa. | Harnstrenge von Harngries. Трудное мочеиспражненіе отъ песка въ мочѣ.

Ecbloma, genit. —atis (εκ et βαλλω, werfen, бросать; εκβαλλω, herauswerfen, выбрасывать). | 1) Eigentl. Das Ausgeworfene. Собств. Выбрасываемое, Выброшенное. 2) Der durch Abortus ausgetriebene Embryo oder Fötus. Выкидышъ (т. е. младенецъ или плодъ, родившійся преждевременно).

Ecbyrsoma, εκβυρσωμα (s. Ecbyrsosis). | 1) Das zu starke Hervortreten eines

Gelenkes, Knochenhöckers u. s. w. Слишкомъ большое возвышеніе состава или бугорка костей. 2) Eine Hautschrunde, Abgeschabte Hautstelle. Стертая кожа.

Ecbyrsosis, εκβυρσωσις (εκ et byrsa). | 1) Die Bildung des Ecbyrsoma. Образованіе Ecbyrsomatis. 2) = Ecbyrsoma.

Ecchelysis (εκ et χελυω). | Das Aushusten. Выхаркиваніе.

Eccheresis, εκχωρησις (εκ et choros, εκχωρεω, fut. —ησω, weichen, ausweichen; уступать). | Die Abweichung, Das Abweichen, Der Stuhlgang. Отступленіе; а потому: Испражненіе низомъ.

Ecchymoma capitis neonatorum. | Kopfblutgeschwulst der Neugebornen. Кровавая головная опухоль новорожденныхъ.

Ecchymosis conjunctivae, v. Haemalops.

Eccyesis (εκ, ex et cyesis), i. q. Graviditas extrauterina.

Ecdemia, εκδημια (εκ et demos). | Das Auswärtssein, Das Reisen. Путешествованіе.

Ecdemiomania (v. Ecdemia et Mania). | Die Reisesucht. Страсть къ путешествованію.

Ecdemionosos (v. Ecdemia et Nosos). | Die Reisekrankheit. Болѣзнь состоящая въ сильномъ желаніи путешествовать.

Echoscope, Echoscopia (v. Echo et Scope), Auscultatio, Exploratio soni. | Die Untersuchung eines Schalles. Изслѣдованіе звука.

Echoscopia, v. Echoscope.

Echoscopium (v. Echoscope) = Stethoscopium.

Echthysterocyesis (v. Echthysterus et Cyesis) = Graviditas extrauterina.

Echthysterus (εκτος, ex et hystera), Echthysteros, Extrauterinus. | Ausser od. Ausserhalb der Gebärmutter. Внѣматочный.

*Eclampsia puerilis, add. s. Eclastisma, Eclampsis, Epilepsia acuta, febrilis infantum. | Die Eklampsie, Epilepsie, od. Krämpfe, od. Schäuerchen, od. Konvulsionen der Kinder.

Eclampsis, v. Eclampsia puerilis.

Eclipticus, εκλειπης (v. Eclipsis). | Ausbleibend, Unterbrochen, Fehlend, Ekliptisch. Эклиптическій, Недостаточествующій, Недостающій.

Ecnoea, v. Ecnoia.

Ecnoia, εκνοια (εκ et nus, noos). | Wahnwitz, Verstandesverrücktheit. Помѣшательство ума.

Ecphlogiae, εκφλογιαι (neugriech.; ново-греч.). | Die Pocken. Оспа.

Ectopia cordis (s. Dislocatio, s. Prolapsus cordis). | Ortsveränderung des Herzens. Перемѣнное положеніе сердца (Перемѣщеніе сердца).

*Ectropium, add. s. Inversio palpebrae, Blepharhelosis. | Das Blarrauge.

Ectropium factitium, simulatum. | Künstliches Auswärtskehren der Augenlieder. Умышленное выворачиваніе вѣкъ.

*Edulcoratio, add. Подслащиваніе.

Efformatio pupillae, v. Coromorphosis.

Egizoma, v. Engeizoma.

Eisanthema (v. Eis et Anthema), i. q. Exanthema internum.

Elastocline (v. Elasticus et Cline), Lectus elasticus. | Ein elastisches Bett. Кровать эластическая.

Electricitas resinosa. | Harzelektricität. Смоляное электричество.

Electricitas vitrea. | Glaselektricität. Стеклянное электричество.

Electricitates contrariae. | Die entgegengesetzten Elektricitäten. Противуположныя электричества.

Electropunctura. | Die Elektropunktur. Электропунктура.

Electrostixis (Electron et Stixis) = Acupunctura electrica.

Elephantomma (Elephas et Omma) = Buphthalmus.

*Elephantopus, add. Der Elephantenfuss.

Elytroncus emphysematicus, Emphysema vaginae. | Windgeschwulst der Scheide. Воздушная или Вѣтренная опухоль маточнаго рукава.

Elytratresia (v. Elytron et Atresia) = Atresia vaginae.

Elytroblennorrhoea (v. Elytron et Blennorrhoea), i. q. Fluor albus.

Elytrorrhagia, v. Haematocolpos.

Embryotocia (v. Embryo et Tocos) = Abortus.

Emetomania (v. Emetos et Mania), s. Furor vomendi. | Die Brechwuth, Zu grosse Vorliebe (bei Aerzten und Kranken) für die Brechkur. Страсть лечить или Пользоваться рвотою.

Emetophobia (Emetos et Phobos). | Die Brechscheu, Zu grosse Abneigung (bei Aerzten und Kranken) gegen Brechkuren. Боязнь (медиковъ и больныхъ) леченія рвотою.

Emollities ossium, v. Malacosis ossium.

Emollitio, Emollities. | Die Erweichung, Das Erweichen. Размягченіе.

Emotio = Luxatio.

*Empetrum nigrum, add. Водяница, Сеиха, Шикма.

Emphysema capitis, v. Physocephalus.

Emphysema mammarum, v. Mastodynia emphysematica.

Emphysema vaginae, v. Elytroncus vaginae.

Empiria rationalis. | Rationelle Empirie. Раціональная эмпирія.

*Empirismus, add. Rohe Erfahrung.

Empirista. | Empirist, Empiriker. Эмпирикъ.

*Emplastrum anglicum, add. s. Tela vulneraria anglica. | Fischleimpflaster.

Emplastrum balsamicum Schiffhausii. | Schiffhausen's balsamisches Pflaster. Пластырь Шиффгаузенскій.

*Emplastrum cantharidum perpetuum, add. Медленно дѣйствующій нарывный пластырь.

Emplastrum moscoviticum, v. Emplastrum balsamicum Schiffhausii.

Emptysis, εμπτυσις (εν et ptysis) = Sputum cruentum (Aretaeus).

*Emulsio, add. Растительное молоко.

*Emulsio spuria, add. s. oleosa. | Pseudoemulsion. Масляная, ложная эмулсія.

Emys europaea, v. Testudo orbicularis.

Encephalomalacia (Encephalon et Malacos), v. Malacosis cerebri.

Encephaloscopia (Encephalon et Scope). | Die Untersuchung des Gehirns, des Schädels. Изслѣдованіе, разсматриваніе мозга или черепа.

Enchiridion, Enchiridium, εγχειριδιον (εγχειρεω, die Hand anlegen, angreifen; руку налагаю, нападаю). | 1) Ein Heft, Stiel, Dolch, Handmesser. Рукоятка, Кинжалъ. 2) Das Handbuch. Ручная книга, Руководство.

Enchiridium, v. Enchiridion.

Enchorionosus (Enchorios et Nosos) = Morbus endemicus.

Enchorios, Enchorius, εγχωριος. | Einheimisch, Inländisch, Einem Lande od. einer Gegend eigenthümlich. Туземный, Внутренный, Домашній.

Enchorius, v. Enchorios.

Enchristum (εν et χριω, v. Chrisis; εγχριω, einreiben, einsalben; втираю, вмазываю). | Ein Mittel zum Einreiben, Liniment, Eine Salbe. Лекарство для втиранія, Линиментъ, Мазь.

Enclysma (εν et clysma). | Das Eingespritzte, Das Klystier. Вспрыскиваемое, Клистиръ.

Endeixiologia (Endeixis et Logos), Doctrina de indicationibus. | Die Lehre von den Heilanzeigen. Ученіе о показаніяхъ.

Endemiologia (Endemia et Logos). | Die Endemiologie, Die Lehre von den Endemien. Ученіе о эндеміяхъ или эндемическихъ болѣзняхъ.

Endermatica (medicina) (v. Endermaticus). | Die Endermatik, Arzneianwendung durch die äussere Haut. Эндерматика, Накожное леченіе.

Endermaticus = Endermicus.

Endermicus (εν et derma). | Durch Endermismus geschehend, dazu gehörig. Причиняемый эндермизмомъ.

Endermismus. | Endermismus. Эндермизмъ. = Endermosis.

Endermosis (εν et derma). | Die Endermose, Das Appliciren der Arzneien mittelst der endermischen Methode. Прикладываніе лекарствъ по эндермической методѣ.

Endocarditis (Endon et Cardia), Inflammatio cordis interna. | Die Endokarditis, Innere Herzentzündung. Эндокардитисъ, Внутреннее воспаленіе сердца.

Endodontitis (Endon et Odontitis). | Entzündung der innern, die Zahnhöhle auskleidenden Schleimhaut. Воспаленіе слизистой перепонки въ зубныхъ луночкахъ.

Endostoma (Endon et Ostoma). | Das Endostom, Ein im Innern eines Knochens entstandenes krankhaftes Knochengebilde, als Gegensatz des Exostoms. Эндостомъ, Закостникъ, Костяная внутренняя опухоль.

Endostosis (Endon et Ostosis). | Die Bildung eines Endostoms. Образованіе Endostomatis.

Enecea, Enecia, ὁ ηνεκης (πυρετος) (ηνεκης, sich weit hin ausstreckend; распростертый) = Febris continua.

*Energia, add. Энергія.

Engeisoma, v. Engisoma.

Engioma, v. Engisoma.

Enpiesma, Empiesma, εμπιεσμα (εμπιεζω, auspressen, выдавливать). | Der mechanische Eindruck, Eine eingedruckte Stelle. Вдавленіе механическое, Вдавленное мѣсто.

Enterectasia, Enterectasis (Enteron et Ectasis). | Die Darmausdehnung. Растяженіе кишекъ.

Enterectasis, v. Enterectasia.

Enterelcosis (Enteron et Helcosis), Ulceratio intestinalis. | Die Darmverschwärung. Изъязвленіе кишекъ.

Enterembole (Enteron et Embole) = Intussusceptio intestinorum.

Enteritis ulcerosa = Dothienenteritis.

Enterocatarrhus (Enteron et Catarrhus) = Catarrhus intestinalis.

Enteromalacia (v. Enteron et Malacos). | Die Erweichung der Gedärme. Размягченіе кишекъ.

Enteromesenterica (Enteron et Mesentericus) et Enteropyria (Enteron et Pyretos) = Febris mesenterica Baglivi et Typhus abdominalis.

Enteromycoderma (Enteron et Mycoderma) = Tunica intestinorum mucosa.

Enteromycodermitis (v. Enteromycoderma) = Inflammatio tunicae mucosae intestinorum.

Enteroncos (Enteron et Oncus). | Eine Eingeweidegeschwulst. Опухоль внутренности.

Enterophthisis (Enteron et Phthisis) = Phthisis intestinalis.

Enteropneumatosis (Enteron et Pneumatosis). | Die Luftentwickelung im Darmkanal. Развитіе воздуха въ кишечномъ каналѣ.

Entheomania (ενθεος, begeistert; воодушевленный). | Der religiöse Wahnsinn. Сумасшествіе религіозное.

Enthesis, ενθεσις (εντιθημι). | Das Hineinlegen, Hineinstellen, Hineinstecken, d. h. der Bissen, Speise. Вкладываніе, вложеніе, а потому: кусокъ, пища и пр.

Entophthalmia (Entos et Ophthalmia) = Ophthalmia interna.

Entophthalmorrhoea (Entos et Ophthalmorrhoea). | Blutfluss aus dem Innern des Auges. Кровотеченіе изъ внутренней части глаза.

Entos, εντος. | Innerlich, Innerhalb. Внутри, Внутрь.

Entotorrhoea (Entos et Otorrhoea) = Otorrhoea interna.

Entoxicatio, v. Intoxicatio.

Entoxicismus, Entoxismus (εν et toxicum). | Die Vergiftung. Отравленіе ядомъ.

Entoxismus, v. Entoxicismus.

Entozoogenesis (Entozoon et Genesis). | Erzeugung der Eingeweidethiere. Рожденіе животныхъ во внутренностяхъ.

Enucleatio, v. Exarticulatio.

Epagogiotis (v. Epagogium). | Die Entzündung der Vorhaut. Воспаленіе крайней плоти.

Epanastasis, επαναστασις. | 1) Das Aufstehen, Das Sicherheben. Воставаніе. 2) = Eruptio exanthematis, Exanthema et Tumor.

*Ephedra monastachia, add. Степная Малина.

*Epicrisis, add. Выводъ въ исторіи болѣзни.

Epilepsia acuta, febrilis infantum, v. Eclampsia puerilis.

Epiphania, v. Superficies.

Epiplomerocele (Epiploon et Merocele). | Der Netzschenkelbruch. Сальнично-бедряная грыжа.

Episiorrhaphia (Epision et Rhaphe). | Die Schamlefzennaht. Сшиваніе дѣтородныхъ губъ.

*Epistomium, add. Der Hahn (an Fässern), Zapfen, Spund. Кранъ, Деревянный боченный гвоздь.

Epizoon (Epi et Zoon). | Ein Schmarotzerthier. Чужеядное животное.

*Epulis, add. s. Excrescentia gingivae.

Equus asinus. | Der Esel. Оселъ.

Erosio ventriculi, v. Gastrobrosis.

Erysipelas retrogressum. | Zurückgetretene Rose. Рожа внутрь скрывшаяся.

Erysipelas scirrhosum. | Verhärtung nach einer Rose. Затвердѣніе оставшееся послѣ рожи.

*Erythraca centaurium, add. Горечавка красная.

Erythrosis (v. Erythros), Plethora arteriosa. | Die arterielle Vollblütigkeit. Полнокровіе артеріальное.

Ethmyphe (Ethmos et Hyphe) = Tela cellulosa.

Ethmyphitis (Ethmyphe) = Inflammatio telae cellulosae.

Ethmyphotylosis (Ethmyphe et Tylosis) = Induratio telae cellulosae.

Eudiometria. | Die Eudiometria. Евдіометрія, Воздухомѣряніе.

*Eudiometrum, add. Воздухомѣръ.

*Euphorbia cyparissias, add. (p. v. дьявольскій) кипарисный.

*Eutocia, add. (v. Eutocos). | 1) Das Leichtgebären. Роды легкія, легко совершающіеся.

*Evacuantia, add. Средства увеличивающія испражненія.

*Evacuatio sanguinis communis, add. s. universalis.

*Evacuatio sanguinis topica, add. s. localis.

*Evaporatio, add. Выпариваніе.

Eventratio = Prolapsus viscerum et Hernia ventralis.

Evidentia. | Gewissheit, Anschauliche (mathematische) Evidenz. Ясность, Явность, Очевидность.

*Exaimon, add. εξαιμων.

*Exaimos, add. εξαιμος.

Exanthematophthalmia (Exanthema et Ophthalmia). | Eine durch Exantheme entstandene Augenentzündung. Воспаленіе глазъ въ послѣдствіе какой нибудь сыпи.

Exanthesis, εξανθησις (εξανθεω, fut. —ησω, v. Exanthema) = Efflorescentia.

Exarthromatologia = Arthrocacologia.

*Exarticulatio, Amputatio ex articulo, Enucleatio, Excisio, Exstirpatio. | Amputation in den Gelenken, Ablösung, Absetzung aus dem Gelenke, Gliederauslösung. Вылущеніе члена изъ состава.

*Excessus, genit. —us. | Das Herausgehen, Fortgehen, Das Abgehen, Abweichen von einer Sache, Die Abschweifung, Excess; de vita, vita, Der Tod. Выходъ, Отъѣздъ; Кончина, Смерть; Излишество; Преступленіе мѣры, Чрезмѣрность; Невоздержность, Неумѣренность.

Excessus in Venere et Baccho. | Excess oder Uebermässiger Genuss der physischen Liebe und übermässiger Gebrauch spirituöser Getränke. Неумѣренность въ физической любви и въ употребленіи горячихъ напитковъ.

*Excipiendum, add. Воспріемное средство.

*Excipiens, add. Воспріемлемое, Воспринимающее средство.

Excissio artuum, v. Exarticulatio.

Excrescentia gingivae, v. Epulis.

Exencephalosis (ἐκ, ἐξ et encephalon) = Excerebratio.

*Exfoliatio insensibilis, add. Разслоиваніе (Bot.).

Exfoliatio laminae externae cranii. | Die Abblätterung der äussern Lamelle der Hirnschalenknochen. Отслойка наружной пластинки черепныхъ костей.

Exometra, Exometria (Ex et Metria), i. q. Inversio uteri.

*Exomphalus callosus, add. Твердая мозолистая пупочная опухоль.

*Exostosis vera, add. Дѣйствительное костное нарощеніе (на кости) органическое.

*Exostosis vera, add. Настоящій костякъ.

Exotica (v. Exoticus) (medicamenta), ἐξωτικα (φαρμακα). | Fremde Arzneien. Иноземныя, Иностранныя лекарства.

*Exoticus, add. ἐξωτικος.

Exploratio soni, v. Echoscope.

*Extensio, add. Вытягиваніе члена.

*Extensor brevis digitorum, add. Мышца разгибающая ножные персты короткая.

Extirpatio, v. Exstirpatio.

Extirpatio brachii, clitoridis, digitorum, labiorum pudendi, lienis, manus, oculi, ovariorum s. ovarii, parotidis, tumorum, uteri etc. | Extirpatio od. Ausrottung des Oberarms, des Kitzlers, der Finger, der (grossen und kleinen) Schamlefzen, der Milz, der Hand, des Auges, der Eierstöcke, der Ohrspeicheldrüse, der Geschwülste, der Gebärmutter u. s. w. Изсѣченіе, Вырѣзываніе, Вылущеніе плеча, клитора, перстовъ, дѣтородныхъ губъ, селезенки, ручной кисти, глаза, женскихъ яичниковъ, околоушней железы, опухолей, матки и т. д.

*Extractum, add. Вытяжка.

*Extractum chinae frigide paratum, add. Экстрактъ хины холоднымъ путемъ приготовленный.

Extrauterinus, a, um. | Ausser od. Ausserhalb der Gebärmutter. Внѣматочный.

Extravasatio aëris. | Das Austreten von Luft. Выступленіе воздуха. = Emphysema.

Extravasatio urinae. | Austreten des Harns. Изліяніе мочи.

Extremum. | Das Extrem, Das Aeusserste. Крайность, Крайнее.

Extrinsecum. | Aeusseres. Внѣшнее.

Extrinsecus. | Von Aussen, Ausser der Sache. Внѣшній, Наружный.

Exulceratio ventriculi, v. Gastrelcosis.

Exumbilicatio = Hernia umbilici et Prolapsus umbilici.

Exutorium. | Das durch Seidelbast erregte künstliche Geschwür. Изъязвленіе причиняемое прикладываніемъ волчьяго лыка.

Faciecula, v. Superficies lateralis articularis.

Facies auricularis, v. Superficies lateralis articularis.

Facies gibbera scapulae, v. Dorsum scapulae.

*Factum, add. Фактъ.

Facultas appetendi, Appetitus sensitivus, Appetentia sensitiva. | Begehrungsvermögen, Willensvermögen, Praktisches Gemüthsvermögen. Способность желать, Чувство желанія.

Facultas assimilatrix, v. Assimilatio.

Facundia, v. Eloquentia.

*Faeces, add. Испражненія.

*Fallacia. | Betrug, Trugschluss. Обманъ, Ложъ, Лжеумствованіе, Ложное заключеніе.

*Fascia circularis, add. Круговой бинтъ.

Fascia octodecim capitibus. | Die achtzehnköpfige Bruchbinde. Восемнадцатиглавая повязка.

Fascia recurrens. | Die zurücklaufende Binde. Бинтъ возвращающійся.

Fascia stellata, v. Stella simplex.

Fasciae fibulatae, ligulatae. | Die mit Schnüren und Schnallen versehenen Binden. Бинты съ шнурками и пряжками.

Fasciae planae. | Flache Binden. Бинты плоскіе.

Fasciae sacciformes s. vaginaeformes. | Sackförmige Binden. Бинты мѣшкообразные.

* **Febris**, add. Pyretos, Pyr, Pyrexia.

Febris adynamica, v. Febris asthenica.

Febris aestiva europaea. | Europäisches Sommerfieber. Лѣтняя лихорадка Европейская.

Febris aphthosa. | Das Aphthenfieber. Лихорадка сопровождаямая молочницами.

Febris assodes, v. Febris biliosa.

Febris atactica, v. Febris atypica.

* **Febris** atypica, add. s. atactica.

Febris caerulea. | Das blaue Fieber. Синяя лихорадка.

Febris comatosa. | Ein Fieber mit bedeutender Schlafsucht. Лихорадка сопряженная съ сонливостію.

* **Febris** comitata, add. Лихорадка сопровождаемая другою болѣзнію.

Febris erethistica nervosa, v. Febris inflammatoria nervosa.

Febris erratica, v. Febris atypica.

Febris erysipelatosa. | Das Rothlaufsfieber. Лихорадка сопровождающая рожи и рожистыя воспаленія.

Febris exanthematica. | Ausschlagsfieber. Лихорадка сопровождающая острыя сыпи.

Febris hypersthenica. | Das hypersthenische Fieber. Лихорадка гиперстеническая.

Febris inflammatoria nervosa, v. Febris nervosa inflammatoria.

* **Febris** lactea, add. s. Galactopyra.

* **Febris** lenta, add. Медлительная лихорадка.

Febris miliaris idionosomatica puerperarum. | Das selbstständige Frieselfieber bei Wöchnerinnen. Лихорадка родильницъ первобытная, сопровождаемая просовидною сыпью.

Febris nervosa inflammatoria (Hufeland). | Das entzündliche Nerven- oder nervöse Fieber. Воспалительно-нервная лихорадка.

* **Febris** nervosa lenta, add. Истощительная нервная лихорадка.

* **Febris** putrida, add. s. Synochus putris (Galen, Boerhaave), Typhus (Cullen, Reil), Febris continua maligna (Huxham), Febris continens putrida (Selle), Febris typhodes (J. Frank), Febris putrida simplex (Richter), Febris pituitosa maligna, Febris putrido-gastrica s. putrido-sanguinea (Sydenham, Gaubius, Stoll), Febris paralytica (Himly). | Das Faulfieber, faulige Fieber. Гнилая горячка, Гнилостная лихорадка.

Febris salivalis. | Das Speichelfieber. Лихорадка сопровождаемая слюнотеченіемъ.

Febris variolosa. | Das Blatternfieber, Pockenfieber. Лихорадка сопровождающая оспу.

Fenestra semiovalis tympani, v. Fenestra ovalis tympani.

Fermentum ventriculi, v. Succus gastricus.

Ferrum candens, v. Cauterium actuale.

* **Ferrum** pulveratum, add. Limatura ferri puri, Limatura martis depurata, Ferrum selectum, Limatura chalybis. | Eisenfeile. Желѣзный порошокъ.

Fertilitas, v. Fecunditas.

* **Ferulae** fenestratae, add. или отверстіями.

Fervor stomachi, v. Soda.

Fibrae nerveae s. nervosae. | Nervenfasern, Nervenfibern. Нервныя волокна. Vid. Medulla nervorum.

Fibrillae nerveae, v. Medulla nervorum.

Fibulatio, v. Infibulatio.

* **Ficus** carica, add. Инолиръ, Смоковникъ, Винная ягода.

Filamenta nervorum, v. Fila nervorum et Medulla nervorum.

* **Filaria** medinensis, add. Der Fadenwurm. Мединская нитчатка (глиста).

Filum sericeum. | Ein seidener Faden. Нитка шелковая.

* **Fissura**, add. Разщепленіе, Разсѣдина, Разломъ.

* **Fissura** orbitalis superior, add. Трещина верхняя глазная или основная.

* **Fissurae** orbitales, add. глазныя трещины.

* **Fistula** ani, add. s. Archosyrinx s. Hedrosyrinx.

Fistula biliosa. | Gallenfistel. Желчный свищъ.

Fistula dentalis s. dentis. | Zahnfistel. Зубной свищъ.

Fistula lactea. | Die Milchfistel. Млечный свищъ. Vid. Galactosyrinx.

Fistula lactis, v. Galactosyrinx.

Fistula perinaei. | Die Mittelfleischfistel. Свищъ срамнопроходной промежности.

Fistula recti, v. Fistula ani.

Fistula recto-urethralis. | Mastdarm-Blasenfistel. Свищъ прямокишечно-пузырный.

Fistula recto-vaginalis. | Mastdarmscheidenfistel. Свищъ прямой кишки и маточнаго рукава.

* **Fistula** urinaria, add. s. Urias.

Fistula vesicalis. | Harnblasenfistel. Свищъ мочепузырный.

*__Flacciditas__, add. Слабкость.

*__Flatulentia__, add. Blähungen.

Flexibilitas cerea. | Wächserne Biegsamkeit. Гибкость уподобляющаяся воску.

Flexor perforatus digitorum, v. Flexor sublimis digitorum.

Floccilegium, v. Carphologia.

Flores benzoës, v. Acidum benzoicum.

*__Fluiditas__, add. Разжиженіе.

Fluor albus chylosus, v. Chyloleucorrhoea.

Fluxio alvina, v. Diarrhoea.

Fluxus lochiorum suppressus, v. Lochioschesis.

Fluxus aurium, v. Otorrhoea.

Fluxus niger et fuscus mulierum, v. Leucorrhoea cancrosa.

Focile majus, v. Tibia.

Foetor pedum, Sudor pedum foetidus. | Der stinkende Fussschweiss, Die schwitzenden und stinkenden Füsse. Вонючій потъ ногъ или ножный.

*__Fomentatio__, add. Die Fomentation.

Fomentum Schmuckerianum. | Schmucker'sche Fomentation, Schmucker'scher Umschlag. Шмукерова примочка.

Fons s. Fonticulus Heronis. | Heron's-brunnen. Героновъ фонтанъ.

*__Fonticulus__, add. Фонтанель.

*__Fontinalis__, add. Фонтиналъ.

Foramen palatinum incisivum, v. Foramen palatinum anterius.

Foramen herniosum s. herniae, s. Porta herniae. | Die Oeffnung, durch welche die einen Bruch bildenden Theile hervortreten. Киловой проходъ.

Foramina maxillaria, v. Foramina alveolaria canalis maxillae inferioris.

*__Forceps__ obstetricia, add. s. Brephulcus.

Formatio pupillae, v. Coromorphosis.

*__Formulae__ magistrales s. extemporaneae, add. Временныя, случайныя, магистральныя формулы.

Fossa anterior, minor, interna ossis brachii. | Vordere, kleinere, innere Artikulationsgrube des Oberarmknochens. Передняя, меньшая, внутренняя яма плечевой кости.

Fossa major ossis occipitis, v. Fossa posterior ossis occipitis.

Fossulae dentium, v. Alveoli dentium.

Fovea hemisphaerica vestibuli, v. Cavitas hemisphaerica vestibuli.

Fractura completa. | Vollkommener Bruch. Совершенный переломъ.

*__Fractura__ pilaris, add. Трещина кости почти незамѣтная.

Fraenulum clitoridis, v. Frenulum clitoridis.

*__Fragilitas__ ossium, add. Osteopsathyrosis. | Die krankhafte Brüchigkeit der Knochen.

Framboesia scotica, v. Sibbens.

*__Fraxinus__ ornus, add. Ясенъ дикій.

Frenulum corporis striati, v. Taenia semicircularis.

*__Frictio__, add, s. Anatripsis.

Fucus crispus, v. Lichen carragaheen.

*__Fulmine__ ictus, add. s. Jovis ignibus ictus, s. Attonitus, s. Sideratus.

*__Fungus__ articulorum, add. Сочлененый грибъ.

Fungus cancrosus medullaris, v. Fungus medullaris.

Fungus cellulosus. | Der Zellschwamm. Грибъ клѣтчатый или клѣтчастой плевы.

Fungus cerebralis, v. Fungus medullaris.

*__Fungus__ cerebri, add. Hernia cerebri acquisita (Chelius). | Der Hirnschwamm, Gehirnschwamm. Грибъ мозга или мозговой.

Fungus cranii. | Hirnschädelschwamm. Грибъ черепа.

Fungus genu. | Der Knieschwamm. Грибъ колѣна. Vid. Hygroma cysticum patellae.

*__Fungus__ haematodes, Fungus cancrosus haematodes, Melaena fungosa carcinodes, Tumor fungosus sanguineus, Aneurysma per anastomosin s. fungosum, Telangiectasia. | Der Blutschwamm, Kapillargefässausdehnung. Кровяно-губчатый желвакъ.

Fungus mammae, v. Mastodynia fungosa.

*__Fungus__ medullaris, add. s. Tumor encephaloides, s. Fungus cancrosus medullaris, Fungus cerebralis, Cancer mollis s. cerebriformis, Melanosis, Tela accidentalis medullaris. | Krebsartiger Markschwamm, Markartiges Fleischgewächs, Hirnartiger Krebs, Encephaloidengewebe, Melanose. Мозговидный желвакъ.

Fungus medullaris in ossibus. | Der Krebs- od. Markschwamm in den Knochen. Мозговидная опухоль костей.

Fungus medullaris pulmonum. | Der Markschwamm in den Lungen. Грибъ мозговой въ легкихъ.

Fungus medullaris (s. Haematodes, s. Cancer mollis) s. Fungus testiculi. | Der Hodenschwamm. Кровогубчатая кила яичекъ.

Fungus medullaris uteri. | Markschwammgewebe, Encephaloidgewebe im Uterus, Blutkrebs dês Uterus. Грибъ мозговой матки.

Fungus osseus, v. Fungus medullaris in ossibus.

Fungus s. Hernia medullae spinalis. | Der Rückenmarkschwamm. Грибъ спинного мозга.

Fungus spongiosus. | Schwamm, Schwammgewächs. Грибъ, Губчатый наростъ.

Fungus ulceris. | Der Schwamm in Geschwüren. Губчатая язва. Vid. Ulcus fungosum.

Funiculi uteri, v. Ligamenta uteri rotunda.

Funiculus vasorum umbilicalium, v. Funiculus umbilicalis.

Furacitas, v. Cleptosyne.

*Furfuratio, add. Отрубчатость.

*Furia infernalis, add. Летучій червякъ.

Furor vomendi, v. Emetomania.

Furunculus malignus, v. Abscessus gangraenosus et Anthrax.

*Furunculus verus, add. Furunkel, Eiternder Blutschwär, Kernabscess.

Galachthaemia (Gala et Haema), Lac sanguinolentum. | Die Aussonderung einer blutigen Milch. Отдѣленіе кроваваго молока (veter).

Galactapostema (Gala et Apostema), v. Abscessus lacteus.

Galactinomyces (galactina, der Käsestoff, сырная часть молока; et myces). | Der Gallertschwamm. Опухоль студенистая.

Galactinospongus = Galactinomyces.

Galactodiaeta (Gala et Diaeta). | Die Milchdiät. Молочная или млечная діэта.

Galactodiarrhoea (v. Gala et Diarrhoea). | Milchähnlicher Durchfall. Млекоподобный поносъ.

Galactoedema (Gala et Oedema) = Oedema lacteum.

Galactomyces (Gala et Myces) = Fungus medullaris.

Galactoncus (Gala et Oncus) = Tumor lacteus.

Galactostasis (Gala et Stasis) = Metastasis lactis.

Galactostaticus. | Die Galactostasis betreffend. Принадлежащій къ Galactostasis.

*Galactotrophia, add. Die Ernährung mit Milch.

Galactosyrinx (v. Gala et Syrinx), Fistula lactea. | Die Milchfistel. Молочный свищъ.

Galeamaurosis (v. Gale et Amaurosis). | Beer's amaurotisches Katzenauge. Амавротическій кошечій глазъ Бера.

Galeancon (Gale et Ancon). | Der (sogenannte) Katzen- od. Wieselarm. Кошечье плече (безобразіе плеча въ слѣдствіе вывиха онаго).

*Galvanismus, add. Металическое раздраженіе.

Gammismus, v. Arenatio.

Gangliitis (Ganglion) = Inflammatio gangliorum.

*Ganglion, add. Насухожильный желвакъ.

Ganglionitis periphericа et medullaris = Cholera indica.

*Gangraena nosocomialis, add. Phagedaena Anglorum.

*Gangraenosus, add. Антоновоогненный, Антоноогненный, Гангренозный.

Gas acidi hydrothionici, v. Acidum hydrothionicum.

Gas chlori s. oxymuriaticum. | Chlorgas. Хлориновый газъ.

Gasterataxia (Gaster et Ataxia). | Die Gasterataxie, ein jeder krankhafter Zustand der Gewebe der Magenhäute. Гастератаксія, всякое болѣзненное состояніе тканей желудочныхъ оболочекъ.

Gastrectasia (Gastrectasis), Ventriculi dilatatio. | Die Magenausdehnung. Растяженія желудка.

Gastrelcobrosis (Gaster, Helcos et Brosis), Gastrobrosis ulcerosa. | Die geschwürige Magenzerfressung. Разъѣденіе желудка съ изъязвленіемъ.

Gastrelcosis (Gaster et Helcosis), Exulceratio ventriculi. | Die Magenverschwärung. Изъязвленіе желудка.

Gastrenteromalacia, Gastrenteromalaxia, Gasteromalaxis (Gaster, Enteron et Malacia s. Malaxis). | Die Magen- und Darmerweichung. Размягченіе желудка и кишекъ.

Gastrepatitis (Gaster et Hepatitis). | Eine Komplikation der Gastritis mit einer Leberentzündung. Gastritis сопряженная съ воспаленіемъ печени.

Gastroataxia acida, v. Pyrosis.

Gastrobrosis (Gaster et Brosis). | Die Zerfressung des Magens. Разъѣденіе желудка.

Gastrobrosis ulcerosa, v. Gastrelcobrosis.

Gastrecatharsis (Gaster et Catharsis). | Der Magenauswurf, z. B. durch Erbrechen, Wiederkauen u. s. w. Извергаемое желудкомъ, напр. рвотою.

Gastrocolica (Gaster et Colica), Colica ventriculi. | Die Magenkolik. Колика въ желудкѣ.

Gastrocolitis (Gaster et Colon). | Eine Gastritis mit Entzündung des Kolons. Gastritis сопряженная съ воспаленіемъ ободошной кишки.

Gastrocystitis (Gaster et Cystis). | Eine Gastritis komplicirt mit Cystitis. Gastritis сопряженная съ воспаленіемъ мочеваго пузыря.

Gastromalacia (Gaster et Malacia). | Die Magenerweichung. Размягченіе желудка.

Gastrometritis (Gaster et Metritis). | Eine mit Magenentzündung verbundene Gebärmutterentzündung. Metritis сопряженная съ воспаленіемъ желудка.

Gastrometrotomia (Gaster et Metrotome) = Sectio caesarea.

Gastromycodera (Gaster et Mycodera) = Tunica ventriculi mucosa.

Gastromycoderitis (v. Gastromycodera) = Inflammatio tunicae ventriculi mucosae.

Gastromyelcoma (Gaster et Myelcoma) = Fungus medullaris ventriculi.

Gastronosos (Gaster et Nosos). | Ein jedes Magen- od. Unterleibsleiden. Всякое болѣзненное состояніе или страданіе желудка или живота.

Gastrophthisis (v. Gaster et Phthisis), i. q. Phthisis abdominalis.

Gastroses (v. Gastrosis). | Die ganze Klasse der Magenkrankheiten, Die Gastrosen. Болѣзни желудка.

Gastrosis (Gaster). | Eine Magenkrankheit. Болѣзнь желудка.

Gastrostenosis (Gaster et Stenosis), Coarctatio ventriculi. | Die Magenverengerung. Съуженіе желудка.

*Gastrotomia, add. Чревосѣченіе.

Gastrypectasia, Gastrypectasis (Gaster et Hypectasis), Subextensio ventriculi. | Eine mässige Magenausdehnung. Растяженіе желудка умѣренное.

Gastrypopathia (Gaster et Hypopathia), Subaffectio ventriculi. | Ein mässiges Magenleiden. Умѣренное страданіе желудка.

*Genius. | Genie, Eigenthümlicher Geist. Геній, Духъ.

Gerontophthalmia (Geron et Ophthalmia) = Ophthalmia senilis.

Gerontopia (Geron et Ops). | Das schwache Gesicht der Alten. Слабое зрѣніе стариковъ.

*Gentiana asclepiadea, add. Горечавка безсильная.

*Gentiana cruciata, add. Горечавка или Сокольница крестообразная.

*Gentiana pneumonanthe, add. Горечавка луговая, Курячая слѣпота.

*Glandulae epiglottidis, add. Железы надгортаннаго хряща.

*Glaucoma, add. Измѣненіе стекловидной влаги.

*Glaux maritima, add. Морская молочная трава.

Glenitis (v. Glene) = Phacitis.

*Globuli sanguinis, add. Кровяные шарики.

Glossosteresis (Glossa et Steresis) = Exstirpatio linguae.

Glossypertrophia (Glossa et Hypertrophia), Hypertrophia linguae. | Die Uebernährung der Zunge. Чрезмѣрное питаніе языка.

Gnathocynanche (Gnathos et Cynanche) = Angina parotidea.

Gnathoplastice (Gnathos et Plastice). | Die Wangenbildung. Образованіе щекъ.

*Gomphiasis, add. Das Fühlbarwerden der Zähne, besond. nach dem Genusse von Säuren, daher auch: Der Zahnschmerz. Ощутительность зубовъ, особ. по употребленіи кислой пищи, также: Зубная боль.

Gonarthrocace (Gony et Arthrocace), v. Tumor albus genu.

Gonaura (Gone et Aura) = Aura seminalis.

Gonecystis (Gone et Cystis). | Das Samenbläschen. Сѣменный пузырокъ.

Gonecystitis (v. Gonecystis). | Eine Entzündung der Samenbläschen. Воспаленіе сѣменныхъ пузырковъ.

Gonglophthisis (Gonglos et Phthisis) = Phthisis tuberculosa.

*Gonobolia, add. 2) = Pollutio diurna.

Gonocace (gony et κακος) = Tumor albus genu.

*Gonorrhoea chordata, add. Krümmung des Gliedes. Дугообразное искривленіе уда.

*Gonorrhoea externa, add. Blennorrhagia spuria, notha virorum. | Falscher, unächter Tripper. Перелой крайней плоти.

Gonorrhoea sexus sequioris, v. Leucorrhoea.

*Gonorrhoea spuria labialis feminarum. | Falscher oder Unächter Schamlefzentripper. Ложный перелой или слизетеченіе изъ дѣтородныхъ губъ.

*Gonorrhoicus, add. Перелойный.

Gonoscheocele (Gone et Oscheocele) = Spermatocele.

Gonozemia (Gone et Zemia). | Der häufige Samenverlust. Частая потеря сѣменъ.

Gonyalgia (Gony et Algos), v. Tumor albus genu.

Gonyorrheuma (Gony et Rheuma). | Rheumatischer Knieschmerz. Ревматическая боль къ колѣнѣ.

Grampus, v. Crampus.

Granula s. Tubercula cutanea. | Hautkörner, Hügelchen der Haut. Бугорки кожи.

*Granulatio, add. Зернистость.

*Graviditas extrauterina, add. s. Echthysterocyesis.

Graviditas protracta, v. Praegnatio protracta.

*Gumma gallicum, add. Мягкій костоплевный желвакъ.

*Gummi animae, add. Аммина дерево.

Gynaecomaston, γυναικομαστον (v. Gynaecomastos). | Uebermässige Ausdehnung der (weibl. od. auch männl.) Brüste. Чрезмѣрное растяженіе или увеличиваніе (женскихъ или также муж.) грудей.

Gynandros (Gyne et Aner) = Androgynus.

Gynatresia (Gyne et Atresia) = Atresia vulvae.

*Gypsophyla struthium, add. Борифонова трава.

Habitus externus, v. Habitus.

Haemataporrhosis, v. Haematorrhosis.

Haematmos (Haema et Atmos) = Halitus sanguinis.

*Haematocele, add. Киловидная опухоль мошонки отъ излитія крови въ оболочки яичка или канатика.

Haematocolica (Haema et Colica) = Colica sanguinea.

Haematocyanosis (Haema et Cyanosis) = Cyanosis.

Haematomyces (Haema et Myces) = Fungus haematodes.

Haematonosos (Haema et Nosos). | Krankheit des Blutes. Болѣзнь крови.

Haematopedesis (Haema et Pedesis. | Das Durchschwitzen von Blut. Выпотѣніе крови.

Haematorrhosis (Haema et Orrhos). | Die Vermolkung des Blutes, Die Blutvermolkung. Превращеніе крови въ сыворотку.

Haematosepsis (Haema et Sepsis). | Fäulniss des Blutes. Гнилость, Гнилостное состояніе крови.

Haematospilia (Haema et Spilia) = Haemorrhoea petechialis.

Haematospongosis (v. Haematospongus). | 1) Die Bildung des Haematospongus. Образованіе кроваваго гриба. 2) = Haematospongus.

Haematospongus (Haema et Spongia) = Fungus haematodes.

Haematuria testicularis, Stymatosis testicularis. | Hodenblutung. Кровотеченіе изъ яичекъ.

Haemaxis (v. Haema, αἱμασσω, fut. —ξω, blutig machen, ritzen, schröpfen; окровавливаю, кровавымъ дѣлаю). | Das Blutlassen, Blutentziehen. Кровопусканіе.

Haemidrosis (Haema et Hidrosis), Haemorrhagia per cutem illaesam. | Das Blutschwitzen. Потѣніе кровію.

Haemitis (Haema) = Inflammatio sanguinis.

Haemocyanosis (Haema et Cyanosis) = Cyanosis.

Haemodiarrhoea (Haema et Diarrhoea) = Diarrhoea cruenta.

Haemometachysis (Haema et Metachysis) = Transfusio sanguinis.

Haemopathia (Haema et Pathos). | Krankheit des Blutes. Болѣзнь крови.

Haemormesis (Haema et Hormesis) = Congestio sanguinis.

Haemorrhagia alveolaris, v. Phatnorrhagia.

Haemorrhagia ani, ex ano. | Afterblutfluss. Кровотеченіе изъ задняго прохода.

Haemorrhagia arteriarum. | Der Blutfluss aus Arterien. Кровотеченіе изъ артерій.

Haemorrhagia aurium, v. Otorrhagia.

Haemorrhagia dentium. | Blutung aus der Krone kranker Zähne. Кровотеченіе изъ вѣнца или верхней поверхности зубовъ.

Haemorrhagia erethistica. | Blutfluss mit dem Charakter des Erethismus. Кровотеченіе съ характеромъ эретизма.

Haemorrhagia oris, v. Stomatorrhagia.

Haemorrhagia paralytica. | Blutung mit dem Charakter der Paralyse. Кровотеченіе съ характеромъ паралича.

Haemorrhagia synochica. | Blutung mit dem Charakter der Synocha. Кровотеченіе съ характеромъ синохи.

Haemorrhagia tracheae, v. Tracheorrhagia.

Haemorrhoiscopia, v. Haemorrhoscopia.

Haemydor (Haema et Hydor) = Serum.

*Halitus sanguinis, add. s. Haematmos.

*Halitus vitalis, add. s. Biotaura.

Hallucinationes, Allucinaciones, v. Halucinatio.

Hamarthritis = Arthritis universalis (Coel. Aurel.).

Hamulus Pellieri. | Der Pellier'sche Haken. Крючекъ Пеліеровъ.

***Hapantismus**, add. s. Obliteratio.

Haploos, Haplus, Haplos, ἁπλος | Einfach, Rein, Aufrichtig. Простой.

Haplopathia, ἁπλοπαθεια (v. Haploos et Pathos). | Eine einfache (nicht komplicirte) Krankheit. Простая (несопряженная съ другою) болѣзнь.

Hectica chylosa, v. Chylectica.

Hedisarum, v. Hedysarum.

Hedrosyrinx (Hedra et Syrinx) = Fistula ani.

***Hedysarum** alhagi, add. Колная трава, Копытникъ, Сладкій духъ арабскій, калмытское шило.

Helcenteritis (Helcos et Enteritis) = Enteritis ulcerosa.

***Helminthiasis**, add. Morbus verminosus, Scoleciasis, Status verminosus, Saburra verminosa. | Die Wurmkrankheit.

***Heliotropium** europaeum, add. Солнечникъ.

***Helopyra**, add. s. Malaria. | Das Marschfieber.

***Helvella** esculenta, add. Сморчокъ, Грибъ, Епископская шапка.

Helos oculi = Prolapsus iridis.

Hemianthropia (Hemi et Anthropos). | Ein schwerer Wahnsinn, wobei der Mensch mehr Thier, nur ein halber Mensch ist. Большая степень сумасшествія, въ которомъ больной болѣе похожій на животное нежели на человѣка.

Hemiplexia = Hemiplegia.

Hepathideros (Hepar et Hyderos). | Die Leberwassersucht, Eine durch Leberleiden veranlasste partielle od. allgemeine Wassersucht. Водяная болѣзнь происходящая отъ страданія печени.

Hepatodysenteria (Hepar et Dysenteria) = Fluxus hepaticus.

Hepatomyelcoma (Hepar et Myelcoma) = Fungus medullaris hepatis.

Hepatopathia (Hepar et Pathos). | Das Leberleiden. Страданіе печени.

Hepatophlegmone (Hepar et Phlegmone) = Haepatitis.

Hepatophthisis (Hepar et Phthisis) = Phthisis hepatica.

***Hepatorrhagia** (Hepar et Rhage). | Ein heftiger Blutfluss aus der Leber. Сильное кровотеченіе изъ печени.

Hepatorrhoea (hepar et ῥεω, v. Rhoe). | 1) Fluxus hepaticus. 2) Ein gelinder anhaltender Leberblutfluss. (Несильное) Кровотеченіе изъ печени. 3) = Hepatorrhagia.

Hepatoscirrhus (Hepar et Scirrhus) = Scirrhus hepatis.

Hepatosplenitis (Hepar et Splenitis). | Eine mit einer Leberentzündung verbundene Splenitis. Splenitis сопряженное съ воспаленіемъ печени.

Hepatyderos, v. Hepathyderos.

Hepatotomia (Hepar et Tome). | Die Anatomie, Zerlegung der Leber. Разсѣченіе, анатомія печени.

Hepsesis, ἑψησις. | Das Kochen. Вареніе.

Hernia acquisita. | Ein erworbener Bruch. Грыжа или Кила пріобрѣтенная.

Hernia annularis. | Bauchringbruch. Кила брюшноколечная.

Hernia capitis. | Kopfbruch, Bruch am Kopfe. Грыжа на головѣ.

Hernia cordis, v. Cardiocele.

Hernia cystica, v. Cystocele.

***Hernia** dorsalis s. ischiadica s. Ischiocele excisurae ischiaticae. | Der Rückenbruch, Hüftbeinbruch. Спинная кила или грыжа, Кила сѣдалищной выемки.

***Hernia** femoralis, add. s. Merocele.

Hernia inflammatoria. | Der entzündliche Bruch. Грыжа воспалительная.

Hernia inguinalis bilateralis. | Der zweiseitige Leistenbruch. Обоесторонняя паховая кила.

Hernia inguinalis duplex. | Der doppelte Leistenbruch. Двойная паховая кила.

***Hernia** inguinalis externa, add. s. inguinalis iliaca s. lateralis. Грыжа или Кила подзвдошнокостная паховая.

Hernia inguinalis pubialis. | Der Pubialleistenbruch. Лобковокостная паховая кила.

Hernia inguinalis supraannullaris. | Der Supraannular-Leistenbruch. Надколечная паховая кила.

Hernia inguino-coecalis. | Der Inguino-Cökalbruch. Кила паховая слѣпокишечная.

Hernia intestini recti, v. Archocele.

Hernia labii pudendi externi s. majoris, v. Episiocele.

Hernia medullae spinalis, v. Fungus medullae spinalis.

Hernia mesenterica. | Gekrösbruch. Грыжа брыжеечная.

Hernia pectoris, v. Hernia thoracica.

Hernia phrenica, v. Diaphragmatocele.

Hernia recens. | Der unlängst entstandene Bruch. Грыжа недавная.

Hernia rupta. | Der zerrissene Bruch, Ein Bruch mit zerrissenem Bruchsacke. Грыжа съ разорваннымъ грыжевымъ мѣшкомъ.

***Hernia** scrotalis, add. Oscheocele. Пахомошоночная кила.

Hernia spinata, v. Hydrorrhachitis.

Hernia venarum = Angiectasia et Varices.

*Herniotomia, add. s. Celotomia. Килосѣченіе.

*Herophili torcular, add. s. Sinus perpendicularis. Отвѣсная пазуха.

Heterocrasia (Heteros et Crasis). | Die fremdartige Mischung. Смѣшеніе инородное.

Heterogeneitas (v. Heterogenes). | Heterogeneität, Fremdartigkeit, Ungleichartigkeit. Разнородность.

Heterogenesis (Heteros et Genesis). | Die Erzeugung des Fremdartigen. Произведеніе, Произрожденіе (чего нибудь) инороднаго.

*Heterogeneus, add. Разнокачественный.

*Hexaëdrum, add. Шестисторонникъ.

*Hibiscus Abelmoschus, add. Просвирникъ китайскій, Абельмосхъ китайскій, Индѣйскій душистый просвирникъ.

*Hieracium pilosella, add. Волосатый сокольникъ, Мышье ушко.

Hieropyr (Hieros et Pyr) = Ignis sacer.

*Hippobosca, add. Гиппобоска, Хоботистая муха.

Hippobosca equina. | Die Pferdelaus. Лошадиная кровососка.

*Hippomane mancinella, add. Манцинелла дерево.

Hirudo artificialis, v. Antlia sanguisuga.

*Homogeneus, add. Однокачественный.

Homoeomorphia (v. Homoeomorphus). | Eine ähnliche Gestaltung. Формированіе подобное или по подобію.

Homoeomorphus, ὁμοιομορφος (Homoeos et Morphe). | Aehnlich gestaltet, Von ähnlicher Form. Подобный видъ имѣющій, Формированный по подобію.

Homogeneitas (v. Homogenes). | Homogeneität, Gleichartigkeit. Однородность.

*Hottonia palustris, add. Тысячелистникъ водяной.

*Humus, add. Черная, Садовая поверхностная земля.

Hyalonyxis (Hyalos et Nyxis). | Die Staaroperation, wobei der Einstich weit vom Rande der Kornea gemacht wird. Операція бѣльма, въ которой проколъ или прорѣзъ роговой оболочки дѣлается далѣе отъ края ея.

Hydatis finna, v. Cysticercus cellulosa.

Hydatides uteri. | Hydatiden, Wasserblasen in der Gebärmutter. Пузырчатое растяженіе матки, Водяные пузырьки въ маткѣ.

Hydatismus, ὑδατισμος (ὑδατιζω, fut. —ισω, wässerig sein; водянистымъ быть). | Der Wasserschall od. Das Kollern des Wassers bei Hydropischen. Зыбленіе, Волненіе воды у страждущихъ брюшною водяною болѣзнію.

Hydatosis (Hydor). | Die Wasserbildung, Die Bildung von Wasseransammlungen im Körper. Образованіе воды, или накопленіе ея въ тѣлѣ.

Hydorrhoea (hydor et ῥεω, v. Rheuma). | 1) Der Wasserausfluss. Изліяніе воды. 2) = Canal. 3) = Hydrops.

*Hydrargyrentripsis, add. Die Inunktions- oder Schmierkur.

Hydrargyrostomatitis (Hydrargyrum et Stomatitis) = Inflammatio oris mercurialis.

*Hydrargyrum ammoniato-nitricum oxydatum, add. Черная полуокисленная ртуть.

*Hydrargyrum oxydulatum, add. Сѣрая ртутная окись.

*Hydrargyrum stibiato-sulphuratum, add. Осѣрепно-сурмяниая ртуть.

*Hydrarthrus, add. Сочленная водяная болѣзнь.

Hydrepiploon (Hydor et Epiploon), v. Hydrops omenti.

Hydriatica (Hydor et Iatrica). | Die Hydriatik, Die Wasserkur. Леченіе водою, Гидріатика. Vid. Methodus hydriatica.

*Hydrocele testis s. tunicae vaginalis testiculi, add. Wasseransammlung in der Scheidenhaut des Hodens.

Hydrodiarrhoea (Hydron et Diarrhoea) = Diarrhoea aquosa.

Hydroiateria (Hydor et Iateria), v. Hydriatica.

Hydrologia (Hydor et Logos). | Die Lehre vom Wasser. Ученіе о водѣ.

Hydromphalus, v. Hydromphalon.

*Hydronosos (Hydor et Nosos), Morbus aquosus. | Eine Krankheit mit Wasserbildung. Болѣзнь съ образованіемъ воды въ тѣлѣ.

Hydropathia (Hydor et Pathos). | Das Leiden an oder durch Wasser. Страданіе накопленіемъ воды или отъ онаго.

Hydropathicus (v. Hydropathia). | 1) An od. Durch Wasser leidend. Страждущій водою; Hydropicus. 2) = Hydroiatros, Hydroiatricus.

Hydrophimosis, v. Phimosis oedematodea.

Hydropleuria (Hydor et Pleura) = Hydrops pleurae.

*Hydroposia, add. ὑδροποσια. Водопитіе.

*Hydropota, add. ὑδροποτης. Водопіецъ.

*Hydrorrhachis incolumis, add. Die verschlossene Rückgratswassersucht (der harten Rückenmarkshaut).

Hydrops auris interni. | Wassersucht des innern Ohr's. Водяная болѣзнь внутренняго уха.

*Hydrops bursae mucosae s. bursarum mucosarum, add. Wassersucht der Schleimbeutel.

Hydrops cavitatis columnae vertebralis. | Wassersucht der Rückgratshöhle. Водяная болѣзнь позвоночнаго канала.

Hydrops cellulosus puerperarum. | Wassersucht der Wöchnerinnen. Водяная болѣзнь родильницъ.

Hydrops colliquativus. | Die kolliquative Wassersucht. Водяная болѣзнь изнурительная, колликвативная (съ раствореніемъ или разрѣшеніемъ соковъ).

Hydrops cutaneus, v. Anasarca et Hydrops anasarca.

Hydrops funiculi spermatici cysticus, v. Hydrocele cystica funiculi spermatici.

Hydrops hepaticus hydatigenosus. | Hydatiden in der Leber. Водяные пузырьки въ печени.

Hydrops internus = Hydrops anasarca.

Hydrops lymphaticus. | Lymphatische Wassersucht. Водяная болѣзнь лимфатическая.

Hydrops pleurae s. pleuriticus. | Die Brustfell- od. Rippenfellwassersucht. Водяная болѣзнь подреберной плевы.

Hydrops primarius. | Primäre Wassersucht. Первичная водяная болѣзнь.

Hydrops renalis, v. Morbus Brighti.

Hydrops renum. | Nierenwassersucht. Водяная болѣзнь почекъ.

Hydrops sacci herniosi. | Bruchsackwassersucht. Водяная болѣзнь грыжеваго мѣшечка.

Hydrops s. Hydrocele tunicae vaginalis communis. | Wassergeschwulst der allgemeinen Scheidenhaut. Водяная опухоль- или грыжа или болѣзнь общей влагалищной оболочки.

Hydrops telae cellulosae. | Zellgewebewassersucht. Водяная болѣзнь клѣтчатой плевы. Vid. Hydrops anasarca.

Hydrops tubarum Fallopii. | (Muttertrompetenwassersucht), vid. Hydrosalpinx.

Hydrops tunicae vaginalis congenitus, v. Hydrocele congenita.

Hydrops tunicae vaginalis testiculi, v. Hydrocele testis s. tunic. vaginal. testiculi.

Hydrops tunicarum scroti et testiculi, Hydrocele. | Wassersucht der Häute des Skrotums und der Hoden. Водяная болѣзнь оболочекъ мошонки и яичекъ.

Hydrops umbilicalis, v. Hydromphalon.

Hydrops vagus. | (Die herumwandernde Wassersucht) = Oedema fugax.

Hydrosepsis (Hydor et Sepsis), Aquae putrefactio. | Das Faulen des Wassers. Гнилость, порча воды.

Hydrospongus (Hydrops et Spongus) = Hydromyces.

Hydrotis (hydrops et ους, das Ohr; ухо). | Wassersucht des Ohres, Ohrwassersucht. Водяная болѣзнь уха.

Hydrozoon (Hydor et Zoon), Animal aquaticum. | Ein Wasserthier. Водяное животное.

Hyetometrum (Hyetos et Metrum), Pluviometrum. | Der Regenmesser, Ein Werkzeug zur Bestimmung des binnen einer bestimmten Zeit aus der Luft herabgefallenen Wassers. Дождемѣръ, Орудіе для опредѣленія количества воды, изливаемой дождемъ въ опредѣленное время.

Hyetos, ὑετος. | Der (anhaltende) Regen. Дождь.

Hygeologia (Hygea et Logos). | Die Lehre von der Gesundheit. Ученіе о здоровьи.

Hygiansis (ὑγίανσις, ὑγιασις. | Die Heilung. Леченіе.

Hygiasma, ὑγιασμα. | Das Heilmittel. Лекарство.

Hygiastica, Hygiastice (v. Hygiasticus). | Die Lehre von der Herstellung der Gesundheit. Ученіе о востановленіи здоровья.

Hygiasticus, ὑγιαστικος (ὑγιαινω, gesund sein; въ здравіи нахожусь). | Heilsam, Zur Heilung dienend. Цѣлительный, Лечебный.

Hygrechema (Hygros et Chema), Sonitus fluidi. | Der Flüssigkeitslaut, Der mittelst des Stethoskops wahrgenommene Schall von eingeschlossener Flüssigkeit. Звукъ отъ жидкости находящейся въ полости тѣла (примѣчаемый посредствомъ стетоскопа).

Hygrocataracta (Hygros et Cataracta) = Cataracta liquida.

Hygroma cysticum patellae, Bursa subcutanea patellaris (Fungus genu, Knieschwamm). | Die Wasserbalggeschwulst auf der Kniescheibe, Die Wassersucht des Schleimbeutels am Kopfe der Tibia. Водяная опухоль (слизистой сумочки) надъ головкою большей берцовой кости.

Hymenitis (Hymen). | Entzündung

einer innern Haut. Воспаленіе (внутренней) оболочки.

Hymenogangliitis (Hymen et Gangliitis) = Cholera sporadica.

Hymenologia (Hymen et Logos). | Die Lehre von den Häutchen. Ученіе объ оболочкахъ.

Hymenophthalmia (Hymen et Ophthalmia). | Eine Entzündung der Augenhäute. Воспаленіе глазныхъ оболочекъ.

Hymenomalacia, v. Malacosis tunicarum serosarum.

Hypasthenia (Hypo et Asthenia). | Ein geringer Grad von Asthenia. Меньшая степень астеніи.

*Hypecoum procumbens, add. Гинской стелющійся.

Hypectasia, Hypectasis (Hypo et Ectasis), Subextensio. | Eine mässige Ausdehnung. Незначительное растяженіе.

Hyperaematosis (Hyper et Haema, Haematosis), s. Hyperaemia (Andral). | 1) Die Ueberfülle des Blutes. Большое изобиліе крови. 2) Zu grosse Bluthätigkeit. Чрезмѣрная дѣятельность крови.

Hyperaemia, v. Hyperaematosis.

Hyperceratosis, v. Hyperkeratosis.

Hypercromax. | Ein kleiner Fleischauswuchs in der Sclerotica. Малый мясный наростъ на твердой оболочкѣ глаза.

Hyperhaematosis, v. Hyperaematosis.

Hyperhaemia, v. Hyperaematosis.

Hyperkeratosis, Hyperceratosis (Hyper et Ceratosis). | Die Hyperkeratose, Uebermässig erhabene Hornhaut, Uebermässige Wucherung der Hornhaut. Слишкомъ выпуклая роговая оболочка, Разрастаніе роговой оболочки.

Hyperlymphia (Hyper et Lympha). | Der Lymphüberfluss. Изобиліе лимфы.

Hyperneuria (Hyper et Neuron), Actio nervorum nimia. | Uebermässige Nerventhätigkeit. Чрезмѣрная дѣятельность нервовъ.

Hyperoitis (Hyperoa) = Angina palatina.

*Hyperostosis, add. Дѣйствительное костное нароіценіе (на кости) неограниченное, поверхностное.

Hyperpathes, ὑπερπαθής (Hyper et Pathos). | Uebermässig empfindlich. Чрезмѣрно, слишкомъ чувствительный.

Hyperpathia (v. Hyperpathes). | Eine zu grosse Geneigtheit zu Krankheiten. Слишкомъ большая склонность къ болѣзнямъ.

Hyperphlebosis (Hyper et Phlebs), Nimia venositas. | Die grosse Venosität, Zu grosse Entwickelung des Venensystems. Чрезмѣрная венозность.

Hyperpneusis, ὑπερπνευσις (v. Hyper et πνεω, πνευω, fut. — ευσω; ich blase, hauche, dunste, gebe einen Dunst, einen Geruch von mir; дую, вѣю, дышу, запахъ даю) = Transpiratio nimia.

Hyperporosis (Hyper et Porosis). | Die Knochenwucherung, Die Kalluswucherung. Поздреватое разрастаніе кости или костинной мозоли.

*Hypersarcosis uteri. | Substanzvergrösserung der Gebärmutter. Чрезмѣрное и ясное наращеніе матки.

Hyperthymia (Hyper et Thymus). | Psychisches Leiden mit Tollheit. Психическое страданіе съ бѣшенствомъ.

*Hypertrophia, add. Непомѣрная толщина какой нибудь части тѣла.

Hypertrophia cordis, v. Cardiypertrophia.

Hypertrophia linguae, v. Glossypertrophia.

Hypocarus (Hypo et Carus). | Eine leichte Schlafsucht. Меньшая степень спячки.

Hypocathartica (v. Hypocatharsis). | Mittel, die eine gelinde Ausleerung nach unten bewirken. Средства слегко низомъ испражняющіяся.

Hypnophobia (Hypnos et Phobos). | Die Schlaffurcht, Die Furcht im Schlafe. Боязнь во снѣ. = Ephialtes.

Hypochaeris glabra, add. Голый похеринъ, Прозанникъ, Свинникъ, Поросятникъ гладкій.

Hypochorema, ὑποχώρημα. | Der Stuhlgang, Der ausgeleerte Darmkoth. Калъ испражняемый низомъ.

Hypochoresis, ὑποχώρησις. | 1) Der Stuhlgang. Испражненіе низомъ. 2) = Hypochorema.

*Hypoclepsis, add. 2) Die Ausschwitzung seröser Feuchtigkeiten. Выпотѣніе серозныхъ жидкостей.

Hypocysteotomia (Hypo et Cysteotomia). | Der Seitensteinschnitt, Der Blasenschnitt von unten. Вскрытіе пузыря со стороны промежности, Сѣченіе боковое.

Hypodynia (Hypo et Odyne), Dolor lenis, mitis. | Ein mässiger Schmerz. Легкая боль.

Hypogastritis, 1) (Hypo et Gastritis). | Eine leichte Magenentzündung. Легкое воспаленіе желудка. 2) (Hypogastrium). | Eine Entzündung des Unterbauchs. Воспаленіе нижней подбрюшной части живота.

Hypognathadene (Hypo, Gnathos et Aden) = Glandulae submaxillares.

Hypognathadenitis (Hypognathadenes) = Inflammatio glandularum submaxillarum.

Hypomoria (Hypo et Moria). | Ein geringer Grad von Blödsinn. Меньшая степень слабоумія.

Hypopatos (hypo et πατεω; treten, niedertreten; ступать, наступать), Apopatos. | Der Stuhlgang. Испражненіе низомъ.

Hyposarcosis (Hypo et Sarcosis). | Ein kleiner Fleischauswuchs. Малый мясный наростъ.

Hypospadiasis (v. Hypospadia). | Der Zustand eines Hypospadias. Заголовочное отверстіе мочеваго канала.

Hyposthenia (Hypo et Sthenia). | Ein geringer Grad von Sthenia. Меньшая степень стеніи.

Hypotrophia (Hypo et Trophe), Nutritio debilis, lenta. | Eine schwache, mässige Ernährung. Слабое питаніе.

Hypurgesis, ὑπουργησις (Hypo et Ergon; ὑπουργεω, dienen, helfen; помогать) = Hypurgia.

Hypurgia, ὑπουργια (Hypo et Ergon). | Die Hülfleistung. Вспоможеніе, Вспомоганіе.

Hysteranesis (Hystera et Anesis), Relaxatio uteri. | Die Fruchthaltererschlaffung. Разслабленіе (дна) матки.

Hysterelcosis (hystera et ἑλκος, v. Ulcus), Ulcus uteri. | Das Gebärmuttergeschwür, Die Verschwärung des Uterus. Язва въ маткѣ, Изъязвленіе матки.

Hysterias = Hysteria.

Hystericoedema (Hystera et Oedema). | Die hysterische Anschwellung. Опуханіе истерическое. = Oedema fugax, hystericum.

Hysterocarcinoma (Hystera et Carcinoma) = Metrocarcinoma.

Hysterocatalepsis (Hystero et Catalepsis). | Hysteria mit kataleptischen Zufällen. Истерія съ каталептическими припадками. Catalepsis hysterica.

Hysterocolica (Hystera et Colica). | Die Mutterkolik. Маточная колика, Боль матки.

Hysterocyesis (Hystera et Cyesis) = Graviditas uterina.

Hysterocystocele (Hystera et Cystocele). | Der Mutterblasenbruch. Грыжа маточно-мочепузырная. Prolapsus uteri et vesicae urinariae.

Hysteroedema (Hystera et Oedema) = Oedema uteri.

Hysteroloxia ex contorsione perfecta, Contorsio uteri. | Verdrehung der Gebärmutter, Schiefe Stellung derselben. Косвенное положеніе матки.

Hysteromalacia (Hystera et Malacia), Malacosis uteri, Putrescentia uteri gravidi. | Gebärmuttererweichung, Putrescenz oder Sphacelöse Verderbniss des schwangern Uterus. Размягченіе беременной матки, съ гнилостнымъ разрѣшеніемъ ея.

Hysteromalacoma (Hystera et Malacoma). | Der erweichte Uterus. Мягкая, размягченная матка.

Hysteromalacosis (Hystera et Malacosis) = Hysteromalacia.

Hysteropathia (Hystera et Pathos) = Hysteria.

Hysteropnix, Hysteropnixis (Hystera et Pnix, Pnixis) = Suffocatio hysterica.

Hysterorrhexis (Hystera et Rhexis) = Ruptura uteri.

Hysteroruptura (Hystera et Ruptura) = Ruptura uteri.

Hysterosalpinx (Hystera et Salpinx). | Die Muttertrompete. Труба матки.

Hysterosalpinxitis (v. Hysterosalpinx). | Entzündung der Muttertrompeten. Воспаленіе маточныхъ трубъ.

Hysteroscirrhus (Hystera et Scirrhus) = Scirrhus uteri.

Hysterospasmus (Hystera et Spasmus). | 1) Der Mutterkrampf. Судорога матки. 2) Der hysterische Krampf. Истерическая судорога.

Hysterostoma (Hystera et Stoma) = Orificium uteri.

Hysterostomium, demin. ab Hysterostoma.

Hysterotetanus, Tetanus uteri. | Tonischer Krampf der Gebärmutter, Partieller Starrkrampf des Uterus. Тоническая судорога матки.

Iamatotaxiologia (Iama, Taxis et Logos). | Die Heilmittelverordnelehre, Die Lehre vom Verordnen der Heilmittel. Ученіе о прописываніи лекарствъ.

Iatreusiogenia (v. Iatreusis et Genesis). | Die Genesungslehre. Ученіе о выздоравливаніи (отъ начала рѣшенія до совершеннаго окончанія болѣзни).

Iatrophylacta, Iatrophylactes (iatros φυλασσω, v. Phylax). | Der Arzneienfreund. Любитель лекарствъ.

***Ichthyosis**, add. Чешуйчатость.

Icterus a calculis felleis, v. Icterus calculosus.

Icterus cachecticus, v. Icterus hepatico-emphracticus.

Icterus calculosus, Icterus a calculis felleis, Icterus periodicus. | Die Gelbsucht von Gallensteinen. Желтуха отъ желчныхъ камней.

Icterus cholericus s. polycholicus. | Die cholerische Gelbsucht, Die Gallsucht, Die

Polycholie. Желтуха холерическая, многожелчная, отъ многожелчія.

Icterus chronicus, v. Icterus hepatico-emphracticus.

Icterus hepatico-emphracticus, cachecticus, chronicus. | Die hepatisch-kachektische, chronische Gelbsucht. Желтуха хроническая.

Icterus periodicus, v. Icterus calculosus.

Icterus polycholicus, v. Icterus cholericus.

Icterus spasticus s. spasmodicus, Aurigo spasmodica. | Krampfhafte Gelbsucht. Желтуха судорожная.

*Identitas, add. Einerleiheit.

*Idiopathicus, add. Первообразный.

*Idiosyncrasia, add. Особность тѣла.

*Ileitis (Ileon). | Die Entzündung des Krummdarms. Воспаленіе подвздошной кишки.

Illegitimus. | Ungesetzmässig, Unrechtmässig. Незаконный.

Impluvium. | Das Regenbad. Обливаніе, Дождикъ.

Imponderabilis. | Imponderabel. Невѣсомый.

*Incineratio, add. Опепленіе.

*Incisio, add. Прорѣзъ.

Incisura supraciliaris, v. Incisura supraorbitalis.

*Incitabilitas, add. Incitabilität. Возбудительность.

Incitans. | Erregend, Incitirender. Возбуждающій.

*Inclinatio acus magneticae, add. (p. v. Наклоненіе) или Склоненіе.

Incontinentia alvi s. excrementorum. | Unwillkührlicher Abgang des Stuhlgangs. Непроизвольное испражненіе низомъ.

*Incontinentia urinae, add. Мочеиедержаніе.

Incubo, v. Incubus.

*Indicatio causalis, add. Показаніе къ удаленію причинъ.

*Indicatio curativa, add. Показаніе къ леченію болѣзни.

Indicatio mitigatoria, v. Indicatio palliativa.

*Indicatio prophylactica, add. Показаніе къ отвращенію болѣзни.

*Indicatio symptomatica s. palliativa, add. Показаніе успокоиваюшее или облегчающее.

*Indicatio therapeutica, add. Показаніе къ леченію болѣзни или врачебное.

*Indicatio vitalis, add. Показаніе къ сохраненію жизни.

*Indigo, add. Индигъ.

*Individualitas, add. Индивидуальность.

Individuus, a, um. | Individuell, Untheilbar, Ungetheilt, Ungetrennt. Недѣлимый, Нераздѣлимый, Индивидуальный.

Inductio. | Induktion, Das Hineinführen, Die Einführung, Das Ueberziehen. Введеніе, Наведеніе.

Induratio cutis, Dermatotylosis. | Die Hautverhärtung. Отвердѣніе кожи.

*Inflammatio, add. Incendium, Phlegmone, Hyperhaematosis, Phleboplerosis ecphractica febrilis.

Inflammatio acuta. | Die akute Entzündung. Острое, скоротечное воспаленіе.

Inflammatio aortae, Aortitis. | Entzündung der Aorta. Воспаленіе аорты или начальственной артеріи.

Inflammatio aponeurosium. | Entzündung der Aponeurosen. Воспаленіе сухожильныхъ растяженій.

Inflammatio arthritica. | Gichtische Entzündung od. Akute Gicht. Воспаленіе ломотное, Ломота острая.

Inflammatio articulorum. | Entzündung der Gelenke. Воспаленіе составовъ.

Inflammatio articulorum tunicarum, Meningarthrocace, Arthromeningitis. | Entzündung der Gelenkhäute. Воспаленіе члено-составныхъ перепонокъ.

Inflammatio auris, Otitis. | Entzündung des Ohres. Воспаленіе уха.

Inflammatio balani, v. Balanitis.

Inflammatio blennorrhoica, mucosa, catarrhalis, Inflammatio tunicarum mucosarum. | Entzündung der Schleimhäute. Воспаленіе слизистыхъ перепонокъ.

Inflammatio bronchiorum, v. Bronchitis.

Inflammatio cartilaginum. | Entzündung der Knorpel. Воспаленіе хрящей.

Inflammatio chorioideae, v. Chorioideitis.

Inflammatio conjunctivae, v. Conjunctivitis.

Inflammatio corneae, v. Ceratitis.

Inflammatio cutis, v. Dermatitis.

Inflammatio digitorum. | Entzündung der Finger, Fingerentzündung. Воспаленіе перстовъ. Vid. Dactylitis.

Inflammatio exanthematica. | Exanthematische Entzündung. Воспаленіе сопровождающее сыпи.

Inflammatio gastro-enterica. | Die Gastroenterite, Entzündung der innern Fläche des Darmkanals. Воспаленіе желудочно-кишечное, Воспаленіе внутренней поверхности желудка и кишечнаго канала.

Inflammatio glandis penis, v. Balanitis.

Inflammatio glandulae lacrymalis, v. Dacryadenitis.

Inflammatio gingivarum. | Entzündung des Zahnfleisches. Воспаленіе десенъ.

Inflammatio herniae. | Entzündung eines Bruches. Воспаленіе грыжи.

Inflammatio impetiginosa. | Die Entzündung bei chronischen Hautausschlägen. Воспаленіе сопровождающее хроническіе сыпи.

Inflammatio iridis, v. Iritis.

Inflammatio labiorum vulvae, v. Episioncus inflammatorius.

Inflammatio laryngis, v. Laryngitis.

Inflammatio lentis crystallinae, v. Lentitis.

Inflammatio linguae, v. Glossitis.

Inflammatio membranarum articulationis, v. Inflammatio articulorum tunicarum.

Inflammatio mucosa, v. Inflammatio blennorrhoica.

Inflammatio nervorum, v. Neuritis.

Inflammatio oculi, v. Ophthalmia.

Inflammatio oesophagi, v. Oesophagitis.

Inflammatio ossium. | Die Knochenentzündung. Воспаленіе костей.

Inflammatio pericardii, v. Pericarditis.

Inflammatio periostei, v. Periosteitis.

Inflammatio pharyngis, v. Pharyngitis.

Inflammatio placentae. | Entzündung des Mutterkuchens. Воспаленіе дѣтскаго мѣста.

Inflammatio pleurae, v. Pleuritis.

Inflammatio sacci lacrymalis, v. Dacryocystitis.

Inflammatio sanguinis, Haemitis. | Die Blutentzündung, Entzündung des Blutes. Воспаленіе крови.

Inflammatio scroti, v. Oschitis.

Inflammatio splenis, v. Splenitis.

Inflammatio telae cellulosae, Ethmyphitis. | Die Entzündung des Zellgewebes. Воспаленіе клѣтчатой плевы.

Inflammatio tonsillaris, v. Angina tonsillaris.

Inflammatio torpida. | Die torpide Entzündung, Entzündung mit torpidem Charakter. Воспаленіе не дѣятельное (торпидное).

Inflammatio tracheae, v. Tracheitis.

Inflammatio tubae Eustachianae, Syringitis Eustachiana. | Entzündung der Eustachischen Röhre. Воспаленіе Евстафіевой трубы.

Inflammatio tunicarum mucosarum, v. Inflammatio blennorrhoica.

Inflammatio (membranae) tympani, Myringitis. | Entzündung des Trommelfells. Воспаленіе барабанной плевы.

Inflammatio urethrae, v. Urethritis.

Inflammatio uvulae, v. Angina uvularis.

Inflammatio vaginae, v. Elytritis, Elytroncus inflammatorius.

Inflammatio vasorum lymphaticorum, v. Lymphangeitis.

Inflammatio vasorum sanguiferorum. | Entzündung der Blutgefässe. Воспаленіе кровоносныхъ сосудовъ.

Inflammatio venarum, v. Phlebitis.

Inflammatio vertebrarum, v. Spondylitis.

Inflammatio vesicae felleae, v. Cholecystitis.

Inflammatio vesicae urinariae, v. Cystitis.

Influenza, v. Catarrhus epidemicus.

*Infusio, add. Настаиваніе.

*Infuso-decoctum, add. Наливкоотваръ.

Infusum aquosum. | Wässeriger Aufguss. Водяной настой, Водяная наливка.

Infusum spirituosum. | Geistiger, Spirituöser Aufguss. Спиртный настой, Спиртная наливка.

*Injectio, add. Спрыцовка, Спрыцованіе, Иньекція.

Initis (ις, genit. ινος, die Faser, волокно). | Die Entzündung der Fasern, Flechsen, der fibrösen Häute. Воспаленіе волокнъ, сухихъ жилъ, волокнистыхъ перепонокъ.

Inspector praefecturae medicae. | Inspektor einer Medicinalbehörde. Инспекторъ врачебной управы.

Insitio dentis factitii. | Das Einsetzen eines künstlichen Zahnes. Вставливаніе искуственнаго зуба.

*Interspinalis, add. Мышица между остистыми отростками.

Intonatio intestinalis, v. Borborygmus.

Intrinsecum. | Inneres. Внутреннее.

Intrinsecus. | Inwendig, Innerlich. Внутри, Внутрь.

*Intussusceptio intestinorum, add. s. Enterembole.

*Invaginatio intestinorum, add. s. Enterembole. Vid. Prolapsus intestinorum.

Inventio. | Erfindung. Изобрѣтеніе.

Inversio palpebrae, v. Entropium.

Involucra ovuli, v. Tunicae ovi.

Iotacismus, ιωτακισμος (Iota, ιωτα). | Iotacismus, Das zu starke Aussprechen des i. Iотакисмъ, Напряженное произношеніе буквы i.

Iridocele (Iris et Cele) = Hernia iridis.

Iridomalacia (Iris et Malacia) = Mollities iridis.

Iridorrhagas (Iris et Rhagas) = Fissura iridis.

Iridotromus (Iris et Tromos), Tremor iridis. | Das Zittern der Iris. Трясеніе радужной оболочки.

Irrigatio, v. Embrocatio.

Ischioneuralgia (Ischion et Neuralgia) = Ischias nervosa.

Ischiophthisis (Ischion et Phthisis). | Die Hüftschwindsucht, von einer grossen Eiterung im Hüftgelenke. Чахотка отъ сильнаго нагноенія въ вертлюжномъ составѣ.

Ischolochia, v. Lochioschesis.

Isomeres, ισομερης (Isos et Meros). | Gleichmässig theilnehmend. Равномѣрно участвующій.

Isomeria (v. Isomeres, Isomericus). | Die Isomerie, Der Zustand eines isomerischen Körpers. Изомерія, Состояніе изомерическаго тѣла.

Isomericus (v. Isomeros). | Isomerisch, Aus gleicher Anzahl von Theilen bestehend, Eine gleiche Anzahl von Bestandtheilen enthaltend. Изомерическій, Содержащій равное число частей.

Isomeros = Isomericus.

Isomerus = Isomericus.

Isomorphia (v. Isomorphus). | Gleichförmigkeit. Равнообразіе.

Isomorphus (Isos et Morphe). | Gleichförmig gestaltet. Равнообразный, Равномѣрно образный.

Isthmocatarrhus (Isthmus et Catarrhus) = Catarrhus faucium.

Iteratio, Reiteratio, Repetitio, Repetentia. | Wiederholung. Повтореніе.

*Juniperus sabina, add. Можуха козацкая.

Kairos, καιρος, Tempus justum, Occasio tempestiva. | Die rechte od. passende Zeit. Надлежащее, удобное время, Случай.

Kakochylia etc., v. Cacochylia etc.

Kakostomosphresia (Kakos, Stoma et Ophresis). | Der üble Geruch aus dem Munde. Вонь изъ рта.

Kakothanasia (Kakos et Thanatos). | Ein schlimmer, schwerer, quälender Tod. Мучительная смерть.

*Kali iodatum, add. Водородіодиный кали.

*Kali sulphuricum, add. Глазеровая, Поликрестовая соль.

*Kalium jodatum, add. Водородіодиный кали.

Keratokele etc., v. Ceratocele etc.

Kermes minerale, v. Antimonium sulphuratum praecipitatum.

Korektomia etc., v. Corectomia.

Kytitis, Cystitis, = Dermatitis.

*Labium leporinum, add. Трегубыть.

*Lac asininum, add. Ослиное молоко.

Lac caseosum, v. Tyrodes lac.

Lac dulce. | Süsse Milch. Прѣсное молоко.

Lac equinum, v. Lac equi.

Lac tyrodes, v. Tyrodes lac.

Lacus lacrymalis, v. Saccus lacrymalis.

*Laesiones absolute lethales; add. (p. v. absolut) od. unbedingt.

Lagophthalmus partialis s. spasmodicus, v. Hypochrasia.

*Lapis specularis, add. Зеркальной камень.

Laparoscopia (Lapara et Scope). | Die Untersuchung des Unterleibes. Изслѣдованіе, осматриваніе брюха или живота.

*Laserpitium latifolium, add. Гладышъ широколистный.

*Lateritius, add. Кирпичевидный.

Latex salivalis, v. Saliva.

Laxator tympani major, Musculus auris externus alter, Musculus Follii s. mallei externus, s. anterior, s. obliquus auris, s. minimus auris, s. processus minimi mallei, s. spinoso-mallearis, s. spheni-salpingo-mallearis, Ligamentum auris internum. | Grösserer Laxator des Tympanums oder Grösserer Erschlaffer des Paukenfells, Follianischer Muskel, Schiefer Hammermuskel. Мышица большая разслабляющая барабанъ.

Laxator tympani minor, Laxator tympani, Musculus auris externus s. exterior auris, s. superior mallei, Laxator externus mallei, Musculus processus minoris mallei, Musculus Casserii s. tympano-mallearis, Ligamentum auris externum. | Kleinerer Laxator des Tympanums od. Kleinerer Erschlaffer des Paukenfells, Nachlasser des Trommelfells, Oberer Muskel des Hammers, Aeusserer Hammermuskel des Casserius. Мышица меньшая разслабляющая барабанъ.

Lectron, λεκτρον. | Lager, Bett. Ложе, Постеля.

Lectus pensilis. | Ein Hängebett. Висячая постеля.

Lens objectiva, v. Vitrum objectivum.

*Lepidium ruderale, add. Кресъ дикій.

Lethargicus. | Lethargisch. Летаргическій.

*Lethargus, add. Сонъ летаргическій.

Leucophlegmatia dolens puerperarum, v. Phlegmatia alba dolens puerperarum.

Leucorrhoea primaria, v. Leucorrhoea benigna.

Leucorrhoea chylosa, v. Chyloleucorrhea.

Lichen carragaheen, Chondrus crispus s. polymorphus, Fucus crispus, Ulva crispa, Sphaerococcus crispus. | Karragaheenmoos. Водорасль или Морской мохъ.

*Ligustrum vulgare, add. Жесть.

*Lilium martagon, add. Турецкая или Красная сарана, Турецкая, пестрая лилія.

Linamentum tortile. | Charpiewelger, Zapfenmeissel, Bourdonnet. Бурдонетъ.

*Linaria vulgaris, add. Львиноустъ льняный.

*Linctus, add. Лекарственный сиропъ.

Lingula fistulae, v. Epiglottis.

Linteum ceratum. | Wachsleinwand. Клеенка, Вощанка.

Linteum pro setaceo. | Haarseilschnur, Haarseilband od. Bändchen. Заволочная лента или тесма.

Lipoma, add. Тучной желвакъ.

*Lipothymia, add. Дурнота.

*Liquor myrrhae, add. s. Oleum myrrhae per deliquium, Myrrha liquida, Tinctura myrrhae aquosa, Solutio myrrhae. Спиртъ смирный, Масло или Растворъ смирны.

Literae sibilantes. | Zischbuchstaben, Zischlaute. Шипящія буквы.

Lithanthraces, v. singul. Lithanthrax.

Lithiasis urica, v. Urolithiasis.

Lithontripsia, v. Lithontriptia.

Lithontripsis, v. Lithontriptia.

*Lithontriptia, add. Lithontripsia, Lithontripsis, Lithotriptia. Литонтрипсія, Литотриптія, Литотрипсія, Камнекрушеніе, Камнерастираніе.

*Lithontriptica, add. Камнекрушительныя средства.

Lithotricia, v. Lithontriptia.

Lithotriptia, v. Lithontriptia.

Lobus superior, anterior s. quadrangularis cerebelli. | Vorderer oberer Lappen des kleinen Gehirns. Доля верхняя, передняя мозжечка.

Localitas. | Lokalität. Мѣстность.

Lochia suppressa, v. Lochioschesis.

*Lochioschesis, add. s. Fluxus lochiorum suppressus, Retentio lochiorum, Lochia suppressa, Ischolochia. | Die unterdrückte Kindbettreinigung.

*Lolium perenne, add. Пшенецъ, мышій ячмень, Торица.

*Lolium temulentum, add. Головоломъ.

Lues divina, v. Epilepsia.

Lues scorbutica, v. Scorbutus inveteratus.

Lumina marcidula, v. Oculi morsicantes.

*Lunaria rediviva, add. Воскресная, Любезная травка.

Lunaticus morbus, v. Epilepsia.

Lupus cancrosus, v. Cancer apertus.

Lustratio. | Die äussere Besichtigung, Inspektion (Legalinspektion). Наружный (судебный) осмотръ тѣла.

Luxatio spontanea femoris, v. Coxalgia.

*Luxuria, add. s. Luxuries | Die Wucherung. Разрастаніе.

*Luxurians, add. Разрастающій.

*Lychnis viscaria, add. Смольчугъ.

*Lycopodium selago, add. Баранецъ, Волконожье ельчатое, мохъ вѣтвистый.

Lymphangioitis, v. Lymphangeitis.

*Maceratio, add. Отмачеваніе.

Machina comprimens s. condensatoria. | Die Druckpumpe, Compressionspumpe od. Maschine. Сжимающій насосъ, Машина сжимающая.

Machina Papiniana, v. Digestor Papini.

Macrophysocephalus (Macros et Physocephalus). | Emphysem der äussern Theile des Kopfes, Kopfluftgeschwulst. Воздушная опухоль общихъ покрововъ головы.

Magnes artificialis. | Der künstliche Magnet. Искуственный магнитъ.

Magnes naturalis. | Der natürliche Magnet. Естественный магнитъ.

*Magnesius, add. *μαγνησιος*.

Magnetes anomali s. compositi. | Zusammengesetzte od. Anomalische Magnete. Сложные или Неправильные магниты.

Magnetes compositi, v. Magnetes anomali.

Magneticus. | Magnetisch. Магнитный.

Malacosis (v. Malacos, Malaxis; *μαλασσω*, erweichen, смягчать), auch Malacia genant. | Die Erweichung, Das Erweichen der natürlichen Gewebe, Ramollissement der Franzosen. Размягченіе или Неестественная чрезмѣрная мягкость тканей тѣла.

Malacosis arteriarum, Arteriomalacia. | Die Erweichung der Arterien. Размягченіе, чрезмѣрная мягкость артерій.

Malacosis cartilaginum, Chondromalacia. | Erweichung der Knorpel. Размягченіе, чрезмѣрная мягкость хрящей.

Malacosis cerebri, Encephalomalacia. | Gehirnerweichung, Zerfliessen des Gehirns, Ataktische Entartung desselben. Размягченіе, чрезмѣрная мягкость мозга.

Malacosis cordis, Cardiomalacia. | Die Erweichung des Herzens. Размягченіе, чрезмѣрная мягкость сердца.

Malacosis musculorum, Myomalacia. | Erweichung der Muskeln. Размягченіе, чрезмѣрная мягкость мышецъ.

Malacosis nervorum, Neuromalacia. | Erweichung der Nerven. Размягченіе, чрезмѣрная мягкость нервовъ.

Malacosis ossium, Osteomalacia, Emollities ossium. | Erweichung der Knochen. Размягченіе, чрезмѣрная мягкость костей.

Malacosis oesophagi, Oesophagomalacia. | Erweichung der Speiseröhre. Размягченіе, чрезмѣрная мягкость пищепріемнаго горла.

Malacosis pulmonum, Pneumonomalacia, Gangraena pulmonum (Laenec). | Erweichung der Lungen, Lungenbrand. Размягченіе, чрезмѣрная мягкость легкихъ.

Malacosis tunicarum fibrosarum, Inomalacia. | Erweichung der fibrösen Häute. Размягченіе, чрезмѣрная мягкость волокнистыхъ перепонокъ.

Malacosis tunicarum serosarum et pituitosarum, Hymeno- seu Meningomalacia. | Erweichung der serösen oder der Schleimhäute. Размягченіе, чрезмѣрная мягкость серозныхъ или сывороточныхъ перепонокъ.

Malacosis uteri, Hysteromalacia. | Gebärmuttererweichung. Размягченіе, чрезмѣрная мягкость матки.

Malacosis vasorum lymphaticorum. | Die Erweichung der Lymphgefässe. Размягченіе, чрезмѣрная мягкость лимфатическихъ сосудовъ.

Malacosis venarum, Phlebomalacia. | Die Erweichung der Venen. Размягченіе, чрезмѣрная мягкость венъ.

Malacosis ventriculi, Gastromalacia. | Magenerweichung. Размягченіе, чрезмѣрная мягкость желудка.

Malaxis, μαλαξις (μαλασσω, fut. —ξω, erweichen, смягчать), = Malacosis.

*Malignitas, add. Злокачественность.

Malum Pottii. | Das Pott'sche Uebel, Die Pott'sche Krankheit. Болѣзнь, немощь Поттова.

Malum rubrum, v. Lepra rubra.

*Mania a potu. | Der Säuferwahnsinn. Сумасшествіе отъ излишняго употребленія горячительныхъ напитковъ.

Mania puerperarum acuta. | Der hitzige Wahnsinn der Kindbetterinnen. Сумасшествіе родильницъ скоротечное.

Marantha indica. | Indianische Maranthe. Индѣйская маранта.

Marcor testis, v. Atrophia testis.

*Margines s. Latera ... linguae, add. Бока или Края языка.

*Margo orbitalis, add. Край глазной впадины.

*Materialis, add. Матеріальный.

*Materialista, add. Вещественникъ.

Mathesis applicata. | Die angewandte Mathematik. Прикладная математика.

Mathesis pura. | Die reine Mathematik. Чистая математика.

Matricula. | Ein Matrikel. Матрикулъ.

Medicamina diaetica. | Diätetische Mittel. Лекарства діэтетическія.

Medicamina pharmaceutica. | Pharmaceutische Mittel. Лекарства фармацевтическія.

Medicamina psychica. | Psychische Mittel. Средства психическія.

*Medicina forensis, add. s. Diciatria.

Medico-chirurgus. | Mediko-Chirurg. Медико-хирургъ.

*Medicus, add. s. Iatros.

Medicus castrensis s. militaris. | Ein Militärarzt. Военный медикъ.

*Medicus legalis, add. Diciatros.

Medicus ordinatorius. | Der ordinirende Arzt, Ordinator. Ординаторъ, Пользующій медикъ.

Medicus rationalis. | Der rationelle Arzt. Медикъ раціональный, знающій, свѣдущій, ученый.

Medicus superioris ordinis. | Stabsarzt. Штабъ-лекарь.

Medicus veterinarius auxiliarius. | Veterinärgehülfe. Помощникъ ветеринарный.

Medicus veterinarius inferioris ordinis. | Jüngerer Veterinärarzt. Младшій ветеринарный лекарь.

Medicus veterinarius superioris ordinis. | Aelterer Veterinärarzt. Старшій ветеринарный лекарь.

*Medulla spinalis, add. Спинный мозгъ.

*Melampyrum nemorosum, add. День иночь (раст.).

*Melancholici, add. Меланхолики.

*Melancholicus, add. Меланхоликъ, Меланхолическій.

Melanoma, μελανωμα (v. Melanosis). |

1) Die Schwärze, Die schwarze Masse. Чернота, Черная матерія. 2) Das durch Melanose entstandene, Das Melanom, Das schwarze Gewächs. Черновикъ, Меланома, Черный бугорокъ.

Melanomyces (Melas et Myces), Melanospongus. | Der schwarze Schwamm, Pigmentschwamm. Черный грибъ (болѣзнь).

*Melanosis, add. s. Nigritudo, Melansis. | Die Melanose. Меланозисъ, Черновикъ, Черные бугорки.

Melanospongus (Melas et Spongia) = Melanomyces.

Melanoticus (v. Melanosis). | Zur Melanosis gehörig. Принадлежащій къ Melanosis.

Melligo. | Honigthau. Медовая роса.

*Melodia, add. Сладкозвучіе.

Meloplastice (v. Melos et Plastice), v. Chirurgia curtorum.

Membrana fibrosa. | Fibröse Haut. Волокнистая перепонка.

Membranae serosae. | Seröse Häute. Серозныя, сывороточныя перепонки.

*Memoria, add. Память.

*Mendacitas, add. Лживость.

Meningarthrocace (Meninx et Arthrocace), Arthromeningitis, v. Inflammatio articulorum tunicarum.

Meningogastricus (Meninx et Gaster). | Was zugleich die Hirnhäute und den Darmkanal angeht. Относящійся къ мозговымъ оболочкамъ и кишечному каналу.

Meningogastriticus. | Die Meningogastritis betreffend. Относящійся къ Meningogastritis.

Meningogastritis (Meninx et Gaster), Febris meningogastrica. | Ein die Hirnhäute und den Darmkanal afficirendes Fieber. Лихорадка (съ воспалительнымъ) страданіемъ мозговыхъ оболочекъ и кишечнаго канала.

Meningomalacia, v. Malacosis tunicarum serosarum et pituitosarum.

Menocryphia (v. Mensis et Cryptos, Crypsis) = Menses suppressi.

Menopausis (Mensis et Pausis) = Cessatio menstruorum.

*Mentagra, add. Ментагра.

*Mercurialis, add. Меркуріальный.

*Mercurius gummosus Plenkii, add. Камедистая ртуть Пленкова.

Meridiatio. | Mittagsschlaf, Mittagsruhe. Отдыхъ позлѣ обѣда или по полудни.

Merobalneum, v. Meribalneum.

Mesotoechitis (v. Mesotoechium) = Mediastenitis.

Mesotoechium (v. Mesotoechon) = Mediastinum.

Mesotoechon, μεσοτοιχον. | Die Zwischenwand. Средостѣніе.

*Mespilus cotoneaster, add. Сергей, Кизильникъ, Ирга, Цѣвошникъ.

*Mespilus monogyna, add. Глодъ, Глидина.

*Metaschematismus, add. Перемѣненіе болѣзни.

Methodologia (Methodus et Logos). | Die Methodologie. Методологія.

*Methodus alterans, add. Способъ леченія измѣняющій органическое вещество.

Methodus anodyna. | Die schmerzstillende Heilmethode. Болеутомительный способъ леченія.

*Methodus antagonistica, add. Противуположный способъ леченія.

Methodus cathartica, v. Methodus purgans.

Methodus depletoria, v. Methodus evacuans.

*Methodus detrahens s. evacuans, add. s. depletoria. Опоражнивающій способъ леченія.

*Methodus diuretica, add. Способъ леченія увеличивающій отдѣленіе мочи.

Methodus endermatica, v. Methodus endermica.

*Methodus endermica, add. (p. v. накожная) или Эндермическая.

*Methodus expectativa, add. Выжидательный способъ леченія.

*Methodus expectorans, add. Способъ леченія помогающій отдѣленію харкотины.

*Methodus gastrica, add. Способъ леченія увеличивающій отдѣленія и испражненія въ первыхъ путяхъ.

Methodus hydriatica, Hydroiateria. | Die Wasserheilkunst. Способъ леченія водою.

*Methodus politica, add. Способъ леченія принятіемъ полицейскихъ мѣръ.

*Methodus purgans, add. Слабительный способъ леченія.

Methodus specifica. | Die specifische Heilmethode. Специфическій, особенный способъ леченія.

Metratonia (Metra et Atonia) = Atonia uteri.

Metrepidemia (Metra et Epidemia). | Die allgemein verbreitete grosse Anlage zu Krankheiten der weibl. Sexualfunktionen, schweren Geburten, Mutterblutflüssen, Abortus u. s. w. Большее повальное расположеніе къ болѣзнямъ родотворныхъ отправленій, напр. къ труднымъ родамъ, Metritis, Abortus и т. д.

Metroblennorrhoea (Metra et Blennorrhoea) = Blennorrhoea uteri.

Metromalacosis (Metra et Malacosis), v. Malacosis uteri.

Metroperitonitis (Metra et Peritonitis). | Die Gebärmutterbauchfellentzündung. Воспаленіе матки и брюшной перепонки.

Metrozootia (Metron et Zoon). | Dasselbe bei Thieren, was Metrepidemia bei Menschen. То самое у животныхъ, что Metrepidemia у человѣка.

Metrozooticus. | Die Metrozootia betreffend. Относящійся къ Metrozootia.

Miliaria acuta, v. Miliaria febrilis.

Miliaria chronica, v. Miliaria non febrilis.

Miliaria critica, v. Miliaria febrilis.

Miliaria symptomatica, acritica. | Das symptomatische, nicht kritische Frieselexanthem. Просовидная сыпь припадочная, не критическая.

*Mirabilis jalappa, add. Ялапной цвѣтъ, Утренняя роза, Гули.

*Mollities ossium, add. Osteomalacia, Rhachitis adultorum. Смягченіе костей.

*Monas, add. Monade.

Morbilli catarrhales, v. Morbilli simplices.

Morbilli hypersthenici, v. Morbilli inflammatorii.

Morbilli inflammatorii, hypersthenici, Morbilli cum febre inflammatoria. | Die entzündlichen Masern. Корь воспалительная.

Morbilli mitiores, v. Morbilli simplices.

Morbilli simplices, mitiores, catarrhales, Febris morbillosa simplex. | Die einfachen, gutartigen, katarrhalischen Masern. Корь простая, доброкачественная.

Morbilli spurii. | Die falschen Masern. Корь ложная, не настоящая.

Morbus attonitus, v. Catalepsis.

Morbus Brighti s. granulosus Brighti, s. renum granulosus, Hydrops renalis, Nephritis albuminosa, Chalazonephritis, Nephrochalazosis. | Bright's (od. Breit's) Nierenkrankheit od. Körnige Nierenkrankheit, Granulation od. Granulöser Zustand der Nieren, Nierenentzündung mit Körnerbildung, Albuminöse Harnabsonderung. Болѣзнь Брейта, Зернистость или Зернистое состояніе почекъ, Воспаленіе почекъ съ зернистостію, Отдѣленіе бѣлочной или бѣлокъ содержащей мочи.

Morbus cardiacus, v. Pericarditis exsudatoria sanguinolenta.

Morbus coxarum, v. Coxalgia.

Morbus de Aleppo. | Die Krankheit von Aleppo. Болѣзнь алеппская; Lepra Aleppica.

Morbus Dithmarsicus. | Die Dithmarsche Seuche, Die Dithmar'sche od. Marschkrankheit. Дитмарская болѣзнь (родъ Шерлісва, Scherlievo).

Morbus embryonis, v. Morbus foetus.

Morbus foetus s. embryonis. | Die Krankheit der Neugebornen, der Früchte im Mutterleibe. Болѣзнь плода въ матерней утробѣ.

Morbus granulosus Brighti, v. Morbus Brighti.

Morbus infantum s. infantium. | Kinderkrankheit. Дѣтская болѣзнь.

Morbus medius | Die mittlere oder unächte akute Krankheit (die bald akut, bald chronisch sein kann). Болѣзнь средняя (бывающая острою и хроническою).

Morbus miliaris, v. Miliaria.

Morbus organicus. | Organische Krankheit. Органическая болѣзнь.

Morbus oryzeus = Cholera orientalis.

Morbus pellagrosus = Lepra mediolanensis.

*Morbus ructuosa, add. s. Ructuositas.

Morbus sarmaticus, v. Plica polonica.

Morbus senum. | Krankheit der Greise. Болѣзнь стариковъ.

Morbus suffocatorius, v. Angina gangraenosa.

Morbus tuberculosus, v. Tuberculosis.

Morbus tauricus, v. Lepra taurica.

Morbus venereus, v. Syphilis.

Morioplastice (v. Morion et plastice), v. Chirurgia curtorum.

*Morum, add. Шелковица.

*Moxa, add. Brenncylinder.

Murmuratio intestinalis, v. Borborygmus.

*Musculi arytaenoidei, add. Мышицы черпалообразныхъ хрящей.

*Musculi interspinales, add. Мышицы остистыхъ отростковъ.

Musculi mesochondriaci. | Die länglichen Muskelfasern zwischen den Knorpelringen der Luftröhre. Продолговатыя мышечныя волокна между хрящевыхъ колечекъ дыхательнаго горла.

*Musculus chondropharyngeus, add. Часть мышицы сжимающей глотку средней.

*Musculus gracillimus oculi, add. Мышица боковая глаза вторая.

*Musculus sterno-cleido-mastoideus, add. Мышица грудно-шейно-сосковая.

*Musculus tibialis anticus, add. Мышица большеберцовая передняя.

*Musculus tibialis posticus, add. Мышица большеберцовая задняя.

Myectopia (Mys et Ectopia). | Abnorme Lage der Muskeln. Неправильное положеніе мышецъ.

Myelapoplexia (Myelos et Apoplexia) = Apoplexia medullaris.

Myelogangliitis (v. Melos et Gangliitis) = Inflammatio medullae et gangliorum.

*Myrica gale, add. Восковникъ, Верескъ, Мирта болотная.

Myringitis (Myringa), Inflammatio tympani. | Entzündung des Trommelfells. Воспаленіе барабанной перепонки.

Myrrha liquida, v. Liquor myrrhae.

Nacra, Nakra, Nasa. | Eine Krankheit der Schneider'schen Haut in Bengalen. Болѣзнь Шнейдеровой перепонки въ Бенгаліи.

Nakha, v. Nakka.

Nakka, Nakha. | Bei den Arabern: Ein mit Stomacace und unerträglichem Gestanke verbundener Aussatz. У Арабовъ: Проказа, сопряженная съ стомакаціею (Stomacace) и несносною вонью.

Narce, ναρκη, v. Narca.

Narcema, ναρκημα, = Narce, Narcosis.

Narcesis = Narcosis.

Narcodes, ναρκωδης. | Betäubt, Wie betäubt. Онѣмѣлый, чувствъ лишенный.

Nasitis. | Entzündung der Nase. Воспаленіе носа. = Rhinitis.

*Neutralisatio, add. Неутрализація.

Nautomania (v. Nauta et Mania). | Die Nautomanie, Matrosenwuth. Бѣшенство матросовъ.

Necronarcema (Necros et Narcema). | Die Todtenerstarrung. Окрѣплость трупа.

*Necrophobia (Necros et Phobos). | Die Leichenscheu, Der Abscheu vor todten Körpern. Боязнь мертвыхъ тѣлъ или труповъ.

Necroscopia, Necropsia (v. Necros et Scope). | Die Todtenschau, Leichenschau, Leichenuntersuchung. Осматриваніе мертвыхъ тѣлъ.

Neonatus. | Neugeboren. Новорожденный. Vid. Infans recens.

Neonympha, νεονυμφος. | Die eben Verheirathete, Die junge Frau. Не давно вышедшая за мужъ, Молодая жена.

Nephratonia (Nephros et Atonia) = Atonia renun.

Nephritis albuminosa, v. Morbus Brighti.

Nephrochalazosis (Nephros et Chalaza), v. Morbus Brighti.

Nephroparalysis (Nephros et Paralysis) = Paralysis renum.

Nephrophlegmone (Nephros et Phlegmone) = Nephritis.

Nephrophthisis (Nephros et Phthisis) = Phthisis renalis.

Nephroscleria (Nephros et Scleria). | Verhärtung der Nieren. Отвердѣніе почекъ.

*Nerium oleander, add. Пловецъ.

*Nervi axillares, add. Нервы крыльцовые.

*Nervus orbitalis, add. Нервъ глазной впадины.

*Nervus stylohyoideus, add. Нервъ шиловиднаго отростка и подъязычной кости.

*Nervus vagus, add. Бродящій нервъ.

Nestia, νηστεια, v. Nesteie.

Nestiatria, Nestotherapia (v. Nesteie et Iatria). | Die Hungerkur, Die Heilung durch Hunger. Способъ леченія голодомъ, Леченіе голодомъ.

Nestitis, νηστις. | Nüchtern, Fastend, Hungernd. Тощій.

Nestotherapia (Nestia et Therapia) = Nestiatria.

Neurectopia (Neuron et Ectopia). | Eine abnorme Lage eines Nerven. Неправильное положеніе нерва.

Neuroscirrhus, v. Tumor nervorum.

Neuroses. | Nervenkrankheiten. Нервныя болѣзни.

Neurosis (Neuron). | Eine Nervenkrankheit. Нервная болѣзнь.

Neurotroma (Neuron et Troma). | Die Nervenwunde. Рана нерва.

*Nodatio, add. Магическое связываніе снурковъ, чрезъ которое (будто) можно причинить неспособность къ соитію (простонар. нестаниху причинить или произвесть).

Nosocomium castrense. | Bewegliches Hospital od. Feldlazareth. Военно-походный госпиталь или лазаретъ.

Noosteresis (Noos et Steresis). | Die Verstandesberaubung. Лишеніе ума (т. е. лишить кого ума, напр. употребленіемъ наркот. средствъ и проч.).

Nosotheoria (Nosos et Theoria). | Theorie der Krankheit. Теорія болѣзни. Theoria morbi.

Notiomyelitis, v. Notomyelitis.

Notomyelitis (v. Notomyelos) = Myelitis.

Notomyelos (Notos et Myelos) = Medulla spinalis.

Nutritio debilis, lenta, v. Hypotrophia.

Nyctegersia (νυξ, die Nacht, ночь, et εγειρω, ich erwecke aus dem Schlafe, пробуждаю). | Das Auffahren aus dem Schlafe in der Nacht. Вскакиваніе ночью во снѣ.

Nycterinus, νυκτερινος. | Nächtlich. Ночной. Nocturnus.

Nymphitis (v. Nympha). | Nymphenentzündung. Воспаленіе меньшихъ дѣтородныхъ губъ.

Oariocyesis (Oarion et Cyesis) = Graviditas ovaria.

Oarioncus (Oarion et Oncus), Ovarium tumidum. | Anschwellung des Eierstockes. Опуханіе яичниковъ.

*Obesitas nimia, add. Krankhafte Fettleibigkeit.

Objectivus (Barbar.). | Objektiv. Объективный, Предметный.

Obliteratio, v. Hapanthismus.

Obstetricator. | Ein Geburtshelfer, Accoucheur. Родовспомагатель, Акушеръ.

Occasio tempestiva, v. Kairos.

Ochlodes, Hyperkeratosis, Cornea conica. | Abnorme Stumpfkegelform der Hornhaut. Неправильная коническая форма роговой оболочки.

Oculi semiclausi. | Halbgeschlossene Augen. Глаза полузакрытые.

Ocys, οκυς. | Schnell, Rasch, Scharf. Быстрый, Скорый.

Ocytocon (v. Ocys et Tocos) s. Partus celer. | Eine schnelle Geburt, Eine schnelle Niederkunft. Слишкомъ скоро совершающіеся роды.

Odontamblyogmus (οδους, der Zahn, зубъ, et Amblyogmus) = Haemodia.

Odontatrophia (οδους, der Zahn, зубъ, et Atrophia). | Das Schwinden eines Zahnes. Чахлость зуба.

Odonthaemodia (οδους, v. Dens et Haemodia) = Haemodia.

Odonthyperaesthesis (οδους, der Zahn, зубъ, et Hyperaesthesis). | Das Stumpfsein der Zähne nach der Berührung mit Säuren od. als hysterische Krankheitserscheinung. Тупость зубовъ отъ кислоты или какъ истерическій припадокъ.

Odontiatria, Odontiatrica (οδους, der Zahn, зубъ, et Iatria). | Die Zahnarzneikunde. Зубноврачебное искуство, Дентистика.

Odontobothrion, Odontobothrium (οδους, der Zahn, зубъ, et Bothrion). | Eine Zahnhöhle. Зубная ямка.

Odontobothritis (v. Odontobothrion). | Zahnhöhlenentzündung. Воспаленіе зубныхъ ямокъ.

Odontoprixis (οδους, der Zahn, зубъ, et Prixis). | Das Zähneknirschen. Скрежетаніе зубовъ.

Odontosis, genit. —eos (οδοντοω, fut. —ωσω, mit Zähnen versehen; зубами снабжаю). | 1) Die Zahnbildung. Образованіе зубовъ. 2) Der Zahnausbruch. Прорѣзываніе зубовъ.

Odontosphacelismus (οδους, der Zahn, зубъ, et Sphacelismus) = Caries dentium.

Odontosteresis (οδους, v. Dens et Steresis). | Der Zahnverlust. Лишеніе зубовъ.

Odontostereticus. | Odontosteresis betreffend. Относящійся къ Odontosteresis.

Odontosynerismus (οδους, v. Dens et Synerismus). | Das Zähneklappern. Скрежетаніе зубами.

*Odynicus, add. s. Dolens. Болящій.

Oedema calidum. | Das heisse Oedem. Отекъ горячій или съ жаромъ.

Oedema frigidum, lentum. | Das kalte Oedem. Холодный отекъ.

*Oedema lacteum puerperarum, add. Болѣзненная воспалительная опухлость у родильницъ.

Oedema lentum, v. Oedema frigidum.

Oedema periostei. | Wassersucht der Beinhaut. Водяная болѣзнь надкостной плевы.

Oedema vaginae, v. Elytroncus oedematosus.

Oedemoscheocele (Oedema et Oscheocele). | Der mit Oedem verbundene Hodensackbruch. Мошоночная грыжа, сопряженная съ отекомъ.

Oenomania, οινομανια (v. Oenos et Mania). | 1) Zu grosse Neigung Wein und andere geistige Getränke zu geniessen. Большее пристрастіе къ вину и другимъ спиртнымъ напиткамъ. 2) Der Säuferwahnsinn. Сумасшествіе отъ пьянства.

Oenophlyctus, οινοφλυκτος, v. Oenophlyx.

Oenophlygia, οινοφλυγια (v. Oenophlyx). | Die Trunkenheit, Die Trunksucht. Пьяность, Упоенность.

Oenophlyx, οινοφλυξ (Oenos et φλυω, v. Phlyctaena; οινοφλυγεω, ich bin trunken, der Trunkenheit ergeben; пьянствую, пьянъ бываю). | Trunken, Berauscht (sprudelnd von Wein). Преданный пьанству (кипящій виномъ).

Oesophagotomia (Oesophagus et Tome). | Eröffnung der Speiseröhre durch den Schnitt, Speiseröhrenschnitt. Вскрытіе или сѣченіе пищепріемнаго горла.

Oleum chamomillae coctum. | Gekochtes Chamillenöl. Масло ромашковыхъ цвѣтовъ или ромашковое вареное.

Oleum myrrhae, v. Liquor myrrhae.

*Oligaemia, add. Малокровіе.

Oligogalia, v. Oligogalactia.

*Omarthrocace (v. Omos et Arthrocace). | Die Schultergelenkkrankheit, Entzündung und Winddorn des Schultergelenks. Раменно-плечевая сочленная немощь.

*Omasum, add. Листоватый желудокъ, Книжечка (желудокъ).

*Omentum gastro-hepaticum, add. Сальникъ желудочно-печенковый.

*Omentum magnum, add. Сальникъ желудочно-ободошный.

Omophagia, ωμοφαγια (v. Omophagus). | Der Genuss roher Speisen. Яденіе, употребленіе сырой пищи.

Omophagus, ωμοφαγος (v. Omos, b) et φαγω). | Von rohen Nahrungsmitteln lebend. Питающійся сырою пищею.

*Omos, add. b) ωμος. | Roh, Unreif. Сырой, Не вареный, Незрѣлый, Безвременный.

*Onania, add. (ab Onan, Genes. I. cap. 38. 9.).

*Ontologia, add. Wesenlehre.

Operatio prostheseos aut anapleroseos. | Die Wiederherstellung od. Das Ansetzen, Der Ansatz als Operation eines Theiles. Операція возстановленія или пополненія потерянныхъ частей. Vid. Chirurgia curtorum.

*Ophthalmia aegyptiaca, add. Заразительное воспаленіе глазъ.

*Ophthalmia violenta, add. Воспаленіе глазъ отъ наружныхъ поврежденій.

*Ophthalmiater, add. Окулистъ.

*Ophthalmiatria, add. Офталміатрія, Окулистика.

Ophthalmoedema (Ophthalmos et Oedema) = Oedema oculi.

Ophthalmomyitis (Ophthalmos et Myitis). | Die Augenmuskelentzündung. Воспаленіе глазныхъ мышецъ.

Ophthalmophlebotomia (Ophthalmos et Phlebotomia). | Das Blutlassen am Auge, Oeffnung der Venen auf der Bindhaut. Вскрытіе венъ соединительной перепонки, Кровопусканіе изъ глаза.

Ophthalmospasmos (Ophthalmos et Spasmos). | Der Augenkrampf. Судорога глазъ.

Ophthalmydrorrhoea (Ophthalmos et Hydrorrhoea). | Der Augenwasserfluss. Истеченіе водянистое изъ глазъ.

Ophthalmymenitis (Ophthalmos et Hymenitis). | Entzündung der Augenhäute. Воспаленіе глазныхъ оболочекъ.

Optatio. | Das Wünschen, Der Wunsch. Желаніе.

Orcheitis (Orchos), Inflammatio scroti. | Die Hodensackentzündung. Воспаленіе мошонки.

Orchidalgia (Orchis et Algos). | Der Hodenschmerz. Боль яичекъ.

Orchidoscheocele (Orchis et Oscheocele). | Eine grosse Hodengeschwulst. Большая опухоль яичекъ.

Orchidostosis (Orchis et Ostosis). | Eine knochenartige Verhärtung der Hoden. Костеобразное отвердѣніе яичекъ.

Orchisarcocele (v. Orchis et Sarcocele). | Fleischbruch des Hodens. Шулято-мясная грыжа или кила, Мясохрящеватой наростъ яичка.

Oris fatuitas, v. Sapor fatuus.

Ornamentum foliaceum tubae Fallopianae. | Das Ende der Muttertrompete. Лиственное украшеніе или кружево Фаллопіевой трубы.

Orthocyllosis (Orthos et Cyllosis). | Die Gelenkverwachsung mit gerade gestrecktem Gliede. Сращеніе членосоединеній или составовъ въ прямомъ направленіи или протяженіи члена.

Orthomorphia, v. Orthomorphosis.

Orthomorphosis (Orthos et Morphosis). | Die (künstliche) Verwandlung einer fehlerhaften Form in eine normale. Перемѣненіе (искуственное) или превращеніе неправильной формы въ правильную.

*Os zygomaticum, add. Ланитная кость.

Os imperforatum. | Verwachsung der Mundöffnung. Сросшійся ротъ.

*Oscheocele, add. Oschocele.

*Oscheocele testicularis, add. Окрѣплость шулятъ.

Oschuroedema (v. Oschos, Uron et Oedema) = Oedema scroti urinosum.

Oschydroedema (v. Oschos, Hydor et Oedema) = Oedema scroti aquosum.

*Ossificatio, add. Костеобразованіе.

Ossificationes in corde, v. Cardiostosis.

Ostearthrocace (Osteon et Arthrocace). | Der Gelenkknochenkrebs, sogen. Winddorn der Gelenkköpfe. Костоѣда составовъ, Вѣтреная ость головокъ составовъ.

Osteoctopia (Osteon et Ectopia). | Die abnorme Lage eines Knochens. Неправильное положеніе кости.

*Osteomalacia, add. Смягченіе кости.

Osteophthisis (Osteon et Phthisis) = Tabes ossium.

Osteotomus, Osteotomista (osteon et τεμνω, v. Tome). | Das Osteotom. Остеотомъ.

*Ostia venosa, add. (p. v. венныя) или венозныя.

Ostium arteriosum, add. (p. v. артерійное) или артеріальное.

Ostoma, genit. —atis (Osteon). | Das Knochengewächs, Das neue Knochengebilde, z. B. der Kallus. (Новый, вновь образовавшійся) костяный наростъ, костяная мозолость и. пр.

*Oticus, add. Ушный.

Otodyne (ους, v. Ota et Odyne) = Otalgia.

Otopathema (ους, v. Ota et Pathema). | Das Ohrleiden. Страданіе уха.

Otopathos (ους, v. Ota et Pathos). | Eine Ohrkrankheit. Болѣзнь уха.

Otoplastice (ους, v. Ota et Plastice). | Die Ohrbildung. Искуственное образованіе уха.

Otopyorrhoea (ους, v. Ota et Pyorrhoea). | Eiterfluss aus den Ohren. Гноетеченіе изъ уха.

*Otorrhagia, add. s. Otorrhoea sanguinolenta, Haemorrhagia aurium.

*Otorrhoea purulenta, add. Otopyorrhoea.

Otorrhoea sanguinolenta, v. Otorrhagia.

Oxygeniosteresis (v. Oxygenium et Steresis). | Die Beraubung des Sauerstoffes, Entsauerstoffung. Лишеніе кислотвора.

Paeeon, παιηων, genit. —ονος, = Paeon.

Paeeosyne, παιηοσυνη (v. Paeeon), = Medicina.

Pagos, παγος. | 1) Das durch Frost Erhärtete, Eis; auch Eiskalte. Ледъ, Иней, Морозъ. 2) Die feste Haut auf Milch. Пѣнка на молокѣ. 3) = Peritonaeum.

Pagoplexia (Pagos et Apoplexia). | Der Frostschlag, Die Apoplexia durch Erfrierung. Апоплексія отъ ознобленія.

Palincotesis, παλιγκοτησις, genit. —εος (παλιγκοτεω, wieder schlimm, bösartig werden; снова злокачественнымъ, опаснымъ дѣлаюся, снова разболѣваюся). | Die Wiederverschlimmerung des Krankheitszustandes, Das Wiederaufbrechen einer Wunde. Возобновленіе болѣзни или опаснаго ея состоянія или Открытія раны.

Palliativum. | Ein Palliativ- od. Linderungsmittel. Облегчительное средство.

Palliativus (Pallium). | Palliativ, Lindernd. Палліативный, Облегчительный.

Palmoscopia (Palmos et Scope). | Die Pulsschau, Die Pulsuntersuchung, Die Prognosis aus dieser Untersuchung. Изслѣдываніе пульса, Предсказываніе по пульсу.

Panata, v. Panatella.

Panatella, Panata. | Brodbrühe, Panade. Панатъ или Панадъ, похлѣбка или кашица изъ хлѣба или хлѣбная.

Panax quinquefolius, add. Жень-шень.

Pancoenosos (παγκοινος, Allen gemein, allgemein; всеобщій, повальный) = Epidemia.

Pannus oculi s. corneae. | Pannus der Kornea, Das dichte Augenfell. Сосудистый пучекъ на роговой оболочкѣ.

Pantaphobia (v. Pantaphobus). | Gänzliche Furchtlosigkeit. Совершенная безбоязненность.

Pantaphobus, παντaφοβος (v. Pas et Phobos). | Ganz ohne Furcht, Durchaus furchtlos. Совершенно безбоязненный.

Pantatrophia (v. Pas et Atrophia). | Gänzlicher Mangel an Ernährung. Совершенный недостатокъ питанія.

Pantogangliitis (v. Pas et Gangliitis) = Cholera orientalis.

Parabolani, v. Parabolanus.

Parabolanologia (v. Parabolanus et Logos). | Die Lehre von der Krankenpflege. Ученіе о присмотрѣ за больными.

Parabolanus (v. Parabolos). | Ein Krankenwärter, besonders bei den mit ansteckenden Krankheiten Behafteten. Больничный служитель, прислужникъ больныхъ, особенно страждущихъ заразительною болѣзнію. (Parabolani scil. medici, παραβολανοι, οἱ ιατροι; Parabolanen nannte man: 1) Aerzte, welche die gefährlichsten ansteckenden Krankheiten, besond. in den Pesthäusern, behandelten; und 2) alle Geistliche, welche medicinische Praxis trieben. Parabolani, Параболаны, назывались въ древлѣ: 1) Медики, пользовавшіе опасныя заразительныя болѣзни; и 2) Духовные особы, занимавшіяся врачебною практикою.)

Parabolos, Parabolus, παραβολος, παραιβολος (παραβαλλω, παραβαλλομαι, παραβολευομαι, ich wage das Leben, begebe mich in Gefahr; отваживаю). | Verwegen, Tollkühn, Ein Wagehals. Отважный, Дерзкій.

Parabolus, v. Parabolos.

Parabulia (παρα et bule). | Eine Verstimmung des Willens, Ein untergeordneter Wille. Разстройство воли.

Paralysis agitans. | Die Zitterlähmung, Zitterkrankheit. Паралочь съ дрожаніемъ страждущей части.

Paralysis linguae, v. Glossolysis.

Paralysis nervi acustici, v. Cophosis paralytica.

*Paremptosis, add. 3) Eine Amaurose von Ablagerung eines krankhaften Stoffes auf den Sehnerven. Темная вода отъ переноса болѣзненной матеріи на зрительный нервъ.

Paroniria (παρα et oneiron). | Das krankhafte Träumen. Болѣзненное сновидѣніе.

Paropsis (παρα et opsis). | Das krankhafte Sehen. Болѣзненное, порочное зрѣніе.

Pars nucho-occipitalis. | Der hintere Theil des Hinterhauptbeines. Часть задняя затылочной кости или затылочно-выйная.

Partes genitales, add. Половыя части.

Partus progrediens. | Fortschreitende, Vorrückende Geburt. Продолжающіеся, совершающіеся роды.

Partus siccus. | Die trockene Geburt, bei welcher nämlich fast gar kein Fruchtwasser abfliesst. Роды сухіе, въ коихъ почти нѣтъ зародышевой воды.

Paruria (παρα et uron). | Das krankhafte Harnen. Болѣзненное мочепусканіе.

Pas, πασα, παν, genit. παντος. | Ganz, All und Jeder. Весь, Цѣлый, Каждый.

Pathogenesis = Pathogenia.

Pathopatrialgia (Pathos, Patria et Algos) = Nostalgia.

Pelios, πελιος. | Bläulich, Bleifarbig. Синій, Сизый, Черноватый, Палевой, Блѣдный.

Pelvochirometresis, v. Pelyochirometresis.

Pelyochirometresis (Pelys, Chir et Metrum). | Die Ausmessung des Beckens mit der Hand. Измѣреніе таза рукою.

*Pemphigus spurius, add. Ложная пузырчатая сыпь.

Penuria sanguinis, v. Anaemia.

Percussio, add. Das Anschlagen. Перкуссія.

*Perforatio, add. Terebratio.

Perforatio auriculae, v. Perforatio labiorum aurium.

Pericarditis exsudatoria sanguinolenta. | Die exsudative Entzündung des Herzbeutels. Воспаленіе околосердія эксудативное, съ выпотѣніемъ.

Periosteoedema (Periosteum et Oedema) = Oedema periostei.

*Periploea graeca, add. Объвойна, Повойникъ, Жидовникъ.

Perissopracticus (v. Perissos et Practicus). | 1) Ein Arzt, der sich übermässig viel mit seinen Kranken beschäftigt. Врачь занимающійся слишкомъ много пользуемыми имъ больными. 2) Ein Arzt, der zu viel Arzneien od. in zu grossen Dosen anwendet. Врачь прописывающій лекарства или слишкомъ многія или слишкомъ въ большихъ пріемахъ.

Peritonaeitis (v. Peritonaeum). | Die Bauchfellentzündung. Воспаленіе брюшной перепонки.

*Pernio, add. Отмороженіе, Ознобa.

Pertusorium Steinii. | Der Stein'sche Wassersprenger. Наперстокъ Штейновъ (для дѣтскихъ плевъ).

*Pes capri, add. s. caprinus.

*Pessarium, add. Маточный вѣнецъ.

*Pestis bovilla, s. Typhus bovinus s. bovillus, s. Butyphus.

Phacohydropsia (v. Phacos et Hydrops). | Das Flüssigwerden der Krystalllinse. Превращеніе хрусталика въ жидкость.

Phacohymenitis, v. Phacymenitis.

Phacomalacia (v. Phacos et Malacos). | Die Erweichung der Krystalllinse. Размягченіе хрусталика.

Phacoscleroma (v. Phacos et Scleroma). | Die Verhärtung der Krystalllinse. Отвердѣніе хрусталика.

Phacoscotasma = Phacoscotoma.

Phacoscotasmus (Phacos et Scotasmus). | Die Bildung des Phakoskotasma. Образованіе Phacoscotasmatis.

Phacoscotosis = Phacoscotasmus.

Phacymenitis, Phacohymenitis (v. Phacos et Hymen). | Entzündung der Linsenhaut, Phakymenitis. Воспаленіе хрусталиновой сумочки.

Phagedaena, v. Cancer apertus.

Phalloblennorrhoea (v. Phallus et Blennorrhoea) = Urethritis.

Pharmacopoea castrensis, militaris. | Die Feld- od. Militärpharmakopöa. Военная или военно-походная фармакопеа.

Pharmacopoea rossica. | Die russische Pharmakopöa. Русская фармакопеа.

*Pharyngotomia, add. Глоткосѣченіе.

*Philadelphus coronarius, add. Чедышникъ, Пусторылъ.

*Philtrum, add. Zaubertrank. Любовная чара, Приворотное питье.

*Phlebarterio-dialysis, add. Аневризма анастоматическая, волосноустная, клѣтчатая, мѣшечная, губчатая.

Phlebodonodes, φλεβοδονωδης (Phleps, Donodes). | Eine jede Krankheit mit fieberhafter Turgescenz der Gefässe. Всякая болѣзнь съ лихорадочнымъ волненіемъ (лихорадочною тургесценцею) сосудовъ.

Phlebotomania (Phlebotomia et Mania). | Die Aderlasswuth, Zu grosse Vorliebe für das Aderöffnen als Heilmittel. Страсть къ кровопусканію (къ леченію кровопусканіемъ).

*Phlebotomia, add. Кровопусканіе изъ вены.

Phlogozelotismus (v. Phlox, Phlogosis et Zelotismus). | Der übermässige Eifer, überall einen entzündlichen Charakter zu finden. Страсть принимать всякій характеръ болѣзней за воспалительный.

Phlyctaenophthalmia (v. Phlyctaenae et Ophthalmia) = Ophthalmia phlyctaenodes.

Phlyctaenosis, φλυκταινωσις (φλυκταινουμαι, zur Blase werden; дѣлаться пузыремъ). | Die Entstehung von Phlyktänen. Происхожденіе, образованіе просовидныхъ, водянистыхъ, серозныхъ пузырьковъ.

Phonospasmos (Phone et Spasmus). | Die Phonospasmie, Der Stimmkrampf (das Ergriffenwerden von Krämpfen bei jeder Erhebung der Stimme od. Lautsprechen). Фоноспасмія, Появленіе судорогъ всякій разъ при возвышеніи голоса.

Phosphas calcariae s. calcaricus, v. Calcaria phosphorica.

*Phosphorescentia, add. Фосфоресценція, Свѣченіе.

Photologia (Phos et Logos). | Die Lehre vom Lichte, Die Photologie. Фотологія, Ученіе о свѣтѣ.

Phrenoblabeia, φρενοβλαβεια (v. Phrenoblabes). | Die Beschädigung am Verstande, Die Verrücktheit. Повреждение ума, Сумасшествіе.

Phrenoblabes, φρενοβλαβης | Am Verstande beschädigt, Verrückt, Wahnsinnig. Поврежденный умомъ, Сумасшедшій.

Phthiosis (v. Phthisis). | Die werdende Lungensucht. Развивающаяся, образующаяся легочная чахотка.

*Phthisis, add. φθισις.

Phthisis confirmata, v. Phthisis manifesta.

Phthisis consummata. | Die vollendete kolliquative Lungensucht. Совершенно развившаяся колликвативная чахотка.

Phthisis ecritischetica, Anecritophthisis. | Eine von verhaltenen Ausleerungen, Verhaltung des Krätzstoffes, der Flechten u. s. w. entstandene Schwindsucht. Чахотка отъ остановленія испражненій, отъ скрывшихся внутри сыпей.

Phthisis formata, v. Phthisis manifesta.

*Phthisis intestinalis, add. s. Enterophthisis.

Phthisis manifesta s. formata, s. confirmata. | Die ausgebildete Lungensucht. Явная (легочная) чахотка.

Phthisis nervosa, v. Hectica nervosa.

Phthisis pulmonalis cyanotica, Cyanosis purulenta, Pneumophthisis cyanotica. | Lungenschwindsucht beisammen mit Blausucht. Легочная чахотка, сопряженная съ синею болѣзнію.

Phthisis pulmonalis nodosa s. tuberculosa, add. Легочная чахотка туберкулозная.

*Phthisis tuberculosa, add. s. Gongrophthisis.

Phyganthropia, φυγανθρωπια (v. Phyganthropos). | Das Fliehen der Menschen, Die Menschenscheu. Боязнь людей.

Phyganthropos, φυγανθρωπος (φυγη et anthropos; φυγανθρωπευω, die Menschen fliehen; боюсь людей). | Menschen fliehend, Menschenscheu. Боящійся людей.

Phygoedema (φευγω, fliehen, убѣгаю, et oedema) = Oedema fugax.

Phylacter, φυλακτηρ, genit. —ηρος, —eris. | 1) Der Wächter, Bewahrer, Beschützer. Стражъ, Защитникъ. 2) = Amuletum.

Physiatrice (ars), (Physis et Iatrice). | Die Lehre von der Naturheilkraft. Ученіе о цѣлительной силѣ природы. Vid. Autocratia naturae.

Physiautocratia, v. Autocratia naturae.

Physiciatros (Physicus et Iatros). | Der naturforschende Arzt. Медикъ-естествоиспытатель, Медикъ изслѣдывающій дѣйствія и законы природы.

Phytochemia (Phyton et Chemia). | Die Pflanzenchemie. Химія растеній.

Phytonosologia (Phyton et Nosologia). | Die Lehre von dem Erkranken od. auch den Krankheiten der Pflanzen. Ученіе о болѣзняхъ растеній.

Pimelorrhoea (Pimele et Rhoe). | Krankhafte Exkretion von Fett. Болѣзненное испражненіе жира.

Piper Betel. | Betelpfeffer. Перечникъ, Перичникъ.

*Pistacia terebinthus, add. Скипидарное дерево.

Placenta incarcerata, v. Placenta incistata.

*Placenta incistata s. incarcerata. | Eingesackte, Eingeklemmte Nachgeburt, Einschnürung, Einklemmung des Mutterkuchens. Ущемленное дѣтское мѣсто, Ущемленіе дѣтскаго мѣста.

Placenta uteri adnata et retenta. | Die angewachsene Placenta. Приросшее дѣтское мѣсто.

*Plaga, add. Die Wunde.

*Plantago cynops, add. Колосеница.

*Plantago psyllium, add. Болотная трава.

***Plasticitas**, add. Воспроизводительность.

Plessimetrum, v. Pleximetrum.

Plethora arteriosa, v. Erythrosis.

Pleximetrum, Plessimetrum (v. Plexis et Metrum). | Das Plessimeter, Der Perkussionsmesser. Плесиметръ, Инструментъ для произведенія новаго способа потрясенія (Percussio).

Plica inferior Bauhini, v. Valvula inferior Bauhini.

Plica superior Bauhini, v. Valvula superior Bauhini.

Pluviometrum, v. Hyetometrum.

Pneobiomantia (πνεω et Pneuma, Bios et Mantia). | Die Entscheidung, ob ein todtes neugebornes Kind schon geathmet habe. Рѣшеніе, дышалъ ли мертвый новорожденный младенецъ или нѣтъ?

Pneumonoedema (Pneumon et Oedema) = Oedema pulmonum.

Pneumonogastricus (Pneumon et Gastricus). | Pneumonogastrisch, Was zugleich die Lungen und den Magen betrifft. Легочно-желудочный.

Pneumomphalon (Pneumon et Omphalos). | Der Wind-Nabelbruch. Вѣтренно-пупочная грыжа.

Pneumonometrum (Pneumon et Metrum). | Der Lungenmesser. Орудіе для измѣренія легкихъ или дыханія.

Pneumonoparalysis (Pneumon et Paralysis). | Die Lungenlähmung. Параличь легкихъ.

Pneumonoparalyticus. | An Pneumonoparalysis leidend, davon herrührend. Страждущій параличемъ легкихъ, отъ того происходящій.

Pneumonophthisicus. | An Pneumonophthisis leidend, davon herrührend. Страждущій легочною чахоткою, отъ того происходящій.

Pneumonophthisis (Pneumon et Phthisis). | Die Lungenschwindsucht. Легочная чахотка.

Pneumoparalysis, v. Pneumonoparalysis.

Pneumophthisis, v. Pneumonophthisis.

Pneumophthisis cyanotica, v. Phthisis pulmonalis cyanotica.

Pneusiobiognosis (Pneusis, Bios et Gnosis). | Die Erkennung, ob ein todtes neugebornes Kind nach der Geburt gelebt und geathmet habe? Разпознаніе, дышалъ и жилъ ли мертвый новорожденный младенецъ или нѣтъ?

Pneusiobioscope (Pneusis, Bios et Scope). | Die Erforschung, ob ein todtes neugebornes Kind nach der Geburt gelebt und geathmet habe? Изслѣдованіе, жилъ и дышалъ ли мертвый новорожденный младенецъ или нѣтъ.

***Podagricus**, add. Подагрическій.

Podoedema (πους, v. Pes et Oedema) = Oedema pedum.

Podometrum (πους, v. Pes et Metrum). | Das Fussmass, Der Fussmesser, Podometrum. Орудіе для измѣренія ногъ.

Polyidrosis (Polys et Hydrosis). | Die Schweisssucht, Das übermässige Schwitzen. Чрезмѣрное потѣніе.

Polylaleus (v. Polylalia). | Der (Vielredner) Bauchredner. Чревовѣщатель, Вентрилокъ.

Polylalia (polys et λαλεω, v. Alalia). | Die Kunst des Bauchredners. Искуство вентрилока.

Polyopia, Polyopsis (Polys et Opsis). | Das Vielsehen, Das Erscheinen des Objekts in mehrfacher Zahl vor den Augen. Многозрѣніе, видѣніе вещей въ многочисленности.

Polyopsides (foetus) (Polys et Opsis). | Leibesfrüchte mit mehr als einem Gesichte. Уроды, имѣющіе болѣе одного лица.

Polypus spurius, v. Pseudopolypus.

Polyrrhoea (Polys et Rhoe), Profluvium. | Die zu starke Aussonderung einer Flüssigkeit. Чрезмѣрное истеченіе.

***Polystoma**, add. Das Vielmaul.

***Polystoma** pinguicula, add. Das fette Vielmaul.

***Populus** alba, add. Тополь, Топольникъ.

***Populus** balsamifera, add. Рай дерево.

***Porositas**, add. Die Zwischenräumlichkeit.

Porta herniae, v. Foramen herniosum.

Possetum, v. Zythogala.

Possibilitas. | Möglichkeit. Возможность.

Posthoplastica (Posthe et Plastice). | Die künstliche Vorhautbildung. Искуственное образованіе крайней плоти.

***Potentilla** rupestris, add. Полевый чай.

Potomania (ποτης, das Trinken, der Trinker; питье, пьющій, напитокъ; et mania). | Die Trinksucht. Страсть къ пьянству.

Pototromoparanoea (ποτης, das Trinken, питье; τρομος, das Zittern, дрожаніе; et paranoea). | Der Zitterwahnsinn der Trinker, Säuferwahnsinn mit Zittern. Помѣщательство ума или умаизступленіе съ трясеніемъ тѣла. = Delirium tremens.

*Praecipitans, add. Осаждающее средство.

*Praecipitatio, add. Осажденіе.

Praedominium sanguinis arteriosi, v. Sanguinis arteriosi praedominium.

Praedominium sanguinis venosi, v. Sanguinis venosi praedominium.

Praefectura medica. | Eine Medicinalbehörde, Ein Medicinalamt. Врачебная управа.

*Praejudicium, add. Предразсудокъ.

Praeparatio. | Präparation, Vorbereitung, Zubereitung. Предуготовленіе, Пріуготовленіе, Препарованіе.

Praeservativa (Remedia), v. Prophylactica.

*Prenanthes muralis, add. Гусиная капуста, Гусипникъ стѣнной.

Presbyonosus (v. Presbys et Nosos), Morbus senectus vegetae. | Krankheit des kräftigen Alters. Болѣзнь свойственная старикамъ крѣпкаго сложенія тѣла.

Presbyosphacelus (Presbys et Sphacelus) = Gangraena (s. Sphacelus) senilis.

*Primula veris, add. Свербигузъ.

Probabilitas. | Wahrscheinlichkeit. Вѣроятность.

Probatio. | Beweis, Billigung, Prüfung, Untersuchung. Доказательство, Доводъ, Одобреніе, Испытаніе, Пробованіе.

Procrisis = Proecrisis.

Proctitis ulcerosa. | Mastdarmverschwärung. Изъязвленіе прямой кишки.

Proctocystotomia (Proctos et Cystotomia) = Sectio recto-vesicalis.

Proctorrhoea blennorrhoica, v. Blennorrhoea intestini recti.

Proeccrisis, Procrisis (Pro et Eccrisis, Crisis). | Die Vorkrise, Vorzeitige Krise, Zu früh erfolgende kritische Ausleerungen. Преждевременное вступленіе рѣшенія болѣзни или критическихъ испражненій (несваренной матеріи).

Prolapsus s. Invaginatio intestinorum. | Vorfall eines eingeschobenen obern Darmtheils. Выпаденіе завитой кишки.

Prolapsus membranae mucosae recti, Anatrope recti. | Vorfall der Schleimhaut des Mastdarms. Выпаденіе слизистой оболочки заднепроходной кишки.

Prolapsus totius recti, Procidentia recti. | Vorfall des Mastdarms mit seinen Häuten. Выпаденіе проходной кишки со всѣми оболочками.

Propensio. | Hang. Склонность.

Prosopantron (Prosopon et antron). | Die Stirnhöhle. Лобная пазуха.

Prosopantritis (Prosopantron). | Die Stirnhöhlenentzündung. Воспаленіе лобной пазухи.

Prothyle (Protos et Hyle). | Die Grundmaterie. Первоначальная матерія.

Protomeus (Pro et Tomeus, v. Tome) = Prosector.

*Prunella vulgaris, add. Лопюкъ.

*Prunus armeniana, add. Курега, Морелла, Желтосливникъ.

*Prunus avium, add. Черешна.

*Prurigo — Prurigo vulvae, add. (p. v. Зудъ) или Свербежъ.

Pselaphia, ψηλαφια (ψαω, et απτω, v. Haphe). | Das feinere, genauere Betasten, Die Untersuchung mit den Fingern, Das Touschiren. Утонченное изслѣдованіе посредствомъ осязанія, Легкое ощупаніе.

Pseudadenosis (Pseudes et Adenosis). | Die falsche od. krankhafte Drüsenbildung. Ложное образованіе железъ.

Pseudangiosis (v. Pseudangium). | Die Aftergefässbildung, Bildung falscher Gefässe. Образованіе ложныхъ сосудовъ.

Pseudangium (Pseudes et Angion). | Ein falsches Gefäss. Ложный сосудъ.

*Pseudarthrosis, add. 1) Die Bildung eines falschen Gelenkes. 1) Образованіе ложнаго состава.

Pseudinoma (Pseudes et Inoma). | Das Fasergewächs, Der Faserkrebs, Der harte, wahre Krebs. Волокнистый наростъ, Волокнистый, твердый, настоящій ракъ.

Pseudoceratogenesis, Pseudoceratosis (Pseudes et Ceratosis). | Die After- od. krankhafte Hornbildung. Образованіе роговыхъ, мозолистыхъ наращеній.

Pseudoceratoma (Pseudes et Ceratoma). | Ein After- od. falsches, od. krankkaftes Horngebilde. Болѣзненное роговое мозолистое наращеніе.

Pseudogenesis (Pseudes et Genesis). | Die Afterbildung, Afterzeugung. Лжеобразованіе, Ложное образованіе.

*Pseudomorphosis, add. Die Bildung einer falschen Form. Образованіе ложной, неправильной формы.

Pseudomyeloma (Pseudes et Myeloma). | Das Aftermarkgebilde, Aftermark, Der Markschwamm. Мозговый грибъ. = Fungus medullaris.

Pseudophilosophia (Pseudes et Philosophia). | Die falsche Philosophie. Ложная философія.

Pseudophthalmia (Pseudes et Ophthalmia) = Ophthalmia spuria.

Pseudoscheocele (Pseudes et Oscheocele) = Oscheocele spuria.

Pseudosyphilis (v. Pseudos et Syphilis). | Die falsche Syphilis. Ложная, ненастоящая венерическая болѣзнь.

Pseudurgus (Pseudes et Ergon). | Falsch wirkend, Fehlerhaft handelnd, Eine falsche Heil- oder Operationsmethode anwendend. Неправильно дѣйствующій, Пользующій или производящій операцію по неправильному методу или способу леченія.

Psorodes, ψωρωδης (psora et ειδος).| 1) Krätzähnlich. Коростоподобный. 2) Krätzig, Schäbig. Коростовый, Чесоточный.

***Psychicus**, add. Психическій.

Psychomantia, ψυχομαντια (v. Psychomantis). | Das Geisterbeschwören, Geistercitiren. Духоволхвованіе.

Psychomantis, ψυχομαντις (Psyche et Mantis). | Ein Geisterbeschwörer. Духоволхвователь.

Psychraemus (Psychros et Haema). | Kaltblütig, d. h. mit kaltem Blute versehen. Снабженный холодною кровію (напр. рыба).

***Pterygopalatinus**, add. Крылонебный, Крылонёбный.

Ptyalismus chylosus, v. Chyloptyalismus.

Puella intacta, v. Virgo intacta.

Pulsus retardans. | Der zögernde Puls. Пульсъ замедляющій.

***Pulvis** fumalis communis, add. Простой курительный порошокъ.

***Pulvis** fumalis nobilis, add. Отборной курительной порошокъ.

***Punctum** culminans, add. s. culminationis. | Kulminationspunkt. Точка кульминованія.

Pupilla praeternaturalis. | Die widernatürliche Pupille. Зрачокъ неестественный, Зѣница неестественная.

Putrefactio aquae, v. Hydrosepsis.

Putrescentia uteri gravidi, v. Hysteromalacia.

***Pyocele**, add. Гнойная кила.

Pyoedema (Pyon et Oedema) = Oedema purulentum.

Pyophthisis (Pyon et Phthisis) = Phthisis purulenta.

Pyorthopnoea (Pyon et Orthopnoea). | Orthopnöe von Eiteransammlung im Thorax. Orthopnoea отъ накопленія гноя въ грудной полости.

Pyoscheocele (Pyon et Oscheocele) = Oscheocele purulenta.

Pyromania (Pyr et Mania). | 1) Die Feuerwuth, Uebergrosse Neigung Feuer zu sehen. Страсть или сильное желаніе видѣть огонь. 2) Eine eigene Art Wahnsinn mit unbezwinglich scheinender Neigung zu Brandstiftungen. Сумасшествіе съ большею склонностію къ учиненію зажигательства.

***Pyrus** malus, add. Лѣсное яблоко, Кислица.

***Quadrifidus**, add. Четырераздѣльный.

***Quercus** robur, add. Дуброва.

Radix s. Bulbus dentis. | Die Wurzel eines Zahnes, Zahnwurzel. Корень или Корешокъ зубной или зуба.

Radix Ginseng. | Nordamerikanische Kraftwurzel. Корень пятилистнаго стосила, Жень-жень.

Raphania acuta, febrilis. | Die akute, hitzige Kriebelkrankheit. Рафанія острая, скоротечная.

Raphania apyretica, v. Raphania chronica.

Raphania chronica, apyretica. | Die chronische, fieberlose Raphanie. Рафанія хроническая.

Rasorium ungulare. | Das Wirk- od. Werkeisen, Wirkmesser; Der Hufreisser. Копытный рѣзецъ или обрѣзъ.

Realitas. | Realität, Sachheit. Дѣйствительность, Существенность.

Receptaculum, Recipiens (Pharm.). | Ein Recipient. Пріемникъ.

***Receptivitas**, add. Reizempfänglichkeit, Reizfähigkeit.

Receptura. | Receptur. Рецептура.

***Reconvalescentia**, add. (Barbar.).

Reconvalescens (Barbar.), v. Convalescens.

Reflexio palpebrarum, v. Ectropium.

Relaxatio uteri, v. Hysteranesis.

Renunciatio, v. Visum repertum.

***Repositio** herniae, add. Вложеніе или Вправливаніе килы.

***Reproductivus**, add. Репродуктивный.

Res debitae, v. Res naturales.

***Res** naturales, add. s. debitae, s. ordinatae (a veteribus recensentur tres, scil.: Sanitas, Sanitatis causae et Sanitatis effectus).

***Res** non naturales, add. (a veteribus recensentur sex, scil.: Aër, Cibus et Potus, Motus et quies, Somnus et vigiliae, Animi pathemata, Excreta et Retenta).

Res ordinatae, v. Res naturales.

Respiratio parva, v. Respiratio difficilis.

Restaurantia. | Die restaurirenden Mittel. Средства силу возстановляющія.

Restitutio organica s. partium deperditarum, v. Chirurgia curtorum.

Retentio lochiorum, v. Lochioschesis.

***Reticulum**, add. Рукавъ, Сѣтчатый желудокъ.

Revaccinatio. | Die Revaccination. Вторичное прививаніе коровьей оспы.

*Revulsio, add. Die Revulsion, Die (mittelbare) Ableitung. Отвлеченіе (посредственное).

Rhachiotomia (v. Rhachiotomus).| Die Rhachiotomie, Eröffnung (und Untersuchung) des Rückgraths. Вскрытіе (и изслѣдываніе) спиннаго канала.

Rhachitis adultorum, v. Mollities ossium.

*Rhagades, add. s. Fissurae cutaneae.

*Rhamnus catharticus, add. Бирючина.

*Rhamnus fragula, add. Бодлакъ.

Rheumatismus apyreticus, non febrilis, recens. | Der frische und fieberlose Rheumatismus. Не давній, не лихорадочный ревматизмъ.

Rheumatismus chronicus, frigidus, v. Crymodynia.

Rheumatophthalmia, Rheumophthalmia (Rheuma et Ophthalmia) = Ophthalmia rheumatica.

Rheumatopneumonia (Rheuma et Pneumon). | Eine rheumatische Affektion der innern Theile der Brust. Ревматическое страданіе внутреннихъ частей груди.

Rheumophthalmia = Rheumatophthalmia.

Rhinitis (Rhin). | Entzündung der Nase. Воспаленіе носа.

*Rhinoceros africanus, add. s. bicornis.

*Rhinoceros indicus, add. s. unicornis. | Asiatisches Nashorn. Азіатскій Единорогъ.

*Rhinoplastice, add. Ринопластика.

Rhiptolusia (ῥιπτω, v. Rhipis et Lusis, das Waschen, мытіе; λουω, [sich] waschen, baden, мою, моюсь). | Das Sturzbad. Обливаніе холодною водою, обливательная ванна.

*Rhododendron chrysanthum, add. Листовая трава.

Rhope, ῥοπη (ῥεπω, sich neigen, склоняюсь). | Bei Hippokr. und Galen: Der Andrang einer Flüssigkeit, des Blutes u. s. w., nach einem Theile. У Гиппокр.: Напоръ жидкости, крови и проч. къ другой части.

*Rhyas, add. s. Rhoeas. | Thränenfluss wegen Fehler od. gänzlichen Mangel der Thränenkarunkel. Слезетеченіе, причиняемое разстройствомъ или недостаткомъ слезнаго мясца.

*Rejectio cornuum, add. Сбрасываніе роговъ.

Risus sardonius, v. Risus sardonicus.

*Rorella, add. Солнечная роса.

Rosa asturica, v. Lepra asturiensis.

*Rosa canina, add. Шипъ, Шипшина.

*Rosa villosa, add. Шиповникъ мохнистый.

*Rostrum sphenodale, add. Клиновидная ость.

*Rotatio, add. Коловратное движеніе.

*Rubus caesius, add. Бируза, Комоника.

Ructuositas, v. Morbus ructuosus.

Ruptura corneae, v. Ceratorrhexis.

*Ruptura uteri, add. Riss, Zerreissung der Gebärmutter. Vid. Hysteroruptura.

Ruptura vaginae, Colporrhexis. | Die Zerreissung der Mutterscheide. Разрывъ маточнаго рукава.

*Ruscus hypophyllum, add. Мышей терпъ.

Saburralis.| Saburral-. Сабурральный.

*Saccharum candum, add. s. candi s. crystallisatum. | Der Kandis, Kandiszucker, Zuckerkand.

*Saccus herniosus, add. Киловой мѣшокъ.

Saccus herniosus verus. | Der wahre Bruchsack. Киловой мѣшокъ настоящій.

Saccus herniosus succedaneus. | Der falsche Bruchsack. Киловой мѣшокъ ложный.

Sacrocoxalgia. | Coxarthrocace mit gleichzeitigem Leiden des Os sacrum. Coxarthrocace сопряженная съ страданіемъ крестцовой кости.

Salivatio chylosa, v. Chyloptyalismus.

*Salix alba, add. Ветливникъ.

*Salix trianda, add. Тагальникъ, Тальникъ лосклой.

*Salix viminalis, add. Талаженникъ, Верболозъ.

Salpingocyesis (Salpinx et Cyesis).| Die Muttertrompetenschwangerschaft. Беременность маточныхъ трубъ.

*Sambucus ebulus, add. Вязовникъ, Вязовнина, Бузовникъ.

*Sambucus nigra, add. Пусторилъ, Бучканъ.

Sanatio artificialis. | Die Heilung durch die Hülfe der Kunst. Искуственное исцѣленіе.

Sanatio naturalis. | Die Heilung durch die Hülfe der Natur. Естественное исцѣленіе.

Sanguiferus. | Blutführend. Кровоносный.

*Sanguinaria canadensis, add. Кровлянка канадская.

*Sanicula europaea, add. Цѣлительная трава.

*Sarcoma, add. Мясной желвакъ.

Sarcoma scroti, v. Sarcocele.

Sarcomyces (Sarx et Myces), Sarcospongus. | Der Fleischschwamm. Мясной грибъ.

Sarcospongius (Sarx et Spongia) = Sarcomyces.

***Sartorius**, add. Мышица сапожничная.

***Satur** vitae, add. Пресыщенный жизни.

Sausarismus, σαυσαρισμος (v. Sausaros). | Die Trockenheit und Rauhigkeit der Zunge mit heissem Athem. Сухость и шероховатость языка съ жаркимъ дыханіемъ.

Sausaros, σαυσαρος. | Ausgetrocknet, Trocken, Zerreiblich, Mürbe, Dürr. | Высушенный, Сухій, Рыхлый.

***Scalprum**, add. Der Meissel. Долото.

***Scirrhocele**, add. Скирръ яичка.

Scirrhophthalmos (Scirrhus et Ophthalmos) = Cancer oculi.

***Scleroderma** cervinum, add. Олений грибъ.

Scleromeningomyces (Scleromeninx et Myces) = Fungus durae matris.

Scleromeninx (Scleros et Meninx) = Dura mater.

Scleroticectomia (Sclerotica et Ectomia). | Die Sklerotikektomie, Ausschneidung eines Stückes der Sclerotica. Вырѣзываніе части твердой оболочки глаза, Склеротикектомія.

Scorbutus universalis, Lues s. Cachexia scorbutica. | Allgemeiner Skorbut. Повсемѣстная цынга или цынготная болѣзнь.

Scotodea, σκοτωδεα. | Der Schwindel mit Schwarzwerden vor den Augen. Круженіе головы съ потемнѣніемь зрѣнія.

Scotodes, σκοτωδης (Scotos et Eides). | 1) Dunkel. Темный. 2) Schwindelig. Круженіе головы причиняющій.

Scotos, v. Scotus.

Scrophulosis mitior. | Die gelinde Skrophelsucht, Die skrophulöse Anlage od. Disposition. Золотушная болѣзнь въ умѣренной степени; расположеніе къ золотушной болѣзни.

Scrophulosis perfecte evoluta. | Die ausgebildete Skrophelkrankheit. Совершенно развившаяся золотушная болѣзнь.

Scrotosarcia (Scrotum et Sarx). | Fleischbruch des Hodensacks. Киловидное, грыжеобразное столстѣніе мошонки.

***Scutellaria** galericulata, add. Шлемовникъ.

Scythropasmos (v. Scythrops; σκυθρωπαζω, fut. —ασω, trübe blicken, trübe aussehen; сердитымъ, угрюмымъ бываю), Vultus tetricus, moestus. | Der traurige Blick, Das Finsteraussehen. Взглядъ, видъ мрачный, угрюмый.

Scythropos, σκυθρωπος (v. Scythrops et Scope). | Trüb sehend, Einen trüben Blick habend. Имѣющій угрюмый взглядъ.

Scythros, σκυθρος | Traurig, Mürrisch. Сердитый, Молчаливый, Угрюмый.

Scythrotes (v. Scythros), σκυθροτης | Das traurige, mürrische Wesen. Сердитость, Угрюмость.

Sectio alta, v. Apparatus altus.

Sectio bilateralis. | Der Bilateral- od. beiderseitige Schnitt. Двухстороннее сѣченіе.

Sectio frenuli glandis, v. Sectio frenuli praeputii.

Sectio herniae, v. Herniotomia.

Sectio hypogastrica, v. Apparatus altus.

Sectio mediana, v. Sectio verticalis.

Sectio s. Dissectio musculorum. | Ein- od. Durchschnitt der Muskeln. Сѣченіе, разрѣзываніе мышецъ.

Sectio s. Dissectio nervorum. | Die Durchschneidung der Nerven. Разрѣзываніе нерва.

Sectio quadrilateralis. | Der Quadrilateralschnitt. Четырестороннее сѣченіе.

Sectio recto-vesicalis, Proctocysteotomia. | Der Steinschnitt durch den Mastdarm, Der Rekto-Vesikalschnitt, Der Mastdarmblasenschnitt. Пузыро-прямокишечное сѣченіе.

Sectio renum, v. Nephrotomia.

Sectio tendinum, Dissectio tendinum. | Die Durchschneidung der Sehnen. Сѣченіе, Разрѣзываніе сухихъ жилъ.

Sectio transversalis. | Der Transversalschnitt. Сѣченіе поперечное, трансверсальное.

Sectio vagino-vesicalis. v. Colpocysteotomia.

Sectio verticalis s. mediana. | Der Vertikalschnitt, Steinschnitt in die Raphe. Вертикальное (къ лобковымъ костямъ) сѣченіе.

Sepedonodes, σηπεδονωδης (Sepedon et Eidos). | Faulicht, Von Fäulniss angesteckt. Гнилостный, Зараженный гнилостію.

Serra anceps. | Die zweiseitige Säge, Kopfsäge. Двусторонняя или обоюдная пила.

Serra bilamina s. bilaminata, v. Serra duplex.

Serra capitalis. | Die Kopfsäge. Головная пила.

Serra catenaeformis, Desmoprion

Eine Kettensäge, Gegliederte Säge. Пила цѣпная или составная.

Serra disciformis s. orbicularis, Discoprion. | Eine Scheibensäge. Пила кругообразная.

Serra duplex s. bilamina, s. bilaminata, Dichoprion, Dipetaloprion. | Eine Doppelsäge, Zweiblätterige Säge. Двойная, двублящечная пила.

Serra orbicularis, v. Serra disciformis.

*Serum, add. s. Haemydor.

Sex res non naturales, v. Res non naturales.

Sialocosis (v. Sialon). | Verderbniss des Speichels, Abnorme Mischung desselben. Порча слины.

Sibbens = Framboesia scotica.

Signum graviditatis, v. Cyesiognomon.

Similia similibus (curare). | Heilen durch gleichwirkende Mittel. Лечить подобнымъ подобное.

Sipho duplex, v. Diplosyrinx.

Smodinx, Smodix, σμωδιγξ, σμωδιξ, genit. —ιγγος, —ικος, —ngis, —icis. | Die durch einen Schlag entstandene Beule, Blutbeule. Синебагровая опухоль причиняемая ушибомъ.

*Sinapismus, add. Тѣсто горчичное.

Sinuosus. | Sinuos. Синуозный.

Solutio myrrhae, v. Liquor myrrhae.

Sparaxis, σπαραξις (σπαρασσω, v. Sparagmus). | Das heftige Würgen. Сильное сжиманіе горла, напр. при рвотѣ и проч. (простонар. удавка).

Sparganoticus (v. Sparganosis). | Die Windeln, das Einwickeln der Kinder betreffend, davon herrührend u. s. w. Относящійся до пеленанія или пеленокъ младенца, отъ того происходящій.

Spasmolygmus (Spasmus et Lygmus) = Singultus spasmodicus.

Spasmoorthopnoea (Spasmus et Orthopnoea) = Orthopnoea spasmodica.

Spasmus linguae, v. Glossospasmus.

Spedalskhed, v. Lepra borealis.

*Spermatocele, add. Киловидное растяженіе сѣменнаго канатика и прибавка.

Spermazoa (Sperma et Zoon). | Die Saamenthierchen. Маленькія сѣменныя животныя.

*Sphaera, add. Сфера.

Spherococcus crispus, v. Lichen carragaheen.

*Spina ossium nasi, add. Ость носовая.

Splanchnectopia (Splanchnon et Ectopia). | Die Splanchnectopie, Abnorme Lage eines oder mehrerer Eingeweide. Спланхнектопія, Неправильное положеніе внутренности.

Splanchnectopicus. | Die Splanchnectopie betreffend. Относящійся до Спланхнектопіи.

Splenepatitis (Splen et Hepatitis). | Eine gleichzeitige Entzündung der Milz und Leber. Воспаленіе селезенки и печени вмѣстѣ.

Splenoscirrhus (Splen et Scirrhus). | Ein skirrhöser Zustand der Milz, Ein Milzskirrhus. Скиррозное состояніе селезенки.

*Spondylarthrocace, add. Pottisches Uebel.

*Spongosis, add. 1) Die Schwammbildung. Образованіе гриба (болѣзнь).

Spurcities dentium. | Die Unreinigkeit an den Zähnen. Нечистота на зубахъ.

*Staphylea pinnata, add. Колокотина.

Staphylitis, v. Angina uvularis.

Staphyloedema (Staphyle et Oedema) = Oedema uvulae.

Status soporosus, v. Carus pyreticus.

*Stearina, add. Салородъ.

Sternocleidomastoideus, add. Грудино-шейно-сосковая, или Грудно-ключично-сосковая мышица.

Sternalgia, v. Angina pectoris.

Stethoscopicus (v. Stethoscopium). | Zur Stethoskopie gehörig. Относящійся къ стетоскопіи (до употребленія стетоскопа).

Stoechia, Stoecheia, στοιχεια, v. Stoechion.

Stoechiodyscrasia (Stoechion et Dyscrasia). | Die üble od. unvollkommene Mischung der Grundbestandtheile des Organismus. Худое смѣшеніе составныхъ (основныхъ) веществъ организма.

*Stomacace, add. Рыхлость десенъ.

*Strangulatio, add. s. Auchenosphinxis.

Strictura recti, v. Strictura ani.

*Stupor, add. Der Stupor.

*Stuprum violentum attentatum, add. Преднамѣренное изнасилованіе.

Subaffectio ventriculi, v. Gastrypopathia.

Subextensio ventriculi, v. Gasterypectasia.

Subjectivus (Barbar.). | Subjektiv. Субьективый.

*Subinflammatio, add. Меньшая степень воспаленія.

*Subluxatio, add. Повихнутіе.

*Suboxydum, add. Низшая или первая степень окиси.

Subreptio. | Die Erschleichung; Subreption, Die Verwechselung des Subjektiven mit dem Objektiven. Подползаніе; Обманъ.

Subscapularis. | Subscapular-. Подлопаточный.

Sudor chylosus, v. Chyloidrosis.

***Sugillatio**, add. Кровавый подтёкъ.

***Superfetatio**, add. Сверхоплодотвореніе.

Superficies maxillaris s. malaris ossium zygomaticorum. | Maxillarfläche der Backenknochen. Челюстная поверхность ланитныхъ или скуловыхъ костей.

Supraorbitalis. | Supraorbital-. Надглазный, Надочный.

***Surrogatum**, add. s. Antiballomena. | Das Ersatzmittel.

***Swertia** perennis, add. Звѣробой горской, Сверція живущая.

Sympiesiometrum (Sympiesis et Metrum). | Der Druckmesser. Измѣритель давленія.

Symptomatia epiphaenomena, v. Symptomata symptomatum.

Symptomatiatria (Symptoma et Iatria), Curatio symptomatum, = Homöopathia.

***Synchondrotomia**, add. s. Symphysiotomia. | Schoosfugenschnitt, Schoosknorpelschnitt, Trennung der Schamknochen.

Synclonus (Syn et Clonus) = Spasmus universalis; Synclonus tremens = Tremor universalis.

Syndesmectopia (Syndesmon et Ectopia). | Die abnorme Lage eines Bandes. Неправильное положеніе связки.

Syndesmitis (v. Syndesmus), Inflammatio ligamentorum. | Entzündung der Gelenkbänder. Воспаленіе связокъ.

***Synocha**, add. 2) = Febris continua.

Synochicus, συνοχικος (v. Synocha). | 1) Anhaltend, Zusammenhaltend. Равно продолжающійся, Содержащійся вмѣстѣ. 2) Zur Synocha gehörig. Принадлежащій къ Synocha. 3) = Entzündlich. Воспалительный.

***Synochus**, add. 2) Synochus putris.

Synolce, συνολκη (syn et ελκω, ziehen, тяну). | Die Zusammenziehung, Der Krampf. Стягиваніе, Судорога.

***Synovialis**, add. Synovial-. Синовіальный.

Syphilidomania, v. Syphilomania.

***Syringa** vulgaris, add. Синель.

Syringitis Eustachiana, v. Inflam. tubae Eustach.

Syrmaea, συρμαια. | Ein heftig wirkendes Brech- und Purgirmittel. Сильно дѣйствующее рвотно-понosное лекарство.

Syspasia, συσπασια (syn et σπαζω, v. Spasmus). | Die Zusammenziehung, Der Krampf. Стягиваніе, Судорога.

Systema harmoniae praestabilitae. | Die Hypothese der vorherbestimmten Harmonie. Гипотезъ предопредѣленной гармоніи.

Systema influxus physici. | Die Hypothese von dem physischen Einfluss. Гипотезъ физическаго вліянія.

Systremma, συστρεμμα (syn et στρεφω, v. Strepsis; συστρεφω, winden, verwickeln; сворачиваю, свертываю, свиваю). | 1) Der Knäul, Die Verwickelung. Клубокъ. 2) = Crampus surarum.

Tabes pulmonalis = Phthisis pulmonalis pituitosa.

Tabes universalis = Atrophia universalis.

Tabulae votivae. | Die Weihtafeln. Обѣтныя доски.

Talictrum, v. Thalictrum.

Tamarix germanica, add. Балгу.

***Tarseus**, add. Пяточный.

Tarsotomia (v. Tarsus et Tome) = Sectio tarsi palpebrarum.

***Taxus** baccata, add. Красное дерево, Негніюшка, Негной, Негніючее дерево.

Technica. | Technik. Техника.

Tela accidentalis medullaris, v. Fungus medullaris.

Telangectasis, v. Telangectasia.

Telangiectasia, v. Fungus haematodes.

Telephium, v. Cancer apertus.

Tempus justum, v. Kairos.

***Terebra**, add. Die Trephine. Трефина.

Terebra ungularis. | Der Hufbohrer. Буравчикъ копытный.

Terebratio, v. Perforatio.

***Testacea**, add. Черепокожные (черви).

***Tetanus** posticus, add. Столбнякъ задній.

Tetanus uteri, v. Hysteratetanus.

Thanasimus, θανασιμος. | Tödtlich. Смертельный, Смертный.

Theiothermae (Theion et Thermae), Fontes sulphurici calidi. | Die Theiothermen, warmen Schwefelbrunnen. Теплые сѣрнистые цѣлительныя колодцы.

Thelygonon (Thelygonum semen; v. Thelygonia). | Der weibliche Samen. Женское сѣмя. Vid. Semen muliebre.

***Theoria** evolutionis, add. Einschachtelungstheorie, Involutionstheorie, System der individuellen Präformation.

Thermaemus (Thermos et Haema). | Warmblütig. Снабженный теплою кровію.

Thermantidotum (Thermos et Antidotum). | Das Thermantidot. Термантидотъ. 1) Ein Mittel gegen die nachtheilige Wirkung der Wärme. Средство противу вреднаго дѣйствія теплоты. 2) Ein Mittel gegen krankhafte innere Wärme, gegen Fieberhitze. Средство противу лихорадочнаго жара.

*Thermophagia, add. (т. е. Ѣденіе горячей пищи).

*Thermoposia, add. (т. е. Употребленіе горячаго питья, піеніе горячаго).

Thymasthma (Thymus et Asthma) = Asthma thymicum.

*Thymus creticus, add. Чаберъ шишковатый.

Thyreoadenitis (Thyreos et Adenitis) = Angina thyreoidea.

Timoria, τιμωρια (τιμωρος, ehrend; beistehend, helfend; пособляющій). | 1) Die Hülfe, Der Beistand, Die Unterstützung. Пособіе. 2) Die Strafe. Караніе.

Tinctura myrrhae aquosa, v. Liquor myrrhae.

*Tinea faciei, add. Огникъ.

Tonopsychagogia (Tonus et Psychagogia). | Die Leitung der Töne auf die Seele, Die eigenthümliche Affektion der Seele durch gewisse angenehme Töne, durch Musik. Направленіе звуковъ на душу; впечатлѣніе производимое на душу пріятными звуками, музыкою и проч.

*Tophus, add. Твердый, костоплевный желвакъ.

*Torpidus, add. Недѣятельный.

Torsio vasorum. | Die Zudrehung, Torsion der Gefässe, zumal der Arterien. Вскручиваніе сосудовъ, особ. артерій.

*Toxicatmicus, add. (р. v. Испареніями) или парами.

Trachelcosis, v. Trachielcosis.

*Transfusio, add. s. Haemometachysis.

Transplantatio medica nova = Infusio.

Transplantatio medicaminum. | Die Uebertragung von (vermittelst des Galvanismus und der Elektricität zerlegten) Heilmitteln in den Organismus (wodurch der nöthige Theil des auf diese Weise zerlegten Mittels dem Körper mitgetheilt wird). Сообщеніе лекарствъ организму разлагаемыхъ посредствомъ электричества и гальванизма сквозь тѣло (такъ, что нужная часть разложеннаго лекарства сообщается такимъ образомъ тѣлу).

Transplantatio partium, v. Chirurgia curtorum.

*Trapa natans, add. Чилимъ.

Tremor iridis, v. Iridotromus.

Trepanatio calvariae, v. Trepanatio cranii.

Trepanatio cranii, Trepanatio calvariae. | Die Trepanation, Durchbohrung der Schädelknochen, Das Hirnschalenbohren. Трепанація черепа или черепныхъ костей, Черепосверленіе.

*Trepanum perforativum, add. Der Schneidebohrer.

*Trephina, add. Трефина.

Trichocardia (v. Thrix et Cardia), Cor hirsutum. | Das behaarte (mit Haaren bewachsene) Herz. Выращеніе волосъ на сердцѣ.

*Trichologia, add. 2) auch: Die Lehre von den Haaren. Также: Ученіе о волосахъ.

Trichosteresis (Thrix et Steresis). | Die Beraubung (das Ausreissen, das Ausfallenmachen) der Haare. Произведеніе выпаденія волосъ.

Trichostereticus (v. Trix et Stereticus). | Haarraubend, Die Haare ausfallen machend. Производящій, причиняющій выпаденіе волосъ.

Trismus neonatorum, v. Trismus nascentium.

Trismus sardonius, v. Risus sardonicus.

Trisplanchnia (v. Trisplanchnicus, = Nervus sympathicus maximus) = Cholera orientalis.

Tromoparanoea = Pototromoparanoea.

Tromos, v. Tromus.

Trophicus (v. Trophe). | Zur Ernährung dienlich, sich darauf beziehend. Служащій, относящійся къ питанію.

*Tubercula pulmonum, add. Бугорки легкихъ.

*Tubercula viscerum, add. Бугорки внутренностей.

Tumor albus genu, Gonalgia, Gonyalgia, Gonarthrocace. | Weisse Kniegeschwulst. Бѣлая воспалительная опухоль колѣна.

Tumor fungosus sanguineus, v. Fungus haematodes.

Tumor inflammatorius. | Eine entzündliche Geschwulst. Воспалительная опухоль.

Tumor lingualis, v. Glossoncus.

Tumor nervorum, v. Neuroscirrhus.

Tumor osseus, v. Exostosis.

*Tumor saccatus, add. s. Lupia. | Die Kapselgeschwulst.

Tumor sanguineus. | Blutgeschwulst. Кровавая опухоль.

Tumor vaginalis, v. Elytroncus.

Tumor viscerum abdominalium = Physconia.

*Tumores calidi, add. Воспалительныя опухоли.

Tupinaria = Talpa.

Turbatio, v. Tyrbe.

Turbiditas oculi. | Trübheit des Auges. Мутность глаза.

Tylostereticus. | Zur Tylosteresis gehörig, dieselbe bewirkend etc. Относящійся къ Tylosteresis.

Typhus ganglionaris abdominalis, v. Typhus abdominalis.

Typhus sporadicus, v. Typhus abdominalis.

Tyrbasia, v. Tyrbe.

Ulcera sanguinea. | Geschwüre in Folge unterdrückter Blutausleerungen. Язвы въ слѣдствіе прекращеній кровавыхъ испражненій.

Ulceratio intestinalis, v. Enterelcosis.

Ulcus cacoethes, v. Cancer, Cancer apertus.

Ulcus cancrosum, chironeum, v. Cancer apertus.

Ulva crispa, v. Lichen carragaheen.

Unitas. | Die Einheit einer Sache, Die Eins, Einigkeit, Eintracht, Uebereinstimmung. Единство, Единица, Соединеніе, Согласіе.

***Universitas**, add. Totalität, Allheit.

Uraniscoplastice (v. Uraniscus et Plastice). | Die Gaumenbildung. Образованіе неба (во рту).

Urethrohaemorrhagia = Urethrorrhagia.

Urias, v. Fistula urinaria.

***Urina** praeternaturalis, morbosa, add. Urin der Kranken. Моча болѣзненная, ненатуральная.

***Urocrisis**, add. Urocrisia.

Uro-cystitis, v. Cystitis.

Uroedema (Uron et Oedema) = Oedema urinosum.

Urophthisis (Uron et Phthisis) = Tabes diuretica s. diabetica.

Uterus crepitans, v. Hysteropsophia et Aedeopsophia uterina.

***Utricularia** vulgaris, add. Лень болотной, Воронководъ.

Vaccinatio. | Die Vaccination, Die Impfung mit Schutzpocken. Вакцинація, Прививаніе предохранительной оспы.

***Vaccinium** uliginosum, add. Голубель.

Vaccinois. | Die Vaccinoide. Вакциноидъ.

***Vacillatio** dentium, add. Das Wackeln der Zähne.

***Valetudo** secunda, add. Das Wohlsein.

***Valvulae** cerebelli, add. s. Velum medullare posterius s. Pars posterior veli medullaris.

***Varicosus**, add. Varikos. Варикозный.

Variolosus (Barbar). | Variolös. Оспенный.

Varix ani = Haemorrhoides caecae.

Varix haemorrhoidalis = Haemorrhoides caecae.

Varix venae spermaticae, v. Varicocele.

***Vasa** exhalantia, add. Испаряющіе сосуды.

Velesynthesis (v. Velum et Synthesis) = Staphylorrhaphia.

Velum medullare posterius, v. Valvulae cerebelli.

***Vena** coronaria cordis stricte sic dicta, add. Вена вѣнечная сердца.

***Vena** salvatella. | Die Salvatella, Salvatellader. Здоровка.

***Venaesectio**, add. Кровопусканіе изъ вены.

Veneris defectus, v. Anaphrodisia.

***Ventricosus**, add. Брюханъ, Брюхачь.

Verruca carnosa = Condyloma.

Versatilis. | Was sich herumdrehen lässt, Beweglich. Вертящійся, а потому. Перемѣнчивый.

Vesicula seminalis, v. Vesiculae seminales.

Veteranus, a, um. | Alt, Von vielen Jahren, Veteran. Старый, Ветеранъ.

Vis naturae conservatrix et medicatrix, v. Autocratia naturae.

Visus abnormis. | Fehlerhaftes, Abnormes Sehen. Порочное, неправильное зрѣніе.

***Visus** hebetudo s. imbecillitas. | Blödsichtigkeit, Schwäche des Gesichtes. Слабое зрѣніе, Слабость зрѣнія.

Visus imbecillitas, v. Visus hebetudo.

Vitex agnus castus. | Gemeiner Müllen, Schafsmüllen, Keuschlammstrauch, Mönchspfeffer. Дикой перецъ, Не порочный агнецъ, Авраамово дерево, Италіанская лоза или верба, Монашескій перецъ.

Vitrum hypoclepticum, v. Hypoclepticum vitrum.

Vomitus matutinus. | Brechen od. Erbrechen in den Morgenstunden, Katzenjammer. Рвота утренняя, случающаяся по утру, въ утреннее время.

Vox abnormis. | Krankhafte Stimme. Болѣзненный голосъ.

*Vox cholerica, add. s. Choleraphone.

Vulnera rixa, v. Vulnera lacerata.

Vulnera thoracis, v. Vulnera pectoris.

*Vulnera venenata, add. Раны ядомъ напоенныя.

Vultus moestus, tetricus, v. Scythropasmus.

Xenophthalmia (Xenos et Ophthalmia) = Ophthalmia spuria.

*Xerophthalmia, add. s. Lippitudo arida.

Xymenia aegyptiaca, add. Zachunbaum. Сливное американское дерево.

*Ypsilodes, add. Ипсилообразный.

Zarrathan (Arab.) = Cancer mammae.

*Zoologicus, add. Die Zoologie betreffend, dazu gehörig, Zoologisch. Принадлежащій къ Зоологіи, Зоологическій.

*Zoomagnetismus, add. Magnetismus animalis.

*Zoophthalmos, add. Buphthalmos.

Zoosperma = Spermatozoa.

Verzeichniss

derjenigen in der deutschen Sprache aufgenommenen lateinischen Benennungen, von denen manche auch in die russische Sprache von einigen Aerzten aufgenommen, in diesem Wörterbuche aber deshalb nicht angegeben worden sind, weil ihr Gebrauch noch nicht überall eingeführt ist.

СПИСОКЪ

принятыхъ въ нѣмецкомъ языкѣ латинскихъ названій, изъ которыхъ нѣкоторыя хотя введены разными медиками и въ русской языкъ, но не помѣщены въ семъ лексиконѣ, потому, что они еще не приняты въ общее употребленіе.

Abductor, Абдукторъ.
Abnormis, Абнормальный, Абнормный.
Abscessus, Абсцессъ.
Abstractio, Абстракція.
Acephali, Акефали или Ацефали.
Acidurgia, Акидургія.
Aciurgia, Акиургія.
Acme, Акме.
Activus, Активный.
Actus, Актъ.
Acupunctura, Акупунктура, Акупунктуръ.
Adductor, Аддукторъ.
Adynamia, Адинамія.
Aërolithus, Аэролитъ.
Aërologia, Аэрологія.
Aërometer, Аэрометръ.
Aërophobia, Аэрофобія.
Affectus, Афектъ.
Agonia, Агонія.
Alcahest, Алкагестъ.
Alectromantia, Алектромантія.
Allantois, Алантоисъ.
Amaurosis, Амаврозисъ.
Amnion, Амніонъ.
Amphibium, Амфибіумъ.
Anamnesis, Анамнезисъ.
Anamorphosis, Анаморфозисъ.
Anasarca, Аназарка.
Anastomosis, Анастомозисъ.
Anomalia, Аномалія.
Anomalus, Аномальный.
Anorexia, Анорексія.
Antagonismus, Антагонизмъ.
Antagonista, Антагонистъ.
Anthracit, Антрацитъ.
Anthracokali, Antrakokali, Антракокали.
Anthropomorphismus, Антропоморфизмъ.
Anthroponomia, Антропономія.
Anthropophobia, Антропофобія.
Anthroposomatologia, Антропозоматологія.
Antiperistalticus, Антиперистальтическій.
Antiscorbuticus, Антискорбутный.
Antisepticus, Антисептическій.
Antisyphiliticus, Антисифилитическій.
Aorta, Аорта.
Apathia, Апатія.
Apertura, Апертура.

Aponeurosis, Апоневрозисъ.
Apophysis, Апофизисъ.
Apyrexia, Апирексія.
Arachnoidea, Арахноидеа.
Architectura, Архитектура.
Arcus, Аркъ.
Areola, Ареола.
Aroma, Арома.
Aromatum, Ароматъ.
Arrogantia, Аррогандія.
Arsenicum, Арсеникъ.
Arteriotomia, Артеріотомія.
Arthrocace, Артрокаце.
Asphyxia, Асфиксія.
Assimilatio, Ассимилація.
Asthma, Астма.
Asthmaticus, Астматическій.
Astrographia, Астрографія.
Atrabilis, Атрабилярный.
Atresia, Атрезія.
Atrium, Атрій.
Atrophia, Атрофія.
Attractio, Аттракція.
Atypicus, Атипическій.
Auditorium, Авдиторія.
Augurium, Авгурія.
Aura, Авра.
Auricula, Аврикула.
Auscultatio, Авскултація, Авскультація.
Autocratia, Автократія.
Automaton, Автоматъ.
Autonomia, Автономія.
Autopsia, Автопсія.
Azyga, Азига.
Balneotechnica, Балнеотехника.
Benzoe, Бензое.
Biceps, Бицепсъ.
Bigamia, Бигамія.
Bronchi, Бронхи.
Bronchia, Бронхія, Бронхіи.
Bronchialis, Бронхіальный.
Bronchiotomia, Бронхіотомія.
Bubo, Бубо, Бубонъ.
Buccinator, Букцинаторъ.
Cachecticus, Кахектическій.
Cacochylia, Какохилія.
Cacomorphia, Какоморфія.
Catarrhalis, Катарргальный.
Capsula, Капсула.
Carbunculus, Карбункулъ.
Cardia, Кардія.
Carotis, Каротисъ.
Caruncula, Карункула.
Castratio, Кастрація.
Catochus, Катохъ.
Causticus, Каустическій.
Cauterisatio, Каутеризація.
Celotomia, Келотомія.
Celotomus, Келотомъ.
Centralis, Центральный.
Cephalometrum, Кефалометръ.
Cephalotomia, Кефалотомія.
Ceratonyxis, Кератониксисъ.
Ceratotomus, Кератотомъ.
Ceratum, Цератъ.
Chirometrum, Хирометръ.
Chlorosis, Хлорозисъ.
Chorea, Хорея.
Chorion, Хоріонъ.
Choroidea, Хороидеа.
Chylificatio, Хилификація.
Chylosus, Хилозный.
Chyluria, Хилурія.
Chylus, Хилусъ.
Chymificatio, Химификація.
Chymus, Химусъ.
Circulatio, Циркуляція.
Circulus, Циркулъ.
Cloaka, Клоакъ.
Clonicus, Клоническій.
Clysma, Клисма.
Coagulatio, Коагуляція.
Coagulum, Коагулумъ.
Cochlea, Кохлеа.
Cohaesio, Когезія.
Colliquatio, Колликвація.
Colliquativus, Колликвативный.
Colon, Колонъ.
Commissura, Коммиссура.
Compressor, Compressorium, Компрессоръ.
Concentratio, Концентрація.
Concentratus, Концентрированый.
Concentricus, Концентрическій.
Concretus, Конкретный.
Conductor, Кондукторъ.
Condyloma, Кондиломъ.
Congestio, Конгестія.
Conjunctiva, Коньюнктива.
Consecutivus, Консекутивный.
Consilium, Консиліумъ.
Consistentia, Консистенція.
Constitutio, Конституція.
Constrictor, Констрикторъ.
Contagium, Контагій.
Contractura, Контрактура.
Contraindicatio, Контраиндикація.
Contrastimulus, Констрастимулусъ.
Contusio, Контузія.
Corrosivus, Коррозивный.
Corrugator, Корругаторъ.
Cotyledon, Котиледонъ.
Coxalgia, Коксалгія.
Cremaster, Кремастеръ.
Cruor, Круоръ.
Culminatio, Кульминація.
Cultura, Культура.
Cyclus, Циклусъ.
Daemonomania, Демономанія.
Dartos, Дартосъ.

Defloratio, Дефлорація.
Delirium, Делирій или Делирія.
Deltoideus, Делтоидъ.
Depressor, Депрессоръ.
Derivatio, Деривація.
Dermaticus, Дерматическій.
Desorganisatio, Дезорганизація.
Desquamatio, Десквамація.
Destillatio, Дестиллація.
Deuteropathicus, Девтеропатическій.
Diabetes, Діабетесъ.
Diacriticus, Діакритическій.
Diaeta, Діэта.
Diaeteticus, Діэтетическій.
Diagnosis, Діагнозисъ.
Diagnostica, Діагностика.
Diagnosticus, Діагностическій.
Diaphanocyanometrum, Діафанокіанометръ.
Diaphanometrum, Діафанометръ.
Diaphoreticus, Діафоретическій.
Diaphragma, Діафрагма.
Diastole, Діастолъ.
Digastricus, Дигастрикъ.
Digestivus, Дигестивный.
Dilatatio, Дилатація.
Dilatator, Дилататоръ.
Diploe, Диплое.
Directio, Дирекція.
Distantia, Дистанція.
Diureticus, Діуретическій.
Dosis, Дозисъ.
Drasticus, Драстическій.
Duplicatura, Дупликатура.
Dynamiometrum, Динаміометръ.
Dyscrasia, Дискразія.
Dysenteria, Дизентерія.
Dyspnoea, Диспноеа.
Dysuria, Дизурія.
Eclampsia, Эклампсія.
Ecstaticus, Экстатическій.
Ectasis, Ектазисъ.
Ectropium, Эктропій.
Elasticus, Эластическій.
Elephantiasis, Елефантіазисъ.
Embryo, Эмбріонъ.
Embryotomia, Эмбріотомія.
Emphysema, Эмфизема.
Emphysematicus, Эмфизематическій.
Empiria, Эмпирія.
Empyema, Эмпіема.
Encheiresis, Энхейрезисъ.
Enchiridium, Энхиридія, Энхиридій.
Energia, Энергія.
Energicus, Энергическій.
Entropium, Энтропія, Энтропій.
Enzooticus, Энзоотическій.
Ephemera, Эфемера.
Ephemerides, Ефемериды.
Epicrisis, Эпикризисъ.
Epidermis, Эпидермисъ.
Epididymis, Эпидидимъ.
Epigastricus, Эпигастрическій.
Epigastrium, Эпигастрія.
Epigenesis, Эпигенезисъ.
Epiglottis, Эпиглотисъ.
Epilepticus, Эпилептическій.
Epilogismus, Эпилогизмъ.
Epiphysis, Эпифизисъ.
Epistropheus, Эпистрофей.
Epistrophicus, Эпистрофикъ.
Epizootia, Эпизоотія.
Epizooticus, Эпизоотическій.
Erectio, Эрекція.
Erector, Эректоръ.
Erethismus, Эретизмъ.
Erotomania, Эротоманія.
Excrementa, Экскременты.
Excretio, Экскреція.
Existentia, Экзистенція.
Exostosis, Экзостозисъ.
Exoticus, Экзотическій.
Expansiv, Експансивный.
Expectoratio, Экспекторація.
Exspiratio, Экспирація.
Extensio, Экстензія.
Extensivus, Экстензивный.
Extensor, Экстензоръ.
Extravasatio, Экстравазація.
Extravasatum, Экстравазатъ.
Faeculentus, Фекулентный.
Fasciculus, Фасцикулъ.
Fibra, Фибра.
Fibula, Фибула.
Filaria, Филарія.
Fistula, Фистула.
Flexor, Флексоръ.
Fluctuatio, Флуктуація.
Foetus, Фетусъ.
Fontanella, Фонтанелла.
Forma, Форма.
Furunculus, Фурункулъ.
Galea, Галеа.
Ganglium, Ганглій.
Gangraena, Гангрена.
Gangrenosus, Гангренозный.
Generatio, Генерація.
Genesis, Генезисъ.
Genioglossus, Геніоглоссъ.
Geniohyoideus, Геніогіоидъ.
Genitalia, Гениталія.
Gesticulatio, Гестикулація.
Glabella, Глабелла.
Glossostaphylinus, Глоссостафилинъ.
Glutaeus, Глутей.
Gomphosis, Гомфозисъ.
Gonorrhoea, Гоноррея.
Gracilis (musculus), Грацилъ.

Gummi, Гумми.
Gynaecologia, Гинекологія.
Haematosis, Гематозисъ.
Haemorrhagia, Геморрагія.
Harmonia, Гармонія.
Hectica, Гектика.
Hecticus, Гектическій.
Helminthiasis, Гелминтіазисъ.
Helminthologia, Гелминтологія.
Hemiplegia, Гемиплегія.
Hemitritaeus, Гемитритей.
Hepatisatio, Гепатизація.
Hyaloidea, Гиалоидеа.
Hydrogenium, Гидрогеній.
Hydrophobicus, Гидрофобическій.
Hymen, Гименъ.
Hyothyroideus, Гиотиреоидъ.
Hypersthenia, Гиперстенія.
Hypertrophia, Гипертрофія.
Hypogastrium, Ипогастрія.
Hypopyon, Гипопионъ.
Hypospadia, Гипоспадія.
Iatrochemicus, Ятрохимикъ, Ятрохимическій.
Identitas, Идентитетъ.
Idiopathia, Идіопатія.
Ileum, Илеумъ.
Ileus, Илеусъ, Илей.
Immaterialitas, Имматеріальность.
Impotentia, Импотенція.
Incisura, Инцизура.
Indicatio, Индикація.
Indifferens, Индиферентный, Индиферентивный.
Indifferentia, Индиференція.
Individualis, Индивидуальный.
Infraspinatus, Инфраспинатъ.
Injectio, Иньекція.
Iris, Ирисъ.
Irritabilitas, Ирритабилитетъ.
Ischuria, Ишурія.
Levator, Леваторъ.
Leucoma, Левкома.
Leucorrhoea, Левкоррея.
Ligamentum, Лигаментъ.
Liquor, Ликворъ.
Lochia, Лохіа.
Lysis, Лизисъ.
Macrocosmus, Макрокосмъ.
Magnetometrum, Магнетометръ.
Manipulatio, Манипулація.
Marasmus, Марасмъ.
Masseter, Масетеръ.
Materialis, Матеріальный.
Materialitas, Матеріальность.
Meconium, Меконія, Меконій.
Mediastinum, Медіастинъ.
Melancholicus, Меланхолическій.
Meniscus, Менискъ.
Melanosis, Меланоза.
Mesenterium, Мезентерія.
Mesecoecum, Мезецекумь.
Mesecolon, Мезеколонъ.
Mesegastrium, Мезегастрія.
Metacarpus, Метакарпій.
Metamorphosis, Метаморфозисъ.
Metaptosis, Метаптозисъ.
Metaschematismus, Меташематизмъ.
Metastasis, Метастазисъ.
Metastaticus, Метастатическій.
Meteorismus, Метеоризмъ.
Miasma, Міасмъ.
Microcosmus, Микрокосмъ.
Monomania, Мономанія.
Mylohyoideus, Милогиоидъ.
Mylopharyngeus, Милофарингъ.
Narcoticus, Наркотическій.
Naturalis, Натуральный.
Naturalista, Натуралистъ.
Neurilema, Неврилема.
Norma, Нормъ.
Obturator, Обтураторъ.
Oedema, Эдема.
Oesophagus, Эзофагъ.
Officialis, Офиціальный.
Officinalis, Официнальный.
Olecranon, Олекранъ.
Orthopnoea, Ортопноеа.
Oscillatio, Осцилація.
Osteatoma, Остеатома.
Ovarium, Оварій.
Oxycratum, Оксикратъ.
Oxydum, Оксидъ.
Oxygenes, Oxygenium, Оксигенъ.
Paederasta, Paederastia, Педерастъ, Педерастія.
Pancreas, Панкреасъ.
Paracentesis, Парацентезисъ.
Paraphimosis, Парафимозисъ.
Paraplegia, Параплегія.
Parotis, Паротисъ.
Passivus, Пасивный.
Pathogenicus, Патогеническій.
Pectineus, Пектиней.
Pemphigus, Пемфигъ.
Perinaeum, Периней.
Pharmacodynamica, Фармакодинамика.
Phimosis, Фимозисъ.
Phlogosis, Флогозисъ.
Phthisis, Фтизисъ.
Phytologia, Фитологія.
Pigmentum, Пигментъ.
Platysmamyoides, Платисмамиоидъ.
Plethora, Плетора.
Pleura, Плевра.
Plexus, Плексъ, Плексусъ.
Pollutio, Поллуція.
Pompholyx, Помфоликсъ.
Productum, Продуктъ.

Pronator, Пронаторъ.
Prophylacticus, Профилактическій.
Protoxydum, Протоксидъ.
Psora, Псора.
Psychicus, Психическій.
Pylorus, Пилоръ.
Pyrexia, Пирексія.
Reactio, Реакція.
Recidivus, Рецидивный.
Regimen, Регименъ.
Reproductio, Репродукція.
Reproductivus, Репродуктивный.
Retina, Ретина.
Rhachiticus, Рахитическій.
Rhachitis, Рахитъ.
Rheumatalgia, Ревматалгія.
Rhythmus, Ритмъ.
Rigiditas, Ригидитетъ.
Salpingopharyngeus, Салпингофарингъ.
Sanguinicus, Сангвиникъ, Сангвиническій.
Saphena, Сафена.
Sartorius, Сарторій.
Scalenus, Скаленъ.
Scapha, Скафа.
Sclerotica, Склеротика.
Sensorium, Сенсорій.
Septicus, Септическій.
Sinapismus, Синапизмъ.
Sinuosus, Синуозный.
Sodomia, Содомія.
Somnambulismus, Сомнамбулизмъ.
Specialis, Спеціальный.
Sphaera, Сфера.
Sphincter, Сфинктеръ.
Stadium, Стадія, Стадій.
Steatoma, Стеатомъ.
Sternocleidomastoideus, Стерноклейдомастоидъ.
Sternohyoideus, Стерногиоидъ.
Sternomastoideus, Стерномастоидъ.
Stomacace, Стомакаце.
Stranguria, Странгурія.
Styloglossus, Стилоглосъ.
Stylochondrohyoideus, Стилохондрогіоидъ.
Stylohyoideus, Стилогіоидъ,
Stylomastoideus, Стиломастоидъ.
Stylopharyngeus, Стилофарингъ.
Subjectivus, Субьективный.
Substantia, Субстанція.
Supinator, Супинаторъ.
Supraspinatus, Супраспинатъ.
Symphysis, Симфизисъ.
Symptoma, Симптомъ.
Synarthrosis, Синартрозисъ.
Synchondrosis, Синхондрозисъ.
Syndesmologia, Синдесмологія.
Synocha, Синоха.
Synochus, Синохъ.
Systematismus, Систематизмъ.
Systole, Систоле.
Telangectasia, Телангектазія.
Tensor, Тенсоръ.
Tetanus, Тетанъ.
Thenar, Тенаръ.
Thyreo-pharyngeus, Тиреофарингъ.
Tonsillae, Тонсиллы.
Tonus, Тонъ.
Tophus, Тофъ.
Torpidus, Торпидный.
Torpor, Торпоръ.
Tractio, Тракція.
Trochanter, Трохантеръ.
Trochlea, Трохлеа.
Tuberculum, Туберкулъ.
Tympanum, Тимпанъ.
Typhosus, Тифозный.
Urachus, Урахъ.
Urethra, Уретра.
Vaginalis, Вагинальный.
Vastus, Вастъ.
Vomica, Вомика.
Vulva, Вулва.
Zoster, Зостеръ.

Verzeichniss

der Verbesserungen und Druckfehler des zweiten Bandes*).

ОПЕЧАТКИ

и поправки второй части*).

Pag. Num.
2. 14. Macia, l. Macies,
— 22. Macrocosmicologia, l. Macrocosmologia.
5. 59—60. коралъ, l. кораллъ.
— 65. Родовоспомогатель, l. Родовспомогатель,
6. 70. какаго, l. какого
7. 82. Magnetologik, l. Magnetologie,
— 87. Talcium, Magnium. l. Talcium.| Magnium.
8. 96. мышичное, l. мышечное
9. 110—11. Лодышки, l. Лодыжки.
— 111 b. кости, l. полости.
10. 113. Лошадинный, l. Лошадиный
— — in das Fussbein, l. in den Fuss beim
— 124—27. Просфирка, l. Просвирка.
11. 127. Присвирничка, l. Просвирничка
— 131. Груды, l. Груди.
— 134. dl. Съ
12. 141. зѣлье, l. зелье,
14. 173. Манка, l. Манна
15. 187. Черешокъ, l. Черенокъ.
16. 206. Перламутъ, l. Перломутръ.
17. 210—20. Краи, add. или Края
18. 223. anterior inferior, l. anterior, inferior
— — Unterer vorderer, l. Unterer, vorderer
— — Нижній передній, l. Нижній, передній
— 227. селенки, l. селезенки.
21. 262. связечное, l. связочное

Pag. Num.
21. 262. или, l. и
24. 313. Перламутъ, l. Перломутръ.
28. 371. Хрящевой, Слуховой, dl. ,
— 372. Наружный, слуховой, dl. ,
29. Meatus seminalis, v. Canalis deferens spermaticum, dl. spermaticum.
31. 401. Лекарство, l. Лекарства.
— 412. проподающая, l. преподающая
— — пособствующихъ, l. способствующихъ
32. 422. Родовопомогатель, l. Родовспомогатель,
33. 431. слизы, l. слизи
— 434. мягкость, l. мягкоть.
34. 438. Становная, l. Становая
— 448. Lippenhonig, l. Lippitzhonig,
36. 469. опостилости, опостылости
— 477. Всегдашній, dl. ,
37. 480. Черновика, l. Черновикъ
40. 519. гунтерова, l. Гунтерова
— 520. Сумошная, l. Сумочная
42. 525. или, l. и
43. 529. Надкостная наружная плева, l. Наружная плева зуба или надкостная плева.
47. 549. Руйшіева, l. Руишіева
— 551. ноздрахъ, l. ноздряхъ.
49. 563—4. fibrosae, l. fibroso-
— 565. Зародышева оболочка, l. Зародышевы оболочки.
53. 600. возращающееся, l. возвращающееся

---

*) Siehe die Anmerkung zu den Verbesserungen des ersten Bandes.

*) Смотри примѣчаніе къ поправкамъ первой части.

Pag.	Num.	
55.	628.	половая, l. полевая.
57.	653.	Пролеска dl.
—	654.	однолѣтная, l. однолѣтняя.
—	658.	Сѣрая, Ртутная, l. Сѣрая ртутная
—	660.	припаратъ, Пленкіевъ, l. Препаратъ, Пленковъ.
61.	710.	Междуребренныя, l. Междуреберныя
63.	733.	металламы, l. металлами
—	737.	Родословіе, l. Рудословіе,
—	740.	Когда, l. когда
65.	758.	(v. Meteorismus), l. (v. Meteoros).
66.	771.	послѣдствія, l. послѣдствіе
68.	804.	сводная, l. вводная.
70.	826.	Одѣвающей, l. одѣвающей
73.	882.	Меркающій, l. Мерцающій.
74.	897.	Microphaes, l. Microphaos.
—	904.	Мѣлхокрылый, l. Мѣлкокрылый.
76.	924.	Hirsenfieber, l. Hirsefieber.
78.	957.	кишичныхъ, l. кишечныхъ
80.	983.	сѣрнистое, l. сѣрнистаго
82.	1009, 17, 18, 22, 23.	Мясный, l. Маточный
83.	1029.	гемороідальному, l. геморроідальному
84.	1041.	Шарашъ, l. Шрамъ
87.	1099.	Monotropa, Hypopitys, l. Monotropa hypopitys.
90.	1163.	Перемѣшающіяся, l. Перемѣжающіяся
91.	1185.	Страждущія, add. или страдательныя
93.	1218.	спорченныя, l. испорченныя
—	1221.	послѣдующіи, l. послѣдующія
98.	1261.	скрофилозная, l. скрофулозная
99.	1266.	Угризаючій, l. Угрызающій; Згучій, l. Жгучій
100.	1276.	Морфей, l. Морфій.
—	1277.	Сѣрокислый морфей, l. Сѣрно-кислый морфій.
102.	1319.	Москусъ, l. Мускусъ,
104.	1350.	боли, l. воли
105.	1366.	Вольнообразное, l. Волнообразное
—	1371.	(Прижиганіе хлопчатою бумагою), l. Цилиндръ изъ хлопчатой бумаги для прижиганія.
106.	1379.	Плѣсня, l. Плѣснь.
—	1388.	головелъ, l. головль.
107.	1400.	dl. parturiens.
110.	1413.	Соленный, l. Соленый,
114.	1475.	Мышица, l. Мышицы
—	—	завытка, l. завитка
120.	1539.	Плюсненныя, l. Пятки.
121.	1541.	dl. или туловища
121.	1546.	add. поперечныя.
—	1547.	ствола, l. канала.
124.	1557.	s. externus, add. (Winslow),
—	1560.	верхняя, l. верхняя челюсти.
125.	1562.	надъ глотки, l. надглотки или надгортаннаго хряща.
127.	1572.	Морганова, l. Моргагнова
—	1573.	основательно-, l. основно-
131.	1582.	dl. около
133.	1585.	меньшаго, l. меньшая.
136.	1595.	ноздру или, l. ноздрю и
139.	1604.	мышица, add. локтя большая.
144.	1616.	найдолжайшая, l. наидолжайшая
150.	1634.	презырающая, l. презирающая
152.	1639.	кругловидная, l. круговидная
158.	1656.	поянличная, l. поясничная
162.	1672.	полухребетная, add. хребта.
163.	1679.	dl. хребетная
169	1697.	бедра, l. берца
172.	1702—3.	поперешняя, l. поперечная
—	1704.	тріугольная, l. треугольная
175.	1721.	Тупогольчатый, l. Тупоугольчатый.
—	1724.	Нѣмой, l. Нѣмый.
176.	1737.	Ноздра, l. Ноздря.
178.	1768.	Мышичная, l. Мышечная
179.	1771.	брюшка, l. брюшко
—	1772.	брюшкѣ, l. брюшку
—	1774.	Мыщесловіе, l. Мышцесловіе или Мышицесловіе.
183.	1843.	патнона, l. Пятно на
184.	1850.	нефть или Эфиръ, l. нефть или нафта, Уксусный эфиръ.
—	1851.	Горній, l. Горный
185.	1866.	Жина, l. Шина.
188.	1895.	Аммяко, l. Амміяко
190.	1918.	Ладѣшный, l. Ладенный,
191.	1932.	cerealis ustilagnica, l. cerealis, ustilagnica,
197.	2018.	нижныхъ, l. нижнихъ
198.	2043.	или (очи), l. (или очи)
200.	2063.	medullao, l. medullae
201.	2085.	виллизіевъ, l. Виллизіевъ.
202.	2090.	задній, l. главный или задній.
205.	2109.	подхожный, l. подкожный
—	2115.	длинній, l. длинный
—	2116.	подкожній, l. подкожный
206.	2121.	перонный, l. перстпый.
212.	2156.	верхней, l. верхній
216.	2182.	подошвенній, l. подошвенный
—	2184.	ладанный, l. ладонный
218.	2192.	подълопяточный, l. надлопаточный
219.	2203.	поверхній, l. поверхностный.
220.	2209.	повехній, l. поверхностный.
221.	2219.	Neuroasthenia, l. Neurasthenia.

Pag.	Num.	
223.	2246.	прирѣзываніе, l. перерѣзываніе
—	2248.	Безпольній, l. Безпольный.
224.	2254.	тобакъ, l. табакъ.
235.	2402.	Потемненіе, l. Потемнѣніе
238.	2446.	краи, l. края.
240.	2476.	Происходнщей, l. Происходящій
241.	2486.	krankhafte, l. krampfhafte
246.	2562.	Ѣстественный, l. Ѣственный или яственный
—	2568.	Жаръ, l. Жиръ
248.	2588.	Масла, l. Масло
—	2594.	дягельное, l. дягильное.
250.	2632.	Варенное, l. Вареное
252.	2660.	jasminum, l. jasmini.
253.	2680—1.	мяти, l. мяты
—	2683.	Raps- od. Rüpsenöl, l. Reps- od. Rüpsenöl.
—	2691.	яйчное, l. яичное
254.	2707.	козачкаго, l. козацкаго
—	2710.	чебровое, l. чабровое.
258.	2777.	повывальныхъ, l. повивальныхъ.
261.	2803.	Хелшаникъ, l. Хелишникъ
263.	2840.	тытечныхъ, l. титечныхъ
—	2842.	Змѣй, l. Змѣи.
264.	2848.	Брови, l. Бровь.
—	2855.	угли, l. углы.
266.	2876.	пупырниками, l. пупырышками,
—	2884.	потемненіемъ, l. потемнѣніемъ
267.	2897.	Ophthalmobrachytes отъ, l. Ophthalmobrachytes, отъ
269.	2929.	Opilicia, l. Opilicina.
271.	2953.	лакомникъ, l. лакомка.
273.	2974.	Скиръ, l. Скирръ
274.	2989.	пятистая, l. пятнистая.
276.	3022.	ossium, l. osseum; костянное, l. костяное
280.	3070.	шишковитый, l. шишковатый.
—	3075.	Сыротскій, l. Сиротскій
281.	3085—95.	Отдышка, l. Одышка
282.	3095.	spastica irritabilis erethica. | Krampfstickung, l. spastica, irritabilis, erethica, et add. s. Epilepsia pulmonum, s. Asthma spasmodicoflatulentum. | Krampfstickung.
288.	3132.	персти большая, l. перста большаго.
294.		Oscheocele, v. Oscheocele, l. v. Oschocele.
295.	3177.	яичкя, l. яичка; мошоночна, мошоночная
—	3178.	плетенія, l. сплетенія
298.	3206.	dl. Coxa,
—	3207.	подвздомной, l. подвздошной
299.	3222.	Ручной кости, l. ручной кисти
300.	3224.	запястья, l.. пястья.
301.	3238.	многообразныя, add. пятки.
305.	3266.	Kalkstoff, l. Kalktuff,
—	3274.	сожженію, l. сожженія
307.	3299.	dl. или мясокостная
308.	3304.	крововозвратныя, l. кровевозвратныя
—	3305.	артерійное, l. артеріальное
—	3307.	крововозвратное, l. кровевозвратное
309.	3315.	глинаго, l. глинянаго.
—	3318.	dl. съ
312.	3366.	Ородинецъ, l. Оробинецъ
315.	3391.	Соусь, l. Соусъ.
317.	3408.	Свонкій, l. Звонкій,
—	3416.	Толстотыченковый, l. Толстотычинковый.
320.	3454.	Піоны греческія, l. Піонъ греческій.
321.	3463.	Сторона, l. Страница.
322.	3475.	шелуспстый, l. Шелушистый,
323.	3491.	такъ же, l. также
—	3494.	вѣки, l. Вѣка.
328.	3562.	, Страхъ, l. страхъ
329.	3572.	крыльцемъ, l. крыльцами.
337.	3649.	Такъ же, l. также
—	3650.	за другимъ, l. возлѣ другаго (равно отстоящій)
339.	3673.	воротнихъ, l. воротникъ
340.	3683.	нижній и, l. нижней
343.	3718.	состоящіе, l. состоящее
346.	3743.	Лапты, l. Лапти,
—	3745.	Степный, l. Стѣнный
347.	3770.	Ширмъ, l. Ширмы
348.	3775.	Tolpenkrankheit, l. Tölpelkrankheit.
—	3781.	Paratis, l. Parotis.
349.	3789.	Основанная, l. Основная
352.	3803.	Нижная, l. Нижняя
—	3807.	нижняя, l. задняя
354.	3823.	сложенныя, l. сложныя.
358.	3856.	Нижныя, l. Нижнія
362.	3917.	мяся, l. мяса.
363.	3923.	Patellulae, l. Patellula.
365.	3959.	лоной, l. лонной
368.	4000.	полевой, l. палевой,
370.	4016.	штейновъ, l. Штейновъ.
375.	4073.	Попятіе, l. Понятіе,
378.	4113.	оболочки, оболочка
380.	4139.	oder, l. der
—	—	Надкожная, l. Надкостная
382.	4159.	кости мышицы, l. кости, мышицы.
—	4160.	мочью, l. мочею,
384.	4175.	брюшинъ, l. брюшины.
386.	4200.	цейлонечная, l. цейлонечная,
389.	4232.	Петехій, l. Петехіи,
—	4235.	тифузъ, l. тифусъ
390.	4237.	Верлгофыя, l. Верлгофовыя
391.	4251.	Свинной, l. Свиной
—	4259.	Чечевицѣ образный, l. Чечевицеобразный.

Pag. Num.

397. 4333. болшебныя, l. волшебныя
399. 4344. Pharmacopoei, l. Pharmacopoeus
400. 4361. Ссуженіе, l. Съуженіе
401. 4374. Зубныя ямки, l. Зубная ямка.
403. 4395. назначеній, l. значеній
404. 4407. Опекъ, l. Отекъ
405. 4415. крововозвратныхъ, l. кровевозвратныхъ
408. 4455. Скоропереходящій, l. Скоропреходящій
409. 4465. Порпа, l. Перпа.
412. 4495. Die (krankhafte) Lichtscheu, l. Das (krankhafte) Lichtsehen,
416. 4537. Гортаная, l. Гортанная
— 4538. селезеньки, l. селезенки
— 4542. сальночная, l. сальничная.
417. 4549. psychopotica, l. psychropotica.
— 4557. Червная, l. Червивая
425. 4655. Вѣтрепно, l. Вѣтренно
426. 4662—4. Кольникъ, l. Колникъ
427. 4674. Лакокосъ, l. Лаконосъ
— 4680. номенклатури, l. номенклатуры
430. 4716. крильцами, l. крыльцами.
— 4722. сложеныя, l. сложныя
431. 4731. нашатыра, l. нашатыря
432. 4743. унижающія, l. унимающія
— 4751. Головныя, l. Головые
435. 4808. пьянный, l. пьяный.
439. 4858. Der in, l. Der gleichsam in
— — мѣсто содержащееся, l. мѣсто какъ бы содержащееся
441. 4894. прямоотвѣсная, l. горизонтальная.
442. 4896. надглазная, l. подглазная
— — надочная, l. подочная
— — надглазный, l. подглазныя
443. 4916. Мышичное, l. Мышечное
444. 4919. наводнаю, l. наводняю,
447. 4948. Полнокровый, l. Полнокровный,
449. 4975. или бьющаяся, l. бьющаяся или
450. 4994. Pleurotetanus, l. Pleurothotonus.
451. 5001. Галерово, l. Галлерово.
— 5009. Боковые, l. Боковыя
456. 5054. ладонной поверхности руки, l. подошвенное
457. 5065. сгиби, l. сгибы
461. 5112. Cystoma, l. Cyrtoma
464. 5150. задышаю, l. задушаю,
467. 5174. Овсяная, l. Ячная
— 5180. Городовый клиникъ, l. Городовая клиника.
468. 5188. diuturna, l. diurna.
475. 5294. мочевомъ, l. мочеиспускательномъ
477. 5311. Das, add. fette
478. 5330. горлѣ, l. шеѣ.
480. 5356. nectariferae, l. nectariferi.

Pag. Num.

484. 5397. густый, l. гусиный; Густая, l. Гусиная
487. 5434. Туриикветъ, l. Турникетъ.
490. 5475. Первые пищепріемные, l. Первыя пищепріемныя
493. 5513. Отдѣленная, l. Отдаленная
498. 5539. писчевой, l. плечевой
500. 5550. Ярешные, l. Ярсмные
501. 5551. тыткообразныя, l. титкообразныя.
506. 5579. Основные отростки, l. Основный отростокъ.
510. 5598. верхній, l. верхней
511. 5609. црохода, l. прохода.
— 5613. затвердившагося, l. затвердѣвшаго
512. 5628. прохода, l. проходѣ.
514. 5650. Отвыслость, l. Отвислость.
515. 5654—62—65. Спусканіе, l. Опусканіе
— 5657. райки, l. райка.
516. 5668. Паденіе, l. Опаденіе или упаденіе.
518. 5685. Комочикъ, l. Комочекъ.
521. 5723. ксе, l. все
523. 5739. Мышичная, l. Мышечная
525. 5752. Коленчатое, l. Колеччатое
526. 5755. Proventus, l. Provectus.
— 5760. Горловника, l. Горловинка,
527. 5769. Чремха, l. Черемха,
— 5772. Крысый, l. Крысій
— 5775. Зудъ венерной, l. Зудъ лона или венерной
528. 5788. инструментъ, l. инструментѣ; полостая, l. полосатая
529. 5799. дѣйствуетъ, l. дѣйствуютъ
530. 5809. слизою, l. слизью.
533. 5837. Артритическая, l. Артритическое
534. 5858. лысимъ, l. лысымъ,
535. 5872. Проказъ отрубовидный, l. Проказа отрубовидная.
537. 5900. Ипекакуаннинъ, l. Ипекакуанникъ
539. 5925. Сказанякъ, l. Сказинякъ.
541. 5952. Призрѣнія, l. Призрѣніе
545. 6007. слабительная, дивьяго, l. слабительная или мякоть дивьяго
— 6008. colocynthides, l. colocynthidis.
— 6023. шеи, l. шейныхъ жилъ.
546. 6026. accelerans, Ускоряющій, l. acceleratus, Ускоренный
— 6034. двураздѣльное, l. двураздѣльный
547. 6050. Медленый, l. Медленный
549. 6097. Прянной, l. Пряный
550. 6103. Составный, l. Составный или сложный
551. 6121. ипекакуанго-опіятный, l. ипекакуанно-опіятный.

Pag.	Num.	
552.	6131.	очистительный, l. чистительный.
—	6134—36.	scammonei, l. Scammonii
—	6135.	морекулуковый, l. морсколуковый
—	6135—41.	сложенный, l. сложный.
—	6146.	Гремячій, add. или гремучій
556.	6202.	Скорлупа, add. (наружная, зеленая)
557.	6223.	Завизящій, l. Зависящій
560.	6255.	накопляющимъ, l. накопляющимся
566.	6340.	запрнжка, add. (повязка).
568.	6358.	коженильный, l. кошенильный.
—	6371.	Вѣшенный, l. Бѣшенный.
570.	6390.	мучи, l. лучи.
—	6399.	Rechter, l. Aechter
571.	6409.	Вороняго, l. Вороньяго
572.	6445.	свиннаго, l. свинаго
573.	6448.	круголоциперный, l. кругłоциперный.
—	6454.	переполошный, l. переполошной
—	6458.	свиннаго, l. свинаго
574.	6466.	горецвѣтный, l. горецвѣтной
—	6469.	hortensis, l. valerianae hortensis,
575.	6483.	хмѣла, l. хмѣля.
—	6484.	грудвишнику, l. груднишника.
576.	6506.	штиловиднаго, l. шиловиднаго
578.	6540.	бьющихъ, l. біющихся
579.	6552.	крововратныхъ, l. крововозвратныхъ
582.	6578.	скитающаго, l. скитающагося
583.	6591.	Куричья, l. Курсчья
—	6592.	люковичный, l. луковичный,
584.	6618.	Стружка, l. Стружки
585.	6628.	Рацюналистъ, l. Раціоналистъ,
586.	6637.	Пузырокъ, l. Пузырекъ
—	6640.	Дырочки впадины, l. Дырочки, Впадины
591.	6712.	Rgligio Eusebia, l. Religio, Eusebia.
593.	6731.	въ брюхо, l. въ натуральное свое вмѣстилище.
595.	6777.	вономъ, l. вонью.
—	6781.	Ирерывное, l. Прерывистое
596.	6787.	совершить, l. совершать
—	6795.	Пыльное, l. Тыльное
597.	6801—7.	сѣмочное, Сѣточный, l. сѣтчатое, Сѣтчатый
—	6809.	жвачноотрыгающихъ, l. жвачкоотрыгающихъ
599.	6819.	Богнанный, l. Вогнанный.
—	6823.	Влагоговѣніе, l. Благоговѣніе,
602.	6852.	раздыраю, l. раздираю,
—	—	Раздыраніе, l. Раздираніе.
604.	6881.	у, l. и
606.	6906.	ложжинкѣ, l. ложечкѣ.
607.	6924.	отъ отравленія, l. отъ хроническаго отравленія.
609.	6947.	нося, l. носа,
—	6952.	(v. Rinenchyta, l. v. Seq. Rhinenchyta).
614.	7020.	Thränendrüse, l. Thränenkarunkel
617.	7058.	Вздорной, l. Вздорный
618.	7074.	Sommerthau, l. Sonnenthau.
619.	7090.	Угоръ, l. Угорь,
620.	7103.	Кружечка, l. Кружечки
622.	7137.	Рыживатый, l. Рыжеватый
—	7139.	Морщина, l. Морщины,
623.	7159.	Ruminantes, l. Ruminantia.
627.	7212.	пузырокъ, l. пузырекъ,
628.	7218.	Стрѣлавидный, l. Стрѣловидный,
631.	7258.	Сольный, Соленый, l. Соляный.
632.	7268.	Берба, l. Верба
—	7272.	forio, l. fario.
633.	7295.	Здоровье, l. Здоровый; Здоровье
634.	7307.	Ђоръ, l. Бозъ
636.	7331.	Антоноогневая, l. Антоновоогневая.
638.	7356.	бакутное, l. бакаутное.
639.	7380.	прянный, l. пряный,
—	7384.	Приманчивый, l. Обманчивый
640.	7403.	Везцвѣтное, l. Безцвѣтное
641.	7416.	Малая, add. наружная
643.	7431.	мышичнаго, l. мышечнаго
644.	7446.	наскучившійся жизнею, l. наскучившій жизнію
—	7449.	Чаберъ, l. Чаберъ перичный
646.	7473.	ванъ, l. ваннъ.
656.	7583.	Ворожей, l. Ворожея
—	7588.	Мясная, l. (Злокачественная) мясная
657. 658.	7596. 7603.	скиръ, скирное, l. скирръ, скиррное.
657.	7597.	титки, add. ложный
658.	7608.	Везсочная, l. Безсочная
663.	7662.	Скорпюнъ, l. Скорпіонъ
665.	7692.	Травянный, l. Травяный
666.	7703.	Scytodepticus, l. Scytodepsicus.
667.	7708.	Черныя, l. Черные; Спорынья, l. Спорынья
668.	7723.	Отдѣленіе, l. Раздѣленіе,
669.	7742.	Свитящійся, l. Свѣтящееся.
—	7746.	каменистый, l. каменистое.
671.	7762.	Лошадиное, l. лошадиное
—	7766.	Ипримета, l. Примѣта.
—	7776.	Сѣма, l. Сѣмя
672.	7785.	coecognidii, l. coccognidii,
—	—	валкоперечное, l. волкоперечное,

Pag. Num.
679. 7885. Сѣмимѣсящный, l. Семимѣсячный
— 7889. Septum atriorum, add. et ventriculorum cordis.
680. 7893. хрящей, add. или носовой преграды.
682. 7921. чертопологъ, l. чертополохъ.
683. 7946. Полтора, l. Полторы
— 7948. мѣсящный, l. мѣсячный,
— 7949. Полтора, l. Полторы
686. 7986. стеновъ, l. стеноновъ
687. 8002. Gliederkraut, l. Gliedkraut.
688. 8010. C, add. (Σ)
689. 8037. cetites, l. otites.
692. 8066. Нѣдра, Дупла, l. Нѣдро, Дупло.
693. 8076. foraminis, add. occipitalis
698. 8108. Иньекцюный, l. Иньекціонный.
699. 8119. Малыя зудящія, l. Малые зудящіе
— 8124. Снитки, l. Снитка,
— 8129. Unvermögen, Die, l. Unvermögen die
704. 8194. Солотушникъ, l. Золотушникъ
707. 8221. брѣніе, l. бдѣніе,
— 8222. Сомнамбули, l. Сомнамбулы.
708. 8240. послѣобѣдная, l. послѣ обѣдное.
— 8248—50. голосъ, add. или звукъ.
710. 8274. готовы, l. готовыя
711. 8284. (разрываются), l. (развиваются)
716. 8338. просворняка, l. просвирняка
719. 8385. Лягушичій, l. Лягушечій
720. 8398. Полуція, l. Поллуція
725. 8461. Раскалываніе, l. Раскалываніе
728. 8488. Паховій, l. Паховый
733. 8543. Козлородъ, l. Козлобородъ,
734. 8547. Медунижникъ, l. Медуничникъ
736. 8574. Ангели, l. Ангелы.
— 8575. косметичискій, l. косметическій
— 8581. Полугорне, l. Полугарное
737. 8598. мира, l. міра.
745. 8681. Змѣйный, l. змѣиный
748. 8713. вощанная, l. вощаная.
— 8725. Сѣмечко, l. Сѣмячко.
750. 8745. палѣй, l. поней.
— 8759. труповъ, l. струповъ.
753. 8792. Капленное, l. Капелное,
— — Дестилированное, l. Дистиллированное.
754. 8807. Staphyliodialysis, l. Staphylodialysis; Паданіе, l. паденіе.
— 8813. Несовершенный, add. или частный
755. 8820. Отолщеніе, l. отолстѣніе
757. 8845. застившій, l. застывшій

Pag. Num.
758. 8857. Овразованіе, l. Образованіе
762. 8909. Везплодіе, l. Безплодіе
764. 8924. Хрипящій, l. Храпящій.
— 8927. мѣль, l. мель,
765. 8936. Окись, l. закись.
766. 8941—2. Stillicidium, add. v. Embrocatio.
— 8942. dl. Vid. Embrocatio.
— 8943. Клещанецъ, l. Клещинецъ
767. 8955. цаслона, l. паслена; гадучія, l. гадючія.
— 8959. Колостручникъ, l. Колпостручникъ
769. 8970. антоноогненная, антоноогненные, l. антоновоогненная, антоновоогненные.
770. 8988. alveolarum, l. alveolorum,
— 8995. миндалообразныхъ желѣзей, l. миндалеобразныхъ желѣзъ.
774. 9027. мозгомякотные, l. мозгомякотныя
— 9028. поперечные, l. поперечныя
775. 9037. Скиръ, l. скирръ
— 9038. крововратныхъ, l. кровевозвратныхъ
776. 9044. Spuria, l. Strictura
— 9054. Хмѣлывыя, l. Хмѣлевыя
777. 9060. свинный, l. свиный.
— 9070. колька, l. колика.
778. 9076. скиръ щитообразнаго хряща, l. скирръ щитообразной железы.
— 9078. шеи, l. шеѣ,
779. 9085. щитообразнаго хряща, l. щитообразной желѣзы.
— 9091—92. Чилибуха, l. Цѣлибуха
782. 9121. Кровоизмяніе, l. Кровоизліяніе
783. 9143. Subburas, l. Subboras
785. 9154. Subglobosum, l. Subglobosus.
790. 9193. Pulpus, l. Bulbus
791. 9202. сюрмяная, l. сурьмянная
792. 9225. Мякость, l. Мякоть
— 9226. Огуричный, l. Огуречный
793. 9230. Травянный, l. Травяный
— 9236. Rückleimsaft, l. Rückleinsaft,
799. 9325. малага, l. малаго
800. 9335. anterior, Sulci, l. anterior sulci
804. 9364. натрый, l. натрій.
805. 9374. Составная поверхность, l. Составныя поверхности
— 9376. лодышки, l. лодыжка.
806. 9380. плюсный, l. плюсны или стопы.
— 9383. Наружная, l. Нижняя
807. 9387. s. malaris ossium zygomaticorum, l. processus orbitalis ossis palatini,
— 9389. крыльевъ, add. основной кости,
808. 9394. подошвы, l. подошва.

Pag.	Num.	
811.	9427.	Искра, l. Икра,
813.	9450.	Сгайка, l. Спайка
816.	9474.	ранній, l. ранъ
818.	9500.	соединеніе, add. половинокъ
819.	9505.	Саленица, l. Сальница
821.	9532.	Потаемный, l. Потаенный
826.	9575.	Сростенный, l. Сродственный.
831.	9633.	Potii, Потіевъ, l. Pottii. Поттовъ
832.	9637.	Syrmaca, *συρμαχα*, l. Syrmaea, *συρμαια*.
833.	9650.	померанцокоричный, l. померанцокоречный
835.	9686.	піаноцвѣтный, l. піоноцвѣтный.
838.	9726.	Мышичная, l. Мышечная
843.	9786.	тыкновенная, l. тыквенная
845.	9809.	колькою, l. коликою.
846.	9813.	Хрящинки, l. хрящики
—	9814.	Наросты, l. Наростъ
847.	9825.	Виносюрмянная, l. Виносурьмянная,
848.	9827.	винокислый, l. винокислая
853.	9869.	опьяняющіе, l. опьяняющее
855.	9895.	Полусвязка, l. Полусвязка (anat.),
857.	9920.	варенный, l. вареный.
858.	9929.	Валковидный, l. Валиковидный.
860.	9966.	Истуччатой, l. Штуччатый,
861.	9979.	Янчка (называющая), l. Янчко (называющееся),
862.	9993.	четвертій, l. четвертый
864.	10017.	Четырокрылый, l. Четырекрылый.
869.	10072.	Мадагарскій, l. Мадагаскарскій
—	10076.	Вогословіе, l. Богословіе
—	10082.	Браунова, Брауніанизмъ, l. Броуна, Броуніанизмъ.
883.	10238.	мышичныхъ, l. мышечныхъ
884.	10257.	сурьмянная Ѳеденова, l. сурмяная Теденова.
885.	10283.	или Эссенція, l. или Ессенція
887.	10297.	Желѣзояблочная тинктура, l. Настойка желѣзояблочная, Тинктура
890.	10344.	солинокислой, l. солянокислой
891.	10352.	балдріянная, dl.,
—	10356—68.	ныя, l. ные
—	10357.	Шолуди, l. Шелуди
893.	10385.	Миндалеобразные, l. Миндалеобразныя
895.	10404.	безчувственносяію, l. безчувственностію
904.	10507.	Чилимъ, l. Чилимъ земляной.
906.	10529.	ковтуномъ, l. колтуномъ.
907.	10547.	Троеразщенный, l. Троеразщенныя.
907.	10548.	Заячи, l. Заячьи
909.	10576.	Tripudiatio, l. Tripudatio.
915.	10651.	надбревныя, l. надбровныя
—	10652.	Вугорки, l. Бугорки,
—	10653—4.	Tubercula cutanea, v. Grenula, l. Granula
917.	10666.	Tuberkeln, l. Tuberkel; Бугорки, l. Бугорокъ
918.	10675.	верхной, l. верхней
919.	10678.	подвздожной, l. подвздошной
921.	10700.	Торричелліова, l. Торричелліева
—	10701.	Надменный, l. также: Надменный.
923.	10729.	Воздушныя, l. Воздушныя
—	10744.	Кровянныя, l. Кровяныя
926.	10754.	Руйшіева, l. Руишіева
929.	10767.	Мѣшечная, l. Мышечная
—	10768.	Мышичная, l. Мышечная
—	10769.	obnata, l. adnata
932.	10777.	Мышичныя, l. Мышечныя
933.	10778.	Перепонка, l. Перепонки
935.	10809.	Мастерникъ, l. Матерникъ,
936.	10821.	Червивій, l. Червивый
940.	10857.	Неровно, l. Нервно
945.	10913.	язвя, l. язва.
947.	10948.	Антоноогненная, l. Антоновоогненная
948.	10963.	Rauchlinde, l. Rauhlinde.
—	10966.	Локтовая, l. Локтевая
949.	10983.	Ширма, l. Ширмы,
952.	11020.	galaminari, l. calaminari.
954.	11037.	тобачная, l. табачная.
957.	11069.	Перлъ, l. Перла.
958.	11086.	Шатрѣ, l. Шатра
962.	11145.	свистъ, l. свищъ.
964.	11170.	ската, l. скота,
965.	11195.	Маленніе, l. Маленкіе
969.	11254.	Угроба, l. Утроба
971.	11277.	Коровыя, l. Коровья
972.	11282.	Торричелліова, Торричельевое, l. Торричелліева, Торричелліево
—	11286.	Плечевое, l. Передняго плеча
—	11287.	Влагалище, l. Наружное влагалище
—	11288.	Nabelscheide der, l. Nabelscheide, Scheide der
973.	11292.	внутренное, l. наружное
—	11293.	наружное малоберцовыхъ мышецъ, l. внутренное мышецъ сгибающихъ персты
975.	11304.	Валдріана обыкновенная, l. Балдріанъ обыкновенный,
—	11305.	phii, l. Phu.
977.	11326.	Заслоночка, l. Заслоночки,
980.	11347.	пресищено-кислые, l. пресыщено-кислые.
—	11349.	Угры, l. Угри
—	11358.	Свинная, l. Свиная,

Pag.	Num.	
982.	11378.	Лимфатическія, l. Лимфатическая
—	11387.	лишевидная, l. лишаевидняя
983.	11402.	Предохранительная, Вакцина оспа, l. Предохранительная оспа, Вакцина.
—	11410.	Варюлиды, l. Варіолоиды.
984.	11413.	Угоръ, l. Угорь.
985.	11427.	Змѣйнообразные, l. Змѣинообразные
987.	11444.	брижечные, l. брыжечные
988.	11456.	относящагося, l. относящаго
989.	11466.	перваго, l. втораго
—	11472.	Воспринимающій, l. Воспринимающее
990.	11482.	Составная, l. Передняя составная
991.	11485.	ушная, l. ушная задняя.
—	11437.	Бена, l. Вена
992.	11500.	Daumens, l. Daumens, und an den kleinen Finger: Salvatelle; Вена здоровка, l. Соколокъ, а къ мизинцу составлнетъ вену здоровку.
—	11506.	дашейка, l. зашейка.
993.	11505.	ileum, l. ilei.
—	11506.	матки, l. лопатку.
—	11511.	желудочная, l. желудочнаго
—	11511—12.	вѣночная, l. вѣнечная
996.	11536.	подвздошная, l. подвздошно-
999.	11561.	брыжечная, l. брыжеечная.
1001.	11585.	нижняя, add. шеи.
1002.	11592.	Икренняя, l. Икряная
—	11601.	миндалеобразная, l. миндалеобразныя
1003.	11608.	add. Пупочная вена.
—	11609.	dl. Пупочная вена. et add. Червообразнаго отростка.
1004.	11631.	Передняя, l. Переднія; зашейныя, l. шейныя.
1005.	11634.	Ободочныя, l. Ободошныя
1006.	11657.	подвздошныя, l. ягодочныя
—	11658.	почешуйныя, l. почечуйныя.
1008.	11672.	Титичныя, l. Титечныя
1011.	11727.	Отравленье, l. Отравленіе
1012.	11755.	Пузань, l. Пузанъ.
1017.	11818.	щитковая, l. щитовая.
1018.	11825.	Волдырья, l. Волдыра
—	11833.	Axis, add. (Kulmus, Monro),
1020.	11843.	Верхушка верхняя, l. Верхушка, Верхняя
1021.	11852.	Истинный настоящій, l. Истинный, Настоящій,
1026.	11911.	Asclepia, l. Asclepias
1027.	11934.	сюрьмяное, l. сурьмяное,
1029.	11961.	нерастлѣнная у, l. нерастлѣнная, у
—	11965.	хлопца, l. скопца.
—	11977.	Центральная средоклонная, l. Центральная, Средоклонная
1031.	11990.	Мышичная, l. Мышечная.
1032.	12003.	очущенія, l. ощущенія.
1033.	12011.	Ослизаніе, l. Ослизѣніе.
1038.	12103.	Lubido, l. Libido
1041.	12140.	Ослизаніе, l. Ослизѣніе
—	12148.	Глосъ, l. Гласъ.
1044.	12187.	Раненный, l. Раный,
1047.	12241.	Warzenmilch, l. Warzenmilchen.
—	12242.	итаманскаго, l. италіянскаго
1049.	12258.	Дѣвственная, мѣсячная dl.,
1053.	12298.	Валзалванный, l. Валзалвіевъ
1055.	12329.	Воловый, l. Воловій

Druck von C. P. Melzer
in Leipzig.